国家临床执业医师资格考试推荐用书

2019

国家临床执业及助理医师资格考试
笔试重难点精析
（上册）

刘 钊 ◎ 编著

2018考点全覆盖
考题命中90%
2019按新大纲编写
执业与助理
医师通用

信昭昭 过医考 **独家秘笈**

表格理解 → 图形记忆 → 口诀背诵

考点贯通

重要提示
1. 正版图书双色印刷。
2. 凭刮刮卡（每书一个，限用3次）登录 www.buaapress.com.cn 在线享用20小时视频。
3. 扫描重难点章节、习题二维码，观看视频讲解。
4. 扫码关注昭昭医考微信公众号（二维码见封底），享受免费题库、视频，并定期发布答疑解析。

 北京航空航天大学出版社
BEIHANG UNIVERSITY PRESS

内 容 简 介

昭昭老师是全国医学培训行业的顶级名师,近10年来累计帮助数万名考生顺利取得执业及助理医师资格证书。本书按照最新大纲要求,将近10年来国家医师资格考试重点、难点、常考点及必考点进行了归纳总结。

本书共分为四部分。第一部分,临床医学综合。这一部分是考试的重中之重,占据了医师资格考试的绝大部分分数,常言道"**得专业综合者得天下**",考生如果想顺利过关,这一部分内容是至关重要的。第二部分,基础医学综合。这部分内容相对考试的难度来说较为简单,占据分数少,对于这些内容只需把握其重要考点即可。第三部分,人文医学。要重点把握各种概念、观点及相关数值,重复考点较多。第四部分,预防医学。这是医师资格考试的一个大科目,需要大家重视。书中昭昭老师总结了考试的常考点和必考点,并对考生复习中遇到的难记点和重点归纳了**口诀**加**图表**的记忆方法,针对易混淆点采用**表格对比**加强考生**记忆**,相信会对考生大有裨益。

图书在版编目(CIP)数据

国家临床执业及助理医师资格考试笔试重难点精析 / 刘钊编著. -- 北京:北京航空航天大学出版社,2018.12

ISBN 978-7-5124-2858-4

Ⅰ.①国… Ⅱ.①刘… Ⅲ.①临床医学—资格考试—自学参考资料 Ⅳ.①R4

中国版本图书馆 CIP 数据核字(2018)第 282957 号

版权所有,侵权必究。

国家临床执业及助理医师资格考试笔试重难点精析
(上册)

刘　钊　编著
策划编辑　黄继松
责任编辑　寿亚荷

*

北京航空航天大学出版社出版发行

北京市海淀区学院路 37 号(邮编 100191)　http://www.buaapress.com.cn
发行部电话:(010)82317024　传真:(010)82328026
读者信箱:bhpress@263.net　邮购电话:(010)82316936
三河市华骏印务包装有限公司印装　各地书店经销

*

开本:787×1 092　1/16　印张:87.5　字数:3 504 千字
2019 年 1 月第 1 版　2019 年 1 月第 2 次印刷
ISBN 978-7-5124-2858-4　定价:188.00 元(全2册)

若本书有倒页、脱页、缺页等印装质量问题,请与本社发行部联系调换。联系电话:(010)82317024

前　言

　　参加国家执业及助理医师资格考试(以下简称"医师资格考试")的考生反复纠结的问题是：工作重、家庭琐事多，没有充足的复习时间，并且医师资格考试的知识点多；年龄大了脱离临床工作时间长，记不住；底子薄、基础差，虽看过书但是记混了。这是昭昭老师从事医师资格考试培训以来，考生抱怨最多的三个问题。若把这三个问题解决好，取得医师资格证书就轻而易举了。

　　昭昭老师从考生的角度出发，根据10余年行业辅导经验，独创了"画图理解＋考点巧记＋教你做题"三位一体的讲课方法，并以医师资格考试辅导书的形式呈现给大家。

　　第一，画图理解。医学知识点用语言描述很难说清楚，即使费了九牛二虎之力说清楚了，考生因为对抽象的知识点不熟悉仍旧不能理解。昭昭老师通过边画图边讲解的形式，使考生完全理解所讲的知识点。这种方法也是目前世界上比较流行且比较有效的授课方式。

　　第二，考点巧记。医学知识浩瀚如海，知识点多如牛毛，理解后是否可以长时间记忆是关键。很多考生会说："这个我见过，这个我背过，可是我忘了！"比如你是否能够清晰记得 Dugas 征是肩关节脱位的体征，Millis 征是肱骨外上髁炎的体征，以及 Thomas 征是髋关节挛缩的体征。相信很大一部分考生会把这三个知识点记混。所以针对这些易混的考点，昭昭老师通过口诀背诵帮你加深记忆，达到记忆准确的目的。考生可参考昭昭老师所编写的2019版《国家临床执业及助理医师资格考试笔试核心考点背诵版》，该书将不容易记忆的考点编成了顺口溜和口诀帮大家加强记忆。

　　第三，教你做题。把知识点放到考题中，一部分考生读完题目总结不出来题干提供的重要信息，不知道考什么内容，所以就需要考生一道一道做题，训练做题思路。这样训练下来，考生掌握的不仅仅是一个知识点，而是一串知识点。通过一道习题把与其相同、相似的题目全部掌握下来。最后考生就会发现通过做题，对知识点的掌握有了巨大的进步，带来了质的飞跃，使分数得到了真实的提高。考生可参考昭昭老师所编写的2019版《国家临床执业及助理医师资格考试精选真题考点解析》，熟悉历年考题的出题方向和应对策略，高效提分。在临考前可使用2019版国家临床执业及助理医师资格考试最后冲刺5套卷及精析进行热身，会有意外的惊喜！

　　最后祝愿考生顺利通过今年的医师资格考试！

昭昭老师
2018 年 12 月

目录

上册

第一部分 临床医学综合

第一篇 呼吸系统 ... 2
- 学习导图 ... 2
- 复习策略 ... 2
- 第1章 慢性阻塞性肺疾病 ... 3
- 第2章 肺动脉高压和肺源性心脏病 ... 8
- 第3章 支气管哮喘 ... 13
- 第4章 支气管扩张 ... 19
- 第5章 肺 炎 ... 22
- 第6章 肺脓肿（助理医师不要求） ... 31
- 第7章 肺结核 ... 34
- 第8章 肺 癌 ... 38
- 第9章 肺血栓栓塞（助理医师不要求） ... 42
- 第10章 呼吸衰竭 ... 44
- 第11章 急性呼吸窘迫综合征与多器官功能障碍综合征（助理医师不要求） ... 48
- 第12章 胸腔积液 ... 51
- 第13章 胸部损伤 ... 58
- 第14章 纵隔肿瘤（助理医师不要求） ... 62

第二篇 循环系统 ... 64
- 学习导图 ... 64
- 复习策略 ... 64
- 第1章 心力衰竭 ... 65
- 第2章 心律失常 ... 76
- 第3章 心搏骤停 ... 83
- 第4章 高血压 ... 87
- 第5章 冠状动脉粥样硬化 ... 95
- 第6章 心脏瓣膜病 ... 110
- 第7章 感染性心内膜炎 ... 120
- 第8章 心肌疾病 ... 124
- 第9章 心包疾病 ... 129
- 第10章 休 克 ... 132
- 第11章 周围血管病 ... 139

第三篇 消化系统 ... 146
- 学习导图 ... 146
- 复习策略 ... 147
- 第1章 食管疾病 ... 147
- 第2章 胃、十二指肠疾病 ... 152
- 第3章 肝脏疾病 ... 170
- 第4章 胆道疾病 ... 188
- 第5章 胰腺疾病 ... 196
- 第7章 阑尾炎 ... 216
- 第8章 直肠肛管疾病 ... 220
- 第9章 消化道大出血 ... 226
- 第10章 腹膜炎 ... 229
- 第11章 腹外疝 ... 233
- 第12章 腹部损伤 ... 237

第四篇 泌尿系统 ... 243
- 学习导图 ... 243
- 复习策略 ... 244
- 第1章 尿液检查 ... 244
- 第2章 肾小球疾病 ... 247
- 第3章 尿路感染 ... 259
- 第4章 男性泌尿生殖系统感染 ... 262
- 第5章 肾结核 ... 265
- 第6章 尿路结石 ... 267
- 第7章 泌尿、男性生殖系统肿瘤 ... 272
- 第8章 泌尿系统梗阻 ... 282
- 第9章 泌尿系统损伤 ... 285
- 第10章 泌尿、男性生殖系统先天性畸形及其他疾病 ... 289
- 第11章 肾功能不全 ... 291

第五篇 血液系统 ... 298
- 学习导图 ... 298
- 复习策略 ... 298
- 第1章 贫 血 ... 298
- 第2章 白血病 ... 314
- 第3章 骨髓增生异常综合征（助理医师不要求） ... 324
- 第4章 淋巴瘤（助理医师不要求） ... 326
- 第5章 多发性骨髓瘤（助理医师不要求） ... 331

第 6 章　出血性疾病 ………………………… 333
第 7 章　白细胞减少及粒细胞缺乏症 …… 341
第 8 章　输　血 ……………………………… 342

第六篇　内分泌系统 ……………… 349
学习导图 ……………………………………… 349
复习策略 ……………………………………… 349
第 1 章　内分泌系统概述 …………………… 349
第 2 章　下丘脑-垂体疾病 ………………… 352
第 3 章　甲状腺疾病 ………………………… 358
第 4 章　甲状旁腺功能亢进（助理医师不
　　　　　要求）……………………………… 375
第 5 章　肾上腺疾病（助理医师不
　　　　　要求）……………………………… 376
第 6 章　糖尿病及低血糖 …………………… 384
第 7 章　水、电解质和酸碱平衡失调 ……… 395

第七篇　风湿性疾病 ……………… 403
学习导图 ……………………………………… 403
复习策略 ……………………………………… 403
第 1 章　风湿性疾病总论 …………………… 403
第 2 章　系统性红斑狼疮 …………………… 406
第 3 章　类风湿关节炎 ……………………… 409
第 4 章　脊柱关节炎 ………………………… 413
第 5 章　痛　风 ……………………………… 415

第八篇　运动系统 ………………… 418
学习导图 ……………………………………… 418
复习策略 ……………………………………… 419
第 1 章　骨折概论 …………………………… 419
第 2 章　上肢骨折 …………………………… 428
第 3 章　下肢骨折 …………………………… 434
第 4 章　脊柱和骨盆骨折 …………………… 441
第 5 章　关节脱位和损伤 …………………… 447
第 6 章　手外伤和断指再植 ………………… 453
第 7 章　周围神经损伤 ……………………… 457
第 8 章　运动系统的慢性损伤 ……………… 459
第 9 章　骨关节炎 …………………………… 469
第 10 章　骨与关节感染 …………………… 471
第 11 章　骨与关节结核 …………………… 474
第 12 章　骨肿瘤 …………………………… 477

第九篇　其　他 …………………… 481
学习导图 ……………………………………… 481
复习策略 ……………………………………… 481
第 1 章　围术期处理 ………………………… 481
第 2 章　外科患者的营养代谢 ……………… 487
第 3 章　外科感染 …………………………… 491
第 4 章　创伤和战伤 ………………………… 500
第 5 章　烧　伤 ……………………………… 503
第 6 章　乳腺疾病 …………………………… 508
第 7 章　中　毒 ……………………………… 515
第 8 章　中　暑 ……………………………… 525

第十篇　传染病、性病 …………… 527
学习导图 ……………………………………… 527
复习策略 ……………………………………… 527
第 1 章　概　论 ……………………………… 527
第 2 章　肝　炎 ……………………………… 530
第 3 章　肾综合征出血热 …………………… 535
第 4 章　流行性乙型脑炎 …………………… 538
第 5 章　钩端螺旋体病（助理医师不
　　　　　要求）……………………………… 540
第 6 章　伤寒（助理医师不要求）………… 542
第 7 章　细菌性痢疾 ………………………… 545
第 8 章　霍　乱（助理医师不要求）……… 548
第 9 章　流行性脑脊髓膜炎 ………………… 550
第 10 章　疟　疾 …………………………… 552
第 11 章　日本血吸虫病 …………………… 554
第 12 章　囊尾蚴病（助理医师不要求）… 556
第 13 章　艾滋病 …………………………… 557
第 14 章　性病部分（淋病、梅毒、病毒
　　　　　感染、尖锐湿疣）………………… 559

第十一篇　女性生殖系统病症 …… 564
学习导图 ……………………………………… 564
复习策略 ……………………………………… 565
第 1 章　女性生殖系统解剖 ………………… 566
第 2 章　女性生殖系统生理 ………………… 570
第 3 章　妊娠生理 …………………………… 572
第 4 章　妊娠诊断 …………………………… 575
第 5 章　孕期监护和孕期保健 ……………… 578
第 6 章　正常分娩 …………………………… 582
第 7 章　正常产褥 …………………………… 587
第 8 章　病理妊娠 …………………………… 590
第 9 章　妊娠合并症 ………………………… 604
第 10 章　遗传咨询、产前检查、产前诊断
　　　　　…………………………………… 607
第 11 章　异常分娩 ………………………… 608
第 12 章　分娩期并发症 …………………… 616
第 13 章　异常产褥 ………………………… 621
第 14 章　女性生殖系统炎症 ……………… 624
第 15 章　女性生殖器官肿瘤 ……………… 629
第 16 章　妊娠滋养细胞肿瘤 ……………… 638
第 17 章　生殖内分泌疾病 ………………… 642
第 18 章　子宫内膜异位症和子宫腺肌病
　　　　　…………………………………… 649
第 19 章　女性生殖器损伤性疾病 ………… 652
第 20 章　不孕症与辅助生殖技术 ………… 654

第21章　计划生育 ………………… 656
　　第22章　妇科保健 ………………… 661

第十二篇　儿科疾病　663
　　学习导图 …………………………… 663
　　复习策略 …………………………… 664
　　第1章　儿科绪论 ………………… 664
　　第2章　生长发育 ………………… 666
　　第3章　儿童保健 ………………… 670
　　第4章　营养和营养障碍性疾病 … 671
　　第5章　新生儿及新生儿营养性疾病 …… 681
　　第6章　遗传性疾病 ……………… 693
　　第7章　风湿免疫性疾病 ………… 696
　　第8章　感染性疾病 ……………… 698
　　第9章　结核病 …………………… 704
　　第10章　消化系统疾病 …………… 709
　　第11章　呼吸系统疾病 …………… 714
　　第12章　循环系统疾病 …………… 720
　　第13章　泌尿系统疾病 …………… 728
　　第14章　血液系统疾病 …………… 733
　　第15章　神经系统疾病 …………… 737
　　第16章　内分泌系统疾病 ………… 742

第十三篇　神经、精神系统 ……… 743
　　学习导图 …………………………… 743
　　复习策略 …………………………… 744
　　第1章　神经系统概论 …………… 744
　　第2章　周围神经病 ……………… 752

　　第3章　脊髓病变 ………………… 755
　　第4章　颅脑损伤 ………………… 758
　　第5章　脑血管疾病 ……………… 762
　　第6章　颅内肿瘤（助理医师不要求）…… 772
　　第7章　颅内压增高 ……………… 774
　　第8章　脑疝（助理医师不要求）… 776
　　第9章　帕金森病（助理医师不要求）… 778
　　第10章　阿尔茨海默病（助理医师不要求）
　　　　　　…………………………… 780
　　第11章　偏头痛（助理医师不要求）… 782
　　第12章　单纯疱疹性脑炎（助理医师不
　　　　　　要求）……………………… 783
　　第13章　癫痫 ……………………… 784
　　第14章　神经肌肉接头疾病（助理医师不
　　　　　　要求）……………………… 787
　　第15章　精神疾病 ………………… 790
　　第16章　脑器质性疾病所致精神障碍 … 796
　　第17章　躯体疾病所致精神障碍 … 798
　　第18章　精神活性物质所致精神障碍 … 799
　　第19章　精神分裂症 ……………… 802
　　第20章　心境障碍 ………………… 805
　　第21章　神经症及分离转换障碍 … 807
　　第22章　应激相关障碍（助理医师不要求）
　　　　　　…………………………… 811
　　第23章　心理生理障碍（助理医师不要求）
　　　　　　…………………………… 813

下　册
第二部分　基础医学综合

第一篇　解剖学 ………………… 820
　　学习导图 …………………………… 820
　　复习策略 …………………………… 820
　　第1章　运动系统 ………………… 820
　　第2章　消化系统 ………………… 831
　　第3章　呼吸系统 ………………… 836
　　第4章　泌尿系统 ………………… 839
　　第5章　生殖系统 ………………… 841
　　第6章　腹膜 ……………………… 846
　　第7章　脉管系统 ………………… 848
　　第8章　感觉器 …………………… 855
　　第9章　神经系统 ………………… 859
　　第10章　内分泌系统 ……………… 873

第二篇　生理学 ………………… 875
　　学习导图 …………………………… 875
　　复习策略 …………………………… 876
　　第1章　绪论 ……………………… 876
　　第2章　细胞的基本功能 ………… 878
　　第3章　血液 ……………………… 883
　　第4章　血液循环 ………………… 890
　　第5章　呼吸 ……………………… 905
　　第6章　消化和吸收 ……………… 912
　　第7章　能量代谢和体温 ………… 921
　　第8章　尿的生成和排出 ………… 926
　　第9章　神经系统的功能 ………… 933
　　第10章　内分泌 …………………… 946
　　第11章　生殖 ……………………… 951

第三篇　生物化学 ……………… 954
　　学习导图 …………………………… 954

复习策略 ·············· 955
第1章 蛋白质的结构和功能 ·············· 955
第2章 核酸的结构和功能 ·············· 959
第3章 酶 ·············· 964
第4章 维生素 ·············· 969
第5章 糖代谢 ·············· 971
第6章 生物氧化 ·············· 977
第7章 脂类代谢 ·············· 980
第8章 氨基酸代谢 ·············· 986
第9章 核苷酸代谢 ·············· 992
第10章 遗传信息的传递（助理医师不要求）·············· 995
第11章 蛋白质生物合成（助理医师不要求）·············· 1002
第12章 基因表达调控（助理医师不要求）·············· 1005
第13章 信号转导（助理医师不要求）·············· 1009
第14章 重组DNA技术 ·············· 1012
第15章 癌基因与抑癌基因（助理医师不要求）·············· 1014
第16章 血液生化（助理医师不要求）·············· 1015
第17章 肝生化 ·············· 1018

第四篇 病理学 ·············· 1021
学习导图 ·············· 1021
复习策略 ·············· 1022
第1章 细胞和组织的适应、损伤和修复 ·············· 1022
第2章 局部血液循环障碍 ·············· 1032
第3章 炎症 ·············· 1036
第4章 肿瘤 ·············· 1040
第5章 心血管系统疾病 ·············· 1047
第6章 呼吸系统疾病 ·············· 1051
第7章 消化系统疾病 ·············· 1057
第8章 淋巴造血系统肿瘤（助理医师不要求）·············· 1062
第9章 泌尿系统疾病 ·············· 1067
第10章 内分泌系统疾病 ·············· 1072
第11章 乳腺及生殖系统疾病 ·············· 1073
第12章 常见传染病及寄生虫病 ·············· 1078
第13章 艾滋病、性传播疾病、免疫性疾病 ·············· 1083

第五篇 病理生理学 ·············· 1086
学习导图 ·············· 1086
复习策略 ·············· 1086
第1章 疾病概论 ·············· 1087

第2章 水、电解质代谢紊乱 ·············· 1089
第3章 酸碱平衡和酸碱平衡紊乱 ·············· 1095
第4章 缺氧 ·············· 1103
第5章 发热 ·············· 1107
第6章 应激 ·············· 1111
第7章 缺血-再灌注损伤 ·············· 1116
第8章 休克 ·············· 1119
第9章 凝血与抗凝血平衡紊乱 ·············· 1126
第10章 心功能不全 ·············· 1129
第11章 呼吸功能不全 ·············· 1137
第12章 肝功能不全 ·············· 1139
第13章 肾功能不全 ·············· 1141

第六篇 药理学 ·············· 1146
学习导图 ·············· 1146
复习策略 ·············· 1148
第1~2章 药物效应动力学及药物代谢动力学 ·············· 1148
第3~5章 胆碱受体激动药、抗胆碱酯酶药和胆碱酯酶复活药及M胆碱受体阻滞剂 ·············· 1151
第6~7章 肾上腺素受体激动药及肾上腺素受体阻滞剂 ·············· 1154
第8~10章 局部麻醉药、镇静催眠药、抗癫痫药和抗惊厥药 ·············· 1157
第11~12章 抗帕金森药和抗精神失常药 ·············· 1159
第13~14章 镇痛药及解热镇痛抗炎药 ·············· 1162
第15~16章 钙拮抗剂及抗心律失常药 ·············· 1164
第17~19章 治疗充血性心力衰竭的药物、抗心绞痛药及抗动脉粥样硬化药 ·············· 1166
第20~21章 抗高血压药及利尿剂和脱水剂 ·············· 1168
第22~23章 作用于血液及造血器官的药物、组胺受体阻滞剂 ·············· 1170
第24~26章 作用于呼吸系统的药物、作用于消化系统的药物及肾上腺皮质激素类药物 ·············· 1172
第27~29章 抗甲状腺药物、胰岛素和口服降糖药物、子宫平滑肌兴奋药 ·············· 1174
第30~33章 β-内酰胺类抗生素、大环内酯类抗生素、氨基糖苷类抗生素及四环素类 ·············· 1177
第34~38章 人工合成抗菌药、抗真菌药

和抗病毒药物、抗结核药物、
　　　抗疟疾药及抗恶性肿瘤药
　　　……………………… 1179

第七篇　医学免疫学(助理医师不要求)
……………………………………… 1182
　　学习导图 ……………………… 1182
　　复习策略 ……………………… 1182
　　第1~2章　绪论及抗原 ……… 1182
　　第3~4章　免疫器官及免疫细胞 … 1185
　　第5~7章　免疫球蛋白、补体系统、
　　　　　　　细胞因子及受体 …… 1188
　　第8~9章　白细胞分化抗原和黏附因
　　　　　　　子、主要组织相容性复合体
　　　　　　　及其编码分子 ……… 1193
　　第10~12章　免疫应答、黏膜免疫及
　　　　　　　　免疫耐受 ………… 1194
　　第13~14章　抗感染免疫及超敏反应
　　　　　　　　………………… 1197
　　第15~17章　自身免疫和自身免疫性疾
　　　　　　　　病、免疫缺陷病及肿瘤免疫
　　　　　　　　………………… 1199
　　第18~20章　移植免疫、免疫学检测技
　　　　　　　　术及免疫学防治 … 1201

第八篇　医学微生物学(助理医师不要求) ……………… 1205
　　学习导图 ……………………… 1205
　　复习策略 ……………………… 1205
　　第1章　微生物的基本概念 …… 1206
　　第2~3章　细菌的形态与结构及细
　　　　　　　菌的生理 …………… 1206
　　第4章　消毒与灭菌 …………… 1209
　　第5~6章　噬菌体及细菌的遗传与变异
　　　　　　　………………… 1210
　　第7~8章　细菌的感染和免疫、细菌感染
　　　　　　　的检查方法与防治原则 … 1211
　　第9~10章　病原性球菌、肠道杆菌 … 1214
　　第11~13章　弧菌属、厌氧性杆菌、分枝
　　　　　　　　杆菌 ……………… 1217
　　第14~19章　动物源性细菌、其他细菌、
　　　　　　　　放线菌、支原体、立克次体
　　　　　　　　及衣原体 ………… 1220
　　第20~21章　螺旋体及真菌 …… 1224
　　第22~24章　病毒的基本性状、病毒的
　　　　　　　　感染和免疫及病毒感染的
　　　　　　　　检查方法和防治原则 … 1225
　　第25~28章　呼吸道病毒、肠道病毒、
　　　　　　　　肝炎病毒及黄病毒 … 1227
　　第29~33章　出血热病毒、疱疹病毒、反
　　　　　　　　转录病毒、其他病毒及朊粒
　　　　　　　　………………… 1231

第三部分　人文医学

第一篇　医学心理学 ……… 1236
　　学习导图 ……………………… 1236
　　复习策略 ……………………… 1236
　　第1章　绪　论 ………………… 1237
　　第2章　医学心理学基础 ……… 1239
　　第3章　心理健康 ……………… 1245
　　第4章　心理应激及心身疾病 … 1246
　　第5章　心理评估 ……………… 1251
　　第6章　心理治疗与心理咨询 … 1256
　　第7章　医患关系 ……………… 1262
　　第8章　患者心理问题 ………… 1267

第二篇　医学伦理学 ……… 1272
　　学习导图 ……………………… 1272
　　复习策略 ……………………… 1272
　　第1章　伦理学与医学伦理学 … 1273
　　第2章　医学伦理学的基本原则与规范
　　　　　　………………………… 1276
　　第3章　医疗人际关系伦理 …… 1278
　　第4章　临床诊疗伦理 ………… 1280
　　第5章　临终关怀与死亡的伦理 … 1282
　　第6章　公共卫生伦理 ………… 1283
　　第7章　医学科研伦理(助理医师不要求)
　　　　　　………………………… 1285
　　第8章　医学新技术研究与应用的伦理
　　　　　　(助理医师不要求) …… 1287
　　第9章　医务人员医学伦理素质的养成
　　　　　　与行为规范 …………… 1288

第三篇　卫生法规 ………… 1291
　　学习导图 ……………………… 1291
　　复习策略 ……………………… 1293
　　第1章　卫生法 ………………… 1293
　　第2章　执业医师法 …………… 1294
　　第3章　医疗机构管理条例及其实施
　　　　　　细则 …………………… 1298

第 4 章 医疗事故处理条例 …………… 1299
第 5 章 母婴保健法及其实施办法 …… 1304
第 6 章 传染病防治法 ………………… 1306
第 7 章 艾滋病防治条例 ……………… 1311
第 8 章 突发公共卫生事件应急条例 … 1312
第 9 章 药品管理法 …………………… 1314
第 10 章 麻醉药品和精神药品管理
  条例 ………………………… 1315
第 11 章 处方管理方法 ……………… 1317
第 12 章 献血法 ……………………… 1318
第 13 章 侵权责任法 ………………… 1319
第 14 章 放射诊疗管理规定 ………… 1320
第 15 章 抗菌药物临床应用管理
  办法 ………………………… 1322
第 16 章 医疗机构临床用血管理办法
  …………………………………… 1323
第 17 章 精神卫生法 ………………… 1324
第 18 章 人体器官移植条例 ………… 1328
第 19 章 疫苗流通和预防接种管理条例
  …………………………………… 1330
第 20 章 职业病防治法 ……………… 1332
第 21 章 药品不良反应报告和监测管理办法
  …………………………………… 1334

第四部分　预防医学

学习导图 ……………………………… 1336
复习策略 ……………………………… 1336
第 1 章 绪　论 ………………………… 1337
第 2 章 医学统计学方法 ……………… 1338
第 3 章 流行病学原理和方法 ………… 1345
第 4 章 临床预防服务 ………………… 1356
第 5 章 社区公共卫生 ………………… 1366
第 6 章 卫生服务体系与卫生管理
  （助理医师不要求）…………… 1376

第一部分 临床医学综合

第一篇 呼吸系统

学习导图

章序	章名	内容	所占分数	
			执业医师	助理医师
1	慢性阻塞性肺疾病	慢性阻塞性肺疾病	4分	3分
2	肺动脉高压和肺源性心脏病	肺动脉高压	3分	1分
		肺源性心脏病		
3	支气管哮喘	支气管哮喘	3分	2分
4	支气管扩张	支气管扩张	2分	2分
5	肺炎	总论	5分	5分
		肺炎链球菌肺炎		
		葡萄球菌肺炎		
		肺炎克雷伯杆菌肺炎		
		支原体肺炎		
		病毒性肺炎		
6	肺脓肿	肺脓肿	2分	0分
7	肺结核	肺结核	4分	3分
8	肺癌	肺癌	4分	2分
9	肺血栓栓塞	肺血栓栓塞	2分	0分
10	呼吸衰竭	急性呼吸衰竭	3分	2分
		慢性呼吸衰竭		
11	急性呼吸窘迫综合征与多器官功能障碍综合征	急性肺损伤(ALI)与急性呼吸窘迫综合征(ARDS)	1分	0分
		系统性炎症反应综合征与多器官功能障碍综合征		
12	胸腔积液	结核性和恶性胸腔积液	5分	2分
		血胸		
		脓胸		
13	胸部损伤	气胸	2分	2分
		肋骨骨折		
14	纵隔肿瘤	纵隔肿瘤	1分	0分

复习策略

呼吸系统属于三大内科内容之一，相对来说比较简单，其难度小于循环系统，大于消化系统，每年的考试分数可以占到35～40分。本章考点相对集中，每年必考题目为各疾病的诊断及首选检查、相应治疗等。考生在本章节的考试中一定要多拿分，这是提高第二卷考试分数的重要系统。

FEV$_1$/FVC	使用支气管扩张剂后，FEV$_1$/FVC＜70%可确定为持续气流受限
其余指标	①升高的指标：肺总量(TLC)↑，功能残气量(FRC)↑，残气量(RV)↑，闭合容积(CV)↑，静态肺顺应性↑； ②降低的指标：肺活量(VC)↓，动态肺顺应性↓，DLco(一氧化碳弥散量)↓，最大呼气中期流速(MMFR)↓； ③RV/TLC＞40%提示肺气肿 （昭昭老师提示：看似纷繁复杂的指标，其实本质很简单。记住，反映通气量的、通气速度的一定是降低的，因为气道堵了；反映残气量的一定是增加的）。昭昭速记：细心的你可以发现，带"C"的全升高，除了"VC"外）

2. 肺的顺应性 肺顺应性是指单位压力改变时所引起的肺容积的改变，它代表了胸腔压力改变对肺容积的影响。它包括静态顺应性和动态顺应性两种。

（昭昭老师提示："净（静）增""动减"→考研期间体重"净（静）增"，需要运动才减肥"动减"）

分类	概念	临床疾病
静态顺应性	反映了肺组织的弹性	COPD，由于肺泡壁破坏，弹力组织减少，故肺静态顺应性增加
动态顺应性	反映了肺组织弹性和气道阻力	COPD，由于气道堵塞，气道阻力增加，故肺动态顺应性降低

3. FEV$_1$%预计值 1秒用力呼气容积占预计值百分比（FEV$_1$%预计值），是评估COPD严重程度的常用指标。（昭昭老师速记：3个人去"58"同城应聘）

肺功能分级	患者肺功能FEV$_1$占预计值的百分比(FEV$_1$% pred)
GOLD 1级：轻度	FEV$_1$% pred≥80%
GOLD 2级：中度	50%≤FEV$_1$% pred＜80%
GOLD 3级：重度	30%≤FEV$_1$% pred＜50%
GOLD 4级：极重度	FEV$_1$% pred＜30%

4. 血气分析 轻中度低氧血症，高碳酸血症。

5. 胸部的X线检查 COPD早期胸片可无变化，以后可出现肺纹理增粗、紊乱等非特异性改变，也可出现肺气肿改变。X线对诊断COPD的特异性不高，但有助于对肺部的其他疾病进行鉴别诊断。

6. 胸部 CTCT检查可发现慢阻肺小气道病变的表现、肺气肿的表现及并发症的表现。

7. 其他 慢阻肺合并细菌感染时，外周血白细胞增高，核左移。

【例10】测定肺通气效率较高的指标是
A. 潮气量　　B. 肺活量　　C. 时间肺活量　　D. 通气/血流比值　　E. 肺扩散容量

【例11】诊断慢性阻塞性肺疾病(COPD)的必要条件是
A. 胸部X线片示肺纹理增粗、紊乱　　B. 肺功能检查示阻塞性通气功能障碍
C. 高分辨CT示肺气肿改变　　D. 长期大量吸烟史
E. 慢性咳嗽、咳痰病史

【例12】肺功能检查时，阻塞性通气功能障碍最主要的表现是
A. 肺活量降低　　B. 残气量增加　　C. 气流指数＞1.0
D. 第1秒用力呼气容积降低　　E. 肺总量降低

【例13】男，55岁，间断咳嗽、咳痰，反复发作30年，近2年来渐觉气短，发现高血压3年，吸烟36年，40支/日。查体：BP 140/90 mmHg，心肺无明显阳性体征，心脏彩超未发现异常，为明确诊断首选的检查是
A. 胸部CT　　B. 肺功能　　C. 运动心肺功能　　D. 冠状动脉造影　　E. 核素心肌显影

【例14】男，68岁，反复咳嗽、咳痰20年，气短10年，喘息加重2天，吸烟30年，约1包/天。查体：神志清楚，呼吸急促，端坐位，口唇发绀，桶状胸，左下肺呼吸音明显减弱，右肺可闻及哮鸣音和湿啰音。WBC 6.3×10^9/L，N 0.85。为进一步诊治，首选的检查是
A. 肺功能　　B. 血气分析　　C. 痰培养　　D. 心电图　　E. 胸部X线

【例15】目前用于判断慢性阻塞性肺疾病严重程度的肺功能指标是
A. RV/TLC(残总比)　　B. FVC占预计值百分比　　C. FEV$_1$占预计值百分比
D. FEV$_1$/FVC(1秒率)　　E. MVV占预计值百分比

【例16】诊断慢性阻塞性肺疾病(COPD)的必要条件是
A. 胸部X线片示肺纹理增粗、紊乱　　B. 肺功能检查示阻塞性通气功能障碍

C. 高分辨CT示肺气肿改变　　　　　D. 长期大量吸烟史
E. 慢性咳嗽、咳痰病史

【例17】 慢性支气管炎有小气道阻塞时，最敏感的肺功能检查指标是
A. 第1秒用力呼气量占用力肺活量的比值减少　　　　B. 残气容积明显增加
C. 呼吸道阻力增加　　　　D. 闭合容量减少　　　　E. 频率依赖性肺顺应性降低

【例18】 慢性阻塞性肺疾病最主要的病理生理特征是
A. 气道结构重塑　　　　B. 肺泡通气量下降　　　　C. 持续性气流受限
D. 肺泡弹性回缩力减退　　　　E. 明显的肺外效应

六、诊断和分期

1. 诊　断　慢性阻塞性肺疾病(COPD)=反复咳嗽、咳痰数年或数十年+过清音、桶状胸+X线片示肺纹理增粗、紊乱+肺功能检查见持续气流受限(吸入支气管扩张剂后$FEV_1/FVC<0.70$)。

2. 分　期

（1）mMRC问卷。症状评估可采用改良版英国医学研究委员会呼吸困难问卷（mMRC问卷）进行评估。

分级	症状
0级	剧烈活动时出现呼吸困难
1级	平地快步行走或爬缓坡时出现呼吸困难
2级	由于呼吸困难，平地行走时比同龄人慢或需要停下来休息
3级	平地行走100 m左右或数分钟后即需要停下来喘气
4级	因严重呼吸困难而不能离开家，或在穿衣服时即出现呼吸困难

（2）急性加重风险评估。上一年发生2次或2次以上急性加重或$FEV_1\%$ pred<50%，均提示今后急性加重的风险增加。根据上述症状、肺功能改变和急性加重风险等，即可对稳定期慢阻肺患者的病情严重程度做出综合性评估，并依据该评估结果选择稳定期的主要治疗药物。

患者综合评估分组	特　征	肺功能分级	上一年急性加重次数	mMRC分级	首选药物
A组	低风险，症状少	GOLD 1~2级	≤1次	0~1级	SAMA或SABA，必要时
B组	低风险，症状多	GOLD 1~2级	≤1次	≥2级	LAMA或LABA
C组	高风险，症状少	GOLD 3~4级	≥2次	0~1级	ICS+LABA，或LAMA
D组	高风险，症状多	GOLD 3~4级	≥2次	≥2级	ICS+LABA，或LAMA

（注：SABA是短效β_2受体激动剂；SAMA是短效抗胆碱能药物；LABA是长效β_2受体激动剂；LAMA是长效抗胆碱能药物；ICS是吸入型糖皮质激素。）

七、治　疗

1. 稳定期的治疗

教育患者	戒烟；因职业粉尘、刺激性气体所致者，应脱离污染环境
支气管扩张剂	β受体激动剂如沙丁胺醇、特布他林气雾剂；抗胆碱能药物如异丙托溴铵气雾剂；茶碱类如氨茶碱等
糖皮质激素	目前常用的药物有沙美特罗+氟替卡松、福莫特罗+布地奈德
祛痰药	常用氨溴索
长期家庭氧疗(LTOT)	①使用指证：PaO_2在55~60 mmHg或使$SaO_2<89\%$； ②一般用鼻导管吸氧，氧流量1.0~2.0 L/min，吸氧时间10~15 h/d； ③目的：$PaO_2\geq60$ mmHg和(或)使SaO_2升至90%以上

2. 急性加重期的治疗

明确病因	确定急性加重期的原因及病情的严重程度，根据病情严重程度决定门诊或住院治疗
支气管扩张剂	药物同稳定期

第一篇 呼吸系统

续表

低流量吸氧	①发生低氧血症者可以经过鼻导管吸氧，或通过文丘里面罩吸氧； ②鼻导管给氧时，吸入的氧浓度与氧给量有关：吸入氧浓度(%)＝21+4×氧流量；一般吸入氧气的浓度是28%～30%； ③不能吸入高浓度氧，吸入氧浓度过高会引起CO_2潴留
抗生素	根据药敏试验选用敏感抗生素
糖皮质激素	对需要住院治疗的急性加重患者可考虑口服泼尼松治疗
祛痰剂	溴己新、氨溴索等酌情选用

【例19～20 共用选项】
A. 有创机械通气　　　　　　B. 无创机械通气　　　　　　C. 间断高浓度吸氧
D. 持续高频呼吸机通气　　　E. 持续低流量吸氧

【例19】慢性阻塞性肺疾病(COPD)的氧疗最常用的是

【例20】COPD急性加重伴呼吸功能不全早期，为防止呼吸功能不全加重最常用的是

【例21】男，75岁，间断咳嗽、咳痰12年，加重伴气短2天就诊。吸烟40余年，每天约1包。胸部X线片示双肺纹理增粗、紊乱。动脉血气示 pH 7.34，$PaCO_2$ 48 mmHg，PaO_2 55 mmHg。该患者氧疗的最佳方式是
A. 持续低流量吸氧　　　　　B. 无重复呼吸面罩吸氧　　　C. 气管插管、机械通气
D. 无创通气　　　　　　　　E. 普通面罩吸氧

八、并发症

并发症	表现和体征	首选检查
自发性气胸	突然加重呼吸困难+肺部叩诊为鼓音+听诊呼吸音减弱或消失 (昭昭老师提示：只要看见呼吸困难+鼓音=气胸；鼓音是气胸，实音、浊音是胸腔积液，过清音是COPD)	胸部X线片
慢性肺源性心脏病	COPD导致肺血管床减少及缺氧导致肺动脉收缩、血管重塑，导致肺动脉高压、右心扩大，最终发生右心功能不全 (昭昭老师提示：慢性肺源性心脏病最常见的病因便是COPD)	超声心动图
慢性呼吸衰竭	发生低氧血症和(或)高碳酸血症，出现缺氧和CO_2潴留的表现，多为2型呼吸衰竭	血气分析

【例22】慢性阻塞性肺疾病最常见的并发症不包括
A. 慢性肺源性心脏病　B. 自发性气胸　C. 右心功能不全　D. 支气管扩张　E. 慢性呼吸衰竭

【例23】男性50岁，慢性阻塞性肺疾病6年，1小时前突发呼吸困难加重，右侧胸痛、大汗、发绀，首先考虑诊断
A. 肝性胸膜炎　B. 急性心肌梗死　C. 自发性气胸　D. 细菌性肺炎　E. 急性肺栓塞

例24～25 共用题干
男，62岁。间隔咳嗽、咳痰10余年，喘息5年，加重3天入院。吸烟41年，30支/日，已戒5年。查体：烦躁，球结膜充血、水肿，口唇发绀。桶状胸，双肺呼吸音低，右下肺可闻及少许湿性啰音，肝肋下5 cm，肝颈静脉回流征(+)，双下肢水肿。血K^+ 4.5 mmol/L。Na^+ 129 mmol/L，Cl^- 90 mmol/L。

【例24】若该患者出现意识障碍，最可能的原因是
A. 感染中毒性脑病　B. 脑血管意外　C. 肝性脑病　D. 肺性脑病　E. 低钠血症

【例25】该患者目前最重要的治疗措施为
A. 抗感染　B. 静脉滴注支链氨基酸　C. 无创通气　D. 利尿　E. 纠正电解质紊乱

例26～27 共用题干
男，66岁。活动后突发左侧胸痛伴呼吸困难1天。既往慢性阻塞性疾病史10余年。查体：R 26次/分，BP 95/60 mmHg。口唇发绀，左肺呼吸音明显减弱，心率102次/分，心律整齐。

【例26】该患者最可能的诊断是
A. 急性心肌梗死　B. 自发性气胸　C. 阻塞性肺不张　D. 胸腔积液　E. 肺栓塞

【例27】为明确诊断，应先采取的检查措施是
A. CT肺动脉造影　B. 胸腔穿刺　C. 支气管镜　D. 胸部X线片　E. 心电图

昭昭老师总结：呼吸音代表的疾病

疾 病	听诊或叩诊	昭昭老师巧记
慢性阻塞性肺疾病	听诊→过清音	"过""慢"生活
支气管哮喘	听诊→广泛哮鸣音	"哮"＝"哮"
支气管扩张	听诊→局限性湿啰音	"局限"性"扩张"
胸腔积液	听诊→呼吸音减低＋叩诊→实音或浊音	"实""业(液)"
气胸	叩诊→鼓音	"鼓"足勇"气"

九、预 防

（1）戒烟是预防慢阻肺最重要的措施，在疾病的任何阶段戒烟都有助于防止病情进展。

（2）控制环境污染、控制职业环境污染，减少有害气体或有害颗粒的吸入。

（3）免疫接种流感疫苗、肺炎链球菌疫苗、细菌溶解物、卡介苗多糖核酸对防止慢阻肺患者反复感染可能有益。积极防治婴幼儿和儿童期呼吸系统感染。

（4）加强体育锻炼、增强体质、提高机体免疫力，可帮助改善机体一般状况。

> 参考答案如下，详细答案参见 2019 版《国家临床执业及助理医师资格考试精选真题考点精析》。

1. A	2. E	3. C	4. C	5. B
6. B	7. B	8. C	9. A	10. C
11. B	12. D	13. B	14. A	15. C
16. B	17. A	18. C	19. E	20. B
21. A	22. D	23. C	24. D	25. C
26. B	27. D	—	—	—

昭昭老师提示：
关注官方微信，获得第一手考试资料。

第 2 章 肺动脉高压和肺源性心脏病

> **2019 考试大纲**

①肺动脉高压的概述、病因、分类和发病机制、临床表现、诊断与鉴别诊断、治疗。②肺心病的流行病学、病因和发病机制、临床表现、诊断与鉴别诊断、治疗。

> **考纲解析**

近 20 年的医师考试中，本章的考试重点是 COPD 的机制、诊断、检查、治疗和并发症，执业医师每年考查分数为 2～3 分，助理医师每年考查分数为 1～2 分。

第 1 节 肺动脉高压（助理医师不要求）

肺动脉高压是由多种已知或未知原因引起的肺动脉压异常升高的一种病理生理状态，血流动力学诊断标准为在海平面、静息状态下，右心导管测量平均肺动脉压(mPAP)≥25 mmHg。

一、分类和概念

1. 分 类 2008 年，世界卫生组织的第四届肺动脉高压会议重新修订了肺动脉高压分类，共五类：①动脉性肺动脉高压；②左心疾病所致肺动脉高压；③肺部疾病和(或)低氧所致肺动脉高压；④慢性血栓栓塞性肺动脉高压；⑤未明多因素机制所致肺动脉高压。

2. 概 念 动脉性肺动脉高压、肺部疾病或低氧所致肺动脉高压、慢性血栓栓塞性肺动脉高压及未明多因素机制所致肺动脉高压都属于毛细血管前性肺动脉高压，血流动力学特征为 mPAP≥25 mmHg，肺毛细血管楔压(PCWP)或左心室舒张末压<15 mmHg。左心疾病所致肺动脉高压属于毛细血管后性肺动脉高压，血流动力学特征为 mPAP≤25 mmHg，肺毛细血管楔压(PCWP)或左心室舒张末压>15 mmHg。肺动脉高压的严重程度可根据静息状态下 mPAP 水平分为轻(26～35 mmHg)、中(36～45 mmHg)、重(>45 mmHg)三种。

二、病因和发病机制

1. 遗传因素 11％～40％的散发患者存在骨形成蛋白受体 2(BMPR 2)基因变异。有些病例存在激活素受体样激酶1（ALK 1）基因变异。

2. 免疫因素与炎症反应　29%的患者抗核抗体水平明显升高，但缺乏结缔组织病的特异性抗体。

3. 肺血管内皮功能障碍　肺血管收缩和舒张由肺血管内皮分泌的收缩和舒张因子共同调控。肺血管收缩因子主要为血栓素A2（TXA 2）、内皮素-1（ET-1）；舒张因子主要为前列环素、一氧化氮（NO）。若上述因子表达不平衡，可导致肺血管平滑肌收缩，从而引起肺动脉高压。

4. 血管壁平滑肌细胞 K^+ 通道缺陷　可见血管平滑肌增生肥大，电压依赖性 K^+ 通道功能缺陷，K^+ 外流减少，细胞膜处于除极状态，使 Ca^{2+} 进入细胞内，从而导致血管收缩。

三、临床表现和体征

呼吸困难	最常见的症状，多为首发症状，主要表现为活动后呼吸困难，进行性加重
胸痛	①因右心负荷增加、耗氧增多、冠脉供血减少引起； ②常于活动或情绪激动时发生
头晕或晕厥	①因心排量减少，脑组织供血突然减少所致；②常在活动时出现
咯血	咯血量通常较少，有时也可出现大咯血而致死亡
其他症状	疲乏、无力，雷诺现象等

四、检查

血液检查	血红蛋白可增高，与长期缺氧代偿有关；脑钠肽可有不同程度增高，与疾病严重程度及患者预后有一定的相关性
心电图	心电图不能直接反映肺动脉压增高，但能提示右心室增大或肥厚
胸片	可有肺动脉高压的X线征象
超声心动图和多普勒超声	①超声心动图和多普勒超声是筛查肺动脉高压最重要的无创检查方法； ②多普勒超声心动图估测三尖瓣峰值流速>3.4 m/s或肺动脉压>50 mmHg，将被诊断为肺动脉高压
肺功能测定	肺功能测定可表现为轻到中度限制性通气功能障碍，弥散功能减低
血气分析	多数患者有轻、中度低氧血症，系由通气/血流比例失衡所致
放射性核素肺通气/灌注显像	呈弥漫性稀疏或基本正常，是排除慢性栓塞性肺动脉高压的重要手段
右心导管检查	直接测量肺动脉压力，测定心排出量，计算肺血管阻力，确定有无左向右分流等，有助于制定治疗策略
急性肺血管反应试验	①可评价肺血管对短效血管扩张剂的反应性，目的是筛选出对口服钙通道阻滞剂可能有效的患者； ②用于该试验的药物有静脉用前列环素、静脉用腺苷、吸入NO

【例1】女，32岁。反复胸痛半年，进行性活动后呼吸困难2个月，否认慢性咳嗽、咳痰及心脏病史。查体：BP 120/80 mmHg，双肺呼吸音低，未闻及干湿啰音，$P_2 > A_2$，三尖瓣区可闻及3/6级收缩期杂音，剑突下可见心尖搏动，右下肢水肿。为确定诊断最有意义的检查是

A. CT肺动脉造影　B. 胸部X线片　C. 肺通气功能　D. 血气分析　E. 超声心动图

五、诊　断

临床诊断	①临床表现、心电图、胸片、CT征象对于提示或诊断肺动脉高压有重要价值； ②多普勒超声心动图估测肺动脉收缩压>50 mmHg结合临床可诊断
确诊标准	右心导管检查测定平均肺动脉压>25 mmHg

六、治　疗

氧　疗	低氧刺激可引起肺血管收缩而加速本病进展，伴有低氧血症时应给予氧疗
血管舒张药	选用钙通道阻滞剂、前列环素、NO、内皮素受体拮抗剂等
抗凝治疗	①华法林为首选抗凝药； ②并不能改善患者症状，但可延缓疾病进展，改善预后
对症治疗	当出现右心衰竭、肝淤血、腹水时，可用利尿剂治疗
心肺移植	晚期病例可行肺或心肺移植治疗

第2节 肺源性心脏病

肺源性心脏病简称为肺心病,是由支气管-肺组织、胸廓或肺血管病变致肺血管阻力增加,产生肺动脉高压,继而右心室结构或(和)功能改变的疾病。根据起病缓急分为急性肺源性心脏病和慢性肺源性心脏病;急性肺源性心脏病多见于急性大面积的肺栓塞,本节称其为慢性肺心病。

一、病因

昭昭老师提示:各种和肺相关的结构和组织(支气管、肺血管、胸廓等)的病变,基本上均可导致肺心病。

支气管、肺疾病	慢性阻塞性肺疾病(COPD)最为多见,其次为支气管哮喘、支气管扩张、肺结核、间质性肺疾病、尘肺等
胸廓运动障碍性疾病	严重胸廓或脊椎畸形以及神经肌肉疾患均可引起胸廓活动受限、肺受压、支气管扭曲或变形,导致肺功能受损
肺血管疾病	特发性肺动脉高压、慢性栓塞性肺动脉高压和肺小动脉炎均可引起肺血管阻力增加、肺动脉压升高和右心室负荷加重,发展成慢性肺心病
其他	原发性肺泡通气不足及先天性口咽畸形、睡眠呼吸暂停低通气综合征等均可产生低氧血症,引起肺血管收缩,导致肺动脉高压,发展成慢性肺心病

【例2】导致慢性肺心病最常见的疾病是
A. 支气管扩张　　　　　　　　B. 慢性阻塞性肺疾病　　　　　C. 严重胸廓畸形
D. 支气管哮喘　　　　　　　　E. 肺血栓栓塞症

【例3】我国继发性肺动脉高压最常见的原因是
A. 慢性肺血栓栓塞症　　　　　B. 胸廓畸形　　　　　　　　　C. 弥漫性肺纤维化
D. 慢性阻塞性肺疾病　　　　　E. 肺结核

【例4】引起继发性肺动脉高压最常见的原因是
A. 慢性阻塞性肺疾病　　　　　B. 结缔组织病　　　　　　　　C. 肺结核
D. 肺血栓栓塞　　　　　　　　E. 间质性肺炎

二、发病机制

功能性原因	①缺氧、高碳酸血症和呼吸性酸中毒→肺动脉痉挛、收缩→肺动脉高压; ②缺氧是肺动脉高压最重要的因素; ③高碳酸血症时 H⁺产生过多使血管的收缩敏感性增强,致肺动脉压增高
解剖学因素	①COPD→肺小动脉炎→血管炎→血管直径变小、弹性降低→肺动脉高压; ②肺气肿→肺泡变大→气泡压迫肺动脉→肺动脉压高压; ③肺泡壁破裂→肺毛细血管壁受损→肺毛细血管损害大于70%→肺动脉高压; ④血栓形成:多发性肺微小动脉原位血栓形成,引起肺血管阻力增加,加重肺动脉高压
血容量和黏稠度增加	①缺氧→血容量增多,红细胞增多→血液黏稠→肺动脉高压; ②缺氧使醛固酮增加→水钠潴留,血容量增多→肺动脉压升高

【例5】引起慢性阻塞性肺疾病(COPD)肺动脉高压最重要的原因是
A. 肺小动脉原位血栓形成　　　B. 肺小动脉内膜增厚　　　　　C. 肺小动脉痉挛
D. 肺小动脉壁纤维化　　　　　E. 肺小动脉微血栓栓塞

【例6】下列疾病所致的肺动脉高压中最主要由低氧血症所致的是
A. 肺血栓栓塞　　B. 结缔组织病　　C. COPD　　D. 特发性肺动脉高压　　E. 心源性肺水肿

【例7】男,69岁。反复咳嗽、咳痰、喘息20年,加重2周,嗜睡1周。无发热、咯血。既往吸烟30年,每日约1包。查体:T 36.8 ℃,BP 160/95 mmHg,昏睡状,口唇发绀,颈静脉充盈,肝颈静脉回流征阳性。双肺可闻及哮鸣音和细湿啰音。心率130次/分,P2>A2,双下肢水肿,病理征(−)。该患者肺动脉高压的最主要机制是
A. 缺氧、CO₂ 潴留致血管收缩　B. 原位血栓形成　　　　　　　C. 肺毛细血管静水压升高
D. 肺小动脉结构重型　　　　　E. 血红蛋白浓度升高

例8~9 共用选项
A. 慢性缺氧所致肺血管重建　　B. 缺氧性肺血管收缩　　　　　C. 支气管肺感染和阻塞
D. 血液黏稠度增加　　　　　　E. 气道炎症

【例8】肺心病肺动脉高压形成的解剖因素是

【例9】肺心病肺动脉高压形成的功能因素是

三、临床表现和体征

1. 肺、心功能代偿期

症 状	咳嗽、咳痰、呼吸困难、活动后心悸等
体 征	①$P_2>A_2$； ②剑突下心脏搏动增强及三尖瓣区收缩期杂音(提示右心增大)； ③肺气肿使胸内压升高,阻碍静脉回流,可有颈静脉充盈甚至怒张

2. 肺、心功能失代偿期

（1）呼吸衰竭。

症 状	呼吸困难加重,夜间为甚,常有头痛、失眠、食欲下降,甚至出现肺性脑病
体 征	①发绀,颅内压升高(球结膜充血、水肿、视网膜血管扩张、视盘水肿等)、腱反射减弱或消失、出现病理反射； ②高碳酸血症导致周围血管扩张,出现皮肤潮红或多汗

（2）右心衰竭。

症 状	明显气促,心悸,食欲缺乏,腹胀,恶心等
体 征	肝颈静脉回流征阳性；剑突下可闻及收缩期杂音,甚至舒张期杂音

【例10】慢性肺源性心脏病肺心功能代偿期不具有的体征是

A. 肺气肿征　　　　　　　　　B. 肺动脉瓣区第二心音亢进　　　　　　C. 颈静脉充盈

D. 剑突下心脏收缩期搏动　　　E. 右心室奔马律

【例11】慢性肺心病患者提示右心功能不全的主要体征是

A. 双下肢水肿　　　　　　　　B. 肝颈静脉回流征阳性　　　　　　　　C. 心脏向左扩大

D. 肺动脉瓣区第二心音亢进　　E. 肝大,触痛阳性

【例12】男,72岁。慢性咳嗽15年。间断下肢水肿2年。查体：BP 120/80 mmHg,颈静脉怒张,左下肺可闻及干湿啰音,心界向左扩大,$P_2>A_2$。三尖瓣区可闻及3/6级收缩期吹风样杂音,余瓣膜区未闻及杂音,肝肋下3 cm。该患者最可能的诊断是

A. 肥厚型心肌病　　　　　　　B. 风湿性心脏瓣膜病　　　　　　　　　C. 冠心病

D. 慢性肺源性心脏病　　　　　E. 急性心包炎

【例13】男,69岁。反复咳嗽、咳痰18年,气短9年,近2天来发热,咳黄痰,夜间不能平卧而入院。查体：BP 170/90 mmHg,口唇发绀,桶状胸,双肺叩诊呈过清音,触诊语颤减弱,听诊呼吸音减弱,可闻及干、湿啰音,P2亢进,剑突下见心脏搏动,三尖瓣区可闻及收缩期杂音。该患者最可能的诊断是

A. 冠状动脉硬化性心脏病　　　B. 慢性肺源性心脏病　　　　　　　　　C. 风湿性心脏病

D. 原发性心肌病　　　　　　　E. 先天性心脏病

四、检 查

1. 胸部X线检查和心电图检查

胸部X线检查	心电图检查
①肺动脉段突出或其高度≥3 mm； ②右下肺动脉干扩张,横径≥15 mm； ③锥部明显凸出或其高度≥7 mm； ④肺动脉横径/气管横径≥1.07； ⑤圆中央动脉扩张,外周血管纤细,有"残根"征象； ⑥右心室增大 (昭昭老师速记：两个"7",一个"315")	①电轴右偏； ②重度顺钟向转位($V_5R/S≤1$)； ③$V_1R/S≥1$； ④肺型P波； ⑤$R_{V_1}+S_{V_5}≥1.05$ mV； ⑥$V_1\sim V_3$可出现QS、Qr或qr (昭昭老师速记：右心室就是"V1",左心室就是V5)

（昭昭老师提示：只要右心室肥厚,就是电轴右偏,V1的R波代表了右心室、慢性肺心病、右心室肥厚,R波变高,>1.05 mV,V1的R波和V5的S波>1.05 mV。）

2. 超声心动图　通过测定右心室流出道内径≥30 mm,右心室内径≥20 mm,右心室前壁的厚度,左、右心室内径比值<2,右肺动脉内径或肺动脉干及右心室增大等指标,可诊断慢性肺心病。(昭昭老师提示：这些数字很简单,只需要记住肺动脉、右心室扩张,其余理解了,就非常简单了,比如左心室/右心室一定是小于号)。

3. 血气分析 慢性肺心病失代偿期可出现低氧血症甚至呼吸衰竭或合并高碳酸血症。

4. 血液化验 红细胞及血红蛋白升高。全血黏度及血浆黏度可增加,红细胞电泳时间延长;合并感染时白细胞总数升高,中性粒细胞增加。部分患者出现肝肾功能异常,以及电解质如血清钾、钠、氯、钙、镁、磷异常。

【例14】肺源性心脏病时最常见的心脏改变是
A. 右心房肥大　　B. 左心房肥大　　C. 右心室肥大　　D. 左心室肥大　　E. 左心房+左心室肥大

【例15】有长期咳嗽史患者,其心电图QRS额面平均电轴≥90°,重度顺时针转位,$RV_1+SV_5 \geq 1.05\ mV$,$PⅡ>0.22\ mV$,最可能的诊断是
A. 阻塞性肺气肿　　　　　　　　B. 支气管哮喘　　　　　　　　C. 慢性肺源性心脏病
D. 风湿性心脏病二尖瓣狭窄　　　E. 心房间隔缺损

【例16】不符合慢性肺心病心电图表现的是
A. 电轴右偏　　　　　　　　　　B. $SV_1+RV_5 \geq 1.05\ mV$　　　　C. 右束支传导阻滞
D. V_1和V_2导联出现QS波　　E. 肺型P波

五、治 疗

1. 肺、心功能代偿期
延缓支气管、肺疾病的进展,增强患者的免疫功能,预防感染等。

2. 肺、心功能失代偿期
(1) 控制感染　呼吸系统感染是引起慢性肺心病的常见病因,需积极控制感染。
(2) 控制呼吸衰竭　合理氧疗,必要时无创正压通气或气管插管。
(3) 控制心力衰竭。

利尿剂	①原则上选作用温和的药物,联合应用保钾利尿剂,方式为小剂量及短疗程;②并发症:易出现低血钾、低氯性碱中毒,使缺氧加重,痰液黏稠不易咳出和血液浓缩
强心剂	①原则上选作用快、排泄快的药物,方式为小剂量(常规量的1/3～1/2);(昭昭老师提示:本来心功能就不好,所以选择一些快速的药物) ②使用指征:感染已控制,呼吸功能已改善,利尿药效果不佳者;以右心衰竭为主要表现而无明显感染者;合并室上性快速心律失常,如室上速、房颤(心率>100次/分)者;合并急性左心衰竭者;(昭昭老师提示:本来心功能就不好,所以选择一些快速的药物。注意,虽然洋地黄的最佳适应症是心衰+房颤,但是,如果有房颤的时候,心率<100次/分,这个时候,是不能用洋地黄的,因为洋地黄会减慢房室结传导,导致心率进一步减慢,加重心衰) ③注意事项:用药前应纠正缺氧,防治低钾血症,以免发生药物毒性反应;心率不宜作为衡量洋地黄类药物的应用和疗效考核的指标
扩张血管药物	钙通道阻滞剂及NO等

六、防治并发症

肺性脑病	缺氧及CO_2潴留所致
酸碱平衡失调及电解质紊乱	呼吸性酸中毒合并代谢性酸中毒通常需要补充碱治疗,尤其当pH<7.2时,先补充5%碳酸氢钠溶液100mL
心律失常	最常见的是房性期前收缩及阵发性室上性心动过速,其中以紊乱性房性心动过速最具有特征性
其他	休克、消化道出血、弥散性血管内凝血、深静脉血栓形成等

【例17】女,63岁。反复咳嗽、咳痰18年,气短4年,近2周发热、气促、双下肢水肿入院。查体:BP 140/90 mmHg,颈静脉怒张,桶状胸,双肺叩诊呈过清音,可闻及干、湿啰音,P_2亢进,心率110次/分,可闻及期前收缩,剑突下见心脏搏动,肝大,肝颈静脉回流征阳性,下肢凹陷性水肿。该患者首选的治疗是
A. 有效控制感染　　　　　　B. 快速推注强心剂　　　　　　C. 快速推注强利尿剂
D. 快速纠正心律失常　　　　E. 快速静滴扩血管药物

例18~21 共用题干
男性,78岁。反复咳嗽、气促20余年,胸闷、心悸3年,加重伴发热1周,昏睡2小时入院。入院后查体BP 150/90 mmHg,嗜睡状,呼之能应,瞳孔等大等圆,对光反射存在,口唇发绀,双肺可闻及干、湿啰音,心率120次/分,期前收缩3次/分,下肢凹陷性水肿。

【例18】该患者最可能的诊断是
　A. 冠状动脉硬化性心脏病　　　　　　B. 慢性肺源性心脏病　　　　　C. 风湿性心脏病
　D. 原发性心肌病　　　　　　　　　　E. 高血压心脏病
【例19】假设上述诊断成立,补充体检时还可出现的最主要体征是
　A. 心音强弱快慢不等　　　　　　　　B. 心界向下扩大　　　　　　　C. 心界向左右两侧扩大
　D. 肺动脉瓣区第二心音亢进　　　　　E. 心尖区可闻及 3/6 级粗糙吹风样全收缩期杂音
【例20】假设上述诊断成立,其出现昏睡最可能的原因是
　A. 代谢性碱中毒　B. 中毒性脑病　C. 肺性脑病　D. 脑梗死　E. 脑出血
【例21】治疗肺心病心力衰竭的首要措施是
　A. 卧床休息、低盐饮食　　　　　　　　　　　B. 使用小剂量强心剂
　C. 使用小剂量作用缓和的利尿剂　　　　　　　D. 应用血管扩张剂减轻心脏负荷
　E. 积极控制感染和改善呼吸功能

例 22~24 共用题干

男性,71 岁,吸烟患者,反复咳嗽、咳痰、气促 40 年,胸闷、心悸 2 年,加重伴发热 1 周,昏睡 3 小时入院。入院后查体:BP 140/90 mmHg,嗜睡状态,呼之能应,瞳孔等大等圆,对光反射存在,口唇发绀,双肺可闻及干、湿啰音,心率 120 次/分,期前收缩 3 次/分,下肢凹陷性水肿。

【例22】该患者最可能的诊断是
　A. 冠脉性心脏病　B. 慢性肺源性心脏病　C. 风湿性心脏病　D. 原发性心肌病　E. 高血压心肌病
【例23】假设上述诊断成立,补充体检时可能出现的最主要的体征是
　A. 心音强弱快慢不等　　　　　　　　B. 心界向左下扩大　　　　　　C. 心界向左右两侧扩大
　D. 肺动脉瓣区第二心音亢进　　　　　E. 心尖区可闻及 3/6 级粗糙吹风样全收缩期杂音
【例24】假设上述诊断成立,出现昏睡最可能的原因是
　A. 代谢性碱中毒　B. 中毒性脑病　C. 肺性脑病　D. 脑梗死　E. 脑出血
【例25】慢性肺心病引起的心律失常最常见的是
　A. 房性期前收缩和房性心动过速　　　B. 心房颤动　　　　　　　　　C. 室性期前收缩
　D. 室性心动过速　　　　　　　　　　E. 房室传导阻滞

➢ 参考答案如下,详细答案参见 2019 版《国家临床执业及助理医师资格考试精选真题考点精析》。

1. E	2. B	3. D	4. A	5. C
6. C	7. A	8. A	9. B	10. E
11. B	12. D	13. C	14. C	15. C
16. B	17. A	18. B	19. D	20. C
21. E	22. B	23. D	24. C	25. A

昭昭老师提示:
关注官方微信,获得第一手考试资料。

第 3 章　支气管哮喘

➢ **2019 考试大纲**
①概念;②病因和发病机制;③临床表现;④辅助检查;⑤诊断与鉴别诊断;⑥治疗与管理。

➢ **考纲解析**
　　近 20 年的医师考试中,本章的考试重点是支气管哮喘的机制、诊断、检查和治疗,执业医师每年考查分数为 2~3 分,助理医师每年考查分数为 1~2 分。
　　支气管哮喘是由多种细胞(如嗜酸性粒细胞、肥大细胞、T 淋巴细胞、中性粒细胞、平滑肌细胞及气道上皮细胞等)和细胞组分参与的气道慢性炎症性疾病。主要特征包括气道慢性炎症,气道对多种刺激因素呈现的高反应性,广泛多变的可逆性气流受限以及随病程延长而导致的一系列气道结构的改变,即气道重构。临床表现为反复发作的喘息、气急、胸闷或咳嗽等症状,常在夜间或凌晨发作加重,多数患者可自行缓解或经治疗后缓解。

一、病　因

　　患者过敏体质及外界环境的影响是发病的危险因素。哮喘与多基因遗传有关,同时受遗传因素和环境因

素的双重影响。

遗传因素	①本病具有家族集聚现象,亲缘关系越近,患病率越高; ②目前已经鉴定了多个哮喘易感基因位点,如 5q12、22、23、17q12~17、9q24 等
环境因素	①变应原因素,如室内变应原(尘螨、家养宠物、蟑螂)、室外变应原(花粉、草粉)、职业性变应原(油漆、饲料、活性染料)、食物(鱼虾、蛋类、牛奶)、药物(阿司匹林、抗生素); ②非变应原因素,如大气污染、吸烟、运动、肥胖等

二、发病机制

免疫-炎症机制	①气道慢性炎症反应是多种炎症细胞、炎症介质和细胞因子共同参与的; ②主要的炎症细胞是:嗜酸性粒细胞,参与的抗体是:IgE (昭昭老师提示:对比记忆 COPD 的主要炎症细胞:中性粒细胞)
气道高反应性(AHR)	①气道慢性炎症是导致 AHR 的重要机制之一; ②AHR 是哮喘的基本特征,可通过支气管激发试验来量化和评估
气道重构	哮喘的重要病理特征,表现为气道上皮细胞黏液化生、平滑肌肥大/增生、上皮下胶原沉积和纤维化、血管增生等

【例1】引起支气管哮喘发作,释放细胞因子和炎症介质的细胞是
A. 气道上皮细胞　　B. 肥大细胞　　C. 嗜酸性粒细胞　　D. 肺泡巨噬细胞　　E. 以上都包括

【例2】支气管哮喘患者出现气流受限的原因不包括
A. 腺体分泌亢进及黏液清除障碍　　　　　　　　B. 气道壁炎性细胞浸润
C. 肺泡弹性回缩力下降及肺泡壁破坏　　　　　　D. 气道平滑肌痉挛
E. 气道黏膜水肿

【例3】有关气道高反应性(AHR)的描述,正确的是
A. AHR 是哮喘发病的重要神经机制　　　　　　B. 气道炎症是导致 AHR 的重要机制
C. AHR 检测阳性者可诊断支气管哮喘　　　　　D. 肺泡巨噬细胞激活后可降低 AHR
E. AHR 不受遗传基因的影响

【例4】支气管哮喘的本质是
A. 一种自身免疫性疾病　　　　B. 气道慢性炎症　　　C. 支气管平滑肌可逆性痉挛
D. 支气管平滑肌内受体功能低下　　　E. 肥大细胞膜上 M 胆碱能受体功能亢进

【例5】外源性支气管哮喘,浆细胞产生使人体致敏的抗体是
A. IgA　　　　B. IgG　　　　C. IgE　　　　D. IgM　　　　E. IgD

三、临床表现

主要表现	发作时伴有哮鸣音的呼气性呼吸困难,可经平喘药物治疗后缓解或自行缓解;夜间及凌晨发作是哮喘的重要临床特征 (昭昭老师提示:吸入性的呼吸困难多是气管异物)
特殊表现	有些患者尤其是青少年,其哮喘症状在运动时出现,称为运动性哮喘
严重哮喘	①临床上还存在没有喘息症状的不典型哮喘,患者可以表现为发作性咳嗽、胸闷或其他症状; ②对以胸闷为唯一症状的不典型哮喘,称为胸闷变异性哮喘

【例6】支气管哮喘发病的最主要临床特点是
A. 反复发作性咳嗽、喘息,经支气管扩张剂治疗后难以缓解
B. 反复发作性咳嗽、咳痰、喘息,经支气管扩张剂治疗后可缓解
C. 反复发作性咳嗽、喘息,经支气管扩张剂治疗后可缓解或自行缓解
D. 反复发作咳嗽、咳痰、喘息,经支气管扩张剂和抗生素治疗后方可缓解
E. 反复发作性咳嗽、咳痰、喘息,经支气管扩张剂和抗生素治疗后仍难缓解

【例7】下列疾病中,最可能于凌晨反复出现咳嗽和气短症状的是
A. 慢性肺脓肿　　B. 慢性支气管炎　　C. 支气管哮喘　　D. 肺结核　　E. 支气管扩张

【例8】下列疾病中,最常表现为呼气性呼吸困难的疾病是
A. 气管异物　　B. 急性喉炎　　C. 气胸　　D. 支气管哮喘　　E. 心力衰竭

【例9】男性,18岁。反复喘息发作2年,常在春季发病,表现为突然发作呼吸困难,每次发作1~2小时,经咳出白色黏痰后症状缓解。血象检查:嗜酸性粒细胞增多,IgE增高,X线胸片正常。应诊断为
  A. 支气管哮喘　　B. 急性左心衰竭　　C. 急性间质性肺炎　　D. 复发性多软骨炎　　E. 慢性支气管炎

【例10】男,21岁。发作性喘息4年,再发3天急诊入院。查体:端坐呼吸,口唇发绀,双肺广泛哮鸣音,心率120次/分。该患者最可能的诊断是
  A. 自发性气胸　　　　　　　　　B. 肺血栓栓塞　　　　　　　　　C. 急性左心衰竭
  D. 慢性支气管炎急性发作　　　　E. 支气管哮喘

【例11】男,18岁。发作性胸闷3年,再发2天。发作多以凌晨为著,无咯血和发热,发作时不经药物治疗可逐渐缓解。查体:双肺呼吸音清晰。该患者最可能的诊断是
  A. 慢性支气管炎　　B. 过敏性肺炎　　C. 左心衰竭　　D. 支气管哮喘　　E. 胃食管反流病

四、体 征

1. 发作时典型的体征　双肺可闻及广泛的哮鸣音,呼气相延长。但非常严重哮喘发作,哮鸣音反而减弱,甚至完全消失,表现为"沉默胸",是病情危重的表现。

2. 非发作期的体征　可无异常发现,故未闻及哮鸣音不能排除哮喘。

【例12】典型支气管哮喘发作时最主要的体征为
  A. 吸气性呼吸困难,双肺哮鸣音　　　　　　　B. 呼吸性呼吸困难,双肺哮鸣音
  C. 端坐呼吸,双肺密布中小水泡音　　　　　　D. 呼气性呼吸困难,双肺散在干、湿啰音
  E. 进行性呼吸困难,肺部局限性哮鸣

【例13】女性,18岁。2小时前赏花时突然出现咳嗽、胸闷、呼吸困难,追问病史近1年来每年春季常有类似发作。体检:两肺满布哮鸣音,心脏无异常。X线胸片显示心肺无异常。该例诊断应为
  A. 慢性喘息型支气管炎　　B. COPD　　C. 支气管扩张　　D. 支气管哮喘　　E. 心源性哮喘

【例14】支气管哮喘发作时,最有诊断意义的体征是
  A. 胸廓饱满　　　　　　　　　B. 肋间隙增宽　　　　　　　　　C. 触诊胸部语颤
  D. 叩诊胸部过清音　　　　　　E. 听诊两肺广泛哮鸣音

五、实验室检查

1. 痰涂片　咳嗽变异型哮喘痰涂片可见较多嗜酸性粒细胞时可确诊。

2. 肺功能检查

通气功能检测	哮喘发作时呈阻塞性通气功能障碍 (昭昭老师提示:与COPD非常相似,但COPD是不可逆的,而哮喘是可逆的)
支气管激发试验(BPT)	常用吸入激发剂为乙酰胆碱和组胺等,如果FEV1下降≥20%,判断结果为阳性,提示存在气道高反应性
支气管舒张试验(BDT)	①用以测定气道的可逆性改变; ②常用的吸入支气管扩张剂有沙丁胺醇和特布他林,吸入支气管扩张剂20分钟后重复测定肺功能,FEV$_1$较用药前增加≥12%,且绝对值增加≥200 mL,判断结果为阳性,提示存在可逆性的气道阻塞
PEF及其变异率测定	哮喘发作时PEF下降,由于哮喘有通气功能时间节律变化的特点,监测PEF日间、周间变异率有助于哮喘的诊断和病情评估。若昼夜PEF变异率≥20%,提示存在可逆性气道变化

3. 动脉血气分析

早　期	由于过度通气可使PaCO$_2$下降,pH上升,表现为:呼吸性碱中毒
后　期	缺氧加重而出现呼吸性酸中毒(CO$_2$潴留)+代谢性酸中毒(缺氧乳酸增多),提示患者病情缓解

4. 胸部X线及CT检查　哮喘发作时胸部X线可见两肺透亮度增加,呈过度通气状态,缓解期多无明显异常。胸部CT在部分患者可见支气管壁增厚、黏液阻塞。

5. 特异性变应原　血清总IgE测定对哮喘诊断价值不大,但其增高的程度可作为重度哮喘使用抗IgE抗体治疗及调整剂量的依据。

【例15】女,28岁。发作性干咳、胸闷3年,夜间明显,无咯血、发热。每年发作2~3次,1~2周可自行缓解。近2天来再次出现上述症状而就诊。查体:双肺呼吸有清晰,未闻及干湿性啰音,心率86次/分,心脏各瓣膜听诊区未闻及杂音。胸部X线片未见异常,肺通气功能正常。为明确诊断,应采取的进一步检查是

A. 支气管镜　　B. 胸部高分辨 CT　　C. 胸部 MRI　　D. 胸部增强 CT　　E. 支气管激发试验

【例16】男,45岁。间断咳嗽2年,每年均于秋季出现,干咳为主,夜间明显,伴憋气,常常影响睡眠,白天症状常不明显。使用多种药物抗感染治疗无效,持续1～2个月后症状可自行消失。本次入秋后再次出现上述症状,体格检查未见明显异常。胸部X线片未见明显异常,肺通气功能正常。为明确诊断,宜采取的进一步检查措施是

A. 胸部 CT　　B. 支气管激发试验　　C. 睡眠呼吸监测　　D. 支气管镜　　E. 血气分析

【例17】女,28岁。反复发作性干咳伴胸闷2年,多于春季发作,无发热、咯血及夜间阵发性呼吸困难,多次胸片检查无异常,常用抗生素治疗效果不明显。无高血压病史。全身体检无阳性体征。为明确诊断首选的检查是

A. 胸部 CT　　B. 心脏超声波　　C. 支气管激发试验　　D. 动脉血气分析　　E. 纤维支气管镜

【例18】女性,18岁。反复发作喘息、呼吸困难、咳嗽3年。体检:双肺散在哮鸣音,心脏无异常。下列检查结果中有助于明确诊断的是

A. 最大呼气流量显著降低
B. 一秒钟用力呼气容积降低
C. 最大呼气中段流量降低
D. 支气管舒张试验阳性
E. X线胸片显示肺纹理稍多

【例19】表明气道阻塞具有可逆性的检查结果是

A. 一秒钟用力呼气容积(FEV$_1$)＞60%预计值
B. 最大呼气流量(PEF)＞60%预计值
C. 吸入沙丁胺醇后 FEV$_1$ 增加率＞15%
D. 吸入倍氯米松后 FEV 增加率＞15%
E. 支气管激发试验阳性

【例20】重症哮喘时最多见的酸碱失衡是

A. 呼吸性碱中毒
B. 呼吸性碱中毒合并代谢性碱中毒
C. 呼吸性碱中毒合并代谢性酸中毒
D. 呼吸性酸中毒合并代谢性碱中毒
E. 呼吸性酸中毒合并代谢性酸中毒

【例21】急性哮喘发作早期动脉血气分析最常见的表现是

A. PaO$_2$ 降低、PaCO$_2$ 上升、pH 上升
B. PaO$_2$ 降低、PaCO$_2$ 上升、pH 下降
C. PaO$_2$ 正常、PaCO$_2$ 降低、pH 下降
D. PaO$_2$ 降低、PaCO$_2$ 正常、pH 下降
E. PaO$_2$ 降低、PaCO$_2$ 降低、pH 上升

六、病情评估

1. 急性发作期哮喘严重性评估　支气管哮喘急性发作期分级哮喘急性发作时严重程度可分为轻度、中度、重度、危重4级。

临床特点	轻度	中度	重度	危重
气短	步行、上楼梯时	稍事活动时	休息时	—
体位	可平卧	喜坐位	端坐呼吸	—
讲话方式	连续成句	讲话常有中断	只能发单字表达	不能讲话
精神状态	可有焦虑	时有焦虑或烦躁	常有焦虑、烦躁	嗜睡、意识模糊
呼吸频率	轻度增加	增加	常＞30次/分	—
三凹征	常无	可有	常有	胸腹矛盾呼吸
哮鸣音	散在哮鸣音	响亮、弥漫的哮鸣音	响亮、弥漫的哮鸣音	哮鸣音减弱,甚至消失
脉律	无奇脉	可有奇脉	有奇脉	脉律不规则
脉率	＜100次/分	100～120次/分	＞120次分	脉率变慢
PaO$_2$	正常	60～80 mmHg	＜60 mmHg	严重低氧血症
PaCO$_2$	＜45 mmHg	≤45 mmHg	＞45 mmHg	高 CO$_2$ 血症
SaO$_2$	＞95%	91%～95%	≤90%	严重降低
pH	正常	正常	可降低	降低

2. 非急性发作期哮喘严重性评估　评估方法为哮喘控制水平,包括目前临床控制评估和未来风险评估。

(1) 目前临床控制评估(最好4周以上)分为控制、部分控制、未控制3个等级。

控　制	满足以下所有条件:白天无症状或≤2次/周;无活动受限;夜间症状或憋醒;无需使用急救治疗或≤2次/周;肺功能正常

部分控制	出现以下任何 1 项：白天症状≥2 次/周；有活动受限；有夜间症状或憋醒；急救治疗≥2 次/周；肺功能检查 PEF 或 FEV1＜正常预计值或个人最佳值的 80%
未控制	出现≥3 项哮喘部分控制的表现

（2）未来风险评估急性发作风险，病情不稳定，肺功能迅速下降，药物不良反应。

七、治 疗

1. 确定并减少危险因素的接触 部分患者能找到引起哮喘发作的变应原或其他非特异性刺激因素，使患者脱离并长期避免接触这些危险因素是防治哮喘的有效方法。

2. 药物治疗——药物分类

缓解性药物	控制性药物
主要作用是减轻症状	主要作用是减缓发作
①短效 β₂ 受体激动剂（SABA）； ②短效吸入型抗胆碱能药物（SAMA）； ③短效茶碱； ④全身用糖皮质激素	①吸入型糖皮质激素；②白三烯调节剂； ③长效 β₂ 受体激动剂；④缓释茶碱； ⑤色甘酸钠；⑥抗 IgE 抗体； ⑦联合药物（如 ICS/LABA）

3. 药物治疗——药物的具体应用及特点

（1）糖皮质激素 简称激素，是目前控制哮喘最有效的药物。激素通过作用于炎症形成过程中的诸多环节，如抑制嗜酸性粒细胞等炎症细胞在气道的聚集、抑制炎症介质的生成和释放、增强平滑肌细胞 β₂ 受体的反应性等，有效抑制气道炎症。

吸入型	目前哮喘长期治疗的首选药物，通常需要规律吸入 1～2 周以上方能起效
口服型	用于吸入激素无效或需要短期加强治疗的患者
静脉型	重度或严重哮喘发作时应及早静脉给予激素治疗

（2）β₂ 受体激动剂 主要通过激动气道的 β₂ 肾上腺受体，激活腺苷酸活化酶，减少肥大细胞和嗜碱性粒细胞脱颗粒和介质的释放，从而起到舒张气管、缓解哮喘症状的作用。分为短效 β₂ 受体激动剂（SABA）和长效 β₂ 受体激动剂（LABA）。

SABA	治疗哮喘急性发作的首选药物，常用药物有沙丁胺醇和特布他林，首选吸入给药 （昭昭老师速记："沙""特""短"命）
LABA	与吸入型糖皮质激素联合是目前最常用的哮喘控制性药物，如沙美特罗、福莫特罗等，注意 LABA 不单用于哮喘的治疗（昭昭老师速记：长"美""福"）

（3）白三烯调节剂 通过调节白三烯的生物活性而发挥抗炎作用，同时可以舒张支气管平滑肌，是目前除吸入型糖皮质激素外唯一可以单独应用的哮喘控制性药物，可作为轻度哮喘 ICS 的替代治疗药物和中、重度哮喘的治疗用药，尤其适用于阿司匹林哮喘、运动性哮喘及伴有过敏性鼻炎哮喘的患者，常用药物如孟鲁斯特、扎鲁司特等。不良反应主要是胃肠道症状，少数有皮疹等。

（4）茶碱类 通过抑制二磷酸酯酶，提高平滑肌细胞内的环腺苷酸浓度，拮抗腺苷受体，增强呼吸肌的力量以及增强气道纤毛清除功能，从而起到舒张支气管和气道抗炎的作用，是目前治疗哮喘的有效药物之一。口服用于轻中度的哮喘；静脉给药主要用于重症和危重症哮喘。不良反应主要是恶心、呕吐、心律失常等。

（5）抗胆碱药 通过阻断迷走神经通路，降低迷走神经张力而起到舒张支气管、减少黏液的作用，但其舒张支气管的作用比 β₂ 受体激动剂弱。

（6）抗 IgE 抗体 主要用于经吸入型糖皮质激素及长效 β₂ 受体激动剂后症状仍未控制且血清 IgE 水平增高的重症哮喘患者。

（7）酮替芬 可抑制肥大细胞和嗜酸性粒细胞释放生物介质，可促进 β 受体功能恢复。

（8）色甘酸钠 可用于预防哮喘发作。

4. 不同时期的首选药物

急性发作期	①轻度：间断短效 β_2 受体激动剂； ②中度：吸入短效 β_2 受体激动剂，吸入激素，效果不佳口服激素； ③重度：持续吸入短效 β_2 受体激动剂，并静脉应用激素； ④如果 $PaO_2 \geq 45$ mmHg，意识改变，则需要进行有创机械通气
慢性持续期	按照疾病的严重程度升级或降级药物的使用

昭昭老师提示：支气管哮喘的治疗，是一个难点！其实考生只要把握住题眼，这个问题就变得不难了，找到题眼很重要。比如看见大汗淋漓、端坐呼吸，就选静脉用激素；一旦昏迷，就机械通气。禁用：吗啡（注意消化系统、呼吸系统一般都是禁用吗啡，只有循环系统才可以用。）

➢ **昭昭老师总结：常考的哮喘的药物**

病　　情	首选药物
慢性期控制	吸入型糖皮质激素＋吸入型 β_2 受体激动剂（长效 LABA，沙美特罗）
急性发作期	吸入型 β_2 受体激动剂（短效 SABA，沙丁胺醇、特布他林）
控制哮喘最有效	吸入型糖皮质激素
大汗淋漓、端坐呼吸	静脉注射糖皮质激素＋大量补液 （这里为什么静脉给激素呢？因为起效快，而且激素的最主要作用是巨大的抗炎作用，可迅速缓解症状；而吸入型糖皮质激素起效慢，这也是为什么急性的患者不给予吸入型糖皮质激素的原因）
意识障碍、昏迷	机械通气
白三烯调节剂	除了吸入型糖皮质激素（ICS）以外，唯一可单独应用控制哮喘的药物
预防哮喘的发作	色甘酸钠
支气管哮喘或心源性哮喘不能鉴别时	茶碱类（氨茶碱）药物

【例 22】目前用于控制支气管哮喘患者气道高反应最主要的措施是
　A. 使用 H_1 受体拮抗剂　　B. 吸入支气管舒张剂　　C. 特异性免疫治疗
　D. 吸入糖皮质激素　　E. 使用白三烯调节剂

【例 23】长期抗炎治疗哮喘的最常用的方法
　A. 吸入肾上腺素　B. 吸入麻黄碱　C. 吸入异丙托溴铵　D. 吸入糖皮质激素　E. 吸入色甘酸钠

【例 24】消除支气管哮喘气道炎症最有效的药物是
　A. 糖皮质激素　　B. 抗生素　　C. 抗组织胺药　　D. β 受体激动剂　　E. 色甘酸钠

例 25～28 共用题干

女性，18 岁。反复发作呼吸困难、胸闷、咳嗽 2 年，每年秋季发作，可自行缓解，此次已发作半天症状仍继续加重而来就诊。体检：双肺满布哮鸣音，心率 85/分，心律整齐，无杂音。

【例 25】该患者的诊断应首先考虑为
　A. 慢性支气管炎　B. 阻塞性肺气肿　C. 慢性支气管炎并肺气肿　D. 支气管哮喘　E. 心源性哮喘

【例 26】对该患者的治疗应选用的药物为
　A. β 受体激动剂　B. β 受体阻滞剂　C. α 受体激动剂　D. α 受体阻滞剂　E. 抗生素类药物

【例 27】给予足量特布他林（博利康尼）和氨茶碱治疗 1 天多病情仍无好转，呼吸困难严重，口唇发绀。此时应采取
　A. 原有药物加大剂量再用 24 小时　　　　　B. 应用琥珀酸氢化可的松静脉滴注
　C. 大剂量二丙酸倍氯米松气雾吸入　　　　D. 静脉滴注第三代头孢菌素
　E. 静脉滴注 5％ 碳酸氢钠

【例 28】应用足量解痉平喘药和糖皮质激素等治疗均无效，患者呼吸浅快、神志不清，PaO_2 50 mmHg，$PaCO_2$ 70 mmHg。此时应采取的救治措施为
　A. 高浓度吸氧　　　　　B. 甲基泼尼松龙静脉滴注　　　　C. 纠正水电解质和酸碱平衡紊乱
　D. 联合应用广谱抗生素静滴　　E. 气管插管正压机械通气

【例29】女,29岁。反复发作喘息2年。此次发作持续发作约19小时,大汗淋漓,发绀,端坐呼吸,双肺肺气肿征,有散在哮鸣音。首选的治疗是
A. 山莨菪碱(654-2)静脉注射
B. 补液+氨茶碱+β受体激动剂
C. 沙丁胺醇气雾剂吸入+溴化异丙托品吸入
D. 色甘酸钠吸入+糖皮质激素
E. 补液+糖皮质激素+氨茶碱

八、并发症

严重发作时,可并发气胸、纵膈气肿、肺不张;长期反复发作可导致COPD、支气管扩张及肺心病。

➢ **参考答案**如下,详细答案参见2019版《国家临床执业及助理医师资格考试精选真题考点精析》。

1. E	2. C	3. B	4. B	5. C	昭昭老师提示:
6. C	7. C	8. D	9. A	10. E	关注官方微信,获得第一手考试资料。
11. D	12. B	13. D	14. E	15. E	
16. B	17. D	18. E	19. C	20. E	
21. E	22. D	23. D	24. A	25. D	
26. A	27. B	28. E	29. E	—	

第4章 支气管扩张

➢ **2019考试大纲**
①病因和发病机制;②临床表现;③诊断与鉴别诊断;④并发症;⑤治疗。

➢ **考纲解析**
近20年的医师考试中,本章的考试重点是支气管扩张的机制、诊断、检查和治疗,执业医师每年考查分数为2~3分,助理医师每年考查分数为1~2分。

支气管扩张多见于儿童和青年。大多数继发于急、慢性呼吸道感染和支气管阻塞后,反复发生支气管炎症,致使支气管管壁结构破坏,引起支气管异常和持久性扩张。临床上主要表现为慢性咳嗽、咳大量脓痰和(或)咯血。

一、病 因

感 染	最常见的细菌感染是铜绿假单胞菌; 其次是流感嗜血杆菌、卡他莫拉菌、肺炎克雷伯杆菌、金黄色葡萄球菌 (昭昭老师速记:"克雷伯"为了"金""铜""莫""流血",这里可以有多选题)
免疫缺陷	低免疫球蛋白血症、长期服用免疫抑制剂等
先天疾病	α_1-抗胰蛋白酶缺乏、纤毛缺陷、囊性纤维化
先天结构缺损	淋巴管性、气管支气管性、血管性
其 他	气道堵塞、毒性物质的吸入、炎症性肠病、移植

【例1】引起支气管扩张最基本、最常见的原因是
A. 继发于肺结核
B. α-抗胰蛋白酶缺乏
C. 机体免疫功能失调
D. 继发于慢性支气管炎
E. 支气管-肺组织感染及阻塞

二、机 制

多种病因损伤了宿主气道清除机制和防御功能,易发生感染和炎症。细菌反复感染可使充满炎性介质和病原菌黏稠液体的气道逐渐扩大、形成瘢痕和扭曲。支气管壁由于水肿、炎症和新血管形成而增厚。周围间质组织和肺泡的破坏导致纤维化、肺气肿。

三、临床表现

主要表现	①持续或反复的咳嗽、咳痰或咳脓痰为患者最主要表现,痰液分四层; (昭昭老师速记:"四""肢(支)"发达) ②部分患者表现为反复咯血,无咳嗽、咳痰,其发生部位引流良好,即干性支气管扩张;(昭昭老师提示:这点非常像COPD,但记住COPD不咯血) ③好发部位:左下叶和舌叶支气管

咯　血	50%～70%的病例可发生咯血,大出血常为小动脉被侵蚀或增生的血管被破坏所致(昭昭老师提示:能够出血的疾病在呼吸系统有:肺结核、肺癌及支扩,支扩是所有呼吸系统中出血量最大的,肺结核只是少量咯血)

【例2】支气管扩张的典型临床表现为
　　A. 慢性咳嗽、痰中带血,伴胸痛、杵状指,病变部位可有湿啰音
　　B. 慢性咳嗽、咳白色泡沫痰,很少咯血,双肺可有干、湿啰音
　　C. 慢性咳嗽、咳大量脓血痰,反复高热,病变部位可有湿啰音
　　D. 慢性咳嗽、咳大量脓痰,或反复咯血,病变部位湿啰音
　　E. 慢性咳嗽,常伴低热、盗汗、咯血,上肺可有湿啰音

【例3】慢性咳嗽、大量脓痰、反复咯血最多见于
　　A. 慢性支气管炎　　B. 支气管肺癌　　C. 支气管扩张　　D. 肺结核　　E. 肺炎

【例4】女,18岁。3年来反复痰中带血,间有大口咯血。体格检查无异常体征,X线胸片示左下肺纹理增粗、紊乱,最可能的诊断是
　　A. 风心病二尖瓣狭窄 B. 慢性支气管炎 C. 支气管扩张症 D. 支气管肺癌　E. 肺结核

【例5】干性支气管扩张是指
　　A. 反复咯血、无咳嗽、咳痰,其发生部位引流不畅
　　B. 反复咯血、无咳嗽、咳痰,其发生部位引流良好
　　C. 反复痰中带血,但痰极少,其发生部位引流良好
　　D. 反复咳嗽、大量脓血痰,其发生部位多位于下叶
　　E. 反复咯血、干咳,其发生部位多位于右下基底段

【例6】干性支气管扩张的主要症状是
　　A. 反复咳嗽　　B. 大量脓痰　　C. 反复咯血　　D. 营养不良　　E. 肌肉酸痛

【例7】较常出现杵状指(趾)的呼吸系统疾病是
　　A. 慢性支气管炎　　B. 阻塞性肺气肿　　C. 支气管哮喘　　D. 支气管扩张症　　E. 支原体肺炎

【例8】女,53岁。今晨突发咯血250 mL,无发热。幼年8岁时起反复咳嗽、咳痰。查体:T 36.8 ℃,BP 120/70 mmHg,左肺可闻及湿啰音,该患者最可能的诊断是
　　A. 肺结核　　B. 支气管扩张　　C. 支气管肺癌　　D. 慢性支气管炎　　E. 肺炎链球菌肺炎

【例9】女性,20岁,自幼咳嗽,经常感冒后加重,咳大量脓痰,无咯血,考虑诊断为
　　A. 慢性支气管炎 B. 慢性肺脓肿 C. 支气管扩张症 D. 先天性支气管囊肿 E. 肺气肿继发感染

四、体　征

啰　音	气道内有较多分泌物时,体检可闻及湿啰音及干啰音
杵状指	病变严重时,尤其是伴有慢性缺氧、肺源性心脏病和右心衰竭的患者会出现杵状指

【例10】支气管扩张病情严重时,最常见的典型体征是
　　A. 奇脉　　　　　　　　　　B. 口唇发绀　　　　　　　　C. 双肺布满哮鸣音
　　D. 双肺布满湿啰音　　　　　E. 固定而持久的湿啰音

【例11】支气管扩张症最有意义的体征是
　　A. 贫血　　　　　　　　　　B. 杵状指　　　　　　　　　C. 固定的局限性湿啰音
　　D. 消瘦　　　　　　　　　　E. 多变的哮鸣音

五、实验室检查

1. 主要检查

胸部X线	①早期X线无明显异常表现; ②晚期可出现支气管囊状扩张,纵切面可显示为"双轨征",横切面现实"环形阴影" (昭昭老师提示:我们所学习的医学知识中,能够出现双轨征的只有两个病,支扩是一个,另一个是泌尿系统的系膜毛细血管性肾小球肾炎,即膜增生性肾炎)

支气管碘脂质造影	确诊支气管扩张的手段,因为其为创伤性检查,现在已被高分辨 CT 取代
高分辨 CT(HRCT)	高分辨 CT 是目前首选的方法,是金标准

2. 其他检查

纤维支气管镜检查	支气管扩张呈局灶性且位于段支气管以上时,可发现弹坑样改变
痰液检查	常显示丰富的中性粒细胞以及定植或感染多种微生物
痰涂片及痰培养	指导抗生素治疗
肺功能测定	证实由弥漫性支气管扩张或相关阻塞性肺病导致的气流受限

【例 12】判断支气管扩张首选的检查方法是
  A. X 线胸片　　　　B. 高分辨 CT　　　　C. MRI　　　　D. 支气管造影　　　　E. 支气管激发试验

【例 13】诊断支气管扩张首选的检查是
  A. 胸部超声　　B. 胸部高分辨率 CT　　C. 支气管造影　　D. 胸部 X 线片　　E. 胸部磁共振

【例 14】男,34 岁。咯鲜血半小时。就诊时仍有鲜血咯出。咳嗽不显著,无咳痰及呼吸困难。既往有类似情况出现,可自行停止。否认慢性心肺疾病史。查体:双肺呼吸音清晰。胸部 X 线片未见异常。为明确诊断,首先应进行的检查是
  A. 上呼吸道检查　　B. 支气管镜　　C. 支气管动脉造影　　D. 胸部 CT　　E. 肺动脉造影

六、治　疗

治疗基础疾病	对活动性肺结核伴有支气管扩张的应积极行抗结核治疗,低免疫球蛋白血症可用免疫球蛋白替代治疗
控制感染	①依据痰革兰染色和痰培养指导抗生素应用,开始时常采用经验治疗,常见致病菌:铜绿假单胞菌、金黄色葡萄球菌、流感嗜血杆菌、肺炎克雷白杆菌(第七版教材:肺炎链球菌)、卡他莫拉菌; ②存在铜绿假单胞菌感染时,可选择口服喹诺酮类药物、静脉给予氨基糖苷类药物或第三代头孢菌素; ③合并变应性支气管肺曲霉菌病变(ABPA)时,除一般需要皮质激素外,还需要抗真菌药物联合治疗,疗程较长
改善气流受限	支气管舒张剂可改善气流受限并帮助清除分泌物
清除气道分泌物	①化痰药物以及振动、拍背和体位引流等胸部物理治疗均有助于清除气道分泌物; ②采用体位引流时,痰量较多也要逐渐排出,过快可能导致窒息
咯血	①咯血量少,可以对症治疗或口服卡巴克络(安络血)、云南白药; ②出血量中等,可静脉给予垂体后叶素或酚妥拉明; ③出血量大,经内科治疗无效,可考虑介入栓塞治疗或手术治疗
外科治疗	①如支气管扩张为局限性,经充分内科治疗仍顽固反复发作者,可考虑外科手术切除病变肺组织; ②如大出血来自增生的支气管动脉,经休息和抗生素治疗不能缓解仍反复大咯血时,病变局限者可考虑外科手术治疗

【例 15】女,35 岁。间断咳嗽、咳脓痰伴咯血 10 余年,再发 2 天入院。咯血总量约 600 ml,经抗感染、静脉点滴垂体后叶素治疗后,咯血停止,行胸部 CT 检查示右下叶多发囊状,部分囊腔内可见液平,余未见异常。该患者宜进一步采取的最佳措施为
  A. 支气管动脉栓塞　　　　B. 规律使用流感疫苗　　　　C. 感染时联合使用抗生素
  D. 手术切除病变肺叶　　　E. 抗生素预防感染

【例 16】双侧支气管扩张患者反复大咯血时,最佳的治疗手段是
  A. 长期口服抗生素预防感染　　　　B. 支气管动脉栓塞术　　　　C. 手术切除病变肺组织
  D. 长期口服钙通道阻滞剂　　　　　E. 支气管镜下介入治疗

➤ 参考答案如下,详细答案参见 2019 版《国家临床执业及助理医师资格考试精选真题考点精析》。

1. E	2. D	3. C	4. C
5. B	6. C	7. D	8. B
9. C	10. E	11. C	12. B
13. B	14. D	15. D	16. C
—	—	—	—

昭昭老师提示：
关注官方微信，获得第一手考试资料。

第5章 肺 炎

2019考试大纲
①肺炎链球菌肺炎；②金黄色葡萄球菌肺炎；③肺炎克雷伯杆菌肺炎；④肺炎支原体肺炎；⑤病毒性肺炎。

考纲解析
近20年的医师考试中，本章的考试重点是肺炎的诊断、检查、治疗和并发症，执业医师每年考查分数为2～3分，助理医师每年考查分数为1～2分。

第1节 总 论

一、病因及机制

1. 正常的呼吸道免疫防御机制 正常的呼吸道免疫防御机制（支气管内黏液－纤毛运载系统、肺泡巨噬细胞等细胞防御的完整性等）使气管隆凸以下的呼吸道保持无菌。是否发生肺炎取决于两个因素：病原体和宿主因素。如果病原体数量多、毒力强和（或）宿主呼吸道局部及全身免疫防御系统损害，即可发生肺炎。

2. 病原体可通过下列途径引起社区获得性肺炎 空气吸入；血行播散；邻近感染部位蔓延；上呼吸道定植菌的误吸。社区获得性肺炎还可通过误吸胃肠道的定植菌（胃食管反流）和通过人工气道吸入环境中的致病菌引起。病原体直接抵达下呼吸道后，繁殖引起肺泡毛细血管充血、水肿，肺泡内纤维蛋白渗出及细胞浸润。除了金黄色葡萄球菌、铜绿假单胞菌和肺炎克雷伯杆菌等可引起肺组织的坏死性病变易形成空洞外，肺炎治愈后多不遗留瘢痕，肺的结构与功能均可恢复。

二、分 型

1. 解剖学分类

分类	致病菌
大叶性肺炎	肺炎链球菌
小叶性肺炎	肺炎链球菌、葡萄球菌、病毒、肺炎支原体以及军团菌
间质性肺炎	细菌、支原体、衣原体、病毒或肺孢子虫菌等

（昭昭老师提示：首先纠正同学们的一些错误认识，要了解大叶性肺炎最常见的致病菌是肺炎链球菌，但是别的致病菌也可以导致大叶性肺炎。）

2. 病因分类

细菌性肺炎	最常见的致病菌有肺炎链球菌、金葡菌、肺炎克雷伯杆菌等
非典型肺炎	常见的有支原体、衣原体、军团菌等
病毒性肺炎	常见的有冠状病毒、腺病毒、呼吸道合胞病毒、流感病毒等
真菌性肺炎	常见的有念珠菌、曲霉、隐球菌、肺孢子菌、毛霉等
其他病原体所致肺炎	常见的有立克次体（如Q热立克次体）、弓形体（如鼠弓形体）、寄生（如肺包虫、肺吸虫、肺血吸虫）等
细化因素所致肺炎	常见的有放射性损伤引起的放射性肺炎，胃酸吸入引起的化学性肺炎，对吸入或内源性脂类物质产生炎症反应的类脂性肺炎等

3. 患病环境分类

（1）社区获得性肺炎（CAP） 指在医院外罹患的感染性肺实质炎症，包括具有明确潜伏期的病原体感染而在入院后平均潜伏期内发病的肺炎。

致病菌	常见病原体为肺炎链球菌、支原体、衣原体、流感嗜血杆菌和呼吸道病毒（甲、乙型流感病毒，腺病毒，呼吸道合胞病毒和副流感病毒）等 （昭昭老师速记："社区""支""原""球"队"衣"服防"感"冒和"病毒"）
依 据	①新近出现的咳嗽、咳痰或原有呼吸道疾病症状加重并出现脓性痰，伴或不伴胸痛；②发热；③肺实变体征和(或)闻及湿性啰音；④WBC>$10×10^9$/L 和<$4×10^9$/L，伴或不伴中性粒细胞核左移；胸部X线检查显示片状、斑片状浸润性阴影或间质性改变，伴或不伴胸腔积液

（2）**医院获得性肺炎**（HAP） 指患者入院时不存在，也不处于潜伏期，入院48小时后在医院内发生的肺炎。

致病菌	①**无**感染高危因素患者的常见病原体依次为肺炎链球菌、流感嗜血杆菌、金黄色葡萄球菌、铜绿假单胞菌、大肠杆菌、肺炎克雷伯杆菌等； （昭昭老师速记："无""球"，无"杆""金""铜"） ②**有**感染高危因素患者的常见病原体依次为金黄色葡萄球菌、铜绿假单胞菌、肠杆菌属、肺炎克雷伯杆菌等 （昭昭老师速记："克雷伯""有""金""铜"，"杆"想敢干）
诊断依据	X线检查出现新的或进展的肺部浸润影加上下列3个临床症候中的2个或以上可以诊断为肺炎：①发热超过38℃；②血白细胞增多或减少；③脓性气道分泌物

【例1】社区获得性肺炎最常见的致病菌是
A. 流感嗜血杆菌　　B. 肺炎支原体　　C. 嗜肺军团菌　　D. 肺炎链球菌　　E. 葡萄球菌

【例2】社区获得性肺炎中最常见的革兰阴性菌是
A. 大肠杆菌　　B. 不动杆菌　　C. 铜绿假单胞菌　　D. 流感嗜血杆菌　　E. 肺炎克雷伯菌

【例3】医院获得性肺炎常见的致病菌中占比例最高的是
A. 金黄色葡萄球菌　　B. 革兰阴性杆菌　　C. 肺炎球菌　　D. 真菌　　E. 病毒

【例4】治疗社区获得性肺炎时，可覆盖非典型病原体的抗生素是
A. 头孢菌素类　　B. 糖肽类　　C. 青霉素类　　D. 大环内酯类　　E. 氨基糖苷类

三、表现和体征

表 现	①咳嗽、咳痰，或原有呼吸道症状加重，并出现脓性痰或血痰，伴或不伴胸痛； ②病变范围大者可有呼吸困难、呼吸窘迫；大多数患者有发热
体 征	①早期肺部体征无明显异常；重症者可有呼吸频率增快，鼻翼扇动，发绀； ②肺实变时有典型的体征，如叩诊浊音、语颤增强和支气管呼吸音等，也可闻及湿性啰音；并发胸腔积液者，患侧胸部叩诊浊音，语颤减弱，呼吸音减弱

四、实验室检查

痰	①定量培养分离的致病菌或条件致病菌浓度≥10^7 cfu/mL，可以认为是肺部感染的致病菌； ②≤10^4 cfu/mL 则为污染菌； ③介于两者之间则建议重复痰培养；如连续分离到相同细菌，10^5～10^6 cfu/mL 连续两次以上，也可认为是致病菌
经纤维支气管镜或人工气道吸引	受口咽部细菌污染的机会较咳痰为少，如吸引物细菌培养其浓度≥10^5 cfu/mL，可认为是致病菌，低于此浓度则多为污染菌
防污染样本毛刷	如细菌≥10^3 cA/mL，可认为是致病菌
支气管肺泡灌洗	如细菌≥10^4 cfu/mL，防污染 BAL 标本细菌≥10^3 cfu/mL，可认为是致病菌
皮细针检查和开胸肺活检	敏感性和特异性均很好，但由于是创伤性检查，容易引起并发症，如气胸等
尿抗原试验	包括军团菌和肺炎链球菌尿抗原
血清学检查	特异性 IgM 抗体滴度，如急性期和恢复期之间抗体滴度有4倍增高可诊断，例如支原体、衣原体、嗜肺军团菌和病毒感染等，多为回顾性诊断

【例5】男，65岁。间断咳嗽、咳痰5年，1周来因发热、咳黄痰就诊。曾口服"感冒药"和"祛痰药"无明显效果。查体：T 38.5℃，口唇略发绀，双下肺可闻及少量湿啰音。为明确诊断，首选的检查是
A. 血气解析　　B. 肺功能　　C. 痰培养+药敏　　D. 胸部X线片　　E. 支气管镜

五、治 疗

1. 抗感染治疗 抗感染治疗是肺炎治疗的关键环节，包括经验性治疗和抗病原体治疗。

人 群	首选抗生素
青壮年和无基础疾病的CAP患者	青霉素类、第一代头孢菌素
耐药肺炎链球菌	呼吸氟喹诺酮类药物
老年人、有基础或住院的CAP	呼吸氟喹诺酮类药物，第二、三代头孢菌素，β-内酰胺类/β-内酰胺酶抑制剂或厄他培南，可联合大环内酯类药物
HAP	第二、三代头孢菌素，β-内酰胺类/β-内酰胺酶、氟喹诺酮类或碳青霉烯类药物

2. 重症肺炎的抗感染治疗 重症肺炎首先应选择广谱的强力抗生素，并应足量、联合用药。因为初始经验性治疗不足或不合理，或而后根据病原学培养结果调整抗生素，其病死率均明显高于初始治疗正确者。

重症CAP	内酰胺类联合大环内酯类或氟喹诺酮类药物
青霉素过敏者	呼吸氟喹诺酮类和氨曲南
HAP	抗假单胞菌的β-内酰胺类、广谱青霉素/β-内酰胺酶抑制剂、碳青霉烯类的任何一种联合呼吸氟喹诺酮类或氨基糖苷类药物
MDR球菌感染	联合万古美素、替考拉宁或利奈唑胺

3. 抗生素应用原则 抗生素治疗应尽早进行，一旦怀疑为肺炎应马上给予首剂抗生素，越早治疗预后越好。情况稳定后可从静脉途径转为口服治疗。抗生素应用疗程为7~10天或更长时间，如体温正常48~72小时，肺炎临床稳定可停用抗生素，标准为：①体温≤37.8℃；②心率≤100次/分；③呼吸频率≤24次/分；④血压：收缩压≥90 mmHg；⑤呼吸室内空气条件下SaO_2≥90%或PaO_2≥60 mmHg；⑥能够口服进食；⑦精神状态正常。任何一项未达到标准的都需继续使用。

4. 抗生素治疗后的病情评估 抗生素治疗后48~72小时应对病情进行评价，有效时表现为体温下降、症状改善、临床状态稳定，白细胞、C-反应蛋白和降钙素原逐渐降低或恢复正常，而X线影像病灶吸收较迟。如72小时后症状无改善，其原因可能有：①药物未能覆盖致病菌，或细菌耐药；②特殊病原体感染，如结核分枝杆菌、真菌、病毒等；③出现并发症或存在影响疗效的宿主因素（如免疫抑制）；④非感染性疾病误诊为肺炎；⑤药物热。需仔细分析，做必要的检查，进行相应处理。

第2节 肺炎链球菌肺炎

一、概 述

肺炎链球菌肺炎是由肺炎链球菌或称肺炎球菌所引起的肺炎，占CAP的半数。通常急骤起病，以高热、寒战、咳嗽、血痰及胸痛为特征。X线影像呈肺段或肺叶急性炎性实变。因抗生素的广泛使用，使本病的起病方式、症状及X线影像改变均不典型。

二、发病机制

1. 肺炎链球菌 肺炎链球菌（SP）为革兰染色阳性球菌，有荚膜，其毒力大小与荚膜中的多糖结构及含量有关。SP不产生毒素，不引起组织坏死或形成空洞。其致病力是由于高分子多糖体的荚膜对组织的侵袭作用，首先引起肺泡壁水肿，出现白细胞和红细胞渗出，之后含菌的渗出液经Cohn孔向肺的中央部分扩展，甚至累及几个肺段和整个肺叶。因病变开始于肺的外周，故肺叶间分解清楚，易累及胸膜，引起渗出性胸膜炎。

2. 致病机制 机体免疫功能正常时，SP是寄居在口腔及鼻咽部的一种正常菌群，带菌率随年龄、季节及免疫状态的变化而有差异。机体免疫功能受损时，有毒力的SP入侵人体而致病。SP除引起肺炎外，少数可发生菌血症或感染性休克，老年人及婴幼儿的病情尤为严重。

【例6】不易引起空洞的肺炎是
A. 肺炎链球菌肺炎　　　　B. 金黄菌肺炎　　　　　C. 肺炎克雷伯杆菌肺炎
D. 大肠杆菌肺炎　　　　　E. 梭形菌肺炎

【例7】肺炎链球菌的主要致病因素是
A. C反应蛋白　B. 自溶酶　C. 荚膜　D. 外毒素　E. 内毒素

【例8】休克型肺炎最常见的病原菌是
A. 军团菌　B. 肺炎球菌　C. 肺炎支原体　D. 革兰阴性杆菌　E. 金黄色葡萄球菌

三、临床表现和体征

昭昭老师提示：大叶性肺炎＝青壮年＋受凉史＋咳铁锈色痰＋触觉语颤增强＋X肺大叶实变。

临床表现	①诱因：有受凉、淋雨、疲劳、醉酒、病毒感染史； ②主要表现：高热、寒战，全身肌肉酸痛，体温在数小时内升至39～40 ℃，高峰在下午或傍晚，或呈稽留热；典型患者可咳铁锈色痰； ③侧胸部疼痛，放射到肩部或腹部，咳嗽或深呼吸时加剧； ④自然病程大致1～2周；发病5～10天，体温可自行骤降或逐渐消退，使用有效抗生素后，可使体温在1～3天内恢复正常 (昭昭老师提示：各种痰液代表什么疾病，一定要记忆准确，这是必考点。铁锈色痰：大叶性肺炎(铁大)；粉红色泡沫状痰：急性左心衰(红色急停车)；砖红色胶冻状痰：肺炎克雷伯杆菌(克雷伯搬砖)；白色黏痰：COPD；大量脓臭痰：肺脓肿)
体征	①早期肺部体征无明显异常，仅有胸廓呼吸运动幅度减小，叩诊稍浊，听诊可有呼吸音减低及胸膜摩擦音； ②肺实变时叩诊浊音，触觉语颤增强并可闻及支气管呼吸音。 (昭昭老师提示：考试中，提到触觉语颤增强的时候，基本上考试内容都是大叶性肺炎。对比记忆：COPD及胸腔积液语颤减弱)

【例9】女，38岁，寒战高烧，右侧胸痛3天。查体：T 39.4 ℃，意识模糊，右下肺呼吸音减弱，血常规WBC 14.3×10^9，N 0.88。胸片示右下肺大片浸润阴影，该患者最可能的诊断是
A. 肺炎克雷伯杆菌肺炎　　B. 肺炎链球菌肺炎　　C. 肺炎支原体肺炎
D. 干酪性肺炎　　　　　　E. 病毒性肺炎

【例10】关于链球菌肺炎叙述错误的是
A. 起病急　　B. 咳砖红色痰　　C. 不易形成空洞　　D. 首选青霉素　　E. 病前数日可有上感史

例11～12共用题干
男，28岁。平素健康。受凉后，突发寒战、高热、头痛。第3天出现右侧胸痛、咳嗽、咳痰，胸片示右上肺大片实变影。

【例11】体检不会出现的体征是
A. 右上肺语颤增强　　B. 右上肺叩诊浊音　　C. 气管向左侧偏移
D. 急性病容　　　　　E. 脉率增快

【例12】最可能的诊断为
A. 大叶性肺炎　　B. 胸膜增厚　　C. 肺脓肿　　D. 肺结核　　E. 肺梗死

四、实验室检查

1. 血常规及痰图片、胸部X线检查

血常规	白细胞、中性粒细胞升高，并有核左移
痰直接涂片	痰直接涂片作革兰染色剂荚膜染色镜检，如发现典型革兰染色阳性、带荚膜的双球菌或链球菌，即可初步作出病原学诊断
胸部X线检查	①X线影像早期仅见肺纹理增粗，或受累的肺段、肺叶稍模糊； ②随着病情进展，表现为大片炎症浸润阴影或实变影，在实变阴影中可见支气管充气征，肋膈角可有少量胸腔积液； ③老年肺炎病灶消散较慢，容易吸收不完全而成为机化性肺炎

2. 其他检查

(1) 聚合酶链反应(PCR)及荧光标记抗体检测可提高病原学诊断率。
(2) 尿SP抗原可阳性。
(3) 10%～20%患者合并菌血症，故重症肺炎应做血培养。
(4) 合并胸腔积液，应积极抽取积液进行细菌培养。

五、治　疗

抗生素	①首选青霉素G，轻症患者，可用240万U/d，分3次肌内注射，或用普鲁卡因胺青霉素60万U/d； ②重症患者，青霉素G 240～480万U/d，分次静脉滴注，每6～8小时一次；重症患者合并脑膜炎，可增至1000万～3000万U/d； ③对青霉素过敏患者，或感染耐青霉素菌株者，用呼吸氟喹诺酮类、头孢噻肟或头孢曲松钠等药物，感染MDR菌株者可用万古霉素，替考拉宁或利奈唑胺

支持治疗	患者卧床休息,补充足够的蛋白质、热量及维生素。密切监测病情变化,防止休克。剧烈胸痛者,可酌用少量镇痛药
并发症处理	①经抗生素治疗后,高热常在24小时内消退,或数日内逐渐下降; ②若体温降而复升或3天后仍不降者,应考虑SP的肺外感染,如脓胸、心包炎或关节炎等;若持续发热应寻找其他原因

【例13】 某中年男性,临床诊断为大叶性肺炎,应首选的治疗药物是
A. 庆大霉素　　B. 氨苄西林　　C. 多西环素　　D. 红霉素　　E. 头孢噻嗪

【例14】 肺炎球菌肺炎的抗生素治疗停药指标是
A. 热退停药　　B. 热退3天　　C. 热退5~7天　　D. 症状体征消失　　E. 胸片病变消失

例15~16 共用题干
男,28岁,受凉后发热咳嗽、咳痰一周,气促2天,意识模糊1小时。查体:T 39.8 ℃,血压 80/50 mmHg,口唇发绀,双肺可闻及较多湿啰音,心率109/分,未闻及杂音,四肢冷,血常规 WBC $21×10^9$,N 0.90。

【例15】 该患者最可能的诊断是
A. 中枢神经系统感染　　B. 急性左心衰竭　　C. 重症肺炎　　D. 干酪性肺炎　　E. 肺栓塞

【例16】 该患者经过抗感染等综合治疗后症状有所改善,血压 100/60 mmHg,动脉血气分析(面罩吸氧 5 L/分钟)提示 PaO_2 50 mmHg,$PaCO_2$ 28 mmHg,HCO_3^- 16 mmol/L。此时首选的措施是:
A. 静脉点滴糖皮质激素　　B. 静脉点滴呼吸兴奋剂　　C. 静脉点滴丙种球蛋白
D. 静脉点滴碳酸氢钠　　E. 机械通气

【例17】 女,22岁,受凉后出现寒战、发热、咳嗽、咳少许黏痰3天,自服"感冒药"后热退。查体:T 39.5 ℃,急性病容,右肺呼吸音减弱,语音震颤增强。血 WBC $13.4×10^9$/L,N 0.87。胸部X线片示右下肺大片状模糊阴影。该患者抗感染治疗不宜首选的是
A. 青霉素　　B. 左氧氟沙星　　C. 阿莫西林　　D. 头孢曲松　　E. 阿米卡星

第3节　葡萄球菌肺炎

一、概　述

葡萄球菌肺炎是由葡萄球菌引起的急性肺化脓性炎症。常发生于有基础疾病如糖尿病、血液病、艾滋病、肝病、营养不良、酒精中毒、静脉吸毒或原有支气管肺疾病者,流感后、病毒性肺炎后或儿童患麻疹时也易罹患。多急骤起病,高热、寒战、胸痛、脓性痰,早期可出现循环衰竭。

【例18】 小叶性肺炎的常见并发症不包括
A. 脓胸　　B. 肺脓肿　　C. 心力衰竭　　D. 肺大疱　　E. 呼吸功能衰竭

【例19】 有感染高危因素的院内肺炎病原体排在首位的是
A. 大肠杆菌　　B. 肺炎链球菌　　C. 铜绿假单胞菌　　D. 肺炎克雷伯杆菌　　E. 金黄色葡萄球菌

二、机　制

葡萄球菌为革兰染色阳性球菌,分为凝固酶阳性的葡萄球菌(主要为金黄色葡萄球菌)及凝固酶阴性的葡萄球菌(如表皮葡萄球菌和腐生葡萄球菌等)。其致病物质主要是毒素和酶如溶血毒素、杀白细胞素、肠毒素等,具有溶血、坏死、杀白细胞及血管痉挛等作用。葡萄球菌致病力可用血浆凝固酶来测定,阳性者致病力较强。

三、临床表现和体征

临床表现	①起病多急骤,寒战、高热,体温多高达 39~40 ℃; ②胸痛,痰脓性、量多,且带血丝或呈脓血状; ③毒血症状明显,全身肌肉、关节酸痛,体质衰弱及精神萎靡,病情严重者早期可出现周围循环衰竭
体征	①早期可无体征,常与严重的中毒症状和呼吸道症状不平行,之后可出现两肺散在性湿啰音; ②病变较大或融合时可有肺实变体征,气胸或脓气胸则有相应体征

四、实验室检查

血常规	外周血白细胞计数明显升高,中性粒细胞比例增加,核左移
胸部X线	肺段或肺叶实变,可早期形成空洞,或呈小叶状浸润,其中有多个或多发的液气囊腔

【例20】女,62岁。寒战、高热1周,少量脓血痰。查体:T39.5 ℃,右下肺散在湿啰音,胸部X线片示右下肺叶实变阴影伴小空洞形成,血 WBC $14.8×10^9$/L,N 0.96。该患者感染的病原菌最可能是
  A. 结核分枝杆菌 B. 肺炎链球菌 C. 铜绿假单胞菌 D. 金黄色葡萄球菌 E. 流感嗜血杆菌

【例21】男,73岁,因脑梗死住院半月,近一周出现高热咳嗽,咳血痰。查体:T 38.5℃,意识模糊,呼吸急促,口唇发绀,双肺散在湿啰音,血常规 WBC $22.2×10^9$,N 0.95。胸片:右肺大片状阴影,其中可见多个气囊腔。该患者最可能得的是
  A. 金黄色葡萄球菌肺炎 B. 肺炎链球菌肺炎 C. 肺炎支原体肺炎
  D. 干酪性肺炎 E. 真菌性肺炎

五、治 疗

近年来,金黄色葡萄球菌对青霉素 G 的耐药率已高达 90% 左右,因此可选用耐青霉素酶半合成的青霉素或头孢菌素,如苯唑西林钠、氯唑西林、头孢呋辛钠等,联合氨基糖苷类如阿米卡星等,亦有较好的疗效。阿莫西林、氨苄西林与酶抑制剂组成的复方制剂对产酶金黄色葡萄球菌有效。对 MRSA(耐甲氧西林的金黄色葡萄球菌),则应首选万古霉素、替考拉宁和利奈唑胺等。

【例22】对 MRSA 引起的肺炎,首选抗生素是
  A. 青霉素G B. 头孢唑啉 C. 苯唑西林 D. 万古霉素 E. 头孢呋辛

第4节 肺炎克雷伯杆菌肺炎

一、概 述

肺炎克雷伯杆菌肺炎是由肺炎克雷伯杆菌引起的急性肺部炎症,多见于老年、营养不良、慢阻肺及全身衰竭的患者,预后差,死亡率较高。该菌是院内获得性肺炎的主要致病菌。

二、原因及机制

肺炎克雷伯杆菌寄生在人体正常的呼吸道和肠道。具有荚膜,在肺泡内繁殖可导致组织坏死、液化等。当机体抵抗力降低时,该细菌通过呼吸道吸入肺内引起大叶或小叶融合性病变,由于病灶中的渗出液黏稠而重,常导致叶间隙下坠。

【例23】老年患者突然发生寒战、高热、咳嗽、咳痰,痰黏稠,砖红色,胶冻状,引起感染最可能的病原菌是
  A. 葡萄球菌 B. 克雷伯杆菌 C. 铜绿假单胞菌 D. 流感嗜血杆菌 E. 嗜肺军团杆菌

【例24】男,73岁。因脑梗死住院治疗1个月,病情基本稳定。3天前受凉后出现发热、咳嗽、咳红色胶冻状黏痰。查体,T 38.7 ℃,呼吸急促,口唇发绀,右上肺叩诊浊音,可闻及支气管呼吸音和少量湿啰音。胸部X线片示右上肺大片状阴影,其中可见多个空洞。该患者最可能的诊断是
  A. 真菌性肺炎 B. 肺炎链球菌肺炎 C. 肺炎克雷伯杆菌肺炎
  D. 干酪性肺炎 E. 厌氧菌肺炎

三、临床表现和体征

表 现	急性起病,高热、咳嗽、咳痰。痰稠脓性,量多带血,呈砖红色、胶冻状
体 征	肺部呼吸音减弱,可有湿啰音或肺不张

四、实验室检查

痰涂片	可见粗短杆菌
胸部X线表现	肺叶实变,可有多发性蜂窝状脓肿,因炎性渗出物黏稠而重,致使叶间隙呈弧形下垂

【例25】男性,68岁。COPD病史。因畏寒、发热,伴咳嗽、气急3天就诊。住院后高热不退,气急、发绀明显,咳黏稠脓性血痰。X线胸片示右上叶大片密度增高的阴影,内有多个小透亮区,水平叶裂呈弧形下坠。最可能的诊断是
  A. 肺炎链球菌肺炎 B. 肺脓肿 C. 肺炎克雷伯杆菌肺炎
  D. 干酪性肺炎 E. 金黄色葡萄球菌肺炎

五、治 疗

首选药物为三代头孢联合氨基糖苷类抗生素。

➢ 昭昭老师总结：各种肺炎

	大叶性肺炎	小叶性肺炎	肺炎克雷伯杆菌肺炎
细菌	肺炎链球菌	金黄色葡萄球菌	肺炎克雷伯杆菌
发病机制	①荚膜（致病力）； ②不产生毒素，不会引起肺组织坏死和空洞	①致病力为毒素和酶； ②表皮金黄色葡萄球菌（凝固酶阴性）空洞、坏死	—
临床表现	①青壮年； ②咳铁锈色痰	①老人和小孩； ②胸痛、咳脓性血痰	①中老年人； ②砖红色胶冻样痰
体征	肺实变，叩浊音，语颤增强；气管不移位	并发气胸和脓气胸	—
X线表现	大片状阴影	①空洞；②液平	弧形下坠＋肺气囊肿
治疗	青霉素G	①青霉素，MRSA用万古霉素； ②抗菌疗程2～4周，并发严重并发症需4～8周	三代头孢菌素＋氨基糖苷类（庆大霉素、阿卡米星等）

第5节 肺炎支原体肺炎

一、概 述

肺炎支原体肺炎是由肺炎支原体引起的呼吸道和肺部的急性炎症改变，常同时有咽炎、支气管炎和肺炎。支原体肺炎占非细菌性肺炎的1/3及以上，或各种原因引起的肺炎的10%。秋、冬季节发病较多，但季节性差异并不显著。

二、病因及机制

1. 传播途径 主要通过呼吸道传播。健康人吸入了患者咳嗽、打喷嚏时喷出的口、鼻分泌物而感染，引起散发感染或小流行。

2. 发病人群 支原体肺炎以儿童及年轻人居多，婴儿间质性肺炎亦应考虑本病的可能。

三、病 理

肺部病变为支气管炎、间质性肺炎和细支气管炎。肺泡内可含少量渗出液，并可发生灶性肺不张。肺泡壁与间隔有中性粒细胞、单核细胞及浆细胞浸润。支气管黏膜充血，上皮细胞肿胀，胞质空泡形成，有坏死和脱落。

例26～27 共用选项
A. 肺炎链球菌　　B. 葡萄球菌　　C. 铜绿假单胞菌　　D. 肺炎克雷伯杆菌　　E. 肺炎支原体

【例26】不引起肺组织坏死和空洞形成的肺炎致病菌是

【例27】最易引起间质性肺炎改变的致病菌是

四、临床表现和体征

临床表现	①主要为乏力、咽痛、头痛、咳嗽、发热、食欲缺乏、腹泻、肌痛、耳痛等； ②咳嗽多为阵发性刺激性呛咳，咳少量黏液； ③发热可持续2～3周，体温恢复正常后仍可有咳嗽，偶有胸骨后疼痛； ④肺外表现更为常见，如皮炎（斑丘疹和多形红斑）等
体征	①咽部充血，儿童偶可并发鼓膜炎或中耳炎，颈淋巴结肿大； ②胸部体检与肺部病变程度常不相称，可无明显体征

【例28】男，35岁，发热，气短15天，伴明显刺激性咳嗽、咽痛、头痛。白细胞增高。胸片呈双下肺点片状浸润影。最有可能的诊断为

A. 干酪性肺炎　　B. 葡萄球菌肺炎　　C. 肺炎链球菌　　D. 肺炎支原体肺炎　　E. 肺孢子菌肺炎

例29～30 共用选项
A. 支气管哮喘　　　　　　　　B. 喘息性慢性支气管炎　　　　　　　　C. 支气管肺癌
D. 肺炎支原体肺炎　　　　　　E. 肺炎克雷伯杆菌肺炎

【例29】刺激性咳嗽,伴气急、痰中带血,支气管解痉药效果欠佳。最有可能的诊断为

【例30】儿童和青年人多见,起病缓慢,阵发性干咳、发热、肌痛,胸片示下叶间质性肺炎改变。最有可能的诊断为

五、检 查

血常规	血白细胞总数正常或略增高,以中性粒细胞为主
冷凝集试验	起病2周后,约2/3的患者做冷凝集试验性,滴度≥1:32,如果滴度逐步升高,更有诊断价值
IgM抗体	血清支原体IgM抗体≥1:64,或恢复期抗体滴度有4倍增高
支原体抗原	直接检测呼吸道标本中肺炎支原体抗原,可用于临床与早期快速诊断
X线	①肺部多种形态的浸润影,呈节段性分布,以肺下野为多见,有的从肺门附近向外伸展;②病变常经3~4周后自行消散。部分患者出现少量胸腔积液

【例31】肺炎支原体肺炎最常见的胸部X线表现是
A. 早期为下叶间质性改变,肺实变后为边缘模糊的斑片状阴影
B. 肺叶和小叶实变,叶间隙呈弧形下坠,多发性蜂窝状脓肿形成
C. 肺叶或肺段实变,呈多发性、周围性肺浸润,可伴气囊肿
D. 呈叶、段分布的炎性实变阴影,在实变阴影中可见支气管气道征
E. 病变多在肺上部,呈大片浓密阴影,密度不均,历久不消散,可形成空洞

例32~33 共用选项
A. X线胸片见呈段、叶分布的淡薄而均匀影
B. X线胸片见多发肺段、肺叶密度影及气囊肿
C. X线胸片见多形态浸润影,呈节段性斑片状模糊阴影,下叶多见
D. X线胸片见大叶、小叶实变影,叶间裂呈弧形下坠
E. X线胸片见椭圆形块影,边缘模糊有毛刺

【例32】符合肺炎链球菌肺炎表现的是

【例33】符合肺炎支原体肺炎表现的是

六、治 疗

1. 一般处理 本病有自限性,多数病例不经治疗可自愈。

2. 首选药物 早期使用适当抗生素可减轻症状及缩短病程。大环内酯类抗生素为首选,如红霉素、罗红霉素和阿奇霉素。对大环内酯不敏感者则可选用呼吸氟喹诺酮类,如左氧氟沙星、莫昔沙星等,四环素类也用于肺炎支原体肺炎的治疗。疗程一般为2~3周。因肺炎支原体无细胞壁,青霉素或头孢菌素类等抗生素无效。

例34~36 共用题干
男性,18岁,低热、咳嗽、咽部不适2周,胸部X线片示两肺下部网状及小叶分布的斑片状浸润阴影,血WBC $10×10^9$/L。

【例34】该患者最可能的诊断是
A. 肺炎支原体肺炎 B. 病毒性肺炎 C. 军团菌肺炎 D. 肺炎链球菌肺炎 E. 浸润型肺结核

【例35】首选哪项检查以确定诊断
A. 痰细菌培养 B. 痰真菌培养 C. 冷凝集试验 D. 血清抗体测定 E. 痰抗酸杆菌涂片

【例36】治疗药物应首选
A. 青霉素 B. 红霉素 C. 氟康唑 D. 异烟肼+利福平 E. 利巴韦林

例37~38 共用选项
A. 头孢唑啉 B. 左氧氟沙星 C. 庆大霉素 D. 克林霉素 E. 阿奇霉素

【例37】男,16岁,发热、干咳伴全身肌痹3天,胸部X线片示间质性肺炎,同班级中数人有类似症状。治疗首选

【例38】男,42岁,发热3天,咳嗽臭痰1天,胸部X线片示右下叶空洞影,其内有液平。治疗首选

第6节 军团菌肺炎

一、概 述

军团菌肺炎是嗜肺军团菌引起的以肺炎表现为主,可能合并肺外其他系统损害的感染性疾病,是军团菌

病的一种临床类型。军团菌肺炎是非典型肺炎中病情最重的一种。

二、临床表现

好发于中老年人，肌痛、头痛，24～48小时后体温升高至39～40 ℃（高热），呈稽留热，反复寒战。

三、实验室检查

血常规	外周血象白细胞计数升高，多在(10～20)×10^9/L之间，中性粒细胞增多，可见核左移
胸部X线片	斑片状阴影

四、治 疗

首选大环内酯类抗生素。

第7节　病毒性肺炎

一、概 述

病毒性肺炎是由上呼吸道病毒感染向下蔓延所致的肺部炎症。免交正常或抑制的个体均可罹患。大多发生于冬、春季节，暴发或散发流行。近年来，新的变异病毒不断出现，产生暴发流行，如SARS冠状病毒、H5N1、H1N1病毒等。

二、病 因

1. 传播途径　呼吸道病毒可通过飞沫与直接接触传播，且传播迅速、传播面广。病毒性肺炎为吸入性感染。

2. 致病菌　常见病毒为甲、乙型流感病毒、腺病毒、副流感病毒、呼吸道合胞病毒和冠状病毒等。

三、临床表现和体征

1. 临床表现　起病较急，发热、头痛、全身酸痛、倦怠等全身症状较突出，常在急性流感症状尚未消退时即出现咳嗽、少痰或白色黏液痰、咽痛等呼吸道症状。小儿或老年人易发生重症肺炎，表现为呼吸困难、发绀、嗜睡、精神萎靡，甚至发生休克、心力衰竭和呼吸衰竭或ARDS等并发症。

2. 体征　本病常无显著的胸部体征，病情严重者有呼吸浅速、心率增快、发绀，以及肺部干、湿性啰音。

四、实验室检查

1. 血常规　白细胞计数正常、稍高或偏低，血沉通常在正常范围，痰涂片所见的白细胞以单核细胞多，痰培养常无致病细菌生长。

2. 胸部X线检查　可见肺纹理增多，磨玻璃状阴影，小片状浸润或广泛浸润、实变；病情严重者，显示双肺弥漫性结节性浸润，但大叶变及胸腔积液者均不多见。

五、治 疗

1. 对症治疗　以对症为主，卧床休息，居室保持空气流通，注意隔离消毒，预防交叉感染。给予足量维生素及蛋白质，多饮水及少量多次进软食，酌情静脉输液及吸氧。保持呼吸道通畅，及时消除上呼吸道分泌物等。

2. 目前已经证实较为有效的病毒抑制药物　利巴韦林、阿昔洛韦、阿糖腺苷、金刚烷胺。

3. 糖皮质激素　对病毒性肺炎疗效仍有争论，例如对传染性非典型肺炎国内报道有效，而最近欧洲和亚洲对H1N1肺炎的观察证明无效，还导致病死率升高，以及机械通气和住院时间延长。

➤ **昭昭老师总结：各种肺炎**

	支原体肺炎	衣原体肺炎	军团菌
表现	①阵发性刺激性呛咳； ②不引起感染性休克	发热、寒战、肌痛、干咳等	头痛、肌痛、发热、干咳
X线检查	①斑片状阴影； ②冷凝集试验阳性	咽拭子分离出肺炎衣原体是诊断金标准	肺下叶斑片状浸润
治疗	大环内酯类（红霉素、罗红霉素、阿奇霉素）	红霉素	红霉素

➤ **参考答案**如下，详细答案参见2019版《国家临床执业及助理医师资格考试精选真题考点精析》。

1. D	2. D	3. B	4. D	5. C
6. A	7. C	8. B	9. B	10. B
11. A	12. A	13. B	14. B	15. C
16. E	17. E	18. D	19. E	20. D
21. A	22. D	23. B	24. C	25. C
26. A	27. E	28. D	29. C	30. D
31. A	32. A	33. C	34. A	35. C
36. B	37. E	38. D	—	—

昭昭老师提示：
关注官方微信，获得第一手考试资料。

第6章　肺脓肿(助理医师不要求)

➤ **2019考试大纲**
①病因和发病机制；②临床表现；③辅助检查；④诊断与鉴别诊断；⑤治疗。

➤ **考纲解析**
近20年的医师考试中，本章的考试重点是肺脓肿的诊断、检查和治疗，执业医师每年考查分数为2~3分，助理医师每年考查分数为1~2分。

肺脓肿是肺组织坏死形成的脓肿。临床特征为高热、咳嗽和咳大量脓臭痰。胸部X线影像显示有一个或多发的含气液平的空洞，如有多个直径小于2cm的空洞则称为坏死性肺炎。病原体可为化脓性细菌、真菌和寄生虫等。病理改变早期为肺组织的化脓性炎症，继而发生坏死、液化，最后形成脓腔。本病男多于女。自抗生素广泛使用以来，发病率已明显降低。

一、病因和机制

1. 吸入性肺脓肿

（1）病原菌　多为厌氧菌。(昭昭速记："吸""烟(厌)")

（2）病因　当有意识障碍如在麻醉、醉酒、药物过量、癫痫、脑血管意外时，由于受寒、极度疲劳等诱因，全身免疫力与气道防御清除功能降低，吸入的病原菌可致病。

（3）部位　脓肿常为单发，其部位与支气管解剖体位有关，仰卧位时最常见于也最好发于上叶后段和下叶背段，坐位时好发于下叶后基底段，右侧卧位时则好发于右上叶前段或后段。

➤ **昭昭老师总结**：很多疾病的首发部位需要记住，考得最多的就是：肺结核和肺脓肿

疾　病	好发部分
继发性肺结核	上叶尖后段和下叶背段
吸入性肺脓肿	①仰卧位，最常好发于上叶后段和下叶背段； ②坐位时，好发于下叶后基底段； ③右侧卧位，好发于右上叶前段或后段
干性支气管扩张	引流部位较好的：上叶支气管

【例1】卧位时，吸入性肺脓肿好发于
A. 上叶后段或下叶背段　　　B. 下叶后基底段　　　C. 右上叶前段或后段
D. 右下叶后基底段　　　　　E. 肺尖部

【例2】吸入性肺脓肿最常见的病原体是
A. 铜绿假单胞菌　　　　　　B. 厌氧菌　　　　　　C. 表皮金黄色葡萄球菌
D. 金黄色葡萄球菌　　　　　E. 肺炎链球菌

2. 血源性肺脓肿

（1）致病菌　以金黄色葡萄球菌、表皮葡萄球菌及肺炎链球菌为常见。(昭昭速记：为了"金"见"血")

（2）感染病灶　皮肤外伤感染、疖、痈、中耳炎或骨髓炎等所致的脓毒症，菌栓经血行播散到肺，引起管栓塞、炎症和坏死而形成肺脓肿。静脉吸毒者如有右心细菌性心内膜炎，则三尖瓣赘生物脱落阻塞肺小血管形

成肺脓肿,常为两肺外野的多发性脓肿。

3. 继发性肺脓肿 某些细菌性肺炎,如金黄色葡萄球菌、铜绿假单胞菌和肺炎克雷伯杆菌肺炎等,以及支气管扩张、支气管囊肿、支气管肺癌、肺结核空洞等继发感染可导致继发性肺脓肿。支气管异物阻塞,也是导致肺脓肿特别是小儿肺脓肿的重要因素。肺部邻近器官化脓性病变,如膈下脓肿、肾周围脓肿、脊柱脓肿或食管穿孔等波及肺也可引起肺脓肿。阿米巴肺脓肿好发于右肝顶部,穿破膈肌至右肺下叶,形成阿米巴肺脓肿。

【例3】引起血源性肺脓肿最常见的病原菌是
A. 肺炎链球菌　　B. 葡萄球菌　　C. 大肠埃希菌　　D. 肺炎克雷伯杆菌　　E. 厌氧菌

【例4】女,55岁。咳嗽、咳脓血痰伴高热2天。糖尿病病史8年。胸部X线片示双肺多发团片状阴影,有空洞形成。查体:背部可见多个疖肿,双肺少量湿性啰音,心腹未见异常。最可能的诊断为
A. 大肠埃希菌肺炎　　B. 军团菌肺炎　　C. 血源性肺脓肿　　D. 肺炎克雷伯杆菌肺炎　　E. 肺结核

二、临床表现

吸入性肺脓肿	①手术、醉酒、劳累、受凉和脑血管病等病史＋高热,体温达39～40℃＋咳嗽、咳黏液痰或黏液脓性痰＝吸入性肺脓肿; ②咳大量脓臭痰及坏死组织,每日可达300～500 mL,静置后可分3层; ③约有1/3患者有不同程度的咯血; ④一般在咳出大量脓痰后,体温明显下降,全身毒性症状随之减轻,一般数周内情况逐渐恢复正常
血源性肺脓肿	原发病灶(疖、痈等皮肤感染或其他感染灶)＋寒战高热＋咳脓臭痰＝吸入性肺脓肿(昭昭老师提示:先出现了其他部位的感染,再看见脓臭痰,就选血源性肺脓肿)
慢性肺脓肿	患者常有咳嗽、咳脓痰、反复发热和咯血,持续数周到数月

【例5】男性,38岁,半月前拔牙,次晨畏寒发热,咳嗽,痰量逐渐增多,呈脓性有臭味,胸片示左下肺大片阴影,有空洞。该患者最可能的诊断是
A. 左下肺炎症　　B. 左下肺脓肿　　C. 左下肺结核　　D. 肺癌　　E. 左下支气管扩张症

【例6】男性,52岁。发热咳嗽、咳痰2周,近3天来咳大量脓性臭痰,量约200 mL/d。体检:T 40℃,右下肺叩呈浊音,可闻及湿啰音,杵状指。应考虑的诊断为
A. 支气管炎　　B. 急性肺脓肿　　C. 肺炎球菌肺炎　　D. 葡萄球菌肺炎　　E. 克雷伯杆菌肺炎

【例7】男,18岁,寒战、高热、咳嗽4天。1周前脚趾曾划伤化脓感染,经治疗后愈合。听诊双肺可闻及湿啰音,血常规 WBC $17×10^9$/L,N 0.92,胸部X线片示两肺多发性X块状密度增高影,部分有空洞形成。该患者最可能的诊断是
A. 肺血管炎　　B. 肺结核　　C. 肺囊肿继发感染　　D. 肺脓肿　　E. 真菌性肺炎

【例8】女,34岁,寒战、高热、咯血痰1周。2周前干农活时右小腿外伤。查体:T 39.7℃。神志清楚,精神差。双肺未闻及干湿性啰音,右外踝上方可见小脓疱。血常规 WBC $17×10^9$/L,N 0.95,胸部X线片发现右下肺、左上肺尖圆形阴影,其内可见空洞及液平。该患者最可能的诊断是
A. 肺结核　　B. 血源性肺脓肿　　C. 真菌性肺炎　　D. 革兰阴性杆菌肺炎　　E. 吸入性肺脓肿

三、体　征

1. 一般体征 起时肺部可无阳性体征,或患侧可闻及湿啰音,继续发展,可出现肺实变体征,可闻及支气管呼吸音;肺脓腔增大时,可出现空瓮音;病变累及胸膜时可闻及胸膜摩擦音或呈现胸腔积液体征。

2. 血源性肺脓肿 大多无阳性体征。

3. 慢性肺脓肿 常有杵状指(趾)。

【例9】慢性肺脓肿较急性肺脓肿更为常见的体征是
A. 肺部闻及支气管呼吸音　　B. 肺部叩诊呈鼓音　　C. 肺部呼吸音减弱
D. 肺部闻及湿啰音　　E. 杵状指

四、检　查

1. 细菌学检查 痰涂片革兰染色,痰、胸腔积液和血培养包括需氧和厌氧培养,以及抗生素敏感试验,有助于确定病原体和选择有效的抗生素。尤其是胸腔积液和血培养阳性时对病原体的诊断价值更大。

2. X线检查

(1)吸入性肺脓肿　早期的炎症X线检查表现为大片浓密模糊的浸润阴影,边缘不清,或为团片状浓密阴

影,分布在一个或数个肺段。肺组织坏死、肺脓肿形成后,脓液经支气管排出,脓腔出现圆形透亮区及气液平面,其四周被浓密的炎症浸润所环绕。脓腔内壁光整或略有不规则。经脓液引流和抗生素治疗后,肺脓肿周围炎症先吸收,逐渐缩小至脓腔消失,最后仅残留纤维条索阴影。慢性肺脓肿腔壁增厚,内壁不规则,有时呈多房性,周围有纤维组织增生及邻近胸膜增厚,肺叶收缩纵隔向患侧移位。

(2)血源性肺脓肿 病灶分布在一侧或两侧,呈散在局限炎症,或边缘整齐的球形病灶,中央有小脓腔和气液平面。炎症吸收后,亦可能有局灶性纤维化或小气囊等遗阴影。

3. CT检查 能更准确地定位及区别肺脓肿和有气液平的局限性脓胸,发现体积较小的脓肿和葡萄球菌肺炎引起的肺气囊,并有助于体位引流和外科手术治疗。

4. 纤支气管镜检查 有助于明确病因和病原学诊断,并可用于治疗。如有气道内异物,可取出异物使气道引流通畅。疑为肿瘤阻塞的,则可取病理标本。还可取痰液标本行需氧和厌氧菌培养。可经纤维支气管插入导管,尽量接近或进入脓腔,吸引脓液、冲洗支气管及注入抗生素,以提高疗效与缩短病程。

【例10】男,37岁。1周来寒战、咳嗽、高热,最高体温40℃,血常规 WBC $15.2×10^9$/L,N 0.91,经阿莫西林抗感染治疗后体温下降不明显,逐渐出现呼吸急促。半月前颈部皮肤疖肿,自行结痂。胸部X线片示双肺可见多发直径 2～3 cm 的边缘模糊的类圆形阴影,其内可见空洞。下列检查对诊断意义最大的是
A. 痰涂片革兰染色　　B. 支气管镜　　C. 动脉血气分析　　D. 胸部CT　　E. 血培养

五、治 疗

1. 抗生素治疗

吸入性肺脓肿	①多合并厌氧菌感染,首选青霉素; ②脆弱拟杆菌对青霉素不敏感,首选林可霉素、克林霉素和甲硝唑
血源性肺脓肿	①可选用耐β-内酰胺酶的青霉素或头孢菌素; ②MRSA 感染应选用万古霉素或替考拉宁或利奈唑胺
阿米巴原虫感染	甲硝唑治疗
革兰阴性杆菌	第二代或第三代头孢菌素、氟喹诺酮类药物,可联用氨基糖苷类抗生素

提示:抗生素疗程为 6～8周,或直至X线胸片示脓腔和炎症消失,仅有少量的残留纤维化,才可停药,停药过早可导致复发
(昭昭老师提示:很多时间需要我们记住,比如清创缝合的时间是 6～8小时;感染性心内膜炎的治疗时间是 4～6周;肾病综合征糖皮质激素的应用时间是 8～12周。)

2. 脓液引流 提高疗效的有效措施。痰黏稠不易咳出者可用祛痰药或雾化吸入生理盐水、祛痰药或支气管舒张剂,以利痰液引流。身体状况较好可采取体位引流排痰,引流的体位应使脓肿处于最高位,每日 2～3次,每次 10～15 分钟。经纤维支气管镜冲洗及吸引也非常有效。

3. 手术治疗 适应证为:①病程超过3个月,经内科治疗脓腔不缩小;②脓腔>5 cm;③大咯血经内科治疗无效或危及生命;④伴有支气管胸膜瘘和脓胸经抽吸、引流不畅者;⑤支气管阻塞气道,如肺癌。

例11～12共用题干
男,45岁。发热、咳浓痰1周,胸部X线片示右下叶背段浸润阴影。用头孢呋辛治疗,体温稍下降,但痰量增多,为脓血痰,有臭味。1周后复查胸部X线片示大片浸润阴影中出现空洞。

【例11】治疗中需加用的药物是
A. 阿米卡星　　B. 左氧氟沙星　　C. 甲硝唑　　D. 红霉素　　E. 万古霉素

【例12】治疗2周后,患者临床症状明显改善,胸部X线示空洞缩小。抗感染的总疗程应为
A. 8～12周　　B. 6～8周　　C. 3～6周　　D. 2～4周　　E. 7～10周

【例13】治疗脆弱拟杆菌感染所致吸入性肺脓肿首选的抗菌药物是
A. 万古霉素　　B. 庆大霉素　　C. 青霉素　　D. 克林霉素　　E. 红霉素

【例14】男,42岁。5个月前咳嗽、咳黄脓痰,经检查诊断为"右下肺脓肿"。现住院治疗4月余,仍间断咯血、发热,复查胸部X线片示右下肺可见空洞、内有液平。此时,应采取的最佳治疗是
A. 经皮穿刺引流　　　　　　B. 祛痰及体位引流　　　　　　C. 纤支镜冲洗、引流
D. 手术切除病变组织　　　　E. 继续抗感染治疗

➤ **参考答案**如下,详细答案参见 2019 版《国家临床执业及助理医师资格考试精选真题考点精析》。

1. A	2. B	3. B	4. C	5. B	昭昭老师提示：
6. B	7. D	8. B	9. E	10. E	关注官方微信,获得第一手考试资料。
11. C	12. B	13. D	14. D	—	

第7章 肺结核

> **2019考试大纲**
> ①病因和发病机制；②临床表现；③辅助检查；④诊断与鉴别诊断；⑤并发症；⑥治疗与预防。

> **考纲解析**
> 近20年的医师考试中,本章的考试重点是肺结核的诊断、检查、治疗和药物副作用,执业医师每年考查分数为2～3分,助理医师每年考查分数为1～2分。

一、病 因

结核病在人群中的传染源主要是结核病患者,即痰直接涂片呈阳性者,主要通过咳嗽、大声谈话等方式把含有结核分枝杆菌的微滴排到空气中而传播。飞沫传播是肺结核重要的传播途径,经消化道和皮肤等其他途径传播现已罕见。

二、发病机制

1. 分 类

(1) 分类　结核杆菌分为结核分枝杆菌、牛分枝杆菌、非洲分枝杆菌、田鼠分枝杆菌。

(2) 最常见致病菌　人肺结核的致病菌90%以上为结核分枝杆菌。

(3) 结核杆菌的分群。

分 群	特 点	昭昭老师速记
A菌群	快速繁殖,细菌数量大,易产生耐药变异菌	"快""A"
B菌群	半静止状态,是实现灭菌目标的关键	"关键"是"B"
C菌群	半静止状态,可有突然间歇性短暂的生长繁殖	睡觉的时候,圈成一团,呈"C"型,可"突然"清醒
D菌群	休眠状态,不繁殖,数量很少	千年"休""D"

2. 结核分枝杆菌　培养时间一般为2～8周,结核分枝杆菌的成分复杂,主要成分:类脂质、蛋白质和多糖类。

(1) 类脂质。

分 类	特 点	昭昭老师速记
分枝杆菌酸	与抗酸染色性及细胞壁完整性有关	酸=酸
磷脂	有抗原性,促使单核细胞、类上皮细胞化、朗格汉斯巨细胞形成	"原""磷"
蜡质	免疫佐剂活性,引发集体迟发型变态反应	"蜡""烛""变态"
索状因子	对宿主有毒性,并有免疫左剂活性	"索""要""毒""物"
硫脂	与结核分枝杆菌毒力有关,破坏宿主巨噬细胞功能	"毒""瘤(硫)"

(2) 蛋白质　菌体蛋白质以结合形式存在,是结核素的主要成分,诱发皮肤变态反应。

(3) 多糖类　菌体多糖与血清反应等免疫应答有关。

3. 结核病的发生与发展　结核病免疫和迟发性变态反应结核分枝杆菌并不分泌毒素,而是通过细胞免疫对人体组织造成破坏,体液免疫对控制结核分枝杆菌感染的作用并不重要。人体感染结核分枝杆菌后,首先是肺泡内巨噬细胞作出反应,大量分泌 IL-1、JL-6 和 TNF-a 等细胞因子导致吸引淋巴细胞和单核细胞积聚在结核分枝杆菌周围—肉芽肿形成—限制结核分枝杆菌扩散并杀灭之。$CD4^+T$ 细胞参与其中。

三、临床表现和体征

1. 临床表现

全身表现	长期午后潮热,即下午或傍晚体温开始升高,部分患者有倦怠乏力、盗汗症状
局部表现	①咳嗽、咳痰或痰中带血是肺结核的常见可疑症状; ②约1/3的患者有咯血,多数患者为痰中带血(病灶毛细血管扩张)、中等量咯血(小血管损伤或空洞血管瘤破裂); ③结核灶累及胸膜时可表现为胸痛,为胸膜性胸痛

(昭昭老师提示:肺结核的诊断并不难,就是低热+盗汗,而且更为重要的是抗生素治疗无效。)

2. 体 征

(1)病变范围较小时 可以没有任何体征;渗出性病变范围较大或干酪样坏死时,则可以有肺实变体征,如触觉语颤增强、叩诊浊音、听诊闻及支气管呼吸音和细湿啰音。较大的空洞性病变听诊也可以闻及支气管呼吸音。

(2)有较大范围的纤维条索形成时 气管向患侧移位,患侧胸廓塌陷、叩诊浊音、听诊呼吸音减弱并可闻及湿啰音。结核性胸膜炎时有胸腔积液体征:气管向健侧移位,患侧胸廓望诊饱满、触觉语颤减弱、叩诊实音、听诊呼吸音消失。

【例1】关于继发性肺结核病下列哪项正确?
A. 病变在肺内无一定好发部位   B. 肺门淋巴结常有明显的结核病变
C. 不治疗多数能自然痊愈   D. 不易有空洞形成   E. 咯血是常见的死亡原因之一

【例2】女,21岁。干咳3个月伴不规则发热,体温38.8℃,无咯血及关节、肌肉痛,先后多次静脉注射"头孢霉素"仍未见效,现停经50天。查体:消瘦,双颈部可触及成串小淋巴结,活动,无压痛,右上肺可闻及少量湿啰音。胸片示右上肺大片密度不均阴影,有小空洞形成。该患者最可能的诊断是
A. 细菌性肺炎   B. 肺炎支原体肺炎   C. 过敏性肺炎   D. 干酪性肺炎   E. 肺脓肿

【例3】女性,32岁。干咳、低热、盗汗半月,今日突然咯血而就诊。左上肺可闻及湿啰音。首先考虑的诊断是
A. 肺炎链球菌肺炎   B. 支气管扩张   C. 肺脓肿   D. 肺结核   E. 肺癌

四、分 型

1. 肺结核分型

Ⅰ型	原发性肺结核	①多见于儿童;②上叶的下部和下叶的上部,哑铃状;③肺门淋巴结肿大
Ⅱ型	血型播散型肺结核	①常见于婴幼儿和青少年;②粟粒状结节状;③易发脑膜炎
Ⅲ型	继发性肺结核	继发性肺结核最常见的是浸润性肺结核
Ⅳ型	结核性胸膜炎	到达胸膜
Ⅳ型	其他肺外结核	按部位来分,如骨关节结核、肾结核、肠结核等
Ⅴ型	菌阴性肺结核	三次涂片及一次培养阴性

2. 继发性肺结核的分型

浸润性肺结核	①多发生在肺间和锁骨下;②X线:小片状或斑点状阴影
空洞性肺结核	①净化空洞;②开放菌阴性综合征
结核球	多由干酪样病变吸收纤维膜包裹等
干酪性肺炎	多见于机体免疫力较差和体质较弱者
纤维空洞型肺结核	①最常见且传染性最强的是传播源;②X线:肺门垂柳样改变,纵隔向患侧移位

【例4】下列肺结核类型中,传染性最强的是
A. 慢性纤维空洞型肺结核   B. 干酪性肺炎   C. 原发性肺结核
D. 急性血行播散型肺结核   E. 慢性血行播散型肺结核

五、实验室检查

胸部X线检查	①肺结核的首选检查;②多发生在上叶尖后段和下叶背段 (昭昭老师速记:"勾""肩""搭""背")
痰涂片检查	简单、快速、易行可靠,但敏感性低,阳性说明痰中有结核杆菌

续表

纤维支气管镜	常用于诊断支气管内膜结核和淋巴支气管瘘的诊断
结核菌素试验	①试PPD试验阳性,不能区分是结核感染还是卡介苗接种的免疫反应; ②PPD试验阳性,对于成人来说只能高度提示可能是肺结核,但不能确诊,未接种卡介苗的婴幼儿如果PPD试验阳性,则提示有肺结核; ③严重的细菌感染包括重症结核病,如粟粒性结核病和结核性脑膜炎、营养不良、HIV感染、麻疹、水痘、癌症等,PPD结果多为假阴性

【例5】肺结核所致支气管扩张最好发的部位是
A. 上叶尖后段 B. 上叶前段 C. 右中叶 D. 左舌叶 E. 下叶基底段

【例6】判断肺结核传染性最主要的依据是
A. 血沉增快 B. 胸部X线片显示空洞性病变 C. 结核菌素试验阳性
D. 痰涂片找到抗酸杆菌 E. 反复痰中带血

【例7】男,35岁。低热伴咳嗽3周,咳少量白痰。使用多种抗生素治疗无效。胸部X线片示右下叶背段斑片状影,有多个不规则空洞,无液平面。为明确诊断,应首先进行的检查是
A. 痰涂片革兰染色 B. 痰涂片抗酸染色 C. 支气管镜 D. 痰真菌培养 E. 胸部CT

【例8】男,41岁。干咳2个月,无发热,盗汗,反复静滴"头孢菌素"半个月未见效。查体:T 36.5 ℃,双侧颈部均可触及黄豆大淋巴结,质软,活动,双肺未闻及干湿啰音。为明确诊断,首选的检查是
A. 血沉 B. 胸部X线检查 C. 痰找结核菌 D. 结核菌素试验 E. 肺功能

【例9】男,33岁。咳嗽、痰中带血伴乏力2周。胸部X线片显示左上肺少量斑片状阴影,可见少许不规则透亮区,未见液平。为明确诊断首先采取的措施是
A. 痰涂片抗酸染色 B. 痰细菌培养+药敏 C. 痰细胞学检查
D. 痰涂片找细菌 E. 痰涂片找含铁血黄素细胞

六、治 疗

1. 治疗原则 全程、联合、早期、规律、适量使用。

(昭昭老师速记:"全""联""早"晨"规律""适量"锻炼)

2. 常用药物 异烟肼(INH,H)、利福平(RFP,R)、吡嗪酰胺(PZA,Z)、乙胺丁醇(EMB,E)、链霉素(SM,S)。

3. 治疗方案

方　案		具体方案
初治活动性肺结核治疗方案	每日用药方案:2 HRZE/4 HR	强化期2个月,每日顿服:HRZE;巩固期4个月,每日顿服:HR
	间歇用药方案:2 $H_3R_3Z_3E_3$/4 H_3R_3	强化期2个月,每周3次口服:HRZE;巩固期4个月,每周3次口服:HR
复治活动性肺结核治疗方案	每日用药方案:2 HRZSE/(6~10)HRE	强化期2个月,每日顿服:HRZSE;巩固期6~10个月,每日顿服:HRE
	间歇用药方案:2 $H_3R_3Z_3S_3E_3$/(6~10)$H_3R_3E_3$	强化期2个月,每周3次口服:HRZSE;巩固期6~10个月,每周3次口服:HRE

【例10】有关活动性原发性肺结核的治疗原则,错误的是
A. RFP疗程6~12个月 B. 巩固维持治疗采用INH+PZA
C. 强化治疗采用INH+RFP+PZA D. INH疗程12~18个月
E. 宜采用分阶段治疗方案

【例11】对初治结核病病例的短程化疗方案主要联用的药物是
A. INH+PZA+RFP B. SM+INH+PAS C. SM+PZA+EMB
D. INH+SM+EMB E. PAS+EMB+SM

4. 各种药物作用及副作用

药　物	简　写	种　类	杀菌机制	副作用
异烟肼	INH,H	全杀菌剂	抑制结核菌DNA与细胞壁的合成	周围神经炎

续表

药　物	简　写	种　类	杀菌机制	副作用
利福平	RFP,R	全杀菌剂	抑制结核菌体的核糖核酸多聚酶	肝毒性
吡嗪酰胺	PZA,Z	半杀菌剂	细胞内酸性环境(昭昭速记:比内功)	高尿酸血症
乙胺丁醇	EMB,E	抑菌剂	—	视神经炎
链霉素	SM,S	半杀菌剂	细胞外碱性环境(昭昭速记:外面练)	耳、肾毒性

➤ 昭昭老师总结:这个很难记忆,所以昭昭老师给大家总结了好记的方法

药　物	简　写	昭昭老师速记
异烟肼	INH,H	HE(H异)
利福平	RFP,R	三十而立(R利)
吡嗪酰胺	PZA,Z	擒贼(嗪Z)
乙胺丁醇	EMB,E	E=乙
链霉素	SM,S	"链"子像"S"形

➤ 昭昭老师总结:各种结核药物的作用

药　物	副作用	昭昭老师速记
异烟肼	周围神经炎	一周(异周)
利福平	肝毒性	立竿见影(利肝)
吡嗪酰胺	高尿酸血症	"比"赛谁"尿的高"
乙胺丁醇	视神经炎	喝点"醇"视力"受损
链霉素	耳毒性、肾毒性	学英语,先"练耳"朵

【例12】仅对细胞外碱性环境中的结核菌有杀菌作用的是
　　A. 乙胺丁醇　　B. 利福平　　C. 异烟肼　　D. 吡嗪酰胺　　E. 链霉素

【例13】属抑菌作用的抗结核药物是
　　A. 异烟肼(INH)　　B. 利福平(RFP)　　C. 链霉素(SM)　　D. 乙胺丁醇(EMB)　　E. 吡嗪酰胺(PZA)

【例14】女,28岁,发热,咳嗽两个月,胸部X线片示左上肺不规则片状阴影,予抗结核治疗1月余。查体:T 36.5℃,巩膜稍黄染,双肺未闻及干湿啰音。血常规 WBC $4.3×10^9$/L,N 0.55。肝功能检查:ALT、AST正常,总胆红素 40.6 μmol/L,直接胆红素 17.8 μmol/L。该患者现停用的药物是
　　A. 利福平　　B. 异烟肼　　C. 吡嗪酰胺　　D. 乙胺丁醇　　E. 链霉素

【例15】男,53岁。低热、干咳1周,经胸部X线片诊断为浸润性肺结核。既往有高血压病史3年,痛风病史3年,口服药物治疗。在患者进行抗结核治疗时,应避免使用的药物是
　　A. 异烟肼　　B. 利福平　　C. 乙胺丁醇　　D. 吡嗪酰胺　　E. 链霉素

5. 不同类型的结核杆菌对抗结核的药物的敏感性

分　类	药　物	昭昭老师速记
A菌群	异烟肼对快速生长的细菌作用最强	异啊(A)
B菌群	吡嗪酰胺最为有效	吡B
C菌群	利福平最为有效	维生素"C"对身体有"利"
D菌群	药物不起作用,需依赖机体免疫机制清除	—

6. 耐多药肺结核(MDR-TB)的治疗　①详细了解患者用药史,该地区常用抗结核药物和耐药流行情况;②尽量做药敏试验;③严格避免只选用一种新药加到原失败方案中;④WHO推荐尽可能采用新一代的氟喹诺酮类药物;⑤不使用交叉耐药的药物;⑥治疗方案至少含4种二线的敏感药物;⑦至少包括吡嗪酰胺、氟喹诺酮类、注射用卡那霉素或阿米卡星、乙硫或丙硫异烟胺和PAS或环丝胺酸;⑧药物剂量依体重决定;⑨加强期应为8个月,总治疗期为20个月或更长,以治疗效果决定。监测治疗效果最好以痰培养为准。

7. 其他治疗

(1) 咯血　少量咯血给予氨基乙酸、氨甲苯酸等药物止血。大咯血首选垂体后叶素 5～10 IU 加入 25% 葡萄糖溶液 40 mL 中缓慢静脉注射，一般为 15～20 分钟，然后将垂体后叶素加入 5% 葡萄糖液按 0.1 U/(kg·h)速度静脉滴注。对支气管动脉破裂造成的大咯血可采用支气管动脉栓塞法。

(2) 糖皮质激素　主要是抗炎、抗毒作用，仅用于结核毒性症状严重的患者。

(3) 肺结核外科手术治疗　经合理化学治疗后无效、多重耐药的厚壁空洞、大块干酪灶、结核性脓胸、支气管胸膜瘘和大咯血保守治疗无效者需采用手术治疗。

(4) 异烟肼　在肺外结核如胸水、干酪性病灶中的浓度较高者，可优选治疗肺外界结核。（昭昭老师速记：吸"烟"到"外"面去。）

▶ **参考答案**如下，详细答案参见 2019 版《国家临床执业及助理医师资格考试精选真题考点精析》。

1. E	2. D	3. D	4. A	5. A	
6. D	7. B	8. C	9. A	10. B	昭昭老师提示：关注官方微信，获得第一手考试资料。
11. A	12. E	13. D	14. A	15. D	

第 8 章　肺　癌

▶ **2019 考试大纲**

①概述；②病理；③临床表现；④诊断与鉴别诊断；⑤治疗与预防。

▶ **考纲解析**

近 20 年的医师考试中，本章的考试重点是肺癌的表现、诊断、检查、治疗和药物副作用，执业医师每年考查分数为 2～3 分，助理医师每年考查分数为 1～2 分。

一、病因和机制

1. 吸烟　吸烟是肺癌死亡率进行性增加的首要原因。烟雾中的苯并芘、尼古丁、亚硝胺和少量放射性钋等均有致癌作用，尤其易致鳞癌和未分化小细胞癌。

2. 职业致癌因子　已被确认的致癌因素包括石棉、砷、铬、镍、铍、煤焦油、芥子气、三氯甲醚、氯甲甲醚、烟草的加热产物、电离辐射、微波辐射等。

3. 空气污染　①室内空气污染包括被动吸烟、燃烧燃料和烹调过程中产生的致癌物。②室外空气污染包括 3,4-苯并芘、氧化亚砷、放射性物质、镍、铬化合物等致癌物质。

4. 电离辐射　大剂量电离辐射可引起肺癌。一般人群中电离辐射约 50% 来自自然界，45% 为医疗照射。

5. 饮食与营养　较少食用含 β 胡萝卜素的蔬菜和水果，肺癌发生的危险性升高。

6. 其他诱发因素　如肺结核、病毒感染、真菌毒素（黄曲霉）等。

7. 遗传和基因改变　与肺癌密切相关的癌基因有 ras 和 myc 基因家族、c-erbB2、bcl-2、c-fos、c-jun 等，相关的抑癌基因有 p53、R6、CDKN2、FHIT 等。

二、病　理

1. 大体类型　根据肿瘤在肺内分布部位，可将肺癌分为中央型、周围型和弥漫型。

分　型	发病率/%	发病部位	组织类型
中央型	60～70	①肺段支气管以上；②肺门部形成肿块	鳞癌多见
周围型	30～40	①肺段支气管以下；②在靠近肺胸膜的肺周边部形成孤立的结节状或球形癌结节	腺癌多见
弥漫型	2～5	①起源于末梢肺组织；②沿肺泡管及肺泡弥漫型浸润生长，形成多数粟粒大小结节布满大叶的一部分或全肺叶，也可形成多发性结节散布于多个肺叶内，易与肺转移癌混淆	细支气管肺泡细胞癌多见

2. 组织学类型

	鳞状细胞癌	腺癌	小细胞癌	大细胞癌
临床类型	中心型多见	周围型多见	中心型多见	周围型多见
发病率	最常见	次常见	—	—
病因	多有长期大量吸烟史	与吸烟关系不密切	与吸烟关系密切	与吸烟有关
发病人群	中老年男性	女性	中老年男性	老年男性
生长速度	较缓慢	较缓慢	迅速	迅速
来源	较大支气管	较小支气管上皮	较大支气管	支气管
转移特性	淋巴转移早,血行转移晚	血行转移早,淋巴转移晚	早期淋巴和血行转移	转移早而广泛
特点	癌巢中有角化珠形成	常累及胸膜	①恶性程度最高;②有神经内分泌功能;③对放化疗敏感	①恶性程度高;②部分呈神经内分泌分化

【例1】预后最差的肺癌是
A. 鳞状细胞癌　　B. 小细胞癌　　C. 腺癌　　D. 大细胞癌　　E. 细支气管肺泡癌

【例2】肺癌的病理分型中较为常见的是
A. 小细胞癌　　B. 大细胞癌　　C. 鳞癌　　D. 腺癌　　E. 几率均等

【例3】中央型肺癌伴纵隔肺门多发淋巴结肿大最常见于
A. 腺鳞癌　　B. 小细胞癌　　C. 大细胞癌　　D. 腺癌　　E. 鳞癌

三、临床表现

1. 原发肿瘤引起的症状和体征

咳嗽	早期症状,常为无痰或少痰的刺激性干咳,当肿瘤引起支气管狭窄后可加重咳嗽
痰血或咯血	多见于中央型肺癌。肿瘤向管腔内生长者可有间歇或持续性痰中带血,如果表面糜烂严重侵蚀大血管,则可引起大咯血
气短或喘鸣	肿瘤向支气管内生长,或转移到肺门淋巴结致使肿大的淋巴结压迫主支气管;气管隆突或引起部分气道阻塞时,可有呼吸困难、喘息,偶表现为喘鸣
发热	肿瘤组织坏死可引起发热。多数发热的原因是由于肿瘤引起的阻塞性肺炎所致,抗生素治疗效果不佳
体重下降	消瘦为恶性肿瘤常见症状之一

【例4】男,65岁。干咳2周入院,无发热、咯血及呼吸困难。查体:心肺未见异常,双手可见杵状指。胸部X线片示右下肺直径约3 cm的类圆形阴影,其内可见小空洞。对该患者应首先考虑的诊断是
A. 肺结核　　B. 慢性肺脓肿　　C. 肺囊肿继发感染　　D. 支气管肺癌　　E. Wegener肉芽肿

【例5】下列疾病出现咯血时,最常表现为持续痰中带血的疾病是
A. 心力衰竭　　B. 肺血栓栓塞症　　C. 肺炎　　D. 肺癌　　E. 支气管扩张

2. 肺外胸内扩展引起的症状和体征

胸痛	近半数患者可有模糊或难以描述的胸痛或钝痛,可由肿瘤细胞侵犯所致,也可由阻塞性炎症波及部分胸膜或胸壁引起
声音嘶哑	癌肿直接压迫或转移致纵隔淋巴结压迫喉返神经(多见左侧)
咽下困难	癌肿侵犯或压迫食管,可引起咽下困难
胸腔积液	约10%的患者有不同程度的胸腔积液,提示肿瘤转移累及胸膜或肺淋巴回流受阻
上腔静脉阻塞综合征	是由于上腔静脉被转移性淋巴结压迫或右上肺原发性肺癌侵犯,或腔静脉内癌栓阻塞静脉回流引起,表现为头面部和上半身淤血水肿,颈部肿胀,颈静脉扩张
Horner综合征	肺尖部肺癌又称肺上沟瘤(癌),易压迫颈部交感神经,引起病眼睑下垂、瞳孔缩小、眼球内陷、同侧额部与胸壁少汗或无汗

【例6】支气管肺癌患者,近年来出现头面部、颈部和上肢水肿。查体可见颈静脉怒张,其发生是由于
A. 上腔静脉阻塞　　　　B. 下腔静脉阻塞　　　　C. 癌转移致心包积液

D. 癌转移致胸腔大量积液　　　　　　　E. 以上均有可能

【例7】关于晚期肺癌压迫侵犯邻近器官、组织，或远处转移时，下列征象<u>不正确</u>的是
A. 侵犯膈神经，引起同侧膈肌麻痹　　　B. 侵犯喉返神经，引起声带麻痹，声音嘶哑
C. 骨关节病综合征　　　　　　　　　　D. 侵犯胸膜，引起胸膜腔积液
E. 侵入纵隔，压迫食管，引起吞咽困难

【例8】男性，49岁，刺激性咳嗽5个月，视物不清10天，胸片示左肺上叶尖段边缘直径8 cm不规则块状阴影，此病变造成的颈交感神经综合征不包括
A. 面部无汗　　B. 瞳孔缩小　　C. 眼球内陷　　D. 声音嘶哑　　E. 上眼睑下垂

3. 胸外转移引起的症状和体征

转移至中枢神经系统	可引起颅内压增高，如头疼、恶心、呕吐、精神状态异常
转移至骨骼	可引起骨痛和病理性骨折
转移至腹部	部分小细胞肺癌可转移到胰腺，表现为胰腺炎症状或阻塞性黄疸
转移至淋巴结	锁骨上淋巴结是肺癌转移的常见部位，可毫无症状

4. 胸外表现

肥大性肺性骨关节病	常见于肺癌，也见于局限性胸膜间皮瘤和肺转移癌；多侵犯上、下肢长骨远端，发生杵状指(趾)和肥大性骨关节病
异位促性腺激素	合并异位促性腺激素的肺癌不多，大部分是大细胞肺癌，主要为男性轻度乳房发育和增生性骨关节病
分泌促肾上腺皮质激素样物	小细胞肺癌或支气管类癌是引起库欣综合征的最常见细胞类型
分泌抗利尿激素	不适当的抗利尿激素分泌可引起厌食、恶心、呕吐等水中毒症，伴有逐渐加重的神经并发症，其特征是低钠(血清钠＜135 mmol/L)、低渗(血渗透压280 mOsm/kg)
神经肌肉综合征	包括小脑皮质变性、脊髓小脑变性、周围神经病变、重症肌无力等
高钙血症	可由骨转移或肿瘤分泌过多甲状旁腺素相关蛋白引起，常见于鳞癌
类癌综合征	典型特征是皮肤、心血管、胃肠道和呼吸功能异常，表现为面部、上肢躯干潮红或水肿，胃肠蠕动增强、腹泻，心动过速、喘息、瘙痒和感觉异常，阵发性症状和体征与肿瘤释放不同血管活性物质有关，除了5-羟色胺外，还包括缓激肽、血管舒缓素和儿茶酚胺

四、检　　查

1. 胸部X线片

中央型肺癌	向腔内生长可引起支气管阻塞征象，肺不张伴肺门淋巴结肿大时，下缘可表现为倒S状影像，为右上叶中央型肺癌的典型征象
周围型肺癌	①早期多呈局限性小斑片状阴影； ②晚期为圆形或类圆形阴影，边缘分叶状，常伴脐凹或细毛刺
肺泡细胞癌	分为结节型和弥漫型两种表现

2. 其他检查

磁共振(MRI)	与CT相比，在明确肿瘤与血管之间的关系上有优越性，而在发现小病灶(＜5 mm)方面则不如CT敏感
SPECT	单光子发射计算机断层显像(SPECT)可进行肿瘤定位、定性和骨转移判断
痰脱落细胞学检查	痰脱落细胞学检查重复3次以上，对中央型肺癌诊断率可达80%，周围型可达50%
纤维支气管镜	主要适于中央型肺癌，活检率可达93%
针吸细胞学检查	主要适于周围型肺癌
纵隔镜检查	有利于肿瘤的诊断及TNM分期
胸腔镜检查	主要用于确定胸腔积液和胸膜肿块的性质

【例9】女,54岁,干咳1个月,无发热、盗汗,反复静滴头孢菌素半个月也未见效。查体:T 36.8℃,双侧颈部均可触及黄豆大淋巴结,质软、活动,双肺未闻及干湿啰音。为明确诊断,首选的检查是
　　A. 血沉　　　　　　B. 胸部X线片　　　C. 痰找结核杆菌　　D. 结核菌实验　　　E. 肺功能

【例10】下列X线征象是周围型肺癌的特征的是
　　A. 肺段或肺叶的局限性肺气肿　　　　　　B. 圆形或类圆形肿块呈分叶状,有脐样切迹,会有毛刺
　　C. 阻塞性肺炎　　　　　　　　　　　　　D. 出现囊状空洞或斑片状浸润
　　E. 可有S形的肺不张和密度较高的片状阴影

【例11】肺癌空洞的典型X线表现是
　　A. 薄壁空洞,形状不规则　　　　　　　　B. 厚壁空洞,内壁光滑　　　　　C. 薄壁空洞,内壁光滑
　　D. 厚壁空洞,内壁凹凸不平　　　　　　　E. 厚壁空洞,内有液平

【例12】男,70岁,咳嗽半年,声音嘶哑1个月。胸部X线片示左肺门明显增大,胸部CT示左肺叶直径4 cm的块状影,主动脉弓下及弓旁淋巴结明显肿大、融合。该患者最可能的诊断是
　　A. 阻塞性肺炎　　　B. 肺脓肿　　　　　C. 肺结核　　　　　D. 纵隔淋巴瘤　　　E. 肺癌

【例13】鉴别中心型肺癌和周围型肺癌最有价值的检查是
　　A. 血肿瘤标志物　　B. 胸部正侧位X线片　C. 胸部CT　　　　　D. 胸部核磁共振　　E. 痰细胞学

【例14】女,60岁,咳嗽伴痰中带血3个月,胸部X线片示左肺门阴影,大小3 cm×2 cm,行痰细胞学检查3次均为阴性。对明确诊断最有价值的检查是
　　A. 支气管镜检查　　B. 经胸穿刺活检　　C. 胸部MRI　　　　 D. 胸部CT　　　　　E. 再次痰液检查癌细胞

【例15】健康体检时,胸部X线片发现肺内靠近胸膜处孤立性小结节,此时首先选的检查是
　　A. 定期复查胸部X线片　　B. 支气管镜　　C. 痰细胞学　　　　D. 胸部CT　　　　　E. 经皮穿刺活检

例16~18 共用题干
　　男,70岁,痰中带血1月余。吸烟10年,40支/天。胸部X线片示右肺门肿块影伴右上肺不张。支气管镜见右上肺开口内新生物。

【例16】初步诊断首先考虑的肺癌类型是
　　A. 周围型　　　　　B. 弥漫型　　　　　C. 结节型　　　　　D. 中心型　　　　　E. 混合型

【例17】该患者肺癌的病理类型最可能是
　　A. 鳞癌　　　　　　B. 腺癌　　　　　　C. 小细胞癌　　　　D. 大细胞癌　　　　E. 腺鳞癌

【例18】该患者首选的下一步检查是
　　A. 头颅CT　　　　 B. 全身骨扫描　　　C. 肝、肾、肾上腺B型超声　D. 胸部CT　　E. 腹部CT

例19~20 共用题干
　　男,58岁。咳嗽,痰中带血丝半年余。吸烟18余年。胸部X线示右上肺近肺门处肿块影。

【例19】为明确病理诊断,首选的检查是
　　A. 开胸活检　　　　　　　　　B. 胸腔镜活检　　　　　　　C. 纵隔镜活检
　　D. 经胸壁肺穿刺活检　　　　　E. 支气管镜活检

【例20】如拟手术治疗,下列不属于手术禁忌证的是
　　A. 对侧肺门淋巴结转移　　　　B. 肝转移　　　　　　　　　C. 锁骨上淋巴结转移
　　D. 同侧肺门淋巴结转移　　　　E. 脑转移

五、治 疗

非小细胞肺癌	①对于局限性病变可采用手术、根治性放疗、根治性综合治疗等; ②对于播散性病变可采用化疗、放疗、靶向治疗等
小细胞肺癌	多采用以化疗为主的综合治疗

【例21】男,56岁。咳嗽伴痰中带血2周,胸部X线片及CT检查发现右肺上叶周围型结节,痰细胞学检查示鳞癌可能性大。该患者首选的治疗是
　　A. 免疫治疗　　　　B. 手术治疗　　　　C. 化学药物治疗　　D. 介入治疗　　　　E. 放射治疗

例22~23 共用题干
　　男,78岁。因进行性气短2周就诊,无咳嗽、发热、胸痛,胸部X线片示左侧大量胸腔积液。血常规WBC $8.9×10^9$/L,N 0.72,Hb 110 g/L,ESR 36 mm/h。

【例22】为明确诊断首先应进行的检查是
A. 支气管镜　　B. 胸腔穿刺　　C. 胸腔镜　　D. 纵隔镜　　E. 胸部CT

【例23】该患者胸部CT示左侧支气管通畅,左下肺直径2 cm分叶状结节影,纵隔可见直径1～2 cm的肿大淋巴结。该患者胸腔积液治疗最有效的措施为
A. 胸膜固定术　　B. 手术治疗　　C. 反复穿刺抽液　　D. 全身化疗　　E. 免疫治疗

▶ **参考答案**如下,详细答案参见2019版《国家临床执业及助理医师资格考试精选真题考点精析》。

1. B	2. D	3. E	4. D	5. D
6. A	7. C	8. D	9. B	10. B
11. D	12. E	13. C	14. A	15. D
16. D	17. A	18. D	19. E	20. A
21. B	22. B	23. D	—	—

昭昭老师提示:
关注官方微信,获得第一手考试资料。

第9章　肺血栓栓塞(助理医师不要求)

▶ **2019考试大纲**
①概述;②危险因素;③临床表现;④诊断与鉴别诊断;⑤治疗与预防。

▶ **考纲解析**
近20年的医师考试中,本章的考试重点是**肺血栓栓塞的表现、诊断、检查、治疗和药物副作用**,执业医师每年考查分数为2～3分,助理医师每年考查分数为0分。

肺栓塞是以各种栓子阻塞肺动脉或其分支为发病原因的一组疾病或临床综合征的总称,包括肺血栓栓塞症(PTE)、脂肪栓塞综合征、羊水栓塞、空气栓塞等。

肺血栓栓塞症为肺栓塞最常见的类型,是来自静脉系统或右心的血栓阻塞肺动脉或其分支所导致的以肺循环和呼吸功能障碍为主要临床和病理生理特征的疾病。引起肺血栓栓塞的血栓主要来源于**深静脉血栓形成(DVT)**。DVT与PTE实质上为一种疾病过程在不同部位、不同阶段的表现,两者合称为静脉血栓栓塞症(VTE)。

一、病因及危险因素

1. Virchow三要素　DVT和PTE具有共同的危险因素,即VTE的危险因素,包括任何可以导致**静脉血液淤滞静脉系统内皮损伤和血液高凝状态的因素**,又称Virchow三要素。

2. 原发性和继发性因素　原发性因素包括抗凝血酶缺乏、先天性异常纤维蛋白原血症等;继发性因素包括创伤/骨折(**最常见的是髋部骨折、下肢骨折、脊髓损伤**)、外科手术(疝修补术、腹部大手术、冠脉搭桥术)、脑卒中等。(昭昭老师提示,看习题目中说"下肢水肿、下肢肿胀",然后又突发呼吸困难的,就是肺栓塞。)

3. 年龄　**年龄是独立的危险因素**,随着年龄的增加,DVT和PTE的发病率逐渐升高。

【例1】我国肺动脉栓塞最常见的病因是
A. 血栓　　B. 心脏病　　C. 肿瘤　　D. 妊娠分娩　　E. 遗传因素

【例2】急性肺栓塞常见的病症是
A. 肺血栓栓塞症　　B. 肺脂肪栓塞综合征　　C. 肺羊水栓塞综合征
D. 肺空气栓塞综合征　　E. 肺瘤栓栓塞综合征

二、临床表现和体征

1. 表　现

不明原因的呼吸困难及气促	尤以活动后明显,为PTE最多见的症状
胸痛	包括胸膜炎性胸痛或心绞痛样疼痛
晕厥	可为唯一或首发症状
神经症状	烦躁不安、惊恐甚至濒死感
咯血	常为小量咯血,大咯血少见
肺栓塞"三联征"	同时出现呼吸困难、胸痛及咯血,但仅见于约20%

2. 体征

呼吸系统	呼吸急促最常见；另有发绀、肺部哮鸣音和(或)细湿啰音，或胸腔积液的相应体征
循环系统	包括心动过速、血压变化，严重时可出现血压下降甚至休克，颈静脉充盈或搏动，肺动脉瓣区第二音亢进($P_2 > A_2$)或分裂，三尖瓣区收缩期杂音 (昭昭老师提示：正常的时候，永远是 $A_2 > P_2$，当看见 $P_2 > A_2$ 的时候，考虑两个疾病，就是肺动脉压力增高的疾病，一个是肺血栓栓塞，一个是慢性肺源性心脏病。)
其他	可伴发热，多为低热，少数患者可有中度(38 ℃)以上的发热

3. DVT 的症状和体征 应测量双侧下肢的周径来评价其差别。大、小腿周径的测量点分别为髌骨上缘以上 15 cm 处，髌骨下缘以下 10 cm 处。双侧相差＞1 cm 即考虑有临床意义。
(昭昭老师提示：碰到一个患者：长期卧床（由于骨折、脑卒中等）＋突发的呼吸困难＋$P_2 > A_2$＝肺血栓栓塞。)

三、实验室检查

1. 根据临床情况疑诊 PTE(疑诊)

血浆 D-二聚体	①急性 PTE 时升高，特异性差，对 PTE 无诊断价值； ②当＜500 μg/L，对 PTE 有重要的排除价值
动脉血气分析	低氧血症、低碳酸血症、肺泡－动脉血氧分压差增大
心电图	非特异性改变，最常见的改变为窦性心动过速
X 线胸片	可显示肺动脉栓塞症、肺动脉高压征、右心扩大征等征象
超声心动图	右心室功能障碍
下肢深静脉检查	最常用的是超声检查，此外患有 CTV、MRV 等

2. 对疑诊病例的进一步明确诊断

CT 肺动脉造影(CTPA)	CTPA 是 PTE 的一线确诊手段，准确发现段以上肺动脉内的血栓，是诊断 CTPA 的金标准
磁共振成像和磁共振肺动脉造影(MRI/MRPA)	①磁共振动脉造影(MRPA)可以直接显示肺动脉内的栓子及 PTE 所致的低灌注区，可确诊 PTE，但对肺段以下的 PTE 诊断价值有限； ②用于肾功能严重受损者、对碘造影剂过敏或妊娠患者； (昭昭老师提示：CTPA 的造影剂可能会损伤肾，导致胎儿畸形等)
放射性核素肺通气/血流灌注(V/Q)显像	是 PTE 的重要诊断方法；典型征象是呈段分布的肺血流灌注缺损，并与通气显像不匹配
肺动脉造影	①为 PTE 诊断的经典与参比方法，其敏感性约为 98%，直接征象有肺动脉内造影剂充盈缺损； ②肺动脉造影是一种有创性检查，可发生致命性或严重并发症，应严格掌握适应证（昭昭速记：这个是曾经的金标准，目前已经被 CTPA 取代）

【例3】诊断肺栓塞的金标准是
A. 胸片　　　　　　　　B. CT　　　　　　　　C. 超声心动图
D. 肺通气/灌注(V/Q)显像　　E. 肺血管造影

【例4】男，56 岁。5 小时前突发右侧胸痛，伴咳嗽、憋气。否认其他病史。查体：R 24 次/分，BP130/80 mmHg，双肺呼吸音清楚，未闻及干湿性啰音及胸膜摩擦音。心率 102 次/分，$P_2 > A_2$，心脏各瓣膜听诊区未闻及杂音。胸部 X 线片未见异常。动脉血气分析示 pH 7.45，$PaCO_2$ 32 mmHg，PaO_2 55 mmHg。下列检查对明确诊断意义最大的是
A. CT 肺动脉造影　　B. 心肌坏死标志物　　C. 血 D-二聚体　　D. UCG　　E. ECG

【例5】男，47 岁。患扩张型心肌病 10 年，活动后喘憋进行性加重，因病卧床半年。下床排便后喘憋突然加重 1 小时。查体：R 30 次/分，BP 90/60 mmHg，口唇发绀，右下肺可闻及少许湿性啰音，心界向左扩大，心率 90 次/分，心律整齐，心音低钝，P_2 亢进，双下肢无水肿。心电图示右束支传导阻滞。血气分析示 PaO_2 48 mmHg，$PaCO_2$ 35 mmHg。该患者喘憋突然加重的最可能的原因是
A. 急性心包炎　　B. 肺血栓栓塞　　C. 急性心肌梗死　　D. 心绞痛　　E. 肺炎

四、治 疗

1. 一般处理与呼吸循环支持治疗 卧床休息，保持大便通畅，避免用力，以免促进深静脉血栓脱落；可适

当使用镇静、止痛、镇咳等相应的对症治疗;采用经鼻导管或面罩吸氧,以纠正低氧血症。

2. 抗凝治疗 主要有普通肝素、低分子肝素、磺达肝癸钠和华法林等。抗血小板药物的抗凝作用不能满足 PTE 或 DVT 的抗凝要求。一般口服华法林的时间疗程至少3个月,对于栓子来源不明的首发病例,需至少给予6个月的抗凝;对于复发性 VTE 或者危险因素,长期存在的,给予12个月以上甚至终生抗凝。

3. 治疗原则

危险度分级	伴随症状	处理原则
低危	血压正常,右心功能正常的肺动脉栓塞患者	无需溶栓,直接行抗凝治疗
中危	血压正常,但右心功能不全的次大块肺动脉栓塞患者	是否行溶栓治疗目前尚无定论,但无论是否行溶栓治疗,均应行抗凝治疗
高危	低血压、右心室功能不全的大块肺动脉栓塞患者	应先行溶栓治疗,再行抗凝治疗

4. 溶栓治疗

适应症	①适用于高危(大面积)PTE 病例(有明显呼吸困难、胸痛、低氧血症等); ②对于血压和右心室功能均正常的低危病例,不宜溶栓
首选药	首选尿激酶,其次是链激酶、rt-PA 昭昭老师提示:阿司匹林属于抗血小板药物而非溶栓药物;肝素属于抗凝药物而非溶栓药物。考生要把这三类药物分清楚:溶栓药(尿激酶)、抗栓药(阿司匹林)、抗凝药(肝素、华法林),千万不要混为一谈!
时间窗	溶栓的时间窗一般定为14天以内,但若近期新发 PTE 征象可适当延长
禁忌症	①绝对禁忌症:活动性内出血及近期自发性颅内出血; ②相对禁忌症:2周内有大手术、分娩、有创检查,如器官活检及不能压迫止血部位的血管穿刺;10 天内的胃肠道出血;15 天以内的严重创伤等
并发症	最常见的是:出血;最严重的是:颅内出血

【例6】 发生肺血栓栓塞时,应首先考虑溶栓的情况是
A. 合并深静脉血栓的形成 B. 剧烈胸痛 C. 严重低氧血症 D. 持续低血压 E. 明显咯血

5. 手术治疗

肺动脉导管碎解和抽吸血栓	对于肺动脉主干或主要分支的肺栓塞,并有溶栓的禁忌症
肺动脉血栓摘除术	风险大、病死率高,适用于经积极内科治疗或导管介入治疗无效的紧急情况
防止腔静脉滤器	主要是预防再次发生肺栓塞
慢性血栓栓塞性肺动脉高压(CTEPH)的治疗	口服华法林抗凝治疗,INR 维持在 2.0~3.0

> **参考答案**如下,详细答案参见 2019 版《国家临床执业及助理医师资格考试精选真题考点精析》。

| 1. B | 2. A | 3. E | 4. A | 5. B | 昭昭老师提示: |
| 6. D | — | — | — | — | 关注官方微信,获得第一手考试资料。 |

第 10 章 呼吸衰竭

> **2019 考试大纲**
①急性呼吸衰竭的病因、临床表现、诊断、治疗。②慢性呼吸衰竭的病因、临床表现、诊断、治疗。

> **考纲解析**
近 20 年的医师考试中,本章的考试重点是呼吸衰竭的分型、机制、诊断、检查和治疗,执业医师每年考查分数为 2~3 分,助理医师每年考查分数为 0 分。

第 1 节 概 述

呼吸衰竭是指各种原因引起的肺通气和(或)换气功能严重障碍,使静息状态下亦不能维持足够的气体交

换,导致低氧血症伴(或不伴)高碳酸血症,进而引起一系列病理生理改变和相应的临床表现综合征。临床表现缺乏特异性,明确诊断依靠动脉血气分析:在海平面、静息状态、呼吸空气条件下,动脉血氧分压(PaO_2)<60 mmHg,伴或不伴二氧化碳分压($PaCO_2$)>50 mmHg。

一、分 类

1. 按照动脉血气分类

	Ⅰ型呼吸衰竭	Ⅱ型呼吸衰竭
定义	PaO_2<60 mmHg,$PaCO_2$降低或正常	PaO_2<60 mmHg,$PaCO_2$>50 mmHg
机制	换气功能障碍	通气功能障碍
本质	弥散障碍	肺泡通气量不足
	Ⅰ型呼吸衰竭	Ⅱ型呼吸衰竭
病因	严重肺部感染性病变、ARDS、间质性肺疾病、急性肺栓塞	慢支、COPD、上呼吸道阻塞、呼吸肌功能障碍
昭昭速记	"一"个"谜"	"2"个人整天"泡"在一起

> 昭昭老师总结:常考的几个疾病的发病机制总结

Ⅰ型呼衰	弥散障碍	ARDS	肺内动静脉分流
Ⅱ型呼衰	肺泡通气量不足	肺栓塞	通气-血流比值失调

2. 按照发病急缓分类

急性呼吸衰竭	突发致病因素导致,如严重肺疾患、创伤、休克等
慢性呼吸衰竭	疾病逐渐加重,经过较长时间发展为呼吸衰竭,如 COPD、肺结核、间质性肺炎、神经肌肉病等,其中以 COPD 最常见

3. 按照发病机制分类 可分为通气性呼吸衰竭和换气性呼吸衰竭,也可分为泵衰竭和肺衰竭。通常泵衰竭主要引起通气功能障碍,表现为Ⅱ型呼吸衰竭;肺实质和肺血管病变常引起换气功能障碍,表现为Ⅰ型呼吸衰竭。

【例1】Ⅱ型呼吸衰竭最常见的病因是
A. 肺纤维化   B. 肺结核   C. 支气管扩张   D. 阻塞性肺炎   E. 慢性阻塞性肺疾病

【例2】下列疾病中,最常出现Ⅱ型呼吸衰竭的是
A. 肺结核   B. 硅沉着病   C. 膈肌瘫痪   D. 特发性肺纤维化   E. 肺水肿

例3~4 共用选项
A. 肺泡通气量下降   B. 通气/血流比例失衡
C. 弥散功能障碍   D. 肺内分流   E. 氧耗量增加

【例3】支气管哮喘患者发生Ⅱ型呼吸衰竭最主要的机制是
【例4】支气管哮喘患者发生Ⅰ型呼吸衰竭最主要的机制是

二、病 因

呼吸道阻塞	如 COPD、痉挛、肿瘤、异物,COPD 最常见
肺组织病变	肺炎、重症肺 TB、肺气肿、间质性肺炎、尘肺、肺水肿、ARDS
肺血管病变	肺动脉栓塞
胸廓与胸膜病变	胸廓畸形、外伤、手术创伤、气胸、胸腔积液等
神经肌肉病变	脑血管病变、脑炎、脑外伤、药物中毒等

三、发病机制

1. 低氧血症和高碳酸血症的发生机制

肺通气不足	引起缺氧和 CO_2 潴留,Ⅱ型呼吸衰竭的主要机制
弥散障碍	以低氧血症为主,Ⅰ型呼吸衰竭的主要机制

续表

通气/血流比例失调	仅有低氧血症,而无 CO_2 潴留（Ⅰ型呼吸衰竭的机制之一）
肺内动-静脉解剖分流增加	可提高吸氧浓度,但不能提高分流静脉血的氧分压,吸氧不能缓解症状（Ⅰ型呼吸衰竭的机制之一）
氧耗量增加	发热、寒战、严重哮喘、呼吸困难、抽搐均可增加氧耗

2. 缺氧和 CO_2 潴留对机体的影响

	缺氧对机体的影响	CO_2 潴留对机体的影响
中枢神经系统	脑细胞功能障碍,毛细血管通透性增高脑水肿、损伤、脑细胞死亡	脑脊液 H^+ 浓度升高,降低细胞兴奋性,抑制脑皮质、麻醉中枢
心血管系统	心率加快、心排量增加,BP 上升,冠脉血流量加快、肺动脉收缩、肺动脉高压	心率加快、心排量增加,脑血管、冠脉舒张;肾、脾、肌肉血管收缩
呼吸系统	通气增加,晚期呼吸中枢兴奋	通气增加
肝肾功能	肝肾功能受损	肾血管痉挛,尿量减少
造血系统	EPO 产生增加,继发性红细胞增多	—
酸碱平衡	代酸+高钾	呼酸+低氧

3. 酸碱平衡失调

急性呼吸衰竭	①由于 CO_2 潴留,H_2CO_3 浓度增高,可导致 pH 迅速下降,出现呼吸性酸中毒。 ②随着病情进展,体内大量酸性代谢产物堆积,导致代谢性酸中毒。此时患者表现为呼酸合并代酸。最后由于能量不足,钠泵功能障碍,造成细胞内酸中毒和高钾血症
慢性呼吸衰竭	①慢性Ⅱ型呼吸衰竭时,CO_2 潴留发展缓慢,肾脏可通过增加 HCO_3^- 的回吸收来维持 pH 恒定; ②当体内 CO_2 长期增高时,HCO_3^- 维持在较高水平,导致呼吸性酸中毒合并代谢性碱中毒,此时 pH 可维持在正常范围; ②当呼吸衰竭恶化,CO_2 潴留进一步加重时,HCO_3^- 已不能代偿,则呈现失代偿性呼酸+代碱,pH 低于正常范围

第2节 急性呼吸衰竭

一、病因

各种因素,如严重肺部感染、哮喘、呼吸道阻塞等突发的致病因素,以及颅脑病变如脑血管病,可直接或间接抑制呼吸中枢等疾病,进而导致肺通气和肺换气功能障碍,引发急性呼吸衰竭。

二、临床表现

呼吸困难	是呼吸衰竭最早出现的症状
发绀	当动脉血氧饱和度低于 90% 时,可在口唇、指甲等处出现发绀
精神神经症状	出现精神错乱、躁狂、昏迷、抽搐等症状,即肺性脑病
循环系统表现	多有心动过速,严重者导致周围循环衰竭
消化系统表现	谷丙转氨酶升高;胃肠道黏膜屏障功能受损
泌尿系统表现	出现蛋白、红细胞和管型

三、实验室检查

依靠动脉血气分析,对判断呼吸衰竭和酸碱平衡失衡的严重程度及指导治疗均有重要意义。

四、治疗

（1）最基本及最重要的治疗　保持呼吸道通畅。

（2）氧疗　Ⅰ型呼吸衰竭的主要问题为氧合功能障碍而通气功能基本正常。较高浓度（氧浓度＞35%）的吸氧可以缓解低氧血症而不引起 CO_2 潴留。氧气吸入浓度（%）=21+4×氧流量。在 PaO_2 迅速提高到 60 mmHg 以上或脉搏容积血氧饱和度（SpO_2）达 90% 以上的前提下,尽量降低吸氧浓度。

（3）重建呼吸道最可靠的方法　气管内插管,适用严重的通气功能障碍和换气功能障碍导致的低氧血症和酸中毒患者。

（4）药物

常用药物	①尼可刹米和洛贝林,但是有不良反应,基本上现在已经被多沙普仑所替代； ②适用于:中枢抑制为主,通气不足引起的呼吸衰竭； ③不适用:以肺换气功能障碍为主所致的呼吸衰竭(如呼吸机疲劳、神经肌肉病变、肺实质病变、肺间质病变)
禁用药物	禁止使用抑制呼吸的药物,如止痛药可待因、吗啡等

第3节 慢性呼吸衰竭

一、病　因

慢性呼吸衰竭多由支气管一肺疾病引起,如慢阻肺、严重肺结核、肺间质纤维化、肺尘埃沉着症等。胸廓和神经肌肉病变,如胸部手术、外伤、广泛胸膜增厚、胸廓畸形、脊髓侧索硬化症,可导致慢性呼吸衰竭。

二、临床表现

呼吸困难	病情较轻时表现为呼吸费力伴呼气延长,严重时发展为浅快呼吸
神经症状	CO_2潴留时,随$PaCO_2$升高可表现为先兴奋后抑制现象,严重者出现肺性脑病
循环系统表现	CO_2潴留使外周体表静脉充盈、皮肤充血、温暖多汗等

【例5】男,74岁。反复咳嗽、咳痰30年,近5年来长期夜间家庭氧疗。1周前因受凉后出现喘息,夜间入睡困难。昨夜自服舒乐安定(艾司唑仑)2片,并将吸氧流量提高至4 L/min,自觉喘息症状有所改善。今晨家属发现其呼之不应。入院查体:轻度昏迷,球结膜水肿,口唇无发绀。双肺呼吸音低。双侧巴宾斯基征(±)。该患者最可能出现的问题是

　A. 电解质紊乱　　B. 氧中毒　　C. 肺性脑病　　D. 镇静剂中毒　　E. 脑梗死

三、实验室检查

首选检查:动脉血气分析。

例6~7共用题干

男,70岁。间断咳嗽30余年,加重伴意识障碍2天入院。查体:T 38.0 ℃,P 102次/分,R 21次/分,BP 120/80 mmHg。烦躁不安,球结膜水肿充血,口唇发绀。桶状胸,双肺可闻及哮鸣音,双下肺少量湿性啰音。

【例6】对诊断最有意义的检查是

　A. 心电图　　B. 脑电图　　C. 痰细菌培养　　D. 动脉血气分析　　E. 胸部CT

【例7】该患者禁忌使用的药物是

　A. 甲泼尼龙　　B. 地西泮　　C. 氨茶碱　　D. 地塞米松　　E. 头孢曲松

四、治　疗

氧　疗	①慢性高碳酸血症患者呼吸中枢的化学感受器对CO_2反应性差,呼吸主要依靠低氧血症刺激颈动脉体和主动脉化学感受器的刺激来维持,若吸入高浓度氧,使血氧迅速升高,解除低氧对外周化学感受器的刺激,便会抑制患者呼吸,造成通气进一步恶化,严重可导致麻醉状态。所以对患者采取的最主要的方法是:持续低流量给氧(<35%); ②氧气吸入浓度(%)=21+4×氧流量
抗感染	慢性呼吸衰竭急性加重的常见诱因是感染,一些非感染因素诱发的呼吸衰竭也容易继发感染
机械通气	①根据病情选用无创机械通气或有创机械通气； ②慢阻肺急性加重早期及时应用无创机械通气,可以防止呼吸功能不全加重,缓解呼吸肌疲劳,减少后期气管插管率,改善预后。 (昭昭老师提示:呼吸机适应症:①意识障碍,呼吸不规则；②气道分泌物多且有排痰障碍；③有较大的呕吐反吸可能性；④全身状态差,疲乏明显者；⑤$PaO_2 \leq 45$ mmHg,$PaCO_2 \geq 70$ mmHg；⑥MODS)
呼吸兴奋剂	慢性呼吸衰竭患者在病情需要时可服用呼吸兴奋剂阿米三嗪,可通过刺激颈动脉体和主动脉体的化学感受器兴奋呼吸中枢,增加通气量。 (昭昭老师提示:对于低通气量是因呼吸中枢抑制为主者,呼吸兴奋剂(如尼可刹米、洛贝林)疗效较好。对于COPD引起的呼衰,应用呼吸兴奋剂不仅不能提高通气量,反而会加重氧耗,加重组织缺氧,故不宜使用)

纠正酸碱失调	①呼衰时呼吸性酸中毒(COPD 患者常合并呼酸)CO_2 潴留发生的根本原因是肺泡通气不足,治疗时应通过改善肺泡通气量排除过多的 CO_2; ②治疗时一般不宜补碱(NaHCO₃),否则易导致碱中毒,使 pH 值升高,氧解离曲线左移,血红蛋白与 O_2 亲和力增加,不利于氧释放,会加重组织缺氧。 (昭昭老师提示:补碱指征,PH<7.20)

【例 8】女,65 岁,间断咳嗽、咳痰 10 年,加重伴呼吸困难 2 天。血气分析:pH7.35,PaO_2 56 mmHg,$PaCO_2$ 46 mmHg。给予该患者鼻导管吸氧治疗。如需使用的吸氧浓度为 27%,则其氧流量应调整为

A. 1.0 L/min B. 1.5 L/min C. 2.0 L/min D. 2.5 L/min E. 3.0 L/min

第 4 节 酸碱平衡失调和电解质紊乱

一、酸碱调节系统

人体主要通过体液缓冲系统、肺、肾和离子交换调节四种方式来维持及调节酸碱平衡。其中体液缓冲系统调节最敏感,包括碳酸氢盐系统、磷酸盐系统、血红蛋白及血浆蛋白系统。其中尤以碳酸氢盐系统最重要,正常时,碳酸氢盐/碳酸=20:1。肺调节一般在 10～30 分钟发挥作用,主要以 CO_2 形式排出挥发性酸。离子交换调节一般在 2～4 小时之后发挥作用。肾调节最慢,在数小时之后发生,但其作用强而持续,且是非挥发酸和碱性物质(HCO_3^-)排出的唯一途径。

二、酸碱失衡的判断

第 1 步	①先看血 pH 值,血 pH 值=7.35～7.45; ②如果 pH 值在 7.35～7.45,代偿期; ③如果 pH 值<7.35,失代偿,酸中毒;如果 pH 值>7.45,失代偿,碱中毒
第 2 步	要想知道是呼吸性碱中毒,还是呼吸性酸中毒,就一个指标,主要是看二氧化碳分压($PaCO_2$:35～45 mmHg) (昭昭老师速记:7.35,7.45,以及二氧化碳的 35,45;都有 35,45) ①$PaCO_2$<35 mmHg:呼吸性碱中毒;②$PaCO_2$>45 mmHg:呼吸性酸中毒
第 3 步	①要想知道是代谢性碱中毒,还是代谢性酸中毒,有好几个指标:BE 值、HCO_3^-; (昭昭老师速记:BE 值的优先性大于 HCO_3^-;BE 值:-3～+3;HCO_3^-:21～27 mmol/L) ②BE<-3:酸中毒;BE>+3:碱中毒; ③HCO_3^-<21 mmol/L:酸中毒;HCO_3^->27 mmol/L:碱中毒

➤ 参考答案如下,详细答案参见 2019 版《国家临床执业及助理医师资格考试精选真题考点精析》。

1. E	2. C	3. B	4. A	5. C	昭昭老师提示: 关注官方微信,获得第一手考试资料。
6. D	7. B	8. B	—	—	

第 11 章 急性呼吸窘迫综合征与多器官功能障碍综合征(助理医师不要求)

➤ **2019 考试大纲**

①急性肺损伤与急性呼吸窘迫综合征;②呼吸支持技术;③系统性炎症反应综合征与多器官功能障碍综合征。

➤ **考纲解析**

近 20 年的医师考试中,本章的考试重点是 ARDS 的机制、诊断、检查和治疗,执业医师每年考查分数为 2～3 分,助理医师每年考查分数为 0 分。

第 1 节 急性呼吸窘迫综合征

急性呼吸窘迫综合征是指由各种肺内和肺外致病因素所导致的急性弥漫性肺损伤和进而发展的急性呼吸衰竭。主要病理特征是炎症导致的微血管通透性增高,肺泡腔渗出富含蛋白质的液体,进而导致肺水肿及

透明膜形成,常伴肺泡出血。主要病理生理改变是肺容积减少、肺顺应性降低和严重通气/血流比例失调。临床表现为**呼吸窘迫**、**顽固性低氧血症**和**呼吸衰竭**,肺部影像学表现为双肺渗出性病变。

【例1】 急性呼吸窘迫综合征**最重要**的临床特征是
 A. 双肺渗出性病变　　　　　B. 呼吸困难和体位无关　　　　C. 呼吸频率显著增加
 D. 顽固性低氧血症　　　　　E. 混合型呼吸困难

【例2】 急性呼吸窘迫综合征所致**顽固性低氧血症**的最主要机制是
 A. 限制性通气功能障碍　　　B. 弥散功能障碍　　　　　　　C. 通气血流比例失衡
 D. 分流率增加　　　　　　　E. 呼吸功增加

一、病因和发病机制

1. 病因

肺内因素(直接因素)	重症肺炎、肺挫伤、胃内容物吸入、吸入性肺损伤、肺血管炎
肺外因素(间接因素)	胰腺炎、重度烧伤、输血相关急性肺损伤

【例3】 男,50岁,**急性胰腺炎胆囊造瘘**,胰腺引流术后,禁食、胃肠减压、输液及积极抗感染治疗,吸入高浓度纯氧;动脉血气分析:pH 7.48,PaO_2 53 mmHg,$PaCO_2$ 34 mmHg。胸片显示双肺广泛大片状阴影,心电图示窦性心动过速。该患者最有可能的诊断是
 A. 肺梗死　　B. 急性心力衰竭　　C. 急性呼吸窘迫综合征　　D. 术后肺不张　　E. 败血症

【例4】 男,47岁。因腹痛4小时急诊诊断为"**重症急性胰腺炎**"。入院后给予禁食、补液及抗感染治疗。2天后患者逐渐感觉气短。查体:T 38.3℃,R 31次/分,BP 110/75 mmHg。双肺呼吸音清晰,心率96次/分,$P_2<A_2$,未闻及杂音及附加音。腹部压痛(+)。经皮氧饱和度监测示SpO_2由95%逐渐下降至88%。该患者首先考虑的诊断是
 A. 医院获得性肺炎　　B. 心力衰竭　　C. 急性呼吸窘迫综合征　　D. 阻塞性肺不张　　E. 肺栓塞

【例5】 男,38岁。因车祸致**骨盆、股骨骨折**急诊手术。术后一天逐渐出现憋气、烦躁不安。经皮血氧饱和度监测示由98%逐渐下降至87%,经面罩给氧(5 L/min)后,SpO_2增加至89%,但症状缓解并不明显。查体:T 37.2℃,P 103次/分,R 32次/分,BP 90/60 mmHg,意识清楚,口唇发绀。双肺呼吸音对称,双肺闻及少量湿啰音。该患者最可能的诊断是
 A. 气胸　　　　　　　　　　B. 肺血栓栓塞　　　　　　　　C. 腹腔内出血
 D. 急性左心衰竭　　　　　　E. 急性呼吸窘迫综合征

2. 发病机制

(1) 炎症细胞和炎症介质是启动早期炎症反应与维持炎症反应的两个主要因素,在 ARDS 的发展中起关键作用。炎症细胞产生多种炎症介质和细胞因子,最重要的是**肿瘤坏死因子和白细胞介素-1**。TNF 和 IL-1→大量中性粒细胞在肺内聚集、激活→"呼吸暴发"释放氧自由基、蛋白酶和炎症介质→肺毛细血管内皮细胞和肺泡上皮细胞损伤,肺微血管通透性增高和微血栓形成→大量富含蛋白质和纤维蛋白的液体流至肺间质和肺泡→非心源性肺水肿,**透明膜形成**→**肺不张、肺泡萎陷(导致顽固性低氧血症)**→肺间质纤维化。

(2) ARDS 发生低氧血症的机制是严重的通气/血流比值失调、肺内分流和弥散障碍,造成顽固性低氧血症和呼吸窘迫。其中,**最主要的机制是:肺内动静脉分流机制。**

(昭昭老师速记:大家"急"着"分"钱);(昭昭老师提示:对比记忆1型呼吸衰竭和2型呼吸衰竭的机制,1型呼吸衰竭——**弥**散障碍;2型呼吸衰竭——**肺泡**通气量不足,昭昭老师速记:2炮是一个谜。)

二、病理

1. 肺水肿 ARDS 的病理改变为弥漫性肺泡损伤,主要表现为肺广泛充血水肿和**肺泡腔内透明膜形成**。由于肺毛细血管内皮细胞和肺泡上皮细胞损伤,肺泡膜通透性增加,引起肺间质和肺泡水肿。

2. 肺不张 由于肺泡Ⅱ型细胞损伤,肺表面活性物质减少,导致小气道陷闭和肺泡萎缩不张。

3. 顽固性低氧血症 ARDS 肺形态改变有两个特点 肺水肿和肺不张在肺内呈不均一分布,即重力依赖区(仰卧位时靠近背部的肺区)以肺水肿和肺不张为主,通气功能极差;而非重力依赖区(仰卧位时靠近胸壁的肺区)的肺功能基本正常。由于肺水肿和肺泡萎陷,使功能残气量和有效参与气体交换的肺泡数量减少。上述病理和形态学改变可导致严重通气/血流比例失调、肺内分流、弥散障碍,造成顽固性低氧血症和呼吸窘迫,表现为**弥散功能障碍及限制性通气功能障碍**。在治疗时应行正压给氧。

4. 呼吸窘迫的发生机制 低氧血症刺激颈动脉和主动脉体化学感受器,反射性刺激呼吸中枢,产生过

度通气;肺充血、水肿刺激毛细血管旁J感受器,反射性使呼吸加深加快,导致呼吸窘迫。由于呼吸的代偿,$PaCO_2$ 最初可以降低或正常。极端严重者,由于肺通气量减少、呼吸窘迫加重呼吸肌疲劳,可发生高碳酸血症。

三、临床表现和体征

发病时间	ARDS 大多数于原发病起病后 72 小时内发生,几乎不超过 7 天
主要表现	①最早出现的症状是呼吸增快,并呈进行性加重的呼吸困难、发绀; ②呼吸困难的特点是呼吸深快、费力,患者感到胸廓紧束、严重憋气; ③顽固性的低氧血症,即呼吸窘迫,不能用通常的吸氧疗法改善。 (昭昭老师提示:做题的时候很简单,只要看到题目说"氧饱和度为75%,吸氧后,氧饱和度为80%",这就是顽固性的低氧血症(正常人,氧饱和度100%,一般低氧血症的人,吸氧后,氧饱和度也会迅速提升为100%);或者说,吸氧后,氧分压65 mmHg(正常人氧分压是80~100 mmHg,吸氧后应该到达80 mmHg),这都是ARDS)
早期体征	①早期体征可无异常,或仅在双肺闻及少量细湿啰音; ②后期多可闻及水泡音,可有管状呼吸音

【例6】急性呼吸窘迫综合征的早期临床表现是
A. 发绀 B. 呼吸道分泌物多 C. 意识障碍 D. 呼吸窘迫 E. 体温高

四、实验室检查

X线胸片	早期可无异常,或呈轻度间质改变,表现为边缘模糊的肺纹理增多,继之出现斑片状以融合成大片状的磨玻璃或实变浸润影
动脉血气分析	①PaO_2 降低,$PaCO_2$ 降低,pH 升高; ②目前在临床上氧合指数为 PaO_2/FiO_2 用来诊断 ARDS。PaO_2/FiO_2 正常值为400~500 mmHg,≤300 mmHg 是诊断 ARDS 的必要条件; (昭昭老师速记:看见小3就呼吸窘迫) ③早期由于过度通气而出现呼碱,pH 可高于正常,$PaCO_2$ 低于正常;后期若出现呼吸肌疲劳或合并代谢性酸中毒,甚至会出现 $PaCO_2$ 高于正常。 (昭昭老师速记:早期呼吸性碱中毒,这点和哮喘是一模一样的)
床边呼吸功能检测	ARDS 患者出现血管外肺水增加,肺顺应性降低、出现明显的肺内右向左分流,但无呼吸气流受限
超声心动图和Swan-Ganz导管检查	①PAWP 一般>12 mmHg,若>18 mmHg 则支持左心衰竭的诊断; ②考虑到心源性肺水肿和 ARDS 有合并存在的可能性,目前认为 PAWP>18 mmHg 并非 ARDS 的排除标准,如果呼吸衰竭的临床表现不能完全用左心衰竭解释时考虑 ARDS 诊断

【例7】成人呼吸窘迫综合征(ARDS)最重要的诊断依据是
A. 呼吸频率增加,每分钟大于28 次 B. 肺泡气-动脉血氧分压差降低 C. 肺内分流量减少
D. 氧合指数(PaO_2/FiO_2)<300 E. 血气分析显示为低氧伴轻度 CO_2 潴留

五、治 疗

原发病的治疗	治疗 ARDS 的首要原则和基础
纠正缺氧	①一般需高浓度给氧,使 PaO_2≥60 mmHg 或 SaO_2≥90%; ②轻症者可使用面罩给氧,但多数患者需使用机械通气
机械通气	①轻度 ARDS 患者可试用无创正压通气(NIPPV); ②目前 ARDS 的机械性通气推荐采用肺保护性通气策略,主要措施包括合适水平的 PEEP(呼吸末正压给氧)和小潮气量通气
液体管理	减轻肺水肿,应合理限制液体入量,以可允许的较低循环容量来维持有效循环,保持肺处于相对"干"的状态
营养支持与监护	ARDS 时机体处于高代谢状态,应补充足够的营养
其他	糖皮质激素、表面活性物质、鱼油和吸入NO 等在 ARDS 中的治疗价值尚不确定

【例8】男,16岁,溺水,经急救后送来急诊。查体:P120次/分,R32次/分,BP 95/65 mmHg,神志清楚,口唇发绀,双肺可闻及湿啰音。面罩吸氧后氧饱和度监测显示为85%。该患者应立即采取的治疗措施是
A. 静脉注射地塞米松　　　　　B. 静脉注射毛花苷C　　　　　C. 无创通气
D. 皮下注射吗啡　　　　　　　E. 静脉注射呋塞米

【例9】治疗成人呼吸窘迫综合征最有效的措施为
A. 低浓度持续吸氧　　　　　　B. 高浓度吸氧　　　　　　　　C. 正压机械通气
D. 呼气末正压通气　　　　　　E. 应用糖皮质激素

【例10】治疗急性呼吸窘迫综合征最有效的措施是
A. 应用呼气末正压通气　　　　B. 持续低浓度吸氧　　　　　　C. 持续高浓度吸氧
D. 积极给予对症支持治疗　　　E. 早起应用糖皮质激素

第2节　系统性炎症反应综合征和多器官功能障碍综合征

一、系统性炎症反应综合征(SIRS)

机体对不同原因的严重损伤所产生的系统性炎症反应,至少具有以下临床表现中的2项:①体温>38℃或<36℃;②心率>90次/分;③呼吸急促,频率>20次/分,$PaCO_2$<32 mmHg;④血 WBC>$12×10^9$/L或<$4×10^9$/L。

二、多器官功能障碍综合征(MODS)

MODS 是 SIRS 进一步发展的严重阶段,指机体在遭受急性严重感染、严重创伤、大面积烧伤等突然打击后,同时或先后出现不包括原发病的2个或2个以上的器官功能障碍,以致在无干预治疗的情况下不能维持内环境稳定的综合征。

【例11】女,68岁。因急腹症入院,急救过程中先后出现少尿、肺水肿、呼吸困难、嗜睡、意识障碍、消化道出血等症状,应诊断为
A. DIC　　　　B. ARF　　　　C. MODS　　　　D. ARDS　　　　E. Curling 溃疡

➤ 参考答案如下,详细答案参见2019版《国家临床执业及助理医师资格考试精选真题考点精析》。

| 1. D | 2. D | 3. C | 4. C | 5. E | 6. D | 昭昭老师提示: |
| 7. C | 8. C | 9. D | 10. A | 11. C | — | 关注官方微信,获得第一手考试资料。 |

第12章　胸腔积液

➤ **2019 考试大纲**

①结核性胸膜炎;②恶性胸腔积液;③血胸;④脓胸。

➤ **考纲解析**

近20年的医师考试中,本章的考试重点是胸腔积液的机制、诊断、检查和治疗,执业医师每年考查分数为2~3分,助理医师每年考查分数为0分。

第1节　结核性胸膜炎和恶性胸腔积液

胸膜腔是位于肺和胸壁之间的一个潜在的腔隙。在正常情况下脏层胸膜和壁层胸膜表面上有一层很薄的液体,在呼吸运动时起润滑作用。胸膜腔和其中的液体并非处于静止状态,在每一次呼吸周期中胸膜腔形状和压力均有很大变化,使胸膜腔内液体持续滤出和吸收并处于动态平衡。任何因素使胸膜腔内液体形成过快或吸收过缓,即产生胸腔积液,简称胸腔积液。

一、病因和性质

1. 病　因

胸膜毛细血管内静水压增高	充血性心力衰竭、缩窄性心包炎、血容量增加等
胸膜通透性增加	胸膜炎症、风湿性疾病、胸部肿瘤、肺梗死、膈下炎症等
胸膜毛细血管内胶体渗透压降低	低蛋白血症、肝硬化、肾病综合征、急性肾小球肾炎、黏液性水肿等,产生漏出液
壁层胸膜淋巴引流障碍	癌症淋巴管阻塞、发育性淋巴管引流异常等,产生渗出液

续表

损伤	动脉瘤破裂、食管破裂、胸导管破裂等,产生血胸、脓胸和乳糜胸
医源性	药物(如甲氨蝶呤、胺碘酮、苯妥英、呋喃妥因、β受体阻滞剂)、放射治疗、消化内镜检查等,都可引起渗出性或漏出性积液

2. 性 质
(1) 漏出液和渗出液

性 质	疾病	昭昭老师速记
漏出液	胸膜毛细血管内**静水压增高**——充血性心力衰竭、缩窄性心包炎、血容量增加	药物过敏只是导致血管的通透性升高,注意漏出液也可以有通透性升高,这个不是渗出液的专利。但是,药物过敏绝对没有炎症介质,所以不是炎症,不是渗出
	胸膜毛细血管内**胶体渗透压降低**——低蛋白血症、肝硬化、肾病综合征、急性肾小球肾炎、黏液性水肿等	
	药物过敏	
渗出液	胸膜**通透性增加——胸膜炎症、膈下炎症、风湿性疾病、胸部肿瘤、肺梗死、肺栓塞**等	炎症的本质是渗出、增生和变质,渗出液都是和"炎症"相关的,胸膜炎症、膈下炎症都是炎症。风湿性疾病,属于一种自身免疫性疾病,本质是炎症,如SLE是血管炎。肿瘤呢?坏死产生无菌性炎症,肯定是炎症;肺梗死后产生一些炎症介质,导致炎症渗出
	壁层**胸膜淋巴引流障碍**——癌症淋巴管阻塞、发育性淋巴管引流异常等	——
	损伤——动脉瘤破裂、食管破裂、胸导管破裂等,产生血胸、脓胸和乳糜胸	动脉瘤破裂流出的血液产生无菌性炎症;食管破裂后食物残渣进入胸腔导致炎症;胸导管破裂,淋巴液进入胸腔,导致炎症,都是渗出液
	气胸	气胸后,空气中的细菌等进入胸部引发炎症,炎症导致渗出液

(2) 医源性 药物(如甲氨蝶呤、胺碘酮、苯妥英、呋喃妥因、β受体阻滞剂)、放射治疗、消化内镜检查等,都可以引起渗出性或漏出性积液。

二、表 现

主要症状	**呼吸困难是最常见的症状**,多伴有胸痛和咳嗽,此时因为胸腔大量积液导致肺膨胀受限,发生限制性的呼吸困难 (昭昭老师提示:这个发病机制是和特发性肺纤维化一样的)
结核性胸膜炎	多见于青年,常有**发热**、干咳、胸痛等表现,随着胸腔积液量的增加,胸痛可缓解,但可出现胸闷憋气
恶性胸积液	见于中年以上患者,一般**无发热**,胸部隐痛,伴有消瘦和呼吸道或原发部位肿瘤的症状

三、体 征

视诊	胸廓饱满	触诊	**语颤减弱**,气管及纵隔向**健侧移位**
叩诊	呈**浊音或实音**	听诊	呼吸音**减弱或消失**

【例1】关于结核性胸膜炎的特点描述**错误**的是
A. 多见于中青年   B. 起病多缓慢   C. 可有结核中毒症状
D. X线胸片可呈肋膈角消失或外高内低影   E. X线胸片除胸液影外,还应有肺内结核灶

【例2】男,51岁。发热2周,**体温波动在37.5~38℃**,右胸疼痛,近3天胸痛减轻,感胸闷、气促。查体:右下胸语音震颤减弱,叩诊浊音,呼吸音降低。最可能的诊断是
A. 肺炎链球菌肺炎   B. 肺炎支原体肺炎   C. 结核性胸膜炎   D. 浸润性肺结核   E. 支气管癌

【例3】结核性干性胸膜炎**最重要**的体征是
A. 呼吸浅速   B. 患侧呼吸运动减弱   C. 患侧呼吸音减弱

D. 患侧语音震颤减弱　　　　　　　　　E. 患侧可听到胸膜摩擦音

【例4】女,18岁,午后发热伴胸闷、气短2周入院,胸部X线片示左侧胸腔积液。其气短的最主要原因是
A. 阻塞性通气功能障碍　　　　　B. 肺组织弥散功能障碍　　　　　C. 限制性通气功能障碍
D. 通气/血流比例失调　　　　　　E. 动静脉分流

【例5】女,59岁。发热、咳嗽3天。查体:T38℃,右侧胸廓略饱满,右下肺第4前肋间以下叩诊呈实音,呼吸音明显减弱。该患者最可能出现的其他体征是
A. 右下肺可闻及湿性啰音　　　　B. 右下肺可闻及胸膜摩擦音　　　C. 气管向右侧移位
D. 右下肺语音共振减弱　　　　　E. 右下肺可闻及支气管呼吸音

四、检　　查

1. 一般检查

（1）超声检查　首选检查,胸腔积液的灵敏度高,定位准确。

（2）经皮穿刺胸膜活检　经皮穿刺胸膜活检对胸腔积液病因诊断有重要意义,可发现肿瘤、结核和其他胸膜肉芽肿性病变。

（3）胸部X线检查　少量积液一般积液量达300 mL以上时,可表现外侧肋膈角变钝;包裹性积液的X线片表现为自胸壁向肺野突出的半圆形或梭形致密影,边缘光滑,密度均匀,其上下缘与胸壁的夹角呈钝角。

（4）胸腔镜或开胸活检　上述检查不能确诊者,必要时可经胸腔镜或剖胸直视下活检。

2. 胸腔积液性质检查

（1）外观和气味

漏出液	漏出液透明清亮,静置不凝固,比重<1.016~1.018
渗出液	渗出液多呈草黄色浊,易有凝块,密度>1.018
血性胸腔积液	呈洗肉水样或静脉血样,多见于肿瘤、结核和肺栓塞
乳状胸腔积液	多为乳糜胸
巧克力色胸腔积液	多为阿米巴肝脓肿破溃入胸腔
黑色胸腔积液	可能为曲霉感染
黄绿色胸腔积液	见于类风湿性关节炎(RA)
厌氧菌感染胸腔积液	常有臭味

（2）细　　胞

漏出液	细胞数<$100×10^6$/L,以淋巴细胞与间皮细胞为主
渗出液	白细胞常超过$500×10^6$/L,脓胸时,白细胞多达$10×10^9$/L以上
不同疾病	①中性粒细胞增多时提示为急性炎症; ②淋巴细胞为主则多为结核性或肿瘤性; ③寄生虫感染或结缔组织病时嗜酸性粒细胞常增多

（3）酶

乳酸脱氢酶(LDH)	①LDH是反映胸膜炎症程度的指标,其值越高,表明炎症越明显; ②渗出液中含量增高,大于200 U/L,且胸腔积液/血清LDH-LC值大于0.6; ③LDH>500 U/L常提示为恶性肿瘤或并发细菌感染
腺苷脱氨酶(ADA)	①ADA在淋巴细胞内含量较高; ②结核性胸膜炎时,因细胞免疫受刺激,淋巴细胞明显增多,故胸腔积液中ADA>45 U/L (昭昭老师提示:这是结核性胸水和恶性胸水主要的鉴别点,恶性胸水中,此数值往往明显下降!)

（4）癌胚抗原(CEA)　多种肿瘤均可释放CEA,故恶性肿瘤中胸水的CEA是明显升高的,如果胸腔积液>5~15 μg/L,提示是恶性胸腔积液。胸水积液/血清CEA比例>1,提示恶性胸腔积液。

（5）支气管镜　对咯血或疑有气道阻塞者可行此项检查。

	渗出性胸水	漏出性胸水
病因	炎症、肿瘤	非炎症(压力升高)
外观	混浊,呈多种颜色,草黄或棕黄色或血性,可自行凝固	清澈透明,无色或淡黄色,不凝固
密度	>1.018	<1.018
Rivalta试验	阳性	阴性
蛋白质定量	>30 g/L	<30 g/L
细胞计数	>500×10^6/L	<100×10^6/L
炎症细胞	中性粒细胞为主	淋巴细胞和间皮细胞为主
葡萄糖定量	低于血糖水平	与血糖相近
细菌学检测	可找到病原菌	阴性
ADA	>45 U/L	<45 U/L
胸水积液/血清蛋白比例	>0.5	<0.5
胸腔积液/血清LDH比例	>0.6	<0.6
LDH活性	>200 U/L	<200 U/L

(昭昭老师提示:渗出液里面东西多,所以,里面都是大于号。密度大,蛋白含量高,细胞计数高,胸水积液/血清蛋白比例、胸腔积液/血清LDH比例、LDH都是大于号,只有葡萄糖是减少的。)

例6~10 共用选项

A. 乳样,乙醚试验苏丹Ⅲ染成红色

B. 草黄,微浊,细胞数>500×10^6/L、蛋白 30 g/L、LDH 300 IU/L

C. LDH>500 IU/L、LZM(溶菌酶)与ADA(腺苷脱氨酶)正常

D. 胸液蛋白/血清蛋白<0.5、LDH<200 IU/L、胸液LDH/血LDH<0.6

E. RBC>5×10^9/L、细胞数<400×10^6/L

【例6】漏出性胸液的特点是

【例7】乳糜性胸液的特点是

【例8】血性胸液的特点是

【例9】渗出性胸液的特点是

【例10】恶性胸液的特点是

【例11】男,22岁,发热、咳嗽、胸痛3天入院,抗感染治疗一周后未见明显效果,仍咳嗽,胸痛加重,深呼吸时明显。查体:T 37.5 ℃,右下肺呼吸音减弱,语颤减弱,胸片提示右下肺大片状阴影,上缘呈弧形。为明确诊断,首选检查是

A. 支气管镜　　B. 胸部CT　　C. 痰找抗酸杆菌　　D. 结核菌素实验　　E. 胸腔穿刺

【例12】胸腔穿刺的指征不正确的是

A. 检查胸腔积液的性质　　B. 穿刺胸膜腔给药　　C. 抽液减压

D. 疑为恶性脑腔积液者　　E. 常在CT下引导穿刺

例13~14 共用选项

A. 心衰所致胸腔积液　　B. 类肺炎性胸腔积液　　C. 乳糜胸腔积液

D. 类风湿关节炎所致胸腔积液　　E. 恶性胸腔积液

【例13】胸腔积液检查示胸腔积液总蛋白 15 g/L,LDH 56 U/L,Glu 5.4 mmol/L,ADA 23 U/L。最可能的病因是

【例14】胸腔积液检查示有核细胞 2000×10^6/L,单个核 0.94,总蛋白 40 g/L,LDH 475 U/L,Glu 2.4 mmol/L,ADA 12 U/L。最可能的病因是

【例15】男,38岁。发热2周,胸闷5天。无咳嗽、咳痰、咯血,曾使用"三代头孢菌素"抗感染治疗无效。查体:T 37.8 ℃,BP140/90 mmHg,右下肺呼吸音消失,语音共振减弱。胸部X线片示右下肺大片状密度增高影,上缘呈外高内低弧形。为明确诊断应首选的检查是

A. 超声心动图　　B. 支气管镜　　C. 胸部CT　　D. 胸腔穿刺抽液　　E. 血肿瘤标志物

例16～17共用选项
A. X线示肋膈角变钝　　　　　　　　　　B. X线示大片状、边缘模糊阴影
C. X线示斑片状、边缘模糊阴影　　　　　D. X线示凸面指向肺内呈"D"字征阴影
E. X线示上缘呈向外侧升高的反抛物线阴影

【例16】胸腔积液量约400 mL
【例17】包裹性积液的特点是
【例18】女，58岁，咳嗽、痰中带血、左胸痛1个月，胸部X线片示左侧大量胸腔积液。查体：左侧呼吸音消失、语颤减弱。有助于明确诊断的检查不包括
A. 胸腔积液细胞学及生化　　B. 胸部CT　　C. 胸膜活检　　D. 支气管镜　　E. 肺功能

五、治　疗

1. 结核性胸膜炎
（1）一般治疗　包括休息、营养支持和对症治疗。
（2）抽液治疗　由于结核性胸膜炎胸腔积液蛋白含量高，容易引起胸膜粘连，原则上应尽快抽胸腔内积液或肋间插细管引流，首次抽液不要超过700 mL，以后每次抽液量不应超过1 000 mL。一般情况下，抽胸腔积液后，没必要向胸腔内注入抗结核药物，但可注入链激酶等防止胸膜粘连。胸腔穿刺的不良反应总结如下：

胸膜反应	①表现为抽液时发生头晕、冷汗、心悸、面色苍白、脉细等表现； ②治疗应停止抽液，使患者平卧，必要时皮下注射0.1%肾上腺素0.5 mL，密切观察病情，注意血压变化，防止休克
复张后肺水肿或循环衰竭	①表现为剧咳、气促、咳大量泡沫痰液，双肺满布湿啰音，PaO_2下降，X线显示肺水肿征 ②应立即吸氧，酌情应用糖皮质激素及利尿剂，控制液体入量，严密监测病情与酸碱平衡，有时需气管插管机械通气

（3）抗结核药物　早期应用抗结核药物。
（4）糖皮质激素　疗效不肯定。如全身毒性症状严重、大量胸腔积液者，在抗结核治疗的同时，试加用泼尼松30 mg/d，分3次口服。体温正常、全身毒性症状减轻、胸腔积液量明显减少时，逐渐减量至停用。停药速度不宜过快，否则易出现反跳现象，一般疗程4～6周。注意不良反应或结核播散，应慎重掌握适应证。

2. 恶性胸腔积液
（1）胸腔穿刺抽液及手术治疗　胸腔积液多为晚期恶性肿瘤常见并发症，其胸腔积液增长迅速，常因大量积液的压迫引起严重呼吸困难，甚至导致死亡。常需反复胸腔穿刺抽液，复抽液可使蛋白丢失太多，效果不理想。可选择化学性胸膜固定术，在抽吸胸腔积液或胸腔插管引流后，胸腔内注入博来霉素、顺铂、丝裂霉素等抗肿瘤药物或抗胸膜粘连剂，如滑石粉等，可减少胸腔积液的产生。
（2）胸腔内插管持续引流及胸-腹分流术或胸膜切除术　目前多选用细管引流，具有创伤小、易固定、效果好、可随时胸腔内注入药物等优点。插管引流后胸腔积液持续或肺不能复张者，可行胸-腹分流术或胸膜切除术。

【例19】发生结核性胸腔积液的患者，首要处理原则是
A. 糖皮质激素治疗　B. 积极控制感染　　C. 注入滑石粉　　D. 外科手术　　E. 尽快抽尽胸腔积液

【例20】不是结核性胸膜炎常规治疗的是
A. 抗结核化学药物　　　　　　　　　　B. 少量积液不需穿刺抽液
C. 胸液量多，每周可抽液2～3次　　　　D. 抗结核化疗的同时可加用糖皮质激素
E. 结核性脓胸应反复冲洗胸腔并胸腔内注入异烟肼

【例21】有关糖皮质激素在结核性胸膜炎治疗中的描述，错误的是
A. 可减轻机体的变态反应　　B. 可改善结核中毒症状　　C. 可作为常规治疗
D. 可导致结核播散　　　　　　E. 需逐渐减量

【例22】防止结核性胸膜炎患者出现胸膜肥厚最有效的方法是
A. 胸腔内注射糜蛋白酶　　B. 胸腔内注射链激酶　　C. 口服小剂量糖皮质激素
D. 胸腔内注射抗结核药物　　E. 积极胸腔穿刺抽液

例23～25共用题干

男性,50岁,左胸闷气2个月,胸痛20天,夜间加重。查体:颜面及颈部、胸壁略肿胀,胸壁静脉曲张,腋下有一拇指大小的淋巴结,无压痛,活动尚好,心率108次/分,心律整齐,左肺呼吸音消失。

【例23】诊断为
A. 冠心病心力衰竭 B. 冠心病心绞痛 C. 左自发性气胸 D. 左结核性胸膜炎 E. 左癌性胸膜炎

【例24】为明确诊断需要做的检查是
A. 胸CT B. 胸腔积液落细胞检查 C. 心电图心功能检查
D. 腋下淋巴结病理检查 E. 胸腔积液抗酸杆菌涂片

【例25】下列能缓解患者呼吸困难的措施是
A. 静脉注射快速利尿剂 B. 缓慢静脉注射毛花苷C C. 静脉注射激素类药物
D. 胸腔排液减压 E. 合理吸氧

第2节 血 胸

一、病 理

1. 对心肺的影响　血胸发生后不但因血容量丢失影响循环功能,还可压迫肺,减少呼吸面积。血胸推移至纵隔,使健侧肺也受压,并影响腔静脉回流。

2. 凝固性血胸　当胸腔内迅速积聚大量血液,超过肺、心包和膈肌运动所起到的去纤维作用时(昭昭老师提示:这个和腹腔是一样的,一开始是不凝血,因为胸膜和腹膜等这些结构有去纤维化作用),胸腔内积血则发生凝固,形成凝固性血胸。

3. 感染性血胸和进行性血胸　凝血块机化后形成纤维板,限制肺与胸廓活动,损害呼吸功能。血液是良好的培养基,经伤口或肺破裂口侵入的细菌,会在积血中迅速滋生繁殖,引起感染性血胸,最终导致脓血胸。持续大量出血所致胸膜腔积血称为进行性血胸。

4. 迟发性血胸　少数伤员肋骨断端活动刺破肋间血管或血管破裂处凝血块脱落,发生延迟出现的胸腔内积血,称为迟发性血胸。

【例26】血胸活动性出血的征象不包括
A. 脉快、血压下降,补液后血压不升或回升后又下降 B. 血红蛋白、血球压积持续降低
C. 胸片阴影逐渐增大 D. 穿刺液涂片红细胞与白细胞之比为100:1
E. 闭式引流量连续3小时,每小时超过200 mL

【例27】进行性血胸的诊断依据不包括
A. 脉快、血压持续下降 B. 胸腔引流连续3个小时,总量300 mL
C. Hb、RBC反复测定呈持续下降 D. 胸膜腔穿刺抽不出血,但X线示胸内阴影增大
E. 经输血补液后血压不回升逐渐下降

二、临床表现

1. 表现和体征

表现	①伤员会出现不同程度的面色苍白、脉搏细速、血压下降和末梢血管充盈不良等低血容量休克表现; ②成人血胸量≤0.5 L为少量血胸,0.5~1.0 L为中量血胸,≥1.0 L为大量血胸
体征	肋间隙饱满、气管向健侧移位、伤侧叩诊浊音和呼吸音减低

2. 进行性血胸和感染性血胸的表现

进行性血胸	①持续脉搏加快、血压降低,或虽经补充血容量血压仍不稳定; ②胸腔闭式引流量每小时超过200 mL,持续3小时; ③血红蛋白量、红细胞计数和血细胞比容进行性降低,引流液的血红蛋白量和红细胞计数与周围血相接近,且迅速凝固(昭昭老师提示:大家想一想,一旦出现了进行性血胸,应该怎么办?答案是抗休克的同时展开手术治疗)
感染性血胸	①有畏寒、高热等感染的全身表现; ②抽出胸腔积血1 mL,加0.5 mL蒸馏水,若无感染呈淡红透明状,出现混浊或絮状物则提示感染 ③胸腔积血无感染时红细胞、白细胞计数比例与周围血相似,即500:1,感染时白细胞计数明显增加,比例达100:1可确定为感染性血胸; ④积血涂片和细菌培养可发现致病菌,可据此选择有效的抗生素

三、治疗

非进行性血胸	可根据积血量的多少,采用胸腔穿刺或闭式胸腔引流术治疗,及时排出积血,促使肺膨胀,改善呼吸功能,并使用抗生素预防感染
进行性血胸	应及时做开胸探查手术

【例28】男,21岁。2小时前被刺伤左胸,急诊测血压 90/50 mmHg,心率120次/分,伤口不断有血液流出,快速输入血浆代用品及血液制品1 000 mL后,血压未见改善。积极的抢救措施应该是
　　A. 内科医生会诊,纠正休克　　　　B. 心电图检查,排除心脏疾患
　　C. 缝合伤口,加压包扎　　　　　　D. 体外心脏按压,增加心搏量
　　E. 继续输血补液,立即准备开胸探查止血

例29~30 共用题干
　　男,20岁。右胸刀刺伤2小时就诊。既往体健。查体:T 36.5 ℃,P 120次/分,R 24次/分,BP 80/50 mmHg。面色苍白,皮肤潮湿,右胸腋前线第5肋间2 cm伤口,有血液流出,右胸叩诊实音,呼吸音减弱。急行胸腔闭式引流,引流出血性液体约600 mL,1小时内又引流出血性液体300 mL。

【例29】此时首先考虑的诊断是
　　A. 凝固性血胸　　B. 创伤性湿肺　　C. 迟发型血胸　　D. 心脏压塞　　E. 进行性血胸

【例30】最有效的处置措施是
　　A. 气管插管呼吸机辅助呼吸　　B. 开胸探查　　C. 输液、输血　　D. 镇静、吸氧　　E. 调整引流管位置

第3节　脓　胸

一、概　述

　　脓胸是指脓性渗出液积聚于胸膜腔内的化脓性感染。脓胸按病理发展过程可分为急性脓胸和慢性脓胸;按致病菌则可分为化脓性、结核性和特异病原性脓胸;按波及的范围又可分为全脓胸和局限性脓胸。

二、病　因

1. 病灶来源　脓胸的致病菌多来自肺内感染灶,也有少数来自胸内和纵隔内其他内脏或身体其他部位病灶,直接或经淋巴侵入胸膜引起感染化脓。继发于脓毒血症或败血症的脓胸,则多通过血行播散,病菌以肺炎球菌、链球菌多见。

2. 致病菌进入胸膜腔的途径　①直接由化脓病灶侵入或破入胸膜腔,或因外伤、手术污染膜腔;②经淋巴途径如膈下脓肿、肝脓肿、纵隔脓肿、化脓性心包炎等,通过淋巴管侵犯胸膜腔;③血源性播散是在全身出现败血症或脓毒血症时,致病菌可经血液循环进入胸膜腔。

三、表现和体征

1. 急性脓胸
　　(1) 表现　有高热、脉快、呼吸急促、食欲差、胸痛、全身乏力、白细胞增高等征象。积脓较多者尚有胸闷、咳嗽、咳痰症状。
　　(2) 体征　患侧语颤减弱,叩诊呈浊音,听诊呼吸音减弱或消失。严重者可伴有发绀和休克。若有大量积液,患侧呈现大片浓密阴影,纵隔向健侧移位。

例31~32 共用题干
　　男性,8岁,发热、胸痛、气短一周余。查体:右胸部饱满,叩诊呈浊音,右胸呼吸音减弱。实验室检查:白细胞 $20×10^9/L$,中性粒细胞分数90%,胸透示右胸腔积液。

【例31】应首先考虑的是
　　A. 胸导管损伤　　B. 急性脓胸　　C. 癌性胸膜炎　　D. 急性左心力衰竭　　E. 结核性胸膜炎

【例32】首选的诊断方法是
　　A. 胸穿　　B. 胸部CT　　C. 纤维支气管镜　　D. MRI　　E. 胸部X片

2. 慢性脓胸
　　(1) 表现　有长期低热、食欲减退、消瘦、贫血、低蛋白血症等慢性全身中毒症状。有时尚有气促、咳嗽、咯脓痰等症状。
　　(2) 体征　慢性脓胸的特征是脏、壁胸膜纤维性增厚。脓腔壁收缩使纵隔向患侧移位,部分患者有杵状指

（趾）。

【例33】 可致纵隔向患侧移位的疾病是
A. 闭合性气胸　　B. 开放性气胸　　C. 张力性气胸　　D. 慢性脓胸　　E. 急性脓胸

四、治 疗

1. 急性脓胸

（1）治疗原则　①根据致病菌对药物的敏感性，选用有效抗生素；②彻底排净脓液，使肺早日复张；③控制原发感染，全身支持治疗。

（2）排净脓液的方法　及早反复胸腔穿刺抽脓，并向胸膜腔内注入抗生素。若脓液稠厚不易抽出，或经过治疗脓量不见减少，患者症状无明显改善，或发现有大量气体，疑伴有气管、食管瘘或腐败性脓胸等，均宜及早施行胸膜腔闭式引流术。

2. 慢性脓胸

（1）治疗原则　①改善全身情况，消除中毒症状和营养不良；②消灭致病原因和脓腔；③尽力使受压的肺复张，恢复肺的功能。

（2）常用的手术方法及适应证

改进引流术	针对引流不畅的原因，给予改进
胸膜纤维板切除术	适应用于病期不长、纤维板粘连不甚紧密的患者，成功的可能性较大
胸廓成形术	目的是去除胸廓局部的坚硬组织，使胸壁内陷，以消灭两层胸膜之间的无效腔
肺胸膜切除术	当慢性脓腔合并肺内严重病变，如支气管扩张或结核性空洞或纤维化实变毁损或伴有不易修补成功的支气管胸膜瘘时，可采用纤维板剥除术加病肺切除术，并一次完成

➤ **参考答案**如下，详细答案参见2019版《国家临床执业及助理医师资格考试精选真题考点精析》。

1. E	2. C	3. E	4. C	5. D
6. D	7. A	8. E	9. B	10. C
11. E	12. E	13. A	14. B	15. D
16. A	17. D	18. E	19. B	20. E
21. C	22. E	23. E	24. D	25. E
26. D	27. B	28. E	29. E	30. B
31. B	32. A	33. D	—	—

昭昭老师提示：
关注官方微信，获得第一手考试资料。

第13章　胸部损伤

➤ **2019考试大纲**

①气胸的概述、病因、分类和发病机制、临床表现、诊断与鉴别诊断、治疗；②肋骨骨折的概述、病理生理、临床表现、治疗。

➤ **考纲解析**

近20年的医师考试中，本章的考试重点是气胸和肋骨骨折的机制、诊断、检查和治疗，执业医师每年考查分数为2~3分，助理医师每年考查分数为0~1分。

第1节　肋骨骨折

一、病因和机制

暴力直接作用于肋骨，可使肋骨向内弯曲折断，前后挤压暴力使肋骨腋段向外弯曲折断。

第1~3肋	粗短，且有锁骨、肩胛骨保护，不易发生骨折
第4~7肋	长而薄，最易折断（最容易发生骨折的部位）
第8~10肋	前端肋软骨形成肋弓与胸骨相连，不易骨折
第11~12肋	没有与肋弓相连，称为浮肋；前端游离，弹性都较大，不易骨折

连枷胸	多根多处肋骨骨折使局部胸壁失去完整肋骨支撑而软化,出现反常呼吸运动,即吸气时软化区胸壁内陷,呼气时外突 (昭昭老师提示:看见反常呼吸,就是多根多处的肋骨骨折)
开放性/闭合性肋骨骨折	①肋骨骨折处胸壁皮肤软组织完整,不与外界相通为闭合性肋骨骨折;②与外界相通称为开放性肋骨骨折

【例1】肋骨骨折多发生于
A. 第1~3肋　　B. 第4~7肋　　C. 第8~10肋　　D. 第11肋　　E. 第12肋

【例2】单侧多根多处肋骨骨折最严重的生理改变是
A. 疼痛,呼吸运动减弱　　　　　B. 胸壁软化,反常呼吸　　　　　C. 咳嗽,血痰
D. 严重皮下气肿　　　　　　　E. 出血,休克

二、病　理

1. 早期　肋骨骨折→胸痛→患者呼吸运动减少、降低→肺不张和肺部感染。骨折端可以刺破胸膜、肋间血管和肺组织,产生气胸、血胸、皮下气肿或咯血。

2. 后期　骨折端移位发生损伤→血胸和血气胸。

3. 连枷胸　连枷胸的反常呼吸运动可使伤侧肺受到塌陷胸壁的压迫,呼吸时两侧胸腔压力的不均衡造成纵隔扑动,影响肺通气,导致缺氧和二氧化碳潴留,严重的可发现呼吸和循环衰竭。

三、临床表现

1. 局部表现　肋骨骨折断端可刺激肋间神经产生局部疼痛,在深呼吸、咳嗽或转动体位时如剧。胸痛使呼吸变浅、咳嗽无力,呼吸道分泌物增多,易致肺不张和肺部感染。

2. 累计周围组织　骨折断端向内可刺破胸膜、肋间血管和肺组织,产生气胸、血胸、皮下气肿或咯血。

四、治　疗

闭合性单根单处骨折	①目的:减少断端反常活动、减轻疼痛; ②多头胸带或弹性胸带固定胸廓:适用于胸背部、胸侧壁多根多处肋骨骨折,胸壁软化范围小而反常呼吸运动不严重的病人
闭合性多根多处骨折	①有效镇痛和呼吸管理是主要治疗原则; ②咳嗽无力,呼吸道分泌物潴留者应行纤支镜吸痰和肺部物理治疗,呼吸功能障碍者需气管插管,正压通气对浮动胸壁有"内固定"作用; ③长期胸壁浮动、不能脱离呼吸机者,可以手术固定 ④因其他手术指征需要开胸手术时,可以同时实施肋骨内固定手术
开放性骨折	尽早采用彻底清创术,使用内固定方法固定肋骨

【例3】闭合性肋骨骨折的治疗要点是
A. 止痛、防治并发症　B. 胸腔穿刺　　C. 胸腔闭式引流　　D. 开胸探查　　E. 气管插管或气管切开

【例4】男,50岁。高处坠落史。查体:神志清楚,呼吸34次/分,心率100次/分,血压120/75 mmHg,右胸壁畸形,无伤口,出现反常呼吸,双肺呼吸音粗,无干湿性啰音。身体其余部分无损伤。现场急救的最重要处理是
A. 静脉输液治疗　　　　　　　B. 给氧、镇静、止痛治疗　　　C. 加压包扎,迅速消除反常呼吸
D. 行气管插管、人工控制呼吸　　E. 行气管切开术

【例5】男,47岁。从3米高处坠落致左胸外伤8小时。查体:T 36.5 ℃,P 95次/分,R 16次/分,BP 100/60 mmHg,神志清楚,气管居中,反常呼吸运动,左胸壁可触及多根多处肋骨断端,左肺呼吸音明显减弱。最佳治疗方案首选
A. 胸腔闭式引流　　　　　　　B. 胸腔穿刺排气排液　　　　　C. 开胸探查+肋骨固定
D. 胸壁加压包扎　　　　　　　E. 镇静止痛,鼓励排痰

例6~7共用题干
男,28岁。左胸外伤后1小时,胸痛、呼吸困难。查体:BP 120/80 mmHg,心率100次/分。左前外侧胸壁皮下瘀血,局部约6 cm×6 cm的区域反常呼吸运动。

【例6】目前明确的诊断是
A. 气胸 B. 血胸 C. 肋骨骨折 D. 支气管断裂 E. 胸腹联合伤

【例7】胸部X线片发现左侧胸腔2 cm气液平面,最可能合并的是
A. 气胸 B. 血气胸 C. 脓胸 D. 肺水肿 E. 支气管断裂

第2节 气　胸

胸膜腔是不含气体的密闭的潜在性腔隙。当气体进入胸膜腔造成积气状态时,称为气胸。发生气胸后,胸膜腔内负压可变成正压,致使静脉回心血流受阻,产生不同程度的心肺功能障碍。

一、病　因

1. **胸壁创伤**　胸膜腔与外界相通,外界空气进入胸膜腔。
2. **胸腔内感染**　由产气的微生物产生的气体所致。临床上以前两种情况多见。
3. **诱因**　胸内压增高的因素,如抬举重物用力过猛、剧咳、屏气、甚至大笑等。

二、分　类

1. **按发病原因**　可分为自发性、外伤性和医源性气胸。

（1）**自发性气胸**　又分为原发性和继发性。

原发性自发性气胸	常发生于无基础肺疾病的健康人,多见于瘦高体型的男性青壮年。常规X线检查肺部无显著病变,但可有胸膜下肺大疱,多位于肺尖部,可能与吸烟、身高、小气道炎症有关,也可能与非特异性炎症瘢痕、弹性纤维先天性发育不良有关
继发性自发性气胸	常发生于有基础肺部病变者,由于病变引起细支气管不完全阻塞,形成肺大疱破裂而发生气胸,如肺结核、COPD、肺癌、肺脓肿、肺尘埃沉着症、淋巴管平滑肌瘤等

（2）**外伤性气胸**　是指胸部外伤导致胸膜腔与外界相通,外界气体进入胸膜腔内所致。
（3）**医源性气胸**　由诊断和治疗操作所致,如针灸、纤支镜活检、经皮肺穿刺活检等。

2. **按胸腔内压力**　可分为闭合性、开放性和张力性气胸。

三、发病机制

发生气胸时,胸膜腔内负压消失,失去了对肺的牵引作用,使肺失去膨胀能力,表现为肺容积缩小、肺活量减低、最大通气量减小的限制性通气功能障碍。由于肺容积缩小,初期血流量并不减少,产生通气/血流比值下降,导致动静脉分流,出现低氧血症。大量气胸时,胸膜腔内甚至变成正压,对肺产生压迫,同时失去负压吸引静脉血回心的作用,使心脏充盈减少,心搏量降低,引起心率增快、血压降低,甚至休克。张力性气胸还可引起纵隔移位,致循环障碍。

四、临床类型

	闭合性气胸	开放性气胸	张力性气胸
别称	单纯性气胸	交通性气胸	高压性气胸
胸膜裂口	小	大,持续开启	呈单向活瓣作用
体征	纵隔向健侧移位	纵隔扑动	皮下气肿
空气进出	空气不能自由进出胸膜腔	空气能自由进出胸膜腔	空气只能进不能出
表现	①轻症者可无症状; ②重者可有呼吸困难	①极度呼吸困难; ②意识模糊,脉搏细速、血压降低	最严重的气胸: ①明显呼吸困难; ②严重者伴有休克
治疗	肺压缩量<20%,观察 肺压缩量>20%,穿刺抽气 自觉症状重,闭式引流	将开放性变为闭合性;症状重,闭式引流	立即穿刺抽气; 症状重,闭式引流

【例8】男性,25岁。活动时突感右胸部撕裂样痛。查体:大汗淋漓惊恐状,气促,气管左偏,叩诊右胸空瓮音,右侧呼吸音消失。该患者最可能的诊断为
A. 胸腔积液 B. 大叶性肺炎 C. 干性胸膜炎 D. 右侧张力性气胸 E. 肺气肿

【例9】男,20岁。突发右侧胸痛伴气短1天入院。体检示右胸叩诊呈鼓音。该患者最可能出现的胸部X

线片表现是

A. 巨大肺大疱　　B. 少量胸腔积液　　C. 膈疝　　D. 肺气肿　　E. 气胸

【例10】男性,22岁。突发右胸痛2天,无发热、咳嗽。查体:T 37.2 ℃,右胸廓稍饱满,语音震颤减弱,叩诊呈鼓音,呼吸音消失。该患者最可能的诊断是

A. 肺不张　　B. 胸腔积液　　C. 肺炎　　D. 肺气肿　　E. 气胸

【例11】可致纵隔扑动的疾病是

A. 闭合性气胸　　B. 张力性气胸　　C. 开放性气胸　　D. 血气胸　　E. 脓胸

【例12】开放性气胸的急救首先是

A. 充分给氧　　B. 肋间插管引流　　C. 开胸探查　　D. 迅速封闭胸壁伤口　　E. 气管插管辅助呼吸

【例13】男性,32岁。活动时突感右胸部撕裂样痛。查体:大汗淋漓惊恐状,气促,气管左偏,叩诊右胸空瓮音,右侧呼吸音消失。该患者最可能的诊断为

A. 胸腔积液　　B. 大叶性肺炎　　C. 干性胸膜炎　　D. 右侧张力性气胸　　E. 肺气肿

【例14】诊断张力气胸最充分的依据是

A. 呼吸困难并伴有皮下气肿　　B. 伤侧胸部叩诊呈高调鼓音　　C. 伤侧呼吸音消失

D. X线见纵隔向健侧移位　　E. 胸膜腔穿刺有高压气体

五、临床表现

1. 诱因　起病前部分患者有持重物、屏气、剧烈体力活动等诱因,大部分患者无明显诱因。

2. 胸痛　大多数起病急骤,患者突感一侧胸痛,针刺样或刀割样,持续时间短暂。

3. 呼吸困难　一过性胸痛后出现胸闷和呼吸困难,可伴刺激性咳嗽。若为双侧气胸,则呼吸困难严重。

4. 严重呼吸循环障碍　若为力性气胸时胸膜腔内压会骤然升高,肺被压缩,纵隔移位,可迅速出现严重呼吸循环障碍。患者表情紧张,出现胸闷、烦躁不安、发绀、冷汗、心律失常、呼吸衰竭等症状。

5. 体征　大量气胸时,气管向健侧移位,患侧胸部隆起,呼吸运动与触觉语颤减弱,叩诊过清音或鼓音,听诊呼吸音减弱或消失。左侧少量气胸或纵隔气肿时,有时可在左心缘处听到与心跳一致的气泡破裂音,称为Hamman征。

六、实验室检查

X线胸片	①诊断气胸的重要方法。气胸的典型表现为外凸形的细线条形阴影,称为气胸线,线外透亮度增高,无肺纹理,线内为压缩的肺组织; ②大量气胸时,肺脏压向肺门,纵隔及心脏移向健侧
CT检查	胸膜腔内出现极低密度的气体影,伴有肺组织不同程度的萎缩改变

七、治　疗

治疗的目的是促进患侧肺复张,消除病因,减少复发。

1. 保守治疗　大多数可保守治愈,仅10%～20%的患者需手术治疗。保守治疗适用于稳定型小量气胸、首次发生的症状较轻的闭合性气胸。

2. 胸腔穿刺抽气　适用于小量气胸(20%以下)、呼吸困难较轻、心肺功能尚好的闭合性气胸。抽气可加速肺复张,迅速缓解症状。

3. 胸腔闭式引流　适用于不稳定型气胸、呼吸困难明显、肺压缩程度较重、交通性气胸、张力性气胸、反复发生气胸者、胸穿抽气效果不佳者。无论其气胸容量多少,均应尽早行胸腔闭式引流。

4. 化学性胸膜固定术　为避免复发,可在胸腔内注入硬化剂,产生无菌性胸膜炎症,使脏层胸膜与壁层胸膜粘连而消灭胸膜腔间隙。适用于不宜手术或拒绝手术的下列患者:①持续性或复发性气胸;②双侧气胸;③合并肺大疱;④肺功能不全,不能耐受手术者。常用硬化剂有多西环素、滑石粉等。

5. 手术治疗　经内科治疗无效的气胸为手术适应证;主要适用于长期气胸、血气胸、双侧气胸、复发性气胸、张力性气胸引流治疗失败者、胸膜增厚致肺膨胀不全、多发性肺大疱者。

【例15】男,56岁。咳嗽、胸闷、憋气,持续不缓解。查体:左侧呼吸运动减弱,叩诊呈鼓音,呼吸音明显减低,胸部X线显示左肺被压缩,该患者最有效的治疗措施是

A. 呼吸机辅助呼吸　　B. 低流量吸氧　　C. 胸腔闭式引流　　D. 胸腔穿刺排气　　E. 解痉平喘

【例16】关于闭式胸腔引流的描述正确的是

A. 拔管时在患者深呼气屏气时拔除引流管
B. 插管部位在腋中线与腋后线之间第6或7肋间隙
C. 引流管深入胸腔约3～5 cm
D. 闭式引流要保证胸腔内气液体克服5～6 cm的水柱
E. 每日要观察导管是否通畅及引流的质和量

【例17】男,20岁。闭合性胸外伤5小时。查体:口唇发绀,端坐呼吸,左侧胸壁触及皮下气肿,气管右偏,左侧呼吸音减弱。正确的急救措施是
A. 急诊开胸探查　　B. 心包穿刺　　C. 左胸腔穿刺排气　　D. 加压吸氧　　E. 气管插管

▶ **参考答案**如下,详细答案参见2019版《国家临床执业及助理医师资格考试精选真题考点精析》。

1. B	2. B	3. A	4. C	5. D	
6. C	7. B	8. D	9. E	10. E	昭昭老师提示:
11. C	12. D	13. D	14. E	15. C	关注官方微信,获得第一手考试资料。
16. E	17. C	—	—	—	

第14章　纵隔肿瘤(助理医师不要求)

▶ **2019考试大纲**

①纵隔分区;②临床表现;③治疗原则。

▶ **考纲解析**

近20年的医师考试中,本章的考试重点是纵隔不同部位的常见肿瘤,执业医师每年考查分数为2～3分,助理医师每年考查分数为1～2分。

一、纵隔分区

前纵隔	位于气管、升主动脉及心脏的前缘,呈倒置的狭长的三角区域
中纵隔	相当于气管、主动脉弓、肺门和心脏的范围
后纵隔	食管前缘以后的区域
上纵隔	胸骨角至第四胸椎体下缘的水平线以上
下纵隔	第四前肋端至第八胸椎下缘的水平线以下
中纵隔	位于上下纵隔之间

二、纵隔常见的疾病和治疗原则

神经源性肿瘤	多位于后纵隔脊柱旁肋脊区内,以单侧多见
畸胎瘤与皮样囊肿	①多位于前纵隔,接近心底部的心脏大血管前方; ②根据胚层来源可分成表皮样囊肿、皮样囊肿和畸胎瘤
胸腺瘤	①位于前上纵隔,多为良性,包膜完整; ②临床上常视为有潜在恶性,易浸润附近组织器官,约15%会合并重症肌无力
纵隔囊肿	较常见的有支气管囊肿、食管囊肿
胸内异位组织肿瘤	①胸骨后甲状腺肿、甲状旁腺瘤等;淋巴源性肿瘤多系恶性,如淋巴肉瘤、霍奇金病等,肿块常呈双侧性且不规则; ②淋巴源性肿瘤不宜手术,多采用放射治疗或化学药物治疗

【例1】女性,56岁。健康查体发现右前上纵隔椭圆形阴影,边界清晰,密度均匀,与周围组织界线明显。首先考虑的诊断可能是
A. 胸腺瘤　　B. 淋巴瘤　　C. 神经源性肿瘤　　D. 心包囊肿　　E. 支气管囊肿

【例2】最常见的后纵隔肿瘤是
A. 脂肪瘤　　B. 神经源性肿瘤　　C. 淋巴瘤　　D. 胸腺瘤　　E. 畸胎瘤

【例3】女,22岁。双眼睑下垂1年余,诊断为重症肌无力。胸部CT发现前上纵隔占位,大小约2 cm×2 cm×1 cm。最可能的诊断是

　　A. 神经纤维瘤　　B. 胸内甲状腺　　C. 胸腺瘤　　D. 畸胎瘤　　E. 淋巴瘤

例4~5共用题干

女,48岁。胸闷不适半年,近来出现进行性四肢无力。胸部X线片发现右前上纵隔阴影。

【例4】该患者首先考虑的诊断是

　　A. 食管囊肿　　B. 胸腺瘤　　C. 神经源性肿瘤　　D. 胸内甲状腺　　E. 支气管囊肿

【例5】该患者首选的治疗措施是

　　A. 介入治疗　　B. 射频治疗　　C. 化疗　　D. 放疗　　E. 手术治疗

➢ 参考答案如下,详细答案参见2019版《国家临床执业及助理医师资格考试精选真题考点精析》。

| 1. A | 2. B | 3. C | 4. B | 5. E | 昭昭老师提示:关注官方微信,获得第一手考试资料。 |

第二篇　循环系统

学习导图

章序	章名	内容	所占分数 执业医师	所占分数 助理医师
1	心力衰竭	总论	5分	2分
		慢性心力衰竭		
		急性心力衰竭		
2	心律失常	窦性心律失常	4分	4分
		房性心律失常		
		阵发性室上性心动过速		
		室性心律失常		
		房室传导阻滞		
3	心搏骤停	心搏骤停	3分	1分
4	高血压	原发性高血压	3分	2分
		继发性高血压		
5	冠状动脉粥样硬化	心绞痛	8分	5分
		心肌梗死		
6	心脏瓣膜疾病	二尖瓣狭窄	5分	3分
		二尖瓣关闭不全		
		主动脉瓣狭窄		
		主动脉关闭不全		
7	感染性心内膜炎	感染性心内膜炎	2分	2分
8	心肌疾病	扩张型心肌病	1分	1分
		肥厚型心肌病		
		心肌炎		
		病毒性心肌炎		
9	心包疾病	急性心包炎	2分	1分
		心包积液与心脏压塞		
10	休克	总论	5分	2分
		失血性休克		
		感染性休克		
		过敏性休克		
		心源性休克		
11	周围血管病	动脉粥样硬化性外周血管病	3分	0分
		血栓性闭塞性脉管炎		
		单纯下肢静脉曲张		
		下肢深静脉血栓		

复习策略

　　循环系统内容属于内科学，相对来说比较复杂，考点相对来说重复较多。本系统的重点是要掌握心脏的基本生理和解剖，如果将总论内容学会了、学懂了，非常利于后面对各论的学习。本课程重点复习心力衰竭、冠状动脉粥样硬化性心脏病、休克等。

第1章　心力衰竭

> **2019考试大纲**
> ①心力衰竭基本病因及诱因、病理生理、类型、心功能分级；②慢性心力衰竭的临床表现、诊断与鉴别诊断、治疗和顽固性心力衰竭的治疗；③急性左心衰竭的病因、临床表现、治疗。

> **考纲解析**
> 近20年的医师考试中，本章的考试重点是心力衰竭的诊断、表现、检查和治疗，执业医师每年考查分数为2~3分，助理医师每年考查分数为0分。

第1节　心力衰竭的基本知识

心力衰竭是各种心脏结构或功能性疾病导致心室充盈和（或）射血功能受损，心排血量不能满足机体组织代谢需要，以肺循环和（或）体循环淤血，器官、组织血液灌注不足为临床表现的一组综合征，主要表现为呼吸困难、体力活动受限和体液潴留。

一、病因

1. 基本病因

（1）原发性心肌损害

缺血性心肌损害	冠心病心肌缺血、心肌梗死是引起心衰最常见的原因之一
心肌炎和心肌病	最常见为病毒性心肌炎及原发性扩张型心肌病
心肌代谢障碍性疾病	糖尿病心肌病最常见，其他如甲亢心、甲减心、心肌淀粉样变性

（2）心脏负荷过重

前负荷增加 （容量负荷）	①瓣膜关闭不全的疾病； ②先心病（左、右心及动静脉分流）； ③全身血量增多或有效血容量增多（慢性贫血和甲亢）； （昭昭老师速记："甲亢""贫血"患者"不"走"心"）
后负荷增加 （压力负荷）	①左心室后负荷增加：高血压和主动脉瓣狭窄（左心室，体循环）； ②右心室后负荷增加：肺动脉高压及肺动脉瓣狭窄（右心室，肺循环） （昭昭老师提示："后"负荷——"压力"负荷——"狭窄和高压"，昭昭老师速记："后"代生活"压力"大，社会"高压"及生活空间"狭窄"）

2. 诱因

感染	呼吸道感染是最常见、最重要的诱因,感染性心内膜炎不少见，发病隐匿易漏诊
心律失常	心房颤动是器质性心脏病最常见的心律失常之一，也是诱发心衰最主要因素
血容量增加	钠盐摄入过多，静脉液体输入过多、过快
劳累或情绪激动	妊娠后期及分娩过程、暴怒等
治疗不当	不恰当停用利尿药物或降血压药等
原有心脏病变加重或合并其他疾病	冠心病发生心梗、风心病出现风湿活动、合并甲亢或贫血

【例1】不是由于容量负荷过重所致心力衰竭的疾病是
　A. 主动脉瓣关闭不全　　　　　　B. 甲状腺功能亢进症　　　　　　C. 二尖瓣关闭不全
　D. 动静脉瘘　　　　　　　　　　E. 高血压

【例2】引起左心室后负荷增高的主要因素是
　A. 肺循环高压　　　　　　　　　B. 体循环高压　　　　　　　　　C. 回心血量增加
　D. 主动脉瓣关闭不全　　　　　　E. 血细胞比容增大

【例3】最可能引起左心室前负荷增加的是
　A. 二尖瓣狭窄　　　　　　　　　B. 肺动脉瓣狭窄　　　　　　　　C. 主动脉瓣关闭不全
　D. 主动脉瓣狭窄　　　　　　　　E. 体循环动脉高压

【例4】老年心力衰竭患者症状加重的最常见诱因是
A. 过度劳累　　　　　　B. 摄入液体过多　　　　　　C. 心肌缺血
D. 室性期前收缩　　　　E. 呼吸道感染

二、类 型

1. 左心衰竭、右心衰竭和全心衰竭

左心衰竭	主要症状表现为：肺淤血
右心衰竭	主要症状表现为：体循环淤血
全心衰竭	左心衰竭→肺水肿→肺动脉高压→右心衰竭→全心衰竭

2. 急性和慢性心力衰竭

急性心衰	急性的严重心肌损伤、心律失常或突然加重的心脏负荷，使心功能正常或处于代偿期的心脏在短时间内发生衰竭或暴发心衰急剧恶化
慢性心衰	一个缓慢的发展过程，一般均有代偿性心脏扩大或肥厚及其他代偿机制的参与

3. 收缩性和舒张性心力衰竭

收缩功能障碍	心排血量下降并有循环淤血
舒张功能障碍	由心室主动舒张功能障碍或心肌顺应性减退及充盈障碍所导致： ① 单纯的舒张性心衰可见于冠心病和高血压性心脏病心功能不全早期，收缩期射血功能尚未明显降低，但因舒张功能障碍而导致左心室充盈压增高，肺循环淤血； ② 严重舒张性心衰见于限制型心肌病、肥厚型心肌病

4. 低排量心衰和高排量心衰

低排量心衰	临床上大多数心力衰竭为低排出量心衰
高排量型心衰	主要由于各种原因引起血容量增多，静脉回流增加，心脏过度充盈，外周血管阻力下降，心排出量相应增加，心脏负荷显著增大所致，多见于甲亢、严重贫血、动静脉瘘、脚气病和妊娠（围生期心肌病）等 （昭昭老师速记："妊娠"妇女不爱"动脚"，容易得"甲亢"和"贫血"）

5. 按阶段分为无症状心衰和充血性心衰

无症状心衰	指左室已有功能不全，射血分数（LVEF）降至正常50%以下而无心衰症状的阶段
充血性心衰	指出现肺循环或（和）体循环淤血症状的心力衰竭

三、心力衰竭的分期和分级

1. 心力衰竭分期

分　级	具体描述	昭昭速记
前心力衰竭阶段（A期）	包括心力衰竭的高发危险人群，如高血压病、冠心病、糖尿病等患者，但目前尚无心脏的结构或功能异常，也无心力衰竭的症状和（或）体征	"无，无"
前临床心力衰竭阶段（B期）	患者无心力衰竭的症状和（或）体征，但已发展成有结构性心脏病	"无，有"
临床心力衰竭阶段（C期）	患者已有基础的结构性心脏病，以往或目前有心力衰竭的症状和（或）体征，或目前虽无心力衰竭的症状和（或）体征	"有，有"
难治性终末期心力衰竭阶段（D期）	患者有进行性结构性心脏病，虽经积极的内科治疗，休息时仍有症状，且需要特殊干预（如等待心脏移植）的患者，这一阶段患者的预后极差	"难治"

2. 心力衰竭分级（NYHA 分级和 Killip 分级）

分　级	NYHA 分级	Killip 分级
	非急性心肌梗死患者	急性心肌梗死患者

分 期	①Ⅰ级:体力活动不受限; ②Ⅱ级:体力活动轻度受限; ③Ⅲ级:体力活动明显受限; ④Ⅳ级:休息时就有症状,任何活动可引起症状	①Ⅰ级:有心脏病,体力活动不受限; ②Ⅱ级:肺部有湿啰音范围<1/2肺野; ③Ⅲ级:肺部有湿啰音范围>1/2肺野; ④Ⅳ级:休克
昭昭速记	1不,2轻,3明,4休	1不,2是<1/3,3是>1/2,4休

3. 6分钟步行实验

行走距离	分 类	昭昭老师速记
6分钟步行距离<150 m	重度心衰	"150"斤的大胖子很"重"
6分钟步行距离150~450 m	中度心衰	—
6分钟步行距离>450 m	轻度心衰	"45 kg"的体重是很"轻"的

【例5】 男,66岁,急性前壁心肌梗死2天,轻微活动即喘憋。查体:BP 100/60 mmHg,双肺底可闻及少量细小湿啰音。心率102次/分。该患者心功能分级为

A. Killip分级Ⅱ级　　　　　B. Killip分级Ⅲ级　　　　　C. NYHA分级Ⅲ级

D. NYHA分级Ⅱ级　　　　　E. Killip分级Ⅰ级

【例6】 男性,68岁,陈旧性前壁心肌梗死5年,劳累后心悸、气短3年,双下肢水肿半年,近1周气短加重,体力活动明显受限,从事一般家务活动即感喘憋,入院时心电图与2个月前相比无变化,该患者的心功能分级为

A. NYHA分级Ⅱ级　　　　　B. NYHA分级Ⅲ级　　　　　C. Killip分级Ⅱ级

D. Killip分级Ⅲ级　　　　　E. Killip分级Ⅳ级

例7～8共用选项

A. KillipⅠ级　　B. KillipⅡ级　　C. KillipⅢ级　　D. NYHAⅡ级　　E. NYHAⅣ级

【例7】 急性心肌梗死,肺部有湿啰音,但啰音范围小于1/2肺野,判断为

【例8】 风湿性心脏病,休息时有心悸,呼吸困难或心绞痛,任何活动均可加重上述症状。判断为

【例9】 患者无心力衰竭的症状和(或)体征,但已出现心脏结构的改变,其心功能分级是

A. C期　　　B. 不能分期　　　C. A期　　　D. B期　　　E. D期

【例10】 按心力衰竭发展阶段分级,临床心力衰竭阶段至少相当于

A. NYHA分级Ⅱ级　　　　　B. NYHA分级Ⅳ级　　　　　C. NYHA分级Ⅰ级

D. NYHA分级Ⅲ级　　　　　E. Killip分级Ⅰ级

第2节　慢性心力衰竭

一、病　因

慢性心力衰竭是心血管疾病的终末期表现和最主要的病因。冠心病和高血压已成为慢性心力衰竭的最主要病因。

二、临床表现

1. 左心衰竭

临床表现	①劳力性呼吸困难是左心衰竭最早出现的症状→肺淤血达到一定程度,出现端坐呼吸→夜间阵发性呼吸困难,患者入睡后突然因憋气而惊醒,被迫取坐位,重者可有"哮鸣音",称为"心源性哮喘"→急性肺水肿,是左心衰最严重的形式; ②咳嗽、咳痰,多为白色浆液性泡沫状痰; ③乏力、疲倦、运动耐量减低、头晕、心慌等; ④少尿及肾功能损害症状
体征	①由于肺毛细血管压增高,液体渗出到肺泡而出现湿性啰音; ②心脏扩大,相对性二尖瓣关闭不全的反流性杂音,肺动脉瓣区第二心音亢进,舒张期奔马律; ③患者出现交替脉(昭昭老师提示:做题的时候,看见"奔马律"就选择"心衰")

【例11】左心衰竭最早出现的症状是
A. 劳力性呼吸困难　　　　　　B. 夜间阵发性呼吸困难　　　　C. 端坐呼吸
D. 咯血　　　　　　　　　　　E. 少尿

【例12】强烈提示患者左心功能衰竭的体征是
A. 心尖部第一心音增强　　　　B. A_2亢进　　　　　　　　　C. 舒张早期奔马律
D. 开瓣音　　　　　　　　　　E. 心包叩击音

【例13】单纯左心衰竭的典型体征是
A. 下垂型对称性水肿　　　　　B. 肝颈静脉回流征阳性　　　　C. 双肺底闻及湿啰音
D. 胸腔积液　　　　　　　　　E. 颈静脉怒张

2. 右心衰竭

临床表现	①消化道症状：胃肠道及肝淤血引起腹胀、食欲不振、恶心、呕吐等是右心衰最常见的症状； ②劳力性呼吸困难：单纯性右心衰为分流性先天性心脏病或肺部疾患所致，也均有明显的呼吸困难
体征	①水肿：多表现为双下肢水肿； ②颈静脉征：颈静脉搏动增强、充盈、怒张是右心衰的主要体征，肝颈静脉回流征阳性最有特征（昭昭老师提示：看见肝颈静脉回流征阳性就选右心衰）； ③肝肿大：淤血，晚期可导致淤血性肝硬化； ④心脏体征：因右心室显著扩大而出现三尖瓣关闭不全的反流性杂音

例14~15共用题干

男，55岁。慢性咳喘20年，间断性下肢水肿3年。查体：BP 120/80 mmHg，颈静脉怒张，左下肺可闻及干、湿啰音，心界向左扩大，$P_2 > A_2$，三尖瓣区可闻及3/6级杂音，肝肋下3 cm。

【例14】该患最可能的诊断是
A. 肥厚型心肌病　　B. 风湿性心脏瓣膜病　　C. 冠心病　　D. 慢性肺源性心脏病　　E. 急性心肌炎

【例15】与上述诊断符合的心脏改变是
A. 心包积液　　B. 室间隔肥厚　　C. 冠状动脉狭窄　　D. 右心室扩大　　E. 心脏瓣膜粘连

【例16】右心衰竭的主要体征是
A. 动脉压下降　　B. 颈静脉怒张　　C. 心音低钝　　D. 急性肺水肿　　E. 端坐呼吸

【例17】消化道和肝脏淤血，软组织水肿考虑的疾病
A. 左心衰竭　　B. 右心衰竭　　C. 肝硬化　　D. 心律失常　　E. 动脉硬化

【例18】右心衰竭时水肿形成的主要机制是
A. 血浆胶体渗透压降低　　　　B. 小动脉壁通透性增高　　　　C. 毛细血管内静水压增高
D. 黏多糖在组织间隙内沉积　　E. 淋巴液回流受阻

【例19】右心衰竭患者最有诊断意义的体征是
A. 心率明显增快　　　　　B. 心律显著不齐　　　　C. 胸骨左缘4~5肋间闻及舒张期早期奔马律
D. 胸骨左缘3~4肋间闻及收缩期杂音　　　E. 肺动脉瓣区第2心音明显亢进

【例20】哪种体位时颈静脉明显充盈怒张或搏动为异常征象？
A. 立位　　　B. 卧位　　　C. 坐位或半坐位　　　D. 侧卧位　　　E. 以上都不对

3. 全心衰竭

临床表现和体征	①右心衰竭继发于左心衰竭而形成全心衰竭，右心衰竭时右心排血量减少，因此阵发性呼吸困难等肺淤血症状会减轻，但是病情在加重； ②扩张型心肌病等表现为左心衰、右心衰，肺淤血症状往往不严重； ③左心衰竭的表现主要表现为心排血量减少的相关症状和体征

【例21】男，72岁。10年前因心肌梗死住院，5年前出现活动后气短，夜间憋醒。近1年双下肢水肿，少尿。查体：BP 140/90 mmHg，颈静脉怒张，双下肺可闻及湿啰音。心界向两侧扩大，心率110次/分，肝肋下3 cm，质中，压痛阳性，双下肢水肿。该患者最可能的诊断是
A. 右心衰竭　　　　　　　　B. 全心力衰竭　　　　　　C. 心功能Ⅲ级（NYHA分级）
D. 左心衰竭　　　　　　　　E. 心功能Ⅲ级（Killip分级）

【例22】左心衰竭患者合并右心衰竭后，可能减轻左心衰时的临床表现是
A. 恶心　　　　B. 憋喘　　　　C. 肝大　　　　D. 颈静脉充盈　　　　E. 下肢水肿

【例23】男,46岁。活动耐力进行性下降5年,近半年来平地步行50米左右即感呼吸急促,并出现双下肢水肿。1周前上呼吸道感染后症状加重,伴夜间阵发性呼吸困难。查体:平卧位,颈静脉怒张,肝颈静脉回流征阳性,双肺可闻及细湿啰音,双下肢凹陷性水肿。目前该患者的心衰类型为

A. 急性左心衰竭　　B. 全心衰竭　　C. 急性右心衰竭　　D. 慢性右心衰竭　　E. 慢性左心衰竭

三、实验室检查

1. 常规检查

利钠肽	心衰诊断、患者管理、临床事件评估风险评估中的重要指标,临床上常用BNP及NT-proBNP;其他疾病,此指标也可升高,故**特异性不强**
肌钙蛋白	可轻度升高,需排除急性冠脉综合征
常规检查	包括血常规、尿常规、肝肾功能等

2. 心电图 无特异性表现。

3. 影像学检查

X线检查	①确诊左心衰竭肺水肿的主要依据。 ②Kerley B线是肺野外侧清晰可见的水平线状影,是肺小叶间隔内积液的表现,是慢性肺淤血的特征性表现;急性肺水肿可见肺门呈蝴蝶状
超声心动图	①超声心动图是诊断心力衰竭最主要的仪器检查,**首选检查**。 ②超声多普勒是临床上**最实用**的判断舒张功能的方法。 ③**收缩**功能:正常左心室射血分数(LVEF)>50%,如果**LVEF≤40%为收缩期心力衰竭的诊断标准**。 ④**舒张**功能:主要评价指标是E/A,正常时E/A>1.2。舒张功能不全时,E峰下降,A峰增高,E/A比值降低,**E/A<1.2**
放射性核素检查	①评价心脏大小和LVEF; ②反映心脏舒张功能(通过计算左心室最大充盈速率); ③同时行心肌灌注显像,**评价存活/缺血心肌**
心脏磁共振	评价心室容积、肿瘤、室壁运动的**金标准**
冠状动脉造影	冠状动脉造影可明病因诊断

【例24】诊断心力衰竭**首选**的检查

A. 胸片X线片　　B. 超声心动图　　C. 左心室造影　　D. 运动符合试验　　E. 心电图

【例25】男,50岁。活动后心悸、气短5年,加重伴少尿1周。查体:双肺底可闻及湿啰音,心尖搏动位于第5肋间锁骨中线外2 cm,范围较弥散,心率106次/分,心律不齐,双下肢凹陷性水肿。最有助于确诊的检查是

A. 胸部X线片　　B. 超声心动图　　C. 尿常规　　D. 血常规　　E. 心电图

4. 有创性血流动力学检查 右心漂浮导管(Swan-Ganz导管)检查。

方法	经静脉将漂浮导管插入至肺小动脉,测定各部位的压力及血液含氧量,直接反映**左心功能**
正常值	正常时:CI>2.5 L/(min·m²),**PCWP<12 mmHg**
意义	诊断**左心衰竭**的**最有价值**的方法

昭昭老师提示:心排出量(CO)正常值>5 L/min;心脏指数(CI)正常值>2.5 L/(min·m²);中心静脉压(CVP)正常值6~12 cmH₂O。

➤ 昭昭老师总结:循环系统所有的常见检查

心力衰竭	**超声心动图(UCG)**,主要看射血分数
心律失常	**心电图(ECG)**
心脏骤停	**大动脉即股动脉、颈动脉搏动**(金标准);**心音消失**(银标准)
高血压	非同日连续2次以上测血压,≥140/90 mmHg
心绞痛	①**急性发作期**:首选ECG(ST段压低≥0.1 mV); ②**稳定期**(也就是没有发作):首选**运动负荷试验**

心肌梗死	①首选检查：ECG(ST 段抬高≥0.1 mV)； ②最有意义检查：心肌酶； ③心肌酶最先升高：肌红蛋白,2 h 开始升高；(昭昭速记：红二代) ④心肌酶最有意义：肌钙蛋白(4 h 开始升高,14 h 达高峰,持续 14 天)； (昭昭老师速记：肌钙蛋白是四个字,所以时间都和 4 有关) ⑤CK－MB：是诊断 1 周以后再次心梗最有意义的酶(昭昭老师提示：因为此时的肌钙蛋白仍然是升高,所以再次心梗的时候意义不大)
瓣膜疾病	超声心动图(UCG)
感染性心内膜炎	①最有价值的检查是：血培养； ②没有血培养,选超声心动图可见赘生物
心肌病	扩张、肥厚型心肌病首选超声心动图(UCG)
病毒性心肌炎	确诊检查：心肌活检
心包积液	①首选检查：B 超； ②确诊检查：心包穿刺活检
休克	确诊：休克指数＝脉率/收缩压＝0.5,≥1 诊断：休克 (昭昭老师速记：一休麦收)
周围血管病	最有价值检查：血管造影

5. 心-肺运动试验 仅适用于慢性稳定性心衰患者,在评估心功能并判断心脏移植的可行性方面确实有效。

最大耗氧量	①运动量虽继续增加,耗氧量不再增加时的峰值,表明心排量已经不能按需继续增加； ②正常时,此值＞20,轻至中度心功能受损时为 16～20,中至重度受损时为 10～15,极重度受损时＜10
无氧阈值	呼气中 CO_2 的增长超过了氧耗量的增长,标志着无氧代谢的出现,此值越低,心功能越差

四、治 疗

1. 对因治疗 控制感染(肺部感染)。

【例26】治疗顽固性心力衰竭首先进行的处理是
A. 做血液超滤　　　　　　B. 使用非洋地黄类强心药　　　　　　C. 联合应用利尿剂
D. 静脉应用血管扩张剂　　E. 寻找病因

2. 药物治疗

(1) 利尿剂　通过排钠排水减轻心脏的容量(前)负荷,改善心功能；适应症：慢性心衰急性发作和明显体液潴留时应用。

	非保钾利尿剂		保钾利尿剂
分类	袢利尿剂	噻嗪类	—
代表药物	呋塞米(速尿)	氢氯噻曝(双克)	螺内酯(安体舒通)
机制	促进髓袢升支粗段排钠排钾	抑制远曲小管近端和髓袢升支远端钠的重吸收	作用于远曲小管,抗抗醛固酮或 抑制 Na^+－K^+ 交换,保钾排钠
副作用	低血钾	高尿酸、低血钾	高血钾(通常与速尿合用)

【例27】对慢性肺源性心脏病心力衰竭的患者应用利尿剂,下列哪项是正确的？
A. 出现水肿即可使用
B. 水肿严重者应立即利尿
C. 为避免出现代谢性碱中毒,常用醋唑磺胺
D. 血钾不高,利尿同时,只要患者有正常排尿即应常规补钾
E. 足量,持续使用效果较好

【例28】心力衰竭合并肾衰竭患者的利尿药物首选

A. 阿米洛利　　　B. 氨苯蝶啶　　　C. 呋塞米　　　D. 螺内酯　　　E. 氢氯噻嗪

【例29】慢性心力衰竭患者长期使用呋塞米需测

A. 血电解质　　　B. 糖化血红蛋白　　　C. 血脂　　　D. 肝功能　　　E. 尿渗透压

【例30】男,33岁。入院诊断为扩张型心肌炎,心功能Ⅳ级。心电图示心率92次/分,心房颤动。血清钾6.7 mmol/L,血清钠133 mmol/L。该患者不宜应用

A. 硝普钠　　　B. 呋塞米　　　C. 螺内酯　　　D. 地高辛　　　E. 阿司匹林

(2) RAAS 抑制剂

①血管紧张素转换酶抑制剂(ACEI)。

代表药物	卡托普利、贝那普利
机制	①抑制血管紧张素转换酶(ACE)减少血管紧张素Ⅱ生成而抑制RAAS; ②抑制缓激肽降解而增强缓激肽活性及缓激肽介导的前列腺素合成,发挥扩血管作用; ③通过降低心衰患者神经-体液代偿机制的不利影响,改善心室重塑
疗效	可缓解患者症状、延缓心衰进展,降低不同病因、不同程度心衰患者及伴或不伴冠心病患者的死亡率
副作用	低血压、肾功能一过性恶化、高血钾、刺激性干咳和血管性水肿
禁忌证	①禁用:血管性水肿、无尿性肾衰竭、妊娠期妇女、ACEI过敏者; ②慎用:低血压、双侧肾动脉狭窄、血肌酐明显升高(>265 pmol/L)、高血钾(>5.5 mol/L); ③避免:非甾体抗炎药(NSAIDs)会阻断ACEI的疗效并加重其副作用

②血管紧张素受体拮抗剂(ARB)。

药物	氯沙坦、缬沙坦
机制	①可阻断经ACE和非ACE途径产生的ATⅡ与ATⅠ受体结合,阻断RAS的效应; ②无抑制缓激肽降解作用,因此干咳和血管性水肿的副作用较少见
适应证	心衰患者治疗首选ACEI,当ACEI引起干咳、血管性水肿时,不能耐受者可改用ARB
注意事项	①已使用ARB且症状控制良好者不须换为ACEI; ②不主张心衰患者ACEI与ARB联用;因联用不能使心衰患者获益更多,反而增加不良反应

③醛固酮受体拮抗剂。

螺内酯	①保钾利尿剂,能阻断醛固酮效应,抑制心血管重塑,改善心衰远期预后; ②注意事项:血钾的检测,近期有肾功能不全、血肌酐升高或高血钾症者不宜使用
依普利酮	①一种新型选择性醛固酮受体拮抗剂; ②可显著降低轻度心衰患者心血管事件的发生风险,降低住院率,降低心血管病死亡率,且尤适用于老龄、糖尿病和肾功能不全患者

④肾素抑制剂:血浆肾素的活性是动脉粥样硬化、糖尿病和心力衰竭等患者发生心血管事件和预测死亡率的独立危险因素。抑制肾素,可减缓动脉粥样硬化症的发展。代表药物:雷米吉伦、依那吉仑等。

【例31】男,56岁。间断活动时憋喘1年余,近期加重,重体力活动即感喘憋,有夜间憋醒。既往高血压病8年余,糖尿病4年余。查体:BP 150/100 mmHg,双肺呼吸音清。心率76次/分,心律整齐。患者经药物治疗症状好转,为改善预后需要长期使用的药物

A. 洋地黄类药物　　　B. 肾上腺素能受体激动剂　　　C. 磷酸二酯酶抑制剂
D. 利尿剂　　　E. 血管紧张素转换酶抑制剂

例32～33 共用选项

A. 降低心室前负荷　　　B. 降低心室后负荷　　　C. 降低心室前后负荷
D. 减弱心肌收缩力　　　E. 降低心室前后负荷并增加心排血量

【例32】硝普钠的作用是

【例33】呋塞米的作用是

【例34】女,65岁。急性心力衰竭1小时。查体:BP 180/70 mmHg,心率105次/分。立即静脉滴注硝普钠。硝普钠的主要作用机制是

A. 降低心脏后负荷　　　B. 增加心房内剩余血量　　　C. 增加心室内剩余血量

D. 减慢房室结传导　　　　　　　　E. 降低窦房结自律性

(3) β受体阻滞剂

代表药物	①选择性 $β_1$ 受体拮抗剂：美托洛尔、比索洛尔；②非选择性 $α_1$、$β_1$、$β_2$ 受体拮抗剂：卡维地洛
作用机制	抑制交感神经激活对心衰代偿的不利作用
预后	长期应用β受体拮抗剂能减轻症状，改善预后，降低死亡率和住院率
禁忌症	支气管哮喘、严重心动过缓、二度及二度以上房室传导阻滞、严重周围血管疾病(如雷诺病)、重度急性心衰
注意事项	①突然停用β受体拮抗剂可导致临床症状恶化，应避免。 ②在慢性心力衰竭急性失代偿期或急性心力衰竭时，持续服用原剂量不仅不增加风险，而且较减量或中断治疗者临床转归更好；对于慢性心力衰竭急性失代偿的患者，应根据患者的实际情况在血压允许的范围内尽可能地继续β受体拮抗剂治疗，以获得更佳的治疗效果 (昭昭老师速记："背"着他，不能"停")

【例35】男,56。充血性心力衰竭,房颤,心率长期在 100～110 次/分,口服地高辛 0.25 mg/d,两周后心率无明显下降,为进一步控制心率,应首选
　　A. 硝普钠　　　B. β受体阻滞剂　　　C. 螺内酯　　　D. 苯妥英钠　　　E. 美托洛尔

【例36】慢性心力衰竭时推荐使用的受体阻滞剂是
　　A. 所有已上市的β受体阻滞剂　　B. 美托洛尔　　C. 阿替洛尔　　D. 普萘洛尔　　E. 吲哚洛尔

(4) 强心药物
①洋地黄类：可显著减轻轻中度心衰患者的临床症状,改善生活质量,提高运动耐量,降低住院率,但对生存率无明显改变。

制剂	地高辛(口服)、毛花苷 C、毒毛花苷 K(静脉)
机制	抑制 Na^+-K^+-ATP 酶(钠钾泵)，抑制钠泵，激活钙泵，减慢心室率 ①正性肌力作用：促进心肌细胞 $Ca^{2+}-Na^+$ 交换，升高细胞内 Ca^{2+} 浓度增强心肌收缩力； ②电生理作用：可抑制心脏传导系统，对房室交界区的抑制最为明显； ③迷走神经兴奋作用：作用于其传入纤维增加心脏压力感受器的敏感性,反馈抑制中枢神经系统的兴奋冲动,可对抗心衰时交感神经(SNS)兴奋的不利影响； ④作用于肾小管细胞减少钠的重吸收并抑制肾素分泌(肾素-血管紧张素系统即 RAS 系统)
适应证	心力衰竭+心房颤动(最佳适应证,机制是延缓房室结传导；其余适应证：扩张型心肌病、二尖瓣或主动脉瓣病变、陈旧性心肌梗死及高血压心脏病所致的慢性心衰)
禁忌证	①预激伴房颤；(昭昭老师提示：加重预激综合征) ②房室传导阻滞；(昭昭老师提示：本身就是延缓房室结传导) ③肥厚型心肌病；(昭昭老师提示：本身是舒张功能障碍和收缩没有关系) ④24 小时以内心肌梗死(昭昭老师提示：强心剂增加收缩、冠脉灌注时间缩短、加重心肌缺血)
中毒	①最主要反应为各类心律失常,其他还会出现胃肠道反应和中枢神经系统症状； ②特征性表现：快速性心律失常伴房室传导阻滞； ③最常见的是室性期前收缩
中毒治疗	①首先应停用洋地黄； ②低钾时应补钾,钾离子正常首选药物为苯妥英钠,无效时采用胺碘酮； ③禁用电复律(导致室颤)

【例37】最宜使用洋地黄类药物治疗的是
　　A. 预激综合征合并心房颤动　　　　　B. 二度或高度房室传导阻滞　　　C. 病态窦房结综合征
　　D. 单纯舒张性心力衰竭伴流出道梗阻　　E. 伴快速心房颤动的重度收缩性心力衰竭

【例38】女,30 岁。活动后心悸气短 2 年,1 周前受凉后出现咳嗽、咳白痰。有风湿性心脏病二尖瓣狭窄史。查体：高枕卧位,BP 90/60 mmHg,双肺底可闻及较密的细湿啰音,心率 140 次/分,心律绝对不齐,S_1 强弱不一,治疗首选
　　A. 西地兰　　　B. 青霉素　　　C. 硝普钠　　　D. 美托洛尔　　　E. 多巴酚丁胺

【例39】洋地黄中毒最常见的心电图表现是

A. 心房颤动　　　B. 室性期前收缩　　　C. 房性期前收缩　　　D. ST-T 缺血性改变　　　E. 房室传导阻滞

【例40】女性,68 岁。风湿性心脏瓣膜病 12 年,近 1 年服用地高辛治疗。近日出现恶心、呕吐、心悸、黄视,心电图示频发室性期前收缩。目前主要诊断是

A. 左心衰竭　　　B. 右心衰竭　　　C. 洋地黄中毒　　　D. 急性心肌梗死　　　E. 心律失常

【例41】女性,28 岁。患风心病二尖瓣狭窄合并关闭不全,心悸、气短、下肢水肿,每日口服地高辛 0.25 mg,双氢克尿噻 25 mg,1 个月后感恶心、呕吐,心电图示窦性心律,心率 68 次/分,室性期前收缩二联律,治疗应

A. 改用毒毛花苷 K　　　B. 停地高辛,给氯化钾　　　C. 停地高辛,给呋塞米　　　D. 增加地高辛用量　　　E. 电复律

②非洋地黄类

β受体兴奋剂	①多巴胺: a. 小剂量:激活多巴胺受体,降低外周阻力,扩张肾血管、冠脉和脑血管; b. 中等剂量:激活 β₁ 和 β₂ 受体,心肌收缩力增强＋扩张肾动脉; c. 大剂量:激活 α 受体,收缩血管增加左心室后负荷。 ②多巴酚丁胺:扩血管作用不如多巴胺明显,加快心率的效果也比多巴胺小。 ③注意事项:如果连续用药超过了 72 小时,可能出现耐药,长期使用将增加死亡率
磷酸二酯酶抑制剂	①代表药物:米力农、氨力农; ②途径:磷酸二酯酶活性促进 Ca²⁺ 通道膜蛋白磷酸化,Ca²⁺ 内流增加,从而增强心肌收缩力; ③短期应用可改善心肌收缩力,长期应用可增加死亡率

（5）扩血管药物　慢性心力衰竭的治疗并不推荐血管扩张药物的应用,仅在伴有心绞痛或高血压患者可考虑联合治疗,对存在心脏流出道或瓣膜狭窄的患者应禁用。

（6）抗心力衰竭药物治疗进展

药物	机制	适用于
人重组脑钠肽	具有排钠利尿、抑制交感神经系统、扩张血管等	急性失代偿性心力衰竭
左西孟旦	通过与心肌细胞上的肌钙蛋白 C 结合,增加肌丝对钙的敏感性从而增强心肌收缩	利尿剂、血管紧张素转换酶抑制剂和洋地黄类疗效不佳,并且需要增加心肌收缩力的急性失代偿心力衰竭(ADHF)的短期治疗
伊伐布雷定	选择特异性窦房结 If 电流抑制剂	慢性心力衰竭
AVP 受体拮抗剂	通过结合 V₂ 受体减少水的重吸收	伴有低钠血症的心力衰竭

3. 非药物治疗

（1）心脏再同步化治疗(CRT)　部分心力衰竭患者存在房室、室间和(或)室内收缩不同步,进一步导致心肌收缩力减弱,CRT 通过改善房室、室间和室内收缩同步性增加心排量,改善心功能。

（2）左室辅助装置　适用于严重心脏事件后或准备行心脏移植术患者的短期过渡治疗和急性心衰的辅助性治疗。

（3）心脏移植　是治疗顽固性心力衰竭的最终治疗方法。

（4）细胞替代治疗　主要是干细胞移植,目前处于试验阶段。

4. 舒张性心力衰竭的治疗　舒张性心力衰竭常同时合并收缩功能不全,若客观检查左心室舒张末压增高,而左心室不大,LVEF 正常则表明以舒张功能为主。最常见的疾病是:肥厚型心肌病。

治疗病因	治疗冠心病或主动脉瓣狭窄,有效控制血压
降低肺静脉压	①限制钠盐摄入,应用利尿剂; ②若肺淤血症状明显,可小剂量应用静脉扩张剂(硝酸盐制剂)减少静脉回流,应避免过量致左心室充盈量和心排出量明显下降
β受体拮抗剂	①减慢心律使得舒张期相对延长而改善舒张功能; ②降低高血压,减轻心肌肥厚,改善心肌顺应性; ③其应用不同于收缩性心力衰竭,一般治疗目标为基础心率 50～60 次/分

钙通道阻滞剂	①降低心肌细胞内钙浓度,改善心肌主动舒张功能; ②降低血压,改善左心室早期充盈,减轻心肌肥厚,主要用于肥厚型心肌病; ③维拉帕米和地尔硫䓬有一定负性作用,但能通过减慢心律而改善舒张功能
ACEI/ARB	有效控制高血压,改善心肌及小血管重构,改善舒张功能,最适用于高血压心脏病、冠心病
注意事项	①尽量维持窦性心律,保持房室顺序传导,保证心室舒张期充分的容量; ②在无收缩功能障碍的情况下,禁用正性肌力药物

第3节 急性心力衰竭

急性心力衰竭是指心力衰竭急性发作和(或)加重的一种临床综合征,可表现为急性新发或慢性心衰急性失代偿。

一、病因

1. 弥漫性心肌损害 如急性冠状动脉综合征(约占15%)、急性心肌损害(急性重症心肌炎、围生期心肌病),急性左心室心肌损害引发泵衰竭,心肌收缩力降低,心排量减少,引起急性肺水肿。

2. 急性心脏后负荷过重 如突然动脉压显著升高或高血压危象,原有瓣膜狭窄(主动脉瓣、二尖瓣)或左心室流出道梗阻突然过度体力劳动、急性心律失常并发急性心衰(快速型心房颤动或心房扑动、室性心动过速)。由于后负荷过重导致心室舒张末期压力突然升高,引起急性肺水肿。

3. 急性容量负荷过重 如新发心脏瓣膜反流(急性缺血性乳头肌功能不全、感染性心内膜炎伴瓣膜腱索断裂)、慢性心衰急性失代偿(约占70%)。

4. 心源性休克 严重的急性心衰可导致组织低灌注,通常表现为血压下降。

5. 非心源性急性心衰 如甲亢危象、贫血、感染败血症、快速大量输液导致容量陡增、急性肺静脉压显著增高等,均可引起急性肺水肿。

二、类型

急性左心衰竭	急性发作或加重的心肌收缩力明显降低、心脏负荷加重,造成急性心排血量骤降、肺循环压力突然升高、周围循环阻力增加,出现急性肺淤血、肺水肿并可伴有组织器官灌注不足和心源性休克
急性右心衰竭	右心室收缩力急剧下降或右心室前负荷突然加重,引起右心排血量急剧骤减,常由右心室梗死、急性大面积肺栓塞、右心瓣膜病所致
非心源性急性心衰	常由高排血量综合征、严重肾脏疾病(心肾综合征)、严重肺动脉高压所致

三、急性左心衰临床表现和体征

临床表现	咳咳粉红色泡沫状痰;其余表现是气急、焦虑、皮肤冰冷等
体征	双肺可闻及干啰音、哮鸣音及细湿啰音;P_2亢进,可闻及S_3奔马律

【例42】急性肺水肿最特异的临床表现为
A. 肺动脉瓣区第二心音亢进　　　　B. 心尖区收缩期杂音　　　　C. 咳大量粉红色泡沫痰
D. 左肺底湿啰音　　　　　　　　　E. 气促、发绀

例43~45 共用题干
女,68岁。反复咳嗽咳痰20年,气喘10年,加重伴下肢水肿一周入院,高血压病史10余年,血压145/90 mmHg。查体:T 37.8℃,口唇发绀,BP 135/80 mmHg,双下肺散在湿啰音和哮鸣音,肝肋下3 cm,肝颈静脉回流征阳性,双下肢水肿,WBC $9.3×10^9$/L,N 0.78。

【例43】该患者最可能的诊断是
A. 支气管哮喘　　B. 急性右心衰竭　　C. 慢性阻塞性肺病　　D. 支气管扩张　　E. 肺结核

【例44】该患者发生下肢水肿的机制是
A. 水钠潴留　　　　　　　　B. 淋巴回流障碍　　　　　　C. 体循环淤血
D. 毛细血管通透性增加　　　E. 继发性醛固酮增多

【例45】符合该患者ECG表现是
A. 普遍导联ST段弓背向上抬高　　B. 电轴左偏　　C. P波增宽有切迹

D. 胸前导联顺钟向转位 　　　　　E. Ⅱ，Ⅲ，aVF ST－T 改变

四、急性左心衰的治疗

1. 基本处理

（1）<u>高流量吸氧</u>　增加肺泡内压；既可增加气体交换，又可对抗组织液向肺泡内渗透。

（2）利尿剂　呋塞米，除了利尿作用外，还有静脉扩张作用，有利于肺水肿缓解。

（3）氨茶碱　解除支气管痉挛，并有一定的增强心肌收缩、扩张外周血管作用。

（4）洋地黄类药物　<u>毛花苷 C 静脉给药</u>最适合用于有快速心室率的心房颤动合并心室扩大伴左心室收缩功能不全者，首剂 0.4～0.8 mg，2 小时后酌情再给 0.2～0.4 mg。

2. 血管活性物

（1）血管扩张剂量

药　物	机　制	注意事项
硝普钠	扩张动、静脉，同时降低心脏前后负荷	起始剂量为 0.3 μg/(kg·min)，用药时间不宜连续超过 24 小时
硝酸酯类	扩张小静脉，降低回心血量	①异山梨酯 1～3 mg/h 扩张小静脉，减轻心脏前负荷降低心脏后负荷； ②异山梨酯 3～7 mg/h 扩张动脉，改善冠脉血流； ③异山梨酯 7～12 mg/h 扩张阻力血管，降低心脏后负荷
α受体拮抗剂	扩张血管，降低外周阻力	乌拉地尔扩张静脉的作用大于动脉，并能降低肾血管阻力，还可激活中枢 5-羟色胺 1A 受体，降低延髓心血管调节中枢交感神经冲动的方法

（2）正性肌力药物

β受体兴奋剂	见慢性心衰（昭昭老师提示：不用β受体抑制剂）
磷酸二酯酶抑制剂	见慢性心衰

3. 机械辅助治疗　主动脉内球囊反搏（IABP）可用于冠心病急性左心衰患者。对极危重患者，有条件的医院可采用 LVAD 和临时心肺辅助系统。

4. 病因治疗　应根据条件适时对诱因及基本病因进行治疗。

【例46】男，50 岁。突起呼吸困难，<u>咳粉红色泡沫痰</u>，血压 190/100 mmHg，诊断为急性左心衰，该患者的最佳治疗是

　　A. 西地兰　　　　B. 氨茶碱　　　　C. 硝普钠　　　　D. 多巴酚丁胺　　　　E. 硝酸甘油

【例47】下列药物中，治疗急性心源性肺水肿的<u>首选药物</u>是

　　A. 氨苯蝶啶　　　B. 氢氯噻嗪　　　C. 螺内酯　　　　D. 呋塞米　　　　　E. 乙酰唑胺

【例48】男，68 岁。活动后心悸、气短 4 年。突发喘憋 1 小时来诊。高血压病史 10 年余，平时血压波动130～150/70～90 mmHg。查体：BP 230/100 mmHg，端坐位，<u>双肺底可闻及少许湿性啰音</u>，心率 114 次/分。该患者最适宜的治疗是

　　A. 口服哌唑嗪　　B. 口服阿替洛尔　　C. 口服硝苯地平　　D. 静脉滴注硝普钠　　E. 肌内注射利血平

【例49】男，60 岁。突发心悸、气促 2 小时，<u>咳粉红色泡沫痰</u>，不能平卧。高血压病史 20 余年，未规律服用降压药。查体：BP 180/130 mmHg。双肺满布干、湿啰音，心界扩大，心率 110 次/分，<u>心律绝对不齐</u>。对该患者最恰当的治疗组合是

　　A. 硝酸甘油、毛花苷 C、美托洛尔　　　　　　B. 硝普钠、地尔硫䓬、呋塞米
　　C. 硫酸甘油、地尔硫䓬、呋塞米　　　　　　　D. 尼尔地平、毛花苷 C、美托洛尔
　　E. 硝普钠、毛花苷 C、呋塞米

例 50～51 共用题干

男，72 岁。4 小时前因情绪激动突发极度气急，咳嗽，<u>咳粉红色泡沫样痰</u>，出冷汗，焦虑不安。既往 COPD 史 20 年，高血压病 25 年。查体：T 36.2 ℃，P 120 次/分，R 34 次/分，BP 220/130 mmHg，神志模糊，端坐位，口唇发绀。无颈静脉怒张。<u>双肺可闻及细湿啰音和哮鸣音</u>。心率 120 次/分。心律整齐，心尖区可闻及舒张早期奔马律及 2/6 级收缩期杂音，腹软，双下肢无水肿。血气分析：pH 7.28，PaO_2 60 mmHg，PCO_2 60 mmHg。

【例50】该患者突发气急的最可能<u>原因</u>是

　　A. 肺动脉栓塞　　　　　　　　B. COPD 合并右心衰　　　　　　C. 高血压合并肺部感染

D. COPD 急性加重　　　　　　　E. 高血压合并急性左心衰

【例51】该患者**不适宜**的抢救措施是
A. 静脉滴注氨茶碱　　　　B. 静脉注射呋塞米　　　　C. 静脉注射吗啡
D. 静脉滴注硝普钠　　　　E. 静脉注射毛花苷 C

➤ **参考答案**如下，详细答案参见 2019 版《国家临床执业及助理医师资格考试精选真题考点精析》。

1. E	2. B	3. C	4. E	5. A
6. B	7. A	8. E	9. B	10. A
11. A	12. C	13. C	14. D	15. D
16. B	17. B	18. C	19. C	20. C
21. B	22. C	23. B	24. C	25. C
26. E	27. C	28. C	29. A	30. C
31. E	32. C	33. A	34. A	35. B
36. B	37. B	38. A	39. B	40. C
41. B	42. C	43. B	44. C	45. C
46. C	47. D	48. D	49. E	50. C
51. C	—	—	—	—

昭昭老师提示：
关注官方微信，获得第一手考试资料。

第 2 章　心律失常

➤ **2019 考试大纲**

①窦性心律失常；②房性及交界性心律失常；③室性心律失常；④心脏传导阻滞。

➤ **考纲解析**

近 20 年的医师考试中，本章的考试重点是心律失常的诊断、表现、检查和治疗，执业医师每年考查分数为 2～3 分，助理医师每年考查分数为 0 分。

昭昭老师提示：先掌握住一个治疗原则，这就是：无症状就观察；有症状就用药，一旦休克就电打（室颤是非同步电除颤，其余都是同步电除颤）。药物的选择：室性的首选利多卡因；心率慢的首选阿托品或异丙肾；万能药物为胺碘酮。三度阻滞：起搏器。

第 1 节　概　述

一、心律失常分类

心律失常	冲动形成异常	窦性心律失常		窦性心动过速、窦性心动过缓、窦性心律不齐、窦性停搏
		异位心律	被动性异位心律	逸搏与逸搏心律（房性、交界区、室性）
			主动性异位心律	期前收缩（房性、房室交界区性、室性）
				阵发性心动过速（房性、房室交界区性、房室折返性、室性）
				心房扑动、心房颤动、心室扑动、心室颤动
	冲动传导异常	生理性		干扰与房室分离
		病理性	心脏传导阻滞	窦房传导阻滞、房内传导阻滞、房室传导阻滞、室内传导阻滞
				左右束支传导阻滞、左束支分支传导阻滞
			折返性心律	阵发性心动过速（房室结折返、房室折返、心室内折返）
		房室间传导途径异常		预激综合征

二、心律失常发生机制

1. 冲动形成异常　自律性异常和触发活动，都可导致冲动异常发放。

2. 冲动传导异常　折返是快速心律失常的最常见发生机制。产生折返的基本条件是传导异常。冲动传导至某处心肌，如适逢生理性不应期，可形成生理性阻滞或干扰现象。传导障碍并非由于生理性不应期所致者，称病理性传导阻滞。

第2节 窦性心律失常

一、概 述

正常窦性心律的冲动起源于窦房结,频率为60~100次/分。窦性心律失常是由于窦房结冲动发放频率的异常或窦性冲动向心房的传导受阻所导致的心律失常。

二、窦性心动过速、窦性心动过缓

	窦性心动过速	窦性心动过缓
心率	>100次/分	<60次/分
表现	①可无症状; ②可有原发疾病症状	①可无症状; ②可有心排量不足的症状
治疗	①无症状不治疗; ②有症状:首选β受体阻滞剂治疗,如果有应用β受体阻滞剂的禁忌证(支气管哮喘和心力衰竭),则改用维拉帕米和地尔硫卓	①无症状不治疗; ②有症状:应安装起搏器

【例1】男,40岁。查体发现"心动过缓"20余年。平时心率45~55次/分。无心悸,无头晕和乏力,无黑蒙和晕厥。运动后心率可达90次/分。该患者最适宜的处置是

A. 口服胺碘酮　　　　　　　B. 暂不治疗,定期随访　　　　C. 口服阿托品
D. 静脉注射异丙肾上腺素　　E. 植入永久起搏器

三、病态窦房结综合征(SSS)

1. 病因 众多病变过程,如纤维化、脂肪化、退行性变性、淀粉样变性及窦房结周围神经和心房肌的病变,窦房结动脉供血减少等都是SSS的病因。

2. 临床表现 与心动过缓有关的心、脑等脏器供血不足的症状,如发作性头晕、黑蒙、乏力等,严重者可发生晕厥。

3. 心电图 持续而显著的窦缓<50次/分;窦性停搏与窦房阻滞;窦房阻滞与房室阻滞并存;心动过缓—心动过速综合征。

4. 治疗 若患者无心动过缓有关的症状,不必治疗,仅定期随诊观察。对于有症状的病窦综合征患者,应接受起搏器治疗。

第3节 室上性心律失常

【房性期前收缩】

一、病 因

多重病因,如风湿性心脏病,冠状动脉硬化等。

二、心电图

1. ECG 房性期前收缩的P波提前发生,与窦性P波形态不同。

2. 室内差异性传导 房性期前收缩下传的QRS波群形态通常正常;亦可出现宽大畸形的QRS波群,称为室内差异性传导。

三、治 疗

观察治疗,不做特殊处理。

【例2】女,33岁。健康查体时ECG发现偶发房性期前收缩。既往体健。查体:心界不大,心率80次/分,心脏各瓣膜区未闻及杂音。该患者最恰当的处理措施是

A. 寻找病因,定期随诊　B. 口服普罗帕酮　C. 口服美西律　D. 口服胺碘酮　E. 静脉注射利多卡因

【例3】男,38岁。因间断心悸1天就诊。查体:心率72次/分,偶可闻及期前收缩。心电图示提前出现的P波,形态与窦性P波略有不同,P-R间期0.13秒,QRS波群形态正常,代偿间期不完全。最恰当的处理是

A. 静脉注射阿托品　B. 口服美托洛尔　C. 口服普罗帕酮　D. 寻找和去除病因　E. 口服胺碘酮

【心房扑动】

心房扑动是介于房速和心房颤动之间的快速性心律失常。

一、病 因

房扑可见于风心病、冠心病、高心、心肌病、肺栓塞、慢性心衰、二狭、三狭等;其他如甲亢、酒精中毒、心包炎等。

二、心电图

1. F波 心房活动呈规律的锯齿状扑动波,称为F波,扑动波之间等电线消失,在Ⅱ、Ⅲ、aVF、V_1导联最明显。典型房扑的心房率为250~300次/分。

2. 心室变化 心室率规则或不规则,心房率300次/分时,心室率150次/分。QRS波群形态大多正常。当出现室内差异性传导时,可有QRS波增宽、形态异常。

三、临床表现和体征

1. 表现 具有不稳定型倾向,可恢复为窦性心律或进展为心房颤动,但也可持续数月或数年。心室率不快者可无症状。心室率快者可诱发心绞痛、充血性心衰。

2. 体征 体检可见快速的颈静脉扑动,有时可听到心房音。

四、治 疗

1. 药物治疗 减慢心室率的药物包括β受体阻滞剂、钙通道阻滞剂、洋地黄等;转复房扑的药物包括ⅠA类(如奎尼丁)、ⅠC类药(如普罗帕酮);如房扑合并冠心病、充血性心衰时,应选用胺碘酮。

2. 非药物治疗 终止房扑最好的方法是直流电复律。食道调搏也是转复房扑的有效方法。射频消融可根治房扑,主要适用于血流动力学不稳定的房扑。

3. 抗凝治疗 持续性房扑的患者发生血栓栓塞的风险明显增高,应给予抗凝治疗。

【心房颤动】

心房颤动是规则有序的心房电活动丧失,代之以快速无序的颤动波,是严重的心房电活动紊乱。心房无序的颤动即失去了有效的收缩与舒张,心房泵血功能恶化或丧失,加之房室对快速心房激动的递减传导,引起心室极不规则的反应。心室率紊乱、心功能受损和心房附壁血栓形成是房颤患者的主要病理生理特点。

一、病 因

心内疾病	房颤最常见的原因是风湿性心脏病二尖瓣狭窄
心外疾病	房颤最常见的心外疾病是甲状腺功能亢进
其他	①正常人房颤:可见于正常人、情绪激动、手术后、运动或大量饮酒时发生; ②肺部疾病:慢性肺心病、急性缺氧、高碳酸血症等; ③孤立性房颤:房颤发生在无心脏病变的中青年,称为孤立性房颤; ④老年房颤:老年患者中部分是心动过缓-心动过速综合征的心动过速期表现

二、分 型

(昭昭老师速记:这"周内"有"阵"雨;大雨"持续"了"1周多";"一长期")

分 类	概 念
首诊房颤	首次确诊(首次发作或首次发现)
阵发性房颤	持续时间≤7天(常≤48小时),能自行终止
持续性房颤	持续时间>7天,非自限性
长期持续性房颤	持续时间≥1年,患者有望转复
永久性房颤	持续时间≥1年,不能终止或终止后又复发,无转复愿望

【例4】持续性心房颤动是指心房颤动持续时间

A. 大于24小时　　B. 小于48小时　　C. 大于3个月　　D. 大于1个月　　E. 大于7天

三、临床表现和体征

1. 临床表现 房颤症状的轻重受到心室率快慢的影响。心室率超过150次/分,患者可发生心绞痛与充血性心力衰竭,心排出量可减少25%以上。最主要的问题是体循环栓塞(脑栓塞;左房的腹壁血栓)。

2. 体征 第一心音强弱不等(S_1);心律绝对不规则;脉搏短绌。(昭昭速记:不不短,只要有这几个字就是房颤)

【例5】最易引起急性心力衰竭的心律失常是

A. 窦性心动过缓　　　　　　　B. 一度房室传导阻滞　　　　　　　C. 偶发室性期前收缩

D. 快速心房颤动　　　　　　　　　　E. 偶发房性期前收缩

【例6】男,36岁。心悸3年,既往体健。查体:BP 130/80 mmHg。双肺未闻及湿啰音,心脏各瓣膜区未闻及杂音。心律不齐,心电图示心室率140次/分,P波消失,代之大小不等的F波,该患者最可能出现的体征是

A. 发绀　　　　B. 二尖瓣面容　　　　C. 脉短绌　　　　D. A_2亢进　　　　E. 双下肢水肿

四、心电图

1. **心房** P波消失,代之F波。F波频率:350～600次/分(心室率:100～160次/分)。
2. **心室** 心室率绝对不规则。

【例7】心房颤动时F波的频率为

A. 350～600次/分　　　　　　B. <150次/分　　　　　　C. 150～200次/分
D. >600次/分　　　　　　　　E. 250～300次/分

【例8】心房颤动时,心室的频率为

A. 350～600次/分　　B. <150次/分　　C. 150～200次/分　　D. >600次/分　　E. 100～160次/分

五、治　疗

抗凝治疗	①房颤患者容易发生附壁血栓脱落导致栓塞,故需要抗凝治疗。 ②CHADS2评分≥2分,需要接受抗凝治疗;CHADS2评分=0分或房颤时间<24 h,不需要接受抗凝治疗。 ③长期抗凝首选口服:华法林,使得凝血酶原时间国际标准化比值(INR)维持在2.0～3.0。房颤超过24小时者,复律前口服华法林3周,待心率转复后,再继续口服4周。(昭昭速记:朝三暮四) ④紧急复律治疗后可选用静脉肝素或皮下注射低分子肝素。
转复并维持窦律	①首选:胺碘酮,特别适用合并器质性心脏病的患者。 ②ⅠA类抗心律失常药物(奎尼丁、普鲁卡因胺),因可致致命性的室性心律失常,故目前基本不用。 ③ⅠC类抗心律失常药物(普罗帕酮),禁用于有严重的器质性心脏病患者。 ④电转复:适用于房颤发作时伴有血流动力学障碍、药物转复无效者。 ⑤导管消融术:二线治疗,不作为首选方法,主要适用于症状反复发作,并且抗心律失常药物治疗无效的阵发性和持续性房颤。
控制心室率	①控制心室率首选药物为β受体阻滞剂; ②心室率的控制目标是<110次/分。

【例9】男,50岁。因持续心悸5天入院。既往体健。查体:BP 142/80 mmHg,心界不大,心率132次/分,心律不齐,心电图示P波消失,代之以F波,心室律绝对不规则。控制心室率宜首选

A. 华法林　　　　B. 腺苷　　　　C. 胺碘酮　　　　D. 比索洛尔　　　　E. 普罗帕酮

例10～11共用选项

A. 24小时　　　B. 48小时　　　C. 72小时　　　D. 2周　　　E. 4周

【例10】转复前需抗凝治疗的心房颤动是指其发作持续时间超过

【例11】心房颤动转复成功后需继续抗凝的时间为

【例12】男性,51岁。急性前壁心肌梗死,起病第2天发生心房颤动,心室率184次/分,血压84/60 mmHg,气急发绀,首选治疗措施是

A. 静脉注射毛花苷C　　　　　　B. 同步电击除颤　　　　　　C. 静脉注射美托洛尔
D. 静脉注射多巴酚丁胺　　　　　E. 静注胺碘酮

【例13】女,76岁。持续性心房颤动两年。有高血压和糖尿病史。查体:BP 120/65 mmHg,心率87次/分,心脏各瓣膜区未闻及杂音。该患者最适宜的抗栓治疗措施是

A. 皮下注射低分子肝素　　　　B. 静脉滴注肝素　　　　C. 口服阿司匹林
D. 口服氯吡格雷　　　　　　　E. 口服华法林

【例14】男,55岁。心房颤动5年,1年前曾发作语言不利伴肢体活动障碍。该患者长期抗栓治疗的药物首选

A. 阿司匹林　　B. 尿激酶　　C. 低分子肝素　　D. 潘生丁　　E. 华法林

【例15】女,76岁。持续性心房颤动两年。有高血压和糖尿病史。查体:BP 120/65 mmHg,心率87次/分,心脏各瓣膜区未闻及杂音。该患者最适宜的抗栓治疗措施是

A. 皮下注射低分子肝素　B. 静脉滴注肝素　C. 口服阿司匹林　D. 口服氯吡格雷　E. 口服华法林

例16～17共用题干

女,38岁。突发心悸伴烦躁和胸闷30分钟,四肢发凉,曾出现黑蒙,收入急诊监护病房。查体:BP 70/

50 mmHg,心率 180 次/分,心律绝对不齐,心音强弱不等,心脏各瓣膜区未闻及杂音。心电图提示"预激综合征伴心房颤动"。

【例 16】 该患者最适宜的处理是
A. 静脉注射胺碘酮   B. 静脉注射维拉帕米   C. 电转复
D. 静脉注射西地兰   E. 静脉注射普罗帕酮

【例 17】 在诊疗过程中,该患者突然意识丧失,全身青紫,肢体抽搐。血压测不到,心音消失。心电图 QRS-T 波完全消失,代之以大小不等、极不匀齐的低小波。该患者需立即采取的治疗措施是
A. 心室超速起搏治疗   B. 同步直流电转复   C. 非同步直流电除颤
D. 植入永久起搏器   E. 植入临时起搏器

例 18～19 共用选项
A. 维拉帕米   B. 洋地黄   C. 利多卡因   D. 地尔硫䓬   E. 普罗帕酮

【例 18】 二尖瓣狭窄、心力衰竭合并快速心房颤动的首选治疗药物是

【例 19】 预激综合征合并快速心房颤动的首选治疗药物是

第4节　阵发性室上性心动过速

一、病因、表现及心电图

病因及机制	最常见的原因是预激综合征;最主要的发生机制是折返机制
表现和体征	①可见于正常人,突发突止,表现为正常心悸、胸闷等。 ②第一心音强度恒定;心律绝对规则
心电图	逆行 P 波;QRS 波群形态正常(伴有室内差异性传导的时候或束支传导阻滞可宽大畸形),心率 150～250 次/分

【例 20】 不属于阵发性室上性心动过速临床特点的是
A. 突发突止   B. 心率>150 次/分   C. 心律绝对规则
D. 第一心音强弱不等   E. 大部分由折返机制引起

【例 21】 女,42 岁。阵发性心悸 3 年,无心跳间歇感。发作时按摩颈动脉窦心悸可突然终止。发作时心电图示:心室率 190 次/分,逆行 P 波。QRS 波群形态与时限正常。该患者最可能的诊断是
A. 窦性心动过速   B. 心房扑动   C. 阵发性室性心动过速
D. 阵发性室上性心动过速   E. 心房颤动

二、治　疗

1. 刺激迷走神经　按摩颈动脉窦及 Valsalva 吞咽动作。

2. 首选药物　是腺苷,起效迅速,副作用为胸部压迫感、呼吸困难、面部潮红、窦性心动过缓、房室传导阻滞等。如应用腺苷无效可改为维拉帕米或地尔硫䓬。如患者合并心力衰竭、低血压或为宽 QRS 波心动过速,尚未明确室上性心动过速的诊断时,不应选用钙通道拮抗剂,宜选用腺苷静脉滴注。

3. 洋地黄和 β 受体拮抗剂　静脉注射洋地黄可终止发作;目前洋地黄已经少用,但是对伴有心功能不全的患者仍作首选。

4. 普罗帕酮　1～2 mg/kg,静脉注射。

5. 直流电复律　出现严重的心绞痛、低血压、充血性心力衰竭时应用(和房颤一样)。但应注意,如果已经应用了洋地黄者不应该再接受电复律。

6. 射频消融术　旁路导致的折返性室上性心动过速的根治方法是射频消融术。

【例 22】 男,25 岁。无诱因突发心悸 1 小时来诊。查体:BP 130/80 mmHg,心率 240 次/分,心律整齐。压迫颈动脉窦后心率突然降至 70 次/分,心律整齐。该患者最可能的诊断是
A. 阵发性室上性心动过速   B. 心动过缓-心动过速综合征   C. 室性心动过速
D. 窦性心动过速   E. 心房扑动

【例 23】 男,14 岁。因阵发性心悸 3 年,再发 2 小时入院,查体无异常发现,心电图示心率 180 次/分,节律规则,QRS 波群时限 0.11 秒,可见逆行 P 波,该患者最可能的诊断为
A. 阵发性室上性心动过速   B. 阵发性室性心动过速   C. 窦性心动过速
D. 心房扑动   E. 非阵发性房室交界区心动过速

【例 24】 合并急性左心衰竭的阵发性室上性心动过速,最佳治疗是

A. 静脉注射维拉帕米　B. Valsalva 动作　C. 直流电复律　　D. 置入起搏器　　E. 射频消融

第 5 节　室性心动过速

【室性期前收缩】

室性期前收缩是一种最常见的心律失常,指希氏束分叉以下部位过早发生的、提前使心肌除极的心搏。

一、心电图

提前出现的 QRS 波群,其前无 P 波;QRS 波群宽大畸形,时间＞0.12 秒。

二、治　疗

1. 无器质性心脏病　药物宜选用 β 受体拮抗剂、美西律、普罗帕酮等。
2. 有器质性心脏病　急性心肌缺血首选早期应用 β 受体阻滞剂;慢性心脏病变应避免使用 I 类药物治疗心肌梗死后室性期前收缩。

【例25】以下情况最常于听诊时发现心律不齐的是
　　A. 室性心动过速　　　　　　　　B. 室上性心动过速　　　　　　C. 室性期前收缩
　　D. 三度房室传导阻滞　　　　　　E. 窦性心动过速

【例26】严重心力衰竭时,治疗频发室性期前收缩首选的药物是
　　A. 胺碘酮　　　　B. 索他洛尔　　　C. 多巴酚丁胺　　　D. 氟卡胺　　　E. 普罗帕酮

【室性心动过速】

一、概念、心电图及治疗

概述	室性心动过速是起源于希氏束分支以下的特殊的传导系统或者心室肌连续 3 个或 3 个以上的异位心搏
心电图	①3 个或 3 个以上,QRS 波宽大畸形,心室率 100～250 次/分; ②最重要的依据:心室夺获及室性融合波
治疗	①非器质性的心脏病:无症状不用治疗。 ②器质性心脏病:血流动力学稳定,首选利多卡因、胺碘酮、普罗帕酮;血流动力学不稳定,有休克患者,及时行直流电复律

【例27】提示室性心动过速的特征性心电图改变是
　　A. QRS 群电交替　　　　　　　　B. 室性融合波　　　　　　C. P 波与 QRS 波群传导比例为 1∶2
　　D. QRS 波群至逆传 P 波的时间≤0.10 秒　E. 心动过速由房性期前收缩诱发

【例28】诊断室性心动过速最重要的依据是
　　A. R－R 间期规整　　　　　　　　B. QRS 波群宽大畸形　　　　　C. 频率 100～250 次/分
　　D. 心室夺获与室性融合波　　　　E. T 波与 QRS 波主波方向相反

【例29】最有助于提示室性心动过速的依据是
　　A. QRS 波群宽大畸形　B. 心律规则　C. 心室夺获　D. P 波消失　E. ST 段下斜型压低

【例30】男,52 岁。心悸头晕,四肢冰凉,见宽 QRS 波,心动过速,心律不规则,采取最合理的治疗是
　　A. 直流电复律　　　　　　　　B. 静脉注射普罗帕酮　　　　　　C. 静脉注射利多卡因
　　D. 静脉注射普鲁卡因酰胺　　　E. 静脉注射胺碘酮

【例31】对于无器质性心脏病无症状的室性期前收缩的患者,应采取的治疗是
　　A. 除病因和诱因　B. 胺碘酮　　C. 维拉帕米　　D. 普罗帕酮　　E. 美西律

二、特殊的室性心动过速

	尖端扭转型室速	加速性心室自主节律
病因	先天性和获得性	心脏病患者
类型	多形性室速的一个特殊类型	缓慢型室速
心电图	①发作时 QRS 波的振幅与波峰呈周期性改变; ②频率 200～250 次/分; ③QT 间期通常超过 0.5 s; ④U 波显著	①连续发生 3～10 个起源于心室的 QRS 波; ②心率常为 60～110 次/分; ③心动过速的开始与终止呈渐近性; ④心室夺获和室性融合波常见
治疗	首选给予静注镁盐	通常无需抗心律失常治疗
昭昭速记	下巴很"尖"的人很 "美"	—

三、心室扑动和心室颤动

	心室扑动	心室颤动
病因	冠心病等	冠心病等
特点	致命性心律失常	致命性心律失常
临床表现	意识丧失、抽搐、呼吸停止	意识丧失、抽搐、呼吸停止
心电图	心室扑动呈正弦图形,波幅大而规则,频率150~300次/分	波形、振幅与频率极不规则的颤动波
治疗	①应立即抢救;最有效的终止室颤的方法是电除颤。 ②电除颤:血流动力学不稳时用;只有室颤用非同步;室颤360 J非同步	

【例32】男,60岁。突发意识丧失,心电监护示心电波形、振幅与频率均极不规则、无法辨认QRS波群、ST段与T波。该患者应首选

A. 美托洛尔 5 mg 静脉注射　　　　　　　B. 胺碘酮 150 mg 静脉注射
C. 利多卡因 1~1.5 mg/kg 静脉注射　　　D. 阿托品 0.1 mg 静脉注射
E. 360J 直流电除颤

第6节　房室传导阻滞

冲动在心房传导系统的任何部位的传导均可发生减慢或阻滞。如发生在窦房结与心房之间,称窦房传导阻滞。在心房和心室之间,称为房室传导阻滞。位于心房内,称为房内阻滞;位于心室内,称为室内阻滞。

一、心电图改变

一度房室传导阻滞	P波后有相应的QRS波,但是PR间期长于0.21秒
二度Ⅰ型房室传导阻滞(文氏现象)	PR间期进行性延长,直至一个P波受阻不能下传到心室
二度Ⅱ型房室传导阻滞(莫氏现象)	心房冲动传导突然阻滞,但PR间期恒定不变
三度房室传导阻滞	心脏和心室分离,独立活动各不相关;心房快于心室,可闻及大炮音

二、治　疗

1. 一般治疗　一度房室传导阻滞与二度Ⅰ型房室传导阻滞心室率不太慢者,无需特殊治疗。二度Ⅱ型房室传导阻滞和三度房室传导阻滞如心室率显著缓慢,伴有明显症状或血流动力学障碍者,甚至Adams-Strokes综合征发作者,应给予起搏治疗。

2. 阿托品　可提高房室阻滞的心率,适合阻滞位于房室结的患者;异丙肾上腺素适用于任何部位的房室传导阻滞,但是急性心肌梗死时应用要注意避免发生严重心室心律失常。

3. 手术治疗　症状明显、心室率缓慢者,应及早给予临时性或永久性心脏起搏治疗。最有效的根治方法是安装起搏器。

【例33】男,55岁。突发持续胸痛4小时。查体:BP 100/50 mmHg,心率30次/分,心律整齐,心电图示急性下壁、右室心肌梗死,三度房室传导阻滞。为提高心室率应立即采取的治疗措施是

A. 静脉滴注异丙肾上腺素　　B. 静脉滴注多巴酚丁胺　　C. 静脉注射肾上腺素
D. 同步直流电复律　　　　　E. 植入临时性心脏起搏器

【例34】男,55岁。持续胸痛5小时。既往糖尿病10年,吸烟30年。查体:心率35次/分,心律整齐。心电图示Ⅱ、Ⅲ、aVF导联ST段弓背向上抬高,转运中突然意识障碍,导致该患者意识障碍最可能的心律失常是

A. 心房颤动　　B. 左束支传导阻滞　　C. 窦性停搏　　D. 三度房室传导阻滞　　E. 右束支传导阻滞

【例35】女,68岁。1年前坐位用早餐时无明显诱因突感心悸,随之意识丧失跌倒,数分钟后意识恢复。无大汗、肢体抽搐、口吐白沫和大小便失禁。1年来反复发作上述症状3次。发作与体位运动无关。查体:BP 130/70 mmHg,心率48次/分。心电图示二度房室传导阻滞。该患者意识丧失最可能的原因是

A. 低血糖　　B. 心律失常　　C. 癫痫发作　　D. 低体位性低血压　　E. 迷走神经张力增高

第7节 抗心律失常药物

一、药物分类及作用机制

分 类	再分类	机 制
Ⅰ类	ⅠA类	减慢动作电位0相上升速度(Vmax),延长动作电位时程
	ⅠB类	不减慢Vmax,缩短动作电位时程
	ⅠC类	减慢Vmax,减慢传导、轻微延长动作电位时程
Ⅱ类	—	阻断β肾上腺素能受体
Ⅲ类	—	阻断钾通道、延长复极
Ⅳ类	—	阻断慢钙通道

二、分类及药物适应证和禁忌证

类 别	代表药物	适应证和禁忌证	昭昭老师速记
ⅠA类	奎尼丁、普鲁卡因胺	可致致命性的室性心律失常,故目前基本不用	阿丁、阿卡
ⅠB类	利多卡因、苯妥英钠	适应证主要是室性心律失常	利弊(B)
ⅠC类	普罗帕酮	禁用于有器质性心脏病的患者	C罗
Ⅱ类	美托洛尔、阿替洛尔	适应证主要是降低心率	2="尔"
Ⅲ类	胺碘酮	几乎是万能药	三点(碘)式
Ⅳ类	维拉帕米、地尔硫䓬	适应证是变异型心绞痛	私(4)密(米)

三、常用药物不良反应

药 物	不良反应	昭昭老师速记
胺碘酮	肺纤维化、光过敏、角膜色素沉着、胃肠道反应、心动过缓,偶发尖端扭转室速	"华""安"
利多卡因	眩晕、感觉异常、意识模糊、谵妄、昏迷等,少数可引起窦房结抑制、房室传导阻滞	二
腺苷	潮红、呼吸困难、胸部压迫感、可有短暂的窦性停搏、室性期前收缩等	
β受体阻滞剂	低血糖、低血压、加重哮喘等	β低
奎尼丁	消化系统表现:恶心、呕吐等;血小板减少、窦性停搏、房室传导阻滞、QT间期延长与扭转型室速	二

▶ 参考答案如下,详细答案参见2019版《国家临床执业及助理医师资格考试精选真题考点精析》。

1. B	2. A	3. D	4. E	5. D
6. C	7. A	8. E	9. D	10. A
11. A	12. E	13. B	14. E	15. E
16. E	17. C	18. C	19. B	20. E
21. D	22. A	23. A	24. C	25. C
26. A	27. B	28. D	29. C	30. A
31. A	32. E	33. E	34. D	35. B

昭昭老师提示:
关注官方微信,获得第一手考试资料。

第3章 心搏骤停

> **2019考试大纲**
> ①病因;②临床表现;③处置和疗效判断。

> **考纲解析**
> 近20年的医师考试中,本章的考试重点是心脏骤停和心源性猝死的表现、诊断和治疗,执业医师每年考查分数为2~3分,助理医师每年考查分数为0分。

心搏骤停是指心脏的射血功能突然终止。由于脑血流的突然中断,10秒左右患者即可出现意识丧失,经及时救治可获存活,否则将发生生物学死亡,罕见自发逆转者。心搏骤停是心源性猝死的最直接原因。心脏性猝死是急性症状发作后 1 小时内发生的以意识丧失为特征，由心脏原因引发的自然死亡。

一、病因和机制

病因	心脏性猝死**最常见**的原因：冠心病及并发症
机制	心搏骤停的病理生理**机制**是致命性的快速心律失常：室颤和室速

【例1】心搏骤停的病理生理机制**最常见**的是
　　A. 心室颤动　　B. 室性心动过速　　C. 电机械分离　　D. 三度房室传导阻滞　　E. 心室停顿

【例2】心脏性猝死**最主要**的病因是
　　A. 二尖瓣脱垂　　B. 心肌病　　C. 主动脉瓣狭窄　　D. 冠心病及其并发症　　E. 急性心肌炎

二、病理生理

致命性快速心律失常	心脏性猝死的主要致命原因，它的发生是冠状动脉血管事件、心肌损伤、心肌代谢异常和（或）自主神经张力改变等因素相互作用引起的一系列病理生理异常的结果
严重缓慢心律失常和心室停顿	心脏性猝死的另一重要原因，常见于病变弥漫累及心内膜下普肯耶纤维的严重心脏疾病
非心律失常性心脏性猝死	常见于心脏破裂、心脏流入和流出道的急性阻塞、急性心脏压塞等
无脉性电活动	为少见病因，可见于急性心梗心室破裂、大面积肺梗死时

三、临床表现

前驱期	猝死前数天或数月有一些不典型表现：胸痛、气促等
终末事件期	心血管状态出现急剧变化到心搏骤停发生前的一段时间
心搏骤停	心脏停搏
生物学死亡	心搏骤停后，患者在 4~6 分钟中内开始发生不可逆的脑损伤，再过数分钟进展到生物学死亡

【例3】心室颤动导致**不可逆性脑损害**，其发作至少持续
　　A. 4~6 分钟　　B. 7~9 分钟　　C. 30 秒　　D. 1~3 分钟　　E. 10 分钟

四、心搏骤停的处置及疗效判断

1. 识别心搏骤停并呼救

判断心搏骤停的**金标准**	大动脉（颈、股动脉）搏动消失（不是桡动脉）
判断心搏骤停的**银标准**	心音消失
当患者突发意识丧失时：立即触摸大动脉及听诊心音	

2. 初级心肺复苏　CAB 原则，即胸外按压（Circulation, C）→开放气道（Airway, A）→人工呼吸（Breathing, B）。

（1）胸外按压和体外除颤。

体位	患者处于水平位，硬板床
按压部位	胸骨下半部，双乳头之间
按压程度及频率	①胸骨压低至少 5 cm；儿童和婴儿的按压幅度是胸部前后径的 1/3。 ②按压频率 100 次/分，按压与放时间之比为 50%：50%
常见并发症	肋骨骨折
体外电除颤	心肺复苏的关键起始措施是胸外按压和早期除颤

（2）开放气道　保持呼吸道通畅是成功复苏的重要一步。
（3）人工呼吸　如无呼吸，立即气管内插管建立人工通气是**最好的方法**。如果情况不允许，可行口对口呼吸，每次吹气时间持续 2 秒以上，确认胸廓有起伏。单人及两人进行心肺复苏则每 30 次胸外按压连续给予两次通气。

【例4】男，68 岁。排便时诉胸闷，随即跌倒，呼之不应，皮肤发绀，最有助于确诊心搏骤停临床表现是
　　A. 意识丧失　　B. 呼吸停止　　C. 皮肤发绀　　D. 心音消失　　E. 桡动脉搏动消失

【例5】心搏骤停早期诊断**最佳**指标是

A. 瞳孔突然散大　B. 测不到血压　C. 颈动脉和股动脉搏动消失　D. 呼吸停止　E. 面色苍白

【例6】心搏骤停最重要的诊断依据是
A. 心音消失　B. 手足抽搐　C. 桡动脉搏动消失　D. 呼吸断续　E. 呼之不应

【例7】男,66岁。发作性胸痛1小时。在问病史过程中突然跌倒,对呼唤和推摇无反应。此时应立即采取的措施是
A. 做超声心动图　B. 送往抢救室　C. 触诊大动脉　D. 做心电图　E. 查看瞳孔

【例8】女,58岁。患风湿性心脏病6年,近来心悸、胸闷痛、气短、下肢水肿、尿少。数分钟前突然晕倒,意识丧失,皮肤苍白,口唇发绀,无法扪及大动脉搏动,呼吸停止,其原因是
A. 脑栓塞　B. 急性左心衰竭　C. 癫痫大发作　D. 心脏性猝死　E. 急性右心衰竭

【例9】成人心肺复苏抢救时胸外按压与人工呼吸通气的比例
A. 15:2　B. 30:2　C. 10:2　D. 5:2　E. 40:2

【例10】心搏骤停时首先要
A. 吸氧　B. 胸外心脏按压　C. 心电监测　D. 使用呼吸兴奋剂　E. 安置人工心脏起搏器

【例11】心搏骤停一旦确诊,应立即
A. 尝试捶击复律及清理呼吸道　B. 气管内插管　C. 人工呼吸
D. 口对口呼吸　E. 心脏按压

【例12】心跳呼吸骤停患者现场急救首先要实施的是
A. 口对口人工呼吸　B. 开放静脉输液通道　C. 胸外心脏按压
D. 心内注射复苏药物　E. 通畅呼吸道和口对口人工呼吸

【例13】胸外心脏按压的操作方法,下列哪项错误
A. 背部垫硬板　B. 部位在锁骨中线第5肋间
C. 按压次数至少100次/分　D. 使胸骨下陷至少5 cm
E. 每按压30次后进行人工呼吸2次

【例14】胸外心脏按压正确的部位是
A. 心前区　B. 胸骨下半部　C. 胸骨中上1/3交界处　D. 胸骨中部　E. 胸骨角

【例15】心肺初期复苏CAB步骤中不包括
A. 清除口腔异物　B. 口对口人工呼吸　C. 胸外心脏按压　D. 除颤　E. 胸内心脏挤压

【例16】成人心肺复苏的合理顺序是
A. 胸外按压→人工呼吸→开放气道　B. 开放气道→胸外按压→人工呼吸
C. 开放气道→人工呼吸→胸外按压　D. 人工呼吸→胸外按压→开放气道
E. 胸外按压→开放气道→人工呼吸

3. 高级心肺复苏
(1) 复苏后　保证一切复苏措施最有效的是确保循环功能稳定。
(2) 纠正低氧血症　尼可刹米是维持肺功能稳定最有效的药物。
(3) 电除颤和复律　终止室颤最有效的方法是电除颤,360 J直流电复律。如果电除颤一次不成功,注意不要立即再次电击,应该行5组心肺复苏操作后,视情况确定是否再次进行。

方　式	特　点
电复律	指与心电图上QRS波群同步发放直流电,使房性或室性心律失常转变为窦性心律的方法
电除颤	也称非同步电复律,是指室扑、室颤时,因不能分辨QRS波群和T波,而与心电图上QRS波群非同步发放直流电,使室扑或室颤转变为窦性心律的方法
同步直流电复律和非同步直流电除颤	①主要是依据心律失常时R波是否存在来确定。 ②R波存在选用同步电复律(如新近发生的房扑或房颤、室上速、室速等);R波消失选用非同步电除颤(如室扑、室颤等)
直流电除颤和交流电除颤	①目前以直流电除颤最为常用; ②原始的除颤仪是利用交流电直接进行

(4) 起搏治疗　对心脏骤停患者不推荐使用起搏治疗,而对有症状的心动过缓患者可考虑起搏治疗。
(5) 药物治疗　心肺复苏首选的药物是肾上腺素;室速或室颤患者首选利多卡因;存在代谢性酸中毒、高

钾血症患者可适当补充碳酸氢钠;急性高血钾导致的难治性室颤可使用10%葡萄糖酸钙溶液。给药途径:心脏骤停患者在进行心肺复苏时,应尽早开通静脉通道。周围静脉通常选用肘前静脉或颈外静脉,手部或下肢静脉效果较差。中心静脉可以选用颈内静脉、锁骨下静脉或股静脉。若静脉穿刺无法完成,某些复苏药物可经气管给予。

4. 复苏后处理　心肺复苏后的处理原则和措施包括维持有效的循环和呼吸功能,预防再次心搏骤停,维持水、电解质和酸碱平衡,防治脑水肿、急性肾衰竭和激发感染等,重点是脑复苏。

(1) 维持有效循环　心搏骤停后常出现血流动力学不稳定,导致低血压、低心排量,其原因可能是容量不足、血管调节功能异常和心功能不全。对危重患者常需要放置肺动脉漂浮导管进行有创血流动力学监测。

(2) 维持呼吸　自主循环恢复后,一部分患者可能仍然需要机械通气和吸氧治疗。呼气末正压给氧,对呼吸功能不全合并左心衰竭的患者可能很有帮助,但需要注意此时血流动力学是否稳定。

(3) 防治脑缺氧和脑水肿　脑复苏是心肺复苏最后成功的关键。

①心搏骤停引起的最基本的病理变化是脑缺氧、脑缺血和脑水肿,复苏的重点是防止和减轻脑水肿。

②降温:体温降至33～34 ℃,维持12～24小时;降温时候要逐步撤销冰袋,待体温回复1～2日后,在停用降温辅助药物。

③脱水药使用甘露醇,防治抽搐使用双氢麦角碱、异丙嗪等冬眠合剂。

5. 心搏骤停的疗效判断　大动脉(颈、股动脉)搏动是否恢复(金标准),听诊心音是否存在(银标准)。

大动脉搏动	心脏按压有效时可以触及颈动脉或股动脉搏动
呼气末CO_2分压	①用于判断心肺复苏效果的可靠监测指标; ②呼气末CO_2分压升高表明心排血量增加,肺和组织的灌注改善
瞳孔变化	①心脏按压过程中,若瞳孔缩小并有对光反射,预后较好; ②瞳孔的变化只能作为复苏效果的参考,不能根据瞳孔的变化来决定是否继续复苏

【例17】 治疗心室停顿的首选药物是
A. 肾上腺素　　B. 胺碘酮　　C. 多巴酚丁胺　　D. 腺苷　　E. 利多卡因

【例18】 男,45岁。突发心搏骤停,经心肺复苏后血压70/40 mmHg,心率34次/分,患者应选用药物是
A. 阿托品　　B. 普罗帕酮　　C. 利多卡因　　D. 胺碘酮　　E. 多巴酚丁胺

【例19】 心室颤动时初次直流电除颤的能量是
A. 300 J　　B. 360 J　　C. 100 J　　D. 200 J　　E. 250 J

【例20】 抢救由心室颤动引起的心搏骤停时,最有效的方法是
A. 静脉注射利多卡因　　B. 皮下注射肾上腺素　　C. 植入心脏起搏器
D. 非同步电击复律　　E. 口对口人工呼吸

【例21】 脑复苏的治疗重点是
A. 降低大脑耗氧量　　B. 防治脑水肿　　C. 促进脑细胞功能恢复
D. 降低脑细胞能量消耗　　E. 维持血压,保证脑部血液供应

【例22】 男性,52岁。因创伤致心跳呼吸停止,经复苏后恢复,继而出现体温升高、抽搐、惊厥,患者可能并发
A. 肺水肿　　B. 心力衰竭　　C. 肾衰竭　　D. 脑死亡　　E. 脑水肿

【例23】 女,56岁。清晨锻炼时突发心肌梗死,心搏骤停1分钟后实施心肺复苏后心跳、呼吸恢复,数分钟后到医院。查体:P 110次/分,BP 110/70 mmHg,浅昏迷,两侧瞳孔不等大。不必要的治疗措施是
A. 足量抗生素静滴　　B. 呋塞米20 mg静脉滴注　　C. 物理降温使体温降至33～35 ℃
D. 高压氧疗　　E. 20%甘露醇250 mL静脉快速滴注

【例24】 关于脱水治疗,不正确的是
A. 保持正常输液量　　　　　　　　B. 20%甘露醇250 mL静脉内快速滴入,每天2～4次
C. 必要时加用呋塞米每次20～40 mg静脉注射　　D. 应定期检查血生化,以免引起水电解质紊乱
E. 脱水治疗应持续2～3天

▶ **参考答案**如下,详细答案参见2019版《国家临床执业及助理医师资格考试精选真题考点精析》。

1. A	2. D	3. A	4. D	5. C
6. D	7. C	8. D	9. B	10. B
11. E	12. C	13. B	14. B	15. D
16. E	17. A	18. E	19. B	20. D
21. B	22. E	23. A	24. E	—

昭昭老师提示：
关注官方微信，获得第一手考试资料。

第4章 高血压

> **2019考试大纲**
> ①原发性高血压；②继发性高血压。

> **考纲解析**
> 近20年的医师考试中，本章的考试重点是高血压的药物治疗，不同临床情景首选的降压药，执业医师每年考查分数为2～3分，助理医师每年考查分数为0分。

第1节 原发性高血压

一、概 述

高血压可分为原发性高血压和继发性高血压。这里重点讲述的是原发性高血压。继发性高血压指有明确的原发病，如肾实质病变导致水钠潴留、原发性醛固酮增多症等。

二、血压水平的定义和分类

1. 高血压的诊断标准 收缩压和(或)舒张压≥140/90 mmHg，未服用降压药情况下3次非同日多次血压的测定所得的平均值。

2. 高血压分级 （昭昭老师提示：如果高血压值分级出现不一致的情况，要按照较高的级别分级，比如170/110 mmHg，要诊断为3级高血压）

类 别	收缩压/mmHg	舒张压/mmHg
正常血压	<120	<80
正常高值	120～139	80～89
1级高血压(轻度)	140～159	90～99
2级高血压(中度)	160～179	100～109
3级高血压(重度)	≥180	≥110
单纯收缩期高血压	≥140	<90

【例1】诊断高血压依据的血压值的测量方法是
A. 未用降压药的情况下，2次以上非同日血压值的均值
B. 未用降压药的情况下，2次以上同日血压值的均值
C. 用降压药的情况下，2次以上非同日血压值的均值
D. 用降压药的情况下，2次以上同日血压值的均值
E. 休息5分钟后测定的血压值

三、高血压患者心血管危险分层标准

1. 分层标准

其他危险因素	血 压		
	1级高血压	2级高血压	3级高血压
无其他危险因素	低危	中危	高危
1～2个危险因素	中危	中危	很高危
3个以上的危险因素或靶器官损伤	高危	高危	很高危
临床并发症或合并糖尿病	很高危	很高危	很高危

2. 危险因素、靶器官损伤及临床并发症内容

危险因素	靶器官损伤	临床并发症
①高龄,女性≥65岁,男性≥55岁; ②吸烟; ③糖耐量受损或空腹血糖受损; ④血脂异常; ⑤早发心血管家族病史; ⑥腹型肥胖; ⑦血同型半胱氨酸升高	①左心室肥厚; ②颈动脉超声 IMT≥0.9 mm 或动脉粥样硬化斑块; ③颈股动脉 PWV≥12 m/s; ④ABI<0.9; ⑤eGFR<60 mL/(min·1.73 m²)或血肌酐轻度升高; ⑥尿微量蛋白 30~300 mg/24 h	①脑血管病; ②心脏疾病; ③肾疾病; ④周围血管病; ⑤视网膜病变; ⑥糖尿病

【例2】女,66 岁。体检发现血压高,无不适,其父亲于 49 岁死于急性心肌梗死。查体:BP 155/100 mmHg,实验室检查:血清总胆固醇 5.90 mmol/L,尿蛋白 240 mg/24 h。对该患者高血压的诊断应为

A. 1级,高危　　B. 2级,高危　　C. 2级,很高危　　D. 2级,中危　　E. 1级,很高危

【例3】男,45 岁。1 年前发现血压 170/110 mmHg,长期口服氨氯地平等药物治疗,2 个月前诊断为糖尿病,口服降糖药治疗,目前血压、血糖均在正常范围。该患者高血压诊断正确的是

A. 高血压 3 级,高危　　　　B. 高血压 1 级　　　　C. 高血压 2 级,高危

D. 高血压 3 级,很高危　　　E. 高血压 2 级,很高危

四、病　因

1. 遗传因素　60%患者有家族史,高血压的遗传可能存在主要基因显性遗传和多基因关联遗传两种方式。

2. 环境因素

钠盐摄入量	不同地区人群血压水平和高血压患病率与钠盐平均摄入量显著正相关,但同一地区人群中个体间血压水平与摄盐量并不相关,摄盐过多导致血压升高主要见于对盐敏感的人群
钾摄入量	与血压呈负相关
高蛋白摄入	属于升高血压的因素
脂肪酸	饮食中饱和脂肪酸或饱和脂肪酸/多不饱和脂肪酸比值较高属于升高血压的因素
饮酒量	饮酒量与血压水平线性相关,尤其与收缩压相关性更强
叶酸	我国人群普遍缺乏叶酸,导致血浆同型半胱氨酸水平升高,与高血压正相关
精神应激	城市脑力劳动者、精神高度紧张的从业者、长期生活在噪声环境中的人群患高血压概率大
吸烟	可使交感神经末梢释放去甲肾上腺素而使血压升高

3. 其他因素　体重增加、肥胖是高血压的重要危险因素。长期服用避孕药的妇女容易出现血压升高。

五、发病机制

神经机制	去甲肾上腺素、肾上腺素、多巴胺、神经肽 Y、5-羟色胺、血管加压素、脑啡肽、脑钠肽和中枢肾素-血管紧张素系统,最终使交感神经系统活性亢进,血浆儿茶酚胺浓度升高,阻力小动脉收缩增强,导致血压增高
肾脏机制	各种原因引起肾性水、钠潴留,通过肾脏机制导致高血压
激素机制	通过激活肾素-血管紧张素-醛固酮系统,使血压增高
血管机制	大动脉、小动脉结构和功能的变化在高血压发病中发挥着重要作用
胰岛素抵抗	①50%的原发性高血压患者存在不同程度的胰岛素抵抗; ②胰岛素抵抗可造成继发性高胰岛素血症,使肾脏水钠重吸收增强,交感神经系统活性亢进,动脉弹性减退,从而使血压升高

六、病　理

心脏和血管是高血压病理生理作用的主要靶器官,早期可无明显病理改变。长期高血压引起的心脏改变主要是左心室肥厚和扩大。而全身小动脉病变则主要是壁/腔比值增加和管腔内径缩小,导致重要靶器官如心、脑、肾组织缺血。目前认为,血管内皮功能障碍是高血压最早、最重要的血管损害。

1. 心脏

高血压性心脏病	长期压力负荷增高,儿茶酚胺、血管紧张素Ⅱ→心肌细胞肥大、间质纤维化→左心室肥厚、扩张
心内膜下心肌缺血	左心室肥厚可使冠脉血流储备下降→心内膜下心肌缺血

2. 脑

脑出血	长期高血压→脑血管缺血与变性→微动脉瘤→破裂导致脑出血
脑梗死	高血压→脑动脉粥样硬化,粥样斑块破裂可并发脑栓形成→脑小动脉闭塞性病变→腔隙性脑梗死

3. 肾脏 长期持续高血压可使肾小球内囊压力升高,肾小球纤维化、萎缩、肾动脉硬化,导致肾实质缺血、肾单位不断减少。恶性高血压可导致入球小动脉、小叶间动脉发生增殖性内膜炎及纤维素样坏死,可在短期内出现肾衰竭。

4. 视网膜 视网膜小动脉早期发生痉挛,随着病程进展出现硬化。血压急骤升高可引起视网膜渗出和出血。

七、临床表现

1. 一般表现 常见症状有头晕、头痛、疲劳、心悸等;还包括受累器官出现的表现。典型高血压头痛是在血压下降到正常后,头痛消失。

2. 急进性高血压、恶性高血压、高血压脑病、高血压危象的表现

急进型高血压即恶性高血压	①恶性高血压:发病急,多见中、青年,舒张压≥130 mmHg,眼底Ⅳ级改变(出血、渗出、视盘水肿),病程进展迅速,肾功能损伤明显,多数短期内肾功能不全(蛋白尿、血尿),可有心、脑功能障碍。(昭昭老师速记:小"3"凶"恶",搞"肾"功能不好) ②首选药物:硝普钠
高血压脑病	①血压超过了脑血管的调节能力,导致脑灌注过多形成脑水肿,表现为严重头痛、呕吐、视物不清、抽搐、昏迷 ②首选药物:硝普钠 (昭昭老师速记:如果表现仅仅是脑部的表现,则是高血压脑病)
高血压危象	常发生于突然停药后,由于小动脉强烈痉挛,血压急剧上升,影响重要脏器血液供应而产生危及症状;常以收缩压升高为主,时间较短暂,控制血压后易好转,但易复发

3. 体征

(1) **常见血管杂音部位** 颈部、背部两侧肋脊角、上腹部脐两侧、腰部肋脊角处。

(2) **心脏听诊** 可有主动脉瓣区第二心音亢进、收缩期杂音或收缩早期喀喇音。

(3) **体征提示继发性高血压** 如腰部肿块提示多囊肾或嗜铬细胞瘤;股动脉搏动延迟出现或缺如,如下肢血压明显低于上肢,提示主动脉缩窄;向心性肥胖、紫纹和多毛,提示皮质醇增多症。

【例4】男,43岁。发现血压增高2年,近1年血压持续为(180~200)/(130~140) mmHg,近3天来头痛、视物模糊。眼底检查发现视盘水肿,最可能的诊断为

A. 急性视盘病变   B. 脑出血   C. 恶性高血压   D. 脑梗死   E. 高血压脑病

【例5】男,36岁。近日由于工作压力较大,出现焦虑,头痛等症状来诊。查体:BP 260/120 mmHg,出现癫痫样抽搐、呕吐、意识模糊等中枢神经系统功能障碍的表现,脑CT未见异常,最可能的诊断是

A. 脑出血   B. 高血压脑病   C. 蛛网膜下腔出血   D. 脑梗死   E. 高血压危象

【例6】有关高血压并发症,下列哪项不正确?

A. 心、脑、肾等器官是主要受累脏器   B. 眼底病变与高血压的严重程度直接有关
C. 恶性高血压以脑并发症最为突出   D. 脑卒中的发症率比心肌梗死高5倍左右
E. 高血压脑病症状出现可能与脑水肿有关

八、检 查

1. 基本项目 血液生化(钾、空腹血糖、总胆固醇、甘油三酯、HDL、LDL、尿酸、肌酐)、血常规、尿液分析(蛋白、糖、尿沉渣镜检)、心电图。

2. 推荐项目 24小时血压监测、超声心动图、颈动脉超声、餐后2小时血糖、血同型半胱氨酸、尿蛋白定量、眼底检查、胸片、脉搏波传导速度、踝臂血压指数等。

3. 选择项目 对疑有继发性高血压者,可以分别选择下列检查血浆肾素活性、血和尿醛固酮、血和尿皮质

醇、血游离甲氧基肾上腺素及甲氧基去甲肾上腺素、血和尿儿茶酚胺等。

九、诊　断

高血压诊断主要依据诊室测量的血压值。测量安静休息坐位时的上臂肱动脉血压，一般需非同日测量3次血压值收缩压≥140 mmHg 和(或)舒张压≥90 mmHg 可诊断为高血压。但应注意：①若患者既往有高血压史，正在使用降压药物，即使血压正常，也应诊断为高血压。②如疑似直立性低血压的患者，还应测量平卧位和站立位血压。③是否为高血压，不能仅凭1次或2次诊室血压测量值进行判断，需要进一步观察血压变化和总体水平。

十、治　疗

1. 目的　最终目的是减少高血压患者心、脑血管病的发生率和死亡率。

2. 生活方式干预　适用于所有高血压患者，包括使用降压药物治疗的患者。

减轻体重	尽可能将体重指数(BMI)控制在<24 kg/m²
减少钠盐摄入	每人每天食盐量不宜超过6 g
补充钾盐	每人每日吃新鲜蔬菜400～500 g，喝牛奶500 mL，可补钾1 000 mg
减少脂肪摄入	膳食中脂肪量应控制在总热量的25%以下
戒烟限酒	饮酒量每日不可超过相当于50 g乙醇
增加运动	运动有利于减轻体重和改善胰岛素抵抗，提高心血管调节适应能力

3. 需要降压药物治疗的人群

一般治疗	收缩压下降10～20 mmHg或舒张压下降5～6 mmHg，3～5年内脑卒中、冠心病与脑血管病死亡率事件分别减少38%、16%与20%
需要降压药物治疗的人群	①高血压>160/100 mmHg(2级及2级以上的高血压)； ②高血压合并糖尿病，或已有其他靶器官损害和并发症； ③血压持续升高，改善生活方式后仍未获得有效的控制者

4. 血压控制目标值

一般人群	主张血压控制在<140/90 mmHg
糖尿病、慢性肾病、心力衰竭或病情稳定的冠心病合并高血压患者	血压控制目标<130/80 mmHg
老年人收缩期高血压	①收缩压控制在150 mmHg以下； ②如果能够耐受可降至140 mmHg

【例7】对高血压合并糖尿病患者，血压控制在
　　A. 130/80 mmHg　　B. 130/85 mmHg　　C. 135/85 mmHg　　D. 140/90 mmHg　　E. 150/90 mmHg

【例8】女，68岁。高血压病史5年，药物治疗后血压波动于(140～170)/(50～80) mmHg。既往糖尿病病史。该患者的收缩压控制目标应低于
　　A. 110 mmHg　　B. 125 mmHg　　C. 140 mmHg　　D. 120 mmHg　　E. 130 mmHg

【例9】男，76岁。高血压病史1年，血压波动于(170～190)/(60～65) mmHg，查体未见明显异常。实验室检查：血常规、尿常规、肾功能、空腹血糖、血脂等均正常。心电图正常。该患者的收缩压控制目标值至少低于
　　A. 140 mmHg　　B. 170 mmHg　　C. 130 mmHg　　D. 150 mmHg　　E. 160 mmHg

【例10】女，68岁。高血压病史5年，药物治疗后血压波动于(140～170)/(50～80) mmHg。既往糖尿病病史。该患者的收缩压控制目标应低于
　　A. 110 mmHg　　B. 125 mmHg　　C. 140 mmHg　　D. 120 mmHg　　E. 130 mmHg

5. 主要降压药物

(1) 药物的主要分类。

	血管紧张素转换酶抑制剂	血管紧张素Ⅱ受体阻滞剂	β受体阻滞剂	钙通道阻滞剂	利尿剂
缩写	ACEI	ARB	β-R	CCB	diuretics
药物	卡托普利	氯沙坦	美托洛尔	硝苯地平	氢氯噻嗪

(2) 用药原则(昭昭老是提示:这里可以出多选题)

①小剂量:开始初始治疗时通常应采用较小的有效治疗剂量,根据需要逐步增加剂量。

②优先选择:长效制剂尽可能使用每天给药1次但能持续24小时降压的长效药物,从而有效控制夜间血压与晨峰血压,更有效地预防心脑血管并发症。

③联合用药:可增加降压效果又不增加不良反应,在低剂量单药治疗效果不满意时,可以采用两种或两种以上降压药物联合治疗。

④个体化:根据患者具体情况、药物有效性和耐受性、经济条件及个人意愿,选择适合患者的降压药物。

(3) 各种降压药物的适应证及禁忌证

①血管紧张素转换酶抑制剂(ACEI)。

适应证	①高血压+糖尿病;(ACEI不影响血糖,高血压合并糖尿病的首选药物是:ACEI) ②高血压+心肌重构;(ACEI可改善心肌重构,保护心肌) ③高血压+尿蛋白(+);(ACEI可减少尿蛋白,保护肾脏)
禁忌证	①"两肾":肾功能不全(肌酐值≥265 μmol/L),肾动脉狭窄; ②妊娠(可导致胎儿畸形)、高血钾(有轻度保钾作用); ③刺激性干咳(因为此副作用,所以开发了ARB类药物)

②血管紧张素Ⅱ受体阻滞剂(ARB)。

适应证	同ACEI类药物,只是没有ARB类药物
禁忌证	同ACEI类药物

③β受体阻滞剂(β-R)。

适应证	①高血压+心率快(β受体阻滞剂可减慢心率) ②高血压+心绞痛(β受体阻滞剂减慢心率,降低心肌耗氧量,改善心绞痛)
禁忌证	①支气管哮喘;(哮喘的药物治疗是:β受体激动剂,沙丁胺醇等) ②心动过缓、房室传导阻滞、病态窦房结综合征(本来心率就慢用了更慢)

④钙通道阻滞剂(CCB)

适应证	老年人单纯性收缩期高血压合并冠心病、糖尿病、外周血管病者
禁忌证	①二氢吡啶类(硝苯地平):可引起反射性交感活性增强,致心率增快; ②非二氢吡啶类(维拉帕米):抑制心肌收缩和传导功能心力衰竭、窦房结功能低下(如病窦)、心脏传导阻滞(房室传导阻滞)者禁用

⑤利尿剂。

适应证	轻中度高血压;单纯性收缩期高血压;老年人高血压
禁忌证	①呋塞米(速尿):电解质紊乱,即低钾血症; ②噻嗪类:糖尿病、胆固醇高血脂者不宜用(升血脂、升血糖); ③高尿酸血症、痛风者禁用(噻嗪类)

例11~12 共用选项

A. β受体阻滞剂　　　　　　　　B. 利尿剂　　　　　　　　C. α受体阻滞剂
D. 血管紧张素Ⅱ受体阻滞剂　　　E. 钙通道阻滞剂

【例11】冠心病稳定型心绞痛合并高血压首选

【例12】糖尿病肾病合并高血压首选

十一、并发症

脑血管病	包括脑出血、脑血栓形成、腔隙性脑梗死、短暂性脑缺血发作等
心力衰竭和冠心病	长期高血压可导致心力衰竭及冠心病
慢性肾衰竭	长期高血压导致肾功能损伤,导致肾功能衰竭
主动脉夹层	长期高血压导致主动脉损伤,出现主动脉夹层等

十二、特殊类型高血压处理

1. 老年高血压
①老年高血压的特点是收缩压增高，舒张压下降，脉压增大；血压波动大，容易出现体位性低血压及餐后低血压；血压昼夜节律异常，白大衣高血压和假性高血压相对常见。
②老年高血压应降至 150/90 mmHg 以下，如能耐受可降至 140/90 mmHg 以下；对于 80 岁以上的老年高血压降压目标值为＜150/90 mmHg。
③老年高血压降压治疗强调收缩压达标，同时应避免过度降低血压。
④在能耐受 降压治疗的前提下，逐步降压达标，应避免过快降压。
⑤CCB、ACEI、ARB、利尿剂等均可选用。

2. 儿童青少年高血压
①儿童青少年高血压以原发性高血压为主，左心室肥厚是最常见的靶器官受累。儿童青少年血压明显升高者，多为继发性高血压，以肾性高血压最多见。
②绝大多数儿童青少年高血压患者通过非药物治疗即可达到血压控制目标，若生活方式治疗无效，出现高血压症状、靶器官损害，合并糖尿病、继发性高血压等，应考虑药物治疗。
③ACEI、ARB、CCB 为首选的儿科抗高血压药物。

3. 顽固性高血压
顽固性高血压或难治性高血压是指尽管使用了三种以上合适剂量的降压药联合治疗，血压仍未能达到目标水平。其主要原因为假性难治性高血压、生活方式未获得有效改善、降压治疗方案不合理、其他药物干扰降压作用、容量超负荷、胰岛素抵抗、继发性高血压等。

4. 高血压急症
（1）高血压急症 指原发性或继发性高血压患者，在某些诱因作用下，血压突然明显升高（一般超过 180/120 mmHg），伴有进行性心、脑、肾等重要靶器官功能不全的表现。高血压急症包括高血压脑病、颅内出血、脑梗死、急性心力衰竭、急性冠脉综合征、主动脉夹层、子痫、急性肾小球肾炎等。

（2）治疗原则
①及时降压：应选择适宜有效的降压药物，静脉滴注给药。若情况允许，应及早开始口服降压药物治疗。
②逐步控制性降压：初始阶段（数分钟至 1 小时内）血压控制的目标为平均动脉压的降幅不超过治疗前水平的 25%；在随后的 2～6 小时内将血压降至安全水平（160/100 mmHg 左右）；如果可以耐受，临床情况稳定，在随后 24～48 小时逐步降至正常水平。
③合理选择降压药：用于高血压急症的药物，要求起效迅速，短时间内达到最大作用；作用持续时间短，停药后作用消失较快；不良反应较小。
④避免使用的药物：高血压急症禁止使用利血平，因肌内注射后降压作用缓慢，如果短期内反复注射可导致难以预测的蓄积效应，发生严重低血压；治疗开始时不宜使用强力的利尿药，除非有心力衰竭或明显的体液容量负荷过重。

	硝普钠	硝酸甘油	尼卡地平	拉贝洛尔
机制	扩张动静脉，降低前后负荷	扩张静脉，选择性扩张冠状动脉和大动脉	二氢吡啶类钙通道阻滞剂	α+β 受体阻滞剂
适应证	高血压急症	急性心力衰竭 急性冠脉综合征时高血压急症	高血压危象 急性脑血管病时高血压急症	妊娠、肾衰时高血压急症

> **昭昭老师总结：高血压首选药物及禁忌证**

适应证	首选和禁忌药物	昭昭老师速记
糖尿病＋高血压	ACEI	ACEI 对血糖不影响
尿蛋白＋高血压	ACEI	ACEI 会减少尿蛋白
心室重构＋高血压	ACEI	ACEI 会改善心室重构
肌酐≥265 μmol/L＋高血压	ACEI	ACEI 类药物会致肾功能损伤

适应证	首选和禁忌药物	昭昭老师速记
高血钾+高血压	呋塞米	最常见不良反应是低血钾
低血钾+高血压	螺内酯	高血钾禁用
心率快+高血压	①首选:β受体阻滞剂; ②其次:维拉帕米	β受体阻滞剂减慢心率
心率慢+高血压	①禁用:β受体阻滞剂; ②其次:维拉帕米	β受体阻滞剂减慢心率
支气管哮喘+高血压	禁用:β受体阻滞剂	美托洛尔
痛风+高血压	禁用:氢氯噻嗪	"塞"外"风"大

【例13】非二氢吡啶类钙通道阻滞剂的是
　A. 氨氯地平　　　B. 硝苯地平　　　C. 维拉帕米　　　D. 非洛地平　　　E. 吲达帕胺
例14~15 共用选项
　A. 螺内酯　　　B. 氨氯地平　　　C. 氢氯噻嗪　　　D. 维拉帕米　　　E. 美托洛尔
【例14】高血压伴支气管哮喘者禁用
【例15】高血压伴高钾血症者禁用
【例16】男,35岁。发现蛋白尿、镜下血尿3年,血压升高1个月,BP 160/100 mmHg,尿RBC 30~35/HP,尿蛋白1.8 g/d,血Cr 130 μmol/L,该患者首选的降压药是
　A. β受体阻滞剂　　B. 利尿剂　　　C. 钙通道阻滞剂　　D. 利血平　　E. 血管紧张素转换酶抑制剂
【例17】男,65岁。高血压病史10余年,既往有痛风病史。查体:BP 180/100 mmHg,双肺呼吸音清,心率50次/分,心律整齐,心脏各瓣膜区未闻及杂音。实验室检查:血Cr 320 μmol/L。该患者最适宜的降压药物是
　A. 血管紧张素转换酶抑制剂　　　　B. 噻嗪类利尿剂　　　　C. 血管紧张素Ⅱ受体阻滞剂
　D. 钙通道阻滞剂　　　　　　　　E. β受体阻滞剂
【例18】女,79岁。2型糖尿病史10年。查体:BP 140/95 mmHg,心率65次/分。实验室检查:血Cr 160 μmol/L,血K$^+$ 4.2 mmol/L,尿蛋白(+)。该患者降血压药应首选
　A. 钙通道阻滞剂　　　　　　　B. 利尿剂　　　　　　　C. 血管紧张素Ⅱ受体阻滞剂
　D. α受体阻滞剂　　　　　　　E. β受体阻滞剂
【例19】男,35岁。发现高血压7个月,未服药改善生活行为后,血压为(140~150)/(90~95) mmHg,心率56次/分。该患者治疗首选的药物是
　A. 维拉帕米　　　B. 哌唑嗪　　　C. 利血平　　　D. 培哚普利　　　E. 比索洛尔
【例20】女,50岁。糖尿病肾病伴高血压,BP 170/100 mmHg,心率54次/分,血肌酐158 μmol/L。最适宜的治疗药物组合是
　A. 氢氯噻嗪、吲达帕胺　　　　B. 氨氯地平、缬沙坦　　　　C. 美托洛尔、维拉帕米
　D. 普萘洛尔、卡托普利　　　　E. 螺内酯、福辛普利
例21~22 共用选项
　A. 依那普利　　　B. 美托洛尔　　　C. 氢氯噻嗪　　　D. 特拉唑嗪　　　E. 氨氯地平
【例21】糖尿病合并高血压的患者首选的降压药物为
【例22】高血压合并窦性心动过速的患者首选的降压药物为

第2节　继发性高血压(助理医师不要求)

一、肾实质性高血压

病因	①最常见的继发性高血压是肾实质性高血压; ②常见疾病:慢性肾小球肾炎、糖尿病肾病、慢性肾盂肾炎等肾脏病变引起的高血压
临床表现	原发疾病表现+高血压
检查	检查肾功能,肌酐等
治疗	ACEI或ARB有利于减少蛋白尿,延缓肾功能恶化

二、肾血管性高血压

病因	由于肾血管狭窄,导致肾脏缺血,激活 RAAS
临床表现	进展迅速或突然加重的高血压,上腹部或背部肋脊角处可闻及血管杂音
检查	肾动脉造影可确诊
治疗	经皮肾动脉成形术及手术和药物治疗

【例 23】女性,25 岁。2 年来发现血压升高,体检可闻腹部杂音,最可能的诊断是
  A. 高血压危象　　B. 嗜铬细胞瘤　　C. 肾动脉狭窄　　D. 皮质醇增多症　　E. 恶性高血压

三、主动脉缩窄

病因	多数为先天性,少数是多发性大动脉炎所致
临床表现	上臂血压增高,而下肢血压不高或降低
体征	肩胛间区、胸骨旁、腋部有侧支循环的动脉搏动和杂音,腹部血管杂音
检查	主动脉造影可确诊此病
治疗	主要采用介入扩张支架植入或血管手术方法

【例 24】男,32 岁。上肢血压(190~200)/(100~110) mmHg,下肢血压 150/80 mmHg。体检:肩胛间区可闻及血管杂音,伴震颤,尿 17-酮、17-羟类固醇正常,尿苦杏仁酸正常。其高血压原因应考虑为继发于
  A. 皮质醇增多症　　　　　　B. 主动脉缩窄　　　　　　C. 嗜铬细胞瘤
  D. 原发性醛固酮增多症　　　E. 单侧肾动脉狭窄

【例 25】男,26 岁。发现高血压 1 年。查体:双上肢血压 180/100 mmHg,双下肢血压 140/80 mmHg,BMI 20,腰围 80 cm。正常体型。心尖区可闻及 2/6 级收缩期杂音,肩胛间区可闻及血管杂音,余瓣膜区未闻及杂音。该患者最可能的诊断是
  A. 嗜铬细胞瘤　　B. 皮质醇增多症　　C. 原发性醛固酮增多症　　D. 主动脉缩窄　　E. 肾动脉狭窄

四、原发性醛固酮增多症

病因	肾上腺皮质增生或肿瘤分泌过多醛固酮所致(昭昭提示:保钠排钾)
临床表现	高血压+低血钾
检查	低血钾(代谢性碱中毒)、高血钠,血浆肾素活性降低,血尿醛固酮增多,醛固酮/肾素活性增大
治疗	①首选药物治疗:螺内酯(利尿剂的作用保钾排钠) ②肾上腺皮质腺瘤或癌肿:最好的治疗方法是手术切除

五、皮质醇增多症(库欣综合征)

机制	ACTH 分泌过多导致肾上腺皮质增生或肾上腺皮质腺瘤,引起糖皮质激素过多所致,水钠潴留升高血压
临床表现	高血压、向心性肥胖、满月脸、多血质、皮肤紫纹、血糖增高等
检查	①24 小时尿中 17-羟和 17-酮类固醇增多;②小地塞米松抑制试验可确诊
治疗	手术、放射和药物方法

六、嗜铬细胞瘤

机制	肿瘤间歇或持续释放过多肾上腺素、去甲肾上腺素与多巴胺(收缩血管)
临床表现	阵发性血压升高伴心动过速、头痛、出汗、面色苍白
检查	血或尿儿茶酚胺及其代谢产物 3-甲氧基-4-羟基苦杏仁酸(VMA)显著升高
治疗	手术前选择 α 和 β 受体拮抗剂联合降压治疗;手术切除效果好

【例 26】女,36 岁。发作性血压升高 8 个月,发作时血压为 210/110 mmHg,伴面色苍白,大汗,心悸。发作间歇期血压正常。最有助于诊断的是
  A. 螺内酯试验阳性　　　　　　　　　B. 地塞米松抑制试验阳性
  C. 颅内蝶鞍 X 线检查阳性　　　　　D. 血压增高时血和尿儿茶酚胺及香草扁桃酸水平明显增高
  E. 血压增高时血和尿 17-羟类固醇及 17-酮类固醇水平明显增高

▶ **参考答案**如下,详细答案参见 2019 版《国家临床执业及助理医师资格考试精选真题考点精析》。

1. A	2. B	3. D	4. C	5. B
6. C	7. A	8. E	9. D	10. E
11. A	12. D	13. C	14. E	15. A
16. E	17. D	18. C	19. D	20. B
21. A	22. B	23. C	24. B	25. D
26. D	—	—	—	—

昭昭老师提示：
关注官方微信，获得第一手考试资料。

第5章 冠状动脉粥样硬化

> **2019考试大纲**

①概述；②稳定型心绞痛；③急性冠脉综合征；④不稳定型心绞痛；⑤ST段抬高型心肌梗死。

> **考纲解析**

近20年的医师考试中，本章的考试重点是冠心病的诊断、检查和治疗、并发症，执业医师每年考查分数为2~3分，助理医师每年考查分数为0分。

第1节 动脉粥样硬化

动脉粥样硬化是一组称为动脉硬化的血管病中最常见、最重要的一种。各种动脉硬化的特点是管壁增厚变硬、失去弹性和管腔缩小。其病变起自内膜，先后有多种病变合并存在，包括局部有脂质和复合糖类积聚、纤维组织增生和钙质沉着形成斑块，并有动脉中层的逐渐退变，继发性病变尚有斑块内出血、斑块破裂及局部血栓形成(称为粥样硬化血栓形成)。

一、病因

年龄、性别	>40岁，中老年人
血脂异常	脂质代谢异常是最重要危险因素，LDL、VLDL升高及HDL降低
高血压	60%~70%患者患有高血压
吸烟	吸烟是冠心病的高危因素；饮酒不是高危因素
糖尿病和糖耐量异常	糖尿病患者会加速动脉的病变
肥胖	BMI>24为肥胖症，肥胖是动脉粥样硬化的危险因素
家族史	有冠心病、糖尿病、高血压、血脂异常家族史者，冠心病发生率高；染色体显性遗传所致的家族性血脂异常是发病因素

【例1】不属于冠心病主要危险因素的是
A. 吸烟　　　　B. 高血压　　　　C. 酗酒　　　　D. 年龄　　　　E. 高胆固醇血症

【例2】不属于冠心病主要危险因素的是
A. 吸烟　　　　B. 高血压　　　　C. HDL升高　　　D. LDL升高　　　E. 高胆固醇血症

二、发病机制

1. 不同学说 包括脂质浸润学说，血栓形成、平滑肌细胞克隆学说等。目前主要支持"内皮损伤反应学说"，认为本病各种主要危险因素最终都损伤动脉内膜，而粥样硬化病变的形成是动脉对内皮、内膜损伤做出的炎症-纤维增生性反应的结果。

2. 发病部位 左前降支是冠状动脉粥样硬化的好发部位。

【例3】冠状动脉粥样硬化的好发部位是
A. 左旋支　　　B. 左前降支　　　C. 右冠状动脉后降支　　D. 右冠状动脉　　E. 左冠状动脉主干

第2节 心绞痛

稳定型心绞痛也称劳力型心绞痛，是在冠状动脉固定性严重狭窄基础上，由于心肌负荷的增加引起心肌急剧的、暂时的缺血缺氧的临床综合征。其特点是阵发性的前胸压榨性疼痛或憋闷感觉，主要位于胸骨后方，可放射到心前区和左上肢尺侧，常发生于劳力负荷增加时，持续数分钟，休息或用硝酸酯类药物后迅速缓解或消失,疼痛的发作程度、频度、性质及诱发因素在数周至数月内无明显变化。

一、发病机制

发病机制是冠状动脉在存在固定狭窄或部分闭塞的基础上发生需氧量的增加。当冠状动脉狭窄或部分闭塞时,其扩张性减弱,血流量减少,对心肌的供血量相对比较固定,如心肌的血液供应减少到尚能应付心脏平时的需要,则休息时可无症状。在劳力、情绪激动、饱食、受寒等情况下,一旦心脏负荷突然增加,使心率增快、心肌张力和心肌收缩力增加而导致心肌氧耗量增加,而冠脉的供血却不能相应地增加以满足心肌对血液的需求时,即可引起心绞痛。稳定型心绞痛患者冠脉造影多有冠脉狭窄,但约15%的患者无明显狭窄,其发病可能是冠脉痉挛、冠脉循环的小动脉病变、血红蛋白和氧的解离异常、交感神经过度活动、儿茶酚胺分泌过多、心肌代谢异常所致。

二、分型

1. 慢性冠心病

稳定型心绞痛	又称劳力型心绞痛,劳动诱发胸痛
缺血性心肌病	冠状动脉粥样硬化使心肌的供氧和需氧不平衡而导致心肌细胞减少、坏死、心肌纤维化、心肌瘢痕形成的疾病,又称心肌硬化、心肌纤维化
隐匿性心脏病	无临床症状,但有心肌缺血的客观证据(如冠脉造影显示缺血)

2. 急性冠脉综合征

不稳定型心绞痛	静息型心绞痛	发作于休息时,持续时间常>20分钟
	初发型心绞痛	通常在首发症状1~2个月内,很轻的体力劳动可诱发
	恶化型心绞痛	相对稳定的劳力型心绞痛基础上心绞痛逐渐增强,疼痛更剧烈、时间更长或更频繁
变异型心绞痛		胸痛+ST段一过性抬高,首选CCB
非ST段抬高心肌梗死		胸痛+口服硝酸甘油无效+心肌酶升高+ST段不抬高
急性ST段抬高心肌梗死		胸痛+口服硝酸甘油无效+心肌酶升高+ST段弓背向上抬高

例4~5 共用选项

A. 劳力型心绞痛病程在1个月以内
B. 劳力型心绞痛临床特点1个月以上无变化
C. 同等程度劳累所诱发的胸痛发作次数增加、严重程度加重及持续时间延长
D. 劳力型心绞痛病程在3个月以内
E. 劳力型心绞痛临床特点3个月以上无变化

【例4】稳定型劳力型心绞痛是
【例5】恶化型劳力型心绞痛
【例6】发作时心电图ST段抬高的是
  A. 恶性型劳力型心绞痛　　　B. 变异型心绞痛　　　C. 初发型心绞痛
  D. 稳定型心绞痛　　　　　　E. 梗死后心绞痛
【例7】女性,58岁。近半年来自觉心前区阵发性疼痛,常在休息或清晨时发作,持续时间一般为20分钟或半小时,含服硝酸甘油后缓解,疼痛发作时,心电图胸前导联ST段抬高,运动负荷试验阴性,其诊断为
  A. 初发型心绞痛　B. 卧位型心绞痛　C. 稳定型心绞痛　D. 变异型心绞痛　E. 恶化型心绞痛
【例8】男性,63岁。半月前诊断为急性前壁心肌梗死,治疗后病情稳定,3天前活动时又出现胸痛症状,持续4分钟,含服硝酸甘油1分钟后缓解,不伴咳嗽。胸痛于深吸气时无加重,可平卧。最可能的诊断是
  A. 心力衰竭　　B. 胸膜炎　　C. 急性心包炎　　D. 梗死后心绞痛　　E. 急性肺动脉栓塞
【例9】男性,63岁。2年前日常活动后出现胸骨后疼痛,每日2~3次,近2个月发作次数增多,每日5~6次,轻微活动也能诱发,发作的心电图ST段呈一过性水平压低,应诊断为
  A. 稳定型心绞痛　B. 不稳定型心绞痛　C. 心内膜下心肌梗死　D. 中间综合征　E. 变异型心绞痛

三、病因和机制

病因	主要是冠状动脉在固定狭窄或部分闭塞的基础上发生需氧量的增加
机制	患者激动、劳力时,心脏负荷增加,导致心肌缺氧

四、临床表现

部位	胸骨后部,可波及心前区,常放射至左肩、左上肢尺侧
性质	压迫、发闷或紧缩感,也可有烧灼感
诱发因素	体力劳动或情绪激动所诱发,饱餐、寒冷、吸烟、心动过速等
持续时间	心绞痛一般持续数分钟至10分钟,多为3~5分钟,很少超过半小时 (昭昭老师:做题主要看胸痛时间,超过半小时的就是心肌梗死)
缓解方式	休息或用硝酸酯制剂后疼痛消失

【例10】不符合冠心病心绞痛的特点是
A. 在体力活动或情绪激动当时发生　　B. 部位在胸骨体中上段的后面　　C. 呈压榨样疼痛
D. 有压迫感或紧缩感　　E. 常放射至右肩、右臂内侧

【例11】冠心病心绞痛发作的典型部位是
A. 胸骨体下段之后　B. 心前区　　C. 心尖部　　D. 剑突下　　E. 胸骨体中、上段之后

【例12】不符合冠心病心绞痛的特点是
A. 在体力活动或情绪激动当时发作　　B. 部位在胸骨体中上段的后面　　C. 呈压榨样疼痛
D. 有压迫感及紧缩感　　E. 常放射至右肩、右臂内侧

【例13】关于典型心绞痛发作的临床特点,描述正确的是
A. 多于夜间睡眠时发作　　B. 发作时间多超过30分钟　　C. 疼痛性质为针刺样疼痛
D. 发作时心电图ST段抬高　　E. 含服硝酸甘油后疼痛迅速缓解

五、体　征

一般体征	①常无异常体征; ②发作时心率增快、血压升高;第四或第三心音奔马律
特殊特征	心尖部出现收缩期杂音(乳头肌缺血所致功能失调引起的二尖瓣关闭不全)

六、实验室检查

血检查	①血糖、血脂可了解冠心病危险因素; ②胸痛明显者需查血清心肌损伤标志物包括心肌酶等
心电图检查	①心绞痛首选方法:心电图检查(简单、方便、快捷),急性发作期的ST段压低≥0.1 mV,发作缓解后恢复,有时出现T波倒置。 ②稳定期:首选检查是运动负荷实验,增加心脏负荷激发缺血。 a.运动平板就地踏步,如果运动中出现典型心绞痛,心电图改变表现为以ST段水平型或下斜型压低≥0.1 mV持续2分钟为运动试验阳性; b.禁忌证:心肌梗死急性期、不稳定型心绞痛、明显心力衰竭、严重心律失常或急性疾病
放射性核素检查	用于了解心绞痛心肌的血流灌注情况或心肌的代谢情况
多层螺旋CT冠状动脉成像(CTA)	有较高阴性预测价值,若未见狭窄病变,一般可不进行有创检查,但对狭窄程度的判断有一定限度
超声心动图	可测定左心室功能,也可用于与肥厚型心肌病、主动脉瓣狭窄
冠脉造影	①为有创检查手段,目前仍是诊断冠心病准确的方法; ②冠脉狭窄的直径变窄百分率分为四级:1级——25%~49%,2级——50%~74%,3级——75%~99%,4级——100%(完全闭塞); ③管腔直径减小70%~75%会严重影响供血

【例14】男,62岁。阵发性胸痛8天,每次发作持续6分钟左右,运动可诱发,近2周胸痛发作频率增加,休息时亦可有发作,有陈旧心肌梗死病史,该患者暂时不宜做的检查是
A. 心电图　　B. 超声心动图　　C. 动态心电图　　D. 冠状动脉造影　　E. 心电图负荷试验

【例15】男,56岁。两年来间断出现活动时胸闷,休息后可缓解。近4个月无胸闷发作。查体:BP 130/80 mmHg,心率72次/分,心脏各瓣膜区未闻及杂音。最有助于明确诊断的检查是

A. 放射性核素心脏静态显像　　　　B. 动态心电图　　　　　　　C. 超声心动图
D. 心电图运动负荷试验　　　　　　E. 胸部X线片

【例16】运动负荷试验阳性的心电图标准是
A. ST段水平型压低≥0.05 mV(从J点后0.08秒)持续2分钟
B. ST段上斜型压低≥0.05 mV(从J点后0.08秒)持续1分钟
C. ST段弓背向上抬高≥0.1 mV(从J点后0.08秒)持续2分钟
D. ST段水平型压低≥0.1 mV(从J点后0.08秒)持续1分钟
E. ST段水平型压低≥0.1 mV(从J点后0.08秒)持续2分钟

【例17】诊断冠心病最常用的非创伤性检查方法是
A. 休息时心电图　　　　　　　　　B. 24小时动态心电图　　　　C. 心电图运动负荷试验
D. 超声心动图　　　　　　　　　　E. 心脏CT检查

【例18】诊断冠心病的金标准是
A. 冠状动脉多排螺旋CT成像　　　　B. 冠状动脉造影　　　　　　C. 心电图
D. 超声多普勒　　　　　　　　　　E. 手术病理

【例19】男,62岁。反复心前区疼痛3周。劳累可诱发。每次持续30~40分钟。最有助于明确诊断的检查是
A. 超声心动图　　B. 动态心电图　　C. 冠状动脉造影　　D. 运动负荷试验　　E. 心肌核素显像

【例20】确定冠状动脉狭窄部位和严重程度的最佳检查是
A. 心电图　　　　B. 胸部X线　　　C. 超声心动图　　　D. 动态心电图　　　E. 冠状动脉造影

【例21】严重冠状动脉狭窄是指冠脉狭窄程度达
A. 50%以上　　　B. 70%以上　　　C. 80%以上　　　　D. 90%以上　　　　E. 95%以上

七、治 疗

1. 发作时的治疗
(1) 休息　发作时立即休息。
(2) 药物治疗　①较重的发作,可使用最快的硝酸酯类制剂;代表药物是硝酸甘油、硝酸异山梨酯。②机制:扩张冠脉,增加冠脉供血;扩张周围血管,降低前后负荷,减少心肌缺氧。

2. 缓解期的治疗
(1) 调整生活方式。
(2) 药物治疗
①改善缺血、减轻症状的药物。

β受体拮抗剂	①机制:减慢心率;减弱心肌收缩力、降低血压。 ②要药后,静息心率降至55~60次/分;严重心绞痛患者如无心动过缓症状,可降至50次/分。 ③推荐使用无内在拟交感活性的选择性β$_1$受体拮抗剂,原则是:个体化、小剂量,逐渐增加剂量。 ④禁忌证:支气管哮喘、房室传导阻滞、窦房结功能紊乱
硝酸酯类药	①内皮依赖性血管扩张剂,能减少心肌需氧和改善心肌灌注; ②每天用药注意给予足够的无药间期,减少耐药性的发生
Ca^{2+}通道拮抗剂	①分类:二氢吡啶类:硝苯地平、氨氯地平;非二氢吡啶类:维拉帕米和地尔硫草。 ②机制:a.抑制心肌收缩,减少心肌耗氧;b.扩张冠脉,解除冠脉痉挛;c.扩张周围血管,降低动脉压,减少心肌负荷;d.降低血黏度,抗血小板聚集,改善心肌的微循环。 ③副作用:外周血肿、便秘、心悸、面部潮红等。 ④地尔硫草和维拉帕米能减慢房室传导,常用于伴有房颤或房扑的心绞痛患者,禁用于严重心动过缓、房室传导阻滞及病态窦房结综合征 (昭昭老师提示:基本上和β受体拮抗剂禁忌证类似)
其他药物	①曲美他嗪:通过抑制脂肪酸氧化和增加葡萄糖代谢,提高氧的利用效率而治疗心肌缺血; ②尼可地尔:一种钾通道开放剂,与硝酸酯类有相似药理特性

②预防心肌梗死、改善预后的药物。

阿司匹林	①机制：抑制环氧化酶和血栓烷 A2 的合成达到抗血小板聚集的作用； ②不良反应：胃肠道出血及对阿司匹林过敏患者
氯吡格雷	①选择性不可逆的抑制血小板二磷酸腺苷（ADP）受体而阻断 ADP 依赖激活的血小板糖蛋白Ⅱb/Ⅲa 复合物，减少 ADP 介导的血小板激活和聚集； ②主要用于支架植入后及阿司匹林有禁忌证的患者
β受体拮抗剂	①降低心肌耗氧，改善心肌缺血，减少心绞痛发作； ②长期用可显著降低死亡等心血管事件
他汀类药物	①能有效降低 TC 和 LDL－C，延缓斑块进展、稳定斑块和抗炎调脂； ②所有冠心病患者均应给予他汀类药物，注意监测肝功能和肌病
ACEI 或 ARB 类	①可显著降低冠心病患者心血管死亡、非致死性心肌梗死的相对危险性； ②合并高血压、糖尿病、心力衰竭或左心室收缩功能不全的高危患者建议使用 不能耐受者可使用 ARB 类药物

（3）血管重建治疗。

经皮冠状动脉介入治疗（PCI）	包括：经皮球囊冠状动脉成形术（PTCA）、冠状动脉支架植入术和粥样斑块消蚀技术等
冠状动脉旁路移植术（CABG）	将大隐静脉作为旁路移植；术后绞痛症状改善者可达 85%～90%，且 65%～85%的患者生活质量有所提高

【例22】能改善稳定型心绞痛患者临床预后的是
　　A. 速效救心丸　　B. 阿司匹林　　C. 硝酸甘油　　D. 利多卡因　　E. 尿激酶

【例23】变异型心绞痛患者首选药物是
　　A. 胺碘酮　　B. ACEI　　C. 利多卡因　　D. 硝苯地平　　E. 普萘洛尔

【例24】女性，57 岁。高血压，冠心病患者。近日心前区闷痛发作频繁，伴头胀，测血压为 150/100 mmHg，心电图示胸痛发作时相关导联 ST 段一过性抬高，应采取何种药物治疗最为适宜
　　A. 洋地黄　　B. 硝苯地平　　C. 利多卡因　　D. β受体阻滞剂　　E. 利尿剂

【例25】最可能加重变异型心绞痛的药物是
　　A. β受体阻滞剂　　B. 钙通道阻滞剂　　C. 硝酸酯类药物　　D. 抗血小板药物　　E. 调脂药物

【例26】男，46 岁。阵发性胸痛 4 个月，近 7 天于夜间睡眠时发作，持续约 20 分钟自行缓解，发作时心电图显示 V₁～V₄ 导联 ST 段抬高。查体：心界不大，未闻及心包摩擦音。该患者最可能的诊断是
　　A. 变异型心绞痛　　B. 急性心包炎　　C. 初发型劳力型心绞痛
　　D. 恶化型劳力型心绞痛　　E. 急性心肌梗死

第3节　急性冠状动脉综合征

急性冠状动脉综合征是一组由急性心肌缺血引起的临床综合征，主要包括：不稳定型心绞痛（UA）、非 ST 段抬高的心肌梗死（NSTEMI）、ST 段抬高的心肌梗死（STEMI）。动脉粥样硬化不稳定斑块破裂或糜烂导致冠状动脉内血栓形成，血小板激活在发病过程中起着重要的作用。

【不稳定型心绞痛和非 ST 段抬高型心肌梗死】

不稳定型心绞痛和非 ST 段抬高型心肌梗死是由动脉粥样斑块破裂或糜烂，伴有不同程度的表面血栓形成、血管痉挛及远端血管栓塞所导致的一组临床症状，两者合称为非 ST 段抬高型急性冠脉综合征。

一、分　型

1. 不稳定心绞痛分型

静息型心绞痛	发作于休息时，持续时间常＞20 分钟
初发型心绞痛	通常在首发症状 1～2 个月内，很轻的体力劳动可诱发
恶化型心绞痛	在相对稳定的劳力性心绞痛基础上心绞痛逐渐增强（疼痛更剧烈、时间更长或更频繁，按 CCS 分级至少增加 1 级水平，程度至少 CCSⅢ级）

2. 继发性不稳定型心绞痛　少数不稳定型心绞痛患者发作有明显的诱发因素：①增加心肌氧耗，如感染、甲亢、心律失常；②减少冠脉血流：低血压；③血液携氧能力下降：贫血、低氧血症。

3. 变异型心绞痛　变异型心绞痛其特征为静息心绞痛，表现为心绞痛在安静时发作，与劳累和精神紧张无关，并伴有短暂 ST 段抬高，是 UA 的一种特殊类型，其发病机制为冠状动脉痉挛。

	变异型心绞痛	急性心肌梗死
病理改变	为冠状动脉痉挛所致受累血管既可能是病变冠脉，也可能是正常冠脉	常为冠状动脉粥样硬化所致受累血管常为病变冠脉
临床表现	常在安静时发作，与劳累和精神紧张无关 即发生与心肌氧耗量增加无关	常在安静时发作，诱因多不明显
硝酸甘油	多次使用后可能缓解胸痛	不能缓解胸痛
心电图	部分导联短暂 ST 段抬高	相应导联常有 ST 段抬高
心肌酶学	肌钙蛋白 T 或 I 正常	肌钙蛋白 T 或 I 增高

二、病因和发病机制

不稳定心绞痛（UA）和非 ST 段抬高的心肌梗死（NSTEMI）是由于不稳定粥样硬化斑块破裂或糜烂基础上血小板聚集，并发血栓形成、冠状动脉痉挛收缩，微血管栓塞导致急性和亚急性心肌供氧的减少和缺血加重。劳力负荷停止后，胸痛并不能缓解。非 ST 段抬高的心肌梗死常因心肌严重的持续性缺血导致心肌坏死，病理上出现灶性或心内膜下心肌坏死。

三、临床表现和体征

临床表现	①疼痛程度很严重，持续时间更长，可达数十分钟，胸痛在休息时发生； ②发作时间、严重程度和持续时间延长，出现静息痛或夜间痛； ③休息时或舌下含服硝酸甘油只能暂时甚至不能完全缓解症状
体征	一过性第三心音或第四心音，以及由二尖瓣反流引起的一过性收缩期杂音

四、实验室检查

心电图	变异型心绞痛患者 ST 段一过性的抬高≥0.1 mV
冠脉造影	最准确的检查方法
心脏标志物检查	心脏肌钙蛋白较传统的 CK 和 CK-MB 更为敏感可靠
其他检查	胸部 X 线检查、心脏超声和放射性核素检查

➢ **昭昭老师总结：非 ST 段抬高心梗和 ST 段抬高心梗的区别**

	非 ST 段抬高心梗	ST 段抬高心梗
症状	胸痛时间＞30 min，口服硝酸甘油不缓解	胸痛时间＞30 min，口服硝酸甘油不缓解
心电图	ST 段不抬高	ST 段抬高
首选药物	阿司匹林	尿激酶
禁忌	溶栓治疗	24 小时内禁用洋地黄

五、治疗

1. 治疗原则　两个目的是即刻缓解缺血和预防严重不良反应后果（即死亡或心肌梗死或再梗死）。

2. 一般治疗　立即卧床休息、消除紧张情绪和顾虑等。

3. 药物治疗

（1）抗心肌缺血药物。

硝酸酯类药物	①机制：扩张静脉，降低心脏前负荷，并降低左心室舒张末压、降低心肌耗氧量，改善左心室局部和整体功能；扩张正常和粥样硬化的冠状动脉，缓解心肌缺血。 ②常用药物：硝酸异山梨酯和 5-单硝酸异山梨酯

β受体拮抗剂	①主要作用在心肌的β₁受体而降低心肌耗氧量,减少心肌缺血反复发作,减少心肌梗死的发生,对改善近、远期预后均有重要作用。 ②首选药物:美托洛尔和比索洛尔
钙通道拮抗剂	①可缓解心绞痛症状,作为治疗持续心肌缺血的次选药物。 ②钙通道拮抗剂是治疗血管痉挛心绞痛的首选药物(变异型心绞痛)。 ③足量β受体拮抗剂与硝酸异山梨酯不能控制缺血症状时,可口服长期的钙通道拮抗剂。 ④注意:心功能不全者,钙离子拮抗剂慎用;β受体拮抗剂和维拉帕米都有负性作用,不宜联合使用

(2)抗血小板治疗。

阿司匹林	UA 和 NSTEMI 患者尽早使用阿司匹林
ADP 受体拮抗剂	①UA 和 NSTEMI 建议联合使用阿司匹林和 ADP 受体拮抗维持 12 个月。 ②第一代药物:氯吡格雷和噻氯吡啶;第二代药物:普拉格雷和替格瑞洛
血小板糖蛋白Ⅱb/Ⅲa 受体拮抗剂	①机制:激活的血小板通过 GPⅡb/Ⅲa 受体与纤维蛋白结核,导致血小板血栓形成,这是血小板聚集的最后、唯一途径。 ②阿昔单抗为直接抑制 GPⅡb/Ⅲa 受体的单克隆抗体

(3)抗凝治疗。

普通肝素	肝素对富含血小板的白色血栓作用较小
低分子肝素	强烈的抑制Ⅹa 因子及Ⅱa 因子活性的作用
黄达肝葵钠	选择性的Ⅹa 因子间接抑制剂,采用保守策略患者尤其在出血风险增加时可作为抗凝药物的首选
比伐卢定	直接抗凝血酶制剂,抑制Ⅱa 因子活性,能使火花凝血时间延长

(4)调脂治疗 他汀类药物在急性期应用可促使内皮细胞释放一氧化氮,有类硝酸酯的作用,远期有抗炎症和稳定斑块的作用,能降低冠状动脉疾病的死亡和心肌梗死发生率。

使用时间	UA 和 NSTEMI 患者尽早使用他汀类药物
目标	LDL-C 的目标值<70 mg/dl
副作用	肝酶和肌酶升高

(5)ACEI 和 ARB 长期应用 ACEI 能降低心血管事件发生率,如果不存在低血压或其他禁忌证,应在 24 小时内口服 ACEI,如果不能耐受 ACEI,换用 ARB 类药物。

4. 冠状动脉血运重建

经皮冠状动脉介入治疗	①急诊(<2 小时):顽固性心绞痛、伴有心衰、威胁生命的室性心律失常及血流动力学不稳定的患者; ②早期(24 小时):对于 GRACE 风险评分>140 分或肌钙蛋白增高或 ST-T 动态改变的患者; ③72 小时内:对于症状反复发作
冠状动脉旁路搭桥术	最适合:病变严重、有多支血管病变的症状严重和左心室功能不全的患者

【ST 段抬高型心肌梗死】

STEMI 是指急性心肌缺血坏死,大多数是在冠脉病变的基础上,发生冠脉血供急剧减少或中断,使相应的心肌严重而持久地急性缺血所致。通常原因在冠脉不稳定斑块破裂、糜烂基础上继发血栓形成导致冠状动脉血管持续、完全闭塞。

一、发病机制

STEMI 的基本病因是冠脉粥样硬化(偶尔为冠脉栓塞、炎症、先天性畸形、痉挛和冠状动脉口阻塞所致),造成一支或多支管腔狭窄和心肌血供不足,而侧枝循环未充分建立。在此基础上,一旦血供急剧减少或中断,使心肌严重而持久地急性缺血达 20~30 分钟以上,则可发生急性心肌梗死。(昭昭老师提示:心梗患者疼痛时间往往在 30 min 以上)

【例 27】大部分急性心肌梗死的病因是
A. 冠状动脉内动脉粥样斑块破裂,血栓形成　　　B. 冠状动脉痉挛,血栓形成

C. 动脉粥样斑块逐渐进展直至完全阻塞冠状动脉管腔　　D. 冠状动脉炎,血栓形成

E. 冠状动脉栓塞,继发血栓形成

【例28】男性,63岁。晚饭间突感左胸前区疼痛,伴有恶心、呕吐,并出现严重的呼吸困难,送医院途中死亡。尸检发现左心室前壁大面积坏死。最可能发生阻塞的血管是

A. 右冠状动脉　　B. 左冠状动脉旋支　　C. 窦房结动脉　　D. 左冠状动脉前降支　　E. 后室间支

二、病　理

1. 冠状动脉病变　绝大多数的 AMI 患者冠脉内可见粥样斑块的基础上有血栓形成,使管腔闭塞。(昭昭老师提示:左心室心梗常见;右心室、右心房、左心房广泛梗死)

左前降支闭塞	左心室前壁、心尖部、下侧壁、前间隔和二尖瓣前乳头肌梗死
右冠状动脉闭塞	左心室膈面(右冠状动脉占优势时)、后间隔和右心室梗死,并可累及窦房结和房室结
左回旋支闭塞	左心室高侧壁、膈面和左心房梗死,可能累及房室结
左主干闭塞	左心室广泛梗死

昭昭老师提示:心肌梗死患者大部分都是左前降支闭塞,导致左心室梗死,所以其心律失常大家想想应该是:房早还是室早,房颤还是室颤,所以当然是室早和室颤。心梗患者最常见的心律失常是室早,最严重的是室颤。这就是根据机制推导出来的,所以,机制不要死记硬背,是和后面的各个表现相联系的。打好基础很重要。

2. 心肌病变

①冠脉闭塞 20~30 分钟后出现心肌坏死→1~2 小时之间绝大部分心肌出现凝固性坏死→坏死心肌纤维溶解,形成肌溶灶,随后出现肉芽组织。病理上,大块梗死累及心室壁的全层或大部分者常见,称为透壁性心肌梗死,是最常见的典型的急性心肌梗死。

②坏死波及心包,导致心包炎。

③坏死波及心内膜导致心内膜附壁血栓形成,心电图出现 ST 段抬高、T 波倒置和病理性 Q 波,称为 Q 波形心肌梗死。(昭昭老是提示:Q 波是心肌缺血发展到后期心肌坏死的表现)

④部分冠状动脉闭塞不完全或自行再通形成小范围心肌梗死呈病灶性分布,急性期心电图上仍有 ST 段抬高,但是不出现 Q 波。

⑤因为 Q 波是心肌缺血发展到后期心肌坏死的表现,故 Q 波性心肌梗死和非 Q 波性心肌梗死已经不再适合临床分型。目前强调以 ST 段是否抬高,作为心梗分类标准。因为,如果冠状动脉已经闭塞而导致心肌全层坏死,伴有心肌酶升高,ST 段抬高,称为 ST 段抬高的心肌梗死。这个时候,大部分患者会进展为较大面积的 Q 波性心肌梗死。但是,如果处理非常及时,使得心肌坏死以前充分开通闭塞的血管,可使 Q 波不出现。

⑥如心肌缺血不伴有 ST 段抬高,常提示相应冠状动脉尚未完全闭塞,心肌缺血损伤尚未波及心肌全层,心电图显示:ST 段下移或 T 波倒置,此类患者如果同时有血中心肌标记物或心肌酶升高,说明尚未波及心肌全层的小范围坏死,称为非 ST 段抬高的心肌梗死。

⑦继发性改变在心腔内压力的作用下,坏死心壁向外膨出,可产生心脏破裂(心室壁破裂、室间隔穿孔或乳头肌断裂),或逐渐形成心室壁瘤。坏死组织 1~2 周后开始吸收,逐渐纤维化,在 6~8 周形成瘢痕愈合,称为陈旧性心梗。

三、临床表现

1. 心肌梗死的表现

先兆	患者发病数日前有乏力、胸部不适、活动时心悸、气急、烦躁等
疼痛	①最早出现症状,与心绞痛类似但更加剧烈,持续时间≥30 min。 ②全身症状:发热、白细胞升高、心动过速及 ESR 升高;体温一般在 38 ℃左右,很少达到 39 ℃,持续 1 周左右
胃肠道症状	疼痛剧烈伴有频繁的恶心、呕吐和上腹胀痛
心律失常	①多发生在起病的 12 天内,以 24 小时内最多见; ②心律失常中最常见的是:室性心律失常最多见,尤其是室性期前收缩; ③室颤是患者入院前最主要死亡原因(24 小时内最常见死亡病因); ④房室传导阻滞和束支传导阻滞也较多见(多见于下壁心梗),室上性心律失常则较少,前壁心梗患者如果发生房室传导阻滞表明梗死范围广泛,情况严重

低血压和休克	①疼痛时血压下降未必是休克； ②疼痛缓解后，血压<80 mmHg，有时烦躁不安、面色苍白、皮肤湿冷、脉细而快、大汗淋漓、尿量减少，神志迟钝甚至昏迷=休克； ③病因：心肌广泛坏死达到40%以上，心排量急剧下降所致，神经反射引起周围血管扩张占次要因素，有些患者为血容量不足
心力衰竭	首先多表现为左心衰，继而发生肺水肿，进而导致右心衰

【例29】心肌梗死最先出现和最突出的症状是
A. 恶心、呕吐、腹痛　　B. 剧烈胸痛　　C. 心力衰竭　　D. 心律失常　　E. 发热

【例30】不符合急性心肌梗死胸痛的特点是
A. 在体力活动或情绪激动当时发作，休息数分钟可缓解　　B. 胸痛比心绞痛更严重
C. 持续时间长，含硝酸甘油不缓解　　D. 可伴休克
E. 可伴心力衰竭或心律失常

【例31】最易引起房室传导阻滞的是
A. 前壁心肌梗死　　B. 下壁心肌梗死　　C. 侧壁心肌梗死
D. 后壁心肌梗死　　E. 广泛前壁心肌梗死

【例32】导致急性心肌梗死患者24小时内死亡的主要原因为
A. 心力衰竭　　B. 心源性休克　　C. 心律失常　　D. 心脏破裂　　E. 肺栓塞

【例33】急性前壁心肌梗死时最常见的心律失常是
A. 心房颤动　　B. 预激综合征　　C. 房室传导阻滞
D. 室性期前收缩及室性心动过速　　E. 非阵发性交界性心动过速

【例34】男，65岁。持续胸痛4小时，心电图提示Ⅱ、Ⅲ、aVF导联ST段抬高0.2 mV，最可能出现的心律失常是
A. 阵发性室上性心动过速　　B. 房室传导阻滞　　C. 室性期前收缩
D. 房性期前收缩　　E. 心房颤动

2. 心绞痛与心肌梗死的对比

	心绞痛	心肌梗死
诱因	体力劳力、情绪激动、受寒、饱食等	没有诱因
部位	胸骨体中、上段后，可放射至左肩、左臂内侧或后背，一般不放射至右肩、右臂内侧	相同，可在较低位置或上腹部
性质	压榨(迫)性或紧缩性，也可由烧灼感但不尖锐不像针刺刀割，偶伴濒死的恐惧感	相似，但程度更剧烈 最早出现的症状是疼痛
持续时间	短(3~5分钟渐消失，15分钟内)	长(数小时或1~2天)
发作频率	频繁	不频繁
缓解方式	硝酸甘油显著缓解；停止劳动后可缓解	硝酸甘油不能缓解
心电图	①ST段压低≥0.1 mV； ②特殊的心绞痛：变异型心绞痛，ST段抬高，与心肌梗死相鉴别	①病理性Q波； ②ST段弓背向上抬高； ③T波倒置
症状	无发热，恶心，呕吐	发热，恶心，呕吐等表现
并发症	心肌梗死	75%患者有心律失常(最常见：室性期前收缩)

四、体 征

心脏体征	①心脏浊音界可增大，心尖区第一心音减弱，伴有奔马律； ②20%患者在起病的第2～3天出现心包摩擦音，为反应性心包炎； ③心尖区出现收缩期杂音，为二尖瓣乳头肌功能失调或断裂； ④胸骨左缘3～4肋间出现粗糙的收缩期杂音伴震颤，为室间隔穿孔
血压	除极早期血压可升高外，几乎所有患者的血压降低
其他体征	可有与心律失常、休克或心力衰竭相关的其他体征

五、检 查

1. 心电图

（1）左冠脉　左冠脉前降支阻塞常见，主要产生前间壁、室间隔前部及部分侧壁心肌梗死。

（2）右冠脉　右冠脉阻塞常产生左室膈面、后壁、室间隔后半部及右心室的心肌梗死。

（3）定位诊断。

导　联	位　置	昭昭老师速记
$V_1～V_3$	前间壁	"1"间房还是"3"间房
$V_1～V_4$	前壁	只有有V4就是前壁
$V_3～V_5$	前壁	"三""五""块""钱"
$V_1～V_5$	广泛前壁	"五"个数字所以"广泛"
$V_7～V_9$	后壁	"70,80,90"后
Ⅰ、AVL、V_8	高侧壁	"高""Ⅰ"
Ⅱ、Ⅲ、AVF	下壁	"二""三"个夫人一定是地"下"情

【例35】心电图上Ⅰ和AVL导联出现急性心肌梗死的特异性改变，其梗死部位是心脏的

A. 下壁　　　B. 前壁　　　C. 后壁　　　D. 高侧壁　　　E. 前间壁

例36～37共用选项

A. 心肌核素显像　B. 冠状动脉CT造影　C. 心电图　D. 超声心动图　E. 胸部X线片

【例36】女，65岁。心尖部可闻及3/6级收缩期杂音。最有助于明确诊断的检查是

【例37】男，55岁。突发胸痛伴大汗3小时，有吸烟史。首选的检查是

2. 心肌酶

标记物	出现时间	高峰时间	持续时间	昭昭老师速记
肌红蛋白	2 h（最早）	12 h	1～2天	"红""2"代
肌钙蛋白I(cTnI)	3～4 h	11～14 h	7～10天	肌钙蛋白4个字，基本都是4
肌钙蛋白T(cTnT)	3～4 h	24～48 h	10～14天	
肌酸激酶同工酶(CK-MB)	4 h	16～24 h	3～4天	只持续4天，故第5天再心梗意义大

3. 放射性核素检查　主要用于了解急性心肌梗死患者心肌缺血坏死的范围或观察心肌的代谢变化，判断心肌的存活性。

【例38】50岁，女性，患心绞痛2年余，因情绪激动突然发作比以前严重的胸痛，疑为急性心肌梗死。以下哪项最有诊断价值

A. ST段明显下移　　　　　B. T波明显倒置　　　　　C. Q波大于同导联R波1/5

D. 血中肌钙蛋白增高　　　E. GPT升高

【例39】有关急性心肌梗死心肌损伤标记物的描述不正确的是

A. 肌红蛋白起病后2小时内升高，12小时内达到高峰，24～48小时恢复

B. 肌钙蛋白起病后6小时内升高，5～6天恢复

C. CK-MB起病后4小时内升高，16～24小时达到高峰，3～4天恢复

D. AST在起病6～10小时开始升高，3～6天恢复正常

E. LDH在起病6～10小时后升高，1～2周内恢复正常

【例40】急性心肌梗死发病后12天血清检查仍可能高于正常的指标是

A. 酸磷酸激酶的同工酶 CK-MB   B. 天门冬氨酸基转移酶   C. 肌钙蛋白
D. 肌酸磷酸激酶   E. 肌钙蛋白 T

【例 41】对心肌梗死有特异性的是
A. LDH1   B. LDH2   C. LDH3   D. LDH4   E. LDH5

【例 42】急性心肌梗死最晚恢复正常的心肌坏死标志物是
A. 肌红蛋白   B. 肌酸肌酐   C. 肌酸肌酶同工酶 MB
D. 天门冬氨酸氨基转移酶   E. 肌钙蛋白

【例 43】男,54 岁。发作性胸痛 3 天,于劳累时发作,休息 5 分钟可缓解,每天发作 3～4 次,最近 2 小时内上述症状发作 2 次,每次持续 20 分钟。该患者最恰当的处理措施是
A. 门诊预约超声心动图检查   B. 立即收住院行心电图运动负荷试验
C. 立即收住院监测心电图和血肌钙蛋白   D. 门诊预约动态心电图检查
E. 立即收住院做胸部 X 线片

【例 44】男,68 岁。持续胸痛 2 小时。既往体健。查体:BP 110/65 mmHg,双肺呼吸音清,心率 94 次/分,心音低钝,$A_2 > P_2$。心电图:$V_1 \sim V_6$ 导联 ST 段弓背向上抬高 0.3～0.5 mV。实验室检查:血清肌钙蛋白Ⅰ水平正常。该患者最可能的诊断是
A. 急性心肌梗死   B. 肺血栓栓塞   C. 不稳定型心绞痛   D. 急性心包炎   E. 急性心肌炎

六、治 疗

1. 监护和一般治疗 休息,监测心电图、血压、呼吸等,吸氧,护理,建立静脉通道。

2. 解除疼痛

吗啡或哌替啶	可迅速止痛,并减轻交感神经过度兴奋及濒死感;注意低血压和呼吸功能抑制的副作用
硝酸酯类药物	通过扩张冠脉,增加冠脉血流以及增加静脉容量,而降低心室前负荷
β受体阻滞剂	能减少心肌耗氧量和改善缺血区的氧供失衡,缩小急性心肌梗死的面积,减少复发性心肌缺血、再梗死、室颤及其他恶性心律失常

【例 45】男,68 岁。急性前壁心肌梗死,为预防再梗和猝死,如无禁忌证,宜尽早使用的药物是
A. 硝苯地平   B. 阿托品   C. 美托洛尔   D. 地高辛   E. 美西律

3. 抗血小板治疗 应用阿司匹林及 ADP 受体拮抗剂在内的口服抗血小板药物。

4. 抗凝治疗 凝血酶使纤维蛋白原转变为纤维蛋白是最终形成血栓的关键环节,因此抑制凝血酶非常重要。

5. 再灌注心肌治疗 起病 3～6 小时最多在 12 小时内,使闭塞的冠状动脉再通,心肌得到再灌注,濒临坏死的心肌可能得以存活或使坏死范围缩小,减轻梗死后心肌重塑,预后改善。(昭昭老师提示:对比记忆肺栓塞的溶血栓的时间窗是 14 天)

(1) 经皮冠状动脉介入治疗 经皮冠状动脉介入治疗(PCI)是指采用经皮穿刺技术送入球囊导管或其他相关器械,解除冠状动脉狭窄或梗阻,重建冠状动脉血流的技术。

(2) 溶栓治疗
①仅适用于:ST 段抬高的心肌梗死。(昭昭老师提示:非 ST 段抬高的心肌梗死禁用这点经常考试)
②首选药物尿激酶、链激酶、rt-PA(重组织性纤维蛋白溶酶原激活剂)。
③适应证和禁忌证如下表所列。

适应证	禁忌证
①持续胸痛>1/2 h,用 NG 症状不缓解; ②相邻两个或更多导联 ST 抬高(肢导≥0.1 mV,胸导≥0.2 mV); ③发病<12 h 者(最好<3 h); ④患者虽来院时已发病后 12～24 h,但 ST 抬高明显,伴有进行性缺血性胸痛; ⑤年龄<75 岁,若>75 岁,因人而异	①颅内出血性或性质不明的卒中史;6 个月内缺血性卒中史; ②中枢神经系统损伤或肿瘤; ③3 周内严重创伤、大手术、头部外伤史; ④1 个月内胃肠道出血史; ⑤明确的出血性疾病,主动脉夹层; ⑥24 小时内做过不能压迫止血部位的穿刺

④疗效判断:冠脉造影或以下 4 项中符合 2 项以上胸痛和心律失常提示溶栓成功。

胸痛	2小时内胸痛程度减轻一半以上
ST段	2小时内ST段抬高的幅度降低一半以上
心肌酶	心肌损伤标志物高峰提前出现(CK-MB峰值出现在发病后16小时内、cTnI峰值出现在发病后14小时内)
心律失常	出现再灌注心律失常

(3) **紧急行冠状动脉旁路搭桥手术(CABG)** 介入治疗失败后或溶栓治疗无效的患者,争取在68小时以内实施紧急CABG手术,但手术死亡率明显高于择期的CABG手术。

【例46】 女,69岁,突发胸骨后压榨样疼痛6小时,持续不缓解。查体:BP 160/70 mmHg,心率97次/分。心电图示V₁~V₆导联ST段水平型压低0.3~0.5 mV,实验室检查:血清肌钙蛋白I增高。该患者不宜采取的治疗是

A. 静脉滴注硝酸甘油   B. 皮下注射低分子肝素   C. 嚼服阿司匹林
D. 吸氧   E. 静脉滴注尿激酶

【例47】 男,50岁。持续胸痛5小时。查体:皮肤湿冷,BP 80/50 mmHg,心率90次/分,双肺满布细湿啰音。心电图:V₁~V₆ ST段抬高。血清肌钙蛋白升高。最主要的处理措施是

A. 静脉推注西地兰   B. 口服地高辛   C. 静脉滴注复方丹参   D. 静脉滴注尿激酶   E. 口服呋塞米

【例48】 不能用于判断急性心肌梗死后溶栓成功的临床指标为

A. 胸痛缓解   B. 心电图示ST段下降   C. 频发的室性期前收缩
D. CK-MB峰值前移   E. 窦性心动过速

6. 非ST段抬高性心肌梗死的处理 不宜溶栓(尿激酶对白色血栓效果不佳)。按照不同危险组别来处理。

危险级别	具体含义	处理方式
低危险组	无并发症、血流动力学稳定、不伴反复胸痛	阿司匹林和低分子肝素
中危险组	伴持续或反复胸痛,心电图无变化或ST段压低1 mm上下者	首选介入治疗
高危险组	并发心源性休克、肺水肿或持续低血压	

7. 抗心律失常及传导障碍治疗

心律失常类型	首选治疗
心室颤动或持续多形性室性心动过速	非同步直流电除颤或同步直流电复律
室性期前收缩(前壁心梗)	利多卡因
缓慢性心律失常	阿托品
二度或三度房室传导阻滞(下壁心梗)	人工心脏起搏器
室上性快速心律失常	维拉帕米、地尔硫䓬、洋地黄制剂或胺碘酮等治疗不能控制时,首选同步直流电复律

8. 抗休克治疗 补充血容量、应用升压药物、应用扩血管药物等,降低心源性休克的病死率,可行主动脉内球囊反搏术进行辅助循环。

9. 抗心力衰竭药物 以吗啡和利尿剂为主,亦可选用扩血管药物减轻左心室的负荷,或用多巴酚丁胺或短效ACEI从小剂量开始。心肌梗死24小时以内禁用洋地黄制剂。(昭昭老师提示:心肌梗死的主要病因是:心肌缺氧,强心剂会增加心肌耗氧量,加重缺氧)

【例49】 急性前壁心肌梗死后24小时内出现急性肺水肿时应慎用

A. 西地兰   B. 呋塞米   C. 硝酸甘油   D. 硝普钠   E. 氨茶碱

10. 右心室心肌梗死的处理 右心室梗死引起右心衰竭伴低血压,而无左心衰竭的表现时,宜扩张血管。在血流动力学监测静脉输液,知道低血压得到纠正或PCWP达15~18 mmHg。如输液1~2 L后低血压仍未能纠正,可用正性肌力药,以多巴酚丁胺为优。不宜用利尿剂。伴有房室传导阻滞者可临时予以起搏治疗。

11. 其他治疗

(1) **钙离子拮抗剂** 起病早期,无禁忌证患者,可尽快使用美托洛尔、阿替洛尔或卡维地洛等β受体阻滞剂,尤其是前壁心肌梗死伴有交感神经功能亢进者,可能防止梗死范围扩大,但注意其对心脏收缩功能的抑制。不推荐急性心肌梗死患者常规使用钙离子拮抗剂。

(2) **极化液治疗** 氯化钾1.5 g、胰岛素10 U加入10%葡萄糖溶液500 mL,静脉滴注,12次/日,7~14天

为一疗程。可促进心肌摄取和代谢葡萄糖,使钾离子进入细胞内,恢复细胞膜的极化状态,以利心脏的正常收缩,减少心律失常。

➢ 昭昭老师总结:治疗冠心病药物(1)

分 型	具体分类	首选和禁忌药物	昭昭老师速记
心绞痛	稳定型心绞痛 (胸痛 3～5 min＋可自行缓解＋ST 段压低≥0.1 mV)	①首选:硝酸甘油	稳定首选硝甘,但是硝甘"不能"改善预后
		②改善预后:阿司匹林	阿司匹林防止血栓形成,防止发生心梗,改善预后
	变异型心绞痛 (ST 段一过性抬高)	①首选:硝苯地平	"地""变""平"了
		②禁用:β受体阻滞剂	β受体阻滞剂会加重冠脉痉挛,导致病情加重
心肌梗死	ST 段抬高的心肌梗死 (胸痛≥30 min＋不缓解＋ST 段弓背向上抬高)	①首选:溶栓治疗	ST 段抬高心梗,是血栓堵了首选溶栓
		②右心室心梗禁用:硝酸甘油	右心室心梗本来回心血量就少,你在用硝甘扩静脉,导致回心血量进一步减少,加重右心室心梗
	非 ST 段抬高的心肌梗死(胸痛≥30 min＋不缓解＋ST 段不抬高)	①首选:阿司匹林	非 ST 段抬高的心梗血栓多为血小板聚集形成,所以首选抗血小板
		②禁忌:溶栓治疗	溶栓治疗就是溶解纤维蛋白而不是溶血小板

➢ 昭昭老师总结:治疗冠心病药物(2)

疾 病	药 物	昭昭老师速记
稳定型心绞痛	首选:硝酸甘油	硝酸甘油扩冠脉
变异型心绞痛	首选:硝苯地平	"地""变""平"了
改善冠心病预后的药物	首选:阿司匹林、β受体阻滞剂	"他"能改善预后
不能改善冠心病预后	首选:硝酸甘油	"不""甘"心
非 ST 段抬高心肌梗死	首选:阿司匹林	禁用:尿激酶
ST 段抬高心肌梗死	首选:尿激酶	先溶栓
右心室梗死	禁用:硝酸甘油	硝甘扩静脉,回心血量减少
变异型心绞痛	禁用:β受体阻滞剂	β受体阻滞剂加重冠脉痉挛
急性心肌梗死	禁用:钙离子拮抗剂	负性作用加重机体缺血
急性心肌梗死	禁用:洋地黄	减少心肌耗氧量

(昭昭老师提示:冠心病的治疗中,不能突然停药的是:β受体阻滞剂,应缓慢停药)

七、并发症

乳头肌功能失调或断裂	①心尖区出现收缩中晚期喀喇音和吹风样杂音; ②功能失调为一过性收缩期杂音,断裂为持续性收缩期杂音
室间隔穿孔	胸骨左缘 3～4 肋间持续收缩期杂音
心脏破裂	常在起病 1 周出现,最常见的部位是左心室游离壁破裂
心室膨胀瘤(室壁瘤)	好发部位左心室,心界扩大,ST 段持续抬高
心肌梗死后综合征	表现为心包炎、胸膜炎或肺炎,有发热、胸痛等症状
栓塞	最常引起脑栓塞
心律失常	①前壁心肌梗死:最常见是室性期前收缩;24 小时内患者死亡主要原因是心室颤动。 ②下壁心肌梗死:房室传导阻滞

例 50～52 共用题干

男,68 岁。阵发性胸闷 3 年,持续加重 6 小时后突发意识丧失。查体:BP 40/20 mmHg,双肺呼吸音清。

心率32/分,心律整齐,各瓣膜区未闻及杂音。血清肌钙蛋白水平增高。

【例50】该患者意识丧失的最可能原因是
A. 心肌病　　B. 主动脉夹层　　C. 急性肺栓塞　　D. 主动脉瓣狭窄　　E. 急性心肌梗死

【例51】最可能的心律失常是
A. 心房颤动　　　　　　　　B. 心室颤动　　　　　　　　C. 室性心动过速
D. 二度房室传导阻滞　　　　E. 三度房室传导阻滞

【例52】入院后经抢救患者病情平稳,但第3天突发喘憋,不能平卧。查体:心尖部可闻及3/6级收缩期杂音,双肺满布湿啰音。该患者最可能合并
A. 心脏乳头肌断裂　B. 急性心包炎　C. 二尖瓣狭窄　D. 主动脉瓣狭窄　E. 肺部感染

【例53】心肌梗死患者心脏破裂最常见部位是
A. 左房游离壁　　B. 右房游离壁　　C. 室间隔　　D. 左室游离壁　　E. 右室游离壁

例54~55 共用选项
A. 左心室血栓脱落　B. 心室膨胀缩　C. 室间隔穿孔　D. 心肌梗死后综合征　E. 乳头肌功能失调

【例54】急性心肌梗死后1天,心尖区出现收缩中晚期喀喇音和吹风样收缩期杂音,最可能出现的并发症是

【例55】心肌梗死后4周,发热、胸缩、超声心动图示心包腔内液性暗区,最可能出现的并发症是

【例56】女,64岁。持续胸痛4小时,突然出现头晕。查体:BP 95/65 mmHg,心率32次/分,心律整齐。心电图:Ⅱ、Ⅲ、aVF导联ST段弓背向上抬高0.3 mV,V_1~V_5导联ST段压低0.2 mV,QRS波群时限0.14秒。该患者最可能出现的心律失常是
A. 三度房室传导阻滞　　　　B. 二度窦房传导阻滞　　　　C. 完全性右束支传导阻滞
D. 窦性心动过缓　　　　　　E. 心房扑动

【例57】男,55岁。突发持续胸痛4小时。查体:BP 100/50 mmHg,心率30次/分,心律整齐,心电图示急性下壁、右室心肌梗死,三度房室传导阻滞。为提高心室率应立即采取的治疗措施是
A. 静脉滴注异丙肾上腺素　　B. 静脉滴注多巴酚丁胺　　C. 静脉注射肾上腺素
D. 同步直流电复律　　　　　E. 植入临时性心脏起搏器

例58~60 共用题干
患者,女,70岁。突发胸闷、憋喘10小时入院。既往高血压病史12年,糖尿病病史5年。查体:BP 160/90 mmHg,端坐呼吸。双肺可闻及泛湿啰音和散在哮鸣音。心率128次/分,心律整齐,心脏各瓣膜区未闻及杂音。ECG显示V_1~V_6导联ST段抬高。动脉血气分析:pH 7.35,$PaCO_2$ 71 mmHg,$PaCO_2$ 40 mmHg。

【例58】该患者目前憋喘最可能的原因是
A. 肺动脉栓塞　　B. 支气管哮喘　　C. 糖尿病酮症酸中毒　　D. 急性心肌梗死　　E. 肺部感染

【例59】最恰当的药物治疗是
A. 口服华法林　　　　　　　B. 静脉滴注糖皮质激素　　　C. 静脉推注毛花苷C
D. 静脉滴注硝酸甘油　　　　E. 静脉滴注抗生素

【例60】患者经治疗后好转。入院第5天,患者突发呼吸困难、咳嗽、咳粉红色泡沫痰,查体:BP 150/90 mmHg,心尖部可闻及4/6级收缩期杂音。该患者突发呼吸困难的最可能原因为
A. 肺栓塞进展为肺梗死　　　B. 再次发生肺栓塞　　　　　C. 急性乳头肌功能不全
D. 哮喘急性发作　　　　　　E. 肺部感染加重

例61~63 共用题干
男,52岁。2年来每于剧烈活动时发作剑突下疼痛,向咽部放射,持续数分钟可自行缓解。2周来发作频繁且夜间睡眠中发作。2小时出现剑突下剧烈疼痛,向胸部放射,伴憋闷、大汗,症状持续不缓解,急诊平车入院。既往高血压病史10年,糖尿病病史5年,有吸烟史。查体:T 36.2℃,BP 160/80 mmHg。急性病容,口唇无紫绀,双肺呼吸音清,心率103次/分,心律不齐,早搏15次/分,A_2>P_2,腹软,无压痛。

【例61】接诊时首先需考虑的诊断是
A. 消化性溃疡　　B. 急性胰腺炎　　C. 急性心肌梗死　　D. 急性肺栓塞　　E. 急性胆囊炎

【例62】最可能引起该患者死亡的原因是
A. 感染中毒性休克　　　　　B. 弥漫性血管内凝血　　　　C. 恶性心律失常
D. 上消化道出血　　　　　　E. 急性腹膜炎

【例63】接诊患者需首先完善的检查是
A. 急诊腹部B超　　B. 急诊胃镜　　　C. 心电图　　　D. 血气分析　　　E. 血和尿淀粉酶测定

第4节　血脂紊乱的分类、诊断及治疗

一、血脂数值

类　型	正常值	边缘升高	升　高
胆固醇(TC)	<5.18 mmol/L	5.18～6.19 mmol/L	≥6.22 mmol/L
甘油三酯(TG)	<1.70 mmol/L	1.70～2.25 mmol/L	≥2.26 mmol/L
低密度脂蛋白(LDL-C)	<3.37 mmol/L	3.37～4.12 mmol/L	≥4.14 mmol/L
高密度脂蛋白(HDL-C)	≥1.04 mmol/L	≥1.55 mmol/L	<1.04 mmol/L

二、调整血脂的药物

1. 降低**胆固醇**药物　他汀类、树脂类。
2. 降低**甘油三酯**药物　贝特类、烟酸类。

	他汀类	贝特类	烟酸类	树脂类
代表药物	洛伐他汀 辛伐他汀 普伐他汀	非诺贝特 苯扎贝特 吉非贝齐	烟酸 阿昔莫司	考来烯胺 考来替哌
作用机制	HMC-CoA还原酶抑制剂	促进VLDL和TG分解及胆固醇的逆向转运	抑制脂肪组织脂解,减肝VLDL少合成与分泌	与肠道内胆酸不可逆结合,阻断胆固醇重吸收
胆固醇	强	较强	强	强
甘油三酯	较强	强	强	—
适应证	①高胆固醇血症; ②以胆固醇升高为主的混合性高膜血症	①高甘油三酯血症; ②以甘油三酯升高为主的混合性高脂血症	①高甘油三酯血症; ②以甘油三酯升高为主的混合性高脂血症	①高胆固醇血症; ②以胆固醇升高为主的混合性高脂血症
昭昭速记	"他"乡遇"故"知	"三""贝"勒爷	"三"五牌香"烟"	"胆"大上"树"

【例64】男,55岁。1年前诊断为冠心病。实验室检查:血LDL-C 4.0 mmol/L,TG 2.3 mmol/L。该患者最适宜的治疗药物是
A. 辛伐他汀　　　B. 华法林　　　C. 硝苯地平　　　D. 非诺贝特　　　E. 氢氯噻嗪

【例65】男,68岁。陈旧性心肌梗死5年。规律服用培哚普利、美托洛尔、阿司匹林治疗,无胸痛发作。查体无异常。实验室检查:血TC 5.0 mmol/L,LDL-C 2.9 mmol/L,TG 5.9 mmol/L,HDL-C 0.9 mmol/L。该患者目前首选的降脂药物是
A. 瑞舒伐他汀　　　B. 考来烯胺　　　C. 依折麦布　　　D. 非诺贝特　　　E. 阿托伐他汀

➤ **参考答案**如下,详细答案参见2019版《国家临床执业及助理医师资格考试精选真题考点精析》。

1. C	2. C	3. B	4. A	5. C
6. B	7. D	8. D	9. B	10. E
11. E	12. E	13. E	14. E	15. D
16. E	17. C	18. B	19. C	20. E
21. B	22. B	23. D	24. B	25. A
26. A	27. A	28. D	29. B	30. A
31. B	32. C	33. D	34. B	35. D
36. D	37. D	38. D	39. D	40. D
41. A	42. E	43. E	44. E	45. C
46. E	47. E	48. E	49. E	50. D
51. E	52. A	53. D	54. E	55. D
56. A	57. E	58. D	59. D	60. D
61. C	62. C	63. C	64. D	65. D

昭昭老师提示:
关注官方微信,获得第一手考试资料。

第6章 心脏瓣膜疾病

> **2019考试大纲**
> ①二尖瓣狭窄;②二尖瓣关闭不全;③主动脉瓣狭窄;④主动脉瓣关闭不全。

> **考纲解析**
> 近20年的医师考试中,本章的考试重点是瓣膜疾病的诊断、体征、检查和治疗,执业医师每年考查分数为2~3分,助理医师每年考查分数为0分。

第1节 二尖瓣狭窄

一、病因

1. 常见病因 风湿热最常见,反复链球菌性扁桃体炎或咽峡炎,无风湿热病史。其他病因少见,如先天畸形、老年钙化、类风湿关节炎、系统性红斑狼疮(SLE)等。风湿病并最常侵犯的瓣膜是二尖瓣,常导致二尖瓣狭窄。(昭昭老师提示:风湿,舔过关节,咬住心脏)

2. 二尖瓣口的正常面积 4~6 cm²。瓣口面积>1.5 cm²,轻度狭窄;瓣口面积为1.0~1.5 cm²,中度狭窄;<1.0 cm² 为重度狭窄。

【例1】成人心脏正常二尖瓣瓣口面积是
A. 0.5~1.0 cm²　　B. 2.0~3.0 cm²　　C. 4.0~6.0 cm²　　D. 6.5~7.5 cm²　　E. 8.0~9.0 cm²

二、病理生理

1. 发病机制 二尖瓣狭窄的时候,左心房收缩要将血液打进左心室,由于二尖瓣狭窄,这样导致左心房里面的血液在一定时间内不能将所有血液射入到左心室,从而导致左心房内在一个收缩周期后会残留一些血液,经过很多个收缩周期后,左心房内的血液会越来越多,最终导致左心房越来越大,左心房内的压力越来越高,而左心房内血液来自于肺静脉,这样肺静脉及肺毛细血管压力升高,进而肺水肿、肺淤血,从而使肺动脉进入到肺内的血液压力增高,因为是右心室射血到肺里面,所以右心室的压力也会增高,淤血,最终导致右心衰。

2. 简单总结 二尖瓣狭窄→左心房淤血→左心房增大(梨型心)→肺静脉高压→肺毛细血管高压→肺动脉高压→右心室高压→右心衰(左心室不大)。

【例2】单纯性二尖瓣狭窄,首先发生代偿性肥大和扩张的是
A. 左心室　　　　　　　　B. 右心室　　　　　　　　C. 左心房
D. 左房,室同时发生　　　E. 左房,右室同时发生

【例3】二尖瓣狭窄最不可能引起下列哪项变化?
A. 左心房扩大　　B. 左心室扩大　　C. 右心房扩大　　D. 左心房肥大　　E. 右心室肥大

三、临床表现

1. 呼吸困难 是最常见的症状,最初仅发生于夜间睡眠中或较大体力活动时,随着二尖瓣狭窄加重,劳动耐量逐渐下降,最终静息时也出现呼吸困难。

2. 咳嗽 常见,多在夜间睡眠或劳动后出现,为干咳无痰或泡沫状痰,并发感染时咳黏液痰或脓痰。

3. 咯血

大咯血	①严重二尖瓣狭窄,左心房压力增高,肺静脉压增高,支气管静脉破裂出血所致,多见于二尖瓣狭窄早期;②后期因静脉壁增厚,发生出血的概率下降
痰中带血或血痰	常伴有夜间阵发性呼吸困难,与支气管炎、肺部感染、肺充血或毛细血管破裂有关
胶冻状暗红色痰	肺梗死时咳胶冻状暗红色痰为二尖瓣狭窄合并心力衰竭的晚期并发症
粉红色泡沫状痰	急性肺水肿的表现,由毛细血管破裂所致

4. 血栓栓塞 为二尖瓣狭窄严重的并发症,约20%的患者可并发血栓栓塞。发生栓塞者约80%有心房颤动,故合并房颤的患者需要予以预防性抗凝治疗。

5. 其他症状 左心房显著扩大、左肺动脉扩张压迫左喉返神经引起声音嘶哑;压迫食管可引起吞咽困难;右心室衰竭时出现胃肠道淤血的表现如腹胀、恶心等;部分患者有胸痛的表现。

【例4】二尖瓣狭窄患者出现有心力衰竭后最可能缓解的临床表现是
A. 肝大　　B. 颈静脉怒张　　C. 肝脏压痛　　D. 双下肢水肿　　E. 呼吸困难

【例5】以下心血管疾病中最易引起咯血的是
A. 二尖瓣狭窄　　B. 肺动脉瓣狭窄　　C. 急性心包炎　　D. 三尖瓣狭窄　　E. 主动脉瓣狭窄

四、体　征

1. 一般体征　二尖瓣面容，双颧绀红。右心室扩大时剑突下可触及收缩期抬举样搏动。右心衰竭时可出现颈静脉怒张、肝颈静脉回流征、肝大、双下肢水肿等。

2. 心音　二尖瓣狭窄时候，如果瓣叶柔顺有弹性，在心尖多可闻及亢进的第一心音，呈拍击样，并可闻及开瓣音，如瓣叶钙化僵硬，该体征消失。当出现肺动脉高压时，出现P2亢进和分裂。

3. 心脏杂音
（1）二尖瓣狭窄的特征性杂音　心尖部（二尖瓣听诊区）舒张期隆隆样杂音，呈递增，局限，左侧卧位明显，运动或用力呼气可使其增强，常伴有舒张期震颤。当胸壁增厚、肺气肿、低排血量状态、右心室明显扩大、二尖瓣重度狭窄时此杂音可被掩盖，称为"安静型二尖瓣狭窄"。（昭昭速记：二瞎叔，又聋又瞎，爱吃梨——二尖瓣狭窄，舒张期隆隆样杂音，梨形心）

（2）继发性改变出现杂音。（昭昭速记：二尖瓣狭窄→肺动脉相对关闭不全→三尖瓣关闭不全）

Graham-Steell 杂音	严重肺动脉高压，导致肺动脉及其瓣环扩张，导致相对性肺动脉瓣关闭不全，因而在胸骨左缘第二肋间可闻及递减型高叹气样舒张早期杂音，此为 Graham-Steell 杂音
三尖瓣关闭不全杂音	右心室扩张时，因相对性三尖瓣关闭不全，可在胸骨左缘第4～5肋间闻及全收缩期吹风样杂音

【例6】下列不符合二尖瓣狭窄患者的描述的选项是
A. 两颧绀红色　　　　　　　B. 肺动脉段膨出　　　　　　　C. 左心房增大
D. 严重时发生急性肺水肿　　E. 心音弱而远

【例7】女，18岁。心尖部隆隆样杂音，并于收缩晚期听见喀喇音，提示病变瓣膜弹性良好是
A. 心尖部杂音　　B. 杂音的响度　　C. 杂音的性质　　D. 开瓣音　　E. 杂音持续的时间

【例8】心尖部触及舒张期震颤最常见于
A. 二尖瓣狭窄　　B. 二尖瓣关闭不全　　C. 动脉导管未闭　　D. 主动脉瓣狭窄　　E. 室间隔缺损

【例9】心尖区舒张期杂音考虑的疾病是
A. 主动脉狭窄　　B. 肺动脉狭窄　　C. 动脉导管未闭　　D. 二尖瓣狭窄　　E. 室间隔缺损

【例10】心尖区触及舒张期震颤提示存在
A. 二尖瓣关闭不全　　　　　B. 二尖瓣狭窄　　　　　　　C. 主动脉瓣关闭不全
D. 动脉导管未闭　　　　　　E. 主动脉瓣狭窄

【例11】男，40岁。发现风湿性心脏病10余年。查体：双侧颊部皮肤呈紫红色，心界向左扩大，心腰膨隆，心率96次/分，心尖部可闻及开瓣音及舒张期隆隆样杂音。该患者查体还可能发现的其他阳性体征是
A. 肺动脉瓣区舒张早期杂音　　B. 胸骨左缘第3肋间收缩期杂音　　C. 第二心音减弱
D. 第一心音减弱　　　　　　　E. 第二心音逆分裂

【例12】最有助于诊断风湿性心脏瓣膜病二尖瓣狭窄的体征是
A. Graham-Steell 杂音　　　B. 面颊部呈紫红色　　　C. 心浊音界呈梨形
D. 第二心音亢进　　　　　　E. 心尖部舒张期隆隆样杂音

五、实验室检查

超声心动图	①最有诊断价值（最重要）的无创方法：超声心动图。 ②M型可见二尖瓣回声增粗，双峰消失呈城墙样，前后叶同向运动，左房、右室大
心电图	①左心房扩大，出现双峰P波即二尖瓣型P波；右心室肥厚及电轴右偏。 ②晚期常合并房颤
胸部X线检查	①KerleyB线：肺间质水肿引起小叶间隔增宽，在两肺下野外侧可形成水平线状影，是慢性肺淤血的特征性表现。 ②主动脉弓缩小、肺动脉干突出、右心室增大，心脏为梨形心。 ③前后位，右心缘，双房影；左前斜位，左主支气管上抬；右前斜位，食管下段后移

【例13】提示二尖瓣狭窄合并左心房增大的主要心电图改变是

A. 高尖 P 波　　　B. 双峰 P 波　　　C. 逆行 P 波　　　D. QRS 波群宽　　　E. T 波明显倒置

【例 14】 二尖瓣狭窄心脏病患者早期 X 线表现
A. 左心室增大　　　B. 左心房增大　　　C. 右心室增大　　　D. 右心房增大　　　E. 主动脉增宽、扭曲

【例 15】 梨形心最常见于
A. 主动脉瓣关闭不全　　　　　　　B. 肺动脉瓣关闭不全　　　　　　　C. 二尖瓣狭窄
D. 二尖瓣关闭不全　　　　　　　　E. 三尖瓣狭窄

六、治　疗

1. 对因治疗　预防风湿热，风湿热是其主要病因，因而建议预防性抗风湿热治疗，长期甚至终身使用苄星青霉素 120 万 U，每月肌内注射一次。

2. 并发症的治疗
(1) 劳力性呼吸困难　避免剧烈活动。
(2) 肺水肿　利尿剂及扩张静脉的扩血管药，避免使用以扩张小动脉为主的药物，减轻心脏后负荷的血管扩张药物。应选择以扩张静脉为主的药物，如硝酸异山梨酯类。正性肌力药物，如洋地黄对二尖瓣狭窄导致的心力衰竭无效。
(3) 大咯血　坐位，镇静剂＋利尿剂。
(4) 并发症治疗　房颤的治疗，原则是控制心室率，争取恢复窦性，预防左心房的附壁血栓脱落，导致的脑栓塞(缺血性脑卒中)。

3. 手术治疗
(1) 经皮球囊二尖瓣成形术　瓣膜无明显钙化，弹性可且左心房无血栓。
(2) 二尖瓣分离术　目前临床已经很少使用。
(3) 人工瓣膜置换术　指征：①严重瓣叶和瓣下结构钙化、畸形，不宜做经皮球囊二尖瓣成形术或二尖瓣分离术；②二尖瓣狭窄合并二尖瓣关闭不全。手术应在有症状而无严重肺动脉高压时考虑。

【例 16】 以扩张小动脉为主的扩血管药物应慎用于
A. 重度二尖瓣关闭不全　　　　　B. 重度二尖瓣狭窄　　　　　C. 重度主动脉瓣关闭不全
D. 室间隔缺损　　　　　　　　　E. 扩张型心肌病

例 17～19 共用题干
女，50 岁。活动后胸闷 1 年，夜间阵发性呼吸困难 4 天。查体：BP 130/80 mm Hg，P₂ 亢进，心尖部可闻及舒张期隆隆样杂音，余瓣膜区未闻及杂音。

【例 17】 该患者最可能的诊断是
A. 二尖瓣关闭不全　　　　　　　B. 主动脉瓣关闭不全　　　　　C. 主动脉瓣狭窄
D. 室间隔缺损　　　　　　　　　E. 二尖瓣狭窄

【例 18】 该患者最易出现的心律失常是
A. 三度房室传导阻滞　　　　　　B. 室上性心动过速　　　　　　C. 心房扑动
D. 室性心动过速　　　　　　　　E. 心房颤动

【例 19】 该患者突发心悸，伴胸闷、喘憋。查体：BP 70/40 mmHg，心率 160 次/分，心律绝对不齐。首选的治疗措施是
A. 置入临时起搏器　　　　　　　B. 静脉注射毛花苷 C　　　　　C. 静脉应用胺碘酮
D. 非同步直流电复律　　　　　　E. 同步直流电复律

【例 20】 二尖瓣狭窄患者出现急性左心衰竭时，一般不宜采用的治疗措施是
A. 面罩吸氧　　　　　　　　　　B. 静脉注射呋塞米　　　　　　C. 静脉注射毛花苷 C
D. 静脉滴注硝酸甘油　　　　　　E. 无创通气

七、并发症

心房颤动	最常见的早期并发症是心房颤动 (昭昭老师提示：洋地黄中毒最常见的并发症是室性早搏，心肌梗死最常见的并发症是室性早搏，最常见的死亡原因是心室颤动；肺心病最常见的心律失常是房性早搏)
血栓栓塞	最常见的是脑动脉栓塞；晚期，右心房亦可形成附壁血栓导致肺栓塞 (昭昭老师提示：与运动系统中骨折主要并发症的考点类比——脂肪栓塞综合征，最常见部位是肺和脑)

急性肺水肿	①二尖瓣狭窄的严重并发症； ②诱因：剧烈体力活动或情绪激动、感染、心律失常； ③表现为突发的重度呼吸困难和发绀，不能平卧，咳粉红色泡沫状痰，双肺布满、干湿啰音
右心衰	晚期常见的并发症及主要致死原因之一是右心衰
其他并发症	感染性心内膜、肺部感染等

【例21】二尖瓣狭窄时，体循环栓塞最常发生于
A. 脾动脉　　　B. 脑动脉　　　C. 肾动脉　　　D. 下肢动脉　　　E. 肠系膜动脉

第2节　二尖瓣关闭不全

一、病　因

1. 瓣叶损伤　风湿性损害最常见；二尖瓣脱垂、感染性心内膜炎破坏瓣叶、肥厚型心肌病、先天性心脏病、心内膜垫缺损等均可导致二尖瓣关闭不全。

2. 瓣环扩大　左室扩大、左心衰造成二尖瓣瓣环扩大可导致二尖瓣相对关闭不全；二尖瓣瓣环退行性变和瓣环钙化也可导致二尖瓣相对关闭不全；严重二尖瓣瓣环钙化者，50%合并主动脉瓣钙化。

3. 腱索断裂　先天性、自发性断裂，或继发于感染性心内膜炎、风湿热的腱索断裂均可导致二尖瓣关闭不全。

4. 乳头肌功能失调或坏死　乳头肌缺血导致短暂性二尖瓣关闭不全，急性心肌梗死后乳头肌坏死可导致永久性二尖瓣关闭不全。先天性乳头肌畸形、乳头肌脓肿、肉芽肿、淀粉样变、结节病等。

慢性二尖瓣关闭不全	急性或亚急性二尖瓣关闭不全
①风湿性（我国过去最常见的原因）； ②黏液样变性和瓣环钙化； ③结缔组织病、先天性（如二尖瓣裂）； ④瓣膜脱垂（腱索或乳头肌过长）； ⑤乳头肌功能不全； ⑥扩张型心肌病和梗阻性肥厚型心肌病； ⑦冠心病节段运动异常或室壁瘤	①非风湿性（以腱索断裂最常见）； ②感染性心内膜炎； ③心肌梗死并乳头肌功能不全； ④创伤所致腱索或乳头肌断裂； ⑤心脏瓣膜手术； ⑥人工瓣周漏、原发性和继发性腱索断裂

【例22】在发展中国家，二尖瓣关闭不全最常见的病因是
A. 二尖瓣脱垂　　B. 风湿性心脏病　　C. 感染性心内膜炎　　D. 二尖瓣瓣环钙化　　E. 冠心病

二、病理生理

1. 急性二尖瓣关闭不全　收缩期左心室射出的部分血液经关闭不全的二尖瓣口反流左心房，使左心房容量负荷增加，致使左心房压和肺毛细血管楔压急剧升高，导致肺淤血、急性肺水肿。反流入左心房的血液与肺静脉至左心房的血液汇总，在舒张期充盈左心室，致左心房和左心室容量负荷骤增，左室舒张末压急剧上升。

2. 慢性二尖瓣关闭不全　左心室舒张期容量负荷增加，可通过 Frank-Starling 机制使左心室每搏量增加，射血分数维持在正常范围，因此代偿早期可无临床症状。随着病情进展，左心房接收左心室反流血液，持续严重的过度容量负荷终致左心房压和左心室舒张末压明显升高，内径扩大。当失代偿时，肺静脉压和肺毛细血管楔压增高，继而发生肺淤血、左心衰竭。晚期出现肺动脉高压，导致右心室肥厚、右心衰竭，终至全心衰竭。

【例23】下列关于二尖瓣关闭不全听诊特点叙述正确的是
A. 吸气时增强　　　　　　B. 心尖区第一心音减弱，或被杂音掩盖　　　　C. 杂音呈递减型
D. 响度在3/6级以下　　　E. 不出现第三心音

【例24】女性，23岁，心尖区可闻及收缩中晚期吹风样杂音及喀喇音，超声心动图可见二尖瓣前叶CD段呈吊床样波形，最可能的诊断是
A. 二尖瓣狭窄　　　　　　B. 二尖瓣关闭不全　　　　C. 主动脉瓣关闭不全
D. 主动脉瓣关闭不全　　　E. 二尖瓣脱垂

【例25】二尖瓣关闭不全的典型体征是
A. 心尖部粗糙的收缩期杂音　　　B. 心尖部 Austin-Flint 杂音
C. 心尖部 S_1 亢进　　　D. A_2 增强
E. 心界呈梨形

【例26】风湿性二尖瓣关闭不全最具有诊断意义的体征是
A. 二尖瓣面容　　　B. 心尖部第一心音增强,呈拍击样
C. 二尖瓣开放拍击音　　　D. 心尖部收缩期吹风样杂音
E. 肺动脉瓣区第二心音增强、分裂

【例27】乳头肌断裂致急性二尖瓣关闭不全时,下列描述正确的是
A. 左心室大小无明显变化　　　B. 可无症状
C. 左心房明显扩大　　　D. 胸部 X 线片示肺纹理稀疏
E. 心电图示 Sv1+Rv5>4.0 mV

三、临床表现

慢性二尖瓣关闭不全	劳累后呼吸困难;急性肺水肿发生率低
急性二尖瓣关闭不全	①急性肺水肿,右心衰竭,左心衰竭; ②急性二尖瓣关闭不全,特别是重度腱索或乳头肌断裂时,由于左心房顺应性差,左心房压和肺血管阻力急剧增加,常表现为急性肺水肿; ③肺动脉压力明显增加时,可出现右心衰竭,表现为肝大、腹胀、水肿等

四、体征

急性二尖瓣关闭不全	①心尖搏动呈高动力性,为抬举样搏动; ②肺动脉瓣区第二心音分裂,左心房强有力收缩导致心尖区出现第四心音; ③典型体征:心尖部粗糙的全收缩期吹风样杂音,强度大于3/6级,可向腋下或左肩胛下传导
慢性二尖瓣关闭不全	①心界向左下扩大,心尖搏动向下向左移位。 ②二尖瓣关闭不全时,导致心室舒张期过度充盈,使二尖瓣漂浮,第一心音减弱;由于左心室射血缩短,主动脉瓣关闭提前,导致第二心音分裂;严重反流出现低调第三心音。 ③心脏杂音

> 昭昭老师总结:急性二尖瓣关闭不全和慢性二尖瓣关闭不全

	急性二尖瓣关闭不全	慢性二尖瓣关闭不全
心排量	明显减少	减少
肺淤血	①轻症者仅有劳力性呼吸困难; ②重症者急性肺水肿、左心衰竭、心源性休克	不同程度呼吸困难
右心衰竭	病程短,极少出现右心衰竭症状	晚期出现,如腹胀、纳差、肝大、胸腹水、水肿等
胸部视诊	①病程短,一般无心界扩大; ②心尖抬举样搏动(高动力型)	①心界向左下扩大,心尖搏动左下移位; ②心尖抬举样搏动
心音	①肺动脉瓣第二心音亢进、分裂; ②心尖区可闻及第四心音	①第一心音减弱,第二心音分裂; ②严重反流时可闻及第三心音
杂音	①心尖区 3/6 级以上收缩期粗糙吹风样杂音; ②累及腱索、乳头肌时出现乐音性杂音	①典型杂音:心尖区全收缩期吹风样杂音; ②二尖瓣脱垂时收缩期杂音出现在喀喇音之后; ③腱索断裂时可出现海鸥鸣或乐音性杂音

五、实验室检查

超声心动图	最有价值的方法
心电图	左心房增大及房颤;严重者左心室肥厚

六、治　疗

	急性二尖瓣关闭不全	慢性二尖瓣关闭不全
内科治疗	①目的是减少反流量，降低肺静脉压，增加心排出量。 ②动脉扩张剂可减少体循环血流阻力，提高主动脉输出流量，同时减少二尖瓣反流量和左心房压力。 ③若已发生低血压，则不宜使用，而应行主动脉内球囊反搏	①抗风湿治疗，预防感染性心内膜炎，处理并发症；无症状、心功能正常者无需治疗。 ②已有症状的二尖瓣反流，可给予血管紧张素转换酶抑制剂（ACEI）减少左心室容积，缓解症状
手术治疗	紧急或择期行人工瓣膜置换术或修复术	①适应证：重度二闭伴心功能 NYHA Ⅲ 或 Ⅳ 级；心功能 NYHA Ⅱ 级伴心脏扩大；严重二闭，LVEF 减低。 ②手术方法：二尖瓣修补术和二尖瓣置换术

七、并发症

心房颤动	多见于慢性重度二闭患者
心力衰竭	急性者早期出现，迅速发生急性左心衰甚至肺水肿，预后较差
感染性心内膜炎	感染性心内膜多发生于瓣膜关闭不全
血栓栓塞	较少见
二尖瓣脱垂	二尖瓣脱垂的并发症包括感染性心内膜炎、脑血管栓塞、心律失常、猝死、腱索断裂、心衰

➢ 昭昭老师总结：二尖瓣狭窄和二尖瓣关闭不全对比

	二尖瓣狭窄	二尖瓣关闭不全
病因	最常见病因是风湿热	最常见病因是腱索断裂
病理	左房扩大为主	左室、左房增大
临床表现	二尖瓣瓣口面积<1.5 cm² 才出现明显症状如呼吸困难、咯血、咳嗽、声嘶等	①急性：劳力性呼吸困难等； ②慢性：轻症者可终身无症状
听诊	①心尖部隆隆样舒张中晚期杂音，伴震颤。 ②心尖区第一心音亢进和开瓣音。 ③肺动脉高压时可有 P₂ 亢进、分裂；肺动脉扩张致肺闭，可出现该区舒张早期叹气样杂音（Graham-Steell 杂音）	①心尖部全收缩期吹风样高调一贯型杂音； ②第一心音减低； ③肺动脉高压时可有 P₂ 亢进、分裂
并发症	最常见的是房颤	最常见的是房颤

第3节　主动脉瓣膜狭窄

一、病　因

主动脉瓣狭窄的病因分别是先天性主动脉瓣畸形、老年性主动脉瓣钙化和风湿性心脏病。

先天性畸形	单叶瓣畸形，可引起严重的先天性主动脉瓣狭窄，是导致婴儿死亡的重要原因之一，多在儿童时期出现症状，青春期前即需矫治
老年性主动脉瓣钙化	与年龄相关的退行性主动脉瓣狭窄已成为中老年人最常见的主动脉瓣狭窄的原因
风湿性心脏病	炎症性病变导致主动脉瓣狭窄的病因主要为风湿热，其他少见病因为结缔组织疾病

二、病理生理

①主动脉狭窄→左心室射入主动脉血液时阻力增加，射血减少→体循环血量减少→心肌缺血（心绞痛）脑缺血（晕厥）。

②主动脉狭窄→左心室射入主动脉血液时阻力增加→左心室肥厚扩张→左心衰→肺水肿（呼吸困难）→右心衰。

三、临床表现

1. **早期表现**　主动脉瓣狭窄一般没有症状，直至瓣口面积≤1.0 cm² 时才出现临床表现。
2. **主动脉狭窄三联征**　心绞痛、晕厥、呼吸困难。

(1) 心绞痛。

特点	对于重度主动脉瓣狭窄患者,心绞痛是最早出现也是最常见的症状
机制	①左室壁增厚、心室收缩压升高和射血时间延长→心肌耗氧量增加; ②左室肥厚→心肌毛细血管密度相对减少; ③舒张期心腔内压力增高→压迫心内膜下冠脉→心肌灌注不足; ④左室舒张末压升高→舒张期主动脉-左室压差降低→冠脉灌注压降低

(2) 晕厥。

特点	多发生于运动和用力后,部分表现为黑蒙,可为首发症状
机制	①劳力时→外周血管扩张、心肌缺血加重→心肌收缩力减弱→心排出量减少; ②劳力停止后回心血量减少→左室充盈量及心排出量减少; ③休息时晕厥多是由心律失常导致的心排出量骤减所致

(3) 呼吸困难。

特点	①发生与心排出量减少有关;见于15%~30%有症状的患者,部分仅表现为黑蒙,可为首发症状; ②晕厥多与劳累有关,发生于劳累当时,少数在休息时发生
机制	左室与主动脉间收缩期压力阶差明显→左室壁向心性肥厚→左室舒张末压进行性升高→左房后负荷增加→肺静脉压、肺毛细血管楔压升高→肺淤血→呼吸困难

【例28】最可能发生**晕厥**的心脏瓣膜病是
A. 二尖瓣狭窄　　　　　　B. 主动脉瓣狭窄　　　　　　C. 肺动脉瓣狭窄
D. 二尖瓣关闭不全　　　　E. 主动脉瓣关闭不全

【例29】临床上可表现为**心绞痛**的心脏病是
A. 非特异性心肌炎　B. 扩张型心肌病　C. 主动脉瓣狭窄　D. 二尖瓣关闭不全　E. 二尖瓣狭窄

四、体 征

心脏变化	①正常或轻度向左扩大,心尖区可触及收缩期抬举样搏动; ②收缩压降低、脉压减少、脉搏细弱
心音	第一心音正常;如主动脉瓣狭窄严重或钙化,左心室射血时间明显延长,则主动脉第二心音成分减弱或消失
心脏杂音	①最主要的体征是主动脉瓣区收缩期响亮的、3/6级以上的,呈递增-递减型,向颈部传导的喷射样杂音; ②在胸骨右缘1~2肋间听诊最清楚

【例30】**主动脉瓣狭窄**时心脏震颤出现在
A. 胸骨右缘第2肋间,舒张期　B. 胸骨左缘第2肋间,连续性　C. 胸骨左缘第2肋间,收缩期
D. 胸骨左缘第2肋间,舒张期　E. 胸骨右缘第2肋间,收缩期

【例31】**胸骨右缘第二肋间触及收缩期震颤**,最常见于
A. 三尖瓣狭窄　　B. 肺动脉瓣狭窄　　C. 二尖瓣狭窄　　D. 室间隔缺损　　E. 主动脉瓣狭窄

【例32】主动脉瓣狭窄患者**最重要**的体征是主动脉瓣区
A. 收缩期喷射性杂音　　　　B. 收缩期叹气样杂音　　　　C. 舒张期喷射性杂音
D. 舒张期隆隆样杂音　　　　E. 舒张期叹气样杂音

【例33】女,56岁。发作性左胸痛3年,疼痛放射至左肩,发作持续3~4分钟,休息后可缓解。今日下午劳动时突发晕厥急诊。查体:BP 90/50 mmHg,神清,心率140次/分,主动脉瓣区可闻及收缩期喷射样杂音伴震颤,杂音向颈部传导,双肺呼吸音清。最可能的诊断是
A. 高血压病　　　　　　　　B. 主动脉扩张　　　　　　　C. 主动脉瓣狭窄
D. 主动脉粥样硬化　　　　　E. 主动脉瓣关闭不全

【例34】42岁,女性。活动后心悸、气喘2年余,查体轻度贫血,心率快,律整,胸骨右缘第2肋间闻及响亮而粗糙的收缩期杂音(4/6级),首先应想到的疾病为

A. 动脉导管未闭　　B. 主动脉瓣关闭不全　　C. 二尖瓣关闭不全　　D. 室间隔缺损　　E. 主动脉瓣狭窄

五、实验室检查

超声心动图	①最有价值的检查。 ②面积：>1.5 cm² 为轻度狭窄；1.0~1.5 cm² 为中度狭窄；<1.0 cm² 为重度狭窄。 ③压力差：<25 mmHg 为轻度狭窄；>40 mmHg 为重度狭窄；两者之间是中度
心电图	左心室肥厚，左束支传导阻滞

例35~36 共用题干

男,76岁。一年来日常活动时即感胸闷,3天前突发夜间阵发性呼吸困难,伴咳粉红泡沫痰。查体：BP 100/70 mmHg,心尖搏动呈抬举样,胸骨右缘第二肋间可闻及4/6级收缩期喷射样杂音,向颈部传导,双肺可闻及散在细湿啰音。

【例35】对明确诊断最有帮助的检查是
A. 心电图　　　　　　　　　B. 胸部 CT　　　　　　　　C. 胸部 X 线片
D. 超声心动图　　　　　　　E. 心电图运动负荷试验

【例36】最恰当的治疗措施是
A. 静脉滴注大剂量抗生素　　B. 皮下注射低分子抗生素　　C. 暂不处理,密切随访
D. 口服血管紧素转换酶抑制剂　E. 尽早外科手术

【例37】主动脉瓣中度狭窄时瓣口面积为
A. <0.75 cm²　　B. 0.75~1.0 cm²　　C. 1.0~1.5 cm²　　D. 1.76~2.0 cm²　　E. 2.1~4.0 cm²

六、治　疗

对因治疗	有风湿的治风湿
对症治疗	地高辛＋利尿剂,缓解心力衰竭;慎用硝酸酯类药物治疗心绞痛;禁用血管扩张剂,特别是 ACEI
外科手术	出现心绞痛,心力衰竭及呼吸困难的尽早手术
主动脉瓣置换手术	手术指证试试：重度狭窄,跨壁压>40 mmHg;瓣膜面积<1.0 cm²（昭昭老师提示：考试时,老师才不会给你写"重度"两个字,而是写上这两个数字中的一个,看你知不知道这是重度）
球囊瓣膜成形术	仅用于有心力衰竭但是不能承受瓣膜置换

【例38】主动脉瓣狭窄的手术适应证是
A. 主动脉瓣静息跨瓣压>40 mmHg　　B. 主动脉瓣口面积1.6 cm²　　C. 合并房性期前收缩
D. 主动脉瓣钙化　　　　　　　　　　E. 病程>5年

【例39】女,34岁。风湿性心脏瓣膜病主动脉狭窄9年,进行性活动耐力减低,近1年来,每于剧烈运动中发生晕厥。无高血压、糖尿病、高脂血症病史。查体：BP 100/70 mmHg。心率78次/分,律齐,主动脉瓣区可闻及收缩期喷射样杂音。超声心动提示左心室增大,LVEF 40%,主动脉瓣口面积1.1 cm²,平均压力阶差55 mmHg,跨瓣峰速度5.4 m/s。对该患者最恰当的处置是
A. 每日口服单硝酸异山梨酯　　　　　B. 晕厥时硝酸甘油急救
C. 避免竞技性运动,其他体力活动不受限　D. 口服阿托伐他汀
E. 主动脉瓣置换术

七、并发症

心律失常	10%可发生房颤,可致左房压升高和心排出量明显减少而出现严重低血压、晕厥或肺水肿
心脏性猝死	无症状者发生猝死少见,多发生于先前有症状者
充血性心衰	发生左心衰竭后自然病程缩短,若不行手术治疗,50%的患者于2年内死亡
感染性心内膜炎	感染性心内膜多发生于瓣膜关闭不全,如主动脉瓣和二尖瓣关闭不全
体循环栓塞	少见,多见于钙化性主动脉狭窄者
胃肠道出血	多见于老年的瓣膜钙化患者,出血多为隐匿和慢性。人工瓣膜置换术后出血可停止

第4节 主动脉瓣关闭不全

一、病因

急性主动脉瓣关闭不全	①感染性心内膜炎;②胸部创伤;③主动脉夹层;④人工瓣膜撕裂
慢性主动脉瓣关闭不全	①风湿性心脏病(最常见);②先天性畸形;③感染性心内膜炎;④退行性主动脉瓣病变;⑤主动脉瓣黏液样变性主动脉根部扩张: a. Marfan(马方)综合征 b. 梅毒性主动脉炎 c. 银屑病性关节炎 d. 特发性升主动脉扩张 e. 主动脉夹层形成 f. 强直性脊柱炎 g. 高血压性主动脉瓣异常动脉环扩张

二、病理生理

1. 周围血管征 主动脉瓣关闭不全→左心室舒张期血液反流至左心室→左心室容积增大→左心室淤血反流导致射向外周血减少产生舒张压降低;而收缩期左心室血多射到外周也多所以收缩压升高→脉压增大→周围血管征。

2. Austin-Flint杂音 主动脉瓣关闭不全→左心室舒张期血液反流至左心室→左心室容积增大→左心室淤血,血液越来越多,血液反流而飘起二尖瓣→二尖瓣相对狭窄→左心室舒张期,左心房射血到左心室受阻→Austin-Flint杂音。

【例40】主动脉瓣反流时心尖部可存在
A. Graham-Stell 杂音　　B. Austin-Flint 杂音　　C. Duroziez 征
D. TrauBe 征　　E. Musset 征

【例41】心脏 Austin-Flint 杂音见于
A. 二尖瓣狭窄　　B. 二尖瓣关闭不全　　C. 主动脉瓣狭窄
D. 主动脉瓣关闭不全　　E. 肺动脉瓣关闭不全

三、临床表现

1. 一般表现 轻中度的无任何症状;严重的也可以无症状,晚期可出现。
2. 急性主动脉瓣关闭不全 急性肺淤血的表现。
3. 慢性主动脉瓣关闭不全 心悸、心绞痛、心力衰竭。

	急性主动脉瓣关闭不全	慢性主动脉瓣关闭不全
呼吸困难	①轻症者无症状; ②重症者可突发呼吸困难,咳粉红色泡沫痰	现左心衰竭时可有典型呼吸困难
心绞痛	少见	较主动脉瓣狭窄少见
晕厥	少见	罕见

四、体征

1. 最典型的杂音 主动脉瓣听诊区舒张期吹风样或泼水样递减性杂音。
2. Austin-Flint杂音 左心室血液很多上抬二尖瓣导致二尖瓣相对狭窄,心尖部(二尖瓣听诊区)舒张中期杂音。
3. 周围血管征 动脉收缩压升高、舒张压降低、脉压增宽,出现周围血管征。
(昭昭老师提示:TMD,楼上的"管"道又破了,流了一地"水")

TrauBe征	即股动脉枪击音;股动脉处听到的一种短促的如同开枪时的声音
DeMusset征	DeMusset征即点头征:患者取坐位,由于脉压增大,头部血管搏动增强,患者出现随每次心搏头部上下摆动的体征称点头运动
Duroziez征	即股动脉双期杂音,股动脉可闻及收缩期和舒张期双期吹风样杂音
水冲脉	脉搏骤起骤落,犹如潮水
毛细血管搏动征	手指轻压患者指甲末端或以玻片轻压患者口唇黏膜,可使局部发白,当心脏收缩时则局部又发红,随心动周期局部发生有规律的红白交替即为毛细血管搏动征,是由脉压增大导致

【例42】女,43岁。诊断风湿性心脏瓣膜病20余年。查体:心前区未触及震颤,胸骨上缘第3肋间可闻及

舒张期叹气样杂音，心尖部可闻及舒张早中期杂音，S_1 减弱。最可能的诊断是
  A. 主动脉瓣器质性狭窄伴二尖瓣器质性狭窄 B. 主动脉瓣相对性狭窄伴二尖瓣相对性狭窄
  C. 主动脉瓣关闭不全伴二尖瓣相对性狭窄 D. 主动脉瓣相对性狭窄伴二尖瓣器质性狭窄
  E. 主动脉瓣关闭不全伴二尖瓣器质性狭窄

【例43】胸骨左缘第3肋间舒张期叹气样杂音见于
  A. 二尖瓣关闭不全 B. 主动脉瓣关闭不全 C. 主动脉瓣狭窄 D. 肺动脉瓣狭窄 E. 二尖瓣狭窄

【例44】男性，74岁。头晕、心悸2年，心尖搏动向左下移位，呈抬举性搏动，于胸骨左缘第3肋间闻及叹气样舒张期杂音，为递减型，向心尖传导，在心尖区闻及隆隆样舒张早期杂音，股动脉可闻及射枪音，首先应想到的诊断为
  A. 二尖瓣狭窄 B. 主动脉瓣关闭不全 C. 二尖瓣关闭不全 D. 主动脉瓣狭窄 E. 室间隔缺损

【例45】下列哪种脉搏提示主动脉瓣关闭不全
  A. 交替脉 B. 奇脉 C. 水冲脉 D. 短绌脉 E. 脱落脉

> 昭昭老师总结：各种脉象

脉 相	特点及常见疾病	昭昭老师速记
交替脉	①节律规则而强弱交替的脉搏，左心衰体征； ②见于高血压性心脏病、急性心肌梗死等	"高血压""心肌梗死""交替"着一会这个来一会那个来
奇脉	①由于心包腔内压力升高，使心室舒张充盈受限，吸气时体静脉回流受限，右心室排入肺循环血量减少，左心输出量减少，以致脉搏减弱甚至消失； ②常见于右心衰竭、心包积液和缩窄性心包炎，以及严重哮喘等	"心"急吃不了热"包"子——很"奇"怪，都是热豆腐，改成包子了所以感到奇怪
水冲脉	脉搏骤起骤落，犹如潮水，见于主动脉瓣关闭不全	"主"啊，给点"泉""水"吧
迟脉	血压上升缓慢，见于主动脉瓣狭窄	"主""路""狭窄"导致"迟"到
重搏脉	正常脉波在其降期中有一重复上升的脉波，但较第一个波为低，不能触及。在某些病理情况下，此波增高而可以触及称为重搏脉，即一个收缩期可触及两个脉搏搏动，见于肥厚型梗阻性心肌病	一个人"肥"了——就"重"了
无脉	脉搏消失，见于休克	"无""休止"的工作

4. 急性主动脉瓣关闭不全和慢性主动脉瓣关闭不全体征对比

	急性主动脉瓣关闭不全	慢性主动脉瓣关闭不全
常规体征	①重者面色灰暗，唇甲发绀脉搏细数； ②周围血管征不明显	①面色苍白，头随心搏摆动，心尖搏动向左下移位，心界向左下扩大； ②周围血管征明显
心音	①第一心音减弱； ②肺动脉高压时可有 P_2 亢进； ③可闻及第三心音和第四心音	①第一心音减弱； ②主动脉瓣区第二心音减弱； ③心尖区可闻及第三心音
杂音	主动脉瓣区舒张期柔和、短促、低调杂音	主动脉瓣区舒张早期高调递减叹气样杂音，向心尖传导

五、实验室检查

X线检查	①慢性主动脉瓣关闭不全左心室明显增大，升主动脉结扩张，呈主动脉型心即靴型心； ②急性主动脉瓣关闭不全心脏大小多正常或左心房稍增大，常有肺淤血和肺水肿表现
超声心动图	目前诊断和评价主动脉瓣关闭不全最重要的无创检查方法

六、治 疗

1. 慢性主动脉关闭不全

（1）内科治疗 无症状者无需治疗，应定期随访。轻中度主动脉瓣关闭不全每1~2年随访1次，重度主动脉瓣关闭不全每半年随访1次。随访内容包括临床症状、超声检查左心室大小、左室射血分数；预防感染性心内膜炎，预防风湿活动，左室功能减退者应限制体力活动，左室功能正常者，可应用血管扩张剂，可延迟或

减少主动脉瓣手术。

（2）外科治疗　严重主动脉瓣关闭不全可行人工瓣膜置换术；有症状+左室功能不全者；无症状+左室功能不全；症状明显即使左室功能正常者。

2. 急性主动脉关闭不全　外科治疗为根本措施，其手术方式为人工瓣膜置换术或主动脉瓣修复术。

七、并发症

感染性心内膜炎	较常见，可加速心力衰竭的发生
充血性心力衰竭	慢性主动脉关闭不全常见于晚期，急性主动脉关闭不全常出现较早
室性心律失常	常见，但心脏性猝死少见

> **昭昭老师总结：二尖瓣狭窄和二尖瓣关闭不全对比**

	主动脉瓣狭窄	主动脉瓣关闭不全
表现	呼吸困难、心绞痛、晕厥	心绞痛、头晕、晕厥罕见
体征	①心尖搏动局限，抬举性。 ②主动脉瓣区递增-递减型喷射性收缩期杂音；杂音沿颈动脉传导伴收缩期震颤。 ③主动脉瓣区第二心音减弱，甚至消失	①心尖搏动向左下移位，可呈抬举性； ②主动脉瓣二区递减型叹息样舒张期杂音； ③重度反流者：心尖区 Austin-Flint 杂音； ④反流严重者主动脉第二心音减弱或消失
并发症	①房颤；②感染性心内膜炎； ③心脏性猝死；④心力衰竭； ⑤体循环少见；⑥胃肠道出血	①室性心律失常；②感染性心内膜炎； ③心脏性猝死；④心力衰竭

> **参考答案**如下，详细答案参见 2019 版《国家临床执业及助理医师资格考试精选真题考点精析》。

1. C	2. C	3. B	4. E	5. A
6. E	7. D	8. A	9. D	10. B
11. A	12. E	13. B	14. B	15. C
16. B	17. E	18. E	19. E	20. C
21. D	22. C	23. B	24. E	25. A
26. D	27. A	28. B	29. C	30. E
31. E	32. A	33. C	34. E	35. D
36. E	37. C	38. A	39. E	40. C
41. D	42. C	43. B	44. B	45. C

昭昭老师提示：
关注官方微信，获得第一手考试资料。

第7章　感染性心内膜炎

> **2019 考试大纲**

①常见致病微生物；②临床表现；③辅助检查；④诊断；⑤并发症；⑥防治原则。

> **考纲解析**

近 20 年的医师考试中，本章的考试重点是感染性心内膜炎的**致病菌、诊断、检查**和**治疗**，执业医师每年考查分数为 2~3 分，助理医师每年考查分数为 0 分。

感染性心内膜炎为心脏表面的微生物感染，伴赘生物形成。赘生物为大小不等、形状不一的血小板和纤维素团块，内含大量微生物和少量炎症细胞。**瓣膜为最常受累的部位**，也可发生在间隔缺损部位、腱索或心壁内膜。

一、分　类

1. 按照发病时间长短

急性感染性心内膜炎	①中毒症状明显；②病程进展迅速，数天或数周引起瓣膜破坏； ③感染迁移多见；④病原体主要为金黄色葡萄球菌

续表

亚急性感染性心内膜炎	①中毒症状较轻;②病程数天或数月;③感染迁移少见; ④病原体主要为草绿色链球菌,其次是肠球菌 (昭昭老师速记:"急"着要"金"子,"亚"运会的"草绿")

2. 按获得途径 分为卫生保健相关性、社区获得性和静脉毒品滥用。

3. 按瓣膜材质 分为自体瓣膜心内膜炎和人工瓣膜心内膜炎。

【例1】亚急性自体瓣膜感染性心内膜炎的主要致病菌是
A. 淋球菌　　　B. 草绿色链球菌　　C. 肺炎链球菌　　D. 葡萄球菌　　E. 流感嗜血杆菌

【例2】急性感染性心内膜炎最常见的致病菌是
A. 草绿色链球菌　B. 金黄色葡萄球菌　C. 淋球菌　　D. 肺炎球菌　　E. 肠球菌

二、发病机制

1. 亚急性感染性心内膜炎

血流动力学因素	①多发生于有器质性心脏病患者,首先表现为心脏瓣膜病,尤其是二尖瓣和主动脉瓣,是二尖瓣关闭不全和主动脉瓣关闭不全; ②其次是先天性心血管病,如室间隔缺损、动脉导管未闭、法洛四联症和主动脉缩窄
非细菌性血栓性心内膜炎	当内皮受损的时候,血小板可以聚集形成血小板微血栓和纤维蛋白沉着,成为结节状无菌性赘生物
短暂性菌血症	循环中的细菌如果定居在无菌性的赘生物上,感染性心内膜炎即可发生
细菌感染无菌性赘生物	取决于发生菌血症的频度、循环中细菌的数量和细菌黏附于无菌性赘生物的能力

2. 急性感染性心内膜炎 发病机制不清,主要累及正常心脏瓣膜。病原菌来自皮肤、肌肉、骨骼或肺等部位的活动性感染灶,循环中细菌量大,细菌毒力强,具有高度侵袭性和黏附于内膜的能力。主动脉瓣膜最常受累。(昭昭老师速记:"急"死"主"子了)

三、临床表现

1. 发热是最常见的症状 亚急性感染性心内膜炎起病隐匿,可有全身不适、乏力、食欲不振等,可有弛张型低热,一般<39 ℃,午后和晚上高。急性呈暴发性败血症过程,有高热、寒战。突发心力衰竭者较为常见。

2. 心脏杂音 瓣膜损害所致的新的或增强的杂音主要为关闭不全的杂音,尤以主动脉瓣关闭不全多见。(昭昭老师提示:主动脉瓣关闭不全最常见的病因就是感染性心内膜炎;感染性心内膜炎的诊断公式:发热+心脏杂音=感染性心内膜炎)

3. 周围体征

菌血症的相关表现	①瘀点:任何部位,以锁骨上皮肤、口腔黏膜和睑结膜多见; ②出血:指和趾甲下线状出血; ③动脉栓塞:最多见于脑栓塞; ④感染的非特异性症状:脾大、贫血、杵状指
Janeway 损害	手掌和足底处直径1~4 cm无痛性出血红斑,主要见于急性患者 (昭昭老师速记:"急"性感染性心内膜炎="J")
Osler 结节	中指、示指和趾垫出现的豌豆大的红或紫色痛性结节,多见于亚急性者 (昭昭老师速记:"亚(运)"急性感染性心内膜炎="O 奥(运)")
Roth 斑	视网膜的卵圆形出血斑,其中呈白色,多见于亚急性感染 (昭昭老师速记:揉(Roth)"亚"揉)

【例3】女,28岁。持续发热1周,有先天性心脏病病史。入院查体:贫血貌,胸骨左缘3肋间3/6级粗糙收缩期杂音伴震颤,脾肋下1 cm,血培养两次阳性。入院后5天突感呼吸困难、胸痛,咯血多次,可能性最大的诊断是
A. 室间隔缺损合并急性心力衰竭　　　　B. 感染性心内膜炎合并急性肺栓塞
C. 感染性心内膜炎合并肺部感染　　　　D. 室间隔缺损合并肺部感染
E. 室间隔缺损合并支气管扩张症

例4～5题共用选项
A. Janeway 损害　　B. 瘀点　　C. 脾大　　D. Roth 斑　　E. Osler 结节

【例4】主要见于急性感染性心内膜炎的体征是
【例5】亚急性感染性心内膜炎时发生于视网膜的病变是

> 昭昭老师总结：急性感染性心内膜炎和亚急性感染新心内膜炎的鉴别

	亚急性感染性心内膜炎	急性感染性心内膜炎
致病菌	草绿色链球菌最多见	葡萄球菌最多见
病理	①基本病理心内膜赘生物形成； ②多发生在器质病变的瓣膜； ③主要累及二尖瓣和主动脉瓣	①基本病理是心内膜赘生物形成； ②主要发生在正常瓣膜； ③主要累及主动脉瓣
Osler 结	几乎仅发生在亚急性者	无
Roth 点	多见	少见
Janeways 结	罕见	多见
瘀点	多见	少见
发热	几乎所有	几乎所有
杵状指	多见	少见
脾大	多见	少见
贫血	多见	少见
心脏杂音	每例均有	每侧均有，杂音易变化、新杂音

四、实验室检查

血培养	①首选检查，是确诊方法，也是"金标准"，阳性率达95%；其中90%以上患者的阳性结果来自入院后的第1日采取的标本。 ②已用过抗生素的，停药2～7天后采血。 ③应用抗生素前，在第一日间隔1小时采血1次，共3次。 ④每次抽血10～20 mL，培养3周
超声心动图	①可诊断出50%的赘生物；未探及赘生物不能排除感染性心内膜炎。 ②经胸超声心动图(TTE)检出50%～75%的赘生物； ③经食管超声心动图(TEE)检出≤5 mm 的赘生物，敏感性高达95%以上
胸部X线	脓毒性肺栓塞所致肺炎，肺部多处小片状浸入阴影
血常规检查	①亚急性患者，正细胞正色素贫血，ESR 升高； ②急性患者，白细胞计数明显升高，核左移，ESR 升高
尿常规	①常有镜下血尿及轻度蛋白尿，肉眼血尿提示肾梗死； ②红细胞管型和大量蛋白尿提示弥漫性肾小球肾炎
免疫学检查	①25%患者有高丙种球蛋白血症； ②80%的患者出现循环中免疫复合物； ③病程6周以上的急性患者中50%类风湿因子阳性； ④血清补体降低见于弥漫性肾小球肾炎

【例6】风湿性心瓣膜病并发感染性心内膜炎时，最支持感染性心内膜炎诊断的是
A. 体温 38.5 ℃　　B. 胸痛并胸膜摩擦音　　C. 超声心动图显示有赘生物
D. 白细胞增高　　E. 心电图 ST-T 改变

【例7】女性，28 岁。发热半月，弛张热，伴恶寒、关节痛，体检：皮肤瘀点，Osler 结节，心脏有杂音，考虑为感染性心内膜炎，确诊的直接证据来自
A. 血液学检查　　B. X线和心电图检查　　C. 超声心动图检查
D. 免疫学检查　　E. 组织学和细菌学检查

【例8】最有助于感染性心内膜炎诊断的实验室检查是
A. 血培养　　B. 尿常规　　C. 血常规　　D. 补体　　E. 血沉

【例9】女,55岁。拔牙后间断发热2个月。既往有室间隔缺损病史。实验室检查:血培养为草绿色链球菌。最有助于明确发热病因的检查是

A. 血类风湿因子　　B. 经食管超声心动图　　C. 血清补体　　D. 血涂片　　E. 眼底检查

五、治　疗

1. 抗微生物药物治疗

（1）抗菌药物的用药原则　早期应用;足量用药;静脉用药为主;病原微生物不明时,急性者选用针对金黄色葡萄球菌、链球菌和革兰阴性杆菌均有效的广谱抗生素,亚急性者选用针对大多数链球菌的抗生素;已分离出病原微生物时,应根据致病微生物对药物的敏感程度选择抗微生物药物。

（2）经验治疗　病原菌尚未培养出时,急性者采用萘夫西林+氨苄西林(或庆大霉素);亚急性患者以青霉素为主或加庆大霉素,对不能耐受β内酰胺酶者,可选用万古霉素。疗程均为4~6周。

（3）已知致病微生物的治疗。

对青霉素敏感的细菌	①首选青霉素,或青霉素联合庆大霉素。 ②对青霉素过敏时,选用头孢曲松或万古霉素,疗程4周
对青霉素耐药的链球菌	首选:青霉素+庆大霉素;万古霉素,疗程4周。
肠球菌心内膜炎	①首选:青霉素+庆大霉素,4~6周;氨苄西林用药4~6周。 ②上述药物治疗效果不佳的时候,改用万古霉素,疗程4周
金黄色葡萄球菌和表皮葡萄球菌(甲氧西林敏感)	①首选:萘夫西林或苯唑西林,用药4~6周;青霉素过敏或者无效者用头孢唑林,用药4~6周。 ②如青霉素和头孢菌素都无效时,改用万古霉素用药4~6周
金黄色葡萄球菌和表皮葡萄球菌(甲氧西林耐药)	万古霉素治疗4~6周
其他细菌	用青霉素、头孢菌素或万古霉素,加或不加氨基糖苷类,疗程4~6周
真菌感染	静脉滴注用两性霉素B,足疗程后改为口服氟胞嘧啶,用药数月

2. 手术治疗　有严重的心脏并发症或抗生素治疗无效的患者应及时考虑手术治疗。

主要适应症	次要适应症
①由瓣膜功能引起的心力衰竭; ②尽管积极抗生素治疗情况下,仍有持续败血症; ③再发栓塞	①脓肿、假性动脉瘤以及1个瓣叶破裂或瘘引起异常交通的征象表明局部感染扩散; ②不容易治愈或对心脏结构破坏力大的病原微生物感染时; ③抗生素治疗后仍病原不明; ④伴有心力衰竭的左侧急性金黄色葡萄球菌的感染性心内膜炎; ⑤血培养阴性,足够抗生素治疗,持续发热10天以上再发

例10~12共用题干

男,49岁。发热1周余,体温为37.8~38.5℃。未用抗生素治疗。风湿性二尖瓣狭窄合并关闭不全病史。超声心动图提示二尖瓣上有赘生物。

【例10】入院第一天应为该患者做血培养

A. 1次　　B. 2次　　C. 3次　　D. 4次　　E. 5次

【例11】该患者最可能的血培养结果是

A. 金黄色葡萄球菌　B. 草绿色链球菌　C. 肺炎链球菌　D. 肠球菌　E. 淋球菌

【例12】该患者首选的抗生素是

A. 青霉素　　B. 萘夫西林　　C. 苯唑西林　　D. 庆大霉素　　E. 万古霉素

六、并发症

心脏	①心力衰竭为最常见,主要由瓣膜关闭不全所致,主动脉瓣(75%)、二尖瓣; ②心肌脓肿、急性心肌梗死(冠状动脉栓塞)、化脓性心包炎、心肌炎等
动脉栓塞	体循环栓塞的部位是脑,顺序依次为心肌、脾、肾和四肢 (昭昭老师提示:右心内膜炎或发生左至右分流的先心病,肺栓塞多见)

细菌性动脉瘤	多见于亚急性者。受累动脉依次为近端主动脉、脑、内脏和四肢。多见于病程晚期,无症状,为可扪及的搏动性肿块
迁移性脓肿	多见于急性患者,亚急性者少见,多发生于肝、脾、骨髓和神经系统
神经系统	脑栓塞、脑细菌性动脉瘤、脑出血、中毒性脑病、脑脓肿、化脓性脑膜炎。后三种主要见于急性患者,尤其是金黄色葡萄球菌性心内膜炎

【例13】右心感染性心内膜炎最常见的栓塞部位是
　　A. 冠状动脉　　B. 肺动脉　　C. 肾动脉　　D. 大脑中动脉　　E. 下肢动脉

➤ **参考答案**如下,详细答案参见2019版《国家临床执业及助理医师资格考试精选真题考点精析》。

1. B	2. B	3. B	4. A	5. D	昭昭老师提示:
6. C	7. E	8. A	9. B	10. C	关注官方微信,获得第一手考试资料。
11. B	12. E	13. E	—	—	

第8章　心肌疾病

➤ **2019考试大纲**
①心肌病;②扩张型心肌病;③肥厚型心肌病;④心肌炎;⑤病毒性心肌炎。

➤ **考纲解析**
近20年的医师考试中,本章的考试重点是心肌病的**诊断**、**检查**和**治疗**,执业医师每年考查分数为2~3分,助理医师每年考查分数为0分。

一、概　述

心肌病是一组异质性心肌疾病,由不同病因(遗传性病因较多见)引起的心肌病变导致心肌机械性和(或)心电功能障碍,常表现为心室肥厚或扩张。该病既可局限于心脏本身,亦可为系统性疾病的部分表现,最终可导致心脏性死亡或进行性心力衰竭。由其他心血管疾病继发的心肌病理性改变不属于心肌病范畴,如心瓣膜病、高血压性心脏病、先天性心脏病、冠心病等所致的心肌病变。

二、分　类

遗传性原发心肌病	肥厚型心肌病、右心室发育不良心肌病、左心室致密化不全、糖原贮积症、先天性传导阻滞、线粒体肌病、离子通道病(包括长QT综合征、Brungada综合征、短QT综合征、儿茶酚胺敏感室速等)
混合性原发心肌病	扩张型心肌病、限制型心肌病(混合性包括遗传性及非遗传性)
获得性原发心肌病	感染性心肌病、心动过速心肌病、心脏气球样变、围生期心肌病

第1节　扩张型心肌病

扩张性心肌病(DCM)是一类以左心室或双心室扩大伴收缩功能障碍为特征的心肌病。

一、病　因

感染	以**病毒最常见**,常见为RNA家族中的小核糖核酸病毒,包括柯萨奇病毒B、ECHO病毒、小儿麻痹症病毒、流感病毒、腺病毒、巨细胞病毒、HIV
炎症	肉芽肿性心肌炎,见于结节病和巨细胞性心肌炎,也可见于过敏性心肌炎
中毒、内分泌和代谢异常	**嗜酒**是我国的常见病因,化疗药物和某些心肌毒性药物和化学品,如阿霉素等蒽环类抗癌药物、锂制剂;某些维生素和微量元素如硒缺乏;嗜铬细胞瘤、甲状腺疾病也能导致DCM
遗传	常染色体显性遗传
其他	围生期心肌病是常见的临床心肌病,神经肌肉病等也可导致

二、病　理

肉眼观	以心腔扩大为主,可见心室扩张,室壁多变薄,纤维瘢痕形成,常伴有附壁血栓,左心房增大(四个心腔均可增大扩张),瓣膜、冠状动脉多无改变
组织学	非特异性心肌细胞肥大、变性,特别是程度不同的纤维化等病变混合存在

三、临床表现和体征

表现	①主要表现:活动时呼吸困难和活动耐量下降; ②病情加重时,出现阵发性呼吸困难和端坐呼吸——左心功能不全; ③后期,逐渐出现食欲下降、腹胀、下肢水肿——右心功能不全; ④该病终末期表现是:持续顽固性低血压
体征	①心界扩大,听诊心音减弱,常可及第三或第四心音,心率快时呈奔马律,可于心尖部闻及收缩期杂音。 ②左心功能不全体征——肺部听诊可闻及湿啰音,可局限于两肺底,随着心力衰竭加重和出现急性左心衰时,湿啰音可以遍布两肺或伴哮鸣音。 ③右心功能不全体征——颈静脉怒张、肝大及外周水肿。长期肝淤血可导致肝硬化、胆汁淤积和黄疸

四、实验室检查

胸部X线	心影增大,心胸比>50%
心电图	缺乏特异性;常见ST段压低和T波倒置,可见多种心律失常同时存在;可见病理性Q波
超声心动图	①首选检查、最有意义和最有价值的检查方法。 ②主要表现:a.心腔扩大,早期可仅表现为左心室轻度扩大,后期各心腔均扩大,以左心室扩大最为显著;b.室壁运动普遍减弱,心肌收缩功能下降,左心室射血分数显著降低;c.瓣膜关闭不全,由于心腔明显扩大致本身无病变的瓣膜相对性关闭不全 (昭昭速记:先"大",再"弱",最后"不全")
心脏磁共振	心脏磁共振对于心肌病诊断、鉴别诊断及预后评估均有很高价值
心导管检查	早期大致正常,出现心衰时可见左、右心室舒张期压、左心房压和肺毛细血管楔压增高,心搏量、心脏指数减低
心内膜心肌活检	有助于决定患者应该尽早心脏移植还是先用心室辅助泵

【例1】扩张型心肌病典型的超声心动图改变是
A. 收缩期心尖部向外膨出　　　　　　B. 瓣膜增厚、钙化、僵硬,瓣口开放受限
C. 心腔扩大,室壁运动弥漫减弱,瓣口开放小　　D. 收缩期二尖瓣前叶前向运动
E. 舒张期室间隔厚度与左室厚度之比≥1.3

【例2】男,38岁。1年来活动后气促,伴腹胀及双下肢水肿。自述既往无不适,生活工作正常。查体:BP 100/60 mmHg,颈静脉怒张,双肺底可闻及湿性啰音,心界向两侧扩大,S_1减弱,心尖部可闻及3/6级收缩期杂音,肝肋下3 cm,双下肢凹陷性水肿。该患者最可能的诊断是
A. 扩张型心肌病　　B. 风湿性心脏病　　C. 缩窄性心包炎　　D. 冠心病　　E. 肥厚型心肌病

五、治　疗

1. 对因治疗　病因治疗应积极寻找病因。

2. 药物治疗　针对心力衰竭的药物治疗疾病早期虽尚无心力衰竭的临床表现,但应积极地进行早期药物干预治疗(包括β受体拮抗剂、ACEI或ARB),可减缓心室重构(塑)及心肌进一步损伤,延缓病变发展。

药物		适应证
ACE或ARB	卡托普利	①所有LVEF<40%心力衰竭患者若无禁忌证均应使用ACEI; ②有刺激性咳嗽的患者,选择ARB类
β受体拮抗剂	美托洛尔	①所有LVEF<40%的患者若无禁忌证都应使用; ②从小剂量开始,逐渐增加

	药 物	适应证
盐质激素受体拮抗剂	依普利酮 螺内酯	在 ACEI 和 β 受体拮抗剂基础上仍有症状且无肾功能严重受损的患者
肼苯哒嗪和二硝酸异山梨酯	—	此两种药物可以作为 ACEI 和 β 受体拮抗剂和 MRA 后仍有心力衰竭的患者
伊伐布雷定	—	If 通道阻滞剂,减慢心率,但不减慢房颤时的心室率
利尿剂	呋塞米	从小剂量开始,改善胸闷、气短和水肿等
洋地黄	—	用于 AECI、β 受体拮抗剂、MRA 治疗后仍有症状者

第2节 肥厚型心肌病

肥厚型心肌病(HCM)是一种遗传性心肌病,以心室非对称性肥厚为解剖特点,是青少年运动猝死的最主要原因之一。根据左心室流出道有无梗阻又可分为梗阻性和非梗阻性 HCM。

一、病因和病理

病因	遗传因素,属于常染色体显性遗传疾病
病理	①肉眼观:主要为心室肥厚,尤其是室间隔肥厚; ②组织学:心肌细胞排列紊乱、小血管病变、瘢痕形成

二、临床表现和体征

表现	①最常见的症状是劳力性呼吸困难(90%)和乏力,夜间阵发性呼吸困难较少见; ②1/3 的患者可有劳力性胸痛; ③最常见的持续性心律失常是房颤; ④部分患者有晕厥,常于运动时出现,与室性快速心律失常有关
体征	①心脏轻度增大,可闻及第四心音; ②流出道梗阻的患者可于胸骨左缘第 3~4 肋间闻及较粗糙的喷射性收缩期杂音; (昭昭老师提示:心脏杂音增强见于:含服硝酸甘油、应用正性肌力药、Valsava 动作、取站立位(增加心肌收缩力或减轻心脏后负荷的因素);心脏杂音减弱见于:使用 β 受体拮抗剂、取蹲位(减弱心肌收缩力或增加心脏后负荷的因素)); ③心尖部常可闻及收缩期杂音(二尖瓣前叶移向室间隔导致二尖瓣关闭不全)

例 3~4 共用题干

男,33 岁。活动时气短、心前区疼痛 1 年。查体:BP 146/80 mmHg,双肺呼吸音清,心率 78 次/分,心律整齐,胸骨左缘第 3、4 肋间可闻及 3/6 级收缩期喷射性杂音。超声心动图示舒张期间室间隔与左室后壁厚度之比>1.5。

【例3】 该患者最可能的诊断是

A. 高血压性心脏损害　　　　B. 风湿性心脏病　　　　C. 病毒性心肌炎
D. 肥厚型心肌病　　　　　　E. 扩张型心肌病

【例4】 该患者最适宜的治疗药物是

A. 硝酸甘油　　B. 地高辛　　C. 美托洛尔　　D. 氢氯噻嗪　　E. 氨茶碱

三、实验室检查

胸部 X 线	心影可以正常大小或左心室增大
心电图	①QRS 波左心室高电压(左室肥厚所致,多在左胸导联); ②倒置 T 波和异常 Q 波; ③少数患者有深而不宽的病理性 Q 波

超声心动图	①诊断肥厚型心肌病的首选检查、最重要的检查。 ②超声可见： a.心室肥厚，心室不对称肥厚而无心室腔增大为其特征，舒张期室间隔厚度达 15 mm 或与后壁厚度之比>1.3； b.二尖瓣前叶在收缩期前移(SAM征)：伴有流出道梗阻的病例可见室间隔流出道部分向左心室内突出，SAM； c.左心室顺应性降低致舒张功能障碍等
心脏磁共振	显示心室壁和(或)室间隔局限性或普遍性增厚
心导管检查	可示左心室舒张末期压力增高；左心室流出道狭窄者在心室腔与流出道间有收缩期压力阶差
心内膜心肌活检(EMB)	可见心肌细胞肥大、排列紊乱、局限性或弥散性间质纤维化

四、治 疗

1. 药物治疗

减轻左心室流出道梗阻	①β受体拮抗剂是梗阻性 HCM 的一线药物；(昭昭速记："贝贝"很"肥") ②非二氢吡啶类钙通道拮抗剂维拉帕米也具有负性变时和减弱心肌收缩力作用，改善心室舒张功能，可用于不耐受β受体阻滞剂的患者； ③β受体拮抗剂和维拉帕米联合治疗会出现心率过缓和低血压，一般不建议使用
针对心力衰竭的治疗	ACEI 类、ARB、β受体拮抗剂、利尿剂、螺内酯甚至地高辛
针对房颤	HCM 最常见的心律失常是房颤，胺碘酮能减少房颤发作，对于持续性房颤可给予β受体拮抗剂控制心室率

2. 非药物治疗

（1）手术治疗　对于药物治疗无效、心功能不全(NYHA Ⅲ级-Ⅳ级)患者，若存在严重流出道梗阻(静息或运动时流出道压力阶差>50 mmHg)，需要考虑行室间隔切除术。

（2）酒精室间隔消融术　经冠状动脉间隔支注入无水酒精造成该供血区域心室间隔坏死，此法可望减轻部分患者左心室流出道梗阻及二尖瓣反流，改善心力衰竭症状。其适应症同室间隔切除术。

第 3 节　心肌炎

一、病 因

感染性因素	①心肌炎最常见的病因是病毒感染。 ②柯萨奇 B 组病毒、孤儿病毒(Echo)、脊髓灰质炎病毒为常见病毒；最常见的是柯萨奇 B 组病毒。(昭昭速记：科比得了心肌炎) ③其余病原体：细菌、真菌、螺旋体、立克次体、原虫、蠕虫等
非感染性因素	药物、毒物、放射、结缔组织病、血管炎、巨细胞心肌炎、结节病等

【例 5】引起病毒性心肌炎最常见的病毒是

A. 风疹　　　　B. 呼吸道合胞病毒　　C. 流感　　　　D. 单纯性疱疹　　　E. 柯萨奇 B 组病毒

二、病毒性心肌炎发病机制

直接作用	病毒直接造成心肌直接损害
免疫反应	病毒介导的免疫损伤，主要是 T 淋巴细胞介导，此外还有多种的细胞因子和 NO 等介导的心肌危害和微血管损伤

三、临床表现和体征

表现	①发病前 1~3 周有病毒感染前驱症状，随后可有心悸、胸痛、呼吸困难、水肿。 ②首见症状：心律失常；少数可因此发生晕厥或阿斯综合征 昭昭老师提示：年轻人＋上感史＋心律失常＋肌钙蛋白升高＝病毒性心肌炎

体征	①心律失常以房性与室性期前收缩及房室传导阻滞最为多见。 ②心率可增快且与体温不相称(体温每升高 1 ℃脉搏增加 10 次/分为平行)。 ③第三、第四心音或奔马律,部分患者可于心尖部闻及收缩期吹风样杂音。 ④心衰患者可有颈静脉怒张、肺部湿啰音、肝大等体征。 ⑤重症出现血压降低、四肢湿冷等心源性休克体征

【例 6】 男,19 岁。约 2 周前曾咳嗽、流涕,近 3 天感心悸。查体:心界不大,P₂>A₂,心率 96 次/分,可闻及频发期前收缩。心脏各瓣膜区未闻及杂音及附加音。心电图示室性期前收缩,血清肌钙蛋白升高。该患者最可能的诊断是

A. 感染性心内膜炎　B. 扩张型心肌病　C. 急性心肌梗死　D. 急性心包炎　E. 病毒性心肌炎

【例 7】 病毒性心肌炎的确诊有赖于

A. 血肠道病毒核酸阳性　　　　　B. 血清柯萨奇 B 组病毒 IgG 1:600　　C. 心肌组织内病毒的检出
D. 血 C 反应蛋白水平增高　　　　E. 血清柯萨奇 B 组病毒 IgM 1:320 以上

例 8~9 共用题干

男,22 岁。3 周前发热、流涕、咽痛,体温 37~38 ℃,近一周自觉喘憋、心悸和乏力,呈进行性加重,既往体健。查体:T37 ℃,R22 次/分,BP 100/65 mmHg。颈静脉无怒张,双下肺可闻及湿性啰音,心界不大,心率 120 次/分,心律不齐,可闻及期前收缩,心脏各瓣膜区未闻及杂音及心包摩擦音。实验室检查:血肌钙蛋白升高。

【例 8】 该患者最可能的诊断是

A. 扩张型心肌病　B. 肥厚型心肌病　C. 急性心肌梗死　D. 肺血栓栓塞　E. 病毒性心肌炎

【例 9】 最有助于确定喘憋原因的辅助检查是

A. 血气分析　　B. 超声心动图　　C. 冠状动脉造影　　D. 心电图　　E. 血常规

【例 10】 女,20 岁。活动后胸闷、气短 2 天。3 周前曾咳嗽持续发热 1 周。既往体健。查体:面色苍白、双肺呼吸音清,心界向左下扩大,心率 120 次/分,频发早搏,第一心音减弱,P₂>A₂,心尖区可闻见 2/6 级收缩期杂音。实验室检查:血肌钙蛋白增高。该患者最可能的诊断是

A. 病毒性心肌炎　B. 急性心肌梗死　C. 急性肺栓塞　D. 慢性心力衰竭　E. 感染性心内膜炎

四、实验室检查

胸部 X 线	心影扩大,有心包积液时可见呈烧瓶样改变
心电图	①常见 S-T 改变,包括 ST 段轻度移位和 T 波倒置; ②合并急性心包炎的患者可有 aVR 导联以外 ST 段广泛抬高,少数可出现病理性 Q 波; ③可出现各型心律失常,特别是室性心律失常和房室传导阻滞等
超声心动图	可正常,也可显示左心室增大、室壁运动减低,左心室收缩功能减低,附壁血栓等
心脏磁共振	对诊断有较大价值。典型表现为钆延迟增强扫描可见心肌片状强化
心肌酶	可有心肌肌酸激酶(CK-MB)、肌钙蛋白(cTnI 或 cTnT)增高 (昭昭老师提示:肌钙蛋白升高的老年人是心梗,年轻人是病毒性心肌炎)
心内膜心肌活检	①确诊手段,除诊断外还有助于病情及预后的判断; ②因其有创,主要用于病情危重、治疗反应差、原因不明的患者,轻症患者一般不进行常规检查

五、治　疗

1. 支持治疗　无特异性,应针对左心功能不全的支持治疗为主。

2. 糖皮质激素　糖皮质激素的疗效不肯定,不主张常规使用。但对其他效果不佳者,仍可考虑在发病 10 天至 1 个月内使用。

▶ **参考答案**如下,详细答案参见 2019 版《国家临床执业及助理医师资格考试精选真题考点精析》。

1. C	2. A	3. D	4. C	5. E	6. E	7. C	8. E	9. B	10. A

第9章 心包疾病

> **2019 考试大纲**
> ①病因；②临床表现；③辅助检查；④诊断与鉴别诊断；⑤治疗；⑥心脏压塞的临床表现和治疗。

> **考纲解析**
> 近20年的医师考试中，本章的考试重点是心包炎的诊断、体征、检查和治疗，执业医师每年考查分数为2~3分，助理医师每年考查分数为0分。

一、解剖和生理

心包为双层囊袋结构。脏层心包为浆膜，与纤维壁层之间形成的心包腔内有15~50 mL浆膜液起润滑作用。心包对心脏的解剖位置具有固定作用，能防止由于心脏收缩对周围血管的冲击。心包也能防止由于运动和血容量增加导致的心迅速扩张。心包对肺部和胸腔感染的扩散起到阻止作用，但心包先天缺如和手术切除不会产生临床的严重后果。

二、心包炎分类

1. 按照病程分类

分类	时间	性质
急性	病程<6周	纤维素性、渗出性(浆液性或血性)
亚急性	6周~6个月	渗出性、缩窄性
慢性	>6个月	缩窄性、渗出性、粘连性

2. 按照致病因素

感染性	病毒、化脓性、结核性、真菌性、其他
非感染性	急性心肌梗死、尿毒症、肿瘤、黏液腺瘤、胆固醇、乳糜性等
过敏性或免疫性	风湿性、血管炎性、药物、心肌心包损伤后(包括手术)

第1节 急性心包炎

一、病因

1. 主要病因 最常见病因为病毒感染；其他包括细菌、自身免疫病、肿瘤侵犯心包、尿毒症、急性心肌梗死后心包炎、主动脉夹层、胸壁外伤及心脏手术后。

2. 其他 有些患者经检查仍无法明确病因(病因不明)，称为特发性急性心包炎或急性非特异性心包炎。

【例1】我国心包炎中最常见的病因是
A. 病毒性　　B. 化脓性　　C. 结核性　　D. 真菌性　　E. 肿瘤

二、临床表现和体征

表现	心前区疼痛，常见于炎症的蛋白渗出期，疼痛可放射至颈部、左肩、左臂等
体征	①心包摩擦音是纤维心包炎的典型体征，呈抓刮样粗糙的高频音；因炎症而变得粗糙的壁层于脏层在心脏活动时相互摩擦而产生。 ②胸骨左缘第3~4肋间最为明显，身体前倾、深吸气时更容易听到

【例2】诊断急性纤维蛋白性心包炎最具有特征性的是
A. 心前区疼痛　　B. 心包摩擦音　　C. 心浊音界向两侧扩大
D. 心尖搏动减弱或消失　　E. 心音遥远

【例3】急性心包炎时心包摩擦音的特点是
A. 在胸廓下部闻及　　B. 与心搏一致　　C. 吸气末明显　　D. 仰卧位时最明显　　E. 舒张期最明显

【例4】女，40岁。因持续胸痛1天就诊。10天前曾发热伴咳嗽。查体：BP 120/70 mmHg，心界不大，心率84次/分，心律整齐，胸骨左缘第3、4肋间可闻及性质粗糙、高音调、与心搏一致的双期搔抓样音，与呼吸无关。该患者最可能的诊断是
A. 限制型心肌病　　B. 肥厚型心肌病　　C. 急性心包炎　　D. 病毒性心肌炎　　E. 急性胸膜炎

【例5】女,40岁。咳嗽2周,心前区锐痛2天,深呼吸时加重,放射到颈部。查体:胸部无压痛。心界不大,胸骨左缘第3、4肋间可闻及抓刮样粗糙音,屏气后仍存在。该患者最可能的诊断是
　　A. 急性胸膜炎　　B. 急性心包炎　　C. 急性肋软骨炎　　D. 急性心肌梗死　　E. 急性心肌炎

三、检　查

血清检查	取决于原发疾病,如感染性心包炎可并发白细胞计数及中性粒细胞升高、ESR升高等
X线	成人积液量<250 mL,儿童<150 mL,X线常阴性
心电图	①除aVR、V1导联ST段压低外,其他常规导联ST段均弓背向下型抬高。 ②一至数日后,ST段回到基线,出现T波低平及倒置,持续数周至数月后T波逐渐恢复正常。 ③QRS波低电压;无病理性Q波,无QT间期延长;常有窦性心动过速
超声心动图	确诊检查项目,方法简单易行,迅速可靠
心脏磁共振显像	能清晰地显示心包积液的容量及分布,分辨积液性质,测量心包厚度
心包穿刺	心包穿刺的主要指征是心脏压塞,对积液性质和病因诊断也有帮助,可以对心包积液进行常规、生化、病原学(细菌、真菌等)、细胞学相关检查

【例6】不符合急性心包炎的心电图变化是
　　A. 弓背向下型ST段抬高　　B. T波平坦或倒置　　C. QRS波呈低电压
　　D. 电交替　　E. 弓背形向上的ST抬高

【例7】男性,52岁。持续胸痛伴发热3天。心电图上除aVR导联外,其余导联ST段均呈弓背向下型抬高。该患者最可能的诊断为
　　A. 主动脉夹层　　B. 自发性气胸　　C. 急性心包炎　　D. 急性心肌梗死　　E. 变异型心绞痛

➢ **昭昭老师总结:经常要考ST段变化的疾病**

心电图变化	典型疾病	昭昭老师速记
ST段水平压低	心绞痛	"水平低"感到"心痛"
ST段一过性抬高	变异型心绞痛	这种"变"化是"一过性"的
ST段弓背向上抬高	急性心肌梗死	"抬高""心肌梗死"的死亡者
ST段弓背向下抬高	心包积液	"液体"往"下"流
ST段持续抬高	室壁瘤(心肌梗死后并发症)	"瘤"子是"持续"的

四、治　疗

1. 对症治疗　患者卧床休息,直至胸痛消失和发热消退。疼痛时给予非甾体抗炎药如阿司匹林,效果不佳者给布洛芬或吲哚美辛。必要时应用吗啡。

2. 药物治疗效果不佳　对其他药物治疗积液吸收效果不佳的患者,可给予糖皮质激素治疗。

3. 手术治疗　顽固性复发性心包炎的病程超过2年、激素无法控制的患者,或伴有严重胸痛的患者可考虑外科心包切除治疗。

第2节　心包积液及心脏压塞

心包疾患或其他病因因累及心包可造成心包渗出和心包积液,当积液迅速或积液量达到一定程度时,可造成心脏输出量和回心血量明显下降而产生临床症状,即心脏压塞。

一、病　因

1. 长期病因　各种原因的心包炎均可伴有心包积液,最常见的3个原因:肿瘤、特发性心包炎和肾衰竭。

2. 其他　严重体循环淤血也可产生漏出性心包积液;穿刺伤、心室破裂等可造成血性心包积液,迅速或大量心包积液可引起心脏压塞。

二、病　理

1. 急性心包炎　体液迅速达到200 mL→心包无法迅速舒张而使心包内压力急剧上升→心脏受压,心室充盈受损,静脉压升高→心排血量显著降低→血压下降。

2. 慢性心包炎　由于心包逐渐伸展适应,积液量可达2 000 mL。

三、临床表现和体征
1. 临床表现 呼吸困难是最突出症状。
2. 体征

最特异的体征	心浊音界向两侧扩大呈绝对浊音(昭昭老师提示:心界向两侧扩大的一共是3个疾病:心包积液、扩张性心肌病、全心衰)
包积液征(Ewart 征)	背部左肩胛角下呈浊音、语颤增强和支气管呼吸音
Beck 三联征	颈静脉怒张、低血压、心音低弱(心包压塞)
心包穿刺	主要目的是迅速缓解心脏压塞,同时对积液性质进行检查
奇脉(吸停脉)	吸气时动脉收缩压较吸气前下降 10 mmHg,甚至更多 (昭昭老师速记:"心包"有"水"很"奇"怪,奇脉所见的另一个病史是:支气管哮喘)

【例8】Ewart 征见于
A. 病毒性心肌炎 B. 渗出性心包炎 C. 肥厚型心肌病 D. 急性心肌梗死 E. 纤维素性心包炎

【例9】提示心包积液的体征是
A. Musset 征 B. 脉短绌 C. Ewart 征 D. Roth 斑 E. Duroziez 征

【例10】心脏压塞的典型体征是
A. 动脉压下降、颈静脉怒张和心音低钝   B. 动脉压下降、奇脉和心音低钝
C. 动脉压上升、颈静脉怒张和心音低钝   D. 动脉压上升、奇脉和心音低钝
E. 奇脉、颈静脉怒张和双下肢水肿

➤ **昭昭老师总结:循环系统所有的英文字母**

英 文	意 义	昭昭老师速记
Graham—stell 杂音	二尖瓣狭窄致肺动脉瓣舒张早期杂音	"二""哥G""S"了
Austin-Flint 杂音	主动脉瓣关闭不全导致相对性二尖瓣狭窄	"主""A""给点""泉"水吧
Traube 征	主动脉瓣关闭不全	
Musset 征	主动脉瓣关闭不全	主任"TMD",不给假期
Duroieze 双重音	主动脉瓣关闭不全	
Beck 三联征	颈静脉怒张、动脉压下降、心音遥远	距离"Beck"很"遥远"
Ewart 征	心包积液、背部左肩胛角下呈浊音、语颤增强和支气管呼吸音	"积液""溢E"出来
Janeway 损伤	急性感染性心内膜炎的手或足的无痛性结节	"J"="急"
Osler 结节	亚急性感染性心内膜炎的手或足的痛性结节	"亚"运"奥O"运
Roth 斑点	亚急性感染性心内膜炎的视网膜斑点	"揉(Ro)""亚"揉

四、实验室检查

X 线检查	心影向两侧增大呈烧瓶状,心脏搏动检索或消失
心电图检查	肢体导联的 QRS 低电压(绝对值小于 0.5 mV),弓背向下抬高,大量积液时可见电交替
超声心动图	对诊断心包积液简单易行,迅速可靠;同时可用于穿刺引流

【例11】女,34岁。胸闷、气促1月余,伴干咳。查体:R 22次/分,BP 90/80 mmHg。端坐位,颈静脉怒张,双肺未闻及干湿啰音,心率90次/分,心律整齐,心音低而遥远,P_2无亢进,肝肋下3 cm,肝颈静脉回流征阳性,双下肢水肿。其心浊音界最可能为
A. 靴型   B. 梨形   C. 烧瓶样   D. 向左扩大   E. 普大形心

五、治 疗
1. 治疗原则 病因治疗、解除心脏压塞及对症支持治疗。
2. 对症治疗 卧床休息,直至胸痛消失和发热消退。给予非甾体抗炎药如阿司匹林,效果不佳可给布洛芬或消炎痛。
3. 糖皮质激素 对其他药物治疗积液吸收效果不佳的患者,可给予糖皮质激素治疗。

4. 心包穿刺术

急性心包填塞的治疗	首选：心包穿刺＋置管引流术
心包穿刺术	①当患者发生严重的呼吸困难等，首选的处理措施。 ②指征：判定积液性质和病原；有心脏压塞时，抽液减轻症状；化脓性心包炎时，穿刺给药。 ③抽液量第一次不宜超过 200 mL，以后再逐渐增加 300～500 mL

5. 手术治疗　心包切除术；顽固性复发性心包炎病程超过 2 年、激素无法控制的患者或伴严重胸痛建议行手术治疗。

例 12～15 共用题干

男性，25 岁。主诉心前区疼痛 2 小时，向左肩放射，吸气时疼痛加重，坐位时减轻，伴有畏寒、发热就诊，体检：血压 105/75 mmHg，体温 38 ℃，心率 110 次/分，规则，心脏无杂音，两肺未见异常，有血吸虫病史。心电图示除 aVR 与 V 外各导联 ST 段抬高。

【例 12】 其最可能的诊断是
A. 肺梗死　　　　　　　　　B. 心肌梗死　　　　　　　　C. 急性心包炎
D. 心肌梗死伴继发性心包炎　　E. 心肌炎

【例 13】 入院第 3 天，血压 90/75 mmHg，颈静脉怒张，气息不能平卧，病情变化应考虑为
A. 再次肺梗死　　B. 心肌梗死扩大范围　　C. 心脏压塞　　D. 败血症　　E. 心脏腱索断裂

【例 14】 此时作 X 线检查可能显示
A. 左肺野楔状实质性阴影，伴左胸腔积液　　B. 正常　　C. 肺部无明显充血而心影显著增大
D. 左肺野多发炎症阴影　　E. 两侧肺门影不大

【例 15】 本例正确治疗是
A. 手术取出栓子　　　　　　B. 冠脉造影伴紧急 PTCA　　C. 心包穿刺
D. 大剂量抗生素静脉滴注　　E. 应用升压药以及强心利尿剂

【例 16】 女，62 岁。干咳、困难 2 周，逐渐加重，现不能平卧，无发热。查体：R 24 次/分，BP 85/70 mmHg，端坐位，颈静脉怒张，双肺呼吸音滴，心浊音界向两侧扩大，心率 108 次/分，心律整齐，心音低而遥远，心脏各瓣膜区未闻及杂音，奇脉。心电图：窦性心动过速，各导联 QRS 波低电压。该患者最关键治疗措施是
A. 静脉滴注抗生素　　　　　B. 静脉滴注硝酸甘油　　　　C. 口服美托洛尔
D. 心包穿刺　　　　　　　　E. 静脉注射呋塞米

> 参考答案如下，详细答案参见 2019 版《国家临床执业及助理医师资格考试精选真题考点精析》。

1. A	2. B	3. B	4. C	5. B	昭昭老师提示：
6. E	7. C	8. B	9. C	10. A	关注官方微信，获得第一手考试资料。
11. C	12. C	13. C	14. C	15. C	
16. D	—	—	—	—	

第 10 章　休　克

> **2019 考试大纲**
> ①概论；②低血容量休克；③感染性休克；④心源性休克；⑤过敏性休克。

> **考纲解析**
> 近 20 年的医师考试中，本章的考试重点是休克的诊断、检查和治疗，执业医师每年考查分数为 2～3 分，助理医师每年考查分数为 0 分。

第 1 节　休克概述

休克是机体有效循环血量减少、组织灌注不足、细胞代谢紊乱和功能受损的病理过程，它是一个由多种病因引起的综合征。所谓有效循环血量，是指单位时间内通过心血管进行循环的血量，不包括储存于肝、脾和淋巴血窦，或停滞于毛细血管中的血量。

一、休克基本概念

1. 休克的本质　氧供给不足和需求增加是休克的本质，产生炎症介质是休克的特征，因此恢复对组织细

胞的供氧、促进其有效的利用,重新建立氧的供需平衡和保持正常的细胞功能是治疗休克的关键。

2. 休克的分类　可分为低血容量性、感染性、心源性、神经性和过敏性休克五类。创伤和失血引起的休克划入低血容量性休克,低血容量性休克和感染性休克是外科最常见的休克。

二、病理生理

1. 微循环变化　微循环的变化休克的共同病理生理是**有效循环血量锐减**和**组织灌注不足**,占总循环血量20%的微循环也相应地发生不同阶段的变化。

分　期	病理生理	微循环状态
微循环**收缩**期	有效血量下降→交感 N 兴奋→儿茶酚胺增多→心率加快、排出量增多,外周及内脏小动脉收缩,重要器官血管舒张,**毛细血管前括约肌收缩**	只出不进
微循环**扩张**期	动-静脉短路、直捷通道大量开放,微循环只进不出;大量血液滞留在微循环,进入休克抑制期	只进不出
微循环**衰竭**期	淤滞在微循环内的黏稠血液在酸性环境中处于**高凝**状态;红细胞和血小板容易聚集在血管内形成凝血栓	DIC

【例1】休克在微循环**衰竭期**最突出的情况是
　A. 血管内高凝状态　　　　　　B. 后括约肌收缩状态　　　　　　C. 代谢性碱中毒
　D. 前括约肌收缩状态　　　　　E. 毛细血管内"可进可出"

例2～3共用选项
　A. 交感-肾上腺髓质系统兴奋,释放大量儿茶酚胺　　B. 组织缺氧,乳酸增多,代谢性酸中毒
　C. 无氧代谢下能量产生不足,细胞功能衰退　　　　　D. 出现 DIC,血压下降
　E. 出现多器官功能障碍

【例2】休克**代偿期**的生理调节改变主要是
【例3】休克**失代偿期**的生理调节改变主要是

2. 代谢改变

(1) 无氧代谢引起代谢性酸中毒　当氧释放不能满足细胞对氧的需要时,将发生无氧糖酵解,丙酮酸在胞质内转变为乳酸,导致血乳酸浓度和乳酸/丙酮酸(L/P)比率增高。因此血清乳酸盐的含量和 L/P 比值,可以反映病人细胞缺氧的情况。

(2) 能量代谢障碍　创伤和感染使机体处于应激状态,交感神经兴奋,使机体儿茶酚胺和肾上腺皮质激素明显升高,从而抑制蛋白质合成、促进蛋白质分解、促进糖异生、抑制糖降解,导致蛋白质作为底物被消耗掉、血糖水平升高。

3. 炎症介质释放和缺血再灌注损伤　严重创伤、感染、休克可刺激机体释放过量炎症介质,形成"瀑布样"连锁放大反应。炎症介质包括白介素、肿瘤坏死因子、集落刺激因子、干扰素、一氧化氮等。这些炎症介质在机体缺血状况得到纠正后,会大量进入血液循环,导致"再损伤"。

4. 内脏器官的相继损伤　重要脏器,肺、肾、脑、心胃肠道及肝出现功能紊乱甚至衰竭。

三、临床表现

	休克代偿期	休克抑制期	
程度	**轻度**	**中度**	**重度**
神志	神志清楚,伴有痛苦表情,精神紧张	神志尚清楚,表情淡漠	意识模糊,甚至昏迷
口渴	口渴	很口渴	非常口渴,可能无主诉
皮肤色泽	开始苍白	苍白	显著苍白,肢端青紫
皮肤温度	正常,发凉	发冷	厥冷(肢端更明显)
脉搏	<100次/分,尚有力	100～120次/分	速而细弱或摸不到
血压	**收缩压正常或稍升高**,舒张压增高,脉压减小	**收缩压 70～90 mmHg**,脉压小	**收缩压<70 mmHg** 或测不到

	休克代偿期	休克抑制期	
体表血管	正常	表浅静脉塌陷,毛细血管充盈迟缓	毛细血管充盈非常迟缓,表浅静脉塌陷
尿量	正常	尿少	尿少
估计失血量	20%以下 (800 mL以下)	20%~40% (800~1 600 mL)	40%以上 (1 600 mL以上)

【例4】男性,25岁。遭车祸时左季肋部撞伤脾破裂,血压90/60 mmHg。神志尚清楚,脉搏110次/分,表情淡漠,口渴,面色苍白。估计出血量达
　　A. 400~500 mL　　B. 600~700 mL　　C. 800~1 600 mL　　D. 1 700~2 400 mL　　E. 大于2 400 mL

【例5】男性,28岁。腹部外伤,失血约700 mL,伤后3小时入院,神志清楚,口渴,脉搏100次/分,血压120/96 mmHg,此种状态应判定为
　　A. 重度休克　　B. 中度休克　　C. 轻度休克　　D. 非休克状态　　E. 休克抑制期

【例6】可引起成人血压下降的最低失血量是
　　A. 400 mL　　B. 600 mL　　C. 800 mL　　D. 1 000 mL　　E. 1 200 mL

【例7】引起失血性休克的急性失血量,最低为全身血量的
　　A. 20%　　B. 25%　　C. 30%　　D. 35%　　E. 40%

四、检 查

1. 一般监测

血压	①通常认为收缩压<90 mmHg,脉压<20 mmHg是休克存在的表现; ②血压不是反映休克程度最敏感的指标
休克指数	①休克指数=脉率/收缩压。(昭昭老师速记:"麦""收"后要"休"息) ②指数:0.5提示无休克;0.5~1.0为休克前期;>1.0~1.5提示有休克;>2.0为严重休克
尿量	①休克期反映肾血液灌注及其他器官血流灌注最简单可靠的指标。 ②当尿量维持在30 mL/h以上时,则休克得以纠正

【例8】血压下降在休克中的意义为
　　A. 是诊断休克的唯一依据　　B. 是休克最常见的临床表现　　C. 是估计休克程度的主要指标
　　D. 是组织细胞缺氧的主要指标　　E. 是休克最早的指标

【例9】休克指数的计算方法是
　　A. 心率与舒张压之比　　B. 脉率与脉压之比　　C. 脉率与舒张压之比
　　D. 收缩压与舒张压之比　　E. 脉率与收缩压之比

【例10】休克期反映器官血流灌注最简单可靠的指标是
　　A. 收缩压　　B. 舒张压　　C. 脉压　　D. 脉率　　E. 尿量

【例11】男性,39岁。因交通事故致肝破裂,入院时收缩压80 mmHg,脉搏触不清,无尿。输液后尿量增加,作为休克被纠正的标志,尿量至少维持在每小时
　　A. 60 mL　　B. 50 mL　　C. 40 mL　　D. 30 mL　　E. 20 mL

2. 特殊监测

中心静脉压(CVP)	①右心房或胸腔段腔静脉内压力,5~10 cmH₂O(低了就要补液)。 ②<5 cmH₂O时,表示血容量不足;>15 cmH₂O时,则提示心功能不全、静脉血管床过度收缩或肺循环阻力增高;>20 cmH₂O时,则表示存在充血性心力衰竭
肺毛细血管楔压(PCWP)	①反映肺静脉、左心房和左心室的功能,主要用于:急性左心衰和ARDS的鉴别。 ②PCWP的正常值是6~15 mmHg(0.8~2.0 kPa)
心排出量(CO)	CO是心率和每搏排出量的乘积,成人CO正常值为4~6 L/min
心脏指数(CI)	①单位体表面积上的心排出量便称作心脏指数(CI),正常值为2.5~3.5 L/(min·m²)。 ②适合在不同个体间比较的心功能指标

动脉血乳酸测定	①正常值为 1～1.5 mmol/L，危重患者允许到 2 mmol/L。 ②乳酸盐浓度持续升高，表示病情严重。它是反映休克的预后及休克的严重程度
DIC	①血小板<$80×10^9$/L；　　　②血浆纤维蛋白原<1.5 g/L； ③血涂片中破碎红细胞>2%；　④3P 试验阳性； ⑤凝血酶原时间较对照组延长 3 秒以上(5 项中 3 项阳性者可确诊)
肠道内 pH 值	反映胃肠组织局部灌注和供氧情况,可发现早期的隐匿性休克

【例 12】肺毛细血管楔压(PCWP)的正常值是
A. 0.5～0.7 kPa　　B. 0.8～2.0 kPa　　C. 2.1～2.5 kPa　　D. 2.6～2.9 kPa　　E. 3.0～3.3 kPa

【例 13】最适合在不同个体间比较的心功能指标是
A. 搏出量　　B. 心指数　　C. 每搏功　　D. 射血分数　　E. 心排出量

【例 14】最能反映休克预后的检测指标是
A. 静脉血氧测定　B. 动脉血气分析　C. 动脉血乳酸盐值　D. 二氧化碳结合力　E. 血细胞比容

五、治疗原则

1. 一般紧急治疗　积极处理引起休克的原发伤病。如创伤制动、大出血止血、保证呼吸道通畅等。采取头和躯干抬高 20°～30°,下肢抬高 15°～20°的特殊体位,以增加回心血量。

2. 补充血容量　补充血容量是纠正休克引起的组织低灌注和缺氧的关键。因为休克的本质是有效循环血量减少造成的组织细胞氧供给不足,因此,无论何种类型的休克,其治疗首先是补充血容量,补液首选平衡盐溶液。

3. 积极处理原发病　外科疾病引起的休克,多存在需手术处理的原发病变。在尽快恢复有效循环血量后,及时施行手术,处理原发病变,才能有效地治疗休克。有时需在抗休克的同时进行手术。

4. 纠正酸碱平衡失调　原则是"宁酸毋碱",不主张早期使用碱性药物,用碱性药物必须保证呼吸功能完整,否则会导致 CO_2 潴留和继发性呼吸性酸中毒。

5. 血管活性药物的应用　（昭昭老师提示：休克的首选治疗是补液而不是应用血管升压药）

（1）血管收缩剂　应在补足血容量的基础上应用血管收缩剂,早期血容量未补足前,禁用血管收缩剂,否则使用血管收缩剂后,可导致微循环血管的收缩,加重休克。血管活性药物辅助扩容治疗,可迅速改善循环和升高血压,尤其是感染性休克病人,提高血压是应用血管活性药物的首要目标。

多巴胺	①最常用的血管收缩剂,具有兴奋 $α_1$、$β_1$ 和多巴胺受体的作用。 ②小剂量的多巴胺[<10 μg/(min·kg)],主要兴奋 $β_1$ 和多巴胺受体,增加心肌收缩力、增加心排出量,并扩张肾脏及胃肠道血管。故对休克病人,尤其合并肾功能不全者,首选多巴胺（昭昭老师速记：多了一个肾功能）
去甲肾上腺素	兴奋心肌,收缩血管,升高血压及增加冠脉血流量,作用时间短
异丙肾上腺素	增加心肌收缩力和提高心率的 β 受体兴奋剂,对心肌有强大收缩作用和容易发生心律失常,不用于心源性休克

（2）血管扩张剂　分 α 受体阻滞剂和抗胆碱能药,其中以山莨菪碱应用较多。

（3）强心药　兴奋 α 和 β 受体兼强心功能的药物,如多巴胺、多巴酚丁胺、西地兰等。

6. 治疗 DIC　改善微循环对诊断明确的 DIC,可用肝素抗凝。

7. 糖皮质激素　可用于感染性休克和其他较严重的休克,一般主张大剂量短期应用。剂量可达正常量的 10～20 倍,维持不宜超过 48 小时。（昭昭老师提示：时间长有很多的副作用）

【例 15】关于休克的治疗原则,不正确的是
A. 失血性休克的治疗首先以输注平衡盐溶液为主
B. 感染性休克的治疗以处理原发感染灶、抗感染治疗为主
C. 休克合并酸中毒时,不主张早期给予碱性药物纠酸
D. 在充分容量复苏的前提下可给予血管活性药物
E. 无论失血性休克或感染性休克,应首先纠正休克,再处理原发病

【例 16】男,40 岁。吞咽困难 30 天,不能进水 2 天。口渴、尿少、体重下降。查体：R 26 次/分,BP 80/

50 mmHg,神志清楚,烦躁。血 Na^+ 152 mmol/L、血 K^+ 3.2 mmol/L、HCO_3^- 18 mmol/L,$PaCO_2$ 38 mmHg。**首要处理措施应是**

  A. 补充血容量　　B. 氧疗　　C. 纠正酸碱失衡　　D. 有控制的补充血钾　　E. 应用升压药

第2节　失血性休克

  低血容量性休克常因大量出血或体液丢失,或液体积存于第三间隙(胃肠道、胸、腹腔等),导致有效循环量降低引起的。它主要包括失血性休克和损伤性休克。

一、临床表现

  1. 一般表现　中心静脉压降低、回心血量减少、心排量下降造成低血压。经神经内分泌机制引起外周血管收缩,血管阻力增加和心率加快。微循环障碍导致各组织器官功能不全和病变。

  2. 失血性休克　在外科很常见,通常在迅速失血超过**全身总血量的20%**时,即出现**休克**。严重的体液丢失,可造成大量细胞外液和血浆的丧失,以致有效循环血量减少,也可出现休克。

二、治　疗

  1. 补充血容量　一般应维持血红蛋白在 **100 g/L**、血细胞容积在 **30%左右**。若血红蛋白低于 70 g/L,可输浓缩红细胞。若急性失血量超过总量的 30%,可输全血。临床上可结合血压、中心静脉压等来指导补液。(昭昭老师提示:这个表格看起来很难,其实听一下讲课及画图理解很简单,切勿死记硬背,必须要理解掌握)

血压	CVP	原因	处理原则
低	低	血容量严重不足	充分补液
正常	低	血容量不足	适当补液
昭昭老师提示:看见CVP低就补液体,如果血压也低,那就大量补液体;如果血压正常,就适当补液体			
低	正常	心功能不全(衰)或血容量不足	补液试验
昭昭老师提示:CVP如果正常,就不补充液体了,因为CVP是补液指标;但如果血压还低一点,就做个试验,即补液试验			
正常	高	容量血管过度收缩	舒张血管
昭昭老师提示:血压正常,说明患者心功能正常,但是CVP高,说明回心血量过多,这是外周血管的过度收缩所致,所以需要舒张血管			
低	高	血容量相对过多或心功能不全	强心药物,舒张血管
昭昭老师提示:血压低说明患者心功能不好,CVP高,说明患者心衰了,血射不出去,导致患者血增多,出现CVP增高			

  2. 止血　在补充血容量同时,如仍有出血,难以保证血容量稳定,休克也不易纠正。对于肝脾破裂、急性活动性出血病例,应在保持血容量的同时积极进行手术准备,及早施行手术止血。

  【例17】对中心静脉压**正常**、血压**下降**的患者的正确处理是
  A. 充分补液　　B. 适当补液　　C. 强心　　D. 扩张血管　　E. 进行补液试验后处理

  例18～19 共用选项
  A. 血容量不足　　　　　　B. 心功能不全,血容量正常　　　　C. 心功能不全或血容量相对较多
  D. 容量血管过度收缩　　E. 心功能不全或血容量不足

  【例18】中心静脉压**低**,血压**低**
  【例19】中心静脉压**高**,血压**低**

  【例20】中心静脉压**高**而动脉压在**正常范围**,反映
  A. 右心功能不全或血容量相对过多　　B. 胸腔内压增加　　C. 右心功能不全或容量相对不足
  D. 静脉回心血量增加　　　　　　　　　E. 容量血管过度收缩

  例21～22 共用选项
  A. 尿量少,CVP很高　　B. 尿量少,CVP较低　　C. 尿量多,CVP很低
  D. 尿量多,CVP 正常　　E. 尿量多,CVP 偏高

  【例21】说明**抗休克治疗时液体已补足**的是
  【例22】说明**抗休克治疗时血容量仍不足**的是

  【例23】休克患者中心静脉压为 5 cmH_2O,血压 80/65 mmHg,处理原则为
  A. 适当补液　　B. 使用强心药物　　C. 用扩血管药　　D. 补液试验　　E. 充分补液

【例24】中心静脉压高而动脉压在正常范围,反映
A. 右心功能不全或血容量相对过多　　B. 胸腔内压增加　　C. 右心功能不全或容量相对不足
D. 静脉回心血量增加　　E. 容量血管过度收缩

【例25】男,30岁。外伤性脾破裂脾切除术后3天,查体:BP 106/68 mmHg,中心静脉压 18 cmH$_2$O。此时应采取的治疗措施是
A. 利尿　　B. 舒张血管　　C. 收缩血管　　D. 适当补液　　E. 充分补液

第3节　感染中毒性休克

感染性休克可继发于以释放内毒素的革兰阴性杆菌为主的感染,不一定有感染灶。如大面积烧伤、败血症、急性腹膜炎、胆道感染、绞窄性肠梗阻及泌尿系感染等,亦称内毒素性休克。

一、病因及机制

1. 常见致病菌　以革兰阴性杆菌最常见。(昭昭老师提示:急性化脓性梗阻性胆管炎就是大肠杆菌即革兰阴性杆菌感染,导致休克、中枢神经系统病变、寒战高热、黄疸、腹痛五联征)

2. 发病机制　感染性休克多继发于革兰阴性杆菌为主的感染,如急性腹膜炎、胆道感染、绞窄性肠梗阻、泌尿系感染等。革兰阴性杆菌释放的内毒素与体内的补体、抗体或其他成分结合后,可刺激交感神经引起血管痉挛并损伤血管内皮细胞。同时,内毒素可促进组胺、激肽、前列腺素及溶酶体酶等炎症介质的释放,引起全身性炎症反应综合征(SIRS),结果导致微循环障碍、代谢紊乱及器官功能不全。

二、临床表现

根据血流动力学分为高动力型(暖休克)和低动力型(冷休克)两种。

	暖休克	冷休克
发病率	少见	多见
类型	高排低阻力型休克	低排高阻力型休克
致病菌	革兰阳性菌	革兰阴性菌
神志	清醒	躁动、淡漠或嗜睡
血管反应	以扩张为主	以收缩为主
失液	少见	多见
脉压	>30 mmHg	<30 mmHg
脉搏	慢,搏动清楚	细速
尿量	>30 mL/h	<25 mL/h
皮肤温度	比较温暖、干燥	冷湿、冷汗
皮肤色泽	淡红、潮红	苍白、发绀、花斑样发绀
毛细血管充盈时间	1~2秒	延长

【例26】男性,32岁。腹痛、发热36小时,血压 90/60 mmHg,神志清楚面色苍白,四肢湿冷,全腹肌紧张,肠鸣音消失,诊断为
A. 低血容量性休克　　B. 感染性休克　　C. 神经源性休克　　D. 心源性休克　　E. 过敏性休克

三、治　疗

首先是病因治疗。治疗原则是在休克未纠正以前,应着重治疗休克,同时治疗感染;在休克纠正后,应重点治疗感染。

1. 补充血容量　首先以输注平衡盐溶液为主,再配合适当的胶体液、血浆或全血,恢复足够循环血量。

2. 病因治疗　首先是病因治疗。

3. 控制感染　主要措施是应用抗菌药物和处理原发感染灶。

4. 纠正酸碱失衡　感染性休克的病人,常有严重的酸中毒,且发生较早,应予以纠正。

5. 心血管活性药物的应用　经补充血容量、纠正后,休克仍未好转者应采用扩血管药物治疗。

6. 糖皮质激素　能抑制多种炎症介质的释放,稳定溶酶体膜,缓解全身性炎症反应。应早期、大剂量使用,可达正常用量的 10~20 倍,维持不宜超过 48 小时。

【例27】外科救治感染性休克时**不正确**的做法是
A. 应用抗菌药物　　　　B. 补充血容量　　　　C. 待休克好转后手术处理感染灶
D. 使用皮质激素　　　　E. 采用血管扩张药物治疗

【例28】下列关于治疗休克的叙述中，**错误**的是
A. 失血性休克的治疗是扩容　　　　B. 感染性休克时可应用大剂量氢化考的松
C. 失血性休克时，止血是不可忽视的主要手段　　　　D. 感染性休克时，应首先使用升压药
E. 感染性休克应恢复有效循环血量

【例29】男，40岁。右大腿挤压伤后发生化脓性感染10天。观察中血压下降至80/60 mmHg，脉细速。其扩容治疗应首选
A. 葡萄糖溶液　　B. 平衡盐溶液　　C. 全血　　D. 血浆　　E. 碳酸氢钠溶液

【例30】应用皮质激素治疗感染性休克时，其使用量为常规用量的
A. 1/4　　B. 1/2　　C. 2倍　　D. 5倍　　E. 10倍以上

第4节　过敏性休克

一、概　述

过敏性休克是外界**某些抗原性物质**进入已致敏的机体后，通过免疫机制在短时间内触发的一种严重的**全身性过敏性反应**，多突然发生且严重程度剧烈，若不及时处理，常可危及生命。昆虫刺伤及服用某些药品（特别是含**青霉素**的药品）是最常引发过敏性休克的原因，某些食物（如花生、贝类、蛋和牛奶）也会引起严重过敏性反应。

二、临床表现

1. 一般表现　休克之前患者出现一些**与过敏相关的表现**，如皮肤黏膜出现潮红、荨麻疹等；呼吸道出现阻塞症状，是本病最多见的表现，也是最主要的病因；循环衰竭的表现等。

2. 休克表现　血压急剧下降，患者出现**意识障碍**等。

三、治　疗

1. 首要处理　立即解除与过敏原的接触，给予**抗过敏药物**如氯苯那敏等。

2. 首选药物　**肾上腺素**，通过β受体效应使支气管痉挛快速舒张，通过α受体效应使外周小血管收缩。抢救时，若血压仍未升，可给予多巴胺等。

【例31】女，32岁。肌内注射青霉素后迅速出现面色苍白，神志不清。BP 50/20 mmHg，其首要的抢救措施是
A. 人工呼吸　　　　B. 皮下注射肾上腺素　　　　C. 面罩吸氧
D. 静脉滴注平衡盐溶液　　　　E. 应用糖皮质激素

【例32】女，20岁。春天在花园中游玩时突然晕倒，入院时查体：脉搏细速，BP 40/20 mmHg，面色苍白，神志不清。其首要的救治措施是
A. 多巴胺 20 mg 静滴　　　　B. 地塞米松 15 mg 静滴　　　　C. 给氧、严密监护
D. 肾上腺素 1 mg 皮下注射　　　　E. 安定 10 mg 静滴

第5节　心源性休克

一、概　述

心源性休克是指由于心功能极度减退，导致心排出量显著减少并引起严重的急性周围循环衰竭的一组综合征。心源性休克是心泵衰竭的极期表现，由于心脏排血功能衰竭，不能维持其最低限度的心输出量而导致血压下降，重要脏器和组织供血严重不足，引起全身微循环功能障碍，从而出现一系列以缺血、缺氧、代谢障碍及重要脏器损害为特征的病理生理过程。

二、病　因

大面积心肌梗死、急性心包填塞、急性肺源性心脏病；各种心肌炎和心脏病变；严重的室性心律失常等。

三、临床表现

低血压，严重者出现神志模糊及死亡。

四、治 疗

1. 病因治疗　病因治疗是心源性休克是否能逆转的关键措施。

2. 血管活性药物　扩充血容量及应用血管活性药物等。

> 参考答案如下，详细答案参见 2019 版《国家临床执业及助理医师资格考试精选真题考点精析》。

1. A	2. A	3. B	4. C	5. C
6. C	7. A	8. C	9. E	10. E
11. E	12. B	13. B	14. C	15. B
16. A	17. E	18. A	19. C	20. E
21. D	22. B	23. D	24. E	25. B
26. B	27. C	28. D	29. E	30. E
31. B	32. D	—	—	—

昭昭老师提示：
关注官方微信，获得第一手考试资料。

第 11 章　周围血管病

> **2019 考试大纲**
> ①动脉粥样硬化性外周血管疾病；②血栓闭塞性脉管炎；③单纯性下肢静脉曲张；④下肢深静脉血栓形成。

> **考纲解析**
> 近 20 年的医师考试中，本章的考试重点是动脉疾病的诊断、检查和鉴别，静脉疾病的诊断、检查和治疗；执业医师每年考查分数为 2～3 分，助理医师每年考查分数为 0 分。

第 1 节　动脉性疾病（助理医师不要求）

【动脉粥样硬化性外周血管疾病】

一、病　因

多见于男性，年龄多在 45 岁以上，三高（高血压、高血脂、高血糖）、肥胖及高密度脂蛋白降低等。

【例 1】下列关于动脉粥样硬化叙述正确的是
A. 主要累及小动脉
B. 基本病变是动脉中膜的脂质沉积
C. HDL 促进其形成
D. 女性比男性多发
E. 多合并有高血压、高脂血症，糖尿病

二、临床表现

（昭昭老师速记：早期→间歇性跛行，晚期→静息痛！）

1. 早期的症状　主要为间歇性跛行，远侧动脉搏动减弱或消失。两侧肢体温度超过 2 ℃，要考虑周围血管病。病变位于主－髂动脉者，疼痛在下腰、臀、髂、大腿后侧或小腿腓肠肌部位，有时伴阳痿；病变位于股动脉者，疼痛发生于小腿肌群。

2. 后期的症状　主要为静息痛，皮肤温度明显减低、发绀、肢体远端坏疽和溃疡。

三、检　查

1. X 线检查　可以看到病变动脉段有不规则钙化。

2. 动脉造影　血管疾病确诊检查金标准。能准确显示病变的部位、范围、程度、侧枝和闭塞远侧动脉主干的情况，对确定诊断和选择术式有重要意义。

3. 超声多普勒检查　可显示管壁厚度、狭窄程度、有无附壁血栓及测定流速。

4. 肢体抬高试验（Buerger 试验）　试验阳性者，提示患肢有严重供血不足。

四、治　疗

1. 非手术治疗　主要为对因治疗，如戒烟、降血糖等。

2. 手术治疗　为经皮腔内血管成形术、内膜剥脱术、旁路转流术。

【血栓闭塞性脉管炎】

一、概　述

血管闭塞性脉管炎（Buerger 病）是血管的炎性、节段性和反复发作的慢性闭塞性疾病。多侵袭四肢中、小动静脉，以下肢多见，好发于男性青壮年。

二、病　因

外来因素	主要是吸烟,寒冷与潮湿的生活环境,慢性损伤和感染
内在因素	自身免疫紊乱,性激素和前列腺素失调以及遗传因素

三、病　理

早期	①始于中小动脉,然后累及静脉,由远端向近端进展。 ②下肢多见病变呈节段性分布,两段之间血管相对正常
活动期	活动期为血管全层非化脓性炎症
后期	①炎症消退,血栓机化,新生毛细血管形成。动脉周围广泛纤维组织形成,常包埋静脉和神经。 ②虽有侧支循环逐渐建立,但不足以代偿,因而神经、肌和骨骼等均可出现缺血性改变。受累静脉的病理变化与动脉大体相同

四、临床表现和体征

1. 主要表现 患肢怕冷,皮肤温度降低,皮肤色泽苍白或发绀;感觉异常;患肢疼痛,早期血管壁炎症刺激末梢神经,后因缺血性疼痛,即间歇性跛行或静息痛。长期慢性缺血导致组织营养障碍。严重者患肢末端出现缺血性溃疡或坏疽。

2. 体征 患肢的远侧动脉搏动减弱或消失,患肢出现复发性游走性浅静脉炎。(昭昭老师速记:因为属于自身免疫问题导致的疾病,故即可侵犯动脉,也可侵犯静脉。但是,动脉粥样硬化闭塞症只侵犯动脉,不侵犯静脉)

3. 经典的5P表现 疼痛;麻痹;苍白;动脉搏动减弱或消失;感觉异常。

【例2】急性肢体动脉栓塞的临床表现"5P",不包括
　A. 疼痛　　　　B. 感觉异常　　　C. 麻痹　　　　D. 脉快　　　　E. 苍白

【例3】男性,35岁。稍长距离步行后感右小腿疼痛,肌肉抽搐而跛行,稍休息后症状消失,平时感右足发凉,怕冷,有麻木感。右足背动脉搏动减弱。应考虑
　A. 血栓性浅静脉炎　　　　B. 深静脉血栓形成　　　C. 血栓闭塞性脉管炎(营养障碍)
　D. 血栓闭塞性脉管炎(局部缺血)　　E. 动脉粥样硬化症

【例4】各种周围血管疾病的描述中,不正确的是
　A. 雷诺病女性多见
　B. 血栓闭塞性脉管炎男性多见
　C. 血栓闭塞性脉管炎的特点是对称性和间歇性
　D. "疼痛性股白肿"最常发生在产后
　E. 血栓闭塞性脉管炎多发生在下肢

【例5】某男,56岁。患冠心病多年,3小时前突然出现下肢剧烈疼痛,行走困难,局部皮肤苍白,查双下肢股动脉搏动消失,双股以下皮温低,肌力4级,诊断为
　A. 血栓闭塞性脉管炎　　　　B. 髂股动脉栓塞　　　C. 动脉粥样硬化性动脉闭塞症
　D. 糖尿病性动脉闭塞　　　　E. 大动脉炎

【例6】血栓闭塞性脉管炎诊断要点中不包括
　A. 多为有吸烟嗜好的青壮年男性　　　B. 有游走性浅静脉病史
　C. 患肢有不同程度的缺血性症状　　　D. 多合并有高血压高脂血症糖尿病
　E. 患肢足背动脉搏动减弱或消失

【例7】男,42岁。左下肢疼痛,行走后加重3年。早期常感患肢麻木,行走后疼痛,短暂休息可缓解,近年来疼痛日益加重。吸烟20余年。查体:T36.3 ℃,BP 100/70 mmHg。最可能的诊断是
　A. 动脉硬化性闭塞症　　　　B. 下肢静脉曲张　　　C. 多发性动脉炎
　D. 雷诺综合征　　　　E. 血栓闭塞性脉管炎

【例8】下列有关动脉硬化性闭塞症临床特点的描述中,错误的是
　A. 病变常位于小动脉　　　　B. 多合并有高血压、高脂血症、糖尿病　　　C. 多见于男性
　D. 一般无血栓性浅静脉炎病史　　　E. 发病年龄多在45岁以上

五、分　期

	临床表现	病因及病理
Ⅰ期	①无明显临床症状；　②患肢麻木、发凉、皮温降低苍白； ③足背动脉搏动减弱；　④踝/肱指数<0.9	局限性动脉狭窄
Ⅱ期	①活动后间歇性跛行为主要症状； ②皮温降低、苍白更明显； ③足背动脉搏动消失	①动脉严重狭窄； ②肢体依靠侧支代偿而存活
Ⅲ期	①静息痛为主要症状； ②趾/指暗红，可有远端肢体浮肿	动脉广泛严重狭窄；组织濒临坏死
Ⅳ期	①症状进一步加重；　②踝/肱指数<0.4； ③静息痛、趾(指)发黑坏死、溃疡	组织坏死

六、实验室检查

1. **肢体抬高试验(Buerger 试验)**　试验阳性者，提示患肢有严重供血足。
2. **踝/肱指数**(踝压/同侧肱动脉压)　>1 为正常；0.5~1 为缺血；<0.5 严重缺血。
3. **动脉造影**　金标准。患肢中小动脉狭窄或闭塞是血栓闭塞性脉管炎的典型 X 线征象。

➤ 昭昭老师总结：相关"指数"指标

指数	概念	意义
踝/肱指数	踝压/同侧肱动脉压的比值	下肢动脉性疾病如：血栓闭塞性脉管炎
休克指数	脉率/收缩压(速记："麦收")	休克
氧合指数	氧分压/氧浓度	急性呼吸窘迫综合征(ARDS)

【例9】男，35 岁。**右下肢疼痛**1 年。让其抬高右下肢 80°，1 分钟后下肢皮肤苍白，再让其下肢垂于床沿，大约 1 分钟后下肢皮肤颜色恢复正常。该检查结果提示
　A. Buerger 试验阳性　　　　　B. TrendenBurg 试验阳性　　　C. Lasegue 试验阳性
　D. Perthes 试验阳性　　　　　E. Pratt 试验阳性

【例10】周围血管疾病用测定双侧肢体**皮肤温差**的方法判断动脉血流减少情况，温度相差至少应大于
　A. 0.5℃　　　B. 1.2℃　　　C. 2.5℃　　　D. 2.0℃　　　E. 1.0℃

【例11】判断**血栓闭塞性脉管炎**的闭塞部位的准确方法是
　A. 肢体位置试验　　　B. 静脉注射 20% 硫酸镁 10 mL　　　C. 仔细检查肢体各动脉搏动情况
　D. 行交感神经阻滞　　　E. 行动脉造影

七、治　疗

1. **常规治疗**　严格戒烟、防止受冷、受潮和外伤，但不应热疗，以免组织需氧量增加而加重症状。(昭昭老师提示：禁用热疗)
2. **应用扩管药及抑制血小板聚集的药物**　如前列腺素 E、妥拉苏林、硫酸镁、低分子右旋糖酐等，可改善微循环，防止血栓繁衍。
3. **高压氧舱治疗**　通过提高血氧含量，增加肢体的血氧弥散，改善组织的缺氧状况。
4. **防治血栓形成**　急性期时血液呈高凝状态，因而用降低血液黏度和高凝状态等方法以求促进循环和防治血栓形成，常用药物包括链激酶、尿激酶等溶栓制剂，以及肝素、华法林等抗凝药物。
5. **手术治疗**　目的是重建动脉血流通道，增加肢体血供，改善缺血引起的后果：经皮腔内血管成形术、内膜剥脱术、旁路转流术、腰交感神经节切除术。组织已发生不可逆坏死时，应考虑不同平面的截肢术。

【例12】男，40 岁。吸烟 10 年，近 2 月双下肢出现间歇性跛行，伴患肢怕冷、麻木、刺痛，确诊为**血栓闭塞性脉管炎**，关于该疾病叙述**不正确**的是
　A. 患者几乎都为男性，年龄在 25~45 岁间，病程缓慢　　　B. 发病后戒烟对治疗帮助不大
　C. 多伴有游走性浅静脉炎病史　　　　　　　　　　　　　D. 出现肢体动脉搏动减弱或消失
　E. 患肢发凉、怕冷，对外界寒冷敏感是血栓闭塞性脉管炎常见的早期症状

> 昭昭老师总结:动脉疾病对比

	动脉粥样硬化性闭塞症	血栓闭塞性脉管炎
发病年龄	多见于>45岁,中老年	青壮年多见
血栓性浅静脉炎	无	常见
高血压、冠心病、高脂血症、糖尿病	常见	常无
受累血管	大、中动脉	中、小动静脉
其他部位动脉病变	常见	无
受累动脉钙化	可见	无
动脉造影	广泛性不规则狭窄和节段性闭塞,硬化动脉扩张、扭曲	节段性闭塞,病变近、远侧血管壁光滑

第2节 下肢静脉疾病

【下肢静脉的解剖特点】

一、下肢静脉的解剖

下肢静脉由浅静脉、深静脉、交通静脉和肌肉静脉组成。

1. 浅静脉 浅静脉有小隐静脉和大隐静脉两条主干。

(1) 小隐静脉 起自足背静脉网的外侧,自外踝后方上行,逐渐转至小腿屈侧中线并穿入深筋膜,注入腘静脉,可有一上行支注入大隐静脉。

(2) 大隐静脉 人体最长的静脉,起自足背静脉网的内侧,经内踝前方沿小腿和大腿内侧上行,在腹股沟韧带下穿过卵圆窝注入股总静脉。大隐静脉在膝平面下,分别由前外侧和后内侧分支与小隐静脉交通。于注入股总静脉前,大隐静脉主要有5个分支,即阴部外静脉、腹壁浅静脉、旋髂浅静脉、股外侧静脉和股内侧静脉。

2. 深静脉 小腿深静脉由胫前、胫后和腓静脉组成。胫后静脉与腓静脉汇合成一短段的胫腓干,后者与胫前静脉组成腘静脉,经腘窝进入内收肌管裂孔上行为股浅静脉,至小粗隆平面,与股深静脉汇合为股总静脉,于腹股沟韧带下缘移行为髂外静脉。

3. 交通静脉 交通静脉穿过深筋膜连接深、浅静脉。

4. 肌肉静脉 小腿肌静脉分为腓肠肌静脉和比目鱼肌静脉,直接汇入深静脉。

二、下肢静脉的结构特点和功能

1. 静脉壁结构 静脉壁由内膜、中膜和外膜组成。与动脉相比,静脉壁薄,肌细胞及弹性纤维少,但富含胶原纤维,对静脉壁的强度起重要作用。

2. 静脉瓣膜 周围静脉瓣膜数量多,排列密集。静脉瓣膜有向心单向开放的功能,关闭时可忍受200 mmHg以上的逆向压力,足以阻止逆向血流。瓣膜结构异常分为先天性、继发性和原发性。

3. 血流动力学 静脉系统占全身血量的64%,因此又称容量血管,起着血流向心回流的通路、贮存血量、调节心脏的流出道及皮肤温度等重要生理功能。

【下肢静脉曲张】

一、病因及机制

1. 结构因素 静脉壁薄弱,静脉瓣膜缺陷以及浅静脉压力高,妊娠、循环血容量经常超负荷,习惯性便秘(腹腔压力增高等)是引起浅静脉曲张的主要原因。

2. 长期病因 长期站立、重体力劳动、妊娠、慢性咳嗽、习惯性便秘等因素,使瓣膜承受过度的压力,逐渐松弛,不能紧密关闭。循环血量经常超负荷,造成压力升高,静脉扩张,而形成相对性瓣膜关闭不全。当隐-股静脉或隐-腘静脉连接处的瓣膜遭到破坏而关闭不全后,就可影响远侧和交通静脉的瓣膜。由于离心越远的静脉承受的静脉压越高,因此曲张静脉在小腿部远比大腿部明显。

例 13~16 共用题干

患者,女,56岁。右下肢静脉迂曲扩张20年,伴下肢酸胀,水肿,活动或抬高患肢减轻,近2年右足靴区皮肤发红,时有瘙痒,逐渐加重,查右下肢大腿内侧、小腿后迂曲扩张之静脉团,足靴区色素沉着,皮肤变厚。

【例13】该患者属于哪一类病变

A. 下肢静脉回流障碍　　　　　B. 下肢静脉倒流性疾病　　　　　C. 动静脉瘘
D. 静脉瘤　　　　　　　　　　E. 以上均不是

【例14】为进一步明确病因应进行哪项检查
A. 下肢皮温测定　　　　　　　B. 下肢静脉压测定　　　　　　C. 静脉多普勒血流检查
D. 静脉造影　　　　　　　　　E. 深静脉瓣功能试验

【例15】为明确手术治疗方法,术前必须进行哪项检查
A. 下肢皮温测定　　　　　　　B. 下肢静脉压测定　　　　　　C. 下肢多普勒超声检查
D. 右下肢静脉造影　　　　　　E. 深静脉瓣功能试验

【例16】该患者可能发生的最严重并发症是
A. 右小腿溃疡　　B. 血栓性浅静脉炎　　C. 右下肢坏死　　D. 溃疡破裂出血　　E. 右踝关节强直

二、临床表现

1. 浅静脉曲张　下肢皮下迂曲扩张的血管,随病变程度而范围不同,主要为大隐静脉及其属支曲张,表现为肿胀、疼痛、酸胀、沉重感。

2. 皮肤改变　小腿下 1/3 内侧及内踝周围色素沉着,皮炎、湿疹、皮下硬化甚至溃疡。

三、实验室检查

1. 三大检查

试　验	具体方法	昭昭速记
大隐静脉瓣膜功能试验	TrendelenBurg 试验:患者平卧,抬高患肢使静脉排空,在大腿根部扎止血带,阻断大隐静脉,然后让患者站立,迅速释放止血带,如果出现自上而下的静脉逆向充盈,提示瓣膜功能不全	T 大
深静脉通畅试验	Perthes 试验:先让患者站立,在大腿的上 1/3 处扎止血带,此时下肢静脉曲张可能会比以前更明显。再让患者用力伸屈患侧下肢的膝关节 10~20 次(也可用力下蹲 10~20 次)	深 S
交通静脉瓣膜功能试验	Pratt 试验:在大腿用一止血带阻断大隐静脉干,嘱患者连续用力踢腿或下蹲,由于下肢运动,肌肉收缩,浅静脉血液经深静脉回流而使曲张静脉萎陷空虚。如深静脉不通或有倒流使静脉压力增高则曲张静脉压力不减轻,甚至反而曲张更显著	交 t

2. 其他检查　如容积描记、彩色多普勒超声、静脉造影等,可更准确地判断病变性质及部位。

例17~18 共用选项
A. 深静脉是否通畅　　　　　　B. 检测交通静脉功能　　　　　C. 检测血供是否充足
D. 检测桡骨茎突是否病变　　　E. 检测大隐静脉与深静脉交通瓣功能

【例17】Perthes 实验的目的是

【例18】Pratt 实验的目的是

【例19】女,45 岁。右下肢静脉迂曲扩张 15 年。长期站立有酸胀感。近 1 年右足靴区颜色加深、肿胀,大隐静脉瓣膜功能试验(+),深静脉通畅试验(-),最可能的诊断是
A. 下肢深静脉血栓形成　　　　B. 血栓形成浅静脉炎　　　　　C. 动脉瘘
D. 单纯性下肢静脉曲张　　　　E. 原发性下肢深静脉瓣膜功能不全

【例20】女,45 岁。右下肢静脉迂曲扩张 15 年。长期站立有酸胀感。近 1 年右足靴区颜色加深、肿胀,大隐静脉瓣膜功能试验(+),深静脉通畅试验(-),最可能的诊断是
A. 下肢深静脉血栓形成　　　　B. 血栓形成浅静脉炎　　　　　C. 动脉瘘
D. 单纯性下肢静脉曲张　　　　E. 原发性下肢深静脉瓣膜功能不全

四、治　疗

1. 非手术治疗

2. 硬化剂注射和压迫疗法　适用于少量、局限的病变,或作为手术的辅助疗法,处理残留的曲张静脉。硬化剂渗漏可造成组织炎症、坏死或进入深静脉引起血栓形成。

3. 手术治疗　用于下肢浅静脉瓣膜和交通支瓣膜关闭不全而深静脉通畅者 Perthes 试验阴性;深静脉阻塞而浅静脉代偿性曲张者为手术绝对禁忌证;手术方式一般采用大隐静脉高位结扎加分段剥脱术。

【下肢深静脉血栓】
一、病因和机制
1. 病因 妊娠、产后、创伤及长期服用避孕药物、肿瘤组织裂解产物等。
2. 机制 静脉损伤、血流缓慢和血液高凝状态是造成深静脉血栓形成的三大因素。

二、临床表现

中央型	①中央型即髂-股静脉血栓形成； ②主要表现为起病急骤，全下肢明显肿胀，患侧髂窝、股三角区有疼痛和压痛，浅静脉扩张，患肢皮温及体温均升高
周围型	①包括股静脉血栓形成及小腿深静脉血栓形成； ②下肢肿胀一般并不严重，局限在小腿部的深静脉血栓形成，表现为突发小腿剧痛，患足不能着地踏平，行走时症状加重，小腿肿胀且有深压痛，做踝关节过度背屈试验可导致小腿剧痛（Homans征阳性）
混合型	即全下肢深静脉血栓形成

【例21】患者女，28岁，足月顺产后2周开始下床活动，觉左下肢痛、肿胀，左下肢皮肤略发绀，皮温高，表浅静脉曲张，沿左股静脉走行区有明显压痛，应考虑为
   A. 血栓性股静脉炎　　　　　　　B. 血栓性大隐静脉炎
   C. 局限性股深静脉血栓形成　　　D. 左髂-股静脉血栓形成
   E. 以上都不对

【例22】男，60岁，直肠癌切除术后4天，晨起时突发左下肢肿胀，左腿皮温增高，股三角区有深压痛。最可能的诊断是左下肢
   A. 血栓性浅静脉炎　B. 动脉栓塞　C. 深静脉血栓形成　D. 大隐静脉曲张　E. 淋巴水肿

➢ **昭昭老师总结：中央型和周围型对比**

	中央型	周围型	
血栓部位	髂-股静脉血栓形成	小腿深静脉血栓形成	股静脉血栓形成
肿胀部位	全下肢明显肿胀	小腿肿胀	大腿＋小腿肿胀
临床表现	髂窝、股三角区疼痛	小腿疼痛	大腿＋小腿疼痛
体征	髂窝、股三角区压痛	Homans征阳性	大腿疼痛，下肢肿胀不明显

三、体　征
1. Homans征 小腿深静脉血栓，检查者使被检查者的踝关节过度背屈试验可导致小腿剧痛，即Homans征阳性。（昭昭老师速记：下"海（H）""死（S）"）

2. 下肢水肿 一侧下肢肿胀往往提示血栓形成（昭昭老师速记：双侧下肢肿胀提示心力衰竭），两下肢周径之差大于1 cm有意义，提示一侧肢体可能存在下肢血栓形成。

3. 下肢静脉顺行造影 确诊下肢静脉血栓形成的金标准。

➢ **昭昭老师总结：血管外科中的英文字母**

英　文	意　义	昭昭老师速记
Buerger试验	**闭**塞性脉管炎	B=闭
Trendelenburg试验	**大**隐静脉瓣膜功能试验	T大，阳性就是曲张
Perthe**s**试验	**深**静脉通畅试验	深S
P**r**a**t**t试验	**交**通静脉瓣膜功能试验	交t
Homan**s**征	**下**肢深静脉血栓形成	下"海（H）""死S"

四、治　疗
1. 非手术疗法 包括一般处理、溶栓、抗凝和祛聚疗法。

溶栓疗法	①病程不超过72小时的患者,可给予溶栓治疗;②常用药物为尿激酶
抗凝疗法	抗凝剂有肝素和香豆素衍化物(华法林)
祛聚疗法	右旋糖酐、阿司匹林、双嘧达莫(潘生丁)和丹参等,能扩充血容量、稀释血液、降低黏稠度,又能防止血小板凝聚,因而常作为辅助疗法

2. 手术疗法 手术治疗取栓术最常用于下肢深静脉血栓形成,尤其是髂-股静脉血栓形成的早期病例。取栓术的时机应在发病后3～5天内。

【例23】男,55岁。胰头癌行胰十二指肠切除术6天,发现整个右下肢肿胀,查体:右下肢皮温增高,股三角区深压痛,足背动脉搏动存在,错误的治疗措施是

A. 静脉输注低分子右旋糖酐　　　B. 应用止血药物　　　C. 卧床休息,提高患肢
D. 皮下注射低分子肝素　　　　　E. 口服阿司匹林

五、并发症

肺栓塞是最严重的并发症。

> 参考答案如下,详细答案参见2019版《国家临床执业及助理医师资格考试精选真题考点精析》。

1. E	2. D	3. D	4. C	5. B	
6. D	7. E	8. A	9. A	10. D	
11. E	12. E	13. B	14. E	15. D	昭昭老师提示:
16. C	17. A	18. E	19. D	20. D	关注官方微信,获得第一手考试资料。
21. D	22. C	23. B	—	—	

第三篇 消化系统

学习导图

章 序	章 名	内 容	所占分数	
			执业医师	助理医师
1	食管疾病	胃食管反流病	2分	1分
		食管癌		
2	胃、十二指肠疾病	胃、十二指肠的解剖	20分	10分
		急性胃炎		
		慢性胃炎		
		功能性消化不良		
		消化性溃疡病		
		胃癌		
3	肝脏疾病	肝硬化	10分	5分
		门静脉高压症		
		肝性脑病		
		脂肪性肝病		
		肝脓肿		
		原发性肝癌		
4	胆道疾病	解剖	3分	3分
		胆囊结石		
		急性胆囊炎		
		肝外胆管结石		
		急性梗阻性化脓性胆管炎		
		胆管癌		
5	胰腺疾病	急性胰腺炎	6分	3分
		胰腺癌与壶腹周围癌		
6	肠道疾病	克罗恩病	15分	8分
		溃疡性结肠炎		
		肠易激综合征		
		肠梗阻		
		结肠癌		
		肠结核		
		直、结肠息肉		
7	阑尾炎	急性阑尾炎	2分	1分
8	直肠肛管疾病	解剖	5分	3分
		肛裂		
		直肠肛管周围脓肿		
		肛瘘		
		痔		
		直肠癌		

续表

章序	章名	内容	所占分数	
			执业医师	助理医师
9	消化道大出血	上消化道出血	1分	1分
		下消化道出血		
10	腹膜炎	急性化脓性腹膜炎	4分	2分
		腹腔脓肿		
		结核性腹膜炎		
11	腹外疝	腹股沟区解剖	5分	3分
		腹股沟疝		
		股疝		
12	腹部损伤	概论	5分	2分
		常见腹部脏器损伤		

复习策略

消化系统是在整个执业和助理医师考试中占分最多的重点内容,每年在执业医师考试中占70～80分,助理医师考试中占30～40分。所谓"得消化者得天下",足以说明消化系统在医师考试中所占的分量。该篇内容较多,涉及消化系统各个器官的疾病,但整体而言,考题难度并不高。在三大主要系统(消化、呼吸、循环)中,消化系统难度是最低的,所以应牢牢把握此篇的分数。本篇的学习重点是食管、胃十二指肠疾病、肝脏疾病及肠道疾病,考生必须熟练掌握其诊断、实验室检查及治疗方法。

第1章 食管疾病

> **2019考试大纲**

①胃食管反流病的发病机制、临床表现、辅助检查、诊断、治疗与预防;②食管癌病理、临床表现、诊断与鉴别诊断、治疗。

> **考纲解析**

近20年的医师考试中,本章的考试重点是胃食管反流病和食管癌的诊断、表现、检查和治疗,执业医师每年考查分数为2～3分,助理医师每年考查分数为0分。

第1节 胃食管反流病

胃食管反流病(GERD)是指胃、十二指肠内容物反流入食管引起的不适症状和(或)并发症的一组疾病。根据有无食管黏膜损伤,GERD分为反流性食管炎(RE)和非糜烂性胃食管反流病(NERD)。GERD的临床表现不仅限于食管,也与某些咽喉、呼吸道等食管邻近器官的疾病存在相关性。

一、病因和发病机制

1. 食管下括约肌(LES)功能障碍 发病的最主要病因是食管下括约肌(LES)功能障碍为主的胃食管动力障碍性疾病。直接损伤因素是胃酸、胃蛋白酶及胆汁(非结合胆盐和胰酶)等反流物。抗反流屏障结构与功能异常导致LES压降低。

抗反流屏障异常	①贲门失弛缓症手术后;②食管裂孔疝; ③腹内压增高(如妊娠、肥胖、腹水、呕吐、负重劳动等); ④长期胃内压增高(如胃扩张、胃排空延迟等)
功能异常	①某些激素(如胰高血糖素、血管活性肠肽、缩胆囊素等); ②食物(如高脂肪、巧克力等);③药物(如钙通道阻滞剂、地西泮); (昭昭老师速记:"胰""太""太","胆"子大,爱吃"脂肪""巧克力""钙片",睡不着吃"安定(地西泮)",得胃食管反流病)

2. 食管清除作用降低 常见于导致食管蠕动和唾液分泌异常的疾病或病理生理过程,如干燥综合征等。

食管裂孔疝时,部分胃经膈食管裂孔进入胸腔,除改变 LES 结构,也可降低食管对反流物的清除,导致 GERD。

3. 食管黏膜屏障功能降低　长期吸烟、饮酒等刺激性食物或药物将使食管黏膜不能抵御反流物的损害。

【例1】胃食管反流病的主要发病机制<u>不包括</u>

　　A. 夜间胃酸分泌过多　　　　B. 下食管括约肌压力降低　　C. 异常的下食管括约肌一过性松弛
　　D. 胃排空异常　　　　　　　E. 食管清酸能力下降

【例2】与幽门螺杆菌感染相关性<u>不确定</u>的疾病是

　　A. 消化性溃疡　　B. 慢性胃炎　　C. 反流性食管炎　　D. 胃黏膜相关淋巴组织淋巴瘤　　E. 胃癌

二、临床表现

食管症状	①典型症状:烧心和反流(反酸)是最常见和典型的症状;常在餐后 1 小时出现;卧位、弯腰或腹压增高时症状加重。 (昭昭老师提示:胃溃疡也是餐后痛,多发生在餐后 30 min,时间是考试的一个重点,考生应该熟记;记忆方法:"1"股"反流") ②非典型症状:胸痛,由反流物刺激食管引起,发生在胸骨后,严重时可为剧烈刺痛,可放射到后背、胸部、肩部、颈部、耳后,有时酷似心绞痛;吞咽困难或胸骨后异物感,见于部分患者。 (昭昭老师提示:食管属于纵膈器官,故此疼痛归为纵膈性疼痛)
食管外症状	①由反流物刺激或损伤食管以外的组织或器官引起,如咽喉炎、慢性咳嗽和哮喘; ②严重者可发生吸入性肺炎,甚至出现肺间质纤维化; ③一些患者诉咽部不适,有异物感或堵塞感,但无吞咽困难,称为癔球症。 (昭昭老师速记:整日在"外"奔波,难免"咽喉痛""咳嗽""哮喘""肺炎",甚至"肺纤维化",多运动,多玩"球"就没事啦)

【例3】胃食管反流病患者的<u>典型症状</u>是

　　A. 餐后上腹胀　　B. 上腹部钝痛　　C. 吞咽困难　　D. 嗳气　　E. 反酸、胃灼热

例4～7 共用选项

　　A. 进行性吞咽困难　　　　　　　　　B. 进餐后上腹痛,至下一餐前缓解
　　C. 不洁饮食后上腹痛,伴呕吐、腹泻　　D. 空腹及夜间上腹痛,进食后可缓解
　　E. 反酸、胃灼热伴胸骨后烧灼样痛

【例4】典型的<u>十二指肠溃疡</u>的症状特点是

【例5】典型的<u>胃食管反流病</u>的症状是

【例6】典型的<u>胃溃疡</u>症状是

【例7】典型的<u>食管癌</u>症状是

【例8】<u>上体前屈时腹痛明显</u>,直立位时减轻,提示何种疾病

　　A. 十二指肠淤滞症　　B. 胰腺体部癌　　C. 反流性食管炎　　D. 胃黏膜炎　　E. 胃溃疡

【例9】男性,35 岁。<u>反酸和胸骨后烧灼感</u>3 年,1 周前出现声嘶。最有可能的诊断是

　　A. 冠心病　　B. 贲门失弛缓症　　C. 反流性食管炎　　D. 食管癌　　E. 胃溃疡

三、实验室检查

1. 胃镜　诊断胃食管反流病,明确诊断、最有价值、最有意义、最可靠、最准确的检查:胃镜检查。根据胃镜下表现洛杉矶分级法如下。

(昭昭老师提示:所有上消化疾病,如食管炎、食管癌、胃炎、胃十二指肠溃疡、胃癌等确诊检查都是胃镜+活检;所有下消化道疾病(直肠癌、结肠癌、溃疡性结肠炎、克罗恩病、肠结核)最有价值的检查是:纤维结肠镜+活检)

正　常	食管黏膜没有破损
A 级	一个或一个以上食管黏膜破损,长径<5 mm
B 级	一个或一个以上食管黏膜破损,长径>5 mm,但是没有融合性病变
C 级	黏膜破损有融合,但小于 75% 的食管周径
D 级	黏膜破损有融合,至少达到 75% 的食管周径

2. 24 小时食管 pH 检测　确诊有无酸反流,24 小时食管 pH 检测。

3. 食管钡餐 诊断敏感性不高，多用于排除食管癌等疾病。主要用于不愿接受胃镜检查者。
4. 食管测压 可测定 LES 的压力、显示频繁的一过性 LES 松弛、评价食管体部的功能。

【例10】诊断反流性食管炎最准确的方法是
A. 食管测压 B. 24 小时食管 pH 检测 C. 食管滴酸试验
D. 食管内镜检查 E. 食管吞钡检查

【例11】诊断反流性食管炎最有价值的方法是
A. 食管测压 B. 24 小时食管 pH 检测 C. 食管滴酸试验
D. 食管内镜检查 E. 食管吞钡检查

【例12】诊断反流性食管炎最可靠的方法是
A. 食管测压 B. 24 小时食管 pH 检测 C. 食管滴酸试验
D. 食管内镜检查 E. 食管吞钡检查

【例13】女性，26 岁。胸痛、反酸、胃灼热、嗳气 3 个月。胃镜检查食管黏膜未见明显异常，最有助于明确诊断的检查是
A. 上消化道气钡双重造影 B. C尿素呼气试验 C. 24 小时胃食管 pH 监测
D. 腹部 B 超 E. 超声心动图

例 14～15 共用选项
A. 24 小时食管 pH 监测 B. 胃镜及活检 C. 食管压力测定
D. 胸部 X 线片 E. 食管滴酸试验

【例14】诊断胃食管酸反流最适用的辅助检查是
【例15】诊断反流性食管炎最可靠的辅助检查是

【例16】女，42 岁。胃灼热、反酸半年，无吞咽困难。胃镜检查提示无病变。为进一步明确诊断，应进行的检查是
A. 24 小时食管 pH 监测 B. 食管脱落细胞学检查 C. 胸部 CT
D. 食管 X 线钡剂造影 E. 动态心电图

四、治 疗

1. 药物治疗
（1）抑酸药治疗本病的主要药物，首选药物是奥美拉唑，其抑制酸效果最好。

类 型	药 物	适应症	疗 程
质子泵抑制剂(PPI)	奥美拉唑	症状重、有严重的食管炎患者	4～8 周
H$_2$ 受体阻滞剂	雷尼替丁	于轻、中度患者	8～12 周

（2）促胃肠道动力药 多潘立酮(吗丁啉)、莫沙必利、依托必利；促胃排空，减少胃内容物接触胃的时间。
（3）抗酸药 仅作为症状轻、间歇发作的患者临时缓解症状用。

2. 维持治疗

治疗目的	减少症状复发，防止食管炎复发引起的并发症
适应症	①停药后很快复发且症状持续时间较长； ②有食管炎并发症如食管溃疡、食管狭窄、Barrett 食管者
药物选择	质子泵抑制剂和 H$_2$ 受体阻滞剂均可用于维持治疗，质子泵抑制剂效果更佳

3. 抗反流手术治疗 抗反流手术是不同术式的胃折叠术，目的是阻止胃内容物反流入食管。
4. 并发症的治疗

食管狭窄	大部分行胃镜下食管扩张术，极少数患者需要手术切除
Barrett 食管	应使用质子泵抑制剂长期治疗，定期随访，防止发生癌变

【例17】男，56 岁。反酸、胃灼热 5 年。胃镜检查：食管下段黏膜多发条形破损，相互融合。该患者首选的治疗药物是
A. 奥美拉唑 B. 法莫替丁 C. 硫糖铝 D. 枸橼酸铋钾 E. 铝碳酸镁

【例18】对反流性食管炎治疗作用最强的药物是

A. 法莫替丁 B. 奥美拉唑 C. 硫糖铝 D. 米索前列醇 E. 枸橼酸铋钾

【例19】胃食管反流病治疗措施不包括
A. 应用促胃肠动力药 B. 抗酸治疗 C. 高脂肪饮食 D. 减肥 E. 避免饮用咖啡和浓茶

五、并发症

上消化道出血	最常见的并发症
食管狭窄	食管炎反复发生致使纤维组织增生,最终导致瘢痕狭窄
Barrett 食管	①食管的柱状上皮取代了鳞状上皮,发生了化生; ②此类属于癌前病变,发生食管腺癌的概率是正常人 10～20 倍; (昭昭老师提示:食管癌最常见的类型是鳞癌;只不过 Barrett 导致的腺癌多) ③有效的治疗方法:定期随访

【例20】对于胃食管反流病患者,需要定期接受内镜检查的是
A. 非糜烂性胃食管反流病 B. 合并食管裂孔疝 C. Barrett 食管
D. 反酸、胃灼热反复出现者 E. 伴有咽部异物感

【例21】下列不是胃食管反流病并发症的是
A. 胃癌 B. 食管狭窄 C. 食管腺癌 D. 消化道出血 E. Barrett 食管

第 2 节 食管癌

食管癌是原发于食管上皮的恶性肿瘤,临床上以进行性吞咽困难为其典型症状。

一、病因

亚硝胺和真菌毒素	高发区的粮食和饮水中亚硝胺含量显著升高,各种霉变食物能产生致癌物质
慢性理化刺激及炎症	粗糙、过烫及咀嚼槟榔或烟丝的习惯造成对食管黏膜的慢性理化刺激,可导致局限性或弥漫性上皮增生,此为食管癌的癌前病变
营养因素	食物中缺乏动物蛋白、新鲜蔬菜和水果,摄入维生素 A、B_2、C 缺乏,是食管癌的危险因素
遗传因素、癌基因	①食管癌发病有家族性低聚集现象; ②Rb、p53 等抑癌基因失活或原癌基因 H—ras、c—myc 和 hsl—1 等激活与食管癌发生有关

二、病理

1. 最常见的部位 胸中段(气管分叉平面至肺下静脉之间),下段次之,上段较少。

2. 病理类型 最常见的病理组织类型是鳞癌。最主要的转移途径:淋巴转移,晚期转移至左锁骨上淋巴结。

【例22】男,56岁,吞咽困难5个月。胃镜检查见食管中段隆起伴溃疡,管腔狭窄,管壁僵硬。黏膜活检最可能的病理改变是
A. 腺癌 B. 淋巴瘤 C. 非干酪样肉芽肿 D. 鳞癌 E. 干酪样肉芽肿

【例23】食管癌最常见的发生部位是
A. 胸上段 B. 胸中段 C. 胸下段 D. 腹段 E. 颈段

三、临床表现

早期症状	胸骨后不适、烧灼感、针刺样和牵拉样痛,进食通过缓慢并有滞留感或轻度哽噎感
中晚期症状	①进行性吞咽困难是最主要的症状; ②还可出现食物反流、咽下疼痛,以及其他症状,如消瘦、恶病质、压迫喉返神经所致声嘶、骨转移引起疼痛、肝转移引起黄疸等

【例24】食管癌的早期临床表现不包括
A. 食管内异物感 B. 胸骨后针刺样疼痛 C. 咽下食物时哽噎感
D. 进行性吞咽困难 E. 上腹部烧灼感

【例25】早期食管癌的症状是
A. 持续胸背痛 B. 声音嘶哑 C. 进食呛咳 D. 吞咽困难 E. 进食哽噎

【例26】女,59岁。进食哽噎,烧灼感1个月。食管钡餐造影检查:食管下段黏膜紊乱、断裂。考虑是
A. 食管炎 B. 食管癌 C. 贲门失弛缓症 D. 食管静脉曲张 E. 食管平滑肌瘤

四、实验室检查

食管拉网检查	①食管癌高发区进行普查的主要手段； ②吞入带有乳胶气囊与套网的乙烯塑料管，充气后缓慢将充盈的气囊从食管内拉出，用套网擦取物涂片做细胞学检查
食管镜（胃镜）＋活检	确诊食管癌最有价值，最有意义的方法
食管钡餐造影	①早期征象：a.黏膜皱襞增粗、迂曲、中断；b.食管边缘毛刺征；c.小充盈缺损与小龛影；d.局限性管壁僵硬或有钡剂滞留。 ②中晚期征象：可见病变处管腔不规则狭窄、充盈缺损、管壁蠕动消失、黏膜紊乱、软组织影及腔内型的巨大充盈缺损 （昭昭老师提示：早期病变提示"小""局限"两个特点）
胸部CT	有助于制定外科手术方式、放疗的靶区及放疗计划；但CT扫描难以发现早期食管癌
超声内镜检查（EUS）	①有助于判断食管癌的壁内浸润深度、异常肿大的淋巴结及肿瘤对周围器官的浸润情况； ②对肿瘤分期、治疗方案以及预后判断有重要意义

例27~29 共用选项
A. 内镜检查　　　　　　　B. 脱落细胞检查　　　　　　C. 超声波断层检查
D. 甲胎蛋白定量测定　　　 E. 选择性动脉造影

【例27】可发现局部黏膜的早期食管癌

【例28】判断肝癌的疗效及预后

【例29】一种非侵入性检查方法

【例30】男，58岁。进行性吞咽困难6个月，既往体健。食管吞钡X线检查：食管中段黏膜紊乱、中断、管壁僵硬。CT：食管中段管腔狭窄。最可能的诊断是
A. 食管平滑肌瘤　　B. 食管癌　　C. 食管憩室　　D. 贲门失弛缓症　　E. 反流性食管炎

【例31】早期食管癌的造影表现是
A. 贲门部呈光滑鸟嘴状狭窄　　　B. 长的不规则线状狭窄　　　C. 外压狭窄，黏膜光滑完整
D. 食管黏膜呈串珠状改变　　　　E. 黏膜呈局限性管壁僵硬

五、鉴别诊断

食管静脉曲张	①肝硬化门脉高压导致胃底食管静脉曲，出现吞咽困难； ②X线钡餐可见虫蚀样或蚯蚓状或串珠样或菊花样充盈缺损
贲门失弛缓症	①表现为间歇性咽下困难，多无进行性消瘦； ②X线钡餐造影为鸟嘴状（昭昭速记："笨""鸟"先飞）
食管良性狭窄	由腐蚀性或反流性食管炎所致，也可因长期放置胃管、食管手术等引起

【例32】食管癌的X线表现不包括
A. 管壁僵硬　　　　　　　B. 黏膜皱襞增粗　　　　　　C. 黏膜呈串珠样改变
D. 黏膜皱襞断裂　　　　　E. 充盈缺损或龛影

【例33】女性，18岁。间歇性吞咽困难2年，无消瘦、贫血等其他临床表现。X线钡餐检查显示食管下端呈鸟嘴样狭窄。考虑
A. 食管下段癌　　B. 贲门失弛缓症　　C. 食管炎　　D. 食管瘢痕性狭窄　　E. 食管平滑肌瘤

例34~36 共用题干
男性，63岁。进行性吞咽困2个月余，患者近期出现明显消瘦、贫血、乏力等。

【例34】对该患者最可能的诊断是
A. 食管灼伤狭窄　　B. 食管癌　　C. 食管平滑肌瘤　　D. 贲门失弛缓症　　E. 食管憩室

【例35】首选检查方法是
A. 胸部CT　　B. 食管超声波检查　　C. 食管拉网　　D. 食管镜检查活检　　E. 胸部MRI

【例36】食管吞钡X线片描述下列哪项是错误的
A. 食管呈鸟嘴样改变　　B. 食管充盈缺损　　C. 食管管壁僵硬　　D. 龛影　　E. 食管黏膜断裂

六、治　疗

手术治疗	①手术是治疗食管癌的首选方法。 ②切除范围：肿瘤完全切除、淋巴结清扫；食管下段癌吻合口在主动脉弓上，食管中段或上段癌则应吻合在颈部。 ③晚期食管癌无法切除，为改善生活质量，可行胃造瘘术
放射治疗	①单纯放射治疗：多用于颈段、胸上段的食管癌；②术前或术后放疗
化疗	化疗与手术和放疗相结合
内镜治疗	①早期食管癌：内镜下黏膜切除术和内镜下消融术； ②进展期食管癌：单纯扩张、食管内支架放置术、内镜下癌肿消融术

例 37～39 共用题干

男性，62 岁。近 2 月来常有吞咽困难，伴隐痛，可进半流质饮食，自感体力不支，逐渐消瘦。

【例 37】该患者首选考虑的诊断是
A. 食管炎　　　B. 食管憩室　　　C. 食管癌　　　D. 食管平滑肌瘤　　　E. 贲门失弛缓症

【例 38】对诊断最有价值的检查是
A. 胸部 X 线片　B. 食管吞钡　C. 食管拉网　D. 纤维食管镜＋活检　E. 纵隔 CT

【例 39】经检查见食管病变位于主动脉弓到肺下静脉平面，该部位是食管解剖分段的
A. 颈段　　　B. 胸上段　　　C. 胸中段　　　D. 胸下段　　　E. 腹段

【例 40】男性，70 岁。吞咽困难 3 个月。食管钡餐：中段有 3 cm 的不规则食管充盈缺损，取活体组织病理诊断为鳞癌。心电图有 ST 下降，T 波倒置。肺功能：严重障碍。治疗方法是
A. 药物疗法　　B. 根治性手术治疗　　C. 姑息性手术　　D. 放射治疗　　E. 胃造瘘术

【例 41】男，75 岁。进行性吞咽困难 3 月余，目前能进半流食。胃镜检查：食管距门齿 20 cm 处发现一长约 6 cm 菜花样肿物，病理报告为鳞状细胞癌。其最佳治疗方法为
A. 食管癌根治术　　B. 姑息性食管癌切除术　　C. 化疗　　D. 胃造瘘术　　E. 放疗

▶ 参考答案如下，详细答案参见 2019 版《国家临床执业及助理医师资格考试精选真题考点精析》。

1. A	2. C	3. E	4. D	5. E
6. B	7. A	8. C	9. C	10. D
11. D	12. D	13. C	14. A	15. B
16. A	17. A	18. B	19. C	20. C
21. A	22. D	23. C	24. D	25. E
26. B	27. A	28. C	29. C	30. D
31. E	32. C	33. C	34. B	35. C
36. A	37. C	38. D	39. C	40. D
41. B	—	—	—	—

昭昭老师提示：
关注官方微信，获得第一手考试资料。

第 2 章　胃、十二指肠疾病

▶ **2019 考试大纲**

①胃、十二指肠解剖、生理；②急性胃炎；③慢性胃炎；④功能性消化不良；⑤消化性溃疡；⑥胃癌。

▶ **考纲解析**

近 20 年的医师考试中，本章的考试重点是胃、十二指肠疾病的诊断、表现、检查和治疗，执业医师每年考查分数为 2～3 分，助理医师每年考查分数为 0 分。

第 1 节　急性胃炎

一、概　述

急性胃炎也称糜烂性胃炎、出血性胃炎、急性胃黏膜病变，在胃镜下见黏膜糜烂和出血。组织学上通常可见胃黏膜急性炎症。有些急性胃炎仅伴有很轻、甚至不伴有炎症细胞浸润，而以上皮和微血管的异常改变

为主。

二、病　因

1. 应激　如严重创伤、手术、多器官功能衰竭、败血症、精神紧张等，可导致胃黏膜微循环障碍、缺氧，黏膜分泌减少，局部前列腺素合成不足，屏障功能损害；也可增加胃酸分泌，导致大量氢离子反渗，损伤血管和黏膜，引起糜烂和出血。烧伤所致者称为 Curling 溃疡；中枢神经系统病变可引起 Cushing 溃疡。

2. 药物　非甾体类抗炎药物（NSAIDs），如阿司匹林、对乙酰氨基酚等，以及非特异性环氧合酶（COX）抑制剂。COX 是花生四烯酸代谢的限速酶，有两种异构体，分别为结构型 COX-1 和诱生型 COX-2。非特异性 COX 抑制剂旨在抑制 COX-2，从而减少炎症反应，但因特异性差，同时也抑制了 COX-1，导致维持黏膜正常的前列腺素 E 不足，黏膜修复障碍，出现糜烂和出血，多见于胃窦和球部，也可见于全胃。

3. 乙醇　具有的亲脂性和溶脂性能，可导致胃黏膜糜烂及黏膜出血。

4. 创伤和物理因素　放置鼻胃管、剧烈恶心或干呕、胃内异物、食管裂孔疝等微创手术以及大剂量放射线照射均可导致胃黏膜糜烂甚至溃疡。

5. 十二指肠-胃反流　胆汁、肠液、胰液反流入胃，其中的胆汁酸和溶血卵磷脂可以损伤胃黏膜上皮细胞，导致糜烂和出血。

6. 胃黏膜血液循环障碍　门脉高压导致胃底静脉曲张，不能及时清除代谢产物，胃黏膜常有渗血及糜烂，称为门脉高压性胃病。胃动脉治疗性栓塞后的局部区域、一些罕见疾病伴随的胃黏膜血管炎均可使胃黏膜缺血，从而导致糜烂或出血。

【例1】非甾体抗炎药引起急性胃炎的主要机制是
A. 激活磷脂酶 A　　　　B. 抑制前弹性蛋白酶　　　　C. 抑制前列腺素合成
D. 促进胃泌素合成　　　E. 抑制脂肪酶

【例2】急性糜烂出血性胃炎的常见病因不包括
A. 非甾体抗炎药　B. 脑外伤　C. 乙醇　D. 幽门螺杆菌感染　E. 严重烧伤

三、临床表现

1. 一般表现　常有上腹痛、腹胀、恶心、呕吐和食欲缺乏等，重者可出现呕血、黑便、脱水、酸中毒或休克；轻症者可无症状，仅在胃镜检查时发现。

2. 特殊表现　门静脉高压性胃病应有门静脉高压或慢性肝病的症状和体征。

【例3】急性胃炎的临床表现不包括
A. 黄疸　　B. 消化道出血　　C. 呕吐　　D. 上腹痛　　E. 恶心

四、诊　断

1. 首选检查　确诊有赖于急诊胃镜检查，一般应在出血后 24～48 小时内进行。

2. 注意事项　腐蚀性胃炎急性期，禁忌行胃镜检查。

【例4】男，25岁。大量饮酒后腹痛2天，伴反酸嗳气。最具诊断意义的检查项目是
A. 腹部 B 超　B. 消化道钡餐　C. 胃镜检查　D. 大便隐血试验　E. 胃液分析

【例5】男，42岁。近日来因服吲哚美辛数片后觉胃痛，今晨呕咖啡样胃内容物 200 mL 来诊。既往无胃病史。首选的检查是
A. 血清胃泌素测定　B. B 型超声检查　C. X 线胃肠钡餐　D. 急诊胃镜检查　E. 胃液分析

【例6】确诊急性糜烂性胃炎首选的检查方法是
A. 便潜血试验　B. 胃液分析　C. 胃 X 线钡餐　D. 胃镜　E. B 超

【例7】下列物品中毒抢救时，禁忌洗胃的是
A. 杀鼠剂　　B. 浓硫酸　　C. 有机磷农药　　D. 安眠药　　E. 阿托品

五、治　疗

1. 病因治疗　停用不必要的 NSAIDs。严重创伤、烧伤、大手术和重要器官衰竭需要长期服用阿司匹林或氯吡格雷等药。最有效的药物：质子泵抑制剂即奥美拉唑。

2. 骨关节疾病患者　可用选择性 COX-2 抑制剂，如塞来昔布、美洛昔康等进行抗感染治疗，减少对 COX-1 的抑制。

3. 高血压胃病患者　可给予质子泵抑制剂（PPI），严重者可考虑血管介入治疗。

第2节 慢性胃炎

慢性胃炎是由各种病因引起的胃黏膜慢性炎症。胃黏膜呈非糜烂性的炎性改变,如黏膜色泽不均、颗粒状增殖及黏膜皱襞异常等;组织学的特点有显著炎症细胞浸润、上皮增殖异常、胃腺萎缩及瘢痕形成等。

一、病因和机制

1. 病因

(昭昭老师速记:感染、反流、免疫、年龄——"反""感"别人谈我的"年龄"和"免疫"学)

幽门螺旋杆菌(Hp)	Hp感染是导致慢性胃炎最主要的因素
十二指肠-胃反流	长期反流可导致胃黏膜慢性炎症
自身免疫	①体腺壁细胞除分泌盐酸外,还分泌一种黏蛋白,称为内因子,能与食物中的维生素B_{12}(外因子)结合形成复合物,使后者不被酶消化,在到达回肠后得以吸收。 ②当体内出现针对壁细胞或内因子的自身抗体时,自身免疫性炎症反应导致壁细胞总数减少、泌酸腺体减少;内因子减少可导致维生素B_{12}吸收不良,出现巨幼细胞贫血,称为恶性贫血
年龄因素和胃黏膜营养因子缺乏	①老年人胃局部血管因素可使黏膜营养不良、分泌功能下降和屏障功能降低,可视为胃黏膜退行性改变; ②长期消化吸收不良、食物单一、营养缺乏均可使胃黏膜修复再生功能降低,炎症慢性化,上皮增殖异常及胃腺萎缩

2. Hp的致病机制

鞭毛	①Hp依靠其鞭毛穿过黏液层,定居于黏液层与胃窦黏膜上皮细胞表面,一般不侵入胃腺和固有层内; (昭昭老师提示:鞭毛好比是Hp的两只手,牢牢抓住胃壁不放松) ②一方面避免了胃酸的杀菌作用,另一方面难以被机体的免疫机能清除
产生尿素酶和氨(NH_3)	Hp产生的尿素酶可分解尿素,产生的氨可中和反渗入黏液内的胃酸,形成有利于Hp定居和繁殖的局部微环境,使感染慢性化
细胞损伤	凭借其产生的氨及空泡毒素A(VacA)导致细胞损伤
炎症反应	分泌的细胞毒素相关基因(cagA)蛋白能引起强烈的炎症反应
免疫反应	菌体细胞壁LewisX、LewisY抗原引起自身免疫反应

【例8】与慢性胃炎和消化性溃疡有密切关系的病原菌为
A. 空肠弯曲菌 B. 幽门螺杆菌 C. 胎儿弯曲菌 D. 鼠伤寒沙门菌 E. 副溶血性弧菌

【例9】在我国,大多数慢性胃炎的主要病因为
A. 药物 B. 食物 C. 胆汁反流 D. 幽门螺杆菌 E. 物理因素

【例10】我国慢性活动性胃炎最主要的病因是
A. 药物 B. Hp C. 胆汁 D. 自身免疫 E. 物理因素

【例11】慢性胃炎最主要的病因是
A. 刺激性食物 B. 化学损伤 C. 幽门螺杆菌感染 D. 药物损伤 E. 物理损伤

二、临床表现及体征

1. 临床表现 慢性胃炎一般症状较轻,表现为上腹胀痛不适、早饱、嗳气、恶心等消化不良反应。

2. 体征 多不明显,有时上腹轻度压痛。恶性贫血常有全身衰弱、疲软,可出现明显的厌食、体重减少、贫血,一般消化道症状较少。

三、分型及特点

1. 分型

慢性浅表性胃炎	胃炎的黏膜呈红黄相间,或黏膜皱襞肿胀增粗
慢性萎缩性胃炎	黏膜颜色变淡,皱襞变细而平坦,黏液减少,黏膜变薄
慢性特殊性胃炎	腐蚀性胃炎、感染性胃炎、克罗恩病、嗜酸性粒细胞性胃炎

2. 慢性萎缩性胃炎的进一步分型

(昭昭老师提示:两种胃炎,医师考试侧重于考 A 型胃炎,病变在胃体,导致壁细胞减少,进而盐酸和内因子减少,导致胃酸缺乏及巨幼红细胞贫血。做题技巧:看见 MCV>100 fL 就是巨幼红细胞贫血,就是 A 型胃炎。)

	A 型胃炎	B 型胃炎
别称	自身免疫性胃炎,慢性胃体炎	慢性多灶萎缩性胃炎,慢性胃窦炎
部位	胃体	胃窦
病因	多由自身免疫性反应引起	幽门螺杆菌感染(90%)
贫血	常伴有,甚至出现恶性贫血	无
胃酸	↓↓(明显减少)	正常或偏低
胃泌素	↑↑(明显增多)	正常或偏低

【例 12】B 型胃炎主要由下列哪个原因引起?
A. 幽门螺杆菌感染　B. 胆汁反流　　　C. 消炎药物　　　D. 吸烟　　　E. 酒癖

【例 13】血清壁细胞抗体阳性多见于哪种疾病?
A. 慢性萎缩性胃体胃炎　B. 慢性萎缩性胃窦胃炎　C. 胃溃疡　D. 胃癌　E. 急性糜烂性胃炎

【例 14】重度萎缩性胃体胃炎患者表现为
A. 胃酸明显减少　B. 胃酸明显增高　C. 胃酸轻度增高　D. 胃酸轻度减少　E. 胃酸正常或减少

【例 15】萎缩性胃窦胃炎患者表现为
A. 胃酸明显减少　B. 胃酸明显增高　C. 胃酸轻度升高　D. 胃酸轻度减少　E. 胃酸正常或减少

【例 16】关于慢性胃窦胃炎,错误的是
A. 引起恶性贫血　　　　　　B. 消化道症状多见　　　　　　C. 可同时存在溃疡
D. 血清壁细胞抗体多为阴性　E. 常有幽门螺杆菌感染

例 17~19 共用题干

女,58 岁。上腹不适,食欲缺乏 3 年。上腹部轻压痛。Hb 88 g/L,MCV115fl。胃镜检查示胃体皱襞稀疏,黏膜血管透见。

【例 17】应首先考虑的诊断是
A. Menetrier 病　B. 慢性萎缩性胃炎　C. 胃癌　D. 慢性淋巴性胃炎　E. 慢性浅表性胃炎

【例 18】对诊断最有意义的辅助检查是
A. 血癌胚抗原　　　　　　B. 血胃蛋白酶原　　　　　　C. 血抗线粒体抗体 M2 亚型
D. 血壁细胞抗体　　　　　E. 血胃泌素

【例 19】该患者发生贫血最可能的机制是
A. 铁利用障碍　B. 慢性消化道失血　C. 蛋白质吸收障碍　D. 维生素 C 缺乏　E. 内因子缺乏

【例 20】最有助于自身免疫性胃炎诊断的实验室检查是
A. 血清壁细胞抗体检测　　　B. 血清促胃液素测定　　　C. 血清胃蛋白酶原定量
D. 胃液中胃酸测定　　　　　E. 胃液中蛋白酶定量

四、实验室检查

1. 胃镜及活组织检查　最可靠的诊断方法。

(1)胃镜下肉眼改变。

慢性非萎缩性胃炎	黏膜呈红黄相间,或黏膜皱襞肿胀增粗
慢性萎缩性胃炎	黏膜色泽变淡,皱襞变细而平坦,可呈苍白或灰白色,红白相间,以白为主,黏液减少,黏膜变薄,黏膜下血管透见

(2)胃镜下病例组织改变。

炎症	①慢性期:以淋巴细胞、浆细胞为主,初期位于黏膜浅层; ②急性发作期:以中性粒细胞为主
化生	①肠上皮化生:以杯状细胞为特征的肠腺替代了胃固有腺体; ②假幽门腺化生:泌酸腺的颈黏液细胞增生,形成幽门样腺体

续表

萎缩	腺体破坏、数量减少、固有层纤维化,黏膜变薄
异型增生	又称不典型增生,是细胞在再生过程中过度增生和分化缺失,增生的上皮细胞拥挤、有分层现象,核增大失去极性,有丝分裂象增多,腺体结构紊乱

2. 幽门螺杆菌检测

(1) 侵入性方法

活组织 Hp 培养	诊断 Hp 感染的"金标准",但是仅用于科研
黏膜组织染色	阳性初步判定胃黏膜中有 Hp,但需其他方法证实
尿素酶快速试验	为侵入性的首选检查方法,此法检测 Hp 阳性率高,阳性者表示胃黏膜中有 Hp

(2) 非侵入性方法 ^{13,14}C 尿素呼气试验:阳性表示目前有 Hp 感染,结果准确,是临床确诊及术后复查首选的检查方法。

(3) 血清 Hp 抗体测定 阳性表明受试者感染过 Hp,但不表示目前仍有 Hp 存在,最适合于流行病学调查。

(4) 粪便 Hp 抗原检测 仅提示胃肠道内有无 Hp 存在,临床价值不大。

3. 血清抗壁细胞抗体、内因子抗体及维生素 B_{12} 水平测定有助于诊断自身免疫性胃炎。

【例 21】慢性胃炎活动期判定依据是
A. 胃黏膜糜烂　　　　　　　　B. 胃黏膜出血　　　　　　　　C. 胃黏膜中性粒细胞增多
D. 胃黏膜主要有淋巴细胞、浆细胞浸润　　E. 胃黏膜有过形成

例 22～23 共用题干

男性,62 岁。反复不规律上腹部胀痛 2 年,无明显消瘦。胃镜诊断为萎缩性胃炎。

【例 22】判断该患者炎症活动的客观依据是
A. 胃黏膜肠上皮化生　　　　　B. 胃黏膜出血　　　　　　　　C. 胃黏膜内中性粒细胞增多
D. 胃黏膜中增多的主要是淋巴细胞　　E. 胃黏膜纤维组织增生

【例 23】该患者如考虑为 A 型胃炎,正确的是
A. 壁细胞抗体阴性　　　　　　B. 胃酸升高　　　　　　　　　C. 不出现厌食,体重下降
D. 不出现恶性贫血　　　　　　E. 主要位于胃体部

【例 24】男,62 岁。反复上腹痛 7 年余,加重 1 个月,伴乏力。查体:结膜苍白,上腹部轻压痛。下列检查中,对明确诊断及指导治疗最有价值的是
A. X 线上消化道造影　　B. 胃镜及活检　　C. 腹部 B 型超声　　D. 腹部 CT　　E. 血清肿瘤标志物

【例 25】女性,37 岁。上腹痛 1 年,疼痛发作与情绪、饮食有关。查体:上腹部轻压痛。胃镜:胃窦皱襞平坦,透见黏膜下血管分布。此病例可诊断为
A. 消化性溃疡　　B. 胃黏膜脱垂症　　C. 慢性非萎缩性胃炎　　D. 胃癌　　E. 慢性萎缩性胃炎

五、治　疗

1. 病因治疗

根除幽门螺杆菌	①常用的方法是联合用药,PPI 或胶体铋＋两种抗生素(三联疗法)或 PPI＋胶体铋＋两种抗生素(四联疗法)。 ②PPI＋克拉霉素＋阿莫西林(甲硝唑)效果最好。 ③一般疗程是 7～14 天;国内多采用 7 天疗程 (昭昭老师提示:不管使用几联疗法,必须包含两种抗生素(克拉霉素、阿莫西林、甲硝唑,任选其二)。昭昭老师速记方法:奥克斯空调和格力空调竞争"甲"名,失败了,惨叫一声"啊",即"奥克甲→奥克阿"。不管"3""7"二十一,只能这样)
十二指肠-胃反流	使用助消化、改善胃动力等药物
自身免疫	可考虑使用糖皮质激素
胃黏膜营养因子缺乏	补充复合维生素等,改善胃肠营养

2. 癌前状态处理

胃黏膜重度炎症、肠化生、萎缩及异型增生	选择性COX-2抑制剂塞来昔布;有一定逆转作用
药物不能逆转的局灶性中、重度不典型增生(高级上皮内瘤变)	胃镜下行黏膜剥离术,并应视病情定期随访
药物不能逆转的灶性重度不典型增生伴有局部淋巴结肿大	考虑手术治疗
胃黏膜之肠化和不典型增生	β胡萝卜素、维生素C、维生素E、叶酸等抗氧化维生素,以及锌、硒等微量元素可助其逆转

【例26】慢性胃炎Hp阳性应选择的治疗方法
  A. 铋剂+两种抗生素   B. 铋剂+细沙必利   C. 铋剂+硫酸铝
  D. 铋剂+稀盐酸   E. 铋剂+蛋白酶+西沙必利

【例27】男,45岁。间断上腹部不适1年。经检查诊断为"慢性胃炎并幽门螺杆菌感染"。医生建议其服用奥美拉唑20 mg、阿莫西林1.0 g、克拉霉素0.5 g,均每日两次。上述药物的服用疗程应为
  A. 1~2天   B. 3~5天   C. 7~14天   D. 15~20天   E. >30天

【例28】男,45岁,间断性上腹痛、腹胀伴嗳气8年。胃镜检查:胃窦黏膜粗糙,以白为主。黏膜活检病理提示慢性萎缩性胃炎伴中至重度肠上皮化生,快速尿素酶试验阳性。该患者首先应采取的治疗是
  A. 应用质子泵抑制剂   B. 应用促胃肠动力药   C. 抗幽门螺杆菌治疗
  D. 应用抗酸剂   E. 近期胃镜下黏膜切除术

【例29】男性,37岁。上腹隐痛1年余。近半年来厌食,消瘦、乏力。先后3次胃镜检查均显示胃体部大弯侧黏膜苍白,活检黏膜为中度不典型增生。对该患者的最佳治疗方法是
  A. 补充微量元素锌、硒   B. 口服胃蛋白酶合剂   C. 口服米索前列醇
  D. 补液、加强支持疗法   E. 胃镜随访,视病情是否进展

【例30】男性,41岁。上腹痛3年余。胃镜检查显示胃小弯侧黏膜苍白,活检黏膜为重度不典型增生。对该患者的最佳治疗方法是
  A. 胃镜下黏膜剥离术   B. 口服胃蛋白酶合剂   C. 口服奥美拉唑
  D. 补液、加强支持疗法   E. 胃镜随访

第3节 功能性消化不良

一、概 述
功能性消化不良是指起源于胃、十二指肠区域的一种或多种消化不良症状,而缺乏可以解释这些症状的结构性疾病或生化异常。主要的病理生理机制是胃的运动和感觉异常,精神心理因素在该病的病生理机制中起重要作用。

二、临床表现
功能性消化不良的主要症状是上腹部疼痛、上腹部烧灼感、餐后饱胀或早饱。

三、诊 断
1. 表 现 上腹部疼痛、烧灼感,餐后饱胀或早饱,病程6个月以上,累计发作时间12周以上。上述症状排便后不能缓解(排除症状由肠易激引起)。
2. 检 查 常规检查未发现能够解释症状的器质性疾病。

四、鉴别诊断
1. 胃食管反流病 胃镜及24小时食管pH监测可明确。
2. 肠易激综合征 腹痛可发生于腹部任何部位,多于排便后缓解。

五、治 疗
对症治疗,按照综合治疗和个体化治疗的原则。

第4节 消化性溃疡

消化性溃疡病主要指发生在胃和十二指肠的慢性溃疡,亦可发生于食管下段、胃空肠吻合口周围及含有异位胃黏膜的美克尔(Meckel)憩室。这些溃疡的形成与胃酸和胃蛋白酶的消化作用有关,故称消化性溃疡。

近年研究发现溃疡的形成与幽门螺杆菌(Hp)的存在有关。本病绝大多数(95%以上)位于胃和十二指肠,故又称胃十二指肠溃疡。十二指肠溃疡较胃溃疡多见,以青壮年多发,男多于女,儿童亦可发病,老年患者所占比例亦逐年增加。

一、病因和机制

(昭昭老师提示:胃溃疡的发病机制主要以黏膜屏障功能降低为主,十二指肠球部溃疡发病则以高胃酸分泌起主导作用。)

幽门螺杆菌感染	①最主要的发病机制; ②十二指肠溃疡患者Hp感染率高达90%~100%,胃溃疡则为80%~90%
胃酸和胃蛋白酶	①在导致各类胃炎的病因持续作用下,黏膜糜烂可进展为溃疡; ②消化性溃疡发病的主要机制是胃酸、胃蛋白酶的侵袭作用与黏膜的防御能力间失去平衡,胃酸对黏膜产生自我消化
药物	①长期服用NSAIDs(非甾体抗炎药)、糖皮质激素、氯吡格雷、化疗药物、双磷酸盐、西罗莫司等,此类药物引起的多为胃溃疡; (昭昭老师速记:"西罗"用"糖""磷""抗炎药"来"化疗",在整理重点掌握NSAIDs,如:扶他林、布洛芬、消炎痛、保泰松、氨基水杨酸等都属于NSAIDs) ②所有药物中,NSAIDs是导致胃黏膜损伤的最常见药物,米索前列醇是一种人工合成的前列腺素衍生物,进入血液后与胃壁细胞的前列腺素受体结合可抑制胃酸分泌,增加胃十二指肠黏膜黏液和碳酸氢盐的分泌,增加黏膜血流量,是对抗NSAIDs的副作用的首选药物
遗传易感性	部分消化性溃疡患者有该病的家族史,提示可能存在遗传易感性
胃排空障碍	十二指肠-胃反流可导致胃黏膜损伤、胃排空延迟,食糜停留过久可持续刺激胃窦G细胞,使之不断分泌促胃液素
其他病因	应激、吸烟、长期精神紧张、进食无规律等是消化性溃疡的常见诱因

【例31】胃酸分泌增多较明显的疾病是
A. 慢性浅表性胃炎   B. 十二指肠溃疡   C. 慢性萎缩性胃炎   D. 反流性食管炎   E. 胃溃疡

【例32】消化性溃疡发生的决定因素是
A. 胃蛋白酶   B. 胆盐   C. 乙醇   D. 胃酸   E. 非甾体类药物

二、临床表现

1. 特点 慢性、周期性上腹痛,且有一定的节律性。(昭昭老师提示:胃癌是没有节律的)

2. 疼痛节律性

胃溃疡(GU)	餐后痛(多在餐后30 min);进食→疼痛→缓解 (昭昭老师速记:胃食管反流病发生在餐后1小时左右)
十二指肠溃疡(DU)	饥饿痛(多在夜间和晚上);疼痛→进食→缓解

3. 胃、十二指肠溃疡的区别

	胃溃疡	十二指肠溃疡
发生率	少见	多见(精神紧张会加重)
年龄	中老年	青壮年
好发部位	胃窦小弯侧和胃角	球部
表现	餐后痛	饥饿痛
癌变	会癌变	不癌变

【例33】胃溃疡常好发于
A. 贲门部   B. 胃底部   C. 胃大弯   D. 胃小弯   E. 胃体后壁

【例34】男,53岁。上腹胀痛10余年,多于饭后约30分钟加重。半年来上腹痛加重,伴反酸,间断呕吐胃内容物。吸烟15年。饮白酒10年,每日约半斤。患者的病变最可能位于
A. 十二指肠球部   B. 胃窦   C. 胃体   D. 贲门   E. 胃底

【例35】关于胃溃疡,不正确的是

A. 多发生于慢性萎缩性胃炎基础上　　B. 好发于胃体大弯侧　　C. 与口服非甾体抗炎药有密切关系
D. 根除幽门螺杆菌可降低复发率　　E. 可发生癌变

【例36】女性，35岁。2个月来每于饭前上腹痛，进食缓解，反酸。钡餐：十二指肠球部变形，局部压痛。最可能的诊断是
A. 胃溃疡　　B. 十二指肠溃疡　　C. 慢性胃炎　　D. 复合型溃疡　　E. 巨大溃疡

例37~38 共用题干

男性，56岁，反复上腹疼痛，多在餐后很快发作，不易用酸剂控制，每次发作时频繁呕吐。

【例37】最可能的诊断是
A. 胃角溃疡　　B. 十二指肠球部溃疡　　C. 十二指肠球后溃疡　　D. 幽门管溃疡　　E. 胃体溃疡

【例38】最常用的治疗方法
A. 手术　　B. 制酸治疗　　C. 抗生素治疗　　D. 铋剂　　E. 联合治疗

例39~41 共用题干

男，38岁，腹痛、反酸9年。1周来症状加重，并出现夜间痛，进食能部分缓解。

【例39】诊断首先考虑
A. 胃癌　　B. 肠易激综合征　　C. 慢性胃炎　　D. 十二指肠球部溃疡　　E. 胃溃疡并幽门梗阻

【例40】最有助于明确诊断的检查是
A. 胃液分析　　B. 胃肠钡餐　　C. 胃镜　　D. 结肠镜　　E. 腹部B超

【例41】最佳的治疗方案是
A. 手术治疗　　B. 胃黏膜保护剂＋抗生素　　C. 胃黏膜保护剂＋铋剂
D. 质子泵抑制剂＋抗生素＋铋剂　　E. 质子泵抑制剂

【例42】十二指肠球部溃疡的腹痛规律是
A. 无明显规律性　　B. 疼痛—排便—加重　　C. 进食—疼痛—缓解
D. 疼痛—进食—缓解　　E. 疼痛—排便—缓解

4. 特殊溃疡

复合溃疡	指胃和十二指肠均有活动性溃疡，多见于男性，幽门梗阻发生率较高
幽门管溃疡	餐后很快发生疼痛，早期出现呕吐，易出现幽门梗阻、出血和穿孔等并发症
球后溃疡	①指发生在十二指肠降段、水平段的溃疡，多位于十二指肠降段的初始部及乳头附近，溃疡多在后内侧壁，可穿透入胰腺； ②疼痛可向右上腹及背部放射，易出血，严重的炎症反应可导致胆总管引流障碍，出现梗阻性黄疸或引发急
巨大溃疡	①指直径>2 cm的溃疡，常有NSAIDs服用史，多见于老年患者； ②巨大十二指肠球部溃疡常位于后壁，易发展为穿透性，周围有大的炎性团块，疼痛剧烈而顽固，多放射至背部
老年人溃疡	临床表现多不典型，常无症状或症状不明显，疼痛多无规律，较易出现体重减轻和贫血
儿童期溃疡	①主要发生于学龄儿童，发生率低于成人； ②患儿腹痛多在脐周，时出现呕吐，可能与幽门、十二指肠水肿和痉挛有关；随着年龄增长，溃疡的表现与成年人相近
无症状溃疡	一些患者无腹痛或消化不良症状，常以上消化道出血、穿孔等并发症为首发症状，可见于任何年龄，以长期服用NSAIDs患者及老年人多见
难治性溃疡	经正规抗溃疡治疗仍未愈合的溃疡

三、并发症

1. 出血

（1）出血部位及特点　出血是消化性溃疡最常见的并发症，出血的部位是胃窦小弯侧及十二指肠球部，特别是球部后壁。（昭昭老师速记：十二指肠后壁爱出血，前壁爱穿孔，速记为：有"钱"爱"穿"；走"后"门，需要大"出血"）

（2）出血量和表现。

出血量	临床表现	昭昭老师速记
5~10 mL	便潜血(+)	"无"人"潜"伏
50~100 mL	黑粪	视"50元""100元""金钱如"粪"土
250~300 mL	呕血	这个"250"气的我直"呕血"
600 mL	神志不清	"六""神"无主
800~1 000 mL	休克	"一""休"哥

(3) 治疗。

药物治疗	首选药物：奥美拉唑；如果药物治疗无效选胃镜下止血
手术治疗的适应证	①经积极非手术治疗无效者； ②短期内出现休克症状者，高龄患者伴有动脉硬化； ③地处偏远，无血库或血源者； ④经过非手术治疗出血停止，但短期内可能再次出血者； ⑤胃癌有可能癌变

【例43】男，38岁。突然呕血1天。呕吐物为血，混有食物，共呕吐4次，每次约100 mL，伴头晕。既往消化性溃疡病史6年。查体：P 110次/分，BP 100/70 mmHg，贫血貌，巩膜无黄染，腹平软，无压痛，未触及包块。腹水征(−)。临床确定出血部位应特别注意检查
  A. 贲门部和十二指肠前壁   B. 胃底部和十二指肠球后壁   C. 胃小弯和十二指肠后壁
  D. 幽门部和十二指肠前壁   E. 胃大弯和十二指肠侧壁

【例44】下列哪种消化性溃疡最易发生出血
  A. 十二指肠球部溃疡   B. 十二指肠球后部溃疡   C. 胃小弯溃疡
  D. 幽门管溃疡   E. 复合型溃疡

【例45】引起上消化道出血最常见的病因是
  A. 胃癌   B. 胃十二指肠溃疡   C. 肝硬化   D. 出血性胃炎   E. 胆道出血

【例46】消化性溃疡最常见的并发症是
  A. 穿孔   B. 出血   C. 幽门梗阻   D. 癌变   E. 瘘管形成

2. 穿孔 急性穿孔是消化性溃疡的常见并发症，十二指肠溃疡穿孔90%发生于球部前壁，胃溃疡穿孔60%发生于胃小弯。溃疡穿孔后酸性胃内容物流入腹腔，引起化学性腹膜炎。腹膜受到刺激后产生剧烈腹痛和渗出。6~8小时后，细菌开始繁殖，逐渐形成化脓性腹膜炎。

部位	出血的部位是胃窦小弯侧及十二指肠球部的前壁
表现	突发的上腹部剧烈疼痛，呈刀割样，迅速波及全腹
体征	压痛、反跳痛、肌紧张、肝浊音界消失(银标准)、肠鸣音减弱 (昭昭老师提示：注意老师经常在这里做文章，将消失说成扩大，将减弱说成活跃)
诊断	消化性溃疡穿孔=溃疡病史+突发剧烈腹痛+肝浊音界消失
检查	①最有价值检查：立位X线检查腹平片(金标准)； ②诊断性腹腔穿刺(钻石级标准)
治疗	①急性溃疡穿孔以穿孔修补术为主要手术方式； ②根治性手术可选胃大部切除术

【例47】消化性溃疡穿孔最常发生的部位是
  A. 胃底部   B. 胃大弯   C. 胃小弯   D. 十二指肠前壁   E. 十二指肠后壁

【例48】十二指肠球部前壁溃疡最常发生的并发症是
  A. 穿孔   B. 幽门梗阻   C. 胆囊炎   D. 胰腺炎   E. 出血

【例49】男性，28岁。上夜班时突发上腹部剧烈疼痛，30分钟后疼痛波及右下腹。查体：肝浊音界消失，上腹部腹肌紧张，右下腹有明显压痛及反跳痛。该患者最可能的诊断是
  A. 胃溃疡急性穿孔   B. 急性阑尾炎   C. 急性胆囊炎   D. 急性胰腺炎   E. 急性小肠梗阻

【例50】男，32岁。腹部疼痛2小时。晨起突然腹痛难忍，呈刀割样，从上腹部开始，很快扩散至全腹。既

往有十二指肠溃疡病史4年。查体:P 89次/分,BP 120/85 mmHg。面色苍白,表情痛苦,不敢深呼吸,板状腹,全腹压痛。最可能的诊断是

  A. 急性胰腺炎   B. 急性胆囊炎   C. 急性化脓性梗阻性胆管炎
  D. 急性阑尾炎   E. 上消化道穿孔

【例51】诊断消化性溃疡穿孔最有价值的临床表现是
  A. 突发上腹剧痛   B. 腹式呼吸消失   C. 上腹部压痛明显   D. 上腹部有反跳痛   E. 肝浊音界消失

【例52】男性,40岁。6小时前发生十二指肠壶腹部(球部)溃疡前壁穿孔。以下症状及体征中,不应出现的是
  A. 全腹压痛及肌紧张   B. 肠鸣音亢进   C. 肝浊音界消失
  D. 呼吸浅快,腹肌呈板样   E. 发热及白细胞计数上升

【例53】溃疡病穿孔后,最早出现的体征是
  A. 脉搏增快   B. 高热   C. 血压升高   D. 腹强直   E. 膈下游离气体

【例54】男,35岁,晚餐进食较多,餐后突然出现上腹刀割样疼痛迅速波及全腹,不敢直立行走,2小时后急诊求治。查体:痛苦面容,腹式呼吸消失,腹膜刺激征(+),肝浊音界消失,肠鸣音消失。该患者最有可能的诊断是
  A. 阑尾炎穿孔   B. 急性肠梗阻穿孔   C. 胃十二指肠溃疡穿孔
  D. 胆囊穿孔   E. 急性胰腺炎

【例55】男性,30岁。突发上腹剧痛2小时,怀疑消化道穿孔,无休克表现。为进一步明确诊断,首选检查方法是
  A. 腹腔诊断性穿刺   B. 立位腹部X线平片   C. CT检查   D. B超检查   E. X线胃肠钡餐检查

例56~57共用题干

女性,32岁。胃溃疡3年,今突上腹剧痛,面色苍白,大汗。查体:全腹压痛,腹肌紧张,疑穿孔。

【例56】胃溃疡穿孔在哪一部位多见
  A. 胃大弯   B. 胃小弯   C. 胃体   D. 胃窦   E. 胃底部

【例57】急性穿孔诊断后几小时内手术治疗效果最好
  A. 48小时   B. 12小时   C. 24小时   D. 8小时   E. 10小时

【例58】采取非手术方法治疗急性消化性溃疡穿孔,错误的处理措施是
  A. 静脉输液、营养支持   B. 胃肠减压   C. 应用糖皮质激素
  D. 静脉应用质子泵抑制剂   E. 静脉应用抗生素

例59~62共用题干

男,32岁。突发上腹剧痛2小时,蔓延至右下腹及全腹。既往有"胃痛"病史10余年,未诊治。查体:板状腹,压痛、反跳痛(+),肝浊音界消失。

【例59】初步诊断应首先考虑
  A. 绞窄性肠梗阻   B. 急性阑尾炎合并穿孔   C. 急性出血坏死性胰腺炎
  D. 急性胆囊炎合并穿孔   E. 胃十二指肠溃疡急性穿孔

【例60】首选的检查方法是
  A. 血生化   B. 立位腹部X线平片   C. 血淀粉酶   D. 腹部B超   E. 腹部CT

【例61】决定是否手术治疗,术前最长的观察治疗时间(指上腹剧痛后)是
  A. 6~8小时   B. 14~16小时   C. 10~12小时   D. 1~2小时   E. 3~5小时

【例62】非手术治疗中最重要的措施是
  A. 止痛   B. 胃肠减压   C. 抗生素治疗   D. 洗胃   E. 低压灌肠

3. 梗阻 胃十二指肠溃疡瘢痕性幽门梗阻见于胃幽门、幽门管或十二指肠球部溃疡反复发作,形成瘢痕狭窄,通常伴幽门痉挛和水肿。瘢痕性幽门梗阻需手术治疗,为手术治疗的绝对适应证。

	特点	昭昭老师速记
诊断	瘢痕性幽门梗阻=溃疡病史+反复呕吐大量宿食不含胆汁+振水音	注意不是移动性浊音,出题老师经常将这里改为移动性浊音,移动性浊音见于大量腹水

续表

	特　点	昭昭老师速记
检查	①最有价值检查:胃镜; ②电解质紊乱:低钾低氯碱中毒; ③X线钡餐:24 h仍有钡剂残留	①上消化道疾病所有首选检查是胃镜; ②K^+、Cl^-丢失,导致低钾低氯,酸H^+丢失,导致碱中毒
治疗	①手术绝对适应证; ②术前用高渗盐水洗胃,减轻胃壁水肿	高渗盐水吸取胃壁水肿的水分,减轻胃壁水肿

【例63】幽门梗阻的典型特征是
　A. 剧烈上腹痛　　B. 呕吐宿食　　C. 停止排便排气　　D. 空腹时呕吐更为严重　　E. 喷射性呕吐

【例64】诊断消化性溃疡并发幽门梗阻最有价值的临床表现是
　A. 进餐后上腹部饱胀不适　　　　　　B. 呕吐物量大　　　　　　C. 呕吐物内含大量宿食
　D. 呕吐物内无胆汁　　　　　　　　　E. 呕吐后症状可暂时缓解

【例65】诊断幽门梗阻最有价值的体征是
　A. 振水音阳性　　B. 肠鸣音亢进　　C. 上腹部膨隆　　D. 明显脱水　　E. 上腹部固定压痛

【例66】女性,45岁。反复上腹痛20年。近1周出现频繁呕吐,呕吐量大,呕吐物为宿食,不含胆汁。查体可见胃型,振水音阳性。最可能的诊断是
　A. 十二指肠憩室　　B. 幽门梗阻　　C. 十二指肠梗阻　　D. 小肠梗阻　　E. 食管裂孔疝

【例67】男性,56岁。幽门梗阻持续胃肠减压半月余。每日补10%葡萄糖2 800 mL,5%葡萄糖盐水1 500 mL,10%氯化钾30 mL,每日尿量1 500 mL。2天前出现全腹胀,无压痛及反跳痛,肠鸣音消失。最可能的原因是
　A. 低钠血症　　B. 低钾血症　　C. 低钙血症　　D. 低磷血症　　E. 低氯血症

【例68】男,28岁。反复上腹痛2年,为空腹及夜间发作。加重伴呕吐宿食1周。该患者可能存在的主要电解质紊乱是
　A. 高血钙　　B. 低血钾　　C. 低血镁　　D. 高血钾　　E. 高血钠

【例69】男,36岁。慢性上腹痛12年,上腹胀、呕吐宿食3天。该患者缺失最明显的电解质是
　A. 钾　　B. 钙　　C. 镁　　D. 磷　　E. 铜

【例70】胃十二指肠溃疡所致瘢痕性幽门梗阻的水、电解质代谢失调主要表现为
　A. 高钾高氯酸中毒　　B. 低钾低氯碱中毒　　C. 高钾高氯碱中毒　　D. 低钾低氯酸中毒　　E. 低钾高氯酸中毒

【例71】男,58岁。反复上腹痛20年。近2个月出现进食后腹胀,恶心,呕吐隔夜宿食,体重减轻15 kg。为明确诊断,应首选的检查方法是
　A. 腹部CT　　B. 腹部B型超声　　C. 立位腹部透视　　D. 胃镜　　E. 腹部ECT

【例72】下列各项中不能作为幽门梗阻诊断依据的是
　A. 上腹部胀痛　　B. 呕吐大量宿食　　C. 胃型和蠕动波　　D. 空腹振水音　　E. 代谢性酸中毒

例73~74共用题干
　男性,40岁。近5个月来上腹胀痛,反酸;近3个月来反复呕吐,呕吐物为酸性宿食。按幽门梗阻内科治疗5天后缓解。

【例73】幽门梗阻的原因可能为
　A. 黏膜炎症、水肿　　B. 溃疡愈合瘢痕形成　　C. 复合型溃疡　　D. 癌变　　E. 胃外压性梗阻

【例74】如内科治疗1周不见好转,应如何处理
　A. 继续胃肠减压,补液　　B. 手术治疗　　C. 抗酸治疗　　D. 抗生素治疗　　E. 口服胃黏膜保护剂

【例75】男,52岁。呕吐、消瘦10天。多于下午或晚间呕吐,量大,多为宿食,不含胆汁和酸水。查体:消瘦,上腹部膨隆,可见胃蠕动波,双肺未闻及干、湿啰音,有振水音。钡餐检查24小时后钡剂仍滞留在胃内。心电图:ST段延长,T波倒置。首选的术式是
　A. 迷走神经干切断+胃窦部切除术　　B. 胃空肠吻合术　　C. 胃大部切除术
　D. 高选择性迷走神经切断+胃引流术　　E. 选择性迷走神经切断+胃引流术

4. 癌变　少数GU可发生癌变,DU不会发生癌变。

【例76】胃溃疡最少见的并发症是

A. 癌变　　　　　B. 呕血　　　　　C. 幽门梗阻　　　　　D. 穿孔　　　　　E. 黑便

四、检　查

1. 胃镜检查　确诊消化性溃疡的首选检查方法,其目的在于:①确定有无病变、部位及分期;②鉴别良恶性;③评价治疗效果;④对合并出血者给予止血治疗。胃溃疡部分可发生恶变,良性与恶性胃溃疡的区别如下。

	良性胃溃疡	恶性胃溃疡
年龄	中青年居多	中年以上居多
溃疡大小	<2 cm	>2 cm
X线	①龛影壁光滑,位于胃腔轮廓之外; ②周围胃壁柔软,可呈星状集合征	①龛影边缘不清,位于胃腔轮廓之内; ②龛影周围胃壁僵硬,呈结节状,向溃疡集聚的皱襞有融合中断现象
内镜	①圆形或椭圆形,底部平滑; ②溃疡周围黏膜柔软,皱襞向溃疡集中	①形状不规则,底部凹凸不平,边缘结节隆起,污秽苔; ②溃疡周围因癌变浸润而增厚,可有糜烂出血

2. X线钡餐检查　为确诊消化性溃疡的次选检查方法。X线钡餐适宜于①胃镜禁忌者;②不愿接受胃镜检查者;③了解胃的运动情况。龛影是确诊消化性溃疡的直接征象,而局部压痛、十二指肠球部激惹和球部变形、胃大弯侧痉挛性切迹均为间接征象,仅提示有溃疡的可能。

3. Hp 检查　(见胃液章节)。

4. 胃液分析和血清胃泌素测定　怀疑有胃泌素瘤时鉴别使用。

5. 粪便隐血　了解溃疡有无合并出血。

【例77】确诊消化性溃疡的首选检查方法是
　A. 胃镜检查　　　　　B. 上消化道钡餐透视　　　　　C. CT仿真内窥镜
　D. MRI　　　　　E. 超声

【例78】作为幽门螺杆菌根除治疗后复查的首选方法是
　A. 胃组织学检查　B. 快速尿素酶试验　C. 幽门螺杆菌培养　D. ^{14}C尿素呼气试验　　E. 血清学检查

【例79】以下不能诊断幽门螺杆菌(Hp)感染的是
　A. 胃黏膜快速尿素酶试验阳性　　　　B. 胃黏膜Hp培养阳性　　　　C. ^{13}C尿素呼气试验阳性
　D. 血清Hp抗体阳性　　　　E. 粪便Hp抗原阳性

【例80】不能作为判断幽门螺杆菌根除的检验方法是
　A. 活组织幽门螺杆菌培养　　　　B. 组织学检查找幽门螺杆菌　　　　C. ^{13}C尿素呼气试验
　D. 快速尿素酶试验　　　　E. 血清抗幽门螺杆菌抗体检测

五、鉴别诊断

1. 其他引起慢性上腹痛的疾病　虽然通过胃镜可以检出消化性溃疡,但部分患者在溃疡愈合后症状仍不缓解,应注意是否有慢性肝、胆、胰等疾病,以及是否曾经并存慢性胃炎、功能性消化不良等。

2. 胃癌　胃镜发现胃溃疡时,应注意与癌性溃疡鉴别,典型胃癌溃疡形态多不规则,底部凹凸不平、覆污秽状苔。

3. 胃泌素瘤　亦称 Zollinger-Ellison(卓艾)综合征,是胰腺非β细胞瘤分泌大量胃泌素所致。溃疡部位不典型,常见于十二指肠降段、横段,甚或空肠近端。

【例81】下列哪个部位的溃疡应特别注意 Zollinger-Ellison 综合征的可能
　A. 胃窦部　　　　B. 幽门管　　　　C. 十二指肠球部　　　　D. 十二指肠降部　　　　E. 回肠近端

六、治　疗

1. 治疗目标　去除病因、控制症状、促进溃疡愈合、预防复发和避免并发症。

2. 药物治疗

(1) 抑制胃酸分泌

H$_2$受体拮抗剂 (H$_2$RA)	①药物:法莫替丁,疗效较强; ②作用特点:疗效好,用药方便,价格适中,长期使用不良反应少
质子泵抑制剂 (PPI)	①首选药物:奥美拉唑; ②溃疡愈合率略高于 H$_2$RA,对一些难治性溃疡的疗效优于 H$_2$RA; ③PPI 可增强抗生素的杀菌作用(昭昭老师提示:H$_2$受体拮抗剂没有此作用)

(2) 根除 Hp　参照慢性萎缩性胃炎章节。一般应在治疗后至少 4 周复检 Hp。
(3) 保护胃粘膜。

	铋剂	弱碱性抗酸剂（可视为黏膜保护剂）
代表药	枸橼酸铋钾	铝碳酸镁、磷酸铝、硫糖铝、氢氧化铝凝胶
机制	①覆于溃疡表面,阻断胃酸、胃蛋白酶对黏膜的自身消化; ②包裹 Hp 菌体,干扰 Hp 代谢,发挥杀菌作用	①中和胃酸,短暂缓解疼痛; ②促进前列腺素合成; ③增加黏膜血流量; ④刺激胃黏膜分泌 HCO_3^- 和黏液
注意	铋主要从肾脏排泄,肾功能不良者忌用	—

【例82】男,30 岁。饥饿性上腹痛 2 年,进食后可缓解。胃镜检查：十二指肠溃疡愈合期,快速尿素酶试验阳性。最有效的治疗方案是
　A. 奥美拉唑＋枸橼酸铋钾＋克拉霉素　　B. 法莫替丁＋阿莫西林＋克拉霉素
　C. 西咪替丁＋克拉霉素＋左氧氟沙星　　D. 奥美拉唑＋硫糖铝
　E. 奥美拉唑＋阿莫西林＋替硝唑

【例83】女,38 岁。反复上腹痛伴反酸 6 年。胃镜示十二指肠球部溃疡,快速尿素酶试验阳性。治疗首选
　A. 消化酶制剂　　　　　　　B. 抗酸剂　　　　　　　C. 促胃肠动力剂
　D. 抑酸治疗和三联抗幽门螺杆菌治疗　　E. 胃黏膜保护剂

【例84】男,25 岁。夜间上腹痛 2 周,黑便 2 天,呕血伴头晕乏力 4 小时。最适宜应用的药物是
　A. 雷尼替丁　　B. 西咪替丁　　C. 奥美拉唑　　D. 多潘立酮　　E. 枸橼酸铋钾

【例85】非甾体抗炎药引起的消化性溃疡,不能停用非甾体抗炎药时首选
　A. 米索前列醇　　B. 法莫替丁　　C. 依沙必利　　D. 氢氧化铝　　E. 奥美拉唑

3. 治疗消化性溃疡的方案及疗程　为使溃疡愈合率＞90％,抑酸药物的疗程通常为 4～6 周,部分患者需要 8 周。根除 Hp 所需的 1～2 周疗程既可重叠在 4～8 周的抑酸药物疗程内,也可在抑酸疗程结束后进行。

4. 患者教育　适当休息,减轻精神压力,停服不必要的非留体抗炎药(NSAIDs),如确需服用,可同时加服抑酸和保护胃黏膜的药物；改善进食规律、戒烟、戒酒、少饮浓咖啡等。

5. 维持治疗　消化性溃疡愈合后,大多数患者可以停药。但对反复溃疡复发、Hp 阴性者,可给予维持治疗,即较长时间服用维持剂量的 H_2 受体拮抗剂或 PPI,疗程短者 3～6 个月,长者 1～2 年。

6. 外科手术
(1) 手术指征　大多数消化性溃疡已不需要外科手术治疗,只有在下列情况下,才考虑手术治疗：①大量出血经药物、胃镜、血管介入治疗无效时；②急性穿孔、慢性穿透溃疡；③瘢痕性幽门梗阻；④胃溃疡疑有恶变。
(2) 手术方式　外科手术不只是单纯切除溃疡病灶,而是通过手术永久地减少胃酸、胃蛋白酶分泌的能力。胃大部切除术和迷走神经切断术是治疗消化性溃疡最常用的两种手术方式。胃大部切除后消化道重建主要有三种术式：①Billroth-Ⅰ式吻合,即残胃直接与十二指肠吻合；②Billroth-Ⅱ式吻合,即残胃和近端空肠吻合,十二指肠残端自行缝合；③胃空肠 Roux-en-Y 吻合术。

a. 胃大部分切除术　我国首选。

疾病	手术方式	昭昭老师速记
胃溃疡(GU)	胃十二指肠吻合术(毕Ⅰ式)	"1""G"
十二指肠溃疡(DU)	胃空肠吻合术(毕Ⅱ式)	"2""D"

b. 迷走神经切断术　欧美首选。

手术方式	具体措施	手术特点	昭昭老师速记
迷走神经干切断术	在食管裂孔水平切断左、右腹腔迷走神经干,又称全腹腔迷走神经切断术	引发严重的腹腔内脏器功能紊乱,故已经被弃用	迷走神经整根切掉
选择性的迷走神经切断术＋幽门成形术	保留迷走神经的腹腔支和肝胆支,切断了支配幽门的"鸦爪支"	丧失了幽门括约肌功能切断了鸦爪支,导致胃潴留,须加幽门成形术	可导致胃潴留,需加做幽门成形术

手术方式	具体措施	手术特点	昭昭老师速记
高选择性的迷走神经切断术	切断术保留迷走神经的肝胆支、腹腔支，特别是"鸦爪支"	复发率高，所以我国基本上不用迷走神经切断类手术	不需加做幽门成形术

【例86】对十二指肠溃疡采用选择性迷走神经切断术时，附加幽门成形术的作用是
　　A. 减少溃疡复发率　B. 利于消化与吸收　C. 防止发生腹泻　D. 避免发生胃潴留　E. 进一步降低胃酸

【例87】男，49岁。胃溃疡病史3年，近3个月来症状加重。2小时前餐后突发上腹部剧痛，并扩散至全腹，诊断为胃溃疡穿孔。最佳治疗方法是
　　A. 非手术治疗　　　　　　　　B. 穿孔修补术　　　　　　　　C. 全胃切除术
　　D. 胃大部切除术　　　　　　　E. 穿孔修补加选择性迷走神经切断术

【例88】男，62岁。顽固性十二指肠溃疡5年，拟手术治疗。该患者可选择的手术方式不包括
　　A. 毕Ⅰ式胃大部切除术　　　　B. 毕Ⅱ式胃大部切除术　　　　C. 迷走神经干切断术
　　D. 选择性迷走神经切断术　　　E. 高选择性迷走神经切断术

【例89】胃窦部溃疡的最佳手术方式是
　　A. 胃大部切除胃十二指肠吻合术　B. 胃大部切除胃空肠吻合术　　C. 高选择性迷走神经切断术
　　D. 胃窦切除、选择性迷走神经切断术　E. 迷走神经干切断术

【例90】男，47岁。上腹部疼痛反复发作7年，近4天出现腹胀、呕吐。经X线钡餐检查诊断十二指肠溃疡伴幽门梗阻。最适宜的手术方式是
　　A. 毕Ⅰ式胃大部切除术　　　　B. 毕Ⅱ式胃大部切除术　　　　C. 胃空肠吻合术
　　D. 迷走神经干切断术　　　　　E. 选择性迷走神经切断术

七、毕Ⅱ式手术几种常见的并发症

1. 术后早期并发症

术后出血	①术后2~4小时以内出血，多为结扎线脱落； ②术后4~6日出血，多为吻合口黏膜坏死脱落； ③术后10~20日出血，缝合线处有感染
术后胃瘫	多发生在术后2天左右，表现为恶心、呕吐、呕吐物为绿色
吻合口破裂或瘘	应立即禁食水，胃肠减压，并严密观察，出现腹膜炎要手术探查
十二指肠残端破裂	患者上腹部疼痛、发热
术后梗阻	①急性输入段梗阻：少量食物，不含胆汁；（昭昭速记："急"找少） ②慢性输入段梗阻：大量胆汁，不含食物；（速记："慢"找"大"） ③输出段梗阻：含有胆汁的食物（速记：输出既有胆汁又有食物）

例91~92共用选项
　　A. 呕吐物为食物，无胆汁　　　B. 呕吐物为胆汁，无食物　　　C. 呕吐物既有胆汁，又有食物
　　D. 呕吐物呈酸臭味，有宿食　　E. 无呕吐

【例91】胃术后近端空肠综合征

【例92】胃术后低血糖综合征

例93~94共用选项
　　A. 急性输入段梗阻　B. 慢性输入段梗阻　C. 输出段梗阻　D. 吻合口狭窄　E. 急性胃扩张

【例93】胃大部切除术毕Ⅱ式吻合后，呕吐物为大量胆汁，不含食物，属于

【例94】胃大部切除术毕Ⅱ式吻合后，呕吐物量少且不含胆汁，属于

【例95】男性，45岁。胃大部切除、毕Ⅱ式吻合术后8天，进食后20分钟上腹突然胀痛，喷射性呕吐大量不含食物的胆汁，吐后腹痛消失。最可能的原因是
　　A. 吻合口梗阻　　　　　　　　B. 急性完全性输入段梗阻　　　C. 慢性不完全性输入段梗阻
　　D. 输出段梗阻　　　　　　　　E. 倾倒综合征

2. 术后晚期并发症

（1）倾倒综合征。

早期倾倒综合征	①多发生在餐后30 min左右； ②大肠液渗出导致机体低血容量表现,表现为头晕、面色苍白等； ③注意事项:少量多餐,避免过甜高渗食物
晚期倾倒综合征	①多发生在餐后2~4 h; ②胰岛素分泌增多引起的反应性低血糖； (昭昭老师速记:早期反应是低血容量;晚期反应是低血糖) ③注意事项:添加果胶延缓碳水化合物吸收

【例96】胃大部切除术后患者,进食后20分钟,出现心悸、乏力、出汗、头晕。可能是发生了
A. 倾倒综合征　　　　　　　B. 输出襻梗阻　　　　　　　C. 低血糖综合征
D. 碱性反流性胃炎　　　　　E. 慢性不完全性输入襻梗阻

【例97】胃大部切除术后患者,发生早期倾倒综合征的最晚时间是餐后
A. 40分钟　　B. 50分钟　　C. 10分钟　　D. 20分钟　　E. 30分钟

(2)营养性并发症。

贫血	HCl减少—缺铁性贫血,内因子减少—巨幼细胞贫血,以缺铁性贫血为主
骨病	包括隐性骨质软化、骨质疏松和混合型三种
腹泻脂肪泻	脂肪消化吸收障碍所致

(3)碱性反流病　发生在毕Ⅱ式吻合术后,患者出现胆汁性呕吐、胸骨后疼痛(昭昭老师提示这种胸骨后的疼痛感抗酸治疗无效)及体重减轻。治疗方式:Roux-en-Y吻合术。

(4)残胃癌　最短发生在术后第5年,最常见的是术后第10年。(昭昭速记:陈奕迅十年)

(5)溃疡复发　胃大部切除术未能切除足够胃组织或迷走神经切断不完全,均可造成溃疡复发。应先进行溃疡的正规非手术治疗。如出现并发症,则选用适当的处理方法。

【例98】男,32岁。因十二指肠溃疡行毕Ⅱ式胃大部切除术6个月。术后出现反酸、胃灼热症状。应用抑酸剂治疗无效。上述症状逐渐加重,并呕吐胆汁样物,上腹部及胸骨后烧灼样疼痛,体重减轻。查体:贫血貌,消瘦,营养不良,巩膜无黄染。胃液中无游离酸。胃镜检查见黏膜充血、水肿、糜烂。最适当的治疗措施是
A. 长期应用考来烯胺治疗　　　　B. 注意餐后勿平卧　　　　C. 行Roux-en-Y胃空肠吻合术
D. 采取少食多餐方式　　　　　　E. 应用H_2受体拮抗剂

【例99】胃大部切除术后,胃酸分泌减少会引起
A. 巨幼细胞贫血　B. 脂肪泻　C. 倾倒综合征　D. 吻合口出血　E. 缺铁性贫血

【例100】男,73岁。因胃溃疡行胃大部切除术后15年。近半年来进食后上腹胀,有时恶心,无呕吐。近5个月大便发黑、消瘦、乏力。查体:剑突下触及6 cm×4 cm包块,稍硬,活动,轻压痛。首先应考虑
A. 溃疡复发　B. 术后输入段梗阻　C. 术后输出段梗阻　D. 术后倾倒综合征　E. 残胃癌

【例101】如果患者发生残胃癌,时间至少超过术后
A. 1年　　B. 2年　　C. 3年　　D. 4年　　E. 5年

第5节　胃　癌

一、病　因

幽门螺杆菌	①Hp感染是引发胃癌的主要因素之一; ②Hp感染率高的国家和地区,胃癌发病率也增高
饮食	食品中(熏烤、盐腌食品)亚硝酸盐等致癌物有关
遗传和基因	胃癌病人有血缘关系的亲属其胃癌发病率较对照组高4倍
地域环境	①我国西北与东部沿海地区发病率明显高于南方地区; ②在世界范围内,日本发病率最高,而美国则很低

二、胃癌的癌前病变

胃癌的癌前病变包括:胃腺瘤性息肉;慢性萎缩性胃炎;残胃;胃黏膜上皮异型增生。

三、病 理

1. 常见部位 胃窦小弯侧。

2. 大体类型 可分为早期胃癌和进展期胃癌。

早期胃癌	①指病变仅限于黏膜或黏膜下层,不论病灶大小或有无淋巴结转移。 ②小胃癌:胃癌直径≤10 mm;微小胃癌:胃癌直径≤5 mm
进展期胃癌	①癌组织浸润深度超过黏膜下层的胃癌; ②全胃受累胃腔缩窄、胃壁僵硬如革囊状,称皮革胃,恶性度极高,转移早,预后最差

【例102】胃癌最好发的部位是
A. 幽门管　　B. 胃窦大弯侧　　C. 胃体大弯侧　　D. 胃窦小弯侧　　E. 幽门小弯侧

【例103】早期胃癌指
A. 局限于胃窦部　　　　　　B. 局限于黏膜或黏膜下层　　　　C. 直径在2 cm以内
D. 尚无淋巴结转移　　　　　E. 尚未侵及浆膜层

（1）早期胃癌根据形态可分为Ⅰ型和Ⅱ型。

分型	别称	病理特点
Ⅰ型	隆起型	癌灶突向胃腔
Ⅱ型	表浅型	①癌灶比较平坦,没有明显的隆起与凹陷; ②Ⅱ型还可分为三个亚型,即Ⅱ$_a$浅表隆起型,Ⅱ$_b$浅表平坦型,Ⅱ$_c$为浅表凹陷型

（2）进展期胃癌是指癌组织浸润深度超过黏膜下层。按Borrmann分型法分为四型。

分型	别称	病理特点
Ⅰ型	息肉型,肿块型	为边界清楚突入胃腔的块状癌灶
Ⅱ型	溃疡局限型	为边界清楚并略隆起的溃疡状癌灶
Ⅲ型	溃疡浸润型	为边界模糊不清的溃疡,癌灶向周围浸润
Ⅳ型	弥漫浸润型	①癌肿沿胃壁各层全周性浸润生长,边界不清; ②若全胃受累,胃腔缩窄,胃壁僵硬如革囊状,称为皮革胃,恶性程度极高,发生转移早

例104～106共用题干

男性,62岁。近3个月来逐渐出现上腹不适,进食后饱胀、嗳气。纤维胃镜发现大弯侧胃壁上1 cm大小块状肿物,与周围组织界限不清,病理示恶性。

【例104】该肿瘤Borrmann分型属于
A. Ⅰ型　　B. Ⅱ型　　C. Ⅲ型　　D. Ⅳ型　　E. Ⅴ型

【例105】如行根治手术,可以保留的淋巴结为
A. 沿胃小弯淋巴结　　　　　B. 肝总动脉周围淋巴结　　　　C. 幽门下区淋巴结
D. 腹主动脉旁淋巴结　　　　E. 贲门左区淋巴结

【例106】该疾病治疗最关键是
A. 彻底清除淋巴结　　　　　B. 切除范围距肿瘤边缘6～9 cm　　　C. 术后坚持化疗
D. 早诊早治　　　　　　　　E. 设法保留部分胃底

3. 组织类型 WHO 2000年将胃癌分为腺癌(肠型和弥漫型)、乳头状腺癌、管状腺癌、黏液腺癌、印戒细胞癌、腺鳞癌、鳞状细胞癌、小细胞癌、未分化癌、其他。其中,以腺癌最多见。

4. 胃癌的扩散与转移

（1）淋巴转移　最常见的转移途径,进展期胃癌的淋巴转移率高达70％左右,侵及黏膜下层的早期胃癌淋巴转移率近20％。引流胃的淋巴结有16组,分为3站。胃癌一般由N_1转移至N_2,再转移至N_3,但也可发生跳跃式转移。终末期胃癌可经胸导管转移至左锁骨上淋巴结,即魏氏(Virchow)淋巴结。引流胃的区域淋巴结有16组,依据它们距胃的距离,可分为3站。第一站为胃旁淋巴结,按照贲门右、贲门左、胃小弯、胃大弯、幽门上、幽门下淋巴结的顺序编为1～6组。7～16组淋巴结原则上按照动脉分支排序分别为胃左动脉旁、肝总动脉旁、腹腔动脉旁、脾门、脾动脉旁、肝十二指肠韧带内、胰后、肠系膜上动脉旁、结肠中动脉旁、腹主动脉旁淋巴结。

	全 胃	胃窦部	胃体部	贲门部
第一站(N_1)	1,2,3,4,5,6	3,4,5,6	1,3,4,5,6	1,2,3,4
第二站(N_2)	7,8,9,10,11	1,7,8,9	2,7,8,9,10,11	5,6,7,8,9,10,11
第三站(N_3)	12,13,14	2,10,11,12,13,14	12,13,14	12,13,14

(2) 直接浸润 胃癌常浸润扩展至癌灶外 6 cm,胃窦癌向十二指肠浸润常在幽门下 3 cm 以内。

(3) 血行转移 可转移至肝、肺、胰、骨骼,其中以肝转移最常见。

(4) 腹膜种植 当胃癌浸润至浆膜外后,肿瘤细胞脱落并种植在腹膜和脏器浆膜上,可形成结节。

【例107】胃癌淋巴结转移的常见部位是
A. 右锁骨上   B. 左锁骨上   C. 右颈部   D. 左颈部   E. 左颌下

【例108】胃癌最常发生的转移途径是
A. 直接蔓延   B. 血行转移   C. 种植转移   D. 淋巴转移   E. 沿肠管转移

【例109】男,58 岁。上腹胀、隐痛 2 个月,伴食欲减退、乏力、消瘦、大便发黑。查体:消瘦,浅表淋巴结无肿大。上消化道钡剂造影见胃窦部小弯侧黏膜紊乱,可见直径 3.5 cm 不规则充盈缺损,胃壁僵直。其最常见的转移途径是
A. 胃肠道内转移   B. 淋巴转移   C. 直接浸润   D. 血行转移   E. 腹腔内种植

【例110】Krukenberg 瘤是指胃癌转移至
A. 肝   B. 脐周   C. 卵巢   D. 直肠前凹   E. 锁骨上淋巴结

四、临床表现

早期胃癌	无明显症状;有时出现上腹部不适,进食后饱胀、恶心等非特异性症状
进展期胃癌	疼痛与体重减轻为最常见症状。病人常有明确的上消化道症状

五、分 期

胃癌的 TNM 分期:国际抗癌联盟(UICC)和美国癌症联合会(AJCC)2010 年共同公布的胃癌 TNM 分期法,分期的病理依据主要是肿瘤浸润深度、淋巴结及远处转移情况。

T	T_1:肿瘤侵及固有层、黏膜肌层、黏膜下层; T_2:肿瘤浸润至固有肌层; T_3:肿瘤穿透浆膜下结缔组织而未侵犯脏腹膜或邻近结构; T_{4a}:肿瘤侵犯浆膜;T_{4b}:肿瘤侵犯邻近组织或脏器
N	N_0:无淋巴结转移(受检淋巴结个数≥15); N_1:1~2 个区域淋巴结转移; N_2:3~6 个区域淋巴结转移; N_3:7 个以上区域淋巴结转移
M	M_0:无远处转移;M_1:有远处转移

六、检 查

胃镜	最有效的方法是:胃镜+活组织检查
X 线钡餐检查	诊断胃癌的常用方法;钡餐检查对胃上部癌是否侵犯食管有诊断价值
螺旋 CT 检查	评价胃癌病变范围、局部淋巴结转移和远处转移(如肝、卵巢)方面具有较高的价值,是判断胃癌术前临床分期的首选方法
正电子发射成像技术	对胃癌的诊断,判断淋巴结和远处转移病灶情况,准确性较高
肿瘤标志物	CEA、CA19-9 和 CA125 在部分胃癌病人中可见升高,但仅作为判断肿瘤预后和治疗效果的指标,无助于胃癌的诊断

【例111】男性,62 岁。患胃溃疡多年,近月来上腹痛发作频繁,无规律性,体重减轻,营养不良。胃 X 线钡餐透视见有龛影。该患者下一步首要的检查为
A. 便潜血试验   B. 胃酸测定   C. 腹部   D. 胃镜和细胞学检查   E. ERCP

【例112】男,48岁。上腹部不适,食欲缺乏2年。胃镜检查提示慢性萎缩性胃炎,黏膜病理检查提示重度肠上皮化生。为防止癌变,最合适的随访检查方法是
　　A. 腹部 CT　　　　　　　　　　B. 上消化道造影　　　　　　　　C. 腹部B超检查
　　D. 胃镜　　　　　　　　　　　　E. 血清肿瘤标志物

【例113】女性,60岁。反复黑便、呕吐咖啡色液体1月余。消瘦,未触及肿块,血红蛋白85 g/L,白细胞$6.6×10^9$ g/L。最大可能是
　　A. 急性胃炎　　　　　　　　　　B. 慢性胃炎　　　　　　　　　　C. 胃癌
　　D. 胃溃疡　　　　　　　　　　　E. 十二指肠溃疡

【例114】男性,70岁。间断上腹痛20余年。2月来加重伴饱胀,体重下降6 kg,血红蛋白90 g/L。最可能的诊断是
　　A. 慢性胆囊炎　　B. 慢性肝炎　　C. 胃癌　　　D. 消化性溃疡　　E. 功能性消化不良

【例115】男,69岁。慢性上腹痛、腹胀20余年,腹痛无规律。5年前胃镜诊断为慢性萎缩性胃炎。2个月来上腹痛加重,早饱,偶有呕吐,体重下降7 kg。查体贫血貌。最可能的诊断是
　　A. 肝病　　　　　　　　　　　　B. 胆囊癌　　　　　　　　　　　C. 十二指肠溃疡伴幽门梗阻
　　D. 胃癌　　　　　　　　　　　　E. 功能性消化不良

例116~117共用题干
　　男,63岁。上腹部不适、消瘦半年,体重下降8 kg,便隐血试验阳性。查体:剑突下深压痛,无反跳痛。
【例116】应首先考虑的诊断是
　　A. 慢性胃炎　　　B. 胃溃疡　　　C. 十二指肠溃疡　　D. 胃癌　　　E. 慢性胆囊炎
【例117】对明确诊断最有意义的检查是
　　A. 胃镜　　　　　　　　　　　　B. 上消化道X线钡餐造影　　　　　C. 腹部超声
　　D. 腹部 CT　　　　　　　　　　E. ^{13}C 尿素呼气试验

七、治　疗

1. 手术治疗　外科手术是胃癌的主要治疗手段,也是目前能治愈胃癌的唯一方法。其分为根治性手术和姑息性手术两类。

根治性手术	①胃切除范围要求胃切断线距肿瘤肉眼边缘5 cm以上; ②远侧部癌应切除十二指肠第一部3~4 cm,近侧部癌应切除食管下端3~4 cm
姑息性手术	是指原发灶无法切除,针对由于胃癌导致的梗阻、穿孔、出血等并发症状而作的手术,如胃空肠吻合术、空肠造口、穿孔修补术等

2. 化学治疗　早期胃癌根治术后原则上不必辅助化疗,有下列情况者应行辅助化疗:①癌灶面积>5 cm²;②病理组织分化差;③淋巴结有转移;④多发癌灶;⑤年龄<40岁者。进展期胃癌根治术后无论有无淋巴结转移均需化疗。

3. 其他治疗　包括放疗、免疫治疗、靶向治疗、中医中药治疗。

【例118】胃癌诊断明确后,已不适宜行胃癌根治术且预后差的是
　　A. 合并完全性幽门梗阻　　　　　B. 胃大弯癌肿已与横结肠粘连
　　C. 持续性粪隐血阳性　　　　　　D. 合并中等量癌性腹水
　　E. 进展期胃癌

【例119】下列情况中,不能行胃癌根治手术的是
　　A. 子宫直肠窝转移　　　　　　　B. 肝十二指肠韧带内淋巴结转移
　　C. 脾门部淋巴结转移　　　　　　D. 癌组织浸润胰尾部时
　　E. 癌组织浸润横结肠时

➤ 参考答案如下,详细答案参见2019版《国家临床执业及助理医师资格考试精选真题考点精析》。

1. C	2. D	3. A	4. C	5. D	6. D	7. B	8. B	9. D	10. B
11. C	12. A	13. A	14. A	15. E	16. A	17. B	18. D	19. E	20. A
21. C	22. C	23. E	24. B	25. E	26. A	27. C	28. E	29. E	30. A
31. B	32. D	33. D	34. B	35. D	36. D	37. D	38. A	39. D	40. C
41. D	42. E	43. C	44. B	45. D	46. B	47. D	48. E	49. A	50. E
51. E	52. B	53. D	54. C	55. B	56. D	57. D	58. D	59. E	60. B
61. A	62. B	63. B	64. C	65. A	66. B	67. B	68. D	69. E	70. B
71. D	72. E	73. B	74. E	75. D	76. B	77. A	78. D	79. D	80. C
81. D	82. B	83. B	84. C	85. E	86. D	87. B	88. B	89. D	90. B
91. B	92. E	93. B	94. B	95. C	96. B	97. C	98. D	99. E	100. E
101. E	102. D	103. B	104. A	105. D	106. D	107. D	108. D	109. B	110. C
111. D	112. D	113. C	114. C	115. D	116. D	117. A	118. D	119. A	—

昭昭老师提示：
关注官方微信，
获得第一手考试资料。

第3章 肝脏疾病

> **2019考试大纲**
> ①肝脏解剖；②肝硬化；③门静脉高压症；④肝性脑病；⑤脂肪性肝病；⑥肝脓肿；⑦肝癌。

> **考纲解析**
> 近20年的医师考试中，本章的考试重点是肝疾病的诊断、表现、检查和治疗，执业医师每年考查分数为2～3分，助理医师每年考查分数为0分。

第1节 肝硬化

肝硬化是由一种或多种原因引起的、以肝组织弥漫性纤维化、假小叶和再生结节为组织学特征的慢性进行性肝病。早期无明显症状，后期因肝变形硬化、肝小叶结构和血液循环途径显著改变，临床表现以门静脉高压和肝功能减退为特征，常并发上消化道出血、肝性脑病、继发感染等，严重者可致死。

一、病因

病毒性肝炎	病毒性肝炎是我国肝硬化形成最常见的病因
酒精	西方国家肝硬化多为酒精中毒所致
胆汁淤积	任何原因引起肝内、外胆道梗阻，持续性胆汁淤积，皆可发展为胆汁性肝硬化
循环障碍	肝静脉和(或)下腔静脉阻塞、慢性心功能不全及缩窄性心包炎可导致肝长期淤血、肝细胞变性及纤维化，最终发展为淤血性肝硬化
药物或化学毒物	长期服用损伤肝的药物及接触四氯化碳等毒物引起中毒性肝炎，最终演变为肝硬化
药物或化学毒物	长期服用损伤肝的药物及接触四氯化碳等毒物引起中毒性肝炎，最终演变为肝硬化
免疫疾病	自身免疫性肝炎及累及肝的多种风湿免疫疾病可进展为肝硬化
寄生虫感染	血吸虫感染在我国南方依然存在，成熟虫卵被肝内巨噬细胞吞噬后演变为成纤维细胞，形成纤维性结节
遗传和代谢性疾病	遗传或先天性酶缺陷，某些代谢产物如铜代谢紊乱、血色病、α1-抗胰蛋白酶缺乏症

【例1】在我国，引起肝硬化的主要病因是
A. 肝静脉阻塞综合征　B. 酒精性肝病　C. 药物性肝炎　D. 病毒性肝炎　E. 自身免疫性肝病

【例2】我国肝硬化最常见的病因是
A. 慢性酒精中毒　B. 乙型病毒性肝炎　C. 自身免疫性肝炎　D. 丙型病毒性肝炎　E. 药物中毒

二、病理

大体变化	①早期肿大，晚期根据病因不同，可以缩小(常见于病毒性肝炎肝硬化)，也可以增大(常见于淤血性肝硬化、酒精性肝硬化等)。 ②外观呈现为灰褐色或棕黄色，表面有大小不一的结节和塌陷区，质地硬，包膜增厚

组织学改变	①肝细胞坏死致病因素作用使肝细胞广泛变性、坏死,肝小叶纤维支架塌陷。 ②再生结节形成残存的肝细胞不沿原支架排列再生,形成不规则结节。 ③纤维间隔形成各种细胞因子促进纤维化的产生,自汇管区—汇管区或汇管区—肝小叶中央静脉延伸扩展形成纤维间隔。肝纤维化是胶原纤维合成增多而降解减少的结果。其中,肝星状细胞是形成纤维化的主要细胞,在肝受损伤时被激活,在各种细胞因子参与下,细胞外基质合成增加,胶原合成过多。 ④正常肝小叶结构破坏或消失,被假小叶取代

【例3】男,40岁。10年前发现乙型肝炎表面抗原阳性,未规律诊治。近日食欲下降,穿刺可见假小叶。正确的诊断是
 A. 肝癌　　　　　B. 慢性乙型肝炎　　　C. 肝结核　　　　D. 肝淋巴瘤　　　　E. 乙肝肝硬化

【例4】对诊断肝硬化最有意义的病理改变是
 A. 肝细胞脂肪样变性　　　　　B. 汇管区纤维结缔组织增生　　　　　C. 假小叶形成
 D. 肝细胞坏死　　　　　　　　E. 汇管区炎症细胞浸润

【例5】肝硬化的特征性病理变化是
 A. 肝细胞变性坏死　　　　　　B. 汇管区炎细胞浸润　　　　　　　　C. 纤维组织增生
 D. 假小叶形成　　　　　　　　E. 肝细胞再生

三、临床表现

肝硬化通常起病隐匿,病程发展缓慢,临床上将肝硬化大致分为肝功能代偿期和失代偿期。

1. 代偿期　症状较轻,缺乏特异性。以乏力、食欲减退出现较早,可伴有腹胀不适、恶心、上腹隐痛、轻微腹泻等。肝功能检查结果正常或轻度异常。

2. 失代偿期　症状较明显,主要有肝功能减退和门静脉高压两类临床表现。

(1) 肝功能减退

消化吸收不良	食欲减退、恶心、厌食、腹胀、餐后加重
营养不良	一般情况较差,消瘦、乏力,精神不振
黄疸	皮肤、巩膜黄染、尿色深
出血和贫血	与肝合成凝血因子减少、脾功能亢进和毛细血管脆性增加
内分泌失调	①性激素代谢:常见雌激素增多,雄激素减少,出现肝掌、蜘蛛痣; ②肾上腺皮质功能:皮质功能减退,为肝病面容; ③抗利尿激素:促进腹水形成; ④甲状腺激素:血清总T_3、游离T_3降低,游离T_4正常或偏高,严重者T_4也降低
不规则低热	肝脏对致热因子等灭活作用降低,还可由继发性感染所致
低白蛋白血	常有下肢水肿及腹水

【例6】蜘蛛痣的常见部位是
 A. 上胸部　　　　B. 上腹部　　　　C. 足部　　　　D. 臀部　　　　E. 大腿

【例7】肝硬化肝功能减退不包括的临床表现是
 A. 腹水　　　　　B. 消化道症状　　C. 内分泌紊乱　　D. 出血倾向和贫血　　E. 肝病面容

【例8】男性肝硬化患者出现性欲减退、睾丸萎缩、肝掌的原因是
 A. 雄激素过多　　　　　　　　B. 肾上腺皮质激素过多　　　　　　　C. 雌激素过多
 D. 甲状腺激素过多　　　　　　E. 醛固酮过多

【例9】肝硬化失代偿期,肝功能减退的表现是
 A. 脾大　　　　　B. 肝掌、蜘蛛痣　C. 腹壁静脉曲张　D. 腹水　　　　　E. 食管胃底静脉曲张

【例10】肝硬化患者肝功能减退的临床表现不包括
 A. 齿龈出血　　　B. 脾大　　　　　C. 黄疸　　　　　D. 浮肿　　　　　E. 肝掌

【例11】肝硬化时,肝合成功能下降表现为
 A. 男性乳腺发育　B. 食管静脉曲张　C. 氨中毒　　　　D. 凝血因子减少　E. 黄疸

【例12】肝硬化时,肝的激素灭活功能下降表现为

A. 男性乳腺发育　　B. 食管静脉曲张　　C. 氨中毒　　D. 凝血因子减少　　E. 黄疸

(2) 门静脉高压

①脾功能亢进及脾大：脾因长期淤血，出现肿大；晚期脾大常伴有白细胞、血小板、红细胞减少，称为脾功能亢进。

②门-腔静脉侧支循环开放。

食管胃底静脉曲张	①肝硬化门静脉高压最特异和最具诊断价值的临床表现； ②食管胃底静脉破裂出血是肝硬化门静脉高压最常见的并发症
腹壁静脉曲张	以脐为中心，外观呈海蛇头样；脐上的血流向上、脐下的血流向下
痔静脉扩张	痔静脉曲张，部分患者因痔疮出血而发现肝硬化
腹膜后吻合支曲张	腹膜后门静脉与下腔静脉之间的许多细小分支增多和曲张
脾肾分流	门静脉的属支脾静脉、胃静脉等可与左肾静脉沟通，形成脾肾分流

③腹水。

毛细血管静水压升高	门静脉高压导致腹腔内脏血管床静水压升高，组织液回吸收减少漏入腹腔
肾小球滤过率降低	有效循环血容量减少导致肾血流减少，肾素可导致血管紧张素系统激活，进而GFR下降，排钠和排尿量减少
血浆胶体渗透压降	低白蛋白血症导致血浆胶体渗透压降低，毛细血管内液体漏入腹腔或组织间隙
水钠潴留	肝脏对醛固酮和抗利尿激素灭活作用减弱，继发性增多，水钠潴留
肝淋巴液生成增多	肝淋巴量超过了淋巴循环引流的能力导致肝窦内压肝淋巴液生成升高，自肝包膜表面漏入腹腔

【例13】不属于肝硬化腹水形成原因的是
A. 门静脉压力增高　　　　　　B. 低蛋白血症　　　　　　C. 醛固酮灭活减少
D. 抗利尿激素灭活减少　　　　E. 雌激素灭活减少

【例14】肝硬化大量腹水不会出现的腹部体征是
A. 腹部膨隆　　B. 液波震颤阳性　　C. 振水音阳性　　D. 移动性浊音阳性　　E. 蛙状腹

【例15】腹水患者，移动性浊音阳性，则说明其腹水量为
A. 500～600 mL　　B. 700～800 mL　　C. 800～900 mL　　D. 900～1 000 mL　　E. >1 000 mL

【例16】门脉性肝硬化晚期肝功能不全的表现是
A. 脾大　　B. 胃肠道淤血，水肿　　C. 蜘蛛状血管痣　　D. 食管下段静脉曲张　　E. 痔静脉怒张

【例17】肝硬化时，门静脉高压可引起
A. 男性乳腺发育　　B. 食管静脉曲张　　C. 氨中毒　　D. 凝血因子减少　　E. 黄疸

【例18】肝硬化门脉高压患者，出现全血细胞减少最主要的原因是
A. 营养不良　　B. 脾功能亢进　　C. 溶血　　D. 消化道出血　　E. 病毒感染

【例19】男，48岁。既往有肝硬化病史10年。近期出现腹壁静脉曲张，脐以上血流方向由下至上，脐以下血流由上至下。该患者应考虑为
A. 上腔静脉阻塞　　　　　　　B. 下腔静脉阻塞　　　　　　　C. 门静脉高压或门静脉阻塞
D. 髂内静脉阻塞　　　　　　　E. 髂外静脉阻塞

【例20】男，45岁。呕血、便血2天。突然恶心，并呕出大量鲜血，头晕、四肢无力，乙肝病史24年。查体：腹部膨隆，肝肋下2 cm，脾肋下4 cm，移动性浊音(+)。最可能的出血原因是
A. 胆石病　　B. 门静脉高压症　　C. 胃癌　　D. 十二指肠溃疡　　E. 胃溃疡

例21～22 共用题干

男，45岁。1天前进较硬食物后突发呕血1次，约400 mL，排黑色糊状便2次，每次量约200 g，无腹痛。既往乙型肝炎病史14年，1年前曾发生类似呕血1次。查体：BP 105/65 mmHg。皮肤巩膜无黄染，腹软，无压痛。肝肋下未触及，脾肋下2 cm，移动性浊音阴性，肠鸣音4～5次/分。实验室检查：Hb 95 g/L，WBC 2.5×10^9/L，Plt 47×10^9/L。

【例21】首先考虑的出血原因是
A. 急性糜烂性胃炎　　B. 胃癌　　C. 胃溃疡　　D. 贲门黏膜撕裂　　E. 食管静脉曲张

破裂

【例22】目前**最有意义**的检查方法是
A. 胃镜　　　B. 腹部 CT　　　C. 腹部 B 超　　　D. 腹部 MRI　　　E. 上消化道 X 线钡餐造影

四、实验室检查

肝功能减退	①转氨酶：ALT、AST、GGT 及 ALP 升高；肝细胞严重**坏死**时，**谷草转氨酶（AST）**活力常高于 **ALT**。 ②肝功能合成减退：**血清白蛋白下降、球蛋白升高，A/G 倒置。** ③胆红素代谢：间接及直接胆红素均升高；总胆红素升高
肝纤维组织增生	**血清Ⅲ型前胶原肽、Ⅳ型胶原、透明质酸、层粘连蛋白浓度明显增高** （昭昭老师提示：3，4 名都是"粘"人的"蛋"）
最有价值检查	肝穿刺活组织检查，有**假小叶**形成

【例23】可反映肝硬化患者**肝功能**的血清检查是
A. 谷丙转氨酶　　B. γ-谷氨酰转氨酶　　C. 白蛋白　　D. 碱性磷酸酶　　E. 胆红素

【例24】可反映肝硬化患者**肝纤维化程度**的血清检查是
A. 谷丙转氨酶　　B. 血清Ⅲ型前胶原肽　　C. 白蛋白　　D. 碱性磷酸酶　　E. 胆红素

【例25】反映**肝纤维化**的血清学指标是
A. 胆固醇　　　　　　　　B. 乳酸脱氢酶（LDH）　　　　　C. γ-谷氨酰转肽酶（γ-GT，GGT）
D. 透明质酸（HA）　　　　E. 胆汁酸

例 26～28 共用题干
男，60 岁，有饮酒史 20 年，**每天饮半斤白酒**。2 年来间断上腹隐痛，腹胀乏力，大便不成形，双下肢水肿。B 超示**肝回声不均匀增强**，脾大，少量腹水。

【例26】该患者最可能的**诊断**是
A. 慢性胰腺炎　　B. 胰腺癌　　C. 酒精性肝硬化　　D. 慢性胆囊炎　　E. 胃癌

【例27】为明确诊断，**最有价值**的检查方法是
A. 腹部 CT　　B. ERCP 造影　　C. 肝脏穿刺　　D. 腹部 MRI　　E. 静脉胆囊造影

【例28】患者呕血 500 mL 后出现**昏迷**，最可能的并发症是
A. 低钠血症　　B. 脑出血　　C. 脑血栓　　D. 肝性脑病　　E. 颅内感染

例 29～30 共用选项
A. 腹水密度＜1.016，蛋白 20 g/L　　　　B. 腹水密度＞1.018，李凡他（Rivalta）试验阳性
C. 乳糜样腹水　　　　　　　　　　　　D. 腹水细胞总数＞1×10⁹/L，分类以中性粒细胞为主
E. 腹水细胞总数为 100×10⁶/L，分类以间皮细胞为主

【例29】最可能为**漏出性**腹水的是

【例30】最可能为**渗出性**腹水的是

例 31～32 共用选项
A. 渗出性　　B. 血性　　C. 乳糜性　　D. 介于渗出液与漏出液之间　　E. 漏出液

【例31】肝硬化并发**自发性腹膜炎**

【例32】**结核性结膜炎**

五、并发症

上消化道出血	①**最常见**的并发症。 ②出现：食管胃底静脉曲张出血；消化性溃疡和急性出血性糜烂性胃炎；门静脉高压性胃病
肝性脑病	**最严重**的并发症，患者死亡的**常见原因**
感染	①自发性细菌性腹膜炎、胆道感染、肺部及肠道及尿路感染； ②**自发性腹膜炎＝肝硬化病史＋腹痛＋发热＋腹膜刺激征（压痛、反跳痛、肌紧张）**（昭昭老师提示：如果有低热＋腹壁柔韧感就是结核性腹膜炎；如果有肝硬化＋发热＋腹膜刺激征就是自发性腹膜炎）
原发性肝癌	肝脏**进行性肿大**，AFP 升高

续表

胆石症	肝硬化患者发生胆石症的概率是30%
门静脉血栓形成或海绵样改变	淤血导致门静脉血栓形成
电解质和酸碱紊乱	低钾低氯性碱中毒
肝肺综合征	肝硬化病史+呼吸系统症状(低氧血症,呼吸困难)
肝肾综合征	①病因:肾脏无实质性病变,严重门静脉高压,内脏高动力循环使体循环血流量明显减少;多种扩血管物质如前列腺素、NO、胰高血糖素、心房钠尿肽、内毒素和降钙素基因相关肽等不能被肝脏灭活,引起体循环血管床扩张,肾脏血流尤其是肾皮质灌注不足,出现肾衰竭。 ②表现:少尿或无尿,肌酐及尿素氮升高;稀释性低血钠及低尿钠(低血钠<125 mmol/L,低尿钠<10 mmol/L)。 ③诊断标准: a. 肝硬化合并腹水; b. 急进型血清肌酐浓度在2周内升至2倍基线值,或>226 μmol/L,缓进型血清肌酐>133 μmol/L; c. 停利尿剂至少2天以上并经白蛋白扩容后,血清肌酐值没有改善(>133 mol/L); d. 排除休克; e. 目前或近期没有应用肾毒性药物或扩血管药物治疗; f. 排除肾实质疾病,如尿蛋白>500 mg/d,显微镜下观察血尿>50个红细胞或超声探及肾实质病变

【例33】肝硬化最常见的并发症是
A. 上消化道出血　B. 肝性脑症　C. 感染　D. 肝肾综合征　E. 肝肺综合征

【例34】肝硬化最严重的并发症是
A. 肝性脑病　B. 自发性腹膜炎　C. 肝肾综合征　D. 电解质紊乱　E. 上消化道出血

【例35】肝硬化最常见的死亡原因是
A. 肝性脑病　B. 上消化道出血　C. 原发性肝癌　D. 原发性腹膜炎　E. 肝肾综合征

例36～37 共用题干
男,40岁。腹胀、腹部持续性隐痛、发热1周。"肝炎"史12年,近4年来乏力、食欲缺乏、面色晦暗,间断性齿龈出血。查体:腹部膨隆,无肌紧张,有全腹压痛及反跳痛,肝未触及,脾肋下3 cm,移动性浊音阳性。

【例36】最可能的诊断是
A. 腹腔转移癌
B. 肝硬化合并自发性腹膜炎
C. 肝硬化合并肝肾综合征
D. 布-加综合征
E. 继发性腹膜炎

【例37】为明确诊断,最有价值的检查是
A. 腹水常规、生化及细菌培养
B. X线结肠钡剂造影
C. 腹部CT
D. 腹部X平片
E. 肝功能

【例38】男,52岁。乏力、食欲缺乏12年,间断谷丙转移酶升高。1个月来尿少,双下肢水肿,腹胀逐渐加重,3天前腹泻,黄稀水样便3次,2天来腹痛、发热,T 38.5 ℃。该患者最可能的诊断是
A. 肝硬化并原发性腹膜炎
B. 胆系感染
C. 结核性腹膜炎
D. 急性细菌性痢疾
E. 肝病破裂

【例39】肝硬化患者,近1周来发热、腹痛,腹水明显增加。腹水检查:淡黄,密度1.017,蛋白35 g/L,白细胞$0.5×10^9$/L,以中性粒细胞为主。最可能并发
A. 肝性脑病　B. 自发性腹膜炎　C. 门静脉血栓形成　D. 原发性腹膜炎　E. 肝肾综合征

【例40】男,38岁。患肝硬化3年。1周来畏寒、发热,体温38 ℃,全腹痛,腹部明显膨隆,尿量500 mL/d。以下体征中对目前病情判断最有意义的是
A. 全腹压痛及反跳痛
B. 蜘蛛痣及肝掌
C. 腹部移动性浊音阳性
D. 脾大
E. 腹壁静脉曲张呈海蛇头样

【例41】男,45岁。因肝硬化(失代偿期)入院。1天前出现明显呼吸困难。查体:体温正常,双肺呼吸音清,血气分析示低氧血症。抗感染治疗无效。最可能发生的并发症是

A. 肺炎　　　　　B. 肝肾综合征　　　C. 肝肺综合征　　　D. 支气管哮喘　　　E. 急性左心衰

【例42】乙型肝炎后肝硬化的主要并发症不包括

A. 肝癌　　　　　　　　　　B. 门静脉高压症　　　　　　C. 急性肠系膜上静脉血栓形成
D. 肝功能衰竭　　　　　　　E. 急性肝静脉血栓形成

六、治 疗

对于代偿期患者,治疗目的是:延缓肝功能失代偿、预防肝细胞肝癌;对于失代偿期患者,则以改善肝脏功能、治疗并发症、延缓或减少对肝移植需求为目标。

1. 保护或改善肝功能

抗 HBV 治疗	①复制活跃的 HBV 是肝硬化进展最重要的危险因素之一,HBV 肝硬化失代偿不论 ALT 水平如何,HBVDNA 阳性时均应给予抗 HBV 治疗; ②失代偿期乙肝肝硬化不宜使用干扰素
抗 HCV 治疗	适用于肝功能代偿期的肝硬化;失代偿期丙肝肝硬化不宜使用干扰素
慎用肝损药物	避免不必要、疗效不明确的药物,减轻肝脏代谢负担
维持肠内营养	①肠内营养是机体获得能量的最好方式,应鼓励肠内营养,减少肠外营养,对于肝功的维护、防止肠源性感染十分重要; ②饮食应以高热量、高蛋白和维生素丰富而易消化的食物为原则; ③肝功能衰竭或有肝性脑病先兆时,应限制蛋白质的摄入
保护肝细胞	保护肝细胞药物有一定药理学基础,但普遍缺乏循证医学证据,过多使用可加重肝脏负担

2. 腹水的治疗

限制钠、水摄入	①摄入钠盐 500～800 mg/d;入水量＜1 000 mL/d 左右。 ②如有低钠血症,则应限制在 500 mL 以内
利尿	首选螺内酯;利尿效果不满意时,应酌情配合静脉输注白蛋白
经颈静脉肝内门腔分流术(TIPS)	①当利尿剂辅以静脉注射白蛋白效果不佳时,肝功为 B 级,TIPS 可有效缓解门静脉高压,增加肾脏血液灌注,显著减少甚至消除腹水; ②易诱发肝性脑病,故不宜作为治疗的首选
排放腹水加输注白蛋白	①用于不具备 TIPS 技术、对 TIPS 禁忌及失去 TIPS 机会时顽固性腹水的姑息性治疗; ②每放腹水 1 000 mL,输注白蛋白 80 g; ③易诱发肝肾综合征、肝性脑病等并发症
自发性腹膜炎	①选用肝毒性小、主要针对革兰阴性杆菌+革兰阳性球菌的抗生素,如头孢哌酮或喹诺酮类药物等; ②自发性腹膜炎容易复发,用药时间不得少于 2 周

【例43】女,54 岁。肝硬化 20 年,腹部 B 超检查:腹水最大液深 18 cm。实验室检查:血清钠 142 mmol/L,钾 6.3 mmol/L,BUN 23 mmol/L,血肌酐 224 μmol/L。治疗措施错误的是

A. 10%葡萄糖酸钙 20 mL 缓慢静脉注射　　B. 口服螺内酯　　　　C. 输白蛋白
D. 控制体液入量　　　　　　　　　　　　E. 葡萄糖加胰岛素静点

【例44】男性,55 岁。肝硬化 8 年,查体有少量腹水。如患者应用利尿剂,首选的是

A. 甘露醇　　　　　　B. 螺内酯(安体舒通)　　　C. 乙酰唑胺
D. 氢氯噻嗪(双氢克尿噻)　　E. 速尿

【例45】男性,56 岁。因患肝硬化腹水用速尿后尿量每日超过 3 000 mL。近日出现四肢肌肉软弱无力,伴恶心呕吐,心电图出现传导和节律异常。其原因最可能是

A. 低钾血症　　B. 高钾血症　　C. 低钠血症　　D. 高钠血症　　E. 低镁血症

【例46】男,58 岁。患肝炎已 10 余年,因无力、食欲缺乏、腹胀 20 天诊断为乙肝后肝硬化(失代偿期)入院。肝功能试验显著异常,其中白蛋白降低,球蛋白增高,白蛋白/球蛋白比率倒置。为治疗低蛋白血症,首选的血液制品是

A. 全血　　　　B. 新鲜冰冻血浆　　　C. 普通冰冻血浆　　　D. 冷沉淀　　　E. 白蛋白

3. 食管胃底静脉曲张破裂出血的治疗和预防

一级预防	①病因治疗；　　　②口服质子泵抑制剂或 H_2 受体抑制剂； ③内镜结扎治疗；　　④非选择性 β 受体拮抗剂如普纳洛尔或卡地洛尔
二级预防	指对已发生过食管胃底静脉曲张出血史者，预防其再出血，开始的时间应该早至出血后的第6天

4. 其他治疗

胆石症	应以内科保守治疗为主
感染	首选第三代头孢菌素，如头孢哌酮＋舒巴坦
门静脉血栓形成	抗凝治疗、溶栓治疗、TIPS
肝硬化低钠血症	轻症者，通过限水可以改善；中、重度者，可选用血管加压素 V_2 受体拮抗剂（托伐普坦），增加肾脏处理水的能力
肝肾综合征	肝移植是治疗这个并发症的有效的疗法
肝肺综合征	吸氧机高压氧舱；肝移植等

例 47～49 共用题干

男性，50 岁。既往乙型肝炎病史20余年，今晨突发呕血，色鲜红，量约为 1 500 mL，急送医院就诊。查体：BP 80/50 mmHg，P 106 次/分，面色苍白，四肢末梢凉，脾于肋下缘 5 cm，移动性浊音(＋)，腹壁可见静脉曲张。入院后患者又呕血一次，量约为 300 mL。

【例 47】 患者出血原因最可能是
　A. 食管胃底静脉曲张破裂　　B. 脾亢进　　C. 脾破裂　　D. 胃溃疡出血　　E. 肝内胆道出血

【例 48】 不恰当的方法是
　A. 三腔两囊管压迫　　　　　B. 血管加压素静点　　　　C. 急诊剖腹探查，止血
　D. 输血　　　　　　　　　　E. 纤维胃镜介入治疗

【例 49】 下列哪项与患者主要疾病关系不大？
　A. 食管胃底静脉曲张　　　　B. 腹壁静脉曲张　　　　　C. 痔
　D. 腹膜后静脉曲张　　　　　E. 大隐静脉曲张

【例 50】 肝硬化患者近日发热、全腹压痛，抽搐，腹腔积液浑浊。为有效合理治疗，应尽快采取的措施是
　A. 腹腔积液细菌培养　　　　B. 血细菌培养　　　　　　C. 腹腔积液涂片染色查细菌
　D. 腹部平片　　　　　　　　E. 抗生素早期联合应用

例 51～52 共用题干

女，38 岁。肝硬化腹水患者。1 周来畏寒、发热，体温38 ℃左右，全腹痛，腹部明显膨隆，尿量 500 mL/d。

【例 51】 下列体征应特别注意
　A. 蜘蛛痣及肝掌　　B. 腹壁静脉曲张　　C. 脾大　　D. 全腹压痛及反跳痛　　E. 腹部移动性浊音

【例 52】 下列治疗措施最重要的是
　A. 严格控制水、钠摄入　　　　　B. 应用有效抗生素
　C. 联合应用利尿剂或加大利尿剂的用量　　D. 大量放腹水　　E. 输血浆或白蛋白

第 2 节　门静脉高压症

一、解剖特点

1. 门静脉压力　正常门静脉压力为 13～24 cmH_2O。门静脉高压症时，压力大都增至 30～50 cmH_2O。

2. 门静脉的组成　肝脏的血液供应中，门静脉占75%，肝动脉占 25%。门静脉由肠系膜上、下静脉和脾静脉汇合而成，其中约 20% 的血液来自脾。门静脉位于两个毛细血管网之间：一端是胃、肠、脾、胰的毛细血管网，另一端是肝窦。门静脉无瓣膜，当门静脉压力升高时，首先是脾脏充血肿大。门静脉与肝动脉关系密切，如门静脉血流减少时，肝动脉血流即增加。

3. Glisson 纤维鞘　Glisson 纤维鞘里包裹的管道有门静脉、肝动脉和肝胆管。

4. 门静脉和腔静脉之间的主要交通支　胃底、食管下段交通支(最重要的交通支)；直肠下端、肛管交通支；前腹壁交通支；腹膜后交通支。

【例53】肝的血液供应来自门静脉的占
A. 30%～35%　　B. 40%～45%　　C. 50%～55%　　D. 60%～65%　　E. 70%～75%

【例54】下列静脉血管中属于门静脉系统的是
A. 髂内静脉　　B. 肾静脉　　C. 脾静脉　　D. 肝静脉　　E. 直肠下静脉

【例55】肝 Glisson 纤维鞘内包裹的管道有
A. 门静脉、肝静脉、肝胆管
B. 门静脉、肝动脉、胆总管
C. 门静脉、肝动脉、肝静脉
D. 门静脉、肝动脉、肝胆管
E. 肝静脉、肝胆管、肝动脉

【例56】在门静脉与腔静脉的交通支中,最主要的是
A. 胃底、食管下段交通支
B. 直肠下段、肛管交通支
C. 前腹壁交通支
D. 腹膜后交通支
E. 肝被膜交通支

二、病因和病理生理

按阻力增加的部位,将门静脉高压症分肝前型、肝内型、肝后型3型。

肝前型	常见病因为门静脉血栓形成、先天性门静脉畸形、单纯性脾静脉栓塞等
肝内型	①又分为窦前、窦后和窦型; ②窦前阻塞以血吸虫肝硬化最常见; ③肝窦和窦后阻塞以肝炎后肝硬化最常见
肝后型	常见病因为 Budd-Chiari 综合征、缩窄性心包炎、严重右心衰

【例57】门静脉高压症的主要原因是
A. 门静脉主干先天性畸形
B. 肝静脉血栓形成、狭窄
C. 肝段下腔静脉阻塞
D. 肝硬化
E. 各种原因致脾静脉血流量过大

三、临床表现

1. 脾肿大、脾亢　门静脉高压症时,首先出现充血性脾肿大;外周血细胞减少,白细胞、血小板和红细胞均减少,但以前两者减少最常见。

2. 侧支循环建立　最重要的为食管胃底静脉曲张。

3. 腹水　其发生机制为门静脉系统毛细血管滤过压增高;低蛋白血症,血浆胶体渗透压降低;淋巴液自肝表面漏入腹腔;继发性醛固酮分泌增多,导致水钠潴留。

4. 肝功能降低　黄疸、出血、白蛋白降低。

【例58】男,55岁。疲乏、贫血4个月入院。既往有乙型肝炎病史10年。查体:眼结膜略苍白,腹软,可见腹壁静脉曲张,肝肋下未触及,脾大,移动性浊音阳性,血 Plt $50×10^9$/L,血小板减少的最可能原因是
A. 营养不良　　B. 溶血　　C. 骨髓抑制　　D. 脾功能亢进　　E. 出血

【例59】肝硬化食管静脉曲张破裂大出血后,可能出现的表现不包括
A. 血尿素氮增高　　B. 脾缩小　　C. 腹水减少　　D. 意识障碍　　E. 少尿

【例60】肝硬化门脉高压患者,出现全血细胞减少最主要的原因是
A. 病毒感染　　B. 消化道出血　　C. 肝功能减退　　D. 脾功能亢进　　E. 营养不良

【例61】肝硬化时,脾大的主要原因是
A. 脾窦扩张红细胞淤滞
B. 脾窦巨噬细胞增多
C. 脾内淋巴细胞聚集
D. 脾内纤维组织增生
E. 脾小体多量中性粒细胞浸润

【例62】肝硬化门脉高压症最具有诊断价值的表现是
A. 腹水　　B. 脾大　　C. 门静脉增宽　　D. 食管下段、胃底静脉曲张　　E. 黄疸

例63～65 共用题干

男,48岁。呕血5小时入院。查体:P 120次/分,BP 80/55 mmHg。神志不清,营养状况差,巩膜明显黄染,腹壁可见静脉曲张,肝肋下可触及,质地较硬,边缘较钝,脾肋下 6 cm,移动性浊音阳性,肠鸣音弱。

【例63】该患者呕血最可能的原因是
A. 胆石症所致胆道出血
B. 消化性溃疡出血
C. 食管胃底曲张静脉破裂
D. 晚期胃癌出血
E. 胆管肿瘤所致胆道出血

【例64】首选的检查是
A. 腹部 X 线片　　B. 腹部 B 型超声　　C. 上消化道钡餐造影　　D. 腹腔动脉造影　　E. 腹部 CT

【例65】此时**不宜**采取的处理措施是
A. 快速输血、输液　　　　　　　B. 急症手术　　　　　　　　C. 静脉注射垂体后叶素
D. 内镜下止血治疗　　　　　　　E. 试用三腔管压迫止血

【例66】肝硬化门脉高压诊断**最具有特征意义**的表现是
A. 腹水　　　B. 脾大　　　C. 内分泌紊乱　　　D. 出血倾向和贫血　　　E. 侧支循环开放

【例67】对肝硬化门脉高压诊断**最有价值**的是
A. 超声显示肝回声不均匀　　　　B. 蜘蛛痣　　　　　　　　　C. 肝功能异常
D. 钡餐示食管下段有蚯蚓样充盈缺损　　E. 脾大

四、实验室检查

1. **食管吞钡检查**　钡剂充盈时,为虫蚀样改变;钡剂排空时为蚯蚓样或串珠状影。
2. **血常规**　三系细胞都减少。
3. **肝功能**　白蛋白降低,球蛋白增高,凝血因子减少。

五、治疗

1. **目的**　外科治疗门静脉高压症主要是预防和控制食管胃底曲张静脉破裂出血。
2. **分级与评分**　手术治疗的方案主要根据肝功能的判断进行,肝功能的判断(Child-Pugh 肝功能分级)。总分为5~6分者肝功能良好(A级),7~9分者中等(B级),10分以上肝功能差(C级)。

异常程度得分	1分	2分	3分
血清胆红素(mmol/L)	<34.2	34.2~51.3	>51.3
血浆清蛋白(g/L)	>35	28~35	<28
凝血酶原延长时间(s) (凝血酶原比率(%))	1~3 (>50)	4~6 (30~50)	>6 (<30)
腹水	无	少量,易控制	中等量,难控制
肝性脑病	无	轻度	中度以上

3. **食管胃底曲张静脉破裂出血的治疗**

(1) **肝功能 Child C 级**对有黄疸、大量腹水、肝功能严重受损(Child C 级)的病人发生大出血,应采取保守治疗,重点是输血、注射垂体后叶素、应用三腔管压迫止血等。严禁手术治疗,因手术死亡率高。主要的目的是止血,治疗方法:

药物止血	首选药物:血管加压素(冠心病、高血压患者禁用)、生长抑素等
内镜治疗	①目前控制急性出血的首选方法; ②可在内镜下注射硬化剂、行食管曲张静脉套扎术等
三腔管压迫	暂时控制出血的有效方法,一般不超过24小时
TIPS	经颈静脉肝内门体分流术(TIPS)适用于药物和内镜治疗无效、肝功能差的出血病人

(2) **肝功能 Child A/B 级**
①手术治疗:对于没有黄疸、没有明显腹水的病人发生大出血,应及时手术治疗。
②急诊手术适应证:病人以往有大出血病史,或本次出血来势凶猛,出血量大,或经短期积极止血治疗,仍有反复出血者;经严格内科治疗48小时仍不能控制出血,或短暂止血后又复发出血者。
③手术方式包括分流术和断流术两大类。
a. **门体分流术**　主要是降低门静脉压力,可分为非选择性和选择性门体分流术两类。

术式	代表手术	特点
非选择性门体分流术	门静脉与下腔静脉端侧分流术	将入肝的门静脉血完全转流入体循环,肝性脑病发生率高
选择性门体分流术	远端脾-肾静脉分流术	保存门静脉的入肝血流,同时降低食管胃底曲张静脉的压力

b. **门奇断流术**　主要是脾切除后,阻断门奇静脉间的反常血流,目的是治标,是通过离断胃底食管曲张静脉达到止血的目的。手术方式较多,但以脾切除+贲门周围血管离断术最为有效,最为常用。贲周血管分4组:冠状静脉、胃短静脉、胃后静脉和左膈下静脉。贲周血管离断术时应彻底切断上述静脉,包括高位食管支

或同时存在的异位高位食管支。高位食管支的离断是手术成败的关键。

【例68】外科治疗门静脉高压症的主要目的是
A．解除脾亢　　　　　　　　B．消除腹水　　　　　　　　C．防治上消化道出血
D．改善肝功能　　　　　　　E．防治肝性脑病

【例69】女，67岁。乙型肝炎病史18余年。1小时前进食烧饼后突然出现呕血，量约500 mL。查体：全身皮肤黏膜无黄染，无腹水。如急诊手术，最佳手术方式是
A．经颈静脉肝内门体分流术　　　　B．非选择性门体分流术
C．选择性门体分流术　　　　　　　D．贲门周围血管离断术
E．脾切除术

【例70】贲门周围血管离断术需离断的血管中不包括
A．胃冠状静脉　　B．胃短静脉　　C．胃网膜右静脉　　D．胃后静脉　　E．左膈下静脉

4. 是否有必要行预防性手术
①有食管胃底静脉曲张的病人并不一定发生大出血；鉴于肝炎后肝硬化病人的肝功能损害多较严重，任何一种手术对病人来说都是负担，甚至引起肝功能衰竭。因此，对于有食管胃底静脉曲张而没有出血的病人，原则上不作预防性手术，对于这类病人应以内科护肝治疗为主。
②若有重度食管胃底静脉曲张，特别是镜下见曲张静脉表面有"红色征"，为预防首次急性大出血，可酌情考虑行预防性手术，主要是断流术。

5. 严重脾肿大，合并明显的脾功能亢进　最多见于晚期血吸虫病，也见于脾静脉栓塞引起的左侧门静脉高压症。对于这类病人单纯行脾切除术效果良好。

6. 肝硬化引起的顽固性腹水　最有效治疗是肝移植。其他疗法包括TIPS和腹腔-上腔静脉转流术。

➢ 昭昭老师总结：食管胃底曲张静脉破裂出血的治疗

临床情况	治疗方案	昭昭老师速记
有黄疸、大量腹水、肝功能严重受损者	严禁手术	全身情况不好，不手术
无黄疸、无明显腹水者	紧急手术	全身情况良好，赶紧手术
严重脾大＋明显的脾功能亢进	单纯行脾切除术	只是脾的问题，只做脾脏
肝硬化引起的顽固性腹水	①最有效的方法：肝移植；②其他疗法：TIPS	最有效当然是换肝脏

第3节　肝性脑病

肝性脑病是由严重肝病引起、以代谢紊乱为基础的中枢神经系统功能失调综合征，临床表现轻者可仅有轻微的智力减退，严重者出现意识障碍、行为失常和昏迷。

一、病因和诱因

病因	重症肝炎、爆发性肝衰竭、原发性肝癌、严重胆道感染及妊娠期急性脂肪肝等
诱因	低钾性碱中毒，摄入过多含氮物质或上消化道出血，低血容量与缺氧，便秘和感染，低血糖，镇静、安眠药（昭昭老师提示：可出多选题，把握原因很重要）

【例71】肝性脑病的诱因不包括
A．消化道出血　　B．高钾性酸中毒　　C．便秘　　D．低血糖　　E．缺氧

【例72】可诱发肝性脑病的常见电解质紊乱是
A．低血磷　　B．低血钙　　C．低血钠　　D．低血钾　　E．低血镁

二、发病机制

1. 氨中毒

氨的来源	消化道是产氨的主要部位，肌肉也可产氨
肠道pH值对NH_3影响	当结肠内pH>6时，NH_3产生增多，可弥散入血

续表

NH₃对脑的影响	①干扰脑细胞三羧酸循环:大脑细胞的能量供应不足,干扰能量代谢,引起脑功能紊乱; ②增加脑对中性氨基酸(酪氨酸、苯丙氨酸、色氨酸)的摄取,这些物质对脑功能具有抑制作用; ③脑星形胶质细胞谷氨酰胺合成增加,后者是很强的细胞内渗透剂,其增加导致星形胶质细胞、神经元细胞肿胀,是肝性脑病时脑水肿发生的重要原因; ④氨还可直接干扰神经的电活动(昭昭提示:此处可出多选题)

2. 神经递质的变化

γ-氨基丁酸/苯二氮䓬(GABA/BZ)神经递质	①大脑神经元表面GABA受体与BZ受体及巴比妥受体紧密相连,组成GABA/BZ复合体,共同调节氯离子通道; ②复合体中任何一个受体被激活均可促使CL⁻内流而使神经传导被抑制; ③弥散入大脑的氨可上调脑星形胶质细胞BZ受体表达,引发肝性脑病
假性神经递质	酪胺、苯乙醇胺与去甲肾上腺素结构相似,但传递神经递质的功能差
色氨酸	①正常情况下色氨酸与白蛋白结合不易通过血脑屏障; ②肝病时白蛋白合成降低,加之血浆中其他物质对白蛋白的竞争性结合造成游离的色氨酸增多,游离的色氨酸可通过血脑屏障,在大脑中代谢生成5-羟色胺(5-HT)及5-羟吲哚乙酸,两者都是抑制性神经递质,参与肝性脑病的发生,与早期睡眠方式及日夜节律改变有关

3. 锰离子 锰具有神经毒性,正常时由肝脏分泌入胆道,然后至肠道排出,肝病时锰不能正常排出并进入体循环,锰在脑部沉积除直接对脑组织损伤外,还影响5-HT、去甲肾上腺素和GABA等神经递质的功能,也造成星形细胞功能障碍,与氨有协同作用。

三、临床表现

(昭昭老师提示:1期,只是出现扑翼样震颤("一"下子"扑"过来);2期,开始出现脑电图异常(很"2"的人脑子有问题);3、4期的主要区别看能否唤醒,能唤醒的是3期,唤不醒的是4期。)

0期(潜伏期)	轻微肝性脑病,基本全正常,仅在智利、心理测试时有轻微异常
1期(前驱期)	①轻度性格改变和行为异常,如焦虑、欣快、激动、淡漠、睡眠倒错、健忘等,可有扑翼样震颤; ②脑电图多数正常
2期(昏迷前期)	①意识错乱、睡眠障碍、行为异常(如衣冠不整或随地大小便)、言语不清、书写障碍及定向力障碍; ②腱反射亢进、肌张力增高、踝阵挛及Babinski征阳性,扑翼样震颤存在; ③脑电图特征性改变
3期(昏睡期)	①昏睡、但可唤醒,醒时尚能应答,常神志不清或出现幻觉,各种神经体征持续加重; ②有扑翼样震颤、肌张力增高、踝阵挛及Babinski征阳性; ③脑电图有异常波形
4期(昏迷期)	①神志完全丧失,不能唤醒; ②浅昏迷时,腱反射和肌张力仍亢进;深昏迷时,各种反射消失,肌张力降低,扑翼样震颤无法引出; ③脑电图明显异常

【例73】男,49岁。反复肝功能异常多年,尿少、双下肢水肿1年,加重1周。口服呋塞米20 mg/d,1天来昏睡,呼之有反应,患者意识障碍最可能的原因是
  A. 脑血管意外 B. 肝肺综合征 C. 肝性脑病 D. 肝肾综合征 E. 低血容量性休克

【例74】肝性脑病的分期不包括
  A. 前驱期 B. 兴奋期 C. 昏迷期 D. 昏睡期 E. 昏迷前期

【例75】肝性脑病前驱期的主要表现是
  A. 性格改变 B. 计算能力减退 C. 定向力减退 D. Babinski征阳性 E. 生理反射亢进

【例76】男,48岁。肝硬化病史6年。大量放腹水后出现睡眠障碍,扑翼样震颤,脑电异常。最可能的诊断是
  A. 肝性脑病Ⅰ级 B. 肝性脑病Ⅱ级 C. 肝性脑病Ⅲ级 D. 肝性脑病Ⅳ级 E. 亚临床肝性脑病

四、实验室检查

1. 生化检查

血氨	肝硬化及门-体分流后的肝性脑病患者多有血氨升高;急性肝性脑病患者血氨可正常
血浆氨基酸	正常人血中支链氨基酸与芳香族氨基酸的比值>3,门-体分流性脑病患者的比值<1

2. 电生理检查

脑电图	①0期和1期肝性脑病的诊断价值较小; ②2~4期患者脑电图有异常
诱发电位	可用于轻微肝性脑病的诊断和研究
临界视觉闪烁频率	用于检测轻微肝性脑病

3. 心理智能测验 筛选轻微肝性脑病。

4. 头颅 CT 或 MRI 急性肝性脑病患者检查时可发现脑水肿;慢性肝性脑病患者则可发现不同程度的脑萎缩;重要意义在于排除脑血管意外及颅内肿瘤等疾病。

【例77】有助于诊断肝性脑病的血液化验指标是
A. 球蛋白　　　B. 丙氨酸氨基转移酶　　C. 白蛋白　　D. 血小板计数　　E. 血氨

五、治 疗

积极治疗原发肝病,去除引发肝性脑病的诱因,维护肝脏功能、促进氨代谢清除及调节神经递质是治疗肝性脑病的主要措施。

1. 及时识别及去除肝性脑病发作诱因

纠正电解质和酸碱平衡紊乱	主要是纠正低钾性碱中毒
止血和清除肠道积血	上消化道出血和肠道积血增加氨的产生,是肝性脑病的重要诱因
预防和控制感染	感染是肝性脑病的主要诱因
慎用镇静药及损伤肝功能药物	镇静催眠及麻醉及肝功能进一步受损可诱发本病
其他	保持大便通畅;避免大量高蛋白质饮食;警惕低血糖

2. 营养支持治疗

营养支持的目的	促进机体的合成代谢,抑制分解代谢,保持正氮平衡
营养支持原则	①急性起病数日禁食蛋白质,神志清楚后逐渐增量; ②慢性肝性脑病患者无禁食必要

3. 减少肠内氮源性毒物的生成和吸收

清洁肠道	可减少肠道氨的产生,减少肠道对氨的吸收
乳果糖	①降低肠道的pH值,酸化后对产尿素酶的细菌生长不利,产氨减少; ②酸性的肠道环境减少氨的吸收,促进血液中的氨渗入肠道排出
口服抗生素	①抑制肠道产尿素酶的细菌,减少氨的生成; ②常用的抗生素有利福昔明、甲硝唑、新霉素等
益生菌制剂	可通过调节肠道菌群结构,抑制产氨、产尿素酶细菌的生成,减少氨的生成有一定作用

【例78】肝性脑病首选的灌肠药物是
A. 弱碱性溶液　　B. 肥皂水　　C. 中草药汤剂　　D. 中性液　　E. 乳果糖

【例79】肝性脑病患者灌肠或导泻时应禁用
A. 25%硫酸镁　　B. 肥皂水　　C. 生理盐水　　D. 生理盐水加食醋　　E. 乳果糖加水

【例80】乳果糖治疗肝性脑病的作用机制是
A. 促进肝细胞再生　　　　　　B. 抑制肠道细菌增殖　　C. 吸附肠内毒素
D. 减少肠内氨的形成和吸收　　E. 供给糖以提供热量

4. 促进体内氨的代谢

L-鸟氨酸-L-天冬氨酸	①鸟氨酸能增加氨基甲酰磷酸合成酶和鸟氨酸氨基甲酰转移酶活性,促进鸟氨酸 循环尿素循环合成尿素而降低血氨; ②天冬氨酸可促进谷氨酰胺合成酶活性,促进脑、肾利用和消耗氨以合成谷氨酸和谷氨酰胺而降低血氨,减轻脑水肿
鸟氨酸-α-酮戊二酸	降氨机制同上,疗效稍差
其他	谷氨酸钠(钾)、精氨酸理论上具有降血氨作用,但至今尚无证据肯定其疗效

5. 调节神经递质

GABA/BZ复合受体拮抗药	氟马西尼可以拮抗内源性苯二氮䓬类所致的神经抑制
减少或拮抗假性神经递质	支链氨基酸制剂(以亮氨酸、异亮氨酸、缬氨酸等为主的复合氨基酸)的作用机制为竞争性抑制芳香族氨基酸进入大脑,减少假性神经递质的形成

【例81】肝性脑病注射支链氨基酸的主要作用是
A. 减少肠道内氨的形成和吸收　　B. 纠正氨基酸不平衡　　C. 降低门静脉压力
D. 纠正电解质紊乱　　　　　　　E. 纠正酸碱平衡紊乱

6. 基础疾病的治疗

改善肝功能	去除或减轻病因、慎用损伤肝脏的药物、维护肠内营养、保护肝细胞
阻断肝外门-体分流	肝硬化门静脉高压所致严重的侧支循环开放,可通过TIPS术联合曲张静脉的介入断流术,阻断异常的肝外门-体分流
人工肝	用分子吸附剂在循环系统可清除肝性脑病患者血液中部分有毒物质,对肝性脑病有暂时的、一定程度的疗效,尤其适用于急性肝衰竭(急性肝性脑病),也可以用于慢性肝性脑病的治疗,可能赢取时间为肝移植作准备
肝移植	肝衰竭所致的严重和顽固性的肝性脑病

第4节　脂肪性肝病

【非酒精性脂肪性肝病】

一、病　因

1. 原发性　与胰岛素抵抗(IR)和遗传易感性有关,包括营养过剩导致体重增长过快和体重过重、肥胖、糖尿病、高脂血症,以及隐源性脂肪肝。

2. 继发性　营养不良、全胃肠外营养、减肥手术后体重急剧下降、药物、环境和工业毒物中毒等。

二、诊　断

临床诊断标准:具备下列第1~5项和第6或第7项中任意一项者即可诊断。
①有易患因素,如肥胖、2型糖尿病、高脂血症和女性等。
②无饮酒史或饮酒折合酒精量每周男性<140 g,女性<70 g。
③除原发病临床表现外,出现乏力、肝区隐痛,可伴肝脾大。
④血清转氨酶升高,以ALT为主,可伴GGT、铁蛋白和尿酸等增高。
⑤除外病毒性肝炎、药物性肝病、Wilson病、全胃肠外营养和自身免疫性肝病等。
⑥肝组织学有典型表现(肝细胞脂肪变性)。
⑦有影像学诊断依据(B超、CT)。

三、治　疗

①健康宣传教育,改变生活方式。肥胖成人每日热量摄入需减少2 092~4 184 kJ。
②控制体质量,减小腰围。
③改善IR(胰岛素抵抗),纠正代谢紊乱。
④减少附加打击以免加重肝损害。
⑤防治肝炎和纤维化,处理肝硬化的并发症。

四、预　防

①健康宣教。

②每半年测量体质量、腰围、血压、肝功能、血脂和血糖。
③每年做上腹部超声检查,筛查恶性肿瘤、代谢综合征等相关终末期器官病变以及肝硬化等并发症。

【酒精性肝病】

一、病　因
长期大量饮酒。

二、治　疗
1. **戒酒**　营养支持,提供高蛋白、低脂饮食;补充维生素 B、C、K 及叶酸。
2. **药物**　如美他多辛、S-腺苷蛋氨酸、多烯磷脂酰胆碱、甘草酸制剂,抗氧化、抗炎、保护肝细胞膜及细胞器,改善肝生化指标。必要时应用糖皮质激素改善重症酒精性肝炎。
3. **抗肝纤维化、处理并发症。**
4. **肝移植**　严重患者,要求患者肝移植前戒酒3~6个月。

三、预　防
①戒酒,加强营养支持和健康宣教。
②每半年测量体质量、腰围、血压、肝功能、血脂和血糖。
③每年做上腹部超声检查,筛查恶性肿瘤、代谢综合征等相关终末期器官病变以及肝硬化等并发症。

第5节　肝脓肿

一、致病菌和感染途径
1. **致病菌**　细菌性肝脓肿的致病菌多为大肠埃希菌、金黄色葡萄球菌、厌氧链球菌、类干菌属等。
2. **感染途径**

途径	特　点	昭昭老师速记
胆道疾病	最常见的途径,常见致病为大肠杆菌	胆道是肝和肠道的通路
肝动脉	原发病灶经过血液循环,经过肝动脉侵入肝	只要是跟肝脏相连的,细菌都可以通过这些途径进入肝脏导致肝脓肿
门静脉	如坏疽性阑尾炎等细菌可经门静脉入肝内	
淋巴道	肝毗邻感染病灶的细菌可循淋巴系统入侵	
开放伤口	细菌可直接经伤口入肝	外伤是最直接的因素

【例82】 细菌性肝脓肿致病菌最常见的侵入途径是
　A. 门静脉　　　B. 肝总动脉　　　C. 肝静脉　　　D. 肝血管　　　E. 胆道系统

二、表现和体征

	具体描述	昭昭老师速记
表现	①寒战高热、肝区疼痛和肝肿大,可伴右肩牵涉痛。 ②肝右叶脓肿可穿破而形成膈下脓肿;左叶肝脓肿可穿入心包;脓肿向腹腔穿破,则发生急性腹膜炎;胆管性肝脓肿穿破血管壁,引起出血可从胆道排出,表现为上消化道出血	炎症都是红肿热痛功能障碍
体征	①肝区叩击痛; ②严重时或并发胆道梗阻者,可出现黄疸	

【例83】 肝脓肿的特点正确的是
　A. 细菌性肝脓肿常为单发,较大　　　　　B. 阿米巴性肝脓肿起病急,伴寒战、高热
　C. 阿米巴性肝脓肿较少,多为多发性　　　D. 阿米巴性肝脓肿液为褐色,无臭味
　E. 阿米巴性肝脓肿患者粪便中可以找到阿米巴原虫

【例84】 不属于细菌性肝脓肿临床特征的是
　A. 全身中毒症状明显　　　B. 脓肿较小,常多发　　　C. 常继发于肠道感染
　D. 穿刺脓液为咖啡色　　　E. 细菌培养可阳性

【例85】 关于细菌性肝脓肿的临床表现不正确的是
　A. 肝大并有触压痛　　B. 寒战、高热　　C. 肝区胀痛　　D. 胆囊肿大　　E. 起病急

【例86】男,65岁。寒战、高热3周,伴右上腹胀痛,无胆绞痛史。查体:T 39.5℃,P 100次/分,BP 129/80 mmHg。巩膜无黄染,右季肋部隆起,肝肿大、质中、触痛,上腹部肌紧张。血白细胞20×10⁹/L,核左移,AFP阴性。首先应考虑的诊断是
　A. 急性化脓性胆囊炎　　　　B. 阿米巴性肝脓肿　　　　C. 原发性肝癌
　D. 急性细菌性肝脓肿　　　　E. 膈下脓肿

三、检 查

检查	特点	昭昭老师速记
B超	肝脓肿首选检查:B超	"肝胆胰脾肾"疾病都首选B超
X线	右叶脓肿可使右膈肌升高;肝阴影增大或有局限性隆起,可出现右侧反应性胸膜炎或胸腔积液	—

例87~88 共用题干
女,59岁。右上腹剧痛15天,伴发热10天。乙肝病史10年,慢性支气管炎病史8年。查体:T 38.3℃,慢性病容,颈静脉无怒张,双肺呼吸音减弱,未闻及湿啰音,腹膨隆,肝右肋下4 cm,双下肢凹陷性水肿。肝功能检查正常。

【例87】该患者肝大最可能的原因是
　A. 右心功能不全　B. 淋巴瘤　　C. 胆道感染　　D. 肝脓肿　　E. 肝癌

【例88】下列检查对明确诊断意义不大的是
　A. 血清AFP　　B. 腹部CT　　C. 腹部B型超声　　D. 血乙肝病毒DNA　　E. 肝穿刺活检

【例89】细菌性肝脓肿的首选检查方法是
　A. X线　　B. CT　　C. MRI　　D. 放射性核素检查　　E. B超

【例90】为确定肝脓肿穿刺点或手术引流进路,首选的辅助检查方法是
　A. 腹部X线平片　B. B超　　C. CT　　D. MRI　　E. 肝动脉造影

例91~93 共用题干
女,66岁。右上腹疼痛伴发热、寒战5天。糖尿病史20年,胆石症胆囊切除术后2年。查体:巩膜黄染,心肺未见异常,肝肋下2 cm,压痛(+),肝区叩击痛(+)。血常规:WBC 15×10⁹/L,N 0.85。

【例91】为明确诊断,首选的检查是
　A. 腹部血管造影　B. 腹部B超　　C. 腹部X线平片　　D. 肝穿刺　　E. 静脉胆系造影

【例92】该患者最可能的病原体来源是
　A. 皮肤及软组织　B. 胆道系统　　C. 肠道　　D. 呼吸系统　　E. 泌尿系统

【例93】目前最重要的治疗是
　A. 手术　　B. 应用广谱抗生素　　C. 抗结核　　D. 抗真菌　　E. 应用保肝药物

四、诊断和鉴别诊断

(1) 细菌性肝脓肿＝胆道疾病病史＋寒战高热＋肝区叩击痛＋B超发现肝脏液性暗区。
(2) 细菌性肝脓肿和阿米巴肝脓肿的鉴别。

	细菌性肝脓肿	阿米巴肝脓肿
致病菌	大肠杆菌	阿米巴
脓腔	多发、灰白色脓液	单发、咖啡样脓液
治疗	喹诺酮类	甲硝唑
昭昭速记	"多""细"的"白""铜"	"单"身"爸爸""唑"着喝"咖啡"
粪便检查	无特殊发现	阿米巴滋养体阳性
血液检查	白细胞和中性粒细胞增高;细菌培养可阳性	白细胞增高;血清阿米巴抗体阳性

五、治 疗

支持疗法	给予充分营养,纠正水和电解质平衡失调,纠正低蛋白血症,增强机体抵抗能力等
抗生素治疗	应用较大剂量,首选有效的抗生素,如青霉素、头孢菌素类、甲硝唑等

引流术	①单个较大脓肿:经皮穿刺引流术。 ②切开引流适应证为:较大脓肿,估计有穿破可能,或已穿破胸腔或腹腔;胆源性肝脓肿;位于肝左外叶脓肿,穿刺易污染腹腔;慢性肝脓肿

【例 94】细菌性肝脓肿的**主要治疗**是
A. 抗生素治疗　　　　　　B. 穿刺抽脓,脓腔注入抗生素　　　　　　C. 切开引流
D. 理疗　　　　　　　　　E. 内引流术

【例 95】男,59 岁。寒战伴高热、肝区疼痛 1 月余,腹部 CT 提示肝内有 2 个脓肿,最大者直径达 6 cm,体温每日高达 39.8 ℃。治疗应首选
A. 经皮穿刺置管引流　　　B. 右半肝切除　　　　　　　　　　　　C. 脓腔内注入抗生素
D. 全身大剂量应用抗生素　E. 继续支持治疗

【例 96】男,18 岁。寒战、高热 5 天,伴右上腹痛、恶心、呕吐、全身乏力。血常规:WBC $18.6×10^9$/L,N 0.92。腹部 B 超示肝内多发液性暗区,最大直径为 1.5 cm。目前最主要的治疗措施是
A. 腹腔镜引流术　B. 静脉抗生素治疗　C. 肝叶切除术　D. 脓肿穿刺引流术　E. 脓肿切开引流术

第 6 节　原发性肝癌

原发性肝癌,简称肝癌,是我国常见的恶性肿瘤,年死亡率占肿瘤死亡率的第二位。

一、病　因

病毒性肝炎	①我国最主要的病因:乙型肝炎(肝癌三部曲:肝炎→肝硬化→肝癌); ②西方国家最主要的病因:HCV 感染 昭昭老师提示:输血最容易传播的是:丙型肝炎(HCV)
食物及饮水	①长期大量饮酒→肝癌; ②长期进食霉变食物(黄曲霉素污染)或亚硝胺食物、食物缺乏微量元素及饮用藻类毒素污染的水等都与肝癌发生相关
毒物与寄生虫	①亚硝胺类、偶氮芥类、有机氯农药等化学物质是可疑的致肝癌物质; ②血吸虫及华支睾吸虫感染均易导致肝癌
遗传因素	肝癌的家族聚集现象与遗传易感性有关,也与家族饮食习惯及生活环境有关

二、病　理

1. 原发性肝癌按病理形态分型

块状型	多见,呈单个、多个或融合成块,直径 5~10 cm,>10 cm 者称巨块型
结节型	①呈大小和数目不等的癌结节,<5 cm,与周围肝组织的分界不如块状型清楚,常伴有肝硬化; ②单个癌结节<3 cm 或相邻两个癌结节直径之和<3 cm 者称为小肝癌
弥漫型	少见,癌结节弥漫分布于整个肝脏。不易与肝硬化区分,常因肝衰竭而死亡

2. 按起源分类

肝细胞癌	我国最常见的肝癌;AFP 升高
胆管细胞癌	胆管细胞癌,AFP 正常
混合型癌	肝细胞癌和混合细胞癌同时存在

3. 转移

肝内转移	①肝癌最容易转移的部位:肝内转移;(昭昭老师提示:肝癌自己转移) ②途径:经过门静脉的分支进行转移(昭昭老师提示:肝内血运丰富,门静脉血流占到整个肝脏血流的 3/4)
肝外转移	①血行转移:最常见转移至肺; ②淋巴转移:常见转移至肝门淋巴结; ③种植转移:少见,从肝表面脱落种植在腹膜、盆腔等处;可有卵巢转移 (昭昭老师提示:发生卵巢转移比较特别,经典的是胃癌的种植性转移,转移至卵巢上,称为:Krukernburg 癌)

【例97】小肝癌是指肿块长径小于或等于
A. 1 cm　　　　B. 2 cm　　　　C. 3 cm　　　　D. 4 cm　　　　E. 5 cm

【例98】原发性肝癌的肝外血行转移最多见于
A. 肺　　　　　B. 骨　　　　　C. 脑　　　　　D. 脾　　　　　E. 胰

【例99】原发性肝癌最多见的淋巴转移部位是
A. 肝门　　　　B. 胰周　　　　C. 腹膜后　　　D. 主动脉旁　　E. 锁骨上

【例100】原发性肝癌最易转移的脏器是
A. 肝内　　　　B. 肺　　　　　C. 骨　　　　　D. 脑　　　　　E. 胰腺周围和腹膜后

【例101】原发性肝癌肝内播散最主要的途径是
A. 经淋巴管　　B. 经肝静脉　　C. 直接侵犯　　D. 经肝动脉　　E. 经门静脉

三、临床表现

病隐匿，早期缺乏典型症状。临床症状明显者，病情大多已进入中晚期。中晚期临床表现如下。
（昭昭老师几乎所有的癌症早期症状都不特异，所以很难做到早发现、早诊断、早治疗）

肝区疼痛	最常见的症状；多呈持续性胀痛或钝痛，是癌肿生长过肝包膜被牵拉所致
肝脏肿大	进行性增大、质地坚硬、表面凹凸不平，常有大小不等的结节 （昭昭老师提示："进行性"表现的疾病基本上都是恶性的）
黄疸	出现在肝癌晚期，多为阻塞性黄疸，少数为肝细胞性黄疸
肝硬化征象	①原有腹水者可表现为腹水迅速增加且具难治性，腹水一般为漏出液； ②血性腹水多因肝癌侵犯肝包膜或向腹腔内破溃引起，少数因腹膜转移癌所致
全身性表现	①呈进行性消瘦、发热、食欲不振、乏力、营养不良和恶病质等； ②如果转移，可发生转移性表现
伴癌综合征	①癌肿本身代谢异常或癌组织对机体影响而引起内分泌或代谢异常的一组症候群。 ②主要表现：红细胞增多症、自发性低血糖症，罕见表现：高钙血症、高脂血症、类癌综合征（昭昭老师速记："红""糖""高钙""高脂"容易导致"类癌"）

【例102】男，57岁。右季肋部胀痛、食欲减退、尿黄1个月。乙肝肝硬化病史9年。查体：肝肋下5 cm，表面不平，质硬，压痛。最可能的诊断是
A. 肝脓肿　　　B. 原发性肝癌　　C. 继发性肝癌　　D. 乙肝活动期　　E. 肝结核

【例103】男，47岁。既往有慢性乙型病毒性肝炎病史10余年，1月前出现右上腹隐痛不适。查体：右腹部膨隆，可触及质地坚硬、表面凹凸不平的肿块，移动性浊音阳性。腹腔积液为血性。最可能的诊断是
A. 肝包虫病　　B. 原发性肝癌　　C. 肝囊肿　　　D. 肝脓肿　　　E. 肝血管瘤

四、实验室检查

1. 甲胎蛋白（AFP） 诊断肝细胞癌特异性的标志物，阳性率约为70%。现已广泛用于肝癌的普查、诊断、判断治疗效果及预测复发。（昭昭老师提示：AFP只是肝癌的提示指标而已，不能说AFP一升高就是肝癌，其他的一些疾病，比如卵巢的肿瘤的也可以导致AFP升高。除了AFP之外，还有几个经常考的：CEA（癌胚抗原）——结肠癌直肠癌；CA199——胰腺癌）

2. 影像学检查

B超	目前肝癌筛查的首选方法，具有方便易行、价格低廉及无创等优点
增强CT/MRI	①更客观及更敏感地显示肝癌，1 cm左右肝癌的检出率>80%，是诊断及确定治疗策略的重要手段； ②MRI为非放射性检查，可以在短期重复进行
选择性肝动脉造影	当增强CT/MRI对疑为肝癌的小病灶难以确诊时，选择性肝动脉造影是肝癌诊断的重要补充手段。对直径1～2 cm的小肝癌，肝动脉造影可以更精确地做出诊断，正确率>90%

3. 肝穿刺活体组织检查 金标准检查，是确诊肝癌的最可靠方法，但属创伤性检查，且偶有出血或针道转移的风险，上述非侵入性检查未能确诊者可视情况考虑应用。

【例104】诊断早期原发性肝癌最有意义的检查是
A. CEA　　　　B. CA19-9　　　C. CA125　　　D. AFP　　　　E. PSA

【例105】肝癌的实验室检查项目中,诊断意义较大的是
A. 癌胚抗原　　B. 碱性磷酸酶　　C. 乳酸脱氢酶　　D. 谷氨酰转肽酶　　E. AFP

【例106】原发性肝癌定位诊断下述哪个方面最敏感
A. X线肝血管造影　　　　　　B. CT肝动脉碘油造影　　　　　　C. CT肝动脉造影
D. 放射性核素肝显像　　　　　E. X线门静脉造影

【例107】男,58岁。3年前曾行直肠癌根治术,近3个月右上腹及背部胀痛,无发热,大便正常。查体:锁骨上未触及肿大淋巴结,腹平软,未触及肿物,肝肋下未触及。实验室检查:WBC $10×10^9/L$,AFP无升高。腹部B超示肝右叶多个实性占位,最大直径约3 cm。首先应考虑的诊断是
A. 阿米巴肝脓肿　　B. 肝血管瘤　　C. 多发肝囊肿　　D. 原发性肝癌　　E. 肝转移癌

【例108】男,63岁,乏力、腹胀3个月,加重伴尿少1个月。慢性肝炎病史20余年。查体:巩膜轻度黄染,肝肋下4 cm,质硬,脾肋下3 cm,移动性浊音阳性,双下肢水肿。对诊断最有意义的实验室检查是
A. 腹水铁蛋白　　B. 血癌胚抗原　　C. 血甲胎蛋白　　D. 血CA125　　E. 腹水腺苷脱氨酶

五、诊　断

诊断标准满足下列三项中的任意一项,即可诊断为肝癌:具有两种典型影像学(B超、增强CT、MRI或选择性肝动脉造影)表现,病灶>2 cm;一种典型的影像学表现,病灶>2 cm,AFP>400 ng/mL;肝脏活检阳性。

六、治　疗

手术治疗	手术治疗是肝癌首选的治疗方法
局部治疗	①经皮穿刺瘤内注射无水乙醇(PEI):适用于肿瘤<3 cm,可达到治疗性切除的目的; ②射频消融术(RF):也可达到治疗性切除的目的; ③肝动脉栓塞(TAE):非手术治疗中晚期肝癌的常用方法
肝移植	①对于肝癌合并肝硬化患者,肝移植可将整个病肝切除,是治疗肝癌和肝硬化的有效手段; ②若肝癌已有血管侵犯及远处转移(常见肺、骨),则不宜行肝移植术

【例109】男,40岁。3天前体检B超发现右肝内一肿物,直径3 cm。血AFP 500 μg/L。最有效的处理方法
A. 经股动脉插管化疗　　　　　B. 经皮肿瘤穿刺注入无水乙醇　　　　　C. 行肝段切除术
D. 放射治疗　　　　　　　　　E. 全身化疗

【例110】根治原发性肝癌最好的方法是
A. 化学抗癌药物治疗　　B. 手术切除治疗　　C. 放射治疗　　D. 中医治疗　　E. 生物和免疫治疗

例111~113共用题干
男,56岁。乏力、食欲缺乏、恶心、消瘦1个月。乙型肝炎病史10年。查体:皮肤巩膜无黄染,腹软,剑突下压痛,肝肋下3 cm,可触及质硬的结节,Murphy征阴性,移动性浊音阳性。

【例111】为了明确肝结节性质,最有诊断价值的肿瘤标志物是
A. CEA　　B. CA125　　C. CK19　　D. AFP　　E. CA19-9

【例112】为进一步检查明确肝结节的大小与位置,首选的检查是
A. PET-CT检查　　B. MRI检查　　C. 放射性核素扫描　　D. B超检查　　E. 肝动脉造影

【例113】该患者若手术治疗,其禁忌证是
A. 合并肝硬化　　B. 有消化道出血史　　C. 有明显腹水　　D. 肿瘤位于肝右叶　　E. 肿瘤直径约10 cm

七、并发症

肝性脑病	肝癌终末期的最严重并发症;约1/3的患者因此死亡
上消化道出血	约占肝癌死亡原因的15%
肝癌结节破裂出血	约10%的肝癌患者发生肝癌结节破裂出血
继发感染	因长期消耗或手术等,抵抗力减弱,容易并发肺炎、自发性腹膜炎、肠道感染和霉菌感染

▶ 参考答案如下,详细答案参见2019版《国家临床执业及助理医师资格考试精选真题考点精析》。

1. D	2. B	3. E	4. C	5. D	6. A	7. A	8. C	9. B	10. B
11. D	12. A	13. E	14. C	15. E	16. C	17. B	18. D	19. C	20. D
21. E	22. A	23. A	24. B	25. D	26. C	27. C	28. D	29. A	30. B
31. D	32. A	33. B	34. A	35. E	36. B	37. D	38. C	39. B	40. A
41. C	42. E	43. C	44. B	45. A	46. E	47. A	48. C	49. E	50. E
51. D	52. B	53. E	54. C	55. D	56. A	57. D	58. D	59. D	60. D
61. A	62. D	63. C	64. C	65. D	66. B	67. D	68. D	69. D	70. C
71. B	72. D	73. C	74. B	75. D	76. B	77. E	78. D	79. D	80. D
81. B	82. E	83. D	84. D	85. D	86. D	87. D	88. A	89. D	90. B
91. B	92. B	93. B	94. B	95. B	96. B	97. C	98. D	99. A	100. A
101. E	102. B	103. B	104. D	105. D	106. C	107. E	108. C	109. C	110. D
111. D	112. D	113. E	—	—	—	—	—	—	—

昭昭老师提示：
关注官方微信，
获得第一手考试资料。

第4章 胆道疾病

> **2019 考试大纲**

①解剖；②胆囊结石；③急性胆囊炎；④肝外胆管结石；⑤急性梗阻性化脓性胆管炎；⑥胆管癌。

> **考纲解析**

近20年的医师考试中,本章的考试重点是胆囊疾病的诊断、表现、检查和治疗,执业医师每年考查分数为2～3分,助理医师每年考查分数为0分。

第1节 解　剖

一、胆道解剖学

1. 胆囊

（1）胆囊　胆囊分为三部分即胆囊体、胆囊颈、胆囊底。胆囊颈上部呈囊状扩大,称 Hartmann 袋,胆囊结石常滞留于此处。

（2）胆囊管　由胆囊颈延伸而成,长 2～3 cm,直径 0.2～0.4 cm,最终和肝总管汇合。

（3）胆囊三角（Calot 三角）　将由胆囊管、肝总管及肝脏下缘所构成的三角区称为 Calot 三角。胆囊动脉、肝右动脉、副右肝管从此处穿过,是胆道手术极易发生误伤的区域。胆囊淋巴结位于胆囊管与肝总管相汇处夹角的上方,可作为术中寻找胆囊动脉和胆管的重要标志。（昭昭老师提示：这些三角都是我们考试的重点,既可以考单选也可考多选。类似的考点：直疝三角,看看昭昭老师画的图形,这些都变得简单了）

2. 肝外胆道

（1）胆总管　左右肝管合成肝总管,胆囊管和肝总管汇合而成形成胆总管,两者成角 30°。胆总管长度 7～9 cm,直径 0.4～0.8 cm,一共分为四段：十二指肠上段、十二指肠后段、胰腺段和壁内段。

（2）Vater 壶腹　胆总管和主胰管在肠壁内汇合,膨大形成胆胰壶腹,称为 Vater 壶腹。壶腹周围有括约肌（Oddi 括约肌）,末端通常开口于十二指肠乳头。Oddi 括约肌具有控制和调节胆总管和胰管的排放,以及防止十二指肠内容物反流的重要作用。注意：部分患者的胆总管和主胰管是分别开口于十二指肠降部的。

【例1】Calot 三角的组成包括肝下缘和
A. 副肝管　　B. 胆总管　　C. 肝总管　　D. 右肝管　　E. 左肝管

【例2】在绝大多数人中的生理结构中
A. 胆囊管汇合于右肝管　　B. 胆囊管汇合于肝总管　　C. 胆囊管汇合于左肝管
D. 胆囊管汇合于乏特氏壶腹部　　E. 胆囊管汇合于十二指肠球后部胆总管

【例3】下列有关胆管的描述正确的是
A. 左、右肝管汇合形成胆总管　　B. 胆囊管与肝总管汇合形成肝总管
C. 乏特壶腹通常开口于十二指肠球部　　D. 胆总管分为十二指肠上段、后段和胰腺段
E. 胆总管长 7～9 cm,直径 0.6～0.8 cm

【例4】Calot 三角组成包括肝下缘、胆囊管和

A. 右肝管　　　　B. 左肝管　　　　C. 副肝管　　　　D. 肝总管　　　　E. 胆总管

二、辅助检查

超声检查	①能检出 2 mm 以上的结石,诊断胆道疾病的首选方法; ②判断胆管有无扩张、扩张的部位和程度,用于黄疸的定性和定位诊断 (肝外胆管上段直径＞5 mm,中下段胆管＞10 mm,表示有梗阻性黄疸); ③其他胆道疾病:胆囊炎、肿瘤、蛔虫及先天性疾病等 (昭昭老师提示:肝胆胰脾肾的首选检查基本上都是 B 超)
腹部平片	对鉴别胆道和其他腹内疾病有一定意义,但功能有限
静脉胆道造影	①用途:可观察胆管有无狭窄、扩张、充盈缺损等; ②缺点:显示常不清楚,且受多种因素影响,基本上已被其他检查取代
经皮肝穿刺胆管造影(PTC)	①用途:可显示肝内外胆管病变部位、范围、程度和性质等,有助于胆道疾病,特别是黄疸的诊断和鉴别诊断,对胆管扩张者更易成功; ②并发症:胆汁性腹膜炎、出血、胆道感染
内镜逆行胰胆管造影(ERCP)	①用途:直接观察十二指肠及乳头部的情况和病变,取材活检;造影可显示胆道系统和胰腺导管的病变,可行 Oddi 括约肌切开胆总管下端结石取石及胆道蛔虫病取虫。 ②并发症:可诱发急性胰腺炎和胆管炎(已部分为无创的 MRCP 所替代)
磁共振胰胆管造影(MRCP)	成像无重叠,对比分辨力高点,能清楚显示肝内外胆管扩张的范围和程度,结石的分布,肿瘤的部位、大小,胆管梗阻的水平及胆囊病变等
核素扫描检查	①用途:有助于黄疸的鉴别诊断; ②优点:对肝功能损伤、血清胆红素中度升高亦可应用
术中及术后胆道造影	①胆道手术时可经胆囊管插管,胆总管穿刺和置入胆管行胆道造影; ②用途:胆道有无狭窄,有无结石残留及胆总管下端是否通畅,确定术式; ③凡行胆总管 T 管引流的,拔管前常规行胆管造影
胆道镜检查	①术中胆道镜检查:怀疑胆道残留结石、肿瘤、狭窄等可用此检查; ②术后主要用于取石、取虫、冲洗、灌洗等

第 2 节　胆囊结石

胆囊结石主要为胆固醇结石或以胆固醇为主的混合性结石和黑色素结石。主要见于成年人,40 岁以后发病率随年龄增长,女性多于男性。

一、临床表现

1. 无症状胆囊结石　大多数患者可无症状,称为无症状胆囊结石。

2. 胆绞痛　胆囊结石的典型表现为胆绞痛,只有少数病人出现,其他常表现为急性或慢性胆囊炎。胆囊结石的典型表现为胆绞痛。

(1) 胆绞痛

典型表现	右上腹或上腹部疼痛,呈阵发性或持续疼痛阵发性加剧,可向右肩胛部或背部放射 (昭昭提示:向左肩部放射的是冠心病,向右肩放射是胆囊疾病)
机制	饱餐、进食油腻食物后或睡眠中改变体位时,由于胆囊收缩或结石移位以及迷走神经兴奋,结石嵌顿在胆囊壶腹部或颈部,胆囊排空受阻,囊内压力升高,引起胆囊强力收缩而发生绞痛

(2) 上腹隐痛　上腹部或右上腹出现隐痛。

(3) 胆囊积液　长期嵌顿或阻塞胆管但未合并感染时,胆囊黏膜吸收胆汁中的胆色素,并分泌黏液,称为白胆汁。

(4) 其他表现。

黄疸	极少引起黄疸 (昭昭老师提示：这是胆囊结石与胆管结石的最重要区别，这因为胆囊结石没有堵塞胆道，而胆管结石堵塞胆道引起梗阻性黄疸)
胆总管结石	小结石可进入胆管→胆总管结石
胆源性胰腺炎	胆总管结石通过Oddi括约肌可引起损伤或嵌顿于壶腹部导致胰腺炎 (昭昭老师提示：这种机制是导致胰腺炎发生的最主要病因)
肠道问题	①结石压迫引起慢性炎症慢性穿孔→胆囊十二指肠瘘或胆囊结肠瘘； ②大的结石通过瘘管进入肠道可导致肠梗阻→结石性肠梗阻
癌变	结石及炎症的长期刺激可→胆囊癌

（5）Mirizzi综合征 持续嵌顿和压迫胆囊壶腹部和颈部的较大结石，可引起肝总管狭窄或胆囊胆管瘘，以及反复发作的胆囊炎、胆管炎及梗阻性黄疸，称Mirizzi综合征。

【例5】关于胆囊结石描述，错误的是
A. 胆囊结石均有症状　　　　　　　　B. 进食油腻食物后症状加重
C. 大的单发结石不易发生嵌顿　　　　D. 结石嵌顿于胆囊壶腹后，导致急性胆囊炎
E. 胆绞痛向右肩部放射

例6~8共用题干
女性，49岁，近半年数次发作性右上腹疼痛，伴恶心、呕吐，多为夜间睡眠后发作，并向右肩部放射。检查：肥胖体质，BP 110/90 mmHg，P 90次/分，右上腹轻度压痛，无腹肌紧张。
【例6】此患者最可能的诊断是
A. 高位急性阑尾炎　B. 急性胆囊炎　　C. 十二指肠溃疡穿孔　D. 急性胰腺炎　　E. 肝炎
【例7】虽经治疗未缓解，反而持续性疼痛加重，右上腹压痛、反跳痛、肌紧张，T 38℃，可能的诊断
A. 急性坏死性胰腺炎　　　　　　　　B. 十二指肠溃疡穿孔并弥漫性腹膜炎
C. 胆总管结石　　　　　　　　　　　D. 结石性急性坏疽性胆囊炎
E. 急性化脓性胆管炎
【例8】病情进一步加重，出现黄疸，应首先考虑
A. 急性坏死性胰腺炎　　　　B. 胆囊穿孔性腹膜炎　　　　C. 亚急性重型肝炎
D. 胆囊癌侵犯肝总管　　　　E. 胆囊结石进入肝总管并堵塞远端
【例9】急性结石性胆囊炎常见的致病菌是
A. 铜绿假单胞菌　B. 大肠埃希菌　　C. 厌氧菌　　　D. 幽门螺杆菌　　E. 粪肠球菌
【例10】男，32岁。2天前饮酒后出现右上腹疼痛，向右肩部放射。查体：右上腹肌紧张，压痛(＋)，Murphy征(＋)。最可能的诊断是
A. 十二指肠球部溃疡　B. 急性胃炎　　C. 急性胆囊炎　　D. 急性胰腺炎　　E. 右肾结石

二、实验室检查
首选B超检查。

三、治　疗
1. 无症状的结石　一般不需要预防性手术治疗，可观察和随诊。
2. 有症状结石　手术方式及适应症。

手术方式	有症状的胆囊结石患者首选的检查是：腹腔镜胆囊切除术
适应证	①伴有胆囊息肉＞1 cm；结石数量多及结石直径≥2~3 cm，胆囊壁增厚≥3 mm 即伴有慢性胆囊炎(昭昭速记：指正是123,数量多,就要切) ②胆囊壁钙化或瓷性胆囊；(昭昭速记：胆囊壁都硬了，失去功能，切了吧) ③儿童胆囊结石：无症状者，原则上不手术

3. 胆总管探查

手术指征	①胆总管扩张直径>1 cm;(昭昭速记:老"总"好好"管""一"管) ②胆管壁明显增厚,发现胰腺炎或胰头肿物,胆管穿刺抽出脓性、血性胆汁或泥沙样胆色素颗粒; ③有梗阻性黄疸,胆总管结石,反复发作胆绞痛、胆管炎、胰腺炎; ④术中证实胆总管有病变:有结石、蛔虫、肿块; ⑤胆囊结石小,有可能通过胆囊管进入胆总管
术后处理	①胆总管探查术后常规放置T管引流。 ②胆总管探查后放置T管的原因:减低胆管内的压力有利于胆管切口愈合;等待探查后乳头部的炎症消退;便于经窦道取出残余结石。 ③拔出引流管指征:术后2周,体温正常,无腹痛,无黄疸;T管造影显示肝内外胆管无堵塞。(昭昭速记:买个小汽车小排量的:2.0T,"三无") ④拔管后的并发症:胆汁性腹膜炎

【例11】男性,70岁。健康体检时B超发现胆囊内有一约0.8 cm直径结石,随体位活动,口服法胆囊造影,充盈缺损不明显。既往无胃病史,胆囊炎发作史,无心脏病、糖尿病史。目前的治疗建议是
  A. 观察、随诊   B. 溶石疗法   C. 中药排石
  D. 择期行胆囊切除术   E. 择期行腹腔镜胆囊切除术

【例12】治疗胆囊结石,方法正确又效果确切的是
  A. 药物溶石疗法   B. 体外震波碎石法   C. 经皮胆囊取石术
  D. 胆囊切除术   E. 胆囊切除,胆总管探查引流术

【例13】对于下列无症状的胆囊结石,不做胆囊切除,只系观察就诊的情况是
  A. 结石直径小于1 cm   B. 合并糖尿病且糖尿病已控制时   C. 伴有胆囊息肉
  D. 瓷化胆囊   E. 口服胆囊造影,胆囊不显影

第3节 急性胆囊炎

急性胆囊炎是胆囊管梗阻和细菌感染引起的炎症。约95%以上的病人有胆囊结石,称为结石性胆囊炎;约5%的病人胆囊无结石,称非结石性胆囊炎。

	急性结石性胆囊炎	急性非结石性胆囊炎
病因	①胆囊管梗阻;②细菌感染	①胆汁瘀滞;②细菌感染、胆囊缺血
发生率	占急性胆囊炎的95%	占急性胆囊炎的5%
腹痛	饱餐后右上腹疼痛伴阵发性加剧,常夜间发作,可向右肩、背部	腹痛症状易被原发病掩盖
体征	右上腹压痛+Murphy征阳性	右上腹压痛+Murphy征阳性
检查	B超检查	B超检查
治疗	应争取择期手术	一经诊断,及早手术
并发症	胆囊坏疽穿孔可导致急性弥漫性腹膜炎	易发生胆囊缺血、坏疽、穿孔

【例14】引起急性胆囊炎的常见病因是
  A. 胆道蛔虫进入胆囊   B. 胆囊息肉继发感染   C. 胆囊结石堵塞胆囊管
  D. 胰腺炎致胰液反流   E. 胆总管下端梗阻

【例15】急性胆囊炎的典型体征是
  A. Murphy征   B. Grey-turner征   C. Waller征   D. 反跳痛   E. 腹部揉面感

【例16】Murphy征阳性提示
  A. 细菌性肝脓肿   B. 急性胆管炎   C. 肝总管结石   D. 左肝管结石   E. 急性胆囊炎

【例17】男,41岁。3年来经常夜间上腹不适,2日前进油腻食物,突感右上腹部阵发性绞痛伴恶心,入院时体温38℃,巩膜轻度黄染,有上腹肌紧张,压痛明显,肠鸣音弱,WBC 16×10⁹/L,血清淀粉酶128温氏单位。应首先考虑诊断为何种疾病
  A. 急性阑尾炎   B. 急性胰腺炎   C. 溃疡穿孔   D. 急性化脓性胆囊炎   E. 胆道蛔虫症

【例18】女性,35岁。右上腹痛2天,伴恶心、呕吐。今起疼痛阵发性加剧,伴畏寒、发热。体检:T 38℃,巩膜无黄染,右上腹有压痛。诊断首先考虑

A. 急性阑尾炎　　　　　　　B. 急性胆囊炎　　　　　　　C. 急性胰腺炎
D. 胃十二指肠溃疡穿孔　　　E. 胆总管结石、胆管炎

【例19】胆囊结石反复诱发急性胆囊炎最可靠的治疗是
A. 抗生素治疗　B. 口服溶石剂　C. 口服中药排石汤　D. 手术切除胆囊　E. 碎石治疗

例20～22 共用题干

女性,48岁。突发右上腹剧烈绞痛,伴右肩背痛,恶心、呕吐24小时。既往有类似发作,吃油腻食物后右上腹胀,嗳气。T 39.8 ℃,P 98次/分,BP 140/90 mmHg,无黄疸,可触及肿大胆囊,有明显的腹膜刺激征,Murphy 征阳性。

【例20】首先考虑的诊断是
A. 十二指肠溃疡穿孔　　　　B. 肝外胆管结石　　　　C. 急性化脓性胆囊炎
D. 急性梗阻性化脓性胆管炎　E. 急性胰腺炎

【例21】最重要的治疗方法是
A. 大剂量抗生素　B. 对症治疗　C. 禁食、输液　D. 胆囊切除术　E. 中药治疗

【例22】若有继发性腹膜炎,最多见的致病菌是
A. 厌氧菌　B. 大肠杆菌　C. 变形杆菌　D. 溶血性链球菌　E. 肺炎双球菌

第4节　肝外胆管结石

肝外胆管结石分为原发性结石和继发性结石。原发性结石多为棕胆色素类结石(棕色石)。继发性结石主要是胆囊结石排进胆管并停留在胆管内,故多为胆固醇类结石或黑色素结石。少数可能来源于肝内胆管结石。结石停留于胆管内主要导致急性和慢性胆管炎、全身感染、肝损害、胆源性胰腺炎等。

一、临床表现和体征

1. 临床表现　平时一般无症状或仅有上腹不适,当结石造成胆管梗阻时可出现腹痛或黄疸,如继发胆管炎时,可有较典型的 Charcot(夏科)三联征:腹痛、寒战高热、黄疸(昭昭老师速记:黄痛热)。

腹痛	为剑突下或右上腹阵发性,或持续性 疼痛阵发性加剧,常伴恶心、呕吐
寒战高热	约2/3的病人出现寒战高热,多表现为 弛张热,体温可高达39～40 ℃
黄疸	①出现梗阻性黄疸; ②黄疸呈现间歇性和波动性,常伴尿色变深、粪色变浅(陶土样大便)、皮肤瘙痒(昭昭老师提示,注意这里的两个关键字是"波动",后面学到的胆管癌和胰头癌都是进行性黄疸)

(昭昭老师提示:这里为梗阻性黄疸,其表现为尿胆红素因素(+),但是尿胆原(-)。同时我们把溶血性黄疸和肝细胞性黄疸这两个指标也给大家总结一下。篇幅有限,请大家参照我的视频,观看其发生机制。)

	尿胆红素	尿胆原
梗阻性黄疸	(+)	(-)
溶血性黄疸	(-)	(+)
肝细胞性黄疸	(+)	(+)

2. 体征　平日无发作时可无阳性体征,或仅有剑突下和右上腹深压痛。合并胆管炎时,可有不同程度的腹膜炎征象,主要在右上腹,严重时可出现弥漫性腹膜刺激征,并有肝区叩击痛。胆囊或可触及,有触痛。

【例23】以 Charcot 三联征为典型表现的疾病是
A. 急性憩室炎　B. 急性出血性胰腺炎　C. 急性胆管炎　D. 十二指肠憩室　E. 胃溃疡

【例24】Charcot 三联征最常出现在
A. 胰头或乏特壶腹癌　B. 胆囊结石　C. 肝内胆管结石　D. 胆总管结石　E. 肝门部胆管癌

二、实验室检查

B超	首选的检查方法;可能明确结石大小和部位
PTC 和 ERCP	①能清楚地显示结石及部位; ②并发症:可诱发胆管炎、急性胰腺炎、导致出血和胆漏等
MRCP	为无创检查,可发现胆管梗阻的部位

例25～28 共用题干

女性,48岁。发作性剑突下及右上腹绞痛3天,伴有寒战,半年前有过类似发作史。查体:体温39 ℃,脉

搏 110 次/分,血压 140/85 mmHg。血常规检查:WBC 12×10⁹/L,N 80%,神志清楚,皮肤、巩膜轻度黄染,右肋缘下扪及肿大的胆囊、触痛。

【例 25】 该患者最可能的诊断是
A. 细菌性肝脓肿　　　　　　B. 肝外胆管结石并胆管炎　　　C. 急性化脓性胆囊炎
D. 肝内胆管结石并胆管炎　　E. 急性梗阻性化脓性胆管炎

【例 26】 首选的检查方法是
A. 腹部 B 超　　B. MRCP　　C. ERCP　　D. PTC　　E. 腹部 CT

【例 27】 该患者皮肤、巩膜黄染加重,体温升高至 40 ℃,脉搏 130 次/分,血压 90/60 mmHg,神志不清,此时最可能的诊断为
A. 细菌性肝脓肿破裂　　　　B. 肝外胆管结石并胆管炎　　　C. 急性化脓性胆囊炎穿孔
D. 肝内胆管结石并胆管炎　　E. 急性梗阻性化脓性胆管炎

【例 28】 该患者此时最有效的治疗是
A. 胆总管切开减压、T 管引流　　B. 联合应用大剂量抗生素　　C. 补液、恢复血容量
D. 给予糖皮质激素　　　　　　　E. 物理降温,支持治疗

【例 29】 男,60 岁,右上腹剧烈疼痛 2 天,黄疸、发热 1 天。首选的检查是
A. 腹部 B 超　　　　　　　B. 腹部 X 线平片　　　　　C. 磁共振胰胆管成像
D. 腹部 CT　　　　　　　　E. 经内镜逆行胰胆管造影

三、治 疗

1. 非手术治疗 也可作为术前准备:抗生素抗感染、解痉、利胆、纠正水电解质紊乱、加强营养支持及护肝及纠正凝血功能异常。

2. 手术治疗
(1) 胆总管切开取石、T 管引流。

适应证	单纯胆总管结石,胆管上、下端通畅,无狭窄或其他病变者
引流液体	①T 管引流胆汁,应该为 200~300 mL/d,量多提示胆总管下端有梗阻; ②术后 10~14 天行 T 管造影,造影后应继续引流 24 小时以上,如果发现有结石遗留,在手术 6 周后待纤维窦道形成后行纤维胆道镜检查和手术
拔管时间	术后第 14 天(昭昭速记:T 是 2 笔,简单记为 2 周拔管,引流 200 mL)

(2) 胆肠吻合术　常用的吻合方式为胆管空肠 Roux-en-Y 吻。

适应证	①胆总管远端炎症狭窄造成的梗阻无法解除,胆总管扩张; ②胆胰汇合部异常,胰液直接流入胆管; ③胆管因病变而部分切除无法在吻合
注意点	①胆肠吻合术后胆囊的功能已经消失,所以要做胆囊切除术; ②当嵌顿在胆总管开口的结石不能取出时,可以行内镜下或手术行 Oddi 括约肌切开(ERCP+EST 手术),禁忌证:出血倾向、乳头开口于十二指肠憩室、合并肝内胆管结石患者

【例 30】 女,40 岁。腹痛、寒战、高热、黄疸反复发作 1 年。2 天来上腹部持续性疼痛,伴阵发性绞痛,恶心,无呕吐。查体:T 38.8 ℃,巩膜黄染,右上腹压痛(+),无反跳痛,胆囊肿大,Murphy 征(+)。最佳处理措施是
A. 胆总管 Oddi 括约肌切开术　　B. 胆囊造瘘术　　　　　　C. 单纯胆囊切除术
D. 胆囊切除+胆总管探查 T 管引流术　　E. 胆囊切除+胆总管十二指肠吻合术

第 5 节　急性化脓性梗阻性胆管炎

急性梗阻性化脓性胆管炎(AOSC)是急性胆管炎的严重阶段,也称急性重症胆管炎(ACST)。本病的发病基础是胆道梗阻及细菌感染。

一、病 因

1. 病因　在我国,最常见的病因是肝内外胆管结石,其次为胆道寄生虫和胆管狭窄。

2. 致病菌　致病菌主要是革兰阴性细菌,以大肠埃希菌、克雷伯菌最常见。在革兰阳性菌感染中,常见的有肠球菌。有 25%~30%合并厌氧菌感染。

二、病理和生理

1. 基本病理改变 胆管完全梗阻和胆管内化脓性感染。

2. 细菌经胆汁逆流入血 胆道梗阻时,细菌经胆汁进入肝后大部分被肝的单核-吞噬细胞系统所吞噬,约10%的细菌可逆流入血,成为菌血症。

3. 胆血反流 从门静脉血及淋巴管内发现胆砂,说明带有细菌的胆汁可直接反流进入血液。

4. 胆管 梗阻部位以上的胆管扩张、管壁增厚、黏膜充血水肿,炎性细胞浸润。

5. 肝 充血肿大,肝细胞肿胀、变性,汇管区炎性细胞浸润,胆小管内胆汁淤积。

三、临床表现

1. Charcot 三联征 在 Charcot 三联征的基础之上,并发了休克、中枢神经系统抑制表现,呈现为五联征表现,即 Reynolds(瑞里连德)五联征=腹痛+寒战高热+黄疸+休克+中枢神经系统抑制。高热,脉搏快而弱,血压降低,唇发绀,全身皮肤可有出血点和皮下瘀斑。

(昭昭老师速记:"瑞里连德"生病了又"痛"又"热"又"黄",目前处在"休"息"中")

2. 全身表现 本病起病急骤,病情发展迅速。可分为肝外梗阻和肝内梗阻两种。肝外梗阻腹痛、寒战高热、黄疸均较明显。肝内梗阻主要表现为寒战高热,而腹痛、黄疸较轻。

【例 31】急性梗阻性化脓性胆管炎特征性的表现是
A. Trendelenburg 征　　　　B. Whipple 三联征　　　　C. Reynolds 五联征
D. Babinski 征　　　　　　　E. Murphy 征

四、体　征

1. 典型体征 剑突下或右上腹压痛,可有腹膜刺激征。肝脏常肿大并有压痛、叩击痛。

2. 其他 胆总管梗阻者可有胆囊肿大。

五、实验室检查

1. 首选检查 腹部 B 超。可及时了解胆道梗阻的部位、肝内外胆管扩张情况及病变性质。

2. 血常规检查 白细胞计数$>20\times10^9/L$。(昭昭老师速记:都已经化脓了,所以白细胞超高)

3. CT 或 MRCP 检查 病情稳定者可以选择。

4. PTC 或 ERCP 检查 适用于经皮经肝胆管引流(PTCD)或经内镜鼻胆管引流术(ENBD)减压者。

六、治　疗

1. 治疗原则 是紧急手术解除胆道梗阻并引流,常用方法包括胆总管切开减压+T 管引流、经内镜鼻胆管引流术(ENBD)、经皮经肝胆管引流(PTCD)。

2. 非手术治疗 维持有效的输液通道,尽快恢复血容量;联合应用足量针对革兰阴性杆菌及厌氧菌的抗生素;纠正水、电解质和酸碱失衡;对症支持治疗;降温、使用维生素等;血管活性药物、肾上腺皮质激素、抑制炎症反应药物;吸氧纠正低氧状态。

【例 32】治疗急性梗阻性化脓性胆管炎的关键是
A. 取净胆道内结石　　　　　B. 抗菌药物治疗无效后再手术治疗　　　C. 纠正水、电解质紊乱
D. 引流胆管　　　　　　　　E. 使用多巴胺等药物扩张血管

【例 33】治疗急性梗阻性化脓性胆管炎最常用的有效手术方式是
A. 急诊胆总管切开引流　　　B. 胆囊切除术　　　　　　　　C. 胆囊造口术
D. 胆管空肠吻合术　　　　　E. 胆囊空肠吻合术

例 34～36 共用题干

女性,52 岁。有胆管结石病史。近 2 天来右上腹疼痛,体温 37.8 ℃。2 小时前突然寒战,体温达 40 ℃,精神紧张、兴奋,口渴,面色苍白,脉搏 98 次/分,有力,血压 110/96 mmHg,尿量 26 mL。

【例 34】患者处于何种情况
A. 急性胆囊炎,无休克　B. 休克代偿期　C. 中度休克　D. 重度休克　E. 高排低阻型休克

【例 35】下列哪一项不是其微循环变化的特征
A. 微动脉、微静脉收缩　　　B. 动静脉短路开放　　　　　C. 直捷通道开放
D. 组织灌流减少　　　　　　E. 静脉回心血量减少

【例 36】下列哪项治疗原则是错误的
A. 积极补充血容量　　　　　B. 联合应用抗菌药物　　　　C. 尽早做胆管引流

D. 纠正酸中毒　　　　　　　　E. 静脉滴注间羟胺

第6节　胆管癌

胆管癌是指发生在肝外胆管，即左、右肝管至胆总管下端的恶性肿瘤。

一、病因及发病部位

1. 病因　肝胆管结石、原发性硬化性胆管炎、先天性胆管囊性扩张症、胆管囊肿空肠吻合术后、肝吸虫感染、慢性伤寒带菌者、溃疡性结肠炎等。

2. 发病部位

部　位	发病率	发病部位	胆囊肿大	黄　疸
上段胆管癌	50%～75%	左右肝管至胆囊管开口以上部位	不肿大甚至缩小	出现最早，进行性加深
中段胆管癌	10%～25%	胆囊管开口至十二指肠上缘	可肿大	出现早
下段胆管癌	10%～20%	十二指肠上缘至十二指肠乳头	可肿大	出现晚，典型无痛性黄疸

二、病　理

病理类型	①大体类型包括乳头状癌、结节状癌、弥漫性癌； ②组织学类型包括腺癌（最常见类型）、鳞状上皮癌、腺鳞癌、类癌等
转移途径	①癌肿生长缓慢，发生远处转移者少见； ②扩散方式有局部浸润、淋巴转移及腹腔种植等

三、临床表现和诊断

黄疸	①90%～98%出现，逐渐加深，大便陶土色，可伴乏力、贫血； ②半数病人伴皮肤瘙痒和体重减轻
胆囊肿大	①上段胆管癌胆囊不肿大甚至缩小； ②中、下段胆管癌可触及肿大胆囊
肝大	①肋缘下可触及，黄疸时间较长者可出现腹水或双下肢浮肿； ②晚期可并发肝肾综合征（少尿无尿）
胆道感染	①典型的胆管炎表现 Charcot 三联征； ②感染细菌最常见为大肠埃希菌、粪链球菌及厌氧菌

【例37】不伴有胆囊肿大的是
A. 胆总管结石　　B. 壶腹癌　　C. 胰头癌　　D. 胆囊炎　　E. 肝门部肿瘤

【例38】黄疸患者合并肿大而无触痛的胆囊时，最可能是
A. 急性胆囊炎　　　　　　　B. 慢性胆囊炎、胆囊积水　　　　　C. 胆囊颈部结石嵌顿
D. 中下段胆管癌　　　　　　E. 胆总管下段结石

【例39】女，68岁。上腹部不适1个月，伴皮肤黄染、食欲不振、厌油腻饮食，体重减轻5 kg。查体：巩膜明显黄染，肝肋下未触及，右肋缘下可触及肿大的胆囊底部，无触痛。实验室检查：血胆红素340 μmol/L。首先考虑的诊断是
A. 肝癌　　B. 胆总管结石　　C. 胆囊结石　　D. 胃癌　　E. 胆管癌

四、检　查

血清指标	血清总胆红素、直接胆红素均显著升高，而转氨酶只轻度异常，肿瘤标志物升高或正常
影像学检查	首选检查：腹部B超

【例40】女，59岁。无痛性进行性皮肤巩膜黄染3个月。查体：T 36.4 ℃，P 60次/分，BP 120/90 mmHg。皮肤、巩膜黄染，右上腹可触及肿大的肝及胆囊。Murphy征（一）。首先进行的腹部影像学检查是
A. MRI　　B. B超　　C. X线　　D. 核素扫描　　E. CT

五、治　疗

1. 治疗方法　主要采取手术治疗，化学治疗和放射治疗效果不肯定。

2. 手术方法 包括胆囊癌根治性切除术、扩大式根治术、减黄手术(如 PTCD 或 ENBD 等)。

> 参考答案如下,详细答案参见 2019 版《国家临床执业及助理医师资格考试精选真题考点精析》。

1. C	2. B	3. E	4. D	5. A	6. B	7. D	8. D
9. B	10. C	11. A	12. D	13. A	14. C	15. A	16. E
17. D	18. B	19. D	20. C	21. D	22. B	23. C	24. D
25. B	26. A	27. E	28. A	29. A	30. D	31. C	32. D
33. A	34. B	35. E	36. D	37. E	38. D	39. E	40. B

昭昭老师提示:
关注官方微信,获得第一手考试资料。

第5章 胰腺疾病

> **2019 考试大纲**
> ①急性胰腺炎;②胰腺癌与壶腹周围癌。

> **考纲解析**
> 近20年的医师考试中,本章的考试重点是胰腺疾病的诊断、表现、检查和治疗,执业医师每年考查分数为 2~3 分,助理医师每年考查分数为 0 分。

第1节 急性胰腺炎

一、病 因

1. 主要病因 我国引起急性胰腺炎的病因主要是胆道疾病;西方国家的主要病因是酒精。

胆道疾病	①胆源性胰腺炎,占 50% 以上,我国最常见的病因是胆道结石,其次为胆道蛔虫、炎症或手术器械检查(如 ERCP)引起的十二指肠乳头水肿或狭窄、Oddi 括约肌痉挛; ②以上各种因素可阻塞胆总管末端导致共同通道受阻,胆汁反流入胰管,引起胰腺腺泡细胞坏死或胰管内高压诱发急性胰腺炎
酒精	乙醇可通过直接损伤胰腺、刺激胰液分泌等途径导致急性胰腺炎

2. 十二指肠液反流 当十二指肠内压力增高,十二指肠液可向胰管内反流。
3. 代谢性因素 高脂血症性胰腺炎和高钙血症可导致急性胰腺炎。
4. 药物 噻嗪类利尿剂、硫唑嘌呤、糖皮质激素、磺胺类药物等可导致急性胰腺炎。
5. 创伤 腹部外伤(如腹部的方向盘伤)、贯通伤、手术操作创伤等。

例 1~2 共用选项
　A. 胆道疾病　　　B. 过量饮酒　　　C. 暴饮暴食　　　D. 高脂血症　　　E. 十二指肠液反流
【例 1】我国胰腺炎最常见的病因
【例 2】国外胰腺炎最常见的病因

例 3~4 共用题干
　男,42 岁。进油腻饮食后腹胀、腹痛 4 小时。持续性上腹痛,伴有恶心、呕吐、发热,腰背部不适。查体:T 38.4 ℃,P 124 次/分,BP 90/60 mmHg,急性痛苦貌,巩膜无黄染,腹饱满,全腹肌紧张,有压痛和反跳痛,上腹为主,肠鸣音消失。右下腹穿刺抽出淡红色血性液体。血 WBC $16.2×10^9$/L,N 0.9。血清淀粉酶 6 000 U/L(Somogyi 法)。
【例 3】出现这种病变的主要发病机制是
　A. 细菌侵入胰周围和胰腺内　　　　　　　B. 胰腺供血动脉栓塞引起供血障碍
　C. 穿透性十二指肠溃疡导致胰腺炎性反应　D. 胆囊炎、胆囊结石堵塞胆囊管引起梗阻
　E. 胰腺中的消化酶被激活后导致胰腺损害
【例 4】引起这种疾病的常见因素不包括
　A. 腹部外伤　　B. 暴饮暴食　　C. 酗酒　　　D. 胆道感染　　E. 胃食管反流
【例 5】能使胰蛋白酶原转变为胰蛋白酶最重要的物质是
　A. 胃酸　　　　B. 胰蛋白酶　　C. 糜蛋白酶　D. 肠致活酶　　E. 组织液

【例6】正常情况下胰液进入十二指肠**首先被激活**的是
  A. 胰蛋白酶原   B. 糜蛋白酶原   C. 激肽释放酶原   D. 前磷脂酶   E. 肠激酶原

二、机 制

胰管阻塞(胆道疾病)、大量饮酒或暴食促进胰酶大量分泌,致使胰腺管内压力骤然上升,引起胰腺泡破裂,胰酶进入腺泡之间的间质而促发急性胰腺炎。酒精与高蛋白高脂肪食物同时摄入,不仅促使胰酶分泌增加,同时又可引起高脂蛋白血症。这时胰脂肪酶分解甘油三酯释放出游离脂肪酸而损害胰腺。

胰蛋白酶	①先被激活的酶,激活后可再激活各种胰酶; ②在急性胰腺炎发病过程中起关键作用
磷脂酶 A	可产生有细胞毒性的溶血性卵磷脂,后者可溶解破坏细胞膜的脂蛋白结构致细胞(昭昭老师速记:"细胞""领旨(磷脂)"了)
弹力蛋白酶	破坏血管壁和胰腺导管使胰腺出血和坏死(昭昭速记:"血管"有"弹性")
胰舒血管素	扩张血管,增加血管的通透性
脂肪酶	将脂肪分解成脂肪酸后,与钙离子结合形成脂肪酸钙(皂化斑),可使血钙降低(昭昭老师提示:血钙降低是判断胰腺炎严重程度的重要指标)
激肽释放酶	将激肽酶原转变为缓激肽和胰激肽(舒张血管)

三、病理改变

1. 急性水肿型胰腺炎 胰腺肿大、间质水肿、充血和炎性细胞浸润。
2. 急性出血坏死型胰腺炎 胰腺肿大变硬、腺泡及脂肪组织坏死、血管出血坏死。

四、临床表现和体征

1. 腹痛 常于饱餐和饮酒后突然发作,腹痛剧烈,多位于左上腹,向左肩及左腰背部放射。病变累及全胰腺时,疼痛范围较大并呈束带状向腰背部放射。

	急性胰腺炎	急性胆囊炎	冠心病
临床表现	向左肩及左腰背部放射痛	向右肩部放射痛	向左肩部及左前臂放射痛

2. 腹胀 腹腔神经丛受刺激引起肠麻痹的结果,早期为反射性,继发感染后则由腹膜后的炎症刺激所致。
3. 恶心、呕吐 早期可出现,呕吐往往剧烈而频繁。
4. 腹膜刺激征 急性出血性坏死性胰腺炎压痛明显,并有肌紧张和反跳痛,范围较广或延及全腹。移动性浊音多为阳性,肠鸣音减弱或消失。
5. 其他 胁腹部皮肤呈暗灰蓝色(Grey-Turner 征),脐周皮肤青紫(Cullen 征)。

体 征	常见疾病
Murphy 征	急性胆囊炎(用手按住体表胆囊压痛点,嘱患者吸气,患者可能因为疼痛,而导致呼吸停止)
Charcot 三联征	肝外胆管结石(腹痛、黄疸、寒战高热)
Reynolds 五联征	急性化脓性梗阻性胆管炎(腹痛、黄疸、寒战高热+休克、中枢神经系统症状)
Grey-Turner 征	急性胰腺炎
Cullen 征	急性胰腺炎(脐周皮肤青紫)

【例7】急性重症胰腺炎的临床表现一般**不包括**
  A. 休克   B. 呼吸衰竭   C. 发热   D. 腹泻   E. 消化道出血

【例8】女,45 岁。饱餐后出现上腹部剧烈疼痛 10 小时,向后背放射,屈曲位腹痛减轻,伴呕吐。有胆囊结石病史。查体:腹软,上腹部有压痛、反跳痛,Murphy 征阴性,肠鸣音弱。最可能的诊断是
  A. 急性胆囊炎   B. 消化道穿孔   C. 急性胰腺炎   D. 急性阑尾炎   E. 急性心肌梗死

【例9】男,30 岁。1天前饮大量酒后出现上腹痛,呕吐,吐后疼痛不减轻,加重伴腹胀 3 小时。血淀粉酶 650 U/L(somogyi),血压 80/60 mmHg,脉搏 120 次/分,脐周围及两胁腹部皮肤青紫,最可能的诊断是
  A. 急性重症胰腺炎   B. 急性胆囊炎   C. 急性胃炎   D. 急性肝炎   E. 肠梗阻

【例10】急性胰腺炎的**典型**症状是
  A. 上腹部烧灼样疼痛,进食后可缓解   B. 上腹部持续性剧烈疼痛,向后腰部放射

C. 阵发上腹部钻顶样疼痛,辗转体位　　D. 脐周阵发性疼痛,停止排便和排气

E. 上腹部剧烈疼痛,向左上臂内侧放射

【例11】鉴别水肿型和出血坏死型胰腺炎最有价值的是

A. 上腹剧痛向左腰背部放射　　B. 黄疸　　C. 发热　　D. Cullen 征　　E. 呕吐

【例12】急性胰腺炎所致腹痛的常见放射部位是

A. 左上臂内侧　　B. 左腰背部　　C. 下腰骶部　　D. 左下颌部　　E. 左肩部

五、检　查

1. 血清淀粉酶(300 U,Somogyi 法)　　发病后数小时开始升高,24 小时达高峰,4～5 天后逐渐降至正常。淀粉酶高低与病情的严重程度不成正比。

2. 血清脂肪酶测定　　24～72 小时开始升高,持续 7～10 天。

3. 尿淀粉酶　　升高较晚,发病后 24 小时开始升高,48 小时达高峰,持续 1～2 周。

(昭昭老师速记:血淀粉酶"数""1""4""5",一起去玩吧,尿"1""2""1""2")

	开始升高	达高峰时间	恢复正常时间
血清淀粉酶	数小时	24	4～5
尿淀粉酶	24	48	7～14
血清脂肪酶	24～72	—	7～10

4. 血钙　　血钙减低对于出血坏死型胰腺炎有很重要的诊断意义。

5. 腹部诊断性穿刺　　最有价值的检查。

【例13】急性胰腺炎患者血清淀粉酶值的高峰出现在发病后

A. 12 小时　　B. 8 小时　　C. 48 小时　　D. 24 小时　　E. 4 小时

例14～15 共用选项

A. 血清淀粉酶检测　　B. 血清甲胎蛋白检测　　C. 腹部 CT 检查

D. 血 CEA　　E. 血 CRP

【例14】诊断急性出血坏死型胰腺炎最有意义的检查是

【例15】诊断早期原发性肝癌最有意义的检查是

【例16】以下哪项提法是正确的?

A. 只有血、尿淀粉酶增高才能诊断急性胰腺炎　　B. 血清淀粉酶在 8 小时达峰值

C. 血清淀粉酶超过正常 2 倍可确诊急性胰腺炎　　D. 淀粉酶的高低并不一定反映病情的严重程度

E. 尿淀粉酶增高可持续 2～4 周

【例17】急性胰腺炎的实验室检查中,最早出现异常的是

A. 尿淀粉酶　　B. 血清淀粉酶　　C. 血糖　　D. 血清正铁白蛋白　　E. 血清脂肪酶

【例18】男性,62 岁。晚餐后 4 小时开始上腹疼痛,向左肩、腰背部放射,伴恶心、呕吐、腹胀,现已持续 29 个小时。曾有胆结石史。体检:R 24 次/分,T 38.9 ℃,BP 90/75 mmHg。巩膜可疑黄染,全腹压痛,以上腹部显著,伴肌紧张和反跳痛,移动性浊音阳性,血白细胞 $16×10^7$/L,中性粒细胞 89%。为确定诊断,最有价值的检查是

A. 测定血淀粉酶　　B. 测定尿淀粉酶　　C. 腹腔穿刺液检查并测定淀粉酶

D. 腹部超声检查　　E. 腹部 X 线检查

【例19】女,48 岁。进食大量肉食后腹痛伴呕吐 6 小时。腹痛为持续性,阵发加重,向左腰背部放射,呕吐物为胃内容物。对明确诊断最有意义的实验室检查是

A. 尿淀粉酶　　B. 血淀粉酶　　C. 血白细胞计数　　D. 血胆红素　　E. 尿常规

六、影像学检查

1. B 超　　首选检查,经济简便易行。

2. 增强 CT　　最有价值的检查,可详细显示胰腺的病变情况、判断预后及制定治疗方案。

【例20】对重症急性胰腺炎的诊断最有意义的检查是

A. 尿淀粉酶　　B. 腹部 B 超　　C. 腹部增强 CT　　D. 血淀粉酶　　E. 血清脂肪酶

【例21】急性出血坏死型胰腺炎最有意义的检查是

A. 腹部平片　　　　B. 腹部B超　　　　C. 腹部CT　　　　D. 血常规　　　　E. 生化检查

【例22】急性胰腺炎首选的影像学检查方法是

A. 腹部B超　　　　B. 腹部X线　　　　C. 增强CT扫描　　D. MRI　　　　　　E. 腹部透视

七、诊断及鉴别诊断

1. 诊断

类　型	诊断标准
轻症胰腺炎	持续而剧烈的上腹疼痛,恶心、呕吐、轻度发热,上腹压痛,但无腹肌紧张,同时有血清和(或)尿淀粉酶明显升高,排除其他急腹症
重症胰腺炎	①尚具有局部并发症(假性囊肿、胰腺坏死、脓肿)和(或)器官衰竭。 ②有以下表现应按重症胰腺炎处理:出现四肢厥冷、烦躁不安等休克症状;出现腹膜刺激征、Grey-Turner征或Cullen征;实验室检查示血钙<2 mmol/L,血糖>11.2 mmol/L(既往无糖尿病史),血尿淀粉酶突然下降;腹腔诊断性穿刺发现高淀粉酶活性的腹水

2. 鉴别诊断

疾病	病史及查体	关键鉴别点
消化性溃疡急性穿孔	溃疡病史,腹痛突然加重,腹肌紧张,肝浊音界消失	X线透视见膈下有游离气体
急性胆囊炎和胆石症	胆绞痛病史,右上腹疼痛,放射至右肩部,Murphy征(+)	血、尿淀粉酶轻度升高,B超及X线胆道造影可确诊
心肌梗死	冠心病史,突起发病,疼痛有时限于上腹部	心电图典型改变,心肌酶升高,血、尿淀粉酶正常
急性肠梗阻	腹痛为阵发性,伴有呕吐、腹胀、肠鸣音亢进,无排气,可见肠型	腹部X线示液气平面

八、治　疗

1. 内科治疗

(1) 最基本的治疗　禁食水,维持水、电解质平衡。

(2) 解痉镇痛　可用山莨菪碱和哌替啶。禁用吗啡,因其可引起Oddi括约肌痉挛收缩。

(3) 糖皮质激素　仅适用于出血坏死型胰腺炎伴有休克或急性呼吸窘迫综合征的患者。

(4) 药物治疗

生长抑素	抑制胰酶的分泌
抑肽酶	可抑制胰蛋白酶、激肽释放酶等的活性

(5) 抗生素的应用　有感染证据时可经验性使用抗生素,常见致病菌有大肠埃希菌、铜绿假单胞菌、克雷伯杆菌和变形杆菌等。

2. 外科治疗

(1) 手术适应证　虽经合理支持治疗,临床症状继续恶化;暴发性胰腺炎经过短期(24小时)非手术治疗多器官功能障碍不能得到纠正;胆源性胰腺炎;不能排除其他急腹症;胰腺和胰周坏死组织继发感染。

(2) 手术方式　最常用的方法是坏死组织清除+引流术。如果是假性胰腺囊肿需要经皮穿刺置管引流,或手术行内、外引流术。

【例23】治疗重症胰腺炎合并肠麻痹的患者时,不宜应用的药物是

A. 抗生素　　　　B. 抗酸药　　　　C. 抑酸药　　　　D. 抗胆碱药　　　　E. 抑制胰酶活性药

【例24】不属于急性胰腺炎手术适应证的是

A. 多次反复发作胰腺炎　　　　　B. 继发性胰腺感染、脓肿　　　　C. 胰腺假性囊肿

D. 急性水肿性胰腺炎　　　　　　E. 胆源性胰腺炎

例25～27共用题干

男,44岁。大量饮酒后出现上腹部剧烈疼痛,伴呕吐,吐后腹痛不缓解。保守治疗2天,病情持续恶化,并出现休克。查体:T 38.9℃,脐周及背部可见大片青紫瘀斑,上腹肌紧张,压痛、反跳痛明显,肠鸣音减弱。

【例25】首先考虑的诊断是
A. 十二指肠乳头肿瘤　　　　B. 消化性溃疡并穿孔　　　　C. 急性肝脓肿
D. 重症急性胰腺炎　　　　　E. 急性梗阻性化脓性胆囊炎

【例26】为明确诊断,首选的辅助检查是
A. 腹部X线片　　B. 腹部B超　　C. 血常规　　D. 血CA19-9　　E. 肝功能

【例27】最重要的治疗措施是
A. 抗休克治疗　　B. 急诊治疗　　C. 择期手术　　D. 纠正休克后急诊手术　　E. 应用广谱抗生素

【例28】男,40岁,饮酒后突发腹痛24小时,腹痛剧烈,呈持续性,从上腹部很快波及全腹,伴恶心、呕吐。查体:腹部膨隆,全腹肌紧张,有压痛、反跳痛,脐周Cullen征(+),血淀粉酶8 500 U/L。手术治疗的常用措施中最重要的是
A. 坏死组织切除　　　　　　B. 探查并解除胆道梗阻　　　　C. 坏死组织清除加引流
D. 胰腺部分切除　　　　　　E. 胃造瘘

九、并发症

1. 全身并发症
①成人呼吸窘迫综合征(题干描述:呼吸困难,氧分压异常)。
②急性肾衰竭(题干描述:肌酐和尿素氮异常)。
③心律失常或心力衰竭(题干描述:心率、血压异常)。
④消化道出血、胰性脑病、败血症、糖尿病。

2. 局部并发症
(1) 胰腺脓肿　胰腺及胰腺周围的包裹性积脓,由胰腺组织和(或)胰周组织坏死液化继发感染所致,脓液细菌培养或真菌培养。
(2) 胰腺假性囊肿　胰液经由坏死破损的胰管溢出,胰腺周围液体积聚,被显微组织包裹形成假性囊肿。体征:左上腹包块,处理:保守治疗,必要时可以手术治疗。
(3) 胰腺及胰周组织坏死　胰腺实质的弥漫性或局灶性坏死,伴胰周脂肪坏死。
(4) 胃肠道瘘　胰液的消化和感染的腐蚀均可使胃肠道壁坏死、穿孔而发生瘘。
(5) 出血　由于胰液的消化作用及感染腐蚀,特别是合并真菌感染,可造成腹腔或腹膜后的大出血。
(6) 腹腔间隔室综合征　急性胰腺炎导致腹部严重膨隆,腹壁高度紧张,伴有心、肺、肾功能不全。

【例29】女,52岁。确诊为急性胰腺炎,内科正规治疗1周后体温仍在38～39℃,左上腹部压痛明显。尿淀粉酶256 U(Winslow法),血白细胞16×10^9/L,可能性最大的是
A. 病情迁延未愈　　B. 并发胰腺脓肿　　C. 并发胰腺假性囊肿　　D. 败血症　　E. 合并急性胆囊炎

【例30】急性出血坏死型胰腺炎的局部并发症是
A. 上消化道大出血　　B. 急性肾衰竭　　C. 胰性脑病　　D. 胰腺假性囊肿　　E. 血栓性静脉炎

第2节　胰腺癌

一、病理

胰腺癌包括胰头癌和胰体尾癌。90%的胰腺癌为导管细胞癌,少见黏液性囊腺癌和腺泡细胞癌。胰头癌约占胰腺癌的70%～80%,常见淋巴结转移和癌浸润。

【例31】胰腺癌的最好发部位是
A. 胰腺头部　　B. 胰腺尾部　　C. 全胰腺　　D. 异位胰腺　　E. 胰腺体部

【例32】女,63岁。近3年经常于清晨突发晕厥,出冷汗,饮糖水后症状缓解。B超提示胰腺占位,约1.5 cm,该肿瘤的好发部位依次是
A. 胰头、胰颈、胰体　　　　B. 胰头、胰体、胰尾　　　　C. 胰颈、胰体、胰尾
D. 胰体、胰尾、胰头　　　　E. 胰尾、胰体、胰头

二、临床表现和体征

1. 上腹痛和不适　常见的首发症状。中晚期肿瘤侵及腹腔神经丛,出现持续剧烈腹痛,向腰背部放射,致患者不能平卧,常呈屈曲坐位,严重影响睡眠和饮食。

2. 黄疸　胰头癌最主要的临床表现,呈进行性加重。多数是由于胰头癌压迫或浸润胆总管所致。体格检

查可见巩膜及皮肤黄染,肝大,多数患者可触及肿大的胆囊。

3. 体征 消化道症状如食欲缺乏、腹胀、消化不良等,消瘦、乏力,其他如轻度糖尿病表现,出现抑郁等。胰头癌可扪及囊性、无压痛、光滑并可推动的肿大胆囊,称为 Courvoisier 征(库瓦济埃征)。胰头癌和肝门部胆管癌的鉴别就在于 Courvoisier 征,胰头癌患者 Courvoisier 征(＋);肝门部胆管癌患者 Courvoisier 征(－)。

【例33】胰头癌最主要的临床表现是
A. 上腹痛　　　B. 黄疸　　　C. 腹胀　　　D. 便秘　　　E. 消化不良

【例34】目前胰腺癌患者预后较差的主要原因是
A. 患者消化不良,营养状况差　　B. 胰十二指肠切除术对患者创伤大　　C. 黄疸对肝功能影响较大
D. 肿瘤细胞浸润 胰管　　E. 早期症状不明显,发现和确诊晚

【例35】男性,55 岁。巩膜皮肤黄染进行性加重 2 月余。胆囊肿大呈圆形,可推动,无触压痛。首先考虑的疾病是
A. 胆囊癌　　　B. 急性胆囊炎　　　C. 胆囊结石　　　D. 急性病毒性肝炎　　　E. 胰头癌

【例36】胰腺癌与胆总管结石的主要鉴别点是
A. 进行性黄疸　　B. 肝功能改变　　C. 淀粉酶改变　　D. 胆囊肿大　　E. 皮肤瘙痒

【例37】胰头癌最常见的临床表现是
A. 腹痛、黄疸和消瘦　　　B. 腹痛、黄疸和呕吐　　　C. 腹痛、黄疸和上腹包块
D. 黄疸、消瘦和上腹包块　　E. 黄疸、消瘦和腹胀

【例38】提示胰头癌最有价值的体征是
A. 左肋脊角叩击痛阳性　　　B. 上腹部肌紧张　　　C. Grey-Turner 征阳性
D. 肠鸣音消失　　　E. Courvoisier 征阳性

【例39】男性,65 岁。皮肤巩膜黄染进行性加重 1 个月来诊。自述尿色深黄,大便灰白色。查体:触诊胆囊无肿大,Murphy 征阴性,腹部未触及肿块。诊断首先考虑
A. 胰头癌　　B. 胆总管下端癌　　C. 乏特壶腹癌　　D. 肝门部胆管癌　　E. 十二指肠腺癌

例 40～41 共用题干

女,55 岁。皮肤黄染进行性加重 1 个月,10 天前发现小便呈浓茶样,近几日大便呈灰白色。查体:T 36.8 ℃,皮肤、巩膜黄染,腹软,右上腹可触及肿大的胆囊,无压痛,无反跳痛。

【例40】最可能的诊断是
A. 胆总管结石　　B. 肝细胞性肝癌　　C. 肝门部胆管癌　　D. 胆囊结石　　E. 胰头癌

【例41】该患者手术治疗后第 4 天发生上腹部剧烈疼痛,腹腔引流明显增加,引流液淀粉酶 15 000 U/L,患者最有可能发生的并发症是
A. 胰漏　　B. 急性胰腺炎　　C. 肠系膜血栓形成　　D. 肠漏　　E. 胆漏

【例42】男,68 岁。皮肤及巩膜黄染 2 周。无腹痛及发热。查体:皮肤巩膜明显黄染,右上腹可触及肿大的胆囊,张力高,无压痛。最可能的诊断是
A. 胆管结石　　B. 肝癌　　C. 慢性胰腺炎　　D. 胆囊结石　　E. 胰头癌

三、实验室检查

1. 影像学检查

B 型超声	首选检查
增强 CT	①最有价值的影像学检查,胰腺区动态薄层增强扫描效果较好; ②对胰腺肿瘤的定性、定位诊断提供非常重要的影像学依据,可为手术提供影像学资料,可作为胰腺肿瘤病人的首选影像学检查手段
X 线钡餐	反"3"征象
ERCP	十二指肠壁和壶腹有无癌肿浸润
超声内镜	可发现<1 cm 的肿瘤,对评估大血管受侵程度敏感性高,是目前对胰头癌分期最敏感的检查手段,可作为评估肿瘤可切除性的可靠依据

2. 血及生化检查

血清生化检查	胰头癌导致胆管阻塞的早期可有血、尿淀粉酶的一过性升高,空腹或餐后血糖升高,糖耐量试验有异常曲线

胆道梗阻	血清总胆红素和结合胆红素升高，碱性磷酸酶、转氨酶可轻度升高，尿胆红素阳性
肿瘤标志物	CA199最常用于胰腺癌的辅助诊断和术后随访(昭昭老师速记：九九归一)

【例43】 术前判断胰头癌是否侵犯大血管的检查方法是
A. 内镜超声　　B. 腹腔血管造影　　C. 增强CT　　D. B型超声　　E. MRCP

【例44】 胰腺癌首选的检查方法是
A. MRI　　　　　　　　　　B. B超　　　　　　　　　　C. CT
D. X线气钡双重造影　　　　E. 血尿淀粉酶测定

四、诊　断

40岁以上患者有以下症状时应重视：①持续性上腹不适，进餐后加重，伴食欲缺乏；②不能解释的进行性消瘦；③不能解释的糖尿病或糖尿病突然加重；④多发性深静脉炎或游走性静脉炎；⑤有胰腺癌家族史、慢性胰腺炎、大量吸烟者。

五、治　疗

1. 手术切除 胰头癌的有效治疗方法，常用术式包括胰头十二指肠切除术(Whipple手术)、保留幽门的胰头十二指肠切除术(PPPD)、姑息性手术。

2. 辅助治疗 吉西他滨为一线化疗药物。术后可行放射治疗。

第3节　壶腹周围癌(助理医师不要求)

壶腹周围癌主要包括壶腹癌、胆总管下端癌和十二指肠腺癌。壶腹周围癌的恶性程度明显低于胰头癌，五年生存率和手术切除率都明显高于胰头癌。

一、病　理

壶腹周围癌的组织类型主要是腺癌，其次为乳头状癌、黏液癌等。淋巴结转移比胰头癌出现晚。远处转移多转移至肝。

二、临床表现

壶腹癌	①黄疸出现早，呈波动性，与肿瘤组织坏死脱落有关，常合并胆管感染； ②ERCP可见十二指肠隆起菜花样肿物
胆总管下端癌	恶性程度较高，黄疸出现早，进行性加重，出现陶土色大便
十二指肠腺癌	①位于十二指肠附近，来源于十二指肠黏膜上皮，胆道梗阻不完全； ②黄疸出现较晚，黄疸不深，进展较慢

三、治　疗

行胰头十二指肠切除术(Whipple手术)或保留幽门的胰头十二指肠切除术(PPPD)，远期效果较好。

【例45】 临床上壶腹癌最重要的症状是
A. 黄疸　　B. 上腹痛及腰背痛　　C. 寒战、发热　　D. 消化道症状　　E. 贫血、消瘦

【例46】 女性，63岁。无痛性皮肤、巩膜黄染4个月，曾经稍有减退，近2个月来呈进行性加重。查体：腹软，右上腹轻压痛，可触及肿大的胆囊，全腹未触及肿块。首先应考虑的疾病是
A. 肝门部胆管癌　　B. 壶腹癌　　C. 肝癌　　D. 胆囊癌　　E. 胰体尾癌

➤ **参考答案**如下，详细答案参见2019版《国家临床执业及助理医师资格考试精选真题考点精析》。

1. A	2. B	3. E	4. E	5. D	6. A	7. D	8. C	9. A	10. B
11. D	12. B	13. D	14. C	15. B	16. D	17. B	18. C	19. B	20. C
21. C	22. C	23. D	24. C	25. D	26. B	27. B	28. C	29. B	30. D
31. A	32. B	33. D	34. E	35. E	36. A	37. A	38. E	39. D	40. E
41. A	42. E	43. C	44. B	45. A	46. B				

昭昭老师提示：
关注官方微信，获得第一手考试资料。

第6章 肠道疾病

> **2019考试大纲**
> ①克罗恩病;②溃疡性结肠炎;③肠易激综合征;④肠梗阻;⑤结肠癌;⑥肠结核;⑦结、直肠息肉。

> **考纲解析**
> 近20年的医师考试中,本章的考试重点是肠道疾病的诊断、表现、检查和治疗,执业医师每年考查分数为2~3分,助理医师每年考查分数为0分。

第1节 克罗恩病(助理医师不要求)

克罗恩病是一种原因不明的胃肠道慢性肉芽肿性炎症性疾病,病变多见于末段回肠和邻近结肠,但从口腔至肛门各段消化管均可受累,呈节段性或跳跃式分布。本病临床表现以腹痛、腹泻、体重下降、腹部包块、瘘管形成等为特点,可有发热等全身表现,以及关节、皮肤、眼、口腔黏膜等肠外损害。重症患者迁延不愈,预后不良。

一、病理

1. **发病部位** 从口腔至肛门各段消化管均可受累,最常见于回肠末段。
2. **大体特点** 常呈节段性或跳跃式分布,病变累及全层肠壁,肠壁增厚、肠腔狭窄;早期溃疡呈鹅口疮样,随后溃疡增大、融合,形成纵行溃疡和裂隙溃疡,将黏膜分割成鹅卵石样或铺路石样外观。
3. **组织学特点** 非干酪坏死性肉芽肿,裂隙溃疡,肠壁各层炎症。

例1~2 共用题干
男,30岁。反复右下腹痛1年,伴便秘、口腔溃疡,无发热及乏力。否认结核病史及结核密切接触史。查体:右下腹可触及边界不清的包块,可移动,压痛阳性。

【例1】首先考虑的诊断是
A. 肠结核 　B. 克罗恩病 　C. 结肠癌 　D. 阑尾炎癌 　E. 结核性腹膜炎

【例2】为明确诊断,最重要的检查是
A. 便潜血 　B. 粪查找抗酸杆菌 　C. 腹部CT 　D. 结肠镜检查及活检 　E. 腹部B超

【例3】克罗恩病典型的表现中不包括
A. 受累肠段弥漫性充血性水肿伴溃烂 　B. 病变呈节段性分布 　C. 纵行溃疡
D. 裂隙样溃疡 　E. 铺路石样改变

【例4】克罗恩病变最好发的部位是
A. 直肠、乙状结肠 　B. 回肠末段 　C. 食管 　D. 横结肠 　E. 空肠

【例5】女,21岁。腹泻2年。体检发现一肛瘘。结肠镜示回盲部铺路石样改变。最可能的诊断是
A. 结肠癌 　B. 溃疡性结肠炎 　C. 细菌性痢疾 　D. 克罗恩病 　E. 肠结核

【例6】最有助于诊断克罗恩病的病理改变是
A. 黏膜弥漫性炎症 　B. 黏膜下层有淋巴细胞浸润 　C. 隐窝脓肿
D. 干酪性肉芽肿 　E. 非干酪性肉芽肿

二、临床表现

消化系统表现	①腹痛:最常见症状,多位于右下腹或脐周,常于进餐后加重,排便或肛门排气后缓解; ②腹泻:粪便多呈糊状,一般无脓血和黏液; ③腹部包块及瘘管形成:瘘管形成是克罗恩病的临床特征之一 (昭昭老师提示:这是与溃疡性结肠炎的区别)
全身表现	发热,与肠道的炎症活动或继发性感染有关,间歇性低热或中度热,少数呈弛张高热;营养障碍,多由慢性腹泻、食欲减退及慢性消耗等引起
肠外表现	发生率较高,以口腔黏膜溃疡、皮肤结节性红斑、关节炎和眼病为常见

【例7】男性,21岁。2年来反复出现腹泻,粪便糊状。结肠镜检查发现病变主要位于回肠末端,表现为多发的纵行溃疡,溃疡间黏膜正常。最有可能的诊断是
A. 结肠癌 　B. 溃疡性结肠炎 　C. 细菌性痢疾 　D. 克罗恩病 　E. 肠结核

【例8】 男,35岁。右下腹痛1个月,无发热。消瘦、贫血。钡餐检查:回肠末端黏膜粗乱,充盈不佳,呈"跳跃征",考虑诊断

　　A. 肠易激综合征　　B. 肠结核　　C. 克罗恩病　　D. 溃疡性结肠炎　　E. 结肠癌

三、辅助检查

1. X线钡餐检查　主要可见内外窦道形成,肠腔狭窄,肠壁增厚,形成"木梳征"。

2. 结肠镜检查　非干酪坏死性肉芽肿,可确诊。

例9~10共用选项

　　A. 腹部B超　　B. 腹部CT　　C. 便潜血　　D. 胃镜　　E. 纤维结肠镜

【例9】 胃溃疡诊断最有意义的检查方法是

【例10】 克罗恩病诊断最有意义的检查方法是

四、治　疗

1. 控制炎症反应

(1) 活动期。

药　物	适应证
5-氨基水杨酸 (5-ASA)	①柳氮磺吡啶(SASP)仅适用于病变局限在结肠的轻度患者; ②美沙拉嗪能在回肠末端、结肠定位释放,适于轻度回结肠型患者
糖皮质激素	对控制病情活动有较好疗效,适用于各种中、重型患者以及5-ASA无效的中毒患者
免疫抑制剂	硫唑嘌呤适用于对激素治疗无效或对激素依赖的患者,加用这类药物后可逐渐减少激素用量乃至停用;该类药物显效时间需3~6个月 (昭昭老师提示:克罗恩病首选免疫抑制剂是硫唑嘌呤,SLE和肾病综合征首选的免疫抑制剂是环磷酰胺)

(2) 缓解期。

5-氨基水杨酸或糖皮质激素	用5-ASA或糖皮质激素治疗缓解者,可用5-ASA维持缓解,剂量与诱导缓解量相同
硫唑嘌呤	因糖皮质激素无效或依赖而加用硫唑嘌呤的患者,继续以相同剂量硫唑嘌呤维持缓解
英夫利昔单抗	使用英夫利昔单抗取得缓解者,推荐继续定期使用以维持缓解

2. 手术治疗

适应证	包括:完全性肠梗阻、瘘管与腹腔脓肿、急性穿孔及不能控制的大出血
手术方式	切除病变的肠段
术后处理	术后预防复发,选用美沙拉嗪的患者,应在半年内进行内镜检查;一旦内镜下复发,建议用硫唑嘌呤。对易于复发的高危患者可考虑使用英夫利昔单抗,推荐于术后2周开始,时间不少于3年

【例11】 克罗恩病患者长期用药不考虑用

　　A. 氨基水杨酸制剂　B. 糖皮质激素　　C. 免疫抑制剂　　D. 抗菌药物　　E. 生物制剂

【例12】 克罗恩病的手术指征不包括

　　A. 肠内瘘　　　　　　　　B. 慢性肠穿孔　　　　　　C. 发热、腹痛、体重下降

　　D. 肠管狭窄　　　　　　　E. 持续出血

【例13】 克罗恩病的主要手术指征是

　　A. 营养不良、体重减轻　　B. 严重腹泻　　　　　　　C. 持续性便潜血阳性

　　D. 疑有恶变　　　　　　　E. 合并结肠息肉

五、并发症

肠梗阻最常见,其次是腹腔内脓肿,偶可并发急性穿孔或大量便血。直肠或结肠黏膜受累者可发生癌变。

【例14】 克罗恩病的最常见并发症是

　　A. 中毒性休克　B. 结肠大出血　C. 肠梗阻　　D. 急性肠穿孔　　E. 癌变

第2节　溃疡性结肠炎

　　溃疡性结肠炎是一种病因不明的以结肠溃疡性炎症为特征的慢性疾病,起病多缓慢,病情轻重不一,腹泻是主要症状,有脓血便、黏液血便或血便,常伴里急后重。

一、病理

1. 发病部位 主要累及大肠黏膜与黏膜下层,呈连续性弥漫性分布,好发部位是直肠和乙状结肠。病变多自直肠开始,逆行向近段发展,可累及全结肠、终末结肠甚至末端回肠。

2. 病变深度 由于病变一般限于黏膜和黏膜下层,故穿孔、肠瘘及周围脓肿少见。

【例15】溃疡性结肠炎病变多发生在
A. 末端回肠　　B. 升结肠　　C. 降结肠　　D. 全结肠　　E. 直肠及乙状结肠

【例16】溃疡性结肠炎的好发部位是
A. 回盲部和升结肠　　　　B. 横结肠　　　　C. 空肠
D. 回肠　　　　　　　　　E. 远侧结肠,如直肠和乙状结肠

【例17】下述哪项不是溃疡性结肠炎的常见并发症
A. 中毒性巨结肠　　B. 直肠结肠出血　　C. 癌变　　D. 多发性瘘管　　E. 急性肠穿孔

二、临床表现

1. 消化系统表现

腹泻和黏液脓血便	①腹泻主要与炎症致大肠黏膜对水、钠吸收障碍以及结肠运动功能失常有关; ②黏液脓血便是本病活动期的主要表现; (昭昭老师提示:克罗恩病糊样便;肠结核是糊状便+腹泻与便秘相交替;溃疡性结肠炎是黏液脓血便,抗生素治疗无效;细菌性痢疾是黏液脓血便,抗生素治疗有效) ③特点:腹痛→便意→便后缓解
腹痛	位于左下腹,常伴里急后重,便后缓解
其他症状	可有腹胀、食欲缺乏、恶心、呕吐等

2. 全身反应 低至中度发热,高热提示严重感染;营养不良、衰弱、消瘦、贫血等。

3. 肠外表现

病情控制后可缓解的肠外表现	①包括外周关节炎、结节性红斑、坏疽性脓皮病、巩膜外层炎、前葡萄膜炎、口腔复发性溃疡等; ②这些肠外表现在结肠炎控制或结肠切除后可以缓解或恢复
与溃疡性结肠炎共存的肠外表现	①包括骶髂关节炎、强直性脊柱炎、原发性硬化性胆管炎、淀粉样变性、急性发热性嗜中性皮肤病等; ②这些肠外表现与溃疡性结肠炎共存,但与其本身的病情变化无关

4. 临床分型

(1) 临床类型

初发型	无既往史的首次发作
慢性复发型	临床上最多见,发作期和缓解期相交替
慢性持续性	症状持续,间以症状加重的急性发作
急性型	急性起病,病情严重,全身毒血症明显,可伴有中毒性巨结肠等

(2) 临床严重程度

轻型	腹泻<4次/日,便血轻或无,无发热、脉速,贫血无或轻,血沉正常
中间型	介于轻型与重型之间
重型	腹泻>6次/日,有明显黏液脓血便,有发热(体温>37.5℃)、脉速等全身症状,血沉加快,血红蛋白下降

【例18】典型溃疡性结肠炎患者的粪便特点是
A. 稀水样便　　B. 黏液便　　C. 蛋花样便　　D. 糊状便　　E. 黏液脓血便

【例19】男,27岁。反复排黏液血便2年,加重1个月。抗生素治疗无效。肠镜示直肠至结肠脾曲黏膜弥漫性充血、水肿,较多糜烂及表浅小溃疡。最可能的诊断是
A. 溃疡性结肠炎　　B. 克罗恩病　　C. 细菌性痢疾　　D. 阿米巴痢疾　　E. 肠结核

【例20】男,30岁,农民。腹痛、腹泻半个月,大便4~8次/天,便量多,为暗红色,有腥臭味,肉眼可见血液及黏液,患者无发热,左下腹隐痛。大便镜检:WBC 10~15个/HP,RBC满视野。该患者最可能的诊断是
A. 细菌性痢疾　　B. 肠伤寒合并肠出血　　C. 阿米巴痢疾
D. 溃疡性结肠炎　　E. 血吸虫病

三、辅助检查

结肠镜检查	本病诊断与鉴别诊断的最重要手段之一
X线钡剂灌肠检查	黏膜粗糙紊乱,多发性浅溃疡,肠管缩短,结肠袋消失,肠壁变硬,可呈铅管征

例21~22 共用题干

男,27岁。间断脓血便1年,大便成形或糊状,每日2~4次,有时里急后重,抗生素治疗无效。

【例21】 最可能的诊断是

A. 溃疡性结肠炎　　B. 克罗恩病　　C. 慢性细菌性痢疾　　D. 肠结核　　E. 阿米巴肠炎

【例22】 明确诊断最有意义的检查是

A. 大便培养　　B. 便常规检查　　C. 大便潜血检查　　D. 钡灌肠造影检查　　E. 结肠镜检查

四、治　疗

1. 控制炎症反应

氨基水杨酸制剂	①柳氮磺吡啶(SASP)是治疗本病的常用药物,适用于轻型、中型或重型经糖皮质激素治疗已有缓解的患者; ②美沙拉嗪适用于对SASP不能耐受的患者,但价格昂贵; ③免疫抑制剂如硫唑嘌呤等可用于对激素治疗效果不佳或对激素依赖的慢性持续型患者
糖皮质激素	已公认对急性发作期有较好的效果
免疫抑制剂	硫唑嘌呤或巯嘌呤

【例23】 男,21岁。间断腹痛、腹泻、脓血便4年,再发1个月。既往诊断为溃疡性结肠炎,未维持治疗。现脓血便3~4次/日,无发热。结肠镜示降结肠以下黏膜弥漫充血水肿,颗粒样改变,多发浅溃疡。此患者目前首选的治疗是

A. 口服菌群调节剂　　　　　　B. 口服止泻剂　　　　　　C. 禁食,静脉营养
D. 静脉应用糖皮质激素　　　　E. 口服氨基水杨酸制剂

【例24】 水杨酸类制剂在溃疡性结肠炎治疗中主要适用于

A. 轻中度病例　　B. 重度病例　　C. 中毒性巨结肠　　D. 激素治疗无效者　　E. 顽固病例

【例25】 重型溃疡性结肠炎治疗首选药物

A. 肾上腺糖皮质激素　　　　　　B. 柳氮磺吡啶　　　　　　C. 免疫抑制剂
D. 抗生素　　　　　　　　　　　E. 乳酸杆菌制剂

【例26】 有关糖皮质激素治疗溃疡性结肠炎的说法中,正确的是

A. 柳氮磺吡啶治疗无效时应用激素治疗效果亦差　　　　B. 特别适合于重型活动性溃疡性结肠炎
C. 不可用于灌肠治疗　　　　　　　　　　　　　　　　D. 不可与柳氮磺吡啶联合治疗
E. 可以作为试验性治疗用于溃疡性结肠炎的鉴别诊断

五、并发症

中毒性巨结肠	①病因:低钾、钡剂灌肠、抗胆碱药物(阿托品)或阿片类制剂而诱发; ②表现:病情急剧恶化,毒血症明显,有脱水与电解质紊乱,出现肠型、腹部压痛,肠鸣音消失,血细胞显著升高; ③首选检查:立位X线腹部平片
直肠结肠癌变	多见于广泛性结肠炎、幼年起病而病程漫长者
其他	肠道大出血、肠穿孔等

【例27】 溃疡性结肠炎并发中毒性巨结肠的常见诱因是

A. 低血镁　　B. 低血钠　　C. 低血钾　　D. 低蛋白血症　　E. 低血钙

【例28】 溃疡性结肠炎重度活动期最严重的并发症是

A. 腹腔内脓肿　　B. 中毒性巨结肠　　C. 肠出血　　D. 癌变　　E. 肠梗阻

【例29】 女,26岁。有溃疡性结肠炎病史,2天前出现脓血便,未行系统治疗。1天前又出现高热、明显腹胀。体格检查:腹膨隆,明显压痛和反跳痛,肠鸣音减弱。X线腹部平片可见结肠扩张、结肠袋消失。此患者最可能出现的并发症是

A. 结核性腹膜炎　　B. 自发性腹膜炎　　C. 中毒性巨结肠　　D. 肠穿孔　　E. 肠梗阻

第3节 肠易激综合征

肠易激综合征(IBS)是一种以腹痛或腹部不适伴排便习惯改变为特征的功能性肠病,缺乏可解释症状的形态和生化异常。临床上,根据排便特点和粪便性状分为腹泻型、便秘型和混合型三种。西方国家以便秘型多见,我国以腹泻型多见。

一、病因

发病机制不明确,目前认为是多种因素和多种发病机制共同作用的结果。

精神心理障碍	最主要因素(昭昭老师提示:放松精神可以缓解)
胃肠道激素	某些胃肠道肽类激素如缩胆囊素等可能与IBS症状有关
肠道感染治愈后	发病与感染的严重性及应用抗生素时间均有一定相关性
内脏感觉异常	对胃肠道充盈扩张、肠平滑肌收缩等生理现象敏感性增强,易产生腹胀腹痛
胃肠动力学异常	①以便秘、腹痛为主者3次/分钟的慢波频率明显增加; ②腹泻型高幅收缩波明显增加

二、临床表现

1. **诱因** 起病隐匿,病程较长,但全身健康状况不受影响。精神、饮食等可诱使症状加重。
2. **最主要的临床表现** 腹痛或腹部不适、排便习惯改变和粪便性状改变。
3. **疼痛部位不定** 以下腹部和左下腹多见,排便或排气后缓解,绝对不影响睡眠。
4. **临床分型**

腹泻型	排便较急,粪便呈糊状或稀水样,但无脓血
便秘型	常有排便困难,粪便干结

【例30】肠易激综合征患者几乎都有的临床症状是
A. 腹泻　　　　B. 肠瘘　　　　C. 腹痛　　　　D. 便秘　　　　E. 腹胀

【例31】肠易激综合征患者典型的腹痛特点是
A. 具有季节性发作的特点　　B. 没有规律　　C. 便前疼痛,便后缓解
D. 饭前疼痛,饭后缓解　　E. 夜间疼痛

三、实验室检查

血常规、便常规、结肠镜检查等各种检查均正常,此为该病的重要特点之一。

【例32】男,25岁。腹痛2个月,以左下腹疼痛明显,排便后缓解,大便呈稀糊状。体检:左下腹压痛明显,X线及结肠镜检查未见异常。最可能的诊断是
A. 自发性腹膜炎　　B. 肠易激综合征　　C. 左半结肠癌　　D. 功能性消化不良　　E. 溃疡性结肠炎

【例33】男,35岁。间断腹痛、腹泻2年,受凉后加重,大便2~4次/日,多为不成形便,有时带黏液,排便后腹痛可缓解。体重无明显变化。平素少量饮酒。结肠镜检查无异常。最可能的诊断是
A. 慢性胰腺炎　　B. 功能性消化不良　　C. 酒精性肝硬化　　D. 肠易激综合征　　E. 肠道病毒感染

四、诊断

病程,症状与排便关系	病程6个月(半年)以上且近3个月(12周)来持续存在腹部不适或腹痛,并伴有下列特点中至少2项: ①症状在排便后改善; ②症状发生伴随排便次数改变; ③症状发生伴随粪便性状改变
必备症状	以下症状不是诊断所必备,但属常见症状,这些症状越多越支持IBS的诊断 ①排便频率异常(每天排便>3次或每周<3次); ②粪便性状异常(块状/硬便或稀水样便); ③粪便排出过程异常(费力、急迫感、排便不尽感); ④黏液便; ⑤胃肠胀气或腹部膨胀感
其他	缺乏可解释症状的形态学改变和生化异常

五、治 疗

1. 一般治疗　解除病因。
2. 药物治疗

解痉药物	首选匹维溴铵,为选择性作用于胃肠道平滑肌的钙离子通道阻滞药
止泻药物	首选洛哌丁胺或地芬诺酯,适用于病情较重者;蒙脱石等适用于病情较轻者
泻药	对于便秘型患者,常用渗透性轻泻剂如聚乙二醇、乳果糖或山梨醇等
抗抑郁药	对伴有精神症状者可应用

3. 心理疗法　放松精神。

例34~35 共用题干
女,28岁,间断性下腹痛4年余。大便2~3次/日,稀便,无脓血,便后下腹痛。粪常规检查未见细胞,便潜血试验阴性。查体无异常发现。

【例34】该患者可能的诊断是
A. 溃疡性结肠炎　B. 克罗恩病　C. 肠结核　D. 肠易激综合征　E. 慢性细菌性痢疾

【例35】最适合的药物治疗为
A. 糖皮质激素　B. 匹维溴铵　C. 柳氮磺砒啶　D. 硫唑嘌呤　E. 喹诺酮药物

第4节　肠梗阻

一、病因及分类

1. 按梗阻病因分类

(1) 机械性肠梗阻　机械性因素引起肠腔狭小或不通导致肠内容物不能通过,临床上最常见。

肠外因素	最常见的因素是肠粘连,其次是束带压迫、疝嵌顿、肿瘤压迫等
肠壁因素	如肠套叠、肠扭转、肿瘤、先天性畸形等
肠腔内因素	如蛔虫梗阻、异物、粪块或粪石堵塞等

(2) 动力性肠梗阻　由于神经抑制或毒素刺激导致肠壁肌运动紊乱。

麻痹性肠梗阻	腹腔手术后、腹部创伤或弥漫性腹膜炎、低钾血症
痉挛性肠梗阻	急性肠炎、肠道功能紊乱或慢性铅中毒

(3) 血运性肠梗阻　由于肠系膜血管栓塞或血栓形成,使血管血运障碍,肠失去蠕动能力,肠腔虽无阻塞,但肠内容物停止运行,如绞窄性肠梗阻。

(4) 假性肠梗阻　无明显的病因,属慢性疾病,可能是一种遗传性疾病,表现有反复发作的肠梗阻症状,但十二指肠与结肠蠕动可能正常。

2. 按肠壁有无血运障碍分类

单纯性肠梗阻	仅有肠内容物通过受阻,而无肠管血运障碍
绞窄性肠梗阻	肠系膜血管或肠壁小血管受压等使相应肠段急性缺血引起肠坏死、穿孔

3. 按梗阻部位分类

低位肠梗阻	回肠、结肠梗阻,呕吐物有粪臭味+X线:阶梯状、液平面
不完全性肠梗阻	部分肠腔阻塞,肠道有部分排便、排气

4. 按梗阻程度分类

不完全性肠梗阻	部分肠腔阻塞,肠道有部分排便、排气
完全性肠梗阻	肠腔完全阻塞,肠道完全停止排便、排气

5. 按病程发展快慢

急性肠梗阻	部分肠腔阻塞,肠道有部分排便、排气
慢性肠梗阻	肠腔完全阻塞,肠道完全停止排便、排气

【例36】临床最常见的肠梗阻病因是
　　A. 粘连及索带压迫　B. 神经抑制　　C. 毒素刺激　　D. 血运障碍　　E. 遗传性疾病

【例37】引起机械性肠梗阻最常见的原因是
　　A. 粪块　　　　　B. 肿瘤　　　　C. 术后肠粘连　　D. 炎症性肠病　　E. 蛔虫

【例38】有肠绞窄的机械性肠梗阻临床表现为
　　A. 剧烈的阵发性腹痛,肠鸣音亢进　　　B. 腹部明显隆起、对称　　C. 呕吐物、胃肠减压液内有胆汁
　　D. 明显腹膜刺激征　　　　　　　　　　E. 腹部X线检查见孤立、突出的胀大肠袢,随时间可移位

【例39】急性持续性疼痛阵发性加剧并休克,最可能的疾病是
　　A. 急性阑尾炎　B. 绞窄性肠梗阻　C. 泌尿结石,肾绞痛　D. 外伤性肝破裂　E. 急性单纯性肠梗阻

例40～41共用选项
　　A. 机械性肠梗阻　B. 单纯性肠梗阻　C. 麻痹性肠梗阻　D. 痉挛性肠梗阻　E. 绞窄性肠梗阻

【例40】急性小肠扭转易发生

【例41】外伤性腹膜后巨大血肿易发生

【例42】女,43岁。腹痛16小时,呈持续性,阵发性加重,伴呕吐,无肛门排气。查体:全腹肌紧张,有压痛及反跳痛。行腹腔穿刺抽出的液体呈血性,伴臭味。最可能的诊断是
　　A. 绞窄性肠梗阻　　　　　　B. 胃、十二指肠穿孔　　　　C. 急性阑尾炎穿孔
　　D. 结核性腹膜炎　　　　　　E. 急性重症胰腺炎

二、病　理

1. 局部变化

梗阻近段	梗阻近段肠管蠕动增强、扩张、积气积液
梗阻远段	梗阻远段肠管瘪陷、空虚或仅存少量粪便
梗阻部位	扩张肠管和塌陷肠管交界处即为梗阻所在,对手术中寻找梗阻部位至为重要
肠腔压力	不断升高,可使肠壁静脉回流受阻,肠壁充血水肿,液体外渗
通透性	肠壁及毛细血管通透性增加,肠壁上有出血点,血性渗出液渗入肠腔和腹腔

2. 全身变化

体液丧失	胃肠道分泌物不能被吸收,导致体液在第三间隙大量丢失
水电失衡	高位肠梗阻丢失大量胃酸和Cl^-,导致代谢性碱中毒; 低位肠梗阻丢失大量碱性消化液,导致代谢性酸中毒
休克	感染性休克、失液性休克
呼吸障碍	肠膨胀时腹压增高,横膈上升,影响肺内气体交换; 腹痛和腹胀可使腹式呼吸减弱
循环障碍	腹压增高和血容量不足,可使下腔静脉回流量减少,心排出量减少

【例43】患者发生绞窄性肠梗阻时,其病理生理改变中错误的是
　　A. 脱水　　　　　B. 有效循环血量减少　　　　C. 严重的代谢性碱中毒
　　D. 大量毒素吸收　E. 最终发生肠坏死和穿孔

【例44】急性机械性肠梗阻引起的首要病理生理改变是
　　A. 呼吸衰竭　　B. 感染　　C. 体液丧失　　D. 毒素中毒　　E. 休克

三、表现和诊断

1. 典型表现　痛(腹痛)、吐(呕吐)、胀(腹胀)、闭(停止排便排气)。

机械性肠梗阻	阵发性绞痛+肠鸣音亢进(气过水声或高调金属音)+肠型+蠕动波
麻痹性肠梗阻	持续性胀痛+肠鸣音减弱或消失(昭昭老师提示:无阵发性腹痛)
绞窄性肠梗阻	持续性腹痛,阵发性加剧(移动性浊音可呈阳性、固定肠袢、呕吐物或粪便带血性,均提示是绞窄性肠梗阻)
高位肠梗阻	呕吐出现较早及频繁+呕吐物主要为胃及十二指肠内容物
低位小肠梗阻	呕吐出现较晚+粪样肠内容物

麻痹性肠梗阻	呕吐多呈溢出性
高位肠梗阻	腹胀不明显,有时可见胃型
闭袢性肠梗阻	腹部隆起不均匀对称

2. 腹胀　如果腹胀加重则提示患者病情在恶化。

【例45】男性,56岁。阵发性腹痛6天,伴恶心、腹胀2天入院。无发热。体格检查:腹膨隆,见肠型,肠鸣音亢进,有气过水声。腹部平片见腹中部扩张小肠呈阶梯状液平面,结肠内少量积气。可能的诊断是
　A. 麻痹性肠梗阻　　B. 低位小肠梗阻　　C. 高位小肠梗阻　　D. 坏死性小肠炎　　E. 乙状结肠扭转

【例46】男,63岁。无排便5天,腹痛、呕吐1天,平素便秘。查体:肠鸣音亢进,最可能的诊断是
　A. 急性腹膜炎　　B. 机械性肠梗阻　　C. 急性胃炎　　D. 急性胰腺炎　　E. 急性阑尾炎

【例47】男,55岁。因粘连性肠梗阻行粘连松解手术后3天,一直无肛门排气,患者腹胀,全身感乏力。查体:体温正常,腹部无明显压痛,听诊无肠鸣音。白细胞$8×10^9$/L。腹部透视可见小的气液平面。最可能的诊断是
　A. 粘连性肠梗阻　　B. 腹腔出血并感染　　C. 肠穿孔并腹膜炎　　D. 呼吸性碱中毒　　E. 术后低钾血症

四、体　征

视诊	①机械性肠梗阻常见肠型和蠕动波; ②肠扭转时腹胀多不对称;麻痹性肠梗阻时腹胀均匀
触诊	①单纯性肠梗阻可有轻压痛,无腹膜刺激征; ②绞窄性肠梗阻时,可有固定性压痛和腹膜刺激征
叩诊	绞窄性肠梗阻时,腹腔有渗液,移动性浊音可呈阳性 (昭昭老师提示:肠梗阻患者看见移动性浊音可呈阳性=绞窄性肠梗阻)
听诊	①机械性肠梗阻时肠鸣音亢进,有气过水声或金属音; ②麻痹性肠梗阻时,肠鸣音减弱或消失

五、检　查

1. 腹部X线检查　立位X线片可见多数液平面及气胀肠袢。空肠梗阻示"鱼肋征"。回肠梗阻示"阶梯状液平面"。结肠梗阻示结肠袋形,结肠胀气位于腹部周边。

2. 钡剂灌肠　主要用于诊断肠套叠、乙状结肠扭转。

【例48】在鉴别单纯性肠梗阻与绞窄性肠梗阻时,最有意义的检查项目是
　A. 血气分析　　B. 血红蛋白测定　　C. 血白细胞计数　　D. 尿常规检查　　E. 呕吐物隐血试验

【例49】腹腔穿刺抽出血性液体,最可能的诊断是
　A. 急性水肿型胰腺炎　　　　B. 急性化脓性胆囊炎　　　　C. 腹膜后血肿
　D. 完全性绞窄性肠梗阻　　　E. 宫外孕破裂

六、梗阻的病因判断

1. 判定是否梗阻　大多数病人具有典型临床表现,诊断并不困难。

2. 判断肠梗阻的性质　区分是机械性、动力性,还是血运性肠梗阻。

3. 判断是单纯性,还是绞窄性梗阻　这点极为重要,以下应考虑绞窄的可能:
(1) 腹痛发作急骤,初始即为持续性剧烈腹痛,或在阵发加重之间仍有持续性疼痛;
(2) 早期出现休克,抗休克治疗不见好转;
(3) 有腹膜炎的表现,体温上升、脉率增快、白细胞计数增高;
(4) 腹胀不对称,腹部有局部隆起及有压痛的肿块(孤立胀大的肠袢);
(5) 呕吐出现早而频繁,呕吐物、胃肠减压液、肛门排出物为血性,或腹穿有血性液体;
(6) 腹部X线显示孤立扩大的肠袢,不随时间而改变位置;
(7) 经积极的非手术治疗症状体征无明显改善。

4. 梗阻部位的判断　①高位肠梗阻呕吐发生早而频繁,腹胀不明显。X线检查提示肠腔胀气不明显,无明显扩张胀气的肠袢。②低位肠梗阻腹胀明显,但呕吐出现晚且次数较少,并可有粪样物。腹部平片可见明显胀大的肠袢,腹中部呈现多数阶梯状液平面。

5. **梗阻程度的判断** 区分是完全性肠梗阻,还是不完全性肠梗阻。

6. **梗阻病因的判断** 粘连性肠梗阻最多见,占肠梗阻的40%~60%。新生儿肠梗阻以肠道先天性畸形多见,2岁以内小儿肠梗阻以肠套叠多见,儿童肠梗阻以蛔虫多见,老年人肠梗阻以肿瘤和粪块堵塞多见。

七、特殊类型肠梗阻

肠套叠	①肠套叠=儿童+腹痛、血便、腹部包块(肠套叠的三联征); (昭昭速记:"痛""便""块") ②首选检查:钡餐检查,杯口征或弹簧征; (昭昭老师速记:"儿童"喜欢"杯子""弹簧") ③治疗:低压空气或钡剂灌肠
小肠扭转	①小肠扭转=青年人+剧烈运动+痛吐胀闭; ②治疗:立即手术治疗(昭昭老师速记:"小"喜欢"青年""爱""运动")
乙状结肠扭转	①乙状结肠扭转=老年人+痛、吐、胀、闭+巨大肠袢+X线钡餐鸟嘴症; ②治疗:立即手术治疗(昭昭老师速记:廉颇"老""乙",爱玩"鸟")
肠系膜上动脉栓塞	严重的症状与轻微的体征不相称,易发生绞窄性肠梗阻

【例50】 乙状结肠扭转最具特征性的表现是
A. 多发于2岁以下的儿童　　　　　　　　B. 经常有腹泻及便秘交替
C. 腹部X线平片见马蹄状巨大的双腔充气肠袢　　D. 低压灌肠,往往灌注1 000 mL,而无法排出
E. 钡剂灌肠见扭转部位钡剂受阻,呈"杯口"状

【例51】 男性,2岁。因突发阵发性腹痛,哭闹,伴呕吐和果酱样血便6小时来诊。查体:腹肌软,脐右下方触及肿块,有压痛,右下腹触诊有空虚感。首选检查方法是
A. 腹部B超　　B. 空气或钡剂灌肠　　C. 腹部CT　　D. 腹部磁共振　　E. 腹腔穿刺

例52~53共用题干
男,26岁。饱餐后剧烈运动,腹痛2小时,持续性痛,阵发性加剧,脐周伴腰背痛,呕吐频繁,吐后症状无缓解,腹肌紧张,脐周有压痛及反跳痛,肠鸣音亢进,有气过水声。

【例52】 最可能的诊断是
A. 胃扭转　　　　　　　　B. 急性出血坏死性肠炎　　　　　　C. 小肠扭转
D. 肠系膜血管栓塞　　　　E. 肠套叠

【例53】 该患者需要首先静脉输入
A. 血浆　　B. 代血浆　　C. 全血　　D. 等渗糖盐水　　E. 复方氨基酸

【例54】 男,73岁。急性肠梗阻术后5天,未进食但仍感腹胀,恶心未呕吐,有少量肛门排气。查体:腹部均匀隆起,腹软,叩诊呈鼓音,无压痛和反跳痛,肠鸣音减弱。首先采取的重要处理措施是
A. 查血生化并纠正水、电解质紊乱　　B. 进流食　　C. 服用增强肠动力药物
D. 禁食水　　　　　　　　　　　　　E. 高渗盐水灌肠

八、治　疗

1. **保守治疗** 禁食水,胃肠减压,纠正水电解质紊乱。

2. **绞窄性肠梗阻** 一经确诊,立刻手术治疗。

【例55】 肠梗阻患者保守治疗期间,病情进展需手术的最主要指征是
A. 肠鸣音减弱或消失　　B. 腹痛加重　　C. 呕吐频繁和量大　　D. 腹膜刺激征加重　　E. 腹胀程度加重

【例56】 男性,39岁。有胃溃疡穿孔手术史,5天前出现腹胀、腹痛伴呕吐,肛门停止排便排气。经检查诊断为肠梗阻。目前最为重要的是了解梗阻的
A. 原因　　B. 部位　　C. 程度　　D. 发生速度　　E. 是否绞窄

第5节　结肠癌

一、病　因

1. **高危因素** 动物脂肪及动物蛋白饮食过多,缺乏新鲜蔬菜及纤维素食品;缺乏适度的体力活动。

2. **遗传易感性** 遗传性非息肉性结肠癌的错配修复基因突变携带者的家族成员均被视为结肠癌的高危人群。

3. 癌前病变   如家族性肠息肉病、结直肠腺瘤、绒毛状腺瘤、管状腺瘤、溃疡性结肠炎、结直肠血吸虫病肉芽肿、直肠慢性炎症。

二、病　理

1. 大体分型

分　型	特　点	部　位	昭昭速记
隆起型	肿瘤向肠腔内生长	好发于右侧结肠,特别是盲肠	"又(右)""聋(隆)"又哑
浸润型	沿肠壁浸润,容易引起肠腔狭窄和肠梗阻	多发生于左侧结肠	—
溃疡型	①结肠癌最常见类型; ②向肠壁深层生长并向周围浸润	多发于左侧结肠,乙状结肠最多见	"左"倾注意"溃"败

2. 组织学分型   结肠癌镜下可分为腺癌(管状腺癌、乳头状腺癌、黏液腺癌、印戒细胞癌),腺鳞癌,未分化癌。

3. TNM 分期   T 代表原发肿瘤,N 为区域淋巴结,M 为远处转移。

T	①T_0:无原发肿瘤证据;②T_{is}:原位癌;③T_1:肿瘤侵及黏膜下层 ④T_2:肿瘤侵及黏膜肌层; ⑤T_3:穿透肌层至浆膜下,或侵犯无腹膜覆盖的结直肠旁组织; ⑥T_4:穿透脏腹膜,或侵及其他脏器或组织
N	①N_x:区域淋巴结无法评价;　②N_0:无区域淋巴结转移; ③N_1:1~3 个区域淋巴结转移　④N_2:≥4 个区域淋巴结转移
M	①M_x:无法估计远处转移;　②M_0:无远处转移;　③M_1:有远处转移

4. 临床分期

临床分期	与 TNM 分期的关系	5 年生存率
0 期	$T_{is}N_0M_0$	—
Ⅰ期	$T_{1-2}N_0M_0$	93%
Ⅱ期	ⅡA 期:T_3—N_0 M_0;ⅡB 期:T_4 N_0 M_0	80%
Ⅲ期	ⅢA 期:$T_{1-2}N_1M_0$;ⅢB 期:$T_{3-4}N_1M_0$;ⅢC 期:任何 T、N_2 M_0	60%
Ⅳ期	任何 T、任何 N、M_1	8%

【例57】右侧结肠癌最多见的大体形态是
   A. 浸润型　　　B. 溃疡型　　　C. 肿块型　　　D. 浸润溃疡型　　　E. 弥漫型

【例58】有关结肠癌的描述,正确的是
   A. 溃疡型癌多见于右半结肠,一般预后良好　　B. 肿块型癌多发生于乙状结肠,易引发肠梗阻
   C. 肿块型癌多发生于升结肠,易引发肠梗阻　　D. 浸润型癌多发生于左半结肠,易引起肠腔狭窄
   E. 患者血清 CEA 均增高

三、转　移

1. 淋巴转移   主要转移途径。首先转移到结肠壁和结肠旁淋巴结→肠系膜血管周围淋巴结→肠系膜血管根部淋巴结。

2. 血行转移   依次为肝、肺、骨等。

3. 直接浸润   结肠癌可直接浸润到邻近器官。

4. 腹膜种植脱落的癌细胞   可在腹膜种植转移。

四、临床表现

1. 一般表现

排便习惯与粪便性状的改变	①最早出现的症状; ②表现为排便次数增加、腹泻、便秘、便中带血、脓液或黏液
腹痛	早期症状,常为定位不确切的持续性隐痛,或仅为腹部不适或腹胀感

腹部肿块	多为瘤体本身,有时可能为梗阻近侧肠腔内的积粪
肠梗阻症状	属中晚期症状,多表现为慢性低位不完全肠梗阻
全身症状	①可出现贫血、消瘦、乏力、低热等; ②晚期可出现肝大、黄疸、腹水、恶病质等

2. 特点

部　位	类　型	表　现	昭昭老师速记
右侧结肠	肿块型	贫血	"有(右)""种(肿)"的打一架流"血"
左侧结肠	浸润型	肠梗阻	"左"前锋"浸"入地方要地被"阻"挡

【例59】降结肠癌最早出现的表现中,较常见的是
A. 排便习惯与粪便性状改变　　　B. 腹部肿块　　　　　　　　C. 腹痛
D. 腹胀　　　　　　　　　　　　E. 面色苍白、乏力

【例60】男,65岁。间断性下腹痛、腹泻4个月,乏力、面色苍白2个月。查体:右下腹压痛,可触及4 cm×2 cm边界欠清的包块,质地硬,轻压痛,Hb 86 g/L。最可能的诊断是
A. 慢性细菌性痢疾　B. 肠结核　　　　C. 克罗恩病　　　D. 慢性阑尾炎　　E. 结肠癌

五、检　查

1. **最有价值的检查**　直肠镜+活检。
2. **肿瘤标记物**　癌胚抗原(CEA)升高,用于术后判断预后和复发,更有价值。
3. **B超和CT检查**　有助于了解腹部肿块和肿大淋巴结,发现肝内有无转移。

【例61】结肠癌患者中血清CEA水平高于正常的约占
A. 30%　　　　B. 40%　　　　C. 50%　　　　D. 60%　　　　E. 70%

【例62】目前公认对大肠癌有诊断意义的指标是
A. CA19-9　　　B. AFP　　　　C. CA125　　　D. CEA　　　　E. PSA

【例63】男,68岁。低热伴右侧腹部隐痛不适半年。查体:贫血貌,右侧中腹部触及5 cm×3 cm质硬肿块,可推动,压痛不明显。首选的检查方法是
A. 胃镜　　　　　　　　　　　　B. 全消化道钡餐造影　　　　C. 结肠镜
D. 静脉肾盂造影　　　　　　　　E. 腹部CT

【例64】发现早期直肠癌最有意义的方法是
A. 结肠镜检查　　B. 钡灌肠　　　C. B超　　　D. 便潜血检查　　　E. CT

六、治　疗

1. **结肠癌根治性手术**　切除范围须包括癌肿所在肠袢及其系膜和淋巴结。

右侧结肠癌	右半结肠切除	右半结肠切除一期回肠结肠吻合术
	如病人情况不允许	盲肠造口解除梗阻,二期手术行根治性切除
	如癌肿不能切除	回肠横结肠侧侧吻合
左侧结肠癌并发急性肠梗阻	右半结肠切除	左半结肠切除一期吻合
	肠管扩张、水肿明显	左半结肠切除+近端造口、远端封闭
	如肿物不能切除	梗阻部位近侧作横结肠造口+二期手术行根治性切除
	肿瘤不能切除	姑息性结肠造口

2. **其他治疗**
(1) 化学药物治疗　奥沙利铂+亚叶酸钙、奥沙利铂+Xeloda、氟尿嘧啶+CF。辅助化疗能提高Ⅱ期、Ⅲ期结肠癌的5年生存率。
(2) 化学预防　可选用非甾体抗炎药(阿司匹林)、舒林酸、维生素E、C、A等。

第6节　肠结核

肠结核是结核分枝杆菌侵犯肠管所引起的慢性特异性感染。外科所见的肠结核多为因病变引起肠狭窄、炎性肿块或肠穿孔而需要手术治疗的患者。

一、病因和病理

1. 发病来源 临床上以继发性肠结核多见,肺结核是最常见的原发病变,开放性肺结核患者常咽下含有结核分枝杆菌的痰液而引起包括肠结核在内的全身性结核感染。

2. 发病部位 肠结核病变多位于回盲结合部,也可累及结肠和直肠。(昭昭老师提示:注意发病部位在回肠没有里急后重,如果发病在直肠和乙状结肠,则会有里急后重表现)

3. 溃疡型结核和增生性结核

溃疡型结核	①肠壁的集合淋巴结组织和孤立淋巴滤泡首先受累,出现干酪样坏死; ②溃疡呈带状,沿肠管的横轴发展,其长径与肠管长轴垂直; ③病变与周围组织发生粘连,一般不发生穿孔;纤维组织增生和瘢痕形成可导致肠管狭窄;溃疡基底部有闭塞性动脉内膜炎,较少出血
增生性结核	①病变局限在回盲部; ②黏膜下层大量结核性肉芽肿和纤维组织增生,黏膜隆起呈假性息肉样变,可有浅小溃疡

【例65】增殖性肠结核患者不经常出现的临床表现是
A. 腹泻　　B. 便秘　　C. 腹痛　　D. 腹部包块　　E. 发热

【例66】肠结核最常见的发病部位是
A. 直肠　　B. 乙状结肠　　C. 回盲部　　D. 回肠末段　　E. 升结肠

二、临床表现

腹痛	右下腹痛,规律性:腹痛→餐后加重→排便或肛门排气后缓解
大便习惯改变	①溃疡型肠结核常伴腹泻,粪便呈糊状,多无脓血,不伴里急后重;有时腹泻与便秘交替; ②增生型肠结核以便秘为主
腹部肿块	多位于右下腹,质中,较固定,轻至中度压痛
全身症状和肠外表现	①溃疡性:多有明显结核中毒症状,常有低热、盗汗等; ②增生型:全省情况好,无明显结核中毒症状; (昭昭老师速记:溃疡病变会出血,细菌毒素入血导致,增生的则不会) ③晚期患者,以肠梗阻及合并结核性腹膜炎多见,瘘管、腹腔脓肿、肠出血少见

三、辅助检查

1. X线钡餐检查 出现"跳跃征"。

2. 结肠镜检查 取活检发现干酪样坏死物质,可以确诊此疾病。

【例67】对肠结核最有价值的诊断是
A. X线钡餐检查发现肠腔狭窄　　　　B. 结肠镜检查示回盲部炎症
C. 结肠镜下活检干酪样上皮样肉芽肿　　D. 结核菌素试验强阳性
E. 粪便中检查到结核杆菌

【例68】女,26岁。右下腹痛、腹泻3个月,伴低热。结肠镜检查在回盲部见环行溃疡。X线钡剂结肠造影可见回盲部"跳跃征"。最可能的诊断是
A. 溃疡性结肠炎　B. 肠淋巴瘤　C. 肠结核　D. 克罗恩病　E. 阿米巴肠病

【例69】女,31岁。腹泻、便秘交替出现4个月,大便多为糊状,无黏液和脓血,无里急后重,伴低热、乏力、盗汗。查体:轻度贫血貌,右下腹有轻压痛。粪常规(一)。最可能的诊断是
A. 肠易激综合征　B. 结肠癌　C. 溃疡性结肠炎　D. 肠阿米巴病　E. 肠结核

四、治 疗

治疗目的是消除症状、改善全身情况、促使病灶愈合及防治并发症。

抗结核化学药物治疗	本病治疗的关键
对症治疗	①腹痛可用抗胆碱能药物; ②摄入不足或腹泻严重者应注意纠正水、电解质与酸碱平衡紊乱; ③对不完全性肠梗阻患者,需进行胃肠减压
手术治疗适应证	①完全性肠梗阻或部分性肠梗阻内科治疗无效者; ②急性肠穿孔或慢性肠穿孔瘘管形成经内科治疗而未能闭合者; ③胃肠大量出血经积极抢救不能有效止血者; ④诊断困难需开腹探查者

第7节 直、结肠息肉(助理医师不要求)

一、概述
结直肠息肉是指结直肠黏膜上所有的隆起性病变,包括肿瘤性和非肿瘤性病变。

1. 肠息肉的病理类型包括 ①新生物性息肉,即腺瘤性息肉,是公认的癌前病变;②非肿瘤性息肉,又分为幼年性息肉和炎性息肉。

2. 息肉病 在肠道广泛出现数目多于100颗的息肉称为息肉病。肠息肉病包括:①家族性腺瘤性息肉病,发生癌变的倾向性很大;②色素沉着息肉综合征(Peutz-Jeghers综合征);③肠息肉病合并多发性骨瘤(Gardner综合征)。

例70～72共用选项
A. 交界性肿瘤　　B. 早期癌　　C. 良性肿瘤　　D. 恶性肿瘤　　E. 癌前病变

【例70】结、直肠家族型多发性腺瘤性息肉属于

【例71】仅浸润黏膜层及黏膜下层的胃肠癌称

【例72】未成熟型畸胎瘤属于

【例73】直肠息肉中癌变倾向最大的是
A. 管状腺瘤　　B. 绒毛状腺瘤　　C. 增生性息肉　　D. 炎性息肉　　E. 幼年性息肉

【例74】下列哪种疾病与结肠癌关系最密切
A. 回盲部结核　　B. 家族性结肠息肉病　　C. 溃疡性结肠炎　　D. 血吸虫肉芽肿　　E. 克罗恩病

二、临床表现
1. 肠道刺激征 腹泻或排便次数增多,黏液脓血便。
2. 肠梗阻及肠套叠 以盲肠息肉多见。

三、辅助检查及诊断
1. 首选 直肠指诊。
2. 确诊 结肠镜。

四、治疗

息肉类型	治疗方式
炎性息肉	以治疗原发病为主,症状不明显的增生性息肉无须特殊治疗
带蒂的息肉	内镜下摘除或圈套电灼切除
直肠上段腺瘤及早期直肠癌	肛门镜下显微手术,局部切除
直肠下段息肉	扩肛后拖出,经肛门切除
内镜下难以彻底切除、直径大于2 cm的广基息肉或位置较高的癌变息肉,家族性腺瘤性息肉病	开腹行根治性手术

【例75】家族性息肉病首选的治疗是
A. 内镜下摘除　　B. 内镜下圈套电灼切除　　C. 开腹手术
D. 肛门镜下显微手术　　E. 扩肛后拖出手术

【例76】对于直肠内高位带蒂息肉,最适合的去除方式是
A. 经肛门用丝线从根部结扎切除　　B. 腹腔镜直肠部分切除　　C. 剖腹行局部切除术
D. 经肛门用血管钳钳夹切除　　E. 内镜下高频电切除

【例77】男,16岁。腹痛、腹泻、消瘦3年。腹部阵发性疼痛,大便3～4次/日,伴黏液和血。有家族性结肠息肉病史。查体:营养不良,贫血貌,腹平软,下腹部有轻压痛。结肠镜检查见结肠内全部布满息肉,直肠病变轻。最佳手术方式是
A. 单腔回肠造瘘术　　B. 结肠次全切除术　　C. 全结肠切除、末端回肠直肠吻合术
D. 电灼摘除息肉　　E. 经腹会阴联合全结直肠切除术

➤ 参考答案如下,详细答案参见2019版《国家临床执业及助理医师资格考试精选真题考点精析》。

1. B	2. D	3. A	4. B	5. D	6. E	7. D	8. B	9. D	10. E
11. D	12. C	13. D	14. C	15. E	16. E	17. D	18. E	19. A	20. C
21. A	22. E	23. E	24. A	25. A	26. B	27. C	28. B	29. C	30. C
31. B	32. C	33. D	34. A	35. B	36. A	37. D	38. D	39. B	40. A
41. C	42. A	43. E	44. C	45. D	46. B	47. E	48. B	49. D	50. C
51. B	52. E	53. C	54. A	55. D	56. B	57. D	58. D	59. A	60. E
61. D	62. C	63. C	64. A	65. A	66. C	67. C	68. C	69. E	70. E
71. B	72. D	73. B	74. B	75. C	76. E	77. C	—	—	—

昭昭老师提示：
关注官方微信，
获得第一手考试资料。

第7章 阑尾炎

> **2019考试大纲**
> ①阑尾的解剖与生理；②病因；③病理类型；④临床表现；⑤诊断与鉴别诊断；⑥并发症；⑦治疗与手术并发症；⑧特殊类型阑尾炎的诊断和治疗。

> **考纲解析**
> 近20年的医师考试中，本章的考试重点是急性阑尾炎的诊断、表现、检查和治疗，执业医师每年考查分数为2～3分，助理医师每年考查分数为0分。

第1节 解剖和生理

一、坏疽穿孔性阑尾炎发生机制

1. 麦氏点 阑尾的体表投影在脐与右髂前上棘连线中外1/3交界处，称为麦氏（McBurney）点。

2. 阑尾坏疽的机制 阑尾动脉系回结肠动脉分支，是无侧支的终末动脉，出现血运障碍时易导致阑尾坏疽。

（昭昭速记：肿胀的阑尾压迫阑尾动脉，导致阑尾缺血坏疽发生穿孔，这个特别像糖尿病病足）

【例1】阑尾解剖位置的体表投影在
A. 脐横线与右锁骨中线的交点　　B. 右髂前上棘至脐连线中内1/3处
C. 右腹股沟中点与脐连线的中外1/3处　　D. 右髂前上棘至脐连线的中外1/3处
E. 位置不定，经常变异

二、阑尾静脉

阑尾静脉与阑尾动脉伴行，经阑尾静脉→回结肠静脉→门静脉→肝脏，故阑尾炎症菌栓脱落可引起化脓性门静脉炎和细菌性肝脓肿。

三、牵涉痛的发生机制

支配阑尾的神经脊髓节段在第10、11胸节，由内脏小神经、腹腔丛传入，阑尾炎发病初期表现为脐周牵涉痛。

【例2】支配阑尾的神经是交感神经腹腔丛和
A. 内脏小神经　　B. 第10胸神经　　C. 第12胸神经　　D. 内脏大神经　　E. 第1腰神经

四、阑尾类癌

阑尾黏膜深部有嗜银细胞；嗜银细胞是发生阑尾类癌的基础。

五、阑尾的位置

位置	特点	位置	特点
回肠前位	最常见的阑尾位置	盲肠后位	临床症状最轻，易误诊，手术难度高
盆位	尖端指向盆腔	盲肠下位	尖端朝下
盲肠外侧位	盲肠外侧	回肠后位	回肠后方

六、阑尾的免疫功能

阑尾是一个淋巴器官，参与B淋巴细胞的产生和成熟，具有一定的免疫功能。成人的阑尾免疫功能已经消失,切除后对成人的免疫功能无影响。

第2节 急性阑尾炎

一、病因

1. 主要病因 阑尾管腔阻塞最常见的原因是淋巴滤泡增生,其次是粪石堵塞。
2. 致病菌 多为肠道内的各种革兰阴性杆菌和厌氧菌。
3. 其他 阑尾先天畸形,如阑尾过长、过度扭曲、管腔细小、血运不佳等。

【例3】导致阑尾穿孔最主要的因素是
A. 阑尾管腔阻塞　　　　B. 阑尾壁受粪石压迫缺血　　　　C. 细菌毒力
D. 淋巴管阻塞　　　　　E. 免疫力低

【例4】女,30岁。转移性右下腹痛5天,加重伴胃寒、发热2天。查体:全腹肌紧张,有明显压痛和反跳痛,麦氏点压痛明显,肠鸣音消失。腹腔穿刺抽出脓性液体,细菌培养结果最有可能的是
A. 粪链球菌　　B. 铜绿假单胞菌　　C. 变形杆菌　　D. 金黄色葡萄球菌　　E. 大肠埃希菌

二、病理

病理	特点	昭昭老师速记
单纯性阑尾炎	①病变局限于黏膜和黏膜下层; ②临床症状和体征较轻	最轻的一种
急性化脓性阑尾炎	①阑尾肿胀,表面以纤维素(脓性)渗出物; ②阑尾周围有稀薄脓液,形成局限性腹膜炎	最常见的一种
坏疽性及穿孔性阑尾炎	①阑尾腔内积脓,压力升高,阑尾壁血运障碍; ②穿孔多为阑尾的根部和尖端	最严重的一种
阑尾周围脓肿	①大网膜包裹炎症组织; ②阑尾包裹形成粘连,形成炎性肿块和阑尾周围脓肿	属于并发症

【例5】男,32岁。腹痛伴恶心6天。3小时前脐周疼痛伴呕吐,继而右下腹疼痛逐渐加剧。查体:右下腹部可触及一直径约5 cm肿块,边界不清,有明显触痛。最可能的诊断是
A. 结肠癌　　B. 克罗恩病　　C. 阑尾周围脓肿　　D. 溃疡性结肠炎　　E. 直肠癌

【例6】男,28岁。腹痛伴呕吐8小时,起初疼痛在脐周,继而右下腹疼痛逐渐加重。既往无腹痛与便血史。查体:全腹紧张,有明显压痛和反跳痛,麦氏点压痛明显,肠鸣音减弱,腹穿抽出脓性液体。最可能的诊断是
A. 克罗恩病穿孔　　B. 阑尾炎穿孔　　C. 肠套叠坏死　　D. 肠伤寒穿孔　　E. 胃穿孔

【例7】男性,63岁。腹部疼痛8天,以右下腹为重,伴呕吐。查体:急性病容,右下腹饱满压痛,肌紧张。腹部透视可见少量气液平面。最可能的诊断为
A. 阑尾周围脓肿　　　　B. 急性肠梗阻　　　　C. 急性胰腺炎
D. 急性胆囊炎　　　　　E. 急性化脓性胆管炎

【例8】对于急性阑尾炎临床表现描述正确的是
A. 都有转移性腹痛　　　　　　　　B. 肝下区阑尾炎可刺激泌尿系统引起血尿
C. 坏疽性阑尾炎呈持续性腹痛　　　D. 阑尾穿孔后腹痛可暂时减轻,体温下降
E. 出现轻度黄疸表明同时合并胆管结石

三、表现

转移性右下腹痛	①典型表现是中上腹部疼痛,数小时后转移并局限于右下腹。 ②化脓性阑尾炎呈阵发性胀痛和剧痛;坏疽性阑尾炎呈持续性剧烈腹痛;穿孔性阑尾炎腹痛可暂时减轻,后又持续加剧且范围扩大	
胃肠道症状	①早期可有厌食,恶心、呕吐、腹泻; ②盆腔阑尾炎炎症刺激直肠和膀胱引起排便、里急后重	
全身症状	①早期乏力,炎症重时心率快,发热(约38℃); ②门静脉炎时可有寒战、高热和轻度黄疸	

【例9】急性阑尾炎患者,当腹痛尚未转移至右下腹时,在诊断上具有重要意义的是
A. 已出现发热　　　　　　B. 有白细胞显著升高　　　　C. 已有脐周压痛反跳痛
D. 脐区及右下腹出现压痛反跳痛　　E. 压痛已固定在右下腹

【例10】下列关于阑尾炎的叙述不正确的是
A. 阑尾动脉是终末动脉　　　　　　B. 阑尾组织中有丰富的淋巴滤泡
C. 阑尾炎发作时脐周痛属于内脏性疼痛　D. 成人切除阑尾将损害机体的免疫功能
E. 阑尾深部黏膜有嗜银细胞与类癌发生有关

【例11】转移性腹痛最常见的疾病是
A. 急性肠穿孔　　B. 急性阑尾炎　　C. 急性胃炎　　D. 急性胰腺炎　　E. 急性胆囊炎

四、体 征

1. 腹膜刺激征象　反跳痛,腹肌紧张,肠鸣音减弱或消失等,提示阑尾炎症加重,出现化脓、坏疽或穿孔等病理改变,但小儿、老人、妊娠、肥胖、虚弱者或盲肠后位阑尾炎时可不明显。

2. 右下腹肿块　右下腹饱满,扪及一压痛性肿块,边界不清,固定,应考虑阑尾周围脓肿。

3. 特殊特征

检查	意义	昭昭老师速记
结肠充气试验(Rovsing征)	用于诊断阑尾炎	"柔丝"得了"阑尾炎"
腰大肌试验(Psosa征)	盲肠后位,腰大肌前方	扭"腰"摆"POSE"
闭孔内肌试验(Obturator征)	阑尾在盆腔,位置很低	闭孔="O"

例12~14共用题干

男性,29岁。转移性右下腹痛伴发热36小时入院,诊断为急性阑尾炎。

【例12】医生查体时,让患者仰卧,使右髋和右大腿屈曲,然后医生向内旋其下肢,引起患者右下腹疼痛,提示其阑尾位置
A. 位于右上腹部　　　　　B. 在右下腹麦氏点深面　　　C. 靠近闭孔内肌
D. 位于腰大肌前方　　　　E. 靠近脐部

【例13】入院后腹痛加重,伴有寒战,体温40℃,巩膜轻度黄染,剑突下压痛,右下腹肌紧张,右下腹明显压痛、反跳痛。最可能的诊断是
A. 急性阑尾穿孔　　　　　B. 阑尾炎合并胃穿孔　　　　C. 腹膜炎引起溶血性黄疸
D. 门静脉炎　　　　　　　E. 阑尾与结肠形成内瘘

【例14】急诊行阑尾切除术,并大剂量抗生素治疗。术后5天,体温38.5℃,患者出现下腹坠痛,里急后重。首选的检查方法是
A. 腹部B超　　B. 盆腔CT　　C. 直肠镜　　D. 钡剂灌肠　　E. 直肠指检

【例15】急性阑尾炎闭孔内肌试验阳性提示阑尾的位置在
A. 盲肠后位　　B. 盆位　　C. 盲肠外位　　D. 回肠前位　　E. 回肠后位

五、检查和诊断

1. 检查　急性阑尾炎的首选检查是:B超。(昭昭老师提示:可以看到水肿增大的阑尾)

2. 诊断　急性阑尾炎=典型的转移性右下腹痛+麦氏点压痛、反跳痛、肌紧张。

六、治 疗

1. 非手术治疗　仅适用于单纯性阑尾炎及急性阑尾炎的早期阶段,适当药物治疗可能恢复正常者;病人不接受手术治疗,全身情况差或客观条件不允许,或伴有其他严重器质性疾病有手术禁忌证者。主要措施包括选择有效的抗生素治疗。

2. 手术治疗　绝大多数急性阑尾炎一旦确诊,应早期施行阑尾切除术。

类型	处理原则
急性单纯性阑尾炎	保护切口+妥善处理残端+一期缝合
急性化脓性阑尾炎	保护切口+妥善处理残端+一期缝合+清除脓液、避免腹腔局部冲洗

类　型	处理原则
穿孔性阑尾炎	保护切口＋妥善处理残端＋一期缝合＋清除脓液或腹腔局部冲洗,应根据情况决定是否放置腹腔引流(如术中腹腔渗液较多应放引流)
阑尾周围脓肿	阑尾周围脓肿一经诊断应穿刺抽脓,治疗 3 个月后择期手术

例 16～17 共用题干

男,33 岁。因急性坏疽性阑尾炎行阑尾切除。术后第 10 天出现发热,体温 39.2 ℃,腹胀、恶心、肛门有下坠感,里急后重,曾排便 4 次,为黏液样便。

【例 16】 此时首先应选用的检查是
A. 大便培养　　　B. 腹部 X 线平片　　C. 血常规　　　D. 腹部 B 超　　　E. 直肠指诊

【例 17】 诊断明确后,除抗感染和支持疗法外,以下处理措施应首选的是
A. 经下腹正中切口进入腹腔引流　　B. 经直肠穿刺抽液定位后切开引流
C. 经原麦氏切口进入腹腔引流　　　D. 腹部透热理疗
E. 温盐水加甲硝唑保留灌肠

例 18～20 共用题干

女性,68 岁。下午起脐周隐痛,至夜间,渐渐转移并固定于右下腹部,腹痛持续性加重。体检:体温 37.8 ℃,血压 150/100 mmHg,体胖,腹膨隆,右下腹麦氏点压痛明显,肌紧张且有反跳痛。

【例 18】 应考虑为
A. 克罗恩病　　　B. 肠结核　　　C. 阑尾炎　　　D. 结肠癌　　　E. 盆腔炎

【例 19】 该病手术最常见的术后并发症是
A. 切口感染　　　B. 腹膜炎　　　C. 粪瘘　　　D. 阑尾残株炎　　E. 粘连性肠梗阻

【例 20】 阑尾周围脓肿非手术治疗治愈,择期行阑尾切除的时间是治愈后
A. 1 周　　　B. 2 周　　　C. 1 个月　　　D. 2 个月　　　E. 3 个月

七、急性阑尾炎的并发症

并发症	诊断公式	昭昭老师速记
腹腔脓肿	腹腔脓肿＝急性阑尾炎手术史＋寒战高热＋B 超发现腹部液性暗区	肚子疼＋寒战高热就是腹腔脓肿
门静脉炎	门静脉炎＝急性阑尾炎手术史＋黄疸	阑尾病史出现黄疸就是门静脉炎
内、外瘘形成	内、外瘘形成＝急性阑尾炎手术史＋急性腹膜炎	阑尾病史出现腹膜炎就是内外瘘形成

八、阑尾切除术后并发症

并发症	诊断公式	昭昭老师速记
切口感染	最常见的术后并发症	本身就是炎症所以常见
腹腔内出血	腹部可出现移动性浊音＋休克	出血多了就是休克
粘连性肠梗阻	痛、吐、胀、闭	肠梗阻的典型表现痛吐胀闭
阑尾残株炎	局部仍存在疼痛等	仍然疼,阑尾切的不够
粪瘘	腹膜刺激征	粪性内容物导致腹膜刺激征

九、特殊人群的阑尾炎

婴幼儿急性阑尾炎	①病情发展较快且较重,不典型,穿孔率、死亡率及并发症发生率均高,易形成弥漫性腹膜炎; ②早期手术配合输液,纠正脱水
老年人急性阑尾炎	①症状隐匿,体征不典型,易延误治疗,穿孔和并发症发生率高; ②首要治疗及时手术
妊娠期急性阑尾炎	①盲肠、阑尾被子宫推挤至右上腹,压痛部位偏上; ②以阑尾切除为主,应早期手术,手术切口须偏高,动作要轻

➤ **参考答案**如下,详细答案参见 2019 版《国家临床执业及助理医师资格考试精选真题考点精析》。

1. D	2. A	3. A	4. E	5. C
6. B	7. A	8. C	9. E	10. D
11. B	12. C	13. D	14. C	15. B
16. E	17. B	18. C	19. A	20. E

昭昭老师提示：
关注官方微信，获得第一手考试资料。

第8章 直肠肛管疾病

> **2019 考试大纲**
> ①解剖；②肛裂；③直肠肛管周围脓肿；④肛瘘；⑤痔；⑥直肠癌。

> **考纲解析**
> 近20年的医师考试中，本章的考试重点是结直肠及肛管疾病的诊断、表现、检查和治疗，执业医师每年考查分数为2~3分，助理医师每年考查分数为0分。

第1节 概 述

一、直肠与肛管的解剖

1. 直肠 直肠长为 12~15 cm，分上段直肠和下段直肠，以腹膜返折为界。上段直肠的前面和两侧有腹膜覆盖，前面的腹膜返折成直肠膀胱陷凹或直肠子宫陷凹。下段直肠全部位于腹膜外。直肠后方是骶骨、尾骨和梨状肌。临床工作中，也有将直肠分为上、中、下段直肠：齿状线上5 cm、10 cm、15 cm，分别称为下段直肠、中段直肠、上段直肠。上段直肠癌与中、下段直肠癌的治疗方案有所不同。

①直肠肛管肌 肛管内括约肌为肠壁环肌增厚而成，属不随意肌，受自主神经支配，可协助排便，无括约肛门的功能。肛管外括约肌是围绕肛管的环形横纹肌，属随意肌，可括约肛门。肛管直肠环是由肛管内括约肌、直肠壁纵肌的下部、肛管外括约肌的深部和邻近的部分肛提肌纤维共同组成的肌环。此环是括约肛管的重要结构，如手术时不慎完全切断，可引起大便失禁。

②肛垫 位于直肠、肛管结合处，也称直肠肛管移行区（痔区），该区呈环状，宽约1.5 cm，富含血管、结缔组织及Treitz肌。Treitz肌呈网络状结构缠绕直肠静脉丛，构成一个支持性框架，将肛垫固定于内括约肌上。肛垫似一胶垫协助括约肌封闭肛门。

2. 肛管 长1.5~2 cm。齿状线是直肠与肛管交界线。齿状线上下血管、神经支配及淋巴回流均不相同。
（昭昭老师提示：记住只有动脉和淋巴管不是按照齿状线来进行分类）

	齿状线以上	齿状线以下
上皮	黏膜	皮肤
神经	内脏神经	躯体神经
痔疮	内痔	外痔
静脉	直肠上静脉	直肠下静脉
动脉	直肠上、下动脉；骶正中动脉	肛门动脉
淋巴管	腹主动脉旁淋巴结→髂内淋巴结	腹股沟淋巴结→髂外淋巴结

【例1】直肠长度为
 A. 5~10 cm　　B. 12~15 cm　　C. 16~20 cm　　D. 21~25 cm　　E. 26~30 cm
【例2】齿状线是直肠肛管的重要分界线，不以齿状线为分界的是
 A. 直肠上动脉与直肠下动脉　　B. 直肠上静脉与直肠下静脉　　C. 直肠与肛管的淋巴引流
 D. 局部的交感、副交感神经与阴部神经　　E. 直肠上静脉与直肠下静脉、肛管静脉
【例3】有关齿状线解剖意义的描述中，错误的是
 A. 齿状线以上是黏膜，以下是皮肤
 B. 齿状线以上发生的痔是内痔，以下是外痔
 C. 齿状线以上由直肠上、下动脉供血，以下由肛管动脉供血
 D. 齿状线以上淋巴引流入髂外淋巴结，以下入腹股沟淋巴结
 E. 齿状线以上受自主神经支配，以下属阴部内神经支配

二、结、直肠与肛管的生理功能

结肠的生理功能	吸收水分；储存和转运粪便；吸收葡萄糖、电解质和部分胆汁酸；分泌碱性黏液以润滑黏膜；分泌数种胃肠激素
直肠的生理功能	排便；吸收少量的水、盐、葡萄糖和一部分药物；分泌黏液以利排便
肛管的生理功能	排泄粪便；排便过程是非常复杂的神经反射。直肠下端是排便反射的主要部位，是排便功能中的重要环节

三、检查体位

体位	临床应用
左侧卧位	直肠指检和结肠镜检查常用的体位
胸膝位	直肠肛管检查最常用的体位
截石位	手术时最常采用的体位
蹲位	适于检查内痔、脱肛及直肠息肉等
弯腰前屈位	肛门视诊最常用的体位

例 4~5 共用选项
A. 左侧卧位　　B. 胸膝位　　C. 截石位　　D. 蹲位　　E. 弯腰前俯位

【例4】直肠指检和结肠镜检查常用的体位是
【例5】可看到内痔和脱肛状况的最佳体位是

四、直肠指检

直肠指检：简单而重要的检查方法，对及早发现肛管、直肠各种疾患。直肠指检可使约75%的直肠癌在早期被发现。直肠癌延误诊断的病例85%是由于未做直肠指检。

【例6】分析直肠癌延误诊断的原因，最常见的是
A. 未做大便隐血试验　　B. 未做直肠指检　　C. 未仔细询问病史
D. 未做直肠镜检查　　E. 未测肿瘤标记物

【例7】怀疑肛管直肠肿瘤，最简单而重要的检查是
A. 直肠指检　　B. 乙状结肠镜检查　　C. 直肠镜检查　　D. X线气钡灌肠　　E. B型超声检查

第2节 肛 裂

肛裂是齿状线下肛管皮肤层裂伤后形成的小溃疡。方向与肛管纵轴平行，长约0.7 cm，呈梭形或椭圆形，常引起肛周疼痛。多见于青中年人，绝大多数肛裂位于肛管的后正中线上，也可位于前正中线上，侧方出现肛裂极少。

一、病 因

长期便秘、粪便干结引起的排便时机械性创伤是大多数肛裂形成的直接原因。

二、病 理

1. 肛裂好发部位　截石位6点（即：截石位12点）。
2. 肛裂三联征　肛裂、前哨痔、肛乳头肥大。

【例8】肛裂三联征是指
A. 内痔，外痔，肛裂　　B. 肛裂，内痔，前哨痔　　C. 内痔，外痔，前哨痔
D. 肛裂，前哨痔，齿状线上乳头肥大　　E. 肛裂，前哨痔，外痔

【例9】以下肛门截石位的不同位置中，肛裂好发于
A. 10点　　B. 4点　　C. 6点　　D. 2点　　E. 8点

【例10】关于肛裂的描述，正确的是
A. 老年人发病率高　　B. 常伴大出血　　C. 最常见于膝胸位肛门12点处
D. 应以手术治疗为主　　E. 多由慢性腹泻引起

三、临床表现

1. 二次疼痛　排便时由于肛裂内神经末梢受刺激，立刻感到肛管烧灼样或刀割样疼痛，称为排便时疼痛，

便后数分钟缓解,随后因为肛门括约肌再次收缩痉挛导致剧痛,可持续半小时至数小时,临床上称为括约痉挛痛(排便时疼痛→间歇期→括约肌挛缩痛→括约肌疲劳松弛后疼痛缓解)。(昭昭老师提示:肛裂有典型的2次疼痛,有中间清醒期)

2. 三大典型临床表现 疼痛、便秘、出血。

【例11】肛裂患者肛门疼痛的特点正确的是
A. 疼痛多为隐痛　　　　　　B. 排便前出现括约肌挛缩痛
C. 排便后出现肛门隐痛可延续数小时　　D. 排便时与排便后疼痛之间有间歇期
E. 疼痛无规律

【例12】男性,28岁。便秘1年,近半月来大便时肛门疼痛,粪便表面及便纸上附有鲜血,其诊断最可能是
A. 内痔　　　B. 外痔　　　C. 直肠癌　　　D. 肛瘘　　　E. 肛裂

四、治 疗

非手术治疗	①保持局部清洁、通便、扩肛,1:5 000高锰酸钾温水坐浴; ②口服缓泻剂或液状石蜡,以利排便,多吃蔬菜、水果,以纠正便秘; ③局部普鲁卡因麻醉,侧卧位,用手指扩张肛管
手术治疗	肛裂切除术、肛管内括约肌切断术

【例13】不宜行直肠指诊的疾病是
A. 肛裂　　　B. 肛窦炎　　　C. 内痔　　　D. 肛瘘　　　E. 肛周脓肿

第3节　直肠肛管周围脓肿

绝大多数直肠肛管周围脓肿由肛腺感染引起,肛腺开口于肛窦,因肛窦开口向上,呈口袋状,存留粪便易引发肛窦炎,感染延及肛腺后导致括约肌间感染。肛周脓肿溃破或切开引流后常形成肛瘘。

一、病　因

多由肛腺感染引起。肛腺开口于肛窦,位于内外括约肌之间。

二、病　理

以肛提肌为界将直肠肛管周围脓肿分为肛提肌下部脓肿和肛提肌上部脓肿。

类　型	构　成
肛提肌下部脓肿	肛周脓肿、坐骨直肠间隙脓肿
肛提肌上部脓肿	骨盆直肠间隙脓肿、直肠后间隙脓肿、高位肌间脓肿

三、表现和诊断

类　型	表　现	昭昭老师速记
直肠肛管周围脓肿	直肠肛管周围脓肿=肛门周围红肿热痛+波动感	肛周波动感
坐骨肛管间隙脓肿	坐骨肛管间隙脓肿=全身感染症状明显+持续性胀痛+肛门指诊患侧有深压痛或波动感	局部症状不明显+全身症状明显
骨盆直肠间隙脓肿	骨盆直肠间隙脓肿=全身中毒症状+直肠坠胀感、里急后重,排便不适	刺激直肠有里急后重和坠胀感

【例14】男性,29岁。因肛周剧痛伴发热5天来诊。查体:肛门旁右侧红肿,触痛明显,有波动感。正确的处理是
A. 痔切除　　　B. 肛裂切除　　　C. 切开引流　　　D. 结肠造口　　　E. 局部温水坐浴

【例15】女,28岁。肛门周围胀痛,伴畏寒、发热3天。检查:肛门周围皮肤发红,压痛明显。最可能的诊断是
A. 肛门旁皮下脓肿　B. 肛瘘炎　　　C. 混合痔　　　D. 内痔　　　E. 肛瘘

【例16】直肠肛管周围脓肿最常见的发病部位是
A. 骨盆直肠间隙　　B. 肛门周围皮下　　C. 肛管括约肌间隙　　D. 坐骨直肠间隙　　E. 直肠壁内

四、三种不同的肛周脓肿的鉴别

	直肠肛周脓肿	坐骨肛管间隙脓肿	骨盆直肠间隙脓肿
发病率	最常见	其次	最少见
机制	多由肛腺感染经外括约肌皮下部向外扩散而成	多由肛腺感染经外括约肌向外扩散到坐骨直肠间隙而成	多由肛腺或坐骨直肠间隙脓肿向上穿破肛提肌进入骨盆直肠间隙引起
脓肿	位置表浅,一般不大	位置深,较大	位置深,较大
局部症状	较明显,肛周持续性跳痛	较明显,持续性胀跳痛,排尿困难,里急后重	不明显,直肠坠胀感,便意不尽,排便不适
全身症状	不明显	明显	明显
治疗措施	脓肿切开引流	脓肿切开引流	脓肿切开引流

第4节 肛 瘘

肛瘘是指肛门周围的肉芽肿性管道,由直肠肛管周围脓肿破溃或切开引流后形成,是直肠肛管周围炎症的慢性期表现,一般由内口、瘘管、外口组成。

一、病 因
大部分肛瘘由直肠肛管周围脓肿引起,脓肿自行破溃或切开引流处形成外口,位于肛周皮肤。

二、分 类

1. 按瘘管位置高低分

低位肛瘘	瘘管位于外括约肌深部以下
高位肛瘘	瘘管位于外括约肌深部以上

2. 按瘘管与括约肌关系分

肛管括约肌间型	最常见,约占70%	肛管括约肌上型	较少见,4%
经肛管括约肌型	约占25%	肛管括约肌外型	最少见,0.5%

三、临床表现
反复发作的肛周红、肿、疼痛,瘘道外口流出脓性、血性、黏液性分泌物。

四、治 疗
1. 手术治疗 肛瘘极少自愈,不治疗会反复发作直肠肛管周围脓肿,常采用手术治疗。
2. 手术原则 将瘘管切开或切除,形成敞开的创面,促使愈合。手术的关键是尽量减少肛门括约肌的损伤,防止肛门失禁,同时避免肛瘘复发。

手术方法	适应证	昭昭老师提示
瘘管切开术	低位复杂性肛瘘	因瘘管在外括约肌深部以下,切开后只损伤外括约肌下部和浅部,不会出现术后肛门失禁
挂线疗法	距肛门3~5 cm内,有内、外口的单纯低位或高位肛瘘	最大优点是不会造成肛门失禁
肛瘘切除术	低位单纯性肛瘘	低位单纯性首选切除术
切开+挂线疗法	复杂性肛瘘	—

第5节 痔

一、表现和诊断
1. **内痔** 内痔=无痛性便后出血+蹲位时有肿物脱出。间歇性便后出鲜血就是内痔的常见症状。
2. **外痔** 外痔=疼痛+肛门不适、潮湿不洁,有时有瘙痒。
3. **血栓性外痔** 血栓性外痔=肛周暗紫色长条圆形肿物+表面皮肤水肿+质硬+压痛明显。

	内 痔	外 痔
位置	齿状线上方直肠上静脉丛曲张团块	齿状线下方直肠下静脉丛曲张团块
表现	①间歇性便后鲜血、肿物脱出； ②好发部位：截石位3、7、11点	①肛门不适、潮湿不洁，可伴瘙痒； ②血栓形成及皮下血肿时有剧痛
直肠指诊	较柔软不易扪及	血栓性外痔：质硬、明显压痛
治疗	注射疗法、胶圈套扎疗法、手术疗法	血栓外痔剥离术用于血栓性外痔

【例17】内痔的早期症状是
　　A. 排便时疼痛　　B. 内痔脱出　　C. 里急后重　　D. 肛门瘙痒　　E. 排便时出血

【例18】内痔的常见早期症状是
　　A. 肛门疼痛　　B. 大便时滴血　　C. 痔核脱出　　D. 黏液血便　　E. 肛门周围红肿

【例19】女，36岁。肛门疼痛5天，无便血。查体：体温36.9℃，肛门口有直径2 cm暗紫色肿物，表面光滑，边界清楚，质硬，触痛明显。最可能的诊断是
　　A. 血栓性外痔　　B. 肛门黑色素　　C. 内痔脱出坏死　　D. 直肠息肉脱出　　E. 肛裂所致前哨痔

二、实验室检查

1. 主要检查　主要靠肛门直肠检查，首先做肛门视诊。
2. 直肠指检　对痔的诊断意义不大，但可了解直肠内有无其他病变，如直肠息肉等。

【例20】女性，35岁。便血并排便不尽感半月就诊。既往有内痔病史。首选的检查方法是
　　A. 大便潜血试验　　B. 直肠指检　　C. 直肠镜检　　D. 结肠镜检　　E. 钡剂灌肠检查

三、治　疗

1. 治疗原则　无症状的痔无须治疗，有症状的痔重在减轻、消除症状而非根治。以保守治疗为主。
2. 一般疗法　调整饮食、坐浴等；硬化剂注射、冷冻。
3. 手术疗法　结扎法、胶圈套扎疗法、痔切除术、吻合器痔上黏膜环切除术和血栓外痔剥离术等。

【例21】男，32岁。反复发作肛门胀痛伴畏寒、发热2个月。症状逐渐加重，排尿不适，肛门旁出现局部红肿疼痛，继之破溃流出脓液。确保疗效的关键步骤是
　　A. 瘘管切开，形成敞开的创面　　　　B. 抗感染治疗后手术　　　　C. 首先充分扩肛
　　D. 明确破溃外口和内口的位置　　　　E. 1∶5 000高锰酸钾溶液坐浴

第6节　直肠癌

一、病　理

1. 大体分型　分为溃疡型（最常见）、隆起型、浸润型。

分　型	肉眼特点	病理特点
溃疡型	①肿瘤呈圆形或卵圆形，中心凹陷，边缘凸起，向肠壁深层生长，并向周围浸润； ②早期可有溃疡，易出血	最多见，分化程度较低，转移较早
隆起型	肿瘤向肠腔突出，肿块增大时表面可产生溃疡，向四周浸润少	预后较好
浸润型	肿瘤沿肠壁浸润，使肠腔狭窄	分化程度低，转移早，预后差

2. 病理分型

腺癌	最常见（管状腺癌和乳头状腺癌＞黏液腺癌＞印戒细胞癌）
腺鳞癌	较少见，主要见于直肠下段和肛管
未分化癌	预后差

3. 转移途径　淋巴转移（最主要的传播途径）、直接浸润、血行转移、种植转移。
4. 直肠癌特点　①直肠癌比结肠癌发生率高，约占60%；②低位直肠癌所占比例高，占直肠癌的60%～75%，绝大多数癌肿可在直肠指检时触及；③青年人（<30岁）直肠癌比例高，占10%～15%。

二、临床表现

1. 早期表现　直肠癌早期无明显症状，癌肿破溃形成溃疡或感染时才出现症状。症状出现的频率依次为

便血>便频>便细>黏液便>肛门痛>里急后重>便秘。

2. 晚期表现 直肠刺激症状便意频繁,排便习惯改变,便前肛门有下坠感,里急后重,排便不尽感,下腹痛。肠腔狭窄症状癌肿侵及致肠腔狭窄,可有不全肠梗阻的表现。癌肿破溃感染症状大便表面带血及黏液,甚至有脓血便。侵犯症状直肠癌侵犯前列腺、膀胱,可出现尿频、尿急、血尿。侵犯骶前神经可出现骶尾部剧烈持续性疼痛。晚期出现肝转移,可有腹水、肝大、黄疸、贫血、消瘦、水肿等。

【例22】 直肠癌最常见的排便症状是
A. 便血　　B. 便频　　C. 便细　　D. 里急后重　　E. 黏液便

三、检 查

大便潜血检查	①为大规模普查或对高危人群作为筛查。 ②阳性者再作进一步检查;无症状阳性者的癌肿发现率在1%以上
直肠指诊	首选的检查方法
结肠镜检查	纤维结肠镜检查取活检是最有价值和意义的方法
钡剂灌肠检查	是结肠癌的重要检查方法,对直肠癌的诊断意义不大
肿瘤标记物	癌胚抗原(CEA)和CA199:用于结直肠癌诊断和术后检测
MRI检查	①对中低位直肠癌行MRI检查; ②评估肿瘤在肠壁内的浸润深度,对术前分期有重要价值
CT检查	可了解直肠癌盆腔扩散情况,有无侵犯膀胱、子宫和盆壁

例23~24共用题干
女,62岁。近3个月来常有黏液脓血便,大便次数增多,有肛门坠胀及里急后重感,大便变细,上述症状进行性加重。查体:生命体征平稳,腹部无明显阳性体征。血、尿常规均正常。

【例23】 首选的检查应是
A. 乙状结肠镜　　B. 腹部B超　　C. 腹部CT　　D. 钡灌肠　　E. 直肠指检

【例24】 患者未经积极治疗,3个月后出现膀胱刺激症状,最可能的原因是
A. 膀胱原发肿瘤　　B. 淋巴转移　　C. 血行转移　　D. 种植转移　　E. 直接浸润

【例25】 发现早期直肠癌最有意义的方法是
A. 直肠镜　　B. 钡灌肠　　C. B超　　D. 大便潜血检查　　E. CT

【例26】 男,50岁。大便变细、次数增多3个月,伴肛门下坠感、里急后重,常有黏液血便,进行性加重。首先应进行的检查是
A. 腹部B超　　B. 直肠镜　　C. 下消化道X线钡剂造影　　D. 直肠指诊　　E. 大便隐血

四、治 疗

1. 手术治疗

(1) 临床上将直肠癌分为　①低位直肠癌(距齿状线5 cm以内);②中位直肠癌(距齿状线5~10 cm);③高位直肠癌(距齿状线10 cm以上)。

(2) 手术方式选择　根据癌肿所在部位、大小、活动度、细胞分化程度以及术前的排便控制能力等因素综合判断,其中最主要的方式:癌肿所在的位置。

(3) 手术方式

术 式	适 应 证
腹会阴联合直肠癌根治术(Miles手术)	距齿状线<5 cm的直肠癌
经腹直肠癌切除术(Dixon手术)	距齿状线>5 cm的直肠癌
经腹直肠癌切除、近端造口、远端封闭手术(Hartmann手术)	因全身一般情况很差,不能耐受Miles手术或急性梗阻不宜行Dixon手术的直肠癌病人

(4) 肠壁浸润　直肠癌向远端肠壁浸润>2 cm,因此手术时要求远端切缘距癌肿下缘2 cm以上。

(5) 浸润肝脏　结直肠癌如果伴发可切除的肝转移,在行根治术同时应切除肝转移灶。

2. 其他治疗

(1) 放射治疗　术前放疗可提高手术切除率,降低病人术后局部复发率。术后放疗仅适用于局部晚期病

人、T_3 期直肠癌且术前未经放疗和术后局部复发的病人。

(2) 化学治疗　辅助化疗能提高Ⅱ～Ⅰ期结、直肠癌的 5 年生存率,常用化疗方案为:奥沙利铂＋亚叶酸钙＋氟尿嘧啶、奥沙利铂＋Xeloda、氟尿嘧啶＋亚叶酸钙。

(3) 新辅助放化疗　T_3、T_4 期直肠癌应行新辅助放化疗。

【例 27】女性,48 岁。大便带血 3 个月,排便有下坠感,里急后重,直肠镜检查距肛门 12 cm 处有 3 cm×3 cm 肿块,菜花状,质脆,易出血,病理诊断直肠腺癌。若选择手术,最佳术式为

A. 经腹会阴直肠癌根治术　　　　　　　　B. 经腹直肠癌切除术
C. 经腹直肠癌切除、人工肛门、远端封闭手术　　D. 拉下式直肠癌切除术
E. 局部切除加放疗术

例 28～30 共用题干

女性,65 岁。腹胀痛,腹泻便秘交替月余,伴里急后重感,无鲜血便。体格检查:腹平软,未及包块,左锁骨上、腹股沟淋巴结未触及。

【例 28】该患者可能的诊断是

A. 直肠癌　　B. 乙状结肠癌　　C. 降结肠癌　　D. 升结肠癌　　E. 盲肠癌

【例 29】进一步检查应首先采用

A. 肛门指检、直肠镜检　B. 大便常规加涂片　C. 腹部B超　D. 腹部X线平片　E. 钡剂灌肠

【例 30】此患者主要的治疗应采取

A. 肠造瘘术　　B. 根治性切除术　　C. 化学治疗　　D. 放射治疗　　E. 免疫治疗

➤ 参考答案如下,详细答案参见 2019 版《国家临床执业及助理医师资格考试精选真题考点精析》。

1. B	2. A	3. D	4. A	5. D
6. B	7. A	8. D	9. C	10. C
11. D	12. E	13. A	14. C	15. A
16. B	17. E	18. B	19. A	20. B
21. D	22. A	23. E	24. E	25. A
26. D	27. A	28. B	29. A	30. B

昭昭老师提示:
关注官方微信,获得第一手考试资料。

第 9 章　消化道大出血

➤ **2019 考试大纲**
①病因;②临床表现;③诊断与鉴别诊断;④治疗。

➤ **考纲解析**
近 20 年的医师考试中,本章的考试重点是消化道出血的诊断、检查和治疗,执业医师每年考查分数为 2～3 分,助理医师每年考查分数为 0 分。

第 1 节　上消化道出血

上消化道是指屈氏韧带(Treitz 韧带或十二指肠悬韧带)以上的消化道。上消化道出血包括食管、胃、十二指肠、空肠上段以及胰腺、胆道的出血,临床表现以呕血和黑粪为主,常伴有血容量不足的临床表现,是常见的急症。如果一次失血超过全身总血量的 20%(800～1 200 mL),并引起休克症状和体征,即称为上消化道大出血。

【例 1】关于上消化道出血的定义,正确的是
A. 贲门以上部位出血　　　　　　　　B. 幽门以上部位出血　　　　　　　　C. 空肠以上部位出血
D. Treitz 韧带以上部位出血　　　　　　E. 十二指肠乳头水平以上部位出血

【例 2】关于上消化道出血的定义,正确的是
A. 贲门以上部位出血　　　　　　　　B. 幽门以上部位出血　　　　　　　　C. 空肠以上部位出血
D. 屈氏韧带以上部位出血　　　　　　E. 十二指肠乳头水平以上部位出血

一、病　因

病　因	发生率	特　点
胃十二指肠溃疡	40%～50%	①溃疡病是上消化道出血最常见的原因； ②消化性溃疡中更为常见的十二指肠溃疡（占3/4）； ③大出血的溃疡位于十二指肠球部后壁或胃小弯侧，为动脉出血； ④两种特殊情况：NSAIDs、吻合口溃疡（多在术后2年内）
门静脉高压症	20%～25%	①肝硬化引起门静脉高压症导致食管胃底曲张静脉破裂出血； ②原发性肝癌伴门静脉主干癌栓时，引起急性门静脉高压导致食管胃底曲张静脉破裂大出血，表现为大量呕鲜血
急性胃炎	20%	①多见于休克、复合伤、严重感染、严重烧伤（Curling溃疡）、严重脑外伤（Cushing溃疡）； ②病因：交感神经兴奋，血管收缩，胃粘膜缺血缺氧，发生糜烂 （昭昭老师速记："烧"了树"林"，"脑子""哭"了）
食管贲门黏膜撕裂症	—	①即Mallory-Weiss综合征是因剧烈呕吐造成食管下段或贲门的黏膜或黏膜下层纵形裂伤引起的上消化道大出血； ②多见于妊娠期妇女及大量饮酒的男人（昭昭速记："梅赛德斯"奔驰车中的"孕妇"及"醉酒"的男人，剧烈呕吐）
胃癌	—	多发生在进展期胃癌或晚期胃癌，癌组织表面发生溃疡侵蚀血管致大出血
肝内局限性慢性感染、肝肿瘤或外伤	—	①肝内局限性慢性感染可引起肝内毛细胆管或胆小管扩张合并多发性脓肿，脓肿直接破入门静脉或肝动脉分支致大量血液涌入胆道，再进入十二指肠而出现呕血和便血，称为胆道出血； ②肝癌或肝血管瘤及外伤引起的肝实质性中央破裂也可致大出血

【例3】上消化道大出血最常见于
A. 胃十二指肠溃疡　　　　　B. 胃癌　　　　　　　　　C. 胆道出血
D. 出血性胃炎　　　　　　　E. 食管胃底静脉曲张

【例4】男，28岁。酗酒后剧烈呕吐胃内容物5次。随即呕吐鲜血30 mL，伴头晕、心悸等症状，剧烈腹痛，BP 130/80 mmHg，心率90次/分。最可能的诊断是
A. 消化性溃疡出血　　　　　B. 食管胃底静脉曲张破裂出血　　C. 急性糜烂性胃炎出血
D. 食管贲门黏膜撕裂综合征　E. 反流性食管炎伴出血

例5～6共用选项
A. 食管静脉曲张破裂出血　　B. 急性胃炎出血　　　　　C. 反流性食管炎出血
D. 食管贲门黏膜撕裂综合征　E. 消化性溃疡出血

【例5】男性，32岁。5年来右上腹部节律性疼痛，进食可缓解，伴有反酸，2周前突然疼痛加重，伴有黑便，每日3～6次。

【例6】女性，56岁。进硬食后突然呕血约600 mL，色红，呕血呈喷射状，心率100次/分，BP 90/60 mmHg，既往有慢性肝病史，平时常有肝区疼痛并伴有腹胀。

二、临床表现

1. 一般表现　上消化道出血的特征性表现是呕血与黑粪。消化道出血的临床表现取决于出血量、出血速度、出血部位及性质。

2. 出血量表现　幽门以下的出血易导致便血，但幽门以下出血如出血量大、速度快，可因血反流入胃腔引起恶心、呕吐而表现为呕血。

表　现	出血量	表　现	出血量
粪便潜血试验阳性	5～10 mL	不引起全身症状	<400 mL
黑粪（便）	50～100 mL	引起全身症状	>400 mL
呕血	>250 mL	休克	>1 000 mL
昭昭老师提示：潜伏了5年；50～100块是"黑钱"；你这个250，气的我直"呕血"；死不了（小于400无事）；一休（1 000就休克）			

3. 失血性周围循环衰竭　失血量超过总量的20%可有休克表现。
4. 贫血和血象变化　急性大量出血后,3～4小时出现稀释性贫血,24～72小时血液稀释到最大限度。急性出血患者呈正细胞正色素性贫血,慢性失血则呈小细胞低色素性贫血。出血24小时内网织红细胞即见增高,出血停止后逐渐降至正常。
5. 发热　多数患者出血24小时内出现低热,持续3～5天后降至正常。

【例7】怀疑上消化道出血首选的检查为
A. X线胃肠钡餐透视　　　　　B. X线钡灌肠透视检查　　　　C. 便潜血检查
D. B型超声检查　　　　　　　E. 胃镜检查

【例8】对鉴别上下消化道出血有帮助的是
A. 大便潜血阳性　B. 血尿素氮升高　C. 血肌酐升高　D. 血红蛋白下降　E. 血氨升高

三、实验室检查
1. **最有意义的检查、最有价值的检查**　胃镜＋活检。
2. **氮质血症**　上消化道大量出血后,大量血液蛋白质的消化产物在肠道内被吸收,血中尿素氮浓度常增高,称为肠源性氮质血症。下消化道出血后,因为蛋白质消化产物来不及被肠道吸收就排出了,故无氮质血症。
3. **选择性腹腔动脉造影或肠系膜上动脉造影**　可确定出血部位。但出血速度＞0.5 mL/min者,才能显示出血部位。在明确出血部位后,还可进行栓塞治疗。
4. **核素检查**　^{99m}Tc标记的红细胞腹部φ-闪烁扫描可发现出血(5 mL出血量)部位的放射性浓集区,可在扫描后1小时内获得阳性结果,特别对间歇性出血的定位,阳性率可达90%以上。
5. **X线钡餐检查**　上消化道急性出血期进行钡餐检查可促使休克发生,或使原已停止的出血再次出血,因而不宜施行。休克改善后,为明确诊断,可作钡餐检查,故检查一般在出血停止数天后进行。
6. **B超、CT检查**　有助于发现肝胆、胰腺结石、脓肿、肿瘤等病变或鉴别诊断。

四、治　疗
1. **一般治疗**　大出血休克的患者,首要的处理是补充血容量,纠正休克。
2. **止血措施**

(1) 食管胃底静脉曲张破裂大出血的止血措施。

血管加压素	即垂体后叶素,为首选药物;但高血压、冠心病患者禁用血管加压素
生长抑素	近年来应用的药物,适用于高血压和冠心病患者 (昭昭老师提示:这儿药这么好,为什么不首选呢,因为太贵了)
三腔二囊管	最有效的措施,因其并发症较多,目前已逐渐弃用
内镜治疗	目前治疗食管胃底静脉曲张破裂出血的重要手段

(2) 消化性溃疡所致上消化道大出血的止血措施。

抑制胃酸分泌	首选质子泵抑制剂(PPI)
内镜治疗	消化性溃疡出血持续或再血者,若有活动性出血应内镜止血

3. **胃癌**　引起的大出血,应尽早手术。
4. **胆道出血**　一般出血量不大,多可经非手术治疗止血。

【例9】男,62岁。1小时前呕血1 000 mL。既往史:HBsAg(＋)20年,冠心病史10年。近期有心绞痛发作。不宜应用的药物是
A. 血管加压素　B. 生长抑素　C. 支链氨基酸　D. 奥美拉唑　E. 法莫替丁

第2节　下消化道出血

一、概　述
下消化道是指屈氏韧带(Treitz韧带或十二指肠悬韧带)以下的消化道。

二、病　因
1. **大肠癌和大肠息肉**　最常见。
2. **肠道炎症性病变**　肠伤寒、肠结核、溃疡性结肠炎、克罗恩病和坏死性小肠炎。

三、临床表现
除一般无呕血外,其他表现与上消化道出血类似。

四、诊　断

1. 除外上消化道出血　胃镜。

2. 定位及病因诊断　注意腹部压痛及腹部包块,肛门直肠注意肛裂、痔、瘘管,直肠指检有无肿物。绝大多数依靠内镜及影像学确诊,首选结肠镜检查。X 线钡剂造影在大出血停止至少 3 天之后进行。

五、治　疗

1. 一般治疗　急救措施及补充血容量。

2. 止血治疗　①凝血酶保留灌肠有时对左半结肠出血有效;②内镜止血;③血管加压素、生长抑素静脉滴注可有止血作用;④动脉栓塞治疗;⑤紧急手术治疗。

3. 病因治疗　因不同病因而异。

➤ 参考答案如下,详细答案参见 2019 版《国家临床执业及助理医师资格考试精选真题考点精析》。

| 1. D | 2. D | 3. A | 4. D | 5. E | 昭昭老师提示: |
| 6. A | 7. E | 8. B | 9. A | — | 关注官方微信,获得第一手考试资料。 |

第 10 章　腹膜炎

➤ **2019 考试大纲**

①急性化脓性腹膜炎;②腹腔脓肿;③结核性腹膜炎。

➤ **考纲解析**

近 20 年的医师考试中,本章的考试重点是腹膜炎及腹腔脓肿的诊断、检查和治疗,执业医师每年考查分数为 2~3 分,助理医师每年考查分数为 0 分。

第 1 节　腹膜生理和功能

一、解剖特点

1. 分层　腹膜分为脏层腹膜和壁层腹膜,总面积为 1.7~2 m²。

2. 腹膜腔　人体最大的体腔,由壁层腹膜与脏层腹膜间的潜在腔隙构成,正常情况下有 75~100 mL 黄色澄清液体起润滑作用。

二、功能特点

1. 一般功能　腹膜是双向性的半透膜,水、电解质、尿素等可以透过;腹膜有强大的吸收能力,可吸收积液、血液、空气和毒素。

2. 壁层和脏层的神经支配　壁层腹膜受体神经支配,痛觉敏感,定位准确;脏层腹膜受自主神经支配,常为钝痛,定位较差。

【例1】对腹膜刺激最小的是

A. 血液　　　　B. 肠液　　　　C. 胰液　　　　D. 胆汁　　　　E. 胃液

【例2】关于腹膜的解剖生理,错误的是

A. 成人腹膜总面积可达 2 m²　　B. 正常腹腔可有 100 mL 液体　　C. 腹腔有强大吸收力

D. 腹膜可分泌大量渗出液　　　　E. 脏腹膜比壁腹膜痛觉敏感

【例3】正常情况下,腹腔内的黄色液体量为

A. 0~30 mL　　B. 50~100 mL　　C. 150~200 mL　　D. 250~300 mL　　E. 400~500 mL

第 2 节　急性化脓性腹膜炎

一、分类和病因

急性化脓性腹膜炎累及整个腹腔称为急性弥漫性腹膜炎,临床上主要分为原发性腹膜炎和继发性腹膜炎。

	原发性腹膜炎	继发性腹膜炎
别名	自发性腹膜炎	最常见的腹膜炎

	原发性腹膜炎	继发性腹膜炎
致病菌	多为溶血性链球菌、肺炎链球菌或大肠埃希菌	以大肠埃希菌最常见，其次为厌氧拟杆菌、链球菌、变形杆菌等，多为混合性感染，毒性较强
病因	细菌通过血行播散、上行感染、直接扩散、透壁性感染等途径进入腹腔	腹腔空腔脏器穿孔（如胃十二指肠溃疡急性穿孔）、外伤引起的腹壁或内脏破裂、腹腔内脏器炎症扩散
脓液	脓液稀薄，无臭味	①大肠埃希菌为主的脓液呈黄绿色；②混合感染而变得稠厚，并有粪便的特殊臭味

例4～5 共用选项
A. 变形杆菌　　B. 大肠埃希菌　　C. 肺炎链球菌　　D. 铜绿假单胞菌　　E. 弧杆菌

【例4】引起继发性腹膜炎的细菌主要是
【例5】通过血行播散引起的原发性腹膜炎其致病菌主要是

二、病理生理

1. 一般变化　腹膜受胃肠内容物和细菌毒素刺激，充血水肿，并产生大量浆液性渗出液，以稀释腹腔内的毒素。大量巨噬细胞、中性粒细胞渗出，加上坏死组织、细菌和凝固的纤维蛋白，使渗出液变混浊而成为脓液。以大肠埃希菌为主的脓液呈黄绿色，常与其他致病菌混合感染而变得稠厚，并有粪便的特殊臭味。

2. 局限性脓肿　病情较轻时，渗出液逐渐被吸收，炎症消散，自行修复和痊愈。病变局限于腹腔内的一个部位成为局限性腹膜炎，脓液积聚于膈下、肠袢间、盆腔，形成局限性脓肿。

3. 粘连性肠梗阻　腹膜炎治愈后，腹腔内多有不同程度的粘连，部分可导致粘连性肠梗阻。

4. 感染性休克　急性弥漫性腹膜炎导致休克，发病机制如下：①腹内脏器浸泡在脓性液体中，腹膜严重充血、水肿并渗出大量液体，引起脱水和电解质紊乱，血浆蛋白减低和贫血，加之发热、呕吐，肠管麻痹、肠腔内大量积液使血容量明显减少，导致低血容量性休克。②细菌毒素入血而引发感染性休克。

三、临床表现

腹痛	①最主要的临床表现；②疼痛一般都很剧烈，难以忍受，呈持续性；③深呼吸、咳嗽、转动身体时疼痛加剧，所以病人多不愿改变体位，疼痛先从原发病变部位开始，随炎症扩散而延及全腹
恶心呕吐	腹膜受到刺激，可引起反射性恶心、呕吐，呕吐物多是胃内容物
体温、脉搏	脉搏多加快，如脉搏快体温反而下降，这是病情恶化的征象之一
感染中毒症状	①高热、脉速、呼吸浅快、大汗、口干等；②病情进一步发展可出现重度缺水、代谢性酸中毒及休克
腹部体征	①体征：腹部压痛、腹肌紧张和反跳痛；②腹胀加重是病情恶化的重要标志；③听诊时肠鸣音减弱或消失（昭昭老师提示：腹胀是判断病情变化的重要标志，腹式呼吸减弱或消失）
直肠指检	直肠前窝饱满及触痛提示盆腔已有感染或形成盆腔脓肿

【例6】急性腹膜炎最主要的临床症状是
A. 腹痛　　B. 恶心、呕吐　　C. 发热　　D. 腹泻　　E. 腹胀

【例7】在急性腹膜炎的情况下，下列哪一种原因最常引起早期发热？
A. 胃十二指肠溃疡穿孔　　B. 急性阑尾炎、胆囊炎穿孔　　C. 实质性脏器破裂
D. 结肠破裂早期　　E. 代谢性酸中毒

四、检　查

X线检查腹部立位平片	①小肠普遍胀气伴多个小液平面提示肠麻痹；②膈下游离气体提示胃肠穿孔
超声检查	显示腹腔内有不等量的液体，但不能鉴别液体的性质。可在超声引导下行腹腔穿刺抽液或腹腔灌洗，有助于诊断

腹腔诊断性穿刺	腹腔穿刺急性腹膜炎诊断中,最重要的就是病因判断
CT检查	腹膜炎时腹腔胀气明显,有时超声检查难以确定诊断,选择CT检查尤为重要

五、治 疗

1. 非手术治疗 对病情较轻或病程较长>24小时,且腹部体征已减轻或有减轻趋势者,或伴有严重心肺等脏器疾患不能耐受手术者,可行非手术治疗。

体位	一般取半卧位,以促使腹腔内渗出液流向盆腔,减少吸收和减轻中毒症状,有利于局限和引流;可促使腹内脏器下移,腹肌松弛,减轻因腹胀挤压膈肌而影响呼吸和循环
禁食、胃肠减压	以减少消化道内容物继续流入腹腔,减轻胃肠内积气,改善胃壁的血运,有利于炎症的局限和吸收,促进胃肠道恢复蠕动
纠正水电解质紊乱	根据出入量及应补充的水量计算需补充的液体总量
抗生素	在选择抗生素时,应考虑致病菌的种类
补充热量和营养	支持长期不能进食的病人应尽早给予肠外营养
镇静止痛、吸氧	可减轻病人的痛苦与恐惧心理

2. 手术治疗 绝大多数的继发性腹膜炎需要及时手术治疗。

(1) 手术适应证 ①经上述非手术治疗6~8小时后,腹膜炎症状及体征不缓解反而加重者;②腹腔内原发病严重,如胃肠道穿孔或胆囊坏疽、绞窄性肠梗阻、腹腔内脏器损伤破裂、胃肠道手术后短期内吻合口漏所致的腹膜炎;③腹腔内炎症较重,有大量积液,出现严重的肠麻痹或中毒症状,尤其是有休克表现者;④腹膜炎病因不明确,且无局限趋势者。

(2) 原发病的处理 手术切口应根据原发病变的脏器所在的部位而定。如不能确定原发病源于哪个脏器,则以右旁正中切口为好,开腹后可向上下延长。探查时要细致轻柔,在明确腹膜炎病因后,决定处理方法。

(3) 彻底清洁腹腔 开腹后立即用吸引器吸净腹腔内的脓液及渗出液,清除食物残渣、粪便和异物等。可用甲硝唑、生理盐水冲洗腹腔至清洁。关腹前一般不在腹腔内应用抗生素,以免造成严重粘连。

(4) 充分引流 留置引流管的指征:①坏死病灶未能彻底清除或有大量坏死组织无法清除;②为预防胃肠道穿孔修补等术后发生渗漏;③手术部位有较多的渗液或渗血;④已形成局限性脓肿。

(5) 术后处理 继续禁食、胃肠减压、补液、应用抗生素、营养支持治疗,保证引流管通畅。

第3节 腹腔脓肿

	膈下脓肿	盆腔脓肿
特点	平卧时,膈下部位最低,急性腹膜炎时腹腔内的脓液易积聚此处	座位时,盆腔处于腹腔的最低位,腹腔内的脓液易聚集于此形成脓肿
诊断	膈下脓肿=腹部手术史+高热+呼吸受限	盆腔脓肿=腹部手术史+高热+里急后重
检查	首选检查:X线	首选检查:直肠指检
治疗	最主要采经皮穿刺置管引流术	已婚妇女可经后穹隆穿刺后切开引流

【例8】男性,46岁,阑尾切除术后3天起上腹隐痛,伴发热、寒战,体温高达38℃,无腹泻。右下胸部叩痛,呼吸音减弱,腹稍胀,右上腹压痛,腹肌软,未及肿块,肠鸣音不亢进。最可能的诊断是

A. 右侧肺炎　　B. 右侧肺不张　　C. 膈下脓肿　　D. 盆腔脓肿　　E. 小肠梗阻

【例9】男性,25岁。因急性阑尾炎穿孔,行阑尾切除手术后3天,仍有腹胀、腹痛。体温39.5℃,大便4~7次/天,有下坠感。首选的检查是

A. 查看切口　　B. 腹部B超　　C. 粪便常规检查　　D. 直肠指检　　E. 血常规检查

【例10】男,39岁。因十二指肠溃疡穿孔6小时急诊行胃大部切除。术后2天起出现体温升高,呈弛张热,已持续1天,伴有下腹坠痛、里急后重,排黏液样稀便。最可能的诊断是

A. 肠间隙脓肿　　B. 膈下脓肿　　C. 盆腔脓肿　　D. 急性肠炎　　E. 肛周脓肿

【例11】有关盆腔脓肿的治疗错误的是

A. 盆腔脓肿未形成时,应以药物为主,辅以物理疗法　　B. 小脓肿可采用非手术治疗
C. 脓肿较大时,须手术治疗　　D. 可采用经腹腔排脓

E. 已婚妇女可采用后穹窿途径排脓

第4节 结核性腹膜炎

结核性腹膜炎是由结核杆菌引起的腹膜慢性、弥漫性炎症，其感染途径可由腹腔内结核直接蔓延或血行播散而来。

一、病因和机制

感染途径为腹腔内的结核病灶直接蔓延。肠结核的感染途径是经口感染。

二、分型

渗出型	腹膜表面覆有纤维蛋白渗出物，有许多黄白色或灰白色细小结节，可融合成较大的结节或斑块。腹腔内有浆液纤维蛋白渗出物积聚，腹水呈草黄色，有时可为淡血性，偶见乳糜性
粘连型	大量纤维组织增生，腹膜、肠系膜明显增厚。肠袢相互粘连，并与其他脏器紧密缠结在一起，肠管常因受到压迫与束缚而发生肠梗阻
干酪型	以干酪样坏死病变为主，肠管、肠系膜、大网膜或腹腔内其他脏器之间相互粘连，分隔成许多小房，小房腔内有混浊积液，干酪样坏死的肠系膜淋巴结参与其中，形成结核性脓肿

三、临床表现

全身症状	①低热与中等热最多见，呈弛张热(占1/3)或稽留热，可有盗汗； ②高热伴有明显毒血症主要见于：渗出型、干酪型、伴有粟粒型肺结核、干酪样肺炎
腹痛	位于脐周、下腹或全腹；持续或阵发性隐痛
腹部触诊	腹部揉面感(柔韧感)昭昭老师提示：看见揉面感就选结核性腹膜炎
其余表现	①腹胀腹水；②腹部肿块；③腹泻等

四、实验室检查

血象、血沉、PPD实验	①血象：可有轻度至中度贫血； ②血沉：病变活动时增快； ③PPD实验：强阳性有助于本病诊断
腹水检查	①为草黄色渗出液，少数为浑浊或淡血性，偶见乳糜性； ②密度＞1.018，蛋白＞30 g/L，WBC＞$500×10^6$/L，以淋巴细胞或单核细胞为主； ③腺苷脱氨酶(ADA)活性常增高； ④腹水细菌培养：腹水普通细菌培养结果应为阴性，结核分枝杆菌培养的阳性率很低 (昭昭老师提示：因为是结核，所以一定是渗出性的，渗出性的细胞增多、蛋白质增多，以单核细胞为主(普通细菌感染是以中性粒细胞为主))
腹腔镜检查	①适用于腹水较多、诊断有困难者； ②腹膜活组织病理检查有确诊价值； ③腹腔镜检查禁用于有广泛腹膜粘连者

【例12】结核性腹膜炎最有价值的检查是
　　A. PPD试验　　B. 结肠镜检查　　C. 血沉　　D. 腹水检查　　E. 腹腔镜检查＋腹膜活检
【例13】女性，55岁。3个月来腹胀，食欲缺乏，低热。查体：腹饱满，移动性浊音(＋)，抗结核治疗2周未见好转。为进一步明确诊断，应做哪项检查
　　A. 腹水常规　　B. 血沉　　C. 腹腔镜＋活检　　D. 全胃肠钡餐透视　　E. 剖腹探查
【例14】女，30岁。低热、腹胀、腹痛1个月。查体：腹部弥漫压痛，揉面感，移动性浊音阳性。对诊断最有意义的检查是
　　A. 结核菌素试验　　B. 血清结核抗体　　C. 血沉　　D. 腹腔穿刺抽液检查　　E. 血常规

五、治疗

治疗的关键是及早给予合理、足够疗程的抗结核化学药物治疗，以达到早日康复、避免复发和防止并发症的目的。

抗结核化学药物	粘连或干酪型病例,由于大量纤维增生,药物不易进入病灶,应联合用药,适当延长疗程
腹水治疗	如有大量腹水,可适当放腹水以减轻症状
手术治疗	①并发完全性或不全性肠梗阻,内科治疗无好转者; ②急性肠穿孔,或腹腔脓肿经抗生素治疗未见好转者; ③肠瘘经抗结核化疗与加强营养而未能闭合者; ④本病诊断有困难,与急腹症不能鉴别时,可开腹探查

例15~17共用题干

女,25岁,低热、腹痛1个月,尿少,腹围增加1周。查体:腹部弥漫压痛(+),揉面感,移动性浊音阳性。

【例15】 对该患者诊断最有意义的检查是

A. 血常规及血沉　　B. 肾功能　　C. 腹腔穿刺　　D. 尿常规　　E. 妇科盆腔检查

【例16】 如考虑腹腔结核感染,对于确诊最有意义的是

A. 腹部X线平片　　　　　B. 腹水结核杆菌培养　　　　C. 腹部B型超声检查
D. 胸腹部CT　　　　　　E. PPD试验

【例17】 应采用的主要治疗措施是

A. 抗结核治疗　　B. 口服利尿剂　　C. 免疫治疗　　D. 静脉点滴抗生素　　E. 静脉输注尿蛋白

> 参考答案如下,详细答案参见2019版《国家临床执业及助理医师资格考试精选真题考点精析》。

1. A	2. E	3. B	4. B	5. C	昭昭老师提示:
6. A	7. B	8. C	9. D	10. C	关注官方微信,获得第一手考试资料。
11. D	12. E	13. C	14. D	15. C	
16. B	17. A	—	—	—	

第 11 章　腹外疝

> **2019考试大纲**

①腹股沟区解剖;②腹股沟疝;③股疝。

> **考纲解析**

近20年的医师考试中,本章的考试重点是腹外疝的诊断、检查和治疗,执业医师每年考查分数为2~3分,助理医师每年考查分数为0分。

体内脏器或组织离开正常解剖部位,通过先天或后天的薄弱点、缺损或孔隙进入另一部位,称为疝。疝多发生于腹部,以腹外疝多见。腹外疝是由腹腔内的脏器或组织连同腹膜壁层,经腹壁薄弱点或孔隙,向体表突出所致。腹内疝是由脏器或组织进入腹腔内的间隙囊内而形成。

第 1 节　腹股沟疝

腹股沟疝是指发生在腹股沟区域的腹外疝,分为斜疝和直疝两种,最多见的腹外疝是斜疝。

一、腹股沟解剖

1. 腹股沟管的解剖　腹股沟区是前外下腹壁一个三角形区域,其下界为腹股沟韧带,内界为腹直肌外侧缘,上界为髂前上棘至腹直肌外侧缘的一条水平线。

腹股沟管位于腹前壁、腹股沟韧带内上方,大体相当于腹内斜肌、腹横肌弓状下缘与腹股沟韧带之间的空隙。成人腹股沟管长4~5 cm。以深环为起点,腹股沟管的走向由外向内、由上向下、由深向浅斜行。女性腹股沟管内有子宫圆韧带通过,男性有精索通过。腹股沟管的结构可概括为"两环两口四壁"。

(1) 两口　指腹股沟管的深环即内口(内环),浅环即外口(外环)。深环位于腹股沟中点上方2 cm;浅环位于耻骨结节外上方。

(2) 四壁　腹股沟管的前、后、上、下 4 壁。

前壁	皮肤、皮下组织和腹外斜肌腱膜,外1/3尚有腹内斜肌
后壁	腹膜和腹横筋膜,内1/3尚有腹股沟镰
上壁	腹内斜肌、腹横肌的弓状下缘
下壁	腹股沟韧带和腔隙韧带

2. Hesselbach 三角 也称直疝三角或海氏三角,其外侧边是腹壁下动脉,内侧边是腹直肌外侧缘,底边是腹股沟韧带。腹股沟直疝即由此突出。

3. 股管结构 股管是一个狭长的漏斗形间隙,长 1~1.5 cm,其结构见上表。股管下口为卵圆窝,下肢大隐静脉在此处穿过筛状板进入股静脉。经股管突出的疝称为股疝。由于股管几乎是垂直的,疝块在卵圆窝处向前转折时形成一锐角,且股环本身较小,周围又多坚韧的韧带,因此股疝容易嵌顿。在腹外疝中,股疝嵌顿者最多,高达 60%。股疝一旦嵌顿,可迅速发展为绞窄性疝。

(1) 两口 上口即股环,下口即卵圆窝。
(2) 四壁 股管的前、后、上、下 4 壁。

前缘	腹股沟韧带	内缘	腔隙韧带
后缘	耻骨梳韧带	外缘	股静脉

二、发病机制

1. 先天性解剖异常 右侧睾丸下降比左侧略晚,故右侧腹股沟疝较多。

2. 后天性腹壁薄弱或缺损 ①任何腹外疝,都存在腹横筋膜不同程度的薄弱或缺损。②腹横肌和腹内斜肌发育不全对发病也起着重要作用。③腹内斜肌弓状下缘发育不全或位置偏高者,易发生腹股沟疝。

三、诊 断

疾 病	诊断公式	昭昭老师速记
斜疝	斜疝=青少年或儿童+按住深环后肿物不再突出	"小"孩带"邪"气
直疝	直疝=老年人+半球形肿物+按住深环后肿物再突出	"老"年人性子"直"
股疝	股疝=中年女性+腹股沟韧带下方半球形肿物	"中"年女性爱炒"股"
绞窄性疝	绞窄性疝=腹外疝+血性腹腔积液或血性呕吐物	"血"性就是"绞窄疝"

四、直疝和斜疝的区别

	斜 疝	直 疝
发病年龄	多见于儿童及青壮年	多见于老年
突出途径	经腹股沟管突出,可进阴囊	由直疝三角突出,不进阴囊
疝块外形	椭圆或梨形,上部呈蒂柄状	半球形,基底较宽
回纳疝块后压住深环	疝块不再突出	疝块仍可突出
精索和疝囊的关系	精索在疝囊后方 (昭昭老师速记:精索鞋后)	精索在疝囊前外方 (昭昭老师速记:精索直前)
与腹壁下动脉的关系	位于腹壁下动脉外侧	位于腹壁下动脉内侧
嵌顿机会	较多	无或极少

【例1】关于腹股沟疝的描述正确的是
A. 斜疝疝块外形多呈半球形　　B. 斜疝疝囊颈在腹壁下动脉外侧　　C. 直疝精索在疝囊后方
D. 直疝疝囊颈在腹壁下动脉外侧　　E. 直疝由直疝三角突出,可进入阴囊

【例2】查体时鉴别腹股沟斜疝与直疝最有意义的是
A. 疝的外形　　B. 透光试验　　C. 疝内容物是否进入阴囊
D. 疝囊是否位于腹壁下动脉外侧　　E. 回纳后压迫腹股沟深环,疝块是否能够复出

【例3】对于斜疝特点描述正确的是
A. 精索在疝囊前外方　　B. 精索在疝囊后方　　C. 很少发生嵌顿
D. 多见于老年人　　E. 疝囊颈在腹壁下动脉的内侧

【例4】男性,50岁。腹股沟三角突出半球形包块,易还纳,未进入阴囊,不透光。主要考虑为
A. 鞘膜积液　　B. 隐睾　　C. 股疝　　D. 斜疝　　E. 直疝

【例5】患者,男,70岁。有多年排尿困难,呈淋漓状。近2年来双侧腹股沟区出现半圆形肿块,站立时明显,平卧后消失,体检时压迫内环肿块仍出现。诊断为
A. 腹股沟斜疝　　B. 腹股沟直疝　　C. 股疝　　D. 切口疝　　E. 巨大疝

五、病　理

（昭昭老师速记：这个跟主任出去飞刀做手术有一比。①如果主任周六出去飞刀，周日安全返回，这叫"易复性疝"。②如果主任周六出去飞刀，返回时候，赶上大雨，被滞留在机场了，这叫"难复性疝"。③如果主任周六出去飞刀，永远也不回来了，变成了人家当地医院的一名员工，成了当地医院的人了，此为"滑动疝"。④如果主任周六出去飞刀，得心梗死了，此为"绞窄疝"。）

疝	概　念	昭昭速记
易复性疝	疝内容物易回纳入腹腔，最常见的内容物是小肠	"小""易"
难复性疝	疝内容物不能回纳或不能完全回纳入腹腔，但不引起严重症状者，内容物多为大网膜	"大""难"不死
滑动性疝	①指腹腔的后位脏器连同被覆盖的部分腹膜自管脱出，构成部分疝囊壁的疝，多见于右侧； ②左侧为膀胱、乙状结肠，右侧多为膀胱、盲肠和阑尾等	脱出物变成疝内容物就是滑动疝
嵌顿性疝	疝环狭小而腹压突然增高时，疝内容物可强行扩张疝囊颈而进入疝囊，随后因疝囊颈弹性收缩，将内容物卡住，使其不能回纳	下一步就会绞窄
绞窄性疝	疝内容物被嵌顿过久，发生动脉性血液循环障碍，失去活力，甚至坏死	有血运障碍就是绞窄疝
肠管壁疝	即Richter疝；嵌顿的内容物为部分肠壁	
李特疝	即Littre疝；小肠憩室（Meckel憩室）被嵌顿	小＝little

【例6】难复性疝不易回纳的内容物最多见的是
　A. 乙状结肠　　B. 大网膜　　C. 小肠　　D. 膀胱　　E. 横结肠

【例7】腹外疝最多见的疝内容物是
　A. 小肠　　B. 大网膜　　C. 乙状结肠　　D. 膀胱　　E. 横结肠

【例8】嵌顿疝与绞窄疝的鉴别要点是
　A. 深（内）环口的大小　B. 有无休克　C. 不能还纳的时间　D. 有无肠梗阻　E. 有无血循环障碍

【例9】嵌顿疝内容物是小肠憩室，称为
　A. 闭孔疝　　B. Richter疝　　C. Littre疝　　D. 腹股沟滑动性疝　E. 股疝

【例10】疝囊壁的一部分为腹内容物时称
　A. 嵌顿性疝　　B. Litter疝　　C. Richter疝　　D. 滑动性疝　　E. 绞窄性疝

【例11】易复性疝是指
　A. 疝内容物易回纳入腹腔　　　　　B. 疝内容物不能完全回纳入腹腔
　C. 疝内容物有动脉性血循环障碍　　D. 疝内容物被疝环卡住不能还纳，但无动脉性循环障碍
　E. 疝内容物为部分肠壁不能还纳时

【例12】男性，59岁。因右腹股沟斜疝行手术治疗。术中发现疝囊壁的一部分由盲肠组成，此时的诊断为
　A. Richter疝　　B. Littre疝　　C. 滑动性疝　　D. 难复性疝　　E. 易复性疝

六、治　疗

治疗方法	适应证
非手术治疗	1岁以下的婴幼儿；年老体弱；伴有其他严重疾病而禁忌手术者
手术治疗	①首先是对因治疗：手术前应先予处理慢性咳嗽、排尿困难、严重便秘、腹水等腹内压增高情况及糖尿病，以避免和减少术后复发； ②手术方法：传统的疝修补术、无张力疝修补术、经腹腔镜疝修补术

1. 传统疝修补术

① 高位疝囊结扎手术。

适应证	1~3岁患儿及绞窄性疝； （昭昭老师提示：绞窄性疝做修补术容易因感染导致修补失败）

手术方法	①所谓高位,解剖学上应达内环口; ②术中显露疝囊颈,予以高位结扎、贯穿缝扎或荷包缝合,然后切去疝囊; ③婴幼儿的腹肌在发育中可逐渐强壮而使腹壁加强,单纯疝囊高位结扎常能获得满意的疗效,不需施行修补术

②加强或修补腹股沟管管壁 成人腹股沟疝病人都存在不同程度的腹股沟疝前壁或后壁薄弱或缺损,单纯疝囊高位结扎不足以预防腹股沟疝的复发,只有在疝囊高位结扎后,加强或修补薄弱的腹股沟管前壁或后壁,才有可能得到彻底的治疗。

方法	名称	具体方法	适应证
加强前壁	Ferguson	在精索前方,将腹内斜肌下缘和联合腱缝在腹股沟韧带上(昭昭速记:F前)	腹横筋膜无显著缺损后壁尚健全
加强后壁	Bassini	提起精索,在其后方把腹内斜肌下缘和联合腱缝在腹股沟韧带上(昭昭速记:B后)	应用广泛,尤其青壮年斜疝、老年人直疝
	Halsted	与Bassini法相似,但是把腹外斜肌腱膜也在精索后方缝合,从而把精索移至腹壁皮下层和腹外斜肌腱膜之间	同上
	McVay	在精索后方将腹外斜肌下缘和联合腱缝至耻骨梳韧带上(昭昭速记:给"MM""梳"一"股")	股疝
	Shouldice	将腹横筋膜自耻骨结节处向上切开,直至内环,然后将切开的两叶予以重叠缝合,先将外下叶缝于内上叶和腹内斜肌的深面,再将内上叶边缘缝合于腹股沟韧带上	较大的成人斜疝和直疝

2. 无张力疝修补术 传统的疝修补术存在缝合张力大、术后手术部位有牵扯感、疼痛等缺点。无张力疝修补术是在无张力情况下,利用人工高分子材料网片进行修补,具有术后疼痛轻、恢复快、复发率低等优点。但人工高分子修补材料毕竟属异物,有潜在的排异和感染的危险。

3. 经腹腔镜疝修补术 具有创伤小、术后疼痛轻、恢复快、复发率低、无局部牵扯感等优点,但因需全身麻醉、手术费用高等原因,目前临床应用较少。

4. 嵌顿性疝的处理原则

嵌顿疝类型	Richter疝、Littre疝、逆行性嵌顿疝
手法复位的适应证	①嵌顿时间在3~4小时以内,局部压痛不明显,也无腹部压痛或腹肌紧张等腹膜刺激征; ②年老体弱或有较严重疾病而估计肠袢尚未绞窄坏死者 (昭昭老师提示:如果一旦出现了:腹膜炎或肠梗阻应尽立即手术探查)
嵌顿性疝处理原则	①原则上需要紧急手术治疗,以防止疝内容物坏死并解除伴发的肠梗阻; ②手术的关键在于正确判断疝内容物的活力,然后根据病情确定处理方法

5. 绞窄性疝的处理原则 少数嵌顿性或绞窄性疝,临手术时因麻醉的作用疝内容物自行回纳腹内,以致在术中切开疝囊时无肠袢可见,遇此情况,必须仔细探查常规,以免遗漏坏死肠袢于腹腔内,必要时另作腹部切口探查之。凡因绞窄性疝施行肠切除吻合术的病人,在高位结扎疝囊后,一般不宜做疝修补术,以免因感染而导致修补失败。(昭昭老师提示:绞窄性疝不做修补术)

【例13】男性,50岁。右侧腹股沟斜疝嵌顿8小时入院。急诊手术中发现嵌顿入疝囊的回肠有约5 cm坏死,行坏死回肠切除、肠吻合术。对伤口进行彻底清洗后,无明显炎症表现。疝处理应首选
A. 单纯疝囊高位结扎术
B. Ferguson法疝修补术
C. Bassini法疝修补术
D. Halsted法疝修补术
E. 无张力疝修补术

【例14】腹股沟疝处理原则正确的是
A. 2岁以下,疝环直径小于1.5 cm的婴幼儿可暂不手术
B. 如果伴有引起腹内压增高的疾病,必须处理后再择期手术
C. 无张力疝修补术强调必须高位结扎疝囊
D. 加强腹股沟管前壁是最常用的方法
E. 嵌顿时间在6小时内的疝应首先试行手法复位

【例15】男,65岁。15小时前因咳嗽而突然右下腹剧烈疼痛,右侧阴囊亦肿胀疼痛。右侧腹股沟区呈梨形隆起,不能回纳。行急诊手术治疗,术中发现嵌顿的肠管已坏死,应采取的手术方法是坏死肠段切除和
A. 无张力疝修补术　　B. 疝囊高位结扎术　　C. Bassini 修补术　　D. 疝成型术　　E. Ferguson 修补术

第3节　股　疝

疝囊通过股环、经股管突出的疝称为股疝。由于股管几乎是垂直的,疝块在卵圆窝处向前转折时形成一锐角,且股环本身较小,周围又多坚韧的韧带,因此股疝容易嵌顿。在腹外疝中,股疝嵌顿者最多,高达60%。股疝一旦嵌顿,可迅速发展为绞窄性疝。

一、病因及好发人群
1. **病因**　女性骨盆宽大、联合肌腱和腔隙韧带薄弱,股管上口宽大松弛;妊娠是腹内压增高的主要病因。
2. **好发人群**　40岁以上妇女(特别是生过孩子的妇女)。

二、机　制
1. **突出部位**　疝囊通过股环、经股管向卵圆窝突出。
2. **特点**　股疝是腹外疝中最容易嵌顿的疝。原因有:股管几乎是垂直的,疝块在卵圆窝处向前转折时形成以锐角;股环本身较小;股环周围坚韧的韧带较多。

三、表　现
1. **典型表现**　腹股沟韧带下方卵圆窝处见半球形的肿物。回纳后疝块有时不能完全消失。
2. **继发表现**　由于疝囊颈较小,咳嗽冲击感不明显。股疝发生嵌顿,常伴有明显的急性机械性肠梗阻。

四、治　疗
1. **治疗方式**　股疝容易嵌顿和绞窄,诊断明确后,应及时手术治疗。
2. **最常用修补术**　最常用的手术是 McVay 修补法。

【例16】股疝最常用的手术方法是
A. Ferguson 法　　B. Halsted 法　　C. Bassini 法　　D. Shouldice 法　　E. McVay 法

【例17】男性,80岁。右腹股沟斜疝嵌顿6小时来诊。既往有可复性腹股沟斜疝史30年。检查:右侧腹股沟区 10 cm×6 cm 嵌顿疝,张力较高,皮肤无红肿。首选的治疗方法是
A. 试行手法复位
B. 手术复位并行疝囊高位结扎
C. 手术复位并行加强腹股沟管前壁疝修补术
D. 手术复位并行无张力疝修补术
E. 手术复位并行加强腹股沟管后壁斜疝修补术

【例18】临床上最易发生嵌顿的疝是
A. 腹股沟直疝　　B. 小儿脐疝　　C. 腹股沟斜疝　　D. 白线疝　　E. 股疝

> 参考答案如下,详细答案参见2019版《国家临床执业及助理医师资格考试精选真题考点精析》。

1. B	2. E	3. A	4. E	5. B	昭昭老师提示:
6. B	7. A	8. E	9. C	10. D	关注官方微信,获得第一手考试资料。
11. A	12. C	13. A	14. B	15. B	
16. E	17. B	18. E	—	—	

第12章　腹部损伤

> **2019 考试大纲**
①腹部闭合性损伤;②常见腹部脏器损伤。

> **考纲解析**
近20年的医师考试中,本章的考试重点是腹部损伤中的诊断、检查和治疗,执业医师每年考查分数为2~3分,助理医师每年考查分数为0分。

第1节　概　述

一、分类和病因
腹部损伤按是否穿透腹壁、腹腔是否与外界相通可分为开放性损伤和闭合性损伤两大类。

	开放性损伤	闭合性损伤
病因	锐器伤为主，如枪弹、弹片等	钝器伤为主，如碰撞、挤压、棍棒等
部位	肝→小肠→胃→结肠→大血管	脾→肾→小肠→肝→肠系膜； (腹部闭合性损伤最常见的是脾脏)
特点	①穿透伤：有腹膜破损者多伴内脏损伤； ②非穿透伤：无腹膜破损者偶伴内脏损伤	仅局限于腹壁，也可同时有内脏损伤

二、临床表现

	实质性脏器损伤	空腔脏器损伤
表现	休克为主 (面色苍白、脉率加快、血压不稳)	腹膜炎为主 (腹部压痛、反跳痛和腹肌紧张)
诊断	实质脏器破裂(肝、脾、胰、肾)＝内出血＋休克	空腔脏器破裂(胃肠道、胆道、膀胱)＝腹痛＋强烈的腹膜刺激征
特点	如果是肝脏破裂出血，同时可以出现休克和腹膜炎表现	对腹膜刺激的强度：胃液、胆汁、胰液刺激性最强；肠液次之，血液最轻

三、实验室检查

1. 影像学检查

X线	①最常用的是胸片及平卧位腹部平片，必要时可拍骨盆片； ②腹腔游离气体为胃肠道破裂的证据，立位腹部平片表现为膈下新月形阴影； ③腹膜后积气提示腹膜后十二指肠(十二指肠水平部)或结直肠穿孔； ④腹膜后血肿时，腰大肌影消失
B超	①主要用于诊断肝、脾、胰、肾等实质脏器的损伤； ②对空腔脏器损伤的判断因肠腔内气体干扰受限
CT检查	①需搬动病人，因此仅适用于病情稳定而又需要明确诊断者； ②对实质脏器损伤及其范围有重要的诊断价值

2. 诊断性腹腔穿刺术和腹腔灌洗术

(1) 诊断性腹腔穿刺的阳性率可达90%以上，对于判断腹腔内脏有无损伤和哪类脏器损伤有很大帮助。

(2) 如果抽到不凝血，提示系实质性器官破裂所致内出血，因腹膜的去纤维作用而使血液不凝。

(3) 抽不到液体并不完全排除内脏损伤的可能性，应继续严密观察，必要时可重复穿刺，或改行腹腔灌洗术。

阳性标准	①灌洗液含有肉眼可见的血液、胆汁、胃肠内容物或证明是尿液； ②显微镜下红细胞计数超过 $100×10^9$/L 或白细胞计数超过 $0.5×10^9$/L； ③淀粉酶超过 100 Somogyi 单位； ④灌洗液中发现细菌
禁忌证	有严重腹内胀气，中、晚期妊娠，既往有腹部手术或炎症及躁动不能合作者

【例1】腹部损伤有腹内脏器损伤时，诊断性腹腔穿刺阳性率至少可达
  A. 50%   B. 80%   C. 90%   D. 95%   E. 70%

【例2】男，33岁。右上腹外伤2小时。查体：P120次/分，R 28次/分，BP 90/60 mmHg。全腹有压痛、反跳痛，以右上腹为著，移动性浊音(＋)。最有意义的辅助检查是
  A. 腹部B超   B. 立位腹部X线平片   C. 腹部CT
  D. 诊断性腹腔穿刺   E. 腹部MRI

四、诊断及鉴别诊断

1. 有无内脏损伤？ 有下列情况之一者，应考虑腹内脏器损伤：①早期出现休克者(尤其是出血性休克)；②持续性甚至进行性腹痛伴恶心、呕吐；③有明显腹膜刺激征；④有气腹表现；⑤腹部出现移动性浊音；⑥有便血、呕血或尿血；⑦直肠指检发现前壁有压痛和波动感，或指套染血。

2. 什么脏器受到损伤？ 下列各项表现对于确定哪类脏器破裂有一定价值：①有恶心、呕吐、便血、气腹

者多为胃肠道损伤;②有排尿困难、血尿、外阴或会阴牵涉痛者,提示泌尿系脏器损伤;③有膈面腹膜刺激表现、同侧肩部牵涉痛者,提示上腹脏器损伤,其中以肝脾破裂多见;④有下位肋骨骨折者,提示有肝或脾破裂的可能;⑤有骨盆骨折者,提示有直肠、膀胱、尿道损伤的可能。

3. 是否有多发性损伤? 各种多发损伤可能有以下几种情况:①腹内某一脏器有多处损伤;②腹内有一个以上脏器受到损伤;③除腹部损伤外,尚有腹部以外的合并损伤;④腹部以外损伤累及腹内脏器。无论哪种情况,在诊断和治疗中,都应提高警惕注意避免漏诊,否则必将导致严重后果。

4. 严密观察 对于暂时不能明确有无腹腔内脏损伤而生命体征稳定的病人,应严密观察。

(1) 观察的内容 ①每 15~30 分钟测定一次血压、脉率和呼吸;②每 30 分钟检查一次腹部体征;③每 30~60 分钟测定一次红细胞数、血红蛋白和血细胞比容;④必要时可重复诊断性腹穿或灌洗术。

(2) 观察期间的要求 ①不能随便搬动伤者,以免加重伤情;②禁用或慎用止痛剂,以免掩盖伤情;③暂禁食水,以免万一有胃肠道穿孔而加重腹腔污染。

(3) 观察期间要进行下列处理 ①积极补充血容量,并防治休克;②注射广谱抗生素,以预防和治疗可能存在的腹内感染;③疑有空腔脏器破裂或有明显腹胀时,应行胃肠减压。

5. 剖腹探查 手术探查指征包括:①全身情况有恶化趋势,出现口渴、烦躁、脉率增快或体温及白细胞计数上升或红细胞计数进行性下降者;②腹痛和腹膜刺激征有进行性加重或范围扩大者;③肠鸣音逐渐减弱、消失或腹部逐渐膨隆;④膈下有游离气体,肝浊音界缩小或消失,或者出现移动性浊音;⑤积极救治休克而情况不见好转或继续恶化者;⑥消化道出血者;⑦腹腔穿刺抽出气体、不凝血、胆汁、胃肠内容物等;⑧直肠指诊有明显触痛。

五、治 疗

1. 抢救措施 首先,处理对生命威胁最大的损伤,对最危急的病例,心肺复苏是压倒一切的任务,其中解除气道梗阻是首要一环。其次,迅速控制明显的外出血、开放性气胸或张力性气胸。

2. 防治休克 对于腹内脏器损伤本身,实质性脏器损伤常可发生威胁生命的大出血,故比空腔脏器损伤更为紧急。已发生休克的内出血伤者要积极抢救。若在积极的抗休克治疗下,仍未能纠正,提示腹内有进行性大出血,则应当机立断,在抗休克的同时,迅速剖腹止血。空腔脏器穿破者,休克发生较晚,多数属失液引起的低血容量性休克,一般应纠正休克的前提下进行手术。

3. 腹腔脏器的剖腹探查顺序 如果没有腹腔内大出血,则应对腹腔脏器进行系统、有序的探查。

(1) 剖腹探查顺序 肝脾→膈肌、胆囊→胃→十二指肠第一段→空回肠→大肠及其系膜→盆腔脏器→胃后壁和胰腺→必要时探查十二指肠二、三、四段。

(2) 处理顺序 出血性损伤→穿孔性损伤;结肠→回肠→空肠→胃。

4. 麻醉方式及切口选择

(1) 麻醉方式的选择 应选用气管内插管麻醉,禁用椎管内麻醉,以免血压下降。

(2) 手术切口选择 常选用正中切口,进腹迅速,创伤和出血较少,能满足彻底探查腹腔所有部位的需要,还可根据需要向上下延长或向侧方添加切口,甚至联合开胸。腹部开放伤时,不要通过扩大伤口去探查腹腔。(昭昭老师提示:腹膜炎腹部探查的切口是:右旁正中切口,考生可考虑一下是为什么)

例 3~5 共用题干

女,16 岁。被倒塌的房屋压伤后腹痛伴呕吐 1 小时。查体:P 140 次/分,R 26 次/分,BP 80/54 mmHg。神志清楚,痛苦面容,腹肌紧张,有压痛和反跳痛,移动性浊音阳性,肠鸣音消失。

【例3】伤后 1 小时,对判断有无腹膜脏器损伤价值最小的实验室检查结果是
A. 粪便常规有大量红细胞   B. 血细胞比容下降   C. 尿中可见大量红细胞
D. 红细胞及血红蛋白下降   E. 白细胞及中性粒细胞升高

【例4】若行急症手术,原则上应首先探查
A. 空肠和回肠   B. 肝和脾   C. 结肠和直肠   D. 胃和大网膜   E. 十二指肠和胰腺

【例5】非手术治疗最主要的措施是
A. 应用止血药物   B. 应用止痛药物   C. 给予一次大剂量糖皮质激素
D. 使用大剂量抗菌药物   E. 快速补充血容量

第2节 常见内脏损伤的特征和处理

【脾脏损伤】

一、概述

脾是腹腔脏器最容易受损的器官之一,脾脏损伤的发生率在腹部创伤中可高达40%~50%。脾脏破裂占腹部闭合性损伤的20%~40%,是最常见的损伤器官,占腹部开放性损伤的10%。

二、病理分类

分类	特点
真性破裂	占85%,破裂累及被膜,是最常见的类型
被膜下破裂	破裂在脾实质周边部分
中央型破裂	破裂在脾实质深部

三、临床表现

典型实质性脏器损伤的表现:腹腔内出血,而腹膜刺激征不明显。

四、检查

诊断性腹腔穿刺	诊断性腹腔穿刺可以穿刺抽出不凝血的,此为诊断的金标准
腹腔B超	经济、简单、方便的检查手段,此为诊断的银标准

五、诊断

脾破裂=左季肋部损伤+休克。

六、治疗

1. **非手术治疗** 主要措施为绝对卧床休息至少1周。
2. **手术治疗** 包括脾破裂修补、脾切除等。

七、术后并发症

脾切除术后的病人,主要是婴幼儿,对感染的抵抗力减弱,甚至可发生以肺炎链球菌为主要病原菌的脾切除后凶险性感染而致死。

【例6】闭合性腹部损伤中最容易受损的脏器是
A. 肝脏　　B. 胆囊　　C. 胰腺　　D. 脾　　E. 小肠

【例7】女,23岁。交通事故伤及左肋部,自述左季肋部疼痛,后疼痛缓解。3日后突发腹痛加剧,出现失血性休克。查体:全腹压痛、反跳痛及肌紧张。最可能的诊断是
A. 宫外孕破裂　　B. 肝破裂　　C. 肠穿孔　　D. 延迟性脾破裂　　E. 肠梗阻

【例8】女性,30岁。被汽车撞伤左季肋部1小时来诊,查体:体温37.5℃,脉搏110次/分,血压90/60 mmHg。腹平坦,左上腹肌略紧张,局部压痛,全腹有反跳痛,移动性浊音(+),听诊未闻及肠鸣音。首选的检查是
A. 平卧位X线腹部平片　　B. 胸部X线检查　　C. 腹部CT
D. 上消化道钡餐透视　　E. 诊断性腹腔穿刺

【例9】男,48岁。左上腹部外伤3小时。急诊留观时出现口渴、烦躁、左上腹疼痛加剧。体温39.1℃,复查血常规提示白细胞计数明显升高。下一步治疗应选择
A. 大量补液　　B. 急诊剖腹探查　　C. 皮下注射吗啡
D. 腹部CT检查　　E. 抗感染治疗后择期手术

【例10】男,30岁。2小时前伤及腹部,急诊入院。查体:痛苦面容,意识模糊,皮肤黏膜苍白,腹部压痛、反跳痛、肌紧张,血压85/60 mmHg,心率120次/分。正确的处理措施是
A. 抗休克治疗,观察疗效　　B. 抗休克治疗的同时剖腹探查　　C. 强心
D. 立即剖腹探查　　E. 立即注射升压药

【肝破裂】

一、概述

肝脏损伤在腹部损伤中占20%~30%,占腹部开放性损伤的首位。右肝破裂较左肝为多。

二、临床表现

腹腔内出血	表现为面色苍白、血压降低、脉率加快、失血性休克等
腹膜刺激征	胆汁导致腹膜刺激征
黑便或呕血	肝破裂后血液可通过胆管进入十二指肠而出现黑便或呕血

三、检查

诊断性腹腔穿刺	诊断性腹腔穿刺可以穿刺抽出不凝血＋胆汁,此为诊断的金标准
腹腔B超	经济、简单、方便的检查手段,此为诊断的银标准

四、诊 断

肝破裂＝右季肋部＋腹腔内出血＋腹膜刺激征＋右膈肌抬高。

五、处 理

手术治疗的基本要求是确切止血、彻底清创、清除胆汁溢漏、处理其他脏器损伤和建立通畅的引流。

【例11】男,41岁。刀刺伤右上腹1小时来诊。腹腔穿刺抽出不凝血,急诊手术探查。正确的腹腔探查顺序是首先检查
A. 胃十二指肠　　B. 膈肌　　C. 胃后壁及胰腺　　D. 右肾　　E. 肝

【胰腺损伤】(助理医师不要求)

一、概 述

胰腺损伤约占腹部损伤的1％～2％,胰腺损伤常系上腹部强力挤压暴力直接作用于脊柱所致,损伤常在胰的颈、体部。由于胰腺位置深而隐蔽,早期不易发现。

(昭昭提示:最容易漏诊的脏器损伤是胰腺损伤)

二、临床表现

1. **局部表现**　胰腺破损或断裂后,胰液可积聚于网膜囊内而表现为上腹明显压痛和肌紧张。
2. **炎症扩散**　外渗的胰液经网膜孔或破裂的小网膜进入腹腔后,可很快出现弥漫性腹膜炎伴剧烈腹痛。(昭昭老师提示:但单纯胰腺钝性伤,临床表现不明显,往往容易延误诊断)

三、检查

1. **B超**　肝胆胰脾肾首选检查是腹部B超。
2. **增强CT**　最有价值、最有意义的检查是增强CT。

四、治 疗

1. **适应症**　高度怀疑或诊断为胰腺损伤,凡有明显腹膜刺激征者应立即手术治疗。
2. **手术治疗**　充分而有效的腹腔及胰周引流是保证手术效果和预防术后并发症。

五、并发症

1. **常见并发症**　胰腺损伤的主要并发症是假性囊肿、胰腺脓肿和胰瘘。
2. **胰腺假性囊肿**　胰腺假性囊肿常在胰腺外伤、急性胰腺炎后3～4周形成,多位于胰体、尾部,大小几毫米至几十厘米,可压迫邻近组织引起相应症状,囊肿穿破可致胰源性腹水。

【十二指肠损伤】(助理医师不要求)

损伤较多见于十二指肠二、三部(50％以上)。十二指肠损伤的诊断和处理存在不少困难,死亡率和并发症发生率都相当高。

一、临床特征

伤后早期死亡的原因主要是严重合并伤,尤其是腹部大血管伤;后期死亡多因诊断不及时和处理不当引起十二指肠瘘导致感染、出血和衰竭。

二、检查

1. **血淀粉酶**　血清淀粉酶升高,淀粉酶是胰腺炎的首要检查。
2. **影像学检查**　X线腹部平片可见腰大肌轮廓模糊,可见腹膜后呈花斑状改变。CT显示腹膜后及右肾间隙有气泡。
3. **直肠指检**　可在骶前扪及捻发音,提示气体已达到盆腔腹膜后间隙。

【例12】女,45岁。被汽车撞伤4小时,出现右上腹及背部疼痛。向右肩部放射,呕吐物为血性。查体:T 36.5℃,P 100次/分,R 18次/分,BP 110/70 mmHg。神志清楚。双肺呼吸音清,未闻及干湿性啰音,心律齐,上腹部轻压痛,无明显肌紧张,直肠指检可在骶前触及捻发感,腹部平片见腹膜后积气。应首先考虑损伤的脏器为

A. 右肺部损伤　　B. 肝脏损伤　　C. 右肾损伤　　D. 十二指肠损伤　　E. 脾脏损伤

三、治 疗

全身抗休克和及时手术处理是治疗的关键。

【小肠损伤和结肠损伤】(助理医师不要求)

	小肠损伤	结肠损伤
表现	腹膜炎出现最早,细菌含量少,腹膜炎比较轻	腹膜炎出现最晚,细菌含量多,腹膜炎出现较晚但比较严重
处理	①小肠损伤一旦诊断,除非外界条件不允许,均需手术治疗;②手术方式以修补为主,必要时应采用部分小肠切除吻合术	①除少数裂口小、腹腔污染轻、全身情况良好的病人可有考虑一期修补或一期切除吻合;②大部分病人先采用肠造口术或肠外置处理,待3～4周后病人情况好转时,再行关闭瘘口

【直肠损伤】(助理医师不要求)

一、临床特点

1. 损伤部位　直肠上段在盆底腹膜反折之上,下段在腹膜反折之下,它们损伤后的表是不同的。如损伤在腹膜反折之上,其临床表现与结肠破裂基本相同。

腹膜反折之上	弥漫性腹膜炎
腹膜反折之下	如发生在腹膜反折之下,则引起严重的直肠周围感染,但并不表现为腹膜炎,诊断容易延误

2. 腹膜外直肠损伤的临床表现　血液从肛门排出;会阴部、骶尾部、臀部、大腿部的开放伤口有类便溢出;尿液中有粪 便残渣;尿液从肛门排出;直肠损伤后,直肠指检可发现直肠内有出血,有时可摸到直肠破裂口。

二、治 疗

一期行乙状结肠双腔造瘘术,2～3月后闭合造口。

【例13】处理外伤性直肠损伤选择

A. 一期修补　　　　　　　B. 直肠切除后吻合　　　　　　C. 乙状结肠造瘘,2～3个月后处理
D. 观察两日　　　　　　　E. 生理盐水冲洗,待其自行吻合

➤ **参考答案**如下,详细答案参见2019版《国家临床执业及助理医师资格考试精选真题考点精析》。

1. C	2. D	3. E	4. B	5. E
6. D	7. D	8. E	9. B	10. B
11. E	12. D	13. C	—	—

昭昭老师提示:
关于官方微信,获得第一手考试资料。

第四篇 泌尿系统

学习导图

章序	章名	内容	所占分数	
			执业医师	助理医师
1	尿液检查	血尿	2分	1分
		蛋白尿		
		管型尿		
		白细胞尿		
2	肾小球疾病	概述	10分	5分
		急性肾小球肾炎		
		急进性肾小球肾炎		
		慢性肾小球肾炎		
		肾病综合征		
		IgA肾病		
3	尿路感染	尿路感染	2分	2分
4	男性泌尿生殖系统感染	男性泌尿生殖系统感染	0分	0分
5	肾结核	肾结核	1分	1分
6	尿路结石	概述	5分	2分
		上尿路结石		
		膀胱结石		
7	泌尿、男性生殖系统肿瘤	概述	5分	2分
		肾肿瘤		
		膀胱肿瘤		
		前列腺癌		
		睾丸肿瘤		
		阴茎癌		
8	泌尿系统梗阻	概述	3分	2分
		肾积水		
		良性前列腺增生		
		急性尿潴留		
9	泌尿系统损伤	肾损伤	3分	1分
		前尿道损伤		
		后尿道损伤		
10	泌尿、男性生殖系统先天性畸形及其他疾病	隐睾	1分	0分
		鞘膜积液		
		精索静脉曲张		
11	肾功能不全	急性肾衰竭	3分	3分
		慢性肾衰竭		

复习策略

泌尿系统在整个医师资格考试中属于非常重要的内容,每年在执业医师考试中占 30～35 分,助理医师考试占 15～20 分。纵观所有章节,肾小球疾病属于重点、难点内容,考生必须牢固掌握毛细血管内增生性肾小球肾炎、新月体型肾炎、微小病变肾病等病理分型及其表现。其余章节内容难度相对较小,如泌尿系统感染、肿瘤、先天性畸形及肾衰竭等。泌尿系统结石和尿路梗阻属于泌尿外科的考点,内容比较简单、通俗、易懂,容易得分,考生切忌掉以轻心,应争取全部答对。

第1章 尿液检查

> **2019 考试大纲**

①血尿;②蛋白尿;③管型尿。

> **考纲解析**

近 20 年的医师考试中,本章的考试重点是血尿、蛋白尿及管型尿的分类和检查,执业医师每年考查分数为 2～3 分,助理医师每年考查分数为 1～2 分。

第1节 血 尿

一、概 念

镜下血尿	肉眼看不到,新鲜尿液离心沉淀镜检,红细胞>3/HP
肉眼血尿	肉眼能看到,外观为洗肉水样、血样、酱油样,出血量超过 1 mL/L

【例1】关于血尿描述正确的是
 A. 尿沉渣高倍镜下视野红细胞>5 个 B. 尿沉渣低倍镜下视野红细胞>5 个
 C. 尿沉渣高倍镜下视野红细胞>3 个 D. 尿沉渣低倍镜下视野红细胞>3 个
 E. 1000 mL 尿液含有 10 mL 血方可表现为肉眼血尿

二、是否为肾小球源性血尿

对于血尿的患者,首先应该搞清楚的就是血尿的来源是不是来自肾小球。二者的鉴别方法:相差显微镜(尿沉渣镜检)观察有无变形红细胞。

	肾小球源性血尿	非肾小球源性血尿
常见疾病	各种肾小球疾病:急性肾小球肾炎等	尿路结石、膀胱癌等
来源	红细胞通过滤过屏障时,挤压变形,出现变形红细胞>50%	红细胞大都基本正常,变形红细胞数<50%
尿红细胞容积分布曲线	①非对称曲线 ②峰值红细胞容积小于静脉峰值红细胞容积	①对称曲线 ②峰值红细胞容积大于静脉峰值红细胞容积
伴随表现	多伴有大量蛋白尿、红细胞管型	无蛋白尿及血尿

昭昭老师提示:①只要有变形的红细胞就是来自肾脏,确定病变部位在肾小球。观察红细胞有无变形,选择:新鲜尿沉渣相差显微镜。举例:肾小球肾炎、肾病综合征可以发现变形的红细胞,但是膀胱炎、尿路结石绝对没有变形的红细胞。②尿红细胞容积分布曲线,这个概念我们可能会比较陌生;主要指尿液中红细胞容积大小的分布曲线图,用于判断血尿的来源。肾小球源性血尿的分布曲线呈不对称分布,其峰值红细胞容积小于静脉红细胞分布曲线的红细胞容积峰值。(因为红细胞都变形了,都不一样,所以当然是不对称的)

【例2】对鉴别肾小球源性血尿最有意义的是
 A. 全程血尿 B. 合并尿路刺激征 C. 尿潜血阳性 D. 肉眼血尿 E. 变形红细胞血尿

【例3】区分血尿与血红蛋白的主要方法是
 A. 观察血尿颜色 B. 尿胆原测验 C. 尿潜血试验 D. 尿三杯试验 E. 尿沉渣镜检

【例4】肾小球源性血尿的特点是
 A. 变形红细胞尿 B. 终末血尿 C. 尿痛伴血尿 D. 初始血尿 E. 有凝血块的尿

三、不同类型血尿的原因

特　点	常见疾病	特　点	常见疾病
无痛＋全程血尿	肾肿瘤	初始血尿	前尿道病变
终末血尿＋膀胱刺激征	肾结核	终末血尿	膀胱三角区
疼痛＋血尿	泌尿系结石	全程血尿	膀胱、输尿管及肾脏疾病

【例5】男，45岁。排尿结束前少量血尿，伴尿痛。最可能的病变部位是
A. 前尿道病变　　　　　　　　B. 膀胱三角区，后尿道病变　　　　C. 输尿管病变
D. 肾盂病变　　　　　　　　　E. 肾小球病变

例6～8 共用选项
A. 无痛性全程肉眼血尿　　　　B. 终末血尿伴膀胱刺激征　　　　　C. 初始血尿
D. 疼痛伴血尿　　　　　　　　E. 血红蛋白尿

【例6】泌尿系结核血尿特点是
【例7】泌尿系肿瘤血尿特点是
【例8】泌尿系结石血尿特点是
【例9】血尿的常见原因不包括
A. 输尿管结石　　B. 急性膀胱炎　　C. IgA 肾病　　D. 单纯性肾囊肿　　E. 膀胱癌

第2节　蛋白尿

一、概　念

	定　义	昭昭老师速记
蛋白尿	成人尿中白蛋白含量＞150 mg/d	蛋白需要"150"块
大量蛋白尿	24 小时尿中白蛋白≥3.5 g/d	大"三"大"五"
微量白蛋白尿	24 小时尿中白蛋白排泄量为 30～300 mg	小"3"很"轻"微"白"

二、蛋白尿分类

蛋白尿	概　念	昭昭老师速记
生理性蛋白尿	功能性蛋白尿和体位性蛋白尿	生理功能、生理体位
肾小球性蛋白尿	选择性蛋白尿：电荷屏障受损，以白蛋白为主	"选择""电"大肤色"白"美女
	非选择性蛋白尿：分子屏障受损，以大分子蛋白为主	"非"要"大"的
肾小管性蛋白尿	小分子质量蛋白质：$β_2$ 微球蛋白为主、溶菌酶等，重吸收障碍	店小"2""管"店
溢出性蛋白尿	多发性骨髓瘤轻链蛋白(本-周蛋白)，及血红蛋白、肌红蛋白等异常增多，超出了肾小管的重吸收能力	"本周"要"出"去等山峰
分泌性蛋白尿	髓袢升支段及药物刺激时，分泌黏蛋白(T-H 蛋白)增多	"分泌""黏蛋白"
组织性蛋白尿	组织遭受破坏后可以释放胞质中各种酶及蛋白质，若分子质量较小，肾小球滤液中浓度超过肾小管重吸收阈值，则可自尿中排出	"组织""酶"和"蛋白质"开会
假性蛋白尿	尿中混有大量血、脓、黏液等成分而导致尿蛋白定性试验呈假阳性，一般不伴肾损害	—

【例10】尿蛋白主要为白蛋白的为
A. 肾小管性蛋白尿　　B. 溢出性蛋白尿　　C. 肾小球性蛋白尿　　D. 分泌性蛋白尿　　E. 组织性蛋白尿

【例11】下列属于生理性蛋白尿的是
A. 肾淤血产生的蛋白尿　　　　B. 肾动脉硬化引起的蛋白尿　　　　C. 体位性蛋白尿
D. 凝溶性蛋白尿　　　　　　　E. 血管内溶血引起的血红蛋白尿

【例12】选择性蛋白尿的特点是以
A. 溶菌酶为主　　B. 白蛋白为主　　C. 本—周蛋白为主　　D. IgA 为主　　E. $β_2$ 微球蛋白为主

【例13】肾病综合征出现大量蛋白尿的主要机制是
A. 肾小球滤过膜内皮窗孔径异常过大　　B. 肾小球滤过膜电荷屏障受损
C. 肾小球上皮细胞足突裂隙增大　　　　D. 肾血流量增加

E. 肾静脉回流障碍

【例14】女,68岁。高血压病史20年,发现尿蛋白3年。尿密度1.010,红细胞0～1/HP,尿蛋白0.45 g/d,尿蛋白分析β_2-MG,α_1-MG升高。该患者尿蛋白属于
　　A. 组织性　　　　B. 溢出性　　　　C. 肾小管性　　　　D. 功能性　　　　E. 肾小球性

【例15】下列关于蛋白尿分类的叙述,正确的是
　　A. 肾小管性蛋白尿为良性过程,是因高热、剧烈运动、急性疾病而发生的蛋白尿
　　B. 肾小球性蛋白尿由于滤过膜破坏程度不同可分为选择性和非选择性蛋白尿
　　C. 分泌性蛋白尿主要为尿中IgM排泄增多
　　D. 肾小管性蛋白尿多为大、中分子蛋白尿,尿蛋白总量一般＞2 g/d
　　E. 溢出性蛋白尿主要是由于肾小管病变不能重吸收经肾小球正常滤过的蛋白成分所致

【例16】关于蛋白尿的描述,下列哪项不正确?
　　A. 多发性骨髓瘤所致的蛋白尿为溢出性　　　B. 狼疮性肾炎所致的蛋白尿为混合性
　　C. 糖尿病肾病的蛋白尿主要为肾小球性　　　D. 间质性肾炎的蛋白尿以小管性为主
　　E. 高蛋白饮食后出现的蛋白尿为生理性

【例17】临床上最常见的蛋白尿是
　　A. 肾小球性　　　B. 肾小管性　　　C. 溢出性　　　D. 分泌性　　　E. 组织性

【例18】女,70岁。蛋白尿1个月,尿蛋白6 g/d。蛋白电泳显示以小分子蛋白为主,呈单株峰。其蛋白尿的性质应该为
　　A. 肾小球性蛋白尿　B. 分泌性蛋白尿　C. 溢出性蛋白尿　D. 肾小管性蛋白尿　E. 组织性蛋白尿

【例19】蛋白尿的定义是24小时尿蛋白超过
　　A. 150 mg　　　B. 100 mg　　　C. 200 mg　　　D. 250 mg　　　E. 300 mg

第3节　管型尿(助理医师不要求)

尿中管型的出现表示蛋白质或细胞成分在肾小管内凝固、聚集,其形成与尿蛋白的性质和浓度、尿液酸碱度及尿量有密切关系,宜采集清晨尿标本做检查。

分　类	常见疾病	昭昭老师速记
透明管型	正常人偶见	玻璃"正常"是"透明"的
红细胞管型	急性及急进性肾炎	肾炎的突出表现就是血尿
白细胞管型	急性肾盂肾炎	肾盂肾炎突出表现为尿路感染
颗粒管型	肾小球疾病及肾小管毒性损伤	"颗粒"样的"管"和"球"
上皮细胞管型	肾小管急性炎症和坏死	"皮""管"
蜡样管型	慢性肾衰竭	"蜡""烛""慢慢"燃烧
脂肪管型	肾病综合征(微小病变肾病)	"小孩"吃点"脂肪"就会得"肾病"

例20～22 共用选项
　　A. 白细胞管型　　B. 红细胞管型　　C. 透明管型　　D. 蜡样管型　　E. 细胞皮细胞管型
【例20】正常人尿中偶可见到
【例21】对肾盂肾炎的诊断有意义的
【例22】慢性肾小球肾炎晚期可见

例23～24 共用选项
　　A. 上皮细胞管型　B. 白细胞管型　C. 颗粒管型　　D. 红细胞管型　　E. 脂肪管型
【例23】对急性肾盂肾炎诊断有意义的尿常规检查是
【例24】对急性肾小球肾炎诊断有意义的尿常规检查是

【例25】关于管型的叙述,正确的是
　　A. 红细胞管型,常见于急性肾炎　　　B. 白细胞管型,常见于急性肾衰竭
　　C. 脂肪管型,常见于肾盂肾炎　　　　D. 蜡样管型,常见于肾病综合征
　　E. 上皮细胞管型,常见于慢性肾炎晚期

【例26】不出现管型尿的疾病是
　　A. 肾病综合征　　　　　　　　　B. 急性肾小球肾炎　　　　　　　C. 急进性肾小球肾炎
　　D. 急性肾盂肾炎　　　　　　　　E. 急性膀胱炎
【例27】女,32岁。发热伴寒战3天,肉眼血尿1天,无尿频、尿痛。查体:右肾区叩痛(+)。尿常规:蛋白(+),RBC30~40/HP。WBC 20~30/HP,管型 3~5/LP。其管型最可能是
　　A. 透明管型　　　B. 蜡样管型　　　C. 白细胞管型　　　D. 颗粒管型　　　E. 上皮细胞管型
例28~29共用选项
　　A. 白细胞管型　　B. 红细胞管型　　C. 透明管型　　　　D. 颗粒管型　　　E. 蜡样管型
【例28】慢性肾衰竭尿中常见的管型为
【例29】急性肾盂肾炎尿中最常见的管型为

第4节　白细胞尿和脓尿、细菌尿及其他检查

一、白细胞尿和脓尿、细菌尿

概念	定义	昭昭速记
白细胞尿	白细胞尿新鲜尿离心沉渣检查每个高倍视野白细胞>5个	著名歌手"伍(5)佰(白)"
脓尿	脓尿因蜕变的白细胞称为脓细胞,故白细胞尿也称为脓尿	
细菌尿	细菌尿清洁外阴后无菌技术下采集的中段尿标本,如涂片每个高倍镜视野均可见细菌,或培养菌落计数>10^5 个/mL,称为细菌尿,是诊断尿路感染的重要证据	"十万"个为什么

二、其他检查

1. **肾小球滤过率测定**　单位时间内两肾生成原尿的量,称为肾小球滤过率(GFR)。GFR不能直接测定,临床上多采用内生肌酐清除率来反映肾小球滤过率,但不够准确。正常值平均为(100±10) mL/(min·1.73m²),女性较男性略低。
2. **影像学检查**　包括超声显像、静脉尿路造影、CT、MRI、肾血管造影、放射性核素检查等。
3. **肾活检**　对无肾穿刺禁忌证的患者进行肾活组织检查,有助于明确诊断、指导治疗、判断预后。

➢ **参考答案**如下,详细答案参见2019版《国家临床执业及助理医师资格考试精选真题考点精析》。

1. C	2. E	3. E	4. A	5. B
6. B	7. A	8. D	9. D	10. C
11. C	12. B	13. B	14. C	15. B
16. E	17. C	18. C	19. A	20. C
21. A	22. D	23. B	24. D	25. A
26. E	27. C	28. E	29. A	—

昭昭老师提示:
关注官方微信,获得第一手考试资料。

第2章　肾小球疾病

➢ **2019考试大纲**
①概述;②急性肾小球肾炎;③急进性肾小球肾炎;④慢性肾小球肾炎;⑤肾病综合征;⑥IgA肾病。

➢ **考纲解析**
近20年的医师考试中,本章的考试重点是各种肾炎和肾病的诊断、检查和治疗,执业医师每年考查分数为2~3分,助理医师每年考查分数为1~2分。

第1节　概　述

一、原发性肾小球疾病的临床与病理分型

(昭昭老师提示:这两种分型方法看上去纷繁复杂,但是本质是很简单的。临床分型主要是根据临床表现的快慢及以血尿和蛋白尿哪个为主,进行分类;而病理分型就是根据在光镜下和电镜下的病理改变,进行分型。我们临床后面各章节就是按照临床分型进行讲解的。)

临床分型	①急性肾小球肾炎；②急进性肾小球肾炎；③慢性肾小球肾炎；④肾病综合征；⑤无症状性蛋白尿和(或)血尿		
病理分型	①轻微病变性肾小球病；②局灶性节段肾小球病；③未分类的肾小球肾炎		
	④弥漫性肾小球肾炎	膜性肾病	
		增生性肾炎	系膜增生性肾小球肾炎
			毛细血管内增生性肾小球肾炎
			系膜毛细血管性肾小球肾炎
			新月体性肾小球肾炎
		硬化性肾小球肾炎	

二、发病机制

<u>免疫机制</u>是肾小球疾病的始发机制，在此基础上炎症介质(如补体、细胞因子、活性氧等)参与，最后导致肾小球损伤并出现临床症状。

第2节 急性肾小球肾炎

一、病因和机制

1. 致病菌 β溶血性链球菌(常见为 A 组 12 型和 49 型) 感染所致，常见于上呼吸道感染(常为扁桃体炎)、猩红热、皮肤感染(多见脓疱疮)等链球菌感染后。

2. 发病机制 感染所致的免疫反应，主要是链球菌的致病抗原系胞质成分(内链素)或分泌蛋白(外毒素B及其酶原前体)，诱发免疫反应后，可通过循环免疫复合物沉积于肾小球而致病，或种植于肾小球的抗原与循环中的特异抗体相结合形成原位免疫复合物而致病。急性肾炎的发生和病变轻重并<u>不完全一致</u>。

【例1】引起急性肾小球肾炎<u>最常见</u>的病原体为
A. 结核分枝杆菌　B. 金黄色葡萄球菌　C. 柯萨奇病毒　D. 寄生虫　E. 溶血性链球菌

【例2】最早导致肾小球损伤并产生相应临床症状的主要<u>病理变化</u>是
A. 循环免疫复合物沉积及原位免疫复合物形成　B. 细胞免疫
C. 凝血剂纤溶系统因子，细胞黏附分子　D. 免疫反应激活炎性细胞使之释放炎性介质致肾损害
E. 肾小球固有细胞在特定条件下有致损伤作用

二、病　理

(昭昭老师速记："内人""大红"骑骆"驼"，被跳"蚤"咬了)

肉眼观	肾脏体积可较正常增大，病变主要累及肾小球，<u>大红</u>肾、<u>蚤</u>咬肾
光镜检查	①病理类型为毛细血管<u>内</u>增生性肾小球肾炎(弥漫性增生性肾小球肾炎)。 ②肾小球通常为弥漫性肾小球病变，以<u>内皮细胞＋系膜细胞</u>增生为主要表现，急性期可伴有中性粒细胞、单核细胞浸润。病变严重时，增生和浸润的细胞可压迫毛细血管袢使管腔狭窄或闭塞。 ③肾小管病变多不明显，但肾间质可有水肿、灶状炎性细胞浸润
免疫病理	IgG、C3 呈<u>粗颗粒状</u>沿肾小球毛细血管壁和(或)系膜区沉积
电镜检查	肾小球上皮细胞下有<u>驼</u>峰状大块电子致密物沉积

三、临床表现

1. 基本表现 <u>血尿</u>＋水肿＋高血压＋肾功能异常。几乎全部患者均有<u>镜下血尿</u>，30%患者有肉眼血尿。可伴轻中度蛋白尿、白细胞增多。(昭昭老师提示：肾炎以血尿为主；肾病以蛋白尿为主)

2. 水肿 80%以上患者出现水肿，典型表现为晨起<u>眼睑水肿</u>或伴下肢轻度可凹性水肿。水肿机制是<u>球-管失衡</u>，即<u>肾小球滤过率下降导致水钠潴留</u>，毛细血管的压力升高，压力大血往外走，先到身体疏松的部位，如眼睑；而<u>肾病水肿</u>机制：主要是<u>低蛋白血症，导致胶体渗透压降低</u>故导致全身浮肿。

3. 高血压 <u>一过性</u>的。

4. 肾功能异常 可有<u>一过性</u>肾功能不全，表现为血肌酐轻度升高，多于 1~2 周后逐渐恢复。

5. 可有轻度贫血。(昭昭速记：主要是肾功能下降导致的 EPO 合成检查所致)

6. 充血性心力衰竭 常发生在急性肾炎综合征期，严重水钠潴留、高血压为常见诱发因素。

【例3】下列**不属于**肾小球源性病的主要临床表现是
　A. 高血压　　　B. 水肿　　　C. 血尿　　　D. 蛋白尿　　　E. 颗粒管型

【例4】急性肾小球肾炎的主要临床表现是
　A. 少尿,水肿,蛋白尿,低蛋白血症　　　B. 血尿,蛋白尿,水肿,低蛋白血症
　C. 水肿,少尿,血尿,高血压　　　D. 血尿,少尿,水肿,蛋白尿
　E. 水肿,少尿,蛋白尿,高血压

【例5】男,32岁。反复发作无痛性肉眼血尿4年,多于上呼吸道感染后出现。尿RBC 3～5/HP,无水肿及高血压,无肾脏疾病家族史。其血尿最可能的原因是
　A. 肾小球肾炎　　　B. 尿路结石　　　C. 前列腺炎　　　D. 泌尿系结核　　　E. 尿路感染

【例6】急性肾小球肾炎水肿的主要机制为
　A. 肾小球滤过率下降,水钠潴留　　　B. 低蛋白血症　　　C. 毛细血管通透性增加
　D. 继发性醛固酮增多症　　　E. 抗利尿激素增加

例7～8 共用选项
　A. 左肾静脉受压　　　B. 尿路结石　　　C. 泌尿系肿瘤　　　D. 肾小球肾炎　　　E. 尿路感染

【例7】男,35岁。突发右侧腰部剧痛半天。尿常规红细胞满视野,相差显微镜红细胞为正常形态。最可能的原因为

【例8】男,15岁。"上呼吸道感染"后2周出现肉眼血尿伴水肿、血压升高。最可能的原因为

四、检　查

1. 尿常规　几乎100%有镜下血尿,30%有肉眼血尿。血尿和红细胞管型具有诊断意义;可伴轻、中度蛋白尿,少数患者可有大量蛋白尿;可见白细胞、上皮细胞、颗粒管型、红细胞管型。

2. C3补体　C3补体下降,8周恢复正常。
（昭昭速记：38妇女节,这是因为自身免疫反应消耗了大量的补体）

3. 确诊金标准　肾脏活检。最常见的病理类型是毛细血管内增生性肾小球肾炎（急性弥漫性增生性肾小球肾炎）,增生的细胞是：系膜细胞和内皮细胞。

【例9】男,35岁。镜下血尿伴蛋白尿3年。辅助检查：尿RBC 20～25/HP,为异形红细胞,尿蛋白定量1.5 g/d,血肌酐90 μmol/L。B超示双肾大小正常。为明确诊断需要进一步采取的检查是
　A. 腹部X线平片　　　B. ANCA　　　C. 肾盂造影　　　D. 尿培养　　　E. 肾活检

【例10】链球菌感染后急性肾小球肾炎与膜增生性肾小球肾炎相鉴别的要点是
　A. ASO是否升高　　　B. 有无前驱感染
　C. 是否伴肾病综合征表现　　　D. 早期有无少尿、无尿及肾功能恶化
　E. 低补体血症是否于8周内恢复

五、诊　断

（昭昭老师提示：注意此血尿一般在感染后的1～3周后发生；感染后1周内出现的血尿是IgA的典型表现,也是急性肾炎和IgA肾病的最主要的鉴别要点）

急性肾小球肾炎	急性肾小球肾炎＝上呼吸道感染史(1～3周后)＋血尿＋C3补体下降
IgA肾病	IgA肾病＝上呼吸道感染史(<1周)＋血尿

六、治　疗

1. 主要治疗　本病以休息和对症治疗为主,所以不使用糖皮质激素和细胞毒类药物。

2. 抗感染治疗　青霉素抗感染治疗。

3. 透析治疗　少数发生急性肾功衰有指征者需要透析治疗。

【例11】男,15岁。上感后2周出现肉眼血尿,BP 150/95 mmHg,临床诊断为急性肾小球肾炎。控制血压应首选
　A. 血管紧张素转换酶抑制剂　　　B. 血管紧张素Ⅱ受体拮抗剂　　　C. 钙拮抗剂
　D. α受体阻断剂　　　E. 利尿剂

【例12】男,23岁。水肿1周,伴肉眼血尿3天,起病前1周有上呼吸道感染病史。BP 155/95 mmHg,尿红细胞满视眼,尿蛋白4.3 g/d,Cr 128 μmol/L,Alb 28 g/L,补体C3下降。最合理的处理是
　A. 尽早肾活检明确病理类型　　　B. 休息及对症治疗　　　C. 激素联合细胞毒药物治疗

D. 青霉素治疗 E. 足量激素治疗

第3节 急进性肾小球肾炎(助理医师不要求)

一、病因

感染史	多有上呼吸道感染的前驱病史,多数为病毒感染,其中少数为链球菌感染 (昭昭老师提示:区别是急性肾炎是β溶血性链球菌)
毒物	接触某些有机溶剂、碳氢化合物如汽油与Ⅰ型急进性肾炎的发病密切相关
药物	丙硫氧嘧啶、肼苯达嗪等可引起RPGN Ⅲ型
遗传因素	遗传易感性在RPGN发病中也发挥重要作用

二、分型及病理

1. 免疫抗体

分型	病理改变	昭昭老师速记
Ⅰ型急进性肾炎	抗肾小球基底膜(GBM)	"膜""Ⅰ"下
Ⅱ型急进性肾炎	免疫复合物型	2个人"复合"
Ⅲ型急进性肾炎	抗中性粒细胞浆抗体(ANCA)	"Ⅲ中"全会

2. 免疫病理

分型	病理改变	昭昭老师速记
Ⅰ型急进性肾炎	IgG、C3沉积于肾小球毛细血管壁,呈光滑线条状沉积	千里姻缘"1""线"牵
Ⅱ型急进性肾炎	IgG、C3沉积于系膜区及毛细血管壁呈颗粒状沉积	是你的益达,要"2""粒"才好
Ⅲ型急进性肾炎	肾小球内无沉积或微量免疫复合物沉积	"3""无"产品

【例13】以下有关急进性肾小球肾炎的描述,正确的是
A. Ⅱ型多伴循环免疫复合物增加　　B. Ⅲ型多伴血清抗肾小球基底膜抗体阳性
C. 病理改变特征为系膜细胞重度增生　D. 光镜下改变是分型的主要依据
E. Ⅰ型多伴血清抗中性粒细胞胞浆抗体阳性

【例14】男,68岁。间断发热1个月,咯血伴进行性少尿10天。查体:BP 165/100 mmHg,双中下肺可闻及湿性啰音,双下肢水肿。尿常规:RBC40~50/HP,蛋白(++)。血Cr 455 μmol/L,BUN 18.5 mmol/L。B超显示双肾增大。ANA(-),抗中性粒细胞胞浆抗体阳性。最可能的诊断是
A. 急进性肾小球肾炎Ⅱ型　　B. 急进性肾小球肾炎Ⅲ型　　C. 急进性肾小球肾炎
D. IgA肾病　　E. 急进性肾小球肾炎Ⅰ型

三、表现、诊断和检查

表现	①可有上感史,表现为尿量进行性减少,肾功能能急剧恶化; ②常伴有中度贫血;(昭昭老师提示:这点和急性肾炎区别很大) ③Ⅰ型好发于中青年,Ⅱ型、Ⅲ型好发于老年人
诊断	急进性肾小球肾炎=血尿+进行性少尿+肌酐明显升高 (昭昭老师提示:诊断急性肾小球肾炎看C3补体,而且肌酐值升高的很少(肌酐正常值:53~106 μmol/L),一般肌酐数值就是100多,200多;诊断急进性肾炎主要看肌酐及进行性少尿和无尿,肌酐值可升高到400多,500多;诊断慢性肾炎就看时间有没有>3个月)
检查	①肾活检是金标准,>50%的肾小球有新月体形成,病变早期为细胞新月体,后期为纤维新月体; (昭昭老师速记:冒着"月"亮赶"进"度) ②肾小囊广泛新月体形成,肾小囊壁层上皮细胞增生 (昭昭老师速记:爬到墙"壁"上看"月"亮)

【例15】弥漫性新月体性肾小球肾炎因肾小球囊内新月体形成,阻塞囊腔,患者可迅速出现的异常情况是
A. 蛋白尿　　B. 血尿　　C. 少尿　　D. 管型尿　　E. 乳糜尿

【例16】下列哪项不支持急进性肾小球肾炎的诊断

A. 呈急性肾炎综合征　　　　　　B. 肾功能急剧恶化　　　　　　C. 早期出现少尿性急性肾衰竭
D. 数周至半年进展至尿毒症　　　E. 无贫血表现

【例17】男,32岁。咽痛、咳嗽7天,水肿、尿少5天。化验:Hb 90 g/L,尿蛋白(+++),尿 RBC 10～15/HP,血肌酐 500 μmol/L,血尿素氮 23 mmol/L。B超:双肾增大。其最可能的临床诊断是
A. 肾病综合征　　　　　　　　　B. 慢性肾小球肾炎　　　　　　C. 急性肾小球肾炎
D. 急性肾盂肾炎　　　　　　　　E. 急进性肾小球肾炎

【例18】男,20岁。感冒后7天出现颜面及双下肢水肿,尿少。血压160/100 mmHg,尿蛋白(+++),尿沉渣红细胞(++),Scr 130μmol/L,2日后尿少,BUN 28 mmol/L,Scr 620 μmol/L。哪种疾病可能性大?
A. 急性肾小球肾炎　B. 急进性肾小球肾炎　C. 慢性肾炎　D. 肾病综合征　E. 高血压肾病

【例19】男,25岁。肉眼血尿、进行性尿量减少伴恶心、呕吐1周。查体:BP 160/90 mmHg,双下肢中度凹陷性水肿,蛋白(++),尿 RBC 20～30 /HP,Hb 96 g/L,Scr 490 μmol/L。B超示双肾增大。最可能的临床诊断是
A. 急性肾盂肾炎　　　　　　　　B. 慢性肾小球肾炎急性发作　　　C. 急性肾小球肾炎
D. 急性间质性肾炎　　　　　　　E. 急进性肾小球肾炎

例20～21 共用选项
A. 微小病变肾病　　　　　　　　B. 新月体性肾小球肾炎　　　　　C. 硬化性肾小球肾炎
D. 系膜增生性肾小球肾炎　　　　E. 毛细血管内增生性肾小球肾炎

【例20】急进性肾小球肾炎病理类型为
【例21】急性肾小球肾炎病理类型为

四、治 疗

治疗包括针对急性免疫介导性炎症病变的强化治疗和针对肾脏病变后果的对症治疗。

1. 强化血浆置换疗法　应用血浆置换机分离患者的血浆和血细胞,弃去血浆内含致病性抗体,以等量正常人的血浆和患者血细胞重新输入体内。该疗法适用于各型急进性肾炎,但主要适用于Ⅰ型急进性肾炎、就诊时已发生急性肾衰竭需透析治疗的Ⅲ型急进性肾炎。

2. 甲泼尼龙冲击联合环磷酰胺治疗　主要适用于Ⅱ、Ⅲ型急进性肾炎,对Ⅰ型疗效差。

3. 替代治疗　凡急性肾衰竭已达透析指征者,均应及时透析。肾移植应在病情静止半年,特别是Ⅰ型患者血中抗基底膜抗体需转阴后半年进行。

分　型	治疗方式	昭昭老师速记
Ⅰ型急进性肾炎	血浆置换（Goodpasture综合征）	"一"腔热"血"去"置换"
Ⅱ型急进性肾炎	糖皮质激素＋环磷酰胺	2个人"复合"后吃"糖"
Ⅲ型急进性肾炎	糖皮质激素＋环磷酰胺	"Ⅲ中"全会时候吃"糖"

【例22】需血浆置换的疾病是
A. 急性肾炎　　　　　　　　　　B. ANCA相关性血管炎伴肺出血　　　C. 急性肾小管坏死
D. 急性间质性肾炎　　　　　　　E. Ⅲ型狼疮性肾炎

五、二个综合征

Goodpasture综合征	病因不明的过敏性疾病,血内有循环抗肾小球基底膜抗体及免疫球蛋白和补体呈线样沉积于肾小球基底膜,造成肺出血伴严重进展性发展的肾炎
Alport综合征	常起病于青少年,患者有眼(球型晶状体等)、耳(神经性耳聋)、肾(血尿、蛋白尿及进行性肾功能损害)异常,并有阳性家族史(多为X连锁显性遗传)

▶ 昭昭老师总结:急性肾炎和慢性肾炎的区别

	急性肾小球肾炎	慢性肾小球肾炎
诱因	发病1～3周前有感染史	半数以上患者有上呼吸道感染史
致病菌	β-溶血性链球菌感染	病毒感染
表现	①血尿、蛋白尿、水肿、高血压; ②一过性肾功能减退	①血尿、蛋白尿、水肿、高血压; ②短期内肾功能衰竭

续表

肉眼观	肾脏增大；弥漫性病变	肾脏增大；肾小囊广泛新月体形成
病理类型	毛细血管内增生性肾小球肾炎	新月体肾小球肾炎
病理改变	以内皮细胞和系膜细胞增生为主	以肾小囊壁层上皮细胞增生为主
电镜	肾小球上皮细胞下有驼峰状电子致密物沉积	Ⅰ型、Ⅲ型无免疫复合物沉积； Ⅱ型：系膜区、内皮下免疫复合物沉积
免疫病理	IgG、C3 颗粒状沉积	Ⅰ型：IgG、C3 线性沉积； Ⅱ型：颗粒状沉积； Ⅲ型：无沉积

第4节 慢性肾小球肾炎

慢性肾小球肾炎简称慢性肾炎，指以蛋白尿、血尿、高血压、水肿为基本临床表现，起病方式不同，病情迁延，病变进展缓慢，可有不同程度的肾功能减退，具有肾功能恶化倾向，最终发展为慢性肾衰竭的一组肾小球疾病。由于疾病的病理类型及病变进展不同，主要临床表现各不相同，表现呈多样化。

一、病 因

1. **少数**由急性肾炎发展而来　直接迁延或临床痊愈若干年后再现。（昭昭老师提示：是少数而非多数）
2. **免疫因素介导**　慢性肾炎的病因、发病机制和病理类型不尽相同，但起始因素多为免疫介导炎症。
3. **非免疫因素介导**　导致病程慢性化的机制除免疫因素外，非免疫非炎症因素起重要作用。

二、病 理

1. **病理类型慢性肾炎**　可见于多种肾脏病理类型，主要为系膜增生性肾炎、系膜毛细血管性肾炎、膜性肾病、局灶节段性肾小球硬化等。其中，少数非 IgA 系膜增生性肾炎可由急性肾炎转化而来。
2. **后期病变**　所有上述不同类型病理变化均可进展为程度不等的肾小球硬化，相应肾单位的肾小管萎缩、肾间质纤维化。
3. **晚期病变**　肾脏体积缩小，肾皮质变薄，病理类型均发展为硬化性肾小球肾炎。

三、表 现

1. **发病年龄**　任何年龄，以中青年为主，男性多见。
2. **主要表现**　血尿、蛋白尿、水肿、高血压，不同程度的肾功能减退，可有贫血。病情迁延，渐进性发展为慢性肾衰竭。肾脏病理类型是决定肾功能进展快慢的重要因素，如系膜毛细血管性肾炎进展较快，膜性肾病进展较慢。

【例23】男，28岁。夜尿增多1年余。偶有水肿。查体：BP 150/110 mmHg，尿蛋白（＋），Hb 90 g/L，红细胞 3～5/HP，血肌酐 120 μmol/L。最可能的诊断为
　　A. 急性肾小球肾炎　　　　　　B. 慢性肾小球肾炎　　　　　　C. 肾病综合征
　　D. 急进性肾小球肾炎　　　　　E. 高血压病肾动脉硬化

【例24】女，30岁。1年来乏力，易疲倦，腰部不适，有时下肢水肿，未检查。2个月来加重，伴食欲缺乏，血压增高为 150/100 mmHg，下肢轻度水肿。尿蛋白（＋），沉渣 RBC 5～10/HP，偶见颗粒管型，血化验 Hb 90 g/L，血肌酐 400 μmol/L。最可能的诊断是
　　A. 慢性肾盂肾炎　　　　　　　B. 慢性肾小球肾炎　　　　　　C. 肾病
　　D. 狼疮肾炎　　　　　　　　　E. 急性肾炎

例 25～26 共用题干

女，45岁，间断水肿3年，乏力3个月。查体：BP 155/100 mmHg，双下肢轻度凹陷性水肿，尿 RBC 20～30/HP，尿蛋白 2.1 g/d，血 Hb 78 g/L，血 Cr 342 μmol/L，BUN 16.1 mmol/L。B超：双肾萎缩。

【例25】最可能的临床诊断是
　　A. 慢性肾小球肾炎　B. 急性肾小球肾炎　C. 慢性间质性肾炎　D. 高血压肾损害　E. 肾病综合征

【例26】为改善乏力症状，最有效的治疗措施是
　　A. 激素及免疫抑制治疗　　　　B. 利尿治疗　　　　　　　　　C. 降压治疗
　　D. 注射促红细胞生成素及补充造血材料　　E. 血液净化治疗

【例27】男,25岁。1年来反复出现镜下血尿,相差显微镜检查为变形红细胞,尿蛋白 0.4 g/d,无水肿、高血压及肾功能减退。应首先考虑的诊断为
  A. 无症状性蛋白尿和(或)血尿 B. 急性肾小球肾炎 C. 泌尿系统肿瘤
  D. 慢性肾小球肾炎 E. 尿路结石

四、检 查

1. 早期　多为轻度尿异常,尿蛋白常在 1~3 g/d,尿沉渣红细胞增多,可见管型。肾功能正常或轻度受损(肌酐清除率下降、轻度氮质血症)。

2. 经过很长时间稳定期后,可出现肾功能减退。

五、诊 断

凡尿化验异常(蛋白尿、血尿)、伴或不伴水肿及高血压病史达 3 个月以上,无论有无肾功能损害均应考虑此病,在排除继发性肾小球肾炎及遗传性肾小球肾炎后,可诊断为慢性肾炎。(昭昭老师速记:这个诊断主要看时间,大于 3 个月的血尿、蛋白尿就是慢性肾小球肾炎)

六、治 疗

1. 目的　以防止或延缓肾功能进行性恶化、改善或缓解临床症状及防治心脑血管并发症为主要目的,而不是消除尿红细胞或轻度尿蛋白。

2. 高血压　血压控制目标<130/80 mmHg;降压药物首选:ACEI 或 ARB(高血压的治疗中关于此类药物的适应证讲得很清楚);尿蛋白争取减少至<1 g/d(第 7 版人卫教材:尿蛋白≥1 g/d,血压控制<125/75 mmHg;尿蛋白<1 g/d,血压控制<130/80 mmHg)。(昭昭老师速记:慢性疾病的治疗目的不是治愈,二是和平共处,延缓疾病进展。ACEI 类药物不仅可以降压,而且还可以减少尿蛋白保护肾脏(别忘了:糖尿病合并高血压;心室重构合并高血压都是首选 ACEI),须注意,当肌酐≥265 μmol/L 时,要在严密观察下谨慎使用)

3. 饮食及抗感染　优质蛋白饮食;避免使用氨基糖苷类抗生素。

4. 一般不主张使用糖皮质激素及细胞毒性药物。

例 28~30 共用题干

男,40 岁。发现血尿、蛋白尿 5 年。查体:BP 150/90 mmHg,24 小时尿蛋白定量 1.0~1.7 g,血肌酐 100 μmol/L。

【例28】首先考虑的临床诊断是
  A. 肾血管性高血压 B. 慢性肾炎 C. 隐匿性肾炎
  D. 高血压肾损害 E. 肾病综合征

【例29】理想的血压控制目标是
  A. <160/95 mmHg B. <140/90 mmHg C. <140/85 mmHg
  D. <130/80 mmHg E. <125/75 mmHg

【例30】治疗的主要目标是
  A. 防止或延缓病变进展 B. 降血压 C. 消除尿蛋白
  D. 消除血尿 E. 消除水肿

例 31~34 共用题干

男,40 岁。发现血尿、蛋白尿 5 年。查体:BP 150/90 mmHg,双下肢轻度凹陷性水肿。实验室检查:尿蛋白 1.0~1.7 g/L,尿 RBC 5~15/HP,Scr 100 μmol/L,B 超显示双肾大小正常。

【例31】该患者首先考虑的临床诊断是
  A. 无症状性蛋白尿和(或)血尿 B. 急性肾小球肾炎 C. 慢性肾小球肾炎
  D. 肾病综合征 E. 高血压肾损害

【例32】该患者应首选的进一步检查项目是
  A. 肾活检病理检查 B. 尿找肿瘤细胞 C. 肾动脉造影
  D. 24 小时尿钠测定 E. 双肾 CT 检查

【例33】该患者应首选的降压药物是
  A. 袢利尿剂 B. 血管紧张素转换酶抑制剂 C. 钙通道阻滞剂
  D. β受体拮抗剂 E. α受体拮抗剂

【例34】治疗的最终目标是

A. 消除蛋白尿　　　　　B. 消除水肿　　　　　　　　C. 延缓肾脏病变进展
D. 控制血压　　　　　　E. 消除血尿

第5节　无症状血尿或(和)蛋白尿(助理医师不要求)

无症状血尿或(和)蛋白尿既往国内称为隐匿型肾小球肾炎,指无水肿、高血压及肾功能损害,而仅表现为肾小球源性血尿或(和)蛋白尿的一组肾小球疾病。

一、病理

本组疾病可由多种病理类型的原发性肾小球疾病所致,但病理改变多较轻,如轻微病变性肾小球肾炎、轻度系膜增生性肾小球肾炎、局灶节段性肾小球肾炎等病理类型。根据免疫病理表现,又可将系膜增生性肾小球肾炎分为 IgA 肾病和非 IgA 系膜增生性肾炎。

二、临床表现

可表现为单纯性血尿、单纯性蛋白尿、血尿和蛋白尿,而无水肿、高血压、肾功能减退。(昭昭老师提示:看见血尿、蛋白尿但是无任何症状就是无症状血尿或(和)蛋白尿)

三、治疗

1. 一般治疗　无症状血尿或(和)蛋白尿无需特殊疗法。

2. 无症状性血尿或蛋白尿　可长期迁延,也可呈间歇性或时而轻微时而稍重,大多数患者的肾功能可长期维持正常。

第6节　肾病综合征

一、概念

肾病综合征(NS)的四个诊断标准:①尿蛋白定量超过 3.5 g/d;②血浆白蛋白低于 30 g/L;③水肿;④血脂升高。其中①和②是诊断的必备条件。

二、分类

分类	儿童	青少年	中老年
原发性	微小病变型肾病 (脂性肾病)	系膜增生性肾小球肾炎 系膜毛细血管性肾小球肾炎 局灶性节段性肾小球硬化	膜性肾病
继发性	过敏性紫癜肾炎乙肝相关肾炎 狼疮肾炎	狼疮肾炎 过敏性紫癜肾炎 乙肝相关肾炎	糖尿病肾病 肾淀粉样变性 骨髓瘤性肾病 淋巴瘤或实体瘤性肾病

三、临床表现

大量蛋白尿	①当肾小球滤过膜的分子屏障和电荷屏障受损致使原尿中蛋白含量增多,明显超过近曲小管回吸收量时,形成大量蛋白尿; ②在此基础上,凡是增加肾小球内压力及导致高灌注、高滤过的因素(如高血压、高蛋白饮食或大量输注血浆蛋白)均可加重尿蛋白
低蛋白血症	①肝脏白蛋白合成增加不足以克服丢失和分解; ②肾病综合征患者因肠道黏膜水肿导致食欲减退、蛋白质摄入不足、吸收不良或丢失; ③其他减少的血浆蛋白有免疫球蛋白(如IgG)、补体成分、抗凝及纤溶因子、金属结合蛋白(如转铁蛋白)及内分泌激素结合蛋白
水肿	①基本原因是低白蛋白血症,血浆胶体渗透压下降,使水分从血管腔内进入组织间隙; ②由于肾灌注不足,激活肾素-血管紧张素-醛固酮系统(RAAS),促进水钠潴留
高脂血症	①血胆固醇、甘油三酯、LDL、VLDL、脂蛋白(α)均增加; ②其发生机制与肝脏合成脂蛋白增加和脂蛋白分解减少相关,目前认为后者可能是高脂血症更为重要的原因

【例35】肾病综合征引起水肿最主要的机制是

A. 血浆晶体渗透压降低   B. 毛细血管滤过压升高   C. 毛细血管通透性增高
D. 血浆胶体渗透压降低   E. 肾小球滤过率下降

【例36】 下列哪项**不是**肾病综合征的临床表现
A. 高脂血症   B. 蛋白尿   C. 血尿   D. 水肿   E. 低蛋白血症

【例37】 女性,15岁,无原因出现眼睑及下肢水肿,血压100/70 mmHg,心肺正常,尿蛋白(＋＋＋),红细胞0～1/HP,血浆蛋白30 g/L。最可能的诊断是
A. 急性肾炎   B. 肾病综合征   C. 慢性肾炎
D. 肾淀粉样变   E. 泌尿系感染

【例38】 女性,18岁。水肿、少尿20天。近2天来出现发热,体温达38℃。BP 120/80 mmHg,Hb 110 g/L,尿常规白细胞10～15/HP,尿蛋白(＋＋＋),红细胞3～5/HP。最可能的诊断是
A. 肾病综合征合并上呼吸道感染   B. 肾病综合征合并泌尿系感染
C. 感染所致尿改变
D. 急性肾盂肾炎
E. 急性肾炎合并泌尿系感染

【例39】 诊断肾病综合征必须具备的依据是
A. 大量蛋白尿与血尿   B. 高脂血症与水肿   C. 大量蛋白尿与低白蛋白血症
D. 低白蛋白血症与高脂血症   E. 水肿与低蛋白血症

四、原发性肾病综合征的病理类型

微小病变性肾病（脂性肾病）	①儿童最常见的病理类型。 ②光镜下:肾小球基本正常,近曲小管脂肪变性;电镜足突细胞减少。 ③表现为:大量蛋白尿(白蛋白为主),肌酐轻度升高。 ③首选:糖皮质激素 (昭昭速记:"微小""儿童"看见"足"球就"消失",玩完了就给"糖"吃)
膜性肾病	①中老年人最常见的病理类型。 ②光镜:GBM有钉状突起,电镜:基底膜有电子致密物,常有足突融合。 ③表现为:蛋白尿、低蛋白血症;肾区痛(肾静脉血栓形成)。 ④首选:糖皮质激素＋细胞毒性药物,单用糖皮质激素无效。 ⑤最容易合并肾静脉血栓。 (昭昭老师速记:"老年"人碰"钉"子,爱"磨"蹭,爱长"血栓")
系膜毛细血管性肾小球肾炎	①病情进展很快,迅速出现少尿、无尿; ②光镜下:系膜细胞增生,插入到内皮细胞和系膜细胞之间出现"双轨道"征; ③首选:糖皮质激素及细胞毒性药物,药物治疗效果差。 (昭昭老师速记:"轨道""系"着鸡"毛"信,火车开的"很快")
系膜增生性肾小球肾炎	①免疫病理:IgA肾病和非IgA系膜增生性肾小球肾炎; ②主要应用糖皮质激素和细胞毒性药物治疗,反应程度因病情而定
局灶节段性肾小球硬化	①光镜下:受累节段性血管硬化,并有肾小管萎缩; ②电镜下:肾小球脏层上皮细胞足突融合,基底膜塌陷; ③顶端型,糖皮质激素效果良好,塌陷型,治疗反应差,最终进入肾衰

例40～41 共用题干

男,15岁。全身水肿1周。查体:BP 120/70 mmHg,腹部移动性浊音阳性。尿蛋白定量6.5 g/d,沉渣RBC 0～2/HP。血白蛋白22 g/L,胆固醇8 mmol/L,BUN 6.5 mmol/L,Scr 98 μmol/L。ASO升高,血补体C3 0.88 g/L(正常值0.8～1.5 g/L)。

【例40】 最可能的临床诊断是
A. 慢性肾小球肾炎   B. 原发性肾病综合征   C. 狼疮性肾炎
D. 急进性肾小球肾炎   E. 急性肾小球肾炎

【例41】 最可能的病理类型是
A. 系膜毛细血管性肾炎   B. 新月体型肾炎   C. 膜性肾病

D. 微小病变性肾病　　　　　　E. 重度系膜增生性肾炎

五、继发性肾病综合征的病理类型

昭昭老师速记：这里的继发性肾病综合征，其实非常简单，诊断主要靠其原发疾病的典型表现，比如果患者出现了对成性皮肤的瘀点、瘀斑，此为过敏性紫癜的典型表现，如果合并了蛋白尿，诊断为：过敏性紫癜性肾炎。

过敏性紫癜性肾炎	好发于青少年，肾病表现的同时出现皮肤瘀点、瘀斑
系统性红斑狼疮肾炎	好发于青壮年女性，多种自身抗体(+)
乙肝病毒相关肾炎	可发生在任何年龄，乙肝指标检查阳性
糖尿病肾病	继发性肾病综合征最常见的类型，见于糖尿病病程10年以上
肾淀粉样变	肾活检有肾内淀粉样物质沉积
骨髓瘤性肾病	血清单株球蛋白增高，蛋白电泳有M带，尿本周蛋白可阳性

【例42】 女，60岁。双下肢水肿2周。既往高血压10年，平时血压140/90 mmHg，糖尿病病史3年。尿蛋白3.8 g/d，尿红细胞3~5/HP，血Alb 29 g/L，空腹GLU 8.5 mmol/L，Scr 198 μmol/L。双侧眼底出血。以下最支持糖尿病肾病诊断的是

A. 空腹血糖高　　　　B. 眼底出血　　　　C. 水肿
D. 血肌酐升高　　　　E. 糖尿病病史3年

例43~44共用题干

男，68岁。2型糖尿病病史14年，血压升高7年，视物模糊3年，渐进性水肿1年。BP 170/95 mmHg，尿RBC(−)，尿蛋白3.8 g/d，血肌酐182 μmol/L。B超显示双肾大小正常。

【例43】 最可能的临床诊断是

A. 急性肾小球肾炎　　　B. 慢性肾小球肾炎　　　C. 原发性肾病综合征
D. 高血压肾损害　　　　E. 糖尿病肾病

【例44】 最支持以上诊断的检查是

A. 尿渗透压下降　　　B. 血ASO升高　　　C. 眼底检查糖尿病眼底病变Ⅳ期
D. 血IgA正常　　　　E. 血白蛋白<30 g/L

六、治　疗

1. 常选药物

糖皮质激素	①治疗首选药物，一般为8周，必要时延长到12周，总疗程不少于1年（特点：起始足量泼尼松1 mg/(kg·d)，缓慢减量治疗后，每2~3周减原用量的10%）。（昭昭老师提示：这里的考试的重点是8周，题目中经常治疗不够8周，尿蛋白等依然阳性，然后问你应该怎么办，答案就是接着原用量用到8周） ②糖皮质激素治疗后患者可出现三种不同结果：激素敏感，用药后病情缓解；激素依赖，用药后有效但于减药过程中经常出现病情反复；激素无效，用药后尿蛋白持续阳性
免疫抑制剂	①用于激素依赖用药和激素无效，一般不作为首选或单独治疗用药； ②最常用环磷酰胺，盐酸氮芥为最早用于治疗肾病综合征的药物； （昭昭老师提示：这个与SLE的首选免疫抑制剂是一样的）
减少蛋白尿	①血管紧张素转换酶抑制剂(ACEI)和血管紧张素Ⅱ受体拮抗剂(ARB)可通过降低肾小球内压和直接影响肾小球基底膜对大分子的通透性，而减少尿蛋白； ②减少尿蛋白可以有效延缓肾功能的恶化
降脂治疗	存在高脂血症的患者，发生心血管疾病的风险增高，可以考虑降脂药物治疗
环孢素	选择性抑制Th细胞和T细胞效应细胞，用于激素及细胞毒药物无效的难治性病例
麦考酚吗乙酯	选择性抑制T、B淋巴细胞增殖及抗体形成，对部分难治性肾综合征有效

【例45】 男性，20岁。原发性肾病综合征患者，首次治疗，每日用泼尼松龙60 mg，3周后尿蛋白仍为(+)，此时应

A. 改为地塞米松　　　B. 将泼尼松龙加量至80 mg/d　　　C. 改用环磷酰胺
D. 用原量继续观察　　E. 将泼尼松龙减量至40 mg/d，加用免疫抑制剂

【例46】肾病综合征患者高度水肿,尿量400~500 mL/d,持续2周,尿蛋白(++++),血浆蛋白20 g/L,肌酐清除率为100 mL/min。本患者的治疗主要是
A. 呋塞米　　　　　　　　B. 消炎药　　　　　　　　C. 输血浆或血清蛋白
D. 肾上腺皮质激素　　　　E. 血液透析

【例47】男性,15岁。高度水肿,尿蛋白(+++),管型少许,血清蛋白15 g/L,血胆固醇10 mmol/L,应用泼尼松4周,尿量增加,水肿消退,尿蛋白(+++)。此时应用哪项措施?
A. 泼尼松原剂量继续治疗　　B. 泼尼松开始减量　　　　C. 加用清蛋白,泼尼松开始减量
D. 加用ACTH,泼尼松减量　　E. 加用吲哚美辛,泼尼松减量

例48~50 共用题干

男性,35岁,双下肢水肿2周。查体:血压130/80 mmHg,双下肢凹陷。尿常规:蛋白(+++),红细胞(++),Cr 122 μmol/L,血浆蛋白28 g/L。

【例48】为明确诊断,不需要的检查项目是
A. 肾活检　　　　　　　　B. 双肾超声　　　　　　　C. 肾CT
D. 尿蛋白定量　　　　　　E. 血脂

【例49】若肾活检示肾小球系膜轻度增生,系膜区可见免疫复合物沉积。最可能的诊断是
A. 系膜增生性肾小球肾炎　　B. 系膜毛细血管性肾小球肾炎　　C. 微小病变性肾病
D. 局灶节段性肾小球硬化　　E. 膜性肾病

【例50】若为上述病理类型,首选治疗药物为
A. 环磷酰胺　　　　　　　B. 环孢素A　　　　　　　C. 霉酚酸酯
D. 糖皮质激素　　　　　　E. 硫唑嘌呤

【例51】女,15岁。双下肢及颜面水肿2周。尿蛋白5.2 g/d,尿RBC 0~2/HP,血白蛋白28 g/L,Scr 90 μmol/L,抗核抗体阴性。治疗方法正确的是
A. 低分子肝素抗凝　　　　B. 静脉点滴白蛋白　　　　C. 口服ACEI类药物
D. 泼尼松联合环磷酰胺　　E. 泼尼松足量足疗程

七、并发症

感　染	肾病综合征最常见的并发症(蛋白质的含量低,身体免疫力差)
肾静脉血栓	①突发的腰痛、血尿、蛋白尿加重,考虑肾静脉血栓形成。 (昭昭老师提示:不管是成人还是儿童,只要蛋白尿、血尿加重,诊断就是:深静脉血栓形成,这里每年都要考试,请记忆准确) ②首选:B超,可发现肾静脉血栓。 ③血栓形成病因:血液浓缩和高脂血症造成血液黏稠度增加;某些蛋白质从尿中丢失,肝代偿合成蛋白增加,引起机体凝血、抗凝和纤溶系统失衡;血小板过度激活,应用利尿剂和糖皮质激素,进一步加重高凝状态
急性肾损伤	①有效血容量不足致肾血流量下降,诱发肾前性氮质血症;肾间质高度水肿压迫肾小管;大量管型堵塞肾小管 ②以微小病变型肾病者多见,多无明显诱因,表现为少尿或无尿,扩容利尿有效,肾活检病理显示肾小球病变轻微
蛋白质及脂肪代谢紊乱	长期低蛋白血症可导致营养不良、小儿生长发育迟缓;免疫球蛋白减少,易致感染;金属结合蛋白丢失使微量元素缺乏;内分泌激素结合蛋白不足诱发内分泌紊乱;药物结合蛋白减少,影响某些药物的药代动力学,影响疗效;高脂血症增加血液黏稠度

【例52】女,58岁。双下肢及颜面水肿2个月。尿蛋白5.2 g/24 h,血白蛋白19 g/L。1天来出现肉眼血尿,首选应考虑的诊断是
A. 肾小球病　　　　　　　B. 尿路感染　　　　　　　C. 尿路结石
D. 急性肾炎　　　　　　　E. 肾静脉血栓

例53~54 共用题干

男,40岁。双下肢水肿1个月。查体:BP 150/100 mmHg,尿红细胞3~5/HP,尿蛋白5 g/d,血白蛋白

20 g/L,血肌酐 70 μmol/L。近3天腰痛,尿量减少。复查尿常规:尿红细胞30~50/HP。B超显示右肾增大。

【例53】血尿加重最可能的原因是
A. 急性过敏性间质肾炎　　　　B. 肾静脉血栓形成　　　　C. 合并泌尿系统肿瘤
D. 进展为新月体型肾炎　　　　E. 尿路感染

【例54】为明确诊断,最重要的检查是
A. 肾血管彩超检查　　　　　　B. 肾活检　　　　　　　　C. 测尿钠排泄分数及尿渗透压
D. 尿培养　　　　　　　　　　E. ANCA及抗GBM抗体检查

八、并发症的治疗

1. 感染　通常在激素治疗时无需应用抗生素预防感染,否则不但达不到预防的目的,反而可能诱发真菌二重感染。一旦发现感染,应及时选用敏感、强效、且无肾毒性的抗生素积极治疗,有明确感染灶者应尽快去除。严重感染难以控制时,考虑减少或停用激素。

2. 血栓及栓塞并发症　当血浆白蛋白＜20 g/L时,提示存在高凝状态,应开始预防性抗凝治疗。抗凝药一般维持半年以上。药物选择:肝素、华法林、抗血小板药等。

3. 急性肾损伤　可给予袢利尿剂、血液透析、治疗原发病、碱化尿液等处理。

4. 蛋白质及脂肪代谢紊乱　血管紧张素转换酶抑制剂(ACEI)和血管紧张素Ⅱ受体拮抗剂(ARB)均可减少尿蛋白。降脂药可选择性降低胆固醇或甘油三酯。

第7节　IgA肾病(助理医师不要求)

一、概　述

1. IgA肾病　指肾小球系膜区以IgA或IgA沉积为主的原发性肾小球疾病,是肾小球源性血尿最常见的病因。

2. IgA肾病　为目前世界范围内最常见的原发性肾小球疾病,也是我国最常见的肾小球疾病。IgA肾病是与肾脏免疫病理一致,但临床表现、病理改变和预后变异甚大的原发性肾小球疾病。

二、临床表现

血尿	①血尿多在感染后1周内出现; (昭昭老师提示:区别急性肾炎,急性肾炎的血尿是发生在感染1周后) ②血尿可持续数小时至数日伴或不伴轻度蛋白尿,无水肿、高血压和肾功能减退,无症状性血尿和(或)蛋白尿
其他异常	①肾功能正常或轻度异常;　　　　　　②无明显低蛋白血症; ③尿蛋白＜1.5 g/24 h,最多不超过2.0 g/24 h;　　④血中IgA的可升高

三、病理和诊断

1. 病理　本病病理变化多种多样,病变程度轻重不一,可涉及肾小球肾炎几乎所有的病理类型:轻微病变性肾小球肾炎、局灶增生性肾小球肾炎、毛细血管内增生性肾小球肾炎(急性肾炎的病理类型)、系膜毛细血管性肾小球肾炎、新月体肾小球肾炎、局灶性节段性肾小球硬化和增生硬化性肾小球肾炎等。

2. 诊断　依靠肾活检免疫病理学检查,最常见的类型是:系膜增生性肾小球肾炎,即肾小球系膜区或伴毛细血管壁IgA为主的免疫球蛋白呈颗粒样或团块样沉积。

例55～56 共用题干

男,22岁,受凉后出现咽痛、咳嗽、发热,1天后出现全程肉眼血尿2次,无尿频、尿急、尿痛。尿常规:蛋白(2+),尿沉渣镜检:RBC满视野。血Cr 74 μmol/L。

【例55】最可能的疾病是
A. 急性间质性肾炎　　　　　　B. 急性肾盂肾炎　　　　　C. 急进性肾小球肾炎
D. 急性肾小球肾炎　　　　　　E. IgA肾病

【例56】下列最有助于诊断的检查是
A. 肾穿刺活检　　　　　　　　B. 尿培养　　　　　　　　C. 膀胱镜
D. 泌尿系B超　　　　　　　　E. 腹部CT

四、治 疗

表　现	对应治疗方案
单纯镜下血尿	对症支持为主
蛋白尿	首选 ACEI 或 ARB 治疗,治疗的目的是尿蛋白<1 g/d;经治疗后不缓解,患者疗效不理想,加用糖皮质激素治疗(必要时添加免疫抑制剂)
急性肾衰竭	可予以糖皮质激素及免疫抑制剂治疗;支持治疗;达到透析指征的应给予透析治疗
慢性肾炎	延缓肾功能恶化为主要治疗目的,合并高血压者,应积极控制血压达标(<130/80 mmHg)

➢ **参考答案**如下,详细答案参见 2019 版《国家临床执业及助理医师资格考试精选真题考点精析》。

1. E	2. D	3. D	4. C	5. A	6. A
7. B	8. D	9. E	10. E	11. E	12. B
13. A	14. B	15. C	16. E	17. E	18. E
19. E	20. B	21. E	22. E	23. E	24. E
25. A	26. D	27. D	28. B	29. D	30. A
31. C	32. A	33. B	34. C	35. D	36. C
37. B	38. B	39. C	40. D	41. D	42. E
43. E	44. C	45. D	46. D	47. A	48. A
49. A	50. D	51. E	52. E	53. B	54. A
55. E	56. A				

昭昭老师提示:
关注官方微信,获得第一手考试资料。

第3章　尿路感染

➢ **2019 考试大纲**
①概述;②急性肾盂肾炎;③慢性肾盂肾炎;④急性膀胱炎;⑤无症状细菌尿。

➢ **考纲解析**
近 20 年的医师考试中,本章的考试重点是各种泌尿系统感染的诊断、检查和治疗,执业医师每年考查分数为 2~3 分,助理医师每年考查分数为 1~2 分。

第1节　尿路感染

一、分　类

根据感染发生部位	①上尿路感染:主要指肾盂肾炎;②下尿路感染:主要指膀胱炎
根据病程	分为急性尿感和慢性尿感
根据有无尿路结构或功能的异常	①分为复杂性尿感和非复杂性尿感。 ②复杂性尿感指伴有尿路引流不畅、结石、畸形、膀胱-输尿管反流等结构或功能的异常,或在慢性肾实质性疾病基础上发生的尿路感染;不伴上述情况者,称为非复杂性尿感

二、病因及发病机制

1. 感染途径

上行感染	病原菌经过尿道上行至肾盂引起的感染,约占尿路感染的 95%
血行感染	病原菌通过血行引起感染,最常见的致病菌是金黄色葡萄球菌
其他方式	直接感染,淋巴道感染等

2. 常见致病菌

大肠埃希菌	无症状性细菌尿、非复杂性尿路感染或首次发生的尿路感染,占 85%
其他致病菌	①变形杆菌——伴尿路结石者;　②铜绿假单胞菌——尿路器械检查后; ③金黄色葡萄球菌——血源性尿路感染

3. 易感因素 包括尿路梗阻、膀胱输尿管反流、机体免疫力低下、神经源性膀胱、妊娠、性别和性活动、医源性因素、泌尿系统结构异常、遗传因素等。即使严格消毒,单次导尿后,尿感发生率为1%~2%,留置导尿管1天感染率约50%,超过3天者,感染发生率可达90%。

【例1】上行性尿路感染是最常见的尿路感染途径,占总尿路感染的
A. 50% B. 65% C. 85%
D. 70% E. 95%

【例2】慢性肾盂肾炎是指
A. 累及肾实质和肾盂黏膜的慢性炎症 B. 累及肾间质和肾盂黏膜的慢性炎症
C. 累及肾皮质和肾盂黏膜的慢性炎症 D. 累及肾髓质和肾盂黏膜的慢性炎症
E. 累及肾实质、间质和肾盂黏膜的慢性炎症

三、临床表现

1. 急性肾盂肾炎和急性膀胱炎

	急性肾盂肾炎	急性膀胱炎
全身症状	寒战、高热、肾区疼痛	无寒战、高热、肾区疼痛
局部症状	尿频、尿急、尿痛	尿频、尿急、尿痛
实验室检查	有白细胞管型	无白细胞管型

昭昭老师提示:①急性肾盂肾炎是以全身症状为主,而膀胱炎是以局部症状为主,抗生素治疗有效。②肾结核的表现也是以局部表现,膀胱刺激征为主,如尿频、尿急、尿痛,但是抗生素治疗无效。③上下尿路感染最有意义,最有价值的检查是:是否有白细胞管型。出现白细胞管型就是急性肾盂肾炎,而急性膀胱炎一定没有白细胞管型。

2. 尿道综合征和无症状细菌尿

	尿道综合征	无症状细菌尿
全身症状	无寒战、高热、肾区疼痛	无寒战、高热、肾区疼痛
局部症状	尿频、尿急、尿痛	无
实验室检查	阴性	尿培养阳性

【例3】女,45岁。尿频、尿急、尿痛2天,伴高热、寒战、腰痛半天。查体:T 39 ℃,BP 110/70 mmHg。左肾区有叩击痛。尿常规:蛋白(+),RBC 2~5/HP,WBC 40~50/HP。最可能的诊断是
A. 急性膀胱炎 B. 肾肿瘤 C. 肾结核
D. 急性肾盂肾炎 E. 慢性肾盂肾炎

四、检查

1. 尿细菌培养

(1) 诊断尿路感染最有价值的检查　清洁中段尿细菌培养或真性细菌尿。(哪里的感染就做那里的细菌培养,如肺炎是痰培养;败血症是血培养等)

(2) 清洁中段尿细菌定量培养≥10^5/mL　如临床上无尿感症状,则要求做两次中段尿培养,细菌数均≥10^5/mL,且为同一菌种,称为真性菌尿。

(3) 如果是球菌感染　细菌数均≥10^3/mL,就要考感染。

(4) 无症状性细菌尿　诊断主要依靠尿细菌学检查,要求两次细菌培养均为同一菌种的真性菌尿。

2. 其他检查

尿常规	①尿沉渣镜检 WBC>5个/HP,对尿感诊断意义较大; ②肾盂肾炎者可有白细胞管型;　③可有血尿和蛋白尿
血常规	急性肾盂肾炎时白细胞常升高,中性粒细胞增多,核左移
白细胞排泄率	①取3 h尿液行尿WBC计数。 ②<2×10^5/h为正常;(2~3)×10^5/h为可疑;>3×10^5/h为阳性
涂片细菌检查	取清洁中段尿沉渣涂片镜检,若>1个细菌/HP,提示尿路感染

硝酸盐还原实验	①原理为大肠埃希菌等 G⁻ 菌可使尿内硝酸盐还原为亚硝酸盐； ②此法为尿感的过筛试验，其敏感性＞70%，特异性＞90%
肾功能检查	慢性肾盂肾炎肾功能受损时，可出现肾小球滤过率下降，血肌酐升高
影像学检查	B 超、腹部平片、IVP 可了解有无尿路复杂情况

【例4】尿路感染诊断的最重要依据是
A. 有尿频、尿急、尿痛症状 B. 腰痛和肾区叩痛 C. 有真性细菌尿
D. 有白细胞尿 E. 有蛋白管型

五、治 疗

1. 原发性尿路感染的治疗

昭昭老师提示：①无病原学结果前，根据经验用药，首选对革兰阴性杆菌有效的抗生素；选用肾毒性、副作用小的抗生素；单一药物治疗失败、严重感染、混合感染、耐药菌株出现时应联合用药。②氨基糖苷类抗生素，如庆大霉素、链霉素、阿米卡星等，有肾毒性，不宜使用；大环内脂类抗生素如红霉素等，对此类疾病效果差，一般无需使用。

	急性肾盂肾炎	急性膀胱炎
首选药物	喹诺酮类（首选）、类磺胺类、半合成青霉、头孢菌素	喹诺酮类（首选）、半合成青霉素、头孢菌素
疗程、疗效	14 日疗法，治疗率 90%	3 日疗法，治疗率 90%
复查时间	—	停用抗生素后 7 天
复查后治疗	复查阳性者，继续药物治疗 4～6 周	复查阳性者，继续药物治疗 2 周

2. 再发性尿路感染的治疗

重新感染	①定义：治疗后症状消失，尿菌阴性，但在停药 6 周后再次出现真性细菌尿，菌株与上次不同。 ②治疗：多数病例有尿路感染症状，治疗方法与首次发作相同。对于半年内发作 2 次以上者，可用复方磺胺甲噁唑或呋喃妥因长程低剂量抑菌治疗，连用半年
复发	①定义：治疗后症状消失，尿菌阴转后在 6 周内再出现菌尿，菌种与上次相同（菌种相同且为同一血清型）。 ②复发且为肾盂肾炎者，特别是复杂性肾盂肾炎，在去除诱发因素的基础上，应按药敏选择强有力的杀菌性抗生素，疗程不少于 6 周

3. 妊娠期尿感 宜选用毒性较小的抗生素，如阿莫西林、呋喃妥因、头孢菌素等。

4. 无症状性菌尿 一般认为有下述情况者应予治疗：①妊娠期无症状性菌尿；②学龄前儿童；③曾出现有症状感染者；④肾移植、尿路梗阻及其他尿路有复杂情况者。妇女和老年人的无症状性菌尿无需治疗。

【例5】女，28 岁，尿频、尿急、尿痛 2 天，无发热及腰痛，既往无类似发作。查体：双肾区无叩击痛，血 WBC $5.4×10^9$/L，尿 WBC 30～40/HP，RBC 10～15/HP，亚硝酸盐（＋）。该患者抗感染治疗疗程应为
A. 4 周 B. 3 天 C. 7 天 D. 10 天 E. 2 周

【例6】女，35 岁，尿频、尿痛伴肉眼血尿 1 天。既往体健。查体无异常。尿亚硝酸盐阳性，尿沉渣镜检红、白细胞满视野。抗生素疗程一般为
A. 14 天 B. 5 天 C. 7 天 D. 10 天 E. 3 天

【例7】男，14 岁。因腰痛、发热、尿频、尿急、尿痛而求治。检查后诊断为大肠埃希菌所致的泌尿系感染，应首选
A. 诺氟沙星 B. 红霉素 C. 青霉素 D. 一代头孢 E. 苯唑西林

【例8】急性肾盂肾炎的疗程通常是
A. 1 周 B. 2 周 C. 3 周 D. 4 周 E. 6 周

例 9～11 共用题干

女性，36 岁。突然寒战、高热、腰痛并尿急、尿痛 1 周，既往无类似病史。检查：体温 39.4 ℃，右侧肾区叩击痛阳性，尿蛋白（＋），白细胞 20～30/HP，白细胞管型 0～2/LP，密度 1.022。

【例9】此患者最可能是

A. 感染　　　　　　　　　　B. 肾结石合并泌尿系感染　　　　C. 膀胱炎
D. 急性肾盂肾炎　　　　　　E. 肾炎合并泌尿系感染

【例10】诊断的主要依据是
A. 突然寒战、高热　　　　　B. 腰痛　　　　　　　　　　　C. 尿频、尿痛
D. 右侧肾区叩击痛(+)　　　E. 尿蛋白(+)，白细胞20～30/HP，白细胞管型0～2/LP

【例11】为了确定诊断还需要做的最主要的检查是
A. 血β₂微球蛋白　　　　　　B. 尿β₂微球蛋白　　　　　　　C. 血BUN
D. 尿细菌培养　　　　　　　E. 血肌酐

【例12】需治疗的无症状性细菌尿见于
A. 老年女性　　　　　　　　B. 长期留置导尿管　　　　　　C. 糖尿病
D. 绝经前非妊娠妇女　　　　E. 妊娠妇女

六、并发症

肾乳头坏死	①指肾乳头及其邻近肾髓质缺血性坏死，常发生于伴有糖尿病、尿路梗阻的肾盂肾炎，为严重并发症。 ②表现为寒战、高热、剧烈腰痛、腹痛和血尿等。可同时伴革兰阴性杆菌败血症和急性肾衰竭
肾周围脓肿	①严重肾盂肾炎直接扩展所致，多有糖尿病、尿路结石等易感因素。 ②致病菌常为革兰阴性杆菌，尤其是大肠埃希菌，常出现明显的单侧腰痛，且向健侧弯腰时疼痛加剧

第2节　慢性肾盂肾炎

一、概　述

慢性肾盂肾炎是指发生于肾脏和肾盂的炎症，大都由细菌感染引起，多数（>50%）是由于急性肾盂肾炎演变而来，也可以没有急性肾盂肾炎病史。一般认为，慢性肾盂肾炎是指病程超过半年或1年的肾盂肾炎。

二、表现、检查、诊断及治疗

表现	①不同程度的低热、间歇性尿频、排尿不适、腰部酸痛及肾小管功能受损表现； ②长时间病变导致肾小管受损，肾脏浓缩功能减退，出现夜尿增多、低比重尿
检查	①慢性肾盂肾炎的最有价值的检查方法为：静脉肾盂造影(IVU)； ②B超：双侧肾脏病变常不一致，肾脏体积缩小，表面不光滑，有肾盂、肾盏粘连、变形，肾乳头瘢痕形成，外观为"瘢痕肾"
诊断	超过半年或1年的尿频、尿急、尿痛+静脉肾盂造影(IVU)显示肾盂变形=慢性肾盂肾炎
治疗	①关键是积极寻找并去除易感因素；②急性发作时治疗同急性肾盂肾炎

➢ 参考答案如下，详细答案参见2019版《国家临床执业及助理医师资格考试精选真题考点精析》。

1. E	2. B	3. D	4. C	5. B	昭昭老师提示：
6. E	7. A	8. B	9. D	10. E	关注官方微信，获得第一手考试资料。
11. D	12. E	—	—	—	

第4章　男性泌尿生殖系统感染

➢ **2019考试大纲**
①前列腺炎；②附睾炎。

➢ **考纲解析**
近20年的医师考试中，本章的考试重点是各种男性生殖系统感染的诊断和治疗，执业医师每年考查分数为0～1分，助理医师每年考查分数为0分。

第1节　前列腺炎

【急性细菌性前列腺炎】

一、病因和机制

致病菌多为革兰阴性杆菌或假单胞菌，多由尿道上行感染如经尿道器械操作所致，也可来自血行感染或

直接蔓延等。

二、临床表现

1. **全身表现** 发病突然，全身症状如寒战、高热、尿频、尿急、排尿痛、会阴部坠胀痛。
2. **梗阻症状** 梗阻症状表现为排尿犹豫、尿线间断等。

三、诊　断

有典型的临床表现和急性感染史。直肠指检前列腺肿胀、压痛、局部皮温升高、表面光滑，形成脓肿有波动感。尿沉渣检查有白细胞升高。

四、治　疗

1. **抗菌药物选择** 复方磺胺甲噁唑、喹诺酮类药物及头孢类、红霉素等。衣原体感染选用红霉素、阿奇霉素等。淋病奈瑟菌感染可用头孢曲松。厌氧菌感染可用甲硝唑。
2. **疗程** 7天，可延长至14天。

【慢性细菌性前列腺炎】

一、病　因

大多数慢性前列腺炎患者无急性炎症过程。致病菌主要为大肠埃希菌等，主要经尿道逆行感染所致。

二、临床表现

1. **排尿改变及尿道分泌物** 尿频、尿急、尿痛，排尿时尿道不适或灼热，排尿后或大便后有白色分泌物自尿道口流出，俗称尿道口"滴白"。
2. **疼痛** 如会阴部及下腹部疼痛，性功能减退，精神症状如头晕、乏力等。
3. **并发症** 可表现为变态反应等，如虹膜炎、关节炎、神经炎等。

三、诊　断

反复尿路感染发作，前列腺按摩液中持续有致病菌存在。但临床上常难以明确。

直肠指检	前列腺饱满、增大、质软、轻度压痛
尿道前列腺液	前列腺液白细胞＞10个/高倍镜
B超	前列腺结构不清、混乱

四、治　疗

治疗效果常不理想，首选红霉素、多西环素等具有强穿透性的药物。

> 昭昭老师总结：急性细菌性前列腺炎与慢性细菌性前列腺炎的异同

	急性细菌性前列腺炎	慢性细菌性前列腺炎
致病菌	革兰阴性杆菌或假单胞菌	大肠埃希菌
传播途径	尿道逆行感染	尿道逆行感染
主要表现	寒战、高热＋尿频、尿急、尿痛＋阴部坠胀痛	尿频、尿急、尿痛＋滴白＋会阴部坠胀痛
治疗	复方磺胺甲噁唑、喹诺酮类药物及头孢类、红霉素	红霉素、多西环素

【慢性非细菌性前列腺炎】

一、概　述

大多数前列腺炎属于此类。除细菌外，其他的病原体包括沙眼衣原体、支原体、滴虫、真菌、病毒等，以及日常生活中长期久坐、坐车、性交中断导致前列腺长期充血所致。

二、临床表现和体征

1. **一般表现** 类似于慢性细菌性前列腺炎。前列腺痛、盆腔、会阴部疼痛明显或不适或表现为尿频、尿不尽，可伴有不同程度的性功能障碍、生育能力下降、精神、心理症状等一些列的综合征，所不同的是没有反复尿路感染。
2. **前列腺痛** 临床上具有慢性前列腺炎的症状，尤其是盆腔、会阴部疼痛明显，而前列腺液检查正常，培养无细菌生长，称为前列腺痛。
3. **体征** 直肠指检前列腺稍压痛等。

三、治 疗

1. 抗生素　致病菌为衣原体、支原体者可选用米诺环素、多西环素。其他致病菌可用红霉素或甲硝唑。α-受体阻滞剂可解痉、改善症状。

2. 其他　每日热水坐浴等也可。

> 昭昭老师总结:慢性细菌性前列腺与慢性非细菌性前列腺炎的异同

	慢性细菌性前列腺炎	慢性非细菌性前列腺炎
发病率	少见	常见
病因	细菌感染	反复尿路感染发作
致病菌	大肠埃希菌、变形杆菌、克雷伯杆菌、葡萄球菌	衣原体、支原体、滴虫、真菌、病毒
治疗	①治疗效果不理想; ②综合治疗(抗生素、坐浴、前列腺按摩、活血化淤等)	①抗原菌治疗; ②综合治疗(坐浴、前列腺按摩、α受体阻滞剂等)

第2节　附睾炎(助理医师不要求)

【急性附睾炎】

一、病因及机制

1. 感染途径　急性附睾炎多由于后尿道炎、前列腺炎及精囊炎沿输精管逆行感染所致,血行感染少见。

2. 致病菌　以大肠埃希菌和葡萄球菌为多见。常见于中青年。尿道狭窄、尿道内器械使用不当、膀胱及前列腺术后留置导管等常会引起附睾炎的发生。

二、临床表现

1. 全身症状　发病突然,畏寒、高热。

2. 局部症状　患侧阴囊明显肿胀,阴囊皮肤发红、发热、疼痛,并沿精索、下腹部以及会阴部放射。(昭昭老师提示:睾在阴囊里面故主要表现为阴囊的红肿热痛)

三、诊断及鉴别诊断

1. 诊断　根据典型临床表现可以确诊。

2. 鉴别诊断

附睾结核	寒性脓肿,合并细菌感染时出现急性炎症表现
睾丸扭转	多发生于青少年,常在安静状态下发病,起病突然,阴囊部疼痛明显

四、治 疗

1. 对症治疗　卧床休息,将阴囊托起,止痛、热敷。可用0.5%利多卡因做精索封闭,减少疼痛。

2. 抗生素及手术治疗　选用广谱抗生素抗感染治疗,脓肿形成则切开引流。

【慢性附睾炎】

一、概 述

多因急性附睾炎治疗不彻底而形成。部分无急性炎症过程,可伴有慢性前列腺炎。

二、临床表现和体征

表现	阴囊轻度不适或坠胀痛,休息后好转
体征	附睾局限性增厚或肿大,与睾丸界限清楚,精索、输精管可增粗

三、治 疗

1. 综合治疗　托起阴囊,局部热敷,热水坐浴,理疗。同时应该重视前列腺炎的综合治疗。

2. 手术治疗　如局部疼痛剧烈,反复发作,影响生活和工作,可考虑附睾切除。

> 昭昭老师总结:急性附睾炎与慢性附睾炎的异同

	急性附睾炎	慢性附睾炎
病因	①尿道炎、前列腺炎及精囊炎沿输精管逆行感染； ②血行感染少见	①多数:急性附睾炎治疗不彻底而形成； ②少数:无急性炎症过程
致病菌	大肠埃希菌和葡萄球菌	大肠埃希菌和葡萄球菌
表现	发病突然、畏寒、高热	阴囊轻度不适或坠胀痛,休息后好转
体征	患侧阴囊明显肿胀,阴囊皮肤发红、发热、疼痛	附睾局限性增厚或肿大,与睾丸界限清楚,精索、输精管可增粗
治疗	①广谱抗生素抗感染治疗； ②脓肿形成则切开引流	①局部热敷,热水坐浴,理疗； ②疼痛剧烈,反复发作;附睾切除术

第5章 肾结核

> **2019 考试大纲**
> ①病理;②临床表现;③诊断与鉴别诊断;④治疗。

> **考纲解析**
> 近20年的医师考试中,本章的考试重点是各种肾结核的诊断、检查和治疗,执业医师每年考查分数为0~1分,助理医师每年考查分数为0分。

一、概　述

泌尿、男性生殖系统结核是全身结核病的一部分,其中最主要的是肾结核。肾结核绝大多数源自肺结核,少数继发于骨关节结核或消化道结核。肾结核是结核分枝杆菌引起的慢性、进行性、破坏性病变。结核分枝杆菌自原发病灶经血行播散引起肾结核,如未及时治疗,结核分枝杆菌随尿液下行可播散至输尿管、膀胱、尿道致病,还可以通过前列腺导管、射精管等进入男性生殖系统,引起前列腺、精囊、射精管、附睾和睾丸结核,男性生殖系统结核也可以经血行直接播散引起。泌尿、男性生殖系统结核往往在肺结核发生或愈后3~10年或更长时间才出现症状。

二、病　理

1. 病理性肾结核　结核分枝杆菌主要经血液循环感染进入肾,在双侧肾皮质的肾小球周围毛细血管丛内,形成多发性微小结核病灶。由于该处血液循环丰富,修复力较强,如患者免疫力较强,感染细菌的数量较少或毒力较小,早期微小结核病变可以全部自行愈合,临床上常不出现症状,称为病理性肾结核。

2. 肾髓质结核和临床肾结核　如果患者抵抗力低下,细菌数量大或毒力较强,肾皮质病灶不能愈合,逐渐扩大,结核分枝杆菌经肾小管至髓质的肾小管袢处,由于该处血流缓慢、血液循环差,易发展为肾髓质结核。病变在髓质继续发展,穿破肾乳头到达肾盂、肾盏,发生结核性肾盂肾炎,出现临床症状及影像学改变,称为临床肾结核,绝大多数为单侧病变。

3. 肾自截　肾结核早期主要是皮质内的多发性结核结节,随着病情逐渐加重,结节彼此融合,形成干酪样脓肿,从肾乳头处破入肾盂肾盏形成空洞性溃疡,逐渐扩大蔓延至全身。肾结核钙化也是肾结核的常见病理改变。后期,输尿管本身钙化、纤维化,输尿管常完全闭塞,含有结核杆菌的尿液不能流入膀胱,膀胱继发性结核病变逐渐好转和愈合,膀胱刺激症状也逐渐缓解至消失,尿液检查趋于正常,这种情况称为肾自截。但是患者本身的病情加重。

4. 膀胱挛缩　膀胱结核性溃疡较少见,但可以累及全膀胱,病变愈合致使膀胱壁广泛纤维化和瘢痕收缩,使膀胱壁失去伸张能力,膀胱容量显著减少,不足50 mL,即为膀胱挛缩。

三、临床表现

1. 慢性膀胱刺激征　肾结核最重要、最主要也是最早出现的症状。当结核杆菌引起膀胱黏膜出现结核性炎症时,患者开始出现尿频,同时可出现尿急、尿痛、排尿不能等待,必须立即排出,难以忍耐。晚期出现膀胱挛缩,可有尿失禁。

【例1】肾结核最具有特征性的临床表现是
A. 腰痛　　　　　　　　　B. 发热伴盗汗　　　　　　　C. 肉眼血尿
D. 慢性膀胱刺激症状　　　E. 消瘦

【例2】男,35岁。慢性膀胱刺激症状经抗感染治疗无效,应考虑是
A. 前列腺炎　　　　　　　B. 前列腺增生　　　　　　C. 慢性膀胱炎
D. 尿道炎　　　　　　　　E. 泌尿系结核

2. 血尿　多数为终末血尿,由膀胱的结核性炎症和溃疡在排尿时收缩膀胱引起。少数结核可侵犯血管导致全程血尿。

3. 脓尿　由于肾和膀胱的结核性炎症,造成组织破坏,尿液中可出现大量脓细胞,同时在尿液内亦可混有干酪样物质,使尿液混浊不清,严重者呈米汤样脓尿。

4. 腰痛和包块　肾结核病变在肾,但是患者一般无明显腰痛。仅有少数肾结核病变破坏严重或出现梗阻,发生结核性脓肾或继发肾周感染,输尿管被血块、干酪样物质堵塞时,引起腰部钝痛或绞痛。

5. 男性生殖系统结核　50%～70%患者合并生殖系统结核,虽然病变主要从前列腺、精囊开始,但临床上表现最明显的是附睾结核,附睾可触及不规则硬块。

6. 全身症状　一般全身症状不明显,晚期肾结核合并其他部位活动性结核时,可以有发热、盗汗、消瘦、贫血、虚弱等典型结核症状。

【例3】附睾结核多继发于
A. 肾结核　　　　　　　　B. 骨结核　　　　　　　　C. 淋巴结核
D. 肠结核　　　　　　　　E. 肺结核

四、诊　断

1. 尿液检查　尿沉淀涂片抗酸染色找到抗酸杆菌(确诊检查)。

2. 影像学诊断
(1) X线检查　可见到病肾局灶性斑点状钙化影或全肾广泛钙化。静脉尿路造影(IVU)是影像学最有意义的检查,可见肾盏边缘不光滑如虫蛀状(特异性)。
(2) CT和MRI　CT对中晚期肾结核能清楚显示扩大的肾盏肾盂、皮质空洞及钙化灶。MRI水成像对诊断肾结核合并对侧肾积水有独到之处。

3. 膀胱镜检查　①膀胱三角区和患侧输尿管口周围较为明显;②患侧输尿管口可呈"洞穴"状,有时可见混浊尿液喷出;③膀胱挛缩容量小于50 mL或有急性膀胱炎时,不宜行膀胱镜检查。

【例4】对诊断肾结核最有意义的是
A. 尿路平片　　　　　　　B. 肾图　　　　　　　　　C. B超
D. 静脉尿路造影　　　　　E. 膀胱镜检

【例5】男性,37岁。尿频、尿急、尿痛2年,一般抗感染治疗不好转,时有低热、无力。尿检:白细胞20～30/HP,红细胞5～8/HP。肾图:右肾功能严重受损,左肾积水。初诊为肾结核,为确诊应做哪项检查意义更大?
A. IVU　　　B. B超　　　C. CT　　　D. 肾动脉造影　　　E. 血常规

五、治　疗

1. 药物治疗　早期用抗结核药物治疗,首选药物是异烟肼、利福平、吡嗪酰胺和链霉素。治疗中应每月查一次尿常规并在尿中找抗结核杆菌,必要时行静脉尿路造影,以观察疗效。连续半年尿中未找到结核分枝杆菌即为稳定转阴,5年不复发即可认为治愈。

2. 手术治疗　凡药物治疗6～9个月无效,肾结核破坏严重者,应在药物治疗配合下行手术治疗。肾切除手术前抗结核药物使用不应少于2周。

3. 肾结核的手术方法

病灶清除术	适用于与肾盂不通的肾结核闭合性脓肿
肾部分切除术	适用于局限在病肾一极的结核病灶
肾切除术	适用于对侧肾正常,患侧严重破坏
肾造瘘术	适用于晚期肾结核,膀胱挛缩合并对侧肾重度积水且有尿毒症
膀胱扩大切除术	①结核性膀胱挛缩,切除患肾后,经过3～6个月的抗结核治疗,待膀胱结核完全自愈后,对侧肾功能正常,无尿道狭窄,行膀胱扩大术; ②挛缩膀胱的男性患者常有前列腺、精囊结核引起后尿道狭窄,为改善和保护积水肾仅有的功能,行输尿管皮肤造口或回肠膀胱或肾造口

解除输尿管狭窄的手术	狭窄位于中上段者,切除狭窄段,输尿管对端吻合术;狭窄靠近膀胱者,切除狭窄段,输尿管膀胱吻合术,放置双J形输尿管支架引流管

【例6】男,39岁。诊断左肾结核,膀胱容量30 mL,右肾严重积水伴尿毒症。宜首先行
A. 膀胱扩大术　　　　　　B. 右肾造瘘术　　　　　　C. 左肾切除术
D. 左肾结核病灶清除术　　E. 膀胱造瘘术

【例7】女,25岁。右肾结核行右肾切除,抗结核治疗半年多,尿痛缓解,但尿频加重,每晚7~8次。静脉尿路造影见左肾显影尚好,仅伴轻度肾积水及膀胱挛缩,尿常规白细胞0~2/HP。现治疗应选择
A. 左肾造瘘术　　　　　　B. 继续抗结核治疗　　　　C. 左输尿管皮肤造瘘术
D. 膀胱扩大术　　　　　　E. 膀胱造瘘术

> 参考答案如下,详细答案参见2019版《国家临床执业及助理医师资格考试精选真题考点精析》。

| 1. D | 2. E | 3. A | 4. D | 5. A | 昭昭老师提示: |
| 6. B | 7. D | — | — | — | 关注官方微信,获得第一手考试资料。 |

第6章　尿路结石

> **2019考试大纲**
> ①概述;②上尿路结石;③膀胱结石。

> **考纲解析**
> 近20年的医师考试中,本章的考试重点是各种尿路结石的治疗,执业医师每年考查分数为2~3分,助理医师每年考查分数为1~2分。

第1节　概　述

一、病　因

1. 流行病学因素

(1) 性别和年龄　好发年龄为25~40岁,男女比例为3:1。我国上尿路结石男女比例接近,下尿路结石男性明显多于女性。儿童多发于2~6岁。女性有两个发病高峰,25~40岁和50~65岁。老年男性发病与前列腺增生引起尿路梗阻有关,可继发膀胱结石。

(2) 水分摄入　大量饮水能减少尿中晶体形成,出汗过多有利于尿结石形成。

(3) 饮食和营养　营养状况好,容易形成肾结石,如草酸钙、磷酸钙结石;营养状况差,容易形成膀胱结石,如尿酸结石。

(4) 疾病　有些尿结石的形成与遗传性疾病有关,如胱氨酸尿症、家族性黄嘌呤尿等。甲状旁腺功能亢进、高尿酸尿症、高草酸尿症以及尿路梗阻和感染亦为尿结石形成的因素。

2. 尿液改变

(1) 形成尿结石的物质排出增加　尿液中钙、草酸或尿酸排出量增加。长期卧床、甲状旁腺功能亢进者尿钙增加;痛风患者尿酸排出增多;内源性合成草酸增加或肠道吸收草酸增加引起高草酸尿症。

(2) 尿pH值改变　碱性尿易形成磷酸镁铵及磷酸盐沉淀,酸性尿易形成尿酸或胱氨酸结晶。

(3) 尿量减少　尿液中盐类和有机物质的浓度增高。

(4) 尿中抑制晶体形成和聚集的物质减少　如枸橼酸、焦磷酸盐、酸性黏多糖、镁等。

(5) 尿路感染时尿基质增加,使晶体黏附。

3. 泌尿系解剖结构的异常　尿路狭窄、梗阻、憩室导致尿液滞留及感染,尿液中晶体或基质在该部位形成沉淀有利于结石形成。

二、尿路结石的成分及特性

(昭昭老师速记:"最常见"的是小"草",草地里有"桑椹";小"鹿""淋"雨了容易"感染";"蜡"烛带来"光"明。)

	草酸钙结石	磷酸盐结石	尿酸结石	胱氨酸结石
发病率	最高	—	—	—
病因	—	尿路感染和梗阻	尿酸代谢异常	—
颜色	棕褐色	灰白色、黄色或棕色	黄色或红棕色	淡黄色至黄棕色
质地	质硬	易碎	质硬	质韧
表面	粗糙	粗糙	光滑	光滑
形状	桑椹样	鹿角形	颗粒状	蜡样
X线	显影	显影	不显影	不显影

【例1】X线平片绝大多数能显影的结石是
A. 胆囊结石　　　　　　　　B. 肝内胆管结石　　　　　　　　C. 肝外胆管结石
D. 尿路结石　　　　　　　　E. 胃石

例2~3共用选项
A. 碳酸盐结石　　　　　　　B. 尿酸结石　　　　　　　　　　C. 混合型结石
D. 磷酸盐结石　　　　　　　E. 草酸钙结石

【例2】腹部平片不显影的结石是
【例3】感染性结石的性质是

三、病理改变

1. 尿路结石的好发部位　输尿管结石常位于三个生理狭窄处：肾盂输尿管连接处、输尿管跨过髂血管处、输尿管膀胱壁段。其中，以输尿管下1/3最多见。

2. 尿路结石并发症　可引起泌尿道直接损伤、梗阻、感染或恶性变。

直接损伤	结石本身的直接刺激，可致尿路黏膜充血、水肿，甚至糜烂或脱落
尿路梗阻	①肾盂结石进入输尿管可自然排出； ②肾盂结石也可停留在尿路的任何部位，引起急性完全性尿路梗阻或慢性不全性尿路梗阻，最终导致肾积水和肾功能损害
尿路感染	尿路结石合并梗阻时，由于尿液淤滞，易并发尿路感染，而感染又会引发结晶的析出和沉淀，使原有结石体积迅速增大，结果进一步加重尿路梗阻
恶性变	①结石在肾盏内缓慢长大，充满肾盂、肾盏，形成鹿角形结石； ②结石可合并感染，少数病例尿路移行上皮发生鳞化可继发鳞癌

【例4】鹿角形结石引起泌尿道的病理生理改变，最严重的后果是
A. 尿路梗阻　　　　　　　　B. 尿路感染　　　　　　　　　　C. 尿路上皮恶性变
D. 肾积水　　　　　　　　　E. 尿毒症

第2节　上尿路结石

肾和输尿管结石为上尿路结石，主要症状是疼痛和血尿。其程度与结石的部位、大小、活动及有无合并损伤、感染、梗阻等有关系。

一、临床表现

主要表现是：疼痛+血尿（多为镜下血尿）。

1. 疼痛

肾结石	可引起肾区疼痛，伴肋脊角叩击痛
肾盂及肾大盏结石	可无明显临床症状，活动后出现上腹或腰部钝痛
输尿管结石	表现为阵发性腰部或上腹部疼痛，剧烈难忍，并沿输尿管放射到同侧腹股沟，还可涉及睾丸和阴唇
输尿管膀胱壁内段或输尿管口结石	膀胱刺激征及尿道和阴茎头部放射痛

2. 血尿　通常为镜下血尿，少数患者为肉眼血尿。

3. **恶心、呕吐** 输尿管和肠管有共同的神经支配,可出现恶心、呕吐。
4. **膀胱刺激征** 结石伴有感染或输尿管壁内段结石,可有尿频、尿急、尿痛。

【例5】关于输尿管结石的描述正确的是
A. 肾区疼痛,有的无症状　　B. 肾绞痛,腰部阵发性疼痛　　C. 排尿时突然疼痛
D. 尿痛,会阴部疼痛　　　　E. 肋脊角叩痛

二、实验室检查

B超	①首选的影像学检查；②适合于几乎所有人群
尿路平片(KUB)	能发现95%以上的结石(昭昭老师提示:不适于孕妇)
静脉尿路造影(IVU)	可以评价结石所致的结构和功能改变,同时可以评价肾功能
放射性核素肾显像	主要用于确定分侧肾功能,评价治疗前肾功能情况和治疗后肾功能恢复状况
逆行肾盂造影	最有价值的检查,可评价结石对肾结构和功能的影响程度
CT	①平扫CT有助于鉴别不透光的结石、肿瘤、凝血块等;②增强CT可显示肾积水的程度和肾实质的厚度,从而有助于了解肾功能的改变情况
内镜检查	尿路平片未显示结石,静脉尿路造影有充盈缺损而不能确诊时行内镜可以明确诊断

昭昭老师提示:能够显示肾功能的结构有IVU和放射性核素显像。

【例6】女,16岁。反复左腰部胀痛不适2年。B超发现左肾积水6 cm×4 cm,上尿路未见结石。为明确病因最有价值的检查是
A. 静脉尿路造影　　　　B. 腹部X线平片　　　　C. 腹部CT
D. 左侧逆行肾盂造影　　E. 放射性核素肾图

【例7】鉴别上尿路结石与腹腔钙化灶常用的检查方法是
A. 静脉尿路造影　　B. CT　　C. 腹部侧位X线平片
D. B超　　　　　　E. MRI

例8~9共用题干

男,32岁。反复腰部胀痛1年余。B超见右肾盂结石,大小1.5 cm×1.0 cm,左肾积水,左输尿管上段结石,大小1.0 cm×0.8 cm。尿常规:RBC 5~10/HP,WBC 16~20/HP。总肾功能正常。

【例8】要了解该患者分肾功能首选的检查方法是
A. CT平扫　　B. 复查B超　　C. KUB
D. MRI　　　E. IVU

【例9】首选的治疗方法是
A. 左输尿管结石体外冲击波碎石　　B. 右肾盂结石体外冲击波碎石
C. 左输尿管切开取石　　　　　　　D. 药物排石
E. 右肾盂切开取石

例10~11共用题干

男,18岁。反复左侧腰部胀痛3年余。B超见左肾重度积水,左输尿管显示不清。总肾功能正常。尿常规:RBC(-),WBC 5~10/HP。IVU检查显示左肾显影不清晰,右肾正常。

【例10】为明确病变部位,最常用的检查方法是
A. KUB　　　　　B. 放射性核素肾显像　　C. B超
D. 逆行肾盂造影　E. CT平扫

【例11】有效的治疗方法是
A. 抗感染治疗　　　　　　B. 肾盂输尿管成形　　C. 继续观察
D. 放置输尿管支架引流　　E. 左肾造瘘

三、治 疗

1. **病因治疗** 找到病因,治疗原发疾病。
2. **药物治疗** 直径<0.6 cm、光滑、结石以下无尿路梗阻时,可行药物排石治疗。

结石类型	治疗方法
纯尿酸结石	碱化尿液,口服别嘌醇,饮食调节

续表

结石类型	治疗方法
膀胱酸结石	碱化尿液,摄入大量液体,卡托普利可预防胱氨酸结石的形成
感染性结石	①控制感染,口服氯化铵酸化尿液,脲酶抑制剂; ②限制食物中磷酸的摄入,应用氢氧化铝凝胶减少肠道对磷酸的吸收,大量饮水增加尿量
解痉结石	肾绞痛的治疗以解痉镇痛为主,如非甾体镇痛抗炎药、阿片类、解痉药

3. 常规治疗

(1) 治疗方法

结石直径	肾结石	输尿管上段结石	输尿管中下段结石
<0.6 cm	药物治疗	药物治疗	药物治疗
0.6～2.0 cm	ESWL(体外冲击波碎石)	ESWL	URL(输尿管取石)
>2.0 cm	PCNL(经皮肾镜取石术)	LUL(腹腔输尿管镜取石)	LUL

(2) ESWL的禁忌证和并发症

禁忌证	结石远端狭窄、妊娠、出血性疾病、严重心脑血管疾病、起搏器者、血 CR≥265 μmol/L、急性尿路感染、育龄妇女输尿管下段结石
并发症	"石街"、血尿、肾周围血肿、尿路感染、肾绞痛

2. 其余处理方式

双侧肾及输尿管结石	①双侧肾结石时,先处理容易取出且安全的一侧; ②双侧输尿管结石时,一般先处理梗阻严重侧; ③一侧肾结石,另一侧输尿管结石时,先处理输尿管结石
肾部分切除术	适用于结石位于肾的一极,或扩张、引流不畅的肾盏内,或有多发性砂石状结石,不切除肾组织不易除净时
肾造瘘术	功能极差、梗阻严重,全身情况不良,宜先行经皮肾造瘘,待患者情况改善后再处理结石

【例12】右肾盂内 1.3 cm 单发结石,静脉尿路造影显示右肾轻度积水,肾功能正常。首选治疗方法是
 A. 体外冲击波碎石   B. 经皮肾镜碎石   C. 经输尿管镜碎石
 D. 药物治疗   E. 肾盂切开取石

【例13】男,40岁。左肾盂结石 1.5 cm,静脉尿路造影显示左肾功能正常,逆行肾盂造影证实左侧肾盂输尿管交界处狭窄。首选的治疗方法是
 A. 服用药物排石   B. 开放手术取石+肾盂输尿管成形 C. 体外冲击波碎石
 D. 经皮肾镜碎石   E. 大量饮水

【例14】以下不适用输尿管镜碎石的是
 A. 输尿管狭窄   B. 阴性结石   C. 结石停留时间较长
 D. 患侧肾积水   E. 肥胖患者

例15～17 共用题干

男性,35岁。右肾疼痛,尿常规红细胞满视野,白细胞2～3/HP。尿路平片可见右下段输尿管走行区高密度阴影 0.6 cm,IVU可见右输尿管下段结石,其上输尿管轻度扩张,右肾轻度积水。

【例15】输尿管结石绞痛发作时应给予的治疗
 A. 大量饮水,促使结石排出 B. 体外震波碎石   C. 立即手术取石
 D. 输尿管导管套石   E. 用药物解除绞痛症状

【例16】患者采取中西药物治疗和大量饮水活动后绞痛解除,突然出现尿流中断及排尿终末痛,原因是
 A. 急性前列腺炎   B. 结石在输尿管间壁段   C. 结石到膀胱
 D. 结石到尿道   E. 尿道炎

【例17】对该患者应采取哪种治疗方法?
 A. 膀胱切开取石术   B. 套石术   C. 药物排石
 D. 大量饮水等待自然排出 E. 体外震波碎石

【例18】男,30岁。B超发现右肾盂结石,大小 2.0 cm×1.5 cm,合并轻度肾积水。首选的治疗方法是
 A. 体外冲击波碎石   B. 经皮肾镜碎石   C. 饮水+药物治疗
 D. 肾盂切开取石   E. 服用中药排石

四、并发症

感染	急性肾盂肾炎或肾积脓继发症状:畏寒、发热、寒战
肾积水	尿路梗阻导致尿液排出受阻出现肾积水
尿毒症	尿路完全性梗阻导致肾功能降低,进而发生尿毒症
尿路感染	上尿路结石容易并发大肠埃希菌感染,导致尿路感染

五、预防

（1）口服维生素 B_6 可减少草酸盐排出,口服氧化镁可增加尿中草酸盐溶解度,进而减少草酸盐结石的产生。

（2）口服别嘌醇和碳酸氢钠可抑制尿酸结石形成,减少尿路结石发生。

第3节　膀胱结石

一、概　述

膀胱结石是指在膀胱内形成的结石,分为原发性膀胱结石和继发性膀胱结石。前者是指在膀胱内形成的结石,多由营养不良引起,多发于儿童。后者则是指来源于上尿路或继发于下尿路梗阻、感染、膀胱异物或神经源性膀胱等因素而形成的膀胱结石。膀胱结石主要发生于老年男性,多由前列腺增生所致。

二、临床表现

膀胱结石的典型症状为排尿突然中断,疼痛放射至远端尿道及阴茎头部,伴排尿困难和膀胱刺激症状。小儿常用手搓拉阴茎,跑跳或者改变排尿姿势后,可使疼痛缓解,继续排尿。

【例19】表现为排尿突然中断的疾病是
 A. 尿道结石   B. 肾结石   C. 膀胱结石
 D. 前列腺增生   E. 肾癌

【例20】男性,68岁。排尿困难2年。腹平片提示膀胱区有2.0 cm椭圆形浓密影。典型的临床表现是
 A. 膀胱刺激征   B. 进行性排尿困难   C. 血尿
 D. 腰痛、血尿、脓尿   E. 尿流中断,改变体位后好转

【例21】男,39岁。排尿中突发尿流中断伴疼痛,疼痛放射至阴茎头部,伴排尿困难和膀胱刺激症状。曾有肾绞痛病史。首先应考虑的疾病是
 A. 膀胱炎   B. 输尿管结石   C. 尿道炎
 D. 膀胱肿瘤   E. 膀胱结石

【例22】男孩,5岁。排尿困难,尿流中断,跑动或改变体位姿势后又可排尿。最可能的疾病是
 A. 尿道狭窄   B. 神经源性膀胱   C. 前尿道结石
 D. 尿道瓣膜   E. 膀胱结石

三、检　查

1. B超　首选检查为B超,能够发现膀胱及尿道强光团及声影,还可同时发现膀胱憩室、良性前列腺增生等。

2. X线检查　可显示大多数的结石。怀疑尿路结石时,还需做 KUB 及 IVU。

3. 膀胱镜检查　能直接观察结石,并可发现膀胱和尿道病变。

四、治　疗

结石直径	治疗方法
膀胱结石<2～3 cm	经尿道膀胱镜取石或碎石术
膀胱结石≥2～3 cm	①耻骨上膀胱切开取石术,为传统开放性手术; ②小儿膀胱感染严重者,应先做耻骨上膀胱造瘘引流尿液,待感染控制后再行取石术

> **参考答案**如下,详细答案参见2019版《国家临床执业及助理医师资格考试精选真题考点精析》。

1. D	2. B	3. D	4. E	5. B
6. D	7. C	8. E	9. A	10. D
11. E	12. A	13. B	14. A	15. E
16. C	17. D	18. A	19. C	20. E
21. E	22. E	—	—	—

昭昭老师提示:
关注官方微信,获得第一手考试资料。

第7章 泌尿、男性生殖系统肿瘤

> **2019 考试大纲**

①肾肿瘤(肾癌、肾盂癌、肾母细胞瘤);②膀胱肿瘤;③前列腺癌;④睾丸肿瘤;⑤阴茎癌。

> **考纲解析**

近20年的医师考试中,本章的考试重点是各种泌尿肿瘤的诊断、检查和治疗,执业医师每年考查分数为2~3分,助理医师每年考查分数为1~2分。

泌尿、男性生殖系统各个部位都可发生肿瘤,我国最常见的是膀胱癌,其次为肾癌。欧美发达国家最常见前列腺癌,我国近年亦呈明显上升趋势。泌尿系统肿瘤的临床表现为无痛性全程肉眼血尿。

【例1】泌尿系肿瘤中最常见的是

A. 膀胱癌　　　　　　　　B. 肾细胞癌　　　　　　　　C. 肾盂癌
D. 前列腺癌　　　　　　　E. 睾丸癌

【例2】老年人无痛性血尿,首先应考虑

A. 泌尿系肿瘤　　　　　　B. 泌尿系畸形　　　　　　　C. 泌尿系感染
D. 泌尿系结石　　　　　　E. 泌尿系结核

第1节 肾细胞癌

肾细胞癌又称为肾腺癌,占肾恶性肿瘤的85%左右。引起肾癌的病因至今尚未明确,其发病机制可能与吸烟、肥胖、饮食、职业接触、遗传因素等有关。各国或各地区的发病率不同,发达国家高于发展中国家,城市地区高于农村地区。

一、病　理

(1)肾癌常累及一侧肾,多单发,双侧先后同时发病者占2%左右。肾癌的组织病理多种多样。

透明细胞癌	透明细胞癌是最常见的病理类型(昭昭老师速记:渗透=“肾”"透"),占肾癌的70%~80%,主要来自肾小管上皮细胞
梭形细胞癌	呈浸润性生长,具有很强的侵袭性及远处转移能力,预后差
嫌色细胞癌	源于集合管皮质部分,其预后较透明细胞癌好

(2)肾癌局限在包膜内时恶性度较小,当肿瘤逐渐增大穿透假包膜后,除侵及肾周筋膜和邻近器官组织,向内侵及肾盂、肾盏引起血尿外,还可直接扩展至肾静脉、下腔静脉形成癌栓,经血液和淋巴转移至肺、肝、骨、脑等。淋巴转移最先至肾蒂淋巴结。

二、临床表现

肾癌高发年龄为50~70岁,男女比例为2:1。30%~50%的肾癌缺乏早期临床表现(昭昭老师提示:所有的癌症几乎早期都是无法发现的),大多在健康体检或其他疾病检查时被发现。

血尿、疼痛和肿块	肉眼血尿、腰痛和腹部肿块称为肾癌三联征(昭昭老师提示:如果把血尿改成血便是什么?就是经典的肠套叠的三联征:血便、腹痛、包块) ①间歇性无痛性肉眼血尿为常见症状,表明肿瘤已侵犯肾盏、肾盂; ②疼痛为腰部钝痛或隐痛,多由肿瘤生长牵张肾包膜或侵犯周围组织所致,血块通过输尿管时发生肾绞痛; ③肾肿瘤较大时在腹部或腰部容易被触及

副瘤综合征	①常见发热、高血压、血沉增快等； ②高钙血症、高血糖、红细胞增多症、肝功能异常、消瘦、贫血、体重减轻及恶病质等； ③同侧阴囊内可发现精索静脉曲张,平卧位不消失,提示肾静脉或下腔静脉内癌栓形成
转移症状	约30%患者因转移症状,如病理性骨折、咳嗽、咯血及转移部位出现疼痛等首次就诊,40%～50%的患者在首次就诊时出现远处转移

【例3】肾癌典型的临床表现是
  A. 消瘦、肿块和疼痛　　　　B. 高血压、肿块和疼痛　　　　C. 血尿、肿块和疼痛
  D. 发热、肿块和疼痛　　　　E. 水肿、肿块和疼痛

【例4】成人肾肿瘤最常见的症状是
  A. 腰部包块　　　　　　　　B. 腹部包块　　　　　　　　　C. 高血压
  D. 精索静脉曲张　　　　　　E. 间歇无痛性血尿

【例5】肾癌患者出现血尿时肿瘤已
  A. 累及肾包膜　　　　　　　B. 转移至膀胱　　　　　　　　C. 累及肾周脂肪囊
  D. 血行转移　　　　　　　　E. 侵及肾盂肾盏

三、实验室检查

B超	首选的检查方法(昭昭老师提示：肝胆胰脾肾首选是B超)
腹部X线	①尿路平片(KUB)可见肾外形增大,偶见肿瘤散在钙化； ②静脉尿路造影(IVU)示肾盏、肾盂不规则变形、狭窄、拉长、移位
腹部CT	目前诊断肾癌最可靠的影像学方法,可清楚显示肿瘤部位、大小等
肾动脉造影	对于肿瘤较小,B超、CT不能确诊的肾癌作肾动脉造影,可显示肿瘤内病理性新生血管、动-静脉瘘、造影剂池样聚集与包膜血管增多
MRI	对肾癌诊断的准确性与CT相仿,T1加权像肾癌常表现为不均质低信号或高信号,T2加权像肾癌表现为高信号改变
肾组织活检	明确诊断的最可靠方法

【例6】男,60岁。发现肉眼全程血尿伴条状血凝块1周。无尿痛、尿频、尿急。B超显示左肾实质占位,肿块直径55 mm。为明确肿块性质,进一步检查首选
  A. 尿细胞学检查　　　　　　B. 肾动脉造影　　　　　　　　C. 静脉尿路造影
  D. 腹部CT平扫＋增强　　　　E. 尿路平片

【例7】难以鉴别的肾癌和肾囊肿,最可靠的鉴别方法是
  A. 排泄性尿路造影　　　　　B. 逆行肾盂造影　　　　　　　C. B超
  D. 肾动脉造影　　　　　　　E. CT

四、治　疗

1. 根治性肾切除术　治疗肾癌最主要的方法。

切除范围	①患肾、肾周脂肪及筋膜、区域肿大淋巴结和髂血管分叉以上的输尿管； ②肿瘤已经侵犯肾上腺时,需要同时切除肾上腺； ③肾静脉或下腔静脉内癌栓应同时取出
肾动脉栓塞	瘤体较大,术前做肾动脉栓塞治疗,可减少术中出血
肾部分切除术	肿瘤位于肾上、下极或肾周边,单发,肿瘤最大径<4 cm的肾癌

2. 生物制剂　应用干扰素-α、白介素-2等进行免疫治疗。

3. 放化疗　肾癌具有耐多药物基因,对放射治疗及化学治疗不敏感。

【例8】男性,48岁。体检发现右肾下极有2 cm×2 cm占位病变,IVU未见右肾盂、肾盏形态改变。CT可诊断右肾下极恶性肿瘤,左肾形态和功能正常。下面治疗方案哪项是正确的
  A. 根治性右肾切除　　　　　B. 右肾切除　　　　　　　　　C. 右肾动脉切除
  D. 右肾动脉栓塞　　　　　　E. 右肾部分切除加放化疗

例 9～10 共用选项

A. 免疫治疗　　　　　　　　B. 随访观察　　　　　　　　C. 根治性肾切除
D. 肾部分切除　　　　　　　E. 放射治疗

【例 9】5.0 cm×4.0 cm 肾癌，靠近肾门，对侧肾功能正常，应选择的治疗方法是

【例 10】右肾下极 2.5 cm×2.0 cm 肾癌，左肾无功能，应选择的治疗方法是

第 2 节　肾盂癌

上尿路肿瘤为累及肾盏、肾盂至输尿管远端之间尿路的肿瘤新生物。肾盂、输尿管肿瘤较膀胱肿瘤相对少见，其中 90%以上为移行上皮肿瘤。(昭昭老师速记："愚"公"移"山，我们就是要靠这些好的方法把知识点记忆准确，否则只能背了忘，忘了记，然后又忘)

一、病　理

1. 类型　肾盂肿瘤多为移行上皮细胞乳头状肿瘤，可单发或多发。肿瘤细胞分化和基底的浸润程度有很大差别。最常见低分级的乳头状尿路上皮癌。

2. 转移　肿瘤沿肾盂黏膜上皮蔓延扩散，可逆行侵犯肾集合管，甚至浸润肾实质，亦可顺行侵及远端输尿管。肾盂、输尿管的肌层较薄，早期可浸润肌层，而输尿管外膜组织内含丰富的血管和淋巴管，故常有早期淋巴转移。鳞状细胞癌和腺癌较少见，其中鳞癌多与长期尿路结石梗阻、感染等刺激有关。上尿路的尿路上皮癌扩散可直接浸润肾实质或周围组织，经淋巴转移至肾蒂、主动脉、下腔静脉、同侧髂总血管和盆腔淋巴结，血行转移至全身多个部位，最常见于肝、肺和骨等。

【例 11】肾盂肿瘤最常见的组织类型是

A. 鳞状细胞癌　　　　　　　B. 移行细胞癌　　　　　　　C. 颗粒细胞癌
D. 透明细胞癌　　　　　　　E. 腺癌

二、临床表现

一般表现	发病年龄大多 50～70 岁，男女发病比例约为 2∶1
主要表现	①早期出现间歇性无痛性肉眼血尿，偶可有条形血块，少数为显微镜下血尿；②30%患者有腰部钝痛，由肿瘤逐渐发生的梗阻和肾积水所致；③当血块堵塞输尿管时，导致肾绞痛
其他表现	①15%患者就诊时无症状，影像学检查偶然发现病灶才被确诊；②晚期可出现腰部或腹部肿物、消瘦、体重下降、贫血、下肢水肿及骨痛等转移症状

【例 12】肾盂癌最常见的症状是

A. 高血压　　　　　　　　　B. 腰部包块　　　　　　　　C. 肾绞痛并有血尿
D. 间歇无痛性血尿　　　　　E. 精索静脉曲张

三、实验室检查

尿细胞学检查	取新鲜尿标本或逆行插管收集患肾肾盂尿行细胞学检查可发现癌细胞
静脉尿路造影	诊断上尿路病变的传统方法，可发现上尿路某一部位的充盈缺损、梗阻或充盈不全，以及集合系统未显影
超声、CT、MRI	对上尿路肿瘤的诊断及其他疾病鉴别诊断有很好的应用价值
膀胱镜检查	膀胱镜检查见输尿管口喷血(这个是肾盂癌的典型表现之一)
逆行肾盂造影	可进一步发现肾盂、输尿管充盈缺损改变
输尿管镜检查	可直接观察肿瘤并取活检

【例 13】男，39 岁。间歇性肉眼血尿 2 月余。IVP 见左肾盂内有不规则充盈缺损。膀胱镜检见左侧输尿管口喷血，应首先考虑

A. 肾结核　　　　　　　　　B. 肾癌　　　　　　　　　　C. X 线不显影肾结石
D. 肾盂癌　　　　　　　　　E. 肾炎

【例 14】男，5 岁。间歇性肉眼血尿 3 月余。IVP 见左肾盂内有不规则充盈缺损。膀胱镜检见左侧输尿管口喷血，应首先考虑

A. 肾结核　　　　　　　　　B. 肾癌　　　　　　　　　　C. X 线不显影肾结石

  D. 肾盂癌   E. 肾炎

【例15】男,55岁。间歇性全程无痛肉眼血尿2个月。静脉尿路造影可见右肾盂充盈缺损。首先考虑的疾病是
- A. 肾盂肾炎
- B. 肾结石
- C. 肾结核
- D. 肾癌
- E. 肾盂癌

四、治 疗

1. 开放手术 标准的手术方法是切除患肾及全长输尿管,包括输尿管开口部位的膀胱壁。

2. 创伤手术 孤立肾或对侧肾功能已受损、肿瘤细胞分化良好、无浸润的带蒂乳头状肿瘤,可做局部切除术。个体小、分化好的上尿路肿瘤也可通过内镜手术切除或激光切除。

【例16】肾盂癌手术切除范围是
- A. 患肾+同侧中上段输尿管
- B. 患肾+同侧肾上腺
- C. 患肾
- D. 患肾+同侧上段输尿管
- E. 患肾+同侧全长输尿管

【例17】需要切除病肾及全长输尿管的疾病是
- A. 肾结核
- B. 肾癌
- C. 肾盂癌
- D. 肾母细胞瘤
- E. 萎缩肾

第3节 肾母细胞瘤

  肾母细胞瘤又称肾胚胎瘤或Wilms瘤,是小儿最常见的恶性肿瘤,占15岁以下小儿恶性泌尿生殖系统肿瘤的8%。

一、病 理

1. 发生 肾母细胞瘤可发生于肾实质的任何部位,增长迅速,有纤维假膜。肾母细胞瘤是从胚胎性肾组织发生,典型的组织学特征为由间质、上皮和胚芽三种成分组成的恶性多形性腺瘤。

2. 转移 肿瘤突破肾包膜后,可广泛侵犯周围组织和器官。转移途径同肾癌,经淋巴转移至肾蒂及主动脉旁淋巴结,血行转移可扩散至全身多个部位,以肺转移最常见,其次为肝,也可以转移至脑等。

二、临床表现

发病年龄	80%以上在5岁以前发病,发病年龄平均为3.5岁
主要特点	腹部肿块是最常见的也是最重要的症状,绝大多数是在给小儿洗澡或更衣时发现
次要表现	①约1/3患者有血尿,其中10%~15%有肉眼血尿; ②其他常见症状有腹痛、血尿和发热,亦可有高血压及红细胞增多症,偶有肿瘤破溃出血及急腹症就诊者; ③晚期出现消瘦、食欲差、恶心、呕吐、贫血等症状; ④少数有虹膜缺失、泌尿生殖系统异常和偏侧肥大等

【例18】肾母细胞瘤的临床表现特点
- A. 血尿
- B. 腹痛
- C. 腹部包块
- D. 发热
- E. 贫血

【例19】女,6个月。偶然发现右腹部包块,中等硬度,光滑,无压痛。应首先考虑的疾病是
- A. 右肾结石
- B. 右肾囊肿
- C. 右肾母细胞瘤
- D. 右肾错构瘤
- E. 右肾积水

三、诊 断

1. 临床表现 年龄<5岁体质虚弱的儿童+腹部包块→肾母细胞瘤。

2. 辅助检查 超声、X线、CT及MRI对诊断有决定意义。

四、治 疗

1. 开放手术 肾母细胞瘤是综合治疗效果最好的小儿恶性实体肿瘤,采取经腹行患肾切除术,配合化疗和放疗,可显著提高5年生存率。

2. 术前化疗 首选药物是放线菌素D(ACTD)、长春新碱(VCR),两药联合应用疗效更好。术后放疗配合支持疗法,包括均衡的营养供应和补液。术前放疗适用于曾用化疗而肿瘤缩小不明显的巨大肾母细胞瘤。

【例20】男,4岁。近3个月发现右侧腹部有一肿物,增长迅速,行经腹肾切除术,病理为肾母细胞瘤。术

后首选的辅助治疗方法是

A. 化学治疗　　　　　　　B. 放射治疗　　　　　　　C. 生物治疗
D. 基因治疗　　　　　　　E. 中医药治疗

第4节　膀胱肿瘤

膀胱肿瘤是泌尿系统最常见的恶性肿瘤,绝大多数来自上皮组织,其中90%以上为移行上皮肿瘤。(昭昭老师速记:往"旁"边"移"一下)

一、病　因

1. 致癌物质　长期接触某些致癌物质的职业人员,如染料、纺织、皮革等,现在已经肯定的致癌物是联苯胺、β-萘胺、4-氨基双联苯等。

2. 吸烟　吸烟是最重要的致癌因素,约1/3膀胱癌与吸烟有关。吸烟者患膀胱癌的危险性是不吸烟者的4倍。吸烟致癌可能与香烟含有多种芳香胺的衍生物有关。

3. 感染　膀胱慢性感染与异物长期刺激会增加膀胱癌的危险,以鳞癌多见。

4. 其他　长期大量服用镇痛药物含非那西丁,食物中或者由肠道菌群作用产生的亚硝酸盐以及盆腔放射治疗等,均可能成为膀胱癌的病因或诱因。

二、病　理

1. 组织类型　95%以上为上皮性肿瘤,其中尿路上皮移行细胞乳头状肿瘤超过90%,鳞癌和腺癌各占2%~3%。

2. 分化程度　WHO分级根据膀胱肿瘤细胞的分化程度,将其分为:尿路上皮癌Ⅰ级,分化良好;尿路上皮癌Ⅱ级,中度分化;尿路上皮癌Ⅲ级,分化不良。

3. 生长方式　分为原位癌、乳头状癌和浸润性癌。

4. 浸润深度　肿瘤临床分期(T)的依据,多采用TNM分期标准。(昭昭老师提示:这个分期很简单,看看那个膀胱的三层结构就可以了,膀胱三层从内向外:黏膜固有层、肌层、浆膜层。从内向外,侵犯一层就是一期,黏膜固有层——T_1期;肌层——T_2期;浆膜层——T_3期)。

T_{is}期	原位癌
T_a期	无浸润的乳头状癌
T_1期	黏膜固有层
T_2期	① T_{2a}期,浅肌层(肌层内1/2);　② T_{2b}期,深肌层(肌层外1/2)
T_3期	① T_{3a}期,显微镜下见浸润周围组织;　② T_{3b}期,肉眼可见浸润周围组织
T_4期	侵犯前列腺、子宫、阴道及盆壁等邻近器官

【例21】膀胱癌最常见的组织类型是

A. 鳞癌　　　　　　　　　B. 腺癌　　　　　　　　　C. 移行细胞癌
D. 透明细胞癌　　　　　　E. 乳头状癌

【例22】膀胱癌在病理上最重要的是

A. 组织类型　　　　　　　B. 分化程度　　　　　　　C. 病变部位
D. 浸润程度　　　　　　　E. 生长方式

【例23】膀胱肿瘤T_1期表明肿瘤侵及

A. 黏膜表面　　　　　　　B. 黏膜固有层　　　　　　C. 浅肌层
D. 深肌层　　　　　　　　E. 外膜层

【例24】采用TNM分期标准,膀胱肿瘤浸润浅肌层的分期是

A. T_1期　　　　　　　　B. T_{2b}期　　　　　　　C. T_{3a}期
D. T_a期　　　　　　　　E. T_{2a}期

三、临床表现

一般表现	发病年龄大多在 50~70 岁；男女发病比例约为 4:1
主要表现	①血尿是膀胱癌最常见和最早出现的症状，约 85% 的患者表现为间歇性肉眼血尿，可自行减轻或停止；②出血量与肿瘤大小、数目及恶性程度并不一致
次要表现	①尿频、尿急、尿痛亦是常见症状，多为膀胱肿瘤的晚期表现，常因肿瘤坏死、溃疡或并发感染所致；②三角区及膀胱颈部肿瘤可梗阻膀胱出口，造成排尿困难，甚至尿潴留
晚期表现	①在下腹部耻骨上区可触及肿块，坚硬，排尿后不消退；②广泛浸润盆腔或转移时，出现腰骶部疼痛，阻塞输尿管可导致肾积水、肾功能不全、下肢水肿、贫血、体重下降、衰弱等症状

【例 25】 肉眼血尿伴有凝血块可见于
A. 急进性肾小球肾炎 B. 急性肾小球肾炎 C. 慢性肾小球肾炎
D. 膀胱癌 E. Alport 综合征

【例 26】 膀胱肿瘤最常见的临床表现是
A. 尿频、尿急、尿痛 B. 疼痛+血尿 C. 镜下血尿
D. 排尿困难 E. 全程肉眼血尿

四、实验室检查

尿液检查	尿细胞学检查可作为血尿的初筛
B 超	简单、易行，能发现直径 0.5 cm 以上的肿瘤，作为患者的初筛检查
静脉肾盂造影	对较大的肿瘤可显示充盈缺损，并可了解肾盂、输尿管有无肿瘤
CT、MRI	多用于浸润性癌，可以发现肿瘤浸润膀胱壁的深度、局部转移肿大的淋巴结以及内脏转移情况
放射性核素	了解有无骨转移
膀胱镜检查	①最有价值、最有意义及确诊检查：膀胱镜+活检；②肿瘤多位于侧壁及后壁，其次为三角区和顶部，可单发亦可多发

例 27~28 共用题干

男性，59 岁。间歇、无痛性肉眼血尿 5 个月来诊。查体：一般状态好，轻度贫血貌，双肾未触及，膀胱区叩诊清音。

【例 27】 该病例临床诊断首先考虑
A. 尿路感染 B. 前列腺增生症 C. 泌尿系结核
D. 膀胱结石 E. 泌尿系肿瘤，以膀胱肿瘤可能性大

【例 28】 该病例首选的简便检查方法是
A. B 型超声 B. CT C. MRI
D. 腹部平片 E. 肾图

【例 29】 诊断膀胱肿瘤最可靠的方法是
A. 尿常规检查 B. 尿细胞学检查 C. 膀胱造影
D. 膀胱 B 超 E. 膀胱镜检查+活检

例 30~31 共用题干

女，45 岁。无痛性肉眼血尿 1 个月，尿中偶有血块，伴膀胱刺激症状。B 超见膀胱右侧壁 1 cm×2 cm 软组织影，有蒂。

【例 30】 应考虑的诊断是
A. 膀胱结石 B. 急性膀胱炎 C. 膀胱异物
D. 膀胱憩室 E. 膀胱肿瘤

【例 31】 为了明确诊断，最有价值的检查方法是
A. 静脉肾盂造影 B. 盆腔 MRI C. 盆腔 CT
D. 膀胱造影 E. 膀胱镜检查+活检

五、治　疗

以手术治疗为主。根据肿瘤的临床分期、病理并结合患者的全身情况，选择合适的手术方式。原则上 T_a、

T_1 及局限的、分化较好的 T_2 期肿瘤,可采用保留膀胱的手术;较大、多发、反复发作及分化不良的 T_2 期和 T_3 期肿瘤以及浸润性鳞癌和腺癌,应行膀胱全切手术。

1. 非肌层浸润性膀胱癌(T_{is}、T_a、T_1)

原位癌(T_{is}期)	化疗药物或卡介苗膀胱灌洗治疗
T_a、T_1 期	①首选治疗方法:经尿道膀胱肿瘤电切术(TURBt); ②为了预防复发,术后 24 小时内应行膀胱灌注化疗和维持膀胱灌注治疗,常用药物有丝裂霉素、多柔比星、羟基树碱等; ③膀胱灌注化疗的主要不良反应是化学性膀胱炎

2. 肌层浸润性膀胱癌(T_2、T_3、T_4)

T_2 期级别低、局限的肿瘤	可经尿道切除或行膀胱部分切除术
T_3 期级别低、单个局限或患者不能耐受膀胱全切	可采用膀胱部分切除术
肌层浸润性膀胱癌	根治性膀胱全切除术是标准治疗方法(除切除全膀胱、盆腔淋巴结外,男性还应包括前列腺和精囊,女性还应包括尿道、子宫、宫颈、阴道穹及卵巢等,同时行尿道改流)

例 32~33 共用题干

男性,50 岁。间歇性无痛性血尿 2 个月。B 超:膀胱内有 1.5 cm×1.0 cm 新生物,有蒂。

【例 32】对诊断最重要的检查是
A. 尿常规 B. 尿脱落细胞 C. 膀胱镜+活检
D. IVP E. CT

【例 33】目前最常用的治疗方法是
A. 膀胱灌注化疗 B. 经尿道电切 C. 开放手术
D. 放疗 E. 全身化疗

【例 34】T_3 期多发性膀胱肿瘤治疗方法是
A. 膀胱部分切除术 B. 经尿道膀胱肿瘤切除术 C. 膀胱内灌注化疗
D. 放疗 E. 根治性膀胱全切术

【例 35】男,52 岁。无痛性肉眼血尿 3 个月。膀胱镜检查见膀胱三角区有一 4 cm×3 cm 新生物,呈浸润性生长,病理诊断为膀胱腺癌。最适宜的治疗方法是
A. 膀胱部分切除 B. 经尿道膀胱肿瘤电切 C. 化疗
D. 根治性膀胱切除 E. 放疗

【例 36】膀胱 T_a 期乳头状癌的治疗方法首选
A. 膀胱全切除术 B. 膀胱部分切除术 C. 局部放疗
D. 膀胱灌注化疗 E. 经尿道膀胱肿瘤切除术

> **昭昭老师总结:泌尿系统肿瘤**

	肾癌	肾盂癌	肾母细胞癌	膀胱癌
好发年龄	50~70 岁	0~70 岁	4<7 岁儿童	50~70 岁
性别	男:女=2:1	男:女=2:1	—	男:女=4:1
主要表现	间歇性无痛性肉眼血尿	间歇性无痛性肉眼血尿	1/3 为镜下血尿	间歇性无痛性血尿
疼痛	腰部钝痛、隐痛	可有腹痛	常无痛,血块堵塞输尿管可有肾绞痛	晚期表现
全身症状	发热、高血压、血沉增快	发热、高血压、RBC 增多	晚期恶病质	晚期恶病质
检查	B 超、腹部 CT	IVU	B 超	膀胱镜检查
主要治疗	根治性肾切除	手术、放化疗	肾+全长输尿管切除	手术

第5节 前列腺癌(助理医师不要求)

前列腺癌是老年男性的常见疾病,不同国家和种族的发病率差别很大,在欧美发病率最高。目前在美国前列腺癌的发病率已经超过肺癌,成为危害男性健康的第一位肿瘤。在亚洲,前列腺癌的发病率最低。

一、病　理
1. 类型和部位

类型	98%为腺癌,起源于腺细胞,其他少见的有移行细胞癌、鳞癌,以及黏液腺癌、小细胞癌、导管腺癌等
部位	①前列腺外周带是肿瘤最常发生的部位,大多数为多病灶,易侵犯前列腺尖部; (昭昭老师速记:"周"末"癌""外"出) ②发生在外周带的高级别前列腺上皮内瘤可能是前列腺的癌前病变

2. 前列腺癌临床采用 TNM 分期
(昭昭老师速记:1期是偶发;2期是腺叶;3期是腺外;4期是远处)

T_1 期	①T_{1a}:偶发肿瘤体积＜所切除组织体积的5%,直肠指检正常; ②T_{1b}:偶发肿瘤体积＞所切除组织体积的5%,直肠指检正常; ③T_{1c}:单纯 PSA 升高,穿刺活检发现肿瘤,直肠指检及经直肠超声正常
T_2 期	①T_{2a}:肿瘤局限在前列腺包膜内并＜单叶 1/2; ②T_{2b}:肿瘤局限在前列腺包膜内并＞单叶 1/2; ③T_{2c}:肿瘤侵犯两叶,但仍局限在前列腺内
T_3 期	①T_{3a}:肿瘤侵犯并突破前列腺一叶或两叶包膜; ②T_{3b}:肿瘤侵犯精囊
T_4 期	肿瘤侵犯膀胱颈、尿道外括约肌、直肠、肛提肌和骨盆

二、临床表现

早期	①前列腺癌多无明显临床症状; ②常在体检时行直肠指检或检测血清 PSA 升高被发现
中期	表现为下尿路梗阻症状,如尿频、尿急、尿流缓慢、尿流中断、排尿不尽,甚至尿潴留或尿失禁
晚期	晚期骨转移出现骨痛、脊髓神经压迫症状等,其他晚期症状有贫血、衰弱、下肢水肿、排尿困难、少尿及无尿等

三、实验室检查

检查项目	意　义
PSA	血清前列腺特异性抗原测定(PSA)主要用于前列腺癌的筛查
直肠指检	直肠指检是前列腺癌首选检查
经直肠 B 超引导下前列腺穿刺+活检	前列腺癌的最有价值的检查、最有意义的检查
静脉肾盂造影(IVU)	IVU 可发现晚期前列腺癌浸润膀胱、压迫输尿管引起肾积水
全身核素骨扫描和 MRI	全身核素骨扫描和 MRI 可以发现早期前列腺癌

【例37】男,59岁。排尿困难2个月。B超检查见前列腺增大,血清总 PSA 24 ng/mL。为明确诊断,最可靠的检查方法是
　　A. 经直肠腔内超声　　　B. 前列腺 MRI　　　C. 前列腺 CT
　　D. 前列腺穿刺活检　　　E. 直肠指检

【例38】前列腺癌筛查最常用的方法是
　　A. 前列腺穿刺　　　　　B. 直肠指检　　　　C. 盆腔 MRI
　　D. 前列腺特异性抗原检测　E. 盆腔 CT

例39~40 共用选项
　　A. 前列腺穿刺活检　　　B. 直肠指检　　　　C. 前列腺 MRI
　　D. 前列腺 B 超　　　　　E. 血清 PSA 检查

【例39】确诊前列腺癌的检查是

【例40】前列腺癌临床分期常用的检查是

四、治 疗

T_{1a}期	一般病灶较小,细胞分化较好,可以不处理,严密观察随诊
$T_{1b}\sim T_2$期	①局限在前列腺包膜以内,可行根治性前列腺切除术,但仅适用于年龄小,能耐受手术的患者; ②不主张对年龄>75岁,预测寿命<10年患者实行根治术
$T_3\sim T_4$期	内分泌治疗为主,可行睾丸切除术+非类固醇类抗雄激素制剂,如比卡鲁胺

【例41】男性,75岁。进行性排尿困难6个月。直肠指检发现前列腺有2 cm×2 cm硬结,1周后行PSA检查为120 ng/mL。核素全身骨扫描显示骨盆及腰椎系统反射性浓聚区,诊断为前列腺癌骨转移。对此患者最适宜的治疗是

A. 根治性前列腺切除+放射治疗　　B. 根治性前列腺切除+化疗

C. 根治性前列腺切除+盆腔淋巴结清扫

D. 前列腺切除+综合治疗

E. 双睾丸切除+抗雄激素药物+放射治疗

例42~43共用题干

男,75岁。腰骶部疼痛1个月。直肠指检前列腺增大,有结节,质地坚硬且侵犯直肠,血清PSA 80.6 ng/mL。前列腺穿刺活检诊断前列腺癌。放射性核素骨显像见腰椎转移病灶。

【例42】该患者临床分期为

A. T_4期　　　　　　　　　B. T_1期　　　　　　　　　C. T_{2a}期

D. T_{2b}期　　　　　　　　 E. T_3期

【例43】应选择的最佳治疗方法是

A. 根治性前列腺切除+内分泌治疗　B. 根治性前列腺切除术

C. 观察,对症处理

D. 双侧睾丸切除术

E. 药物去势+抗雄激素制剂

【例44】前列腺癌(T_{1b}、T_2期)的最佳治疗方法是

A. 应用促黄体释放激素分泌物缓释剂　　　B. 睾丸切除

C. 根治性前列腺切除　　　　　　　　　　D. 抗雄激素治疗　　　　　E. 化疗

第6节　睾丸肿瘤(助理医师不要求)

一、概　述

睾丸肿瘤较少见,仅占全身恶性肿瘤的1%,但却是20~40岁青壮年男性最常见的实体肿瘤,几乎均为恶性。

二、病　理

1. 原发性睾丸肿瘤分类

生殖细胞肿瘤	精原细胞瘤、胚胎癌、畸胎瘤、绒毛膜癌、卵黄囊瘤
非生殖细胞肿瘤	间质细胞瘤、支持细胞瘤

2. 转移　多数患者可发生淋巴转移,最先转移到邻近肾蒂的腹主动脉及下腔静脉旁淋巴结。经血行转移可扩散至肺、骨或肝。继发性睾丸肿瘤主要来自淋巴瘤及白血病等转移性肿瘤。

三、临床表现

1. 一般表现　睾丸肿瘤多发生于20~40岁,其中精原细胞瘤在10岁以内和60岁以上人群中少见,35~39岁发病率最高。胚胎癌、畸胎瘤常见于25~35岁。绒毛膜上皮癌多见于20~30岁,而卵黄囊瘤则是婴幼儿易发生的睾丸肿瘤。恶性睾丸淋巴瘤常见于50岁以上,右侧较左侧多见。

2. 典型表现　睾丸变硬或肿胀。肿瘤逐渐增大,表面光滑、质地硬而沉重,有轻微坠胀或钝痛。极少数患者起病较急,突然出现疼痛性肿块,局部红肿伴发热,多因肿瘤出血、梗死、坏死所致,易误诊为急性睾丸炎。极少数患者因睾丸肿瘤转移病灶引起症状。

【例45】男,25岁。右侧阴囊坠胀3个月。查体:右侧睾丸增大、质硬,有沉重感,边界不清。首先考虑的疾病是
  A. 鞘膜积液   B. 睾丸炎   C. 睾丸扭转   D. 睾丸肿瘤   E. 睾丸结核

四、辅助检查

1. 透光试验　最简单的方法。临床上多用于鞘膜积液和斜疝的鉴别诊断。其方法是在暗室中,于阴囊下方用电筒照射,如阴囊内所含是液体则透光,否则不透光。睾丸肿瘤透光试验阴性。

2. 肿瘤标志物　甲胎蛋白、人绒毛膜促性腺激素-β亚基等肿瘤标志物,有助于了解肿瘤组织学性质、分期、术后有无复发和判断预后。

3. 影像学检查　超声和CT对睾丸肿瘤的诊断与阴囊内其他肿物鉴别,确定有无转移等。

五、治疗

1. 手术　通过腹股沟入路实施根治性睾丸切除术,根据睾丸肿瘤组织类型和临床分期再选择不同的治疗方法。

2. 放化疗　精原细胞瘤对放疗比较敏感,术后可配合放射治疗,亦可配合以顺铂为基础的化疗。

第7节　阴茎癌(助理医师不要求)

一、病因

1. 主要病因　阴茎癌绝大多数发生于有包茎或包皮过长者,被认为是包皮垢及炎症长期刺激所致。

2. 恶性倾向的病变　如阴茎皮角、阴茎黏膜白斑、巨大尖锐湿疣等,也可恶变发展为阴茎癌。

3. 人乳头瘤病毒(HPV)　HPV感染和吸烟可能是阴茎癌发生的重要因素,其他危险因素有阴茎损伤、紫外线照射、干燥性龟头炎等。

二、病理

1. 病理类型　阴茎癌绝大多数是鳞状细胞癌,基底细胞癌和腺癌少见。

2. 转移　阴茎癌主要经淋巴转移,可转移至腹股沟、股部及髂淋巴结处,血行扩散至肺、肝、骨、脑等较罕见。

三、临床表现

1. 一般表现　多见于40~60岁有包茎或包皮过长者。肿瘤始于阴茎头、冠状沟或包皮内板,逐步侵犯至阴茎头部、体部和海绵体,早期不易发现。病变发展,疼痛加剧,肿瘤突出包皮口或穿破包皮。晚期呈菜花样,表面坏死形成溃疡,有恶臭渗出物。肿瘤继续发展可侵犯全部阴茎和尿道海绵体,可导致尿潴留或尿瘘。

2. 体检　常可触及双侧腹股沟淋巴结肿大、质地较硬,晚期除腹股沟和盆腔淋巴结外,还可远处转移至肺、肝和骨。

四、治疗

1. 手术治疗　肿瘤局限在包皮者,可仅行包皮环切术。瘤体较大者,一般行阴茎部分切除术,至少在癌肿缘近侧2 cm以上切断阴茎。有淋巴结转移者,应在发病灶切除后2~6周,感染控制后行双侧腹股沟淋巴结清除术。激光治疗适合于表浅的小肿瘤及原位癌。年轻患者的小而表浅的病变,有主张先行放射治疗,失败后再行手术。

2. 放化疗　大的浸润型恶性肿瘤勾放射治疗效果不理想。单纯的化学治疗(博来霉素、顺铂、甲氨蝶呤、氟尿嘧啶等)效果不理想,常配合手术和放射治疗。

➣ **参考答案**如下,详细答案参见2019版《国家临床执业及助理医师资格考试精选真题考点精析》。

1. A	2. A	3. C	4. E	5. E
6. D	7. E	8. A	9. C	10. D
11. B	12. D	13. D	14. D	15. E
16. E	17. C	18. C	19. E	20. B
21. C	22. D	23. B	24. E	25. E
26. E	27. E	28. A	29. E	30. E
31. E	32. C	33. B	34. E	35. E
36. E	37. D	38. D	39. A	40. E
41. E	42. A	43. E	44. C	45. D

昭昭老师提示:
关注官方微信,获得第一手考试资料。

第8章 泌尿系统梗阻

> **2019考试大纲**
> ①概论;②肾积水;③前列腺增生;④急性尿潴留。

> **考纲解析**
> 近20年的医师考试中,本章的考试重点是前列腺增生的诊断、检查和治疗,执业医师每年考查分数为1~2分,助理医师每年考查分数为0~1分。

第1节 概 论

泌尿系统本身及其周围的许多疾病都可以引起尿路梗阻,造成尿液排出障碍,引起梗阻近侧端尿路扩张积水。梗阻如不能及时解除,导致肾积水,肾功能受损,甚至可导致肾衰竭。尿路梗阻分为上尿路梗阻和下尿路梗阻,梗阻发生在输尿管膀胱开口以上称为上尿路梗阻,梗阻后上尿路积水发展较快,对肾功能影响较大,临床上以单侧多见;梗阻发生在膀胱及其以下者称为下尿路梗阻,由于膀胱的缓冲作用,梗阻后对肾功能的影响较缓慢,但最终可导致双侧肾积水。

一、病 因

机械性因素	结石、肿瘤、狭窄等
动力性因素	神经源性膀胱功能障碍、截瘫、脊髓功能障碍等 (昭昭老师提示:只要和脊髓和神经相关的疾病,就是动力性的)
先天性疾病	肾盂输尿管连接处狭窄、输尿管膀胱开口处狭窄等
医源性原因	—
年龄和性别	①小儿多以先天性疾病,如肾盂输尿管连接处狭窄多见; ②青壮年多以结石、损伤、炎性狭窄多见; ③老年男性以前列腺增生最常见,肿瘤次之;妇女多见于盆腔疾病

【例1】急性尿潴留病因中,属于机械性梗阻的是

A. 腰麻和肛管直肠术后 B. 外伤性高位截瘫 C. 使用药物阿托品、普鲁苯辛后

D. 腹泻或长期使用利尿剂 E. 尿道结石

【例2】急性尿潴留病因中,属于非机械性梗阻的是

A. 尿道结石 B. 外伤性高位截瘫 C. 尿道断裂

D. 尿道肿瘤 E. 前列腺增生

二、病理生理

上尿路梗阻	①肾实质逐渐萎缩变薄,肾容积增大,最后全肾成为一个无功能的巨大水囊; ②慢性部分梗阻,巨大肾积水,>1 000 mL; ③急性完全性梗阻,肾盂扩张常不明显,但肾实质很快萎缩,肾功能丧失
下尿路梗阻	①膀胱颈部梗阻为克服阻力→膀胱逼尿肌代偿增生→肌束纵横交叉形成小梁; ②长期膀胱内压增高,造成肌束间薄弱部分向壁外膨出,形成假性憩室; ③后期膀胱失去代偿能力时,肌肉萎缩变薄,容积增大,输尿管口的括约肌功能破坏,尿液逆流到输尿管及肾盂,引起肾积水和肾功能损害

第2节 肾积水

泌尿系统梗阻导致肾盂及肾盏扩张,其中潴留尿液,统称为肾积水。因为肾内尿液积聚,压力升高,使肾盂和肾盏扩大、肾实质萎缩。

一、临床表现

(1)腰腹部包块,表面光滑且有波动感。

(2)腰部疼痛或触压痛。

二、实验室检查

1. 影像学检查 首选 B 超。还有泌尿系平片、静脉尿路造影、逆行肾盂造影、经皮肾穿刺造影、MRI、CT 等，其中 MRI 水成像对肾积水诊断有独到之处。

2. 肾功能检查 尿素氮及肌酐升高提示肾功能减退。

3. 尿常规 出现血尿或脓尿提示合并尿路感染。

三、治疗

1. 病因治疗 解除引起梗阻的病因并保存肾脏是最理想的治疗。

肾盂输尿管连接部狭窄	肾盂成形术
肾、输尿管结石	碎石术或肾盂、输尿管切开取石术
良性前列腺增生	经尿道前列腺电切术或开放手术
尿道狭窄	尿道狭窄内切开或切除尿道狭窄瘢痕行尿道对端吻合术

2. 引流术 如病情危重、肾功能严重受损、并发感染致肾积水的病因暂时无法解除者，先行肾造瘘引流术。如系下尿路梗阻所致，可先行耻骨上膀胱造瘘术，待病情好转再施行解除梗阻的手术。

3. 肾切除术 适用于重度肾积水，肾实质显著破坏、萎缩或合并严重感染，肾功能严重丧失，而对侧肾功能正常者。

第3节 良性前列腺增生

良性前列腺增生简称前列腺增生，是引起老年男性排尿障碍最常见的一种良性疾病。

一、病因

(1) 目前认为老龄和有功能的睾丸是前列腺增生发病的两个重要因素，两者缺一不可。

(2) 前列腺增生的发病率随年龄的增长而增加，男性在 45 岁以后前列腺有不同程度的增大，多在 50 岁以后出现临床症状。前列腺的正常发育有赖于雄激素，受性激素的调控，前列腺间质细胞和腺上皮细胞相互影响，各种生长因子的作用，以及随着年龄增长体内性激素平衡失调和雌、雄激素的协调效应等，可能是前列腺增生的重要病因。

二、病理

疾病	好发部位	昭昭老师速记
前列腺增生	移行带	"生""移"
前列腺癌	外周带	"癌""周"末

三、临床表现

早期症状	尿频是最常见的早期症状
晚期症状	进行性排尿困难是前列腺增生最重要的症状，表现为尿频、尿急、尿流缓慢、尿流中断、排尿不尽、甚至尿潴留或尿失禁（充盈性尿失禁）；血尿少见
其他表现	①合并感染或结石：尿频、尿急、尿痛； ②增大的腺体表面黏膜较大的血管破裂，有不同程度的无痛性血尿； ③严重梗阻，导致肾积水、肾功能不全； ④长期排尿困难导致腹压升高，引发腹股沟疝、内痔、脱肛

【例3】前列腺增生最重要的症状是
  A. 尿频 B. 尿急 C. 尿痛
  D. 尿潴留 E. 进行性排尿困难

【例4】前列腺增生症，残尿量过多，使膀胱失去收缩能力，膀胱过度膨胀，尿不自主地从尿道口冲出，称为
  A. 压力性尿失禁 B. 充盈性尿失禁 C. 急迫性尿失禁
  D. 真性尿失禁 E. 尿滴沥

【例5】男性充盈性尿失禁的常见病因是
  A. 使用利尿剂 B. 输尿管结石 C. 前列腺增生

D. 下尿路感染 E. 直肠脱垂

【例6】 前列腺增生患者<u>最重要</u>的症状是
A. 尿潴留 B. 排尿困难 C. 尿失禁
D. 无痛性肉眼血尿 E. 尿频、尿急、尿痛

四、实验室检查

直肠指检	直肠指检是首选的影像学检查方法
经直肠B超	经直肠B超是最准确的影像学检查方法
B超引导下穿刺+活检	B超引导下穿刺+活检是对确诊最有价值的实验室检查
尿流率检查	①可以确定患者排尿的梗阻程度。 ②最大尿流率<15 mL/s 表明排尿不畅；如<10 mL/s 表明梗阻严重，是手术指征之一
放射性核素肾图	有助于了解尿路有无梗阻及肾功能损害

【例7】 可同时了解肾积水患者肾功能及其梗阻程度的检查方法是
A. 逆行肾盂造影 B. MRI C. CT
D. B超检查 E. 放射性核素肾图

五、治　疗

药物治疗	①α受体阻滞剂：特拉唑嗪(机制：松弛前列腺内平滑肌)； ②5α还原酶抑制剂：保列治和艾普列特(机制：抑制睾酮变为双氢睾酮)
手术治疗	①手术方式是经尿道前列腺电切术(TURP)； ②适应证：最大尿流率<10 mL/s,有明显梗阻者及残尿量>50 mL 的患者

例8～9 共用题干

男,72岁。尿频、排尿困难,尿不成线半年余。曾发生急性尿潴留。经检查确诊为良性前列腺增生。肺、肝、肾功能检查未见异常。

【例8】 最佳治疗方法是
A. 长期留置导尿管 B. 服用5α还原酶抑制剂 C. 手术治疗
D. 抗感染治疗 E. 尿道扩张

【例9】 若患者选择保守治疗,常用的治疗方案是
A. 间歇导尿 B. 抗感染治疗 C. α受体阻滞剂
D. 激光疗法 E. 等待观察

例10～11 共用题干

男,70岁。进行性排尿困难10年,夜尿3～4次。从未药物治疗。直肠指检：前列腺体积增大,中央沟消失,表面尚光滑,质地中等。B超：双肾无积水,输尿管未见扩张。最大尿流率10 mL/s。

【例10】 首先考虑的疾病是
A. 膀胱结石 B. 膀胱颈部挛缩 C. 前列腺癌
D. 前列腺增生 E. 神经源性膀胱

【例11】 首选的治疗方法是
A. 膀胱造瘘 B. 根治性前列腺切除术 C. 口服多沙唑嗪+非那雄胺
D. 经尿道前列腺切除术 E. 膀胱切开取石

【例12】 男,68岁。进行性排尿困难5年。夜尿4～5次,近期曾发生急性尿潴留2次,既往体健。心肺功能正常。前列腺Ⅱ度肿大,血清PSA 3.1 μg/L,膀胱残余尿量80 mL。首选的手术方法是
A. 双侧睾丸切除 B. 经会阴前列腺切除 C. 经尿道前列腺切除
D. 耻骨上前列腺切除 E. 耻骨后前列腺切除

第4节　急性尿潴留

一、病　因

机械性梗阻	①最常见的是前列腺增生,其次有结石、肿瘤和梗阻等； ②少见原因有盆腔内肿瘤、妊娠子宫压迫等

动力性梗阻	①麻醉及术后;②中枢神经或周围神经损伤;③平滑肌松弛剂,阿托品等;④高血钾,如醛固酮增多症、腹泻及长期应用利尿剂;⑤高热和昏迷患者

【例13】 引起急性尿潴留的病因中,属于动力性梗阻的是
A. 膀胱结石　　　　　　B. 膀胱肿瘤　　　　　　C. 尿道狭窄
D. 外伤性脊柱损伤　　　E. 良性前列腺增生

二、临床表现和体征

临床表现	发病突然、胀痛难忍、辗转不安,有时从尿道溢出部分尿液(溢出性尿失禁),但不能减轻下腹疼痛
体征	耻骨上区可见到半球形膨隆,手按压有明显尿意,叩诊为浊音

三、实验室检查

B超检查可确诊。

四、治　疗

1. 导尿术　导尿术是解除急性尿潴留最简便常用的方法。尿潴留短时间内不能解除者,最好放慢导尿管持续引流,1周左右拔除。

2. 造瘘术　导尿术失败,行膀胱穿刺造瘘。

【例14】 男,63岁,排尿困难2年,尿线细,射程短,排尿时间延长。1天前因感冒后突发不能自行排尿,下腹区胀痛难忍。应先行
A. 输液抗感染　　　　　B. 导尿术　　　　　　　C. 前列腺切除术
D. 针刺　　　　　　　　E. 理疗

【例15】 男,72岁,进行性排尿困难6年。近1周出现排尿疼痛伴发热,T 39 ℃。B超提示前列腺增大,残余尿400 mL,双肾积水。尿常规:WBC 30～50/HP。血BUN及Ccr升高。入院后首选的治疗是
A. 耻骨上膀胱造瘘＋抗感染治疗　　B. α受体阻滞剂　　　C. 5α还原酶抑制剂
D. 前列腺切除　　　　　　　　　　E. 抗感染治疗

【例16】 腰麻术后出现急性尿潴留,最常用的处理方法是
A. 热敷　　　　　　　　B. 耻骨上膀胱穿刺抽吸　　C. 耻骨上膀胱造瘘
D. 导尿　　　　　　　　E. 针灸

> 参考答案如下,详细答案参见2019版《国家临床执业及助理医师资格考试精选真题考点精析》。

1. E	2. B	3. E	4. B	5. C	
6. B	7. E	8. C	9. C	10. D	昭昭老师提示:
11. D	12. C	13. D	14. B	15. A	关注官方微信,获得第一手考试资料。
16. D	—	—	—	—	

第9章　泌尿系统损伤

> **2019考试大纲**
> ①肾损伤;②前尿道损伤;③后尿道损伤。

> **考纲解析**
> 　　近20年的医师考试中,本章的考试重点是各种前后尿道外伤后的部位、特点及治疗,执业医师每年考查分数为2～3分,助理医师每年考查分数为1～2分。

第1节　肾损伤

一、病　因

开放性损伤	弹片、枪弹、刀刃等锐器损伤
闭合性损伤	直接暴力(如撞击、跌打等)或间接暴力(如对冲伤、突然暴力扭转等)

医源性损伤	经皮肾穿刺活检、肾造瘘、经皮肾镜碎石术、体外冲击波碎石等
其他	如肾积水、肾肿瘤、肾结核或肾囊性疾病等更易损伤

二、病 理

1. 常见闭合性损伤 由于损伤的原因和程度不同,多种类型的肾损伤可同时存在。

2. 根据损伤的程度分为以下病理类型

肾挫伤	损伤局限于部分肾实质,形成肾瘀斑和包膜下血肿,肾包膜及肾盂、肾盏黏膜完整,损伤涉及肾集合系统可有少量血尿
肾部分裂伤	①肾近包膜部位裂伤伴有肾包膜破裂,可导致肾周血肿; ②若肾集合系统部位裂伤伴有肾盂、肾盏黏膜破裂,则可有明显血尿
肾全层裂伤	肾实质深度裂伤,外及肾包膜,内达肾盂、肾盏黏膜,此时常引起广泛的肾周血肿、血尿和尿外渗,肾横断或破裂时,可导致部分肾组织缺血
肾蒂损伤	①少见,是最严重的损伤类型,短时间内引起大出血、休克,甚至死亡; ②治疗:需要迅速进行剖腹探查手术

3. 晚期病理改变

肾积水	血肿、尿外渗引起组织纤维化,压迫肾盂输尿管交界处→肾积水
血管性比病变	开放性肾损伤→动静脉瘘或假性肾动脉瘤
肾血管性高血压	部分肾实质缺血或肾蒂周围纤维化压迫肾动脉→肾血管性高血压

【例1】 患者,男,35 岁。左腰部受伤后出现腰痛。体检:BP 125/90 mmHg,P 80 次/分,左肾区叩痛,腹膜刺激征(一)。尿常规检查:RBC 5~10/HP。患者最可能的诊断是

  A. 肾部分裂伤   B. 肾全层裂伤   C. 肾蒂损伤
  D. 肾挫伤   E. 自发性肾破裂

【例2】 男性,21 岁。骑自行车摔倒伤及右腰部,伤后腰部痛,无肉眼血尿。尿常规:红细胞满视野,血压、脉搏正常,右腰部包块,但无叩击痛。诊断哪种损伤最确切

  A. 重度肾损伤   B. 肾挫伤   C. 中度肾损伤
  D. 肾血管损伤   E. 输尿管损伤

三、临床表现

肾损伤的临床表现与损伤类型和程度有关,常不相同,有时同一肾脏可同时存在多种病理类型。在合并其他器官损伤时,损伤症状有时不易被察觉。

休克	严重肾裂伤、肾蒂血管损伤或其他脏器损伤,常发生休克
血尿	①大多数有血尿,肾挫伤伤及肾集合系统时出现镜下血尿或轻度肉眼血尿; ②血尿并不一定与病情的严重程度呈正比
疼痛	肾包膜下血肿、肾周围软组织损伤、出血或尿外渗可引起患者腰腹部疼痛
腰腹部肿块	血液、尿液进入肾周围组织可使局部肿胀形成肿块
发热	肾损伤所致肾周血肿、尿外渗继发感染,甚至造成肾周脓肿或化脓性腹膜炎,伴全身中毒症状

【例3】 协助诊断肾挫伤,首要的检查是

  A. 血肌酐   B. 尿常规   C. 静脉尿路造影
  D. 腹部 CT 平扫   E. 血细胞比容

例4~5 共用题干

  男,30 岁。1 小时前从 3 米高处坠落,右腰部受伤,局部疼痛,有肉眼血尿。查体:生命体征平稳,腹软。住院 5 日后下床活动,右腰部疼痛加剧并出现腰部包块。P 120 次/分,BP 80/40 mmHg。

【例4】 为了解右腰部包块来源,应采用的检查是

  A. 同位素肾图   B. B 超   C. KUB
  D. 血常规   E. 尿常规

【例5】下一步最恰当的治疗措施是
A. 抗休克同时准备手术
B. 输血
C. 抗感染
D. 输液
E. 继续观察

四、实验室检查

B超检查	肾损伤的首选检查
CT检查	肾损伤最有价值的检查
其他检查	传统的IVU及动脉造影等检查,可了解有无肾损伤,但是一般不作为首选

五、治　疗

1. 紧急治疗　大出血、休克的患者需迅速输液、输血纠正休克。

2. 非手术治疗

（1）一般治疗　绝对卧床休息2~4周,待病情稳定、血尿消失后才可允许患者离床活动。

（2）其他　密切观察,及时补充热量及血容量,早期应用抗生素预防感染,适量使用止血药物。

3. 手术治疗

肾修补术	适用于肾裂伤范围比较局限者
肾部分切除术	肾极严重损伤和缺血者
肾血管修补术	肾血管损伤或损伤性肾血管阻塞者
肾切除术	肾广泛裂伤无法修补或肾蒂血管损伤不能缝合,而对侧肾正常者
清创引流术	适用于开放性肾损伤,伤口漏尿并严重污染,以及伤后时间久,有严重尿外渗或并发感染

【例6】男,32岁。右腰部外伤伴血尿3小时。经保守治疗后血尿消失,血压持续下降至80/45 mmHg,血红蛋白及血细胞比容继续降低,右腰部出现肿块。下一步最重要的治疗措施是
A. 应用止血剂
B. 继续观察
C. 加强抗感染治疗
D. 抗休克＋手术治疗
E. 输血

第2节　尿道损伤

【前尿道损伤】

一、病因及病理

1. 病因　前尿道损伤最常见的病因是骑跨伤损伤。

2. 病理　最常见部位是尿道球部。（昭昭老师速记:骑马需要"前",打球需要"前"）

【例7】骑跨伤致尿道损伤的部位是
A. 前列腺部
B. 膜部
C. 球部
D. 阴茎部
E. 尿道全部

二、临床表现

1. 表现　尿道流血是前尿道损伤后最常见的症状,严重者可致休克。疼痛可放射至尿道外口。因疼痛导致尿道括约肌痉挛,可引起排尿困难及尿潴留。

2. 尿液外渗　尿液外渗至会阴浅袋,使会阴、阴囊、阴茎肿胀,有时可扩张至腹壁。

例8~9 共用题干

男,35岁。会阴部骑跨伤,受伤后尿道外口滴血,会阴部和阴囊处肿胀、瘀斑及蝶形血肿。

【例8】该患者泌尿系损伤的部位是
A. 尿道阴茎部
B. 尿道球部
C. 膀胱
D. 尿道前列腺部
E. 尿道膜部

【例9】该患者最可能的诊断是
A. 后尿道挫裂伤
B. 膀胱破裂
C. 膀胱挫伤
D. 前尿道裂伤
E. 前尿道挫伤

【例10】男,20岁。跨栏比赛时会阴部受伤。伤后会阴部疼痛、青紫,尿道出血,不能自行排尿。应考虑的诊断是

A. 尿道球部受伤   B. 耻骨骨折   C. 后尿道损伤
D. 睾丸损伤   E. 膀胱破裂

三、治 疗

1. 原发疾病的治疗

损伤类型	处理方式
挫伤或裂伤	①无需特殊处理,可自愈。抗生素预防感染、多饮水稀释尿液。 ②必要时插入导尿管引流1周
尿道裂伤	①如插入尿管顺利,可留置导尿管引流2周左右。 ②如导尿失败,应即行经会阴尿道修补,并留置导尿管2周
尿道断裂	①球部远端和阴茎部的尿道完全断裂,会阴、阴茎、阴囊内巨大血肿,应及时经会阴切口予以清除,行尿道断端吻合术,留置导尿管3周; ②条件不允许者,可做耻骨上膀胱造瘘术 (昭昭老师速记:骑马需要"钱",打球需要"钱",连"吻"也要"钱")

【例11】男,32岁,会阴部骑跨伤5小时。伤后会阴部疼痛,尿道口滴血,不能自行排尿。生命征稳定,阴囊肿大、青紫。正确的处理方法是
A. 抗感染治疗   B. 经会阴尿道断端吻合+引流尿外渗   C. 膀胱造瘘
D. 导尿   E. 应用止血药

2. 并发症的治疗

尿外渗	应尽早在尿外渗部位做多处皮肤切开,切口深达浅筋膜以下,留置多孔引流管引流,必要时做耻骨上膀胱造瘘,3个月后再修补尿道
尿道狭窄	①轻度狭窄者,定期扩张尿道即可; ②严重狭窄引起排尿困难、尿流变细,可行内镜下尿道内冷刀切开术; ③狭窄严重者引起尿道闭锁,经会阴切除狭窄段,行尿道断端吻合术
尿瘘	①尿液外渗未及时引流,感染后可形成周围脓肿,脓肿溃溃可形成尿瘘; ②尿瘘多发生于会阴部或阴囊部,应在解除狭窄的同时切除或清理瘘管

【后尿道损伤】

一、病因和病理

1. 病因   骨盆骨折是造成后尿道损伤的最主要原因。

2. 病理   后尿道损伤最常见的部位是尿道膜部。(昭昭老师速记:两人在"后"面偷偷摸"骨盆")

二、临床表现

(1)骨盆骨折合并尿道损伤,常并发骨盆大出血,导致休克(出血量500~5 000 mL)。
(2)下腹痛、排尿困难和尿血。
(3)前列腺周围形成血肿或尿外渗。尿生殖膈撕裂时可外渗至会阴和阴囊。

【例12】男,26岁,骨盆骨折后,下腹胀痛,排尿困难。检查:下腹膨隆、压痛明显,叩诊浊音。此时应考虑的损伤是
A. 肠破裂   B. 后尿道损伤   C. 膀胱破裂
D. 前尿道损伤   E. 输尿管损伤

【例13】男性,35岁。车祸致骨盆骨折,发生排尿困难,尿潴留,会阴部肿胀,导尿管不能插入膀胱。损伤的部位应是
A. 膀胱   B. 肛门直肠   C. 后尿道
D. 尿道球部   E. 阴茎部尿道

【例14】男性骨盆骨折合并泌尿系损伤,最常见的损伤部位是
A. 尿道阴茎部   B. 尿道膜部   C. 膀胱颈部
D. 尿道球部   E. 尿道前列腺部

三、治 疗

1. 紧急处理   骨盆骨折患者须平卧,勿随意搬动。注意不宜插入导尿管,避免加重局部损伤及感染。尿

潴留者可行耻骨上膀胱穿刺,吸出尿液。

2. 手术治疗

耻骨上高位膀胱造瘘	排尿困难有尿潴留者,尤其是休克严重者,仅做耻骨上膀胱造瘘术,3～6个月后再行尿道重建术
尿道会师牵引术	切开膀胱后,以金属尿道探为引导,经尿道置导尿管入膀胱,并做适当牵引,缩短尿道断端的距离(昭昭速记:两人在"后"面偷偷摸"骨盆",摸完以后再"会师")

3. 并发症的处理

尿道狭窄	轻者定期做尿道扩张;严重者在伤后3～6个月经尿道内切开或会阴切开行瘢痕切除及尿道端端吻合术
内脏损伤	①直肠损伤者早期立即修补,并做暂时性结肠造瘘术; ②尿道直肠瘘者等待3～6个月后再施行修补术

➢ **昭昭老师总结:前、后尿道损伤对比**

	前尿道损伤	后尿道损伤
病因	骑跨伤	骨盆骨折
发病部位	尿道球部	尿道膜部
表现	尿道出血、排尿困难	尿道出血、排尿困难、休克
尿外渗和血肿	①尿生殖膈以下的部位; ②会阴部、阴茎、阴囊、下腹壁	①尿生殖膈以上的部位; ②耻骨后间隙、膀胱周围
检查	导尿、膀胱造影	膀胱造影、直肠指诊
治疗	首选经会阴尿道修补术或断端吻合术	①首选:耻骨上膀胱造瘘术; ②3～6个月后再行尿道会师术

【例15】男,25岁,骨盆骨折伴后尿道损伤,急性尿潴留,试插尿管失败。急诊处理办法是
A. 针灸　　　　　　　　B. 热敷　　　　　　　　C. 耻骨上膀胱造瘘
D. 急症行尿道会师术　　E. 急症行尿道断端吻合术

➢ **参考答案**如下,详细答案参见2019版《国家临床执业及助理医师资格考试精选真题考点精析》。

1. D	2. B	3. D	4. B	5. A	昭昭老师提示:
6. D	7. C	8. C	9. D	10. A	关注官方微信,获得第一手考试资料。
11. B	12. B	13. C	14. B	15. C	

第10章　泌尿、男性生殖系统先天性畸形及其他疾病

➢ **2019考试大纲**

①隐睾;②鞘膜积液;③精索静脉曲张。

➢ **考纲解析**

近20年的医师考试中,本章的考试重点是隐睾及鞘膜积液的特点及治疗,执业医师每年考查分数为2～3分,助理医师每年考查分数为1～2分。

第1节　隐睾(助理医师不要求)

一、概述和病因

1. 概述　隐睾是指睾丸未下降至阴囊,包括睾丸下降不全和睾丸异位。临床上绝大多数隐睾为睾丸下降不全。异位睾丸最常位于腹股沟浅表小窝内。

2. 病因　睾丸引带异常或缺如。先天性睾丸发育不全,对促性腺激素不敏感,失去了激素下降的作用。胎儿发育过程中母体促性腺激素不足,影响睾丸下降的动力作用。

二、表现和诊断

1. 表现　典型表现为阴囊内空虚。

2. 诊断　阴囊内不能触及睾丸,有时在腹股沟内触及睾丸。

三、治 疗

年 龄	处理方法
<1岁	观察即可(睾丸可自行下降)
1~2岁	可短期应用绒毛膜促性腺激素(HCG)治疗,无效用睾丸下降固定术
大于2岁	睾丸切除术(2岁以后未下降的睾丸已经没有生精功能)

【例1】男孩,1岁。B型超声检查发现左侧睾丸位于腹股沟管内,经内分泌治疗10周后睾丸仍未下降到阴囊内。下一步治疗的最佳方法是
 A. 观察　　　　　　　　　B. 左睾丸切除术　　　　　　C. 继续内分泌治疗
 D. 近期行左睾丸下降固定术　E. 多岁后行左睾丸下降固定术

【例2】男孩,2岁。右腹股沟包块,卧位可消失,右侧阴囊内未触及睾丸。B超示右侧睾丸位于右腹股沟。正确的治疗方法是
 A. 腹股沟疝高位结扎术　　　B. 睾丸下降固定术　　　　　C. 右侧睾丸切除
 D. 疝囊高位结扎＋睾丸下降固定术　E. 绒毛膜促性腺激素治疗

第2节　鞘膜积液

一、概　述

鞘膜积液是指鞘膜腔内积聚的液体超过正常量而形成的囊肿。本病可发生于任何年龄。当鞘膜本身或睾丸、附睾等发生病变时,液体的分泌与吸收失去平衡,形成鞘膜积液。根据鞘状突闭合的位置不同,可分为睾丸鞘膜积液、精索鞘膜积液、混合型鞘膜积液、睾丸精索鞘膜积液(婴儿型)、交通性鞘膜积液等五种类型。其中睾丸鞘膜积液最常见。

二、病因及病理

1. 病因　小儿病因多为先天性鞘突闭合不全。成人多为继发性原因,多由炎症、外伤、肿瘤等引起。
2. 病理　鞘膜内如长期积液、内压增高,可影响睾丸的血运和温度调节,引起患侧睾丸萎缩。

三、诊　断

睾丸鞘膜积液	最常见。透光试验阳性,触不到睾丸
交通性鞘膜积液	站立位时阴囊肿大,卧位时积液流入腹腔,积液消失
精索鞘膜积液	透光试验阳性,睾丸可触及

【例3】鞘膜积液分型中哪种最常见
 A. 精索鞘膜积液　　　　　B. 继发性鞘膜积液　　　　　C. 睾丸、精索鞘膜积液
 D. 交通性鞘膜积液　　　　E. 睾丸鞘膜积液

【例4】男,15岁。阴囊内肿块,每日起床或站立后肿块缓慢增大,平卧位缩小。透光试验阳性。最可能的诊断为
 A. 交通性鞘膜积液　　　　B. 睾丸鞘膜积液　　　　　　C. 隐睾
 D. 精索鞘膜积液　　　　　E. 急性肠梗阻

【例5】男,65岁。右侧阴囊逐渐增大5年,无疼痛。查体见右侧阴囊肿大,大小约15 cm×10 cm,呈囊性,未触及睾丸,透光试验阳性。首先应考虑的诊断是
 A. 睾丸炎　　　　　　　　B. 精索静脉曲张　　　　　　C. 睾丸肿瘤
 D. 睾丸鞘膜积液　　　　　E. 腹股沟斜疝

【例6】男孩,3岁。右侧阴囊内肿块,光滑、有波动感,右侧睾丸未触及。卧位时肿块不消失。首先考虑的诊断是
 A. 腹股沟疝　　　　　　　B. 精索鞘膜积液　　　　　　C. 隐睾
 D. 睾丸鞘膜积液　　　　　E. 交通性鞘膜积液

四、治　疗

1. 积液较少　婴儿鞘膜积液若积液较少、症状较轻不需要手术。成人无症状的积液也无需手术。
2. 积液量大　症状明显者需行鞘膜翻转术。

3. **交通性鞘膜积液** 切断通道，在内环处高位结扎鞘突。

【例7】成人巨大睾丸鞘膜积液，**最佳**治疗措施是
A. 睾丸鞘膜翻转
B. 鞘膜囊全部切除
C. 等待自行吸收消退
D. 内环处高位结扎鞘状突
E. 鞘膜积液穿刺抽液

第3节 精索静脉曲张(助理医师不要求)

一、概　述

精索静脉曲张是指精索内蔓状静脉丛的异常增长、迂曲和管腔扩张，进而引起的血管性精子发生障碍，多见于青壮年，以左侧发病居多，亦可双侧发病或单发于右侧。

二、病　因

由于左侧精索静脉呈直角进入左肾静脉，血液回流阻力较大。正常左侧精索静脉进入左肾静脉入口处有静脉瓣防止逆流，如静脉瓣发育不全、静脉丛壁的平滑肌和弹力纤维薄弱均可导致精索静脉曲张。

【例8】左侧精索静脉曲张多于右侧的主要原因**不包括**
A. 左侧呈直角注入左肾静脉
B. 乙状结肠压迫
C. 肾静脉处瓣膜发育不全
D. 静脉壁的平滑肌薄弱
E. 左肾下垂

三、临床表现

1. **一般表现** 患侧阴囊有坠胀感或隐痛，站立或行走时症状加重，平卧或休息时症状缓解或消失。
2. **继发表现** 继发性精索静脉曲张症状较重，且卧位时曲张仍不消失，症状减轻不明显。

四、诊　断

立位检查	患侧阴囊明显松弛下垂，严重者可见曲张的静脉迂曲似蚯蚓状团块
Valsalva试验	嘱患者站立，用力屏气增加腹压，血液回流受阻，可见精索静脉曲张加重且有血流反流
影像学检查	①B超可发现精索静脉迂曲、管腔扩张，疑有继发性精索静脉曲张时，还可发现腹膜后及肾脏有无肿瘤； ②还可选用静脉尿路造影、CT或MRI，以排除腹膜后肿瘤压迫

五、治　疗

1. **无症状或症状轻微者** 用阴囊托带或穿紧身内裤可减轻症状。
2. **症状严重或伴有精子异常者** 应行手术治疗，即精索静脉高位结扎术。

➤ **参考答案**如下，详细答案参见 2019 版《国家临床执业及助理医师资格考试精选真题考点精析》。

| 1. D | 2. D | 3. E | 4. A | 5. D | 昭昭老师提示： |
| 6. D | 7. A | 8. E | — | — | 关注官方微信，获得第一手考试资料。 |

第11章　肾功能不全

➤ **2019考试大纲**

①急性肾衰竭(急性肾损伤)；②急性肾小管坏死；③慢性肾脏病(慢性肾衰竭)。

➤ **考纲解析**

近20年的医师考试中，本章的考试重点是**急慢性肾衰的分型、表现及治疗**，执业医师每年考查分数为2~3分，助理医师每年考查分数为1~2分。

第1节　急性肾衰竭

急性肾衰竭(ARF)现称急性肾损伤(AKI)，指多种原因引起肾功能短期内迅速减退，肾小球滤过功能下降或在原有慢性肾脏病(包括肾功能不全)基础上肾小球滤过率进一步下降的一组临床综合征。

一、分　类

分类	病因	常见疾病
肾前性肾衰	血容量不足，肾灌注不足	失血性休克

分　类	病　因	常见疾病
肾性肾衰	肾实质(肾小球、间质、血管及肾小管等)损伤	肾缺血和肾毒性物质,如氨基糖苷类抗生素、汞、中药、造影剂等
肾后性肾衰	泌尿系梗阻	结石、肿瘤等导致肾积水等

【例1】脑出血引起肾衰竭的原因是
A. 肾小球坏死　　　　　　　B. 肾后性肾衰竭　　　　　　C. 急性肾小管坏死
D. 肾性肾衰竭　　　　　　　E. 肾中毒

【例2】卵巢癌引起肾衰竭的原因是
A. 肾后性肾衰竭　　　　　　B. 肾前性肾衰竭　　　　　　C. 肾性肾衰竭
D. 卵巢性肾衰竭　　　　　　E. 多器官功能障碍

二、机　制

1. 肾前性因素　最常见的发病机制,由肾脏血流灌注不足所致。早期,肾脏通过自我调节机制调节肾小球出球和入球小动脉的收缩,以维持肾小球滤过率和肾血流量,可使肾功能维持正常。当血压过低,超过自我调节能力时,即可导致肾小球滤过率降低,但短期内并无肾实质损伤。若持续低灌注,则可发生肾小管上皮细胞明显损伤,继而发展为急性肾下管坏死。

2. 肾性因素　按照损伤部位,肾性AKI可分为小管性、间质性、血管性和小球性,其中以急性肾小管坏死最为常见。ATN发病机制仍未完全阐明,目前认为主要涉及小管、血管和炎症因子等方面。

(1) 小管因素　缺血/再灌注、肾毒性物质可引起近端肾小管损伤,并可导致小管对钠重吸收减少,管-球反馈增强,管型形成导致小管梗阻,管内压增加,GFR下降。小管严重受损可导致肾小球滤过液的反渗,通过受损的上皮或小管基底膜漏出,致肾间质水肿和肾实质进一步损伤。

(2) 血管因素　肾缺血可导致血管内皮损伤和炎症反应,引起血管收缩因子(如内皮素、肾内肾素-血管紧张素系统、血栓素A_2等)产生过多,而血管舒张因子(NO、PGI_2、PGE_2)合成减少。这些变化可进一步引起血流动力学异常,引起GFR下降。

(3) 炎症因子的参与　肾缺血可通过炎症反应直接使血管内皮细胞受损,也可通过小管细胞产生炎症介质(如IL-6、IL-18、TNFa、TGF等)使内皮细胞受损,受损的内皮细胞表达上调细胞间黏附分子-1(ICAM-1)和P选择素,使白细胞黏附及移行增加,炎症反应导致肾组织的进一步损伤,GFR下降。

3. 肾后性因素　尿路梗阻时,尿路内反向压力首先传导到肾小球囊腔,由于肾小球小动脉扩张,早期GFR尚能维持正常。若梗阻持续无法解除,肾皮质大量区域出现无灌注或低灌注状态,GFR将逐渐降低。

【例3】女,59岁。因高热、腹泻静点庆大霉素治疗,5天后出现恶心、呕吐、少尿。查血白细胞总数及分类正常,比重1.010,蛋白(+),红细胞0~2/HP,白细胞3~5/HP。血肌酐320 μmol/L,尿素氮17 mmol/L,尿钠100 mmol/L。该患者出现肾衰竭最可能的原因是
A. 急性肾小管坏死　　　　　B. 急性间质性肾炎　　　　　C. 急进性肾小球肾炎
D. 肾前性氮质血症　　　　　E. 急性肾小球肾炎

三、临床表现

起始期	患者常遭受低血压、缺血、脓毒血症和肾毒素等因素影响,但尚未发生明显的肾实质损伤,在此阶段AKI是可预防的
少尿期 (维持期)	①持续7~14天,每日尿量<400 mL为少尿,<100 mL为无尿。 ②消化系统:食欲减退、恶心、腹胀等。 ③循环系统:高血压、心力衰竭、毒素累积及各种心律失常及心肌病变。 ④神经系统:意识障碍、躁动等尿毒症脑病。 ⑤血液系统:可出现出血及轻度贫血等表现。 ⑥生化及电解质异常:高钾、高镁、高磷;低钠、低钙、低氯;代谢性酸中毒(肾脏排泄酸的能力下降)。 (昭昭老师提示:肾脏是排放废物的,所以肾功能下降时,好的因子(钠、氯、钙)都会减少,坏的因子(钾、镁、磷)都会升高)
恢复期	此阶段小管细胞再生、修复,肾小管完整性恢复,GFR逐渐恢复正常或接近正常范围

【例4】急性肾衰竭少尿期最常见的酸碱失衡是
A. 代谢性酸中毒　　　　　　　B. 呼吸性酸中毒　　　　　　　C. 代谢性碱中毒
D. 呼吸性碱中毒　　　　　　　E. 呼吸性酸中毒合并代谢性碱中毒

【例5】急性肾衰竭少尿期最主要的电解质紊乱是
A. 水中毒　　　　　　　　　　B. 高钾血症　　　　　　　　　C. 高镁血症
D. 低磷血症　　　　　　　　　E. 低钾血症

【例6】急性肾衰竭少尿期的主要死因是
A. 低血钾　　　　　　　　　　B. 高血钾　　　　　　　　　　C. DIC
D. 代谢性酸中毒　　　　　　　E. 氮质血症

【例7】急性肾衰竭少尿期的表现正确的是
A. 低钾　　　　　　　　　　　B. 高氯　　　　　　　　　　　C. 高钠
D. 低钙　　　　　　　　　　　E. 低镁

【例8】急性肾衰竭少尿或无尿期最危险的是
A. 水中毒　　　　　　　　　　B. 血钠、血钙降低　　　　　　C. 高血钾
D. 代谢性酸中毒　　　　　　　E. 高血压

例9～10 共用选项
A. 肾后性急性肾衰竭　　　　　B. 肾前性氮质血症　　　　　　C. 肾性肾小管坏死
D. 急进性肾炎　　　　　　　　E. 急性间质性肾炎

【例9】充血性心力衰竭加重期出现少尿,血 BUN＞20,尿比重 1.025。最可能的诊断是
【例10】老年糖尿病肾病患者腹部增强CT检查后出现少尿,尿钠 54 mmol/L。最可能的诊断是

四、检　查

1. **血常规及生化检查**　轻度贫血,血肌酐和尿素氮进行性升高。
2. **尿液检查**　尿密度＜1.015且较固定,尿渗透压＜350 mOsm/(kg·H_2O)。
3. **影像检查**　B超、CT、MRI、放射性核素检查。
4. **肾活检**　可确诊原发疾病。

五、诊　断

1. **急性肾衰竭诊断标准**　肾功能在 48 h 内突然减退,血清肌酐绝对值升高≥26.5 μmol/L,或 7 天内血清肌酐增至≥1.5 倍基础值;或尿量＜0.5 mL/(kg·h),持续时间＞6 h。根据血清肌酐和尿量进一步分期。

分期	血清肌酐	尿量
1 期	增至基础值 1.5～1.9 倍,或升高≥26.5 μmol/L	＜0.5 mL/(kg·h),持续 6～12 h
2 期	增至基础值 2.0～2.9 倍	＜0.5 mL/(kg·h),持续＞12 h
3 期	增至基础值 3 倍,或升高≥353.6 μmol/L,或开始肾脏替代治疗或 18 岁以下患者 eGFR＜35 mL/(min·1.73m^2)	＜0.3 mL/(kg·h,持续≥24 h 或无尿≥12 h)

2. **肾前性肾衰和急性肾小管坏死的鉴别**

	肾前性急性肾损伤(AKI)	急性肾小管坏死(ATN)
尿沉渣	透明管型	棕色颗粒管型
尿比重	＞1.020	＜1.010
尿渗透压(mOsm/(kg·H_2O))	＞500	＜350
血尿素氮/血肌酐	＞20	＜10～15
尿肌酐/血肌酐	＞40	＜20
尿钠浓度(mmol/L)	＜20	＞40
肾衰指数	＜1	＞1
钠排泄分数(%)	＜1	＞1

昭昭老师提示：肾前性急性肾损伤，本质为有效循环血量不足，导致肾脏灌注不足所致。机体代偿机制，血少了，就要重吸收增多，来代偿丢失的血量，所以尿量减少，尿液变"浓"，导致比重增高，渗透压升高，尿肌酐/血肌酐升高；重吸收水钠增多，故尿钠减少，钠排泄分数下降，故肾衰指数(和钠正相关)也降低。记住了肾前性急性肾损伤，反过来就是急性肾小管坏死。

3. 急性肾小管坏死和肾后性尿路梗阻的鉴别　结石、肿瘤、前列腺肥大等可有突发完全无尿或间歇无尿、肾绞痛、肾区叩痛等，膀胱出口梗阻可有膀胱积尿膨胀，超声检查和X线检查可确诊。

4. 急性肾小管坏死和其他肾性肾衰竭的鉴别　肾性急性肾衰竭可见于急进性肾炎、急性间质性肾炎、狼疮肾炎、过敏性紫癜性肾炎、肾病综合征、系统性血管炎、血栓性微血管病、恶性高血压等。通常根据各种疾病所具有的特殊病史、临床表现、实验室检查及对药物治疗的反应，可作出鉴别诊断。

六、治　疗

尽早纠正可逆病因	治疗首先要纠正可逆的病因(对因治疗，如抗休克、停用毒性药物)
维持体液平衡	①每日补液量应为显性失液量加上非显性失液量减去内生水量； ②每日大致的进液量＝前一日尿量＋500 mL； ③发热患者只要体重不增加即可增加进液量
饮食和营养	AKI患者应该补充每日的需要量是1.3倍基础能耗量
高血钾治疗	①口服交换树脂(聚磺苯乙烯)15～30 g； ②25 g葡萄糖及6单位胰岛素缓慢静脉滴注，将细胞外钾离子转移到细胞内； ③11.2%乳酸钠或5%碳酸氢钠100 mL静脉滴注，纠正酸中毒； ④10%葡萄糖酸钙20 mL静脉缓慢注射，对抗高血钾的心肌毒性作用
代谢性酸中毒	①应及时治疗，如血清HCO_3^-浓度<15 mmol/L，可选用5%碳酸氢钠100～250 mL静滴； ②对于严重酸中毒患者，应立即予以透析治疗
肾脏替代疗法	透析指征：严重高血钾症(>6.5 mmol/L)、代谢性酸中毒(pH<7.15)、容量负荷过重、心包炎、容量负荷过重利尿剂无效
多尿期治疗	多尿期开始时，肾小球滤过功能、肾小管浓缩功能仍未恢复，治疗时仍应维持水电解质和酸碱平衡，控制氮质血症和防止各种并发症
恢复期治疗	一般无需特殊处理，应定期随访肾功能，避免使用肾毒性药物

【例11】急性肾衰竭选择血液净化疗法时，血钾(mmol/L)至少应达到
A. 5.0　　　　　　　　　　B. 5.5　　　　　　　　　　C. 6.0
D. 6.5　　　　　　　　　　E. 7.0

【例12】慢性肾衰竭患者出现下列检查结果需要紧急透析治疗的是
A. 血肌酐700 μmol/L　　　　B. 血钾6.8 mmol/L　　　　C. 血红蛋白72 g/L
D. 血钠130 mmol/L　　　　　E. 血钙1.9 mmol/L

第2节　慢性肾衰竭

一、病因和诱因

病因	①我国最主要病因是原发性慢性肾小球肾炎； ②国外最主要病因是糖尿病肾病
诱因	导致慢性肾衰竭发作的最常见诱因是感染

【例13】在我国，目前慢性肾衰竭最常见的病因是
A. 高血压肾病　　　　　　B. 糖尿病肾病　　　　　　C. 遗传性肾病
D. 原发性肾小球肾炎　　　E. 慢性肾盂肾炎

二、慢性肾衰进展的危险因素

1. 慢性肾衰竭渐进性发展的危险因素　高血糖、高血压、高脂血症、高同型半胱氨酸血症、蛋白尿、低蛋白血症、吸烟、贫血、老年、营养不良、尿毒症毒素蓄积等。

2. 慢性肾衰竭急性加重的危险因素　①累及肾脏的疾病复发或加重：原发性或继发性肾小球肾炎、高血

压、糖尿病、缺血性肾病等;②有效血容量不足:低血压、脱水、大出血、休克等;③肾脏局部血供急剧减少:如肾动脉狭窄患者使用 ACEI、ARB 等药物;④严重高血压未控制;⑤肾毒性药物;⑥泌尿道梗阻;⑦其他:严重感染、高钙血症、肝衰竭、心力衰竭等。

三、发病机制

1. 慢性肾衰竭 进展的机制包括肾单位高滤过、肾单位高代谢、肾组织上皮细胞表型转化的作用、某些细胞因子和生长因子的作用等。

2. 尿毒症症状的发生机制 虽然血清肌酐和尿素氮水平被用于评价肾小球滤过功能,但这两种分子本身与尿毒症的症状和体征无关。尿毒症症状及体内各器官系统损害的原因主要有:

(1)肾脏排泄和代谢功能下降导致水、电解质、酸碱平衡失调,如水钠潴留、高血压、代谢性酸中毒等。

(2)尿毒症毒素的毒性作用,尿毒症毒素分为小分子、中分子和大分子三类。

分类	代表	作用
小分子毒素	尿素氮、胍类(甲基胍、琥珀胍酸)、胺类、酚类	在体内积蓄,引起临床症状
中分子毒素	甲状旁腺激素(PTH)	肾性骨营养不良、软组织钙化
大分子毒素	核糖核酸酶、β_2-微球蛋白、维生素 A、生长激素、胰升糖素、溶菌酶	具有某些毒性

(3)肾脏的内分泌功能障碍,促红细胞生成素(EPO)分泌减少导致肾性贫血,$1,25-(OH)_2-VitD_3$ 产生不足可致肾性骨病。

(4)营养素的缺乏,持续炎症状态,营养素(如必需氨基酸、水溶性维生素、微量元素等)的缺乏,可引起或加重尿毒症的症状。

四、分 期

1. 慢性肾脏病(CKD) 各种原因引起的肾脏结构和功能障碍≥3 个月,包括肾小球滤过率(GFR)正常和不正常的病理损伤、血液或尿液成分异常及影像学检查异常;或不明原因的 GFR 下降(<60 mL/min)≥3 个月。

分期	特征	GFR	防治目标和措施
1	GFR 正常或升高	≥90	CKD 诊治;缓解症状;保护肾功能
2	GFR 轻度降低	60~89	评估、延缓 CKD 进展;降低 CVD(心血管病)风险
3a	GFR 轻到中度降低	45~59	—
3b	GFR 中到重度降低	30~44	延缓 CKD 进展;评估、治疗并发症
4	GFR 重度降低	15~29	综合治疗;透析前准备
5	ESRD(终末期肾病)	<15 或透析	如出现尿毒症,需及时替代治疗

2. 慢性肾衰竭 指慢性肾脏病引起的 GFR 下降及与此相关的代谢紊乱和临床症状组成的综合征。慢性肾衰竭代表慢性肾脏病中 GFR 下降至失代偿的那一部分群体,主要为 CKD4~5 期。

分期	肌酐清除率	血肌酐	临床表现
肾功能不全代偿期	50~80 mL/min	<178 μmol/L	除夜尿增多外,无任何症状
肾功能不全失代偿期	25~50 mL/min	186~442 μmol/L	无力、食欲缺乏、轻度贫血等
肾衰竭期	10~25 mL/min	451~707 μmol/L	贫血、水电解质酸碱失衡
尿毒症期	<10 mL/min	>707 μmol/L	有明显的酸中毒、贫血症

(昭昭老师提示:我国的肾病分期,与国外的不同,国外是依照肾小球滤过率制定的,而我国则是根据肌酐值确定的,肾功能不全代偿期至尿毒症期,对应的国外分期是 CKD2 期到 CKD5 期。)

【例 14】慢性肾衰竭失代偿期是指 GFR(肾小球滤过率)的范围是
 A. <25 mL/min B. 25~50 mL/min C. 50~60 mL/min
 D. 60~70 mL/min E. 70~80 mL/min

【例 15】慢性肾脏病(CKD)4 期是指
 A. GFR 15~29 mL/(min·173 m^2) B. GFR≥60 mL/(min·173 m^2)

C. GFR<15 mL/(min·173 m^2)　　　　　　D. GFR<10 mL/(min·173 m^2)
E. GFR 50~59 mL/(min·173 m^2)

五、临床表现

水、电解质失衡	最常见代谢性酸中毒,还有高钾、高磷、高镁、低钙、低钠
消化系统	最早出现的症状,如食欲不振、恶心、呕吐等
心血管系统	①慢性肾衰竭最常见的死亡原因是心血管疾病,最常见的心力衰竭; (昭昭老师提示:急性肾衰竭最常见的死亡原因高血钾) ②尿毒症性心肌:可能与代谢废物的潴留及贫血等因素有关; ③心包病变:原因多与尿毒症毒素蓄积、低蛋白血症、心力衰竭等有关
血液系统	①肾性贫血:EPO减少,导致正细胞正色素贫血,治疗应补充EPO; ②出血倾向:与血小板功能降低有关,部分患者也可有凝血因子Ⅷ缺乏
神经、肌肉系统	两个典型的感觉障碍:不安腿综合征和手套袜套样感觉障碍
肾性骨营养不良	肾性骨营养不良:慢性肾衰竭出现的骨矿化和代谢异常称为肾性骨营养不良,也称肾性骨病,包括高转化性骨病(纤维囊性骨炎)、低转化性骨病(包括骨软化症和骨再生不良)和混合性骨病,以高转化骨病最多见 ①肾性骨软化症(肾性佝偻病):维生素 D$_3$ 不足所致;(昭昭老师速记:见了小"3"就"软"了) ②纤维性骨炎:甲状旁腺功能亢进致骨质钙破坏(昭昭老师速记:"纤维""旁"边) ③骨再生不良:主要与血 PTH 浓度相对偏低,某些成骨因子不足而不能维持骨的再生有关 ④透析相关淀粉样骨病:只发生于透析多年以后,可能是 β$_2$ 微球蛋白淀粉样变沉积于骨所致
内分泌功能紊乱	①1,25-(OH)$_2$-D$_3$、EPO生成减少; ②肾素-血管紧张素Ⅱ过多,泌乳素、促黑色素激素、促黄体生成素、促卵泡刺激素、促肾上腺皮质激素等增高,继发性甲旁亢(血 PTH 升高)

【例16】慢性肾衰竭进展过程中最早出现的临床表现常为
A. 消化道症状　　　　　B. 贫血　　　　　C. 出血
D. 反复感染　　　　　　E. 骨痛

【例17】慢性肾病继发甲状腺功能亢进的始动因素是
A. 高磷血症　　　　　　B. 低钙血症　　　　C. 高钾血症
D. 高尿酸血症　　　　　E. 低代谢性酸中毒

【例18】男,4岁。慢性肾衰竭患者,饮食控制欠佳。突发抽搐,意识丧失,心跳骤停。死亡原因最可能是
A. 代谢性酸中毒　　　　B. 高血压　　　　　C. 心功能不全
D. 高钾血症　　　　　　E. 尿毒症脑病

【例19】尿毒症患者血液系统的临床表现为
A. 低色素、小细胞性贫血　　B. 白细胞出现中毒颗粒,核左移　　C. 血小板异常增多
D. 贫血常为中、重度　　　　E. 促红细胞生成素增加

六、治　疗

1. 早期防治对策和措施　对诊断为慢性肾脏病的患者,要采取各种措施延缓、停止或逆转慢性肾衰竭发生,防止进展至终末期肾病。

2. 营养治疗　限制蛋白饮食是治疗的重要环节,能减少含氮代谢产物生成,减轻症状及相关并发症,甚至可能延缓病情进展。

3. 慢性肾衰竭的药物治疗

纠正酸中毒和水、电解质紊乱	①纠正酸中毒:可口服碳酸氢钠; ②水钠紊乱防治:限制氯化钠摄入量<6~8 g/L
高血压治疗	首选 ACEI、ARB 类,可改善预后
贫血治疗	血红蛋白<100 g/L,给予重组促红细胞生成素(rHuEPO)治疗

低钙血症、高磷血症和肾性骨营养不良治疗	①对高磷患者,用碳酸钙、醋酸钙等磷中和剂; ②明显低钙者,给予 $1,25-(OH)_2-D_3$
其他治疗	防止感染、高脂血症的治疗、口服吸附疗法及导泻疗法

4. 肾脏替代治疗　血液透析、腹膜透析和肾移植。肾移植是目前最佳的肾脏替代疗法。

例 20～21 共用选项
A. 葡萄糖酸钙　　　　　　B. 碳酸氢钠　　　　　　C. 呋塞米
D. 阳离子交换　　　　　　E. 氨基酸

【例 20】慢性肾功能不全伴低血钾应选用药物

【例 21】慢性肾功能不全高血钾症应选用药物

【例 22】男,60 岁。因慢性肾功能不全入院。血生化检查:K^+ 6.5 mmol/L,Na^+ 136 mmol/L,Ca^{2+} 2.1 mmol/L,CO_2CP 25 mmol/L。心电图示 T 波高尖。下列处理不正确的是
A. 静脉滴注碳酸氢钠溶液　　B. 应用氨苯喋啶快速利尿　　C. 静脉注射葡萄糖酸钙
D. 停用含钾药物　　　　　　E. 静脉滴注葡萄糖和胰岛素

例 23～24 共用题干
男,35 岁。发热、咳黄痰 10 天,水肿伴恶心、呕吐、呼吸困难 1 周,1 天前突发抽搐、昏迷。既往 IgA 肾病 5 年。查体:BP 180/110 mmHg,贫血貌,深大呼吸,双中下肺野闻及湿啰音,心率 120 次/分,双下肢水肿,Hb 68 g/L,Scr 1325 μmol/L。

【例 23】患者意识障碍最有可能的原因是
A. 高血压脑病　　　　　　B. 低钙血症　　　　　　C. 尿毒症脑病
D. 贫血　　　　　　　　　E. 脑血管病

【例 24】当前最有效的治疗措施是
A. 血液透析　　　　　　　B. 大剂量利尿剂　　　　C. 输血
D. 降压　　　　　　　　　E. 抗感染

例 25～26 共用题干
女,36 岁。慢性肾衰竭 4 年。1 周前水肿加重,伴恶心、呕吐、胸痛、呼吸困难。查体:T 38.1 ℃,BP 180/100 mmHg,心前区可闻及心包摩擦音。血红蛋白 63 g/L,血尿素氮 28.6 mmol/L,肌酐 870.9 μmol/L。

【例 25】此患者病情危重的主要表现是
A. 内分泌失调　　　　　　B. 高血压　　　　　　　C. 呼吸困难
D. 贫血　　　　　　　　　E. 水肿

【例 26】目前治疗错误的是
A. 血液透析　　　　　　　B. 利尿　　　　　　　　C. 抗感染
D. 快速补充血容量　　　　E. 控制血压

【例 27】男,45 岁。进行性少尿 4 天。既往体健。查体:BP 160/90 mmHg,心率 120 次/分,双下肢水肿。血 BUN 18.9 mmol/L,Scr 655.6 μmol/L。动脉血气分析:pH7.31,PaO_2 65 mmHg,$PaCO_2$ 33 mmHg,BE −8.5 mmol/L。急需采取的最主要治疗措施是
A. 透析治疗　　　　　　　B. 利尿治疗　　　　　　C. 降压治疗
D. 口服泼尼松　　　　　　E. 纠正酸中毒

➢ **参考答案**如下,详细答案参见 2019 版《国家临床执业及助理医师资格考试精选真题考点精析》。

1. C	2. A	3. A	4. A	5. B
6. B	7. D	8. C	9. B	10. C
11. D	12. B	13. D	14. B	15. A
16. A	17. B	18. D	19. D	20. D
21. C	22. B	23. C	24. A	25. C
26. D	27. A	—	—	—

昭昭老师提示:
关注官方微信,获得第一手考试资料。

第五篇　血液系统

学习导图

章序	章名	内容	所占分数	
			执业医师	助理医师
1	贫血	贫血概述	5分	4分
		缺铁性贫血		
		巨幼细胞贫血		
		再生障碍性贫血		
		溶血性贫血		
2	白血病	急性白血病	5分	3分
		慢性粒细胞白血病		
3	骨髓增生异常综合征	骨髓增生异常综合征	1分	0分
4	淋巴瘤	霍奇金淋巴瘤	3分	0分
		非霍奇金淋巴瘤		
5	多发性骨髓瘤	多发性骨髓瘤	0分	0分
6	出血性疾病	概述	2分	1分
		过敏性紫癜		
		特发性血小板减少性紫癜		
		弥散性血管内凝血		
7	白细胞减少及粒细胞缺乏症	白细胞减少及粒细胞缺乏症	1分	1分
8	输血	合理输血	4分	2分
		安全输血		

复习策略

血液系统在整个执业和助理医师考试中属于中等的小科目，在执业医师考试中占20～25分，助理医师考试中占10～15分。在所有章节中，贫血、白血病及输血是最为重要的考点，占据几乎大部分分数，所以一定要把这三章内容熟练掌握。其中，白血病是很多考生公认的难点，输血是近年来考试的必考考点，主要考查其实验室检查。出血性疾病的考点较为复杂和琐碎，特别是关于APTT、PT及D-二聚体的相关意义，考生应在理解的基础上进行记忆。

第1章　贫　血

> **2019考试大纲**

①贫血概述；②缺铁性贫血；③巨幼细胞贫血；④再生障碍性贫血；⑤溶血性贫血。

> **考纲解析**

近20年的医师考试中，本章的考试重点是贫血分类、缺铁性贫血、巨幼细胞贫血、再生障碍性贫血和溶血性贫血的诊断、检查和治疗，执业医师每年考查分数为3～5分，助理医师每年考查分数为2～3分。

第1节 总 论

一、贫血定义

	分　型	昭昭老师速记
不同人群的贫血指标	①男性 Hb<120 g/L； ②女性 Hb<110 g/L； ③孕妇 Hb<100 g/L	为什么男人多一些呢，关键因素是男人有雄激素，雄激素是刺激造血的。再生障碍性贫血的治疗中刺激造血的就是雄激素
贫血严重度分类	①轻度:120～90 g/L； ②中度:60～90 g/L； ③重度:30～60 g/L； ④极重度:<30 g/L	英国有贵族，贵族为什么比一般人高贵呢，是因为人家"血统"好。根据血好不好，把人分为"3""6""9"等；拓展思维，同时按照分类就是慢性肾病的分期(CKD分期)

【例1】重度贫血的血红蛋白浓度是
A. <30 g/L　　　　B. 30～59 g/L　　　　C. 60～89 g/L
D. 90～100 g/L　　E. >100 g/L

例2～3 共用选项
A. 140 g/L　　　　B. 130 g/L　　　　C. 120 g/L
D. 110 g/L　　　　E. 100 g/L

【例2】诊断成年女性贫血的标准为血红蛋白浓度低于
【例3】诊断成年男性贫血的标准为血红蛋白浓度低于

二、病因分类

1. 红细胞生成减少

病　因	贫　血	昭昭老师速记
干细胞增生和分化异常	再生障碍性贫血	骨髓好比是一块地，如果土地贫瘠，里面没有庄稼(三系细胞)长不好(三系细胞减少，即红细胞、白细胞、血小板较少)
红细胞合成原料不足	血红蛋白合成障碍——缺铁性贫血	铁和蛋白质是血红蛋白的原料
	VB₁₂、叶酸缺乏——巨幼红细胞贫血	而VB₁₂、叶酸是红细胞分化成熟的必需物质，缺乏导致合成减少

2. 红细胞破坏过多

昭昭老师提示：这些红细胞先天或后天有某些异常，比如各种缺陷，就好比家里的孩子一样，有各种先天的疾病，所以容易夭折，红细胞"夭折"导致红细胞的数量明显减少，进而出现贫血，记住：有缺陷的就会夭折！

（1）红细胞自身的缺陷。

病　变	代表疾病	昭昭老师速记
红细胞膜异常	遗传球、遗传椭圆球	"传"播大学的"模"特
红细胞膜蛋白异常	阵发性睡眠性血红蛋白尿(PNH)	"睡"前敷"蛋白"面"膜"
红细胞酶异常	蚕豆病(葡萄糖-6-磷酸酸脱氢酶)	"蚕豆""没"了
珠蛋白合成异常	地中海贫血、镰状细胞贫血	"地中海"中的"珍珠"

（2）红细胞外部异常。

分　类	疾　病	昭昭老师速记
免疫性	自身免疫性溶血性贫血:温抗体或冷抗体等	自己体内有抗体
	同种免疫性溶血性贫血:血型不符合输血反应等	别人的抗体输给你

分 类	疾 病	昭昭老师速记
血管性	微血管病性溶血性贫血；败血症、DIC 等	微循环局部障碍
	瓣膜病	机械性划破红细胞
	血管壁受到反复挤压	反复挤压压伤红细胞
生物因素	蛇毒、疟疾、黑热病	蛇及寄生虫属于生物
理化因素	大面积烧伤，血浆渗透压改变或化学因素如苯肼、亚硝酸盐类中毒	此为物理和化学因素

3. 造成调节异常所致贫血

分 类	疾 病	昭昭老师速记
骨髓基质细胞受损所致贫血	骨髓坏死、骨髓纤维化、骨髓硬化等	骨髓病变导致贫血
淋巴细胞功能亢进所致贫血	①T 细胞直接杀伤造血细胞；②B 细胞亢进可产生抗体，破坏造血细胞	T、B 细胞都能杀死造血细胞，导致红细胞减少
造血调节因子水平异常导致贫血	①正性作用：促红细胞生成素（EPO）；EPO 减少导致贫血。②负性作用：肿瘤坏死因子（TNF）；肿瘤及炎症等分泌较多的 TNF 导致贫血	正性的减少就贫血，负性的增加就贫血

【例4】血红素合成障碍所致的贫血
　　A. 再生障碍性贫血　　　　B. 缺铁性贫血　　　　C. 巨幼细胞贫血
　　D. 海洋性贫血　　　　　　E. 自身免疫性溶血性贫血

【例5】不属于红细胞生成不足的贫血是
　　A. 营养性缺铁性贫血　　　B. 原发性再生障碍性贫血　　C. 继发性再生障碍性贫血
　　D. 自身免疫性溶血性贫血　E. 营养性巨幼细胞贫血

【例6】红细胞分化、成熟障碍所造成的贫血不包括
　　A. 巨幼细胞贫血　　　　　B. 缺铁性贫血　　　　C. 地中海贫血
　　D. 遗传性球形细胞增多症　E. 再生障碍性贫血

【例7】下列哪一种贫血是由于红细胞破坏过多引起的
　　A. ITP　　　　　　　　　　B. 缺铁性贫血　　　　C. 巨幼细胞贫血
　　D. 再生障碍性贫血　　　　E. 遗传性球形细胞增多症

例8~9 共用选项
　　A. 再生障碍性贫血　　　　B. 巨幼细胞贫血　　　C. 缺铁性贫血
　　D. 慢性失血性贫血　　　　E. 海洋性贫血

【例8】叶酸缺乏引起的贫血是

【例9】珠蛋白生成障碍引起的贫血是

三、根据细胞形态学分类

类 型	MCV/fL	MCH/pg	MCHC/%
大细胞性贫血（巨幼细胞贫血）（昭昭老师速记：看见>100 的就是巨细胞）	>100	26~32	32~35
正细胞性贫血（再生障碍性贫血、急性失血性贫血）	80~100	26~32	32~35
小细胞性贫血（慢性病性贫血）	<80	<26	32~35
小细胞低色素性贫血（缺铁性贫血、铁粒幼细胞贫血、海洋性贫血）（昭昭老师速记：看见<80 的就是小细胞贫血，速记："小""铁"船在"海洋"里"慢"慢划）	<80	<26	<32

【例10】下列属于正细胞性贫血的是
　　A. 急性失血性贫血　　　　B. 骨髓增生异常综合征　　C. 缺铁性贫血

D. 慢性失血性贫血
E. 铁粒幼细胞性贫血

【例11】不属于小细胞性贫血的是
A. 缺铁性贫血
B. 海洋性贫血
C. 慢性感染性贫血
D. 铁粒幼细胞性贫血
E. 再生障碍性贫血

【例12】下列属于正细胞性贫血的是
A. 缺铁性贫血
B. 巨幼细胞贫血
C. 再生障碍性贫血
D. 铁粒幼细胞性贫血
E. 珠蛋白生成障碍性贫血

四、临床表现

贫血的临床表现与五个因素有关：贫血的病因（包括引起贫血的相关疾病）、贫血导致的血液携氧能力下降的程度、贫血时血容量下降的程度、发生贫血的速度，以及血液、循环、呼吸等系统的代偿和耐受能力。贫血的临床表现如下：

系统	表现
神经系统	①头痛、眩晕、萎靡、失眠、多梦、耳鸣、眼花、注意力不集中等是常见的表现； ②肢端麻木为贫血导致的末梢神经炎所致，特别多见于维生素 B_{12} 缺乏性巨幼细胞贫血； ③小儿患缺铁性贫血时可表现为哭闹不安、躁动，甚至影响智力发育
皮肤黏膜	①苍白是贫血患者皮肤、黏膜的主要表现；贫血时机体通过神经-体液调节进行有效血容量的重新分配，皮肤、黏膜供血减少，由于单位容积血液内红细胞和血红蛋白含量减少，引起皮肤、黏膜颜色变浅。 ②粗糙、缺乏光泽，甚至形成溃疡，是贫血时皮肤、黏膜的另一类表现，可能与贫血的原发病有关。 ③溶血性贫血，特别是血管外溶血性贫血，可引起皮肤、黏膜黄染。 ④造血系统肿瘤疾病可引起贫血并发皮肤损害
呼吸系统	①轻度贫血呼吸次数不增加，活动后机体处于低氧和高二氧化碳状态，刺激呼吸中枢，可引起呼吸加深加快； ②重度贫血，即使平静状态下也会出现气短甚至端坐呼吸； ③贫血的并发症和引起贫血的原发病也可影响呼吸系统，如再生障碍性贫血合并呼吸道感染、白血病性贫血引起呼吸系统浸润等
循环系统	①急性失血时，贫血表现为相对低血容量的反应，如外周血管收缩、心率加快、心悸等； ②非失血性贫血由于血容量不低，表现为心脏对组织缺氧的反应，如心率加快、心悸等
消化系统	①贫血时消化腺分泌减少，甚至出现腺体萎缩，进而导致消化功能减低、消化不良，出现腹部胀满、食欲减低、大便形状和排便规律改变等，长期慢性溶血可合并胆道结石和脾大； ②缺铁性贫血可有吞咽异物感或异嗜症； ③巨幼细胞贫血或恶性贫血可引起舌炎、舌萎缩、牛肉舌、镜面舌等
泌尿系统	①血管外溶血出现无胆红素的高尿胆原尿，血管内溶血出现血红蛋白尿和含铁血黄素尿； ②重者可出现游离血红蛋白堵塞肾小管，进而引起少尿、无尿、急性肾衰竭等
内分泌系统	①孕妇分娩时，因大出血所致贫血可导致垂体缺血坏死而发生席汉综合征； ②长期贫血可导致甲状腺、性腺、肾上腺、胰腺的功能改变，影响红细胞生成素和胃肠激素的分泌
生殖系统	①贫血可导致睾丸生精细胞缺血、坏死，进而影响睾酮的分泌； ②贫血除可影响女性激素内分泌外，还可因合并凝血因子及血小板量和质的异常而导致月经过多
免疫系统	①贫血本身可以引起免疫系统的改变，如红细胞减少会降低红细胞在抵御病原微生物感染过程中的调理素作用，红细胞膜上 C3 的减少会影响机体非特异性免疫功能； ②贫血患者反复输血会影响 T 细胞亚群
血液系统	①血细胞数量的改变，包括红细胞减少，相应的血红蛋白、血细胞比容降低，以及网织红细胞量的改变等。 ②红细胞生化成分的异常，包括两方面：一是红细胞内合成较多的 2,3-二磷酸甘油酸，降低血红蛋白对氧的亲和力，氧离曲线右移，使组织获得更多的氧气；二是因贫血种类不同而异的改变，如红细胞改变多见于浆细胞病性贫血（M 蛋白增多及钙、磷水平变化等）

五、检查和诊断

1. 实验室检查

血常规检查	①确定有无贫血,以及贫血是否伴有白细胞或血小板数量的改变; ②血红蛋白测定,判断贫血程度; ③网织红细胞测定,间接反映骨髓红系增生情况
骨髓检查	包括骨髓细胞涂片分类和骨髓活检;涂片分类反映骨髓细胞的增生程度以及细胞成分、比例和形态改变;活检反映骨髓造血组织的结构、增生程度、细胞分化和形态改变
贫血发病机制检查	①缺铁性贫血的铁代谢异常及引起缺铁的原发病检查; ②巨幼细胞贫血的血清叶酸和维生素 B_{12} 水平测定及导致此类造血原料缺乏的原发病检查

2. 诊断 确立贫血的诊断→明确贫血的类型以及病因、发病机制分类→病因学诊断最为关键。

六、治疗原则

1. 对症治疗 目的是减轻重度血细胞减少对患者的致命影响,为对因治疗赢得时间。

2. 对因治疗 针对发病机制的治疗;缺铁性贫血应补充铁剂,同时治疗导致缺铁的原发病;巨幼细胞贫血应补充叶酸或 $VitB_{12}$;溶血性贫血采用糖皮质激素、脾切除术;遗传性球形细胞增多症行脾切除有肯定疗效;造血干细胞质异常性贫血可采用干细胞移植。(详见各论)

第2节 缺铁性贫血

一、铁的正常代谢途径

铁的来源	食物中摄入及衰老红细胞释放的铁(红细胞很伟大,死了把自己捐献)
铁的吸收	①吸收部位:十二指肠和空肠的上段; (昭昭老师提示:维生素 B_{12} 的吸收部位在回肠末端,二价铁离子在十二指肠吸收,都有"二") ②吸收的形式:Fe^{2+}; (昭昭老师提示:这里出题老师经常会出说哪个是二价铁,哪个是三价铁,同学们经常搞混,今天背了,明天忘了!其实记忆方法很简单,考生只要知道,只有在吸收的时候和被组织利用的时候才是二价铁,其余都是三价铁) ③铁在酸性的环境中或维生素 C(促进 $Fe^{3+} \to Fe^{2+}$)存在能促进吸收
铁的转运	吸收铁(Fe^{2+})→经铜蓝蛋白氧化为 Fe^{3+}→与血浆中的转铁蛋白结合
铁的利用	到达组织的 Fe^{3+}→与转铁蛋白分离并还原为 Fe^{2+}→合成 Hb
铁在体内分布	①铁的贮存有两种方式:铁蛋白和含铁血黄素; (昭昭老师提示:铁蛋白是铁的贮存形式,是缺铁最敏感的指标。打个比方,好比说:你一共有10万元,银行里存着99 800,身上就带着200,那么99 800就是贮存铁,而200就是血清铁,当缺钱时,身上200不能动,因为这200帮你每年吃饭、坐车,这时候动用银行里的存款,所以缺铁时,先缺的是铁蛋白,因为血清铁都干着活呢。故铁蛋白是缺铁最敏感指标) ②功能状态的铁:血红蛋白铁、肌红蛋白的铁、转铁蛋白的铁等

【例13】人体铁吸收率最高的部位是
A. 回肠远段及回盲部　　B. 升结肠及降结肠　　C. 食管及胃
D. 十二指肠及空肠上段　　E. 空肠下段及回肠近段

【例14】下列属于贮存铁的是
A. 血红蛋白铁　　B. 肌红蛋白铁　　C. 转铁蛋白结合的铁
D. 乳铁蛋白结合的铁　　E. 含铁血黄素

【例15】有关铁的描述,正确的是
A. 食物中的铁以二价铁为主　　B. 肠黏膜吸收的铁为二价铁　　C. 转铁蛋白结合的铁为二价铁
D. 体内铁蛋白中结合的铁为二价铁　　E. 血红蛋白中的铁为三价铁

二、病　因

1. 需铁量增加而铁摄入不足 多见于婴幼儿、青少年、妊娠和哺乳期妇女。

2. 铁吸收障碍 常见于胃大部切除术后,胃酸分泌不足且食物快速进入空肠,绕过铁的主要吸收部位,使铁吸收减少。多种原因造成的胃肠道功能紊乱均可因铁吸收障碍而发生缺铁性贫血。

3. 铁丢失过多 长期慢性铁丢失而得不到纠正则造成缺铁性贫血,如慢性胃肠道失血、月经过多、咯血和肺泡出血、血红蛋白尿及其他。

【例16】缺铁性贫血最常见的病因是
A. 慢性胃炎　　　　　　　　B. 慢性肝炎　　　　　　　　C. 慢性溶血
D. 慢性感染　　　　　　　　E. 慢性失血

三、发病机制

1. 缺铁对铁代谢的影响 缺铁时体内贮铁指标降低、血清铁和转铁蛋白饱和度降低、总铁结合力和未结合铁的转铁蛋白升高、组织缺铁、红细胞内缺铁。转铁蛋白受体表达于红系造血细胞膜表面,其表达量与红细胞内血红蛋白合成所需的铁代谢密切相关。当红细胞内铁缺乏时,转铁蛋白受体脱落进入血液成为血清可溶性转铁蛋白受体。

2. 缺铁对造血系统的影响 红细胞内缺铁,血红素合成障碍,大量原卟啉不能与铁结合成为血红素,以游离原卟啉(FEP)的形式积累在红细胞内,或与锌原子结合成为锌原卟啉(ZPP),血红蛋白生成减少,红细胞胞质少、体积小,故发生小细胞低色素性贫血。严重时,粒细胞、血小板的生成也受影响。

3. 缺铁对组织细胞代谢的影响 组织缺铁,细胞中含铁酶和铁依赖酶的活性降低,进而影响患者的精神、行为、体力、免疫功能及患儿的生长发育和智力。缺铁可引起黏膜组织病变和外胚叶组织营养障碍。

四、表现和诊断

一般表现	皮肤黏膜苍白和乏力(看见苍白和乏力就是贫血)
组织缺铁表现	①最特异的表现:异食癖;匙状甲(反甲)。 ②吞咽困难(Plummer-Vinson综合征),异物感、口舌炎。 ③贫血性心脏病(心脏杂音);精神行为异常;儿童生长发育迟缓,智力低下;毛发干枯、脱落等

【例17】男,45岁。便血、面色苍白3个月。血常规:Hb 60 g/L,MCV 72 fL,MCHC 27%,WBC 8.0×10^9/L,Plt 138×10^9/L,网织红细胞0.025。最可能出现的特有临床表现是
A. 皮肤瘀斑　　　　　　　　B. 匙状甲　　　　　　　　C. 酱油色尿
D. 巩膜黄染　　　　　　　　E. 肝、脾大

【例18】女,42岁。1年前因胃出血行胃大部切除术,近1年半来头晕,乏力,面色逐渐苍白,平时月经量稍多。检查:Hb 76 g/L,RBC 3.1×10^{12}/L,WBC 5.3×10^9/L,网织红细胞0.015。进行体格检查时,不可能出现的体征是
A. 皮肤干燥,毛发干燥易脱落　　B. 行走不稳,深感觉减退　　C. 口腔炎,舌乳头萎缩
D. 指甲变脆、变平或匙状甲　　　E. 心尖部收缩期吹风样杂音

【例19】在下列缺铁性贫血的临床表现中,属于组织缺铁表现的是
A. 头晕　　　　　　　　　　B. 眼花　　　　　　　　　　C. 心悸
D. 异食癖　　　　　　　　　E. 气短

【例20】缺铁性贫血患者最可能出现的体征是
A. 肝脾大　　　　　　　　　B. 淋巴结肿大　　　　　　　C. 舌乳头萎缩
D. 指甲变薄、变脆　　　　　E. 胸骨压痛

【例21】缺铁性贫血患者因组织缺铁而发生的临床表现不包括
A. 口腔炎、舌炎　　　　　　B. 匙状甲　　　　　　　　　C. 吞咽困难
D. 头晕、乏力　　　　　　　E. 皮肤干燥、皱缩

五、检　　查

1. 铁代谢检查

铁代谢检查的主要指标包括降低的指标:血清铁、血清铁蛋白(最敏感的指标);转铁蛋白饱和度;血红蛋白、红细胞。升高的指标:总铁结合力;红细胞游离原卟啉。

(昭昭老师提示:除了"血清铁""血清铁蛋白""转铁蛋白饱和度"这三个反映铁的指标降低了,其余的指标都升高了。关于英文字母,请记住,带大写的"S"的都降低,SI、SF、TS都降低!)

指　　标	指标变化	指　　标	指标变化
血清铁	SI↓	血清可溶性转铁蛋白受体	sTfR↑
血清铁蛋白	SF↓	未饱和的转铁蛋白	UIBC↑
转铁蛋白饱和度	TS↓	转铁蛋白受体	TFR↑
总铁结合力	TIBG↑	红细胞内游离原卟啉	FEP↑
转铁蛋白	TRF 或 TF↑	红细胞内锌原卟啉	ZPP↑

2. 血象及骨髓象

血象	①呈小细胞低色素性贫血；　②血涂片可见红细胞中心淡染区扩大 （昭昭老师速记：因为铁是合成血红蛋白的原料，血红蛋白就是细胞浆，所以缺铁导致红细胞内的血红蛋白减少，出现小细胞低色素贫血，将来出现红细胞内的血红蛋白减少，出现淡染区扩大）
骨髓象	①骨髓小粒可染铁消失是诊断缺铁性贫血最可靠的依据； （昭昭老师提示：骨髓检查永远是血液病的金标准） ②骨髓铁染色细胞外铁和细胞内铁均明显减少； ③骨髓增生活跃，以红系增生为主，呈"核老浆幼" （昭昭老师提示：铁主要参与红细胞胞浆的组成，所以铁少了，胞浆就幼稚了！注意区别巨幼贫的"核幼浆老"）

【例22】缺铁性贫血不可见到的是
　A. 总铁结合力增加　　　　　　　B. 血清铁降低　　　　　　　C. 血清铁蛋白降低
　D. 转铁蛋白饱和度降低　　　　　E. 游离原卟啉减少

【例23】小细胞低色素性贫血可见于
　A. 缺铁性贫血　　　　　　　　　B. 巨幼细胞贫血　　　　　　C. 骨髓增生异常综合征
　D. 再障　　　　　　　　　　　　E. 溶血性贫血

【例24】下列疾病中，骨髓有核红细胞出现"核老浆幼"现象的是
　A. 巨幼细胞贫血　　　　　　　　B. 急性红血病　　　　　　　C. 缺铁性贫血
　D. 骨髓增生异常综合征　　　　　E. 再障

【例25】女，36 岁。乏力、头晕，Hb 64 g/L，检查提示红细胞体积减小，中间淡染区扩大，最可能出现的结果是
　A. 细胞内血红蛋白减少　　　　　B. 血液内转铁蛋白增加　　　C. 骨髓内铁没有变化
　D. 总铁结合力增加，铁蛋白减少　E. 总铁结合力增加，铁蛋白增加

【例26】女，30 岁。乏力、头晕伴月经过多半年。检查：Hb 60 g/L，RBC $3.1×10^{12}$/L，WBC $7.3×10^9$/L，Plt $315×10^9$/L，红细胞中心淡染区扩大。该患者最可能的检查结果是
　A. 血清铁降低，总铁结合力降低，红细胞游离原卟啉降低
　B. 血清铁降低，总铁结合力降低，红细胞游离原卟啉增高
　C. 血清铁降低，总铁结合力增高，红细胞游离原卟啉增高
　D. 血清铁增高，总铁结合力增高，红细胞游离原卟啉降低
　E. 血清铁降低，总铁结合力增高，红细胞游离原卟啉降低

【例27】缺铁性贫血实验室检查不符合的是
　A. 红细胞内游离原卟啉降低　　　B. 细胞中央淡染区扩大　　　C. 总铁结合力升高
　D. 血清蛋白低于正常　　　　　　E. 红细胞内游离原卟啉升高

【例28】女性，18 岁。1 年来逐渐面色苍白。检查：血红蛋白 50 g/L，白细胞 $5.0×10^9$/L，血清铁 4 μmol/L。最可能的诊断是
　A. 缺铁性贫血　　　　　　　　　B. 巨幼细胞贫血　　　　　　C. 巨幼缺铁性贫血
　D. 再生障碍性贫血　　　　　　　E. 溶血性贫血

【例29】女，20 岁。头晕、乏力 1 年。实验室检查：Hb 70 g/L，RBC $3.0×10^{12}$/L，WBC $4.1×10^9$/L，Plt $200×10^9$/L，血清铁蛋白 4μ g/L。最可能的诊断是
　A. 地中海贫血　　　　　　　　　B. 巨幼细胞贫血　　　　　　C. 缺铁性贫血

D. 骨髓增生异常综合征　　　　E. 慢性病性贫血

六、鉴别诊断

1. 缺铁性贫血和巨幼红细胞贫血

	缺铁性贫血	巨幼红细胞贫血
病因	月经过多、消化道慢性失血导致缺铁	缺乏维生素 B_{12}、叶酸
一般表现	苍白、乏力	苍白、乏力
特殊表现	组织缺铁表现:异食癖、反甲、吞咽困难等	神经系统症状、牛肉样舌
血象	小细胞低色素贫血(MCV<75 fL)	巨细胞贫血(MCV>100 fL)
骨髓象	核老浆幼	核幼浆老
治疗	补充铁剂	补充维生素 B_{12}、叶酸

2. 缺铁性贫血、铁粒幼细胞性贫血和慢性病性贫血

（昭昭老师提示：速记有方法，记住是关键。大家看，铁粒幼细胞性贫血基本上都是升高的，唯独"总铁结合力(TIBC)"，可简单记忆为"幼"年"力"小）

	缺铁性贫血	铁粒幼细胞性贫血	慢性病性贫血
病因和发病机制	各种原因导致体内贮存的铁耗尽，最终引起的贫血	遗传或不明原因导致的红细胞铁利用障碍	慢性炎症、感染或肿瘤等引起的铁代谢异常性贫血
贫血分类	小细胞低色素性	小细胞低色素性	小细胞低色素性
血清铁(SI)	↓	↑	↓
血清铁蛋白(SF)	↓	↑	↑
转铁蛋白饱和度	↓	↑	↑
总铁结合力(TIBC)	↑	↓	↓
骨髓铁粒幼细胞	↓	↑	↓

七、治疗

1. 对因治疗　去除病因，如女性月经过多的，治疗妇科疾病等。

2. 对症治疗

口服铁剂	先补充二价铁,首选硫酸亚铁,不良反应大(进食谷类、乳类和茶等会抑制铁剂的吸收,鱼、肉类、维生素C可加强铁剂的吸收)
有机铁	包括右旋糖酐铁、葡萄糖酸亚铁、山梨醇铁、富马酸亚铁、琥珀酸亚铁和多糖铁复合物等,不良反应较硫酸亚铁小
网织红细胞	治疗后5～10天,最先升高是网织红细胞
血红蛋白	①2周后血红蛋白浓度上升,一般2个月左右恢复正常; ②铁剂治疗应在血红蛋白恢复正常后至少持续4～6个月,以把贮存铁补足

（昭昭老师提示：速记有方法，记住是关键。大家看过电影2046吧，这里比2046晚200年是2246，即2周，2个月，4～6个月。为啥血红蛋白补充完成后，还需要再补贴呢？举例说明，血红蛋白正常了，好比是钱包里有钱了，够花够用；但是，最好银行里有一定的存款就更加有保证了，所以，血红蛋白好比是钱包里的钱（用来花钱的），而再吃4～6个月的铁剂好比是再往银行存钱，把钱存足了，就踏实了。）

【例30】口服铁剂治疗有效的缺铁性贫血患者，下列检查指标最先上升的是
A. 网织红细胞　　　　B. 血红蛋白　　　　C. MCV
D. MCH　　　　E. MCHC

【例31】铁剂治疗营养性缺铁性贫血，血红蛋白达正常后继续用药的时间是
A. 1周　　B. 2周　　C. 4周　　D. 6周　　E. 8周

【例32】缺铁性贫血的治疗中错误的是

A. 口服铁剂宜从小剂量开始,饭后服 B. 铁剂宜加服维生素 C C. 铁剂不宜与浓茶同服
D. 口服铁剂后 2 周血红蛋白上升 E. 血红蛋白上升至正常后,停服铁剂

【例 33】女,25 岁。头晕、乏力 2 个月。既往体健,近 1 年来月经量明显增多。实验室检查:Hb 95 g/L,RBC $3.5×10^{12}$/L,红细胞大小不等,中心淡染区扩大,WBC $4.5×10^9$/L,Plt $310×10^9$/L,便隐血(一)。最根本的治疗措施是
A. 给予糖皮质激素 B. 给予铁剂 C. 治疗妇科疾病
D. 给予维生素 B_{12} 及叶酸 E. 给予雄激素

第 3 节 营养性巨幼细胞贫血(助理医师不要求)

一、概　述

巨幼红细胞是维生素 B_{12} 或(和)叶酸缺乏所致的一种大细胞性贫血。临床以贫血、神经精神症状、红细胞胞体变大、骨髓中出现巨幼红细胞、用维生素 B_{12} 或(和)叶酸治疗有效为特征。

二、病　因

摄入量不足	单纯母乳喂养,且未按时添加辅食,长期羊乳喂养的婴儿
需要量增加	新生儿、未成熟儿和婴儿因生长发育较快,对叶酸需要量增加
吸收不良	慢性腹泻、小肠病变等可影响叶酸吸收而致缺乏
药物作用	①长期服广谱抗生素者,结肠内部分细菌被清除,因而影响叶酸的供应 ②长期使用抗叶酸制剂(如甲氨蝶呤)及某些抗癫痫药,如苯妥英钠等,可导致叶酸缺乏
代谢障碍	偶见先天性叶酸代谢障碍

三、临床表现

贫血表现	轻度至中度贫血,面色蜡黄,睑结膜、口唇、指甲等处苍白,常伴肝、脾大
精神、神经症状	①维生素 B_{12} 缺乏者神经系统症状显著,可出现表情呆滞、嗜睡,对外界反应迟钝,少哭、不笑,智力发育、动作发育落后,甚至退步 ②重症者出现肢体、躯干、头部和全身震颤,甚至出现抽搐、感觉障碍、共济失调、踝阵挛及巴宾斯基征阳性等 (昭昭老师速记:看见神经系统症状的贫血就是巨幼贫)
消化系统	食欲缺乏、腹泻、呕吐、舌炎等症状出现较早

【例 34】维生素 B_{12} 缺乏与叶酸缺乏所导致的营养性巨幼细胞贫血其临床表现的主要区别是
A. 骨髓象改变 B. 神经系统症状 C. 肝脾大
D. 贫血症状 E. 血象改变

四、实验室检查

血象	①红细胞下降较血红蛋白下降更显著,呈大细胞性贫血,多为全血细胞减少; ②血涂片红细胞大小不等,较正常为大,中央淡染区不明显
骨髓象	①增生活跃,红系明显增生,各系细胞均呈巨幼变特征; ②胞体变大,核染色质粗而松,细胞核的发育落后于胞质,即浆老核幼 (昭昭老师速记:"核""巨"幼稚)
生化检查	血清维生素 B_{12} 减少(≤100 ng/L)或叶酸水平降低(≤3 μg/L)

【例 35】女,25 岁。妊娠 35 周,头晕、乏力、心悸 2 个月。既往体健。血常规:Hb 80 g/L,MCV 108 fL,MCH 35 pg,MCHC 33%,WBC $3.6×10^9$/L,Plt $95×10^9$/L。为明确诊断,首先应进行的检查是
A. 尿 Rous 试验 B. 粪隐血试验 C. 血清铁、铁蛋白测定
D. Coombs 试验 E. 血液叶酸、维生素 B_{12} 测定

五、治　疗

补充维生素 B_{12}	肌内注射维生素 B_{12} 100 μg/d,至血红蛋白正常。单纯维生素 B_{12} 缺乏者不宜单用叶酸,以免加重神经系统症状
预防	婴儿及时添加辅食,年长儿饮食均衡

【例 36】母乳喂养小儿出现巨幼细胞贫血,需补充
A. 叶酸＋维生素 B_{12}
B. 铁
C. 维生素 D
D. 维生素 E
E. 维生素 C

第4节 再生障碍性贫血

一、病　因

1. 病毒感染　特别是肝炎病毒、微小病毒 B19 等。

2. 化学因素　特别是氯霉素类抗生素、磺胺类药物、抗肿瘤化疗药物以及苯等,抗肿瘤药物与苯对骨髓的抑制与剂量相关,但抗生素、磺胺类药物及杀虫剂引起的再障与剂量关系不大,与个人敏感性有关。

3. 射线　长期接触 X 射线、镭及放射性核素等可影响 DNA 复制,抑制细胞的有丝分裂,干扰骨髓细胞生成,导致造血干细胞减少。

【例 37】引起继发性再生障碍性贫血最常见的病因是
A. 药物及化学物质
B. 物理因素
C. 病毒感染
D. 细菌感染
E. 营养因素

【例 38】最易引起再生障碍性贫血的药物是
A. 氯霉素
B. 磺胺嘧啶
C. 环磷酰胺
D. 保泰松
E. 他巴唑(甲巯咪唑)

二、机　制

(昭昭老师速记:CD34 巧记为有再一再二没有"再三再四"。这里是 CD8 不是 CD4,在类风湿及艾滋病中是 CD4,请对比记忆。)

造血干细胞缺陷	包括造血干细胞的量和质的异常,AA 患者骨髓中 $CD34^+$ 细胞减少
造血微环境异常	骨髓"脂肪化"、静脉窦壁水肿、出血、毛细血管坏死等
免疫异常	外周血及骨髓淋巴细胞比例升高,T 细胞亚群失衡,T 辅助细胞Ⅰ型(Th1)、$CD8^+T$ 抑制细胞和 TCR^+T 细胞比例增高,T 细胞分泌的造血负调控因子(IL－2,INF－R,TNF)增高(昭昭老师速记:"2""T""i")

➢ **昭昭老师总结:血液病中常考的 CD 分子**

疾　病	CD 分子	昭昭老师速记
再生障碍性贫血	CD34	"再"3"再"4
阵发性睡眠性血红蛋白尿	CD55、CD59	"9"点"睡"觉"5"点起
多发性骨髓瘤	CD38、CD56	"56"岁的这个人"多""38"
类风湿性关节炎	CD4	"类(累)""死(4)"了
艾滋病(AIDS)	CD4	"爱(艾)""死(4)"你了
NK 细胞型淋巴瘤	CD16、CD56	16 岁"PK"56 岁
弥漫性大 B 细胞淋巴瘤	CD19、CD20	大姑娘啦,"19,20 岁"
套细胞淋巴瘤	CD5、CD20	过"520"节日,需要"套"

【例 39】下列有关再生障碍性贫血发病机制的检查结果,错误的是
A. 血清 IL－2 水平增高
B. 血清 TNF 水平增高
C. $CD4^+T$ 细胞增高
D. $CD8^+T$ 细胞增高
E. $CD25^+T$ 细胞增高

三、临床表现

1. 三系细胞减少　贫血、出血、感染。

2. 重型再障(SAA)和非重型再障(NSAA)

	重型再障(SAA)	非重型再障(NSAA)
贫血	进行性加重,表现为苍白、乏力等	慢性过程,表现为苍白、乏力、头晕等
出血	有不同程度的皮肤、黏膜、内脏出血	以皮肤、黏膜出血为主,内脏出血少见

	重型再障(SAA)	非重型再障(NSAA)
感染	①多数患者出现发热,体温>39℃; ②以呼吸道感染最常见; ③感染菌种以革兰阴性杆菌、金黄色葡萄球菌和真菌为主	①高热较少,很少持续1周以上; ②上呼吸道感染常见,其次是牙龈炎、支气管炎等; ③以革兰阴性杆菌感染常见

【例40】 慢性再生障碍性贫血患者最常见的感染是
A. 败血症　　　　　　　　B. 肠道感染　　　　　　　　C. 尿路感染
D. 上呼吸道感染　　　　　E. 皮肤感染

四、检　查

血象	全血细胞减少,贫血呈正细胞型,网织红细胞绝对值减少
骨髓象	增生呈重度降低,粒、红系细胞极度减少,淋巴细胞及非造血细胞比例明显增高,骨髓小粒皆空虚
NAP	中性粒细胞碱性磷酸酶积分(NAP)增高 (昭昭老师速记:股票"再"次升"高";慢粒是下降的;类白血病反应是升高的)
机制检查	①CD4$^+$细胞:CD8$^+$细胞比值降低,Th1:Th2型细胞比例升高,CD8$^+$T抑制细胞和TCR$^+$T细胞比例升高,血清IL-2、IFN-γ、TNF水平升高; ②骨髓细胞染色体核型正常; ③骨髓铁染色示贮存铁增多

【例41】 再障的诊断,下列哪一项不正确
A. 发热、出血、贫血　　　　　　　　　B. 一般无肝、脾和淋巴结肿大
C. 中性粒细胞碱性磷酸酶阳性率和积分减低　　D. 骨髓呈灶性增生,但巨核细胞减少
E. 末梢血淋巴细胞比例增高

【例42】 鉴别再障和白细胞不增多性白血病最重要的检查是
A. 血小板计数　　　　　B. 周围血找幼稚白细胞　　　　C. 周围血找红细胞
D. 骨髓细胞学检查　　　E. 网织红细胞计数

【例43】 下列实验室检查结果中,支持再生障碍性贫血的是
A. 外周血出现有核红细胞　　B. 外周血淋巴细胞比例降低　　C. 中性粒细胞碱性磷酸酶积分降低
D. 骨髓中巨核细胞减少　　　E. 骨髓中非造血细胞减少

【例44】 女性,20岁。因皮肤紫癜1个月,高热,口腔黏膜血疱,牙龈出血不止2天入院。肝、脾、淋巴结不大,胸骨无压痛。化验:Hb 40 g/L,WBC 2.0×10^9/L,Plt 15×10^9/L,骨髓增生极度降低,全片未见巨核细胞。诊断首先考虑
A. 急性再生障碍性贫血　　B. 慢性再生障碍性贫血　　C. 急性白血病
D. 血小板减少性紫癜　　　E. 过敏性紫癜

【例45】 诊断再生障碍性贫血的最重要依据是
A. 抗贫血治疗无效　　　B. 骨髓造血细胞减少　　　C. 网织红细胞减少
D. 无肝、脾淋巴结肿大　E. 全血细胞减少

五、诊　断

诊断标准	①全血细胞减少,网织红细胞比值<0.01,淋巴细胞比例增大; ②一般无肝、脾肿大; ③骨髓多部位增生减低或重度减低,造血小粒空虚; ④除外引起全血细胞减少的其他疾病
分型标准	①重型再障:发病急,贫血进行性加重,常伴有严重感染和出血,血象网织红细胞<15×10^9/L,中性粒细胞<0.5×10^9/L,血小板<20×10^9/L,骨髓增生广泛、重度减低; (昭昭老师速记:15+5=20,"15"岁的"网红""无(5)"动于衷被打"20"大板) ②非重型再障:未达上述标准的再障

【例46】支持重型再生障碍性贫血诊断的是
A. 网织红细胞绝对值 $18×10^9$/L　　B. 血小板计数 $10×10^9$/L　　C. 中性粒细胞计数 $1.0×10^9$/L
D. 中性粒细胞碱性磷酸酶积分减低　　E. 骨髓全片见巨核细胞8个

【例47】下列不符合急性再生障碍性贫血诊断标准的是
A. 贫血进行性加重　　B. 脾大　　C. 网织红细胞绝对值 $<15×10^9$/L
D. 中性粒细胞 $<0.5×10^9$/L　　E. 血小板 $<20×10^9$/L

六、治　疗

1. 对症治疗

（1）纠正贫血　血红蛋白 <60 g/L,可输血。

（2）控制出血　血小板 $<20×10^9$/L,行输注血小板治疗,避免发生颅内出血;促凝血药——酚磺乙胺;合并血浆纤溶酶活性增高者可用抗纤溶药——氨基己酸(泌尿生殖系统出血禁用)。

（3）控制感染　抗生素,长期使用抗生素可导致真菌感染和肠道菌群失调,真菌感染可用两性霉素。

2. 针对发病机制的治疗

（1）免疫抑制治疗　抗淋巴/胸腺细胞球蛋白(ALG/ATG)主要用于重型再障,环孢素适用于全部再障。

（2）促造血治疗　雄激素(司坦唑醇)用于全部再障,造血因子适用于全部再障。

（3）造血干细胞移植　对于40岁以下、无感染及其他并发症、有合适供体的SAA患者,可考虑干细胞移植。

【例48】在再生障碍性贫血的治疗中,下列属于促进造血的药物是
A. 抗淋巴细胞球蛋白　　B. 环孢素A　　C. 环磷酰胺
D. 甲泼尼龙　　E. 司坦唑醇(康力龙)

例49～50共用选项
A. 缺铁性贫血　　B. 再生障碍性贫血　　C. 溶血性贫血
D. 巨幼细胞贫血　　E. 甲状腺功能减低所致贫血

【例49】可采用雄激素治疗的贫血

【例50】可采用维生素治疗的贫血

【例51】下列治疗再生障碍性贫血的药物中,属于促进造血的是
A. 环孢素A　　B. 麦考酚吗乙酯　　C. 甲泼尼龙
D. 环磷酰胺　　E. 司坦唑醇

【例52】下列治疗再生障碍性贫血的药物中,属于免疫抑制剂的是
A. 司坦唑醇　　B. 达那唑　　C. 丙酸睾酮
D. 环孢素A　　E. 安雄

【例53】男性,24岁。近3个月来感觉乏力,面色苍白,近1周来反复鼻出血。查体:贫血面容,肝、脾未及。血红蛋白 70 g/L,白细胞 $3.5×10^9$/L,血小板 $2.5×10^9$/L,骨髓细胞增生低下,巨核细胞明显减少。首选治疗
A. 肾上腺糖皮质激素　　B. DA方案　　C. 长春新碱
D. 叶秋碱　　E. 雄激素

【例54】治疗慢性再生障碍性贫血的首选药物是
A. 肾上腺糖皮质激素　　B. 雄激素　　C. 碳酸锂
D. 硝酸士的宁　　E. 抗胸腺细胞球蛋白

【例55】抗胸腺细胞球蛋白(ATG)治疗重型再生障碍性贫血的机制是
A. 抑制T细胞,使造血功能恢复　　B. 提高体内EPO水平　　C. 刺激造血干细胞增殖
D. 稳定血管内皮细胞,减少出血　　E. 改善骨髓微环境

第5节　溶血性贫血(助理医师不要求)

一、临床分类

1. 按发病和病情　可分为急性溶血和慢性溶血。

2. 按病因　可分为红细胞自身异常和红细胞外部异常所致的溶血性贫血。

(1) 红细胞自身的缺陷。

病　变	代表疾病	昭昭老师速记
红细胞膜异常	遗传球、遗传椭圆球	"传"播大学的"模"特
红细胞膜蛋白异常	阵发性睡眠性血红蛋白尿(PNH)	"睡"前敷"蛋白"面"膜"
红细胞酶异常	蚕豆病(葡萄糖-6-磷酸酸脱氢酶)	"蚕豆""没"了
珠蛋白合成异常	地中海贫血、镰状细胞贫血	"地中海"中的"珍珠"

(2) 红细胞外部异常。

分　类	疾　病	昭昭老师速记
免疫性	自身免疫性溶血性贫血:温抗体或冷抗体等	自己体内有抗体
	同种免疫性溶血性贫血:血型不符合输血反应等	别人的抗体输给你
血管性	微血管病性溶血性贫血:败血症、DIC 等	微循环局部障碍
	瓣膜病	机械性划破红细胞
	血管壁受到反复挤压	反复挤压压伤红细胞
生物因素	蛇毒、疟疾、黑热病	蛇及寄生虫属于生物
理化因素	大面积烧伤、血浆渗透压改变或化学因素如苯肼、亚硝酸盐类中毒	此为物理和化学因素

【例56】属于红细胞周围环境异常所致的溶血性贫血是
A. 遗传性球形细胞增多症　　B. PNH　　C. 自身免疫性溶血性贫血
D. 海洋性贫血　　E. 血红蛋白病

3. 按溶血的部位 可分为血管内溶血和血管外溶血。

(昭昭老师提示:记住原位溶血有两个病:一个是巨幼红细胞贫血;另一个是骨髓增生异常综合征(MDS),指骨髓内的幼红细胞在释放入血液循环之前已在骨髓内破坏,本质是一种血管外溶血。)

	血管内溶血	血管外溶血
常见病	输血、阵发性睡眠性血红蛋白尿(PNH)、冷抗体型自身免疫性溶血、蚕豆病、镰状细胞贫血等	遗传性球形细胞增多症、遗传性椭圆形细胞增多症、温抗体型自身免疫性溶血等
病因	红细胞在血管内遭到破坏,释放出游离的血红蛋白	红细胞被外周的单核-巨噬细胞吞噬,释放的血红蛋白分解为珠蛋白和血红素
部位	血管	脾脏
表现	腰背及四肢酸痛,伴头痛、呕吐,随后可有黄疸等	贫血、黄疸、脾大
检查	血红蛋白尿、含铁血黄素尿(+),游离胆红素不高	血红蛋白尿、含铁血黄素尿(-),游离胆红素升高

二、发病机制

1. 血管外溶血 指红细胞被脾脏等单核-巨噬细胞系统吞噬消化,释出血红蛋白分解为珠蛋白和血红素。珠蛋白被分解利用,血红素被分解为铁和卟啉。铁被再利用。卟啉进一步分解为游离胆红素,被肝细胞摄取,与葡萄糖醛酸结合形成结合胆红素随胆汁排入肠道。当溶血程度超过肝脏处理胆红素的能力时,会发生溶血性黄疸。

2. 血管内溶血 指红细胞在血液循环中被破坏,释放游离 Hb。①由于 Hb 在血管中不能进一步进行代谢,故常导致 Hb 血症。②游离 Hb 能与血浆中的结合珠蛋白结合,不能通过肾小球滤过排出,需经肝细胞摄取并在肝内进行胆红素代谢。③未被结合的游离 Hb 从肾小球滤过,形成 Hb 尿排出体外;其余部分 Hb 被近端小管重吸收,并分解为卟啉、珠蛋白及铁。④若反复发生血管内溶血,铁以铁蛋白或含铁血黄素的形式沉积于上皮细胞内,并可随尿排出,形成含铁血黄素尿。

3. 原位溶血 也称无效性红细胞生成,是指骨髓内的幼红细胞在释放入血循环之前,就已经在骨髓内被破坏,可伴有黄疸,其本质是一种血管外溶血。常见于骨髓增生异常综合征(MDS)和巨幼细胞贫血。

4. 红系代偿性增生溶血后可引起骨髓红系代偿性增生 ①外周血网织红细胞比例增加,可达 0.05~

0.20;②血涂片可见有核红细胞,严重溶血时可见到幼稚粒细胞;③骨髓涂片检查显示骨髓增生活跃,红系比例增高,以中幼红、晚幼红为主,粒红比例可倒置,部分红细胞内含有核碎片,如Howell-Jolly小体和Cabot环。

【例57】下列可出现原位溶血的疾病是
A. 遗传性球形细胞增多症　　B. G6PD缺乏症　　C. 骨髓增生异常综合征
D. 异常血红蛋白病　　E. 阵发性睡眠性血红蛋白尿

例58～60 共用题干
女性,9岁。发现贫血、黄疸3年。脾肋下3 cm,质中。血红蛋白65 g/L,网织红细胞0.04,白细胞和血小板数均正常。红细胞渗透脆性试验:0.6％盐水溶液开始溶血。其母也有轻度黄疸。

【例58】下列哪种贫血最可能
A. 缺铁性贫血　　B. 海洋性贫血　　C. 遗传性球形细胞增多症
D. 遗传性铁粒幼细胞性贫血　　E. 巨幼细胞贫血

【例59】要明确诊断,最有价值的实验室检查是
A. 周围血涂片　　B. 骨髓象　　C. 血清铁总铁结合力
D. 血红蛋白电泳　　E. 肝功能试验

【例60】考虑治疗措施时应首选
A. 输血　　B. 肾上腺皮质激素　　C. 脾切除
D. 叶酸　　E. 维生素B_{12}

【例61】女,25岁。3个月来全身乏力伴四肢关节痛、脱发1 cm。化验:Hb 70 g/L,N 0.72,L 0.25,M 0.03,Plt 135×10^9/L。网织红细胞0.10,尿蛋白(＋＋),血肌酐93 μmol/L,酸溶血试验(－),骨髓检查示增生明显活跃,粒红比例倒置。最可能的诊断是
A. 自身免疫性溶血性贫血　　B. 骨髓增生异常综合征　　C. 脾功能亢进
D. 肾性贫血　　E. 阵发性睡眠性血红蛋白尿

【例62】血管外溶血时,红细胞破坏的最主要场所是
A. 心脏　　B. 脾　　C. 肝
D. 肾　　E. 骨髓

【例63】贫血伴黄疸最可能的诊断是
A. 溶血性贫血　　B. 急性失血性贫血　　C. 缺铁性贫血
D. 再生障碍性贫血　　E. 营养不良性贫血

三、检　查

1. 红细胞破坏增加和红系代偿性增生的检查
（昭昭老师提示:只有血清结合珠蛋白、尿胆红素是降低的,其余的都是升高的）

红细胞破坏增加的检查		红系代偿性增生的检查	
血清结合珠蛋白	降低	网织红细胞计数	升高
血浆游离血红蛋白	升高	外周血涂片	可见有核红细胞
尿血红蛋白	阳性		
尿含铁血黄素	阳性		
胆红素代谢	游离胆红素升高 胆原升高 尿胆红素阴性	骨髓检查	红系增生旺盛 粒红比例降低或倒置
外周血涂片	破碎和畸形红细胞升高		
红细胞寿命测定	缩短(临床较少应用)		

2. 针对各种具体疾病的特殊试验

实　验	疾　病	昭昭老师速记
抗人球蛋白试验阳性(Coombs试验)	自身免疫性溶血性贫血	"自"己认为自己很"COO"
蔗糖水试验、酸溶血试验(Ham)试验	阵发性睡眠性血红蛋白尿(PNH)	"睡觉"前喝"糖"水

实验	疾病	昭昭老师速记
红细胞渗透性脆性实验	遗传性球形细胞增多症	"球"很"脆"
高铁血红蛋白还原试验	葡萄糖-6-磷酸脱氢酶缺乏症(蚕豆病)	"高铁"上吃"蚕豆"

【例64】男,22岁。发现贫血、黄疸、脾大半个月。血红蛋白70 g/L,白细胞$5.5×10^9$/L,抗人球蛋白试验(+)。最可能的诊断是

A. 巨幼细胞贫血　　　　　　B. 自身免疫性溶血性贫血　　　C. 球蛋白生成障碍性贫血
D. 阵发性睡眠性血红蛋白尿　　E. 缺铁性贫血

【例65】可引起红细胞渗透脆性增高的溶血性贫血是

A. 海洋性贫血　　　　　　　B. 巨幼细胞贫血　　　　　　　C. 镰型细胞贫血
D. 阵发性睡眠性血红蛋白尿　　E. 遗传性球形细胞增多症

【例66】下列可直接提示红细胞破坏增多的检查结果是外周血

A. 网织红细胞增多　　　　　B. 见到晚幼红细胞　　　　　　C. 见到晚幼粒细胞
D. 见到破碎红细胞　　　　　E. 靶形红细胞增多

【例67】女性,29岁。面色苍白、乏力4个月。既往体健,月经正常。化验示Hb 80 g/L,网织红细胞0.1,WBC $5.8×10^9$/L,Plt $170×10^9$/L,临床拟诊为自身免疫性溶血性贫血。下列检查中支持诊断的是

A. Coombs试验阳性　　　　B. Ham试验阳性　　　　　　C. 蔗糖溶血试验阳性
D. 高铁血红蛋白还原试验阳性　E. 尿含铁血黄素试验阳性

【例68】某男性患者,13岁。食蚕豆后突感畏寒、发热、皮肤发黄。血红蛋白70 g/L,网织红细胞0.15,尿胆原阳性,胆红素阴性。对明确诊断最重要的检查是

A. 血总胆红素测定　　　　　B. 酸化血清溶血试验　　　　　C. 抗人球蛋白试验
D. 骨髓检查　　　　　　　　E. 高铁血红蛋白还原试验

【例69】溶血性贫血时,能提示骨髓代偿性增生的实验室检查是

A. 周围血出现晚幼红细胞　　B. 周围血出现破碎红细胞　　　C. 血清胆红素增高
D. 血清结合珠蛋白降低　　　E. 尿含铁血黄素试验阳性

【例70】患者检查示血红蛋白50 g/L,血小板$100×10^9$/L,Coombs试验阳性,最可能的诊断是

A. 阵发性睡眠性血红蛋白尿　B. 缺铁性贫血　　　　　　　　C. 再生障碍性贫血
D. 巨幼细胞贫血　　　　　　E. 自身免疫性溶血性贫血

【例71】诊断温抗体型溶血性贫血最重要的实验室检查是

A. Ham试验　　　　　　　　B. Coombs试验　　　　　　　C. 红细胞渗透脆性试验
D. 免疫球蛋白测定　　　　　E. 血红蛋白电泳

四、治 疗

对因治疗	①针对溶血性贫血的发病机制进行治疗; ②自身免疫性溶血性贫血采用糖皮质激素、脾切除治疗等
对症治疗	①针对贫血或溶血性贫血的并发症进行治疗; ②输注红细胞,纠正急性肾衰竭、休克、电解质紊乱、抗血栓形成、补充造血原料等

例72~75 共用题干

患者,女,35岁。黄疸、贫血伴关节酸痛3个月,体检:巩膜黄染,脾肋下2 cm,血红蛋白58 g/L,白细胞$5×10^9$/L,网织红细胞0.25,外周血涂片成熟红细胞形态正常,尿隐血试验阴性。

【例72】最可能的诊断是

A. 急性白血病　　　　　　　B. 急性黄疸型肝炎　　　　　　C. 肝癌骨髓转移
D. 溶血性贫血　　　　　　　E. 风湿性关节炎

【例73】为明确诊断应做哪项检查

A. 肝功能测定　　　　　　　B. Coombs试验　　　　　　　C. CT
D. 免疫球蛋白测定　　　　　E. 骨髓检查

【例74】首选何种治疗
A. 脾切除　　　　　　　B. 长春新碱　　　　　　C. 糖皮质激素
D. 环磷酰胺　　　　　　E. 大剂量丙种球蛋白

【例75】经治疗缓解后,又出现上述症状,应同时采取哪种措施?
A. 大剂量丙种球蛋白　　B. 脾切除　　　　　　　C. α-干扰素
D. 6-TG　　　　　　　　E. ATG

【例76】进行脾切除最有价值的是
A. 海洋性贫血　　　　　B. 缺铁性贫血　　　　　C. 遗传性球形细胞增多症
D. 再生障碍性贫血　　　E. 白血病

第6节　阵发性睡眠性血红蛋白尿(助理医师不要求)

PNH是一种后天获得性造血干细胞基因突变所致的红细胞膜缺陷性溶血病,是良性克隆性疾病。临床表现为与睡眠有关、间歇发作的慢性血管内溶血和血红蛋白尿,可伴有全血细胞减少、反复静脉血栓形成。

一、发病机制

由于造血干细胞基因突变,使血细胞膜上糖化磷脂酰肌醇(GPI)锚合成障碍,从而造成GPI锚连蛋白缺失,导致红细胞易被补体破坏,发生血管内溶血。CD55和CD59是最重要的GPI锚连膜蛋白,CD55对补体激活的C3、C5转化酶水平起抑制作用,CD59可阻止液相的补体C9转变成膜攻击复合物。由于基因突变发生于造血干细胞水平,故PNH患者的红细胞、粒细胞、单核细胞、淋巴细胞上GPI锚连膜蛋白均可部分或全部丢失。患者体内对补体敏感的PNH细胞与正常血细胞并存,前者的数量与血红蛋白尿发作的频度、血细胞减少的程度有关。

二、检　查

1. 血象　贫血常呈正细胞或大细胞性,也可出现小细胞低色素性贫血;网织红细胞增多;粒细胞、血小板通常减少;约半数患者全血细胞减少。血涂片可见有核红细胞和红细胞碎片。

2. 骨髓象　增生活跃,尤以红系明显。长期尿铁丢失过多,铁染色示骨髓内、外铁减少。

3. 诊断性试验

特异性血清学试验	①酸溶血试验(Ham试验)为本病经典的确诊试验,特异性较高; ②此外,还有蛇毒因子溶血试验、热溶血试验、蔗糖溶血试验等
流式细胞术检测CD55和CD59	粒细胞、单核细胞、红细胞、淋巴细胞膜上的CD55、CD59表达下降
流式细胞术检测FLAER	FLAER更敏感、更特异,且不受输血、溶血的影响

【例77】女,47岁。间断尿色异常3年。查体:贫血貌,肝、脾不大,红细胞$2.5×10^{12}$/L,血红蛋白65 g/L,白细胞$4×10^9$/L,血小板$100×10^9$/L,网织红细胞计数0.12,Ham试验、Rous试验阳性。最可能的诊断是
A. 自身免疫性溶血性贫血　B. 遗传性球形细胞增多症　C. 地中海贫血
D. G-6-PD缺乏症　　　　　　E. PNH

【例78】诊断阵发性睡眠性血红蛋白尿最有意义的血细胞膜免疫标志是
A. CD19、CD20　　　　　B. CD3、CD4　　　　　　C. CD33、CD34
D. CD3、CD8　　　　　　E. CD55、CD59

【例79】阵发性睡眠性血红蛋白尿的特异性诊断依据为
A. 红细胞寿命缩短　　　B. Coombs试验(+)　　　C. 尿含铁血黄素试验(+)
D. Ham试验(+)　　　　　E. 网织红细胞增高

【例80】男,18岁。贫血伴尿色黄3年,未诊治。其弟也有类似表现。查体:巩膜轻度黄染,脾肋下1 cm。血液检查:Hb 80 g/L,MCV 60 fL,MCHC 31%。网织红细胞0.009,尿胆红素(-)。尿胆原强阳性。下列检查对诊断最有帮助的是
A. 酸溶血试验　　　　　B. 自体溶血试验　　　　C. Coombs试验
D. 血红蛋白电泳　　　　E. 红细胞脆性试验

三、诊　断

有PNH的临床表现,如与睡眠有关、间歇发作的慢性血管内溶血和血红蛋白尿,有肯定的血管内溶血实

验室检查证据,酸溶血试验(Ham试验)、蛇毒因子溶血或尿含铁血黄素试验中有任何2项阳性,或流式细胞术发现粒细胞或红细胞的CD55或CD59表达下降大于10%即可诊断。

四、治 疗

治疗包括支持对症治疗、控制溶血发作、防治血栓形成。

支持对症治疗	必要时输注去白细胞的红细胞,使用雄激素刺激红细胞生成,给予小剂量铁剂
糖皮质激素	①控制溶血发作糖皮质激素对部分患者有效; ②可使用碳酸氢钠、抗氧化药物、抗补体单克隆抗体
防治血栓形成	防治血栓形成对已发生血栓者给予抗凝治疗,对是否采取预防性抗凝治疗尚无定论
异基因造血干细胞移植	异基因造血干细胞移植是目前唯一可能治愈本病的方法

第7节 自身免疫性溶血(助理医师不要求)

自身免疫性溶血性贫血(AIHA)系因免疫调节功能发生异常,产生抗自身红细胞抗体致使红细胞破坏的一种溶血性贫血。根据致病抗体最佳活性温度,可将自身免疫性溶血性贫血分为温抗体型和冷抗体型两种临床类型。冷抗体型自身免疫性溶血性贫血又细分为冷凝集素综合征(CAS)和阵发性冷性血红蛋白尿(PCH)两个亚型。

	温抗体型自免溶	冷抗体型自免溶
病因	占80%~90%,多为IgG	占10%~20%,多为IgM,也有IgG
最佳温度	37℃	20℃;0~5℃
表现	①贫血、黄疸和脾大; ②胆石症和肝功能损害	①末梢发绀,受暖后消失; ②阵发性冷性血红蛋白尿
检查	Coombs试验(+)	冷凝激素试验(+)
治疗	①首选药物:糖皮质激素; ②二线治疗:脾切除	①保暖是最重要的治疗措施; ②激素治疗无效,切脾无效
昭昭速记	温G华吃"糖"	"MM"很高"冷"

> **参考答案**如下,详细答案参见2019版《国家临床执业及助理医师资格考试精选真题考点精析》。

1. B	2. D	3. C	4. B	5. D	6. D	7. E	8. B	9. E	10. A
11. E	12. C	13. D	14. E	15. B	16. E	17. B	18. E	19. D	20. D
21. D	22. E	23. A	24. C	25. D	26. C	27. A	28. A	29. C	30. A
31. E	32. E	33. E	34. E	35. D	36. A	37. A	38. D	39. C	40. D
41. C	42. E	43. E	44. B	45. B	46. E	47. E	48. E	49. E	50. D
51. E	52. E	53. E	54. B	55. A	56. C	57. C	58. C	59. A	60. C
61. A	62. E	63. A	64. D	65. E	66. D	67. D	68. E	69. E	70. E
71. B	72. D	73. E	74. C	75. B	76. E	77. E	78. E	79. E	80. A

昭昭老师提示:
关注官方微信,
获得第一手考试资料。

第2章 白血病

> **2019考试大纲**

①急性白血病;②慢性粒细胞白血病。

> **考纲解析**

近20年的医师考试中,本章的考试重点是急性白血病和慢性粒细胞白血病的诊断、检查和治疗,执业医师每年考查分数为3~5分,助理医师每年考查分数为2~3分。

白血病是一类造血干细胞的恶性克隆性疾病,因白血病细胞自我更新增强、增殖失控、分化障碍、凋亡受阻,而停滞在细胞发育的不同阶段。在骨髓和其他造血组织中,白血病细胞大量增殖聚集,并可浸润其他器官和组织,使正常造血受到抑制。

一、根据白血病细胞的分化程度和自然病程

根据白血病细胞的分化程度和自然病程,将白血病分为急性白血病和慢性白血病。

	急性白血病(AL)	慢性白血病(CL)
细胞分化	细胞分化停滞在较早阶段	细胞分化停滞在较晚阶段
主要细胞	原始细胞+早期幼稚细胞	成熟幼稚细胞+成熟细胞
临床特点	病情发展迅速,自然病程仅仅几个月	病情发展缓慢,自然病程为数年

二、根据主要受累的细胞类型

	急性白血病	慢性白血病
分类	急性淋巴细胞白血病; 急性髓细胞白血病	慢性髓细胞白血病; 慢性淋巴细胞白血病; 少见类型白血病(毛细胞白血病、幼淋巴细胞白血病等)

第1节 急性白血病

急性白血病是一组造血干细胞的恶性疾病,发病时骨髓中异常的原始细胞和幼稚细胞(白血病细胞)大量增殖,抑制正常造血,并可广泛浸润肝、脾、淋巴结等多种组织。表现为贫血、出血、感染及浸润等征象。

一、分 类

1. **分型** 目前临床上使用的是法美英(FAB)分型和世界卫生组织(WHO)分型。
2. **急性白血病** 分为急性髓细胞白血病(AML)和急性淋巴细胞白血病(ALL)(急淋)。
3. **急性髓细胞白血病 FAB 分型**

分 型	具体概念
M_0	急性髓细胞白血病微分化型
M_1	急性粒细胞白血病(急粒)未分化型
M_2	急性粒细胞白血病部分分化型
M_3	急性早幼粒细胞白血病(昭昭老师速记:"3"就是3个字)
M_4	急性粒-单核细胞白血病
M_5	急性单核细胞白血病(急单)(昭昭老师速记:"无"女朋友是"单"身)
M_6	急性红白血病
M_7	急性巨核细胞白血病

4. **急性淋巴细胞白血病 FAB 分型**

分 型	具体概念
L_1	原始和幼稚淋巴细胞以小细胞(直径≤12 μm)为主
L_2	原始和幼稚淋巴细胞以大细胞(直径>12 μm)为主
L_3(Burkitt型)	原始和幼稚淋巴细胞以大细胞为主,大小均一,胞浆内有许多空泡

二、临床表现

1. **正常骨髓造血功能受抑制表现**

表 现	疾 病
贫血	部分患者病情短,可无贫血,半数患者就诊时已出现重度贫血
发热	①半数患者以发热为早期表现; ②口腔炎、牙龈炎、咽峡炎最常见,革兰阴性杆菌感染多见,如肺炎克雷伯杆菌、铜绿假单胞菌等
出血	①大量白血病细胞在血管内淤滞、血小板减少、凝血异常及感染是导致出血的主要原因; ②皮肤瘀点、瘀斑等最常见; ③颅内出血是导致死亡的主要原因

2. 白血病细胞增殖浸润的表现

部位	表现	疾病	昭昭老师速记
肝、脾和淋巴结	肿大	急淋	淋巴结是淋巴细胞
骨骼和关节	胸骨下端压痛	急性白血病	—
眼部	粒细胞肉瘤(绿色瘤)	急粒	"眼"睛有麦"粒"肿
口腔和皮肤	牙龈增生、肿胀，皮肤出现蓝灰色斑丘疹	急单	"单"身的人最注意自己的"皮肤和牙齿"
中枢神经系统	最常见白血病髓外浸润部位，出现头痛、头晕等	急淋	"脑袋"怕"淋"雨
睾丸	多为一侧睾丸无痛性肿大	急淋	"小鸡鸡"怕"淋"雨
毛细血管	弥漫性血管内凝血(DIC)	早幼粒(M₃)	3个英文字母:DIC

3. 中枢神经系统白血病和睾丸白血病

	中枢神经系统白血病(CNSL)	睾丸白血病
源自	急性淋巴细胞白血病	急性淋巴细胞白血病
发生率	最常见；常发生于治疗后缓解期	少见，常发生于化疗缓解后
人群	儿童	幼儿、青年
表现	轻症者表现为头痛、头昏；重者表现为呕吐、颈项强直，甚至抽搐、昏迷	睾丸无痛性肿大，多为一侧性；另一侧虽无肿大，但是往往有浸润
治疗原则	颅脊椎照射、鞘内注射、全身化疗	双侧照射、全身化疗
治疗方案	①颅脊椎照射疗效确切，不良反应严重，仅作为CNSL发生时的挽救治疗；②现在多采用早期强化全身治疗和鞘注化疗预防CNSL的发生	单侧睾丸白血病或双侧睾丸白血病→双侧照射+全身化疗
化疗药物	鞘内注射甲氨蝶呤	化疗常用DVP方案

【例1】下列各种类型急性白血病中，哪一类最常发生于中枢神经系统？
  A. 急性粒细胞白血病   B. 急性单核细胞白血病   C. 急性淋巴细胞白血病
  D. 急性粒-单核细胞白血病   E. 红白血病

【例2】常可导致牙龈肿胀、口腔溃疡的是
  A. 急性粒细胞白血病   B. 急性早幼粒细胞白血病   C. 急性单核细胞白血病
  D. 红白血病   E. 急性淋巴细胞白血病

【例3】男，36岁。高热伴皮肤瘀斑4周，查体：T 39.5℃，胸部和下肢可见瘀斑，浅表淋巴结不大，巩膜黄染，胸骨压痛，右下肺可及少许啰音，心率100次/分，律齐，腹软，肝、脾未及。检查：Hb 79 g/L, WBC 2.9×10⁹/L, Plt 30×10⁹/L，骨穿示增生极度活跃，易见Auer小体，有的呈柴捆状，POX染色阳性或强阳性。最可能的诊断是
  A. 急性淋巴细胞白血病   B. 急性单核细胞白血病   C. 急性粒-单核细胞白血病
  D. 急性早幼粒细胞白血病   E. 急性巨核细胞白血病

【例4】急性白血病引起贫血最重要的原因是
  A. 出血   B. 红系增殖受白血病细胞干扰   C. 无效红细胞形成
  D. 造血原料缺乏   E. 红细胞寿命缩短

【例5】下列哪项符合急性淋巴细胞白血病的特征？
  A. 为儿童最多见的急性白血病   B. 中枢神经系统白血病少见   C. 化疗效果差
  D. 易发生DIC，出血严重   E. 与EB病毒感染有关

例6~8 共用选项
  A. 急性粒细胞白血病   B. 急性早幼粒细胞白血病   C. 急性单核细胞白血病
  D. 红白血病   E. 急性淋巴细胞白血病

【例6】易导致肝、脾和淋巴结明显肿大的是
【例7】可导致弥散性血管内凝血(DIC)的是
【例8】常可导致牙龈肿胀、口腔溃疡的是

例9～11 共用题干

男,36岁。5天前发热、咽喉疼痛,应用抗生素治疗无效,颈部浅表淋巴结肿大,咽部充血。扁桃体Ⅱ度肿大,下肢少许瘀斑。白细胞 $16.6×10^9$/L,原始细胞0.60,血红蛋白80 g/L,血小板 $34×10^9$/L。

【例9】最可能的诊断是
A. 特发性血小板减少性紫癜   B. 缺铁性贫血   C. 再生障碍性贫血
D. 溶血性贫血   E. 急性白血病

【例10】体检中应特别注意的体征是
A. 睑结膜苍白   B. 胸骨压痛   C. 浅表淋巴结肿大
D. 皮肤出血点   E. 心脏杂音

【例11】为明确诊断应做的检查是
A. 血小板抗体   B. 血清铁蛋白   C. 骨髓扫描
D. 淋巴结活检   E. 骨髓涂片细胞学检查

三、实验室检查

1. 血象及骨髓象

血象	①大多数患者白细胞增多,白细胞 $>10×10^9$/L 称为白细胞增多性白血病;也有白细胞计数正常或减少者,白细胞 $<1.0×10^9$/L 称为白细胞不增多性白血病。 ②血涂片检查:可见数量不等的原始细胞和幼稚细胞,但白细胞不增多性病例中很难找到原始细胞。 ③患者有不同程度正常细胞性贫血,少数患者血片上红细胞大小不等,可找到幼红细胞,约50%患者血小板 $<60×10^9$/L
骨髓象	①诊断急性白血病的主要依据和必做检查。 ②FAB分型将骨髓中的原始细胞≥骨髓有核细胞(ANC)30%作为诊断急性白血病的标准,WHO分型则将这一比例下降至≥20%;如果原始细胞比例<20%,但伴有t(15;17)、t(8;21)或inv(16)/t(16;16)亦可诊断。 ③多数急性白血病骨髓象有核细胞显著增生,以原始细胞为主;少数急性白血病骨髓象增生低下,称为低增生性急性白血病

2. 细胞化学检查

实验	疾病	昭昭老师速记
过氧化物酶试验(POX试验)	急粒	"过"的什么"po(破)"日子,一"粒"粮食也没有
糖原染色(PAS试验)	急淋	"糖""怕死(PAS)""淋"雨了
非特异性酯酶试验,被NaF抑制(NSE试验)	急单	"非""常牛(N)"的人还是"单"身
棒状小体(Auer小体)	早幼粒(M3)	小"3""早"晨起来吃"棒状""奥"利奥

3. 免疫学检查

细胞类型	细胞表面免疫学标志	昭昭老师速记
淋巴系	①B系:CD19、CD20、CD10、CD24 等; ②T系:CD2、CD3、CD5、CD8、CD10、CD7 等	①19,20岁的都很牛"B"; ②买个硬盘2,3,5,8"T"
粒系(髓系)	CD13、CD14、CD15、CD33、CD64、CD65、CD117 等	剩下的就是粒系的
单核系	CD13、CD14、CD15、CD64	13\14\15是单身
NK细胞	CD16、CD56	16岁"PK"56岁
早期髓系	HLA-DR	"Dr.""早"上好
造血干细胞	CD34	大"干三"天三夜

4. 染色体和分子生物学检查

染色体核型	基因	染色体核型	基因
t(9;22)(q34;q11)	BCR-ABL1	t(8;14)、t(2;8)、t(8;22)	c-myc
t(12;21)(p13;q22)	TEL-AML1	t(1;14)(p32;q11)	TAL1
t(v;11q23)	MLL	t(10;14)(p24;q11)	HOX11
t(1;19)	E2A-PBX1	t(5;14)(q35;q32)	HOX11L2
t(5;14)(q31;q32)	IL3-IGH	t(15;17)(q22;q21)	PML-RARα

注：①t(15;17)(q22;q21)多见于急性早幼粒细胞白血病，即M3型，对应基因是PML-RARα；
②t(9;22)(q34;q11)多见于慢性粒细胞白血病，对应基因是BCR-ABL1

5. 染色体与预后

（昭昭老师提示：分类复杂无比，记准是关键。可以看到，15,17预后良好→15岁,17岁是"最好"的年纪；只要带"9"的都是预后不良。）

预后良好	①t(15;17)(q22;q2l)；　　②t(8;21)(q22;q22)； ③inv(16)(p13q22)/t(16;16)(p13;q22)
预后中等	①正常核型；　　②孤立的+8； ③孤立的t(9;11)(p22;q23)；　④其他异常
预后不良	①复杂核型（≥3种异常）；　②t(6;9)(p23;q34)； ③11q23异常，除外t(9;11)；④del(5q)，-5,del(7q)，-7；⑤t(9;22)

6. Auer 小体 在瑞氏或吉姆萨染色的血或骨髓涂片中，白细胞胞质中出现染红色细杆状物质，1条或数条不等。见于：急粒、急性早幼粒、急粒单、红白血病、急单、MDS中RAEB-t型、多发性骨髓瘤、浆细胞白血病等。（昭昭老师提示：Auer小体绝对不见于急淋）

【例12】急性白血病诊断的主要依据是
　A. 发热、贫血、出血　　　　B. 白细胞计数>$50×10^9$/L　　C. 骨髓增生极度活跃
　D. 胸骨压痛(+)　　　　　　E. 骨髓中原始细胞明显增高

【例13】男性，25岁。半个月来出现原因不明的牙龈出血，下肢皮肤发现出血点和瘀斑，既往体健。化验 Hb 122 g/L，WBC $5.4×10^9$/L，N 64%，L 32%，M 4%，血小板 $23×10^9$/L。为明确诊断，首选的检查是
　A. 凝血功能　　　　　　　　B. 骨髓检查　　　　　　　　C. 骨髓活检
　D. 血小板功能　　　　　　　E. 束臂试验

【例14】急性白血病诊断必须具备
　A. 骨髓增生极度活跃　　　　B. 白细胞计数显著增高　　　C. 骨髓中原始及幼稚细胞比例明显增高
　D. 胸骨压痛伴肝、脾增大　　E. 发热、贫血及出血

【例15】急性白血病诊断的主要依据是
　A. 发热、多汗　　　　　　　B. 贫血、出血　　　　　　　C. 肝、脾肿大
　D. 胸骨下段压痛　　　　　　E. 骨髓细胞学检查

四、诊 断

急性粒细胞白血病	急粒＝胸骨压痛＋过氧化物酶试验(POX试验)
急性淋巴细胞白血病	急淋＝胸骨压痛＋淋巴结肿大＋糖原染色(PAS试验)
急性早幼粒细胞白血病	早幼粒(M_3)＝胸骨压痛＋Auer 小体
急性单核细胞白血病	急单(M_5)＝胸骨压痛＋侵犯皮肤、牙齿＋非特异性酯酶试验，被NaF抑制(NSE试验)
慢性粒细胞白血病	慢粒＝胸骨压痛＋脾大＋BCR/ABL融合基因(Ph染色体)

【例16】下列哪项组合不正确？
　A. 急粒白血病-可见Auer小体　　B. M_3白血病-t(15;17)　　C. 急淋白血病-过氧化物酶阳性
　D. 慢粒白血病-NAP下降　　　　E. 慢淋白血病-以成熟小淋巴细胞为主

【例17】男，26岁。发热、乏力伴皮肤出血点2周。查体：贫血貌，牙龈肿胀，肝、脾轻度肿大。化验：

Hb 75 g/L,WBC 2.8×10^9/L,Plt 57×10^9/L,骨髓增生极度活跃,原始细胞84%,过氧化物酶染色弱阳性,非特异性酯酶染色阳性,阳性反应可被氟化钠抑制。该患者最可能的诊断是

  A. 急性淋巴细胞白血病 B. 急性巨核细胞白血病 C. 急性单核细胞白血病
  D. 急性粒细胞白血病 E. 红白血病

【例18】女性,25岁。发热伴牙龈出血3周。查体:贫血貌,脾肋下3 cm,胸骨压痛(+),血红蛋白70 g/L,白细胞 14.0×10^9/L,血小板 35×10^9/L,骨髓增生明显活跃,原始细胞62%。为进一步诊断,首选哪项检查

  A. 染色体核型分析 B. 细胞化学染色 C. 血清铁测定
  D. 血细菌培养 E. 抗血小板抗体检测

【例19】男,42岁。3周来乏力、发热伴牙龈肿胀、出血。化验Hb 75 g/L,WBC 4.0×10^9/L,分类见原幼细胞42%,Plt 29×10^9/L。骨髓检查原始细胞60%,POX染色部分呈弱阳性,非特异性酯酶染色阳性,NaF可抑制。该例急性白血病最可能的FAB分型是

  A. M_1型 B. M_2型 C. M_3型
  D. M_4型 E. M_5型

【例20】男性,56岁。发热伴鼻出血3周。检查:牙龈肿胀,肝、脾轻度肿大,血红蛋白60 g/L,白细胞 8.0×10^9/L,血小板 15×10^9/L,骨髓象原始细胞70%,过氧化物酶染色阳性,非特异性酯酶阳性,阳性反应可被氟化钠抑制。应诊断为

  A. 急性粒细胞白血病 B. 急性早幼粒细胞白血病 C. 急性淋巴细胞白血病
  D. 急性红白血病 E. 急性单核细胞白血病

例21~23共用选项

  A. 过氧化物酶强阳性 B. 中性粒细胞碱性磷酸酶偏低
  C. 细胞内铁染色强阳性
  D. 非特异酯酶染色阳性,可被氟化钠抑制
  E. 糖原染色阳性,呈块状或颗粒状

【例21】急性早幼粒细胞白血病

【例22】急性单核细胞白血病

【例23】急性淋巴细胞白血病

【例24】男性,45岁。因头晕、乏力,伴皮肤出血点1周入院,既往体健。查体见牙龈增生、肿胀,血常规示Hb 86 g/L,WBC 3.0×10^9/L,血小板 24×10^9/L。骨髓中原始细胞占45%,POX染色弱阳性,非特异性酯酶(NSE)染色阳性,NaF可抑制。诊断为急性白血病,最可能的类型是

  A. 淋巴细胞性 B. 粒细胞性 C. 单核细胞性
  D. 粒-单核细胞性 E. 巨核细胞性

【例25】男性,17岁。发热、皮肤紫癜、齿龈肿胀1个月,皮肤散在紫癜,淋巴结、肝、脾肿大,白细胞 42.0×10^9/L,分类可见原始细胞,非特异性酯酶染色强阳性,能被NaF抑制,过氧化物酶染色弱阳性。最可能的诊断是

  A. 急性单核细胞白血病 B. 急性粒细胞白血病 C. 急性淋巴细胞白血病
  D. 类白血病反应 E. 淋巴瘤

【例26】男,36岁。发热、皮肤瘀斑4天。查体:贫血面容,胸骨压痛明显,肝肋下5 cm,脾肋下4 cm,血红蛋白80 g/L,白细胞 60×10^9/L,血小板 30×10^9/L。骨髓检查:原始细胞0.70,过氧化物酶阴性,糖原染色(PAS)阳性,呈粗颗粒状,非特异性酯酶阴性,血清溶菌酶正常。本例的诊断是

  A. 急性单核细胞白血病 B. 急性淋巴细胞白血病 C. 红白血病
  D. 急性粒细胞白血病未分化型 E. 急性早幼粒细胞白血病

【例27】染色体检查结果为t(15;17)的白血病类型是

  A. AML-M_3 B. AML-M_2 C. CML
  D. AML-M_5 E. ALL

五、治 疗

1. 对症治疗

处理高白细胞血症	①WBC>100×10⁹/L时,应行血细胞分离,单采过高的WBC+水化+化疗。 ②化疗前预处理:ALL用地塞米松,AML用羟基脲,然后联合化疗。 ③预防白血病细胞溶解诱发的高尿酸血症、酸中毒、电解质紊乱、凝血异常等
红细胞减少	输浓缩红细胞纠正贫血,但白细胞淤滞时不宜马上输注红细胞,以免增加血液黏度
粒细胞减少	①特别在化放疗后粒细胞缺乏时宜住层流病房,用粒细胞集落刺激因子; ②发热时,应做细菌培养+药敏试验,并迅速进行经验性抗生素治疗
血小板减少	输注单采血小板悬液控制出血
预防高尿酸血症	多饮水、碱化尿液、别嘌醇 0.1 g tid 以抑制尿酸合成,无尿时按肾功能衰竭处理
维持营养	补充营养,给予高蛋白、高热量、易消化食物,必要时经静脉补充营养

2. 化疗方法

(1) 急性粒细胞白血病(ANLL,急非淋、急髓)

①诱导缓解。

方案	药物	昭昭速记
DA方案	DNR(柔红霉素)+Ara-C(阿糖胞苷)	"大(DA)"果"粒"
IA方案	IDA(去甲柔红霉素)+Ara-C(阿糖胞苷)	—
HA方案	HHT(高三尖杉酯碱)+Ara-C(阿糖胞苷)	—

②缓解后治疗。

方案	药物
HD Ara-C	高剂量阿糖胞苷
HD MTX	高剂量甲氨蝶呤
6-MP和MYX	口服 6-MP 和 MTX,同时间断给予 VP 方案是普遍采用的维持治疗方案
HSCT	异基因造血干细胞移植(HSCT)对治愈成人 ALL 至关重要
化疗联合TKls	Ph⁺ALL 在化疗时可联合酪氨酸激酶抑制剂(伊马替尼或达沙替尼)

(2) 急性淋巴细胞性白血病(AL,急淋)

①诱导缓解。

方案	药物	昭昭速记
VP方案	DNR(柔红霉素)+P(泼尼松)	别"淋"了"VIP"
DVP方案	DNR(柔红霉素)+VCR(长春新碱)+P(泼尼松)	别"淋"了"VIP"
VDLP方案	DNR(柔红霉素)+VCR(长春新碱)+L-ASP(左旋门冬酰胺酶)+P(泼尼松)	别"淋"了"VIP"

②缓解后治疗。

预后不良组	首选异基因造血干细胞移植(allo-HSCT)
预后良好组	首选大剂量阿糖胞苷(HD Ara-C)为基础的化疗,复发后再行 allo-HSCT
预后中等组	配型相合的 allo-HSCT 和 HD Ara-C 为主的化疗均可采用

(3) 急性早幼粒细胞白血病(M₃) 首选药物是全反式维甲酸(ATRA)。(昭昭老师速记:小3造反)

(4) 中枢神经系统白血病 鞘内注射甲氨蝶呤(MTX)。(昭昭老师速记:"中"国足球"甲"级联赛)

【例28】男性,25岁。急非淋 M₂ 型经 DA 方案治疗后部分缓解。近日自觉左下肢疼痛,腰 4~5 椎旁压痛(+),直腿抬高试验(+)。应如何治疗?

A. 腰穿脑脊液检查,鞘内注射 MTX   B. 骨科治疗   C. 大剂量治疗

D. 放疗   E. 细胞因子,如 IL-2 或 IFN-α

例29~30 共用选项

A. DA方案   B. ABVD方案   C. MOPP方案

D. MP 方案 　　　　　　　　　　E. VDLP 方案

【例 29】急性淋巴细胞白血病首选的治疗方案是

【例 30】急性粒细胞白血病（M_2 型），首选的治疗方案是

例 31～33 共用题干

男性，36 岁。7 天来鼻及牙龈出血，皮肤瘀斑，血红蛋白 65 g/L，白细胞 $9.0×10^9$/L，血小板 $25×10^9$/L。骨髓增生活跃，幼稚细胞占 80%，胞浆内有大小不等颗粒及成堆棒状小体，过氧化物酶染色强阳性。

【例 31】诊断考虑

A. M_1　　　　　　　　　　B. M_2　　　　　　　　　　C. M_3
D. 慢性粒细胞白血病急变　　　E. 急性单核细胞白血病

【例 32】患者临床容易出现

A. 巨脾　　　　　　　　　　B. DIC　　　　　　　　　　C. 严重感染
D. 中枢神经系统受侵犯　　　E. 齿龈肿胀

【例 33】治疗首选

A. DA 方案　　　　　　　　B. 全反式维 A 酸　　　　　　C. 羟基脲
D. VP 方案　　　　　　　　E. 骨髓移植

【例 34】男性，25 岁。头晕、乏力 1 周，发热伴牙龈出血 2 天。既往体健。查体：T 38.2℃，四肢及躯干皮肤可见出血点，胸骨压痛（+），心肺未见异常，腹平软，肝、脾肋下未及。实验室检查：Hb 78 g/L，WBC $2.0×10^9$/L，PLT $20×10^9$/L，骨髓细胞学检查原始细胞占 0.85，髓过氧化物酶染色（−），非特异性酶染色（−）。该患者应选择的化疗方案是

A. VAD 方案　　　　　　　B. VDLP 方案　　　　　　　C. ABVD 方案
D. DA 方案　　　　　　　　E. CHOP 方案

六、药物的不良反应

药　物	不良反应	昭昭老师速记
左旋门冬酰胺酶	肝毒性、胰腺炎及凝血因子和白蛋白降低	"先""干"为敬
长春新碱	周围末梢神经炎	"长""神经"
环磷酰胺	出血性膀胱炎	"环""光"着屁股
甲氨蝶呤	黏膜炎	"黏膜"是"假"的
阿糖胞苷（Ara-C）	小脑共济失调	阿甘失调；阿-A
柔红霉素	心脏毒脏、骨髓抑制、胃肠道反应	"红""心"
全反式维甲酸	分化综合征、颅内压增高、肝肾损害、皮肤干燥、脱屑、口角破裂	"全""分"了
三氧化二砷	肝功能损害、心电图 QT 间期延长	小"3"是心"肝"
高三尖杉酯碱	骨髓抑制、心脏毒性、消化道反应	硬"骨"头很"高"

例 35～37 共用题干

女，32 岁。发热伴下肢和腹部皮肤瘀斑 5 天。查体：T 39.5℃，双下肢和腹部有多处瘀斑，双侧颈部、腋窝和腹股沟可触及淋巴结肿大，活动无压痛，最大者为 3 cm×3.5 cm，胸骨压痛（+），腹软，肝肋下 3 cm，脾肋下 4 cm。化验：Hb 68 g/L，WBC $21×10^9$/L，分类可见原始和幼稚细胞，Plt $31×10^9$/L，网织红细胞 0.003。

【例 35】该患者最可能的诊断是

A. 急性淋巴细胞白血病　　　B. 非霍奇金淋巴瘤　　　　　C. 急性粒细胞白血病
D. 霍奇金淋巴瘤　　　　　　E. 系统性红斑狼疮

【例 36】为明确诊断，首选的检查是

A. 骨髓细胞学检查　　　　　B. 淋巴结活检　　　　　　　C. 骨髓活检
D. 腹部 B 超　　　　　　　　E. ANA 谱

【例 37】明确诊断后，首选的治疗措施是

A. ABVD 方案化疗　　　　　B. VDLP 方案化疗　　　　　C. 给予大剂量糖皮质激素
D. DA 方案化疗　　　　　　 E. CHOP 方案化疗

【例 38】环磷酰胺的副作用不包括

A. 骨髓抑制 B. 肾功能损伤 C. 出血性膀胱炎
D. 移行上皮癌 E. 性腺抑制

第2节 慢性粒细胞白血病

慢性髓系白血病(CML)简称慢粒,是一种发生在多功能造血干细胞的恶性骨髓增生性肿瘤(获得性造血干细胞恶性克隆性疾病),主要涉及髓系。外周血细胞显著增多,并有不成熟性,在受累的细胞系中,可找到 Ph 染色体和(或)BCR/ABL 融合基因。病情发展缓慢,脾大。

一、临床表现和分期

慢性期	持续1~4年,患者可出现乏力、低热、多汗或盗汗,以及体重减轻等代谢亢进的症状,患者常以脾大为最显著的体征
加速期(AP)	脾呈持续或进行性肿大,原治疗有效的药物无效 ①外周血或骨髓原始细胞≥10%; ②外周血嗜碱性粒细胞>20%,不明原因的血小板显著升高或显著减低
急变期(BC)	急性变预后极差,往往在数月内死亡 ①骨髓中原始细胞或原淋巴细胞+幼淋巴细胞≥20%,一般为30%~80%; ②外周血中原粒细胞+早幼粒细胞≥30%; ③骨髓中原粒+早幼粒细胞≥50%,出现髓外原始细胞浸润 (昭昭速记:"20+30=50")

【例39】脾大最显著的疾病是
　　A. 急性粒细胞白血病　　B. 急性淋巴细胞白血病　　C. 急性单核细胞白血病
　　D. 慢性粒细胞白血病　　E. 慢性淋巴细胞白血病

【例40】男性,35岁。因左上腹肿块进行性肿大就诊。体检:肝肋下3 cm,脾肋下2 cm,血红蛋白130 g/L,白细胞 $120\times10^9/L$,血小板 $200\times10^9/L$。本例最可能的诊断为
　　A. 肝硬化脾功能亢进　　B. 急性粒细胞白血病　　C. 慢性粒细胞白血病
　　D. 类白血病反应　　E. 骨髓纤维化

【例41】下列临床表现中,最不常见于慢性粒细胞白血病的是
　　A. 乏力、低热　　B. 体重减轻　　C. 胸骨中下段压痛
　　D. 淋巴结肿大　　E. 巨脾

【例42】中性粒细胞碱性磷酸酶活性明显增高见于
　　A. 慢性粒细胞白血病　　B. 类白血病反应　　C. 急性粒细胞白血病
　　D. 急性淋巴细胞白血病　　E. 淋巴瘤

【例43】不支持慢性粒细胞白血病加速期的是
　　A. 外周血中原始粒细胞≥5%　　B. 骨髓中原始粒细胞≥10%　　C. 外周血嗜碱性粒细胞>20%
　　D. 不明原因的血小板进行性减少　　E. 不明原因的血小板进行性增加

【例44】下列检查结果支持 CML 急变期的是
　　A. 血中原粒细胞>5%　　B. 血中原粒细胞+早幼粒细胞>20%
　　C. 骨髓中原粒细胞>20%　　D. 骨髓中原粒细胞+早幼粒细胞>40%
　　E. 骨髓活检显示胶原纤维显著增生

【例45】不支持慢性粒细胞白血病加速期的血常规检查结果是
　　A. 外周血嗜碱性粒细胞>20%　　B. 血小板进行性减少　　C. 血小板增高
　　D. 血红蛋白逐渐下降　　E. 外周血原始细胞<10%

【例46】女,63岁。乏力、消瘦伴上腹胀半年。查体:T 36.8 ℃,肝右肋下2 cm,脾平脐。实验室检查:Hb 30 g/L,WBC $169\times10^9/L$,Plt $423\times10^9/L$,白细胞分类:原粒细胞2%,早幼粒细胞3%,中幼粒细胞10%,晚幼粒细胞12%,中性分叶核细胞16%,淋巴细胞22%,嗜酸性粒细胞012%,嗜碱性粒细胞10%,单核细胞5%。此患者最可能的诊断是
　　A. 慢性粒细胞白血病　　B. 原发性血小板增多症　　C. 慢性淋巴细胞白血病

D. 骨髓纤维化　　　　　　　　　　E. 类白血病反应

【例47】下列**不支持** CML 的外周血检查结果是

A. 中性粒细胞碱性磷酸酶染色强阳性　　　　B. 嗜酸性粒细胞绝对数增高
C. 中性粒细胞绝对数明显增高　　　　　　　D. 嗜碱性粒细胞绝对数增高
E. 单核细胞的百分数降低

二、实验室检查

血象	①白细胞数明显增多,常超过 $20×10^9/L$,可达 $100×10^9/L$。 ②各个阶段粒细胞中,以中性中幼、晚幼和杆状核粒细胞居多;原始(Ⅰ+Ⅱ)细胞<10%,嗜酸、嗜碱性粒细胞增多,后者有助于诊断
中性粒细胞碱性磷酸酶(NAP)	NAP 活性减低或呈阴性反应
骨髓象	骨髓增生明显至极度活跃,以粒细胞为主,粒红比例显著增高,以中性中幼、晚幼及杆状核粒细胞居多
细胞遗传学及分子生物学改变	①95%以上的慢性粒细胞中出现 Ph 染色体(小的 22 号染色体),显带分析为 t(9;22)(q34;q11)。 ②9 号染色体臂上 C-ABL 原癌基因易位至 22 号染色体长臂的断裂点簇集区(BCR)形成 BCR/ABL 融合基因
血液生化	血清及尿中尿酸浓度增高,血清乳酸脱氢酶增高

(昭昭老师提示:中性粒细胞碱性磷酸酶(NAP)主要存在于成熟阶段的中性粒细胞,其他血细胞均呈阴性反应。NAP 降低:慢粒、急粒、阵发性睡眠性血红蛋白尿、单纯性病毒性感染等;NAP 增高:再障、类白血病反应、急淋、急单、急性化脓性感染、骨髓纤维化。)

三、治　疗

细胞淤滞症的紧急处理	①需并用羟基脲和别嘌呤。 ②对于白细胞计数极高或有淤滞综合征表现的 CP 患者,可行治疗性白细胞单采。明确诊断后,首选伊马替尼
分子靶向治疗	第一代酪氨酸激酶抑制剂甲磺酸伊马替尼(IM)为 2-苯胺嘧啶衍生物,能特异性阻断 ATP 在 abl 激酶上的结合位置,使酪氨酸残基不能被磷酸化,从而抑制 BCR/ABL 阳性细胞的增殖
干扰素	分子靶向药物出现之前的首选药物
其他药物治疗	羟基脲(HU)为细胞周期性特异性化疗药,起效快,用药后两三天白细胞即下降,停药后又很快回升
异基因造血干细胞移植	唯一可治愈慢性粒细胞白血病的方法

例48～50 共用题干

女,65 岁。常规体检发现脾左肋下 5 cm,Hb 135 g/L,WBC $117×10^9/L$,分类:中幼粒细胞 5%、晚幼粒细胞 12%、杆状核粒细胞 22%、分叶中性粒细胞 34%、嗜酸性粒细胞 8%、嗜碱性粒细胞 5%、淋巴细胞 14%,Plt $560×10^9/L$,NAP(-)。

【例48】为确定诊断,首选的检查是

A. 腹部 CT　　　　　　　　B. 腹部 B 超　　　　　　　　C. 肝功能
D. 血免疫球蛋白　　　　　　E. 骨髓检查

【例49】进一步应采取的检查是

A. 骨髓干细胞培养　　　　　B. 染色体核型　　　　　　　C. 食管造影
D. 同位素扫描　　　　　　　E. 骨髓活检

【例50】最有效的治疗是

A. 羟基脲　　　　　　　　　B. 脾切除　　　　　　　　　C. 阿糖胞苷
D. 糖皮质激素　　　　　　　E. 伊马替尼

例51～53 共用题干

男,25 岁。乏力、消瘦、腹胀 2 个月。查体:心肺未见异常,肝肋下 1 cm,脾肋下 8 cm。化验:Hb 138 g/L,

WBC 96×10^9/L,Plt 385×10^9/L。分子生物学检查可见 bcr/abl 融合基因。

【例51】 该患者的诊断是
A. 急性粒细胞白血病　　　　B. 慢性淋巴细胞白血病　　　　C. 慢性粒细胞白血病
D. 肝硬化,门静脉高压症　　　E. 急性淋巴细胞白血病

【例52】 该患者应出现的染色体异常是
A. t(9;22)　　　　B. t(8;21)　　　　C. t(9;11)
D. inv(16)　　　　E. t(15;17)

【例53】 该患者最有效的治疗是
A. 口服伊马替尼　　　　B. DA方案化疗　　　　C. 口服苯丁酸氮芥
D. 脾切除　　　　　　　E. VLDP方案化疗

> 参考答案如下,详细答案参见2019版《国家临床执业及助理医师资格考试精选真题考点精析》。

1. C	2. C	3. D	4. B	5. A
6. E	7. B	8. C	9. E	10. B
11. E	12. E	13. E	14. E	15. E
16. C	17. C	18. B	19. E	20. E
21. A	22. D	23. E	24. A	25. C
26. B	27. A	28. A	29. E	30. A
31. C	32. B	33. B	34. B	35. A
36. C	37. B	38. C	39. D	40. C
41. D	42. A	43. A	44. C	45. E
46. A	47. A	48. C	49. E	50. A
51. C	52. A	53. A	—	—

第3章　骨髓增生异常综合征(助理医师不要求)

> **2019考试大纲**

①概念;②FAB分型和WHO分型及临床表现;③实验室检查;④诊断与鉴别诊断;⑤治疗。

> **考纲解析**

近20年的医师考试中,本章的考试重点是MDS分类、诊断和检查,执业医师每年考查分数为0～1分,助理医师每年考查分数为0分。

骨髓增生异常综合征(MDS)是一种起源于造血干细胞的克隆性疾病,骨髓出现病态造血,外周血血细胞减少。患者主要表现为贫血,常伴有感染或(和)出血,部分患者最后发展为急性白血病。任何年龄的男、女均可发病,约80%患者大于60岁。

一、分型及临床表现

1. FAB分型

分　型	血象/%	骨髓象/%
难治性贫(RA)血	原始细胞<1	原始细胞<5
环形铁粒幼细胞性难治性贫血(RAS)	原始细胞<1	原始细胞<5,环形铁粒幼细胞>15
难治性贫血伴原始细胞增多(RAEB)	原始细胞<5	原始细胞<5～20
难治性贫血伴原始细胞增多转变型(RAEB-T)	原始细胞≥5	原始细胞>20 而<30 或有Auer小体
慢性粒-单细胞白血病(CMML)	原始细胞<5	原始细胞5～20,以幼单细胞为主

2. WHO 修订分型

分型	外周血	骨髓
难治性白细胞减少伴单系病态造血(RCUD); 难治性贫血(RA); 难治性中性粒细胞减少(RN); 难治性血小板较少(RT)	一系或二系血细胞减少; 原始细胞无或少见(<1%)	一系病态造血:病态造血的细胞占该系细胞10%或以上; 原始细胞<5%; 环状铁粒幼细胞<15%
难治性贫血伴环状铁粒幼细胞(RARS)	贫血; 无原始细胞	环状铁粒幼细胞≥15%; 仅红系病态造血; 原始细胞<5%
难治性贫血伴多系病态造血(RCMD)	血细胞减少; 原始细胞无或少见; 无 Auer 小体; 单核细胞<1×10^9/L	≥两系病态造血细胞≥10%; 原始细胞<5%; 无 Auer 小体; ±环状铁粒幼细胞≥15%
难治性贫血伴原始细胞增多-1(RAEB-1)	血细胞减少; 原始细胞<5%; 无 Auer 小体; 单核细胞<1×10^9/L	一系或多系病态造血; 原始细胞 5%~9%; 有无 Auer 小体
难治性贫血伴原始细胞增多-2(RAEB-2)	血细胞减少; 原始细胞 5%~9%; 无 Auer 小体; 单核细胞<1×10^9/L	一系或多系病态造血; 原始细胞 10%~19%; 有无 Auer 小体
MDS-未分类(MDS-U)	血细胞减少; 原始细胞≤1%	一系或多系病态; 细胞<10%同时伴有细胞遗传学异常; 原始细胞<5%
MDS 伴单纯 5q$^-$	贫血; 血小板正常或升高; 原始细胞无或少见(<1%)	分叶减少的巨核细胞正常或增多; 原始细胞<5%; 细胞遗传学异常仅见 5q$^-$; 无 Auer 小体

【例1】骨髓增生异常综合征患者的骨髓原始细胞中有 Auer 小体,见于
A. RA 型　　　　　　　　B. RAS 型　　　　　　　　C. CMML 型
D. RAEB 型　　　　　　　E. RAEB-T 型

【例2】女,72岁。7个月来乏力、面色苍白,既往体健。化验 Hb 69 g/L,WBC 4.5×10^9/L,分类 N 75%,L 22%,M 3%,Plt 63×10^9/L,骨髓增生明显活跃,原始细胞 15%,可见 Auer 小体,全片见巨核细胞 42 个,易见小巨核细胞,骨髓细胞外铁(++),环形铁粒幼细胞 10%。临床考虑 MDS,根据 FAB 分型最可能的类型是
A. RA 型　　　　　　　　B. RAS 型　　　　　　　　C. RAEB 型
D. RAEB-T 型　　　　　　E. CMML 型

【例3】男性,56岁。3年来面色苍白、乏力,3个月来出现牙龈出血。化验 Hb 74 g/L,WBC 3.1×10^9/L,Plt 32×10^9/L,骨髓检查增生明显活跃,原始细胞 4%,可见到 Auer 小体,铁染色示细胞外铁(+++),环形铁粒幼细胞占 17%,诊断骨髓增生异常综合征(MDS),根据 FAB 分型最可能的类型是
A. RA 型　　　　　　　　B. RAS 型　　　　　　　　C. RAEB 型
D. RAEB-T 型　　　　　　E. CMML 型

二、临床表现

FAB 分型	主要临床表现
RA、RAS	以贫血为主；临床进展慢；中位生存期3～6年；白血病转化率5%～15%
RAEB、RAEB-T	以全血细胞减少为主贫血、出血及感染易见，可有脾大
CMML	以贫血为主，可有感染、出血，脾大常见

三、实验室检查

血象和骨髓象	①持续性（≥6个月）一系或多系血细胞减少：血红蛋白<110 g/L、中性粒细胞<$1.5×10^9$/L、血小板<$100×10^9$/L； ②骨髓增生度多在活跃以上，少部分呈增生减低
细胞遗传学改变	40%～70%的MDS有克隆性染色体核型异常，多为缺失性改变，以+8、-5/5q-、-7/7q-、20q-最为常见
病理检查	正常人原粒和早幼粒细胞沿骨小梁内膜分布，MDS患者在骨小梁旁区和间区出现3～5个或更多的呈簇状分布的原粒和早幼粒细胞，称为不成熟前体细胞异常定位（ALIP）
造血祖细胞体外集落培养	常出现集落"流产"，形成的集落少或不能形成集落。粒-单核祖细胞培养常出现集落减少而集簇增多，集簇/集落比值升高

【例4】男，56岁，面色逐渐苍白，乏力伴牙龈出血半年，检查 Hb 68 g/L，WBC $3.8×10^9$/L，Plt $35×10^9$/L，经骨髓穿刺细胞学检查诊断为骨髓增生异常综合征。为进行FAB分型，最重要的检查是

A. 网织红细胞　　　　　　B. 骨髓铁染色　　　　　　C. 染色体检查
D. 骨髓活检　　　　　　　E. 血清铁检查

四、治　疗

支持治疗	输注血小板和红细胞
促造血治疗	可用雄激素（司坦唑醇）；造血生长因子（粒细胞集落刺激因子（G-CSF）或促红细胞生成素（EPO））
诱导分化治疗	全反式维A酸或$1,25-(OH)_2-D_3$
生物反应调节剂	沙利度胺及来那度胺对5q-综合征有较好的疗效
去甲基化药物	5-氮杂-2-脱氧胞苷能逆转MDS抑癌基因启动子DNA甲基化
联合治疗	蒽环类抗生素联合阿糖胞苷、预激化疗
异基因造血干细胞移植	可治愈的方法

➤ **参考答案**如下，详细答案参见2019版《国家临床执业及助理医师资格考试精选真题考点精析》。

1. E	2. D	3. D	4. D	—	昭昭老师提示：加入官方微信。

第4章　淋巴瘤（助理医师不要求）

➤ **2019考试大纲**

①病理分型；②临床表现和分期；③辅助检查；④诊断与鉴别诊断；⑤治疗。

➤ **考纲解析**

近20年的医师考试中，本章的考试重点是淋巴瘤分型、分期和诊断，执业医师每年考查分数为2～3分，助理医师每年考查分数为0分。

淋巴瘤是淋巴结和（或）结外部位淋巴组织的免疫细胞肿瘤，组织学可见淋巴细胞或组织细胞的肿瘤性增生。根据组织病理学，可将淋巴瘤分为两大类，即霍奇金淋巴瘤（Hodgkin lymphoma，HL）和非霍奇金淋巴瘤（non-Hodgkin lymphoma，NHL）。虽然均发生于淋巴组织，但二者在病理、临床表现及流行病学上并不相同。病因迄今尚不清楚，病毒感染较受重视，宿主免疫功能异常与淋巴瘤的发病有关。按组织分型如下：

霍奇金淋巴瘤 (HL)	①结节性淋巴细胞为主型霍奇金淋巴瘤； ②经典霍奇金淋巴瘤：结节硬化型、富于淋巴细胞型、混合细胞型、淋巴细胞消减型
非霍奇金淋巴瘤 (NHL)	①成熟B细胞来源淋巴瘤：弥漫性大B细胞淋巴瘤、套细胞淋巴瘤、Burkitt淋巴瘤、边缘区淋巴瘤、滤泡性淋巴瘤等。 (昭昭老师速记：大B=B；B=Burkitt；BB=套套；B=边(bian)缘) ②成熟T/NK细胞淋巴瘤：血管免疫母细胞性T细胞淋巴瘤、外周T细胞淋巴瘤、蕈样肉芽肿、间变性大细胞淋巴瘤等(昭昭老师速记：T=变)

【例1】病理类型可属于T细胞淋巴瘤的是
A. 间变性大细胞淋巴瘤　　　B. 滤泡性淋巴瘤　　　C. 黏膜相关性淋巴样组织淋巴瘤
D. 套细胞淋巴瘤　　　　　　E. 边缘区淋巴瘤

第1节　霍奇金淋巴瘤

霍奇金淋巴瘤主要发生在淋巴结，特点是淋巴结进行性肿大，典型的病例特征是R-S细胞存在于不同类型反应性炎细胞的特征背景中，并伴有不同程度纤维化。

一、按恶性程度分型

分　型	代　表	昭昭老师速记
高度恶性	免疫母细胞型、淋巴母细胞型、小无裂细胞型	从"小无""母"，个头很"高"
中度恶性	滤泡型大裂细胞型、弥漫型小裂细胞型、弥漫型大细胞型	"大泡"正在"弥漫""中"
低度恶性	小淋巴细胞型、滤泡型小裂细胞型	"小琳"很"低"，"小炮"也很"低"

二、临床表现

淋巴结肿大	首发症状常是无痛性颈部或锁骨上淋巴结进行性肿大，其次为腋下淋巴结肿大
淋巴结外器官受累	表现为极少数HL患者可因浸润器官、组织或深部淋巴结肿大压迫，而引起各种相应症状
全身症状	①发热、盗汗、瘙痒及消瘦等全身症状较多见； ②周期性发热(Pel-Ebstein热)约见于1/6的患者 (昭昭老师速记："霍奇金"有"周期性")
其他	部分患者可出现带状疱疹，饮酒后引起淋巴结肿痛是HL患者所特有

【例2】霍奇金淋巴瘤最典型的临床表现是
A. 发热　　　　　　　　　　B. 面色苍白　　　　　C. 无痛性淋巴结肿大
D. 肝、脾肿大　　　　　　　E. 体重减轻

【例3】霍奇金病特征性的热型是
A. 间歇热　　　　　　　　　B. 稽留热　　　　　　C. 弛张热
D. 周期性发热　　　　　　　E. 不规则热

三、临床分期

(昭昭老师速记：看图形，十分简单好记，1期是1个，2期是同侧，3期是两侧，4期是肝骨)

Ⅰ期	1个淋巴结或1个结外器官(E)
Ⅱ期	①横膈同侧两个或更多的淋巴结； ②病变局限侵犯淋巴结以外器官及横膈同侧1个以上的淋巴结区
Ⅲ期	横膈两侧均有侵犯或脾脏受累
Ⅳ期	①1个或多个结外器官受累或播散性侵犯；　②肝或骨髓受累 (昭昭老师速记：人"死"了，"肝""骨"都漏出来了)

①A无症状。　②B有症状：T>38℃；盗汗；6个月体重减轻10%以上
(昭昭老师速记："38"岁的他天天因为体温高、"盗汗"，而导致"体重减轻")

【例4】男,40岁,无痛性双侧颈部淋巴结进行性肿大伴发热半个月,发病以来体温最高37.5 ℃,无盗汗,体重无明显变化。查体:双侧颈部各触及一个2 cm×2 cm大小淋巴结,左腋窝一个2 cm×2 cm大小淋巴结,活动,无压痛。腹软,肝、脾肋下未触及。血常规:Hb 126 g/L,WBC 5.3×10⁹/L,Plt 155×10⁹/L。胸部CT未见淋巴及肿大。右颈部淋巴结活检为弥漫性大B细胞淋巴瘤。本例最可能的分期是

A. ⅢA　　　B. ⅠB　　　C. ⅡA　　　D. ⅠA　　　E. ⅡB

【例5】男,59岁。反复发热半个月。查体:T38.5 ℃,双侧颈部和腹股沟淋巴结肿大。最大者2 cm×2 cm,无压痛,肝、脾不大。CT显示:右侧胸腔中等量积液,穿刺胸水见大量淋巴瘤细胞。根据目前信息,该患者分型为

A. ⅢB　　　B. ⅣB　　　C. ⅣA　　　D. ⅡB　　　E. ⅢA

【例6】男,36岁。双侧颈部淋巴结肿大伴发热1周。查体:T 38.4 ℃,颈部和右侧腹股沟区可触及数枚肿大淋巴结,最大3 cm×2 cm,均活动、无压痛,心肺未见异常,腹平软,肝肋下未触及,脾肋下2 cm。实验室检查:Hb 128 g/L,WBC 6.0×10⁹/L,Plt 120×10⁹/L,左侧颈部淋巴结活检诊断为霍奇金淋巴瘤。根据Ann Arbor临床分期标准,该患者的临床分期是

A. ⅡEB　　　B. ⅢSB　　　C. ⅢA　　　D. ⅡB　　　E. ⅢEB

四、实验室检查

血象骨髓象	贫血,部分患者嗜碱性粒细胞升高;骨髓涂片找到R-S细胞,可提高霍奇金淋巴瘤的检出率
淋巴结活检	找到R-S细胞,此为金标准
B超检查	可发现体检遗漏的淋巴结
CT检查	腹部检查的首选方法,能显示腹主动脉旁淋巴结、脾门、肝门受累情况
PET/CT	正电子发射计算机体层显像CT可显示淋巴瘤病灶及部位,是评价疗效的重要指标
免疫表型检查	可以区分B、T、NK细胞来源

五、治 疗

1. 治疗方式　HL是一种相对少见但治愈率较高的恶性肿瘤,临床主要采用化疗加放疗的综合治疗。

2. 化学治疗

(昭昭老师提示:各种化疗方案很烦,记准是关键。ABVD方案—霍奇金淋巴瘤,记忆为"A""货",MOPP方案—霍奇金淋巴瘤,记忆为"摸(MO)""霍"元甲的"PP"。)

(1) 首选ABVD方案(阿霉素、博来霉素、长春花碱、甲氮咪胺)。

(2) 次选MOPP方案(氮芥、长春新碱、甲基苄肼、泼尼松)。

(3) 不同类型霍奇金淋巴瘤的治疗方案。

分型和时期	治疗方案
结节性淋巴细胞为主型	①ⅠA期:单纯淋巴结切除,等待观察或累及野照射; ②Ⅱ期以上:同早期霍奇金淋巴瘤
早期(Ⅰ、Ⅱ)霍奇金淋巴瘤	ABVD方案+放疗(化疗周期2~4或4~6个疗程)
晚期(Ⅲ、Ⅳ)霍奇金淋巴瘤	ABVD方案+放疗(化疗周期6~8疗程)
复发难治性霍奇金淋巴瘤	首程放疗后复发可采取常规化疗

【例7】目前HL的首选化疗方法是

A. CHOP方案　　　B. COP方案　　　C. HA方案

D. ABVD方案　　　E. DVLP方案

例8～11 共用题干

男性,35岁,高热,皮肤瘙痒半月,右颈及锁骨淋巴结肿大,无压痛,互相粘连,血红蛋白90 g/L,白细胞10×10⁹/L,中性粒细胞66%,淋巴细胞24%,骨髓涂片找到R-S细胞。

【例8】最可能的诊断是

A. 结核性淋巴结炎　　　B. 慢性淋巴细胞白血病　　　C. 癌转移

D. 淋巴瘤　　　E. 风湿性疾病

【例9】如需明确诊断首先应做的检查是
A. 肝、脾B超　　　　　　B. 腹部或全身CT　　　　　　C. 淋巴结活检
D. MRI　　　　　　　　　E. 中性粒细胞碱性磷酸酶测定

【例10】首选治疗方案是
A. 干扰素　　　　　　　　B. 手术方案　　　　　　　　C. 放射治疗
D. 肿瘤坏死因子　　　　　E. 放疗＋化疗

【例11】常用的化疗方案是
A. MOPP　　　B. VDP　　　C. 羟基脲　　　D. 苯丁酸氮芥　　　E. HA/DA

第2节　非霍奇金淋巴瘤

非霍奇金淋巴瘤（NHL）是一组具有不同起病部位和组织学特点的淋巴瘤，早期易发生远处扩散。WHO新分类将每一种淋巴瘤类型确定为独立疾病。

一、病理分型

来源	类型	性质	特点
B细胞	弥漫性大B细胞淋巴瘤（DLBCL）	侵袭性	最常见的NHL；以蒽环类药物化疗以超过70%的获得缓解
B细胞	边缘区淋巴瘤（MZL）	惰性	可累及：胃、脾脏等
B细胞	滤泡性淋巴瘤	惰性	常侵犯脾脏和骨髓
B细胞	套细胞性淋巴瘤	侵袭性	发展迅速
B细胞	Burkitt（伯基特）淋巴瘤	侵袭性	①流行区儿童多见—累及颌骨；②非流行区—累及回肠末端、腹部脏器
T细胞	间变性大细胞淋巴瘤	侵袭性	临床发展迅速
T细胞	外周T细胞淋巴瘤	侵袭性	预后不良
T细胞	蕈样肉芽肿/Sezary综合征	惰性	常为蕈样肉芽肿，侵犯末梢血液者称为Sezary综合

（昭昭老师提示：①"Sezary"的"边""泡"是"惰性"的；剩下的全都是侵袭性的。②如何记忆到底哪个是哪里来源的，记准：家乡变化特（T）别大，外周T细胞淋巴瘤当然是来自T细胞；心电图有个"ST"段，所以Sezary综合征是T细胞来源；蕈样肉芽肿就是和蘑菇一样的肉芽肿，蘑菇就是"T"形的。）

二、临床表现

主要表现	无痛性进行性淋巴结肿大或局部肿块是淋巴瘤
特殊部位	①全身性、多样性，随年龄增长发病增多；②对各器官的压迫症状较HL多见，胃肠道累及部位以回肠为多，其次是胃；③骨骼损害以胸椎、腰椎最常见，表现为骨痛和骨质破坏（昭昭老师提示：不知道回肠惹了谁啦，好像所有的胃肠的疾病，都好发于回肠，如：肠结核好发于回盲结合部；克罗恩病好发于回肠末端）

三、实验室检查

1. 淋巴瘤的确诊检查是　淋巴结活检。
2. 腹部检查　腹腔、盆腔淋巴结检查首选的检查是CT检查。
3. 免疫表型和染色体易位

类型	细胞免疫表型	染色体易位	昭昭速记
弥漫性大B细胞淋巴瘤	$CD19^+$、$CD20^+$	t(14;18)	大姑娘，19、20岁
结外边缘区MALT	$CD20^+$、$CD5^-$、$CD10^-$、$CD23^-$、$CyclinD1^-$	t(11;18)	—

类型	细胞免疫表型	染色体易位	昭昭速记
滤泡性淋巴瘤	$CD10^+$、$CD19^+$、$CD20^+$	t(14;18)	泡大四、泡大八
套细胞性淋巴瘤	$CD5^+$、$CD20^+$、$CyclinD1^+$、$CD10^-$、$CD23^+$	t(11;14)	避孕"套"—520（我爱你）—1114（一生一世）
Burkitt(伯基特)淋巴瘤	$CD10^+$、$CD19^+$、$CD20^+$	t(8;14)	—
间变性大细胞淋巴瘤	$CD30^+$、$CD20^-$、$CD15^-$	t(2;5)	"变"成"250"了
蕈样肉芽肿/Segary综合征	$CD3^+$、$CD4^+$、$CD8^-$	—	—

四、治 疗

1. **首选方案** 化疗首选CHOP(环磷酰胺、阿霉素、长春新碱、泼尼松)方案。
2. **R-CHOP方案** 在应用CHOP方案前给予利妥昔单抗(美罗华)。
3. **不同类型非霍奇金淋巴瘤的治疗方案**

惰性淋巴瘤	惰性淋巴瘤:B细胞惰性淋巴瘤包括小淋巴细胞淋巴瘤、淋巴浆细胞淋巴瘤、边缘区淋巴瘤等,T细胞惰性淋巴瘤包括蕈样肉芽肿。 ①Ⅰ、Ⅱ期:放疗或化疗后行观察和等待等姑息治疗; ②Ⅲ、Ⅳ期:化疗选择COP方案或CHOP方案,进展不能控制者选用FC(氟达拉滨、环磷酰胺)方案
侵袭性淋巴瘤	①侵袭性淋巴瘤:B细胞侵袭性淋巴瘤包括Burkitt淋巴瘤、弥漫性大B细胞淋巴瘤等,T细胞侵袭性淋巴瘤包括间变性大细胞淋巴瘤等; ②CHOP方案是治疗侵袭性淋巴瘤的标准方案

> **昭昭老师总结:霍奇金和非霍奇金淋巴瘤的治疗**

肿瘤	化疗方案	昭昭老师速记
霍奇金淋巴瘤(HL)	首选ABVD方案 (阿霉素、博来霉素、长春新碱、甲氮咪胺)	"A"货"B"货
	次选MOPP方案 (氮芥、长春新碱、甲基苄肼、泼尼松)	"摸(MO)""霍奇金""PP"
非霍奇金淋巴瘤(NHL)	首选CHOP方案 (环磷酰胺、阿霉素、长春新碱、泼尼松)	"非"常"C"
	R-CHOP方案即在用CHOP方案前给予利妥昔单抗	"非"常"C"

> **昭昭老师总结:霍奇金和非霍奇金淋巴瘤的区别**

	霍奇金淋巴瘤	非霍奇金淋巴瘤
发病特点	少见;青年多见;男多于女	最常见;各年龄组;男多于女
首发表现	①大多数表现为:无痛性颈或锁骨上淋巴结肿大; ②较少表现:压迫症状	①少数表现为:无痛性颈或锁骨上淋巴结肿大; ②更常见表现:压迫症状
发热	周期性发热(Pel-Ebstein热)见于1/6的患者	一般无
全身症状	盗汗、疲乏、瘙痒、消瘦较多见	发热、盗汗、疲乏、皮肤瘙痒少见
原发病变	多在淋巴结,也可在结外组织	结外淋巴组织(速记:外面是非多)
转移方式	向邻近淋巴结依次转移	跳跃转移,更易结外浸润
化疗方案	ABVD、MOPP	COP、CHOP

例12～13 共用选项

A. M_2方案　　　　　　　　B. ESHAP方案　　　　　　　　C. ABVD方案
D. CHOP方案　　　　　　　　E. VLDP方案

【例12】治疗结节硬化型霍奇金淋巴瘤首选的方案是

【例13】治疗弥漫性大B细胞淋巴瘤首选的方案是

例14～15 共用选项

 A. ABVD方案   B. CHOP方案   C. MOPP方案
 D. VDP方案   E. DA方案

【例14】霍奇金淋巴瘤化疗首选的方案是

【例15】非霍奇金淋巴瘤化疗首选的方案是

例16～18 共用题干

 女，63岁。乏力、低热2个月。查体：双侧颈部、腋窝和腹股沟均可触及肿大淋巴结，最大者直径2 cm，质韧，无触痛，胸骨无压痛，肝肋下未触及，脾肋下4 cm。实验室检查：Hb79 g/L，WBC 4.2×10^9/L，Plt 156×10^9/L，网织红细胞0.14，Coombs试验（＋），尿胆红素（－），尿胆原（＋＋＋）。

【例16】最可能的诊断是

 A. 淋巴结炎   B. 骨髓增生异常综合征   C. 急性粒细胞白血病
 D. 急性淋巴细胞白血病 E. 淋巴瘤

【例17】为确诊首选的辅助检查是

 A. 骨髓细胞学检查 B. 淋巴结活检   C. 腹部B超
 D. 胸部X线片   E. 骨髓活检

【例18】针对该患者的贫血症状，首选的治疗药物是

 A. 泼尼松   B. 丙种球蛋白   C. 促红细胞生成素
 D. 环磷酰胺   E. 环孢素A

➤ **参考答案**如下，详细答案参见2019版《国家临床执业及助理医师资格考试精选真题考点精析》。

1. A	2. C	3. D	4. C	5. B	
6. B	7. D	8. D	9. C	10. E	昭昭老师提示：
11. A	12. C	13. D	14. A	15. B	关注官方微信，获得第一手考试资料。
16. E	17. B	18. A	—	—	

第5章　多发性骨髓瘤（助理医师不要求）

➤ **2019考试大纲**

 ①分类；②临床表现；③辅助检查；④诊断与鉴别诊断；⑤治疗。

➤ **考纲解析**

 近20年的医师考试中，本章的考试重点是多发性骨髓瘤诊断、检查和分期，执业医师每年考查分数为0～1分，助理医师每年考查分数为0分。

 多发性骨髓瘤（MM）是浆细胞（骨髓瘤细胞）克隆性异常增生的恶性肿瘤，是恶性浆细胞病中最常见的一种，多见于50～60岁的中老年人。由于骨髓瘤细胞的大量增生和由骨髓瘤细胞分泌的大量异常单株免疫球蛋白（称M蛋白）而产生本病。

一、分　类

 根据分泌异常单株免疫球蛋白（Ig）类型的不同，分为如下类型：临床上由多到少依次为IgG型、IgA型、轻链型、IgD型，少见或罕见类型包括IgM型、IgE型、不分泌或不合成型及双克隆或多克隆型。

二、临床表现

骨骼损害	骨痛为常见症状，以腰骶部最多见，其次是胸背部、肋骨和下肢骨骼
感染	正常免疫球蛋白及中性粒细胞减少，多为带状疱疹感染
贫血	部分患者的首发症状
高钙血症	破骨细胞引起骨再吸收及肾小球滤过率下降所致
肾功能损伤	急慢性肾衰竭

高黏滞综合征	血清中 M 蛋白增多,尤以 IgA 型多见,使得血液黏滞性过高,引起血流缓慢、组织淤血及缺氧
出血倾向	鼻、牙龈、皮肤紫癜多见
淀粉样变性和雷诺现象	淀粉样变性:舌、腮腺肿大、心脏扩大、腹泻或便秘、皮肤苔藓样变。如 M 蛋白为冷球蛋白,可引起雷诺现象
髓外浸润	器官肿大、神经损伤、髓外浆细胞瘤、浆细胞白血病(外周血中浆细胞$\geq 2.0 \times 10^9$/L)

【例1】男,50岁。头晕、乏力伴腰痛 3 个月。血常规:Hb 72 g/L,WBC 6.4×10^9/L,Plt 125×10^9/L,ESR 106 mm/h,血清蛋白电泳见 M 蛋白带。尿蛋白(+)。骨髓细胞学检查:幼稚浆细胞占 0.42。腰椎 X 线检查见第 2、3 椎体压缩性骨折。最可能的诊断是

A. 反应性浆细胞增多症　　　　B. 多发性骨髓瘤　　　　C. 骨转移癌
D. 慢性肾小球肾炎　　　　　　E. 霍奇金淋巴瘤

三、实验室检查

血象	有正常细胞和正常色素性贫血
血生化检查	①免疫固定电泳:IgG 型骨髓瘤最多见; ②免疫球蛋白:M 蛋白增多,正常免疫球蛋白减少; ③血钙增高,血磷正常; ④血清 β_2 微球蛋白和白蛋白:评估预后,β_2 微球蛋白与疾病正相关,而白蛋白与骨髓瘤生长因子活性负相关; ⑤乳酸脱氢酶(LDH)和 CRP:LDH 与肿瘤细胞活动有关,CRP 和骨髓瘤生长因子正相关
细胞遗传学检查	染色体异常包括 del(13)、del(17)、t(4;14)、t(11;14)及 1q21
尿常规检查	尿中本-周蛋白阳性
骨髓象	浆细胞异常增生,骨髓瘤细胞免疫表型 $CD38^+$、$CD56^+$ (昭昭老师速记:"多"么"38"的一个人)
X 线检查	溶骨性改变,骨质疏松,病理性骨折,骨硬化

【例2】男,68岁。发现大量蛋白尿 2 周。入院后查尿本-周蛋白阳性。为明确诊断意义最大的检查是

A. 肾活检　　　　　　　　　B. 骨髓穿刺　　　　　　C. 核素骨扫描
D. 全身 X 线骨摄片　　　　　E. 血清蛋白电泳

四、分　期

1. Durie-Salmon 标准分期系统　此分期系统的分期,依据贫血、高钙血症、血或尿 M 蛋白水平、骨骼损害程度。

	Ⅰ期	Ⅱ期	Ⅲ期
血红蛋白	≥ 100 g/L	$85 \sim 100$ g/L	< 85 g/L
血钙	正常	两者之间	≥ 3.0 mmol/L
骨 X 线摄片	无异常	两者之间	溶骨病灶≥ 3 个
IgG	< 50 g/L	$50 \sim 70$ g/L	> 70 g/L
IgA	< 30 g/L	$30 \sim 50$ g/L	≥ 50 g/L
尿本周蛋白	< 4 g/d	$4 \sim 12$ g/d	> 12 g/d

2. 国际分期系统

	Ⅰ期	Ⅱ期	Ⅲ期
血清 β_2 微球蛋白	< 3.5 mg/L	两者之间	≥ 5.5 mg/L
白蛋白	≥ 35 g/L	两者之间	—

注:肾功能分组,A 组肾功能正常,血肌酐< 176.8 μmol/L;B 组肾功能损害,血肌酐≥ 176.8 μmol/L。

例 3~5 共用题干

男,70 岁。乏力、腰痛半个月。既往体健。查体:轻度贫血貌,第 2~4 腰部压痛,实验室检查,Hb 80 g/L,

WBC 5.6×10^9/L,Plt 156×10^9/L,血清总蛋白 108 g/L,白蛋白 30 g/L,血清肌酐 177 μmol/L,骨髓细胞学检查示骨髓中异常细胞占 0.45,腰椎 X 线片示第二腰椎压缩性骨折。

【例3】为进一步明确诊断,下一步最需做的检查是
A. 血清 $β_2$ 微球蛋白测定　　　B. 尿本-周蛋白测定　　　C. 尿常规
D. 血清钙测定　　　　　　　　　E. 血、尿免疫球蛋白测定

【例4】根据目前的临床资料及 Durieh 和 Salmon 临床分期标准,该者最可能的临床分期是
A. Ⅲ期 B 组　　B. Ⅱ期 A 组　　C. Ⅰ期 B 组　　D. Ⅱ期 B 组　　E. Ⅲ期 A 组

【例5】该患者疾病最可能的类型是
A. 不分泌型　　　　　　　　　　B. IgG 型　　　　　　　　　　C. 轻链型
D. IgE 型　　　　　　　　　　　E. IgD 型

五、鉴别诊断

1. **MM 以外的其他浆细胞病**　如原发性巨球蛋白血症,是由骨髓中浆细胞样淋巴细胞克隆性增生所致,M 蛋白为 IgM,无骨质破坏;意义未明的单株免疫球蛋白血症,偶见于慢性肝炎、自身免疫病、B 细胞淋巴瘤和白血病等。

2. **反应性浆细胞增多症**　可由慢性炎症、伤寒、系统性红斑狼疮、肝硬化、转移癌等引起。反应性浆细胞一般不超过 15%,且无形态异常,免疫表型为 $CD38^+$、$CD56^-$,无 M 蛋白,IgH 基因重排阴性。

3. **引起骨痛和骨质破坏的疾病**　如骨转移癌、老年性骨质疏松、肾小管酸中毒与甲状旁腺功能亢进症等,因成骨过程活跃,常伴有血清碱性磷酸酶升高。

六、治　疗

1. **一般治疗**　对无症状或无进展的骨髓瘤暂不治疗,予以观察。
2. **化学治疗**　首选 MP 方案(美法仑和泼尼松),若无效或复发可用 M2 方案(卡莫司汀、环磷酰胺、美法仑、泼尼松、长春新碱)或 VAD 方案(长春新碱、阿霉素、地塞米松)。(昭昭老师速记:"多""美"的"PP"啊)
3. **免疫调节剂沙利度胺**　(反应停),常与 MP 方案合用,称 MPT 方案。
4. **干细胞移植**　自体干细胞移植可提高缓解率,改善患者总生存期和无事件生存率,是适合移植患者的标准治疗。
5. **骨病治疗**　二磷酸盐有抑制破骨细胞的作用。放射性核素内照射有控制骨损害、减轻疼痛的疗效。
6. **高钙血症**　可行水化、利尿、二膦酸盐、糖皮质激素、降钙素等治疗。

➤ 参考答案如下,详细答案参见 2019 版《国家临床执业及助理医师资格考试精选真题考点精析》。

| 1. B | 2. B | 3. E | 4. A | 5. B | 昭昭老师提示:关注官方微信。 |

第6章　出血性疾病

➤ **2019 考试大纲**
①概述;②过敏性紫癜;③特发性血小板减少性紫癜;④弥散性血管内凝血。

➤ **考纲解析**
近 20 年的医师考试中,本章的考试重点是白细胞减少和粒细胞缺乏症诊断,执业医师每年考查分数为 0～1 分,助理医师每年考查分数为 0 分。

第1节　总　论

一、正常止血机制

	血管因素	血小板因素	凝血因素
机制	血管受损时,最早通过血管收缩促进止血	血管受损时,血小板黏附,形成血小板血栓,从而暂时止血	形成纤维蛋白栓,达到永久止血
代表疾病	家族性单纯性紫癜,过敏性紫癜	特发性血小板减少性紫癜,再生障碍性贫血,DIC 等	血友病等
出血部位	皮肤、黏膜出血	皮肤、黏膜出血	关节、肌肉血肿

二、凝血机制

1. 凝血因子

凝血因子	功　能	凝血因子	功　能
Ⅰ	纤维蛋白原	Ⅷ	抗血友病球蛋白
Ⅱ	凝血酶原	Ⅸ	血浆凝血活酶成分
Ⅲ	组织因子(组织凝血激酶)	Ⅹ	Stuart-Prowe 因子
Ⅳ	钙离子	Ⅺ	血浆凝血活酶前质
Ⅴ	易变因子	Ⅻ	接触因子
Ⅵ	无		纤维蛋白稳定因子
Ⅶ	稳定因子	PK	激肽释放酶原

2. 凝血过程

凝血活酶生成阶段	分为外源性和内源性两种途径,结果形成凝血活酶,即钙离子(Ca^{2+})、激活的 Ⅹ 因子(FⅩa)、FⅤ 和血小板第 3 因子(PF3)形成的复合物
凝血酶生成阶段	血浆中无活性的凝血酶原在凝血活酶的作用下,转变为蛋白分解活性极强的凝血酶,凝血酶的形成是凝血连锁反应中的关键
纤维蛋白生成阶段	在凝血酶的作用下,纤维蛋白原依次裂解,释放出肽 A、肽 B,形成纤维蛋白单体,单体自动聚合,形成不稳定性纤维蛋白,再经活化的因子的作用,形成稳定性交联纤维蛋白

3. 凝血过程的三个阶段简图

外源性凝血途径

Ⅲ + Ⅶ
↓ Ca^{2+}
Ⅶ—Ⅲ
↓ Ⅹa Ca^{2+}
Ⅶa—Ⅲ ← $\frac{Ca^{2+}}{PL(磷脂)}$ ← Ⅸ ← Ca^{2+} ← Ⅺa

内源性凝血途径

Ⅻ ← 血管内皮下组织
↓ 高分子量激肽原 → 激肽释放酶 ← 前激肽释放酶
Ⅻa

Ⅸa
↓ $\frac{Ca^{2+}}{PL(磷脂)}$
Ⅹ ⇒ Ⅹa
↓ Ⅷa $\frac{Ca^{2+}}{PL(磷脂)}$
$\frac{Va\ Ca^{2+}}{PL(磷脂)}$
Ⅱ(凝血酶原) ⇒ Ⅱa(凝血酶) → ⇒ ⅩⅢ
↓ ⅩⅢa
Ⅰ(纤维蛋白原) ⇒ Ⅰa(纤维蛋白单体) ⇒ 纤维蛋白网

三、抗凝和纤维蛋白溶解机制

1. 抗凝系统的组成及作用

抗凝血酶(AT)	人体最重要的抗凝物质,约占生理性抗凝的 75%,灭活 FⅩa 和凝血酶,其抗凝活性与肝素密切相关,对其他丝氨酸蛋白酶,如 FⅫa、FⅪa、FⅨa 等也有一定灭活作用
肝素	主要由肺或肠黏膜肥大细胞合成,抗凝作用主要表现为抗 FⅩa 和凝血酶,其作用与 AT 密切相关
蛋白 C(PC)系统	由蛋白 C(PC)、蛋白 S(PS)、血栓调节蛋白(TM)等组成。PC、PS 为维生素 K 依赖性因子,在肝内合成。TM 主要位于血管内皮细胞表面,是内皮细胞表面的凝血酶受体。凝血酶与 TM 以 1:1 形成复合物,裂解 PC,形成活化的 PC(APC),APC 以 PS 为辅助因子,通过灭活 FⅤ 及 FⅧ 而发挥抗凝作用

组织因子途径抑制物(TFPI)	一种对热稳定的糖蛋白,内皮细胞可能是其主要生成部位。有直接对抗 FⅩa 的作用,在 Ca^{2+} 存在的条件下,有抗 TF/FⅦa 复合物的作用

2. 纤维蛋白溶解系统的组成及作用

组成	包括纤溶酶原、组织型纤溶酶原活化剂(t-PA)、尿激酶型纤溶酶原激活剂(u-PA)、纤溶酶相关抑制物,如 $α_2$-纤溶酶抑制剂($α_2$-PI)、$α_2$ 抗纤溶酶($α_2$-AP)及 $α_1$ 抗胰蛋白酶($α_1$-AP)等
纤溶系统激活	通过内源性和外源性途径激活

四、检 查

1. 筛选试验 简单易行,可大体估计止血障碍的部位和机制。

(1)血管或血小板异常 出血时间(BT)、血小板计数等。

(2)凝血异常 活化部分凝血活酶时间(APTT)、凝血酶原时间(PT)、凝血酶时间(TT)等。

检查项目	意 义
出血时间(BT)	结果受到检查技术的影响,目前临床上已不再应用
活化部分凝血活酶时间(APTT)	APTT 延长见于: ①因子Ⅰ、Ⅱ、Ⅴ、Ⅷ、Ⅸ、Ⅹ、Ⅺ、Ⅻ缺乏; ②慢性肝病、维生素 K 缺乏、DIC、纤溶亢进等所致的多种凝血因子缺乏; ③抗凝物质增多,因此 APTT 是肝素抗凝治疗中一项重要的监测指标
凝血酶原时间(PT)	PT 延长见于: ①先天性凝血因子Ⅱ、Ⅴ、Ⅶ、Ⅹ缺乏和纤维蛋白原缺乏症; ②慢性肝病、阻塞性黄疸、维生素 K 缺乏、纤溶亢进、DIC 后期、抗凝药(如双香豆素)的应用等引起的凝血因子缺乏; ③可用作双香豆素抗凝治疗的监测指标,INR 达到 2.0~3.0 为宜; ④血友病是凝血因子Ⅷ、Ⅸ、Ⅺ异常,故血友病的 APTT 延长,而 PT 正常
凝血酶时间(TT)	TT 延长见于: ①循环中抗凝血酶Ⅲ(AT-Ⅲ)活性明显增高; ②肝素样物质增多; ③纤维蛋白(原)降解产物(FDP)增多; ④异常纤维蛋白原血症或严重的低纤维蛋白原血症
血浆鱼精蛋白副凝试验(3P试验)	阳性见于 DIC,是诊断 DIC 的筛选指标之一
D-二聚体	增高见于深静脉血栓形成、肺梗死、心肌梗死、脑梗死等血栓性疾病以及 DIC,是鉴别原发性纤溶亢进和 DIC 的重要指标

> **昭昭老师总结:凝血项目的检查**

检查项目	正常值	意 义	昭昭老师速记
出血时间(BT)	5~9 min	血管性和血小板性因素	"管""板"很牛"B"
凝血时间(CT)	4~12 min	内源性凝血系统功能	"CT"看"内"脏
部分凝血活酶时间(APTT)	33.5~43.5 s	内源性凝血系统功能(延长多见于Ⅻ、Ⅺ、Ⅸ、Ⅷ缺乏)	医考巴巴"内部"资料
凝血酶原时间(PT)	11~15 s	外源性凝血系统功能(延长多见于Ⅱ、Ⅴ、Ⅶ、Ⅹ缺乏)	放"P"去"外"面
凝血酶时间(TT)	16~18 s	凝血酶时间(TT)(延长见于血浆纤维蛋白原减低或结构异常)	"T"台模特"纤"细

2. 确诊试验 当筛查试验异常且临床上怀疑有出血性疾病时,应进一步选择特殊的或更精确的检查以确定诊断。

血管异常	血、内皮素-1(ET-1)及TM测定等
血小板异常	血小板形态、数量,以及黏附、聚集功能,血小板表面P-选择素(CD62)、直接血小板抗原(GPⅡb/Ⅲa和Ⅰb/Ⅸ)单克隆抗体固相检测等
凝血异常	①凝血第一阶段:测定FⅫ、Ⅺ、Ⅹ、Ⅸ、Ⅷ、Ⅶ、Ⅴ、TF等抗原及活性; ②凝血第二阶段:凝血酶原抗原及活性等; ③凝血第三阶段:纤维蛋白原、异常纤维蛋白原、纤维蛋白单体等活性测定; ④抗凝异常:AT抗原及活性或凝血酶-抗凝血酶复合物(TAT)测定,PC、PS及TM测定,FⅧ:C抗体测定,狼疮抗凝物或心磷脂类抗体测定等 ⑤纤溶异常:鱼精蛋白副凝(3P)试验、FDP、D-二聚体测定,纤维酶原测定,t-PA、纤溶酶原激活物抑制物(PAI)及纤溶酶-抗纤溶酶复合物(PIC)测定等

例1~2 共用题干

A. 血vWF测定   B. PF3有效性测定   C. 血栓素B_2测定
D. 血PC测定   E. 血D-二聚体测定

【例1】属于抗凝异常的实验室检查是

【例2】属于纤溶异常的实验室检查是

例3~4 共用题干

A. 肾上腺素试验   B. 凝血活酶生成及纠正试验   C. D-二聚体测定
D. 毛细血管脆性试验   E. 血小板聚集试验

【例3】确诊血友病的检查是

【例4】确定是否存在纤溶亢进的检查是

【例5】凝血酶原时间(PT)正常见于

A. 维生素K缺乏   B. 慢性肝病肝功能失代偿   C. 血友病
D. 口服双香豆素   E. 先天性Ⅴ因子缺乏

【例6】下列凝血因子中,不属于维生素K依赖性的是

A. Ⅶ   B. Ⅹ   C. Ⅷ   D. Ⅸ   E. Ⅱ

五、治疗原则

1. **病因治疗** 防治基础疾病和避免接触、使用可加重出血的物质和药物。
2. **止血治疗** 补充血小板和(或)相关凝血因子,采用止血药物如维生素K、凝血酶等。

代表药物	机 制
卡巴克络、曲克芦丁、垂体后叶素、维生素C及糖皮质激素	收缩血管、增加毛细血管致密度、改善其通透性
维生素K	合成凝血相关成分
氨基己酸(EACA)、氨甲苯酸(PAMBA)	抗纤溶
去氨加压素	促进止血因子释放的药物
凝血酶、巴曲酶及吸收性明胶海绵	局部止血药

3. **其他** 基因治疗、血浆置换、手术治疗等。

第2节 过敏性紫癜

一、概 述

过敏性紫癜是一种常见的血管变态反应性出血性疾病。机体接触某些过敏物质发生变态反应,引起毛细血管的通透性及脆性增加,血液外渗,出现紫癜、黏膜及某些器官出血,可伴有血管神经性水肿、荨麻疹等其他过敏表现。

二、病 因

感染	细菌、病毒及寄生虫感染等
食物	人体对异性蛋白过敏所致
药物	抗生素类、解热镇痛药,以及磺胺类、阿托品、异烟肼等
其他	花粉、尘埃、菌苗或疫苗接种、虫咬、受凉和寒冷刺激等

三、发病机制

免疫因素介导的全身性血管炎症，由蛋白质及其他大分子致敏原作为抗原或小分子致敏原作为半抗原。

四、临床表现

单纯型(紫癜型)	最常见的类型，表现为双下肢及臀部对称性紫癜
腹型(Henoch 型)	除皮肤紫癜外，尚有一系列消化道症状和体征，如恶心、呕吐、呕血、腹泻、便血、腹痛等
关节型(Schonlein 型)	除皮肤紫癜外，尚有关节肿胀、疼痛、压痛及功能障碍，多发生在膝、踝、肘、腕等大关节，呈游走性、反复性发作，经数日而愈，不遗留关节畸形
肾型	在皮肤紫癜基础上，出现血尿、蛋白尿及管型尿，多发生于紫癜出现后1周，过敏性紫癜肾炎的病情最为危重
混合型	皮肤紫癜合并两种或以上其他临床表现
其他	少数患者可因病变累及眼部、脑及脑膜血管而出现视神经萎缩、虹膜炎和水肿，以及中枢神经系统的症状和体征

【例7】Henoch 型过敏性紫癜的临床表现中，除皮肤紫癜外，还有
A. 关节肿痛　　　　　　　　B. 便血　　　　　　　　C. 尿血
D. 视网膜出血　　　　　　　E. 虹膜炎

【例8】下列不符合腹型过敏性紫癜临床表现的是
A. 皮肤紫癜　　　　　　　　B. 恶心、呕吐　　　　　C. 便秘
D. 腹泻　　　　　　　　　　E. 便血

【例9】男性，19岁。2日来出现皮肤紫癜，以下肢为主，两侧对称，颜色鲜红，高出皮肤表面，伴有关节及腹痛。应诊断为
A. 血小板减少性紫癜　　　　B. 过敏性紫癜　　　　　C. 急性白血病
D. 急性关节炎　　　　　　　E. 急腹症

五、辅助检查

1. **BT**　除出血时间(BT)可能延长，其他均正常。
2. **毛细血管脆性试验(束臂试验)**　在前臂屈侧面肘弯下4 cm处，画一直径5 cm的圆圈，用血压计袖带束于该侧上臂，先测定血压，然后使血压保持在收缩压和舒张压之间，持续8分钟，然后解除压力，待皮肤颜色恢复正常后，计数圆圈内皮肤新出血点的数目。正常新出血点在10个以下，血小板减少症、过敏性紫癜、维生素 P 或 C 缺乏症时毛细血管脆性增加，新出血点超过10个以上，称束臂试验阳性。

六、诊　断

1. **表现**　发病前1～3周有低热、咽痛、全身乏力或上呼吸道感染史。典型表现为四肢皮肤紫癜，可伴腹痛、关节肿痛和(或)血尿。
2. **检查**　血小板计数、功能及凝血检查正常。

七、治　疗

1. **对因治疗**　消除致病因素
2. **一般治疗**　抗组胺药物及改善血管通透性药物。
3. **糖皮质激素**　一般选择泼尼松。
4. **对症治疗**　腹痛严重者给予阿托品，关节痛给予止痛药等。
5. **其他治疗**　如近期治疗效果不佳或反复发作者，酌情使用免疫抑制剂及抗凝疗法。

第3节　特发性血小板减少性紫癜

特发性血小板减少性紫癜(ITP)属于自身免疫性血小板减少性紫癜。由于患者对自身血小板抗原的免疫失耐受，产生体液免疫或细胞免疫介导的血小板过度破坏和血小板生成受抑制，导致血小板减少，伴或不伴皮肤黏膜出血的临床表现。

一、发病机制

体液免疫和细胞免疫介导的血小板过度破坏。体液免疫和细胞免疫介导的巨核细胞数量和质量异常，血

小板生成不足。

二、临床表现

起病	较为隐匿
出血倾向	表现为皮肤、黏膜出血,如瘀点、瘀斑、紫癜等,严重者有内脏出血;一般无脾脏肿大
乏力	ITP常见的临床症状之一,部分患者症状更为明显

三、实验室检查

血小板	①计数减少;②平均体积偏大;③出血时间延长;④功能正常
骨髓象	①骨髓巨核细胞数量正常或增加;②红系及粒、单核系正常 ③巨核细胞发育成熟障碍,表现为体积变小,胞质内颗粒减少,幼稚、颗粒型巨核细胞增加;有血小板形成的成熟巨核细胞显著减少 (昭昭老师提示:ITP是骨髓中的幼稚、颗粒型的巨核细胞增多,成熟、产板的巨核细胞减少,因为成熟障碍,导致血小板减少)
血小板的抗体	①血小板相关性抗体(PAIg)阳性、血小板相关性补体3(PAC3)阳性; ②主要抗体成分为IgG
血小板动力学	超过2/3的患者动力学无明显加速
血浆血小板生成素水平	与正常人无统计学差异

四、诊断及分型

(1) 诊断要点:①至少2次化验血小板计数减少,血细胞形态无异常;②脾一般不大;③骨髓象检查巨核细胞数量正常或增多,有成熟障碍;④排除其他继发血小板减少症。

(2) 分型。

新诊断的ITP	确诊3个月以内的ITP患者
持续性ITP	确诊后3~12个月血小板持续减少的ITP患者
慢性ITP	血小板减少持续超过12个月的ITP患者
重症ITP	血小板<$10×10^9$/L,且就诊时存在需要治疗的出血症状或常规治疗中发生了新的出血症状,需要用其他升高血小板的药物治疗或增加现有药物的剂量
难治性ITP	满足以下所有条件的患者:脾切除后无效或复发,仍需治疗降低出血风险,除外其他引起血小板减少的原因,确诊为ITP

【例10】女,40岁。皮肤出血点及瘀斑,牙龈出血1周。查体:肝、脾不大。血常规:Hb 110 g/L,WBC $4×10^9$/L,Plt $10×10^9$/L。骨髓细胞学检查:巨核细胞95个/2 cm×2 cm,产板型巨细胞1个,最可能的诊断是
  A. 巨幼细胞贫血   B. 急性白血病   C. 特发性血小板减少性紫癜
  D. 再生障碍性贫血   E. 骨髓增生异常综合征

【例11】女,28岁。反复牙龈出血和月经增多半年。查体:轻度贫血貌,巩膜无黄染,肝、脾肋下未触及。实验室检查:Hb 82 g/L,RBC $4.0×10^{12}$/L,WBC $5.6×10^9$/L,Plt $13×10^9$/L,骨髓增生明显活跃,红系占36%,巨核细胞明显增多,产板型巨核细胞少,骨髓内、外铁均减少。该患者最可能的诊断是
  A. 溶血性贫血   B. 慢性ITP合并缺铁性贫血   C. 慢性再生障碍性贫血
  D. 急性白血病   E. 骨髓增生异常综合征

【例12】女,25岁。间断牙龈出血、皮肤瘀斑2个月,反复发生口腔溃疡。查体:双下肢和腹部散在瘀斑,浅表淋巴结无肿大,巩膜无黄染,腹软,肝肋下未触及,脾肋下刚可触及。化验:Hb 121 g/L,WBC $4.5×10^9$/L,Plt $25×10^9$/L。为除外继发免疫性血小板减少性紫癜,最重要的检查是
  A. 血小板功能   B. 血小板抗体   C. 抗核抗体谱
  D. 腹部B超   E. 胸部X线片

【例13】下列支持ITP诊断的是
  A. 肝、脾肿大   B. 骨髓中产板型巨核细胞增多   C. PAIg阴性
  D. PAC3阴性   E. 脾切除治疗有效

【例14】女性,26岁。10天来全身皮肤出血点伴牙龈出血就诊。化验 Plt $35×10^9/L$,临床诊断为<u>慢性特发性血小板减少性紫癜</u>。下列体征支持ITP诊断的是

　　A. 皮肤有略高出面的紫癜　　　B. 面部蝶形红斑　　　C. 口腔溃疡
　　D. 下肢肌肉血肿　　　　　　　E. 脾不大

五、治　疗

一般治疗	出血严重者如血小板<$20×10^9/L$,应严格卧床,避免外伤
观察	ITP患者如无明显出血倾向,血小板计数>$30×10^9/L$,观察即可
一线治疗	①首选药物为糖皮质激素(泼尼松),时间6个月,近期有效率高达80%; (昭昭老是提示:既然是自身免疫性疾病,首选的当然是糖皮质激素,如果无效,脾切除,不让脾脏在破坏血小板) ②静脉输注丙种球蛋白用于ITP的急症处理、不能耐受糖皮质激素者或脾切除术前准备、合并妊娠或分娩前
二线治疗	①脾切除术,糖皮质激素(泼尼松)治疗6个月无效者。 ②药物治疗如抗CD20单克隆抗体、长春新碱,环孢素-A即促进血小板生成的药物如重组人血小板生成素(rhTPO)等(昭昭老师速记:"特""长")
急症处理	适用于血小板<$20×10^9/L$、出血严重、广泛者;疑有或已发生颅内出血者,近期实施手术或分娩者,可实施血小板输注、静脉输注丙种球蛋白或大剂量甲泼尼龙

【例15】在ITP的免疫抑制治疗中,<u>最常用</u>的免疫抑制剂是

　　A. 阿糖胞苷　　　　　　　　　B. 长春新碱　　　　　　C. 柔红霉素
　　D. 左旋门冬酰胺酶　　　　　　E. 足叶乙甙

【例16】关于糖皮质激素治疗慢性特发性血小板减少性紫癜,下列<u>错</u>误的是

　　A. 一般为首选治疗　　　　　　B. 一般选用泼尼松　　　C. 近期有效率约为80%左右
　　D. 复发时再应用常无效　　　　E. 治疗缓解后一般小剂量维持3~6个月

第4节　弥散性血管内凝血(助理医师不要求)

一、概　述

弥散性血管内凝血(DIC)是许多疾病发展过程中的一种复杂的病理过程,是一组严重的出血性综合征。其特点是在某些致病因素作用下首先出现短暂的高凝状态,血小板聚集、纤维蛋白沉积,形成广泛的微血栓,继之出现消耗性低凝状态,并出现继发性纤溶亢进。临床表现为出血、微血栓形成、微循环障碍及溶血等。

二、病　因

1. 严重感染　以细菌感染最常见,尤其是革兰阴性细菌,如脑膜炎双球菌、大肠杆菌、铜绿假单胞菌等。其次见于病毒感染、立克次体感染及其他感染。

2. 其他　恶性肿瘤,如急性早幼粒细胞白血病、淋巴瘤、前列腺癌等;病理产科,如羊水栓塞、感染性流产、死胎滞留、重度妊娠高血压综合征等。手术及创伤、严重中毒和免疫反应等。

【例17】易发生<u>DIC</u>的急性白血病类型是

　　A. 急性淋巴细胞白血病　　　　B. 急性淋巴细胞白血病部分分化型
　　C. 急性早幼粒细胞白血病
　　D. 急性单核细胞白血病
　　E. 红白血病

【例18】能同时启动<u>内源性</u>和<u>外源性</u>凝血途径导致DIC的是

　　A. 羊水栓塞　　　　　　　　　B. 急性早幼粒细胞白血病　　　C. 广泛创伤
　　D. 大型手术　　　　　　　　　E. 严重感染

三、发病机制

1. 组织损伤　感染、肿瘤溶解、严重或广泛创伤、大型手术等导致TF或组织因子类似物释放入血,激活外源性凝血系统。

2. 血管内皮损伤　感染、炎症及变态反应、缺氧等引起血管内皮损伤,导致TF释放进而启动凝血系统。

3. **血小板活化** 各种炎症反应、药物、缺氧等可诱发血小板聚集、释放反应。
4. **纤溶系统激活** 上述致病因素可同时通过直接或间接方式激活纤溶系统,进一步导致凝血-纤溶平衡失调。

四、临床表现

1. **出血** 特点是自发性、多发性出血,可遍及全身,多见于皮肤、黏膜、伤口及穿刺部位,其次为某些内脏出血,严重者可发生颅内出血。
2. **休克或微循环衰竭** 表现为一过性或持续性血压下降,早期即出现肾、肺、脑等器官功能不全,表现为肢体湿冷、少尿、呼吸困难、发绀等。休克程度与出血量不成正比。
3. **微血管栓塞** 发生在浅层的皮肤、消化道黏膜微血管,但较少出现局部坏死和溃疡。
4. **微血管性溶血** 表现为进行性贫血,贫血程度与出血量不成比例,偶见皮肤巩膜黄染。
5. **原发性临床表现**。

五、辅助检查

血小板	计数<100×10^9/L 或呈进行性下降
血浆纤维蛋白原	含量<1.5 g/L 或呈进行性下降
PT	缩短或延长 3 秒以上,或 APTT 缩短或延长 10 秒以上
3P 试验	阳性(DIC 晚期可阴性)
FDP	增高,>20 mg/L
D-二聚体	升高或阳性

例 19~21 共用题干

女,50 岁。高热、寒战 5 天,意识模糊 1 天。既往体健。查体:T 39 ℃,P 120 次/分,R 22 次/分,BP 80/50 mmHg,皮肤散在出血点和瘀斑,双肺未见异常,心率 120 次/分,律齐,腹软,肝肋下 0.5 cm,脾肋下及边。检查:Hb 100 g/L,WBC 25.3×10^9/L,血培养示大肠埃希菌生长,PT 18 秒(正常对照 13 秒),INR 2.1,血纤维蛋白原定量 108 g/L,诊断为大肠埃希菌败血症,可能合并 DIC。

【例 19】下述检查对确诊 DIC 意义不大的是
A. 复查血纤维蛋白原定量　　B. 复查血小板数　　C. 血小板功能
D. APTT　　E. FDP 测定

【例 20】下列能反映 DIC 纤溶情况的检查是
A. 血纤维蛋白原测定　　B. 凝血因子Ⅷ:C 活性测定　　C. PC、PS 测定
D. AT-Ⅲ测定　　E. D-二聚体测定

【例 21】确诊 DIC 后,需立即进行下列治疗,除了
A. 抗感染　　B. 抗休克　　C. 肝素抗凝
D. 抗纤溶　　E. 输新鲜冰冻血浆

六、治 疗

1. **一般治疗** 治疗基础疾病及消除诱因。
2. **抗凝治疗**
 (1) 使用方法　普通肝素、低分子量肝素。
 (2) 适应证　①DIC 早期(高凝期);②血小板及凝血因子呈进行性下降,微血管栓塞表现明显的患者;③消耗性低凝期,病因不能及时去除者,在补充凝血因子的情况下使用。
 (3) 禁忌证　①手术后或损伤创面未经良好止血者;②近期有大咯血或有大量出血活动性溃疡;③蛇毒所致 DIC;④DIC 晚期,患者有多种凝血因子缺乏及明显纤溶亢进。
 (4) 监测　应用普通肝素时血液学监测最常用 APTT,肝素治疗使其延长为正常值的 1.5~2.0 倍时即为合适剂量。
3. **替代治疗** 新鲜冰冻血浆等血液制品、血小板悬液、纤维蛋白原、FⅧ及凝血酶原复合物。
4. **纤溶抑制药物** 临床一般不用,仅适用于 DIC 的基础病因及诱发因素已经去除或控制,并有明显纤溶亢进的临床及实验证据,继发性纤溶亢进已经成为迟发性出血主要或唯一原因的患者。
5. **溶栓治疗** 由于 DIC 主要形成微血管血栓,并多伴有纤溶亢进,原则上不用溶栓剂。
6. **其他治疗** 糖皮质激素不作常规应用,但下列情况时可用:①基础疾病需要糖皮质激素治疗者;②感染

-中毒性休克且DIC已经有效抗感染治疗者;③并发肾上腺皮质功能不全。

例22~23共用题干
A. 肝素
B. 输新鲜血浆
C. 输新鲜全血
D. 氨基己酸
E. 输浓缩血小板

【例22】DIC 纤溶亢进期治疗时禁用
【例23】DIC 消耗性低凝期首选

➤ 参考答案如下,详细答案参见2019版《国家临床执业及助理医师资格考试精选真题考点精析》。

1. D	2. E	3. B	4. C	5. C	
6. C	7. B	8. C	9. B	10. C	
11. B	12. B	13. E	14. E	15. B	昭昭老师提示:
16. D	17. C	18. E	19. C	20. A	关注官方微信,获得第一手考试资料。
21. E	22. A	23. E	—	—	

第7章 白细胞减少及粒细胞缺乏症

➤ **2019考试大纲**
①分类;②临床表现;③诊断;④治疗。

➤ **考纲解析**
近20年的医师考试中,本章的考试重点是白细胞减少和粒细胞缺乏症诊断,执业医师每年考查分数为0~1分,助理医师每年考查分数为0分。

一、病因

1. 生成减少 理化因素,如放疗、苯、抗肿瘤药、解热镇痛药、抗生素、抗甲状腺药等;血液病,如巨幼细胞贫血、MDS、白血病、再生障碍性贫血等;病毒感染,如病毒性肝炎等。

2. 破坏过多 自身免疫性疾病,如系统性红斑狼疮、类风湿关节炎、Felty综合征;其他如脾功能亢进、严重败血症等。

3. 其他 分布异常,如转移性或假性粒细胞减少等;释放障碍,如惰性白细胞综合征等。

【例1】下列由于免疫因素引起中性粒细胞减少的是
A. Felty综合征
B. 周期性中性粒细胞减少症
C. 假性粒细胞减少
D. 脾功能亢进所致中性粒细胞减少
E. 病毒感染或败血症时的粒细胞减少

【例2】Felty综合征引起中性粒细胞减少的最可能机制是
A. 生成减少
B. 成熟障碍
C. 免疫性破坏过多
D. 非免疫性破坏过多
E. 分布异常

二、临床表现

1. 白细胞减少 起病缓,常有头晕、乏力、食欲减退、低热,甚至反复感染。
2. 粒细胞缺乏症 起病急,突然畏寒、高热,常见急性咽喉炎,具有特征性的黏膜坏死和肺炎等。

三、诊断

概 念	定 义	昭昭老师速记
白细胞减少症	$<4\times10^9/L$	白细胞正常值最小就是$4\times10^9/L$,少了就是减少症
中性粒细胞减少症	$<2.0\times10^9/L$	①去了"2""中";
粒细胞缺乏症	$<0.5\times10^9/L$	②导致颗"粒"无(0.5)"收

【例3】中性粒细胞减少症是指白细胞少于
A. $4.0\times10^9/L$
B. $3.0\times10^9/L$
C. $2.0\times10^9/L$
D. $1.0\times10^9/L$
E. $0.5\times10^9/L$

例4~5共用选项
A. $4.0\times10^9/L$
B. $3.0\times10^9/L$
C. $2.0\times10^9/L$

D. $1.0×10^9/L$　　　　　　　　　　E. $0.5×10^9/L$

【例4】粒细胞缺乏症是指外周血中性粒细胞的绝对值低于

【例5】白细胞减少症是指外周血白细胞的绝对值持续低于

例6～7共用选项

A. $0.2×10^9/L$　　　　B. $0.5×10^9/L$　　　　C. $4.0×10^9/L$

D. $1.5×10^9/L$　　　　E. $3.0×10^9/L$

【例6】白细胞减少症的诊断标准是指外周血白细胞总数低于

【例7】粒细胞缺乏症的诊断标准是指外周血中性粒细胞绝对数低于

四、治 疗

白细胞减少症	①去除病因； ②促白细胞生成药物:利血生、鲨肝醇,有感染时可用粒细胞集落刺激因子(GCSF)； ③预防及控制感染:抗生素
粒细胞缺乏症	①去除病因； ②消毒隔离、积极控制感染； ③促白细胞生成药物:GCSF或GM-CSF； ④支持疗法:丙种球蛋白、新鲜全血

➤ **参考答案**如下，详细答案参见2019版《国家临床执业及助理医师资格考试精选真题考点精析》。

1. A	2. C	3. C	4. E	5. A	昭昭老师提示：
6. C	7. B	—	—	—	关注官方微信,获得第一手考试资料。

第8章　输　血

➤ **2019考试大纲**
①合理输血；②安全输血。

➤ **考纲解析**
近20年的医师考试中,本章的考试重点是输血类型、并发症,执业医师每年考查分数为3～4分,助理医师每年考查分数为1～2分。

一、输血的适应症

1. 大量失血

失血量/总血容量	失血量	处理原则
<10%	<500 mL	可通过机体自身组织间液向血液循环的转移而得到代偿
10%～20%	500～1 000 mL	根据有无血容量不足的临床症状及其严重程度,同时参照血红蛋白和血细胞比容变化,选择治疗方案
>20%	>1 000 mL	应输入晶体液或胶体液＋适当输入浓缩红细胞
<30%	<1 500 mL	原则上不输全血
>30%	>1 500 mL	可输全血＋浓缩红细胞各半配合晶体和胶体液及血浆

2. 贫血或低蛋白血症　常因慢性失血、烧伤、红细胞破坏增加或白蛋白合成不足所致。手术前应结合检验结果输注CRBC纠正贫血；补充血浆或白蛋白治疗低蛋白血症。

3. 重症感染　全身性严重感染或脓毒症、恶性肿瘤化疗后严重骨髓抑制继发难治性感染者,当其中性粒细胞低下和抗生素治疗效果不佳时,可考虑输入浓缩粒细胞以助控制感染。

4. 凝血异常　输入新鲜冰冻血浆(含相关的凝血因子)以预防和治疗因凝血异常所致的出血。根据2000年卫生部输血指南建议:Hb>100 g/L不需要输血；Hb<70 g/L可输入浓缩红细胞；Hb为70～100 g/L时,立即根据病人的具体情况来决定是否输血。对于可输可不输的病人应尽量不输。

【例1】不属于有形成分输血的优点是

A. 一血多用　　　　　　　　B. 提高疗效　　　　　　　　C. 减少输血反应

D. 降低心脏负荷　　　　　　E. 有效改善血容量

【例2】关于成分输血的描述,错误的是
　　A. 减少输血传播疾病的发生　　B. 治疗效果不如全血好　　C. 输血不良反应少
　　D. 节约血液资源　　E. 便于保存和使用

【例3】输血是救治患者生命的重要医疗手段,为做好医疗服务,保证临床治疗效果,应当
　　A. 使用全血　　B. 满足患者及家属的要求　　C. 给所有手术患者输血
　　D. 使用成分血　　E. 使用1天内采集的新鲜血

【例4】男,38岁。因交通事故造成脾破裂,术中抽吸腹腔游离血性液600 mL,血压90/60 mmHg。下列措施中合理的是
　　A. 快速输入等渗盐水　　B. 快速输入平衡盐溶液　　C. 输入右旋糖酐
　　D. 输400 mL全血　　E. 可全部用代血浆

【例5】男,29岁。体重70 kg,外伤引起急性失血800 mL,经手术后已止血。脉搏90次/分,血压105/70 mmHg,Hb 100 g/L,患者家属强烈要求输血。此时医生应
　　A. 给患者输全血200 mL　　B. 给患者输红细胞悬液1单位　　C. 给患者输血浆200 mL
　　D. 给患者输洗涤红细胞1单位　　E. 不给患者输血

【例6】产妇分娩时产道出血400 mL,血压100/65 mmHg,Hb 110 g/L,因平时身体虚弱,其家属要求输血以补充营养和加快恢复体力。此时正确的处理是
　　A. 输注全血2单位　　B. 输注红细胞悬液2单位　　C. 输注新鲜冰冻血浆400 mL
　　D. 加强饮食营养,但不输注任何血液制品　　E. 输注人血白蛋白

【例7】男,47岁。既往身体健康。因外伤性骨盆骨折入院。查体:神志恍惚,面色苍白,脉搏115次/分,血压95/75 mmHg,Hb 75 g/L。首选的治疗方案是输注
　　A. 全血　　B. 胶体液和全血　　C. 晶体液和全血
　　D. 新鲜冰冻血浆和红细胞悬液　　E. 晶体液和红细胞悬液

【例8】女,40岁。因长期月经过多而贫血,要求输血治疗。患者呈贫血貌,血常规检查:RBC 2.8×10^{12}/L,Hb 80 g/L,血清总蛋白58 g/L,白蛋白30 g/L。正确的治疗方案是
　　A. 不给予输血　　B. 输注新鲜全血2单位　　C. 输注红细胞悬液2单位
　　D. 输注新鲜冰冻血浆400 mL　　E. 输注冷沉淀10个单位

【例9】男性,37岁。因患甲状腺肿瘤入院行手术治疗,术前查Hb 120 g/L,手术过程顺利,估计失血量380 mL,已输入平衡盐溶液1 000 mL,患者呼吸、脉搏和血压正常。此时应该
　　A. 输注全血2单位　　B. 输注红细胞悬液2单位　　C. 输注新鲜冰冻血浆400 mL
　　D. 继续观察,暂不输血　　E. 输注少白细胞的红细胞2个单位

【例10】关于急性失血患者的输血,正确的是
　　A. 用等量全血补充所估计的失血量
　　B. 在晶体液、胶体液扩容的基础上,适当输注全血
　　C. 在晶体液、胶体液扩容的基础上,合理输血
　　D. 先输注血浆补充血容量,再输注红细胞纠正贫血
　　E. 红细胞、新鲜冰冻血浆及血小板三者合理搭配输注

【例11】紧急出血后出现休克症状。表明至少已丢失全身总血量的
　　A. 10%　　B. 15%　　C. 20%　　D. 25%　　E. 30%

二、输血的注意事项

(1) 输血前必须仔细核对病人和供血者姓名、血型和交叉配血单,并检查血袋是否渗漏,血液颜色有无异常及保存时间。

(2) 除生理盐水外,不向血液内加入任何其他药物和溶液,以免产生溶血或凝血。

(3) 输血时应严密观察病人,询问有无不适症状,检查体温、脉搏、血压及尿液颜色等,发现问题及时处理。

(4) 输血完毕后仍需要观察病情,及早发现延迟型输血反应。

(5) 输血后血袋应保留1天,以便必要时化验检查。

三、自体输血

自体输血或称自身输血,是收集病人自身血液后在需要时进行回输。主要优点是既可节约库存血,又可

减少输血反应和疾病传播,且不需检测血型和交叉配型试验。目前,外科自体输血常用的有三种方法。

1. 适应证

方　法	操作方法	主要适应证
回收式自体输血	多采用血液回收机收集失血,经自动处理后去除血浆和有害物质,可得到浓缩红细胞,然后再回输	外伤性脾破裂、异位妊娠破裂等造成的腹腔内出血
预存式自体输血	术前1个月开始采血,每3～4天一次,每次300～400 mL,直到术前3天为止,存储采得的血液以备手术之需	择期手术病人且估计术中出血量较大需要输血者
稀释式自体输血	①麻醉前从病人一侧静脉采血,同时从另一侧静脉输入为采血量3～4倍的电解质溶液血浆代用品;②术中失血量超过300 mL时开始回输,应先输最后采的血,最先采的血则待手术的最后阶段输回	特别适用于体外循环手术(由于转流会对血小板功能有影响,而预先采集的血液仍保留着有效成分)

2. 禁忌证　①血液已受到胃肠道内容物、消化液或尿液等污染;②血液可能受肿瘤细胞污染;③肝、肾功能不全的病人;④已有严重贫血的病人,不宜在术前采血或血液稀释法作自体输血;⑤有脓毒症或菌血症者;⑥胸、腹腔开放性损伤超过4小时或血液在体腔中存留过久者。

四、血液成分制品及适应证

1. 红细胞

悬浮红细胞	①慢性贫血需要输血者;②老年人、小孩、妊娠期并发贫血需输血者; ③外科手术内出血等急性失血需要输血者 (昭昭老师速记:记住一般失血的就选它,休克、手术大出血的就选它。目前,悬浮红细胞已经取代了浓缩红细胞)
洗涤红细胞	①输血后发生过敏反应(荨麻疹、过敏性休克等); ②高钾血症,急性肝肾衰竭;③自身免疫性溶血及PNH (昭昭老师速记:洗掉一些抗体,不过敏,不溶血。速记为:在"家(K^+)"里"洗""肾"防"过敏")
去除白细胞的血液成分	①多次妊娠或反复输血者,产生白细胞抗体导致发热反应; ②需长期反复输血的患者:如再障、重度海洋性贫血; ③准备器官移植患者(昭昭老师速记:"再""去"一次"地中海",太美了,那就"多次"去"反复"去)
辐照红细胞	①血液经过γ射线照射灭活其中的淋巴细胞,预防:移植物抗宿主病; ②新鲜冰冻血浆、冷沉淀等因为淋巴细胞已经丧失活性无需照射

【例12】男性,50岁。因胃癌伴重度贫血入院。既往体健,无输血史。术前化验Hb 56 g/L,为纠正贫血。下列最合适的输血治疗是
　　A. 输全血　　　　　　　　B. 输浓缩红细胞　　　　　C. 输洗涤红细胞
　　D. 输去白细胞的红细胞　　E. 输冷冻红细胞

【例13】去除白细胞、血小板、肝炎病毒和抗A、B抗体的红细胞属于
　　A. 浓缩红细胞　　　　　　B. 洗涤红细胞　　　　　　C. 冰冻红细胞
　　D. LPRBC　　　　　　　　E. 冷沉淀

【例14】成年患者输注1单位红细胞估计可提升的血红蛋白含量是
　　A. 3 g/L　　　　　　　　B. 1 g/L　　　　　　　　C. 10 g/L
　　D. 7 g/L　　　　　　　　E. 5 g/L

【例15】患者女,体重60 kg,因外伤引起急性出血约2 000 mL。经手术止血并在应用晶体液和人造胶体液补足血容量的基础上,宜输注下列哪种血制品?
　　A. 红细胞悬液　　　　　　B. 保存全血　　　　　　　C. 洗涤红细胞
　　D. 新鲜冰冻血浆　　　　　E. 新鲜全血

【例16】男,53岁。因胃癌行胃大部切除术,术前查Hb 110 g/L,术中失血约1 100 mL,已输入平衡盐溶液2 000 mL。术后第1天感胸闷、气促。查体:T 37.0 ℃,BP 100/60 mmHg。实验室检查:Hb 80 g/L。最好应给患者输注
　　A. 悬浮红细胞　　　　　　B. 浓缩血小板　　　　　　C. 全血

D. 普通冰冻血浆　　　　　　　　E. 新鲜冰冻血浆

【例17】对于曾有输血相关非溶血性发热反应病史的慢性贫血患者,输血时应首选的血液制品为
A. 浓缩红细胞　　　　　　　B. 悬浮红细胞　　　　　　　C. 辐照红细胞
D. 少白细胞的红细胞　　　　E. 新鲜全血

【例18】男,63岁。因患慢性肾炎、慢性肾衰竭入院,准备做血液透析治疗。血红蛋白 40 g/L,血肌酐 707 μmol/L,血钾 7.6 mmol/L。患者诉头晕、无力、心悸。为改善贫血症状需要输血,首选的血液制品是
A. 全血　　　　　　　　　　B. 浓缩红细胞　　　　　　　C. 红细胞悬液
D. 洗涤红细胞　　　　　　　E. 去除白细胞的红细胞

【例19】临床上输注红细胞制品的主要目的是
A. 扩充血容量　　　　　　　B. 提高携氧能力　　　　　　C. 维持酸碱平衡
D. 维持胶体渗透压　　　　　E. 增强免疫力

【例20】准备进行骨髓移植的患者需要输血改善贫血症状,首选的血液制品为
A. 全血　　　　　　　　　　B. 红细胞悬液　　　　　　　C. 去除白细胞的红细胞
D. 洗涤红细胞　　　　　　　E. 浓缩红细胞

【例21】男性,29岁。因慢性再生障碍性贫血 2年,头晕、乏力、心悸 2天入院。入院时检查:贫血貌,Hb 50 g/L,患者既往有多次输血史,1个月前在输血过程中曾出现发热反应,体温达 39.5 ℃,经对症处理缓解。此次给予输血治疗,首选的血液制品是
A. 全血　　　　　　　　　　B. 洗涤红细胞　　　　　　　C. 浓缩红细胞
D. 红细胞悬液　　　　　　　E. 去除白细胞的红细胞

【例22】输血曾出现过敏反应的患者需要红细胞输血时,应选用
A. 辐照红细胞　　　　　　　B. 红细胞悬液　　　　　　　C. 洗涤红细胞
D. 去除白细胞的红细胞　　　E. 浓缩红细胞

【例23】高钾血症及肝肾功能障碍患者需要输血时,应选用
A. 全血　　　　　　　　　　B. 红细胞悬液　　　　　　　C. 少白细胞的红细胞
D. 洗涤红细胞　　　　　　　E. 浓缩红细胞

【例24】女,36岁。因子宫肌瘤、阴道出血先后在某医院输注 ABO 同型全血两次,共 800 mL,两次输血后均出现全身荨麻疹,且有广泛性皮肤瘙痒。此次入院准备做子宫切除,需要输血,最好选择下列何种血制品
A. 库存全血　　　　　　　　B. 红细胞悬液(添加红细胞)　C. 浓缩红细胞
D. 洗涤红细胞　　　　　　　E. 新鲜全血

【例25】女,20岁。因患地中海贫血需进行反复输血治疗,应为该患者选择的最佳血液成分是
A. 去除白细胞的红细胞　　　B. 冷冻红细胞　　　　　　　C. 悬浮红细胞
D. 洗涤红细胞　　　　　　　E. 悬浮红细胞和血浆

2. 其余血液成分

浓缩血小板	适应证是血小板<$20×10^9$/L(血小板过低会导致严重的颅内出血) (昭昭老师速记:拉出去打"20"大"板"导致严重"颅内出血",要输"血小板")
新鲜冰冻血浆(FFP)	用于凝血因子障碍所至凝血功能障碍 (昭昭老师提示:考试题目通常提示患者术后伤口渗血不止)
冷沉淀	含有丰富的纤维蛋白原、因子Ⅷ,及血管性血友病因子 (昭昭老师速记:"冷""巴(Ⅷ)"巴的)
辐照血液成分	主要用于防止近亲输入所致的移植物抗宿主病(TA-GVHD) (昭昭老师速记:"辐照"可以"抗宿主")
人血白蛋白	没有传播病毒性疾病的危险
白细胞	传播病毒的风险最大(昭昭老师速记:"白粉"危害"最大")

【例26】下列属于输注血小板禁忌证的是
A. 骨髓造血功能衰竭　　　　B. 血小板功能障碍　　　　　C. 血小板减少患者手术前输注血小板
D. 血栓性血小板减少性紫癜　E. 大量输血所致的稀释性血小板减少

【例27】输注新鲜冰冻血浆的主要目的是
A. 提高免疫力　　　　　　　B. 补充血容量　　　　　　　C. 纠正止血功能异常

D. 补充营养　　　　　　　　　　E. 补充血浆蛋白

【例28】不需要使用γ射线照射来预防输血相关移植物抗宿主病的血液成分是
　　A. 新鲜冰冻血浆　　　　　　B. 浓缩血小板　　　　　　C. 单采血小板
　　D. 洗涤红细胞　　　　　　　E. 悬浮红细胞

【例29】对于存在凝血功能障碍的肝病患者,应给予输注
　　A. 全血　　　　　　　　　　B. 新鲜冰冻血浆　　　　　C. 白蛋白
　　D. 血小板　　　　　　　　　E. 红细胞悬液

【例30】应用下列哪一种血液制品无传播病毒性疾病的危险?
　　A. 冷沉淀　　　　　　　　　B. 浓缩血小板　　　　　　C. 白蛋白
　　D. 去除白细胞的红细胞　　　E. 洗涤红细胞

【例31】健康人血白蛋白主要用于
　　A. 补充营养　　　　　　　　B. 增强机体抵抗力　　　　C. 低血容量性休克的扩容治疗
　　D. 自身免疫性疾病的治疗　　E. 低丙种球蛋白血症的替代疗法

【例32】男,58岁。患肝炎已10余年,因无力、食欲缺乏、腹胀20天诊断为肝炎后肝硬化(失代偿期)入院。肝功能试验显著异常,其中白蛋白降低,球蛋白增高,白/球比率倒置。为治疗低蛋白血症,首选的血液制品是
　　A. 全血　　　　　　　　　　B. 新鲜冰冻血浆　　　　　C. 普通冰冻血浆
　　D. 冷沉淀　　　　　　　　　E. 白蛋白

五、输注血液成分的优点

1. 高效　血液成分在制备过程中经过提纯和浓缩,血液成分纯度和浓度均大幅提高,容量减小,可根据患者的输血需求加以选择,针对性强,疗效显著。

2. 安全　全血成分复杂,输注后发生各种不良反应的机会较多,而输注血液成分可避免不需要的成分所引起的不良反应。另外,不同血液成分携带病毒的概率也不相同,以白细胞最大,血浆次之,红细胞最小。

3. 有效保存　不同血液成分的保存条件各异,全血采用的保存条件与红细胞相同,因此在保存过程中其他血液成分(如血小板、粒细胞、不稳定凝血因子等)活性将很快丧失,发生"保存损害",同时增加了钾离子。

4. 保护血液资源　将每份全血制备成多种成分,不仅可供不同病情的患者使用,也可使宝贵的血液资源得以充分利用。

【例33】传播病毒危险性最大的血液成分是
　　A. 红细胞　　　　　　　　　B. 白细胞　　　　　　　　C. 血小板
　　D. 血浆　　　　　　　　　　E. 冷沉淀

【例34】全血在保存过程中,发生了"保存损害",丧失了一些有用成分,包括
　　A. 血小板、粒细胞、不稳定的凝血因子　　　B. 红细胞、白细胞、血小板
　　C. 白细胞、血小板、稳定的凝血因子　　　　D. 白细胞、血小板、纤维蛋白原
　　E. 血小板、淋巴细胞、凝血因子Ⅷ

【例35】保存期内的全血最主要的有效成分是
　　A. 红细胞　　　　　　　　　B. 白细胞　　　　　　　　C. 血小板
　　D. 凝血因子　　　　　　　　E. 免疫球蛋白

六、输血相关的并发症和防治

1. 溶血性不良反应

急性输血相关性溶血	①急性溶血=输血数分钟或数小时内发生溶血+腰背痛、血红蛋白尿; ②输血最严重的并发症;③主要原因:ABO血型不合; ④处理:立即停止输血,并对症治疗,最有效处理:血液透析 (昭昭老师速记:一开始就出现了黄疸、四肢腰背痛的就是溶血了)
慢性输血相关性溶血	①迟发性溶血=输血数日后(7~14日)+黄疸、网织红细胞增多等; ②主要原因:多见于稀有血型不合; ③最有效处理:血液透析(昭昭老师速记:输血后看见黄疸就是溶血,如果发生时间很晚了,就是迟发性溶血)

【例36】女性,59岁。因患乳腺瘤在硬膜外麻醉下行根治术,出血较多,即输"AB"型红细胞悬液2个单

位,当输入 20 mL 左右时出现畏寒、胸闷、胸背疼痛、呼吸急促、脉搏加速、血压下降,立即停止输血,经处理 1 小时体温升至 39 ℃,排尿 1 次,呈浓茶样,量少。最可能的输血不良反应是

  A. 非溶血性发热性输血反应 B. 输血相关的急性肺损伤 C. 即发性溶血性输血反应

  D. 细菌污染反应 E. 过敏反应

【例 37】 输血后 7~14 天发生的输血并发症是

  A. 非溶血性发热性输血反应 B. 过敏反应 C. 迟发性溶血反应

  D. 细菌污染反应 E. 输血相关的急性肺损伤

【例 38】 成年患者,输血 100 mL 后,突发寒战、高热、恶心、呕吐、头痛、心悸、剧烈腰痛、血压下降等,可诊断为

  A. 发热反应 B. 过敏反应 C. 细菌污染反应

  D. 溶血反应 E. 循环超负荷

【例 39】 男,50 岁,黑便、头晕,血压 90/60 mmHg,输悬浮红细胞后出现呼吸困难,胸闷。最可能的诊断是

  A. 过敏反应 B. 输血后正常反应 C. 急性溶血反应

  D. 急性肺损伤 E. 急性肾损伤

【例 40】 患者输血 20 mL 后感觉头痛、恶心、寒战、呼吸困难、心前区压迫感,提示可能发生了

  A. 溶血反应 B. 细菌污染反应 C. 过敏反应

  D. 免疫反应 E. 发热反应

2. 非溶血性不良反应

发热反应	①最常见的早期输血并发症;②主要表现为:畏寒、寒战和高热
过敏反应	①表现为:皮肤局限性或全身性瘙痒或荨麻疹; ②处理:不必停止输血,给予抗组胺药物,继续观察 (昭昭老师速记:最常见的是发热;过敏就起荨麻疹)
循环超负荷	①输血速度过快、过量而引起急性心衰和肺水肿;②处理:立即停止输血
输血相关的急性肺损伤	①机制:供血者血浆中存在白细胞凝集素或 HLA 特异性抗体所致; ②输血相关的急性肺损伤=输血+急性呼吸困难、严重双侧肺水肿; ③预防:禁止多次妊娠的供血者的血浆作为血液制品,可以减少; (昭昭老师速记:看见呼吸困难,胸片提示有病变就是急性肺损伤)
输血相关性移植物抗宿主病	①机制:有免疫活性的淋巴细胞输入的有严重免疫缺陷的受血者体内以后,输入的淋巴细胞成为移植物并增殖,与受血者的组织起反应; (昭昭老师速记:相当于"引狼入室") ②移植物抗宿主病=输血+皮疹、肝炎、腹泻、骨髓抑制和感染等; ③预防:对用于骨髓移植、加强化疗或放射化疗法的病人所输注含淋巴细胞的血液成分,应经 γ 射线辐射等去除免疫活性淋巴细胞 (昭昭老师速记:"γ 射线辐射"可以杀死"狼")

【例 41】 女,56 岁,因宫颈癌接受化疗。近 3 天来常发生牙龈出血,血小板计数 20×10^9/L。遂给予血小板输注,输注后 20 分钟,患者突然寒战、发热、恶心,体温 39.5 ℃,尿色正常。该患者很可能发生的输血不良反应是

  A. 非溶血性发热性输血反应 B. 溶血性输血反应 C. 过敏反应

  D. 细菌污染反应 E. 循环超负荷

【例 42】 女性,68 岁。患乳腺癌进行化疗。因血小板计数低下进行血小板输注。开始输注 10 分钟后,患者出现寒战,体温 39 ℃,血压 80/40 mmHg。此时应首先考虑的输血不良反应是

  A. 输血相关移植物抗宿主病 B. 非溶血性发热性输血反应 C. 细菌污染反应

  D. 循环超负荷 E. 过敏反应

【例 43】 男性,68 岁。患慢性支气管炎伴肺气肿 20 年。此次因主动脉瘤入院手术,术中出血约 1 500 mL,手术中输液 1 400 mL,输红细胞悬液 7 个单位。处理措施以输液和红细胞为主,未输全血,其主要理由是

  A. 全血宝贵,应节约用血 B. 红细胞悬液黏性小,输注速度快

  C. 输全血容易引起发热性输血反应

D. 输全血传播病毒性疾病的危险相对较大
E. 输液和红细胞足以处理此手术出血,输大量全血易导致循环超负荷

【例44】男性,67岁。体重52 kg,因胃癌进行手术治疗。为补充术中失血,给予输注全血。当全血输注至1 000 mL时,患者突然出现呼吸困难、咳嗽、肺部湿性啰音,脉搏130次/分,血压160/90 mmHg。患者很可能发生了
  A. 溶血性输血反应   B. 输血相关过敏反应   C. 输血相关循环超负荷
  D. 输血相关败血症   E. 输血相关急性肺损伤

【例45】输注经γ射线辐照的红细胞制品可预防的输血不良反应是
  A. 细菌污染反应   B. 发热反应   C. 输血相关移植物抗宿主病
  D. 溶血反应   E. 过敏反应

【例46】引起变态反应的主要血液成分是
  A. 红细胞   B. 血浆   C. 淋巴细胞
  D. 血小板   E. 中性粒细胞

【例47】不能通过输血传播的病原是
  A. 单纯疱疹病毒   B. EB病毒   C. 巨细胞病毒
  D. 肝炎病毒   E. HIV

【例48】男,40岁。因急性粒细胞白血病入院。检查:四肢皮肤多处出血点和瘀斑,Plt $8×10^9/L$。给予单采血小板输注。输注4小时后,患者出现胸闷、呼吸困难。急查胸部X线片可见弥漫性阴影。患者最可能发生的输血不良反应是
  A. 急性过敏反应   B. 急性溶血反应   C. 细菌性感染
  D. 循环超负荷   E. 输血相关急性肺损伤

【例49】女,35岁。因输卵管妊娠破裂出血1小时急诊入院。怀孕3次,自然流产2次,顺产1胎。术前查Hb 75 g/L,术中输注悬浮红细胞5单位。术后第一天复查Hb 100 g/L。术后8天出现皮肤、巩膜黄染,发热,T 38.5 ℃。检查Hb 70 g/L。该患者可能发生的输血不良反应是
  A. 输血性肝炎   B. 过敏反应   C. 细菌污染反应
  D. 非溶血性发热反应   E. 迟发性溶血反应

【例50】女,30岁。因再生障碍性贫血3个月入院输血治疗。输悬浮红细胞30分钟后出现寒战。既往有输血史。查体:T 39.5 ℃,BP 130/75 mmHg。患者最可能出现的输血不良反应是
  A. 输血相关循环超负荷 B. 过敏反应   C. 输血相关移植物抗宿主病
  D. 非溶血性发热反应   E. 急性溶血性输血反应

▶ **参考答案**如下,详细答案参见2019版《国家临床执业及助理医师资格考试精选真题考点精析》。

1. E	2. B	3. D	4. A	5. E	6. D	7. E	8. A	9. D	10. C	
11. C	12. B	13. B	14. E	15. A	16. A	17. D	18. D	19. B	20. C	
21. E	22. C	23. D	24. D	25. A	26. D	27. C	28. A	29. B	30. C	昭昭老师提示:
31. C	32. E	33. B	34. A	35. E	36. C	37. D	38. D	39. C	40. A	关注官方微信,获得第一手考试资料。
41. A	42. B	43. E	44. C	45. C	46. B	47. A	48. E	49. E	50. E	

第六篇　内分泌系统

学习导图

章序	章名	内容	所占分数	
			执业医师	助理医师
1	内分泌系统概述	概述	0分	0分
2	下丘脑-垂体疾病	垂体腺瘤	4分	1分
		泌乳素瘤		
		生长激素瘤		
		腺垂体功能减退症		
		中枢性尿崩症		
3	甲状腺疾病	甲状腺的解剖和生理	10分	6分
		甲状腺功能亢进症		
		甲状腺功能减退症		
		亚急性甲状腺炎		
		单纯性甲状腺肿		
		甲状腺瘤		
4	甲状旁腺功能亢进	甲状旁腺功能亢进	0分	0分
5	肾上腺疾病	库欣综合征	3分	0分
		原发性醛固酮增多症		
		肾上腺皮质功能减退症		
		嗜铬细胞瘤		
6	糖尿病及低血糖	糖尿病及低血糖	4分	2分
7	水、电解质和酸碱平衡失调	水和钠代谢紊乱	4分	3分
		血钾异常		
		血钙异常		
		酸碱平衡紊乱		

复习策略

本系统复习首先强调总论的学习,总论是各论的基础。重要的各论章节为甲状腺疾病和糖尿病,考点涉及临床表现、诊断、检查和治疗,特别是甲状腺疾病药物治疗和手术治疗的选择,以及糖尿病治疗药物的选择。

第1章　内分泌系统概述

> **2019 考试大纲**
①内分泌系统概述;②内分泌及代谢性疾病。

> **考纲解析**
近 20 年的医师考试中,本章的考试重点是下丘脑分泌的抗利尿激素,执业医师每年考查分数为 0~1 分,助理医师每年考查分数为 0~1 分。

一、内分泌组织的解剖和生理

1. 下丘脑-垂体-靶腺

下丘脑 （校长）		血管加压素（ADH）和催产素；促…释放激素 （昭昭老师提示：本章节最爱出考题的一个地方就是血管加压素，请记住它是下丘脑释放的，而非垂体释放，血管加压素是贮存神经垂体。昭昭老师速记：ADH释放在下丘脑，贮存在神经垂体）
垂体 （主任）	神经垂体 （储存）	血管加压素（ADH）和催产素（昭昭老师速记：只是储存，从来不分泌）
	腺垂体 （分泌）	①促…激素（促甲状腺激素（TSH）、促肾上腺皮质激素（ACTH）、促卵泡激素（FSH）、黄体生成素（LH））； （昭昭老师速记："T"="甲"，"肾"="A"，"F卵"，"黄L"） ②泌乳素（PRL）、生长激素（LH） （昭昭老师速记："泌"乳给光"P"股小孩；长个了）
靶腺 （学生）	甲状腺	①滤泡细胞分泌甲状腺激素；②滤泡旁细胞分泌降钙素 （昭昭老师速记："泡"指"甲"，"旁"边的店在"降"价）
	肾上腺	①皮质：球状带——醛固酮，束状带——糖皮质激素，网状带——性激素； ②髓质：儿茶酚胺（肾上腺素和去甲肾上腺素） （昭昭老师提示：如此繁多的知识点，考生可能背了忘、忘了背，所以我们必须想个好办法记住，记忆方法："求全（球醛）""树皮（束皮）""网性（网状丝网性感）""随儿"子）
	性腺	睾酮（男性），雌激素和孕激素（女性）

2. 胰腺和甲状旁腺

（昭昭老师提示：胰腺和甲状旁腺不属于靶腺，因为它们不受垂体和下丘脑的控制，除此之外，还有前列腺也不属于靶腺！！！）

腺 体	分泌激素	调控因素
胰腺	胰岛α细胞分泌胰高血糖素，胰岛β细胞分泌胰岛素	血糖浓度
甲状旁腺	升钙素（昭昭老师对比记忆：甲状腺分泌甲状腺激素和降钙素）	血钙浓度

例 1～2 共用选项

A. TSH　　B. ACTH　　C. LH　　D. GH　　E. FSH

【例 1】促进甲状腺激素分泌的激素是

【例 2】促进皮质醇分泌的激素是

【例 3】神经垂体贮存的激素是

A. 促甲状腺激素　　B. 血管加压素　　C. 生长激素

D. 促肾上腺皮质激素　　E. 促性腺激素

例 4～5 共用选项

A. 促甲状腺激素释放激素　　B. 血管加压素　　C. 肾上腺素

D. 泌乳素　　E. 皮质醇

【例 4】腺垂体分泌的激素是

【例 5】神经垂体储存的激素是

【例 6】由下丘脑产生的激素是

A. 泌乳素　　B. 促肾上腺皮质激素　　C. 血管紧张素

D. 生长激素　　E. 血管加压素

【例 7】分泌胰岛素的细胞是

A. S 细胞　　B. P 细胞　　C. α 细胞　　D. β 细胞　　E. 导管细胞

二、内分泌疾病的分类

根据病变发生部位不同（下丘脑、垂体或周围靶腺），内分泌疾病分为原发性和继发性。内分泌腺或靶组织对激素的敏感性或应答反应降低可导致疾病。非内分泌组织的恶性肿瘤可异常地产生过多激素而致病。此外，接受过多药物或激素治疗，可导致医源性内分泌疾病。

三、内分泌疾病的诊断方法

1. 临床表现 典型症状和体征对诊断内分泌疾病有重要的参考价值。

2. 功能诊断和定位诊断

分类	特点	昭昭老师速记
定性诊断	①激素分泌情况,空腹或基础水平激素的测定; ②激素的动态功能试验,兴奋试验及抑制试验	能诊断这个病,但是不能明确发病部位
定位诊断	①影像学检查包括CT、MRI、B超、蝶鞍X线平片等; ②放射性核素扫描进行肿瘤定位如甲状腺扫描用¹³¹I等; ③细针穿刺细胞病理活检; ④静脉导管分段测定激素	就是明确发病部位,到底是在下丘脑、垂体还是靶腺,还是其他什么地方

3. 病因诊断

（1）自身抗体检测,如甲状腺球蛋白抗体(TGAb)、甲状腺过氧化物酶抗体(TPOAb)、促甲状腺激素受体抗体(TRAb)、胰岛素抗体(IAA)、胰岛细胞抗体(ICA)等。抗体测定有助于明确内分泌疾病的性质及自身免疫病的发病机制,甚至作为早期诊断和长期随访的依据。

（2）染色体检查,有无畸形、缺失、增多等。

（3）HLA鉴定。

【例8】 内分泌疾病定位诊断检查不包括

A. 磁共振成像　　　　　　B. 放射性核素显影　　　　　　C. B型超声

D. 静脉导管分段取血　　　E. 血清激素水平测定

【例9】 内分泌疾病检查方法中属于功能诊断检查的是

A. MRI或CT扫描　　　　 B. 甲状腺^{131}I摄取率　　　　C. B型超声仪探查

D. 动脉插管造影术　　　　E. 静脉导管分段取血

【例10】 疑为垂体腺瘤时,定位诊断首选

A. 脑电图　　　　　　　　B. CT　　　　　　　　　　　　C. MRI

D. 放射性核素扫描　　　　E. 脑血管造影

四、内分泌疾病的防治原则

内分泌疾病很简单,主要是功能减退和功能亢进,如果是功能减退,那就缺什么补什么;如果是功能亢进,那一般就是长肿瘤了,就切除。

1. 内分泌功能减退的治疗

手术治疗	手术切除导致功能亢进的肿瘤或增生的组织
放射治疗	放疗毁坏肿瘤或增生组织,以减少激素分泌
药物治疗	抑制激素的合成和释放
化学治疗	如米托坦治疗肾上腺皮质癌
放射性核素治疗	^{131}I治疗甲亢患者,利用β射线杀伤甲状腺细胞

2. 内分泌功能亢进的治疗

外源性激素替代治疗或补充治疗	最常见的治疗方法,原则是"缺什么补什么"
直接补充激素产生的效应物质	甲状旁腺功能减退者补充钙和维生素D
内分泌组织移植	如胰岛移植、胰腺移植、甲状旁腺移植等

【例11】 内分泌功能减退性疾病目前较普遍使用的替代治疗方法是给予

A. 生理剂量的靶腺激素　　B. 药理剂量的靶腺激素　　C. 药理剂量的促垂体激素

D. 药理剂量的垂体激素　　E. 调节神经递质或受体的药物

> 昭昭老师总结:内分泌系统各激素的英文简写的记忆方法:

英　文	含　义	昭昭老师速记
ADH	抗利尿激素(下丘脑分泌)	有"利""D"
PRL	泌乳素(腺垂体分泌)	"泌乳"汁给光"P"股小孩
TSH	促甲状腺素(腺垂体分泌)	"T"="甲"
ACTH	促肾上腺素(腺垂体分泌)	我的"肾""啊A"
LH	黄体生成素(腺垂体分泌)	"黄""L"
FSH	卵泡刺激素(腺垂体分泌)	"F""卵"

➤ **昭昭老师总结：内分泌系统各疾病英文字母含义**

英　文	含　义	昭昭老师速记
Sheehan 综合征	产后大出血导致垂体坏死	"垂""S"挣扎
Graves' 病	最常见的甲亢	—
Cushing 综合征	满月脸、水牛背	"库欣""刚""满月"
Cushing 病	定位在垂体的 Cushing 综合征	"垂体"生"病"
Somogyi 效应	胰岛素导致夜间低血糖	"夜间低血糖"会"S"人
Whipple 三联征	胰岛素瘤(空腹血糖<2.8 mmol/L,低血糖、补糖有效)	"28"岁的小"姨"在"岛"上晒"PP"

➤ **参考答案**如下，详细答案参见 2019 版《国家临床执业及助理医师资格考试精选真题考点精析》。

1. A	2. B	3. B	4. D	5. B	昭昭老师提示：
6. E	7. D	8. E	9. B	10. C	关注官方微信，获得第一手考试资料。
11. A	—	—	—	—	

第2章　下丘脑-垂体疾病

➤ **2019 考试大纲**

①垂体腺瘤；②泌乳素瘤；③生长激素分泌瘤；④腺垂体功能减退症；⑤中枢性尿崩症。

➤ **考纲解析**

近 20 年的医师考试中，本章的考试重点是下丘脑-垂体疾病的诊断和治疗，执业医师每年考查分数为 3～5 分，助理医师每年考查分数为 1～2 分。

第1节　垂体腺瘤(助理医师不要求)

一、垂体腺瘤的分类

(1) 按肿瘤的大小：直径≤10 mm，微腺瘤；直径＞10 mm，大腺瘤；直径＞30 mm，巨腺瘤。
(2) 按激素分泌细胞的起源：泌乳素瘤，生长激素瘤，促肾上腺皮质激素瘤等。
(3) 按部位：鞍内肿瘤、鞍内肿瘤鞍外发展。
(4) 按生长方式：浸润性，非浸润性。
(5) 按瘤激素分泌功能：

功能性垂体腺瘤	分泌过多激素，导致血中激素水平升高，有激素分泌过多的表现
无功能性垂体腺瘤	指无激素分泌或激素分泌量不足以导致血中水平升高或分泌的激素无生物活性(如垂体糖蛋白激素 α-亚单位分泌瘤)

【例1】无功能性垂体腺瘤可能分泌的是
　　A. α 亚单位　　　　　　B. 黄体生成素　　　　　　C. 促甲状腺激素
　　D. 催乳素　　　　　　　E. 生长激素

第2节 泌乳素瘤(助理医师不要求)

一、概述

泌乳素(PRL)瘤是最常见的功能性垂体腺瘤,占垂体腺瘤的25%~40%,占功能性垂体瘤的15%~25%,以良性多见。血清中的PRL水平通常可以反映瘤体的大小,大腺瘤患者的PRL通常高于250 μg/L。女性的发病率明显高于男性。

【例2】有功能性垂体腺瘤最常见的是
A. ACTH瘤
B. TSH瘤
C. GH瘤
D. PRL瘤
E. FSH/LH瘤

二、临床表现

原发表现	①女性患者最典型的表现是闭经、泌乳,未予治疗的PRL瘤女性停经后可以出现雌激素减少,使骨量下降,有发生骨折的风险; ②大腺瘤可以压迫促性腺激素细胞,从而导致性腺功能低下; ③男性患者起病隐匿,就诊较晚,往往表现为大腺瘤,性腺功能低下,出现性欲减退、勃起功能障碍、不育和男性乳房发育等
大腺瘤占位效应	①增大的垂体瘤尤其是巨大的肿瘤可压迫、浸润邻近组织结构,出现头痛、偏盲型视野缺损、视力下降、海绵窦综合征; ②双颞侧视野缺损、偏盲是腺瘤鞍上发展导致视神经交叉受压特征性的表现

【例3】女性垂体泌乳素腺瘤的典型临床表现是
A. 持续泌乳及头痛
B. 视野缺损和视力下降
C. 月经稀发
D. 闭经、泌乳
E. 体重增加并糖耐量减低

【例4】女,40岁。闭经、泌乳半年。磁共振发现垂体1.5 cm×1.0 cm占位病变,需做激素检查。下列无助于诊断的检查是
A. 泌乳素
B. 生长激素
C. 促肾上腺皮质激素
D. 血管加压素
E. 促甲状腺激素

【例5】垂体泌乳素腺瘤妇女的高泌乳素血症长期不予治疗可发生
A. 高血压
B. 低钾血症
C. 骨质疏松症
D. 低蛋白血症
E. 甲状腺功能减退

【例6】偏盲型视野缺损最常见于
A. 糖尿病性视神经盘水肿
B. Graves病浸润性突眼
C. 嗜铬细胞瘤阵发高血压眼底出血
D. 垂体腺瘤鞍上发展
E. 希恩(Sheehan)综合征垂体梗死

三、诊断

定性诊断	正常人血中泌乳素浓度<20 μg/L,而泌乳素瘤患者血清PRL>200 μg/L
定位诊断	下丘脑-垂体区的MRI检查

四、治疗

药物治疗	①首选多巴胺激动剂,如溴隐亭、卡麦角林、培高利特; ②作用机制是通过增强多巴胺的抑制作用而减少催乳素分泌,恢复下丘脑-垂体促性腺激素周期性分泌及卵巢对促性腺激素的反应性,缩小肿瘤体积; ③不良反应包括恶心、头痛、直立性低血压、鼻塞、便秘等
手术治疗	适用于药物治疗时瘤体依然增大、有垂体卒中、不能耐受多巴胺激动剂以及对多巴胺激动剂抵抗等患者

第3节 生长激素分泌腺瘤(助理医师不要求)

一、概述

生长激素(GH)和(或)胰岛素样生长因子-1(IGF-1)分泌过多的原因主要有垂体性因素及垂体外性因素。

垂体性	占98%,以腺瘤为主(占垂体瘤的25%～30%)
垂体外性	异位GH分泌瘤(如胰岛细胞癌)、GHRH分泌瘤(下丘脑错构瘤)等
其他疾病	体质性巨人症,性腺功能减退症,肾上腺皮质增生症等

二、临床表现

1. 巨人症 常始于幼年,身材较同龄儿童明显高大,持续长高直至性腺发育完全,骨骺闭合,身高达2米以上。若缺乏促性腺激素,性腺不发育,骨骺不闭合,持续加速长高,可出现面部粗糙、手脚增厚增大。过多的GH可以拮抗胰岛素作用,导致糖耐量减低或糖尿病,多数可因心血管疾病而死亡。

2. 肢端肥大症

生长激素过度分泌表现	①骨骼和皮肤:唇厚、舌大、皮肤粗糙等(面容变丑); ②糖代谢:胰岛素抵抗、高胰岛素血症; ③骨代谢:肠钙吸收增加导致高血钙和尿结石增加,骨转换增加促进骨质疏松发生; ④心血管系统:心肌肥大、冠心病等; ⑤生殖系统:如果同时伴有PRL增高可出现闭经、泌乳等; ⑥呼吸系统:呼吸道感染、呼吸困难等; ⑦神经肌肉系统:易怒、多汗等; ⑧垂体卒中:垂体GH瘤多为大腺瘤,生长迅速,较多发生出血、梗死等
肿瘤压迫表现	大的GH腺瘤压迫正常垂体组织,患者可发生垂体功能减退症,垂体瘤还可引起头痛、视物模糊、视野缺损、眼外肌麻痹、复视等

三、实验室检查

1. 生长激素水平(GH水平) 24小时GH水平总值较正常值高出10～15倍,GH分泌脉冲数增加2～3倍,基础GH水平增加达16～20倍(正常值<5 μg/mL)。

2. 胰岛素样生长因子-1 IGF-1(正常值<2.5 ng/mL)升高可反映24小时GH分泌总体水平,可作为筛选和疾病活动性指标,也可作为治疗是否有效的指标(IGF即胰岛素样生长因子,因其结构与胰岛素类似而得名,也被称为生长激素介质(sm),是生长激素发挥生理作用必备的一种活性蛋白质)。

3. 影像学检查 下丘脑垂体区CT、MRI对诊断有较大的帮助。

四、治疗

1. 治疗目标 消除或减少肿瘤的压迫效应,将GH和IGF-1水平转为正常。

2. 手术治疗 首选手术方式选择经鼻-蝶窦途径。

3. 放射治疗 垂体放射治疗是主要的治疗措施之一,可应用于手术之前或之后,缺点是不能使肿瘤迅速缩小、改善视力和减少GH分泌,疗效一般需要2～10年才能显现。

4. 药物治疗

药物	代表药	作用	副作用
多巴胺受体激动剂	溴隐亭	抑制生长激素的分泌,减少血中生长激素的水平	头晕、乏力、恶心等
生长抑素类似物	奥曲肽	数周后可改善多汗、头痛、乏力、感觉异常等	恶心、腹部不适、腹泻等
生长激素受体拮抗剂	培维索孟	可减少IGF-1生成而改善症状,尤其是糖耐量较少及糖尿病患者	头痛、感冒综合征等,注意检测肝酶活性

第4节 腺垂体功能减退症

一、病因及病理

1. 病因 由于垂体本身病变引起者称为原发性腺垂体功能减退症,下丘脑以上神经病变或垂体门脉系统障碍引起者则称为继发性腺垂体功能减退症。

原发性	先天性、垂体瘤、垂体缺血性病变、蝶鞍区手术、放疗和化疗等
继发性	垂体柄破坏、下丘脑病变及中枢神经系统病变

2. 西蒙氏症和希恩综合征 成年人腺垂体功能减退症又称为西蒙氏症(Simmond病)。生育后妇女因产

后**腺垂体缺血性坏死**所致者称为**希恩综合征**(Sheeha 综合征)。儿童期发生腺垂体功能减退可因生长发育障碍而导致垂体性矮小症。

3. 病理　产后大出血、休克引起者，腺垂体呈大片缺血性坏死，垂体动脉有血栓形成。久病者垂体缩小，大部分为纤维组织，仅留少许较大嗜酸性粒细胞和少量嗜碱性粒细胞，靶腺也有不同程度的萎缩。

【例7】**导致希恩**(Sheehan)综合征的主要原因是
- A. 垂体脓肿
- B. 下丘脑肿瘤
- C. 垂体柄受压
- D. 垂体腺瘤
- E. 产后大出血

例8~10 共用题干
　　女,42岁。10年前**分娩后闭经**。1周前因不洁饮食出现腹泻、食欲减退、精神萎靡，卧床不起，今日上午被家人发现神志不清送来急诊。查体：BP 80/50 mmHg，皮肤苍白，毛发稀疏，消瘦，心率90次/分，血糖2.4 mmol/L。胸部X线检查示"左上肺陈旧性结核"。

【例8】应了解的**最重要**的既往史是
- A. 胃肠道疾病史
- B. 糖尿病史
- C. 分娩出血史
- D. 结核病史
- E. 进食异常

【例9】**低血糖**最可能的原因是
- A. 长期营养不良
- B. 肾上腺结核
- C. 慢性胃炎
- D. 早期糖尿病
- E. 腺垂体功能减退

【例10】**最有助于**诊断的检查是
- A. 肝功能检查
- B. 胰腺 MRI
- C. 糖化血红蛋白
- D. 垂体激素检查
- E. 胸部 CT

【例11】腺垂体功能减退症**最常见**的原因是
- A. 希恩(Sheehan)综合征
- B. 各种垂体肿瘤
- C. 原发性空蝶鞍症
- D. 糖尿病血管病变
- E. 颅内感染后遗症

【例12】可引起**继发性腺垂体功能减退症**的是
- A. 垂体大腺瘤
- B. 希恩(Sheehan)综合征
- C. 真菌性垂体脓肿
- D. 外伤性垂体柄断裂
- E. 垂体卒中

二、临床表现

1. 一般表现　临床表现各异，无特异性，往往取决于原发疾病、腺垂体破坏程度、各种垂体激素减退速度以及靶腺萎缩程度。50%以上的腺垂体组织破坏后才有临床症状，约75%以上破坏时症状明显，破坏达95%以上时，临床症状比较严重。

2. 激素降低　促性腺激素、GH 和 PRL 缺乏为**最早表现**，TSH 缺乏次之，还可伴有 ACTH 缺乏。

3. 希恩综合征　希恩综合征患者往往因围生期**大出血休克**而出现垂体功能减退症，即全部垂体激素均缺乏。垂体及鞍旁肿瘤引起者除有垂体功能减退外，还伴占位性病变的体征。腺垂体功能减退主要表现为各靶腺(性腺、甲状腺、肾上腺)功能减退。

卵巢、睾丸功能减退	①女性：月经不来潮，性欲减退，不育，外阴、子宫和阴道萎缩等； ②男性：性欲减退等
甲状腺功能减退	与原发性甲状腺功能减退相似，一般无甲状腺肿
肾上腺功能减退	①与原发性慢性肾上腺皮质功能减退症相似，不同的是本病由于缺乏黑素细胞刺激素，故有皮肤色素减退、面色苍白等症状；而原发性肾上腺皮质功能减退症则表现为皮肤色素加深； ②**垂体功能减退性危象**(**垂体危象**)：各种应激均可导致，分为高热型(>40 ℃)、低温型(<30 ℃)、低血糖型、低血压周围循环衰竭型、水中毒型、混合型，突出表现为**消化系统、循环系统和神经、精神方面**的症状

【例13】男,45岁。畏寒、乏力、**性欲减退**1年。2年前曾因**脑部肿瘤行放射治疗**。多次因低血压、低血钠入院，静脉输注生理盐水治疗可好转。查体：T 36 ℃，卧位 BP 120/70 mmHg，心率90次/分；坐位 BP 100/60 mmHg，心率110次/分。皮肤黏膜干燥，阴毛、腋毛稀疏，睾丸小。实验室检查：Hb 103 g/L，血细胞比容30%，血清尿素氮4 mmol/L，血肌酐88.4 μmol/L，血钠123 mmol/L，血钾3.9 mmol/L，血浆渗透压264 mmol/L，尿渗透压354 mmol/L。该患者最可能的**诊断**是

A. 原发性甲状腺功能减退症　　B. 血管加压素分泌失调综合征　　C. 腺垂体功能减退症
D. 直立性低血压　　E. 原发性肾上腺皮质功能减退症

【例14】严重的腺垂体功能减退症易发生低血糖主要是缺乏
A. PRL 及 LH　　B. PRL 及 TSH　　C. PRL 及 ACTH
D. GH 及 TSH　　E. GH 及 ACTH

【例15】女,38 岁。10 年前分娩后出现无乳、闭经、食欲减退、怕冷、面色苍白、毛发脱落症状。最可能的诊断是
A. 腺垂体功能减退症　　B. 原发性甲状腺功能减退症　　C. 神经性厌食症
D. 肾上腺皮质功能减退症　　E. 卵巢功能早衰症

三、实验室检查

1. 性腺功能 女性有血雌二醇水平降低,无排卵及基础体温改变,阴道涂片无周期性激素作用改变等;男性患者可有睾酮分泌降低或低于正常,精液检查有精子数量减少等。

2. 肾上腺皮质功能 24 小时尿 17-羟皮质类固醇及游离皮质醇浓度降低,但节律正常。

3. 甲状腺功能 血清总 T_4、游离 T_4 均降低,而总 T_3、游离 T_3 可正常或降低。

4. 腺垂体分泌激素 ACTH、TSH、LH、FSH、PRL、GH 不同程度降低或在正常范围。因激素呈脉冲式分泌,故相隔 15~20 分钟连续抽取等量的抗凝血液 3 次,等量相混后送检。

四、治　疗

1. 病因治疗 肿瘤患者可选择手术、放疗和化疗。对鞍区占位性病变,必须首先解除压迫及破坏作用。对于出血、休克而引起的缺血性垂体坏死,关键在于预防。

2. 激素替代治疗 腺垂体功能减退症采用相应靶腺激素替代治疗可取得满意效果,应急情况下需适当增加糖皮质激素剂量。

3. 垂体危象处理 首先静脉推注 50%葡萄糖液 40~60 mL 抢救低血糖,继而补充 5%葡萄糖盐水,每 500~1 000 mL 中加入氢化可的松 50~100 mg 静脉滴注,以解除急性肾上腺功能减退危象。禁用或慎用麻醉剂、镇静剂、催眠药或降压药等。

【例16】男,40 岁。性欲减退及勃起功能障碍 1 年,伴头痛,无视野缺损和视觉障碍,无乳腺增生,无药物服用史。查体:睾丸质软。实验室检查:血清泌乳素水平 700 μg/L(正常<15 μg/L)。头颅 MRI 发现蝶鞍部有一个 2.5 cm×2.0 cm×1.5 cm 大小的肿瘤,位于视神经交叉下方 5 mm,并延伸进入双侧海绵窦。此时该患者最佳的处理措施为
A. 开颅手术切除肿瘤　　B. 口服溴隐亭　　C. 经蝶窦手术切除肿瘤
D. 放射治疗　　E. 定期复查垂体 MRI

第5节　中枢性尿崩症

一、概述及病因

1. 概述 中枢性尿崩症是指精氨酸加压素(AVP)又称血管加压素(ADH)严重或部分缺乏,或肾对 AVP 不敏感(肾性尿崩症),致肾小管重吸收水的功能障碍,从而引起多尿、烦渴、多饮与低密度尿和低渗性尿为特征的一组综合征。可见于任何年龄,但以青少年为多见。男性多于女性,男女比例为 2∶1。

2. 病因 多种原因影响了 AVP 的合成、转运、储存及释放所致,可分为继发性和特发性尿崩症。

继发性尿崩症	①约 50%的患者为下丘脑神经垂体及附近部位的肿瘤引起,少数可由脑部感染性疾病等引起;②垂体柄断裂可引起三相性尿崩症。少数与常染色体显性遗传有关
特发性尿崩症	无明确原因,可能为免疫性因素等所致

二、临床表现

1. 根据 AVP 缺乏的程度可分为完全性尿崩症和部分性尿崩症

完全性尿崩症	①多尿、烦渴和多饮,起病常较急,一般起病日期确定,24 小时尿量可多达 5~10 L,一般不超过 18 L;②尿比重在 1.005 以下,尿渗透压常为 50~200 mOsm/kg H_2O,尿色淡如清水

部分性尿崩症	部分患者表现较轻,24小时尿量仅为2.5~5 L,如果限制饮水,尿密度可超过1.010,尿渗透压可超过血浆渗透压,常为290~600 mOsm/kg H₂O

2. 主要表现 由于低渗性多尿,血浆渗透压常轻度升高,从而兴奋下丘脑口渴中枢,患者因烦渴而大量饮水,喜冷饮。但当病变累及口渴中枢时,口渴感可消失。

【例17】 下列属于由内分泌疾病而引起尿量增多的原因是

A. 摄水过多　　　　　　B. 急性肾衰多尿期　　　　C. 应用利尿剂
D. 中枢性尿崩症　　　　E. 慢性肾盂肾炎

【例18】 尿渗透压降低常见于

A. 中枢性尿崩症　　　　B. 甲状旁腺功能亢进症　　C. 甲状腺功能亢进症
D. 糖尿病　　　　　　　E. 原发性醛固酮增多症

三、辅助检查及诊断

1. 禁水-加压素试验 为确诊尿崩症的试验。禁水一定时间,当尿浓缩至最大渗透压而不再上升时,注射加压素。正常人注射外源性 AVP 后,尿渗透压不再升高,而尿崩症患者体内 AVP 缺乏,注射外源性 AVP 后,尿渗透压可进一步升高。

检查方法	①禁水时间视患者多尿程度而定,一般从夜间开始,禁水6~16小时不等,禁水期间,每2小时排尿一次,测尿量、尿比重或渗透压; ②当尿渗透压达到高峰平顶,即连续两次尿渗透压差<30 mOsm/kgH₂O 时,抽血测血浆渗透压,然后立即皮下注射加压素5单位,注射后1小时和2小时测尿渗透压
结果判断	①正常人禁水后尿量明显减少,尿密度超过1.020,尿渗透压超过800 mOsm H₂O,不出现明显失水。尿崩症患者禁水后尿量仍多,尿密度一般不超过1.010,尿渗透压常不超过血浆渗透压 ②正常人注射加压素后,尿渗透压不升高。尿崩症患者注射加压素后,尿渗透压可进一步升高

2. 血浆精氨酸加压素测定 正常人血浆 AVP(随意饮水)为2.3~7.4 pmol/L,禁水后可明显升高。但本病患者则不能达到正常水平,禁水后也不增加或增加不多。

3. 中枢性尿崩症的病因诊断 尿崩症诊断确定后,必须尽可能明确病因。应进行视野检查、蝶鞍 CT 或 MRI 等检查,以明确有无垂体或垂体附近的病变。

四、治　疗

1. 激素替代治疗

(1) 去氨加压素(1-脱氨-8-右旋精氨酸加压素,DDAVP,弥凝):代表药物,为目前治疗尿崩症的首选药物。

(2) 其他药物:鞣酸加压素注射剂或垂体后叶素水剂。

2. 其他抗利尿药物

药　物	机　制
氢氯噻嗪	可能是由于尿中排钠增加,体内缺钠,肾近曲小管重吸收增加,到达远曲小管的原尿减少,因而尿量减少,此药物对肾性尿崩症也有效
氯磺丙脲	刺激 AVP 释放并增强 AVP 对肾小管的作用,可引起严重低血糖等
卡马西平	能刺激 AVP 分泌,使尿量减少

【例19】 控制中枢性尿崩症患者尿量最佳的药物是

A. 氢氯噻嗪　　　　　　B. 呋塞米　　　　　　　　C. 垂体后叶素
D. 去氨加压素　　　　　E. 油剂鞣酸加压素

➢ **参考答案**如下,详细答案参见2019版《国家临床执业及助理医师资格考试精选真题考点精析》。

1. A	2. D	3. D	4. D	5. C	
6. D	7. E	8. C	9. E	10. D	昭昭老师提示:
11. B	12. D	13. C	14. E	15. A	关注官方微信,获得第一手考试资料。
16. C	17. D	18. A	19. D	—	

第3章 甲状腺疾病

> **2019考试大纲**

①甲状腺的解剖和生理;②甲状腺功能亢进症;③甲状腺功能减退症;④亚急性甲状腺炎;⑤单纯性甲状腺肿;⑥甲状腺癌。

> **考纲解析**

近20年的医师考试中,本章的考试重点是甲亢的分类、检查、治疗及亚甲炎的诊断、甲状腺癌的分型,执业医师每年考查分数为8～10分,助理医师每年考查分数为5～6分。

第1节 甲状腺解剖和生理

一、甲状腺解剖

1. 位置 甲状腺是人体最大的内分泌腺,分左、右两个侧叶和峡部,呈"H"形,重量20～30克。峡部时有锥状叶与舌骨相连,侧叶位于喉与气管的两侧,吞咽时可随喉部上下移动。下极多位于第5～6气管软骨环之间,峡部多位于第2～4气管软骨环之间。甲状腺侧叶的背面有甲状旁腺,内侧毗邻咽、气管、食管。

2. 组成结构 甲状腺的基本构成单位是腺泡,对碘有很强的聚集作用。虽然通常腺体中的碘含量比血液中高25～50倍,但每日饮食摄入的碘仍有1/3进入甲状腺,全身含碘量的90%都集中在甲状腺。

3. 甲状腺的血液供应

甲状腺的动脉		甲状腺的静脉	
动脉名称	动脉来源	静脉名称	回流静脉
甲状腺上动脉	颈外动脉	甲状腺上静脉	颈内静脉
甲状腺下动脉	锁骨下动脉	甲状腺中静脉	颈内静脉
甲状腺最下动脉	无名动脉或主动脉弓	甲状腺下静脉	无名静脉
特点:甲状腺上、下动脉分支与咽喉部、气管、食管的动脉有广泛的交通支,故手术结扎甲状腺全部动、静脉后,甲状腺残留部分仍有血液供应		特点:在腺体形成静脉网,然后汇合成甲状腺上、中、下静脉	

4. 甲状腺的淋巴回流 甲状腺内的淋巴管极为丰富,逐渐向甲状腺包膜下集中,形成集合管,然后伴行或不伴行周边静脉引出甲状腺,汇入颈部淋巴结。颈部淋巴结可以分为七组,具体如下:

分 组	名 称	界 限
第1组	颏下区和颌下区的淋巴结	下以二腹肌前腹为界限,上以下颌骨为界限
第2组	颈内静脉淋巴结上组	上以二腹肌后腹为界限,下以舌骨为界,前界为胸骨舌骨肌侧缘,后界为胸锁乳突肌后缘
第3组	颈内静脉淋巴结中组	从舌骨水平至肩胛舌骨肌下腹与颈内静脉交叉处
第4组	颈内静脉淋巴结下组	从肩胛舌骨肌下腹到锁骨上
第5组	颈后三角区	后界为斜方肌,前界为胸锁乳突肌后缘,下界为锁骨
第6组	中央组	上自舌骨,下至胸骨上间隙,颈动脉鞘内缘至气管旁和气管前,包括环甲膜淋巴结、气管等
第7组		胸骨上凹下至前上纵隔淋巴结

5. 甲状腺的神经支配

	来 源	走行及分布	损伤后表现
喉返神经	迷走神经	走行于气管、食管之间的沟内,多在甲状腺下动脉的分支间穿过	一侧损伤致声音嘶哑,双侧损伤致呼吸困难
喉上神经	迷走神经	内支(感觉支)分布在喉黏膜上,外支(运动支)支配环甲肌,使声带紧张	内支损伤致呛咳,外支损伤使音调降低

二、甲状腺生理

1. 内分泌功能

细 胞	激 素	激素生理作用
甲状腺滤泡细胞	甲状腺激素	①分泌部位:甲状腺滤泡; ②合成原料:甲状腺球蛋白(TG)和碘元素(催化酶:甲状腺过氧化物酶(TPO),催化甲状腺激素合成的关键酶); ③包括:甲状腺素(或称四碘甲腺原氨酸,T_4)和三碘甲腺原氨酸(T_3),分别占总量的93%和7%;T_3生物活性高于T_4,约为后者的5倍;(昭昭老师提示:小3活性巨大,T_3虽少,作用大) ④功能:机体的生长发育(骨骼、脑组织发育),产热和物质代谢;(昭昭老师提示:让人去战斗的激素,缺了就是呆小症) ⑤特殊功能:对碘有很强的聚集作用;虽然通常腺体中的碘含量比血液中高25~50倍,但每日饮食摄入的碘仍有1/3进入甲状腺,全身含碘量的90%都集中在甲状腺(昭昭老师提示:这是甲状腺的绝活,别人没有这个功能)
甲状腺滤泡旁细胞	降钙素	降低血钙、血磷的水平

【例1】 人体降钙素主要来源于
A. 甲状腺滤泡旁细胞   B. 甲状腺滤泡上皮细胞   C. 甲状旁腺主细胞
D. 成骨细胞   E. 破骨细胞

【例2】 甲状旁腺素对血钙的调节主要是通过
A. 肠和胃   B. 肝和胆   C. 胰和胆
D. 骨和肾   E. 脑垂体

【例3】 直接调节甲状腺素产生与分泌的激素是
A. 糖皮质激素   B. 促甲状腺激素   C. 甲状旁腺素
D. 降钙素   E. 甲状腺球蛋白

2. 甲状腺激素(TH)
包括由滤泡分泌到血液循环中具有生物活性的甲状腺素(或称四碘甲腺原氨酸,T_4)和三碘甲腺原氨酸(T_3),分别占总量的93%和7%。T_3生物活性高于T_4,约为后者的5倍,且引起生物效应所需要的潜伏期短。甲状腺激素合成和分泌的基本功能单位是甲状腺滤泡。甲状腺球蛋白(TG)和碘元素是合成甲状腺激素的必需原料。甲状腺过氧化物酶(TPO)是由甲状腺滤泡细胞合成,是催化甲状腺激素合成的关键酶。

3. 调控机制
甲状腺功能的调控机制主要包括下丘脑-垂体-甲状腺轴控制系统和甲状腺腺体内的自身调节系统。

第2节 甲状腺功能亢进症

一、病因、机制和病理

1. 病因
甲状腺功能亢进症是指甲状腺腺体本身产生甲状腺激素过多而引起的甲状腺毒症,引起以神经、循环、消化等系统兴奋性增高和代谢亢进为主要表现的一组临床综合征。其病因包括弥漫性毒性甲状腺肿(Graves病)、结节性毒性甲状腺肿和甲状腺自主高功能腺瘤等。甲亢的患病率约为1%,其中80%以上是由Graves病引起(最常见的病因)。

甲状腺功能亢进症	非甲状腺功能亢进症
弥漫性毒性甲状腺肿(Graves病),最常见	亚急性甲状腺炎
多结节性毒性甲状腺肿	无症状性甲状腺炎
甲状腺自主高功能腺瘤(Plummer disease)	桥本甲状腺炎
碘致甲状腺功能亢进症(碘甲亢,IIH)	产后甲状腺炎
桥本甲亢	外源性甲状腺炎
新生儿甲状腺功能亢进症	异位甲状腺激素产生(卵巢甲状腺肿)
垂体TSH腺瘤	—

2. 机制和病理

（昭昭老师提示：因为甲亢大部分都是Graves病，所以这里主要讲的是Graves病的发病机制），即三个抗体＋滤泡上皮及淋巴细胞。）

主要抗体	TSH 受体抗体 (TRAb)	①TSH 受体刺激性抗体(TSAb)；致病性抗体； ②TSH 受体刺激阻断性抗体(TSBAb)，不导致甲亢，导致甲减
次要抗体	①甲状腺过氧化物酶抗体(TPOAb)；②甲状腺球蛋白抗体(TgAb)	
病理	①滤泡上皮增生；②泡腔内胶质减少或消失；③淋巴细胞增生(T细胞为主)	
Graves眼病	即浸润性突眼，眶后组织淋巴细胞浸润，大量黏多糖堆积和糖胺聚糖沉积，透明质酸增多，导致突眼、眼外肌损伤和纤维化；眼外肌可见淋巴细胞，主要为 T 细胞	

【例4】甲状腺功能亢进的最常见病因是
  A. 弥漫性毒性甲状腺肿   B. 多结节性甲状腺肿   C. 甲状腺自主高功能腺瘤
  D. 亚急性甲状腺炎   E. 桥本氏病

【例5】女，36岁。颈前包块10年，心慌、气短、怕热、多汗半年。查体：P110次/分，BP160/70 mmHg，无突眼，甲状腺触及多个结节，中等硬度，表面光滑，随吞咽可上下移动。实验室检查：T_3、T_4增高，TSH降低，TPOAb 及 TgAb 均阴性。最可能的诊断是
  A. 单纯性甲状腺肿   B. 结节性毒性甲状腺肿   C. 慢性淋巴细胞性甲状腺炎
  D. 甲状腺自主高功能腺瘤   E. 弥漫性毒性甲状腺肿

【例6】引起 Graves 病基本的原因是
  A. 长期碘摄入不足   B. 长期碘摄入过多   C. 各种因素致下丘脑分泌 TRH 过多
  D. 各种原因致垂体分泌 TSH 过多   E. 遗传易感性和自身免疫功能异常

二、临床表现

1. 甲状腺毒症 甲状腺毒症的临床表现为身体各系统代谢亢进，如甲状腺激素分泌增多，交感神经兴奋性增高，新陈代谢加速，症状累及神经、循环、消化等全身各系统。

系 统	表 现
高代谢表现	怕热多汗、皮肤潮湿、易饿多食、体重下降、疲乏无力等
精神、神经系统	紧张兴奋、多语好动、烦躁易怒，双手、舌和上眼睑有细颤
心血管系统	①脉压增大，心率增快、心音增强，可有甲亢性心脏病，尤其老年人常有心房纤颤、心脏增大、心力衰竭； ②甲亢容易并发的心律失常是房颤
消化系统	肠蠕动快，大便次数增多或腹泻，重者出现肝大、黄疸
肌肉骨骼系统	①常发生低血钾性周期性软瘫，好发于20～40岁亚洲男性，发病诱因包括剧烈运动、高碳水化合物饮食、注射胰岛素等，病变主要累及下肢，有低钾血症；（昭昭老师提示：甲状腺激素会导致钾离子向细胞内转移） ②近端肌肉进行性萎缩、无力，以肩胛带肌和骨盆带肌受累为主，称为甲亢性肌病
生殖系统	女性月经量减少、不易受孕；男性可有阳痿，偶有乳腺增生
四肢	胫前黏液水肿 见于少数 GD 患者，白种人多见，多发生在胫骨的中下 1/3 处，呈对称性分布（昭昭老师提示：甲亢和甲减都可以出现胫前黏液水肿）
物质代谢	①糖、脂肪、蛋白质：血糖升高；脂肪分解增加；蛋白质分解加速，合成减少； ②胆固醇：血清胆固醇降低； ③电解质：血钾、血镁降低；血钙正常；尿钾、尿钙、尿酸增高

例7～9 共用题干

男，28岁。心悸、无力、手颤抖3个月。大便每日2～3次，不成形，体重下降5 kg。1周前诊断为甲状腺功能亢进症，尚未治疗。昨晚饮白酒半斤，呕吐一次，晨起醒来发现双下肢不能活动。

【例7】为明确该患者下肢不能活动的原因首先应测定
  A. 血钠   B. 血镁   C. 血糖
  D. 血钾   E. 血钙

【例8】该患者下肢不能活动的紧急处理是

A. 口服大剂量β受体阻滞剂   B. 静脉补钾   C. 口服丙硫氧嘧啶
D. 注射B族维生素   E. 静脉滴注氢化可的松

【例9】为避免再次出现下肢不能活动,甲亢治疗应采用
A. 抗甲状腺药物   B. 放射性碘   C. 肾上腺皮质激素
D. 立即行甲状腺手术   E. 复方碘溶液

【例10】甲状腺功能亢进时,腹泻的主要发生机制是
A. 肠蠕动增强   B. 肠内容物渗透压升高   C. 肠腔内渗出物增加
D. 肠液分泌增多   E. VIP的作用

【例11】男,30岁。患甲状腺功能亢进症,突然出现双下肢不能动症状。检查:双下肢膝腱反射减退,无肌萎缩。血钾测定2.3 mmol/L。该患者最可能的诊断是
A. 慢性甲亢性肌病   B. 周期性瘫痪   C. 周围神经炎
D. 重症肌无力   E. 癔症

2. 甲状腺肿大 大多数Graves病患者有程度不等的甲状腺肿大,表现为甲状腺肿为弥漫性、质地中等、无压痛;甲状腺上、下极可触及震颤,闻及血管杂音。也有少数病例甲状腺不肿大。

3. 眼 征

	单纯性突眼	浸润性突眼
发病率	最常见,占95%	少见,占5%
病因	与甲状腺毒症所致的交感神经兴奋性增高有关	与眶后组织的炎症反应有关
定义	眼睑和眼外部表现,球后组织改变不大	眼球明显突出,超过眼球突度参考值上限的3 mm以上,少数患者仅有单侧突眼
表现	①上睑挛缩、眼裂增宽; ②Joffroy征:眼球向上看时,前额皮肤不能皱起; ③von Graefe征:双眼向下看时,由于上眼睑不能随眼球下落,显露白色巩膜; ④Mobius征:双眼看近时,眼球辐辏不良; ⑤Stellwag征:瞬目减少,炯炯发亮; ⑥轻度突眼:突眼度超过正常值3 mm以下,即前19~20 mm	①表现眼内异物感、胀痛、畏光、流泪、复视、斜视、视力下降; ②体征:眼睑肿胀及闭合不全、结膜充血水肿、角膜外露而形成角膜溃疡、眼球活动受限,严重者眼球固定、全眼炎、失明 (昭昭老师速记:眼睑肿胀,结膜充血,角膜外露,眼球固定)
预后	甲亢治愈后能自行恢复或好转,预后良好	一般不能自行恢复,预后差

4. 胫前黏液水肿 见于少数Graves病患者,白种人多见。多发生在胫骨前下1/3部位,皮损大多为对称性。早期皮肤增厚变粗,晚期皮肤粗糙,如橘皮或树皮样。

【例12】Graves病甲状腺的特点是
A. 症状越严重甲状腺越大   B. 甲状腺质地较硬且有触痛   C. 用碘剂可使甲状腺变软
D. 甲状腺呈弥漫性对称性肿大   E. 大多为结节性甲状腺肿

【例13】诊断甲亢(Graves病)最有价值的体征是
A. 皮肤湿润多汗、手颤   B. 阵发性心房纤颤   C. 甲状腺肿大伴震颤和血管杂音
D. 收缩压升高,舒张压降低,脉压增大   E. 窦性心动过速

三、特殊的甲亢类型

类型	表现
T_3型甲亢	①老年人多见,出现T_3、T_4比例失调,T_3产生量明显大于T_4; ②检查有TT_3、FT_3增高,TT_4、FT_4正常,TSH降低,^{131}I摄取率增加
甲状腺危象	①多发生于较重甲亢未予治疗或治疗不充分者,常见诱因有感染、劳累、治疗不充分; ②表现为高热、大汗、心动过速、烦躁、谵妄等,严重者出现休克及昏迷; ③临床上怀疑本病或有前兆者,应按照甲亢危象来处理

类型	表现
淡漠型甲亢	①见于老年人,起病隐袭,高代谢综合征、眼征及甲状腺肿均不明显,因为不明显,所以容易发生甲状腺危象; ②主要表现为明显消瘦、心悸、乏力、头晕、腹泻等 (昭昭老师提示:老年人不明原因的突然消瘦、新发房颤时要考虑本病)
甲状腺毒症心脏病	甲状腺激素通过一系列的生理反应,可导致心动过速、心排出量增加、心房颤动和心力衰竭
妊娠期甲亢	①妊娠期雌激素刺激甲状腺激素结合球蛋白(TBG)增加,引起血清 TT_4 和 TT_3 增高,所以妊娠期甲亢依赖于 TSH 及 FT_4、FT_3; ②甲亢对妊娠流产、早产、先兆子痫、胎盘早剥等有影响
Graves眼病	①25%~50%的 GD 患者伴有不同程度的 GO; ②与 GD 不同,GO 多见于男性,单眼受累病例占 GO 的 10%~20%; ③甲亢和 GO 的发生顺序:43%的患者两者同时发生,44%的患者甲亢先于突眼,5%的 GO 患者以眼病为主,称为甲状腺功能正常型 GO; ④临床活动性评分,以下 10 项各为 1 分;CAS≥3 分提示 GO 处于活动期后疼痛>4 周;4 周内眼球运动时疼痛;眼睑发红;结膜发红;眼睑肿胀;球结膜水肿;泪阜肿胀;突眼度较上次增加 2 mm;任一方向眼球运动较上次减少 5°以上;视力较上次下降≥1 行

四、检 查

指 标	意 义
促甲状腺激素(TSH)	①TSH 浓度变化是反映甲状腺功能最敏感的指标; ②目前测量敏感 TSH(sTSH)是筛查甲亢的第一线指标,甲亢时 TSH 通常<0.1 mU/L。sTSH 使得诊断亚临床甲亢成为可能,已经取代传统的 ^{131}I 摄取率和 TRH 刺激试验用于诊断不典型甲亢
血清总甲状腺素(TT_4)	①T_4 全部由甲状腺产生,血清中 99.96%的 T_4 以与蛋白结合的形式存在,其中 80%~90%与甲状腺球蛋白(TBG)结合; ②TT_4 测定的是结合于蛋白的激素,但是血清 TBG 含量和蛋白与激素结合力的变化都会影响测定的结果; ③妊娠、雌激素升高、肝炎等可致 TBG 升高、TT_4 升高,雄激素、糖皮质激素、低蛋白血症等可引起 TT_4 降低
血清游离甲状腺素(FT_4)、游离三碘甲腺原氨酸(FT_3)	①游离甲状腺激素是实现激素生物效应的主要部分,是诊断甲亢的重要指标,其含量不受甲状腺球蛋白(TBG)的影响; ②FT_4 和 FT_3 的含量甚微(FT_4 仅占 TT_4 的 0.025%,FT_3 仅占 TT_3 的 0.35%),测定的稳定性不如 TT_4、TT_3
血清总三碘甲腺原氨酸(TT_3)	①20%的血清 T_3 由甲状腺产生,80%的 T_3 在外周组织由 T_4 转换而来; ②大多数甲亢的 TT_3、TT_4 同时升高,T_3 型甲亢仅有 T_3 升高; ③甲亢时血清 T_3 可高于正常的 4 倍左右,而 T_4 仅为正常的 2 倍,因此 T_3 测定对甲亢的诊断具有较高的敏感性(TSH>T_3>T_4)
甲状腺自身抗体	①TSH 受体抗体(TRAb)是鉴别甲亢病因、诊断 GD 的重要指标,也是判断预后的主要指标; ②TSH 受体刺激抗体(TSAb)阳性见于 85%以上新诊断的 GD 患者
甲状腺放射性核素扫描	①对诊断甲状腺高功能腺瘤有意义; ②肿瘤区浓聚大量核素,肿瘤区外的甲状腺组织和对侧甲状腺无核素吸收
^{131}I 摄取率	①正常甲状腺 24 小时内摄取的 ^{131}I 为人体总量的 30%~40%; ②2 小时内超过人体总量的 25%,或 24 小时超过 50%,且吸收 ^{131}I 高峰提前,都可以诊断为甲亢 (昭昭老师速记:甲亢患者"250")

基础代谢率测定	①基础代谢率=(脉率+脉压)-111,正常值是±10%； ②甲亢患者基础代谢率升高,20%~30%为轻度甲亢,30%~60%为中度甲亢,大于60%为重度甲亢(昭昭老师速记:和贫血分度类似)

【例14】 反映甲状腺功能最敏感的实验室检查指标是
A. FT_3 B. FT_4 C. TSH
D. TRAb   E. TRH

例15~17共用题干
女,17岁。疲乏无力,心烦易怒、怕热多汗多年。易饿,体重下降11 kg。月经量减少,经期仅1~2天。查体:P108次/分,BP 140/70 mmHg,皮肤微潮,手有细颤,轻微突眼,甲状腺Ⅰ度弥漫性肿大,质软,无触痛。

【例15】 该患者最可能的诊断是
A. 亚急性甲状腺炎   B. Graves病   C. 单纯性甲状腺肿
D. 自主神经功能紊乱   E. 糖尿病

【例16】 明确诊断的主要检查是
A. 甲状腺放射性核素扫描   B. 垂体功能测定   C. 血甲状腺激素水平
D. OGTT   E. 甲状腺摄^{131}I率

【例17】 最可能的检查结果是
A. FT_3及FT_4升高   B. TSH升高   C. 甲状腺摄^{131}I率降低
D. 继发性垂体功能降低   E. 血糖升高

【例18】 患者发生甲状腺功能亢进时,^{131}I摄取率2小时至少超过
A. 15%   B. 20%   C. 25%
D. 30%   E. 35%

【例19】 确诊高功能性甲状腺结节最有意义的检查是
A. TRH兴奋试验   B. T_3抑制试验   C. ^{131}I摄取率
D. 放射性核素扫描   E. 甲状腺MRI

例20~21共用题干
男,37岁。多食,易饥,大便次数增多,体重下降3个月,发作性软瘫1天。查体:P110次/分,匀称,皮肤潮湿。血钾3.0 mmol/L。

【例20】 对明确诊断最有帮助的检查是
A. 24小时尿儿茶酚胺   B. 24小时尿钾   C. 空腹血糖
D. FT_3、FT_4和TSH   E. 24小时尿游离皮质醇

【例21】 该患者血钾降低的原因是
A. 出汗排钾增多   B. 腹泻排钾增多   C. 细胞内外钾分布异常
D. 钾摄入不足   E. 尿钾排出增多

五、保守治疗

目前尚不能对GD进行病因治疗。普遍采用三种治疗方法,即抗甲状腺药物(ATD)、^{131}I和手术治疗。ATD的主要作用是抑制甲状腺合成甲状腺激素,^{131}I和手术则是通过破坏甲状腺组织,减少甲状腺激素的产生从而达到治疗目的。在美国,GD患者首选^{131}I治疗,在中国、日本和西欧国家,GD患者首选抗甲状腺药物治疗。

1. 抗甲状腺的药物(ATD)治疗
(1) 适应症

机 制	ATD是甲亢的基础治疗,但是单纯的ATD治疗其治愈率仅有40%左右,ATD也可用于手术和^{131}I治疗的术前准备
适应证	青少年甲亢,甲状腺轻、中度肿大,孕妇、高龄或由于其他原因不适宜手术者,术前准备和^{131}I治疗前准备,手术后复发或不宜使用^{131}I治疗者

（2）具体药物

昭昭老师速记：甲亢药物有优先选择他巴唑的，但是他巴唑起效慢，而丙硫氧嘧啶起效快，所以甲状腺危象及术前准备中都是选择丙硫氧嘧啶。另外，因为他巴唑会导致胎儿畸形，故妊娠期优先选择丙硫氧嘧啶。

分类	代表药物	特点
硫脲类	丙硫氧嘧啶（PTU）	PTU具有在外周抑制T_4转换为T_3的独特作用，所以发挥作用较MMI快，控制甲亢症状快
咪唑类	甲巯咪唑（MMI，他巴唑）、卡比马唑	①因为PTU的肝毒性大于MMI，与PTU相比，倾向于优先选择MMI；（昭昭速记：买手机，首选小"米"） ②首选PTU的情况有两种，即妊娠T_1期（1～3月）甲亢和甲状腺危象（MMI可致胎儿皮肤发育不良等）

（3）药物的副作用

粒细胞缺乏症	①中性粒细胞低于$1.5×10^9/L$时应停药，也不能换用另外一种ATD，因为两者存在交叉反应； ②出现白细胞减少（$<4.0×10^9/L$），但中性粒细胞$>1.5×10^9/L$，通常不需要停药，应减少ATD剂量，加用促白细胞增生的药物
皮疹	轻度皮疹给予抗组胺药，或者换用另外一种ATD，严重的皮疹要停药
中毒性肝病	PTU发病率较高，且较严重，故优先选择MMI治疗
血管炎	PTU诱发抗中性粒细胞胞质抗体阳性的小血管炎

（4）剂量和疗程

治疗期	①口服MMI 10～20 mg，每天1次，或口服PTU每次50～150 mg，每天2～3次； ②每4周查1次甲状腺激素水平
维持期	①当血清甲状腺激素达正常后可减量，维持剂量MMI 5～10 mg，每天1次口服，或者PTU每次50 mg，每天2～3次口服，维持时间为12～18个月； ②每2个月复查1次甲状腺激素水平
甲亢缓解	停药1年，血清TSH和甲状腺激素正常

（5）甲亢ATD治疗后甲状腺肿加重的处理：ATD治疗后甲亢症状缓解或消失，但甲状腺肿加重，这时可以加用甲状腺素片。机制是利用甲状腺激素来抑制下丘脑的负反馈作用，负反馈抑制TSH的释放，从而减轻甲状腺肿胀。

【例22】女，15岁。烦躁、怕热、多汗，体重减轻2个月。查体：BP120/60 mmHg，体型偏瘦，皮肤潮湿，手有震颤，轻微突眼，甲状腺弥漫Ⅰ度大，质地软，无触痛，可闻及轻度血管杂音，心率108次/分，经甲状腺功能检查确诊Graves病。首选的治疗是

A. 普萘洛尔　　　　　　　　B. 碘剂　　　　　　　　　C. 丙硫氧嘧啶
D. 核素^{131}I　　　　　　　　E. 甲状腺大部切除

例23～25 共用题干

男，36岁。心悸、怕热、手颤、乏力1年。大便不成形，每日4次，体重下降11 kg。查体：脉搏90次/分，血压128/90 mmHg，皮肤潮湿，双手细颤，双眼突出，甲状腺弥漫Ⅱ度肿大，可闻及血管杂音，心率104次/分，律不齐，心音强弱不等，腹平软，肝、脾肋下未及，双下肢无水肿。

【例23】为明确诊断，首选检查是

A. 甲状腺摄^{131}I率　　　　　　B. 血TSH、T_3、T_4　　　　　C. T_3抑制试验
D. TRH兴奋试验　　　　　　E. 抗甲状腺抗体

【例24】该患者心律不齐最可能的是

A. 窦性心律不齐　　　　　　B. 阵发性期前收缩　　　　C. 心房颤动
D. 心房扑动　　　　　　　　E. 二度房室传导阻滞

【例25】该患者治疗首选

A. 丙硫氧嘧啶　　　　　　　B. 立即行甲状腺大部切除　　C. 核素^{131}I
D. 心得安　　　　　　　　　E. 复方碘溶液

例26～28 共用题干

女，59岁。乏力伴心悸、多汗、手颤、易饿3个月，脾气暴躁。每天大便4～5次，不成形。体重下降6.0

kg。查体：甲状腺Ⅱ度肿大、质软，心率 110 次/分，律齐，心音有力。

【例 26】 该患者最可能的诊断是
A. 1 型糖尿病　　　　　　　B. 溃疡性结肠炎　　　　　　C. 2 型糖尿病
D. 甲状腺功能亢进症　　　　E. 更年期综合征

【例 27】 目前确定诊断的主要检查项目是
A. 口服葡萄糖耐量试验　　　B. 结肠镜检查　　　　　　　C. 胰岛素释放试验
D. 甲状腺功能测定　　　　　E. 甲状腺摄 ^{131}I 率

【例 28】 该患者适宜的治疗是
A. 胰岛素　　　　　　　　　B. 口服泼尼松　　　　　　　C. 口服降血糖药
D. ^{131}I 治疗　　　　　　　E. 抗甲状腺药物

【例 29】 硫脲类抗甲状腺药物治疗甲状腺功能亢进的主要作用是
A. 降低靶细胞对 T_3、T_4 的敏感性　　B. 抑制碘的吸收　　　C. 抑制甲状腺激素的释放
D. 抑制促甲状腺激素的合成　　E. 抑制甲状腺激素的合成

【例 30】 甲亢治疗时粒细胞减少多见于
A. 放射性核素 ^{131}I 治疗　　B. 复方碘溶液治疗　　　　　C. 抗甲状腺药物治疗
D. 甲状腺次全切除术　　　　E. 甲状腺素治疗

【例 31】 丙硫氧嘧啶治疗甲亢过程中，需停药处理的为
A. 规则用药已 6 个月，甲亢仍未控制　　B. T_3、T_4 恢复正常　　C. 甲状腺较治疗前明显增大
D. 突眼情况加重　　　　　E. 血中性粒细胞＜1.5×10^9/L

2. 放射性碘治疗（^{131}I 治疗）

（1）机制及目的：由于甲状腺具有浓聚碘的特点，^{131}I 被甲状腺摄取后，释放出 β 射线，破坏甲状腺组织细胞。β 射线在组织内的射程仅有 2 mm，不会累及毗邻组织。因此可达到破坏甲状腺组织、减少甲状腺激素产生的作用。

（2）适应证及禁忌证：

适应证	禁忌证
①ATD 应用失败、过敏、复发、严重副作用； ②甲亢合并心脏病或肝、肾功能损害； ③拒绝手术治疗或有手术禁忌证； ④浸润性突眼	①儿童、青少年的甲亢； ②妊娠期妇女的甲亢； ③哺乳期妇女

【例 32】 可选择放射性核素治疗的是
A. 肾上腺皮质功能减退症　　B. 特发性中枢性尿崩症　　　C. 原发性甲状腺功能亢进症
D. 原发性甲状腺功能减退症　　E. 原发性甲状旁腺功能亢进症

3. 甲状腺毒症心脏病的治疗

（1）对于甲状腺毒症心脏病患者，应立即给予足量抗甲药，控制甲状腺功能至正常。

（2）经抗甲药控制症状后，尽早给予大剂量的 ^{131}I 破坏甲状腺组织。为防止放射性损伤后引起的一过性高甲状腺激素血症加重心脏病变，在给予 ^{131}I 治疗的同时，应给予 β 受体阻滞剂保护心脏。^{131}I 治疗后两周继续给予抗甲药物治疗，等待 ^{131}I 发挥其完全破坏作用；^{131}I 治疗后 12 个月，调整抗甲药物剂量，严格控制甲状腺功能在正常范围内。

（3）房颤的处理：房颤可被普萘洛尔、洋地黄控制。控制甲亢后可以施行电转律。

4. 甲亢合并周期性瘫痪的治疗

本病多为低钾性瘫痪，呈自限性，休息或补钾后缓解，甲亢控制后症状多明显减轻。

补钾	①轻症者可口服补钾； ②严重者需静脉滴注氯化钾尽快缓解症状，病情好转后改为口服钾盐
辅助呼吸	患者出现呼吸肌瘫痪时，应采用辅助呼吸
根除性治疗	甲亢控制后周期性瘫痪消失，可用药物、手术或 ^{131}I 对甲亢作根除性治疗

六、外科治疗

1. 一般准备

一般准备	精神紧张者→安定;心率过快者→普萘洛尔;心衰者→洋地黄等
颈部摄片	了解气管有无受压或移位（气管软化试验）
心电图	常规做心电图检查,以了解是否合并甲亢心
喉镜检查	确定声带功能
测定BMR	测定基础代谢率（BMR）有助于了解甲亢程度,选择手术时机

2. 术前药物准备

药物	作用	目标效果及注意事项
抗甲状腺药＋碘剂	最常用,先用硫脲类药物,待甲亢症状得到基本控制后,改服2周碘剂,再进行手术	硫脲类药物容易导致甲状腺肿大及动脉性充血,应用碘剂可使甲状腺变小,血管较少
单用碘剂法	适合于症状不重及继发性甲亢和高功能腺瘤患者;开始即用碘剂,2~3周症状控制后手术	碘剂可抑制蛋白水解酶,减少甲状腺球蛋白的分解,使甲状腺变小、变硬
硫脲类→碘剂	先服用硫脲类药物,待症状基本控制后,即改服碘剂2周,再行手术	—
普萘洛尔法	应用碘剂或合并应用硫氧嘧啶药物无效者,主张单独用普萘洛尔或与碘剂合用做术前准备	术前不用阿托品,避免引起心动过速

①抗甲状腺药的机制是:抑制过氧化物酶,减少T_3、T_4的合成;
②碘剂:抑制蛋白水解酶,减少甲状腺球蛋白的分解,进而了减少T_3、T_4的释放;
(昭昭老师速记:药物是合成,碘剂是释放)
③目标:争取让心率降低到<90次/分,这样手术起来比较安全

【例33】关于甲亢患者术前准备服用碘剂的作用,错误的是
　　A. 抑制甲状腺素的合成　　　　B. 使甲状腺缩小变硬　　　　C. 抑制甲状腺素释放
　　D. 可以减少甲状腺的血流量　　E. 抑制蛋白水解酶,减少甲状腺球蛋白的分解

【例34】为抑制甲状腺功能亢进患者甲状腺素的释放,外科手术前最常选择的药物是
　　A. 卡比马唑　　　　　　　　　B. 普萘洛尔　　　　　　　　C. 丙硫氧嘧啶
　　D. 碘剂　　　　　　　　　　　E. 甲巯咪唑

【例35】甲亢患者术前准备应降低手术的基础代谢率,至少降至
　　A. ＋10%以下　　　　　　　　B. ＋20%以下　　　　　　　C. ＋25%以下
　　D. ＋30%以下　　　　　　　　E. ＋35%以下

【例36】甲亢术前准备,脉率应降至每分钟
　　A. 80次以下　　　　　　　　　B. 90次以下　　　　　　　　C. 100次以下
　　D. 110次以下　　　　　　　　E. 120次以下

【例37】女,28岁。甲状腺肿大3年。性情急躁,怕热、多汗、心悸,食欲强但消瘦,有哮喘病史。拟行手术治疗,其术前药物准备措施应首选的是
　　A. 单用复方碘剂　　　　　　　B. 单用硫脲类药物　　　　　C. 先用硫脲类药物,后加用复方碘剂
　　D. 单用普萘洛尔　　　　　　　E. 应用普萘洛尔＋硫脲类药物

3. 手术治疗

甲状腺大部分切除术(切掉甲状腺80%~90%)。

适应症	①多发结节性甲状腺肿伴甲亢,高功能腺瘤;②中度以上的Graves病; ③压迫症状,胸骨后甲状腺肿;④有恶变的患者 (昭昭老师速记:"中度""结节""压迫""后""恶变"需要手术治疗)
禁忌症	①青少年患者;(昭昭老师速记:促进生长发育,切了怎么长个) ②甲亢症状较轻者;　　③老年患者或有严重器质性疾病不能接受手术者

4. 妊娠期人群处理

分　期	时　间	处　理
妊娠早期	妊娠1~3个月	首选丙硫氧嘧啶(MMI有致畸作用)
妊娠中期	妊娠4~6个月	首选手术治疗
妊娠晚期	妊娠7~9个月	首选甲巯咪唑(PTU长时间使用对肝功能会有损害)

例38~41 共用题干

女,25岁。发现心悸、盗汗、易怒1年,伴有饮食量增加、消瘦。查体:BP 110/80 mmHg,重度突眼,甲状腺弥漫性肿大,深入胸骨后上纵隔内,心率116次/分。测血 T_3、T_4 值高于参考值上限1倍。

【例38】对该患者最可能的诊断是
 A. Graves病　　　　　　　B. 高功能腺瘤　　　　　　　C. 结节性甲状腺肿
 D. 亚急性甲状腺炎　　　　E. 慢性淋巴细胞性甲状腺炎

【例39】对患者应尽早手术治疗,其适应证是
 A. TSH增高　　　　　　　B. T_3、T_4 值显著升高　　　C. 甲状腺弥漫性肿大
 D. 甲状腺位于胸骨后　　　E. 重度突眼

【例40】该患者术前最适合的药物准备是
 A. 丙硫氧嘧啶　　　　　　B. 碘剂　　　　　　　　　　C. 抗甲状腺药+碘剂
 D. 抗甲状腺药+普萘洛尔　E. 普萘洛尔

【例41】该患者行双侧甲状腺次全切除术,术后第2天发生四肢抽搐。有效的处理方法应是
 A. 口服钙剂　　　　　　　B. 10%葡萄糖酸钙静脉点滴　C. 口服镇静剂
 D. 口服碘剂　　　　　　　E. 气管切开防窒息

【例42】女,28岁。结节性甲状腺肿10年,近半年出现怕热、多汗症状。T_3、T_4 值高于正常值近1倍。妊娠4个月,有哮喘史。最适合的治疗方法是
 A. 抗甲状腺药物治疗　　　B. 普萘洛尔治疗　　　　　　C. 碘剂治疗
 D. 放射性碘治疗　　　　　E. 甲状腺大部切除

【例43】女,36岁。发现颈部包块2年,包块逐渐增大,无甲亢表现,目前有憋闷感。查体:右侧甲状腺可触及4 cm×3 cm包块,光滑、质韧,随吞咽上下移动,无压痛,未触及肿大淋巴结。核素扫描:甲状腺右叶温结节。建议手术治疗,最主要的依据是
 A. 易发生继发感染　　　　B. 用力后包块易破裂　　　　C. 可继发甲亢
 D. 有压迫症状　　　　　　E. 易发生恶变

【例44】不能列为甲状腺大部切除术适应证的是
 A. 继发性甲亢或高功能腺瘤　B. 中度以上的原发性甲亢　C. 青少年甲亢患者
 D. 有压迫症状或胸骨后甲状腺肿并发甲亢　　　　　　　E. 抗甲状腺药物或碘治疗复发者

【例45】甲状腺功能亢进症患者的手术禁忌证是
 A. 中度Graves病　　　　　B. 胸骨后甲状腺肿伴甲亢　　C. 高功能腺瘤
 D. 妊娠早期重度甲亢　　　E. 青少年患者

5. 手术方法

切除范围	切除80%~90%腺体和峡部,每侧保留腺体大概拇指末节大小
结扎动脉	①结扎甲状腺上动脉要紧贴上极,避免损伤喉上神经; ②结扎甲状腺下动脉要远离下极,避免损伤喉返神经
保持甲状腺背面完整	保证甲状旁腺不被损伤
止血措施及术后措施	严格止血,术后必须放置引流,避免发生伤口内血肿导致窒息

【例46】关于甲亢手术治疗,下列哪项正确?
 A. 通常需切除双侧甲状腺腺体的60%~70%　　　B. 处理甲状腺上极血管时应远离甲状腺上极
 C. 结扎甲状腺下动脉要尽量离开腺体背面靠近颈总动脉
 D. 甲状腺峡部要保留
 E. 止血充分时,术野可不放置引流

6. 术后处理及并发症

并发症	特点	治疗
伤口内血肿形成	①术后最严重的并发症,多发生在术后48小时内; ②原因为出血及血肿压迫气管,喉头水肿,气管塌陷	①重新切开清除血肿; ②采用气管插管或气管切开
喉返神经	①一侧受损,声音嘶哑;(昭昭老师速记:反思) ②双侧受损,呼吸困难	①理疗后自行恢复; ②严重时,气管切开
喉上神经	①外支受损,音调减低;(昭昭老师速记:在"外"面要"低"调) ②内支受损,呛咳(昭昭老师速记:"内"部互相"呛"呛)	理疗后自行恢复
甲状旁腺功能减退	多在术后1~3天出现,起初并有面部、唇部或手足的针刺样麻木感,严重者出现抽搐 (昭昭老师速记:"甲旁腺"分泌"升钙素",升钙素少了就会产生低血钙的症状)	抽搐发作时,静脉推注10%葡萄糖酸钙
甲状腺危象	因过量的甲状腺激素释放所致。表现为高热(>39℃)、脉快(>120次/分)及多系统并发症,甚至出现休克、死亡(昭昭老师速记:全身症状)	应用镇静剂、降温、碘剂、肾上腺素能阻滞剂、氢化可的松等

例47~48 共用题干

男性,20岁。因甲状腺功能亢进症行甲状腺大部切除术。术后第二天出现手足抽搐。

【例47】出现此种情况最可能的原因是
A. 喉上或喉返神经损伤 B. 甲状腺功能低下 C. 甲状腺危象
D. 喉头水肿导致喉梗阻 E. 甲状旁腺功能低下

【例48】应采用的治疗方法是
A. 颈部理疗 B. 口服甲状腺素片 C. 口服复方碘化钾溶液
D. 气管切开 E. 静脉注射10%葡萄糖酸钙

【例49】女性,26岁。因甲状腺癌行甲状腺全切除术。术后当晚出现呼吸困难,伤口肿胀有血液渗出。最佳的急救处理为
A. 气管切开 B. 气管插管 C. 面罩吸氧
D. 静注地塞米松 E. 拆除缝线,敞开手术创腔

【例50】男,39岁。行甲状腺根治术后1天,感觉面部针刺样麻木,手足抽搐。此时应采取的正确的处理措施是
A. 口服葡萄糖酸钙 B. 静脉注射钙剂 C. 口服维生素D_3
D. 伤口切开 E. 气管切开

【例51】女,55岁。因甲状腺功能亢进症行甲状腺次全切除术后1小时,突然呼吸困难。查体:面色青紫、颈部肿胀。引起该患者呼吸困难最可能的原因是
A. 气管塌陷 B. 甲状腺危象 C. 喉上神经内外支损伤
D. 双侧喉返神经损伤 E. 切口内出血

【例52】女,23岁。因原发性甲状腺功能亢进症在气管内插管全麻下行甲状腺双侧次全切除术。术后清醒拔出气管插管后患者出现呼吸困难,伴有失音,无手足麻木。查体:37.3℃,P 92次/分,R 28次/分,BP130/70 mmHg,面红无发绀,颈部不肿,引流管通畅,有少许血液流出。引起该患者呼吸困难最可能的原因是
A. 喉上神经损伤 B. 伤口出血 C. 甲亢危象
D. 双侧喉返神经损伤 E. 甲状旁腺损伤

【例53】甲状腺大部切除后48小时内,需注意最危急的并发症为
A. 喉上神经内侧支损伤 B. 喉返神经单侧损伤 C. 手足抽搐
D. 呼吸困难和窒息 E. 甲状腺危象

> 昭昭老师总结:内分泌系统:甲状腺亢进的治疗方案:

	药　物	^{131}I 治疗	手术治疗
代表	硫脲类:丙硫氧嘧啶 咪唑类:甲巯咪唑	—	甲状腺大部分切除术(切掉甲状腺80%～90%)
首选	我国首选	美国首选	都无效后选择
适应症	①青少年甲亢; ②哺乳期妇女; ③轻、中度甲亢	①ATD应用失败、过敏、复发、严重副作用; ②甲亢合并心脏病或肝、肾功能损害; ③浸润性突眼	①多发结节性甲状腺肿伴甲亢,高功能腺瘤; ②中度以上的Graves病; ③压迫症状,胸骨后甲状腺肿
禁忌证	粒细胞减少或缺乏者	①儿童、青少年的甲亢(致癌作用); ②妊娠期妇女的甲亢(致畸作用); ③哺乳期妇女	①青少年患者;(促进生长发育,切了怎么长个) ②甲亢症状较轻者; ③老年患者或有严重器质性疾病不能耐受手术者
小结	小孩+孕产妇(青少年、儿童、哺乳期妇女、妊娠妇女)首选药物治疗		
特点	①PTU发挥作用较MMI快,控制甲亢症状快; ②PTU的肝毒性大于MMI,与PTU相比,倾向于优先选择MMI。首选PTU的情况有两种:即妊娠T_1期(1～3月)甲亢和甲状腺危象; ③中性粒细胞低于$1.5\times10^9/L$时应停药;出现白细胞减少$<4.0\times10^9/L$,但中性粒细胞$>1.5\times10^9/L$,通常不需要停药,应减少ATD剂量,加用促白细胞增生的药物; ④特殊人群特殊处理,如妊娠患者:妊娠早期、后期(妊娠1～3个月首选丙硫氧嘧啶(MMI有致畸作用),加6～9个月首选甲巯咪唑(丙硫氧嘧啶长期应用有巨大肝毒性)),妊娠中期(4～6个月)首选手术治疗		

第3节　甲状腺功能减退症

甲状腺功能减退症简称为甲减,是由各种原因导致的低甲状腺激素血症或甲状腺激素抵抗而引起的全身性低代谢综合征,其病理特征是黏多糖在组织和皮肤堆积,出现黏液性水肿。

一、分　类

1. 根据病变部位分类

原发性甲减(甲状腺)	后天原因导致甲状腺组织被破坏、甲状腺素合成障碍,以及先天性甲状腺合成障碍所致
继发性甲减(垂体)	主要由垂体肿瘤、垂体手术、垂体内或外照射、垂体卒中所致
甲状腺激素抵抗综合征	外周组织对甲状腺激素不敏感,使得后者不能发挥效应

2. 根据病因分类　药物性甲减、手术后甲减、特发性甲减等。

3. 根据甲状腺功能减低的程度分类　临床甲减和亚临床甲减。

二、病　因

自身免疫损伤	最常见病因是自身免疫性甲状腺炎,包括桥本甲状腺炎、萎缩性甲状腺炎和产后甲状腺炎等
甲状腺破坏	包括甲状腺手术、^{131}I治疗等
碘过量	碘过量可引起具有潜在性甲状腺疾病者发生甲减,可诱发或加重自身免疫性甲状腺炎
抗甲状腺药物	如锂盐、硫脲类、咪唑类等

三、临床表现及体格检查

1. 表现

患者主要以代谢率降低和交感神经兴奋性下降为主,病情轻的早期患者可以没有特异症状。典型患者出现畏寒、乏力、表情淡漠、反应迟钝、嗜睡、体重增加、便秘等,女性患者出现月经紊乱或者月经过多,不孕。

2. 体格检查

(1)皮肤粗糙、毛发稀疏干燥、面色苍白、反应迟钝、表情呆滞、听力障碍等。

(2) 少数患者出现颈前黏液性水肿。

(3) 重症者出现黏液性水肿昏迷，常为寒冷、感染、镇静麻醉剂等诱发。见于老年人。昏迷患者都有脑水肿。死亡率极高。

四、检　查

血清 TSH、TT_4、FT_4	①原发性甲减血清 TSH 增高，TT_4 和 FT_4 均降低，水平与病情程度相关； ②亚临床甲减仅有 TSH 升高，TT_4 和 FT_4 正常；T_3 主要由外周组织 T_4 转换而来，不能作为原发性甲减的诊断指标
甲状腺过氧化物酶抗体（TPOAb）和甲状腺球蛋白抗体（TgAb）	TPOAb 和 TgAb 是确定原发性甲减病因的重要指标和诊断自身免疫甲状腺炎的主要指标
TRH 刺激实验	可用于鉴别原发性甲减和中枢性甲减
其他检查	轻、中度贫血，血清总胆固醇升高等

【例54】原发性甲状腺功能减退症最早出现异常的是
A. 血 TSH　　　　　　　　B. 血总 T_3　　　　　　　　C. 血游离 T_3
D. 血总 T_4　　　　　　　　E. 血游离 T_4

【例55】原发性甲状腺功能减退症血中升高的是
A. TT_3　　　　　　　　　B. FT_3　　　　　　　　　C. TRAb
D. TT_4　　　　　　　　　E. TSH

【例56】先天性甲状腺减低确诊需要做的检查是
A. T_4，TSH　　　　　　　B. GH 测定　　　　　　　C. X 线腕骨片
D. 染色体检查　　　　　　　E. T_3，TSH

五、鉴别诊断

蝶鞍增大	应与垂体瘤鉴别
水肿	应与特发性水肿鉴别
低 T_3 综合征	①也称甲状腺功能正常的病态综合征，是指非甲状腺疾病原因引起的伴有低 T_3 的综合征； ②表现为血清 TT_3、FT_3 水平减低，血清 rT_3 增高，血清 T_4、TSH 水平正常

六、治　疗

1. 左甲状腺（L-T_4）替代治疗

治疗目标	将血清 TSH 和甲状腺激素水平恢复到正常范围内，通常要终生服药
剂量	成人患者 L-T_4 替代剂量 50~200 μg/d，平均 125 μg/d，一般从 25~50μg/d 开始，每 1~2 周增加 25 μg，直到达到治疗目标
建立控制轴时间	补充甲状腺激素，重新建立下丘脑-垂体-甲状腺轴平衡需要 4~6 周

2. 亚临床甲减的处理

目前认为需要给予 L-T_4 治疗的情况包括高胆固醇血症、血清 TSH>10 mU/L。

3. 黏液水肿性昏迷的治疗

补充甲状腺激素，首选 T_3 静脉注射。保暖、供氧、保持呼吸道通畅。氢化可的松持续静滴，患者清醒后减量。控制感染，治疗原发疾病。

【例57】女，42岁。乏力、怕冷、便秘伴声音嘶哑 1 年，体重增加 8 kg。经检查诊断为甲状腺功能减退症。拟采用左甲状腺素替代治疗，最适宜的起始剂量为
A. 125 μg　　　　　　　　B. 100 μg　　　　　　　　C. 75 μg
D. 50 μg　　　　　　　　　E. 25 μg

第4节　亚急性甲状腺炎(助理医师不要求)

一、概述和病因

1. 概述　亚急性甲状腺炎又称为肉芽肿性甲状腺炎、巨细胞性甲状腺炎和 de Quervain 甲状腺炎，是一种与病毒感染相关的自限性甲状腺炎，一般不遗留甲状腺功能减退症。

2. 病因　本病与病毒感染有关，如流感病毒、柯萨奇病毒等，可在患者的甲状腺组织内发现病毒，或在血清中发现病毒的抗体。

二、表现和诊断

1. 表现　多见于40～50岁女性，病前1～3周有上呼吸道感染史。甲状腺发生明显疼痛，可放射至耳部，吞咽时疼痛加重。

2. 诊断　亚甲炎＝上感史＋甲状腺疼痛＋先甲亢后甲减。(昭昭老师提示：在你所学过的所有疾病中，能够导致甲状腺疼痛的只有此病，所以看见甲状腺疼痛的就选亚甲炎。)

【例58】女，25岁。心慌、多汗、低热1周。查体：甲状腺左叶肿大、触痛、质硬。血 FT_3 及 FT_4 升高，血沉80 mm/h。应首先考虑

A. 甲状腺左叶出血　　　　B. 自主性功能亢进性甲状腺腺瘤　　　　C. Graves 病
D. 亚急性甲状腺炎　　　　E. 桥本甲状腺炎

【例59】女，38岁。2周前突发颈前部疼痛，右侧尤甚，吞咽时疼痛加重，伴有午后低热。4周前曾有咳嗽、咽痛。查体：无突眼，甲状腺Ⅱ度肿大，右侧可触及直径1 cm质硬结节，有触痛。实验室检查：FT_3、FT_4 升高，TSH 降低，TPOAb 和 TGAb 均阴性，^{131}I 摄取率降低。最可能的诊断是

A. 慢性淋巴细胞性甲状腺炎　　　　B. 甲状腺功能亢进症　　　　C. 亚急性甲状腺炎
D. 甲状腺肿瘤　　　　E. 单纯性甲状腺肿

三、分期和检查

1. 甲状腺毒症期　经典的分离现象，即 T_3、T_4 升高，^{131}I 摄取率降低。
(甲状腺滤泡被炎症破坏，其内储存的甲状腺激素释放进入血液循环，形成"破坏性甲状腺毒症"，而炎症导致甲状腺细胞摄取碘的能力降低，速记为："亚"运会后要"分离"，心理很"痛"很受伤。)

2. 甲减期　T_3、T_4 逐渐下降，^{131}I 摄取率逐渐恢复。

3. 恢复期　血清 T_3、T_4、TSH、^{131}I 摄取率恢复至正常。

四、治疗

本病为自限性病程，预后良好。

第5节　单纯性甲状腺肿(助理医师不要求)

一、概述

甲状腺肿是指良性甲状腺上皮细胞增生形成的甲状腺肿大。单纯性甲状腺肿也称为非毒性甲状腺肿，是指非炎症、非肿瘤原因，不伴有临床甲状腺功能异常的甲状腺肿。单纯性甲状腺肿患者约占人群的5%，女性发病率是男性的3～5倍。如果一个地区儿童中单纯性甲状腺肿的患病率超过10%，则称之为地方性甲状腺肿。

二、病因和机制

地方性甲状腺肿	①地方性甲状腺肿最常见的原因是碘缺乏； ②碘是甲状腺激素合成的重要原料，碘缺乏时合成甲状腺激素不足，反馈引起垂体分泌过量的TSH，刺激甲状腺增生肥大，也可出现自主性功能增高和毒性结节性甲状腺肿
散发性甲状腺肿	①内源性因素包括儿童先天性甲状腺激素合成障碍等； ②外源性因素包括食物中的碘化物、致甲状腺肿物质和药物等

【例60】引起单纯性甲状腺肿的主要因素是

A. 青春期发育　　　　B. 甲状腺素合成障碍　　　　C. 甲状腺素分泌障碍
D. 机体对甲状腺素需要量增加　　　　E. 饮食中碘的缺乏

【例61】地方性单纯性甲状腺肿最主要的发病原因是

A. 妊娠、哺乳等因素对甲状腺激素需要量增加
B. 食物和饮水中含碘量多而长期摄碘量过多
C. 土壤、食物和饮水中含碘量低而长期摄碘量不足
D. 长期服用有抗甲状腺作用的硫脲类药物
E. 先天性酶缺乏使甲状腺激素合成障碍

三、病理

甲状腺呈弥漫性或结节性肿大,切面可见结节、纤维化、出血和钙化。病变初期,整个腺体滤泡增生,血管丰富。随着病变进展,滤泡面积发生变化,部分滤泡退化,另一部分滤泡增大且富含胶质,滤泡之间被纤维间隔。

四、临床表现和体征

1. 临床表现 临床一般无明显症状。重度肿大的甲状腺可引起压迫症状,出现咳嗽、气促、吞咽困难或声音嘶哑等。胸骨后甲状腺肿可使头部、颈部和上肢静脉回流受阻。

2. 体征 甲状腺常呈轻、中度肿大,表面光滑,质地较软。

3. 甲状腺肿大分为三度

Ⅰ度	外观无肿大,但是可触及
Ⅱ度	既能看到,又能触及,但肿大没有超过胸锁乳突肌外缘
Ⅲ度	肿大超过胸锁乳突肌外缘

【例62】下列不符合单纯性甲状腺肿的是
A. 抗甲状腺抗体正常
B. 甲状腺轻度或中度弥漫性肿大
C. 甲状腺肿大伴震颤或血管杂音
D. 随病情发展呈多结节性甲状腺肿
E. 甲状腺肿大引起气管压迫症状

五、实验室检查

1. 甲状腺激素 血清 TT_4、TT_3 正常,TT_4/TT_3 的比值常增高,血清 TSH 一般正常。

2. 血清甲状腺球蛋白 血清甲状腺球蛋白水平增高,增高的程度与甲状腺肿的体积呈正相关。

【例63】单纯性甲状腺肿是指
A. 甲状腺弥漫性肿大
B. 甲状腺结节性肿大
C. 吸^{131}I率正常的甲状腺肿大
D. 甲状腺功能正常的甲状腺肿大
E. 慢性甲状腺炎引起的甲状腺肿大

六、治疗与预防

1. 一般治疗 除有压迫症状需手术治疗外,甲状腺肿本身一般不需要治疗,主要是改善碘营养状态。

2. 补碘治疗 防治碘缺乏病时要注意碘过量的倾向。碘超量(MUI 200~300 μg/L)或碘过量(MUI>300 μg/L)可对健康产生不良影响,包括碘致甲状腺功能亢进症、自身免疫性甲状腺病等。MUI 100~200 μg/L 是碘摄入量的适宜和安全范围。

3. 预防 防治碘缺乏的重点是妊娠和哺乳期妇女,母体碘缺乏可致后代神经智力发育障碍。WHO 提出了妊娠和哺乳期妇女碘摄入量的新推荐标准,即 MUI 150~250 μg/L。

【例64】女,17岁。颈部肿大1年,无怕热、多食、易激动。查体:脉率、血压正常,甲状腺弥漫性肿大,质地柔软,未触及结节,表面光滑。宜采用的最佳治疗措施是
A. 多吃含碘丰富的食物
B. 小剂量甲状腺素治疗
C. 口服甲硫氧嘧啶治疗
D. 注射^{131}I治疗
E. 甲状腺大部切除术

【例65】青春期甲状腺肿,肿大明显时首选的治疗方法是
A. 口服硫氧嘧啶类药物
B. 行甲状腺大部切除术
C. 口服甲状腺素片
D. 行放射性核素碘治疗
E. 多食营养丰富食物

第6节 甲状腺癌

一、病理

昭昭老师速记:"乳头""最好最常见";外伤以后起"血""泡";"未"来不会"最差";"随"便"降"低标准。

	乳头状癌	滤泡状癌	未分化癌	髓样癌
发生率	约占成人60%及儿童甲状腺癌的全部	20%	15%	7%
特点	乳头状癌是最常见的甲状腺癌,与滤泡状癌统称为分化型甲状腺癌		发展迅速,高度恶性,生存率低	内分泌功能分泌降钙素
转移方式	淋巴转移早	血行转移（昭昭速记:"血""泡"）	早期淋巴结转移,常发生血行转移	可有淋巴结和血行转移
恶性程度	低	中	高	中
预后	最好	较好	最差	较差

【例66】甲状腺髓样癌是一种
A. 交界性肿瘤　　　　　　　B. 鳞癌　　　　　　　　　C. 未分化癌
D. 迷离瘤　　　　　　　　　E. 神经内分泌肿瘤

【例67】关于甲状腺滤泡状癌正确的是
A. 多见于儿童　　　　　　　B. 生长慢,属于低度恶性　　C. 来源于滤泡旁降钙素分泌细胞
D. 有侵入血管的倾向　　　　E. 预后优于甲状腺乳头状腺癌

【例68】甲状腺恶性肿瘤最常见的病理类型是
A. 乳头状腺癌　　　　　　　B. 未分化癌　　　　　　　C. 滤泡状癌
D. 髓样癌　　　　　　　　　E. 内分泌细胞瘤

【例69】甲状腺癌预后最好的病理类型是
A. 未分化癌　　　　　　　　B. 乳头状癌　　　　　　　C. 髓样癌
D. 鳞状细胞癌　　　　　　　E. 滤泡状癌

二、临床表现

1. **甲状腺肿块**　甲状腺内发现肿块是最常见的表现。肿块增大可压迫气管导致气管移位。
2. **侵犯症状**　肿瘤侵犯气管,可产生呼吸困难或咯血;侵犯食管,可引起吞咽困难;侵犯喉返神经可出现声音嘶哑;交感神经受压可引起Horner综合征;侵犯颈丛可出现耳、枕、肩等处疼痛。
3. **转移**　①淋巴结转移:可出现颈部淋巴结转移,部分病人以此为首发症状;②远处转移:晚期可转移至肺、骨等器官,出现相应临床表现。
4. **其他**　髓样癌可分泌降钙素、前列腺素、5-羟色胺、肠血管活性肽等,导致腹泻、面部潮红、多汗等。

【例70】女,20岁。甲状腺肿大5年,右侧叶明显,无不适,近来出现Horner综合征。其诊断最可能是
A. 甲状腺腺瘤　　　　　　　B. 桥本甲状腺炎　　　　　C. 单纯性甲状腺肿
D. Graves病　　　　　　　　E. 甲状腺癌

三、检查

1. **首选检查**　甲状腺B超。
2. **确诊检查**　甲状腺细针穿刺细胞学检查。

【例71】男,30岁。颈部肿块7天,可随吞咽上下活动。欲确诊病变的性质,应采取的诊断方法是
A. 甲状腺B超　　　　　　　B. 甲状腺CT　　　　　　　C. 甲状腺功能测定
D. 甲状腺同位素测定　　　　E. 细针穿刺细胞学检查

【例72】对甲状腺结节的诊断,首先进行的辅助检查是
A. 放射性核素扫描　　　　　B. 甲状腺B超　　　　　　　C. 穿刺细胞学
D. 颈部MRI　　　　　　　　E. 颈部CT

例73～74共用题干
　　男,45岁。发现颈部肿物3个月,无不适,无结核病史。查体:左颈部外侧中部触及一肿块,2.5 cm大小,活动,无压痛,甲状腺未触及结节。

【例73】对该患者确诊最有意义的检查是
A. MRI检查　　　　　　　　B. PPD检查　　　　　　　　C. B超检查
D. CT检查　　　　　　　　　E. 细针穿刺细胞学检查

【例74】若以上检查方法未能明确诊断,而肿块仍在增大,其进一步的检查是

A. 用抗生素治疗、观察　　　B. 肿瘤标记物检查　　　C. 肿块切除活检
D. 复查 MRI　　　　　　　　E. 同位素扫描

四、治　疗

1. 手术治疗　手术治疗是除未分化癌以外各型甲状腺癌的基本治疗,包括甲状腺本身的切除,以及颈淋巴结清扫。

（1）肿瘤大小和手术方式：

无转移或肿块<1 cm	甲状腺腺叶切除（昭昭老师速记：小了就切除）
肿块直径 1～4 cm	腺叶＋峡部切除术
有转移或肿块>4 cm	甲状腺全切或近全切除术（昭昭老师速记：大了就全切）

（2）手术适应症：

甲状腺全切或近全切除术	①肿块直径>4 cm；　②已有远处转移；　③甲状腺外侵犯； ④双侧癌结节；　⑤颈部有放射史；　⑥双侧颈部多发淋巴结转移； ⑦不良病理类型：高细胞型、柱状细胞型、弥漫硬化型、岛状细胞或分化程度低的变型
甲状腺腺叶切除	①肿块直径<1 cm；　②无甲状腺外侵犯；　③无远处转移； ④无颈部放射史；　⑤无其他不良病理类型

（3）颈淋巴结清扫范围目前仍有分歧,但最小范围清扫,即对中央区颈淋巴结(Ⅵ)清扫已基本达成共识。Ⅵ清扫既清扫了甲状腺癌最易转移的区域,又有助于临床分期、指导治疗、预测颈侧区淋巴结转移的可能性,减少再次手术的并发症。目前不主张对临床淋巴结阴性(CN_0)病人作预防性颈淋巴结清扫。临床淋巴结阳性(CN_+)病人可选择根治性颈淋巴结清扫术、扩大根治性颈淋巴结清扫术、改良根治性颈淋巴结清扫术。

2. 内分泌治疗　甲状腺癌做全切或近全切者应终身服用甲状腺素片或左甲状腺素,以预防甲状腺功能减退及抑制 TSH。分化型甲状腺癌癌细胞均有 TSH 受体,TSH 通过其受体能影响甲状腺癌的生长。

3. 放射性治疗　主要用于未分化型甲状腺癌。（昭昭速记：虽然已分手,但"未""放"手。）

4. 放射性核素治疗　对分化型甲状腺癌(包括乳头状癌、滤泡状腺癌)病人,术后残留甲状腺组织存在、其吸$^{131}I>1\%$,甲状腺组织显像甲状腺床有残留甲状腺组织显影者,均应进行^{131}I治疗。^{131}I治疗包括清除甲状腺癌术后残留甲状腺组织和治疗甲状腺癌转移病灶。清除残留甲状腺组织可降低复发及转移的可能性；残留甲状腺组织完全清除后,由于 TSH 升高可促使转移灶摄碘能力增强,有利于^{131}I显像发现及治疗转移灶。

五、甲状腺结节的诊断和处理原则

	恶性结节	良性结节
单发或多发	单发结节	多发结节
质地	质硬	质软
平滑度	不平滑	平滑
活动度	活动度小	活动度大
好发人群	①儿童甲状腺结节 50% 为恶性； ②年轻男性结节	女性甲状腺结节
颈淋巴结	有颈淋巴结肿大	无颈淋巴结肿大
核素提示	①冷结节(10% 为癌)； ②结节边缘模糊	①热结节(良性)、温结节； ②结节边缘清晰

➢ **参考答案**如下,详细答案参见 2019 版《国家临床执业及助理医师资格考试精选真题考点精析》。

1. A	2. D	3. B	4. A	5. B
6. E	7. D	8. B	9. A	10. A
11. B	12. D	13. C	14. C	15. B
16. C	17. A	18. C	19. D	20. D
21. B	22. C	23. B	24. C	25. A
26. D	27. D	28. C	29. D	30. C
31. E	32. C	33. A	34. D	35. B
36. B	37. C	38. A	39. D	40. C
41. B	42. E	43. D	44. C	45. C
46. C	47. E	48. E	49. E	50. B
51. E	52. D	53. D	54. A	55. E
56. A	57. E	58. C	59. C	60. C
61. C	62. C	63. D	64. A	65. C
66. E	67. D	68. A	69. B	70. E
71. E	72. B	73. E	74. C	—

第4章 甲状旁腺功能亢进(助理医师不要求)

> **2019 考试大纲**
> ①病因；②临床表现；③诊断；④治疗。

> **考纲解析**
> 近 20 年的医师考试中,本章的考试重点是甲状旁腺功能亢进的诊断、检查,执业医师每年考查分数为 0~1 分,助理医师每年考查分数为 0~1 分。

一、解剖学和生理功能

1. 解剖 甲状旁腺紧贴于甲状腺左右两叶背面,数目不定,一般为 4 枚,呈卵圆形或扁平形。

2. 生理功能 甲状旁腺分泌甲状旁腺素(PTH),主要靶器官为骨、肾。PTH 的生理功能是促进破骨细胞的作用,使骨钙溶解释放入血,导致血钙和血磷升高。当血中浓度超过肾阈时,便经尿排出,导致高血钙和高尿磷,PTH 同时抑制肾小管对磷的回吸收,导致尿磷增加,血磷降低。因此甲状旁腺功能亢进时,可出现高钙血症、高尿钙、低磷血症。PTH 不受垂体控制,与血钙离子浓度有反馈关系,血钙过低可刺激 PTH 释放;反之,则抑制 PTH 释放。

【例 1】 甲状旁腺素对血钙的调节主要是通过
A. 肠和胃　　　　　　　　　B. 肝和胆　　　　　　　　　C. 胰和胆
D. 骨和肾　　　　　　　　　E. 脑垂体

【例 2】 甲状旁腺素对血液中钙磷浓度的调节作用表现为
A. 降低血钙浓度,升高血磷浓度
B. 升高血钙浓度,降低血磷浓度
C. 升高血钙浓度,不影响血磷浓度
D. 降低血钙浓度,不影响血磷浓度
E. 升高血钙、血磷浓度

【例 3】 符合甲状旁腺功能亢进症的实验室检查结果的是
A. 高血钙、高血磷和低尿钙
B. 高血钙、低血磷和低尿钙
C. 低血钙、低血磷和高尿钙
D. 高血钙、低血磷和高尿钙
E. 低血钙、高血磷和高尿钙

二、病因

原发性甲状旁腺功能亢进包括腺瘤、增生及腺癌。甲状旁腺腺瘤约占原发性甲状旁腺功能亢进的 80%,多为单发腺瘤。

三、临床表现

（1）原发性甲状旁腺功能亢进包括无症状型和症状型两类。无症状型病例仅有骨质疏松等非特异性症状，常在普查时因血钙增高而被确诊。

（2）我国以症状型原发性甲状旁腺功能亢进多见，可分为三型。

Ⅰ型（骨型）	最多见，以骨病为主，患者主诉骨痛，易发生骨折，骨膜下骨质吸收为其特点，好发于中指桡侧或锁骨外1/3处
Ⅱ型（肾型）	以肾结石为主，长期高血钙后逐渐发展为氮质血症
Ⅲ型	兼有骨骼改变和尿路结石的特点

四、实验室检查

1. 定性诊断

血钙测定	发现甲状旁腺功能亢进的首要指标，正常人的血钙一般为2.1～2.5 mmol/L，甲状旁腺功能亢进时血钙＞3.0 mmol/L
血磷测定	诊断价值较血钙低，血磷＜0.65～0.97 mmol/L
PTH测定	PTH测定值升高是诊断甲状旁腺功能亢进最可靠的直接证据，可达正常值数倍
尿中环腺苷酸	尿中环腺苷酸（cAMP）排出量升高可反映甲状旁腺活性

2. 定位检查

B超检查	首选的检查方法
核素显象	效果满意，定位准确率达90%以上

五、治　疗

1. 手术治疗　原则上应切除腺瘤，对早期病例效果良好。甲状旁腺增生可行甲状旁腺次全切除术，即切除3.5枚腺体，保留0.5枚腺体；另外一种方式是切除所有4枚甲状旁腺，同时做甲状旁腺自体移植。甲状腺癌应做整块切除，且应包括一定范围的周围正常组织。

2. 术后处理　术后24～48小时内血清离子明显下降，患者感到面部、口周或肢端发麻，严重者可发生手足抽搐，静脉注射10%葡萄糖酸钙溶液。

▶ **参考答案**如下，详细答案参见2019版《国家临床执业及助理医师资格考试精选真题考点精析》。

1. D	2. B	3. D	—	—	昭昭老师提示：关注官方微信。

第5章　肾上腺疾病（助理医师不要求）

▶ **2019考试大纲**

①库欣综合征；②原发性醛固酮增多症；③原发性慢性肾上腺皮质功能减退；④嗜铬细胞瘤。

▶ **考纲解析**

近20年的医师考试中，本章的考试重点是肾上腺疾病的诊断、检查和治疗，执业医师每年考查分数为3～4分，助理医师每年考查分数为0分。

第1节　库欣综合征

库欣综合征（Cushing综合征）为各种病因导致肾上腺分泌过多糖皮质激素（主要是皮质醇）所致病症的总称，其中最常见者为垂体促肾上腺皮质激素（ACTH）分泌亢进所引起的临床类型，称为库欣病（库欣病）。

一、病　因

依赖ACTH的库欣综合征	①库欣病：垂体ACTH分泌过多；（昭昭老师速记："病"定位在"垂体"） ②异位ACTH综合征：垂体以外的肿瘤分泌大量ACTH（最常见小细胞肺癌），伴肾上腺皮质增生
不依赖ACTH的库欣综合征	肾上腺皮质腺瘤，肾上腺皮质癌，不依赖ACTH的双侧肾上腺小结节性增生，不依赖ACTH的双侧肾上腺大结节性增生

昭昭老师提示：两个概念把握清楚。①库欣综合征(Cushing综合征)就是各种病因导致肾上腺分泌过多糖皮质激素所致病症的总称。②库欣病(Cushing病)最常见者为垂体瘤(促肾上腺皮质激素(ACTH))分泌亢进所引起的临床类型(如上所述，Cushinig综合征有很多病因，其中最常见是Cushinig病，好比甲亢的病因有很多，但是最常见的是Graves病。)

【例1】皮质醇增多症（库欣综合征）最常见的病因是
  A. 肾上腺皮质腺瘤　　　　B. 肾上腺皮质腺癌　　　　C. 垂体ACTH分泌过多
  D. 异位ACTH综合征　　　E. 医源性皮质醇增多症

【例2】库欣综合征分泌过多的激素是
  A. 醛固酮　　　　　　　　B. 肾上腺素　　　　　　　C. 皮质醇
  D. 去甲肾上腺素　　　　　E. 肾素

二、临床表现

向心性肥胖、满月脸、多血质外貌	脸圆而呈暗红色，胸、腹、颈、背部脂肪甚厚；疾病后期，因肌肉消耗，四肢显得相对瘦小（昭昭老师提示：脸大、肚子大、腿细）
肌肉及神经系统	肌无力，下蹲后起立困难，常有不同程度的精神、情绪变化等
皮肤表现	常见于下腹两侧、大腿外侧等处出现紫纹（昭昭老师提示：紫红色条纹，由于肥胖、皮肤薄、蛋白分解亢进、皮肤弹性纤维断裂所致）
心血管表现	早期的Cushing综合征表现为高血压常见，与肾素-血管紧张素系统激活，对血管活性物质加压反应增强，血管舒张系统受抑制等
对感染抵抗力弱	长期皮质醇分泌增多使免疫功能减弱，肺部感染多见，化脓性感染不易局限化，可发展为蜂窝织炎、菌血症、感染中毒症
性功能障碍	女性患者由于肾上腺雄激素产生过多及皮质醇对垂体促性腺激素的抑制作用，出现月经减少、不规则；男性出现性欲减退等
代谢障碍	①大量皮质醇促进肝糖原异生，并有拮抗胰岛素的作用，减少外周组织对葡萄糖的利用，肝葡萄糖输出增加，引起糖耐量减低，出现糖尿病（昭昭老师提示：糖皮质激素当然是升血糖） ②明显低血钾性碱中毒主要见于肾上腺皮质癌和异位ACTH综合征；病程较久者，可出现骨质疏松

三、检查

（1）血、尿皮质醇，尿17-羟皮质类固醇及尿17-酮皮质类固醇等升高。

（2）小剂量地塞米松抑制试验和大剂量地塞米松抑制试验：

① 小剂量地塞米松抑制试验：库欣综合征患者皮质醇分泌增多，失去昼夜分泌节律，且不能被小剂量地塞米松抑制。具体方法：每6小时口服地塞米松0.5 mg，第二天尿17-羟皮质类固醇不能被抑制到对照值的50%以下。

② 大剂量地塞米松抑制试验：具体方法为每6小时口服地塞米松2 mg，连续2天，第二天尿17-羟皮质类固醇或尿皮质醇能被抑制到对照值的50%以下，表示被抑制。此试验为库欣综合征的定位诊断，提示病变部位在垂体，即可诊断为库欣病。

检查	意义	昭昭老师速记
小剂量地塞米松抑制试验	①确诊Cushing综合征的检查； ②此试验为库欣综合征的定性诊断	"小征"，"小定性"
大剂量地塞米松抑制试验	①确诊Cushing病的检查； ②此试验为库欣综合征的定位诊断	"大病"，"大定位"

（3）肥胖症（单纯性肥胖）与皮质醇增多症的鉴别：

	单纯性肥胖	皮质醇增多症
表现	高血压、糖耐量减低、痤疮、多毛等	高血压、糖耐量减低、痤疮、多毛等
血皮质醇昼夜节律	有	无
小剂量地塞米松抑制剂试验	＋（可被抑制）	－（不能被抑制）

(4) CRH 和 ACHT 兴奋实验：

CRH 兴奋实验	①垂体 ACTH 分泌细胞破坏所继发性肾上腺皮质机能减退患者对 CRH 兴奋试验无反应；②异位 ACTH 分泌综合征时肿瘤自主性分泌 ACTH，可对本试验无反应
ACHT 兴奋实验	本试验是引入外源性 ACTH，然后测定血或尿中 17-OHS、17-KS，通过试验前后的对照来判断肾上腺皮质功能状态，以鉴别肾上腺皮质功能异常是原发性还是继发性

(5) 影像学检查：肾上腺 B 超、CT、MRI 确诊肾上腺病变；蝶鞍区 CT、MRI 确诊垂体病变。

【例3】男，40 岁。肥胖、头晕、乏力 2 年半。血压 180/120 mmHg，体重 85 kg，BMI 29.4，向心性肥胖。对确诊有意义的检查是
 A. 血促肾上腺皮质醇增高　　　B. 皮质醇　　　C. 尿促肾上腺皮质醇增高
 D. 尿游离皮质醇增高　　　　　E. 小剂量地塞米松抑制试验

【例4】诊断库欣综合征最有意义的检查是
 A. ACTH 兴奋性试验　　　　　B. 甲吡酮试验　　　C. 赛庚啶试验
 D. 地塞米松抑制试验　　　　　E. 螺内酯试验

【例5】女性，26 岁。多血质外观，向心性肥胖，痤疮，下腹及大腿外侧可见紫纹，血皮质醇明显增高。为进一步诊断病变部位，下列最有意义的检查是
 A. 尿 17-羟测定　　　　　　　B. 血 ACTH 测定　　　C. 尿游离皮质醇测定
 D. 小剂量地塞米松抑制试验　　E. 垂体 CT

【例6】女，40 岁。向心性肥胖伴乏力 3 年。查体：BP 180/110 mmHg，满月脸、多血质，皮肤可见宽大紫纹，血糖 12.8 mmol/L，血钾 3.8 mmol/L，尿皮质醇增高，小剂量地塞米松试验不能抑制，但大剂量地塞米松试验能抑制。为明确病因，除肾上腺 CT 检查外，最需要进行的检查是
 A. 鞍区 MRI　　　　　　　　B. 肾区 B 超　　　　　C. 胸部 CT
 D. 肾动脉造影　　　　　　　E. 头颅 X 线平片

例 7~9 共用题干
 女，45 岁。圆脸、脸红 1 年，体重增加、月经稀发 6 个月。查体：BP 160/100 mmHg，向心性肥胖，皮肤薄，面部痤疮较多，下颌小胡须，全身体毛增多。腹部、大腿根部可见宽大紫纹。血钾 3.3 mmol/L，空腹血糖 15.4 mmol/L。

【例7】该患者最可能的诊断是
 A. 原发性醛固酮增多症　　　B. 原发性高血压　　　C. 女性男性化
 D. 库欣综合征　　　　　　　E. 糖尿病

【例8】定性诊断最主要的检查是
 A. 大剂量地塞米松抑制试验　　B. 血 ACTH 测定　　　C. 小剂量地塞米松抑制试验
 D. 血皮质醇测定　　　　　　　E. 血醛固酮测定

【例9】有助于了解其病因或病变部位的检查是
 A. 大剂量地塞米松抑制试验　　B. OGTT　　　　　　C. 小剂量地塞米松抑制试验
 D. 血皮质醇测定　　　　　　　E. 血醛固酮测定

【例10】女，52 岁。进行性体重增加伴头晕、腰痛 2 年。查体：BP 180/120 mmHg，多毛，面圆，有痤疮。实验室检查：尿糖（++），血浆皮质醇早 8 时 810 nmol/L（正常 55~248 nmol/L），下午 4 时 752 nmol/L（正常 55~138 nmol/L），初步诊断为库欣综合征。为进一步明确诊断，应进行的检查是
 A. 葡萄糖耐量试验　　　　　B. ACTH 兴奋试验　　　C. 螺内酯抑制试验
 D. 酚妥拉明抑制试验　　　　E. 地塞米松抑制试验

四、治　疗

1. 库欣病　经蝶窦切除垂体微腺瘤为治疗本病的首选方法。对于病情较重者，如果不适宜经蝶窦手术，宜做一侧肾上腺全切，另一侧肾上腺大部或全部切除术，术后行激素替代治疗。较大的垂体腺瘤需要开颅手术等。

2. 肾上腺腺瘤、肾上腺腺癌、不依赖 ACTH 的小结节性或大结节性肾上腺增生　手术治疗+术后需长期使用氢化可的松或可的松（肾上腺功能恢复后逐渐减量）。

3. 异位 ACTH 综合征　应治疗原发恶性肿瘤，视具体病情选择手术、放疗、化疗。

4. 阻滞肾上腺皮质激素合成的药物

米托坦	使肾上腺皮质束状带及网状带萎缩、出血、细胞坏死,主要用于肾上腺癌
米替拉酮	抑制肾上腺皮质 11-β 羟化酶,从而抑制皮质醇的合成
氨鲁米特	抑制胆固醇转为孕烯醇酮,故皮质激素合成受阻
酮康唑	可使类固醇产生减少

5. 术前、后处理

一旦切除垂体或肾上腺病变,皮质醇分泌量锐减,有发生急性肾上腺皮质功能不全的危险,故手术前、后要妥善处理,围术期用药选择氢化可的松。

例 11~12 共用题干

女,35 岁,脸圆、脸红、向心性肥胖 1 年余。患者出现明显的乏力与口干。腹部皮肤可见紫纹,皮肤薄。血压 160/80 mmHg。闭经 1 年。

【例 11】对定性诊断最有帮助的检查是
A. 24 小时游离皮质醇测定　　B. 大剂量地塞米松抑制试验　　C. 小剂量地塞米松抑制试验
D. 早 8 点血皮质醇检测　　E. 下午 4 点血皮质醇水平检测

【例 12】如果该患者胸部 CT 检查发现左肺有占位性病变,考虑的可能诊断是
A. 库欣病　　B. 异位 ACTH 综合征　　C. 肺部肿瘤
D. 肺部感染　　E. 肺结核

➤ **昭昭老师总结:Cushing 综合征和 Cushing 病**

诊 断	Cushing 综合征=满月脸(圆脸)、水牛背、宽大紫纹+糖皮质激素增多; Cushing 病=满月脸(圆脸)、水牛背、宽大紫纹+垂体占位
检 查	①Cushing 综合征:小剂量地塞米松抑制试验,定性诊断(不能定位); ②Cushing 病,小剂量地塞米松抑制试验,定位诊断(定位在垂体); 昭昭老师速记:"小""征""大""病";"小""定性""大""定位"
治 疗	①库欣病:经蝶窦切除垂体微腺瘤为治疗本病的首选方法; ②肾上腺腺瘤、肾上腺腺癌、小结节性或大结节性双侧肾上腺增生:手术治疗

第 2 节　原发性醛固酮增多症

原发性醛固酮增多症(简称原醛症)是由肾上腺皮质病变使醛固酮分泌增多所致,出现水钠潴留,血容量增多,肾素-血管紧张素系统的活性受抑制,临床表现以高血压、低血钾为主要特征的综合征。

一、病　因

醛固酮瘤	又称 Conn 综合征,多见,大多为一侧腺瘤
其他病因	特发性醛固酮增多症;糖皮质激素可抑制性醛固酮增多症;醛固酮癌;异位醛固酮分泌性腺瘤或腺癌

二、临床表现

1. 早期表现　早期仅有高血压期,无低血钾症状,醛固酮分泌增多及肾素系统活性受抑制,导致血浆醛固酮/肾素比值上升,利用此指标在高血压人群中进行筛查,可发现早期原醛症病例。

2. 高血压、轻度钾缺乏期　血钾轻度下降或呈间歇性低血钾,或某种诱因下(如用利尿剂、腹泻等)出现低血钾。

3. 高血压、严重钾缺乏期

高血压	最常见的症状
神经肌肉	肌无力及周期性瘫痪,血钾愈低,肌肉受累越严重;指端麻木、手足抽搐
其他表现	①肾脏:慢性失钾,浓缩功能减退,导致多尿等; ②心脏:钾型图形,QT 间期延长,U 波,阵发性室上速; ③儿童有生长发育障碍;低钾时胰岛素释放减少,作用减弱,糖耐量减低

【例13】对伴有低血钾的高血压，病因首先考虑
A. 皮质醇增多症　　　　　　B. 原发性醛固酮增多症　　　　C. 嗜铬细胞瘤
D. 慢性肾炎　　　　　　　　E. 肾动脉狭窄

【例14】男性,40岁。发现血压高半年,最高达150/100 mmHg,伴乏力,肌痛,口渴。查体:血压170/100 mmHg,肥胖,心脏不大,心律整齐,心率76次/分,双下肢不肿。尿常规:尿蛋白(＋),密度1.018,血钾3.1 mmoL。最可能的诊断是
A. 原发性醛固酮增多症　　　B. 原发性高血压　　　　　　　C. 肾性高血压
D. 肾血管性高血压　　　　　E. 嗜铬细胞瘤

【例15】女性,45岁。肢体软弱无力,夜尿多2年余。今晨起双下肢不能活动。查体:血压170/100 mmHg,均匀性轻度肥胖,双下肢弛缓性瘫痪,血钾2.4 mmol/L。最可能的诊断是
A. 原发性高血压　　　　　　B. 嗜铬细胞瘤　　　　　　　　C. 肾性高血压
D. 原发性醛固酮增多症　　　E. 库欣病

三、实验室检查

血生化	高尿钾、低血钾(碱中毒);高血钠(昭昭老师提示:醛固酮的作用是保钠排钾)
尿检查	尿pH值为中性或偏碱性;尿密度为固定而减低(1.010～1.018);部分有蛋白尿
激素	①血浆醛固酮明显升高;②血浆肾素、血管紧张素Ⅱ降低 (昭昭老师提示:肾素-血管紧张素-醛固酮系统,是另外一个内分泌轴)

【例16】血浆肾素活性降低见于
A. 嗜铬细胞瘤　　　　　　　B. 醛固酮瘤　　　　　　　　　C. 肾动脉瘤
D. 生长激素瘤　　　　　　　E. 甲状腺功能亢进症

【例17】男,42岁。高血压未服药。查体:心律齐,腹软,全腹叩诊呈鼓音,肠鸣音1次/分。实验室检查:血钾2.9mmol/L。腹部B超示左侧肾上腺结节1.5 cm×1.5 cm。该患者最有助于明确诊断的筛查指标是
A. 血气分析　　　　　　　　B. 血促肾上腺皮质激素水平　　C. 血浆游离间苯肾上腺素水平
D. 血浆醛固酮/血浆肾素活性比值　E. 血浆肾素水平

四、治　疗

手术治疗	手术切除醛固酮腺瘤
药物治疗	对于不能手术的肿瘤患者以及特发性增生型患者,用安体舒通(螺内酯)治疗;醛固酮癌预后不良,发现时往往已失去手术机会,需要化疗(昭昭老师提示:药物首选保钾利尿剂,一般不用排钾利尿剂,如速尿,否则会加重低血钾)

【例18】多数原发性醛固酮增多症的最佳治疗是
A. 口服螺内酯　　　　　　　B. 口服钙离子阻断剂　　　　　C. 手术治疗
D. 口服苯基蝶啶　　　　　　E. 口服阿米洛利

例19～20共用题干
女,28岁。发现血压升高3年,下肢无力1年。无高血压家族史。查体:BP 160/110 mmHg,无向心性肥胖,无满月脸和水牛背,未见紫纹,双下肢无水肿。实验室检查:尿密度1.005,尿pH 7.0,余正常。血钠149 mmol/L,血钾3.1 mmol/L,肝、肾功能正常。

【例19】该患者最可能的诊断是
A. 库欣综合征　　　　　　　B. 嗜铬细胞瘤　　　　　　　　C. 1型糖尿病
D. 原发性醛固酮增多症　　　E. 慢性肾小球肾炎

【例20】对该患者高血压宜采用的特效治疗药物是
A. ARB　　　　　　　　　　B. α受体拮抗剂　　　　　　　C. β受体拮抗剂
D. ACEI　　　　　　　　　 E. 螺内酯

第3节　肾上腺皮质功能减退症

一、概　述

原发性慢性肾上腺皮质功能减退症又称 Addision 病，是肾上腺无法分泌足够的皮质醇所引发的疾病。它由双侧肾上腺绝大部分被破坏所致，继发者由下丘脑-垂体病变引起。由于血中低浓度的皮质醇引发负回馈，使得促皮质醇激素（ACTH）分泌增加而呈现典型升高趋势。

二、病　因

感　染	肾上腺结核 为常见的原因，肾上腺真菌感染等
自身免疫性肾上腺炎	大多数患者可检出抗肾上腺的自身抗体，双侧肾上腺皮质破坏
其他较少见原因	恶性肿瘤转移、淋巴瘤、白血病浸润、淀粉样变性等

三、临床表现

1. 最具特征性的表现　全身皮肤色素加深，暴露处、摩擦处、乳晕、瘢痕等处尤为明显，黏膜色素沉着于齿龈、舌部、颊黏膜等处，系垂体 ACTH、黑色素细胞刺激素分泌增多所致。

2. 其他症状　轻度倦怠感、无精神、皮肤颜色变黑、易怒、体重减轻、四肢肌力下降、喜食含盐量高的食物、恶心、呕吐、直立性低血压。

3. 肾上腺危象　病情急骤加重的表现，常发生于感染、创伤、手术后等，表现为恶心、呕吐、腹痛或腹泻、严重脱水等，如果抢救不及时，可发展为休克、昏迷，甚至死亡。

【例21】男，20岁。乏力、皮肤色素沉着1年余，经常感冒，食欲差，偶尔恶心、呕吐。查体：P 84次/分，BP 90/60 mmHg，体形偏瘦，皮肤较黑，掌纹、乳晕、齿龈、颊黏膜等处色素沉着明显。余未见异常。该患者最可能的诊断是
　A. 结核　　　　　　　　　B. 淋巴瘤　　　　　　　　C. 原发性肾上腺皮质功能减退症
　D. 先心病　　　　　　　　E. 性染色体异常

【例22】女，28岁。恶心、呕吐、乏力、头晕1周。近2个月体重减轻，皮肤变黑。查体：BP 90/60 mmHg，心率84次/分，立位 BP 75/50 mmHg，心率99次/分，身高169 cm，体重50 kg，皮肤黑，甲状腺Ⅰ度肿大。心、肺、腹未见异常。实验室检查：血钠124 mmol/L，血钾5.8 mmol/L，血糖3.5 mmol/L。该患者最可能的诊断是
　A. 甲状腺功能减退　　　　B. 垂体卒中　　　　　　　C. 原发性慢性肾上腺皮质功能减退症
　D. 慢性肾衰竭　　　　　　E. 真菌感染

【例23】男，46岁。消瘦、乏力、头晕、食欲减退3年，近5个月来早晨有时出现精神症状，进食后缓解。查体：BP 90/60 mmHg，皮肤色素沉着，心率60次/分。血糖2.7 mmol/L，血钠124 mmol/L，血钾5.2 mmol/L。该患者最可能的病因是
　A. 原发性慢性肾上腺皮质功能减退症　　B. 胰岛素瘤　　　　　C. 营养不良
　D. 2型糖尿病　　　　　　　　　　　　　E. 自主神经功能紊乱

四、实验室检查

血尿皮质醇、尿17-羟类固醇测定	常减低，也可正常
ACTH 兴奋试验	①最有诊断价值的试验； ②静脉注射 ACTH 25单位，维持8小时，观察尿-17羟皮质类固醇和（或）血皮质醇变化，正常人在第一天较对照日增加1～2倍，第二天增加1.5～2.5倍
血浆基础 ACTH 测定	明显升高
X线片、CT 或 MRI	结核病患者出现肾上腺增大及钙化阴影

【例24】原发性慢性肾上腺皮质功能减退症的症状是由于缺乏
　A. 促肾上腺皮质激素　　　B. 醛固酮　　　　　　　　C. 皮质醇
　D. 醛固酮及皮质醇　　　　E. 肾上腺素及去甲肾上腺素

【例25】对原发性慢性肾上腺皮质功能减退症的诊断最有意义的血检结果是
　A. 醛固酮下降　　　　　　B. 血糖下降　　　　　　　C. 血钠下降
　D. 皮质醇下降　　　　　　E. ACTH 下降

五、治 疗

1. 基础治疗

糖皮质激素替代治疗	每日开始剂量：氢化可的松 20～30 mg 或可的松 25～37.5 mg；以后可以逐渐减量，氢化可的松 15～20 mg 或相应量的可的松
食盐及盐皮质激素	食盐的摄入量应充分，部分患者仍有头晕、乏力，需要加盐皮质激素

2. 病因治疗　有活动性肺结核者，给予抗结核治疗等。

3. 肾上腺危象治疗　补充液体，应用糖皮质激素，积极治疗感染及其他诱因。

4. 外科手术或其他应激时治疗　在发生严重应激时，应每天给予氢化可的松总量约 300 mg 或更多；较轻的短暂应激，每天给予氢化可的松总量 100 mg 即可。

【例26】女，25岁。乏力，皮肤色素沉着3年余。经常感冒，食欲差，偶尔恶心、呕吐。查体：P 90 次/分，BP 90/60 mmHg，全身皮肤较黑，掌纹、乳晕色深、齿龈、颊黏膜处可见色素沉着，余未见异常。对该患者的替代治疗应用

A. 氢化可的松　　　　　　B. 地塞米松　　　　　　C. 泼尼松
D. 甲泼尼松　　　　　　　E. 泼尼松龙

第4节　嗜铬细胞瘤

嗜铬细胞瘤为起源于肾上腺髓质、交感神经节或其他部位的嗜铬组织，主要分泌儿茶酚胺，引起持续性或阵发性高血压和多种器官功能及代谢紊乱。

一、病因及病理

嗜铬细胞瘤位于肾上腺者占80%～90%，大多为一侧性。肾上腺外嗜铬细胞瘤称为副神经瘤，主要位于腹部，多在腹主动脉旁，其他少见部位为肾门、肾上极、肝门区、肝及下腔静脉之间、近胰头部位、髂窝或近髂窝血管处如卵巢内、膀胱内、直肠后等。腹外者甚少见，可位于胸内（主要在后纵隔或脊柱旁，也可在心脏）、颈部、颅内。

肾上腺髓质的嗜铬细胞瘤可产生去甲肾上腺素和肾上腺素，以前者为主。此外，嗜铬细胞瘤还可释放一些其他物质引起不典型症状，见下表所列：

激　素	症　状	昭昭老师速记
舒血管肠肽、P物质	面部潮红	"张太太"的"红""屁"股
鸦片肽、生长抑素	便秘	"压抑"让人"便秘"
血管活性肠肽、血清素、胃动素	腹泻	吃"素"的、胃蠕动会腹泻
神经肽Y	面部苍白、血管收缩	"神经病"患者"高血压""脸苍白"
舒血管肠肽、肾上腺髓质素	低血压或休克	"舒张血管"当然会"低血压"

二、临床表现

心血管系统	①高血压：阵发性高血压为特征性表现，部分患者为持续性高血压； ②低血压、休克：病因很多，如肿瘤坏死，停止释放儿茶酚胺 ③心脏表现：期前收缩、阵发性心动过速、心室颤动等
代谢紊乱	①基础代谢增高，糖代谢紊乱；②出现血糖升高，糖耐量减低 ③脂肪代谢紊乱，脂肪分解加速；④电解质代谢紊乱：低血钾及高钙血症
其他	①消化系统如肠蠕动及张力减弱，可引起便秘、肠扩张；肠系膜血管受损出现肠坏死、出血、穿孔；胆石症发生率高，此为儿茶酚胺使胆囊收缩减弱，oddi氏括约肌张力增强，引起胆汁潴留有关等； ②泌尿系统如肾功能减退等

【例27】女，50岁。3个月来发作性头晕、头痛伴面色苍白、心悸，冷汗，共发作3次，每次持续20分钟到2小时。发作时测血压180～210/110～130 mmHg，平时血压正常。查体：BP 120/90 mmHg，体型偏瘦，皮肤微潮，心率90次/分，律齐，四肢末梢凉。该患者首先考虑的诊断是

A. 原发性高血压　　　　　B. 原发性醛固酮增多症　　　　C. 嗜铬细胞瘤
D. 围绝经期综合征　　　　E. 肾性高血压

三、检　查

1. 血、尿儿茶酚胺及其代谢产物测定

	特　点	昭昭老师速记
指标	①24 小时尿儿茶酚胺、儿茶酚胺代谢产物甲氧基肾上腺素(MN)和甲氧基去甲肾上腺素(NMN)升高； ②最终代谢产物香草扁桃酸(即香草杏仁酸,VMA)升高	最喜欢的就是"茶"和"香草"
影响因素	①增高儿茶酚胺：摄入咖啡、可乐类饮料、左旋多巴、拉贝洛尔、普萘洛尔、四环素 ②降低儿茶酚胺：休克、低血糖、高颅内压	快死的病（休克、低血糖、高颅压）可升高儿茶酚胺，反过来剩下的都是降低儿茶酚胺的

2. 胰高血糖素激发试验

持续性高血压患者，不必做药理试验；阵发性高血压发作间歇期可进行此试验；胰高糖素 1 mg IV 1～3 min 后，血浆儿茶酚胺增加 3 倍以上或＞2 000 Pg/mL，血压升高。

3. 影像学检查

B 超、CT、MRI 肾上腺肿瘤定位。

【例 28】女性，35 岁。持续性血压升高 2 个月，疑诊嗜铬细胞瘤。下列检查中哪项检查的敏感性和特异性最高？
　A. 香草杏仁酸　　　　　　　　B. 尿甲氧基肾上腺素和甲氧基去甲肾上腺素　　　C. 尿皮质醇
　D. 尿 17-酮　　　　　　　　　E. 尿 17-羟

【例 29】男，40 岁。发作性心悸、头痛、大汗，发作时血压 230/130 mmHg，平素血压不高。对诊断最有帮助的是发作时测定尿
　A. 儿茶酚胺　　　　　　　　　B. 蛋白　　　　　　　　　　　　C. 钾、钠、氯
　D. 钙、磷　　　　　　　　　　E. 游离皮质醇

【例 30】男，40 岁。发作性心悸、头晕、大汗 4 个月，每次发作持续约 20 分钟。发作时血压 180/120 mmHg，平素血压不高。对诊断最有帮助的是在血压升高时检查尿中的
　A. 儿茶酚胺水平　　　　　　　B. 钾、钠水平　　　　　　　　　C. 蛋白水平
　D. 钙、磷水平　　　　　　　　E. 皮质醇水平

【例 31】男，30 岁。发作性头晕、头痛，伴面色苍白、心悸、冷汗 9 个月。每次持续 20 分钟左右，发作时 BP 180～220/110～140 mmHg，平素血压正常。查体：BP 120/80 mmHg，体型偏瘦，心率 90 次/分，律齐，四肢末梢凉。对明确诊断最有帮助的是在发作时检测
　A. 血皮质醇　　　　　　　　　B. 血醛固酮　　　　　　　　　　C. 血儿茶酚胺
　D. 血电解质　　　　　　　　　E. 血浆肾素活性

四、治　疗

1. 药物治疗

嗜铬细胞瘤手术切除前采用 α 受体拮抗剂使血压下降，减轻心脏负担，并使原来缩减的血管容量扩大。常用的 α 受体拮抗剂为作用时间较长的酚苄明。选择性 α 受体拮抗剂哌唑嗪等也可获得良好疗效。当患者骤发高血压危象时，应积极抢救，立即静脉缓推酚妥拉明。

2. 手术治疗

术前	①手术前 α 受体拮抗剂的应用一般不得少于 2 周； ②术前 β 受体阻滞剂不必常规应用，如患者有心动过速或心律失常则需采用。在用 β 受体拮抗剂之前，必须先用 α 受体拮抗剂使血压下降，注意不可单独使用 β 受体拮抗剂，以免由于阻断 β 受体介导的舒血管效应而使血压升高，甚而发生肺水肿，尤其是分泌肾上腺素为主的患者
术后	手术后第 1 周血压仍可偏高或有高血压，其原因可能为： ①手术后的应激状态；　②患者原来体内贮存的儿茶酚胺较多； ③可能合并原发性高血压；　④儿茶酚胺长期增多损伤血管

例 32～33 共用选项
　A. 螺内酯　　　　　　　　　　B. 酚苄明　　　　　　　　　　　C. 酮康唑

D. 米托坦 E. 美替拉酮

【例32】原发性醛固酮增多症治疗用
【例33】嗜铬细胞瘤术前药物准备用

> **参考答案**如下,详细答案参见2019版《国家临床执业及助理医师资格考试精选真题考点精析》。

1. C	2. C	3. E	4. D	5. E
6. A	7. D	8. C	9. A	10. E
11. C	12. B	13. C	14. A	15. D
16. B	17. D	18. C	19. D	20. E
21. C	22. C	23. A	24. D	25. D
26. A	27. C	28. C	29. A	30. A
31. C	32. A	33. B	—	—

昭昭老师提示:
关注官方微信,获得第一手考试资料。

第6章 糖尿病及低血糖

> **2019考试大纲**

①糖尿病定义;②糖尿病临床表现;③糖尿病诊断和分型;④糖尿病急性并发症;⑤糖尿病慢性并发症;⑥糖尿病综合防治原则;⑦降血糖药物治疗;⑧胰岛素治疗和胰岛素类似物;⑨糖尿病筛查及预防;⑩低血糖。

> **考纲解析**

近20年的医师考试中,本章的考试重点是糖尿病的分型、诊断、检查和治疗,执业医师每年考查分数为3~5分,助理医师每年考查分数为2~3分。

第1节 糖尿病

糖尿病是一组多病因引起的以慢性高血糖为特征的代谢性疾病,是由胰岛素分泌和(或)作用缺陷所引起。长期碳水化合物以及脂肪、蛋白质代谢紊乱可引起多系统损害,导致眼、肾、神经、心脏、血管等组织器官慢性进行性病变、功能减退及衰竭。病情严重或应激时可发生急性严重代谢紊乱,如糖尿病酮症酸中毒、高渗高血糖综合征。

一、病因

糖尿病的病因和发病机制极其复杂,至今未完全阐明。总体来说是由遗传和环境因素共同作用,导致发病。胰岛素由胰腺β细胞合成和分泌,通过血液循环到达体内各组织器官的靶细胞,与特异性受体结合并引发细胞内物质代谢反应。该过程中,任何一个环节发生异常均可导致糖尿病。

【例1】由胰岛β细胞分泌的激素是
A. 胰岛素 B. 胰高血糖素 C. 生长抑素
D. 血管活性肠肽 E. 胰多肽

二、临床表现

1. 基本临床表现 代谢紊乱症候群。血糖升高后引起渗透性利尿,导致多尿,继而出现口渴多饮。外周组织对葡萄糖利用障碍,脂肪分解增多,蛋白质代谢负平衡,患者逐渐出现乏力、消瘦,儿童生长发育受阻,患者常易饥、多食。患者出现典型的"三多一少"症状,即多尿、多饮、多食和体重减轻。

2. 常见各型糖尿病的临床特点

(1)具体分型:

分型	表现
1型糖尿病	①免疫介导性T1DM:青少年患者起病较急,症状较为明显,未及时治疗可以出现糖尿病酮症酸中毒,胰岛β细胞自身抗体检查阳性; ②特发性T1DM:通常急性起病,β细胞功能明显减退甚至衰竭,临床上表现为糖尿病酮症甚至酸中毒,胰岛β细胞自身抗体检查阴性
2型糖尿病	可发生在任何年龄,常在40岁以后发病,症状相对较轻,比较隐匿,很少自发糖尿病酮症酸中毒,少数2型糖尿病可并发酮症酸中毒,与肥胖症、血脂异常等疾病常同时或先后发生

其他特殊类型糖尿病	①青年人中的成年发病型糖尿病(MODY)：三代或以上家族发病史；符合常染色体显性遗传规律；发病年龄小于25岁；酮症倾向等； ②线粒体基因突变糖尿病：母系遗传，发病早，身材多消瘦，常伴有神经性耳聋或其他神经肌肉病； ③糖皮质激素所致糖尿病：激素可诱发或加重糖尿病，常与使用的剂量和时间有关系，多数停药后可恢复正常
妊娠糖尿病	通常在妊娠中、末期出现，一般只有轻度无症状性血糖增高，分娩后血糖一般可以恢复正常，但是未来发生2型糖尿病的风险显著增加

（2）1型糖尿病和2型糖尿病的对比：

	1型糖尿病（胰岛素依赖型糖尿病）	2型糖尿病（非胰岛素依赖型糖尿病）
病因	遗传因素	多种因素
机制	胰岛β细胞破坏、数量严重不足；常导致胰岛素绝对缺乏	胰岛素抵抗合并有相对性胰岛素分泌不足
进一步分型	①免疫介导性T1DM：β细胞自身抗体检查阳性； ②特发性T1DM：β细胞自身抗体检查阴性	—
表现	①青少年多见； ②血浆胰岛素及C肽水平低下或缺乏，葡萄糖刺激后分泌曲线低平； ③"三多一少"症状十分典型； ④容易并发酮症酸中毒； ⑤主要死因：糖尿病肾病	①中老年（常>40岁），肥胖； ②血浆胰岛素及C肽水平相对性不足，葡萄糖刺激后释放延迟、减弱或消失、代偿性升高、基本正常； ③"三多一少"症状不典型； ④不容易并发酮症酸中毒； ⑤主要死因：心脑血管并发症
治疗	胰岛素	口服降糖药物及胰岛素

【例2】1型糖尿病的主要特点是
A．多见于40岁以上的成年人　　B．易发生糖尿病酮症酸中毒　　C．与免疫介导的胰岛β细胞增生有关
D．早期常不需要胰岛素治疗　　E．多数患者表现为胰岛素抵抗

【例3】2型糖尿病的特点是
A．都有"三多一少"表现　　B．患者体形均较肥胖　　C．患者空腹血糖较高
D．空腹尿糖呈阳性　　E．少数以酮症酸中毒为首发表现

三、实验室检查

尿糖	尿糖阳性只是提示血糖超过了肾糖阈，因而尿糖阴性不能排除糖尿病
血糖	①反应瞬间血糖，空腹血糖(FPG)≥7.0 mmol/L，OGTT（2小时)≥11.1 mmol/L（成人口服75 g无水葡萄糖，儿童1.75 g/kg，2小时后查血糖）； ②手指血→全血血糖→快速血糖测定；静脉血→血浆血糖→生化检查；血浆血糖比全血血糖高15%；（昭昭老师提示：血浆血糖更准确） ③噻嗪类利尿剂、糖皮质激素等可影响血糖，测血糖前要停用3~7天
糖化血红蛋白	葡萄糖与血红蛋白结合产生，与血糖浓度呈正相关，可反映患者近8~12周的血糖水平，正常值为3%~6%
糖化血浆白蛋白	葡萄糖与白蛋白结合产生果糖胺，与血糖浓度呈正相关，可反映患者近2~3周的血糖水平，正常值为1.7~2.8 mmol/L
胰岛β细胞	①胰岛素释放试验：空腹血浆胰岛素35~145 pmol/L，30~60分钟内达高峰；测定受胰岛素抗体和外源性胰岛素的干扰； ②C肽释放试验：空腹≥400 pmol/L，峰值为基础值的5~6倍；测定不受胰岛素抗体所干扰，与测定胰岛素无交 （昭昭老师速记：胰岛素释放试验受影响；C肽释放试实验不受影响）

【例4】反映糖尿病患者取血前 8～12 周血糖情况的指标是
A. 糖基化血红蛋白
B. 24 小时动态血糖
C. 空腹血糖平均值
D. 餐后血糖平均值
E. 糖化血清蛋白

【例5】对糖尿病分型首选
A. 24 小时尿糖定量测定
B. 餐后 2 小时血糖测定
C. 糖基化血红蛋白测定
D. 口服葡萄糖耐量试验
E. 胰岛素释放试验

四、诊断标准

1. 血糖水平及意义

	空腹血糖（FPG）	任意血糖	OGTT 2 小时
正常	<6.1 mmol/L	—	<7.8 mmol/L
空腹血糖受损（IFG）	6.1～7.0 mmol/L	—	<7.8 mmol/L
糖耐量减低（IGT）	<7.0 mmol/L	—	7.8～11.1 mmol/L
糖尿病（DM）	≥7.0 mmol/L	≥11.1 mmol/L	≥11.1 mmol/L

昭昭老师提示：如果说糖尿病是"癌症"，那么空腹血糖受损和糖耐量减低的意义就是"癌前病变"。

2. 糖尿病的诊断标准

（1）糖尿病症状＋随机血糖≥11.1 mmol/L，或 FPG≥7.0 mmol/L，或 OGTT 中 2 小时 PG≥11.1 mmol/L。

（2）症状不典型者，需另一天再次证实。

（3）糖化血红蛋白（HBA1c）≥6.5% 作为诊断标准（国际标准，我国不推荐）。

【例6】有关糖尿病的诊断，正确的是
A. 空腹血糖升高是重要指标
B. 空腹血糖正常可排除糖尿病
C. 两次 OGTT 还不能诊断时应做第三次
D. 糖耐量减低是糖尿病的一个亚型
E. 尿糖阴性可排除糖尿病

【例7】以下对糖尿病检验结果的解释正确的是
A. 尿糖阴性可以排除糖尿病
B. 尿糖阳性可以诊断糖尿病
C. 尿酮阳性仅见于糖尿病
D. 空腹血糖正常可以排除糖尿病
E. 餐后 2 小时血糖正常也可以是糖尿病

五、治 疗

1. 治疗目标

（1）五架马车：通过"五架马车"——糖尿病教育、医学营养治疗、运动治疗、血糖监测和药物治疗，达到目标。

近期目标	通过控制高血糖和相关代谢紊乱，以消除糖尿病症状和防止出现急性严重代谢紊乱
远期目标	通过良好的代谢控制达到预防及（或）延缓糖尿病慢性并发症的发生和发展，维持良好的健康和学习、劳动的能力，保障儿童生长发育，提高患者的生活质量，降低死亡率和延长寿命

（2）糖尿病的健康教育是重要的基础管理措施，决定糖尿病管理成败的关键。

（3）医学营养治疗是糖尿病的基础管理措施，是综合管理的重要组成部分。①计算总热卡成年人休息状态下为 25～30 kcal/(kg·d)；轻体力劳动 30～35 kcal/(kg·d)；中度体力劳动 35～40 kcal/(kg·d)；重体力劳动>40 kcal/(kg·d)。儿童、孕妇、乳母、营养不良者，应酌情增加。②营养物质含量：膳食中糖所提供的能量占 50%～60%，蛋白质 10%～15%，脂肪不超过 30%。③合理分配每日三餐，按 1/5、2/5、2/5 或 1/3、1/3、1/3 分配。

（4）运动治疗：在糖尿病管理中占重要地位，尤其对肥胖的 2 型糖尿病患者，运动可增加胰岛素敏感性，有助于控制血糖和体重。1 型糖尿病患者为避免血糖波动过大，体育锻炼宜在餐后进行。

2. 控制目标

指　标	控制目标	昭昭老师速记
空腹血糖	3.9～7.2 mmol/L	—

续表

指标	控制目标	昭昭老师速记
非空腹血糖	≤10.0 mmol/L	—
HbA1c	<7.0%	"17"岁那年的雨季
血压	<130/80 mmHg	降压目标在各种合并病中都是130/80 mmHg
TG	<1.7 mmol/L	
LDL-C	<2.6 mmol/L	
LDL-C合并冠心病	<2.07 mmol/L	
HDL-C	>1.0/1.3 mmol/L	
尿白蛋白/肌酐比值	<2.5/3.5 mg/mmol(男/女)	
尿白蛋白排泄率	<20 ug/min(30 mg/d)	
体重指数	<24(kg/m²)	
主动有氧活动	≥150 分钟/周	

3. 药物治疗

昭昭老师速记：治疗糖尿病的五虎上将，一个在作用在外周组织（双胍类），一个作用在肠道（α葡萄糖苷酶抑制剂），两个作用在胰腺（磺脲类和格列奈类），还有一个增敏剂（噻唑烷二酮类）。

➢ 昭昭老师总结：各种治疗糖尿病药物的记忆方法：

药物	机制	昭昭老师速记
双胍类	促进外周组织利用	"外周"都是西"瓜"地
α葡萄糖苷酶抑制剂	抑制肠道吸收	"肠道"都发"霉"了
磺脲类	促进胰腺的B细胞分泌胰岛素,速度慢	"慢""慢""尿"了
格列奈类	促进胰腺的B细胞分泌胰岛素,速度快	"快"乐很无"奈"
噻唑烷二酮类	增加敏感性	对"铜""敏感"

（1）**双胍类**：代表药物为二甲双胍。

	特点	昭昭老师速记
作用机制	通过抑制肝葡萄糖输出,改善外周组织对胰岛素的敏感性,增加对葡萄糖的摄取和利用从而降低血糖	"外周"都是西"瓜"地
适应证	作为2型糖尿病的一线用药及联合用药	2个胖子爱吃瓜
不良反应	①最常见的副作用是消化道反应； ②最严重的副作用是乳酸性酸中毒	①吃瓜胃肠道不好； ②吃瓜最严重的会酸中毒
禁忌证	①肾功能不全的1型糖尿病患者不宜单独使用本药； ②2型糖尿病合并急性并发症等	"瓜"对"肾"不好
临床应用	年老患者慎用,药量酌减,并监测肾功能	—

【例8】双胍类降血糖药物的降糖作用机制是
  A. 抑制肝糖原的分解　　B. 增加基础胰岛素的分泌量　　C. 改变餐时胰岛素的分泌模式
  D. 延缓肠道碳水化合物的吸收　　E. 激活过氧化物酶增殖体活化因子受体

例9～11 共用题干

男,45岁。体检发现空腹血糖8 mmol/L,餐后2小时血糖13 mmol/L,血清甘油三酯3.5 mmol/L,低密度脂蛋白3.6 mmol/L。无明显不适,半年体重下降10 kg。查体：BP 160/100 mmHg,BMI28,心肺腹查体无阳性发现。

【例9】首选的降血糖药物是
  A. 阿卡波糖　　B. 瑞格列奈　　C. 罗格列酮
  D. 二甲双胍　　E. 格列苯脲

【例10】降血压首选的治疗药物是
A. α受体阻滞剂
B. 血管紧张素转换酶抑制剂
C. 钙通道阻滞剂
D. 利尿剂
E. β受体阻滞剂

【例11】该患者首选的调脂药物是
A. 他汀类
B. 多烯酸乙酯
C. 贝特类
D. 维生素E
E. 烟酸类

例12~14 共用题干

女性，45岁。肥胖多年，口渴5个月。尿糖（＋），空腹血糖7.9 mmol/L，餐后2小时血糖12.1 mmol/L。

【例12】本例可诊断为
A. 1型糖尿病
B. 肾性糖尿
C. 食后糖尿
D. 2型糖尿病
E. 类固醇性糖尿病

【例13】该患者应首选下列哪种药物或治疗？
A. 双胍类降糖药
B. 磺脲类降糖药
C. 胰岛素
D. 饮食治疗＋双胍类降糖药
E. 运动疗法

【例14】下列哪组生化指标达到糖尿病临时满意控制，分别为空腹血糖（mmol/L）、餐后2小时血糖（mmol/L）、HbA1c（%）？
A. <5.6，<7.2，≤4
B. <6.1，<7.8，≤7.0
C. <7.2，<8.3，≤6
D. <7.8，<8.3，≤8
E. <8.3，<10.0，≤10

例15~17 共用题干

男，45岁。体检发现血糖升高，空腹血糖7.6 mmol/L，餐后2小时血糖13.6 mmol/L，HbA1c 7.8%。查体：BP 150/100 mmHg，BMI 28，心肺腹查体未见明显异常。

【例15】该患者HbA1c控制目标应小于
A. 7.0%
B. 6.5%
C. 5.5%
D. 6.0%
E. 8.0%

【例16】在控制饮食和运动的基础上首选的降糖药物是
A. 二甲双胍
B. 阿卡波糖
C. 那格列奈
D. 吡格列酮
E. 格列苯脲

【例17】该患者首选的降压药物是
A. 氨氯地平
B. 美托洛尔
C. 哌唑嗪
D. 氢氯噻嗪
E. 氯沙坦

(2) 磺脲类：代表药物为格列苯脲、格列美脲等。

	特　点	昭昭老师速记
作用机制	促胰岛素分泌剂，主要作用为刺激β细胞分泌胰岛素，作用前提是机体尚保存相当数量（30%以上）有功能的β细胞	小"姨"很"黄"
适应证	2型糖尿病非肥胖患者，用饮食和运动治疗血糖控制不理想时	小"瘦"子也很"黄"
不良反应	最常见且重要的是低血糖反应，其次有体重增加、皮肤过敏反应等	胰岛素多了当然会低血糖
禁忌证	①1型糖尿病或有严重并发症或β细胞功能很差的2型糖尿病；②儿童糖尿病，孕妇，哺乳期妇女，大手术围术期，全胰腺切除后等	总之没有β细胞的就不能用
临床应用	①格列美脲作用最强，老年人及肝、心、肾等功能不好者慎用；②格列吡嗪、格列齐特、格列喹酮作用温和，较适用于老年人，轻度肾功能减退时均可用；中度肾功能减退时可选格列喹酮，重度肾功能减退不适用	"强"者最"美"；神童＝"肾""酮"

例18~19 共用选项
A. 罗格列酮
B. 比格列酮
C. 阿卡波糖
D. 格列齐特
E. 二甲双胍

【例18】促进胰岛素分泌的药物是

【例19】延缓肠道碳水化合物吸收的药物是

(3) 格列奈类：瑞格列奈、那格列奈等。

	特　点	昭昭老师速记
作用机制	作用于胰岛β细胞上的K_{ATP}，但结合位点与磺酰脲类不同，是一类快速作用的胰岛素促分泌剂，主要通过刺激胰岛素的早时相分泌而降低餐后血糖，主要控制餐后高血糖	主要优势在于促进快速分泌，降低餐后高血糖
适应证	同磺酰脲类，较适用于2型糖尿病早期餐后高血糖阶段或以餐后高血糖为主的老年患者	老公很"快"，很无"奈"
不良反应	最常见且重要的是低血糖反应	胰岛素多了当然会低血糖
禁忌证	同磺脲类降糖药	—

例20～21 共用选项

A. 双胍类　　　　　　　　B. 噻唑烷二酮类　　　　　　C. 磺脲类
D. 格列奈类　　　　　　　E. α葡萄糖苷酶抑制剂

【例20】刺激餐后胰岛素早期分泌的降血糖药是
【例21】严重心功能不全患者不宜使用的降血糖药是

（4）α葡萄糖苷酶抑制剂：阿卡波糖等。

	特　点	昭昭老师速记
作用机制	①延缓碳水化合物的吸收，用于降低餐后高血糖； ②必须与进食同时服	因为主要降低餐后血糖，所以需要同时服用
适应证	适用于以碳水化合物为主要食物成分，或空腹血糖正常而餐后血糖明显升高，可单独使用该药或与其他降糖药合用	餐后高血糖
不良反应	常见胃肠道反应	通过肠道作用，不良反应在肠道
禁忌证	不宜用于有胃肠道功能紊乱者、孕妇等，1型糖尿病不宜单独使用	—

例22～23 共用题干

男性，48岁。确诊2型糖尿病1年，予合理饮食和运动治疗并口服二甲双胍500 mg，每日3次。查体：身高173 cm，体重78 kg，血压130/90 mmHg，心、肺和腹部检查未见异常。复查空腹血糖5.2 mmol/L，三餐后2小时血糖分别为11.4 mmol/L、13.1 mmol/L和12.6 mmol/L。

【例22】该患者下一步最合理的治疗是
A. 二甲双胍加大剂量　　　　B. 改用胰岛素　　　　　C. 改用磺脲类降血糖药
D. 加用磺脲类降血糖药　　　E. 加用α葡萄糖苷酶抑制剂

【例23】α-葡萄糖苷酶抑制剂常见的不良反应是
A. 低血糖症　　　　　　　　B. 腹胀和腹泻　　　　　C. 下肢水肿
D. 乳酸性酸中毒　　　　　　E. 充血性心力衰竭

（5）噻唑烷二酮类（格列酮类）：罗格列酮、比格列酮等。

	特　点	昭昭老师速记
作用机制	胰岛素增敏剂，增加靶组织对胰岛素作用的敏感性而降低血糖，还有改善血脂、改善血管内皮细胞功能等，起到心血管保护作用	对"铜""敏"感
适应证	单独或与其他降糖药物合用治疗2型糖尿病，尤其是肥胖、胰岛素抵抗者	"抵抗""儿童（二酮）"
不良反应	①体重增加和水肿是此类药物的常见副作用； ②心功能不好者禁用	"童""心"未眠
禁忌证	不宜用于1型糖尿病、孕妇、哺乳期妇女和儿童，以及有心力衰竭、活动性肝病及严重骨质疏松或骨折病史的患者	—

（6）胰岛素治疗：（手术的、妊娠的、并发症的统统胰岛素）
①适应证：所有1型糖尿病；各种严重的糖尿病急性或慢性并发症；手术、妊娠和分娩。
②胰岛素分类：（重点记住每一种药物的代表药）

类型	药物	昭昭老师速记	作用
速效胰岛素	①门冬胰岛素； ②赖脯胰岛素； ③半慢胰岛素	①速冻； ②普速； ③半速	作用快，时间短，可经静脉注射抢救糖尿病酮症酸中毒，主要控制餐后高血糖
中效胰岛素	①低精蛋白胰岛素； ②中性精蛋白胰岛素； ③慢胰岛素	①中低档； ②中档； ③中等偏慢	主要用于提供基础胰岛素，可控制两餐饭后高血糖
长效胰岛素	①甘精胰岛素； ②地特胰岛素； ③特慢胰岛素	①肝肠寸断； ②特长	鱼精蛋白锌胰岛素注射液，无明显作用高峰，主要提供基础胰岛素

③胰岛素所致的两种特殊现象：

Somogyi 效应	在黎明前曾有低血糖，但症状轻微或短暂而未被发现，继而发生低血糖后的反应性高血糖
黎明现象	即夜间血糖控制良好，也无低血糖发生，仅于黎明时一段短时间出现高血糖，其机制可能为皮质醇等胰岛素对抗激素分泌增多所致
鉴别：夜间多次（0、2、4、6、8时）测定血糖，有助于鉴别早晨高血糖的原因	

【例24】男，50岁。肥胖，2型糖尿病5年，口服二甲双胍250 mg，每日3次。5个月前因外伤发生左足溃疡至今未愈。空腹血糖7.2 mmol/L，三餐后血糖分别为9.2 mmol/L、8.7 mmol/L、8.6 mmol/L。该患者控制糖尿病的最佳治疗方案应选择

    A. 增加二甲双胍剂量　　　　B. 加用胰岛素制剂　　　　C. 加用磺脲类口服降糖药
    D. 加用α葡萄糖苷酶抑制剂　E. 加用噻唑烷二酮类药

【例25】女，52岁。糖尿病史2年，经饮食治疗并口服二甲双胍，病情控制良好。近日受凉后发热、咳嗽、咳黄痰，X线检查为右下肺炎。血糖17.9 mmol/L，尿糖（＋＋＋＋）。对该患者除治疗肺炎外，对糖尿病的处理应

    A. 用胰岛素治疗　　　　　　B. 增加二甲双胍剂量　　　　C. 改用格列吡嗪
    D. 加用格列吡嗪　　　　　　E. 加用葡萄糖苷酶抑制剂

例26～27 共用选项
    A. 晚餐碳水化合物摄入过多　B. 夜间曾发生过低血糖　　　C. 夜间肝葡萄糖产生过多
    D. 清晨胰岛素作用不足　　　E. 清晨胰岛素拮抗激素增多

【例26】Somogyi 效应的原因是

【例27】黎明现象的原因是

【例28】女性，42岁。糖尿病5年，每日皮下注射混合胰岛素治疗，早餐前30 U，晚餐前24 U，每日进餐规律，主食量300 g。近来查空腹血糖12.5 mmol/L，餐后血糖7.6～9.0 mmol/L。为确定该患者空腹高血糖的原因最有意义的检查是

    A. 多次测定空腹血糖　　　　B. 多次测定餐后血糖　　　　C. 测糖基化血红蛋白
    D. 夜间血糖监测　　　　　　E. 口服葡萄糖耐量试验

（7）GLP-1受体激动剂和DPP-Ⅳ抑制剂：

	GLP-1受体激动剂	DPP-Ⅳ抑制剂
药物	艾塞那肽、利拉鲁肽	西格列汀、沙格列汀
机制	通过激动GLP-1受体发挥作用	抑制DPP-Ⅳ活性而减少GLP-1的失活
适应症	2型糖尿病；尤其是肥胖、胰岛素抵抗者明显	2型糖尿病
禁忌症	1型糖尿病、胰腺炎病史	孕妇、儿童、肝肾功能不全、1型糖尿病
不良反应	胃肠道反应	头痛、超敏反应、肝酶升高等
昭昭老师速记	"1"个老"太"	"4"去"西"天

（8）妊娠期糖尿病的治疗：严禁口服降糖药，应选用短、中效胰岛素。

(9) 糖尿病慢性并发症的防治原则：

血压	①首选 ACEI 或 ARB，一般控制在<130/80 mmHg； ②若尿蛋白>1g/d,则应< 125/75 mmHg
血脂	首要目标是控制 LDL-C<2.6 mmol/L，极高危患者应<2.07 mmol/L，首选他汀类；若 TG>4.5 mmol/L，应首选贝特类，以减少发生急性胰腺炎的风险
控制血糖	①严格的血糖控制可预防或延缓蛋白尿的发生和进展； ②已有微量白蛋白尿而血压正常者，应用 ACEI 或 ARB，也可延缓肾病进展； ③一旦进展至临床糖尿病肾病期，治疗的重点是矫正高血压和减慢肾小球滤过率的下降速度
视网膜病变	①视网膜病变重度 NPDR 应尽早接受视网膜光凝治疗； ②PDR 患者存在威胁视力情况时，应尽早行玻璃体切割手术，争取保存视力

六、并发症

1. 急性并发症

(1) 糖尿病酮症酸中毒：

组成	乙酰乙酸、β-羟丁酸和丙酮（昭昭老师速记："乙丙丁"）
临床表现	深大呼吸、呼气烂苹果味（对比及记忆：大蒜臭味是有机磷中毒）
实验室检查	①血糖多数为 16.7~33.3 mmol/L，尿糖、尿酮体均强阳性（＋＋＋~＋＋＋＋）； ②血实际碳酸氢盐含量、标准碳酸氢盐含量、CO_2 结合力降低，剩余碱负值增大，阴离子间隙增大，与碳酸氢盐降低大致相等；血尿素氮和肌酐常偏高；血浆渗透压轻度上升
治疗	①补液＋小剂量胰岛素治疗：开始用等渗液或者 0.9％氯化钠，如果经过扩容后，效果不理想，再输入低渗液体如 0.45％氯化钠；小剂量胰岛素为 0.1U/kg.h，首次负荷剂量 10~20 U； ②重症者如血 pH<7.10，血碳酸根<5 mmol/L，可少量补充等渗碳酸氢钠； ③补碱过多过快会产生不良反应，包括脑脊液反常性酸中毒加重、组织缺氧加重、血钾下降和反跳性碱中毒； ④补钾治疗： a. 治疗前血钾低：补液＋胰岛素输注前——同时开始立即补钾； b. 血钾正常，尿量>40 mL/h——应立即开始补钾（见尿补钾）； c. 血钾正常，尿量<30 mL/h——暂缓补钾； d. 血钾高于正常——暂缓补钾

【例29】糖尿病酮症酸中毒的酮体是指
A. 乙酰乙酸、β-羟丁酸、丙酮、游离脂肪酸
B. 乙酰乙酸、β—羟丁酸、丙酮、游离脂肪酸
C. 游离脂肪酸、β-羟丁酸、丙酮
D. 乙酰乙酸、游离脂肪酸、丙酮
E. 乙酰乙酸、β-羟丁酸、丙酮

【例30】女性，20 岁。1 型糖尿病患者，出现恶心、厌食 2 天，神志不清 1 小时。查体：面色潮红，呼吸深快，意识障碍。诊断最可能是
A. 糖尿病酮症酸中毒　　　B. 糖尿病高渗性昏迷　　　C. 乳酸性酸中毒
D. 糖尿病合并尿毒症酸中毒　　E. 低血糖昏迷

例 31~32 共用题干

女，20 岁。1 型糖尿病病史 10 年，平时每日 4 次胰岛素强化治疗。近 2 日发热、咽痛、食欲不佳，摄食少，自行停用胰岛素。晨起家属发现患者答非所问，急诊就诊。查体：T 38.5 ℃，精神差，轻度脱水貌。实验室检查：血钾 4.8 mmol/L，血钠 142 mmol/L，血糖 19.1 mmol/L，尿酮体（＋＋＋），血 pH 7.25，尿量 40~50mL/h。

【例31】目前该患者合理的胰岛素使用方案是
A. 改用 2 次预混胰岛素皮下注射治疗
B. 恢复 4 次胰岛素皮下注射治疗
C. 静脉小剂量短效胰岛素治疗
D. 使用基础胰岛素皮下注射治疗

E. 静脉大剂量短效胰岛素治疗

【例32】关于纠正电解质及酸碱平衡紊乱,应立即采取的治疗措施是
A. 补碱、补钾、补钠治疗
B. 补钾、补钠治疗
C. 补碱、补钠治疗
D. 补钠治疗
E. 补碱、补钾治疗

(2) 高渗性非酮症性糖尿病昏迷:

概述	以严重高血糖、高血浆渗透压、脱水为主要表现,无明显酮症,可有不同程度的意识障碍或昏迷,部分患者可伴有酮症,主要见于2型糖尿病
表现	精神症状如昏迷、嗜睡等,血浆渗透压达到或超过320 mOsm/L
检查	血糖33.3～66.6 mmol/L,尿酮体弱阳性
治疗	①最关键的治疗:补液;开始用等渗液(0.9%氯化钠),24小时补液量最好达到:6 000～10 000 mL。若无周围循环衰竭的表现如休克等,血浆渗透压>350 mOsm/L,血钠≥33.3 mmol/L,再输入低渗液体如0.45%氯化钠; ②胰岛素:当血糖下降至16.7 mmol/L时,开始输入5%葡萄糖液+胰岛素(2～4:1)。本病对胰岛素较敏感,因而胰岛素用量较小; ③补钾及补碱:及时补钾,一般不补充碱

昭昭老师提示:上述两者主要靠诊断,大家只要根据其血糖的高低,及有无酮体不难判断出来。

例33～35 共同题干

男性,69岁。因腹泻5天、昏睡3小时来急诊。既往糖尿病史12年。查体:血压90/50 mmHg,意识模糊。检查时手足乱动,配合欠佳,皮肤弹性差,心率106次/分,呼吸22次/分,两肺未闻及干、湿啰音。腹软,肝、脾未触及,双下肢胫前轻度可凹性水肿,尿糖(+++),尿酮(+),尿蛋白(+)。

【例33】首先应考虑的诊断是
A. 糖尿病肾病尿毒症昏迷
B. 糖尿病并发脑出血
C. 高渗性非酮性糖尿病昏迷
D. 糖尿病酮症酸中毒
E. 糖尿病并发感染性休克

【例34】除测定血糖外还应优先选择的急诊检查是
A. 电解质
B. 颅脑CT或MRI
C. 24小时尿蛋白定量
D. 血酮体定量
E. 便常规和细菌培养

【例35】初始的合理治疗方案除静脉滴注小剂量胰岛素外还应包括
A. 甘露醇
B. 生理盐水
C. 葡萄糖盐水
D. 碳酸氢钠
E. 升血压药

例36～38 共用题干

男,62岁。软弱无力,进食减少,口渴、多尿1周,近3天嗜睡。急诊检查:BP 80/50 mmHg,神志朦胧,皮肤干燥失水,呼吸29次/分,心率105次/分,尿糖(+++),尿酮(±)。既往无糖尿病史。

【例36】最可能的诊断是
A. 糖尿病肾病
B. 糖尿病神经病变
C. 糖尿病酮症酸中毒
D. 高渗性非酮症性糖尿病昏迷
E. 糖尿病乳酸性酸中毒

【例37】为明确诊断,除血糖测定外,首选的检查是
A. 血电解质+尿素氮、肌酐
B. 糖基化血红蛋白+尿素氮、肌酐
C. 血气分析+尿素氮、肌酐
D. 血酮体+血气分析
E. 血乳酸+血气分析

【例38】最主要的治疗措施是
A. 抗感染
B. 肾上腺皮质激素
C. 口服降血糖药
D. 小剂量胰岛素及补液
E. 补充碱性药物

> 昭昭老师总结:两种并发症的对比记忆

	糖尿病酮症酸中毒	高渗性非酮症性糖尿病昏迷
疾病	1型糖尿病	2型糖尿病
概述	乙酰乙酸、丙酮和β-羟丁酸	高血糖

续表

	糖尿病酮症酸中毒	高渗性非酮症性糖尿病昏迷
表现	深大呼吸、呼气烂苹果味	精神症状如昏迷、嗜睡等,血浆渗透压达到或超过320 mOsm/L
血糖	血糖 16.7~33.3 mmol/L	血糖 33.3~66.6 mmol/L
尿酮体	尿酮体强阳性(+++~++++)	尿酮体弱阳性
治疗	①补液+小剂量胰岛素(常规胰岛素 5~7 u/L 起始,一般不超过 10 u/L)治疗;开始用等渗液或者 0.9%氯化钠,如果经过扩容后,效果不理想,再输入低渗液体如 0.45%氯化钠; ②重症者如血 pH<7.1,血碳酸根<5 mmol/L,可少量补充等渗碳酸氢钠; ③补钾: a. 治疗前血钾<3.5 mmol/L,开始胰岛素和补液治疗时立即开始补钾; b. 血钾正常,尿量<30 ml/h,暂缓补钾,待尿量增加后,开始补钾; c. 血钾>5.5 mmol/L,暂缓补钾; d. 只要血钾<5.5 mmol/L,且尿量足够即可开始补钾	

2. 慢性并发症

(1) 微血管病变:

昭昭老师提示:微血管病变只有两个,一个是糖尿病肾病,一个是糖尿病视网膜病变,其余的都是大血管病变。

	糖尿病肾病	糖尿病视网膜病变
特点	1 型糖尿病主要死因	病程超过 10 年的糖尿病常合并不同程度的视网膜病变
分期	Ⅰ期:肾小球超滤过; Ⅱ期:尿蛋白排泄率(UAER)基本正常; Ⅲ期:小动脉壁出现玻璃样变,尿蛋白排泄率持续在 20~200 μg/min; Ⅳ期:尿蛋白排泄率>200 μg/min,尿蛋白总量>0.5 g/24 h; Ⅴ期:尿毒症	Ⅰ期:微血管瘤,可有出血; Ⅱ期:微血管瘤增多,出血+硬性渗出; Ⅲ期:出现棉絮状软性渗出; Ⅳ期:新生血管形成,玻璃体积血; Ⅴ期:机化物增生; Ⅵ期:继发性视网膜脱离,失明

(2) 大血管病变:主要侵犯主动脉、冠状动脉、脑动脉等,心脑血管疾病是 2 型糖尿病最主要的死亡原因。

(昭昭老师提示:要学会鉴别,如 1 型的糖尿病的主要死因是:糖尿病肾病。这两种疾病的鉴别点有类似的,如急性肾功能衰竭死亡的主要原因是高钾血症;慢性肾功能衰竭的主要死亡原因是心脑血管意外,这个考生在考试时候要注意总结和归纳!)

(3) 神经系统并发症:远端对称性多发性神经病变是最常见类型,以手足远端感觉运动神经受累最多见,通常呈对称性,典型者呈手套或袜套样分布。

【例39】下列提示糖尿病微血管病变的是
A. 脑卒中   B. 心肌梗死   C. 足部溃疡
D. 高血压   E. 眼底出血

【例40】男,59 岁,2 型糖尿病 12 年。空腹血糖 506 mmol/L,餐后 2 小时血糖 14.6 mmol/L,糖化血红蛋白 70%。3 年前眼底检查可见微血管瘤和出血,近 2 个月来视力明显减退。眼底检查可见新生血管和玻璃体积血。目前糖尿病视网膜病变已进展为
A. Ⅱ期   B. Ⅲ期   C. Ⅳ期
D. Ⅴ期   E. Ⅵ期

例 41~43 共用题干

男,59 岁,2 型糖尿病病史 7 年。口服格列本脲 15 mg/d 和二甲双胍 2.0 g/d 治疗。8 个月前眼底检查可见微血管瘤、出血和硬性渗出。近 1 个月来视力明显减退。眼底检查可见视网膜新生血管形成和玻璃体积血。BP 160/100 mmHg,BMI 28.4。空腹血糖 7.1 mmol/L,餐后 2 小时血糖 14.6 mmol/L,糖化血红蛋白 7.6%。

【例41】目前该患者糖尿病视网膜病变的分期为
A. Ⅰ期   B. Ⅴ期   C. Ⅱ期

D. Ⅲ期 E. Ⅳ期

【例42】对该患者糖尿病的治疗应调整为
A. 格列本脲加量 B. 改用胰岛素 C. 二甲双胍加量
D. 加用噻唑烷二酮类药 E. 加用α葡萄糖苷酶抑制剂

【例43】对该患者糖尿病视网膜病变最合适的治疗为
A. 降血压治疗 B. 抗纤溶治疗 C. 激光治疗
D. 扩血管治疗 E. 抗凝治疗

【例44】女,55岁。2型糖尿病8年,口服降压药治疗。近2个月出现头晕、视物模糊。查体:BP 170/100 mmHg,双肺呼吸音清晰,心界不大,肝、脾未触及,双下肢水肿。空腹血糖9.6 mmol/L,餐后血糖14.2 mmol/L,血肌酐96 μmol/L,尿蛋白定量0.7 g/d。目前应诊断为糖尿病肾病
A. Ⅳ期 B. Ⅴ期 C. Ⅱ期
D. Ⅲ期 E. Ⅰ期

【例45】糖尿病最常见的神经病变是
A. 周围神经炎 B. 动眼神经麻痹 C. 坐骨神经痛
D. 自主神经病变 E. 腕管综合征

【例46】下列属于糖尿病自主神经病变表现的是
A. 直立性低血压 B. 动眼神经麻痹 C. 肌张力减低
D. 共济失调 E. 肢端感觉异常

第2节 低血糖症(助理医师不要求)

一、概 述

低血糖症是一组由多种病因引起的以静脉血浆葡萄糖(简称血糖)浓度过低,临床表现以交感神经兴奋和脑细胞缺糖为主要特点的综合征。按照传统的Whipple三联征,一般以静脉血浆葡萄糖浓度<2.8 mmol/L作为低血糖的诊断标准。

二、病 因

空腹(吸收后)低血糖症	内源性胰岛素分泌过多、药物性、重症疾病、胰岛素拮抗激素缺乏、胰外肿瘤
餐后(反应性)低血糖症	糖类代谢酶的先天性缺乏、特发性反应性低血糖症、滋养性低血糖症、肠外营养治疗、功能性低血糖、2型糖尿病早期出现的进餐后期低血糖症

三、临床表现

自主(交感)神经过度兴奋表现	低血糖发作时由于交感神经和肾上腺髓质释放肾上腺素、去甲肾上腺素和一些肽类激素,导致出汗、饥饿、感觉异常、流涎等
脑功能障碍的表现	大脑缺乏足量葡萄糖供应导致功能失调的一系列表现,初期为精神不集中、思维和语言迟钝,头晕、嗜睡等,晚期可发生死亡

【例47】低血糖出现交感神经兴奋症状是由于释放了大量
A. 肾上腺素 B. 糖皮质激素 C. 胰高血糖素
D. 血管加压素 E. 生长激素

【例48】有关低血糖症的论述中,正确的是
A. 口服α糖苷酶抑制剂易发生低血糖 B. 低血糖可伴有精神症状
C. 部分2型糖尿病可表现为低血糖 D. 胰岛素瘤较少出现空腹低血糖
E. 腺垂体功能减退低血糖时血胰岛素升高

【例49】男,21岁。3年来多次昏迷,多在饭前发作。发作前伴恐惧感及心悸发汗。发病以来食欲好,体重增加,但记忆力差,患者发现昏迷发作前,及时进食可预防或缩短昏迷时间。该患者应考虑的诊断是
A. 胃泌素瘤 B. 癫痫 C. 脑血管疾病
D. 心血管疾病 E. 胰岛素瘤

四、实验室检查和诊断

1. 确诊 根据典型的whipple三联征,即低血糖症,发作时血糖低于2.8 mmol/L,以及供糖后低血糖症状

迅速缓解即可确诊。

2. 评价低血糖症的实验室检查

血浆胰岛素测定	血糖<2.8 mmol/L 时相应的胰岛素浓度≥36 pmol/L
胰岛素释放指数	血浆胰岛素与同一血标本测定的血糖比值,正常<0.3,多数胰岛素瘤患者>0.4,甚至在1.0 以上
血浆胰岛素原和 C 肽测定	血糖<3.0 mmol/L,C 肽>300 pmol/L,胰岛素原>20 pmol/L,应考虑胰岛素瘤
48～72 小时饥饿试验	少数未觉察的低血糖或处于非发作期以及高度怀疑胰岛素瘤的患者应在严密观察下进行,试验期应鼓励患者活动
延长(5 小时)口服葡萄糖耐量试验	主要用于鉴别 2 型糖尿病早期出现的餐后晚发性低血糖症,可判断有无内源性胰岛素分泌过多

【例50】具有典型 Whipple 三联征的疾病是
A. 胰岛素瘤　　　　　　　B. 胃泌素瘤　　　　　　　C. 肠肽瘤
D. 高血糖瘤　　　　　　　E. 生长抑素瘤

五、治　疗

（1）对症治疗　解除神经低糖症状。
（2）病因治疗　纠正导致低血糖症的各种潜在病因。

> **参考答案**如下,详细答案参见 2019 版《国家临床执业及助理医师资格考试精选真题考点精析》。

1. A	2. B	3. E	4. A	5. E	6. A	7. E	8. A	9. D	10. B
11. C	12. D	13. D	14. B	15. D	16. A	17. E	18. D	19. C	20. D
21. B	22. E	23. C	24. E	25. A	26. D	27. E	28. D	29. E	30. D
31. C	32. B	33. C	34. A	35. B	36. D	37. E	38. D	39. E	40. C
41. E	42. E	43. C	44. D	45. A	46. E	47. E	48. B	49. E	50. A

昭昭老师提示：
关注官方微信,获得第一手考试资料。

第 7 章　水、电解质和酸碱平衡失调

> **2019 考试大纲**

①水和钠的代谢紊乱；②低钾血症；③高钾血症；④代谢性酸中毒；⑤代谢性碱中毒；⑥低钙和高钙。

> **考纲解析**

近 20 年的医师考试中,本章的考试重点是等渗、低渗和高渗的诊断和治疗,以及高钾的治疗,执业医师每年考查分数为 3～5 分,助理医师每年考查分数为 2～3 分。

第 1 节　体液分布

1. 体液组成　体液的主要成分是水和电解质,成年男性体液量占体重的 60%,成年女性体液量约占体重的 50%。体液分为细胞内液和细胞外液,男性细胞内液约占体重的 40%,绝大部分存在于骨骼肌中；女性细胞内液约占体重的 35%。男性、女性的细胞外液均占体重的 20%。细胞外液又分为血浆和组织间液两部分,血浆约占体重的 5%,组织间液约占体重的 15%。

体液； (占体重 60%)	细胞内液(40%)	—	—
	细胞外液(20%)	血浆(5%)	—
		组织间液(15%)	功能性细胞外液(13%～14%)
			无功能性细胞外液(1%～2%)

2. 正常血浆渗透压　细胞外液和细胞内液的渗透压相等,为正常血浆渗透压 290～310 mOsm/L。保持渗透压的稳定,是维持细胞内外液平衡的基本保证。

3. 离子分布

	阳离子成分	阴离子成分
细胞外液	Na^+	Cl^-、HCO_3^- 和蛋白质
细胞内液	K^+ 和 Mg^{2+}	HPO_4^{2-} 和蛋白质

4. 体液平衡及渗透压的调节 体液及渗透压失衡的调节包括渗透压的维持和血容量的维持。渗透压主要通过下丘脑-垂体后叶-抗利尿激素（ADH）系统进行调节，血容量主要通过肾素-血管紧张素（AT）-醛固酮系统进行调节。

【例1】细胞外液占成人体重的
A. 20%　　　　　　　　　B. 25%　　　　　　　　　C. 30%
D. 35%　　　　　　　　　E. 40%

【例2】细胞内液中主要的阳离子是
A. Na^+　　　　　　　　B. Ca^{2+}　　　　　　　C. K^+
D. NH_4^+　　　　　　　E. Fe^{2+}

【例3】细胞外液中主要的阳离子是
A. K^+　　　　　　　　　B. Na^+　　　　　　　　C. Ca^{2+}
D. Mg^{2+}　　　　　　　E. Fe^{2+}

【例4】细胞内、外液的渗透压范围为
A. 230～250 mmol/L　　　B. 251～269 mmol/L　　　C. 270～289 mmol/L
D. 290～310 mmol/L　　　E. 311～330 mmol/L

第2节　水和钠代谢紊乱

一、低渗性缺水

低渗性缺水又称慢性缺水或继发性缺水。此时水和钠同时缺失，但失钠多于缺水，故血钠低于正常。

病因	胃肠道消化液长期丢失（慢性）；大创面慢性渗液；排钠利尿剂（利尿酸）
体液	①细胞外液减少为主；②细胞内液稍增多；③组织间液丢失＞血浆丢失 （昭昭老师速记：人在"外"面要"低"调，"组织"打了更"低"调）
诊断	低渗性脱水（慢性失水）＝反复呕吐、长期胃肠减压＋Na^+ ＜130 mmol/L （昭昭老师提示：这里有时间，时间长的就是慢性失水，长时间丢失大量的钠离子，导致低钠，就是低渗性失水，速记：看见时间长的就是低渗）
表现	①轻度缺钠：＜135 mmol/L；疲乏、无力、尿少等； ②中度缺钠：＜130 mmol/L；恶心、呕吐、脉搏细速、手足麻木等； ③重度缺钠：＜120 mmol/L；神志不清、肌肉痉挛性抽痛、腱反射减弱或消失、昏迷、甚至休克
治疗	①首选：高渗盐水； ②补钠量＝（142 mmol/L－实测血清钠）×体重×0.6（男0.6，女0.5），这个算出来是摩尔数，需要除以17就是克数，当天先补1/2，再加上每日需要的生理需要量4.5 g，就是第一天需要补充的钠，即最后的公式是：第1天的补钠量＝（142 mmol/L－实测血清钠）×体重×0.6÷17÷2＋4.5g； ③重度低渗性脱水：应先补足血容量，以改善微循环和组织器官的灌注；晶体液和胶体都可应用，但晶体液的用量一般要比体液用量大2～3倍；然后可静脉滴注高渗盐水（5% NaCl）200～300 mL，尽快纠正血钠过低，以进一步恢复细胞外液量和渗透压，使水从水肿的细胞中外移

二、等渗性缺水

等渗性缺水也称急性缺水或混合性缺水，在外科最常见，此时水和钠成比例丢失，因此血清钠仍在正常范围，细胞外液的渗透压也保持正常。但等渗性缺水可造成细胞外液量迅速减少。

病因	消化液的急性脱水；体液丧失在感染区或软组织内
体液	①细胞外液减少为主；②组织间液与血浆等比例丢失；③细胞内液不变或稍减少
诊断	等渗性缺水（急性失水）＝肠漏、急性肠梗阻＋Na^+ 130～150 mmol/L之间 （昭昭老师提示：看时间，时间短，数小时数天的就是急性失水、等渗性失水，速记：看见时间短的就是等渗）

表现	①轻度缺钠:疲乏、无力、尿少等;
	②中度缺钠:恶心、呕吐、脉搏细速、手足麻木等;
	③重度缺钠:神志不清、肌肉痉挛性抽痛、腱反射减弱或消失、昏迷、甚至休克
治疗	首选:平衡盐溶液,次选生理盐水

【例5】女,50岁,恶心、呕吐伴乏力,少尿6小时,呕吐量大,无口渴。2年前有腹部手术史。此时患者最可能出现的水电解质平衡紊乱是
A. 稀释性低钠血症　　　　　B. 高渗性缺水　　　　　　C. 低渗性缺水
D. 高钾血症　　　　　　　　E. 等渗性缺水

【例6】等渗性缺水的临床表现为
A. 短期内体液的丧失达体重3%时有休克　B. 休克常伴有代谢性酸中毒　　C. 明显口渴
D. 化验检查见血清Na$^+$降低　　　　　　E. 化验检查见尿密度在1.010以下

三、高渗性缺水

高渗性缺水也称原发性缺水,虽有水和钠的同时丢失,但缺水多于缺钠,故血清钠高于正常范围。

病因	水分摄入不足(食管癌吞咽困难);水分丧失过多(高热大量出汗)
体液	①细胞内、外液均减少,但以细胞内液减少为主;
	②组织间液与血浆等比例少量丢失
诊断	高渗性脱水=高热、大汗+口渴
	(昭昭老师提示:看见口渴就是高渗,低渗性缺水和等渗性缺水就没有口渴)
表现	①轻度缺水:失水量达体重的2%~3%;②中度缺水:失水量达体重的4%~6%;
	③重度缺水:失水量达体重的7%~14%
治疗	首选:低渗盐水或5%葡萄糖溶液

【例7】高渗性缺水的患者最常见的临床表现是
A. 头晕、视力减退　　　　　B. 兴奋、手足麻木　　　　C. 口渴、谵妄
D. 淡漠、反应迟缓　　　　　E. 呆滞、嗜睡

【例8】女,60岁。高温天气户外活动4小时,出现口渴,尿少,突然晕倒。最可能的原因是
A. 稀释性低钠血症　　　　　B. 等渗性缺水　　　　　　C. 急性肾衰竭
D. 高渗性缺水　　　　　　　E. 低渗性缺水

> **昭昭老师总结:三种缺水**

	等渗性缺水	低渗性缺水	高渗性缺水
别称	急性缺水	慢性缺水	原发性缺水
病因	肠瘘、急性肠梗阻	反复呕吐、长期胃肠减压引流、慢性肠梗阻、利尿剂的使用	食管癌梗阻(进水不足)、高热大汗、大面积烧伤
特点	等比例丢失Na$^+$及H$_2$O	失Na$^+$>失H$_2$O	失Na$^+$<失H$_2$O
体液变化	①细胞外液减少为主; ②组织间液与血浆等比例丢失; ③细胞内液不变或稍减少	①细胞外液减少为主; ②细胞内液稍增多; ③组织间液丢失比例大于血浆	①细胞内、外液均减少,但以细胞内液减少为主; ②组织间液与血浆等比例少量丢失
血钠Na$^+$	135~150 mmol/L	<135	>150
血浆渗透压	290~310 mmol/L	<290 mmol/L	>310 mmol/L
临床表现	不口渴	不口渴	口渴
补液	纠正原发病;补液首选平衡盐溶液	高渗盐水	0.45%盐水
补液量	丢失量+日需量 (水 200 mL+NaC 14.5 g)	补Na$^+$=[正常Na$^+$－测量Na$^+$]×kg×0.6(女为0.5)	补水量mL=[测量Na$^+$－正常Na$^+$]×kg×4

第3节 水中毒

水过多是指机体摄入或输入水过多,以致水在体内潴留,引起血液渗透压下降和循环血量增多的一种病理状态。若过多的水进入细胞内,导致细胞内水过多则称为水中毒,水过多和水中毒都是稀释性低钠血症的病理表现。

一、病因

血管加压素代偿性分泌增多	特征是毛细血管静水压升高和(或)胶体渗透压下降,总容量过多,有效循环容量减少,体液积聚在组织间隙
血管加压素分泌失调综合征	体液总量明显增多,有效循环血量增加,血钠低
肾排泄水障碍	多见于急性肾衰竭少尿期,急性肾小球肾炎等
肾上腺皮质功能减退症	盐皮质激素和糖皮质激素分泌不足使肾小球滤过率下降,在摄入水过多时导致水潴留
渗透阈重建	肾排泄水功能正常,但能兴奋血管加压素分泌的渗透阈值降低
血管加压素用量过多	见于中枢性尿崩症治疗不当时

二、表现

急性水过多或水中毒	起病急,精神神经系统表现突出,如头痛、精神失常、定向力障碍、共济失调、癫痫样发作等
慢性水过多或水中毒	①血浆渗透压低于260 mOsm/L(血钠125 mmol/L),有疲倦、表情淡漠、恶心、食欲减退和皮下组织肿胀等表现; ②血浆渗透压在240~250 mOsm/L(血钠115~120 mmol/L)时,有头痛、嗜睡、神志错乱、谵妄等表现; ③血浆渗透压低于230 mOsm/L(血钠110 mmol/L),有抽搐、昏迷等表现;

三、防治

轻症水过多和水中毒	限制进水量,使入水量少于尿量
急重症水过多和水中毒	①高容量综合征:以脱水为主首选呋塞米或依他尼酸等利尿剂; ②低渗血症:应迅速纠正细胞内低渗状态,除限水、利尿外,还应使用3%~5%氯化钠溶液,一般为5~10 mL/kg

第4节 血钾异常

一、低钾血症

低钾血症是指血清钾<3.5 mmol/L的一种病理生理状态。临床上,体内总钾量不缺乏,也可因稀释或转移到细胞内而导致血清钾降低。反之,虽然钾缺乏,但如血液浓缩,或钾从细胞内转移至细胞外,血钾浓度又可正常甚至升高。

1. 病因及机制

缺钾性低钾血症	摄入不足;排出过多,胃肠丢失,肾丢失;其他,如烧伤等
转移性低钾血症	代谢性或呼吸性碱中毒或酸中毒恢复期,使用大量葡萄糖液体所致(特别是同时应用胰岛素),周期性瘫痪等
稀释性低钾血症	细胞外液水潴留时,血钾浓度相对降低,机体总钾量和细胞内钾正常,多见于水过多和水中毒,或过多、过快补液而未及时补钾

2. 临床表现

(1)缺钾性低钾血症:

骨骼肌表现	全身肌无力
消化系统	恶心、呕吐、厌食、肠麻痹等
中枢神经系统	萎靡不振、反应迟钝、定向力障碍等
循环系统	早期心肌应激性增强,心动过速,重者呈低钾性心肌病
泌尿系统	长期或严重失钾可致肾小管上皮细胞坏死、浓缩功能下降
酸碱平衡紊乱	钾缺乏时细胞内缺钾,细胞外 Na^+ 和 H^+ 进入细胞内,肾远曲小管 K^+ 和 Na^+ 交换减少而 H^+ 和 Na^+ 交换增多,故导致代谢性碱中毒、细胞内酸中毒及反常性酸性尿

(2) 转移性低钾血症:称为周期性瘫痪,常在半夜或凌晨突然起病,主要表现为发作性软瘫或肢体软弱无力,多数以双下肢为主,少数累及上肢。

(3) 稀释性低钾血症:主要见于水过多或水中毒。

3. 心电图

心电图表现如低 T 波、Q-T 间期延长。

4. 诊 断

反复发作性周期性瘫痪是转移性低钾血症的重要特点,特异性心电图表现(如低 T 波、Q-T 间期延长)及血清钾离子<3.5 mmol/L 可诊断为低钾血症。

5. 治 疗

补钾量	①轻度缺钾:血清钾 3.0~3.5 mmol/L,补充钾 100 mmol/L(相当于氯化钾 8.0 g); ②中度缺钾:血清钾 2.5~3.0 mmol/L,补充钾 300 mmol/L(相当于氯化钾 24 g); ③重度缺钾:血清钾 2.0~2.5 mmol/L,补充钾 500 mmol/L(相当于氯化钾 40 g)
种类	①饮食补钾,肉、青菜、水果、豆类等;②药物补钾,氯化钾、枸橼酸钾等
方法	①口服补钾以氯化钾为首选,静脉浓度<0.3%,速度 20~40 mmol/L,不超过 50~60 mmol/L; ②注意补钾后,如果仍然出现低血钾,很可能说明补充量不足或者伴随镁缺乏

二、高钾血症

高钾血症是指血清钾>5.5mmol/L 的一种病理生理状态。此时体内钾总量可增多(钾过多)、正常或缺乏。

1. 病因及机制

钾过多性高钾血症	肾排钾减少,摄入钾过多
转移性高钾血症	组织破坏导致细胞内钾进入细胞外液,细胞膜转运功能障碍
浓缩性高钾血症	重度失水、失血、休克等到有效循环血量减少
假性高钾血症	如试管内溶血、静脉穿刺技术不良、血小板增多等导致细胞内钾离子外移

2. 临床表现和心电图

表现	①心肌收缩功能降低,心音低钝,可使心脏骤停于舒张期,出现心率减慢、室性期前收缩等; ②因影响神经肌肉复极过程,患者出现疲乏无力、四肢松弛性瘫痪、腱反射消失,可有动作迟钝、嗜睡等中枢神经症状
心电图	基底窄而高尖的 T 波(昭昭老师提示对比记忆:低钾血症是 U 波)

3. 诊 断

有导致血钾增高或肾排钾的基础疾病,血清钾>5.5 mmol/L 即可确诊。

4. 治 疗

对抗钾的心脏抑制作用	①乳酸钠或碳酸氢钠; ②高渗盐水; ③葡萄糖和胰岛素; ④钙剂,对抗钾的心肌毒性; ⑤选择性 $β_2$ 受体激动剂
促进排钾	①经肾排钾; ②经肠排钾; ③透析治疗,血钾>6.5 mmol/L
减少钾的来源	停止含钾饮食或药物,供给高糖高脂饮食,避免使用库存血等

第5节　血钙异常(助理医师不要求)

机体内钙的绝大部分(99%)贮存于骨骼中,细胞外液钙仅是总钙量的0.1%。血钙浓度为2.25～2.75mmol/L(昭昭老师速记:人从25到75岁都需要补钙),相当恒定。其中的45%的离子化钙,它有维持神经肌肉稳定性的作用。

	低钙血症	高钙血症
定义	血钙浓度<2 mmol/L	血钙浓度>2.75 mmol/L
病因	急性重症胰腺炎、坏死性筋膜炎、肾衰竭、消化道瘘和甲状旁腺功能损伤	①甲旁亢:甲状旁腺腺瘤等; ②骨转移性癌
表现	神经肌肉兴奋性增强有关:口周和指(趾)尖麻木及针刺感、手足抽搐、腱反射亢进、	①早期症状无特异性; ②严重头痛、背和四肢疼痛
治疗	①应纠治原发病; ②补充钙剂(10%葡萄糖酸钙、5%氯化钙); ③长期治疗:口服钙剂及维生素D替代	①甲旁亢:手术切除; ②骨转移性癌:低钙饮食+补充水分

第6节　酸碱平衡紊乱

一、概　述

1. 酸碱调节系统

(1) 调节器官和组织:人体主要通过体液缓冲系统、肺、肾和离子交换调节四种方式来维持及调节酸碱平衡。

(2) 缓冲系统:体液缓冲系统调节最敏感,包括碳酸氢盐系统、磷酸盐系统、血红蛋白及血浆蛋白系统。其中尤以碳酸氢盐系统最重要,正常时,碳酸氢盐/碳酸=20:1。

(3) 肺肺调节一般在10～30 min发挥作用,主要以CO_2形式排出挥发性酸。离子交换调节一般在2～4 h之后发挥作用。肾调节最慢,在数小时之后发生,但其作用强而持续,且是非挥发酸和碱性物质排出的唯一途径。

2. 酸碱平衡指标

指标	正常值	意义
pH	7.35～7.45	①pH>7.45为碱中毒; ②pH<7.35为酸中毒
H^+浓度	40±5 mmol/L	H^+浓度与pH呈对数关系
二氧化碳分压($PaCO_2$)	35～45mmHg	①增高表示通气不足,为呼吸性酸中毒; ②降低表示换气不足,为呼吸性碱中毒
标准碳酸氢盐(SB)	22～26 mmol/L	①增加表示代谢性碱中毒; ②减少表示代谢性酸中毒
实际碳酸氢盐(AB)	22～26 mmol/L	①AB>SB表示CO_2潴留,呼吸性酸中毒; ②AB<SB表示CO_2过度排出,呼吸性碱中毒
缓冲碱(BB)	—	①减少表示酸中毒;　②增加表示碱中毒
碱剩余(BE)	-3～+3	①BE<-3,酸中毒;　②BE>+3,碱中毒
二氧化碳结合力(CO_2CP)	22～29 mmol/L	①CO_2CP<22,代谢性酸中毒或呼吸性碱中毒; ②CO_2CP>29,代谢性碱中毒或呼吸性酸中毒
阴离子隙(AG)	8～16 mmol/L	①AG>16 mmol/L,表示代谢性酸中毒 ②AG<8 mmol/L,可能是低蛋白血症所致

3. 酸碱平衡失常

(1) 早期表现:由于HCO_3^-/H_2CO_3等缓冲,尚能使其比值保持在20:1,pH和H^+浓度维持在正常范围,称为代偿性酸中毒或碱中毒。

(2) 病情严重:代偿失效,HCO_3^-/H_2CO_3 比值不能保持在 20∶1,pH 和 H^+ 浓度超过正常范围时,则发生失代偿性酸中毒或碱中毒。

二、代谢性酸中毒

代酸是最常见的酸碱失调类型。酸性物质的积聚或产生过多或 HCO_3^- 丢失过多即可引起代酸。

1. 病因

碱性物质丢失过多	腹泻、消化道瘘等
酸性物质过多	休克、组织缺氧、乳酸大量产生
酸性物质排泄障碍	肾功能不全,酸性物质不能排出

2. 临床表现

呼吸系统	深快呼吸,呼出的气体带有酮味
精神症状	神志不清或昏迷
神经肌肉兴奋性降低	腱反射减弱

三、治疗

(1) 药物治疗:较轻的代谢性酸中毒(血浆 HCO_3^- 16～18 mmol/L)常可自行纠正,不必应用碱性药物。

(2) 碱中毒:血浆 HCO_3^- <10 mmol/L 时应立即输液和用碱剂治疗,常用的碱性药物是碳酸氢钠溶液。

四、代谢性碱中毒

体内 H^+ 丢失或 HCO_3^- 增多,可引起代谢性碱中毒(代碱)。

1. 病因

近端肾小管碳酸氢盐最大吸收阈增大	容量不足性碱中毒、缺钾性碱中毒、低氯性碱中毒、高碳酸血症性碱中毒
肾碳酸氢盐产生增加	使用排钾保钠类利尿剂、盐皮质激素增加、Liddle综合征

2. 表现

呼吸系统	借助于浅而慢的呼吸,使肺泡内的 $PaCO_2$ 增加
精神症状	躁动、兴奋、谵语、嗜睡,严重时昏迷
神经肌肉兴奋性增加	有手足搐搦、腱反射亢进等
泌尿系统	尿少、碱性,已发生钾缺乏,可能出现酸性尿的矛盾现象

3. 治疗

(1) 一般处理:轻、中度者以治疗原发病为主,循环血容量不足时用生理盐水扩容,低钾血症者补钾,低氯血症者给予生理盐水。

(2) 药物治疗:选择氯化铵、稀盐酸、盐酸精氨酸、乙酰唑胺等。

五、呼吸性酸中毒

呼吸性酸中毒指肺泡通气及换气功能减弱,不能充分排出体内生成的 CO_2,以致血液中 $PaCO_2$ 增高,引起高碳酸血症。

1. 病因

(1) 常见病因:有全身麻醉过深、镇静剂过量、中枢神经系统损伤、气胸、急性肺水肿和呼吸机使用不当。

(2) 其他病因:肺组织广泛纤维化、重度肺气肿等慢性阻塞性肺部疾患,有换气功能障碍或肺泡通气-灌流比例失调等都可引起 CO_2 在体内潴留,导致高碳酸血症。

2. 表现

可有胸闷、呼吸困难、躁动不安等表现,因换气不足导致缺氧,可有头痛、发绀,进而出现血压下降、谵妄、昏迷等。

3. 治疗

首先应尽快治疗原发病,采取积极措施改善患者的通气功能,可做气管插管或气管切开术,并使用呼吸机,能有效改善机体的通气及换气功能。

六、呼吸性碱中毒

呼吸性碱中毒是由于肺泡通气过度,体内生成的 CO_2 排出过多,以致血 $PaCO_2$ 降低,最终引起低碳酸血症,血 pH 上升。

1. 病　因

(1) 呼吸因素:癔症、忧虑、疼痛、发热、创伤、中枢神经系统病变等。$PaCO_2$ 降低,机体代偿可抑制呼吸中枢,使呼吸变浅、变慢,CO_2 排出减少,血中 H_2CO_3 代偿性增高。但代偿反应很难维持,最终导致机体缺氧。

(2) 代谢因素:肾的代偿作用表现为肾小管上皮细胞分泌 H^+ 减少,以及 HCO_3^- 的重吸收减少,排出增多,使血中 HCO_3^- 降低,HCO_3^-/H_2CO_3 比值接近正常,尽量使 pH 维持在正常范围之内。

2. 表　现

(1) 一般表现:多数患者有呼吸急促表现,出现呼吸性碱中毒后,患者可有眩晕、手、足和口周麻木和针刺感,肌震颤及手足搐搦。

(2) 严重表现:危重患者发生急性呼吸性碱中毒常提示预后不良,或将发生急性呼吸窘迫综合征。

3. 治　疗

(1) 积极治疗原发病:用纸袋罩住口鼻,增加呼吸道无效腔,可减少 CO_2 的呼出,以提高血 $PaCO_2$。

(2) 危重患者或中枢神经系统病变患者:可用药物阻断其自主呼吸,由呼吸机进行适当的辅助呼吸。

➤ **昭昭老师总结:呼吸性酸中毒和碱中毒**

	呼吸性酸中毒	呼吸性碱中毒
病因	①肺通气不足:全身麻醉过深、镇静剂过量、中枢神经系统损伤、气胸、呼吸机使用不当; ②肺换气障碍:肺组织纤维化、重度肺气肿	肺通气过度的原因:癔症、忧虑、疼痛、发热、中枢神经系统疾病、低氧血症、肝功能衰竭、呼吸机辅助通气过度
表现	胸闷、呼吸困难、躁动不安、头痛、发绀、血压下降、谵妄、昏迷	呼吸急促,眩晕,手、足和口周麻木感、针刺感,肌肉震颤,手足抽搐
治疗	治疗原发病,改善机体的通气及换气功能,纠正缺氧等	治疗原发病,纸袋罩住口鼻,增加呼吸道无效腔,如为呼吸机使用不当,应调整呼吸频率及潮气量

➤ **参考答案**如下,详细答案参见 2019 版《国家临床执业及助理医师资格考试精选真题考点精析》。

| 1. A | 2. C | 3. B | 4. D | 5. E | 昭昭老师提示: |
| 6. B | 7. C | 8. D | — | — | 关注官方微信,获得第一手考试资料。 |

第七篇　风湿性疾病

学习导图

章序	章名	内容	所占分数 执业医师	所占分数 助理医师
1	风湿性疾病总论	风湿性疾病分类、检查、治疗	1分	1分
2	系统性红斑狼疮	系统性红斑狼疮	2分	1分
3	类风湿关节炎	类风湿关节炎	2分	1分
4	脊柱关节炎	强直性脊柱炎	1分	0分
5	痛风	痛风	1分	1分

复习策略

本系统重点包括三个疾病，系统性红斑狼疮、类风湿关节炎和脊柱关节炎，重点考察内容是疾病的诊断、实验室检查（各种抗体）和治疗（首选药物）。考生务必准确记忆抗核抗体、抗 Sm 抗体、抗 ds‐DNA 抗体、抗 CCP 抗体和 HLA‐27 各自的代表意义，以及糖皮质激素、环磷酰胺、甲氨蝶呤和柳氮磺吡啶分别是治疗何种疾病的首选药物。

第 1 章　风湿性疾病总论

➢ **2019 考试大纲**

①概念；②分类；③病理；④辅助检查；⑤治疗。

➢ **考纲解析**

近 20 年的医师考试中，本章的考试重点是风湿病的分类和检查，执业医师每年考查分数为 0～1 分，助理医师每年考查分数为 0～1 分。

一、风湿性疾病的概念和特点

1. 概　念　风湿性疾病是泛指影响骨、关节及其周围软组织（如肌肉、滑囊、肌腱、筋膜、韧带等）的一组疾病，其病因可以是感染性、免疫性、代谢性、内分泌性、退行性、地理环境性、遗传性、肿瘤性等。

2. 特　点　（1）发病基础为自身免疫性疾病；（2）病理基础为血管和结缔组织慢性炎症；（3）病变常累及多个系统，临床个体差异大；（4）对糖皮质激素的治疗有一定反应；（5）早期诊断、合理治疗，可改善预后、延长寿命、提高生存率。

【例 1】风湿性疾病是指
A. 累及关节及周围软组织的一大类疾病　　　B. 过敏性疾病
C. 嗜酸性粒细胞增多的一类疾病　　　　　　D. 病毒感染的一类疾病
E. 血尿酸增高的一类疾病

【例 2】风湿性疾病属于慢性疾病，主要累及
A. 肾　　　B. 心脏　　　C. 肺　　　D. 骨骼肌肉系统　　　E. 中枢神经系统

【例 3】关于风湿性疾病的临床特点，不正确的是
A. 病程多呈慢性经过　　　　　　　　　B. 临床表现差异很大
C. 反复发作与缓解交替出现　　　　　　D. 免疫学异常表现复杂
E. 对治疗反应的个体差异不大

二、分类

分类	疾病	昭昭老师速记
弥漫性结缔组织病(CTD)	原发性干燥综合征(pSS)、类风湿关节炎(RA)、系统性硬化病(SSc)、系统性红斑狼疮(SLE)、多发性肌炎/皮肌炎(PM/DM)	"干""湿""硬""朗""鸡"(肌)
脊柱关节炎	强直性脊柱炎(AS)、反应性关节炎(Reiter综合征)、银屑病关节炎、炎性肠病关节炎、未分化脊柱关节炎等	"Reiter"的"脊柱"
退行性变	骨关节炎等	关节软骨退变
晶体相关性关节炎	痛风、假性痛风等	高尿酸等导致晶体沉积
感染相关性风湿病	风湿热等	β-溶血性链球菌感染后相关的免疫反应
肿瘤相关性风湿病	原发性(滑膜瘤、滑膜肉瘤等)、继发性(多发性骨髓瘤、转移瘤等)	肿瘤=肿瘤
神经血管疾病	神经性关节病、压迫性神经病变、雷诺病等	"雷""神"
骨与软骨病变	骨质疏松、骨软化、肥大性骨关节病、弥漫性原发性骨肥厚、骨炎	—
非关节性风湿病	关节周围病变、椎间盘病变、特发性腰痛、精神性风湿病等	
其他	周期性风湿病、间歇性关节积液、药物相关的风湿综合征、慢性活动性肝炎等	

【例4】不属于弥漫性结缔组织病的疾病是
A. 系统性红斑狼疮　　B. 干燥综合征　　C. 多肌炎和皮肌炎
D. 类风湿关节炎　　　E. 骨性关节炎

【例5】不属于弥漫性结缔组织病的是
A. 系统性红斑狼疮　　B. 类风湿关节炎　　C. 硬皮病
D. Reiter综合征　　　E. 干燥综合征

三、各类疾病的表现和特点

1. 常见关节炎的特点

关节	类风湿关节炎	骨关节炎	强直性脊柱炎	痛风	系统性红斑狼疮
周围关节炎	有	有	有	有	有
起病	缓	缓	缓	急	缓
首发	近端指间关节、掌指关节、腕关节	膝、腰、远端指间关节	膝、髋、踝	第一跖趾关节	手关节或其他部位
痛性质	持续、休息后加重	活动后加重	休息后加重	痛剧烈、夜间痛	不定
肿性质	软组织为主	骨性肥大	软组织为主	红、肿、热	少见
畸形	常见	小部分	部分	少见	偶见
演变	对称性多关节炎	负重关节症状明显	不对称下肢大关节炎	反复发作	—
脊柱炎、骶髂关节病变	偶有	腰椎增生，唇样变	必有，功能受限	无	无

2. 常见疾病的特异性临床表现

疾病	特异性表现	昭昭老师速记
系统性红斑狼疮(SLE)	颊部蝶形红斑、蛋白尿、溶血性贫血、血小板减少、多浆膜炎	"红"="红"
原发性干燥综合征(pSS)	口、眼干、腮腺肿大、猖獗龋齿、肾小管性酸中毒	"大""干"一场

续表

疾 病	特异性表现	昭昭老师速记
皮肌炎(DM)	上眼睑红肿,Gottron 征,颈部呈 V 形充血,肌无力	"上""肌""无力"
系统性硬化症(SSc)	雷诺现象,指端缺血性溃疡,硬指皮肤肿硬失去弹性	这个"雷"很"硬"
肉芽肿性多血管炎(GPA)	鞍鼻,肺迁移性浸润影或空洞	"多""安(鞍)"全啊
大动脉炎(TA)	无脉,颈部、腹部血管杂音	大动脉=血管
贝赫切特病(BD)	口腔溃疡、外阴溃疡、针刺反应	—

四、实验室检查

1. 常规检查 血常规、尿常规、肝肾功能及影像学检查有无异常。

2. 常见抗体谱

(1) 抗核抗体(ANAs) (昭昭老师速记:带"S""r"的都是 ENA 抗体谱,EARS)

抗 DNA 抗体	抗双链 DNA (dsDNA)抗体
抗可提取核抗原(ENA)抗体	抗 Sm 抗体、抗 SSA (Ro) 抗体、抗 SSB (La) 抗体、抗 rRNP 抗体、抗 RNP 抗体
其他	抗组蛋白抗体、抗核仁抗体、抗其他成分抗体

(2) 类风湿因子(RF) RF 在类风湿性关节炎中的阳性率约 80%,特异性差,RF 也可见于 pSS、SLE、SSc 等多种结缔组织病。

(3) 抗中性粒细胞胞质抗体(ANCA) 与血管炎密切相关,对血管炎的诊断及活动性判断有帮助,如 c-ANCA(PR3,PR3 为丝氨酸蛋白酶-3)、p-ANCA(MPO,MPO 为髓过氧化物)。
(昭昭老师速记:"血""中"送碳。)

(4) 抗磷脂抗体(APL) 主要见于抗磷脂抗体综合征、SEL 等 CTD 及非 CTD,主要引起凝血系统的改变,表现为:血栓形成、血小板减少、习惯性流产等;包括抗狼疮抗凝物、心磷脂抗体、抗 β₂-糖蛋白 1(β₂-GP1)抗体。
(昭昭老师速记:"狼心"狗肺有"2"心的"淋"雨人容易"流产"。)

(5) 抗角蛋白抗体谱 本抗体谱主要用于类风湿性关节(RA)的辅助诊断,包括:抗核周因子(APF)抗体、抗角蛋白(AKA)抗体、抗聚角蛋白微丝蛋白(AFA)、抗环瓜氨酸多肽(CCP)抗体(此抗体在诊断 RA 病时敏感性和特异性高)。
(昭昭老师速记:这"周""风"大,"角"落里"瓜"长得快,首先字母为"A"的都是角蛋白抗体谱。)

3. 常见疾病的抗体谱
(昭昭老师提示:所谓考点千千万,而且医学知识纷繁复杂,不要抱怨,一定有巧记的方法帮你搞定。)

疾 病	抗体谱	昭昭老师速记
系统性红斑狼疮(SLE)	ANA 抗体谱(抗 dsDNA、抗组蛋白抗体、抗 SSA 抗体、抗 SSB 抗体)	都带"S"
原发性干燥综合征(pSS)	抗 SSA 抗体、抗 SSB 抗体	干"SS"了
混合性结缔组织病(MCTD)	抗 RNP 抗体	混个"P"啊
皮肌炎(DM)/多发肌炎(PM)	抗合成酶(Jo-1)抗体	"1"个"合成"的"JJ"
系统性硬化症(SSc)	抗着丝点抗体(ACA);抗 Scl-70 抗体	"70"强"硬""点"
系统性血管炎	ANA 抗体	"血""啊"
类风湿关节炎(RA)	APF、AKA、AFA、抗 CCP 抗体	—
肉芽肿性多血管炎(GPA)	c-ANCA (PR3)	—
显微镜下多血管炎(MPA)	p-ANCA (MPO)	—
嗜酸性肉芽肿性多血管炎	p-ANCA (MPO)	—

五、治 疗

缓解症状,但不改变病情	非甾体抗炎药:通过抑制环氧化酶(COX),从而抑制花生四烯酸转化为前列腺素,起到抗炎、解热、镇痛的效果。 主要有两种: ①非选择性 COX 抑制剂:布洛芬、萘普生、双氯芬酸,胃肠道不良反应大; ②选择性 COX-2 抑制剂:塞来昔布,胃肠道不良反应小 (昭昭老师速记:"2"步"选择")	

改变病情抗风湿药	①改善病情,延缓疾病进展; ②代表药物:柳氮磺吡啶、氯喹、甲氨蝶呤、来氟米特、硫唑嘌呤等
糖皮质激素	①具有强大的抗炎和免疫抑制作用,迅速缓解症状; ②多种结缔组织病的一线药物,但长期大量服用副作用多
生物制剂	①抗CD20单克隆抗体用于难治性SLE; ②IL-1、IL-6受体拮抗剂、共刺激分子受体CTLA-4Ig(阿巴西普)用于RA; ③抗B细胞刺激因子单抗(贝利抗)主要用于治疗轻、中度SLE

➢ **参考答案**如下,详细答案参见2019版《国家临床执业及助理医师资格考试精选真题考点精析》。

1. A	2. D	3. E	4. E	5. D	昭昭老师提示:关注官方微信,获得第一手考试资料。

第2章 系统性红斑狼疮

➢ **2019考试大纲**

①病因和发病机制;②临床表现;③免疫学检查;④诊断与鉴别诊断;⑤治疗。

➢ **考纲解析**

近20年的医师考试中,本章的考试重点是SLE的诊断、检查和治疗,执业医师每年考查分数为2~3分,助理医师每年考查分数为1~2分。

一、概　述

系统性红斑狼疮(SLE)是一种以多系统损害和多种自身抗体阳性为主要特点的系统性自身免疫性疾病,在慢性病程中病情缓解和急性发作常交替发生。

二、病　因

病因和发病机制与遗传、性激素、环境等多种因素有关。一般好发于青年女性,目前认为免疫复合物是引起SLE组织损伤的主要机制,其本质的病变是血管炎。

遗　传	研究表明SLE是多基因相关疾病,有HLA-Ⅲ类的C2或C4缺损,HLA-Ⅱ类的DR2、DR3频率异常
环境因素	①阳光:紫外线使皮肤上皮细胞出现凋亡,新抗原暴露而成为自身抗原; ②药物、化学试剂、微生物病原体等也可诱发疾病
雌激素	本病女性患者明显多于男性,在更年期前阶段为9:1,儿童及老人为3:1

三、发病机制

外来抗原引起人体B细胞活化。易感者因免疫耐受性减弱,B细胞通过交叉反应与模拟外来抗原的自身抗原相结合,并将抗原呈递给T细胞,使之活化,在T细胞活化刺激下,B细胞得以产生大量不同类型的自身抗体,造成大量组织损伤。

1. 致病性自身抗体

2. 致病性免疫复合物 SLE是一个免疫复合物病,自身抗原和自身抗体结合形成免疫复合物沉积于组织造成组织损伤。免疫复合物增高的原因有:清除免疫复合物的机制异常;免疫复合物形成过多;因免疫复合物的大小不当而不能被吞噬或排出。

3. T细胞和NK细胞功能失调 SLE患者的$CD8^+$ T细胞和NK细胞功能失调,不能产生抑制$CD4^+$ T细胞的作用,因此在$CD4^+$ T细胞的刺激下,B细胞持续活化而产生自身抗体。T细胞的功能异常,以致新抗原不断出现,使自身免疫持续存在。

(昭昭老师提示:类风湿关节炎是$CD4^+$ T细胞。)

四、临床表现

昭昭老师提示:系统性红斑狼疮之所以叫"系统性"就是侵犯了很多个系统,所以全身上下只要你可以起名字的系统,其都可以侵犯,这些表现主要帮助你诊断。这里说几个特殊的表现:

皮肤与黏膜	蝶形红斑和盘状红斑,口腔或鼻咽部溃疡
浆膜炎	胸膜炎、心包炎或腹膜炎
关节与肌肉	常出现对称性多关节疼痛、肿胀,Jaccoud关节病(可复性非侵蚀性关节半脱位,可维持正常关节功能,X线片多无关节骨破坏)
肾	几乎所有患者的肾组织均有病理变化,重者可出现尿毒症
心血管	心包炎常见,心律失常,疣状心内膜炎(Libman-Sack心内膜炎:瓣膜赘生物,常见于二尖瓣后叶的心室内,不引起心脏器质性杂音)
肺部表现	除胸腔积液外,可发生肺动脉高压、间质性肺炎、弥漫性肺泡出血
神经系统	又称神经精神狼疮,表现为头痛、癫痫、性格改变、记忆力减退等,重者可致脑血管意外、昏迷
消化系统	部分患者为首发症状,如食欲减退、恶心、呕吐等
血液系统	活动性SLE中血红蛋白下降、白细胞和血小板减少,部分患者有轻度淋巴结肿大,少数患者出现脾大
特殊综合征	①抗磷脂抗体综合征(APS):出现在SLE活动期,表现为动脉和(或)静脉血栓形成,习惯性自发性流产,血小板减少; ②干燥综合征:30%的SLE患者有继发性干燥综合征
眼部表现	出血、视盘水肿等

【例1】系统性红斑狼疮最主要的临床表现是
A. 育龄女性多发　　　　B. 皮肤黏膜与关节表现　　C. 肾炎
D. 浆膜炎　　　　　　　E. 贫血

【例2】女,18岁。近1周来两面颊出现对称性红斑、手指关节红肿。化验:血红蛋白90 g/L,白细胞$3.0×10^9$/L,尿蛋白(+++),抗dsDNA抗体阳性。应首先考虑的诊断是
A. 缺铁性贫血　　　　　B. 慢性肾炎　　　　　　　C. 类风湿关节炎
D. 系统性红斑狼疮　　　E. 风湿热

【例3】女,22岁。因多关节疼痛2个月就诊,近1周出现双手指间关节及掌指关节肿胀,晨僵30分钟。血白细胞$3.2×10^9$/L,血小板$83×10^9$/L。24小时尿蛋白定量1.9 g,血沉48 mm/h,血抗核抗体阳性,补体C3轻度下降。最可能的诊断是
A. 类风湿关节炎　　　　B. 骨关节炎　　　　　　　C. 系统性红斑狼疮
D. 原发性干燥综合征　　E. 系统性血管炎

【例4】女,22岁。持续高热6天,面部出现水肿性皮肤损害,伴膝、踝关节肿痛,下肢水肿,有散在淤点。化验:ESR 98 mm/h,Hb 76 g/L,网织红细胞0.10,Coombs试验(+),Plt $40×10^9$/L,尿检蛋白(+++),RBC 6~8/HP。本例最可能的诊断为
A. 风湿热　　　　　　　B. 慢性肾炎　　　　　　　C. SLE
D. 自身免疫性溶血性贫血　E. 特发性血小板减少性紫癜(ITP)

【例5】关于SLE关节病变,以下错误的是
A. 关节肿痛　　　　　　B. 呈多关节对称性损害　　C. 近端指间关节多受累
D. 关节软骨破坏,关节畸形　E. 大关节易受累

【例6】下列不符合SLE的血液系统改变的是
A. 白细胞减少　　　　　B. 血小板减少　　　　　　C. 自身免疫性溶血性贫血
D. 正常细胞性贫血　　　E. 类白血病样改变

五、检 查

1. 自身抗体

抗　体	抗体特点	昭昭老师速记
抗核抗体(ANA)	特异性低,主要用于筛查	"筛""核"桃
抗双链DNA抗体	即抗dsDNA抗体,与病情活动有关,与狼疮肾损害密切相关	"活""D";肾"D"(活的、肾的)

续表

抗　体	抗体特点	昭昭老师速记
抗ENA抗体谱	抗Sm抗体：特异性最高，达99%，与疾病活动性无关	Sm抗体与SLE两者都姓"S"，所以特异性最高
	抗RNP抗体：与雷诺现象有关	承"诺"是个"P"
	抗SSA抗体：与光过敏、血管炎、皮损等相关	"光""皮"股见光"SA"
	抗SSB抗体：与继发的干燥综合征相关	"SB"感到"干燥"
	抗rRNP抗体：重要内脏损伤（如狼疮脑病）	"内""人(r)"
抗磷脂抗体	抗心磷脂抗体、狼疮抗凝物、抗β_2-糖蛋白Ⅰ	"琳""琅"满目都是"糖"
抗组织细胞抗体	抗红细胞膜抗体、抗血小板相关抗体等	"组织""红细胞""血小板"
其他	少数可出现类风湿因子（RF）和抗中性粒细胞胞质抗体（ANCA）	—

2. **补　体**　C3低下提示SLE活动期，C4低下提示SLE活动性及易感性。
3. **病情活动度指标**　ESR、CRP、高γ球蛋白血症、类风湿因子阳性、血小板计数增高等。
4. **确定诊断**　皮肤狼疮带试验。

例7～8 共用选项
A. 抗核抗体　　B. 抗Sm抗体　　C. 抗双链DNA抗体　　D. 抗磷脂抗体　　E. 类风湿因子

【例7】特异性高，但与SLE活动性无关的是
【例8】特异性高，效价随SLE病情缓解而下降的是
【例9】诊断系统性红斑狼疮最有价值的自身抗体是
A. 抗Sm抗体　　　　　　　　B. 抗环瓜氨酸肽抗体　　　　C. 抗SSA抗体
D. 抗Sel-70抗体　　　　　　 E. 抗核抗体
【例10】与狼疮肾损害关系最密切的自身抗体是
A. 抗RNP抗体　　　　　　　　B. 抗dsDNA抗体　　　　　　C. 抗SSB抗体
D. 抗SSA抗体　　　　　　　　E. 抗Sm抗体
【例11】系统性红斑狼疮诊断常用而最有价值的病理检查是
A. 肾穿刺　　B. 骨髓穿刺　　C. 肺穿刺　　D. 淋巴结活检　　E. 皮肤狼疮带试验
【例12】女，25岁。双手关节肿胀、疼痛2个月，面部蝶形红斑、发热1周。血白细胞2.1×10^9/L，血红蛋白90 g/L，血小板65×10^9/L，尿蛋白（++），红细胞（++）。胸部X线片示双侧少量胸腔积液。对明确诊断最有价值的检查是
A. 手关节X线片　B. 骨髓穿刺　C. 胸腔穿刺　D. 肾穿刺活检　E. 抗核抗体谱

六、治　疗

首选药物	①SLE的首选药物是：糖皮质激素； ②糖皮质激素冲击疗法的适应症：存在重要脏器急性进行性损伤时，如肺泡出血、狼疮脑病（NP-SLE）的癫痫发作或明显精神症状、严重溶血性贫血等（昭昭老师速记："肺脑溶血"要冲击）
免疫抑制剂	①有重要脏器累及的SLE患者中，诱导期建议首选环磷酰胺（CTX）或酚酸酯（MMF），建议应用6个月以上； （昭昭老师速记：一手拿着"糖"，一手拿着"环"） ②维持治疗中，羟氯喹作为SLE的背景治疗，可在诱导缓解和维持治疗中长期应用
SLE与妊娠	①缓解期达半年以上的患者，口服泼尼松即能安全分娩；非缓解期的SLE患者容易流产，故应避孕； ②妊娠前3个月及妊娠期应用大多数免疫抑制剂均可影响胎儿发育，必须停用半年以上方能妊娠；羟氯喹对妊娠影响较小，可以全程使用； ③有习惯性流产病史及抗磷脂抗体阳性者，妊娠时应用阿司匹林或低分子肝素
其他药物	静脉注射大剂量免疫球蛋白（IVIG）、血浆置换等，生物制剂如抗CD20单克隆抗体（利妥昔单抗）

【例13】SLE狼疮肾炎（病理为Ⅳ型）首选的免疫抑制剂为
A. 环磷酰胺　　B. 甲氨蝶呤　　C. 长春新碱　　D. 硫唑嘌呤　　E. 雷公藤

【例14】使用环磷酰胺治疗系统性红斑狼疮的指征是
A. 口腔溃疡　　B. 关节炎　　C. 肾炎　　D. 浆膜炎　　E. 蝶形红斑

【例15】女，20岁。系统性红斑狼疮患者，狼疮肾，尿蛋白持续（＋＋），足量糖皮质激素治疗4周后无效，应
A. 加大激素用量　　　　　　　　B. 加用免疫抑制剂　　C. 加抗疟药
D. 雷公藤　　　E. 加利尿药

【例16】关于SLE患者妊娠的问题，下列不正确的是
A. 易发生流产、早产　　　　　　B. 病情稳定，心肾功能正常，方可妊娠
C. 可出现新生儿狼疮　　　　　　D. 妊娠时可使SLE病情恶化
E. 妊娠前3个月内可应用免疫抑制剂

例17～18 共用题干

女，38岁。发热、皮疹、脱发和口腔溃疡6个月。查体：T39.0℃，面部充血性红斑，双手近端指间关节压痛，轻度肿胀，双下肢凹陷性水肿。实验室检查：尿蛋白（＋＋＋），尿红细胞（＋＋＋），24小时尿蛋白3.8 g，血Plt $88×10^9$/L，ANA 1：640，抗SSA抗体（＋），抗双链DNA抗体（＋），补体C3低下。

【例17】不能提示患者疾病处于活动期的指标是
A. 抗SSA抗体（＋）　　　B. 抗双链DNA抗体（＋）　　C. 补体C3低下
D. 血小板减少　　　　　　E. 尿蛋白（＋＋＋）

【例18】最佳治疗方案是泼尼松 1 mg/(kg·d)联合
A. 柳氮磺吡啶　　B. 环磷酰胺　　C. 布洛芬　　D. 青霉素　　E. 血浆置换

【例19】系统性红斑狼疮治疗的基础用药是
A. 硫唑嘌呤　　B. 甲氨蝶呤　　C. 羟氯喹　　D. 环磷酰胺　　E. 柳氮磺吡啶

➤ **参考答案**如下，详细答案参见2019版《国家临床执业及助理医师资格考试精选真题考点精析》。

1. B	2. D	3. C	4. C	5. D	
6. E	7. B	8. C	9. A	10. B	昭昭老师提示：
11. E	12. E	13. A	14. C	15. B	关注官方微信，获得第一手考试资料。
16. E	17. A	18. B	19. C	—	

第3章　类风湿关节炎

➤ **2019 考试大纲**

①病因和发病机制；②临床表现；③影像学检查；④诊断与鉴别诊断；⑤治疗。

➤ **考纲解析**

近20年的医师考试中，本章的考试重点是类风湿的诊断、表现、检查和治疗，执业医师每年考查分数为2～3分，助理医师每年考查分数为1～2分。

一、概　　述

类风湿关节炎是以对称性多关节炎症和骨质破坏为主要特征的系统性自身免疫性疾病，具有慢性、进行性、侵蚀性的特点。基本病理改变为滑膜炎、血管翳形成，并逐渐出现关节软骨和骨破坏，最终可能导致关节畸形和功能丧失。

二、病因和机制

1. 环境因素　　目前认为一些感染如细菌、支原体、病毒等，可能通过感染激活T、B淋巴细胞，分泌致炎因子，产生自身抗体，影响类风湿关节炎的发病和病情进展。感染因子的某些成分也可通过分子模拟导致自身免疫性反应。研究表明，类风湿关节炎与EB病毒关系密切。

2. 遗传易感性　　流行病学调查显示，类风湿关节炎的发病与遗传因素有关。HLA-DR4单倍型、性别基因、球蛋白基因、TNF-α基因等与其发病相关。

3. 免疫紊乱　　免疫紊乱是类风湿关节炎的主要发病机制，以活化的$CD4^+$ T细胞和MHC-Ⅱ型阳性的抗原提呈细胞（APC）浸润关节滑膜为特点。滑膜关节组织的某些特殊成分可作为自身抗原，被APC呈递给活化的$CD4^+$ T细胞，启动特异性免疫应答，导致相应的关节炎症状。$CD4^+$ T细胞在发病中起重要和主要作用。

【例1】在类风湿关节炎发病中起<u>主要作用</u>的细胞是
A. CD3⁺ T细胞　B. CD4⁺ T细胞　C. CD8⁺ T细胞　D. B淋巴细胞　E. 巨噬细胞

三、临床表现

1. 关节

晨僵	时间超过1小时者意义较大，可作为观察本病活动性的指标
疼痛与压痛	①关节痛多为早期症状，最早侵犯近端指间关节； ②最常受累部位为小关节，包括腕关节、掌指关节、近端指间关节，病变是不可逆的 （昭昭速记：远端指间关节不受累；远端指间关节为骨关节炎的受累关节）
关节肿胀	关节腔内积液或关节周围软组织炎症所致
关节畸形	①"天鹅颈""纽扣花"畸形；（昭昭老师提示：骨关节炎——方形手、结节） ②关节结构的破坏是不可逆的
关节功能障碍	Ⅰ级：能正常进行日常生活和工作； Ⅱ级：可进行一般的日常生活和某种职业工作，但其他项目活动受限； Ⅲ级：可进行一般的日常活动，但参加某种职业工作或其他项目受限； Ⅳ级：日常生活自理和参与工作的能力均受限

【例2】类风湿关节炎不常累及的关节是
A. 肘关节　B. 远端指间关节　C. 掌指关节　D. 近端指间关节　E. 腕关节

【例3】类风湿关节炎最常累及的关节是
A. 髋关节　B. 肘关节　C. 膝关节　D. 肩关节　E. 四肢小关节

【例4】类风湿关节炎最早侵犯的关节是
A. 近端指间关节　B. 掌指关节　C. 腕肘关节　D. 踝关节　E. 髋关节

【例5】近端指间关节呈梭形肿胀常见于
A. 类风湿关节炎　B. 风湿性关节炎　C. 骨性关节炎　D. 痛风性关节炎　E. 系统性红斑狼疮

【例6】可出现晨僵的疾病是
A. 骨性关节炎　B. 痛风　C. 银屑病关节炎　D. 类风湿关节炎　E. 风湿性关节炎

【例7】类风湿关节炎的主要表现是
A. 游走性大关节肿痛
B. 全身关节肿痛伴发热、皮疹
C. 对称性小关节肿痛伴晨僵
D. 腰骶痛伴晨僵
E. 多关节肿痛伴四肢末梢感觉障碍

【例8】双腕关节肿痛伴晨僵最常见于
A. 风湿性关节炎　B. 类风湿关节炎　C. 骨性关节炎　D. 系统性红斑狼疮　E. 痛风

【例9】晨僵在哪类关节炎中表现最为突出？
A. 骨性关节炎　B. 类风湿关节炎　C. 强直性脊柱炎
D. 感染性关节炎　E. 风湿性关节炎

2. 关节外表现

类风湿结节	最常见的关节外表现，即在关节隆突部及受压部位的皮下，如前臂伸面、肘关节尺骨鹰嘴等附近出现结节
类风湿血管炎	指甲下或指端出现的小血管炎
肺	①肺间质病变是肺最常见的并发症； ②Caplan综合征：尘肺合并RA时易出现大量肺结节
心脏	心包炎最常见
胃肠道	多由服用非甾体消炎药引起
肾	较少累及
血液系统	①正细胞正色素贫血，RA活动期可出现血小板增多； ②Felty综合征：指RA患者伴有脾大、中性粒细胞减少，有的甚至伴有贫血和血小板减少（昭昭老师速记：RA—Felty；RF）

【例10】除有关节肿痛外,对类风湿关节炎诊断最有意义的表现是
  A. 足跟、足掌部位疼痛　　　　　B. 关节隆突部与受压部皮下出现无痛性结节
  C. 弥漫性肺间质病变　　　　　　D. 胸腔积液
  E. 小腿痛性皮下结节

【例11】Felty 综合征引起中性粒细胞减少的最可能机制是
  A. 生成减少　　　　　B. 成熟障碍　　　　　C. 免疫性破坏过多
  D. 非免疫性破坏过多　　E. 分布异常

【例12】女性,48 岁。发热伴对称性多关节肿痛,晨僵 3 个月。ANA 低效价阳性,RF(＋),IgG 和补体升高。最可能的诊断是
  A. 多肌炎　　　　　　B. 系统性红斑狼疮　　C. 类风湿关节炎
  D. 干燥综合征　　　　E. 混合性结缔组织病

例13~14 共用题干
  女,54 岁。双腕、双手近端指间关节、掌指关节肿痛 3 年,晨僵 1 小时。查体:双腕、双手 2~4 指端关节及 3~4 近端指尖关节肿胀,压痛(＋),ANA(－)。

【例13】该患者最可能的诊断是
  A. 强直性脊柱炎　　　　B. 类风湿关节炎　　　C. 反应性关节炎
  D. 骨关节炎　　　　　　E. 痛风性关节炎

【例14】该患者基本病变的基本特征是
  A. 血管炎　　B. 软骨炎　　C. 滑膜炎　　D. 附着点炎　　E. 韧带炎

四、实验室检查

1. 血液检查

血液检查	特点	昭昭老师速记
C 反应蛋白(CRP)和血沉(ESR)	判断疾病活动性,疾病处于活动期时,两者会升高	只要是炎症,CRP 和 ESR 都升高
类风湿因子(RF)	①阳性不一定都是 RA,RA 患者也不一定都是阳性; ②RF 的类型:IgM	①注意类风湿和类风湿因子的关系好比是流氓和文身的关系,流氓不一定有文身,文身不一定都是流氓 ②RF:IgM;调频 FM 99.8 兆赫
抗角蛋白抗体谱	①抗角蛋白抗体谱:抗核周因子(APF)抗体、抗角蛋白抗体(AKA)、抗聚角蛋白微丝蛋白抗体(AFA)和抗 CCP 抗体; ②抗 CCP 抗体即抗环瓜氨酸肽抗体,是诊断特异性最高的抗体	①这"周""风"大,"角"落里"瓜"长得快,首字母为"A"的都是角蛋白抗体谱; ②这类"P"的声音最高

2. 影像学检查

(1) 最有意义的检查:双手的 X 线检查(X 线检查＞抗 CCP 抗体＞类风湿因子)。

(2) 分期:

分　期	表　现	昭昭老师速记
Ⅰ期	关节周围软组织肿胀影、关节端骨质疏松	Ⅰ肿
Ⅱ期	关节间隙狭窄	Ⅱ窄
Ⅲ期	关节面虫蚀样改变	Ⅲ虫
Ⅳ期	关节半脱位及关节破坏后纤维性和骨性强直	Ⅳ僵

【例15】女,35 岁。双手第 2、3、5 近端指间关节肿痛 1 年,伴晨僵。X 线片:双手骨质疏松,第 2 近端指间关节可见骨质破坏。对诊断最有意义的实验室检查是
  A. 血尿酸　　　　　　B. 类风湿因子　　　　C. 抗核抗体
  D. 抗链"O"　　　　　E. 抗环瓜氨酸肽抗体

【例16】类风湿患者可以查到类风湿因子(RF),因此 RF
  A. 是诊断 RA 的必备条件　　　　B. 一旦出现,将不会发生改变

C. 可随疾病的变化而变化　　　　D. 正常人不会出现

E. 在其他自身免疫病中不会出现

【例17】关于类风湿因子(RF)与类风湿关节炎(RA)的叙述，正确的是

A. RF 阳性的患者一定都是 RA，而且 RA 患者 RF 一定都阳性

B. RF 阳性的患者一定都是 RA，但是 RA 患者 RF 不一定都阳性

C. RF 阳性的患者不一定都是 RA，但是 RA 患者 RF 一定都阳性

D. RF 阳性的患者不一定都是 RA，而且 RA 患者 RF 不一定都阳性

E. 在 RA 患者中，RF 一旦出现就不再发生变化

【例18】有关类风湿关节炎和类风湿因子的描述，正确的是

A. 类风湿因子阳性可诊断类风湿关节炎　　B. 类风湿因子阴性可排除类风湿关节炎

C. 类风湿关节炎可出现类风湿因子阴性　　D. 类风湿因子属于抗核抗体谱

E. 平时最常测定的类风湿因子为 IgG 型

【例19】在常规临床工作中测得的 RF 类型是

A. IgG　　　B. IgA　　　C. IgM　　　D. IgD　　　E. IgE

例20～21 共用题干

女性，48岁。反复双手近端指间关节、双膝关节肿痛伴晨僵2年，肘部伸侧可触及皮下结节，质硬，无触痛。

【例20】诊断首先考虑

A. 风湿性关节炎　　　　B. 系统性红斑狼疮　　　　C. 痛风

D. 骨性关节炎　　　　　E. 类风湿关节炎

【例21】最有助于确定诊断的辅助检查是

A. 抗核抗体　　　　　　B. 血沉　　　　　　　　　C. 血 C 反应蛋白

D. 影像学检查　　　　　E. 血抗链球菌溶血素"O"测定

【例22】下列关于类风湿因子(RF)与类风湿关节炎(RA)的描述，不正确的是

A. 高滴度 RF 阳性对诊断 RA 有意义　　　B. RF 高滴度是 RA 预后不良的指标之一

C. RF 阳性可见于 RA 以外的其他疾病　　 D. 部分 RA 患者的血清 RF 阴性

E. RF 阳性是诊断 RA 的必备条件

五、诊　断

目前 RA 的诊断普遍采用美国风湿病学会 1987 年修订的分类标准，符合以下 7 项中 4 项者可诊断为类风湿性关节炎(要求第 1～4 项病程至少持续 6 周)。诊断标准：①关节内或周围晨僵持续至少 1 小时；②至少同时有 3 个关节区软组织肿或积液；③腕、掌指、近端指间关节区中，至少 1 个关节区肿；④对称性关节炎；⑤有类风湿结节；⑥血清 RF 阳性；⑦X 线片改变：至少有骨质疏松和关节间隙狭窄。(昭昭老师速记：晨僵＋肿胀＋结节＋RF。)

六、治　疗

改善症状但不能缓解病情	非甾体抗炎药(NSAIDs)，如阿司匹林
改变病情抗风湿药(DMARDs)	首选甲氨蝶呤(MTX)，其次是来氟米特，此外还有：氮磺吡啶、羟氯喹、氯喹、金制剂、青霉胺、硫唑嘌呤和环孢素
糖皮质激素	①具有强大的抗炎作用，能迅速缓解关节肿痛症状和全身炎症；②治疗原则：小剂量、短疗程；使用时必须同时应用 DMARDs
其他药物治疗	①生物靶向治疗：TNF-α 拮抗剂、IL-6 拮抗剂；②植物药制剂：雷公藤总苷最为常用
手术治疗	保守治疗无效，可用：关节置换术

例23～24 共用题干

女，45 岁。反复双手近端指间关节、双膝关节疼痛伴晨僵2年。肘部伸侧可触及皮下结节，质硬，无触痛。实验室检查：血 RF 1:40(＋)，ESR 100 mm/h。

【例23】最有可能的诊断是

A. 风湿性关节炎　B. 类风湿关节炎　C. 系统性红斑狼疮　D. 骨性关节炎　E. 痛风

【例24】确诊后，最佳的治疗药物是

A. 泼尼松　　　　B. 阿司匹林　　　　C. 青霉胺　　　　D. 雷公藤总苷　　　　E. 金制剂

【例25】 用于治疗类风湿关节炎的改变病情抗风湿药联合治疗方案是
A. 甲氨蝶呤＋来氟米特　　　　B. 双氯芬酸钠＋来氟米特
C. 甲氨蝶呤＋硫酸氨基葡萄糖　　D. 对乙酰氨基酚＋硫酸氨基葡萄糖
E. 双氯芬酸钠＋泼尼松

例26～27 共用题干

女性，48岁。类风湿关节炎病史6年，未予正规治疗。近1个月来感双手指关节疼痛加重，晨僵约2小时。查体：双手第2～4掌指关节（MCP 2～4）肿胀，左手第1～4近端指间关节（PIP 1～4）肿胀，压痛明显，右手PIP 2和PIP 3肿胀伴压痛，双侧腕关节肿胀，屈伸明显受限。双手X线检查提示骨质疏松，双腕关节各骨融合，双手掌指关节和近端指间关节间隙变窄。

【例26】 患者双手X线检查提示已达类风湿关节炎的分期为
A. Ⅰ期　　　B. Ⅱ期　　　C. Ⅲ期　　　D. Ⅳ期　　　E. 无法分期

【例27】 此患者的治疗方案中，除采用非甾体抗炎药对症治疗外，应该首选的慢作用抗风湿药是
A. 糖皮质激素　B. 柳氮磺吡啶　C. 雷公藤总苷　D. 金诺芬　E. 甲氨蝶呤

【例28】 女，65岁。多关节肿痛2年，晨僵约1小时，查体：双手掌指关节对称行肿胀，压痛，双手X线，双侧第2～3掌指关节骨破坏，该疾病主要治疗药物不包括
A. 羟氯喹　　B. 来氟米特　　C. 柳氮磺吡啶　　D. 甲氨蝶呤　　E. 别嘌醇

➢ **参考答案**如下，详细答案参见2019版《国家临床执业及助理医师资格考试精选真题考点精析》。

1. B	2. B	3. E	4. A	5. A
6. D	7. C	8. B	9. B	10. B
11. C	12. C	13. B	14. C	15. E
16. C	17. D	18. C	19. C	20. D
21. D	22. E	23. B	24. B	25. A
26. D	27. E	28. E	—	—

昭昭老师提示：
关注官方微信，获得第一手考试资料。

第4章　脊柱关节炎

➢ **2019考试大纲**

①总论；②发病机制；③临床表现；④影像学检查；⑤诊断与鉴别诊断；⑥治疗。

➢ **考纲解析**

近20年的医师考试中，本章的考试重点是脊柱关节炎的诊断、表现、检查和治疗，执业医师每年考查分数为2～3分，助理医师每年考查分数为0分。

一、概　述

脊柱关节炎是以中轴关节慢性炎症、骨质破坏及骨质增生为主要特点的风湿性疾病，病变基础是：韧带止点炎；也可累及外周关节和内脏器官。（昭昭老师提示：关节炎—软骨蜕变；类风湿—滑膜炎；强直性脊柱炎—韧带炎。）

二、病　因

（1）尚不完全明确。HLA-B27基因与本病发病高度相关，约90%的AS患者HLA-B27阳性，而正常人群中仅10%阳性。
（2）某些肠道病原菌如沙门氏菌、志贺氏菌以及泌尿生殖道沙眼衣原体感染也与本病有关。

三、临床表现

（1）一般表现　好发于16～30岁的青壮年，男性占90%，有明显的家族遗传史。
（2）中轴型

一般表现	①早期主要表现为下腰痛或骶髂部不适、疼痛或发僵，活动后可以减轻； ②症状在静止、休息时加重，活动后缓解； ③晚期脊柱僵硬可致躯干和髋关节屈曲，发生严重的驼背畸形。

续表

经典病程	病变逐渐向上发展,累及胸椎和肋椎关节时,胸廓活动受限;累及颈椎时,颈部活动受限
个别病情	个别患者症状始自颈椎,逐渐向下波及胸椎和腰椎,称为Bechterew病

(昭昭老师提示:大部分人都是中轴型的,表现为下腰痛。著名的演员张嘉译就是这个病的典型表现者,他在一次访谈录里说,每天早晨起来要用热水及活动将后背冲开,才能拍戏,即说明这个病是活动后缓解的。)

(3)周围型 首发于下肢大关节,如髋关节、膝关节和踝关节,常为非对称性,反复发作与缓解,较少伴有骨关节破坏。

例1~2 共用选项
A. 化脓性关节炎　　B. 强直性脊柱炎　　C. 骨关节炎　　D. 类风湿关节炎　　E. 痛风性关节炎
【例1】以腰骶痛为主要表现的是
【例2】主要侵犯小关节的疾病是

例3~4 共用题干
男,25岁。因右膝关节肿痛2周就诊,腰痛3年。查体:右膝关节肿胀,有压痛,浮髌试验阳性,左侧"4"字征阳性,左侧骶髂关节压痛阳性。
【例3】最有意义的检查是
A. 骶髂关节X线片　　B. 血沉　　C. 类风湿因子　　D. 抗"O"　　E. HLA-B27
【例4】检查类风湿因子、抗"O"均阴性,血沉28 mm/h,HLA-B27阳性。骶髂关节X线片提示左侧间隙狭窄,边缘不整,可见骨破坏。最可能的诊断是
A. 类风湿关节炎　　B. 骨关节炎　　C. 风湿性多肌炎　　D. 化脓性关节炎　　E. 强直性脊柱炎

四、体 征

骶髂关节压痛,脊柱前屈、后伸等活动受限,胸廓活动度减低,枕墙距>0。
【例5】对强直性脊柱炎临床表现叙述错误的是
A. 早期可无明显体征
B. 早期不会出现局部压痛
C. 随病情进展可见腰椎前凸消失
D. 随病情进展腰椎活动度降低
E. 病情活动期可有韧带/肌腱与骨附着点压痛

五、实验室检查

血液检查	血沉、C反应蛋白、免疫球蛋白(IgA)升高
HLA-B27	HLA-B27阳性是强直性脊柱炎的一个较为特异的指标,90%左右患者HLA-B27阳性(昭昭老师提示:但是此病的特异性不大,不能说)
影像学检查	①腰椎是脊柱最早受累的部位,表现为典型的"竹节样"改变; ②MRI检查在显示关节和骨质水肿方面效果优于CT; ③CT检查在骨质破坏方面效果优于X线 (昭昭老师提示:因为脊柱主要破坏骨质,所以最好的影像学检查是CT检查)

【例6】X线检查出现脊柱竹节样改变的疾病是
A. 强直性脊柱炎　　B. 骨性关节炎　　C. 类风湿关节炎　　D. 反应性关节炎　　E. 系统性红斑狼疮
【例7】男,22岁。腰背痛2年。下腰段、骶髂关节压痛,腰椎活动明显受限。X线片示双侧骶髂关节虫蚀样破坏,脊柱呈"竹节样"改变。最可能的诊断是
A. 强直性脊柱炎　　B. 腰椎间盘突出症　　C. 腰椎结核　　D. 腰椎肿瘤　　E. 化脓性脊柱炎
【例8】男,18岁。腰痛,近期出现右膝痛,其父有类似病史。首选的检查是
A. 腰椎X线片　　B. 骶髂关节X线片　　C. 双肾CT　　D. 腹部B超　　E. MRI
【例9】男,22岁。下腰痛2年余,加重6周。疼痛以夜间明显,有痛醒现象。查体:双侧"4"字试验阳性,腰部活动受限。实验室检查:血沉48 mm/h,HLA-B27阳性。最可能的诊断是
A. 腰椎间盘突出症　　B. 类风湿关节炎　　C. 强直性脊柱炎　　D. 风湿性关节炎　　E. 腰肌劳损
【例10】男,20岁。腰痛3年,膝关节痛2个月。查体:右膝肿胀、压痛,浮髌试验阴性。实验室检查:血尿酸正常,HLA-B27阳性。X线:双侧骶髂关节骨侵蚀改变,伴间隙狭窄。最可能的诊断是
A. 痛风性关节炎　　B. 反应性关节炎　　C. 强直性脊柱炎　　D. 银屑病关节炎　　E. 感染性关节炎

六、治　疗

NSAIDs	NSAIDs是治疗强直性脊柱炎的一线用药
改变病情抗风湿药（DMARDs）	①常用药物包括甲氨蝶呤和柳氮磺吡啶；能够降低血沉、C反应蛋白等炎性指标，改善活动性外周关节炎的肿胀和疼痛； ②对中轴型的强直性脊柱炎无效
周围型（外周关节炎患者）	周围型强直性脊柱炎首选的药物是：柳氮磺吡啶
中轴型（下腰痛患者）	中轴型强直性脊柱炎首选的药物是：吲哚美辛（双氯芬酸类、萘普生、舒林酸等）
糖皮质激素	①很少需要全身使用糖皮质激素； ②急性葡萄炎及肌肉关节炎可考虑给予糖皮质激素

例11~12共用题干

男，38岁。右膝关节、右踝关节持续性肿痛2个月。既往腰痛14年，伴晨僵，活动后改善。查体：右膝及右踝关节肿胀，有压痛，右膝关节积液，双侧"4"字试验（＋）。实验室检查：WBC 13.2×10⁹/L，Plt 383×10⁹/L，ESR 78 mm/h，RF（－），HLA-B 27（＋）。

【例11】 最可能的诊断是
A. 化脓性关节炎　B. 强直性脊柱炎　C. 骨关节炎　D. 类风湿关节炎　E. 痛风性关节炎

【例12】 首选的治疗药物是
A. 羟基氯喹　B. 青霉胺　C. 硫酸氨基葡萄糖　D. 秋水仙碱　E. 柳氮磺吡啶

▶ **昭昭老师总结：非化脓性关节炎**

	骨关节炎	类风湿关节炎	强直性脊柱炎
病因	年龄	免疫和HLA-DR4有关	HLA-B 27阳性
基本病理	关节软骨	滑膜炎	韧带止点炎
好发人群	中老年人，女性多见	老年女性多见	青壮年男性
好发部位	大关节：膝、髋、远侧指间关节	手、腕、足等小关节：近端指间关节、掌指关节、腕关节	①周围型：大关节； ②中轴型：骶髂关节
表现	疼痛＋晨僵＜30 min	疼痛＋晨僵＞1 h	下腰痛
畸形	①Bouchard结节； ②Herburnd结节； ③方形手	①纽扣指； ②鹅颈样	①脊柱僵硬； ②驼背畸形
X线检查	非对称性关节间隙变窄	对称性关节间隙变窄	骶髂关节，"竹节样"
实验室检查	—	①抗CCP抗体（＋）； ②RF（＋）	HLA-B 27阳性
治疗	非甾体消炎药	①改变症状：NSAIDs药； ②改变病情：甲氨蝶呤	①中轴型：NSAIDs； ②周围型：柳氮磺吡啶

▶ **参考答案**如下，详细答案参见2019版《国家临床执业及助理医师资格考试精选真题考点精析》。

| 1. B | 2. D | 3. A | 4. E | 5. B | 6. A | 昭昭老师提示： |
| 7. A | 8. A | 9. C | 10. C | 11. B | 12. E | 关注官方微信，获得第一手考试资料。 |

第5章　痛　风

▶ **2019考试大纲**
①临床表现；②诊断与鉴别诊断；③治疗与预防。

▶ **考纲解析**
近20年的医师考试中，本章的考试重点是痛风的诊断、检查和治疗，执业医师每年考查分数为1~2分，助理医师每年考查分数为0~1分。

一、概述

痛风是单钠尿酸盐沉积于骨关节、肾和皮下等部位,引发的急、慢性炎症和组织损伤,与嘌呤代谢紊乱和(或)尿酸排泄减少所致的高尿酸血症直接相关。

二、病因

原发性	遗传和环境因素共同作用所致,大多数为尿酸排泄障碍
继发性	主要由于肾脏疾病导致尿酸排泄减少,骨髓增生性疾病及放疗导致尿酸生成增多,某些药物导致尿酸生成增多

三、临床表现

本病多见于 40 岁以上的男性,女性多在更年期后发病。本病分为 4 期,具体见下表:

无症状性高尿酸血症期	仅有波动性或持续性高尿酸血症,至出现症状时间可长达数年
急性关节炎期	①多在午夜或清晨突然起病,关节剧痛,呈撕裂样、刀割样疼痛; ②单侧第一跖趾关节最常见,其余为趾、踝、膝、腕、指、肘关节; ③发作呈自限性,数天或 2 周内自行缓解; ④关节液或皮下痛风石抽吸物发现双折光的针形尿酸盐结晶是确诊依据; ⑤秋水仙碱治疗后,关节症状可迅速缓解
慢性期	①痛风石是痛风的特征性临床表现,典型部位在耳郭、鹰嘴和跟腱等; ②关节内大量沉积的痛风石可造成关节骨质破坏、纤维化等
肾脏并发症	痛风性肾病,尿酸性肾结石

【例1】急性痛风性关节炎的主要临床特点不包括

A. 秋水仙碱治疗可迅速缓解关节炎症状　　B. 常伴高尿酸血症

C. 单侧第一掌指关节肿痛最为常见

D. 在偏振光显微镜下关节液内发现成双折光的针形尿酸盐结晶

E. 疼痛剧烈,初次发作呈自限性

四、辅助检查

血尿酸	男性血尿酸 208～416 μmol/L,女性血尿 149～358 mol/L,痛风患者血尿酸的波动较大,应反复监测
尿尿酸	限制嘌呤饮食 5 天后,每日尿酸排出量超过 3.57 mmol/L
关节液或痛风石内容物检查	偏振光显微镜下可见双折光的针形尿酸盐结晶
CT 与 MRI 检查	CT 扫描可见不均匀的斑点状高密度痛风石,MRI 在 T1 和 T2 加权像上呈现为斑点状的低信号

五、诊断与鉴别诊断

1. 诊断 血尿酸>420 μmol/L 可诊断为高尿酸血症。当同时存在特征性的关节炎、尿路结石表现时应考虑痛风。针形尿酸盐结晶是痛风诊断的金标准。

2. 鉴别诊断 ①类风湿关节炎:晨僵,畸形,血尿酸不高,类风湿因子阳性;②化脓性关节炎:起病急,发热,关节液培养可见细菌;③创伤性关节炎:有外伤史、血尿酸正常。

【例2】下列物质含量异常可作为痛风诊断指征的是

A. 嘧啶　　B. 嘌呤　　C. β-氨基丁酸　　D. 尿酸　　E. β-丙氨酸

六、预防和治疗

1. 痛风治疗的目的 ①控制高尿酸血症,预防尿酸盐沉积;②迅速控制急性关节炎发作;③防止尿酸结石形成和肾功能损害。

2. 非药物治疗 减少摄入嘌呤食物,如海鲜、啤酒、动物脂肪等。

3. 药物治疗

急性痛风关节炎的治疗	①主要目的是缓解症状,首选非甾体消炎药(NSAIDs),如吲哚美辛、双氯芬酸、依托考昔; ②秋水仙碱因为毒副作用大,现已少用; ③糖皮质激素:用于不耐受 NSAIDs 或秋水仙碱或肾功能不全者

发作间歇期和慢性期的处理	①排尿酸药物,如苯溴马隆、丙磺舒; ②抑制尿酸生成药物,如别嘌醇; ③碱化尿液:碳酸氢钠
伴发疾病的治疗	治疗痛风的同时,积极治疗并发疾病
无症状高尿酸血症的处理	①排尿酸药物:苯溴马隆、丙磺舒; ②抑制尿酸生成药物:别嘌醇

4. 手术治疗 必要时可选择剔除痛风石,对残毁关节进行矫形等手术治疗。

【例3】男,50岁。吃海鲜后夜间突发左足第一跖趾关节剧烈疼痛1天。查体:关节局部红肿,压痛明显。既往无类似发作。化验:血尿酸602 mmol/L。目前最主要的治疗药物是

A. 苯溴马隆　　B. 别嘌醇　　C. 抗生素　　D. 非甾体抗炎药　　E. 甲氨蝶呤

▶ 参考答案如下,详细答案参见2019版《国家临床执业及助理医师资格考试精选真题考点精析》。

1. C	2. D	3. D	昭昭老师提示:关注官方微信,获得第一手考试资料。

第八篇 运动系统

学习导图

章 序	章 名	内 容	所占分数	
			执业医师	助理医师
1	骨折概论	骨折病因	5分	4分
		骨折分类		
		骨折表现		
		骨折的影像学检查		
		骨折治疗		
		骨折并发症		
2	上肢骨折	锁骨骨折	2分	0分
		肱骨近端骨折		
		肱骨干骨折		
		肱骨髁上骨折		
		前臂双骨折		
		桡骨远端骨折		
3	下肢骨折	股骨颈骨折	4分	2分
		股骨转子间骨折		
		股骨干骨折		
		胫骨平台骨折		
		胫腓骨骨折		
		踝部骨折		
		踝部扭伤		
4	脊柱和骨盆骨折	脊柱骨折	2分	1分
		脊髓损伤		
		骨盆骨折		
5	关节脱位和损伤	肩关节脱位	3分	2分
		桡骨小头半脱位		
		髋关节脱位		
		膝关节韧带及半月板损伤		
6	手外伤和断指再植	手外伤	1分	1分
		断指再植		
7	周围神经损伤	上肢神经损伤	1分	1分
		下肢神经损伤		
8	运动系统的慢性损伤	概论	3分	2分
		粘连性肩关节囊炎		
		肱骨外上髁炎		
		狭窄性腱鞘炎		
		股骨头坏死		
		颈椎病		
		腰椎间盘突出症		

续表

章序	章名	内容	所占分数	
			执业医师	助理医师
9	骨关节炎	骨关节炎	1分	1分
10	骨与关节感染	急性血源性骨髓炎	3分	2分
		化脓性关节炎		
11	骨与关节结核	总论		
		脊柱结核		
		髋关节结核		
12	骨肿瘤	良、恶性骨肿瘤	3分	2分
		骨软骨瘤		
		骨囊肿		
		骨巨细胞瘤		
		骨肉瘤		
		转移性骨肿瘤		

复习策略

运动系统属于外科学内容,知识相对来说比较简单,重复考点较多。本系统总论部分非常重要,熟练掌握总论内容,对于后面各论的学习会非常有利。复习过程中,可以通过一些好的记忆方法来辅助掌握考点,如Thomas征、Spurling征、Colles骨折、Smith骨折等,这样本章的重难点内容就迎刃而解了。

第1章 骨折概论

> **2019考试大纲**

①成因与分类;②临床表现;③影像学检查;④并发症;⑤骨折愈合的分期及临床愈合标准;⑥影响骨折愈合的因素;⑦治疗原则;⑧急救处理;⑨开放性骨折的处理。

> **考纲解析**

近20年的医师考试中,本章的考试重点是骨折的表现、体征、治疗和并发症,执业医师每年考查分数为3~5分,助理医师每年考查分数为2~3分。

第1节 总 论

骨折是骨的完整性或连续性的中断。

一、病 因

病因	机制	常见部位(昭昭老师提示,重点记例子)
直接暴力	骨折发生在暴力直接作用的部位,常伴有不同程度的软组织损伤	受力部位与骨折部位一致
间接暴力	暴力通过传导、杠杆、旋转和肌肉收缩使肢体受力部位的远处发生骨折	①肱骨髁上骨折; ②桡骨远端骨折; ③髌骨骨折(股四头肌猛烈收缩); ④髂前上棘撕脱骨折(缝匠肌猛烈收缩)
积累性劳损	长期、反复、轻微的直接或间接外力可致使肢体某一特定部位骨折	①第2、3跖骨; ②腓骨中下1/3处
病理性骨折	由于骨质本身病变如骨髓炎、骨肿瘤导致骨质破坏,轻微外力即可发生骨折	胫骨骨髓炎导致骨折

【例1】某新军战士参加野营拉练,归来途中自觉右小腿疼痛,经休息治疗2周后无好转。拍X线片检查发现右腓骨下段横行骨折线,无移位。其骨折的主要成因是

A. 直接暴力　　　B. 积累性劳损　　　C. 间接暴力　　　D. 肌拉力　　　E. 骨髓炎

【例2】男,10岁。行走时不慎摔倒,左手着地,随后自觉左肘部疼痛,不敢活动。查体:局部畸形,压痛,反常活动。急诊行X线检查提示肱骨髁上骨折。该患者受伤的机制是

A. 直接暴力　　　B. 积累性劳损　　　C. 间接暴力　　　D. 肌拉力　　　E. 骨髓炎

二、分　类

1. 根据骨折与外界是否相通,骨折处皮肤与黏膜是否完整分类。

（昭昭老师提示：考试一定是考特殊的,基本上考试就是考开放骨折。注意这里所说的与外界相通,不是指你的眼睛有没有看到。比如骶骨骨折刺破直肠,你是看不到的,但是是与外界相通的,故属于开放骨折。同理,肋骨骨折如果刺破了食管,你说是什么骨折？）

闭合骨折	骨折处皮肤及筋膜或骨膜完整,骨折端不与外界相通	大部分骨折都属于闭合性骨折
开放骨折	骨折处皮肤及筋膜或骨膜破裂,骨折端与外界相通	①骶骨骨折刺破直肠；②耻骨骨折刺破膀胱

2. 根据骨折形态和程度分类

（1）不完全骨折　骨的完整性或连续性发生部分中断。

裂缝骨折	只有裂缝,没有完全裂开,部分相连	多见于成人,如肩胛骨、颅骨
青枝骨折	骨质和骨膜部分断裂	多见于儿童

（2）完全骨折　骨的完整性或连续性完全中断。按其骨折线方向和形态可分为横行骨折、斜行骨折、螺旋形骨折、粉碎性骨折、嵌插性骨折、压缩性骨折、凹陷性骨折和骨骺损伤。

（昭昭老师提示：记忆方法就是我们只需要记住儿童的青枝骨折和成人的裂纹骨折属于不完全骨折,其余的都是完全骨折。）

3. 根据骨折稳定性分类

稳定性骨折	复位后经适当外固定不易发生再移位者	青枝骨折、裂缝骨折、嵌插骨折、横行骨折、椎体压缩性骨折
不稳定性骨折	复位后易于发生再移位者	斜行骨折、螺旋形骨折、粉碎性骨折

4. 撕脱骨折　指肌肉强烈收缩,导致肌腱附着点的骨质发生撕脱骨折,如尺骨鹰嘴骨折,多位于肘关节附近。

【例3】下列骨折中,最不稳定的是

A. 裂缝骨折　　　B. 横行骨折　　　C. 螺旋形骨折　　　D. 青枝骨折　　　E. 嵌插骨折

【例4】压缩性骨折最常发生于

A. 肱骨头　　　B. 股骨头　　　C. 椎体　　　D. 腕舟状骨　　　E. 足舟状骨

例5～7 共用选项

A. 骨折有移位、畸形
B. 骨折处软组织破裂,骨折端与外界相通
C. 骨折部碎成3块以上
D. 骨折处皮肤黏膜完整,骨折端不与外界相通
E. 发生于肌腱附着部位的骨折

【例5】开放性骨折的特点是

【例6】粉碎性骨折的特点是

【例7】撕脱性骨折的特点是

三、骨折断端移位

分　类	概　念	特　点
成角移位	两骨折端的纵轴线交叉成角,以其顶角的方向为准,向前、后、内、外成角	下肢允许向前的成角移位,不允许向内外移位
侧方移位	以近侧骨折端为准,远侧骨折端向前、后、内、外的侧方移位	—
缩短移位	两骨折端相互重叠或嵌插,使其缩短	—
分离移位	两骨折端在纵轴上相互分离,形成间隙	容易发生延迟愈合或不愈合
旋转移位	远侧骨折端围绕骨之纵轴旋转	不稳定的骨折

第 2 节 骨折的临床表现及影像学检查

一、临床表现

1. 全身表现

昭昭老师提示：出血 1 000 mL 就会休克，记忆方法：聪明的"一休"。骨盆本身包含很多松质骨及周围有大量的静脉丛，容易导致大出血。股骨是人体最粗大的骨头，出血后断面出血也较多。

休 克	最常见于骨盆骨折（失血 500～5 000 mL）和股骨干骨折（失血 300～2 000 mL）
发 热	血肿吸收热，体温＜38 ℃，如果体温＞38 ℃时考虑感染

2. 局部表现

昭昭老师提示：有些并不是所有骨折都出现骨折特有体征，如稳定骨折（裂缝骨折、嵌插骨折、压缩性骨折、横形骨折、青枝骨折）和不完全骨折（裂缝骨折、青枝骨折）、脊柱骨折及骨盆骨折可不出现典型的体征。

一般表现	疼痛与压痛，局部肿胀与瘀斑，功能障碍
专有体征	畸形、反常活动、骨擦音或骨擦感（昭昭老师提示：专有就是只有骨折有，其他的没有，所以一旦你看到了题中说某个部位有"畸形""异常活动"，那就是骨折）

【例 8】开放性骨折体温升高时应考虑有
A. 疼痛刺激　　B. 感染　　C. 休克　　D. 失血　　E. 组织液丢失

【例 9】属于骨折全身表现的是
A. 休克　　B. 肿胀　　C. 疼痛　　D. 畸形　　E. 瘀斑

例 10～11 共用选项
A. 异常活动　　B. 肿胀疼痛　　C. 功能障碍　　D. 皮肤瘀斑　　E. 死骨形成

【例 10】骨折的专有体征是

【例 11】慢性骨髓炎的表现是

【例 12】骨折的专有体征是
A. 疼痛　　B. 瘀斑　　C. 功能障碍　　D. 肿胀　　E. 反常活动

【例 13】右下肢被机动车压伤。具备下列哪一项可诊断为骨折？
A. 局部高度肿胀　　　　　　B. 压痛明显　　　　　　C. 下肢不能自主活动
D. 异常活动　　　　　　　　E. 明显跛行

【例 14】男，32 岁。车祸致左大腿受伤。X 线示左股骨皮质连续性中断。对诊断最有价值的临床表现是
A. 疼痛　　B. 反常活动　　C. 肿胀　　D. 发红　　E. 活动障碍

二、影像学检查

X 线检查	①凡疑有骨折必须常规行 X 线检查； ②很明显的骨折要行 X 线检查，了解骨折类型及移位情况； ③每个部位要分别拍摄正位、侧位的 X 线片； ④X 线片必须要包括一个相邻的关节； ⑤对不易确定的骨折要拍摄对侧肢体的 X 线片； ⑥高度怀疑骨折但未见骨折线者，2 周后再拍 X 线片
CT 检查	①对于早期、不典型病例及复杂的解剖部位，X 线受限制，可行 CT 检查； ②骨和关节解剖部位复杂或常规 X 线难以检查的部位，CT 可以提供更多信息，如骨盆、髋部、骶骨、骶髂关节、胸骨、脊柱等部位的骨折； ③CT 能清晰地显示椎体爆裂骨折后方骨折块突入椎管的情况
MRI 检查	①MRI 对软组织层次和椎体周围韧带、脊髓损伤情况和椎体挫伤显示较好； ②椎体行横轴位、矢状位及冠状位或任意断层扫描，可以清晰显示椎体及脊髓损伤的情况，并可观察椎管内出血情况，还可发现隐匿骨折及确定骨挫伤范围

【例 15】女，65 岁。跌倒，臀部着地。当即腰部疼痛，不能活动。首选的检查方法是
A. X 线片　　B. CT　　C. MRI　　D. 超声检查　　E. 核素扫描

【例16】男,16岁。右肘部摔伤2天。右肘关节肿胀,压痛明显,活动受限,内上髁处有骨擦感。对诊断有意义的首选检查是

A. 核素骨扫描   B. X线片   C. B型超声   D. CT   E. MRI

【例17】骨折X线检查的重要意义是

A. 了解骨折的发生机制   B. 明确骨折的诊断   C. 判断骨折的预后

D. 了解组织的损伤情况   E. 了解骨质密度

【例18】对骨折诊断中X线检查的叙述,不正确的是

A. X线摄片时,只需将骨折断端包括在内

B. 对不易明确诊断者,需加拍对侧相应部位的X线片

C. 高度怀疑骨折但X线片未见骨折征象者,应于伤后2周复查X线片

D. 怀疑骨折时,应常规进行X线检查

E. 确诊骨折时,需进行X线检查

第3节 骨折的急救及治疗

一、骨折的治疗原则

1. 复位 将骨折后发生移位的骨折断端重新恢复正常或接近原有解剖位置,以重新恢复骨的支架作用。复位方法有闭合复位和手术复位、外固定架复位。

(1)复位的标准:

① 解剖复位 骨折段通过复位,恢复了正常的解剖关系,即骨折对位、对线完全良好。(昭昭老师提示:比如关节内骨折,如踝关节骨折(三踝骨折)、膝关节骨折(胫骨平台骨折)、肘关节骨折(肱骨髁间骨折)。)

② 功能复位 未能达到解剖复位,但骨折愈合后对肢体功能无明显影响,称功能复位。以下是功能复位的标准。

必须完全纠正	分离移位,旋转移位
下肢短缩长度	成人下肢短缩<1 cm,儿童下肢短缩<2 cm
骨折端对位	骨干骨折对位至少达到1/3,干骺端骨折对位至少达到3/4 (昭昭老师速记:1、2、3、4,老师会经常将数字变换位置考你)
对线	前臂双骨折对位、对线均好
成角	与关节活动方向一致的成角接受,与关节活动方向垂直的成角不接受 (昭昭老师提示:这个很多人表示难理解,其实很简单,必须膝关节活动方向是向前的,也就是说,比如下肢的胫骨骨折,如果成角了,则成角必须也是向前的,这样才可以。那大家会问,什么不能向外成角呢?向外会导致X形腿。)

(2)复位方法:

闭合复位	应用手法使骨折复位
切开复位	①骨折端之间有肌肉或肌腱等软组织嵌入; ②关节内骨折可能会影响关节功能者; ③手法复位未能达到功能复位的标准,将严重影响患肢功能者; ④骨折并发主要血管、神经损伤,修复血管、神经的同时宜行骨折切开复位; ⑤多处骨折,为便于护理和治疗,防止并发症,应切开复位; ⑥不稳定骨折,如斜形、螺旋形、粉碎性骨折及脊柱骨折合并脊髓损伤者

(3)切开复位的优缺点:

切开复位的优点	①最大优点是可使手法复位不能复位的骨折达到解剖复位; ②有效的内固定,可使病人提前下床活动,减少肌萎缩和关节僵硬; ③方便护理,减少并发症

切开复位的缺点	①切开复位时分离软组织和骨膜,减少了骨折部位的血液供应; ②增加局部软组织损伤的程度,降低局部抵抗力,易于发生感染,导致化脓性骨髓炎; ③内固定器材的拔除,大多需再次手术

【例19】骨折切开复位与闭合复位相比,其最大的优点是
　A. 达到解剖复位　　　　　　　B. 降低感染风险　　　　　C. 制动时间缩短
　D. 缩短骨折愈合时间　　　　　E. 减少骨折部位创伤

【例20】女,21岁。左胫骨下段横行骨折,经手法复位石膏固定后复查X线片。符合功能复位的是
　A. 骨折向前方成角5°　　　　　B. 骨折向外侧成角5°　　　C. 断端旋转5°
　D. 断端分离1 cm　　　　　　　E. 断端重叠2 cm

【例21】下列哪项不属于闭合性骨折切开复位内固定的适应证?
　A. 骨折端间有软组织嵌插,手法复位失败　　B. 关节内骨折,手法复位对位不好
　C. 并发主要血管损伤　　　　　　　　　　　D. 并发主要神经损伤
　E. 未达到解剖复位

【例22】对于3岁以下儿童股骨干骨折的治疗,正确的叙述是
　A. 可以接受骨折断端有2 cm以内的缩短　　B. 常采用切开复位内固定治疗
　C. 常采用骨牵引治疗　　　　　　　　　　　D. 可以接受轻度的旋转移位
　E. 应与成人骨折的治疗原则一致

【例23】符合骨折功能复位标准的是
　A. 允许下肢骨折存在与关节活动方向垂直的侧方成角
　B. 儿童下肢骨干骨折缩短2 cm以内
　C. 骨折部分的旋转移位不必完全矫正
　D. 复位后骨折断端对位达1/5
　E. 骨折部分的分离移位不必完全矫正

2. 固定　骨折复位后,因其不稳定,容易发生再移位,因此要采用不同的方法将其固定在满意的位置上,使其逐渐愈合。常用的固定方法有小夹板、石膏绷带、外固定支架、牵引制动固定等外固定方法,以及通过手术切开上钢板、钢针、髓内针、螺丝钉等内固定方法。

3. 功能锻炼　通过受伤肢体肌肉收缩,增加骨折周围组织的血液循环,促进骨折愈合,防止肌肉萎缩,通过主动或被动活动未被固定的关节,防止关节粘连、关节囊挛缩等,使受伤肢体的功能尽快恢复到骨折前的正常状态。

早期阶段	①骨折后1～2周内,此期康复治疗的目的是促进患肢血液循环,消除肿胀,防止肌萎缩; ②功能锻炼应以患肢肌主动舒缩活动为主; ③原则上,骨折上、下关节暂不活动
中期阶段	骨折2周以后,可开始进行骨折上、下关节活动
晚期阶段	骨折已达临床愈合标准,外固定已拆除。此时是康复治疗的关键时期

【例24】骨折治疗原则中的首要步骤是
　A. 功能锻炼　　B. 内固定　　C. 复位　　D. 包扎　　E. 外固定

【例25】50岁女性,汽车撞伤左小腿,局部肿痛畸形,反常活动,有片状皮肤擦伤出血。现场紧急处理时最重要的是
　A. 创口消毒　　　　　　　B. 创口包扎　　　　　　C. 创口缝合
　D. 夹板固定　　　　　　　E. 迅速运送医院,由医院处理

【例26】骨折的治疗原则是
　A. 创口包扎　　B. 迅速运输　　C. 积极手术　　D. 正确搬运　　E. 复位固定功能锻炼

二、急救及急救固定的目的

现场急救的16字方针:"抢救休克""包扎伤口""妥善固定""迅速转运"。

抢救休克	严重创伤现场急救的首要原则是抢救生命。如发现伤员心跳、呼吸已经停止或濒于停止,应立即进行胸外心脏按压和人工呼吸

续表

包扎伤口	①开放性骨折伤口出血绝大多数可用加压包扎止血；②在大血管出血时,可用止血带,记录开始用止血带的时间,每间隔1小时放松止血带1~2分钟；③若骨折端已经戳出伤口,并已污染,又未压迫重要血管神经者,不应将其复位,以免将污物带到伤口深处
妥善固定	固定是骨折急救的重要措施。凡疑有骨折者,均应按骨折处理。固定的目的是避免骨折在搬运过程中对周围重要组织造成损伤,减少骨折端的活动,减轻患者的疼痛,便于运送
迅速转运	患者经过初步处理,妥善固定后,应尽快转运至附近医院进行治疗

【例27】骨折急救固定的目的不包括
A. 便于搬动运送   B. 恢复肢体的正常解剖关系
C. 减轻患者疼痛   D. 减少骨折端活动   E. 避免搬运中造成血管、神经损伤

【例28】骨折急救处理中不正确的是
A. 包扎伤口   B. 妥善的外固定   C. 首先抢救生命
D. 外露的骨折端立即复位   E. 迅速运往医院

三、开放性骨折的处理

1. 清创时间 最好在伤后6~8小时内清创。

2. 清创要点

(1)清洗无菌敷料覆盖创口,用无菌刷、肥皂液刷洗患肢2~3次,用无菌生理盐水冲洗。然后用0.1%活力碘冲洗创口或用纱布浸湿0.1%活力碘敷于创口,再用生理盐水冲洗,常规消毒铺巾后行清创术。

(2)切除创缘皮肤　切除创缘皮肤1~2mm,皮肤挫伤者,应切除失去活力的皮肤。由浅至深,清除异物,切除污染和失去活力的皮下组织、筋膜、肌肉。对于肌腱、神经和血管,应在尽量切除其感染部分的情况下,保留组织的完整性,以便予以修复。

(3)关节韧带和关节囊的处理　关节韧带和关节囊严重挫伤者,应予以切除。若仅有污染,则应在彻底切除污染物的情况下,尽量予以保留,这对关节的稳定和以后的功能恢复十分重要。

(4)外膜的处理　骨外膜应尽量保留,以保证愈合。若已污染,可仔细将其表面切除。

(5)骨折端的处理　既要彻底清理干净,又要尽量保持骨的完整性,以利于骨折愈合。粉碎性骨折断的骨片应仔细加以处理。游离的骨片,无论大小,都应去除,因其无血运,抗生素不能在其内达到有效浓度,易滋生细菌,造成感染。较大的骨片去除后形成的骨缺损应在伤口愈合后的6~8周进行植骨,以降低感染率。与周围组织尚有联系的骨片应予保留,并应复位,有助于骨折愈合。

(6)再次清洗　彻底清创后,用无菌生理盐水再次冲洗创口及周围2~3次。然后用0.1%活力碘浸泡或湿敷创口3~5分钟,再次清洗后应更换手套、敷单、手术器械,继续进行组织修复手术。

3. 骨折固定与组织修复 包括骨折固定、重要软组织修复、创口引流。

4. 闭合创口 对于第一、二度开放性骨折,清创后大多数创口能一期闭合。第三度开发性骨折,在清创后伤口要保持开放,数天后重复清创,通过植皮或皮瓣移转,延迟闭合伤口。

5. 固 定 清创过程完成后,根据伤情选择适当的固定方法固定患肢。应使用抗生素预防感染。

四、开放性关节损伤的处理原则

开放性关节损伤是指皮肤和关节囊破裂,关节腔与外界相通。其处理原则与开放性骨折基本相同,治疗目的是防止关节感染,恢复关节功能。根据损伤程度不同,可分为三度,见下表。

分度	概念	处理原则
第一度	锐器刺破关节囊,创口较小,关节软骨和骨骼无损伤	①此类损伤不需要打开关节,以免污染进一步扩散；②创口行清创缝合后,可在关节内注入抗生素,适当固定3周
第二度	软组织损伤较广泛,关节软骨及骨骼部分破坏,创口内有异物	①应在局部软组织清创完成后,更换手套、敷单、器械,再扩大关节囊切口,充分暴露关节,用大量生理盐水反复冲洗,彻底清除关节内异物、血肿、小的碎骨片,大的骨片应予复位,并尽量保持关节软骨面的完整,用克氏针或可吸收螺丝钉固定；②关节囊和韧带应尽量保留,并予以修复；关节囊的缺损可用筋膜修补

续表

分　度	概　念	处理原则
第三度	软组织毁损,韧带断裂,关节软骨和骨骼严重损伤,创口内有异物,可合并关节脱位及血管、神经损伤等	①经彻底清创后敞开创口,无菌敷料湿敷,3～5天后可行延期缝合;大面积软组织缺损,在可彻底清创后,可用显微外科技术行组织移植; ②关节功能无恢复可能者,可一期行关节融合术

【例29】开放性骨折处理<u>正确</u>的是
A. 用毛刷洗刷创口内污染的骨质　　B. 失去活力的大块肌肉组织可以部分保留
C. 已污染的骨膜应完全切除　　　　D. 游离污染的小骨片应该去除
E. 不能切除创口的边缘

第4节　骨折的愈合

一、骨折的愈合分期

1. 骨折愈合过程有一期愈合(直接愈合)和二期愈合(间接愈合)

一期愈合	①多见于骨折行<u>坚强内固定后;</u>　②通过哈弗系统直接重建; ③X线上<u>无骨痂</u>形成;　　　　　　④愈合过程中无骨皮质吸收,坏死骨骨皮质再吸收同时被新的板层骨取代,直接愈合
二期愈合	①通过<u>膜内成骨和软骨内化</u>骨两种方式愈合;　②X线上<u>有骨痂</u>形成; ③临床上的骨折愈合多为二期愈合

2. 二期愈合过程

分　期	时　间	特　点
血肿炎症机化期	2周	①<u>血肿</u>:断端及周围形成血肿; ②<u>炎症</u>:伤后6～8小时,血肿凝成血块,血供中断,致软组织和骨组织坏死,引起无菌性炎症反应; ③<u>机化</u>:血肿机化形成肉芽组织,逐渐演变为纤维结缔组织,使骨折端成为纤维连接
原始骨痂形成期	12～24周	①<u>膜内成骨</u>:骨膜增生,成骨细胞增生,形成新骨;<u>膜内成骨较软骨内化骨快;</u> ②<u>软骨内化骨</u>:纤维组织转化为软骨组织,继而钙化成骨,形成环状骨痂和髓内骨痂,愈合后即为原始骨痂; ③X线:骨折处<u>梭形骨痂</u>影,但骨折线仍隐约可见
骨板形成塑形期	1～2年	①根据Wolff定律,<u>应力轴线上的骨痂不断加强</u>,应力轴线以外的骨痂不断被清除,恢复正常骨结构; ②在组织学和放射学上不留痕迹

【例30】骨折愈合过程中,属于<u>血肿机化演进期</u>的表现是
A. 多出现软骨内骨化　　　B. 出现无菌性炎症反应　　　C. 可形成环状骨痂、髓内骨痂
D. 可形成内骨痂、外骨痂　E. 出现膜内化骨

【例31】关于骨折愈合的过程,<u>正确</u>的是
A. 原始骨痂形成期膜内成骨比软骨内化骨慢
B. Wolff定律即骨折愈合过程中板层骨总是沿断端承受的生理应力方向吸收
C. 临床上骨折愈合过程多为一期愈合
D. 新骨的爬行替代过程是在破骨细胞和成骨细胞同时作用下完成的
E. 骨板形成塑形期在应力轴线上的骨痂逐步消失

二、影响骨折愈合的因素

1. 全身因素　包括年龄和健康情况。

2. 局部因素

(1) 骨折的类型和数量　螺旋形和斜行骨折块,骨折断端接触面较大,愈合较快;横行骨折断端接触面较

小,愈合较慢。多发性骨折或一骨多段骨折,愈合较慢。

(2) 骨折部的血液供应

骨折部的血液供应差	头下型股骨颈骨折,胫骨中下 1/3 骨折
骨折部的血液供应丰富	干骺端骨折

(3) 软组织损伤　严重软组织损伤影响骨折愈合。
(4) 软组织嵌入　肌肉、肌腱嵌入断端间,使骨折难以愈合。
(5) 感染　开放性骨折感染可导致骨髓炎、软组织坏死和死骨形成,影响骨折愈合。
(6) 治疗方法的影响　如过早和不恰当的功能锻炼。

3. 治疗方法的影响　多次手法复位失败、术中软组织和骨膜剥离过多、碎片摘除过多、骨折固定不牢固、骨牵引不当、过早和不恰当的功能锻炼都可使骨折愈合延迟。

【例32】胫骨中下段多段闭合性骨折,功能复位后发生骨不愈合,最可能的原因是
A. 未达到解剖复位　　B. 未用促骨折愈合药物　　C. 骨折端软组织嵌入
D. 骨折端血液供应差　E. 功能锻炼不够

【例33】影响骨折愈合的最重要因素是
A. 软组织损伤　B. 神经损伤　C. 静脉血栓　D. 断端血供　E. 健康状况

三、骨折愈合的临床标准

(1) 局部无压痛及纵向叩击痛。
(2) 局部无异常活动。
(3) X 线片显示骨折线模糊,有连续性骨痂通过骨折线。

【例34】骨折临床愈合标准,错误的是
A. 患肢无纵向叩击痛　　B. 局部无异常活动　　C. X 线摄片骨折线消失
D. 解除外固定后不变形　E. 受伤上肢向前平举 1 公斤持续 1 分钟

四、骨折延迟愈合、不愈合、畸形愈合

骨折延迟愈合	①骨折经过治疗,超过一般愈合所需的时间,骨折断端仍未出现骨折连接,称骨折延迟愈合; ②X 线平片显示骨折端骨痂少,轻度脱钙,骨折线仍明显,但无骨硬化表现
骨折不愈合	①骨折经过治疗,超过一般愈合时间(9 个月),且经再度延长治疗时间(3 个月),仍达不到骨性愈合,称之为骨折不愈合; ②骨折不愈合根据 X 线平片表现分为肥大型和萎缩型;后者骨折端无骨痂,断端分离、萎缩,说明骨折端血运差无骨再生,骨髓腔被致密硬化的骨质所封闭,临床上骨折处可有假关节活动
骨折畸形愈合	①骨折愈合的位置未达到功能复位的要求,存在成角、旋转或重叠畸形; ②可能由于骨折复位不佳、固定不牢固或过早拆除固定,受肌肉牵拉、肢体重量和不恰当负重的影响所致

第 5 节　骨折的并发症

一、早期并发症

1. 休　克　最常见于骨盆骨折和股骨干骨折。

2. 脂肪栓塞综合征

机　制	①张力学说:骨折处髓腔内血肿张力过大,骨髓被破坏,脂肪滴进入破裂的静脉窦内,可引起肺、脑栓塞; ②应激学说:应激作用,使乳糜微粒失去乳化稳定性,阻塞毛细血管
表　现	呼吸功能不全、发绀,动脉血压过低可导致烦躁不安、嗜睡,甚至昏迷
X　线	胸部拍片提示有广泛性肺实变

3. 重要内脏损伤　肺损伤,肝、脾破裂,膀胱、尿道(骨盆骨折)、直肠损伤等。

4. 重要周围组织损伤

重要血管损伤	①股骨髁上骨折的远折端可能伤及腘动脉; ②伸直型肱骨髁上骨折的近折端可能伤及肱动脉

重要神经损伤	①肱骨外科颈骨折损伤腋神经；肱骨中下1/3骨折损伤桡神经；肱骨髁上骨折损伤正中神经；②腓骨颈骨折造成腓总神经损伤

5. 骨筋膜室综合征

组成	由骨、骨间膜、肌间隔和深筋膜形成的一个密闭的腔隙即骨筋膜室
发生部位	前臂掌侧和小腿，肱骨髁上骨折也可出现骨筋膜室综合征
发生机制	创伤、骨折的血肿和组织水肿使骨筋膜室容积减小而室内压力升高，达到一定程度可使供应肌肉的小动脉关闭，导致缺血
分期	濒临缺血性肌挛缩→缺血性肌挛缩→坏疽
治疗	早期切开，减压
并发症	缺血性肌挛缩

【例35】最容易发生休克的骨折是
A. 骨盆骨折　　B. 肱骨髁上骨折　C. 股骨颈骨折　　D. 锁骨骨折　　E. Colles骨折

例36～38共用选项
A. 骨盆骨折　　B. 肱骨髁上骨折　C. 股骨颈骨折　　D. 锁骨骨折　　E. Colles骨折

【例36】易发生神经和血管损伤的骨折是
【例37】易发生休克的骨折是
【例38】易发生缺血性坏死的骨折是

【例39】属于骨折早期并发症的是
A. 关节僵硬　　B. 脂肪栓塞　　　C. 损伤性骨化　　D. 创伤性关节炎　E. 急性骨萎缩

【例40】严重外伤者发生脂肪栓塞综合征，主要累及的部位是
A. 胰　　　　　B. 肾　　　　　　C. 肝　　　　　　D. 骨　　　　　E. 肺

【例41】骨筋膜室综合征的晚期并发症是
A. 缺血性骨坏死　B. 肾衰竭　　　　C. 缺血性肌挛缩　D. 不明显　　　E. 梗死性脊髓炎

【例42】下列疾病中，最容易并发骨筋膜室综合征的是
A. 肩关节后脱位　B. 桡骨远端骨折　C. 股骨干骨折　　D. 肱骨髁上骨折　E. 髋关节后脱位

【例43】肱骨髁上骨折伴有前臂骨筋膜室综合征宜采取的治疗措施是
A. 抬高患肢，消肿后复位　　　　　B. 持续牵引复位　　　　C. 立即手法复位
D. 切开复位，处理血管，骨筋膜室减压　　E. 切开复位，处理神经

例44～45共用题干
男，25岁。外伤致胫腓骨骨折，小腿持续性剧烈疼痛。查体：左小腿淤血，肿胀严重，压痛明显，足背动脉搏动微弱，足背屈时疼痛剧烈。

【例44】可能出现的严重并发症是
A. 静脉血栓　　B. 脂肪栓塞　　　C. 神经损伤　　　D. 血管损伤　　E. 骨筋膜室综合征

【例45】最有效的治疗方法是
A. 制动休息　　　　　　　　　　　B. 消肿镇痛治疗　　　　C. 立即骨折复位
D. 早期切开，减压　　　　　　　　E. 继续观察患肢血液循环

二、晚期并发症

坠积性肺炎	多发生于骨折长期卧床的患者，特别是老年、体弱和患有慢性病者
褥疮	长期卧床，局部长期受压造成软组织血液供应障碍，易形成褥疮
下肢深静脉血栓	多见于骨盆骨折或下肢骨折患者，长期卧床血液处于高凝状态
感染	污染较重或伴有较严重软组织损伤的开放性骨折患者，易发生感染
损伤性骨化	在关节周围出现大量的骨组织，最常见于肘关节，如肱骨髁上骨折 （昭昭老师提示：这里和病理学联系起来，此处属于化生）
创伤性关节炎	关节内骨折最常见的并发症，如胫骨平台骨折、踝关节骨折、肱骨髁间骨折 （昭昭老师提示：涉及到关节的骨折，胫骨平台骨折→膝关节，踝关节骨折→踝关节，肱骨髁间骨折→肘关节骨折，复位不良→创伤性关节炎）

关节僵硬	骨折和关节损伤常见的并发症
缺血性骨坏死	①头下型股骨颈骨折； ②舟骨骨折； （昭昭老师速记："头"的"舟"的"坏"了）
急性骨萎缩	损伤致关节附近的痛性骨质疏松，也称反射性交感神经性骨营养不良 （昭昭老师提示：这个虽然是"急性"，但实质是慢性并发症）
缺血性肌挛缩	较严重的并发症之一，是骨筋膜室综合征处理不当的结果

【例46】损伤性骨化最常见于

A. 腕关节　　B. 肘关节　　C. 髋关节　　D. 膝关节　　E. 肩关节

【例47】关节扭伤、脱位及关节附近骨折晚期最易发

A. 骨肉瘤　　B. 损伤性骨化　　C. 骨结核　　D. 骨髓炎　　E. 腱鞘炎

【例48】男，31岁。右小腿被撞伤，创口出血，骨外露24小时。X线片示右胫腓骨下段粉碎性骨折，最易出现的并发症是

A. 坠积性肺炎　　　　B. 神经血管损伤　　C. 骨筋膜室综合征

D. 感染　　　　　　　E. 急性骨萎缩

> 昭昭老师总结：运动系统——骨折并发症常考点

特　点	骨　折	昭昭老师速记
最容易发生休克的骨折	骨盆骨折	这"盆"花"休"了
最容易发生骨缺血坏死的骨折	股骨颈骨折	"姑姑""颈"部"坏死"
最容易发生延迟愈合与不愈合的骨折	胫骨中下1/3骨折	"下"面的"不愈合"
最容易发生骨筋膜室综合征的骨折	胫骨中1/3骨折	"中"间的"卧""室"
最容易发生创伤性关节炎的骨折	胫骨平台骨折	"平台"受到"创伤"
最容易合并神经血管损伤的骨折	肱骨髁上骨折	"课上"的"神经血管"损伤

> 参考答案如下，详细答案参见2019版《国家临床执业及助理医师资格考试精选真题考点精析》。

1. B	2. C	3. C	4. C	5. B	6. C
7. E	8. B	9. A	10. A	11. E	12. E
13. D	14. B	15. A	16. B	17. B	18. B
19. A	20. A	21. E	22. A	23. B	24. C
25. D	26. C	27. C	28. D	29. D	30. B
31. D	32. D	33. D	34. C	35. A	36. B
37. A	38. C	39. B	40. E	41. C	42. E
43. D	44. E	45. D	46. B	47. B	48. D

昭昭老师提示：
关注官方微信，获得第一手考试资料。

第2章　上肢骨折

> **2019考试大纲**

①锁骨骨折；②肱骨外科颈骨折；③肱骨干骨折；④肱骨髁上骨折；⑤前臂双骨折；⑥桡骨下端骨折。

> **考纲解析**

近20年的医师考试中，本章的考试重点是桡骨远端骨折的体征、表现，执业医师每年考查分数为2～3分，助理医师每年考查分数为1～2分。

第1节　锁骨骨折

一、解剖学概述

锁骨呈S形，远端1/3为扁平状凸向背侧，利于肌肉和韧带的附着、牵拉，其最远端与肩峰形成肩锁关节，并有喙锁韧带固定锁骨。而近端1/3为菱形凸向腹侧，通过坚强的韧带组织与胸骨柄形成胸锁关节，并有胸锁乳突肌附着。

二、病因和机制

病　因	发生率	机　　制
间接暴力	多见	①侧方摔倒,肩部着地,暴力传导至锁骨,发生斜形骨折; ②手或肘部着地,暴力经肩部传导至锁骨,发生斜形或横形骨折
直接暴力	少见	常由胸上方撞击锁骨,导致粉碎性骨折

三、分　类

分　型	骨折部位	特　点
Ⅰ型	中1/3	①近折端由于胸锁乳突肌的牵拉,而向上、后移位; ②远折端由于上肢的重力作用及胸大肌上部肌束的牵拉,而向前、下移位
Ⅱ型	外1/3	常因肩部的重力作用,使远折端向下移位,近折端向上移位
Ⅲ型	内1/3	治疗时需了解有无胸锁关节损伤

四、表现及诊断

患肩下沉,患者常用健侧手托住肘部,同时头部向患侧倾斜。查体局部有肿胀、畸形、瘀斑和疼痛。诊断依靠X线检查。

【例1】男孩,4岁。1小时前摔倒后右肩部疼痛。查体:头向右侧偏斜,右肩下沉,右侧上肢活动障碍,Dugas征阴性。最可能的诊断是

　　A. 锁骨骨折　　　　　　　　B. 正中神经损伤　　　　　　C. 桡骨头半脱位
　　D. 肘关节脱位　　　　　　　E. 肩关节脱位

【例2】中年,男性。不慎跌倒摔伤右肩,以左手托右肘部来诊,头向右倾。查体见右肩下沉,右上肢功能障碍,胸骨柄至右肩峰连线中点隆起,并有压痛。可能的诊断是

　　A. 肩关节脱位　　　　　　　B. 锁骨骨折　　　　　　　　C. 肱骨外科颈骨折
　　D. 肩胛骨骨折　　　　　　　E. 肱骨解剖颈骨折

五、治　疗

1. **一般治疗**　儿童青枝骨折和成人的无移位骨折可不作特殊治疗。三角巾悬吊患肢3～6周即可。
2. **移位的中段骨折**　手法复位,横"8"字绷带固定。
3. **手术切开复位内固定的指征**　病人不能忍受8字绷带固定的痛苦;复位后再移位,影响外观;合并神经、血管损伤;开放性骨折;陈旧性骨折不愈合;锁骨外端骨折,合并喙锁韧带撕裂。

【例3】幼儿锁骨青枝骨折应选用

　　A. "8"字固定　　　　　　　B. 三角巾包扎固定　　　　　C. 小夹板固定
　　D. 皮牵引　　　　　　　　　E. 搁置

六、并发症

锁骨骨折可合并肺部损伤、血管损伤、臂丛神经损伤。

第2节　肱骨外科颈骨折

一、解剖学概述

肱骨外科颈是肱骨大结节、小结节移行为肱骨干的交界部位,是松质骨和密质骨的交界处,容易发生骨折。在解剖颈下2～3 cm,臂丛神经、腋血管较多,骨折后容易损伤腋神经。

【例4】肱骨外科颈的解剖部位是

　　A. 肱骨大、小结节交界处　　　B. 肱骨中上1/3交界处　　　C. 肱骨头周围环型沟
　　D. 肱骨上端之骨端　　　　　　E. 肱骨大、小结节移行肱骨干之交界处

【例5】男,54岁。因外伤造成右肱骨外科颈骨折,臂不能外展,三角肌表面皮肤麻木。考虑损伤了

　　A. 桡神经　　　　B. 尺神经　　　　C. 腋神经　　　　D. 正中神经　　　　E. 肌皮神经

二、病　因

骨折多由间接暴力引起,由于暴力作用的大小、方向、肢体的位置及病人的骨质量不同,故可发生不同类型的骨折。

三、骨折分型

裂纹骨折	由直接暴力所致
外展型骨折	由于跌倒时上肢外展位所致,并使骨折远侧段外展,近侧段相应内收,形成两骨折端向外成角移位,且常有两骨折端互相嵌插
内收型骨折	跌倒时上肢内收位所致,使骨折远侧段内收,近侧段相应外展,形成两骨折端向内成角移位,常有两骨折端内侧互相嵌插
肱骨外科颈骨折合并肩关节前脱位	多为上肢外展外旋暴力导致肩关节前脱位,暴力继续作用,可引起肱骨外科颈骨折

四、分型与治疗

无移位骨折	用三角巾悬吊患肢2~3周,当疼痛减轻后尽早开始肩关节功能活动
外展型骨折	骨折有嵌插,且畸形角度不大者无需复位,以三角巾悬吊患肢2~3周,并逐步开始肩关节功能活动;无嵌插的骨折应行手法复位,随后以石膏或小夹板固定3~4周
内收型骨折	有移位者皆应复位,复位方法有手法复位及切开复位两种,并给予适当的外固定或内固定
粉碎型骨折	三角巾悬吊患肢2~3周

【例6】女,78岁。跌倒时左肩部着地受伤。既往脑梗死病史8年,遗留左侧肢体瘫痪。查体:左肩部肿痛,活动受限。X线片检查示左肱骨大结节与肱骨干交界处可见多个骨碎块,对线尚可,略有侧方移位。首选的治疗方法是

A. 尺骨鹰嘴外展位骨牵引　　B. 手法复位外固定　　C. 小夹板固定皮牵引
D. 切开复位内固定　　E. 三角巾悬吊、对症治疗

【例7】女,80岁。摔伤致右肱骨外科颈粉碎骨折,伴有高血压、肺心病。最佳治疗方法是

A. 三角巾悬吊　　B. 肩关节融合手术　　C. 切开复位钢板内固定术
D. 切开复位髓内针固定术　　E. 手法复位外固定术

【例8】女性,75岁。肩部摔伤,Dugas征阴性。X线片见肱骨外科颈骨折对位2/3,并有嵌入。最佳治疗方案是

A. 仅用三角巾悬吊即可　　B. 切开复位钢板固定　　C. 手法复位夹板固定
D. 切开复位钢针固定　　E. 人工肱骨头置换术

【例9】外展或内收型肱骨外科颈骨折的复位方法是

A. 手法复位小夹板固定　　B. 三角巾悬吊　　C. 单纯手法复位
D. 保守治疗　　E. 切开复位

【例10】女,72岁。摔倒后右肩部着地受伤,肩部肿胀、疼痛,肩关节活动障碍。X线片显示右侧肱骨外科颈骨皮质连续性中断,无明显移位。首选的治疗方法是

A. 三角巾悬吊贴胸位固定　　B. 石膏外固定　　C. 切开复位内固定
D. 小夹板外固定　　E. 尺骨鹰嘴骨牵引+夹板固定

第3节　肱骨干骨折

一、解剖学概述

肱骨外科颈下1~2 cm至肱骨髁上2 cm段内的骨折,称为肱骨干骨折。在肱骨干中下1/3段后外侧有桡神经沟,因此此处骨折容易损伤桡神经。(昭昭老师速记:"干"的求"桡"。)

二、病　因

直接暴力或间接暴力引起;有时也可因投掷运动或掰腕引起。

三、分类和发生机制

骨折在三角肌止点以上	①近折端受胸大肌、背阔肌、大圆肌的牵拉,而向内、向前移位; ②远折端因三角肌、喙肱肌、肱二头肌、肱三头肌的牵拉,而向外、向近端移位

骨折在三角肌止点以下	①近折端由于三角肌的牵拉，而向前、外移位； ②远折端因肱二头肌、肱三头肌的牵拉，而向近端移位

四、临床表现及诊断

(1) 上臂出现疼痛、肿胀、畸形、皮下瘀斑，上肢活动障碍。
(2) 假关节活动，骨摩擦感，骨传导音减弱或消失。
(3) X线检查可确定骨折的类型和移位方向。

五、治疗

(1) 手法复位＋外固定＋康复治疗。
(2) 切开复位＋内固定＋康复治疗。

切开复位内固定手术指征	①反复手法复位失败者； ②合并神经、血管损伤者； ③8～12小时以内污染不严重的开放性骨折
康复治疗的手术指征	①复位后抬高患肢，主动练习手指屈伸活动； ②2～3周后，主动腕肘屈伸活动和肩关节外展、内收活动； ③6～8周后，做肩关节旋转活动

六、并发症

肱骨干骨折容易损伤桡神经，损伤后表现为垂腕。

【例11】 肱骨中下1/3骨折，最易发生的并发症是
A. 肱动脉损伤　　B. 正中神经损伤　　C. 尺神经损伤　　D. 桡神经损伤　　E. 肱二头肌断裂

【例12】 男，30岁，被枪弹击伤上臂中段。查体：垂腕，各手指不能伸直，拇指、示指、中指背侧麻木，肘关节伸屈活动正常。X线：肱骨中段见一弹头形状的金属异物，骨质未见断裂。最可能的神经损伤是
A. 桡神经　　B. 正中神经　　C. 尺神经　　D. 臂丛神经　　E. 以上皆不正确

【例13】 男性，60岁。左上肢摔伤，急诊来院。X线摄片显示肱骨干横行骨折，并有移位，经手法复位不理想，后改为牵引治疗，又经X线检查见骨折端有分离。最可能的后果是
A. 桡神经损伤　　B. 肩关节强直　　C. 肘关节僵直　　D. 损伤性骨化　　E. 骨折不愈合

第4节　肱骨髁上骨折

一、解剖学概述

肱骨髁上骨折系指肱骨干与肱骨髁交界处发生的骨折，其中伸直型骨折占90%左右。以小儿最多见，多发年龄为5～12岁。当肱骨髁上骨折处理不当时容易引起缺血性肌挛缩或肘内翻畸形。

二、临床表现和体征

(1) 肘关节上方疼痛、畸形、功能障碍。
(2) 分型：

	伸直型肱骨髁上骨折	屈曲型肱骨髁上骨折
发病率	占绝大多数	占少数
机制	①间接暴力引起； ②跌倒时，手掌着地，暴力经前臂向上传递，由上向下产生剪切应力	①间接暴力引起； ②跌倒时，肘后方着地，暴力传导致肱骨下端导致骨折
骨折线	自前下→后上的斜形骨折	自前上→后下的斜形骨折
骨折移位	近折端向前下移位，远折端向上移位	近折端向后下移位，远折端向前移位
合并症	易合并神经血管损伤	不易合并神经血管损伤
体征	肘前方可扪到骨折断端	肘后方可扪到骨折断端

【例14】 不属于肱骨髁上骨折临床表现的是

A. 肘部疼痛肿胀　　B. 肘部皮下瘀斑　　C. 肘部三角异常　　D. 手部皮肤苍白　　E. 皮肤较冷

【例15】符合伸直型肱骨髁上骨折特点的描述是
A. 肘后三角异常改变　　B. 骨折线由前上斜向后下　　C. 骨折线由前下斜向后上
D. 伴有正中神经损伤　　E. 患肘向前突出呈后伸位

三、治　疗

(1) 手法复位外固定:适用于受伤时间短,局部肿胀轻,无血循环障碍者。
(2) 切开复位内固定和康复治疗:

手术指征	①手法复位失败; ②小的开放伤口,污染不重; ③有神经血管损伤
康复治疗	①严密观察肢体血循环及手的感觉、运动功能; ②抬高患肢,早期进行手指及腕关节屈伸活动,以减轻水肿; ③4～6周后可进行肘关节屈伸活动

四、并发症

缺血性肌挛缩	①肱骨髁上骨折常见且严重的并发症,早期症状为剧烈疼痛,桡动脉搏动消失或减弱,末梢循环不良,手部皮肤苍白、发凉,被动伸直、屈曲手指时引起剧痛等; ②应立即将肘伸直,松解固定物及敷料,经短时间观察后血运无改善者,应及时探查肱动脉
骨化性肌炎	①在功能恢复期,强力被动伸屈肘关节,可导致关节周围出现大量骨化块,致使关节肿胀,主动屈伸活动逐渐减少; ②应制动数周之后再重新开始主动练习关节屈伸活动
神经损伤	①正中神经损伤较多见,桡神经及尺神经损伤少见; ②随着骨折整复,大多数于伤后数月内可自行恢复,若伤后8周仍无恢复,可考虑手术探查并做适当处理
血管损伤	最常见肱动脉损伤
肘内翻畸形	①常见的髁上骨折晚期畸形,发生率达30%; ②在整复骨折复位后1周,拍X线正位片,根据骨痂在骨折端内、外分布情况预测肘内翻发生与否

【例16】肱骨髁上骨折,向尺侧侧方移位,未能矫正时,最常见的后遗症是
A. 肘关节后脱位　　B. 尺神经损伤　　C. 肘内翻畸形　　D. 肘关节前脱位　　E. 前壁缺血性肌挛缩

【例17】在治疗肱骨伸直型髁上骨折时,最应防止出现的畸形是
A. 向前成角畸形　　B. 肘内翻畸形　　C. 肘外翻畸形　　D. 旋转畸形　　E. 向后成角畸形

【例18】男孩,11岁。摔倒后左手着地受伤,左肘部疼痛、畸形,肘后三角正常,且伴有桡动脉搏动消失、手部感觉麻木。X线示肱骨远端骨折。最可能损伤的血管是
A. 尺动脉　　B. 桡动脉　　C. 腋动脉　　D. 肱动脉　　E. 锁骨下动脉

第5节　前臂双骨折

一、解剖学概述

前臂骨由尺骨及桡骨组成。尺骨近端的鹰嘴窝与肱骨滑车构成肱尺关节。桡骨头与肱骨小头构成肱桡关节。尺桡骨近端相互构成尺桡上关节,桡尺骨下端相互构成下尺桡关节。尺骨下端为尺骨小头,借助三角软骨与腕骨近侧列形成关节。桡骨远端与尺骨小头一起,与近侧列腕骨形成桡腕关节。尺桡骨之间由坚韧的骨间膜相连。

尺、桡骨干双骨折多见于青少年。由于解剖功能的复杂关系,两骨干完全骨折后,骨折端可发生侧方、重叠、成角及旋转移位,复位要求较高,必须纠正骨折端的各种移位,尤其是旋转移位,并保持复位后良好的固定,直至骨折愈合。

二、病　因

尺、桡骨干骨折可由直接暴力、间接暴力、扭转暴力引起。

三、临床表现

(1) 局部肿胀、疼痛,可见缩短、成角或旋转畸形,有明显压痛和纵向叩击痛,前臂异常活动,骨擦音及旋转功能丧失。

(2) X线:可明确诊断,以及明确是否合并有桡骨头脱位或尺骨小头脱位。

(昭昭老师提示:记忆方法很重要,细心的你应该可以发现,孟氏骨折和盖氏骨折是相反的,记住孟氏骨折,反过来就是盖氏骨折。孟氏骨折记忆方法,如果是"孟"子的学生,考生没考好,就要"上""尺"打。孟氏骨折——尺骨上1/3骨折。)

分 类	概 念	昭昭老师速记
孟氏(Monteggia)骨折	尺骨干上1/3骨折合并桡骨小头脱位	"孟"子老师"上""尺"子惩罚学生
盖氏(Galeazzi)骨折	桡骨干下1/3骨折合并尺骨小头脱位	"绕(桡)"着树林"盖""下"别墅

四、治 疗

1. 手法复位外固定 治疗不当可发生尺、桡骨交叉愈合,影响旋转功能。

(1) 在双骨折中,若其中一骨干骨折线为横形稳定骨折,另一骨干为不稳定的斜形或螺旋形骨折时,应先复位稳定的骨折,通过骨间膜的联系,再复位不稳定的骨折。

(2) 若尺、桡骨骨折均为不稳定型,发生在上1/3的骨折,先复位尺骨;发生在下1/3的骨折先复位桡骨;发生在中段的骨折,一般先复位尺骨。

(3) 在X线片上发现斜形骨折的斜面呈背向靠拢,应认为远折端有旋转,应先按导致旋转移位的反方向使其纠正,再进行骨折端的复位。

2. 切开复位内固定 其指征为:手法复位失败;受伤时间较短、伤口污染不重的开放性骨折;合并神经、血管、肌腱损伤;同侧肢体有多发性损伤;陈旧骨折畸形愈合或不愈合。

五、并发症

前臂骨折容易并发骨筋膜室综合征。

【例19】青年患者,前臂双骨折。经急诊手法复位失败。此时采取的合理治疗是
A. 小夹板固定,力争对线良好便可　　B. 管型石膏固定,两周后再手术
C. 用1/7体重的重量持续骨牵引　　D. 手术切开复位及内固定　　E. 待骨折愈合后再行矫形手术

【例20】年轻女性患者,前臂尺、桡骨骨折,行手法复位,夹板固定。因固定不当,最早出现的并发症是
A. 前臂骨筋膜室综合征　　B. 前臂感染　　C. 尺神经损伤
D. 正中神经损伤　　E. 桡神经损伤

第6节　桡骨远端骨折

一、解剖学概述

桡骨远端骨折是指距桡骨远端关节面3 cm以内的骨折。这个部位是松质骨与密质骨的交界处,为解剖薄弱处,受外力时容易骨折。根据受伤机制不同,可发生伸直型骨折、屈曲型骨折、关节面骨折伴腕关节脱位。

二、病因和分类

(1) 桡骨远端骨折为间接暴力引起。
(2) 桡骨远端骨折分伸直型、屈曲型、关节面骨折伴腕关节脱位。

三、分型和表现

(1) 一般表现:腕部肿胀、压痛明显,手和腕部活动受限。
(2) 分型:

	Colles骨折	Smith骨折(反Colles骨折)	Barton骨折
别名	伸直型桡骨远端骨折	屈曲型桡骨远端骨折	桡骨远端关节面骨折伴腕关节脱位
畸形	"银叉样""枪刺样"	—	—
移位	①近端向掌侧移位; ②远端向背侧、桡侧移位	①近端向背侧移位; ②远端向掌侧、桡侧移位	冠状面的骨折

【例21】Smith骨折的典型移位是
A. 远侧端向掌侧移位　　B. 远侧端向尺侧移位　　C. 远侧段向桡侧移位
D. 近侧端向掌侧移位　　E. 近侧端旋转移位

【例22】女,58岁。摔倒时左手掌部着地,左腕部肿胀、疼痛。X线显示桡骨远端向掌侧、桡侧移位。最可能的诊断是

A. Chance 骨折　　B. Jefferson 骨折　　C. Smith 骨折　　D. Barton 骨折　　E. Colles 骨折

【例23】Colles 骨折时骨折段的典型移位是
A. 远侧端向尺侧移位　　　　　　B. 近侧端向背侧移位　　　　　　C. 远侧端向背侧移位
D. 很少嵌插　　　　　　　　　　E. 一般下尺桡关节不受累

【例24】女,75岁。摔倒时右手撑地,腕部疼痛、肿胀。查体:右腕部呈"枪刺刀"畸形。最可能的诊断是
A. Galeazzi 骨折　B. Colles 骨折　C. Monteggia 骨折　D. Chance 骨折　E. Smith 骨折

四、检　查

桡骨远端骨折首选的检查:X 线检查。

五、治　疗

Colles 骨折	①以手法复位外固定为主,部分需要手术治疗; ②手术指征为:严重粉碎骨折移位明显,桡骨远端关节面破坏,手法复位失败或复位成功,外固定不能维持复位
Smith 骨折	①主要采用手法复位＋夹板或石膏固定; ②复位后若极不稳定,外固定不能维持复位者行切开复位＋钢板或钢针内固定
Barton 骨折	①无论掌侧还是背侧桡骨远端关节面骨折,均应行手法复位＋小夹板或石膏外固定治疗; ②复位后若很不稳定,可切开复位、钢针内固定

【例25】女性,68岁。不慎跌倒,手掌着地受伤,腕部出现"枪刺"样畸形。X 线检查证实 Colles 骨折。最适合的固定方法是
A. 持续骨牵引　　　　　　B. 持续皮牵引　　　　　　C. 外固定架固定
D. 手法复位小夹板固定　　E. 切开复位髓内针固定

> 昭昭老师总结:运动系统——骨折常见英文字母常考点

英　文	特　点	昭昭老师速记
Colles 骨折	"银叉样""枪刺样"畸形	打仗有"雷"有"枪"叉
Smith 骨折	骨折远端向掌侧及尺侧移位	"掌"捆"smith"
Monteggia 骨折	尺骨干上 1/3 骨折合并桡骨小头脱位	孟子老师"上""尺"子打"头",打的求"饶"
Galeazzi 骨折	桡骨干下 1/3 骨折合并尺骨小头脱位	孟氏骨折学会了,全部反过来就是盖世骨折
Jefferson 骨折	第 1 颈椎的骨折	"Jefferson"跳舞全国"第 1"
Chance 骨折	脊柱椎体水平状撕裂骨折	"chance"是"水平"的

> 参考答案如下,详细答案参见 2019 版《国家临床执业及助理医师资格考试精选真题考点精析》。

1. A	2. B	3. B	4. E	5. C
6. E	7. A	8. A	9. A	10. A
11. D	12. A	13. E	14. C	15. C
16. C	17. B	18. D	19. D	20. A
21. A	22. C	23. C	24. B	25. D

昭昭老师提示:
关注官方微信,获得第一手考试资料。

第 3 章　下肢骨折

> **2019 考试大纲**

①股骨颈骨折;②股骨转子间骨折;③股骨干骨折;④胫骨平台骨折;⑤胫腓骨骨折;⑥踝部骨折;⑦踝部扭伤。

> **考纲解析**

近 20 年的医师考试中,本章的考试重点是股骨颈骨折的诊断、体征和治疗,执业医师每年考查分数为 2~4 分,助理医师每年考查分数为 1~2 分。

第1节 股骨颈骨折

一、解剖学概述

1. 股骨头血运的特点

（1）股骨头圆韧带内的小凹动脉：只供应股骨头少量血液，局限于股骨头的凹窝部。

（2）股骨干滋养动脉升支：对股骨颈血液供应很少。

（3）旋股内、外侧动脉的分支（骺外侧动脉）：股骨颈的主要血液供应来源。

（4）骺外侧动脉：旋股内侧动脉发自股深动脉，在股骨颈基底部关节囊滑膜反折处，分为骺外侧动脉、干骺端上侧动脉和干骺端下侧动脉进入股骨头。骺外侧动脉供应股骨头 2/3～4/5 区域的血液循环，是股骨头最主要的供血来源。旋股内侧动脉损伤是导致股骨头缺血坏死的最主要原因。

2. 股骨颈的解剖学特点 骨头、颈与髋臼共同构成髋关节，是躯干与下肢的重要连接装置及承重结构。股骨颈的长轴线与股骨干纵轴线之间形成颈干角，为 110°～140°，平均为 127°。在重力传导时，力线并不沿股骨颈中心线传导，而是沿股骨颈小转子、股骨颈内缘传导，因此形成骨皮质增厚部分。若颈干角变大，为髋外翻；若颈干角变小，为髋内翻。颈干角改变，可使力的传导发生改变，故容易导致骨折。从矢状面观察，股骨颈的长轴线与股骨干的纵轴线也不在同一平面上，股骨颈有向前的角，称为前倾角。

分类	概念	昭昭老师速记
髋外翻	颈干角≥140°	"4"在"外"面
髋内翻	颈干角≤110°	"内"心的"1"个想法

二、分类

1. 按骨折线部位分类

头下型	骨折线位于股骨头下，最容易发生股骨头缺血坏死
经股骨颈型	骨折线位于股骨颈中部，易发生股骨头缺血坏死或骨折不愈合
基底型	折线位于股骨颈与大、小转子间连线处，骨折容易愈合

【例1】股骨颈骨折时，股骨头缺血性坏死率最高的是
A. 完全性头下骨折　　B. 完全性经颈骨折　　C. 完全性基底骨折
D. 不完全性经颈骨折　E. 完全性经颈骨折

【例2】女性，60岁。1年前因股骨颈骨折行三刃钉固定术。近2个月右髋活动时疼痛。X线片显示左股骨头密度增高，纹理不清。应考虑为
A. 化脓性关节炎　　B. 创伤性关节炎　　C. 股骨头缺血性坏死
D. 老年性关节炎　　E. 关节结核

2. 按 X 线表现分类 Pauwels 角是指远端骨折线与两侧髂嵴连线所成的夹角。（昭昭老师速记：男人"外"面找小"3"，破坏家庭"稳定"。）

类型	Pauwels 角	是否稳定
内收型骨折	Pauwels 角＞50°	属于不稳定性骨折
外展型骨折	Pauwels 角＜30°	属于稳定性骨折

3. Garden 分型 （昭昭老师提示：头下型、内收型骨折；Garden Ⅲ型、Ⅳ型骨折是不稳定骨折，基本上都需要手术治疗，即髋关节置换术。）

Garden Ⅰ型	不完全骨折，无移位
Garden Ⅱ型	完全骨折，无移位
Garden Ⅲ型	完全骨折，部分移位，最常见类型，需要做人工关节置换手术
Garden Ⅳ型	完全骨折，完全移位，需要做人工关节置换手术

【例3】股骨颈骨折 Pauwels 角指
A. 股骨颈长轴线与股骨干纵轴线之间形成的夹角
B. 股骨颈长轴线与股骨颈骨折线之间的夹角
C. 股骨颈骨折线与股骨干纵轴线之间的夹角

D. 股骨颈骨折线与两大转子连线之间的夹角
E. 股骨颈骨折线与两髂嵴连线之间的夹角

【例4】股骨颈内收型骨折 Pauwels 角
A. 大于 50°　　B. 等于 50°　　C. 小于 50°　　D. 大于 30°　　E. 小于 30°

【例5】女，65 岁。摔伤致右髋关节疼痛、功能障碍。X 线片示右股骨颈头下骨皮质连续性中断，Pauwels 角为 60°。该股骨颈骨折属于
A. 不完全骨折　　B. 稳定性骨折　　C. 关节外骨折　　D. 内收骨折　　E. 外展骨折

【例6】较为稳定的股骨颈骨折是
A. 外展型　　B. 内收型　　C. 粗隆间型　　D. 头下型　　E. 颈基底型

【例7】女，56 岁。2 小时前不慎摔倒，左髋部疼痛，无法行走。X 线检查示左股骨颈中断骨折并有短缩完全移位，Pauwels 角为 60°。该患者股骨颈骨折的类型是
A. 外展型骨折　　　　　　B. Garden Ⅰ型骨折　　　　　　C. Garden Ⅲ型骨折
D. 内收型骨折　　　　　　E. Garden Ⅱ型骨折

三、临床表现和体征

临床表现	屈曲、短缩、外旋畸形，外旋角度一般在 45°~60° （昭昭老师提示：股骨转子间骨折——屈曲、短缩、外旋畸形，外旋角度一般在 90°（昭昭老师速记："转""90°"）；髋关节后脱位——屈曲、内收、内旋——髋关节前脱位——屈曲、外展、外旋（昭昭老师速记：后内内，前外外）
体　征	①Bryant 三角由髂前上棘、坐骨结节和股骨大转子连线组成。股骨骨折后，由于髋关节肌肉拉力作用，导致骨折远端向近端移位，出现 Bryant 三角底边缩短； ②Nelaton 线是髂前上棘和坐骨结节的连线，股骨颈骨折后，由于髋关节肌肉拉力作用，导致骨折远端向近端移位，大转子位于 Nelaton 线之上（昭昭老师速记："边短""上线"）

例 8~10 共用题干
男性，70 岁。下楼时不慎摔伤右髋部。查体：右下肢缩短，外旋 50°畸形，右髋肿胀不明显，有叩痛。

【例8】该患者最可能的诊断是
A. 右髋后脱位　　　　　　B. 右髋前脱位　　　　　　C. 右股骨颈骨折
D. 右股骨粗隆间骨折　　　E. 右髋软组织损伤

【例9】为证实诊断首先应进行的检查是
A. 普通 X 线片　　B. CT 检查　　C. MRI 检查　　D. 核素骨扫描　　E. 关节造影

【例10】该患者最易发生的并发症是
A. 脂肪栓塞　　　　　　　B. 坐骨神经　　　　　　　C. 髋内翻畸形
D. 股骨头缺血性坏死　　　E. 髋关节周围创伤性骨化

四、影像学检查
股骨颈骨折首选的检查是：X 线。

五、治　疗

方　法	具体方法	适应证
非手术治疗	下肢皮牵引 6~8 周	①全身情况较差、严重心、肺、肝、肾功能障碍，不能耐受手术； ②稳定性股骨颈骨折：嵌插型骨折、不完全骨折、Pauwels 角＜30°
手术治疗	人工关节置换术	①不稳定性股骨颈骨折（Pauwels 角＞50°）、完全性头下型骨折； ②关节间隙狭窄、破坏、股骨头坏死，及发生严重骨关节炎患者

【例11】男，66 岁。5 年前诊断左股骨颈骨折。近 1 年左髋疼痛，行走困难。X 线片示左髋关节间隙变窄，股骨头变形。最佳治疗方案是
A. 左下肢皮肤牵引　　　　B. 切开复位钢板内固定　　　C. 人工关节置换术
D. 闭合复位内固定　　　　E. 卧床休息对症治疗

【例12】女，70 岁。跌倒后感右髋部疼痛 1 小时来诊。X 线片检查右股骨颈头下型骨折，Pauwels 角为 0°。最适宜的治疗方法是

A. 手术治疗　　　B. 右下肢皮牵引　　C. 石膏固定　　　D. 休息制动　　　E. 手法复位

【例13】女，78岁。跌倒右髋受伤2小时，局部疼痛，活动受限，患肢缩短，轴向叩击痛（＋）。X线片显示右股骨颈基底部骨皮质连续性中断，断端嵌插，Pauwels角25°。一般状态差，既往高血压、肺心病、糖尿病病史30余年，心功能Ⅳ级。最佳治疗方案是

　　A. 闭合复位内固定　　　　　　B. 切开复位内固定　　　C. 下肢中立位皮牵引6～8周
　　D. 转子间截骨矫正力线　　　　E. 人工关节置换术

【例14】年轻患者嵌插型股骨颈骨折，正确的治疗措施是

　　A. 持续皮牵引固定6～8周　　　B. 皮牵引6～8周后手术，内固定
　　C. 立即手术行全髋置换术　　　E. 小夹板固定　　　E. 完全不必处理，听其自然

第2节　股骨转子间骨折

一、解剖学概述

骨折发生在股骨大转子和小转子之间的骨折，又称为股骨转子间骨折、股骨粗隆间骨折。此类属于囊外骨折，下肢的旋转不受关节囊的限制，所以其主要表现为外旋角度较大，可高达90°，这是与股骨颈骨折最主要的区别。

二、病　　因

股骨转子间骨折好发于中老年骨质疏松病人，多由间接暴力引起。

三、分　　型

Ⅰ型	单纯转子间骨折，骨折线由外上斜向下内，无移位
Ⅱ型	在Ⅰ型的基础上发生移位，合并小转子撕脱骨折，但股骨矩完整
Ⅲ型	合并小转子骨折，骨折累及股骨矩，有移位，常伴有转子间后部骨折
Ⅳ型	伴有大、小转子粉碎性骨折，可出现股骨颈和大转子冠状面的爆裂骨折
Ⅴ型	反转子间骨折，骨折线由内上斜向下外，可伴有小转子骨折，股骨矩破坏

四、临床表现和体征

临床表现	转子区疼痛、肿胀、瘀斑、下肢不能活动
体　征	下肢外旋、短缩畸形明显，外旋角度可达90°，轴向叩击痛（速记："转""90°"）

【例15】股骨转子间骨折与股骨颈骨折的临床主要不同点是

　　A. 肢体明显缩短　　　　　　　B. 功能有严重丧失　　　C. 肿胀不明显
　　D. 骨擦音、骨擦感不明显　　　E. 远侧骨折端处于极度外旋位

五、检　　查

股骨转子间骨折首选的检查是：X线。

六、治　　疗

（1）非手术治疗：需较长时间卧床，并发症多，死亡率高，因此更主张早期手术。
（2）手术治疗：切开复位内固定。

> **昭昭老师总结：股骨颈骨折和股骨转子间骨折的区别**

	股骨颈骨折	股骨转子间骨折
部位	股骨颈	股骨大、小转子之间
表现	短缩、外旋畸形	短缩、外旋畸形
体征	外旋角度最大达到60°	外旋角度最大达到90°
治疗	65岁以上+头下型骨折：人工关节置换术	手术内固定治疗
昭昭速记	颈6	转90°

第3节　股骨干骨折

一、解剖学概述

股骨干是人体最粗、最长、承受应力最大的管状骨，需遭受强大暴力才能发生骨折，同时也使骨折后的愈

合与重塑时间延长。股骨干血运丰富，一旦骨折，不仅营养血管破裂出血，周围肌肉肌支也常被撕破出血，常因失血量大而出现休克的临床表现。

二、病因

直接暴力	重物直接打击、车轮辗轧、火器性损伤等直接暴力作用于股骨，容易引起股骨干横形或粉碎性骨折，同时伴有广泛软组织损伤
间接暴力	高处坠落、机器扭转伤等间接暴力常导致股骨干斜形或螺旋形骨折，周围软组织损伤较轻

三、分类和机制

股骨干上 1/3 骨折	①骨折近端：髂腰肌、臀中小肌和外旋肌的牵拉，使近折端向前、外及外旋方向移位； ②骨折远端：远折端由于内收肌的牵拉而向内、后方向移位，由于股四头肌、阔筋膜张肌及内收肌的共同作用而向近端移位
股骨干中 1/3 骨折	由于内收肌群的牵拉，使骨折向外成角
股骨干下 1/3 骨折	①骨折远端：由于腓肠肌的牵拉及肢体重力作用而向后方移位，损伤后面的腘动脉、腘静脉及神经等； ②骨折近端：由于股前、外、内侧肌牵拉的合力，使近端向前上移位，形成短缩畸形

【例 16】股骨干下 1/3 骨折时骨折端移位方向是
A. 近折端向前上移位、远折端向前方移位
B. 近折端向前上移位、远折端向后方移位
C. 近折端向后上移位、远折端向前方移位
D. 近折端向后下移位、远折端向内侧移位
E. 近折端向后下移位、远折端向前方移位

四、临床表现和检查

临床表现	休克、大腿肿胀、缩短、畸形
检查	首选检查是：X 线

【例 17】最容易合并休克的骨折是
A. 肱骨骨折
B. 尺骨和桡骨骨折
C. 股骨骨折
D. 胫骨和腓骨骨折
E. 第 2 跖骨骨折

【例 18】预防闭合性股骨骨折发生休克，下列处置最好的是
A. 镇静、止血
B. 镇痛、外用药
C. 镇痛、复位、固定、输血、补液
D. 镇痛、输液
E. 输血浆及葡萄糖

五、治疗

1. 非手术治疗

产伤引起的新生儿股骨干骨折	可将伤肢用绷带固定于胸腹部
3 岁以下的儿童	采取垂直悬吊皮肤牵引
成人	可采用 Braun 架固定持续牵引或 Thomas 架平衡持续牵引

2. 手术治疗 手术指征包括：非手术治疗失败；同一肢体或其他部位有多处骨折；合并神经血管损伤；老年人的骨折，不宜长期卧床者；陈旧骨折不愈合或有功能障碍的畸形愈合；开放性骨折。

【例 19】成人股骨干骨折，并有足背及胫前动脉搏动细弱，首选的治疗方法是
A. 下肢皮牵引
B. 下肢骨牵引
C. 切开复位内固定
D. 手法复位夹板外固定
E. 手法复位石膏外固定

【例 20】青年男性，车祸致头部及左大腿外伤。检查：意识清楚，左大腿中段异常活动。X 线片示股骨干骨折，足背及胫后动脉搏动细弱。首选的治疗方案是
A. 垂直悬吊牵引
B. 持续骨牵引复位
C. 切开复位内固定
D. 手法复位夹板固定
E. 手法复位石膏外固定

例 21～22 共用题干
一臀位娩出婴儿，生后发现左大腿肿胀、缩短畸形，并有异常活动。

【例 21】为确定诊断首选的检查是
A. 血常规
B. 出凝血时间
C. X 线片
D. CT
E. MRI

【例22】如经检查诊断为左股骨干骨折,其首选的治疗方法应该是
A. 切开复位内固定手术   B. 手法复位,小夹板外固定
C. 垂直悬吊牵引   D. 蛙位石膏外固定   E. 将伤肢用绷带固定于胸腹部

第4节 胫骨平台骨折(助理医师不要求)

一、解剖学概述

胫骨上段与股骨下端形成膝关节。与股骨下端接触的面为胫骨平台,有两个微凹的凹面,并有内侧或外侧半月板增强凹面,与股骨髁的相对面吻合,作用是增加膝关节的稳定性。胫骨平台是膝的重要负荷结构,一旦发生骨折,使内、外平台受力不均,将产生骨关节炎改变。胫骨平台内外侧分别有内、外侧副韧带附着,当胫骨平台骨折时,常发生韧带及半月板的损伤。

二、病 因

间接暴力	高处坠落伤时,足先着地,再向侧方倒下,力的传导由足沿胫骨向上,坠落的加速度使体重的力向下传导,共同作用于膝部,由于侧方倒地产生的扭转力,导致胫骨内侧或外侧平台塌陷骨折
直接暴力	当暴力直接打击膝内侧或外侧时,使膝关节发生外翻或内翻,可导致外侧或内侧平台骨折或韧带损伤

三、临床表现

(1)胫骨平台骨折时,病人出现疼痛,膝关节肿胀,下肢不能负重;膝关节主动、被动活动受限,胫骨近端和膝关节局部触痛。

(2)应注意检查有无腘动脉损伤、骨筋膜室综合征。

四、诊 断

X线正侧位片	可明确骨折的诊断
CT检查	可了解骨折块移位、关节面塌陷的形态
MRI检查	可清楚显示损伤的半月板、韧带、关节软骨、关节周围软组织等改变,判断病情严重程度
血管造影	高能量暴力所造成的胫骨平台骨折和膝关节脱位,可导致血管损伤,应行血管造影检查

五、分型与治疗

分 型	名 称	治 疗
Ⅰ型	单纯胫骨外髁劈裂骨折	①无明显移位,下肢石膏托固定4~6周; ②明显移位,切开复位内固定
Ⅱ型	外髁劈裂合并平台塌陷骨折	切开复位,同时植骨,内固定
Ⅲ型	单纯平台中央塌陷骨折	①塌陷<1 cm,石膏固定4~6周; ②塌陷>1 cm或膝关节不稳定,手术切开复位,植骨
Ⅳ型	内侧平台骨折	①无移位,石膏固定4~6周; ②骨折塌陷及合并交叉韧带损伤,切开复位,植骨
Ⅴ型	胫骨内外髁骨折	不稳定骨折,切开复位内固定
Ⅵ型	双侧平台骨折加胫骨干与干骺端分离	手术

六、并发症

最容易合并的并发症是创伤性骨关节炎。

第5节 胫腓骨骨折

一、解剖学概述

1. 胫 骨 胫骨是支撑体重的重要骨骼,位于皮下,前方的胫骨嵴是进行骨折手法复位的重要标志。胫骨干横切面呈三棱形,在中、下1/3交界处,变成四边形。在三棱形和四边形交界处是骨折的好发部位。由于整个胫骨均位于皮下,骨折端易刺破皮肤,成为开放性骨折。胫骨上端与下端关节面是相互平行的,若骨折对位、对线不良,使关节面失去平行,改变了关节的受力面,易发生创伤性关节炎。

2. 腓 骨 腓骨的上、下端与胫骨构成上、下胫腓联合,为微动关节。腓骨不产生单独运动,但可承受1/6的负重。胫腓骨间有骨间膜连接,在踝关节承受的力除沿胫骨干向上传递外,也经骨间膜由腓骨传导。

二、病 因

直接暴力	由于胫腓骨表浅,又是负重的主要骨,故易遭受直接暴力损伤,常引起胫腓骨同一平面的横形、短斜形、粉碎性骨折。若合并软组织开放伤,可成为开放性骨折
间接暴力	少见,常造成胫腓骨螺旋形、斜形骨折,不在同一平面发生的骨折是胫腓骨遭受间接暴力损伤的特殊性

三、分 型

胫腓骨骨折分为三种类型:胫腓骨干双骨折;单纯胫骨干骨折;单纯腓骨骨折。临床上以胫腓骨干双骨折最多见,表明所遭受的暴力大,骨和软组织损伤重,并发症多。

四、临床表现

局部疼痛、肿胀、活动受限。

五、治 疗

(1) 无移位:小夹板或石膏固定。有移位的横行或短斜行骨折:手法复位,小夹板或石膏固定。不稳定的胫腓骨干双骨折:跟骨结节牵引。

(2) 切开复位内固定指征:手法复位失败者;严重粉碎性骨折或双段骨折;污染不重,受伤时间较短的开放性骨折。

六、并发症

解 剖		骨折并发症
胫 骨	上 1/3	小腿下段严重缺血或坏死
	中 1/3	骨筋膜室综合征
	下 1/3	延迟愈合或不愈合
腓 骨	腓骨头骨折	腓总神经损伤

【例23】胫骨骨折后因局部血液供应差,容易造成延迟愈合或骨不连接的部位是
A. 胫骨上段骨折　　　　　B. 胫骨平台骨折　　　　　C. 胫骨中段骨折
D. 胫骨中下 1/3 骨折　　　E. 踝上骨折

【例24】50 岁,男。外伤后致右胫腓骨中下段开放性骨折,经抗生素治疗和石膏固定,3 个月后 X 线片复查见骨折略有移位,骨折线清晰,未见骨痂生长。该患者影响骨折延迟愈合的最主要原因是
A. 年龄较大　　　　　　　B. 骨折段血液供应不良　　C. 伤口感染
D. 周围软组织损伤较重　　E. 骨折复位不良

【例25】胫骨易发生骨折的部位是
A. 上端干骺端部位　　　　B. 横切面三棱形部位　　　C. 横切面四边形部位
D. 横切面三棱形与四边形移行部位　　E. 胫骨下端之踝上部位

【例26】患者 30 岁,1 小时前被汽车撞伤致右膝部闭合性损伤。X 线片示腓骨颈斜骨折。伤后患者足不能主动背伸,其原因是
A. 坐骨神经损伤　B. 胫前肌损伤　C. 胫后神经损伤　D. 腓总神经损伤　E. 胫后肌损伤

【例27】男,31 岁。右小腿被撞伤,创口出血,骨外露 24 小时。X 线片示右胫腓骨下段粉碎性骨折。最易出现的并发症是
A. 坠积性肺炎　B. 神经血管损伤　C. 骨筋膜室综合征　D. 感染　E. 急性骨萎缩

【例28】男,26 岁。右小腿受伤 12 小时。查体:右小腿中段前方皮肤有 10 cm 长伤口,软组织挫伤严重,胫骨断端外露,外侧足背动脉搏动对称,感觉正常。彻底清创后最适宜的进一步治疗方法是
A. 螺丝钉固定　B. 髓内针固定　C. 石膏固定　D. 钢板固定　E. 外固定架固定

第 6 节　踝部骨折

一、解剖学概述

踝关节由胫骨远端、腓骨远端和距骨体构成。外踝远端较内踝远端低 1 cm,偏后 1 cm。由内踝、外踝和胫骨下端关节面构成踝穴,包容距骨体。距骨体前方较宽,后方略窄,使踝关节背屈时,距骨体与踝穴适应性好,踝关节较稳定;在跖屈位时,距骨体与踝穴的间隙增大,因而活动度也增大,使踝关节相对不稳定,这是踝关节在跖屈位容易发生损伤的解剖学因素。

二、病因

踝部骨折多由间接暴力引起,大多数是在踝跖屈扭伤时,力传导引起骨折。

三、分类

分为4型：Ⅰ型(内翻内收型)、Ⅱ型(分为外翻外展型及内翻外旋型两个亚型)、Ⅲ型(外旋型)、垂直压缩型(Pilon骨折)。其中Ⅱ型骨折均为三踝骨折。

四、临床表现、检查和治疗

临床表现	局部疼痛、肿胀、活动受限
检查	首选X线检查
治疗	首选手法复位,手法复位失败后则采用切开复位＋内固定治疗

第7节 踝部扭伤

一、解剖概要

踝关节关节囊纤维层增厚形成韧带,主要有三组：

1. **内侧副韧带** 又称三角韧带,是踝关节最坚强的韧带。主要功能是防止踝关节外翻。
2. **外侧副韧带** 起自外踝,分三束分别止于距骨前外侧、跟骨外侧和跟骨后方,是踝部最薄弱的韧带。
3. **下胫腓韧带** 又称胫腓横韧带,有两条,分别于胫腓骨下端的前方和后方,将胫骨、腓骨紧紧地连接在一起,加深踝穴的前、后方,稳定踝关节。若内侧副韧带损伤,将出现踝关节侧方不稳定；若外侧副韧带损伤,将出现踝关节各方向不稳定。

二、临床表现与诊断

1. **表现** 踝部扭伤后出现疼痛、肿胀、皮下瘀斑,活动踝关节疼痛加重。
2. **体征** 检查可以发现伤处有局限性压痛点,踝关节跖屈位加压,使足内翻或外翻时疼痛加重,即应诊断为踝部韧带损伤。
3. **影像学检查** 对韧带部分损伤、松弛或完全断裂的诊断有时比较困难。在加压情况下的极度内翻位行踝关节正位X线摄片,可发现外侧关节间隙显著增宽,或在侧位片上发现距骨向前半脱位,多为外侧副韧带完全损伤。踝关节正、侧位X线片可发现撕脱骨折。

三、治疗

1. **对症治疗** 急性损伤应立即冷敷,以减少局部出血及肿胀程度。48小时后可局部理疗,促进组织愈合。
2. **石膏外固定** 韧带部分损伤或松弛者,在踝关节背屈90°位,极度内翻位(内侧副韧带损伤时)或外翻位(外侧副韧带损伤时)石膏固定,或用宽胶布、绷带固定2~3周。韧带完全断裂合并踝关节不稳定者,或有小的撕脱骨折片,也可采用石膏固定4~6周。若有骨折片进入关节,可切开复位、固定骨折片或直接修复断裂的韧带。术后用石膏固定3~4周。
3. **手术治疗** 对反复损伤、韧带松弛、踝关节不稳定者,宜采用自体肌腱转移或异体肌腱移植修复重建踝稳定性,以保护踝关节。后期由于慢性不稳定,可致踝关节脱位,关节软骨退变致骨关节炎。患者持续疼痛,可在关节内注射药物(如玻璃酸钠等)、采用关节融合术或关节置换术治疗。

> **参考答案**如下,详细答案参见2019版《国家临床执业及助理医师资格考试精选真题考点精析》。

1. A	2. C	3. E	4. A	5. D
6. A	7. D	8. C	9. A	10. D
11. C	12. A	13. C	14. A	15. E
16. B	17. C	18. C	19. C	20. C
21. C	22. E	23. D	24. B	25. E
26. D	27. D	28. E	—	—

昭昭老师提示：
关注官方微信,获得第一手考试资料。

第4章 脊柱和骨盆骨折

> **2019考试大纲**

①脊柱骨折；②脊髓损伤；③骨盆骨折。

> 考纲解析

近20年的医师考试中,本章的考试重点是脊柱和骨盆骨折的诊断、检查和治疗,执业医师每年考查分数为1~2分,助理医师每年考查分数为0~1分。

第1节 脊柱骨折

一、解剖学概述

1. 脊柱 脊柱骨折十分常见,以胸腰段骨折最常见。每块脊椎骨分为椎体和附件两部分。从解剖结构和功能上可将整个脊柱分为前、中、后三柱。中柱和后柱组成椎管,容纳脊髓和马尾神经,该区的损伤可累及神经系统。特别是中柱的损伤,碎骨片和髓核组织可以从前方突入椎管,损伤脊髓,因此对每个脊柱骨折病例都必须了解有无中柱损伤。胸腰段脊柱(T_{10}~L_2)位于胸腰生理弧度的交汇部,是应力集中之处,因此该处骨折十分常见。

2. 脊髓 颈、胸椎骨折可合并脊髓损伤、下腰椎骨折脊髓损伤,因为脊髓下缘平第1腰椎。

二、颈椎骨折分类

颈椎骨折按照病人受伤时颈椎所处的位置(前屈、直立、后伸)分为4种类型。

1. 屈曲型损伤 是指颈椎在屈曲位时受暴力所致,表现为前柱压缩、后柱牵张损伤。临床上常见的有:压缩型骨折、骨折-脱位(这类病例多有脊髓损伤)。

2. 垂直压缩型损伤 颈椎处于直立位时受到垂直应力打击所致,无过屈或过伸力量,如高空坠落、高台跳水。

Jefferson 骨折	①第1颈椎即寰椎的前、后弓双侧骨折,X线平片上很难发现骨折线; ②CT检查可清晰显示骨折部位、数量和移位情况 (昭昭老师速记:"Jefferson"跳舞世界"第一")
爆裂型骨折	下颈椎(C_3~C_7)椎体粉碎性骨折,一般多见于C_5、C_6椎体,四肢瘫痪发生率高达80%

3. 过伸损伤 包括无骨折-脱位的过伸损伤、枢椎椎弓骨折(缢死者骨折)等。

4. 齿状突骨折 骨折机制不明。

三、胸腰椎骨折分类

1. Denis 依据骨折的稳定性 稳定性骨折和不稳定性骨折。

稳定性骨折	轻度和中度压缩骨折,脊柱的后柱完整,如单纯横突、棘突、椎板的骨折
不稳定性骨折	如三柱中有两柱骨折、爆裂骨折、累及前中后三柱的骨折-脱位

2. 依据骨折形态分类

压缩骨折	椎体前方受压缩楔形变
爆裂骨折	椎体呈粉碎骨折,骨折块向四周移位,向后移位可压迫脊髓、神经
Chance 骨折	①经椎体、椎弓、棘突的横向骨折; (昭昭老师速记:脊柱多是压缩骨折,横向骨折少见,机会(chance)较少) ②Chance 骨折也可以是前后纵韧带-椎间盘-后韧带部分的损伤
骨折-脱位	脊柱骨折并脱位是椎体向前或向后的移位可伴有关节突关节脱位或骨折

【例1】胸腰椎 Chance 骨折是指
A. 不稳定性爆破型骨折　　B. 脊柱屈曲牵拉型损伤　　C. 椎体水平状撕裂型损伤
D. 单纯性楔形压缩性骨折　　E. 脊柱骨折脱位

【例2】关于胸腰椎 Chance 骨折叙述错误的是
A. 为椎体水平状撕裂型损伤　　B. 损伤机制较为复杂,不只是发生在系有安全带的交通伤中
C. 是一种稳定性脊柱骨折　　D. 临床上比较少见
E. 短阶段根钉治疗可重建脊柱的稳定性

四、表现

局部疼痛;站立及翻身困难;腹膜后血肿刺激腹腔神经节,使肠蠕动减慢,常出现腹痛、腹胀、肠麻痹等症状;如有瘫痪,则表现为四肢或双下肢感觉、运动障碍。

五、影像学检查

临床情形	首选检查
脊柱骨折首选检查	X线检查
了解骨折块突入到椎骨的情况	CT
脊柱骨折导致脊髓、神经损伤	MRI

例 3~5 共用题干

男,44 岁,建筑工人。6 小时前不慎从高处坠落摔伤,腰部疼痛,活动受限,不能站立行走。

【例 3】为明确有无合并神经损伤,最有意义的体格检查是
A. 逐个棘突按压　　　　　B. 椎旁肌按压　　　　　C. 直腿抬高试验
D. 腰部过伸试验　　　　　E. 双下肢感觉运动

【例 4】为明确是否有腰椎骨折,首选的影像学检查是
A. B超　　　B. MRI　　　C. ECT　　　D. CT　　　E. X线

【例 5】为明确神经损伤情况,首选的检查是
A. 肌电图　　　B. CT　　　C. MRI　　　D. ECT　　　E. B超

六、搬运方法

合适的方法	①平托法:先使伤员双下肢伸直,担架放在伤员一侧,搬运人员用手将伤员平托至担架上; ②滚动法:伤员身体保持平直状态下滚动至木板上
错误的方法	一人抱头一人抱脚

七、治　疗

1. 上颈椎(寰椎和枢椎)损伤的治疗

寰椎前后弓骨折(Jefferson骨折)	骨折块向椎孔四周移位,不压迫颈脊髓,不产生脊髓受压症状,人仅有颈项痛,治疗以 Halo 架固定 12 周,或行颅骨牵引治疗
寰枢椎脱位	①寰枢椎无骨折,但因寰枢横韧带、翼状韧带、齿突尖韧带断裂,而致枢椎齿突与寰椎前弓间发生脱位,此型损伤可压迫颈脊髓; ②此种脱位属于不稳定型损伤,故需在牵引下复位后行寰枢椎融合术
齿状突骨折	①对 Ⅰ 型、Ⅲ 型和没有移位的 Ⅱ 型齿状突骨折,一般采用非手术治疗,用 Halo 架固定; ②对于 Ⅱ 型骨折,如移位>4 mm,则愈合率极低,一般主张手术治疗
枢椎椎弓骨折	①无移位的枢椎椎弓根骨折行牵引或 Halo 架固定 12 周; ②若椎体有向前移位,则为枢椎创伤性滑脱,应行颅骨牵引复位、内固定、植骨融合

2. 下颈椎($C_3 \sim C_7$)损伤的治疗

压缩性骨折	①最常见于 $C_{4\sim5}$ 或 $C_{5\sim6}$ 节段; ②Ⅰ度压缩骨折可行颈部支具固定 8~12 周;Ⅱ、Ⅲ度的不稳定压缩骨折应行骨折椎体次全切除,内固定植骨融合
爆裂骨折	常累及椎管合并脊髓损伤,应行前路手术,骨折椎体次全切除,内固定植骨融合
骨折-脱位	①无椎间盘突出→可行颅骨牵引复位,及前路椎间融合,也可行后路切开复位固定术; ②合并急性椎间盘突出→在复位前需先行前路椎间盘切除,再行后路切开复位内固定和前路植骨融合
颈椎过伸性损伤	病人有椎管狭窄→后路椎管成形术扩大椎管容积

3. 胸腰椎骨折的治疗

压缩骨折	①非手术治疗适于脊柱前柱压缩<Ⅰ度,脊柱后凸成角<30°→卧床、加强腰背肌功能锻炼; ②脊柱前柱压缩近Ⅱ度或以上,后凸成角>30°→手术复位固定+脊柱融合
爆裂骨折	①脊柱后凸成角较小,椎管受累<30%,神经检查正常→卧床休息 2 个月后,可带支具下地活动; ②病人椎管受累>30%,脊柱后凸明显,或有神经症状→脊柱复位、减压、内固定和植骨融合术
Chance 骨折	可用过伸位石膏或支具外固定 3~4 个月

骨折-脱位	此类损伤常合并脊髓损伤,需手术治疗
附件骨折	脊柱横突、棘突、椎板骨折可卧床制动,当疼痛症状缓解后可下地活动

例6~8共用题干

建筑工人不慎坠楼,腰剧痛,双下肢感觉、运动障碍,大小便功能障碍。

【例6】现场搬运的正确方法是

A. 平托或滚动法　　B. 单人搂抱法　　C. 双人搂抱法　　D. 侧卧搬运法　　E. 背驮法

【例7】经X线平片检查,诊断为胸段屈曲型压缩骨折并脊髓损伤。为进一步明确骨折片向椎管内的移动情况,下列哪项检查是最有价值的?

A. MRI　　B. CT　　C. ECT　　D. 脊髓造影　　E. X线断层摄影

【例8】除手术外,伤后早期最重要的治疗措施是

A. 抗生素　　　　　　B. 止痛剂　　　　　　C. 甘露醇与大剂量糖皮质激素

D. 防止褥疮　　　　　E. 留置尿管

【例9】男,56岁。高空坠落伤。查体:呼吸困难,颈部压痛,双肺闻及痰鸣音,四肢瘫痪。X线示C_4~C_5骨折脱位。首先宜采取的治疗措施是

A. 颈托制动　　B. 颌枕带牵引　　C. 气管切开　　D. 手术复位固定　　E. 应用呼吸兴奋剂

第2节　脊髓损伤

一、概　述

脊髓损伤是脊柱骨折的严重并发症,由于椎体的移位或碎骨片突入椎管内,使脊髓或马尾神经产生不同程度的损伤。胸腰段损伤使下肢的感觉与运动产生障碍,称为截瘫;而颈段脊髓损伤后,双上、下肢都出现神经功能障碍,为四肢瘫痪,简称"四瘫"。

硬瘫和软瘫:

(昭昭老师提示:这种东西很好理解,上运动神经元好比是上级,下运动神经元是下级,上级对下级永远是控制和抑制,如果上级出问题了,下级自然就疯了,所以出现肌张力增高(肌肉不萎缩)、腱反射亢进、病理征阳性!)

	上运动神经元(硬瘫、中枢瘫)	下运动神经元(软瘫、周围瘫)
损伤部位	皮质锥体细胞,传导束	脊髓前角运动细胞及其发出的神经纤维
表现	偏瘫,单瘫	四肢肌群
肌张力	高(痉挛瘫)	低(弛缓瘫)
腱反射	亢进	减弱或消失
病理反射	阳性(最有意义的鉴别点)	阴性
肌萎缩	阴性	阳性
震颤	阳性	阴性

二、病理生理

脊髓震荡	①与脑震荡相似,是最轻微的脊髓损伤; ②脊髓遭到强烈震荡后而发生超限抑制,脊髓功能处于生理停滞状态; ③脊髓神经细胞结构正常,无形态学改变
不完全性脊髓损伤	①伤后3h脊髓灰质内出血较少,白质无改变;伤后6~10h,出血灶扩大,神经组织水肿,24~48h以后逐渐消退; ②脊髓挫伤的程度差异很大,预后极不相同
完全性脊髓损伤	①伤后3h脊髓灰质内多灶性出血;6h灰质内出血增多,白质水肿;12h后白质内出现出血灶,神经轴索开始退变,灰质内神经细胞退变坏死;24h灰质中心出现坏死,白质中多处轴索退变;48h灰质中心软化,白质退变; ②脊髓完全性损伤后,脊髓内的病变呈进行性加重,预后恶劣

三、临床表现

脊髓震荡	①最轻微,只是暂时性功能抑制,无病理变化; ②伤后即发生弛缓性瘫痪,损伤平面以下的感觉、运动、反射及括约肌功能丧失; ③数分钟或数小时内可完全恢复
脊髓受压	①骨折移位,碎骨片或破碎的椎间盘挤入椎管内; ②皱褶的黄韧带与急速形成的血肿压迫; ③及时去除压迫物,可能部分或全部恢复脊髓功能,压迫过久则无望恢复
脊髓挫伤与出血	脊髓实质性破坏,挫伤程度不同,预后极不相同
脊髓断裂	预后恶劣,恢复无望
马尾神经损伤	第2腰椎以下骨折脱位,出现受伤平面以下弛缓性瘫痪

【例10】男,35岁。高处坠落导致胸背部疼痛。下肢感觉障碍,5小时逐渐恢复。最可能的诊断是
A. 脊髓休克　B. 脊髓震荡　C. 脊髓损伤　D. 脊髓截断　E. 脊髓水肿

四、临床表现

颈髓	颈膨大上方	四肢痉挛性瘫痪
	颈膨大	上肢软瘫,下肢痉挛性瘫痪
	颈膨大下方	上肢正常,下肢痉挛性瘫痪
胸腰段脊髓损伤	上肢正常,下肢痉挛性瘫痪	
脊髓圆锥	会阴部皮肤鞍状感觉缺失,括约肌功能丧失,致大小便不能控制和性功能障碍,下肢运动及感觉正常	
马尾神经	损伤平面以下弛缓性瘫痪,有感觉及运动功能障碍,括约肌功能丧失,肌张力降低,腱反射消失,病理性锥体束征(一)	

五、并发症

呼吸衰竭与呼吸道感染	(昭昭老师提示:人体有胸式呼吸与腹式呼吸两组肌肉。胸式呼吸主要由肋间神经支配的肋间肌(由颈2~6支配)完成,而腹式呼吸主要由膈肌(主要由颈3~5支配)完成。颈脊髓损伤后,肋间肌完全麻痹,因此伤者能否生存,很大程度上取决于腹式呼吸是否存在。) ①颈1、2损伤的伤者往往在现场即已死亡; ②颈3、4的伤害由于影响到膈神经的中枢,也常于早期因呼吸衰竭而死亡,即使是颈4、5以下的损伤,也会因伤后脊髓水肿的蔓延,波及中枢而产生呼吸功能障碍,只有下颈椎损伤才能保住腹式呼吸; ③由于呼吸肌力量不足,呼吸非常费力,使呼吸道的阻力相应增加,呼吸道的分泌物不易排出,久卧者又容易产生坠积性肺炎
泌尿生殖道的感染和结石	由于括约肌功能的丧失,伤员因尿潴留而长期留置导尿管,容易发生泌尿道的感染和结石
压疮(褥疮)	截瘫病人长期卧床,皮肤知觉丧失,骨隆突部位的皮肤长时间受压于床褥与骨隆突之间而发生神经营养性改变,皮肤出现坏死
体温失调	颈脊髓损伤后,自主神经系统紊乱,受伤平面以下皮肤不能出汗,对气温的变化丧失了调节和适应能力,常易产生高热,可达40℃以上

六、治　疗

(1) 药物治疗:甘露醇和糖皮质激素,减轻水肿及炎症反应。伤后6小时内是关键时期,24小时内为急性期,应尽早治疗。

(2) 手术治疗:骨折块压迫骨髓后,手术解除脊髓压迫。手术指征:脊柱骨折-脱位有关节交锁者;脊柱骨折复位不满意,或仍有脊柱不稳定因素存在者;影像学显示有碎骨片突入椎管内压迫脊髓者;截瘫平面不断上升,提示椎管内有活动性出血者。

第3节　骨盆骨折

一、解剖学概述

骨盆为环形结构,是由两侧的髂骨、耻骨、坐骨经Y形软骨融合而成的两块髋骨和一块骶尾骨,经前方耻

骨联合和后方的骶髂关节构成的坚固骨环。躯干的重量经骨盆传递至下肢,骨盆还起着支持脊柱的作用。在直立位时,重力线经骶髂关节、髂骨体至两侧髋关节,为骶股弓;坐位时,重力线经骶髂关节、髂骨体、坐骨支至两侧坐骨结节,为骶坐弓。骨盆骨折时,往往先折断副弓;主弓断裂时,往往副弓已先期折断。

二、分型

1. 按骨折部位分类

骨盆边缘撕脱骨折	①肌肉猛烈收缩而造成骨盆边缘肌附着点撕脱并骨折,骨盆环不受影响; ②多见于青少年运动损伤,常见的有:髂前上棘撕脱骨折、髂前下棘撕脱骨折、坐骨结节撕脱骨折
髂骨翼骨折	为侧方挤压暴力所致,移位不明显,可为粉碎性,不影响骨盆环
骶尾骨骨折	①骶骨骨折:Ⅰ区在骶骨翼部,Ⅱ区在骶孔处,Ⅲ区为正中骶管区; ②尾骨骨折:多由跌倒坐地所致,常伴骶骨末端骨折,一般移位不明显
骨盆环骨折	①双侧耻骨上、下支骨折;②一侧耻骨上、下支骨折合并耻骨联合分离; ③耻骨上、下支骨折合并骶髂关节脱位;④耻骨上、下支骨折合并髂骨骨折; ⑤髂骨骨折合并骶髂关节脱位;⑥耻骨联合分离合并骶髂关节脱位

2. 按骨盆环的稳定性分类 Tile 分型基于骨盆稳定性,将其分为 3 型。

(1) A 型:稳定型,后弓完整。

A_1	撕脱损伤
A_2	稳定的髂骨翼或前弓骨折
A_3	骶尾骨横形骨折

(2) B 型:部分稳定型,旋转不稳定,但垂直稳定;后弓不完全性损伤。

B_1	开书样损伤(外旋)
B_2	侧方压缩损伤(内旋)
B_{2-1}	同侧前或后方损伤
B_{2-2}	对侧(桶柄状)损伤
B_3	双侧损伤

(3) C 型:旋转、垂直均不稳定,后弓完全损伤。

C_1:单侧损伤	C_{1-1}:髂骨骨折;C_{1-2}:骶髂关节骨折—脱位
C_2:双侧损伤	一侧为 B 型,一侧为 C 型
C_3:双侧 C 型损伤	—

3. 按暴力的方向分类 分为 4 型,即侧方挤压损伤、前后挤压损伤、垂直剪力损伤、混合暴力损伤。

三、临床表现和体征

临床表现	①一般有强大外伤史,如车祸、高空坠落等; ②因有严重多发伤,常见血压低、休克等;若出现血尿,考虑有尿道、膀胱或肾损伤
体征	①专有的体征:骨盆分离和挤压试验阳性; ②肢体长度不对称,会阴部瘀斑是耻骨和坐骨骨折的特有体征

四、检查及诊断

(1) 首选检查:X 线。CT 显示骶髂关节更清楚。

(2) 诊断:根据典型表现,结合骨盆分离和挤压试验及 X 线表现可以确诊。

【例11】男,20 岁。高楼坠落,下腹部疼痛,骨盆分离和挤压试验阳性,会阴部瘀斑。诊断是
A. 髋关节脱位　　B. 尾骨骨折　　C. 耻骨骨折　　D. 骶骨骨折　　E. 腰椎骨折

【例12】女,34 岁。车祸致伤。查体:骨盆分离和挤压试验阳性,下腹部压痛、腹肌紧张。对腹腔脏器损伤诊断最有价值的检查是
A. 血常规　　B. 腹部 X 线平片　　C. 腹部 CT　　D. 腹腔穿刺　　E. 腹部 B 超

五、治疗

(1) 监测:监测血压和脉搏。快速建立输血、补液途径,纠正休克。

（2）一般治疗：嘱患者排尿，如不能排尿，应行导尿术。若出现尿道口流血，导尿管无法插入膀胱内，提示后尿道断裂。

（3）骨盆骨折本身的处理原则如下：

骨盆边缘性骨折	无移位者不必特殊处理，可卧床休息3～4周
骶尾骨骨折	都采用非手术治疗，以卧床休息为主，骶部垫气圈或软垫
骨盆环单处骨折	由于无明显移位，只需卧床休息
单纯性耻骨联合分离	可采用骨盆兜悬吊固定，也可手术治疗，在耻骨弓上缘用钢板螺钉做内固定
骨盆环双处骨折伴骨盆环断裂	手术复位+内固定，再申加固定支架

【例13】男性，马车翻车时砸伤下腹部。查体：耻骨联合处压痛，挤压试验阳性，膀胱胀满，橡皮导管插入一定深度未引出尿液，导管尖端见血迹。此时应考虑

A. 导尿管插入深度不足　　B. 导尿管插入方法不对　　C. 导尿管阻塞
D. 骨盆骨折并尿道断裂　　E. 骨盆骨折合并膀胱损伤

六、并发症

（1）腹膜后血肿：最容易引起休克。最严重的并发症是盆腔内出血。腹膜后血肿切忌打开。

（2）腹腔内脏器损伤：膀胱、直肠、尿道膜部损伤。

（3）神经损伤：主要是腰骶神经丛与坐骨神经损伤。

（4）栓塞：脂肪栓塞及静脉栓塞。

➢ **参考答案**如下，详细答案参见2019版《国家临床执业及助理医师资格考试精选真题考点精析》。

1. C	2. C	3. E	4. E	5. C	昭昭老师提示：
6. A	7. B	8. C	9. A	10. B	关注官方微信，获得第一手考试资料。
11. C	12. D	13. D	—	—	

第5章　关节脱位和损伤

➢ **2019考试大纲**

①肩关节脱位；②桡骨头半脱位；③髋关节脱位；④膝关节韧带损伤。

➢ **考纲解析**

近20年的医师考试中，本章的考试重点是关节脱位的诊断、体征和治疗，执业医师每年考查分数为2～3分，助理医师每年考查分数为1～2分。

第1节　肩关节脱位

一、解剖学概述

肩关节脱位多见于青壮年，男性较多，约占全身关节脱位的50%，与肩关节的解剖和生理特点有关，如肱骨头大、关节盂浅而小、关节囊松弛、其前下方组织薄弱、关节活动范围大，遭受外力的机会多等。

【例1】脱位发生率最高的关节是

A. 肩关节　　B. 肘关节　　C. 髋关节　　D. 膝关节　　E. 骶髂关节

二、病　因

创伤是肩关节脱位的主要原因，多为间接暴力所致。直接暴力也可导致肩关节脱位。

三、脱位分类

根据肱骨头脱位的方向分为前脱位、后脱位、上脱位及下脱位四型，其中以前脱位最常见。

【例2】肩关节脱位时，肱骨头最容易脱出的方向是

A. 前方　　B. 外侧　　C. 内侧　　D. 上方　　E. 后方

四、临床表现和体征

表现	伤肩肿胀、疼痛，主动和被动活动受限。患肢弹性固定于轻度外展位，常以健手托患臂，头和躯干向患侧倾斜

体 征	①方肩畸形； ②Dugas征（杜加征）阳性，即将患侧肘紧贴胸壁时，手掌搭不到健侧肩部；或患侧手掌搭在健侧肩部时，肘部无法贴近胸壁 （昭昭老师速记：阿"杜"的声音不是"尖"（肩关节）的，是沙哑的）

【例3】 肩关节脱位的特殊体征是

  A．肿胀　　　　B．反常活动　　　　C．Dugas征阳性　　　D．骨擦音　　　E．瘀斑

【例4】 中年男性，右上肢外展牵拉伤，肩疼痛，以健手托患侧前臂。检查患侧方肩，Dugas征阳性。其可能的诊断是

  A．锁骨骨折　　　　　　　B．肱骨解剖颈骨折　　　　　C．肱骨外科颈骨折

  D．肩关节脱位　　　　　　E．肩锁关节脱位

例5~6共用选项

  A．''4''字试验阳性　　　　　　B．伸肌腱牵拉试验（Mills征）阳性

  C．杜加（Dugas）征阳性　　　D．直腿抬高试验（Lasegue）阳性

  E．压头试验阳性

【例5】 肩关节脱位的主要体征是

【例6】 肱骨外上髁炎的主要体征是

五、检查方法

肩关节脱位首选X线检查（所有的骨折和脱位都首选X线检查）。

六、治　疗

方 法	①Hippocrates法（足蹬法）复位；（昭昭老师速记：听阿"杜"的演唱会很"Hi"）； ②复位后，不要立即开始功能锻炼，应该三角巾悬吊上肢3周；合并大结节骨折者三角巾悬吊上肢4~6周； ③康复治疗：固定期间须活动腕部与手指，解除固定后，鼓励病人主动锻炼肩关节向各个方向活动
效 果	局部畸形消失；Dugas征由阳性转为阴性

【例7】 肩关节前脱位首选的治疗方法是

  A．悬吊牵引　　　　　　　B．皮肤牵引　　　　　　　C．骨牵引

  D．手法复位外固定　　　　E．手术切开复位内固定

【例8】 女，38岁。右肩部外伤后疼痛、活动受限2小时。查体：右侧肩胛盂处有空虚感，Dugas征阳性。X线检查未见骨折。首选的治疗方法是

  A．外展支具固定　　　　　B．肩部绷带固定　　　　　C．三角巾悬吊固定

  D．切开复位　　　　　　　E．麻醉下Hippocrates法复位

➢ **昭昭老师总结：运动系统——体征常见英文字母常考点**

英　文	特　点	昭昭老师速记
Dugas征	肩关节脱位	阿"杜"的声音不是"肩"的，是沙哑的
Froment征	尺神经损伤	骨科干活需要"尺"子"F"子
Millis征	网球肘（肱骨外上髁炎）	"Mi"西"肘"子（去"外"面"上"）"髁"
Thomas征	髋关节、结核挛缩	"脱"了漏出"髋关节"
Allen试验	尺桡动脉通畅	"阿伦"大便"通畅"
Spurling征	颈椎病（神经根）	"颈椎病"导致"神经"疼"S"了
Luschka关节	颈椎	"露（Lu）""脖子（颈椎）"

第2节　肘关节脱位

一、解剖学概述

  外伤是导致肘关节脱位的主要原因。当肘关节脱位常会引起内外侧副韧带断裂，导致肘关节不稳定。肘关节在肩、肘、髋、膝四大关节中发生脱位的概率列第二位。（昭昭老师提示：关节脱位中最常见的是肩关节

脱位。）

二、病因和分类

外伤是导致肘关节脱位的主要原因。

类型	发生率	特点
后脱位	最常见	当肘关节处于半伸直位时跌倒，手掌着地，暴力沿尺、桡骨向近端传导，尺骨鹰嘴处产生杠杆作用，前方关节囊撕裂，使尺、桡骨向肱骨后方脱出，发生肘关节后脱位
侧方脱位	—	当肘关节处于内翻或外翻时遭受暴力，可发生尺侧或桡侧侧方脱位
前脱位	—	当肘关节处于屈曲位时，肘后方遭受暴力可使尺、桡骨向肱骨前方移位，发生肘关节前脱位

三、临床表现和诊断

临床表现	上肢外伤后，肘部疼痛、肿胀、活动障碍
体征	①肘后突畸形，前臂处于半屈位及弹性固定，肘后出现空虚，可扪及凹陷； ②肘后三角关系异常（昭昭老师提示：这里经常考试的内容：肱骨髁上骨折与肘关节脱位的区别，肱骨髁上骨折，不会出现肘后三角异常）

四、治疗

（1）非手术治疗：

方法	①一人人工手法复位，不用助手； ②固定：用长臂石膏托或支具固定肘关节于屈曲90°，再用三角巾悬吊胸前2~3周，逐步行肘关节功能锻炼，以防止肘关节僵硬
效果评价	复位成功标志是肘关节恢复正常活动，肘后三点关系恢复正常

（2）手术治疗：如果屈曲位超过30°有明显肘关节不稳或脱位趋势时，应手术重建肘关节韧带。

第3节 桡骨头半脱位

一、解剖学概述

桡骨小头半脱位是婴幼儿常见的肘部损伤之一。发病年龄1~4岁，其中2~3岁发病率最高。当肘关节伸直、前臂旋前位忽然受到纵向牵拉时，容易引起桡骨小头半脱位。常见于大人领小儿上台阶、牵拉小儿胳膊时出现。

二、临床表现及体征

临床表现	有腕、手被向上牵拉史＋小儿肘部疼痛，活动受限 （昭昭老师提示：看见"牵拉"病史就选桡骨小头半脱位）
体征	前臂处于半屈位及旋前位，肘部外侧有压痛

【例9】3岁患儿上楼梯时，其父向上牵拉右上肢，患儿哭叫，诉肘部疼痛，不肯用右手取物。最可能的诊断是

A. 肘关节脱位　　　　　　B. 桡骨头骨折　　　　　　C. 桡骨头半脱位
D. 肌肉牵拉伤　　　　　　E. 尺骨鹰嘴撕脱骨折

【例10】4岁男孩，妈妈在为其穿衣服时牵拉左腕，患儿突然大哭，左肘功能障碍，左手不肯拿玩物。可能的诊断是

A. 左肘关节脱位　　　　　B. 左肱骨髁上骨折　　　　C. 左肱骨内髁骨折
D. 左肱骨外髁撕脱骨折　　E. 左桡骨头半脱位

三、影像学检查

桡骨头半脱位无需进行X线检查，拍片为阴性。

四、治疗

（1）复位：手法复位，不必任何麻醉。术者一手握住腕部，另一手托住小儿肘部，以拇指按压在桡骨头部位，肘关节屈曲至90°，做轻柔的前臂旋后、旋前活动，反复数次，并用拇指轻轻推压即可复位。

（2）固定：复位后不必固定，但不可再暴力牵拉，以免复发。

【例11】 关于桡骨头半脱位时的复位手法正确的是
A. 屈肘90°，前臂旋前、旋后
B. 将患肢抬起，使肘关节置于半屈曲位，沿前臂方向做持续牵引
C. 屈肘约50°，前臂中位站立，沿前臂纵轴牵引
D. Hippocrates法复位
E. Allis法复位

【例12】 桡骨头半脱位最常见的处理方法是
A. 切开复位，内固定
B. 手法复位，石膏外固定
C. 手法复位，无须制动固定
D. 切开复位，外固定
E. 手法复位，三角巾悬吊

【例13】 女，3岁。被牵拉前臂后，出现肘部疼痛，不能用手取物，桡骨近端压痛。X线片检查未见骨折征象。最适宜的治疗方法是
A. 肩肘固定带悬吊
B. 外敷药物
C. 石膏固定
D. 手法复位
E. 切开探查

第4节 髋关节脱位

一、解剖学概述

髋关节为杵臼关节，周围有坚韧的韧带和强大的肌肉瓣保护，因而十分稳定，只有在间接暴力的作用下才会通过韧带之间的薄弱区脱位。髋关节脱位多见于青壮年，在劳动中或车祸时遭受强大暴力冲击而致伤。扭转、杠杆或传导暴力均可引起。

二、分类和表现

1. 分类 髋关节脱位按照股骨头脱位后的方向分为前脱位、后脱位和中心脱位。传导暴力使骨头撞击髋臼底部，向骨盆内脱出，属于中心脱位。髋关节脱位以后脱位最多见。

【例14】 髋关节脱位的最常见类型是
A. 前脱位
B. 后脱位
C. 中心脱位
D. 合并髋臼骨折的脱位
E. 合并股骨头骨折的脱位

2. 临床表现

类型	表现
髋关节后脱位	①患髋肿痛、活动受限，呈屈曲、内收、内旋、短缩畸形等；②容易合并：坐骨神经损伤
髋关节前脱位	前脱位时患髋呈屈曲、外展、外旋畸形（昭昭老师提示：前外外、后内内——前脱位是外展、外旋；后脱位是内收、内旋）
髋关节中心脱位	患肢短缩畸形，髋活动受限

➤ 昭昭老师总结：运动系统——几种骨折常见表现的常考点

骨折	表现	昭昭老师速记
股骨颈骨折	屈曲、短缩、外旋畸形，外旋45°~60°	"古井"贡酒正好是"45°~60°"
股骨转子间骨折	屈曲、短缩、外旋畸形，外旋90°	"转""90°"
髋关节后脱位	屈曲、内收、内旋畸形	"后""内内"
髋关节前脱位	屈曲、外展、外旋畸形	"前""外外"

【例15】 女，37岁。交通事故致右下肢受伤3小时。查体：右下肢缩短，右髋关节呈屈曲、内收、内旋畸形，右足背麻木，背屈无力。最可能的诊断是
A. 髋关节中心脱位、坐骨神经损伤
B. 髋关节前脱位、坐骨神经损伤
C. 髋关节前脱位、闭孔神经损伤
D. 髋关节后脱位、股神经损伤
E. 髋关节后脱位、坐骨神经损伤

【例16】 男性，30岁。驾车撞树致伤，伤后右髋关节疼痛剧烈不能活动。查体：患肢短缩，呈屈曲、内收、内旋畸形。应首先考虑的诊断是
A. 股骨颈骨折
B. 股骨干骨折
C. 髋关节后脱位
D. 髋关节前脱位
E. 坐骨神经损伤

【例17】 男，21岁。车祸致左髋关节受伤，出现左髋部疼痛，外展、外旋、屈曲畸形，弹性固定。正确的诊断是

A. 股骨颈骨折　　B. 髋关节后脱位　　C. 骨盆骨折　　D. 髋关节中心脱位　　E. 髋关节前脱位

二、检 查

髋关节脱位首选 X 线检查。

三、髋关节后脱位的治疗

复 位	①复位时间宜早,应尽可能在24小时以内完成复位;争取在24~48小时以内可行手法复位; ②最常用的复位方法是 Allis 法（昭昭老师速记："Allis"的"髋"很美）
固定和功能锻炼	①复位后用绷带将双踝关节暂时捆绑在一起,于髋关节伸直位将患者搬运至床上,患侧肢体做皮肤牵引或穿丁字鞋2~3周,不必做石膏固定; ②卧床期间做股四头肌收缩动作,2~3周后开始活动关节,4周后扶双拐下地活动,3个月后可完全承重

【例18】髋关节后脱位复位的最佳时期是
A. 最初 24~48 小时　　B. 最初 36~48 小时　　C. 最初 48~60 小时
D. 最初 2~3 天　　E. 最初 3~4 天

【例19】单纯性髋关节后脱位首选的治疗方法是
A. 皮牵引　　B. 骨牵引　　C. Allis 手法复位
D. 手术切开复位　　E. Hippocrates 手法复位

四、并发症

时 间	表 现	病 因
早期	坐骨神经损伤	股骨头向后方移位压迫坐骨神经,导致坐骨神经损伤
晚期	股骨头缺血坏死	髋关节脱位导致股骨头血运受损导致股骨头缺血坏死

例20~22 共用题干

男性,35 岁。驾车肇事,右髋致伤剧痛。检查见右下肢短缩,内旋、内收位弹性固定。

【例20】为明确诊断首先应做的检查是
A. 肌电图　　B. CT　　C. MRI　　D. X 线片　　E. 血型及血常规

【例21】如果经检查确定为髋关节后脱位,其治疗方法应尽早考虑
A. 下肢皮牵引复位　　B. 下肢骨牵引复位　　C. 手法复位
D. 手术切开复位　　E. 镇静止痛,肢体重力复位

【例22】该损伤容易出现的晚期并发症是
A. 坐骨神经损伤　　B. 急性骨萎缩　　C. 股骨头坏死
D. 下肢深静脉血栓　　E. 下肢淋巴水肿

第5节 膝关节韧带

膝关节是一个非常复杂的结构。由于其构造是两个类似于平面的结构,故需要周围的韧带提供非常好的稳定作用。膝关节周围的主要韧带,包括:内侧副韧带、外侧副韧带、前交叉韧带和后交叉韧带。这些韧带往往会在剧烈竞技运动中导致损伤。

一、临床表现与诊断

检查实验	临床意义
侧方应力试验	①急性期做侧方应力实验会引起剧烈疼痛,如有疼痛或发现内翻、外翻角度超出正常范围并有弹跳感,提示有侧副韧带扭伤或断裂; ②内翻异常——外侧副韧带扭伤或断裂;外翻异常——内侧副韧带扭伤或断裂
抽屉试验	①前抽屉实验:前移增加表示前交叉韧带断裂; ②后抽屉实验:后移增加表示后交叉韧带断裂
Lachman 试验	即屈膝30°的前抽屉试验(检查前交叉韧带试验)。 ①Lachman 试验阳性并伴有软性终止点,说明前交叉韧带完全断裂; ②阳性并伴有硬性终止点,说明前交叉韧带部分损伤,或者单关节囊韧带松弛; ③阴性肯定伴有硬性终止点,说明前交叉韧带正常; ④比抽屉试验阳性率高

检查实验	临床意义
轴移试验	用来检查前交叉韧带断裂后出现的膝关节不稳定

二、影像学及关节镜检查

X线片	①普通X线检查只能显示撕脱的骨折块； ②可拍摄应力位片，在膝内翻和膝外翻位时摄片显示有无内、外侧副韧带损伤
MRI	①判断韧带有无损伤的首选检查； ②可以清晰地显示出前、后交叉韧带的情况，以及隐匿的骨折线
关节镜	最准确的检查方法，除了能发现韧带断裂以外，还能发现交叉韧带损伤及半月板撕裂及软骨的面的破坏

三、治疗

内侧副韧带	①扭伤或者部分裂伤可以保守治疗，管型石膏固定4～6周； ②完全断裂患者，及早行修补术
外侧副韧带	立即修补（昭昭老师提示：为什么外侧的一定修补，而内侧则可以保守？）
前交叉韧带	完全断裂，首选关节镜下做韧带重建手术
后交叉韧带	倾向于在关节镜下早期重建修补

第6节 膝关节半月板损伤

半月板是构成膝关节的重要结构之一，是两个半月状纤维软骨，可支持膝部的旋转动作，协助侧副韧带管制关节的侧方运动及帮助关节的旋转运动。半月板位于股骨髁与胫骨平台之间，其横断面呈三角形，外厚内薄，上面稍呈凹形，以便与股骨髁相吻合，下面为平形，与胫骨平台相接。这样的结构恰好使股骨髁在胫骨平台上形成一较深的凹陷，从而使球形的股骨髁与胫骨平台的稳定性增加。

一、临床表现

1. **急性期** 外伤病史（多见于运动员、劳动者）+膝关节剧痛、不能伸直，并迅速肿胀。
2. **慢性期** 关节疼痛及膝关节有弹响，有时活动中听到"咔嗒"一声，关节便不能伸直，忍痛挥动小腿，再听到"咔嗒"一声，关节又可伸直，此为"交锁现象"。

二、特殊检查

检查	意义
过伸试验	膝关节完全伸直并轻度过伸时，半月板破裂处受牵拉或挤压产生剧痛
过屈试验	将膝关节极度屈曲，破裂的后角被卡住而产生剧痛
半月板旋转挤压试验 （McMurray试验）	膝关节完全屈曲，检查者手握足跟外旋外翻膝关节，出现疼痛提示外侧半月板撕裂；若内旋内翻膝关节，出现疼痛提示内侧半月板撕裂
研磨试验 （Apley试验）	病人仰卧，膝关节屈曲90°，检查者将小腿用力下压，并作内旋外旋动作，若外旋产生疼痛，提示内侧半月板损伤。将小腿上提，并作内旋和外旋动作，如外旋引起疼痛，提示内侧副韧带损伤（昭昭老师提示：研磨试验主要检查的都是内侧结构）
蹲走试验	主要用于检查半月板后角有无损伤

三、影像学及关节镜检查

X线平片	不能显示半月板形态，主要是用于除外膝关节其他病变与损伤
造影术	关节空气造影术、碘溶液造影术或空气-碘溶液对比造影一度是有效的辅助诊断方法，但是目前已经被MRI取代
MRI	①是诊断膝关节半月板损伤最有价值、最有意义的检查； ②可清晰地显示出半月板有无变性撕裂、有无关节积液和韧带的损伤，但准确性不及关节镜（昭昭老师提示：与MRI相比，CT不能显示半月板，膝关节CT检查主要用于膝关节周围复杂性骨折的分型和治疗上）

关节镜	①可发现影像学检查难以察觉的半月板损伤,同时发现有无交叉韧带、关节软骨和滑膜病变; ②关节镜不仅可用于诊断,还可以进行手术操作(诊断＋治疗)

四、治 疗

1. 保守治疗 急性半月板损伤时用长腿石膏托固定 4 周,有积血时,尽快局麻下抽尽积血后加压包扎。

2. 手术治疗 膝关节半月板撕裂诊断明确者,以往都做半月板切除术,但是会引起膝关节骨关节炎,故基本上已经被淘汰了。最佳的治疗方法是:关节镜下做修补术。

➤ **参考答案**如下,详细答案参见 2019 版《国家临床执业及助理医师资格考试精选真题考点精析》。

1. A	2. A	3. C	4. D	5. C
6. B	7. D	8. E	9. C	10. E
11. A	12. C	13. D	14. B	15. E
16. C	17. E	18. A	19. C	20. D
21. C	22. A	—	—	—

昭昭老师提示:
关注官方微信,获得第一手考试资料。

第 6 章　手外伤和断指再植

➤ **2019 考试大纲**
①手外伤的现场急救和治疗原则;②断指急救处理。

➤ **考纲解析**
近 20 年的医师考试中,本章的考试重点是手外伤和断指再植的诊断、体征和治疗,执业医师每年考查分数为 2～3 分,助理医师每年考查分数为 1～2 分。

第 1 节　手外伤

一、手的应用解剖

1. 手的休息位 是手内在肌、外在肌、关节囊、韧带张力处于相对平衡的状态,即手自然静止的状态,表现为腕关节背伸 10°～15°,轻度尺偏;掌指关节、指间关节半屈曲位;拇指轻度外展,指腹正对示指远侧指间关节桡侧。其临床意义在于当肌腱损伤后,手的休息位发生改变。

2. 手的功能位 是手将发挥功能时的准备体位,呈握球状,表现为腕关节背伸 20°～25°,轻度尺偏;拇指外展、外旋与其余指处于对指位,其掌指及指间关节微屈;其余手指略分开,掌指、近指间关节半屈曲位,远侧指间关节轻微屈曲,各手指关节的屈曲程度较一致。其临床意义在于严重手外伤后,特别是估计日后关节功能难以恢复正常者,在此位置固定可使伤手保持最大的功能。

二、手外伤的病因

1. 刺伤 伤口小,可伤及深部组织,并将污染物带入造成感染。

2. 切割伤 伤口较整齐,污染轻;若伤口过深,可造成血管、神经、肌腱断裂。

3. 钝器伤 可致皮肤裂伤或撕脱、神经、肌腱、血管损伤,甚至断指、断掌。

4. 挤压伤 可导致深部组织损伤、多发性骨折。

5. 火器伤 伤口多样性,组织损伤重,坏死组织多,污染重,易感染。

三、早期伤情评估

1. 皮肤伤情的判断 皮肤破损是非常直观的,但是,不同类型的皮肤破损,其预后也不同。锐器划伤相对比较容易处理,而梳棉机伤或大面积的皮肤剥脱或缺损处理则比较复杂。

2. 神经损伤的判断 如果损伤部位以远端出现感觉减退、消失和(或)运动障碍,就要高度怀疑是否伤及神经,争取早期修复神经损伤,以取得尽可能好的疗效。

3. 血管损伤的判断 在开放性损伤中,出血是在所难免的。但是,如果出现伤口喷射性出血,则可能伤及动脉,此时要及时进行按压止血,或在其近心端上采用止血带止血。另外,如果出现伤口远端苍白、无脉、皮温明显减低,则需要吻合血管。

4. 肌肉、肌腱损伤的判断 如果出现某一个或几个手指的活动障碍,而不合并感觉减退,则有可能是肌腱或肌肉损伤所致。

5. 骨、关节损伤的判断　如果出现骨、关节部位的畸形和反常活动,或局部明显肿胀和压痛,都提示有骨、关节损伤的可能。在手部拍片时注意不仅要拍全手的正位片和斜位片,而且应针对某一个具体的手指或关节拍摄正位、侧位和斜位片。

四、现场急救

止血	局部加压包扎是手部创伤最简便而有效的止血方法,即使有尺动脉、桡动脉损伤,加压包扎一般也能达到止血的目的
创口包扎	无菌敷料或清洁纱布包扎伤口,防止伤口进一步污染。创口内不要使用药水或抗炎药等
局部固定	减轻患者疼痛和避免进一步加重组织损伤,固定范围应达到腕关节以上
迅速转运	赢得处理的最佳时间

五、治疗原则

1. 早期彻底清创　最好在止血带控制下清创,位置在上臂上1/3处。清创要按照从浅层到深层的顺序进行。

2. 组织修复　清创后,应尽可能一期修复手部的肌腱、神经、血管、骨等组织。应争取在伤后6~8小时内进行。若超过12小时,创口污染严重,组织损伤广泛,可延期(3周左右)或二期修复(12周左右)。影响手部血液循环的血管应立即修复,骨折、关节脱位应及时复位固定。

3. 一期闭合伤口　皮肤裂伤,可直接缝合。若为碾压撕脱伤,则应根据皮肤活力表现判断切除多少。

（1）皮肤缺损　当皮肤缺损时,其基底软组织良好或周围软组织可覆盖深部重要组织,可采用自体游离皮肤移植修复。

（2）神经、肌腱、骨关节外露　若神经、肌腱、骨关节外露,应采用皮瓣转移修复。

4. 术后处理　①将手包扎固定于功能位;②血管吻合固定2周,肌腱吻合固定3~4周,神经修复固定4周,关节脱位固定3周,骨折固定4~6周;③术后10~14天拆线,3~4周皮瓣断蒂。需二期修复的深部组织,根据创口愈合和局部情况,在1~3个月内进行修复。

5. 手部骨折与脱位的治疗　治疗原则包括骨折准确复位、有效固定、早期康复锻炼。掌骨、指骨骨折及关节脱位多为开放性损伤,而腕舟状骨骨折和月骨脱位多为闭合性损伤。

（1）开放性骨折脱位　对于开放性骨折脱位,无论创口情况和损伤的严重程度如何,均应立即复位,同时修复撕裂的关节囊、韧带。常用的手部骨折固定方式有克氏针、微型钢板螺钉、微型外固定支架等。

（2）闭合无明显移位的骨折或经复位较稳定的骨折　可采用非手术治疗,固定4~6周。

（3）末节指骨骨折　若多无明显移位,一般不需内固定。

6. 肌腱损伤修复　肌腱是关节活动的传动装置,其损伤将严重影响手的功能,因此无论是伸肌还是屈肌,均应一期修复。肌腱修复后,易产生粘连。伸肌腱具有腱周组织而无腱鞘,术后粘连较轻。屈肌腱,特别是从中节指骨中部至掌横纹,即指浅屈肌腱中节指骨的止点到掌指关节平面的腱鞘起点,也称"无人区",此区有屈指深、浅肌腱且被覆腱鞘,肌腱损伤修复术后容易粘连,过去多主张切除指浅屈肌腱,随着对肌腱愈合机制的研究,现主张对"无人区"深、浅屈肌腱均应修复,腱鞘也应一并修复。

7. 神经损伤修复　手部开放性神经断裂,应尽量在清创时一期修复。否则,清创后应及时转院,待2~3周后,伤口无感染再行修复。若创口污染严重或合并皮肤缺损,可在清创时将神经两断端的神经外膜固定于周围组织,防止神经退缩,以利于二期修复。

【例1】手部创口清创处理,一般不迟于

A. 8小时　　　　B. 9小时　　　　C. 10小时　　　　D. 11小时　　　　E. 12小时

【例2】关于断肢再植原则,下列哪项是错误的?

A. 首先进行彻底的清创　　B. 可将骨骼短缩　　C. 肌腱常做二期缝接

D. 主要的动、静脉均应做吻合　　E. 神经应一期修复

【例3】手外伤后在转送途中创口出血,首先采用的止血方法是

A. 手压法　　B. 患肢抬高　　C. 缚止血带　　D. 局部加压包扎　　E. 钳夹止血

【例4】男,44岁。切伤右手中指,即刻来诊。检查:神经肌腱功能正常。最简便、有效的止血方法是

A. 以止血钳夹住血管5分钟　　B. 冷冻止血　　C. 外用止血药

D. 以气囊止血带止血　　E. 局部包扎或缝合止血

【例5】手外伤治疗的最终目的是
A. 早期彻底清创　　　　　　B. 一期闭合伤口　　　　C. 骨折解剖复位、固定
D. 组织修复　　　　　　　　E. 恢复手部运动功能

第2节　断指(肢)再植

一、概　念

完全性断指(肢)	外伤所致指(肢)断离,没有任何组织相连,或虽有受伤失活组织相连,但清创时必须切除者
不完全性断指(肢)	指伤指(肢)断面有主要血管断裂合并骨折脱位,伤肢断面相连的软组织少于断面总量的1/4,伤指断面相连皮肤不超过周径的1/8,不吻合血管,伤指(肢)远端将发生坏死者

二、肢体保存方法

采用干燥冷藏法将断肢用无菌敷料或清洁布类包好放入塑料袋中,再放入有盖的容器中,外周加冰块保存,同患者一起迅速送至医院,但不能让断指(肢)与冰块直接接触,以防冻伤,也不能用任何液体浸泡断指(肢)。

三、断肢再植的适应证

1. 肢体损伤程度

分　类	特　点	成功率
锐器切割伤	只发生离断平面的组织断裂,断面整齐、污染轻、重要组织挫伤轻	再植成功率高
碾压伤	受伤部位组织损伤严重,若损伤范围不大,切除碾压组织后,将指(肢)体一定范围内短缩,再植存活率仍可较高。裂(脱)伤组织损伤广泛,血管、神经、肌腱从不同平面撕脱,需行复杂的血管移植	再植成功率较低
裂(脱)伤	组织损伤广泛,血管、神经、肌腱从不同平面撕脱,需行复杂的血管移植	再植成功率较低

2. 断指(肢)离断平面与再植时限

(1) 断指(肢)再植　手术越早越好,应分秒必争,一般以伤后6～8小时为限。早期冷藏或寒冷季节可适当延长。再植时限与离断平面有密切关系。断指因组织结构特殊,对全身情况影响不大,可延长至12～24小时。而高位断肢,再植时间应严格控制在6～8小时之内。

(2) 年龄　断指(肢)再植与年龄无明显因果关系,但老年人因体质差,经常合并有慢性器质性疾病,是否再植应予慎重。

【例6】关于断指再植,下列哪项是错误的?
A. 断指平面越近躯干,再植后全身反应越大　　B. 断指平面越低,术后反应越轻
C. 断指时间越短,术后存活机会越大　　　　　D. 断指保存良好者,术后存活的可能性大
E. 断指保存温度越高,再植成活的机会越大

四、断指再植的禁忌症

(1) 合并全身性慢性疾病,或合并严重脏器损伤,不能耐受长时间手术,有出血倾向者。
(2) 断指(肢)多发骨折、严重软组织挫伤、血管床严重破坏,血管、神经、肌腱高位撕脱,预计术后功能恢复差。
(3) 断指(肢)经刺激性液体或其他消毒液长时间浸泡者。
(4) 高温季节,离断时间过长,断指未经冷藏保存者。
(5) 合并精神异常,不愿合作,无再植要求者。

五、处理原则

彻底清创	一般分为两组同时清创离断指(肢)体的远近端,仔细寻找、修整、标记血管、神经、肌腱
修整重建骨支架	①为减少血管神经缝合后张力,适当修整和缩短骨骼,骨折内固定要求简便迅速、剥离较少、固定可靠,利于愈合; ②可根据情况,选用螺丝钉、克氏针、钢丝、髓内针、钢板内固定
缝合肌腱	①骨支架重建后,在适当张力下缝合肌肉、肌腱;应先缝合肌肉,再吻合血管; ②缝合的肌肉、肌腱以满足手的功能为标准,不必将所有的肌腱缝合

续表

重建血液循环	①将动、静脉彻底清创至正常组织,在无张力下吻合;若有血管缺损应行血管移位或移植;吻合主要血管如尺、桡动脉和手指的双侧指固有动脉; ②吻合血管应尽可能多,动脉、静脉比例以1:2为宜;一般先吻合静脉,再吻合动脉
缝合神经	神经应尽可能一期修复
闭合创口	断指(肢)再植后创口应完全闭合。皮肤缝合时,为避免形成环形瘢痕,可行Z字成形术
包扎	用温生理盐水清洗血迹,多层无菌敷料松软包扎,指间分开,指端外露,以便观察指(肢)远端血运。石膏托固定手腕于功能位
Allen试验	①目的:检查手部的血液供应,桡动脉与尺动脉之间的吻合情况; ②检查方法:术者双手同时按压桡动脉和尺动脉,嘱患者反复用力握拳和张开手指5~7次至手掌变白。松开对尺动脉的压迫,继续保持压迫桡动脉,观察手掌颜色变化。若手掌颜色15秒之内迅速变红或恢复正常,即Allen试验阴性,表明尺动脉和桡动脉间存在良好的侧支循环;相反,若15秒后手掌颜色仍为苍白,即Allen试验阳性,表明手掌侧支循环不良

【例7】男,25岁。右手腕部被机器绞伤,皮肤脱套,异常活动,创口流血。正确的处理方法是
A. 简单包扎,消炎治疗　　　　　　B. 直接缝合,包扎伤口
C. 清创后有骨折和脱位者,必须复位固定
D. 对重要血管损伤留待二期处理
E. 肌腱损伤修补后立即进行功能锻炼,防止粘连

【例8】Allen试验主要用于检查
A. 手部肌腱损伤情况　　　　B. 手指末端血运情况　　　　C. 神经损伤后的恢复情况
D. 手部神经损伤程度　　　　E. 桡尺动脉的通畅和吻合情况

例9~11 共用题干
34岁女性,左手中指指关节处掌面被宽3cm锐器刺伤,入院2小时。查体发现中指呈伸直位,感觉障碍,手指苍白发凉。Allen试验阳性。

【例9】该患者诊断考虑为
A. 皮肤裂伤　　　　　　B. 手指不全离断伤　　　　C. 开放性指骨骨折
D. 手指固有神经损伤　　E. 左中指屈指肌腱、指两侧固有神经和指动脉开放性损伤

【例10】该患者的治疗方案是
A. 清创后修复屈指肌腱、神经,吻合动脉缝合创口
B. 清创后,修复神经,吻合动脉,肌腱二期修复
C. 清创后,修复肌腱,吻合动脉,神经二期修复
D. 清创后,修复肌腱和神经
E. 清创后,缝合伤口,其他组织二期修复

【例11】患者术后48小时突然出现中指色泽发白、凉,皮温较健侧低2.5℃,指腹发瘪,此时应采取何种措施?
A. 患肢抬高,保温　　　　B. 应用镇静、止痛药　　　　C. 立即手术探查吻合的指动脉
D. 臂丛麻醉　　　　　　E. 应用抗血管痉挛药物

六、断指再植术后处理

1. **一般护理**　室温保持在20~25℃,抬高患肢处于心脏水平。
2. **密切观察全身反应**　一般低位断指(肢)再植术后全身反应较轻。高位断指再植后全身反应重。
3. **定期观察再植指(肢)体血液循环,及时发现和处理血管危象**　再植指(肢)体一般于术后48小时容易发生动脉供血不足或静脉回流障碍,因此应每1~2小时观察1次,与健侧对比,做好记录。
4. **防止血管痉挛、抗血液凝固治疗**　除保温、止痛、禁止吸烟外,可适当应用抗凝、解痉药物。
5. **抗生素应用**　肢体离断时,污染较重,加之手术时间长,应采用抗生素,以预防感染。
6. **再植指(肢)体康复治疗**　骨折愈合拆除外固定后,应积极进行主动和被动功能锻炼。

➢ 参考答案如下,详细答案参见2019版《国家临床执业及助理医师资格考试精选真题考点精析》。

1. A	2. C	3. D	4. E	5. E	6. E	昭昭老师提示:关注官方微信,获得第一手考试资料。
7. C	8. E	9. E	10. A	11. C	—	

第7章 周围神经损伤

> **2019 考试大纲**
> ①上肢神经损伤;②下肢神经损伤。

> **考纲解析**
> 近20年的医师考试中,本章的考试重点是神经损伤的诊断和体征,执业医师每年考查分数为1~2分,助理医师每年考查分数为1~2分。

第1节 概 述

一、病因及分类

神经损伤的病因	周围神经可因切割、牵拉、挤压等而受损伤
神经损伤分类	按损伤程度可分为神经传导功能障碍、神经轴索中断和神经断裂3类

二、病 理

1. **神经断裂** 神经断裂后,神经纤维、神经元胞体、靶器官均出现病理改变。
2. **神经再生** 表现为伤后1周,近端轴索长出许多再生的枝芽,如神经两断端连接,再生的枝芽可长入远端的施万鞘内,以每天1~2 mm的速度生长,直至终末器官恢复功能。同时施万细胞逐渐围绕再生的轴索形成新的髓鞘。
3. **神经活性物质** 伤后神经远端可分泌释放一些神经活性物质,如神经营养因子、神经生长因子,可诱导近端再生的神经纤维按感觉、运动特性定向长入远端,并能促进其生长。

三、检查方法

叩击试验(Tinel征) 按压或叩击神经干,出现针刺性痛,有麻木感向该神经支配区放射者为阳性。其意义是帮助判断神经损伤部位,判断神经修复后神经纤维再生情况。

四、周围神经损伤的治疗原则

治疗原则是尽可能早地恢复神经的连续性。
1. **闭合性损伤** 大部分闭合性神经损伤属于神经传导损伤和神经轴索断裂,多能自行恢复。观察3个月不能自行恢复者,行手术探查。
2. **开放性损伤** 可根据损伤的性质、程度和污染情况决定手术时机。

时 期	适应证	手术时间
一期修复	污染轻的切割伤,具备技术和设备条件	伤后6~8小时内
延期修复	伤口无感染者	伤后2~4周
二期修复	伤口曾感染、火器伤、高速震荡伤,其受伤程度和范围不易确定者	伤后2~4月

第2节 上肢神经

一、尺神经损伤

1. **概 述**

尺神经是脊神经臂丛的分支,发自臂丛内侧束,沿肱动脉内侧下行,至三角肌止点以下转至臂后面,继而行至尺神经沟内,再向下穿尺侧腕屈肌至前臂掌面内侧,于尺侧腕屈肌和指深屈肌之间,尺动脉内侧继续下降到达腕部。

2. **临床表现**

腕部损伤	①骨间肌、蚓状肌、拇收肌麻痹所致环指、小指爪形手畸形及手指内收、外展障碍和Froment征阳性,以及手部尺侧半和尺侧一个半手指感觉障碍,爪形手畸形; ②Froment征阳性:拇指、示指侧指间关节不能屈曲,使两者不能捏成一个圆形的"O"形,即食指用力与拇指对指时,呈现食指近侧指间关节明显屈曲、远侧指间关节伸直及拇指掌指关节伸直、指间关节屈曲 (昭昭老师速记:干骨科的活,需要"尺"子"斧(F)"子)

	续表
臂部损伤	①除腕部损伤的表现外； ②还有环、小指末节屈曲功能障碍，一般仅表现为屈曲无力 （昭昭老师提示：为什么腕部的尺神经损伤，手指的屈曲功能没有障碍呢？因为引起其发出支配这些肌肉的水平在腕关节上方）

【例1】肱骨髁上骨折后出现手指不能内收、外展，夹纸试验阳性，最可能损伤的神经是
 A. 桡神经 B. 正中神经 C. 尺神经 D. 腋神经 E. 肌皮神经

【例2】以下不是尺神经损伤表现的是
 A. Froment 征   B. 手指内收、外展障碍
 C. 手部尺侧半和尺侧一个半手指感觉障碍
 D. 小指爪形手畸形   E. 拇指感觉消失

【例3】女，20岁。右腕部被刀割伤3小时。查体：右手小指掌背侧及环指尺侧感觉障碍。考虑原因是
 A. 肌皮神经损伤 B. 正中神经损伤 C. 桡神经损伤 D. 尺神经损伤 E. 缺血性肌挛缩

二、正中神经损伤

1. 概　述

正中神经由 $C_5 \sim C_8$ 与 T_1 神经根的纤维构成。从臂丛神经外侧索分出的外侧根和从内侧索分出的内侧根，两者共同组成正中神经，支配前臂屈侧的大部分肌肉，以及手内桡侧半的大部分肌肉和手掌桡侧皮肤感觉。

2. 临床表现

腕部损伤	正中神经支配的鱼际肌和蚓状肌麻痹表现为拇指对掌功能障碍和手的桡侧三个半感觉障碍，特别是示指、中指远节感觉消失 （昭昭老师速记："正中"对方一"掌"）
肘以上损伤	①所支配的前臂肌麻痹，除上述表现外； ②另有拇指和示指、中指屈曲功能障碍

【例4】正中神经损伤，以下哪种表现说明该患者为肘上损伤？
 A. 拇指对掌功能障碍   B. 拇指和示、中指屈曲功能障碍
 C. 中指近节感觉消失 D. 示指远节感觉消失 E. 手的桡侧半感觉障碍

【例5】17岁女患者，割腕自杀未遂。拇指对掌功能和手的桡侧半感觉障碍，示、中指远节感觉消失。初步判断应为
 A. 腓总神经损伤 B. 桡神经损伤 C. 正中神经损伤 D. 臂丛损伤 E. 颅神经损伤

三、桡神经损伤

1. 概　述

桡神经由第5～8颈神经和第1胸神经前支进入后束发出分支而形成。在腋窝内位于腋动脉的后方，并与肱深动脉一同行向外下，先经肱三头肌长头与内侧头之间，然后沿桡神经沟绕肱骨中段背侧旋向外下，在肱骨外上髁上方穿外侧肌间隔，至肱肌与肱桡肌之间，在此分为浅、深二支，浅支经肱桡肌深面，至前臂桡动脉的外侧下行；深支穿旋后肌至前臂后区，改称为骨间后神经。

2. 临床表现

运动障碍	①典型症状为垂腕； ②高位损伤(腋下发出肱三头肌分支以上)导致完全性桡神经麻痹，上肢各伸肌完全瘫痪，肘、腕、掌指关节均不能伸直，前臂伸直时不能旋后，手旋前位，肱桡肌瘫痪使前臂在半旋前位不能屈曲肘关节； ③肱骨中 1/3（肱三头肌分支以下)受损，肱三头肌功能完好； ④肘部分支以下损伤，肱桡肌、伸腕肌功能保存，前臂旋后障碍，无垂腕； ⑤前臂中 1/3 以下损伤，仅伸指瘫痪，无垂腕； ⑥接近腕关节损伤(各运动支均已发出)，无桡神经麻痹症状
感觉障碍	仅手背拇指和第1、2掌骨间隙区感觉障碍（虎口区皮肤感觉消失）（昭昭老师速记："桡"过"虎口"）

【例6】桡神经损伤典型的畸形是
 A. 垂腕 B. 餐叉手 C. 伸直状态 D. 猿手 E. 爪形手

第3节 下肢神经损伤

一、股神经和坐骨神经

股神经	髋关节前方	支配大腿前方的感觉和运动
坐骨神经	髋关节后方	①支配大腿后方的感觉和运动； ②坐骨神经在到腘窝以前，分为胫神经和腓总神经，支配小腿及足的全部肌肉以及隐神经支配区以外的小腿与足的皮肤感觉

二、表现

股神经损伤	①膝关节伸直障碍；　②大腿前和小腿内侧感觉障碍
坐骨神经损伤	①高位损伤：股后部及小腿和足部所有的肌肉全部瘫痪，导致膝关节不能屈，踝关节与足趾运动功能完全丧失，呈足下垂，小腿后外侧和足部感觉消失； ②股后、下部损伤：腘绳肌正常，膝关节屈曲功能保存，仅表现为踝、足趾功能障碍
胫神经损伤	①踝跖屈、内收内翻，足趾跖屈、外展和内收障碍→钩状足； ②小腿后侧、足背外侧、跟外侧和足底感觉障碍
腓总神经损伤	①踝背伸、外翻功能障碍，呈内翻下垂畸形→马蹄内翻足； ②伸趾功能丧失，小腿前外侧和足前、内侧感觉障碍

【例7】股后中、下部坐骨神经损伤的临床表现错误的是
A．膝关节不能屈　　　　　　B．足下垂　　　　　　C．小腿后外侧感觉丧失
D．足部感觉丧失　　　　　　E．膝关节伸直功能丧失

【例8】女，45岁。不慎被汽车撞伤左下肢。查体：左膝部及小腿淤血、肿胀、疼痛，膝关节屈伸受限，足背动脉触诊不清，足背屈、外翻功能障碍。以下符合腓总神经损伤的表现是
A．小腿疼痛、活动受限　　　　B．足背动脉触诊不清　　C．足背屈、外翻功能障碍
D．膝关节屈伸受限　　　　　　E．小腿肿胀

【例9】男，18岁。车祸致伤右膝关节及小腿，伤后即出现足跖屈、内翻、内收功能障碍，足底感觉消失。最可能损伤的神经是
A．腓肠神经　　　B．足底内侧神经　　　C．腓总神经　　　D．胫神经　　　E．股神经

▷ 参考答案如下，详细答案参见2019版《国家临床执业及助理医师资格考试精选真题考点精析》。

1. C	2. E	3. D	4. B	5. C	昭昭老师提示：关注官方微信，获得第一手考试资料。
6. A	7. E	8. C	9. C	—	

第8章　运动系统的慢性损伤

▷ **2019 考试大纲**
①粘连性肩关节囊炎；②肱骨外上髁炎；③狭窄性腱鞘炎；④股骨头坏死；⑤颈椎病；⑥腰椎间盘突出症。

▷ **考纲解析**
近20年的医师考试中，本章的考试重点是颈椎病和腰椎间盘突出症的诊断和查体、治疗，执业医师每年考查分数为3～4分，助理医师每年考查分数为2～3分。

第1节　概　述

一、病　因
（1）局部组织反复被使用，造成组织损伤并得不到及时修复。
（2）全身疾病造成的局部组织异常紧张、痉挛。
（3）由于环境温度变化引起局部血管痉挛，循环系统的养分供给下降，局部代谢产物积聚。
（4）长期反复持续地重复同一个姿势，超越了人体局部的代偿能力。
（5）操作中技术不熟练、注意力不集中、姿势不正确，使局部产生异常应力。

(6) 身体生理结构或姿态性异常,应力分布不均。

(7) 急性损伤后未得到正确的康复,转变为慢性损伤。

二、分 类

软组织慢性伤	包括肌、肌腱、腱膜、韧带、滑囊的慢性损伤
骨的慢性损伤	指在骨结构较纤细及易产生应力集中部位的疲劳性骨折
软骨的慢性损伤	包括关节软骨磨损、退化、骨骺软骨的慢性损伤
周围神经卡压伤	神经组织结构因频繁的重复活动造成神经损伤,或由于神经组织周围的结构增生、狭窄,造成局部的神经伤害

三、临床表现

(1) 局部长期慢性疼痛,但无明确外伤史。

(2) 特定部位有一压痛点或肿块,常伴有某种特殊体征。

(3) 局部无明显急性炎症表现。

(4) 近期有与疼痛部位相关的过度活动史。

(5) 部分病人有过可导致运动系统慢性损伤的姿势、工作习惯或职业史。

四、治疗原则

1. 分散应力 本病是由于长期不良的体位性、姿势性、职业性的局部损害所致,因此,限制致伤动作、纠正不良姿势、增强肌力、维持关节的非负重活动和适时改变姿势使应力分散,从而减少损伤性因素,增加保护性因素是治疗的关键,否则容易复发。

2. 物理治疗 理疗、按摩等物理治疗可改善局部血液循环、减少粘连,有助于改善症状。

3. 非甾体抗炎药 可减轻疼痛、消除局部炎症,可短期间断使用,长期使用会有不同程度的不良反应。

4. 糖皮质激素 合理、正确地使用糖皮质激素局部注射,有助于抑制损伤性炎症,减轻粘连。

5. 适时采用手术治疗 对某些非手术治疗无效的慢性损伤,如狭窄性腱鞘炎、神经卡压综合征及腱鞘囊肿等可行手术治疗。

第2节 粘连性肩关节囊炎

一、解剖学概述

粘连性肩关节囊炎主要痛点在肩关节周围,影响肩关节活动范围,又称肩周炎。本病因多种原因导致盂肱关节囊炎性粘连、僵硬,以肩关节周围疼痛、各方向活动受限为特点,尤其是外展外旋和内旋后伸活动。

二、临床表现

1. 发病年龄 多为中老年发病,多发生在50岁左右,女多于男,左侧多于右侧,也可两侧先后发病。

2. 肩关节活动受限 肩关节各方向主动和被动活动均不同程度受限,以外旋、外展和内旋、后伸最重。逐渐出现肩部某一处局限性疼痛,与动作、姿势有明显关系。随着病程延长,疼痛范围扩大,可伴肩关节活动受限。若勉强增大活动范围会引起剧烈锐痛。严重者患肢不能梳头、反手触摸背部。夜间会因翻身移动肩部而痛醒。

3. 自限性 本病有自限性,一般在6~24个月可自愈。

【例1】肩关节周围炎的好发年龄是

A. 20岁左右　　　　　　　B. 30岁左右　　　　　　　C. 40岁左右

D. 50岁左右　　　　　　　E. 各年龄发生率相等

【例2】肩关节周围炎

A. 多见于青少年　　　　　B. 发病急,病程约数周　　C. 夜间疼痛减轻

D. 可见典型疼痛弧　　　　E. 肩关节外展受限

【例3】女性,52岁。右肩部疼痛进行性加重1年,冬春季重,夏秋季轻,活动障碍以外展、上举、旋转较重,关节无红、肿、热等征象。应首先考虑的诊断是

A. 肩关节脱位　B. 肩关节骨折　C. 肩关节肿瘤　D. 肩关节周围炎　E. 肩关节慢性感染

【例4】50岁,男性。肩痛,僵硬,活动受限,颈部无症状。最可能的诊断是

A. 颈椎病　　B. 胸廓出口综合征　C. 臂丛神经炎　D. 肩关节周围炎　E. 脊髓空洞症

【例5】肩周炎是自限性疾病,一般恢复时间需要
A. 1个月左右　　　B. 3个月左右　　　C. 1年左右　　　D. 2年左右　　　E. 3年左右

三、体　征
肩周痛以肩袖间隙区、肱二头肌长腱压痛为主。

四、检　查

X线片	肩关节结构正常,可有不同程度骨质疏松
肩关节腔造影	容量<10 mL,多数<5 mL
肩关节 MRI	见关节囊增厚,当厚度>4 mm 对本病诊断特异性达 95%

五、治　疗
1. 治疗目的　缓解疼痛,恢复功能,避免肌肉萎缩。
2. 治疗方法

物质治疗	早期给予理疗、针灸,适当推拿按摩,可改善症状
封闭治疗	痛点局限时,可局部注射醋酸泼尼松龙,能明显缓解疼痛
非甾体抗炎药	疼痛持续、夜间难以入睡时,可给予非甾体抗炎药
主动运动	无论病程长短、症状轻重,均应每日坚持进行,以活动不引起剧痛为限
手术治疗	对症状持续且较重者,以上治疗无效时,可行关节镜松解粘连
原发疾病治疗	对肩外因素所致的粘连性肩关节囊炎,除局部治疗外,还需治疗原发病

【例6】女,52岁,左肩部疼痛8个月。梳头、洗脸困难,肩袖间隙区明显压痛,部位局限,肩关节活动受限。X线未见明显异常。不正确的处理是
A. 使用非甾体抗炎药　　　B. 早期给予理疗、按摩　　　C. 手术治疗
D. 保持肩关节主动活动　　　E. 使用激素类药物局部注射

第3节　肱骨外上髁炎(助理医师不要求)

一、解剖学概述
肱骨外上髁炎是伸肌总腱起点处的一种慢性损伤性炎症,因早年发现网球运动员易患此病,故又称"网球肘"。在前臂过度旋前或旋后位,被动牵拉伸肌(握拳、屈腕)和主动收缩伸肌(伸腕),将对肱骨外上髁处的伸肌总腱起点产生较大张力,如长期反复这种动作,即可引起该处的慢性损伤。

二、临床表现
病人逐渐出现肘关节外侧痛,在用力握拳、伸腕时疼痛加重以至不能持物。严重者拧毛巾等生活动作均感困难。

三、体　征

一般体征	局限压痛皮肤无炎症,肘关节活动正常。在肱骨外上髁、桡骨头及两者之间有局限性、极敏锐的压痛
Mills 征	伸肌腱牵拉试验(Mills 征):伸肘、握拳、屈腕,然后前臂旋前,此时肘外侧出现疼痛,为阳性(昭昭老师速记:"米(mi)"西"肘"子)

【例7】对肱骨外上髁炎有诊断意义的检查是
A. "4"字试验　　　B. Mills 征　　　C. Spurling 试验　　　D. Dugas 征　　　E. Thomas 征
【例8】肱骨外上髁炎的诊断依据是
A. Mills 征阳性　　B. Dugas 征阳性　　C. Thomas 征阳性　　D. Lasegue 征阳性　　E. Finkelstein 征阳性

四、治　疗

基本原则	限制腕关节活动是治疗和预防复发的基本原则
封闭疗法	首选的治疗方法,压痛点注射醋酸泼尼松龙
捆扎护带	对不能间断训练的运动员,应适当减少运动量,同时在桡骨头下方伸肌上捆扎弹性保护带,以减少腱起点处的牵张应力
手术治疗	对于非手术治疗效果不佳的顽固疼痛者,可施行伸肌总腱起点剥离松解术或卡压神经血管束切除术,或结合关节镜手术

【例9】肱骨外上髁炎正确的治疗方法是
A. 限制腕关节活动　　　　　　　B. 增加肌腱起点处的压迫应力
C. 限制肘关节活动　　　　　　　D. 立即施行伸肌总腱起点剥离松解术
E. 立即行卡压神经血管束切除结扎术

【例10】肱骨外上髁炎的首选治疗方法是
A. 加强功能锻炼　　B. 局部封闭　　C. 肘关节制动　　D. 抗生素消炎　　E. 手术治疗

【例11】女,30岁。右肘关节外侧疼痛半年。查体:右侧 Mills 征阳性。X 线检查未见异常。治疗和预防该病复发的关键是
A. 局部按摩　　B. 功能锻炼　　C. 早期手术　　D. 限制腕关节活动　　E. 药物治疗

第4节　狭窄性腱鞘炎

一、解剖学概述

狭窄性腱鞘炎是指腱鞘因机械性摩擦而引起的慢性无菌性炎症改变。腱鞘分为两层,外层为纤维性鞘膜,内层为滑液膜,滑液膜又分为壁层和脏层。脏壁层两端形成盲囊,其间含有少量滑液,有润滑和保持肌腱活动度的功能。在日常生活和工作中,由于频繁活动引起过度摩擦,可使腱鞘发生出血、水肿、渗出等无菌性炎症反应。反复创伤或慢性迁延后则发生慢性纤维结缔组织增生、肥厚、粘连等病理变化,腱鞘增厚可使腱鞘狭窄,临床表现为局部疼痛、压痛、关节活动受限等。

二、病　因

手指长期快速活动、用力活动等慢性劳损是主要病因。

三、临床表现

1. 弹响指和弹响拇　起病缓慢,初时为晨起患指发僵、疼痛,活动后消失。后出现弹响及明显疼痛。严重者患指屈曲,不敢活动。各手指的发病频率依次为:中指、环指最多,示指、拇指次之,小指最少。患者诉近侧指间关节痛,而不在掌指关节。体检可在远侧掌横纹处扪及黄豆大小的痛性结节,屈伸患指该结节随屈肌腱上下移动,或出现弹拨现象。

2. 桡骨茎突狭窄性腱鞘炎　腕关节桡侧疼痛,逐渐加重,无力提物。体检时皮肤无炎症,在桡骨茎突表面有局限性压痛,有时扪及痛性结节。握拳尺偏腕关节时,桡骨茎突处出现疼痛,称为 Finkelstein 试验阳性。

【例12】某老年患者,右拇指掌指关节有疼痛及弹响2年余。检查时掌指关节掌侧可触及一结节,有压痛,伸屈拇指时可感到弹响发生于结节处。最可能的诊断是
A. 神经瘤　　　　　　　B. 腱鞘囊肿　　　　　　　C. 滑囊炎
D. 陈旧性掌指关节脱位　　E. 狭窄性腱鞘炎

【例13】女,38岁。手工业工人,右拇指疼痛,伸屈受限并弹响。最可能的诊断是
A. 风湿性关节炎　　　　B. 类风湿关节炎　　　　C. 狭窄性腱鞘炎
D. 骨性关节炎　　　　　E. 骨软骨炎

四、治　疗

非手术治疗	局部制动和腱鞘内注射醋酸泼尼松龙有很好的疗效
狭窄腱鞘切开减压术	非手术治疗无效时采用
先天性狭窄性腱鞘炎	小儿先天性狭窄性腱鞘炎保守治疗通常无效,应行手术治疗

第5节　股骨头坏死

一、解剖学概述

股骨头坏死为股骨头血供中断或受损,引起骨细胞、骨髓成分死亡及随后的修复,继而导致股骨头结构改变、股骨头塌陷,引起病人关节疼痛、关节功能障碍的疾病。

二、病　因

1. 创伤性因素　为常见原因。股骨颈骨折、髋关节外伤性脱位、股骨头骨折均可引起股骨头坏死。

2. 非创伤性因素

糖皮质激素	激素导致的脂肪栓塞、血液处于高凝状态及引起血管炎、骨质疏松等骨小梁强度下降容易塌陷等造成股骨头坏死

乙醇中毒	与乙醇引起肝内脂肪代谢紊乱有关
减压病	氮气在富含脂肪组织的骨髓中大量堆积而引起骨坏死
镰型细胞性贫血	血液黏稠性增高,血流变慢而形成血栓,造成局部血供障碍引起骨坏死
特发性股骨头坏死	指排除了以上已知的因素后仍不能得出明确病因的股骨头坏死

三、病 理

1. 肉眼观

髋关节	早期表现为髋关节滑膜增厚、水肿、充血
股骨头	软骨较完整,但随着病情加重,可出现软骨表面压痕,关节软骨下沉,触之有乒乓球样浮动感,更严重者可出现股骨头变形,头颈交界处明显骨质增生
髋臼	软骨表面早期无改变,晚期常出现软骨面不平整,髋臼边缘骨质增生等退行性骨关节炎改变

2. 镜下观 沿股骨头的冠状面做一整体大切片,股骨头坏死的病理改变较恒定,典型改变。

分 层	组 成	特 点
A层	关节软骨	股骨头各部位软骨改变不一,有些正常,有些软骨表面粗糙不平,细胞呈灶状坏死
B层	坏死的骨组织	骨质坏死,陷窝中骨细胞消失,细胞被一些坏死碎片所代替
C层	肉芽组织	包绕在坏死骨组织周围,其边缘不规则。镜下见炎性肉芽组织
D层	反应性新生骨	坏死骨的积极修复及重建,在坏死骨小梁的支架上有新骨沉积,大量新生骨形成,骨小梁增粗
E层	正常组织	股骨颈上的正常骨组织,含有丰富的髓细胞

四、临床表现和体征

临床表现	①早期多为髋关节疼痛,少数病人为膝关节疼痛;疼痛间断发作并逐渐加重; ②严重者可有跛行,行走困难,甚至扶拐行走
体征	①典型体征为腹股沟区深部压痛,可放射至臀或膝部,"4"字试验阳性; ②体检可有内收肌压痛、髋关节活动受限,其中以内旋及外展活动受限最为明显

五、影像学检查

X线平片	主要诊断手段;股骨头血液供应中断12小时骨细胞即坏死,但在X线平片上看到股骨头密度改变至少需8周时间
CT	可发现早期细微骨质改变,较普通X线片敏感,但不如核素扫描及MRI敏感
MRI	①一种有效的非创伤性的早期诊断方法; ②大多表现为股骨头前上部异常信号:T_1WI为条带状低信号;T_2WI为低信号或内高外低两条并行信号影,即双线征
放射性核素骨显像	对早期病变的诊断,比MRI、CT更为敏感,对早期诊断具有很大的价值

【例14】对股骨头缺血性坏死早期诊断最有价值的是
A. B超　　　　B. 临床表现　　　　C. X线片　　　　D. CT　　　　E. MRI

【例15】诊断早期股骨头坏死最敏感的检查是
A. B超　　　　B. MRI　　　　C. 血管造影　　　　D. CT　　　　E. X线

六、治 疗

1. 非手术治疗 适用于非负重面坏死且病灶范围小,头外形基本正常的Ⅰ期病例。

单侧髋关节病变	病变侧应严格避免持重,可扶拐、带坐骨支架、用助行器行走
双侧髋关节同时受累	应卧床或坐轮椅
髋部疼痛严重	可卧床,同时行下肢牵引可缓解症状

2. 手术治疗 适用于Ⅱ、Ⅲ、Ⅳ期患者。

例16~18 共用题干

男,65岁。1年前无明显诱因出现髋关节进行性疼痛,休息后可好转,无消瘦、乏力。长期饮酒。查体:腹股沟区压痛(+),类风湿因子(-)。X线显示髋关节间隙正常,股骨头可见弧形透明带。

【例16】 最可能的诊断是
A. 股骨头缺血性坏死
B. 髋关节结核
C. 类风湿关节炎
D. 强直性脊柱炎
E. 髋关节骨关节炎

【例17】 最有价值的辅助检查是
A. MRI
B. B超
C. 关节液检查
D. 结核菌素试验
E. CT

【例18】 最适宜的治疗措施是
A. 人工关节置换
B. 口服糖皮质激素
C. 关节镜下滑膜切除
D. 理疗、避免负重
E. 髋关节融合

【例19】 女,60岁,右髋部疼痛20余年,近2年加重。步行200米即出现明显髋痛,不能盘腿,髋关节内、外旋均受限。X线检查示右髋关节间隙消失,关节边缘骨质增生,股骨头变扁,头臼失去正常对合关系。首选的治疗方法是
A. 关节清理术
B. 人工全髋关节置换术
C. 股骨截骨术
D. 关节镜手术
E. 人工股骨头置换术

第6节 颈椎病

一、解剖学概述

1. 脊柱颈段的组成 脊柱颈段由7个颈椎、6个椎间盘组成。第1颈椎又称寰椎,由前、后弓和两侧块组成。第2颈椎又称枢椎,其椎体上方隆起形成齿状突,与寰椎的前弓构成寰齿关节。第1~7颈椎的横突有孔,称为横突孔,椎动脉通过C_6~C_1横突孔进入颅底。颈椎椎体上缘的侧后方有嵴状突起,称为钩突。椎体下缘侧后方呈斜坡状。椎体的钩突与上一椎体的斜坡构成钩椎关节,即Luschka关节或弓体关节,这一结构在胸、腰段脊椎并不存在。钩椎关节可防止椎间盘向侧后方突出,但当其退行变而增生时,反而可刺激侧后方的椎动脉,或压迫后方的颈神经根。

2. 颈椎之间连接的特点 椎体间有5个关节相连,即椎间盘、两侧钩椎关节和两侧关节突关节;后纵韧带在颈段较宽,其中部厚而坚实,颈部后纵韧带退变、肥厚骨化,是导致椎管狭窄、脊髓受压的原因;颈椎的棘上韧带特别坚强。

3. 颈椎活动范围大 颈椎活动范围在全脊柱中最大,从而导致关节、椎间盘、韧带的退化。

4. 神经结构复杂 颈丛由C_1~C_4的前支组成,支配颈部肌肉、膈肌,以及颈、枕、面部感觉。

脊髓的三个生理性膨大中,以下颈段的颈膨大最为明显,使椎管变得相对狭窄,内部的神经结构更易受到压迫。

二、病因

颈椎病是因颈椎间盘退行性变及其继发性椎间关节退行性变所导致的脊髓、神经、血管等结构受压而表现出的一系列临床症状和体征。颈椎间盘退行性变是颈椎病发生和发展中最基本的原因。其他病因还有损伤、颈椎先天性椎管狭窄。

三、分型和表现

1. 一般表现

神经根型	①最常见的分型,表现为颈肩痛,向上肢放射; ②体征:牵拉试验(Eaton征)及压头试验(Spurling征)阳性 (昭昭老师提示看见"上肢"出现问题就选择"神经根型",记忆给"神"上"供"。另外两个英文体征可速记为:"拉"你出去"eat","压""S"了。"拉"神经"压"神经)
脊髓型	①表现:四肢乏力,行走、持物不稳,脊髓受压表现; ②病理征阳性(Hoffman征及Babinski征) (昭昭老师提示:看见"四肢"症状,特别是"下肢",就是脊髓型的颈椎病。压迫脊髓,导致上肢和下肢的感觉无法上传及大脑发出的命令指令无法下传,出现四肢表现;同时大脑与下面失去联系,于是反射中枢就成了低级中枢,即脊髓,就会出现低级反射,如Babinski征等)
椎动脉型	眩晕、猝倒、头痛、视觉障碍、神经检查阴性 (昭昭老师提示:椎动脉给大脑供血,椎动脉压迫,导致大脑缺血出现头晕、猝倒)

交感神经型	①交感神经兴奋表现,如头痛、头晕、心跳加速; ②交感神经抑制表现,如眼花、流泪、鼻塞等; (昭昭老师提示:因为交感神经主要支配的是内脏,所以看见这些内脏的表现:恶心、头晕、头痛等,就选交感神经型)
食管型	椎体前方有较大而尖锐的骨赘增生,从而压迫食管产生吞咽不适

2. 神经定位诊断

节 段	受累神经	表 现	昭昭速记
$C_{2\sim3}$	C_3	颈后部疼痛及麻木	—
$C_{3\sim4}$	C_4	颈后部疼痛及麻木	—
$C_{4\sim5}$	C_5	颈部及肩部放射痛,三角肌处麻木	"3""5"牌香烟
$C_{5\sim6}$	C_6	沿上臂和前臂外侧向远端放射痛至拇指、示指;肱二头肌反射减弱,桡骨骨膜反射减弱	"2""6"子,"绕"了我吧
$C_{6\sim7}$	C_7	沿上臂和前臂背侧中央向远端放射痛至中指、示指、环指;肱三头肌反射减弱	"3""7"
$C_7\sim T_1$	C_8	环指、小指放射痛	"小""8(爸)"

四、影像学检查

X线	首选检查,可以发现相应的椎间盘蜕变,椎间隙狭窄,同时排出肿瘤等
CT	CT 的骨窗主要是了解骨质增生的情况,为手术提供一些信息
MRI	是了解脊髓受压情况最准确的检查,可显示脊髓缺血、水肿等情况

五、治 疗

1. 脊髓型颈椎病 即脊髓受压,其首选的治疗方法是:手术解除脊髓压迫;脊髓型颈椎病禁忌按摩,否则会导致症状加重。

病变节段	治 疗
单一节段	单一节段的病变适合前路手术→椎间盘切除+固定术
多节段病	多节段病变适合于后路手术→椎管扩大成形术

2. 神经根型、椎动脉型、交感神经型 非手术治疗为主,牵引机推拿和按摩;必要时可以考虑手术治疗。

【例20】椎动脉型颈椎病最突出的症状是
A. 恶心　　B. 猝倒　　C. 头痛、眩晕　　D. 视物不清　　E. 耳鸣、耳聋

【例21】男,52 岁。颈肩痛 3 个月,并向左上肢放射。左上肢肌力下降,手指动作不灵活。颈椎棘突间有压痛,左手拇指感觉减弱。上肢牵拉试验阳性,压头试验阳性。最可能的颈椎病类型是
A. 脊髓型　　B. 神经根型　　C. 混合型　　D. 椎动脉型　　E. 交感神经型

例22～23 共用选项
A. 椎动脉型颈椎病　　　　　　B. 脊髓型颈椎病　　　　　C. 交感神经型颈椎病
D. 神经根型颈椎病　　　　　　E. 复合型颈椎病

【例22】手指麻木伴上肢放射痛,压头试验阳性,最可能的颈椎病类型是

【例23】手足无力、括约肌功能障碍、脚踩棉花感,最可能的颈椎病类型是

【例24】女,65 岁。近半年来反复出现头痛,头晕,今晨在突然转头时感眩晕、耳鸣、恶心、呕吐,摔倒在地,2 分钟后缓解。既往曾有类似发作 2 次。X 线片示:$C_{5\sim6}$ 椎体后缘骨质增生,椎间孔明显缩小,最可能的诊断是
A. 神经根型颈椎病　　　　　　B. 脊髓型颈椎病　　　　　C. 交感神经型颈椎病
D. 椎动脉型颈椎病　　　　　　E. 癫痫发作

【例25】男,50 岁。四肢麻胀、乏力逐渐加重近 2 年,1 个月前不慎滑倒,当即出现四肢活动障碍。查体:神志清楚,头部活动无明显受限,第 2 肋以下皮肤感觉减退,四肢不能主动活动,肌张力增高,病理征(＋)。X 线片示 $C_4\sim T_1$ 椎体后缘骨质增生,椎间隙变窄。诊断为
A. 外伤性颈髓损伤　　　　　　B. 颈椎脱位　　　　　　　C. 脊髓型颈椎病

D. 颈椎肿瘤　　　　E. 颈椎管内肿瘤

【例26】女,40岁。颈肩痛3个月,伴右手麻木、无视物模糊、行走不便和眩晕。查体:颈部压痛,伴右上肢放射性痛,压头试验阳性。右手"虎口区"麻木,右侧伸腕肌肌力减弱,Hoffman征阴性。考虑颈椎病,最可能的类型是

A. 神经根型　　　B. 交感神经型　　　C. 椎动脉型　　　D. 脊髓型　　　E. 复合型

第7节　腰椎间盘突出症

腰椎间盘突出症是较为常见的疾患之一,主要是因为腰椎间盘各部分(髓核、纤维环及软骨板),尤其是髓核,有不同程度的退行性改变后,在外力因素的作用下,椎间盘的纤维环破裂,髓核组织从破裂之处突出(或脱出)于后方或椎管内,导致相邻脊神经根遭受刺激或压迫,从而产生腰部疼痛,一侧下肢或双下肢麻木、疼痛等一系列临床症状。

一、病　因

1. 椎间盘退行性变　是腰椎间盘突出症的基本原因。腰椎间盘在脊柱运动和负荷中承受巨大的应力。随着年龄的增长,椎间盘逐渐发生退变,纤维环和髓核的含水量逐渐下降,髓核失去弹性,纤维环逐渐出现裂隙。在退变的基础上,劳损积累和外力的作用下,椎间盘发生破裂,髓核、纤维环、终板均可向后突出,严重者可压迫神经产生症状。

2. 损伤　积累损伤是椎间盘退变的主要原因。反复弯腰、扭转等动作最易引起椎间盘损伤,故本病与职业有一定关系。急性外伤可作为椎间盘突出的诱发因素。

3. 妊娠　妊娠期间整个韧带系统处于松弛状态,而腰骶部又承受比平时更大的应力,增加了椎间盘突出的风险。

4. 遗传　有色人种本病发病率较低。

5. 发育异常　腰椎骶化、骶椎腰化、关节突不对称等腰骶部先天性发育异常,均会增加椎间盘的损害。

二、机　制

1. 机械性压迫　突入椎管的髓核机械压迫神经根是引起腰腿痛的主要原因,受压的神经根易缺血、损伤,继而发生神经根炎症、水肿,导致神经功能障碍逐渐加重。

2. 炎症反应　突出的髓核作为生物化学和免疫学刺激物,引起周围组织及神经根的炎症反应,可能是引起病人临床症状的原因。

3. 分　型

膨出型	纤维环部分破裂,表层完整,髓核向椎管局限性隆起,但表面光滑
突出型	纤维环完全破裂,髓核突向椎管,但后纵韧带仍然完整
脱出型	髓核穿破后纵韧带,形同菜花状,但其根部仍在椎间隙内
游离型	大块髓核组织穿破纤维环和后纵韧带,完全突入椎管,与原间盘脱离
Schmorl结节及经骨突出型	①Schmorl结节指髓核经上、下软骨终板的裂隙突入椎体松质骨内; ②后经骨突出型指髓核沿椎体软骨终板和椎体之间的血管通道向前纵韧带方向突出,形成椎体前缘的游离骨块

三、临床表现和体征

1. 临床表现

①好发人群　青壮年男性(20~50岁),最常见于$L_{4\sim5}$,其次为$L_5\sim S_1$。

②典型表现　腰痛+坐骨神经痛。中央型腰椎间盘突出症可压迫马尾神经,出现大小便障碍,鞍区感觉异常。(昭昭老师提示:为啥$L_4\sim L_5$的发病率最高,这是因为$L_4\sim L_5$的活动性最大,负重较大,容易退化,导致突出)

2. 体　征

(1)腰部活动受限以前屈受限最明显,发生率约100%。

突出髓核在神经根的肩部	上身向健侧弯曲,腰椎凸向患侧
突出髓核在神经根的腋部	上身向患侧弯曲,腰椎凸向健侧

(2)直腿抬高试验

①直腿抬高试验　患者仰卧,伸膝,被动抬高患肢,正常人神经根有4 mm滑动度,下肢抬高到60°~70°始

感腘窝不适;腰椎间盘突出症患者因神经根受压或粘连,使滑动度减少或消失,抬高在60°以内即可出现坐骨神经痛,称为直腿抬高试验阳性。

②加强试验　在直腿抬高试验实验的基础上,背伸踝关节,可诱发疼痛。

昭昭老师提示:看见直腿抬高实验阳性就是腰椎间盘突出症,两者画等号。

【例27】以下关于腰椎间盘突出症描述错误的是
A. 腰椎侧突具有辅助诊断价值　　B. 几乎所有患者都有不同程度的腰部活动受限
C. 大多数患者在病变间隙的棘突间有压痛　　D. 大多数患者有肌力下降
E. 直腿抬高试验及加强试验多为阴性

【例28】腰椎间盘突出症最多见于
A. $L_{1\sim2}$　　B. $L_{2\sim3}$　　C. $L_{3\sim4}$　　D. $L_{4\sim5}$　　E. $L_{5\sim6}$

【例29】中年男子,猛抬重物后腰部剧烈痛并向右下肢放射,右足麻木。诊断最大可能是
A. 腰椎骨折　　B. 腰椎滑脱　　C. 腰部肌筋膜炎
D. 腰椎间盘突出症　　E. 腰扭伤

四、神经系统定位诊断

	$L_3\sim L_4$	$L_4\sim L_5$	$L_5\sim S_1$
压迫神经根	压迫L_4神经根	压迫L_5神经根	压迫S_1神经根
感觉异常	不考	足背麻木	足外缘麻木
肌力下降	膝无力	拇背伸无力	小腿三头肌无力(腓肠肌无力)
反射改变	膝反射减弱	无	踝反射减弱
昭昭老师速记	四喜(4膝)	5=无;"吾辈"应努力	在外面"1"头扎进"怀"里,刘亦"菲""怀(踝)"了"1"个

【例30】患者伤后出现单侧坐骨神经痛及腰痛,直腿抬高试验及加强试验阳性,脊柱侧弯,踝反射异常,足趾跖屈力减退。此时最可能的诊断是
A. $L_{1\sim2}$椎间盘突出　　B. $L_{2\sim3}$椎间盘突出　　C. $L_{3\sim4}$椎间盘突出
D. $L_{4\sim5}$椎间盘突出　　E. $L_5\sim S_1$椎间盘突出

【例31】女,42岁。腰腿痛2个月。查体:下腰椎旁压痛,左下肢直腿抬高试验阳性(50°),加强试验阳性,外踝及足背外侧皮肤感觉减弱,踝反射消失,考虑为腰椎间盘突出症。最可能突出的间隙是
A. $L_{4\sim5}$　　B. $L_5\sim S_1$　　C. $L_{2\sim3}$　　D. $L_{1\sim2}$　　E. $L_{3\sim4}$

例32~33共用题干
男性,重体力劳动工人,腰腿痛,并向左下肢放射,咳嗽、喷嚏时加重。腰部活动明显受限,病程中无低热、盗汗、消瘦症状。

【例32】针对该患者首选的检查是
A. X线　　B. CT　　C. 物理检查　　D. B超　　E. 肌电图

【例33】如有小腿及足外侧麻木,足趾跖屈力及跟腱反射减弱,考虑压迫的神经根是
A. L_2　　B. L_3　　C. L_4　　D. L_5　　E. S_1

五、影像学检查

X线检查	①腰椎间盘突出症的首选检查; ②X线可见椎间隙变窄、椎体边缘增生等退行性改变,可有脊柱偏斜和侧凸; ③X线平片可以发现有无结核、肿瘤等骨病,有重要的鉴别诊断意义
CT检查	CT可显示椎间盘突出的部位、大小,突出间隙(CT定位诊断首选CT)
MRI检查	①可清楚显示脊髓、神经损伤的情况; ②腰椎间盘突出症患者想清楚了解脊髓受损的情况首选MRI检查

【例34】男,35岁。外伤后腰痛伴右下肢麻木1周。查体:腰部活动受限,右小腿外侧感觉减退,疑有腰椎间盘突出症。最有诊断价值的检查方法是
A. X线片　　B. 腹部透视　　C. CT　　D. 核素骨扫描　　E. 肌电图

【例35】男,36岁。2天前因搬家抬重物后腰部疼痛并向左下肢放射。查体:直腿抬高试验阳性,足背麻木,左拇趾伸肌力略差。为了解神经受压情况,首选检查是

A. X线片　　　B. MRI　　　C. CT　　　D. 核素骨扫描　　　E. B超

【例36】鉴别中央型腰椎间盘突出症与椎管内肿瘤<u>最有意义</u>的检查是

A. MRI　　　B. 鞍区感觉检查　　　C. CT　　　D. X线　　　E. 肛门括约肌检查

六、鉴别诊断

腰肌劳损	①无明显诱因的慢性疼痛为主要症状，腰痛为酸胀痛，休息后可缓解； ②直腿抬高试验阴性，下肢无神经受累表现
第三腰椎横突综合征	主要表现为<u>腰痛</u>，检查可见<u>第三腰椎横突尖压痛</u>，无神经受累体征
梨状肌综合征	①表现为臀部和下肢疼痛，症状的出现和加重常与活动有关，休息可明显缓解； ②查体可见<u>臀肌萎缩</u>，臀部深压痛及直腿抬高试验阳性，但神经定位体征多不明确
腰椎管狭窄症	①主要表现为下腰痛、马尾神经或腰神经受压症状为主要表现，以<u>神经源性间歇性跛行</u>为主要特点； ②主诉症状多而阳性体征少，结合CT和MRI检查可明确诊断

七、治疗

非手术治疗	①适应症：大部分的首发病例； ②治疗方法：<u>卧床休息，一般严格卧床3周</u>；其余方法有：药物首选非甾体抗炎药物；牵引疗法；理疗等
手术治疗	①适应症：<u>保守治疗失败及马尾神经受压；出现大小便功能障碍</u>； ②手术方案：<u>髓核摘除术</u>

例37～39 共用题干

男，35岁。<u>腰痛</u>伴<u>右侧下肢放射性疼痛</u>2个月，无明显发热、盗汗。查体：右下肢直腿抬高试验阳性，小腿外侧和足背感觉减退，<u>䟿背伸肌力减退</u>。

【例37】最可能的<u>诊断</u>是

A. 腰椎间盘突出症　　　B. 腰肌劳损　　　C. 腰椎肿瘤　　　D. 腰椎结核　　　E. 强直性脊柱炎

【例38】最可能的<u>病变部位</u>是

A. $L_{2\sim3}$　　　B. $L_{3\sim4}$　　　C. $L_{1\sim2}$　　　D. $L_{4\sim5}$　　　E. $L_5\sim S_1$

【例39】<u>最适合</u>的治疗方法是

A. 联合应用抗生素　　　B. 卧床休息、牵引理疗　　　C. 抗结核药物治疗
D. 单纯椎板减压手术　　　E. 髓核摘除术

例40～41 共用选项

A. 下肢腱反射无改变　　　B. 膝腱反射减弱或消失　　　C. 跟腱反射减弱或消失
D. 下肢病理反射阳性　　　E. 下肢腱反射亢进

【例40】$L_{4\sim5}$椎间盘突出的特征是

【例41】$L_5\sim S_1$椎间盘突出的特征是

例42～44 共用题干

男性，40岁，装卸工人。腰扭伤，经治疗后腰痛缓解，但仍有<u>左下肢麻木</u>、疼痛并放射。查体：腰背肌痉挛，沿坐骨神经走行有压痛，<u>直腿抬高试验阳性</u>。

【例42】为明确诊断<u>首选</u>的检查方法是

A. X线片　　　B. CT　　　C. MRI　　　D. ECT　　　E. 肌电图

【例43】最可能的<u>诊断</u>是

A. 腰部棘上韧带炎　　　B. 腰椎结核　　　C. 腰椎骨髓炎
D. 单纯坐骨神经痛　　　E. <u>腰椎间盘突出症</u>

【例44】如果<u>病史较长，反复发作</u>，其治疗方法应考虑

A. 牵引　　　B. 按摩　　　C. 手术　　　D. 理疗　　　E. 封闭

> **昭昭老师总结：运动系统的手术治疗**

骨折的手术治疗	所有骨折治疗基本上是保守治疗，骨折治疗需要手术的情况是：<u>骨折＋神经血管损伤</u>(手术好修复神经和血管)

脊柱骨折的手术治疗	骨折块压迫了脊髓,手术治疗为主
脊髓型颈椎病的手术治疗	增生骨赘及椎间盘可以压迫神经和脊髓,手术治疗为主
腰椎间盘突出症	①一般保守治疗为主:卧床休息 ②手术指征(髓核摘除术):保守治疗无效、突发大小便功能障碍
骨关节炎和类风湿关节炎	严重骨关节炎和类风湿关节炎,人工关节置换术
慢性骨髓炎	包壳形成以后,手术治疗:死骨清除术+人工植骨术
骨软骨瘤	保守治疗;如果压迫神经和血管,行骨肿瘤切除术
骨巨细胞瘤	病灶清除术+植骨术
骨肉瘤	化疗—根据病情保守治疗或截肢手术—化疗

➢ **参考答案**如下,详细答案参见2019版《国家临床执业及助理医师资格考试精选真题考点精析》。

1. D	2. E	3. D	4. D	5. C
6. C	7. B	8. A	9. A	10. B
11. D	12. E	13. C	14. E	15. B
16. A	17. A	18. A	19. B	20. B
21. D	22. D	23. B	24. D	25. C
26. A	27. E	28. D	29. B	30. E
31. B	32. E	33. B	34. B	35. B
36. B	37. B	38. D	39. B	40. A
41. C	42. B	43. E	44. C	—

昭昭老师提示:
关注官方微信,获得第一手考试资料。

第9章 骨关节炎

➢ **2019考试大纲**

①临床表现;②诊断与鉴别诊断;③治疗。

➢ **考纲解析**

近20年的医师考试中,本章的考试重点是骨关节炎的诊断和治疗,执业医师每年考查分数为1~2分,助理医师每年考查分数为1~2分。

骨关节炎为一种退行性病变,是由于增龄、肥胖、劳损、创伤、关节先天性异常、关节畸形等诸多因素引起的关节软骨退化损伤,关节边缘和软骨下骨反应性增生。临床表现为缓慢发展的关节疼痛、压痛、僵硬、关节肿胀、活动受限和关节畸形等。

【例1】骨关节炎的病理特点为

A. 滑膜炎　　B. 附着点炎　　C. 关节软骨变性　　D. 小血管炎　　E. 关节腔炎症

一、病　因

与高龄、女性、肥胖、遗传因素有关。

1. 主要高危因素　年龄为主要高危因素。

2. 其　他　包括软骨营养、代谢异常;生物力学应力平衡失调;生物化学的改变;酶对软骨基质的异常降解作用;累积性微小创伤;肥胖、关节负载增加等。

3. 雌激素　本病女性发病率较高,在绝经后明显增加,可能与关节软骨中雌激素受体有关。

【例2】肥胖是下列哪种风湿病的易感因素?

A. 强直性脊柱炎　B. 骨性关节炎　C. 类风湿关节炎　D. 反应性关节炎　E. 银屑病性关节炎

二、分　类

1. 原发性骨关节炎　发病原因不明,与遗传和体质因素有一定的关系,多见于50岁以上的中老年人。

2. 继发性骨关节炎　指由于先天畸形、创伤、关节面后天性不平整、关节不稳定、关节畸形引起的关节面对合不良,在关节局部原有病变的基础上发生的骨关节炎。

三、病 理

<u>最早、最主要</u>的病理变化发生在<u>关节软骨</u>。首先是关节软骨局部发生软化、糜烂,导致软骨下骨外露;随后继发骨膜、关节囊及关节周围肌肉的改变,使关节面上生物应力平衡失调,形成恶性循环,不断加重病变。最后关节面完全破坏、畸形。

四、临床表现和体征

1. 临床表现

(1) 发生部位 骨关节炎好发于负重较大的关节,如<u>膝关节、髋关节、手远端指间关节</u>。(昭昭老师提示:类风湿性关节炎好发于远端指间关节、掌指关节、腕关节等小关节;而骨关节炎好发的是大关节:如膝关节、髋关节等。)

(2) 主要表现 主要症状是<u>疼痛</u>,初期为轻微钝痛,以后逐步加重,<u>活动多时疼痛加重,休息后好转</u>。部分患者在静止或晨起时感到疼痛,稍微活动后减轻,称为"<u>休息痛</u>"。但活动过量时,因关节面摩擦也可产生疼痛。

2. 体 征

关节压痛	主要症状,初期为轻度或中度间断性隐痛,晚期可出现持续性疼痛
<u>关节僵硬</u>	晨起时,关节僵硬及发紧感,称为<u>晨僵</u>,持续时间一般<30 min (昭昭老师提示:晨僵可以说是类风湿性关节炎最有特征性的表现,类风湿性关节炎疼痛时间>1小时)
关节肿大	①近端指间关节——Bouchard结节;②远端指间关节——Herburnd结节; ③第1腕掌关节因骨质增生——方形手 (昭昭老师速记:英文字母B、H,B在前、H在后,B在近端、H在远端)
骨擦音	关节软骨破坏及关节面不平,关节活动可出现,多见于膝关节
关节无力、活动障碍	关节疼痛,活动度下降,肌肉萎缩等引起关节无力、晚期不能伸直,出现活动障碍

【例3】<u>骨关节炎</u>最常累及的外周关节是
A. 远端指间关节、腕关节、膝关节　　B. 腕关节、膝关节、髋关节
C. 远端指间关节、腕关节、肘关节　　D. 远端指间关节、膝关节、髋关节
E. 远端指间关节、腕关节、髋关节

【例4】<u>骨关节炎</u>的主要症状是
A. 疼痛　　B. 晨僵　　C. 关节肿大　　D. 休息痛　　E. 关节畸形

【例5】骨关节炎导致的<u>畸形</u>变是
A. 纽扣花样畸形　B. 方形手　C. 手关节尺侧偏斜　D. 天鹅颈样畸形　E. 杵状指

【例6】女,56岁。多关节痛1年,以双膝关节为首发症状,伴晨僵15分钟。查体:双手<u>近端和远端指间关节压痛</u>,骨性肿大,双膝关节骨擦音阳性。检查:血沉22 mm/h,类风湿因子15 U/L。该患者最可能的诊断是
A. 风湿关节炎　B. 骨关节炎　C. 未分化结缔组织病　D. 强直性脊柱炎　E. 痛风

【例7】男,70岁。上、下楼梯时双膝关节疼痛2年。查体:双手<u>远端指间关节背侧可见 Heberden 结节</u>,双膝活动有摩擦感。实验室检查:ESR 正常,RF 15 IU/mL(正常<20 IU/mL)。最可能的诊断是
A. 痛风性关节炎　B. 风湿性关节炎　C. 类风湿关节炎　D. 骨关节炎　E. 半月板损伤

五、实验室检查

血检查	血常规、蛋白电泳、免疫复合物及血清补体等指标一般在正常范围内
X线检查	①<u>非对称性关节间隙狭窄</u>,软骨下骨硬化和(或)囊性变,<u>关节增生和骨赘形成</u>,或伴有不同程度的关节积液,部分关节内可见游离体; ②严重者可出现关节畸形如<u>膝内翻</u>

【例8】女性,68岁。<u>双膝关节疼痛</u>,活动弹响10余年。无关节肿胀,<u>膝关节有骨擦音</u>。X线片示膝关节间隙狭窄,髁间嵴增大,骨赘形成。最可能的诊断是
A. 类风湿关节炎　B. 骨性关节炎　C. 骨质疏松症　D. 强直性脊柱炎　E. 痛风

六、治 疗

1. 非药物治疗　首选治疗,目的是减轻疼痛、改善功能,使患者清楚认识疾病的性质和预后。

2. 药物治疗　非药物治疗无效时,可根据关节疼痛情况选用合适药物。

控制症状药物	首选药物,如对乙酰氨基酚
改善病情药物及软骨保护剂	①透明质酸:关节腔内注射,可较长时间改善症状和缓解功能; ②氨基葡萄糖和硫酸软骨素 A:缓解疼痛,改善关节功能
其他药物	多西环素、鳄梨大豆未皂化物、雷尼酸锶等

3. 手术治疗　严重关节炎患者,症状较重,可行人工膝关节置换术。

【例 9】 女,64 岁,右膝疼痛 10 年,加重半年。查体:右膝肿胀,屈曲内翻畸形。X 线片见关节间隙严重狭窄,关节边缘大量骨赘形成。最佳治疗方案是

A. 制动和理疗　　B. 关节融合术　　C. 人工关节置换术　　D. 口服非甾体抗炎药　　E. 滑膜切除术

【例 10】 骨关节炎镇痛治疗首选

A. 关节内注射激素　　　　　　B. 阿司匹林　　　　　　C. 氨基葡萄糖

D. 关节内注射透明质酸钠　　　E. 对乙酰氨基酚

▶ 参考答案如下,详细答案参见 2019 版《国家临床执业及助理医师资格考试精选真题考点精析》。

1. C	2. B	3. E	4. A	5. B	昭昭老师提示:关注官方微信,获得第一手考试资料。
6. B	7. D	8. B	9. C	10. E	

第 10 章　骨与关节感染

▶ **2019 考试大纲**

①急性血源性骨髓炎;②化脓性关节炎。

▶ **考纲解析**

近 20 年的医师考试中,本章的考试重点是急性血源性骨髓炎的诊断、检查和治疗,执业医师每年考查分数为 2～3 分,助理医师每年考查分数为 1～2 分。

化脓性骨髓炎为化脓性细菌感染引起的骨组织炎症。病原菌主要为金黄色葡萄球菌,其次为乙型链球菌、白色葡萄球菌等,涉及骨膜、骨密质、骨松质与骨髓组织的化脓性细菌感染。感染途径有血源性、外伤性和直接蔓延三种。

血源性	①身体其他部位的化脓性病灶中细菌通过血液循环播散至骨骼引起病变; ②原发感染病灶常为扁桃腺炎、中耳炎、疖、痈等
外伤性	直接感染,由火器伤或其他外伤引起的开放性骨折,伤口污染未及时彻底清创而引发感染,即为外伤性骨髓炎
直接蔓延	邻近软组织感染直接蔓延至骨骼,如脓性指头炎引起指骨骨髓炎

第 1 节　急性血源性骨髓炎

一、病　因

1. 最常见致病菌　金黄色葡萄球菌最常见,其次是溶血性链球菌。

2. 发病部位及特点　本病多发生于儿童及青少年,起始于长骨的干骺端,成团的细菌在此处停滞、繁殖。病灶形成脓肿后,周围骨质引流不畅,多有严重毒血症表现,以后脓肿扩大,依局部阻力大小而向不同方向蔓延。

【例 1】 急性血源性骨髓炎最常见的致病菌是

A. 溶血性链球菌　　　　　　B. 金黄色葡萄球菌　　　　　　C. 白色葡萄球菌

D. 铜绿假单胞菌　　　　　　E. 大肠杆菌

二、病　理

本病的病理改变为骨质破坏与死骨形成,后期新生骨,成为骨性包壳。病理过程:脓肿形成→骨膜下脓肿→窦道→死骨→骨性包壳→化脓性关节炎。

1. 脓肿形成　大量菌栓停滞在长骨的干骺端,阻塞了小血管,迅速发生骨坏死,并有充血、渗出、白细胞渗出。白细胞释放的蛋白溶解酶破坏了细菌、坏死的骨组织及邻近的骨髓组织。渗出物和破坏的碎屑成为小型脓肿并逐渐增大,使容量不能扩大的坚硬骨腔内的压力增高。脓肿向骨干髓腔蔓延,由于小儿骨骺板抵抗力

较强,不易通过,所以脓液流入骨髓腔,从而使骨髓腔受累。髓腔内脓液压力增高后,可再沿哈佛管至骨膜下层,形成骨膜下脓肿。

2. 窦道 脓肿可穿破骨膜、软组织、皮肤,排出体外,成为窦道。

3. 死骨及骨性包壳 严重病例,骨质的内、外面都浸泡在脓液中而失去血供,导致大片死骨形成。在死骨形成过程中,病灶周围的骨膜因炎性充血、脓液的刺激而产生新骨,包围在骨干的外层,形成骨性包壳。包壳上有数个小孔与皮肤窦道相通。包壳内可有死骨、脓液、炎性肉芽组织。

4. 化脓性关节炎 小儿股骨头骺板位于髋关节囊内,骨髓炎可直接穿破干骺端骨密质,进入关节引起化脓性关节炎。成人骺板已经融合,脓肿可直接进入关节腔形成化脓性关节炎。

三、临床表现和体征

1. 主要表现 最典型的症状是寒战、高热、恶心、呕吐,呈脓毒症发作。

2. 发病年龄和部位 儿童多见,病变以胫骨上段和股骨下段最多见,其次为肱骨和髂骨。

3. 晚期表现 早期患区剧痛,肢体呈半屈曲状,局部压痛明显,提示已经形成骨膜下脓肿,脓肿穿破后成为软组织深部脓肿,此时疼痛反而减轻,但是局部红、肿、热、痛更明显。脓液沿着髓腔播散,整个骨干都出现骨质破坏后,可发生病理性骨折。自然病程持续3~4周,脓肿穿破后疼痛即可缓解,体温逐渐下降,形成窦道后,病变进入慢性阶段。

【例2】急性血源性骨髓炎好发人群是
A. 婴幼儿　　　B. 少年　　　C. 青年　　　D. 中壮年　　　E. 老年

【例3】患儿,7岁。骤然起病,恶寒、高热3周。右小腿肿痛,膝关节活动受限,右小腿弥漫性红肿,广泛压痛,膝关节积液,浮髌试验阳性。关节穿刺为浆液性渗出。X线示右胫骨上端与骨皮质散在虫蚀样骨破坏,骨膜反应明显。血象:白细胞15.6×10⁹/L,分层穿刺见软组织内与骨膜下大量积脓,切开引流后体温下降,急性症状消退,其转归是
A. 痊愈　　　　　　　　　　B. 形成慢性骨髓炎　　　C. 形成硬化性骨髓炎
D. 形成Brodie's骨脓肿　　　E. 以上都不是

四、实验室检查

白细胞升高	白细胞10×10⁹/L,中性粒细胞可占90%
ESR、CRP	升高,CRP比ESR更有价值、更敏感
血培养	寒战高热期抽血或初诊时每隔2小时培养一次,一共三次,以提高血培养阳性率
局部脓肿分层穿刺	早期发现急性血源性骨髓炎最有价值的方法
X线检查	起病后14天内的X线检查往往无异常发现
CT检查	较X线平片可以提前发现骨膜下脓肿,但小骨脓肿仍难以发现
核素骨显像	①病灶部位的血管扩张增多,使核素浓聚于干骺端,一般于发病后48小时即可出现阳性结果;②阳性结果只能显示病变部位,但不能做出定性诊断,因此只具有早期间接帮助诊断的价值
MRI检查	可早期发现局限于骨内的炎性病灶,具有早期诊断价值

【例4】男孩,8岁。高热伴右下肢剧痛、不能活动2天。查体:T 39.4℃,P 135次/分,精神不振,右胫骨上端微肿,有深压痛,白细胞26×10⁹/L,血沉80 mm/h。X线检查未见明显异常,核素扫描显示右胫骨上端有浓聚区。最可能的诊断是
A. 风湿性关节炎　　　B. 膝关节结核　　　C. 急性化脓性骨髓炎
D. 恶性骨肿瘤　　　　E. 急性化脓性关节炎

【例5】急性骨髓炎与恶性骨肿瘤鉴别诊断的主要依据是
A. 局部肿胀的程度　　B. 局部穿刺所见　　C. 发热的程度
D. 血沉是否增快　　　E. 局部疼痛程度

【例6】诊断早期急性血源性骨髓炎的重要依据是
A. 全身中毒症状　　　B. 局部红、肿、热、痛　　　C. 白细胞数增高
D. 局部分层穿刺　　　E. X线骨质有破坏

【例7】10岁,男孩。右股骨下端疼痛伴高热两天,疑诊为急性血源性骨髓炎。诊断最有力的证据是
A. 右股骨下端皮温增高　　　　　　B. 右股骨干骺端骨膜下穿刺有脓液
C. 右股骨下端肿胀,膝关节屈伸受限　D. 局部血管充盈怒张　　　E. 右膝关节浆液性渗出

五、治　疗

1. 抗生素治疗　发病 5 天内使用足量抗生素治疗，可以控制炎症；而 5 天后细菌对抗生素可能会不敏感，会影响疗效。

2. 手术治疗

手术目的	①引流脓液，减少脓毒症症状； ②阻止急性骨髓炎转变为慢性骨髓炎
手术时机	①最好在抗生素治疗后 48～72 小时仍不能控制局部症状时进行手术，也有主张提前为 36 小时的； ②延迟的手术只能达到引流的目的，不能阻止急性骨髓炎向慢性阶段演变
手术方式	①钻孔引流术和开窗减压：在干骺端压痛最明显处作纵向切口，切开骨膜，放出骨膜下脓肿内高压脓液；（昭昭老师提示：这里不是软组织切开，一定要钻孔骨头，将脓液引流） ②不要用探针去探髓腔和用刮匙刮入髓腔内（昭昭老师提示：导致脓液蔓延）
伤口处理	包括闭式灌洗引流和单纯闭式引流

3. 辅助治疗　肢体可作皮肤牵引或石膏托固定，可以起到下列作用：①止痛；②防止关节挛缩畸形；③防止病理性骨折（昭昭老师提示：这里可以出多选题）。如果包壳不够坚固，可上管型石膏 2～3 个月，并在窦道处石膏上开洞换药。

第 2 节　化脓性关节炎（助理医师不要求）

化脓性关节炎为关节内化脓性感染。多见于儿童，好发于髋关节和膝关节。

一、病　因

1. 常见致病菌　金黄色葡萄球菌，占 85%。
2. 途　径　血源性传播，邻近关节附近感染直接蔓延，开放性关节损伤发生感染，以及医源性感染。

二、病　理

	浆液渗出期	浆液纤维素性渗出期	脓性渗出期
渗出物	多量白细胞	浑浊，白细胞多	脓性分泌物
滑膜	滑膜炎	滑液中酶类增多 血管通透性明显增加	已被破坏
关节软骨	没有破坏	纤维蛋白沉积，出现崩溃、断裂、塌陷，软骨基质破坏	已被破坏
结局	不遗留关节功能障碍	不同程度的关节软骨毁损	关节重度粘连甚至纤维性或骨性强直
病理	为可逆性	为不可逆性	为不可逆性

三、临床表现

1. 一般表现　起病急骤，有寒战、高热等表现，体温可达 39 ℃ 以上。
2. 主要表现　好发于下肢的大关节，如髋关节和膝关节，局部有明显的红、肿、热、痛和功能障碍，关节常处于半屈曲位，使得关节腔内容量增大，而关节囊松弛可以减轻疼痛。深部的关节，如髋关节往往处于屈曲、外展、外旋位。膝关节可有浮髌试验阳性。

四、实验室检查

血常规	外周血白细胞增高、中性粒细胞升高
X 线平片	①表现出现较迟，不能作为早期诊断依据； ②早期可见关节周围软组织肿胀阴影、髌上囊肿胀、关节间隙增宽； ③出现骨骼改变的第一个征象为骨质疏松，接着出现关节软骨破坏、关节间隙进行性变窄、软骨下骨质表面毛糙、虫蚀状骨质破坏
血培养	寒战期抽血培养可检出病原菌

关节穿刺检查	①早期可发现及确诊骨髓炎的最有意义、最有价值的检查； ②关节液可为浆液性(清亮的)、纤维蛋白性(混浊的)或脓性(黄白色)；镜检可见多量脓细胞,或涂片可见成堆阳性球菌

五、治 疗

1. 药物治疗　早期足量全身性使用抗生素,原则同急性血源性骨髓炎。

2. 手术治疗

关节腔内注射抗生素	每天做一次关节穿刺,抽出关节液后,注入抗生素
经关节镜治疗	关节镜直视下反复冲洗关节腔
关节腔持续灌洗	适用于表浅的大关节,如膝部每日灌注抗生素溶液 2 000～3 000 mL
关节切开引流	适用于较深的大关节,穿刺插管难以成功的部位,如髋关节,应该及时切开引流
为了防止关节粘连,应该持续做关节被动活动；后期病例如果有陈旧性病理性脱位者可行矫形手术,髋关节强直可行全髋关节置换术	

➢ **参考答案** 如下,详细答案参见 2019 版《国家临床执业及助理医师资格考试精选真题考点精析》。

1. B	2. A	3. B	4. C	5. B	昭昭老师提示： 关注官方微信,获得第一手考试资料。
6. D	7. B	—	—	—	

第 11 章　骨与关节结核

第 1 节　总 论

一、概 述

骨与关节结核是由结核杆菌侵入骨或关节而引起的破坏性病变。发病部位多数在负重大、活动多、容易发生劳损的骨或关节。最好发部位是脊柱,其次是髋、膝、足、肘、手等关节。

二、临床表现

1. 病史　自身肺结核或家庭结核病史。

2. 主要表现　起病缓慢,可有低热、倦息、盗汗、食欲减退和消瘦等症状。多为单发,浅表关节可见关节肿胀、积液及压痛。早期体检可无异常发现。随病变进展,病灶部位积聚大量的脓液、结核肉芽组织、死骨及干酪样坏死组织。由于无红、热等急性炎症反应表现,故结核性脓肿称为"寒性脓肿"。寒性脓肿出现时有助于骨关节结核的诊断。随着病变发展,骨关节和脊椎骨质破坏,关节活动进一步受限而出现畸形,脊柱结核多出现后凸畸形(驼背)。

三、辅助检查

ESR、CRP	疾病处于活动期时升高
结核菌素试验(PPD)	阳性,但感染早期或机体免疫力严重低下时可阴性
抗结核抗体检测	结核的快速辅助检查手段,敏感性不高
结核分枝杆菌 DNA 检测	敏感性高,特异性强
X 线检查	起病 6～8 周后可出现改变,软组织肿胀、骨质破坏等
CT	清楚显示病灶位置,周围可见软组织肿胀
MRI	有助于早期诊断

四、治 疗

1. 支持治疗　休息、加强营养等。

2. 抗结核药物治疗　注意复查肝功,避免肝损伤。

3. 手术治疗　脓肿切开引流、病灶清除术及其他手术治疗。

第2节 脊柱结核

一、概述

脊柱结核占全身骨关节结核的首位,其中以椎体结核占大多数,附件结核十分罕见。在整个脊柱中,腰椎活动度最大,腰椎结核发生率也最高,胸椎次之,颈椎更次之,而骶、尾椎结核则甚为罕见。

【例1】脊柱结核发生率最高的部位是
A. 腰椎　　B. 颈椎　　C. 胸椎　　D. 骶椎　　E. 尾椎

二、临床表现

1. 结核全身中毒症状　起病缓慢,有低热、疲倦、消瘦、盗汗、食欲缺乏与贫血等症状。儿童常有夜啼、呆滞或性情急躁等症状。

2. 局部症状　主要有疼痛、肌肉痉挛、神经功能障碍等。疼痛最先出现,颈椎结核可伴有神经根的刺激症状。胸椎结核脊柱后凸十分常见。腰椎结核患者从地上拾物时,不能弯腰,需挺腰、屈膝、屈髋下蹲才能取物,称为拾物试验阳性。

【例2】拾物试验阳性见于
A. 肩关节结核　　B. 腰椎结核　　C. 髋关节结核　　D. 膝关节结核　　E. 踝关节结核

【例3】与脊柱结核有关的体格检查方法是
A. 抽屉试验　　B. 直腿抬高试验　　C. "4"字试验　　D. 拾物试验　　E. 研磨试验

三、影像学检查

X线检查	①骨质破坏和椎间隙狭窄为主要表现; ②儿童中心型骨质破坏集中在椎体中央,侧位片显示清楚,出现椎体压缩呈楔状,前窄后宽; ③成人边缘型的骨质破坏主要集中在椎体上缘或下缘,表现为椎间隙狭窄,并累及邻近两个椎体; ④无骨质增生
CT检查	①可清晰显示病灶部位,骨质破坏的程度,以及有无空洞和死骨形成; ②对腰大肌脓肿有独特诊断价值
MRI检查	①在结核炎症浸润阶段即可显示异常信号,能清楚显示脊柱结核椎体骨炎,椎间盘破坏,椎旁脓肿及脊髓神经有无受压和变性; ②对脊柱结核具有早期诊断价值

【例4】成人脊柱结核最多见的X线表现是
A. 一般只影响单个椎体,椎间隙正常　　B. 椎体骨质密度增高,硬化,椎间隙变窄
C. 椎体骨质疏松,脊柱呈竹节样融合　　D. 椎体边缘破坏,椎间隙变窄,椎旁软组织阴影增宽
E. 一般影响多个椎体,椎体变形,椎间隙正常

【例5】成人脊椎结核和椎体肿瘤在X线上的主要鉴别点是观察
A. 椎体破坏的程度　　B. 椎体破坏的数目　　C. 椎旁软组织阴影的形态
D. 椎间隙是否变狭窄或消失　　E. 椎体骨质疏松的程度

【例6】女性患者,28岁。妊娠后期出现进行性背痛,下肢乏力,食欲减退。查体:第7胸椎轻度后凸,有叩痛。X线片示第6、7胸椎间隙变窄,椎旁软组织阴影膨隆,血沉60 mm/h。最可能的诊断是
A. 胸椎转移癌　　B. 胸椎结核　　C. 胸椎血管瘤
D. 化脓性脊椎炎　　E. 胸椎间盘脱出

【例7】诊断成人腰椎结核最可靠的依据是
A. 低热、盗汗、乏力、食欲缺乏　　B. 贫血、血沉增快
C. 腰痛、活动困难、棘突叩痛　　D. X线片示椎间隙窄,椎体边缘模糊
E. 结核菌素试验阳性

【例8】脊柱结核的主要X线表现是
A. 椎弓根骨质破坏和椎间隙正常　　B. 椎体骨质增生和椎间隙狭窄
C. 脊柱竹节样改变　　D. 椎体骨质破坏和椎间隙狭窄
E. 椎体骨质破坏和椎间隙增宽

【例9】女,38岁。低热2个月,左大腿根部肿物10天。查体:左腹股沟处可触及5 cm×5 cm质软、圆形

肿物,轻度压痛。B超示低回声肿物。腰椎X线示腰大肌阴影增宽,L_2、L_3椎体边缘骨质破坏,$L_{2～3}$椎间隙狭窄。首先应考虑的诊断是

A. 骨髓炎　　　B. 骨巨细胞瘤　　　C. 转移性骨肿瘤　　　D. 骨结核　　　E. 类风湿关节炎

四、治 疗

1. 全身治疗　支持治疗,抗结核治疗。

2. 局部治疗　矫形治疗,脓肿穿刺或引流等。

3. 手术治疗　原则是术前必须使用抗结核药物至少2周,一般4～6周以上,控制混合感染;术中彻底清除病灶,解除神经及脊髓压迫,重建脊柱稳定性;术后继续完成规范化疗全疗程。

【例10】男,35岁。腰背部疼痛3个月,伴乏力、盗汗。查体:双下肢感觉、运动功能正常。X线显示$L_{2～3}$椎间隙狭窄,腰大肌阴影增宽。最适宜的治疗方法是

A. 抗结核药物治疗　　　B. 局部注射抗炎药物　　　C. 腰背部理疗按摩
D. 加强腰背肌锻炼　　　E. 立即行病灶清除手术

第3节　髋关节结核

一、概　述

髋关节结核占全身骨与关节结核发病率的第三位,仅次于脊柱和膝关节结核,儿童多见,单侧性居多。

二、病　理

早期髋关节结核为单纯性滑膜结核或单纯性骨结核,以单纯性滑膜结核多见。单纯性骨结核的好发部位在股骨头边缘部分或髋臼的髂骨部分。

【例11】下列关于髋关节结核的叙述,错误的是

A. 儿童多见　　　　　　　　　B. 早期病变以单纯性骨结核多见
C. 可出现膝关节处疼痛　　　　D. 进行性关节间隙变窄为早期X线征象
E. "4"字征阳性

三、临床表现

1. 全身表现　起病缓慢,有低热、乏力、倦怠、食欲差、消瘦及贫血等全身症状。

2. 局部表现　多为单发,早期症状为疼痛,小儿表现为夜啼,后期腹股沟区会出现寒性脓肿。患侧肢体出现屈曲、外展、外旋畸形,随着病情的发展,髋关节即表现为屈曲、内收、内旋畸形,髋关节强直与下肢不等长最为常见。

四、体　征

"4"字试验	患者平卧于检查桌上,蜷其患肢,将外踝置于健侧髌骨上方,检查者用手下压其患侧膝部,若患髋出现疼痛而膝部不能接触桌面即为阳性
髋关节过伸试验	患儿俯卧位,检查者一手按住骨盆,另一手握住踝部,将下肢提起,直到骨盆开始离开桌面为止。同样检查对侧髋关节,两侧对比,可发现患侧髋关节在后伸时有抗拒感,因而后伸的范围不如健侧大,健侧可有10°后伸
托马斯征 (Thomas征)	用以检查髋关节有无屈曲畸形,方法如下:患者平卧于硬床上,检查者将其健侧髋骨、膝关节完全屈曲,使膝部靠住或尽可能贴近前胸,此时腰椎前凸完全消失而腰背平贴于床面,若患髋存在屈曲畸形,根据大腿与桌面所成的角度,可判断屈曲畸形的程度

【例12】对髋关节结核有诊断意义的检查是

A. 拾物试验　　　B. Mills征　　　C. Spurling试验　　　D. Dugas征　　　E. Thomas征

五、治　疗

1. 对症治疗　全身支持治疗,药物治疗等。

2. 手术治疗　单纯滑膜结核可在关节内注射抗结核药物,疗效不佳可行滑膜切除术,术后用皮肤牵引和"丁字鞋"功能位制动3周。部分病例病变已静止,髋关节出现纤维性强直,微小活动便可诱发疼痛,适宜做髋关节融合术。

➢ **参考答案**如下,详细答案参见 2019 版《国家临床执业及助理医师资格考试精选真题考点精析》。

1. A	2. B	3. D	4. D	5. D	6. B	
7. D	8. D	9. D	10. A	11. B	12. E	昭昭老师提示:关注官方微信,获得第一手考试资料。

第 12 章 骨肿瘤

➢ **2019 考试大纲**
①良、恶性骨肿瘤;②骨软骨瘤;③骨囊肿;④骨巨细胞瘤;⑤骨肉瘤;⑥转移性骨肿瘤。

➢ **考纲解析**
近 20 年的医师考试中,本章的考试重点是骨软骨瘤、骨巨细胞瘤、骨肉瘤的诊断、X 线表现和治疗,执业医师每年考查分数为 3～4 分,助理医师每年考查分数为 2～3 分。

第 1 节 总 论

原发性骨肿瘤中,良性比恶性多见,前者以骨软骨瘤或软骨瘤多见,后者以骨肉瘤和软骨肉瘤多见。骨肿瘤发病与年龄有关,如骨肉瘤多发生于青少年,骨巨细胞瘤多发生于成人。

一、分 类

良性骨肿瘤	骨瘤、骨样骨瘤、骨软骨瘤、软骨瘤
交界性骨肿瘤	骨巨细胞瘤
恶性骨肿瘤	骨肉瘤、软骨肉瘤、骨纤维肉瘤、尤文肉瘤、恶性淋巴瘤、骨髓瘤、脊索瘤等

昭昭老师速记:只要记住良性和交界性的,其余的都是恶性的。良性的肿瘤大家可以发现都有"骨瘤"两字,交界性肿瘤是骨巨细胞瘤,其余的都是恶性肿瘤。

二、临床表现

1. 一般表现

疼痛与压痛	疼痛是生长迅速的肿瘤最显著的症状
局部肿块和肿胀	①良性肿瘤表现为无痛性肿块; ②局部肿胀和肿块发展迅速见于恶性肿瘤
功能障碍和压迫症状	压迫相应的结构出现相应症状
病理性骨折	轻微外伤引起病理性骨折是某些骨肿瘤的首发症状

2. 良恶性肿瘤的鉴别

良性肿瘤	①一般无明显的临床表现,恶变或合并病理骨折疼痛可突然加重; ②一般无静脉怒张
恶性肿瘤	①局部有剧烈疼痛; ②明显静脉怒张

三、实验室检查

1. 检 查

指 标	常见疾病	昭昭速记
血清碱性磷酸酶升高	骨肉瘤、前列腺癌骨转移	"肉毒碱"需要很多"钱"
血清酸性磷酸酶升高	前列腺癌骨转移	数"钱(前)"数到手发"酸"
血钙	血钙升高,多见于溶骨性改变	骨头中的钙离子溶解出来

2. 影像学检查

X 线检查	①能反映骨与软组织的基本病变; ②良性肿瘤:膨胀性生长及向外生长;病灶呈单房性内有点状、环状、片状骨化影;周围可有硬化反应骨,通常无骨膜反应; ③恶性肿瘤:病灶多不规则,呈虫蛀样或筛孔样,密度不均,界限不清;可有骨膜反应
CT 和 MRI 检查	为确定肿瘤的性质提供依据,帮助制定手术方案和评估治疗效果
ECT 检查	可明确病变范围,早期发现骨转移瘤,但特异性不高,不能作为诊断依据
DSA 检查	可显示肿瘤血供情况

四、外科分期

1. **分级** 外科分期是将外科分级(G)、肿瘤解剖定位(T)和区域性或远处转移(M)结合起来,综合评价。
2. **肿瘤解剖定位 T** 是指肿瘤侵袭范围:T_0 为囊内,T_1 为间室内,T_2 为间室外。
3. **转移** 是指肿瘤区域或者远处发现转移病灶:M_0 为无转移,M_1 为有转移。

五、治 疗

手术治疗应按外科分期来选择手术界限和方法,尽量达到既能切除肿瘤,又可保全肢体的目的。

良性骨肿瘤的外科治疗	刮除植骨术、外生性骨肿瘤切除
恶性骨肿瘤的外科治疗	保肢手术和截肢手术

第2节 良性肿瘤、交界性肿瘤和恶性肿瘤

一、良性肿瘤、交界性肿瘤和恶性肿瘤

	良性肿瘤	交界性肿瘤	恶性肿瘤
常见肿瘤	骨软骨瘤	骨巨细胞瘤	骨肉瘤
发病部位	长骨干骺端	长骨干骺端和椎体	股骨远端、胫骨近端和肱骨近端的干骺端
好发年龄	青少年	20~40岁,女性略多	青少年
表现	①无症状,生长缓慢; ②无意中发现	①疼痛、肿胀; ②乒乓球样感觉	①持续性疼痛、夜间痛; ②局部肿块,关节活动受限,皮温升高,静脉怒张
X线表现	干骺端向外的骨性突起,表面为软骨帽	①骨端偏心位、溶骨性、囊性破坏,无骨膜反应,膨胀性生长、骨皮质变薄; ②肥皂泡样、乒乓球样改变	不同形态的骨质破坏,骨膜反应明显,呈侵袭性发展,Codman三角或日光射线形态
治疗	①保守、观察; ②压迫神经血管,需要手术	以手术切除为主:刮除病灶+植骨术	术前化疗→根治性切除(选择保肢或截肢)→术后化疗

【例1】男性,22岁。右膝内侧肿块5枚,生长缓慢,无明显疼痛。X线片显示股骨下端内侧干骺端杵状肿块,边缘清楚。应首先考虑的是
 A. 骨肉瘤　　　　　　　　B. 骨巨细胞瘤　　　　　　　C. 软骨肉瘤
 D. 骨软骨瘤　　　　　　　E. 骨样骨瘤

【例2】关于骨软骨瘤临床表现的叙述,正确的是
 A. 一般无症状,生长缓慢的骨性突起　B. 肿物与周围界限不清　C. X线检查可见骨膜反应
 D. 肿胀明显,皮肤有静脉怒张　　　　E. 生长较快,伴明显疼痛

【例3】40岁男性,股骨下端疼痛,膝关节活动轻微受限。查体:股骨下端偏外侧局限性隆起,压痛。皮温略高。X片:股骨外侧髁可见偏心性生长的骨吸收病灶,皮质向外膨隆,变薄,无骨膜反应。诊断为
 A. 骨纤维异常增殖症　　　B. 骨巨细胞瘤　　　　　　　C. 嗜酸性肉芽肿
 D. 内生软骨瘤　　　　　　E. 骨囊肿

例4~5 共用题干

女性,25岁。左膝外上方逐渐隆起包块伴酸痛半年。X线片提示左股骨下端外侧有一病灶,边缘膨胀,中央有肥皂泡样改变,无明显的骨膜反应。

【例4】其诊断考虑为
 A. 骨纤维异常增殖症　B. 骨髓瘤　C. 骨肉瘤　　　D. 骨巨细胞瘤　　E. 骨囊肿

【例5】确立诊断,最有力的检查方法是
 A. 外周血中碱性磷酸酶检测　　　B. 局部穿刺活组织检查　　　C. CT检查
 D. 核素骨扫描　　　　　　　　　E. 外周血白细胞计数和分类

【例6】骨肉瘤X线片可见病变
 A. 发生在骨端　　　　　　　B. 短管状骨多见　　　　　　C. 可见"日光照射"现象
 D. 可为膨胀性生长　　　　　E. 与正常组织界限清楚

例 7~8 共用选项
  A. 骨囊肿　　　　　　　　　　B. 骨巨细胞瘤　　　　　　　　C. 骨软骨瘤
  D. 骨肉瘤　　　　　　　　　　E. 骨纤维异常增殖症
【例 7】X 线显示日光放射状骨膜反应的疾病是
【例 8】X 线显示干骺端圆形边界清楚的透亮区,骨皮质变薄,无骨膜反应的疾病是

例 9~10 共用选项
  A. 葱皮样骨膜反应　　　　　　B. 骨质破坏,死骨形成　　　　　C. 日光放射状骨膜反应
  D. 肥皂泡样骨质改变　　　　　E. 干骺端圆形边界清楚的溶骨型病灶
【例 9】骨巨细胞瘤的典型 X 线表现是
【例 10】骨肉瘤的典型表现是

例 11~12 共用题干
　　男性,18 岁。右大腿下端肿胀,疼痛伴消瘦、乏力 2 个月。查体:右膝上肿胀,皮肤静脉怒张。X 线片见右股骨下端骨质破坏,可见 Codman 三角。
【例 11】首先考虑的诊断是
  A. 骨结核　　B. 骨肉瘤　　C. 骨软骨瘤　　D. 骨巨细胞瘤　　E. 慢性骨髓炎
【例 12】最佳治疗方案应选择
  A. 刮除植骨　　　　　　　　　B. 抗结核治疗　　　　　　　　C. 术前化疗加保肢术
  D. 抗感染治疗　　　　　　　　E. 消肿镇痛治疗
【例 13】男性,19 岁。9 个月前开始右上臂肿胀、疼痛,诊断为右肱骨上端骨肉瘤。首选的治疗方案是
  A. 化疗　　　　　　　　　　　B. 化疗加放疗　　　　　　　　C. 左肩关节离断术
  D. 肿瘤刮除术　　　　　　　　E. 术前化疗加根治性手术和术后放疗

例 14~16 共用题干
　　男性,12 岁。1 个月前无明显诱因出现左胫骨近端肿痛,逐渐加重,皮肤表面静脉怒张,皮温增高。X 线片见左胫骨近端呈溶骨性破坏,伴有骨膜日光放射性表现。
【例 14】确定该病的检查方法是
  A. CT　　　　B. MRI　　　　C. 组织活检　　　　D. B 超　　　　E. 核素扫描
【例 15】最可能的诊断是
  A. 骨囊肿　　B. 骨巨细胞瘤　　C. 骨髓炎　　D. 骨肉瘤　　E. 骨结核
【例 16】最适宜的治疗方法是
  A. 刮除植骨　　B. 对症治疗　　C. 单纯截肢术　　D. 放疗　　E. 化疗+保肢治疗

二、骨囊肿

骨囊肿是一种发生于髓内、通常是单腔的、囊肿样局限性瘤样病损,囊肿腔内含有浆液或血清样液体。

1. 临床表现　常见于儿童和青少年,好发于长管状骨干骺端,依次为肱骨近段、股骨近端、胫骨近端和桡骨远端。多数无明显症状,有时局部有隐痛或肢体局部肿胀。绝大多数病人在发生病理骨折后就诊。

2. 检　查　X 线表现为干骺端圆形或椭圆形界限清楚的溶骨性病灶,骨皮质不同程度膨胀变薄,无硬化性边缘,无骨膜反应,单房或多房性,经常毗邻骨骺生长板,但不越过生长板。

3. 治　疗
　　(1) 单纯性骨囊肿的标准治疗　为病灶刮除+自体或异体骨移植填充缺损。
　　(2) 其他治疗　对于患儿年龄小(<14 岁),病灶紧邻骨骺,术中可能损伤骨骺,且术后局部复发率高者,应慎选手术治疗。用甲泼尼龙注入囊腔有一定疗效。

三、尤因肉瘤(Ewing 瘤,尤文肉瘤)

尤因肉瘤是一种表现为各种不同程度神经外胚层分化的圆形细胞肉瘤,以小圆细胞含糖原为特征。

1. 临床表现
　　(1) 发病人群　好发于儿童,多见于长骨骨干、骨盆和肩胛骨。
　　(2) 主要症状　局部疼痛、肿胀,并进行性加重。常伴低热、白细胞增高和血沉加快。

2. 检　查　X 线表现的常见特征是长骨骨干或扁骨发生较广泛的浸润性骨破坏,表现为虫蛀样溶骨改变,界限不清,外有骨膜反应,呈板层状或葱皮状现象。

3. 治 疗 尤因肉瘤对放射治疗极为敏感,小剂量放疗能使肿瘤迅速缩小,局部疼痛明显减轻。但由于该肿瘤易早期转移,所以单纯放疗远期疗效差。化疗也很有效,但预后仍差。现多采用放疗+化疗+手术的综合治疗。

四、转移性骨肿瘤

1. 概 念 转移性骨肿瘤是指原发于骨外器官或组织的恶性肿瘤,经血行或淋巴转移至骨骼并继续生长,形成子瘤。

2. 临床表现

(1)发病人群 常见于中老年人,以40～60岁的年龄段居多。好发部位为躯干骨(脊椎),常发生骨转移的肿瘤依次为乳腺癌＞前列腺癌＞肺癌＞肾癌＞膀胱癌＞甲状腺癌等。

(2)主要症状 主要症状是疼痛、肿胀、病理性骨折和脊髓压迫,以疼痛最为常见。

3. 放射检查

X线	可表现为溶骨性(如甲状腺癌和肾癌)、成骨性(如前列腺癌)和混合型的骨质破坏,以溶骨性为多见,病理性骨折常见
骨扫描	检测转移性骨肿瘤的敏感方法

4. 检 查

(1)血钙 溶骨性骨转移时,血钙升高。

(2)碱性磷酸酶和酸性磷酸酶 成骨性骨转移时,血清碱性磷酸酶升高。前列腺癌骨转移时,血清酸性磷酸酶升高。

5. 治 疗 转移性骨肿瘤的治疗通常是姑息性的。应采取积极态度,以延长寿命、解除症状、改善生活质量为目的。治疗时需针对原发癌和转移瘤进行治疗,采用化疗、放疗和内分泌治疗。

【例17】女性,36岁。右股骨上端疼痛20天。查体:右股骨上端肿胀,压痛,右髋关节活动受限。X片:右股骨颈及转子下溶骨性骨破坏。3年前患乳癌,施乳癌根治术,局部无复发。最可能的诊断是
A. 骨肉瘤　　　B. 软骨肉瘤　　　C. 纤维肉瘤　　　D. 骨巨细胞瘤　　　E. 乳癌骨转移

【例18】拟检查其他部位的骨骼是否有并存病灶,最重要的检查项目是
A. CT　　　B. 全身核素骨扫描　C. MRI　　　D. X线断层摄影　　E. 骨髓穿刺

▶ **昭昭老师总结:运动系统——常考的一些骨肿瘤的X线表现**

骨肿瘤	X线表现	昭昭老师速记
骨囊肿	骺端椭圆形透亮区	囊肿是良性的,囊肿是"椭圆形"
动脉瘤样骨囊肿	搏动样的干骺端椭圆形透亮区	"动脉"—"搏动"
尤文肉瘤	葱皮样改变	考过后就吃"鱿"鱼炒大"葱"
骨纤维增生不良	毛玻璃样改变	"不""毛"之地

▶ **参考答案**如下,详细答案参见2019版《国家临床执业及助理医师资格考试精选真题考点精析》。

1. D	2. A	3. B	4. D	5. B	
6. C	7. D	8. A	9. D	10. C	昭昭老师提示:
11. B	12. C	13. E	14. C	15. D	关注官方微信,获得第一手考试资料。
16. E	17. E	18. B	—		

第九篇　其　他

学习导图

章 序	章 名	内　容	所占分数	
			执业医师	助理医师
1	围术期处理	术前准备	3分	2分
		术后处理		
		术后并发症		
2	外科患者的营养代谢	概述	3分	2分
		肠内营养		
		肠外营养		
3	外科感染	概述	5分	3分
		软组织的急性化脓性感染		
		全身化脓性感染		
		有芽孢厌氧菌感染		
		抗菌药合理应用的原则		
4	创伤和战伤	火器伤	1分	1分
		战伤		
5	烧伤	烧伤	3分	1分
6	乳腺疾病	概述	3分	1分
		急性乳腺炎		
		乳腺囊性增生病		
		乳腺癌		
7	中毒	概述	3分	2分
		有机磷中毒		
		CO中毒		
		镇静催眠药中毒		
		亚硝酸盐中毒		
		急性毒品中毒		
8	中暑	中暑	1分	1分

复习策略

　　本系统在医师资格考试中所占比例中等,考试分数在执业医师每年有20分左右,执业助理医师10分左右。各章节间的内容关联性较小,基本属于大外科的知识点,难度相对较低。考生应重点把握糖尿病、高血压患者的术前准备,各类感染的特点,肠外营养的并发症,创伤和战伤的治疗,烧伤范围、深度、程度及补液的识别和计算,以及有机磷和CO中毒的诊断、表现和治疗等。其中肠外营养的补液治疗及烧伤补液是难点,需重点理解并掌握。

第1章　围术期处理

> **2019 考试大纲**

　　①术前准备;②术后处理;③术后主要并发症。

考纲解析

近 20 年的医师考试中，本章的考试重点是术前准备、术后处理、术后主要并发症的概念及处理，执业医师每年考查分数为 2～3 分，助理医师每年考查分数为 1～2 分。

第 1 节 术前准备

一、术前准备的目的和分类

1. 目 的 围术期处理的目的是为了病人手术顺利做准备并促进术后尽快康复。

2. 分 类

分 类	特 点	昭昭老师速记
急症手术	肝、脾破裂，绞窄性肠梗阻及急性阑尾炎等	等不了，赶紧做，要死人
限期手术	各种恶性肿瘤根除术	尽快做，不做就转移了
择期手术	良性肿瘤切除术、胃大部切除术和甲状腺大部切除术及腹股沟疝修补术	不着急，慢慢做，死不了

二、术前准备

1. 心理准备 病人术前难免有恐惧、紧张及焦虑等情绪，或对手术与预后有多种顾虑。医务人员应从关怀、鼓励的角度出发，就病情、施行手术的必要性、可能取得的效果、手术的风险性及可能的并发症，以恰当的言语和安慰的口气对病人作适度的解释，使病人能以积极的心态配合手术和术后治疗。

2. 生理准备 调整病人的生理状态，使病人能在较好的状态下安全度过手术和术后治疗过程。

禁食、水	术前 8～12 小时禁食、4 小时禁水，以防麻醉或手术过程中引起呕吐而出现窒息或吸入性肺炎
备皮	患者在术前一晚洗澡，手术区域在手术开始前进行备皮
胃肠道手术	术前 1～2 天进流质饮食，有幽门梗阻的患者，需要术前洗胃
一般胃肠道准备	术前 1 天酌情行肥皂水灌肠
结肠或直肠手术	酌情术前 1 天及手术当天清晨行肥皂水灌肠，并于术前 2～3 天开始进流食，口服肠道抑菌药物，减少感染机会
预防感染	预防性抗生素的给药方法： ①术前 0.5～2 h 或麻醉开始时首次给药；手术时间＞3 h 或失血量＞1 500 mL，术中可给予第二剂； ②总预防用药时间不超过 24 h，个别情况可延长至 48 h
吸烟	术前 2 周应停止吸烟

【例 1】手术患者术前 12 小时禁食、4 小时禁水是为了
A. 减少术后感染　　　　B. 防止术后腹胀　　　　C. 防止吻合口瘘
D. 防止术后伤口裂开　　E. 防止麻醉或术中呕吐

【例 2】女，25 岁。因甲状腺肿大导致呼吸困难，欲行手术治疗。术前禁食时间是
A. 4 小时　　B. 6 小时　　C. 8 小时　　D. 12 小时　　E. 24 小时

【例 3】手术前不需预防性使用抗生素的是
A. 先天性心脏病手术　　B. 乳腺癌根治术　　C. 肾移植术
D. 甲状腺腺瘤切除术　　E. 无张力疝修补术

三、特殊准备

1. 营养不良 血浆白蛋白＜30 g/L 或转铁蛋白＜0.15 g/L，术前应行营养支持以纠正营养不良。

2. 脑血管病 近期有脑卒中病史的患者，择期手术应至少推迟 2 周，最好 6 周。（昭昭老师速记："脑""瘤(6)"。）

3. 心血管病

高血压	①血压＜160/100 mmHg 时可以手术，术前不用降压药； ②血压＞180/100 mmHg 时，必须使用降压药； （昭昭老师提示：血压不能降到正常，否则术中容易出现低血压）

心脏病	①急性心肌炎患者手术耐受力最差； ②急性心梗6个月内不能手术； ③心衰控制3～4周可以手术 (昭昭老师提示：心衰病情较轻3周就可以了，心梗的很危险，需要等半年)

【例4】若对急性心肌梗死患者行其他疾病的择期手术,最早应在心肌梗死后
A. 2周　　　　B. 2个月　　　　C. 6个月　　　　D. 3个月　　　　E. 1个月

【例5】对心力衰竭患者行择期手术,至少待心衰控制以后
A. <1周　　　B. 1～2周　　　C. 3～4周　　　D. 5～6周　　　E. >6周

【例6】成人术前需要应用降压药的血压(mmHg)指标是超过
A. 130/90　　B. 140/90　　　C. 150/100　　　D. 160/100　　　E. 170/110

【例7】女性,58岁。因胃溃疡,欲行胃大部切除术。术前检查发现血压160/100 mmHg,中度贫血,消瘦。术前准备不是必要的项目是
A. 纠正贫血　　　　B. 改善营养状态　　　　C. 检测肝功能
D. 血压降至正常　　E. 血生化检查

【例8】心脏病患者手术耐受力最差的类型是
A. 房室传导阻滞　　　　B. 风湿性心脏病　　　　C. 高血压心脏病
D. 急性心肌炎　　　　　E. 冠状动脉粥样硬化型心脏病

4. 糖尿病

口服降糖药	①服用的如果是短效降糖药物,在术前清晨停药即可； ②服用的如果是长效降糖药物如氯磺丙脲,应在术前2～3天停药； ③手术日晨停用胰岛素；(昭昭老师提示：短效的当天停；长效的提前停) ④术前仅靠饮食控制,不必特殊处理
目的	将患者血糖稳定于轻度升高状态(5.6～11.2 mmol/L) (昭昭老师提示：血糖不要降到正常,降到正常容易导致低血糖)

【例9】多器官疾病术前准备不正确的是
A. 心力衰竭需控制3～4周
B. 经常发作哮喘的患者,术前可口服地塞米松
C. 肝功能严重损害的患者,一般不宜行任何手术
D. 肾功能不全的患者,在有效透析疗法支持下,可耐受手术
E. 糖尿病患者术前应将血糖控制到正常

【例10】男,49岁,拟行甲状腺根治术。既往有2型糖尿病病史10余年,平素糖尿病饮食,长期口服短效降糖药控制血糖。术前正确的处理措施是
A. 提前1天改服长效降糖药物　　　B. 提前3天换用普通胰岛素
C. 提前1周换用普通胰岛素　　　　D. 服用降糖药物至手术前一天晚上
E. 术中皮下注射胰岛素

【例11】重症糖尿病患者施行择期手术前,血糖和尿糖应控制在
A. 血糖5.6～11.2 mmol/L,尿糖(＋～＋＋)　　B. 血糖5.6 mmol/L以下,尿糖阴性
C. 血糖11.2 mmol/L以下,尿糖阴性　　　　　D. 血糖小于5.6 mmol/L,尿糖(＋)
E. 血糖大于11.2 mmol/L,尿糖(＋)

5. 凝血障碍

阿司匹林	术前7天停用,否则导致术中出血
血小板	血小板<50×10⁹/L时,建议输血小板；神经系统手术,血小板的临界点不小于100×10⁹/L

6. 肺功能障碍　危险因素包括慢阻肺、吸烟、年老、肥胖、急性呼吸系统感染。对于高危病人,术前肺功能检查具有重要意义；第1秒最大呼气量(FEV_1)<2 L时,可能发生呼吸困难；FEV_1%<50%时,提示重度肺功能不全,可能需要术后机械通气和特殊监护。病人每天吸烟超过10支时,停止吸烟极为重要。急性呼吸道感染者,择期手术应推迟至治愈后1～2周。

7. 肾疾病 急性肾衰竭的危险因素包括：术前血尿素氮和肌酐升高、充血性心衰、老年、术中低血压、夹闭腹主动脉、脓毒症、使用肾毒性药物（如氨基糖苷类、放射性造影剂）等。术前准备应最大限度地改善肾功能。如需透析治疗，应在计划手术 24 小时以内进行。

第 2 节　术后处理

一、常规处理与监测

1. 术后医嘱需书写的医疗文书 包括诊断、施行的手术、监测方法、治疗措施等。

2. 监测 应常规监测生命体征，如体温、脉率、血压、呼吸频率、尿量，记录 24 小时出入量。有心肺疾病、心肌梗死危险的病人，还应监测中心静脉压、肺动脉楔压、心电监测等。

3. 静脉输液 术后输液的量、成分和速度，取决于手术大小、病人器官功能状态和疾病严重程度。

4. 引流管 要记录引流管的种类、吸引的压力、灌洗液及次数。要经常观察引流管有无脱落、阻塞、扭曲及引流物的性质、颜色和数量。

二、饮食

1. 非腹部手术 小手术不引起或很少引起全身反应者，手术后即可进食。大手术需待 2~4 日才可进食。局麻下施行手术者，如无任何不适或反应，手术后即可给予饮食。椎管内麻醉在 3~4 小时后，可进饮食。全身麻醉者，应在麻醉清醒，恶心、呕吐反应消失后，方能进食。

2. 腹部手术 胃肠道手术后，1~2 日禁食；3~4 日肠功能恢复、肛门排气后进流质饮食；5~6 日进半流质饮食；7~9 日恢复普通饮食。

三、术后体位

类型	体位	昭昭老师速记
头颅手术	15°~30°头高脚低位或斜坡卧位	增加回心血量
颈、胸部手术	高半坐位卧式	利于呼吸和引流
腹部手术	低半坐位卧式或斜坡卧位	减少腹部张力
脊柱手术	仰卧位或俯卧位	避免伤口受压
休克	下肢抬高 15°~20°，头部躯干抬高 20°~30°	利于血液回流
肥胖患者	侧卧位	利于呼吸静脉回流

①全身麻醉未清醒的患者，均应平卧，头偏向一侧；
②蛛网膜下腔麻醉的患者，应平卧或头低卧位 12 小时，以防止因脑脊液外渗导致头痛

【例 12】蛛网膜下腔麻醉术后 12 小时内应采取的体位是
A. 俯卧位　　B. 头高脚低位　　C. 平卧位　　D. 侧卧位　　E. 半卧位

【例 13】全麻术后处置措施中，错误的是
A. 仰卧头低位　B. 吸氧　　C. 监测心电　　D. 观察切口　　E. 观察引流管

【例 14】腹部手术后多采取
A. 平卧位　　B. 侧卧位　　C. 俯卧位　　D. 高坡卧位　　E. 低半坐位

【例 15】行颈、胸手术后，患者应采取的体位是
A. 平卧位　　　　　　B. 侧卧位　　　　　　C. 高坡卧位
D. 低半坐位　　　　　E. 15°~30°头高脚低斜坡卧位

四、各种不适的处理

1. 疼痛 ①麻醉作用消失后，切口受到刺激会出现疼痛。术后疼痛可引起呼吸、循环、胃肠道、骨骼肌功能变化，甚至引起并发症。②处理：有效的止痛会改善大手术的预后，常用的麻醉类镇痛药有吗啡、哌替啶、芬太尼。③及早停用镇痛剂有利于胃肠动力的恢复；硬膜外阻滞可留置导管数日，连接镇痛泵以缓解疼痛，特别适合下腹部手术或下肢手术的病人。

2. 呃逆 其原因可能是神经中枢或膈肌直接受刺激引起。实施上腹部手术后，如果出现顽固性呃逆，要特别警惕膈下积液或感染之可能。此时，应做 B 超、X 线摄片、CT 检查，一旦明确有膈下积液或感染，需要及时处理。

五、胃肠道

1. 剖腹手术后胃肠道 胃肠道蠕动减弱，麻醉、手术对小肠蠕动影响很小，胃蠕动恢复较慢，右半结肠需48小时，左半结肠需72小时。胃和空肠手术后，上消化道推进功能的恢复需2～3天。

2. 术后有显著肠梗阻、急性胃扩张的病人 应插鼻胃管、连接负压吸引，并留置2～3天，直到正常的胃肠功能恢复(可闻及肠鸣音或已排气)。

3. 造口的患者 空肠造口的营养管可在术后第2天滴入营养液。造口管需在术后3周方可拔除。

六、活 动

1. 术后早期活动 手术后，如果镇痛效果良好，原则上应早期床上活动，争取短期内下床活动。早期活动有利于增加肺活量，减少肺部并发症，改善全身血液循环，促进切口愈合，减少因静脉血流缓慢并发深静脉血栓形成的发生率。此外，尚有利于肠道蠕动和膀胱收缩功能的恢复，从而减少腹胀和尿潴留的发生。

2. 不宜早期活动 有休克、心力衰竭、严重感染、出血、极度衰弱者，不宜早期活动。

七、外科引流

1. 概 念 外科引流是指将组织裂隙、体腔等部位的液体引离原处和排出体外的方法。引流可将感染性液体(脓液)和非感染性液体(渗血、渗液、血液、组织液等)引出体腔，用于治疗吻合口瘘等，如十二指肠残端瘘的治疗。

2. 观察项目 应详细记录引流管的种类、吸引的压力、灌洗液及次数；要经常检查放置的引流物有无脱落、阻塞、扭曲及引流物的性质、颜色和数量等情况。

3. 引流管的拔管时间 乳胶片在术后1～2天；烟卷引流3天内；T形管14天；胃肠减压管在肛门排气后。

【例16】手术后乳胶片引流拔除时间一般在术后
A. 1～2天　　B. 3天　　C. 4天　　D. 5天　　E. 5天以后

【例17】下列各种引流管，不正确的处理是
A. 要注意观察各种引流管是否通畅　　B. 详细记录引流液的色泽和容量
C. 留置胆管内的"T"形管可在术后1周拔除　　D. 胃肠功能恢复后可将胃肠减压管拔除
E. 腹腔烟卷引流一般在术后24～72小时拔除

八、活 动

原则上应早期床上活动，争取短期内下床活动。早期起床活动，应根据患者的耐受程度，逐步增加活动量。

【例18】腹部手术后，原则上鼓励早期活动的理由不包括
A. 促进切口愈合　　B. 改善全身血液循环　　C. 减少深静脉血栓形成
D. 减少肺部并发症　　E. 减少腹腔感染

九、拆线时间

昭昭老师速记：被别人打了，"死死""捂"住自己的"头和脸"，速记为：45脸，然后依次往下增加，67会阴下腹部，79上腹胸部，1012为四肢，减张切口是14！

头、面、颈部	4～5天	四肢	10～12天
下腹及会阴部	6～7天	减张切口	14天
上腹部、背部和臀	7～9天	电刀切口	推迟1～2天

【例19】上腹部手术的拆线日期是
A. 4～5天　　B. 6～7天　　C. 7～10天　　D. 10～12天　　E. 14天

【例20】颈部术后拆线时间一般在术后
A. 第11天　　B. 第14天　　C. 第5天　　D. 第7天　　E. 第9天

十、拆除缝线时切口愈合的分类

1. 切口分级

清洁切口 （Ⅰ类切口）	①无菌切口； ②甲状腺大部切除术(昭昭老师速记：完全没有污染的切口)

可能污染切口 （Ⅱ类切口）	①手术时可能带有污染的缝合切口； ②胃大部切除术，皮肤不容易彻底消毒的部位； ③6小时内的伤口经过清创缝合； ④新缝合的伤口再度切开者（昭昭老师速记：如甲状腺手术切口再次切开）
污染切口 （Ⅲ类切口）	①邻近感染区或组织直接暴露于污染或感染的切口； ②阑尾穿孔的阑尾切除术、肠梗阻坏死肠管切除手术等

2. 愈合等级（昭昭老师提示：如果化脓的伤口，再次愈合以后，此称为：丙级愈合）

愈合等级	表示	切口特点	昭昭老师速记
甲级愈合	以"甲"表示	愈合优良，无不良反应	跟以前一样，啥都好
乙级愈合	以"乙"表示	愈合处有炎症反应，如红肿、硬结、血肿、积液	就是伤口不好，但是一定没有脓液
丙级愈合	以"丙"表示	切口化脓，需要做切口引流	一定有脓

【例21】 下列表现属于Ⅱ/乙切口的是
A. 清洁切口/愈合良好，无不良反应
B. 清洁伤口/愈合处有炎症，但未化脓
C. 可能污染切口/愈合处有炎症，但未化脓
D. 可能污染切口/愈合良好，无不良反应
E. 污染切口/切口已化脓，需切开引流

【例22】 女，32岁。右侧乳腺纤维腺瘤切除术后1小时。切口处不断有新鲜血渗出，再次手术止血重新缝合伤口。术后换药见切口稍有红肿，局部可触及硬结，术后第7天顺利拆除缝线。则此切口愈合情况为
A. Ⅱ/乙　　B. Ⅲ/乙　　C. Ⅰ/甲　　D. Ⅰ/乙　　E. Ⅱ/甲

【例23】 女，30岁。化脓性阑尾炎术后1周。切口红肿、硬结，但拆线后未见脓性分泌物。切口愈合类型应记为
A. Ⅱ/乙　　B. Ⅱ/丙　　C. Ⅲ/甲　　D. Ⅲ/乙　　E. Ⅲ/丙

【例24】 乳腺纤维腺瘤切除术后，切口红肿有积液，穿刺抽吸后愈合。其切口分类记为
A. Ⅰ/甲　　B. Ⅰ/乙　　C. Ⅱ/乙　　D. Ⅱ/丙　　E. Ⅲ/丙

第3节　术后并发症

一、术后出血

腹腔内出血	腹腔手术后24小时之内出现休克应考虑有内出血
胸腔内出血	胸腔手术后从胸腔引流管内每小时引流出的血液量持续>100 mL

二、术后发热与低体温

发热	术后发热是术后最常见的并发症，不一定表示伴发感染
非感染性发热	手术时间过长（>2小时）、广泛组织损伤、术中输血、药物过敏、麻醉剂等引起的肝中毒等。如果体温不超过38 ℃，可不予处理

三、呼吸系统并发症

肺膨胀不全	最常发生在术后48小时之内，多见于上腹部手术
术后肺炎	咳嗽和咳出浓痰，白细胞增加，胸部X线检查有渗出病变
肺脂肪栓塞	突发呼吸困难、胸痛、咯血、晕厥、顽固性低氧血症

【例25】 预防术后肺不张最主要的措施是
A. 应用大量抗生素
B. 蒸气吸入
C. 多翻身，多做深呼吸，鼓励咳嗽
D. 应用祛痰药物
E. 氧气吸入

四、切口的并发症

伤口血肿、积血	最常见的并发症，几乎都归咎于止血技术的缺陷 （昭昭老师速记：伤口早期出血归咎于术中止血不彻底）

切口裂开	病因包括营养不良、切口缝合技术缺陷、腹腔内压力突然增高,如咳嗽或严重腹胀,切口裂开多发生在术后1周之内 (昭昭老师速记:7天以内伤口有淡红色液体流出就是伤口裂开)
切口感染	局部红、肿、热、痛,常见的病原菌为葡萄球菌和链球菌

【例26】女,56岁。行胃癌根治术后6天。咳嗽后腹部正中伤口内有多量淡红色液体流出。最可能出现的情况是
　　A. 切口下异物　　B. 切口皮下积液　　C. 切口裂开　　D. 切口感染　　E. 切口内血肿

五、泌尿系统并发症

尿潴留	尿潴留时间过长,导尿时尿量>500 mL者,应留置导尿管1～2天 (昭昭老师速记:尿量多,导尿后,因为膀胱逼尿肌尚未恢复,如果立即拔出尿管,又可能会导致尿潴留)
泌尿系统感染	下泌尿道感染是最常见的获得性医院内感染

【例27】男性,45岁。外伤致骨盆骨折、会阴部撕裂伤,术后尿潴留,烦躁不安。最佳处理方法是
　　A. 肌注安定10 mg　　B. 下腹部热敷　　C. 口服镇痛药　　D. 静注卡巴胆碱　　E. 留置导尿管

▶ **参考答案**如下,详细答案参见2019版《国家临床执业及助理医师资格考试精选真题考点精析》。

1. E	2. D	3. D	4. C	5. C	6. D	7. D	8. D	9. E	昭昭老师提示:
10. D	11. A	12. C	13. A	14. E	15. C	16. A	17. C	18. E	关注官方微信,获得第一手考试资料。
19. C	20. C	21. C	22. A	23. D	24. B	25. C	26. D	27. E	

第2章　外科患者的营养代谢

▶ **2019考试大纲**
　　①概述;②肠内营养;③肠外营养。

▶ **考纲解析**
　　近20年的医师考试中,本章的考试重点是肠内营养和肠外营养的适应症及并发症,执业医师每年考查分数为2~3分,助理医师每年考查分数为1~2分。

第1节　概　述

一、机体能量代谢

1. 正常情况下的物质代谢　人体能量的物质来源是食物,当人类消化、利用碳水化合物、蛋白质和脂肪时,可产生能量或以能量形式储存。机体需每日不断地从所摄入的食物或储存的物质中进行能量转换,产生热量和机械做功,以维持机体正常的生命活动。

(1) 碳水化合物的主要功能是提供能量,同时也是细胞结构的重要成分之一。正常情况下,维持机体正常功能所需的能量中,55%~65%由碳水化合物供给。人体大脑、神经组织等则完全依赖葡萄糖氧化供能。

(2) 蛋白质是构成生物体的重要组成成分,在生命活动中起着极其重要的作用。蛋白质的主要生理功能是参与构成各种细胞组织,维持细胞组织的生长、更新和修复,参与多种重要的生理功能和氧化供能。

(3) 脂肪的主要功能是提供能量、构成身体组织、供给必需脂肪酸并携带脂溶性维生素。

2. 机体能量消耗组成、测定及计算　机体每日的能量消耗包括基础能量消耗(BEE)(或静息能量消耗、REE)、食物的生热效应、兼性生热作用和活动的生热效应几个部分,其中基础能量消耗在每日总能量消耗所占比例最大(60%~70%),是机体维持正常生理功能和内环境稳定等活动所消耗的能量。

3. 机体能量需要量的确定　在许多情况下,机体能量消耗值并不等于实际能力需要量,而且不同病人的能量消耗与能量利用效率之间的关系也不同。

体重指数	推荐的能量摄入量	昭昭老师速记
BMI<30	20~25 kcal/(kg·d)	一般人是20,25
BMI≥30	正常需要量的70%~80%	胖了就少一点,一般数值的70%~80%

4. 创伤、感染状态下机体代谢改变

（1）静息能量消耗（REE）的变化

临床情况	能量变化
择期性手术	静息能量消耗（REE）增加约 10%左右
创伤、感染时	静息能量消耗（REE）增加 20%～30%
大面积烧伤	静息能量消耗（REE）增加 50%～100%

【例1】正常成人热量的基本需要量是
A. 30 kcal/(kg·d)　　　　B. 35 kcal/(kg·d)　　　　C. 20 kcal/(kg·d)
D. 25 kcal/(kg·d)　　　　E. 15 kcal/(kg·d)

【例2】女，60岁。身高170 cm，体重65 kg。每天所需基本热量约为
A. 2 900 kcal　　B. 2 200 kcal　　C. 1 200 kcal　　D. 1 600 kcal　　E. 1 000 kcal

【例3】女，39岁。因胆囊结石行胆囊切除术后1天，静息能量消耗（REE）比正常约增加
A. 30%　　B. 50%　　C. 5%　　D. 10%　　E. 20%

【例4】严重感染时患者基础能量消耗是
A. 20～24 kcal/(kg·d)　　　　B. 25～29 kcal/(kg·d)　　　　C. 30～35 kcal/(kg·d)
D. 36～40 kcal/(kg·d)　　　　E. 41～45 kcal/(kg·d)

（2）三大物质的代谢改变

①碳水化合物的代谢变化：应激状态下，内源性葡萄糖异生明显增强，机体对糖的利用率下降，组织器官葡萄糖的氧化作用下降，外周组织对胰岛素抵抗，从而造成高血糖、糖尿。

②蛋白质的代谢变化：蛋白质分解增加，尿氮排出增加，出现负氮平衡，其程度和持续时间与创伤应激程度、创伤前营养状况、病人年龄、应激后营养摄入有关。

③脂肪的代谢变化：脂肪是应激病人的重要能源，创伤应激时机体脂肪组织的分解增强，其分解产物可作为糖异生作用的前体物质，从而减少蛋白质分解，保存机体蛋白质，对创伤应激病人有利。

【例5】机体对创伤或感染代谢反应不同于禁食代谢反应的主要特点是
A. 机体能量消耗减少　　　　B. 处理葡萄糖的能力降低　　C. 体内蛋白质分解减慢
D. 尿氮减少　　　　　　　　E. 脂肪动用减慢

【例6】机体处于应激情况，如创伤、手术或感染时，以下有关能量代谢的变化中，错误的是
A. 机体出现高代谢和分解代谢　　B. 脂肪动员加速　　C. 蛋白质分解加速
D. 处理葡萄糖能力增强　　　　　E. 机体处于负氮平衡

二、营养状态的评定

1. 人体测量

体重指数	BMI被公认为是反映蛋白质热量营养不良及肥胖的可靠指标
皮褶厚度与臂围	反映机体脂肪及肌肉总量，间接反映热能变化
握力测定	握力与营养状况密切相关，是反映肌肉功能十分有效的指标

2. 生化及实验室检查

血浆蛋白	①血浆蛋白水平反映机体蛋白质营养状况、疾病的严重程度和预测手术风险； ②常用的血浆蛋白指标有白蛋白、前白蛋白、转铁蛋白和维生素结合蛋白 （昭昭老师速记：这里没有血红蛋白，血红蛋白是诊断贫血的）
氮平衡	氮平衡是评价机体蛋白质营养状况可靠和常用的指标
免疫功能	淋巴细胞计数是评价细胞免疫功能的简易方法 （昭昭老师速记：这里没有血小板，血小板是诊断有无出血的）

【例7】机体发生创伤后，营养状况的评估指标中不包括的是
A. 血小板测定　　B. 体重　　C. 白蛋白测定　　D. 皮褶厚度　　E. 淋巴细胞测定

第2节　肠内营养

肠内营养是指通过胃肠道途径提供营养的方式，分完全肠内营养和部分肠内营养。肠内营养符合生理状

态,能维持肠道结构和功能的完整,费用低廉,使用和监护简便,并发症较少,因而是临床营养支持的首选方法。

一、适应证

若机体胃肠道具有吸收营养素的能力,且能耐受肠内营养制剂,病人因原发疾病或因治疗需要而**不能或不愿经口摄食**,或摄食量不足以满足机体合成代谢需要时,均可采用肠内营养。

二、制剂

	制剂组成	临床特点	适应证
非要素型	即整蛋白型制剂,以整蛋白或蛋白质游离物为氮源	渗透压接近等渗,口服或管饲均可,使用方便,耐受性强	胃肠道功能较好的病人,是应用**最广泛**的肠内营养制剂
要素型	多基酸或多肽、葡萄糖、脂肪、矿物质和维生素的混合物	成分明确,营养全面,不需要消化即可直接吸收,含残渣少,不含乳糖,但口感较差	胃肠道消化、吸收功能部分受损的病人,如短肠综合征、胰腺炎的病人
组件型	主要有蛋白质组件、脂肪组件、糖类组件、维生素组件、矿物质组件等	以某种或某类营养素为主是对完全型肠内营养制剂进行补充或强化	适合病人的特殊营养需要
疾病专用型	根据不同疾病特征,设计的针对特殊病人的专用制剂	糖尿病、肝病、肿瘤、婴幼儿、肺病、肾病、创伤等专用制剂	特殊的疾病用特殊营养

三、肠内营养途径选择

鼻胃/十二指肠、鼻空肠置管	①**最常用**的方式,通过鼻胃或鼻肠置管进行肠内营养; ②优点是胃容量大,对营养液的渗透压不敏感,适合于各种完全性营养配方,缺点是有反流与吸入气管的风险
胃及空肠置管	胃或空肠造口常用于需要较长时间进行肠内营养者

四、并发症

机械性并发症	主要有鼻、咽及食管损伤、喂养管堵塞等,**最常见**的并发症是**误吸**
胃肠道并发症	恶心、呕吐、腹泻、腹胀、肠痉挛等症状是临床上常见的消化道并发症
代谢性并发症	水电解质紊乱、酸碱代谢异常、微量元素、维生素与脂肪酸的缺乏等
感染性并发症	肠内营养感染性并发症主要有水、电解质及酸碱代谢、糖代谢异常等

【例8】肠内营养**最常出现**的并发症是
A. 胆汁淤积　　B. 胆石形成　　C. 误吸　　D. 肠源性感染　　E. 肝酶谱升高

第3节　肠外营养

肠外营养(PN)是指通过胃肠道以外途径(即静脉途径)提供营养支持的方式,是肠功能衰竭患者必不可少的治疗措施,可挽救大量危重患者的生命,疗效肯定。

一、适应症

适应症	①1周以上不能进食或因胃肠道功能障碍或不能耐受肠内喂养者; ②通过肠内营养无法达到机体需要的目标量
适应疾病	**高位肠瘘、严重烧伤、严重感染、溃疡性结肠炎、坏死性胰腺炎** (昭昭老师速记:考试策略是将5个疾病中的某一个换掉,然后问你哪个不是,注意这里非常容易把高位肠瘘改为"低位"肠瘘,低位肠瘘是可以行肠内营养的)

【例9】一般**不首选**肠外营养治疗的是
A. 严重脓毒症患者　　　　　　　B. 不宜经口进食超过7天者
C. 脑外伤昏迷者　　　　　　　　D. 小肠仅剩50 cm者　　E. 急性重症胰腺炎患者

二、制剂

碳水化合物制剂	①葡萄糖是肠外营养中最主要的能源物质,其来源丰富、廉价,无配伍禁忌,符合人体生理要求,省氮效果肯定; ②肠外营养时,葡萄糖的供给量为3~3.5 kcal/(kg·d),供能占总热卡的50%。严重应激状态时,葡萄糖供给能量降至2~3 kcal/(kg·d)

续表

氨基酸制剂	①氨基酸是肠外营养的氮源物质，是机体合成蛋白质所需的底物； ②肠外营养时，氨基酸的摄入量为 1.2～1.5 kcal/(kg·d)，严重分解状态下需要量可增至 2.0～2.5 kcal/(kg·d)
脂肪乳剂制剂	①脂肪乳剂是肠外营养中较理想的能源物质，可提供能量、生物合成碳原子及必需脂肪酸； ②脂肪供给能量至 30%～40% 总热卡，剂量为 0.7～1.3 gTG/(kg·d)，严重应激状态时，脂肪乳剂摄入量占 50% 总热卡，其摄入量可增至 1.5 gTG/(k·d)
电解质制剂	电解质制剂可维持机体水、电解质和酸碱平衡，保持人体内环境稳定
维生素及微量元素制剂	维生素和微量元素是维持人体正常代谢和生理功能所不可缺少的营养素，肠外营养时要添加水溶性和脂溶性维生素

三、肠外营养途径选择

1. 途径选择

中心静脉	①适用于需要长期肠外营养以及高渗透压营养液的患者； ②途径包括颈内静脉途径、锁骨下静脉途径、经头静脉或贵要静脉插入中心静脉导管（PICC）途径
周围静脉	①适用于只需要短期（预期<2 周）肠外营养支持的患者； ②途径包括浅表静脉，大多数是上肢末梢静脉

2. 肠外营养液的输入

持续输注法	①指全天营养液在 24 小时之内持续均匀输入体内； ②由于各种营养素同时按比例输入，对机体的代谢及内环境的影响较小
循环输注法	指持续稳定输注营养液的基础上缩短输注时间，使患者有一段不输液体的时间，适合于病情稳定、需长期肠外营养，且肠外营养素量无变化的患者

【例 10】长期采用全胃肠外营养，理想静脉为
A. 颈内或锁骨下静脉　　　　　B. 颈外静脉　　　　　C. 头静脉
D. 大隐静脉　　　　　　　　　E. 上肢静脉

【例 11】长期全胃肠外营养治疗一般采用的置管途径是
A. 股静脉　　B. 大隐静脉　　C. 上腔静脉　　D. 锁骨下静脉　　E. 小隐静脉

四、全营养混合液

为使营养物质在体内得到更好的代谢、利用，减少污染等并发症，肠外营养时应将各种营养制剂混合配制后输注，称为全合一营养液系统。

五、肠外营养途径选择

中心静脉	途径包括颈内静脉途径或锁骨下静脉途径插入中心静脉导管（PICC）途径
周围静脉	①适用于只需要短期（预期<2 周）肠外营养支持的患者； ②途径包括浅表静脉，大多数是上肢末梢静脉

六、肠外营养的并发症及防治

静脉导管相关并发症	①非感染性并发症，指中心静脉导管放置过程中发生气胸（最常见并发症）、空气栓塞、血管、神经损伤等； ②感染性并发症指中心静脉导管相关感染；周围静脉可发生血栓性静脉炎
代谢并发症	肠外营养时提供的营养物质直接进入循环中，营养底物过量容易引起或加重机体代谢紊乱和脏器功能异常，产生代谢并发症，如高血糖、高血脂等
脏器功能损害	①长期肠外营养可引起肝损害，主要病理改变为肝脂肪浸润和胆汁淤积； ②长期禁食可导致肠上皮的改变，出现肠道细菌易位而发生肠源性感染
代谢性骨病	部分长期肠外营养患者出现钙丢失、骨质疏松、血碱性磷酸酶增高、高钙血症、尿钙排出增加、四肢关节疼痛，甚至出现骨折，称为代谢性骨病

【例 12】中心静脉导管感染时的首要处理措施是
A. 应用抗真菌药物　　　　　B. 控制高热　　　　　C. 预防感染性休克

D. 广谱抗菌药预防细菌性内膜炎　　　E. 拔出静脉导管尖端送细菌培养

➢ **参考答案**如下，详细答案参见 2019 版《国家临床执业及助理医师资格考试精选真题考点精析》。

1. D	2. D	3. D	4. C	5. B	6. D	昭昭老师提示：
7. A	8. C	9. C	10. A	11. D	12. E	关注官方微信，获得第一手考试资料。

第 3 章　外科感染

➢ **2019 考试大纲**

①概论；②软组织急性化脓性感染；③全身化脓性感染；④有芽孢厌氧菌感染；⑤抗菌药合理应用原则。

➢ **考纲解析**

近 20 年的医师考试中，本章的考试重点是各种感染的致病菌、诊断和治疗，执业医师每年考查分数为 3～5 分，助理医师每年考查分数为 2～3 分。

第 1 节　概　述

感染是指细菌、真菌等病原体入侵机体引起的局部或全身炎症反应。外科感染一般是指发生在组织损伤、空腔器官梗阻和手术后的感染，其发生受到致病菌的毒力、局部及全身的抵抗力、及时和正确的治疗等因素的影响。

一、感染分类

1. 非特异性感染　常见致病菌有葡萄球菌、链球菌、大肠埃希菌等，如疖、痈、丹毒等。

2. 特异性感染　破伤风、结核病、真菌气性、坏疽等。（昭昭老师速记：凤姐真坏。）

疾　病	致病菌	疾　病	致病菌
结核病	结核杆菌	气性坏疽	梭状芽孢杆菌
破伤风	破伤风杆菌	真菌	真菌

（昭昭老师速记：四个致病菌中加一个就问你哪个不是！）

3. 条件性感染　也称机会性感染，是指平常为非致病菌的病原菌趁机体抵抗力下降时所引起的感染。

4. 二重感染　也称菌群交替，是指发生在抗菌药物应用过程中的新感染。

5. 按照时间分类

急性感染	病程＜3 周的感染
亚急性感染	病程在 3 周～2 月的感染为亚急性感染
慢性感染	病程≥2 个月的感染为慢性感染

【例 1】属于特异性感染的是

A. 疖　　　　　　B. 痈　　　　　　C. 丹毒　　　　　D. 急性化脓性腱鞘炎　　　E. 气性坏疽

【例 2】非特异性感染中不应出现的病理改变是

A. 炎症介质、细胞因子释放　　　　B. 血管通透性增加　　　　C. 血浆成分渗出

D. 干酪样坏死　　　　　　　　　　E. 转为慢性炎症

【例 3】不能引起特异性感染的是

A. 破伤风杆菌　　　　　　　　　　B. 结核杆菌　　　　　　　C. 溶血性链球菌

D. 真菌　　　　　　　　　　　　　E. 梭状芽孢杆菌

二、临床表现

局部可有红、肿、热、痛和功能障碍的典型表现。也可出现全身症状，器官-系统功能受损。

三、治　疗

（1）外科感染治疗的关键在于恰当的外科干预和抗菌药物的合理应用。

（2）去除感染灶、通畅引流是外科感染治疗的基本原则，任何一种抗菌药物都不能取代引流等外科处理。一般来说，抗菌药物在外科感染治疗中仅起到辅助作用。

第2节　浅部组织细菌性感染

一、疖和痈

	疖	痈
致病菌	金黄色葡萄球菌	金黄色葡萄球菌
发病部位	头、颈、面、背部毛囊	颈部、背部
表现	局部红肿热痛	局部红肿热痛
诊断	疖＝单个毛囊的化脓性炎症＋红、肿、痛的小硬结	痈＝多个毛囊的化脓性炎症＋红、肿、痛的多个小脓点
处理	危险三角的疖严禁挤压	"＋"或"＋＋"形切口切开引流，切口应超过病变边缘；唇部痈不能切开
并发症	化脓性海绵状静脉窦炎	化脓性海绵状静脉窦炎
昭昭速记	如果患者头痛了就是海绵状静脉窦炎	如果患者头痛了就是海绵状静脉窦炎

例4～5 共用选项
A. 大肠埃希菌　　B. 双歧杆菌　　C. 金黄色葡萄球菌
D. 铜绿假单胞菌　　E. 艰难梭状芽孢杆菌

【例4】与体表化脓感染相关的肝脓肿的常见致病菌是

【例5】与胆道感染相关的肝脓肿的常见致病菌是

【例6】痈的急性化脓性感染分布在
A. 单个毛囊及其所属皮脂腺　　B. 邻近多个毛囊及其所属皮脂腺
C. 全身广泛的皮肤毛囊及其所属皮脂腺　　D. 皮肤网状淋巴管
E. 肌间隙蜂窝组织

【例7】危险三角区的疖发生在
A. 背部　　B. 胸部　　C. 臀部　　D. 颈部　　E. 面部

【例8】关于痈的治疗正确的是
A. 初期只有红肿时，热敷治疗　　B. 表面紫褐色已破溃流脓时，不必切开
C. 切开引流时作"＋"形切口　　D. 切口应达病变边缘皮肤
E. 切口应深达筋膜深面

【例9】男，12岁。10天前出现上唇部红肿见脓头，自行挤压排脓液，后出现发热，体温最高达38.9℃，寒战，头痛剧烈，神志不清。最可能的并发症是
A. 颌下淋巴结炎　　B. 眼眶内感染　　C. 海绵状静脉窦炎
D. 面部蜂窝织炎　　E. 化脓性上颌窦炎

【例10】上唇部疖或痈的危险是导致
A. 颈部蜂窝织炎　　B. 大脑肿瘤　　C. 眼球感染
D. 上颌骨骨髓炎　　E. 海绵状静脉窦炎

【例11】男，28岁。上唇一个毛囊尖处出现红肿、疼痛的结节，中央部有灰黄色小脓栓形成，错误的处置是
A. 休息　　B. 外敷鱼石脂　　C. 挤出脓栓，以利于引流
D. 应用抗生素　　E. 湿热敷

例12～13 共用题干
女，18岁。上唇红肿疼痛7天，加重伴寒战、高热、头痛2天。检查：表情淡漠，体温39.5℃，脉搏120次/分，上唇隆起呈紫红色，中心组织坏死塌陷，有多个脓栓，鼻部、眼部及其周围广泛肿胀，发硬触痛。

【例12】本例应考虑的诊断是
A. 唇部蜂窝组织炎　　B. 唇痈　　C. 唇静脉瘤继发感染
D. 唇痈并发化脓性海绵状静脉窦炎　　E. 唇部脓肿

【例13】本例治疗措施错误的是
A. 补液、少量多次输血　　B. 限制张口、少言语　　C. 早期联合静滴抗生素
D. 过氧化氢液局部湿敷　　E. 切开引流

二、急性蜂窝织炎和丹毒

	急性蜂窝织炎	丹 毒
致病菌	溶血性链球菌	溶血性链球菌
发病部位	皮下、肌肉、阑尾	下肢（昭昭速记："下""丹"）
表现	局部红、肿、热、痛	局部红、肿、热、痛
诊断	急性蜂窝组织炎＝局部红、肿、热、痛＋红肿边界不清楚	丹毒＝皮肤淋巴管网的急性感染＋红肿边界境界清楚（昭昭速记："林""丹"）
治疗	①局部处理，早期50%硫酸镁湿敷、鱼石脂软膏； ②脓肿形成，应切开排脓	①卧床休息，抬高患肢； ②全身应用抗生素，局部以50%硫酸镁湿敷

【例14】丹毒的致病菌是
A. 金黄色葡萄球菌　　　B. 表皮葡萄球菌　　　C. 大肠埃希菌
D. 产气荚膜梭菌　　　　E. 乙型溶血性链球菌

【例15】丹毒是指
A. 多个毛囊同时感染　　　　B. 皮肤管状淋巴管的急性炎症
C. 扩散到皮下组织的毛囊感染　　D. 皮肤及其网状淋巴管的急性炎症
E. 有全身症状的毛囊及其所属皮脂腺的感染

例16～17 共用选项
A. 颈部及背部　B. 臀部　C. 下腹部及会阴部　D. 下肢　E. 面部

【例16】痈好发于

【例17】产气性皮下蜂窝织炎多见

【例18】关于蜂窝织炎的描述错误的是
A. 病变组织呈马蜂窝状　　　　B. 皮肤、肌肉和阑尾是好发部位
C. 主要由溶血性链球菌引起　　D. 病变弥漫与细菌透明质酸酶和链激酶有关
E. 淋巴细胞弥漫浸润组织

【例19】男，21岁，皮肤红疹伴发热。查体：右小腿皮肤片状红疹，颜色鲜红，中间较淡，边缘清楚，隆起，皮温增高。最可能的诊断是
A. 疖　　B. 痈　　C. 急性蜂窝织炎　　D. 丹毒　　E. 急性淋巴结炎

【例20】男，25岁。右小腿疼痛伴发热2天。查体：右小腿皮肤片状红疹，颜色鲜红，中间较淡，边缘清楚，隆起，皮温增高。最可能的诊断是
A. 疖　　B. 痈　　C. 急性蜂窝织炎　　D. 丹毒　　E. 急性淋巴结炎

【例21】很少化脓的软组织感染是
A. 疖　　B. 痈　　C. 急性蜂窝织炎　　D. 丹毒　　E. 急性淋巴结炎

第3节　手部急性化脓性细菌感染

一、手部感染的特点

（1）手背皮肤和皮下组织松弛，富有弹性；而手掌皮肤角化明显，厚而坚韧。故掌面发生皮下化脓性感染后炎症很难向四周扩散，脓肿也不易从手掌表面溃破，其渗出液则通过淋巴或反流到手背，引起手背肿胀，极易误诊为手背感染。

（2）手的掌面皮下组织在鱼际与小鱼际处比较疏松，而手心部的皮下组织则甚为致密。故掌心发生感染时，炎症不易向四周扩散，而往往向手掌深部蔓延，导致腱鞘炎、滑囊炎和屈指肌腱鞘、掌部的滑液囊及掌深间隙感染。

（3）手部组织结构致密，一旦发生感染，则因组织内压力极高，压迫神经末梢而出现剧痛。并可迅速压迫末节手指滋养血管，导致指骨缺血、坏死、骨髓炎。

二、甲沟炎和脓性指头炎

	甲沟炎	脓性指头炎
致病菌	金黄色葡萄球菌	金黄色葡萄球菌

续表

	甲沟炎	脓性指头炎
诊断	甲沟炎=皮肤沿指甲两侧形成的甲沟及其周围组织的化脓性感染	脓性指头炎=手指末节掌面的皮下化脓性细菌感染+局部红肿热痛
治疗	①甲沟旁纵行切开引流； ②抗生素抗感染治疗	①悬吊前臂，平置患手，避免下垂以减轻疼痛；②切开引流，选用末节指侧面纵切开，切口远侧不超过甲沟1/2，近侧不超过指节横纹，脓肿较大做对口引流；③抗生素抗感染治疗

例22～24共用题干

女，45岁。被鱼刺扎伤右手示指半天，右手示指针刺样痛半天就诊。查体：T 36.8 ℃，右手示指末节轻度肿胀、压痛，但张力不高，皮肤不红。

【例22】该病的诊断是

A. 甲沟炎　　B. 指头炎　　C. 指骨髓炎　　D. 腱鞘炎　　E. 滑囊炎

【例23】下列处理错误的是

A. 抗生素控制感染　　　　　　　B. 保持右手下垂，以利于血液循环
C. 鱼石脂软膏外敷右手示指　　　D. 金黄散糊剂敷贴右手示指
E. 右手示指理疗

【例24】患者右手示指肿胀加重，伴有剧烈搏动性跳痛。此时行切开引流，正确的操作是

A. 右手示指末端做鱼口形切口　　B. 末节指侧面纵切口，远侧应超过甲沟的1/2
C. 右手两侧面纵切口，远侧应超过指节横纹　　D. 脓腔较大时，宜做对口引流
E. 突出切口的脂肪不应剪去，以防损伤血管、神经

【例25】女，32岁。右中指末节红肿5天，疼痛剧烈，掌侧肿胀明显，予切开引流。患者应采用的正确切口是

A. 关节皱折处切开　　B. 掌侧横行切开　　C. 甲根处切开
D. 背侧切开　　　　　E. 侧面纵行切开

【例26】右手中指受伤，3天后到医院就诊。查中指肿胀、发热、有波动感。最恰当的处理是

A. 热盐水浸泡患指　　B. 抗菌药物静脉注射　　C. 肌注哌替啶25 mg
D. 中指侧面纵行切口引流　　E. 患指理疗

【例27】女，30岁。左手示指末节皮下感染5天，伴剧烈跳痛，肿胀明显，需切开引流。正确的切口应是

A. 经甲床切开　　B. 经甲沟切开　　C. 指末端鱼口状切口
D. 指侧面纵切口　　E. 末节指腹横切口

三、急性化脓性腱鞘炎和化脓性滑囊炎

	化脓性腱鞘炎	桡侧化脓性滑囊炎	尺侧化脓性滑囊炎
致病菌	金黄色葡萄球菌	金黄色葡萄球菌	金黄色葡萄球菌
病因	局部刺伤后继发细菌感染	拇指腱鞘炎蔓延而来	小指腱鞘炎蔓延而来
体征	①除末节外，患指中、近节均匀性肿胀，皮肤极度紧张； ②指关节轻度弯曲，被动伸指时剧痛	①拇指肿胀微屈； ②不能外展伸直	小指及无名指半屈位，伸直时剧痛
压痛	感染的腱鞘	拇指和大鱼际处	小指和小鱼际处
手术切口	①切口选在中、近两指节侧面； ②不能选在手指掌面正中	①大鱼际掌面小切口； ②切口近端距腕横纹至少1.5 cm	①小鱼际掌面小切口； ②切口近端距腕横纹至少1.5 cm

四、掌深间隙和鱼际间隙

	掌深间隙	鱼际间隙
致病菌	金黄色葡萄球菌	金黄色葡萄球菌
病因	多由中指和无名指的腱鞘炎引起	多由示指腱鞘感染引起
诊断	掌深间隙=掌心正常凹陷消失、隆起、疼痛	鱼际间隙=大鱼际和拇指蹼明显肿胀，但掌心凹陷仍在

治疗	①应及早切开引流，切口不应超过手掌远侧横纹，以免损伤动脉的掌浅弓； ②可在无名指相对位置的远侧横纹处做一小横切口，进入掌中间隙	①引流的切口可直接做在大鱼际肿胀和波动最明显处，亦可在拇指、示指间指蹼处做切口，或在手背第二掌骨桡侧做纵切口； ②手掌部肿胀常表现为手背肿胀，切开引流应当在掌面进行，不可在手背部切开

【例28】 示指急性化脓性腱鞘炎如果处理不及时可蔓延至
A. 鱼际间隙　　B. 掌中间隙　　C. 胸部和前臂　　D. 桡侧滑液囊　　E. 尺侧滑液囊

【例29】 掌深部间隙感染处理原则错误的是
A. 切口常选在手背肿胀明显处　　B. 抬高患侧上肢　　C. 切口不超过手掌远侧横纹
D. 纵轴切开引流　　E. 早期静脉滴注大剂量青霉素

第4节　全身化脓性感染

一、概　念

脓毒症	脓毒症＝病原菌＋体温、循环、呼吸、神志有明显的改变者（全身中毒症状）
菌血症	脓毒症的一种，即血培养检出病原菌
全身性感染	指病原菌进入人体血液循环，并在其内生长繁殖或产生毒素，引起严重的全身感染症状或中毒症状的情况，统称为全身性感染

【例30】 女，45岁。前额部疖肿10天。多次挤压排脓。今突发寒战、高热，伴头晕，无抽搐。查体：T 40℃，P 90次/分，R 26次/分，BP 100/70 mmHg，神志清楚，前额红肿，伴脓头，胸壁及肢体皮肤皮下可见瘀斑。血WBC $20.2×10^9$/L，核左移。血培养（－）。该患者目前的主要诊断是
A. 菌血症　　B. 脓毒症　　C. 感染性休克　　D. 颅内感染　　E. 额部蜂窝织炎

【例31】 脓毒症早期典型的临床表现是
A. 休克　　B. 呼吸困难　　C. 寒战、高热　　D. 少尿　　E. 昏迷

二、病　因

1. 全身性外科感染的病因　原因是致病菌数量多、毒力强和（或）机体抗感染能力低。原有抗感染能力降低的病人，如糖尿病、尿毒症、长期或大量应用皮质激素等的病人，患化脓性感染后较易导致全身性感染。

2. 常见原发病　严重创伤后的感染和各种化脓性感染，如大面积烧伤创面感染、开放性骨折合并感染、急性弥漫性腹膜炎、急性梗阻性化脓性胆管炎等。

3. 潜在的感染途径

静脉导管感染	静脉留置导管尤其是中心静脉置管，护理不慎或留置时间过长而污染
肠源性感染	①肠道是最大的"储菌所"和"内毒素库"； ②肠内致病菌和内毒素移位可致肠源性感染

三、常见的致病菌

革兰阴性杆菌	①当代外科感染中革兰阴性杆菌感染已超越革兰阳性球菌； ②常见为大肠埃希菌、铜绿假单胞菌、变形杆菌、克雷伯菌、肠杆菌等； ③主要毒性在于内毒素； ④所致的脓毒症一般比较严重，可出现三低现象（低体温、低白细胞、低血压），发生感染性休克者多见
革兰阳性球菌	①金黄色葡萄球菌因出现多重耐药性菌株，感染常年不减，倾向于血液播散，形成转移性脓肿； ②表皮葡萄球菌易黏附在医用塑料制品如静脉导管上，可逃避机体的防御和抗生素的作用，近年的感染率明显增加； ③部分肠球菌脓毒症不易找到原发灶，耐药性较强，可能来自肠道
无芽孢厌氧菌	①常见的无芽孢厌氧菌是拟杆菌、梭状杆菌、厌氧葡萄球菌和厌氧链球菌； ②有2/3同时有需氧菌感染，混合感染时易形成脓肿； ③脓液可有粪臭样恶臭

续表

真菌	①常见的真菌是白色念珠菌、曲霉菌、毛霉菌、新型隐球菌等; ②属于条件性感染; ③可经血行播散,一般血液培养不易发现; ④可在多个内脏形成肉芽肿或坏死灶,可导致血管栓塞、组织进行性坏死

四、脓毒症的表现

(1) 骤起寒战,继而高热或低体温,起病急,病情重,发展迅速。
(2) 头痛、头晕、恶心、呕吐、腹胀、面色苍白或潮红、出冷汗,神志淡漠或烦躁、谵妄和昏迷。
(3) 心率加快、脉搏细速、呼吸急促或困难。
(4) 肝脾可增大,严重者出现黄疸或皮下出血瘀斑。

五、各种致病菌的特点

细 菌	脓 液	特 点
溶血性链球菌	淡红色,稀薄状	—
金黄色葡萄球菌	黄色,不臭	可发生转移性脓肿
类杆菌、拟杆菌	恶臭	—
绿脓杆菌	甜腥臭味	常见于烧伤

【例32】男,28岁。右大腿清创缝合术后6天,发热,局部伤口红肿,范围较大,疼痛明显。伤口局部见稀薄脓液,淡红色,量多,无异味。最可能感染的致病菌是
  A. 大肠埃希菌   B. 金黄色葡萄球菌   C. 溶血性链球菌   D. 无芽孢厌氧菌   E. 铜绿假单胞菌

例33~37 共用选项
  A. 金黄色葡萄球菌   B. 溶血性链球菌   C. 大肠埃希菌   D. 铜绿假单胞菌   E. 变形杆菌

【例33】脓液稠厚,有恶臭或粪臭的是
【例34】脓液稠厚、黄色、不臭的是
【例35】常伴有转移性脓肿的是
【例36】大面积烧伤创面感染最常见的细菌是
【例37】虽易引起败血症,但一般不发生转移性脓肿的是
【例38】男,25岁,外伤清创术后第3天。换药时发现伤口脓液有恶臭、发黑带血性。估计感染菌为
  A. 金黄色葡萄球菌   B. 链球菌   C. 大肠埃希菌   D. 铜绿假单胞菌   E. 类杆菌

六、检 查

血常规	白细胞升高,可到 $20\sim30\times10^9/L$ 以上,或降低、左移、幼稚型增多,出现毒性颗粒
生化	不同程度酸中毒、氮质血症、溶血、尿中出现蛋白、血细胞、酮体等
血培养	血培养抽取时机:应用抗生素之前、发生寒战、高热时

【例39】男,21岁,重症感染患者。近3天以来每天上午11点出现寒战、高热。疑有败血症,应做血培养。最佳抽血时间应在
  A. 出现寒战时   B. 预计发生寒战及发热前   C. 寒战后体温升至最高时
  D. 体温正常后1小时   E. 体温正常后半小时

例40~41 共用题干
男,50岁。右大腿被撞伤12天。局部肿痛,行走困难。近3天寒战、发热,体温高达40℃,伴恶心、烦躁。查体:P 110次/分,R 22次/分,BP 100/70 mmHg。重病容。扁桃体肿大,双肺呼吸音粗糙,右大腿外侧明显肿胀,压痛(+),局部无波动感。血 WBC $24\times10^9/L$。

【例40】为明确诊断,最有意义的检查方法是
  A. 咽拭子培养   B. 正侧位胸部X线片   C. 右大腿肿胀处B超检查
  D. 血常规+血沉   E. 患者高热时行血培养检查

【例41】若采取多种治疗未好转,体温每日仍波动于38~40℃,呼吸深快,右大腿肿胀加重,有波动感。P 120次/分,BP 90/50 mmHg。应采取的主要治疗措施是
  A. 联合静脉内应用抗生素   B. 积极补液抗休克   C. 大剂量应用肾上腺糖皮质激素

D. 右大腿脓肿穿刺并切开引流　　E. 纠正代谢性酸中毒

七、治 疗

全身性感染应用综合性治疗,关键是处理原发感染灶。

原发感染灶的处理	①首要的是明确感染原发灶,做及时、彻底的处理; ②解除相关病因,如血流障碍、梗阻等因素; ③静脉导管感染,拔除导管为首要措施
抗菌药物的应用	重症感染不能等待培养结果,可先根据原发感染灶的性质、部位与当地细菌微生态情况,选用覆盖面广的抗生素,再根据细菌培养及抗素敏感试验结果,调整用抗菌药物
支持疗法	补充血容量、纠正低蛋白血症等
对症治疗	如控制高热、纠正电解质紊乱和维持酸碱平衡等

第5节　有芽孢厌氧菌感染

一、破伤风

破伤风是由破伤风梭菌引起的特异性感染。

1. 破伤风梭菌的特点

(1) 破伤风是常和创伤相关联的一种特异性感染。

(2) 病原菌是破伤风梭菌,为专性厌氧,革兰染色阳性。

(3) 平时存在于人畜的肠道,随粪便排出体外,以芽孢状态分布于自然界,尤以土壤中为常见。在缺氧环境中,破伤风梭菌的芽孢发育为增殖体,迅速繁殖并产生大量外毒素,主要是痉挛毒素导致病人一系列临床症状和体征。

2. 病理生理

(1) 破伤风梭菌菌体及其外毒素,在局部并不引起明显的病理改变,伤口甚至无明显急性炎症或可能愈合。

(2) 但痉挛毒素吸收至脊髓、脑干等处,抑制突触释放抑制性递质,运动神经元因失去中枢抑制而兴奋性增强,致使随意肌紧张与痉挛。

3. 临床表现

(1) 潜伏期　通常是7天左右。潜伏期越短者,预后越差。病程一般为3~4周。

(2) 诱因　轻微的刺激(如光、声、接触、饮水等)而诱发。

(3) 典型症状　是在肌紧张性收缩的基础上,阵发性强烈痉挛。发生顺序:最先受累的是咬肌(张口困难、牙关紧闭)→面部表情肌(皱眉、口角下缩、苦笑面容)→颈项肌(颈项强直)→背腹肌(角弓反张、侧弓反张)→四肢肌(屈膝、弯肘、半握拳)→膈肌。

(4) 死因　多为窒息、心力衰竭或肺部并发症(肺不张、肺部感染)。

4. 治 疗

(1) 早期彻底清创　创伤后早期彻底清创,改善局部循环,是预防破伤风发生的重要措施。(昭昭老师提示:由于破伤风梭菌是厌氧菌,其生长繁殖必须有缺氧的环境才能生长。)

(2) 镇静解痉药物　10%水化氯醛保留灌肠,冬眠Ⅰ号合剂静脉滴注等。

(3) 营养支持　保证能量供应,纠正水电解质失衡。

(4) 抗生素治疗　青霉素和甲硝唑可抑制厌氧菌生长。

(5) 人工免疫　分为主动免疫和被动免疫。前者采用破伤风类毒素抗原注射使人体产生抗体。

方 式		特 点	具体实施
主动免疫	基础免疫	通常需注射3次:首次皮下注射破伤风类毒素0.5 mL,间隔4~6周后再注射0.5 mL,第二针后6~12个月再注射0.5 mL	
	强化注射	基础免疫后每隔5~7年皮下注射类毒素0.5 mL	
被动免疫	破伤风抗毒素(TAT)	①伤前未接受自动免疫的伤员,尽早皮下注射破伤风抗毒素1 500~3 000 U; ②其作用短暂,有效期为10日左右	
	人体破伤风免疫球蛋白(TIG)	①目前最佳的被动免疫; ②肌肉注射250~500U,一次注射后在人体可存留4~5周,免疫效能10倍于TAT	

【例42】男,32岁。2周前右足底被铁钉刺伤,未做清创处理。近日,感头痛、咬肌紧张酸胀,诊断为破伤

风。其发病机制中错误的是
　　A. 破伤风梭菌产生的内毒素引起症状　　B. 痉挛毒素是引起症状的主要毒素
　　C. 溶血毒素引起组织局部坏死和心肌损害　　D. 破伤风是一种毒血症
　　E. 毒素也可影响交感神经

【例43】破伤风患者典型的症状是在肌紧张性收缩的基础上，发生阵发性肌肉强烈痉挛，通常最先受影响的肌群是
　　A. 面部表情肌　　B. 咀嚼肌　　C. 胸部肌群　　D. 背部肌群　　E. 四肢肌

例44～45共用题干
　　男，40岁。田间劳动时右足底被割破，伤口长2cm，深达肌腱，自行包扎。10天后感乏力、畏光、咀嚼无力、下肢痛，无神经系统疾病史。查体：满面大汗，苦笑脸，张口困难，角弓反张，阵发性四肢痉挛，心肺查体无异常，腹肌强直，无压痛。

【例44】该患者早期典型的症状是
　　A. 四肢抽搐　　B. 畏光　　C. 咀嚼无力　　D. 全身乏力　　E. 张口困难

【例45】下列治疗中最重要的是
　　A. 控制肌肉痉挛　　　　　　B. 中和血中毒素　　　　　C. 应用大剂量青霉素
　　D. 纠正水、电解质失衡　　　E. 吸氧

二、气性坏疽

气性坏疽是梭状芽孢杆菌引起的肌坏死或肌炎。

1. 病　因
（1）气性坏疽是梭状芽孢杆菌所致的肌坏死或肌炎。
（2）引起本病主要的梭状芽孢杆菌有产气荚膜梭菌、水肿杆菌、腐败杆菌、溶组织杆菌等。感染发生时，往往不是单一细菌，而是几种细菌的混合感染；细菌在人体内生长繁殖需具备缺氧环境。
（3）开放性骨折伴有血管损伤，挤压伤伴有深部肌肉损伤、上止血带时间过长或石膏包扎过紧，邻近肛周、会阴部位的严重创伤，继发感染的概率较高。

2. 病理生理
（1）细菌在局部生长繁殖并分泌多种外毒素和酶。
（2）外毒素主要是α毒素，是一种坏死性溶血毒素，属于一种卵磷脂酶，能裂解卵磷脂与神经磷脂或脂蛋白复合物，破坏多种细胞的细胞膜，引起病理改变。

3. 临床表现
（1）创伤后并发此症的时间最早为伤后8～10小时，最迟为5～6日，通常在伤后1～4日。
（2）病情急剧恶化，烦躁不安，伴恐惧或欣快感；皮肤口唇变白，大量出汗，脉搏快速，体温上升。
（3）捻发音和大理石样斑纹伤口中有大量浆液性或浆液血性渗出物。
（4）因组织分解、液化、腐败和大量产气，伤口可有恶臭。

4. 治疗和预防
（1）预防的关键措施　尽早彻底清创，消除局部厌氧环境，使细菌不能生长繁殖。
（2）药物治疗　对深而不规则的伤口充分敞开引流。伤口可用3%过氧化氢或1:1 000高锰酸钾冲洗、湿敷。早期应用大剂量青霉素和甲硝唑。

> **昭昭老师总结：破伤风与气性坏疽**

	破伤风	气性坏疽
致病菌	破伤风梭菌	梭状芽孢杆菌
病理	①破伤风梭菌，属革兰阳性产芽孢性厌氧菌；不入血，不产生菌血症； ②产生外毒素及溶血毒素，外毒素主要是痉挛毒素，引起肌紧张与痉挛	产生多种外毒素，其中α毒素最重要，致溶血、组织坏死
表现	①首先累及咀嚼肌； ②最严重者侵犯呼吸肌+神志清楚	伤肢肿胀进行性加重；恶臭；皮下气肿
诊断	破伤风=铁锈钉子扎伤+咀嚼肌等强烈痉挛	气性坏疽=伤肢肿胀进行性加重+恶臭+皮下气肿+皮肤出现大理石花纹

续表

	破伤风	气性坏疽
治疗	清创、中和游离的毒素,人破伤风抗毒素(3 000~6 000 U),只用一次	彻底清创(最关键的治疗)+青霉素(1 000万单位以上)+高压氧治疗

例46~47 共用题干

男,20岁。施工时左大腿开放伤,未发现骨折,行简单的创口缝合。2天后感伤部包扎过紧,疼痛剧烈,患肢肿胀明显,缝合处血性液体渗出多,恶臭。

【例46】 该患者此时最可能的诊断为
A. 丹毒　　　　B. 急性蜂窝织炎　　C. 急性淋巴管炎　　D. 化脓感染　　E. 气性坏疽

【例47】 导致这种感染的最主要原因是
A. 伤口包扎过紧　　　　B. 未应用广谱抗生素　　C. 初次缝合创面止血不充分
D. 未行静脉营养　　　　E. 第一次清创不彻底

【例48】 气性坏疽的治疗不正确的是
A. 一经诊断,应急诊清创　　B. 伤口用3%的H_2O_2或1:1000高锰酸钾冲洗
C. 首选氨基糖苷类抗生素　　D. 高压氧治疗　　E. 营养支持治疗

例49~51 共用题干

男性,38岁。24小时前施工时右下肢被石板砸伤,诊断为软组织损伤,行清创缝合。现患者突然出现烦躁不安,伴恐惧感,大汗淋漓,自述右下肢伤处疼痛加重,胀裂感。体温38.5 ℃,脉搏110次/分,血压130/90 mmHg,右小腿肿胀明显,大量浆液血性渗出物自切口渗出,皮肤表面呈大理石样花纹,渗出物有恶臭味。

【例49】 本病可诊断为
A. 芽孢菌性蜂窝织炎　　　　B. 厌氧性链球菌性蜂窝织炎
C. 大肠埃希菌性蜂窝织炎　　D. 梭状芽孢杆菌感染　　E. 变形杆菌感染

【例50】 治疗上不恰当的是
A. 右下肢广泛、多处切开　　B. 800万单位青霉素静脉注射
C. 输200 mL同型新鲜血　　　D. 右下肢截肢　　E. 高压氧疗法

【例51】 出现本病的可能原因为
A. 清创不彻底　　　　B. 患者有复合创伤　　C. 未注射TAT
D. 患者低蛋白血症　　E. 切口包扎过紧

第6节　外科应用抗菌药物的原则

一、抗菌药物的合理应用原则

(1) 尽早确定病原菌:尽早分离培养致病菌和药敏试验,有针对性地使用抗菌药。

(2) 根据抗菌药物的作用特点及其体内代谢过程选用药物:根据临床诊断、细菌学检查、药物效应及药代动力学特点,选择疗效高、毒性小、应用方便、价廉易得的药物。

(3) 抗菌药物治疗方案应综合病人病情、病原菌种类及抗菌药物特点制定,在制定治疗方案的时候应从以下几个方面遵循一定的原则:给药剂量、给药途径、给药次数、给药疗程。

(4) 联合用药需有明确的指征:①病因未明的严重感染,包括免疫缺陷者的严重感染;②单一抗菌药物不能控制的混合感染或严重感染;③单一抗菌药物不能有效控制的感染性心内膜炎或败血症等重症感染;④需长程治疗,但病原菌易对某些抗菌药物产生耐药性的感染,如结核病、深部真菌病;⑤联合用药时宜选具有协同或相加抗菌作用的药物联合,减少用药剂量,降低药物的毒性和不良反应。

二、围术期预防用药的原则

围术期预防用药的目的在于预防术后切口感染,以及清洁-污染或污染手术后手术部分感染及术后可能发生的全身性感染。

清洁手术	①手术野无污染,通常不需预防用抗菌药物; ②仅在下列情况时可考虑预防用药手术范围大、时间长、污染机会增加:手术涉及重要脏器,一旦发生污染将造成严重后果者,如头颅手术、心脏手术、眼内手术等;异物植入手术;高龄或免疫缺陷者等高危人群

清洁-污染手术	①上下呼吸道、上下消化道、泌尿生殖道手术，或经以上器官的手术；②这些手术部位存在大量人体寄生菌群，手术时可能污染手术野造成感染，因此需要预防应用抗菌药物
污染手术	指由于胃肠道、尿路、胆道体液大量溢出（如胃肠道穿孔、胆道穿孔）或开放性创伤未经扩创等造成手术野严重污染的手术，需预防应用抗菌药物

三、抗菌药物在特殊人群中的应用

1. **肾功能减退病人抗菌药物的应用** 尽量避免使用。
2. **肝功能减退病人抗菌药物的应用** 必须严格监测肝功能。
3. **老年人病人抗菌药物的应用** 可用正常治疗量的2/3～1/2。
4. **新生儿病人抗菌药物的应用** 避免使用毒性大的、引起不良反应的。
5. **小儿病人抗菌药物的应用** 尽量避免应用耳、肾毒性的抗生素。四环素可导致牙齿黄染等。喹诺酮类不能用于18岁以下的未成年人。
6. **妊娠期和哺乳期病人抗菌药物的应用** 妊娠期避免应用对胎儿有致畸或明显毒性作用的抗菌药物。

▶ **参考答案**如下，详细答案参见2019版《国家临床执业及助理医师资格考试精选真题考点精析》。

1. E	2. D	3. C	4. C	5. A	6. B
7. E	8. C	9. C	10. E	11. C	12. D
13. E	14. E	15. D	16. A	17. C	18. E
19. D	20. D	21. C	22. B	23. B	24. C
25. E	26. D	27. C	28. A	29. A	30. D
31. C	32. C	33. E	34. A	35. A	36. D
37. A	38. E	39. C	40. A	41. A	42. A
43. B	44. E	45. C	46. E	47. E	48. C
49. D	50. B	51. A	—	—	—

昭昭老师提示：
关注官方微信，获得第一手考试资料。

第4章 创伤和战伤

▶ **2019考试大纲**
①概论；②火器伤。

▶ **考纲解析**
近20年的医师考试中，本章的考试重点是火器伤的处理原则，执业医师每年考查分数为1～2分，助理医师每年考查分数为0～1分。

一、概 述
创伤是指机械性致伤因素作用于人体所造成的组织结构完整性的破坏或功能障碍。

二、分 类

1. **按致伤因素分类** 可分为烧伤、冻伤、挤压伤、刃器伤、火器伤、冲击伤、复合伤等。
2. **按受伤部位分类** 可分为颅脑伤、颌面部伤、颈部伤、胸部伤、腹部伤、多发伤等。
3. **按伤后皮肤完整性分类**
(1) 闭合伤 指皮肤保持完整无开放性伤口者，如挫伤、挤压伤、扭伤、震荡伤、关节脱位、闭合性骨折等。
(2) 开放伤 指皮肤破损者，如擦伤、撕裂伤、切割伤、砍伤、刺伤等。在开放伤中，根据伤口类型可分为：

贯通伤	既有入口又有出口
盲管伤	只有入口没有出口
反跳伤	入口和出口在同一点
切线伤	致伤物沿体表切线方向擦过所致的沟槽状损伤

4. 按伤情轻重分类

轻伤	主要是局部软组织伤,暂时失去作业能力,但仍可坚持工作,无生命危险,或只需小手术者
中等伤	主要是广泛软组织伤、上下肢开放骨折、肢体挤压伤、机械性呼吸道阻塞、创伤性截肢及一般的腹腔脏器伤等,丧失作业能力和生活能力,需手术,但一般无生命危险
重伤	指危及生命或治愈后有严重残疾者

三、病 理

1. 局部反应 主要表现为局部炎症反应,其基本病理过程与一般炎症相同。

2. 全身反应 是一种非特异应激反应,表现为下丘脑-垂体-肾上腺皮质轴、交感神经-肾上腺髓质轴、肾素-血管紧张素-醛固酮系统被激活。伤后机体总体上处于一种分解代谢状态。

3. 组织修复 组织修复的基本方式是由伤后增生的细胞和细胞间质再生增殖、充填、连接或替代缺损的组织。理想的修复是组织缺损完全由原来性质的细胞来修复,恢复原有的结构和功能,称为完全修复。但多数情况下,组织创伤不能靠原来性质的细胞修复,而是由其他性质的细胞(通常是成纤维细胞)增生替代来完成,称为不完全修复,即临床上的"疤痕愈合"。

(1) 组织修复分三个阶段

局部炎症反应阶段	主要是血管和细胞反应、免疫应答、血液凝固和纤维蛋白的溶解
细胞增殖分化和肉芽组织生成阶段	①局部炎症开始后,成纤维细胞、内皮细胞等增殖、分化、迁移,分别合成、分泌组织基质(主要是胶原)和形成新生血管,共同组成肉芽组织; ②大多数软组织损伤的修复都是通过肉芽组织生成的形式来完成的
组织塑形阶段	经过细胞增生和基质沉积,伤处组织初步得到修复

(2) 创伤愈合的类型 分一期愈合和二期愈合。

(3) 影响创伤愈合的因素

局部因素	①伤口感染是最常见的原因; ②损伤范围大、坏死组织多、异物存留; ③局部血液循环障碍; ④局部制动不足,包扎或缝合过紧造成继发性损伤等,均不利于伤口愈合
全身因素	主要有营养不良(蛋白质、维生素、铁、铜、锌等微量元素缺乏或代谢异常)、大量使用细胞增生抑制剂(如糖皮质激素)、免疫功能低下、全身性严重感染(如多器官功能不全等)

4. 创伤并发症 感染、休克、脂肪栓塞综合征、应激性溃疡、凝血功能障碍、器官功能障碍等。

四、创伤的诊断

根据受伤史、临床表现、仔细地体检及辅助检查等可作出正确的诊断。

1. 受伤史 详细的受伤史对了解损伤机制和估计伤情发展有重要意义。

2. 体格检查 首先应从整体上观察伤员状态,判断伤员的一般情况,区分伤情轻重。对于生命体征平稳者,可做进一步仔细检查;伤情较重者,应着手急救,在抢救中逐步检查。

3. 辅助检查 对某些部位创伤有重要的诊断价值,但应根据伤员的全身情况选择必需的项目,以免增加伤员的痛苦和浪费时间、人力和物力。

(1) 实验室检查 首先是常规检查。血常规和血细胞比容可判断失血或感染情况;尿常规可提示泌尿系统损伤和糖尿病;血尿淀粉酶可判断有无胰腺损伤。电解质检查可分析水、电解质和酸碱失衡情况。

(2) 穿刺和导管检查 诊断性穿刺是一种简单、安全的辅助方法,可在急诊室内进行。放置导尿管或灌洗可诊断尿道或膀胱损伤。监测中心静脉压可辅助判断血容量和心功能。心包穿刺可证实心包积液和积血。

(3) 影像学检查 X线平片检查可用于骨折、胸腹部脏器损伤的诊断。CT检查可用于诊断颅脑损伤、某些腹部实质脏器及腹膜后的损伤。B超检查可发现胸腹腔的积血、肝脾破裂等。选择性血管造影可帮助确定血管损伤和某些隐蔽的器官损伤。

五、创伤的急救与治疗

1. 急 救 急救的目的是挽救生命和稳定伤情。必须优先抢救的急症包括:心跳呼吸骤停、窒息、大出血、张力性气胸、休克等。常用的急救技术主要有复苏、通气、止血、包扎、固定和搬运等。

(1) 复苏 心跳、呼吸骤停时,应立即进行心脏按压、口对口人工呼吸等急救。

(2) 通气 对呼吸道阻塞的病人，应立即解除梗阻，以最简单、最迅速有效的方式给予通气，通常的方法有：手指掏出致阻塞异物、抬起下颌、环甲膜穿刺或切开、气管插管、气管切开等。

(3) 止血

指压法	用手指压迫动脉经过骨骼的表面，达到止血目的
加压包扎法	最为常用，一般小动脉和小静脉损伤出血均可用此法
填塞法	用于肌肉、骨端渗血
止血带法	用于四肢伤大出血，应每隔1小时放松1~2分钟，使用时间不超过4小时

(4) 包扎 包扎的目的是保护伤口、减少污染、压迫止血、固定骨折、关节和敷料并止痛。最常用的材料是绷带、三角巾、四头带。无上述物品时，可就地取材用干净毛巾、手绢、衣服等替代。

(5) 固定 骨关节损伤时需固定制动，以减轻疼痛，避免骨折端损伤血管和神经，并有利于防治休克和搬运后送。

(6) 搬运 平时多采用担架或徒手搬运，战时一般采用背、夹、拖、抬、架等方法。

2. 进一步救治 伤员经现场急救运送至救治机构后，应立即对伤情进行判断、分类，然后进行救治。

(1) 判断伤情 根据创伤分类方法及指标进行伤情判断和分类，常常简单分为三类。

分类	具体描述	治疗
第一类	致命性创伤，如危及生命的大出血、窒息、开放性或张力性气胸	应做短时紧急复苏后手术治疗
第二类	生命体征尚平稳的伤员，可观察或复苏1~2小时	应做好交叉配血、必要检查及手术准备
第三类	潜在性创伤，性质尚未明确，有可能手术治疗者	应密切观察，并做进一步检查

(2) 呼吸和循环支持 维持呼吸道通畅，积极抗休克治疗。

(3) 防治感染 遵循无菌原则，使用抗菌药物。抗菌药物在伤后2~6小时内使用可起预防作用。

(4) 密切观察 严密注视伤情变化，特别是对严重创伤怀疑有潜在性损伤的病人。

(5) 对症支持 治疗主要是维持水、电解质和酸碱平衡，保护重要脏器功能，并给予营养支持。

3. 闭合性创伤的治疗

(1) 浅部软组织挫伤、扭伤 常用物理疗法，伤后初期局部冷敷，12小时后热敷等。

(2) 闭合性骨折和脱位 应先复位，然后根据情况选用各种外固定或内固定。

(3) 头、颈、胸、腹部闭合伤 可造成深部组织器官的损伤，甚至危及生命，应高度重视。

4. 开放性创伤的处理

(1) 开放性伤口常有污染，应行清创术。伤后6~8小时内进行清创，一般可达到一期愈合。清创术的目的是将污染伤口变成清洁伤口，为组织愈合创造良好条件。如果伤口污染较重或处理时间已超过伤后8~12小时，但尚未发生明显感染，皮肤的缝线暂不结扎，伤口内留置盐水纱条引流。24~48小时后伤口仍无明显感染者，可将缝线结扎使创缘对合。如果伤口已感染，则取下缝线，按感染伤口进行处理。

(2) 感染伤口的处理用等渗盐水纱布条敷在伤口内，引流脓液，促使肉芽组织生长。

5. 清创术

(1) 先用无菌敷料覆盖伤口，用无菌刷和肥皂液清洗周围皮肤。

(2) 去除伤口敷料后取出异物、血块、脱落的组织碎片，生理盐水反复冲洗。

(3) 铺无菌巾。

(4) 切除创缘皮肤1~2 mm，必要时扩大创口，但肢体部位应沿纵轴切开，经关节的切口应作S形切开。

(5) 切除失活组织，清除血肿、凝血块和异物，对损伤的肌腱和神经可酌情修复或仅用周围组织掩盖。

(6) 彻底止血。

(7) 再次生理盐水反复冲洗伤腔。

(8) 彻底清创后，伤后时间短和污染轻的伤口可予缝合。

清创时间	清创应争取在伤后6~8小时内进行，头皮的开放伤可以延伸到24小时
火器伤	火器伤清创也争取在伤后6~8小时内进行，但一般不作一期缝合，只能开放伤口引流3~5天后，根据情况延期缝合 （昭昭老师速记：火器伤及爆炸伤等都不能一起缝合，必须二期缝合）

【例1】男，20岁。右前臂被炸伤4小时，最大伤口长5 cm，出血多，伤及肌肉。X线检查无骨折，未见金属

异物。其伤口最佳处理是

A. 清创后二期缝合　　B. 加压包扎止血、观察　　C. 清洗伤口后包扎
D. 包扎，石膏固定患肢　　E. 清创后一期缝合

例2~3共用题干

男，32岁，右大腿外伤4小时，伤口包扎处理。查体：T 37.8 ℃，P 141次/分，R 21次/分，BP 72/49 mmHg，面色苍白，呼吸急促，双肺呼吸音清晰，心律齐，腹软，无压痛，大腿中下1/3处对穿性伤口。已经用纱布覆盖包扎，无明显渗血，足背动脉搏动弱。

【例2】该患者首要的处理措施是

A. 建立静脉通道，补充血容量　　B. 注射TAT　　C. DSA检查血管有无损伤
D. 急诊清创缝合　　E. 拆开纱布，检查伤口

【例3】若患者进行清创术，以下措施不正确的是

A. 伤口近端绕扎止血带　　B. 伤口内放置引流物　　C. 若清创彻底，一期缝合伤口
D. 若有大血管损伤，尽量修补　　E. 沿大腿纵轴切开探查，切除创缘皮肤1~2 mm

➢ **参考答案**如下，详细答案参见2019版《国家临床执业及助理医师资格考试精选真题考点精析》。

| 1. A | 2. A | 3. C | 昭昭老师提示：关注官方微信，获得第一手考试资料。 |

第5章　烧　伤

➢ **2019考试大纲**

①热烧伤；②电烧伤。

➢ **考纲解析**

近20年的医师考试中，本章的考试重点是热烧伤的面积计算、深度识别、严重程度区别和治疗，执业医师每年考查分数为2~3分，助理医师每年考查分数为1~2分。

一、概　述

热力烧伤是指由火焰、热液、高温气体、激光、炽热金属液体或固体等所引起的组织损害，即通常所称的烧伤。临床上也有将热液、蒸气所致的烧伤称之为烫伤。由电、化学物质等所致的损伤，也属于烧伤范畴。

二、烧伤面积的计算（昭昭老师速记：333，567，571321，13131）

部　位		占成人体表面积比例/%	占儿童体表面积比例/%
头颈	发部	3	
	面部	3	9×1	9+(12-年龄)
	颈部	3		
双上肢	双上臂	7		
	双前臂	6	9×2	9×2
	双手	5		
躯干	躯干前	13		
	躯干后	13	9×3	9×3
	会阴	1		
双下肢	双臀	5*		
	双大腿	21	9×5+1	9×5+1-(12-年龄)
	双小腿	13		
	双足	7*		

（昭昭老师速记：妇女臀部很重要。所有的数字都是双侧，妇女臀大、脚小，各占6%。）

【例1】成年男性右侧膝关节以下烧伤，其烧伤面积占人体体表面积的百分比是

A. 5%　　B. 6%　　C. 8%　　D. 10%　　E. 13%

【例2】成人胸、腹、会阴和两侧大腿前侧烧伤时，烧伤面积估计是

A. 25%　　　　B. 28%　　　　C. 30%　　　　D. 32%　　　　E. 34%

【例3】男,36岁。不慎跌入热水池中烫伤臀部及双下肢。按新九分法计算其烧伤面积是

A. 27%　　　　B. 36%　　　　C. 46%　　　　D. 54%　　　　E. 87%

【例4】男,32岁。右上肢烫伤,创面与本人手指并拢时的两只手掌等大,相当于其体表面积的

A. 1.0%　　　　B. 1.5%　　　　C. 2.0%　　　　D. 2.5%　　　　E. 3.0%

三、烧伤深度的识别

	Ⅰ度	浅Ⅱ度	深Ⅱ度	Ⅲ度
损伤深度	伤及表皮浅层	生发层,真皮乳头层	真皮层	全层
创面	红斑状干燥	水疱	红白相间	焦痂
痛觉	烧灼感	剧痛,感觉过敏	疼痛迟钝	痛觉消失
愈合时间	1周	1～2周	3～4周	—
愈合方式	无瘢痕	无瘢痕,有色素沉着	瘢痕愈合	需植皮愈合
昭昭老师速记	—	"乳头""很""浅"	"真""深"啊	"全""焦"了

【例5】男性,35岁。上肢被开水烫伤,皮肤见多数较大水疱,其烧伤累及皮肤的深度为

A. 表皮　　　　　　　　　　B. 真皮浅层　　　　　　　　　C. 真皮深层

D. 皮肤全层　　　　　　　　E. 皮肤及皮下组织

【例6】深Ⅱ度烧伤损伤深度已达

A. 皮下脂肪层　　　　　　　B. 表皮浅层　　　　　　　　　C. 表皮生发层和真皮乳头层

D. 皮肤全层及肌肉　　　　　E. 真皮深层

【例7】浅Ⅱ度烧伤创面特征是

A. 局部红肿　　B. 局部水疱　　C. 红白相间　　D. 可见网状栓塞血管　　E. 焦黄无水疱

【例8】男,23岁。右足和右小腿被开水烫伤,有水疱伴剧痛。创面基底部肿胀发红。该患者烧伤面积和深度的诊断为

A. 5%浅Ⅱ度　　B. 5%深Ⅱ度　　C. 10%浅Ⅱ度　　D. 10%深Ⅱ度　　E. 15%浅Ⅱ度

四、烧伤严重性分度（昭昭老师速记：1355,122）

1. 烧伤的分度

分　度	Ⅱ度烧伤或烧伤总面积	Ⅲ度烧伤
轻度	Ⅱ度烧伤<10%	—
中度	Ⅱ度烧伤<30%	<10%
重度	烧伤总面积31%～50%	<20%
特重度	烧伤总面积>50%	>20%

2. 吸入性损伤　吸入性损伤的诊断依据：①于密闭室内发生的烧伤；②面、颈和前胸部烧伤,特别是口、鼻周围深度烧伤；③鼻毛烧焦,口唇肿胀,口腔、口咽部红肿和水疱或黏膜发白者；④刺激性咳嗽,痰中有炭屑；⑤声嘶、吞咽困难或疼痛；⑥呼吸困难和(或)哮鸣；⑦纤维支气管镜检查发现气道黏膜充血、水肿,黏膜苍白、坏死、剥脱等,是诊断吸入性损伤最直接和准确的方法。

【例9】重度烧伤是指Ⅲ度烧伤面积

A. 不足10%　　B. 10%～19%　　C. 20%～29%　　D. 30%～39%　　E. 40%

【例10】符合中度烧伤的Ⅱ度烧伤面积的范围是

A. 51%～60%　　B. 11%～30%　　C. 5%～10%　　D. 41%～50%　　E. 31%～40%

【例11】属于成人中度烧伤的是

A. Ⅲ度烧伤面积小于10%　　　　　B. 烧伤总面积达31%～50%

C. Ⅱ度烧伤面积小于10%　　　　　D. Ⅱ度烧伤面积小于20%伴休克

E. Ⅲ度烧伤面积11%～20%

【例12】男,39岁。烧伤患者,烧伤总面积35%,其中Ⅲ度烧伤面积10%。该患者所属烧伤的类型是

A. 轻度烧伤　　B. 中度烧伤　　C. 重度烧伤　　D. 特重烧伤　　E. 小面积烧伤

例13～14 共用题干

男,35岁。烧伤后2小时入院。疼痛剧烈,感口渴。面色苍白,心率100次/分,BP 90/60 mmHg,头颈面

部、躯干部及会阴部布满大小不等水泡,可见潮红创面,两上肢呈焦黄色,无水泡。

【例13】该病员的烧伤总面积估计为
A. 63%　　B. 54%　　C. 45%　　D. 36%　　E. 27%

【例14】该病员Ⅲ度烧伤面积为
A. 9%　　B. 18%　　C. 27%　　D. 36%　　E. 45%

五、烧伤的病理生理和临床表现

根据烧伤的病理生理特点,可将烧伤临床发展过程分为4期,即体液渗出期→急性感染期→创面修复期→康复期;各期之间相互交错,烧伤越重,其关系越密切。

	体液渗出期	急性感染期	创面修复期	康复期
临床特点	①最大特点是体液渗出,渗出速度在伤后6~12h最快,持续24~36h;②最危险的并发症是休克	烧伤水肿回吸收期一开始,感染就上升为主要矛盾	①Ⅰ°、浅Ⅱ°多能自行修复;②深Ⅱ°残存的上皮岛融合修复;③Ⅲ°皮肤移植修复	深度创面愈合后形成瘢痕,严重者影响外观和功能
治疗原则	①早期应行抗休克治疗;②输液速度先快后慢	①防治感染是此期的关键;②应早期切痂或削痂、植皮消灭创面	①加强营养,扶持机体修复功能和抵抗力;②积极消灭创面,防治感染	需要锻炼、工疗、体疗和整形以期恢复

六、现场急救和转运

1. 迅速去除致伤原因　包括尽快扑灭火焰、脱去着火或沸液浸渍的衣服。劝阻伤员衣服着火时不要站立或奔跑呼叫,以防增加头面部烧伤或吸入性损伤;迅速离开密闭和通风不良的现场;及时冷疗能防止热力继续作用于创面使其加深,并可减轻疼痛、减少渗出和水肿,越早效果越好。冷疗一般适用于中小面积烧伤,特别是四肢烧伤,方法是将烧伤创面在自来水下淋洗或浸入水中,或用冷水浸湿的毛巾敷于创面。

2. 妥善保护创面　在现场附近,创面只求不再污染、不再损伤。可用干净敷料或布类保护,或行简单包扎后送医院处理。避免用有色药物涂抹,增加对烧伤深度判定的困难。

3. 维持呼吸道通畅　火焰烧伤常伴烟雾、热力等吸入性损伤,应注意保持呼吸道通畅。

4. 其他救治措施　严重大面积烧伤早期应避免长途转运,休克期最好就近输液抗休克或加做气管切开。建立输液通道,放置导尿管。疼痛剧烈者可酌情使用地西泮、哌替啶等。

七、初期处理

1. 轻度烧伤　主要是创面处理,包括清洁创周健康皮肤。①创面可用1:1 000苯扎溴铵或1:2 000氯己定清洗、移除异物。②浅Ⅱ°水泡皮应予保留,水泡大者,可用消毒空针抽去水泡液。深度烧伤的水泡皮应予清除。③如果用包扎疗法,内层用油质纱布,可添加适量抗生素,外层用吸水敷料均匀包扎,包扎范围应超过创周5 cm。④面、颈、会阴部烧伤不适合包扎,则予暴露。⑤疼痛较明显者,可给予镇静止痛剂。⑥使用抗生素和破伤风抗毒素。

烧伤分度	处理
Ⅰ度	烧伤创面只需保持清洁和避免再损伤
浅Ⅱ度	水泡皮要保留(昭昭老师速记:浅Ⅱ度水泡可保留,作为保护创面)
深Ⅱ度	水泡要去掉,创面再用内层油质纱布、外层吸水敷料均匀包扎
Ⅲ度	切开焦痂

2. 中、重度烧伤　①了解受伤史,记录血压、脉搏、呼吸,严重呼吸道烧伤应及早行气管切开。②建立输液通道开始输液。③留置导尿管。④清创,估算烧伤面积、深度。⑤制定第一个24小时输液计划。⑥大面积烧伤一般采用暴露疗法。

3. 创面污染重或有深度烧伤　注射TAT,使用抗生素。

【例15】男性,10岁。右手烧伤,有水泡,剧痛。现场急救中,为减轻疼痛,最恰当的方法是
A. 安慰和鼓励受伤者　　B. 肌注地西泮(安定)　　C. 肌注哌替啶(杜冷丁)
D. 抽吸水泡　　E. 将手浸入冷水中

八、烧伤患者的补液方法

1. 液体疗法　是防治烧伤休克的最重要的措施。

2. 烧伤补液的计算方法 （昭昭老师提示：晶体——糖盐；胶体——代血浆制品）

(1) 第1天补液量

计算公式	总液体量＝丢失量＋生理需要量
丢失量	丢失量＝体重×烧伤面积（Ⅱ度、Ⅲ度）×固定系数 （固定系数（a. 成人：1.5 mL/kg·m^2（胶体 0.5 mL/kg·m^2＋晶体 1.0 mL/kg·m^2，即胶体：晶体＝1:2）；广泛深度烧伤或小儿烧伤：1.5 mL/kg·m^2（胶体 0.75 mL/kg·m^2＋晶体 0.75 mL/kg·m^2，胶体:晶体＝1:1）；婴儿：2.0 mL/kg·m^2））
生理需要量	5%葡萄糖溶液 2 000 mL
补液速度	先快后慢，前8小时输入一半，后16小时输入一半

(2) 第2天补液量

丢失量	第1天丢失量的1/2
生理需要量	5%葡萄糖溶液 2 000 mL
补液速度	均匀补入

(3) 举例说明

具体病例计算（例题：Ⅱ度、Ⅲ度烧伤面积60%，体重50 kg，无休克表现）
①第1天的补液量 a. 丢失量：胶体液 60×50×0.5＝1 500 mL；晶体液 60×50×1.0＝3 000 mL b. 生理需要量：5%葡萄糖溶液 2 000 mL c. 总共需要的液体量：1 500 mL＋3 000 mL＋2 000 mL＝6 500 mL d. 补液速度：前8小时补充一半，6 500 mL/2＝3 250 mL； ②第2天的补液量 a. 丢失量：第1天晶体液和胶体液的一半：4 500 mL/2＝2 250 mL(60×50×1.5/2＝2 250 mL) b. 生理需要量：5%葡萄糖溶液 2 000 mL c. 总液体量：2 250 mL＋2 000 mL＝4 250 mL

补充：如果患者已经休克了，固定系数改为 2.6，这时晶体液体是 1.3，胶体液体是 1.3。如果是儿童的话，算法和上面类似，只不过固定系数变为了 2.0。（昭昭速记：孩子需要的水更多一些。）

第1天的补液量	
计算公式	总液体量＝丢失量＋生理需要量
丢失量	丢失量＝体重×烧伤面积（Ⅱ度、Ⅲ度）×固定系数 （固定系数：2.6 mL/(kg·m^2)（胶体 1.3 mL/(kg·m^2)＋晶体 1.3 mL/(kg·m^2)))
生理需要量	5%葡萄糖溶液：2 000 mL
补液速度	先快后慢，前8小时输入一半，后16小时输入一半
第2天的补液量	
丢失量	丢失量＝体重×烧伤面积（Ⅱ度、Ⅲ度）×固定系数 （固定系数：1.0 mL/(kg·m^2)（胶体 0.5 mL/(kg·m^2)＋晶体 0.5 mL/(kg·m^2)))
生理需要量	5%葡萄糖溶液 2 000 mL
补液速度	均匀补入
具体病例如何计算（例题：Ⅱ度、Ⅲ度烧伤面积60%，体重50 kg，入院时已有休克）	
第1天的补液量	a. 丢失量：胶体液 60×50×1.3＝3 900 mL 晶体液 60×50×1.3＝3 900 mL b. 生理需要量：5%葡萄糖溶液 2 000 mL c. 总共需要的液体量：3 900 mL＋3 900 mL＋2 000 mL＝9 800 mL d. 前8小时补充一半：9 800 mL/2＝4 900 mL
第2天的补液量	a. 丢失量：体液 60×50×0.5＝1 500 mL 晶体液 60×50×0.5＝1 500 mL b. 生理需要量：5%葡萄糖溶液 2 000 mL c. 总共需要的液体量：1 500 mL＋1 500 mL＋2 000 mL＝5 000 mL

【例16】男性,25岁。烧伤后2小时入院,Ⅱ度烧伤面积共约40%,体重约60kg。第1个24小时应输入的液体总量约为
　　A. 2 400 mL　　B. 3 400 mL　　C. 4 600 mL　　D. 5 600 mL　　E. 6 500 mL

【例17】8个月男婴烧伤时每1%Ⅱ度烧伤面积、千克体重额外丢失补液量为
　　A. 1.0 mL　　B. 1.5 mL　　C. 2.0 mL　　D. 2.5 mL　　E. 3.0 mL

【例18】婴儿Ⅲ度烧伤。第2个24小时每1%烧伤面积、千克体重的额外补液量是
　　A. 0.5 mL　　B. 1.0 mL　　C. 1.2 mL　　D. 1.5 mL　　E. 1.8 mL

例19～20共用题干
　　男,40岁。体重60 kg。右上肢肩关节以下、右下肢膝关节以下烧伤深度为浅Ⅱ度至深Ⅱ度,右足部烧伤深度为Ⅲ度。

【例19】该患者的烧伤总面积为
　　A. 20%　　B. 38%　　C. 18%　　D. 37%　　E. 19%

【例20】该患者第1个24小时的补液量为
　　A. 2 500 mL　　B. 1 700 mL　　C. 4 000 mL　　D. 2 000 mL　　E. 3 700 mL

【例21】男,32岁。体重50 kg,Ⅱ度以上烧伤面积40%,第1个24小时的前8小时内补液量为
　　A. 1 000 mL　　B. 1 500 mL　　C. 2 000 mL　　D. 2 500 mL　　E. 3 000 mL

【例22】男,28岁。体重60 kg。热力烧伤后2小时入院。查体:Ⅰ度烧伤面积10%,Ⅱ度烧伤面积20%,Ⅲ度烧伤面积30%。入院后8小时内补液总量最好是
　　A. 2 000～2 250 mL　　　　　　B. 2 300～2 500 mL
　　C. 3 000～3 250 mL　　　　　　D. 3 400～3 500 mL
　　E. 3 600～4 000 mL

【例23】男孩,3岁,体重16 kg。双下肢被开水烫伤。查体:BP 85/60 mmHg,烦躁不安。双下肢(包括臀部)Ⅱ度烧伤。尿量15 mL/h。第1个24小时应补充胶体液的量为
　　A. 500 mL　　B. 400 mL　　C. 800 mL　　D. 600 mL　　E. 700 mL

九、烧伤全身性感染

1. 烧伤感染的原因　①广泛的皮肤屏障破坏,大量坏死组织和渗出成为微生物的良好培养基;②严重烧伤虽伤在体表,但肠黏膜屏障有明显的应激性损害,肠道微生物、内毒素等均可移位,肠道成为重要的内源性感染的来源;③吸入性损伤后继发肺部感染的概率高;④长时间静脉输液,静脉导管感染是最常见的医源性感染。

2. 诊断依据　①性格的改变,初始时仅有兴奋、多语、定向障碍,继而出现幻觉、迫害妄想、大喊大叫;②体温骤升或骤降;③心率>140次/分;④呼吸急促;⑤创面骤变;⑥白细胞计数骤升或骤降。

3. 防　治　①积极纠正休克,保护肠黏膜的组织屏障;②及时正确处理创面,早期切痂、削痂植皮,是防治全身性感染的关键措施;③正确使用抗生素,预防二重感染;④营养支持、水电解质平衡的维护。

【例24】烧伤最常见的死亡原因是
　　A. 休克　　B. ARDS　　C. 肾功能衰竭　　D. 感染　　E. 心功能衰竭

【例25】大面积烧伤患者,近日来常感寒战、高热,呈间歇热,四肢厥冷,发绀,尿量明显减少,很快发生血压下降,休克。其最大可能的原因是
　　A. 革兰阳性细菌败血症　　　　　　B. 革兰阴性细菌败血症
　　C. 真菌性败血症　　　　　　　　　D. 厌氧菌性败血症　　　　　　E. 二重感染

▶ **参考答案**如下,详细答案参见2019版《国家临床执业及助理医师资格考试精选真题考点精析》。

1. D	2. A	3. C	4. C	5. B
6. E	7. B	8. C	9. B	10. B
11. A	12. C	13. B	14. B	15. E
16. D	17. C	18. B	19. E	20. E
21. D	22. C	23. D	24. A	25. B

昭昭老师提示:
关注官方微信,获得第一手考试资料。

第6章 乳腺疾病

> 2019考试大纲

①乳房解剖、生理;②急性乳腺炎;③乳腺囊性增生病;④乳腺纤维腺瘤;⑤乳腺癌。

> 考纲解析

近20年的医师考试中,本章的考试重点是乳癌的分型、诊断、分期和治疗,执业医师每年考查分数为2~3分,助理医师每年考查分数为1~2分。

第1节 乳房基础知识

一、乳房检查

1. 视 诊 观察两侧乳房外形、两侧是否对称,有无局限性隆起或凹陷,皮肤有无红肿及橘皮样改变,浅表静脉有无扩张,两侧乳头是否在同一水平线上,乳头是否凹陷,乳头、乳晕有无糜烂。

2. 触 诊 检查者应以手指掌面而不是指尖扪诊,不要用手指捏乳房组织。应按顺序检查乳房:外上、外下、内下、内上各象限及中央区做全面检查。先查健侧,后查患侧。先检查乳房,最后挤压乳头看有否溢液。

二、乳房肿块的检查及鉴别

发现乳房肿块后,应注意肿块大小、硬度、表面是否光滑、边界是否清楚,以及活动度。

(1) 轻轻捻起肿块表面皮肤,明确肿块是否与皮肤粘连。如有粘连而无炎症表现,应警惕乳腺癌可能。

(2) 良性肿瘤的边界清楚,活动度大;恶性肿瘤的边界不清,质地硬,表面不光滑,活动度小。

(3) 较大肿块者,还应检查肿块与深部组织的关系。可让病人双手叉腰,使胸肌保持紧张,如肿块活动受限,表示肿块侵及深部组织。

三、乳房的淋巴结检查

(1) 检查腋窝淋巴结最好采用直立位。检查腋窝淋巴结时,检查者应面对病人,以右手检查左腋窝,左手检查右腋窝。先让病人上肢外展,以手入其腋窝顶,手指掌面压向病人的胸壁,然后嘱病人放松上肢,搁置在检查者的前臂上,用轻柔的动作自腋窝顶部从上而下扪查腋窝部淋巴结。然后,将手指掌面转向腋窝前壁,扪查胸大肌深面淋巴结。站在病人背后,扪摸背阔肌前内侧淋巴结。最后检查锁骨下及锁骨上淋巴结。

(2) 当发现有肿大淋巴结时,应注意其大小、质地,有无压痛、有无融合,以及活动度。

四、乳头溢液

溢液性质	疾 病
浆液性无色溢液	正常月经周期、早期妊娠
①浆液性无色溢液; ②黄色或黄绿色溢液; ③棕褐色溢液; ④鲜红色血性溢液	乳腺囊性增生病
①乳管内乳头状瘤:鲜红色血性溢液; ②乳管阻塞的乳管内乳头状瘤:棕褐色溢液	乳管内乳头状瘤
黄色或黄绿色、血性溢液	乳腺癌

五、乳房的特殊检查

检 查	临床意义
钼靶X线摄影	用于乳腺癌的筛查
超声检查	可显示肿瘤周围的血运情况
磁共振成像	可详细显示肿瘤的部位、大小
活组织病理学检查	确诊的金标准
术中快切病检	对疑有乳腺癌的病人,如上述方法不能确诊,可将肿块连同周围组织一并切除,做术中冰冻活检或快速病理检查,一般不宜做切取活检
全身核素骨扫描	可显示转移的情况

【例1】判断乳腺包块周围血供情况首选的方法是

A. 钼靶X线射片 B. 胸部CT C. PET-CT D. 乳腺MRI E. 乳腺B超

【例2】乳房干板静电摄影技术最重要的优点是
A. 血管影特别清晰　　　　　B. 肿块边缘更为清晰　　　　C. 钙化影更为清晰
D. 乳房腺叶更为清晰　　　　E. 乳管影更为清晰

例3~4共用题干

女,45岁,左乳房包块5个月,乳房无不适症状,有时感左肩部不适、隐痛。查体:一般情况好,左乳房外上象限可触及3 cm×2 cm包块,质硬,不光滑,活动,无压痛,左腋窝触及3枚肿大淋巴结。钼靶摄片:左乳房2 cm×2 cm高密度影,周边有毛刺,中央有细沙样钙化点。

【例3】若患者拟行手术治疗,预防术后感染最重要的措施是
A. 缝合前彻底冲洗　　　　　B. 术前纠正贫血和低蛋白血症
C. 术前、术中、术后应用光谱抗生素　　D. 安置有效的术后引流
E. 遵守无菌操作

【例4】患者术后3年出现腰背部疼痛,逐渐加重。为明确诊断首选的主要检查是
A. PET-CT　　B. CEA　　C. CA153　　D. 同位素骨扫描　　E. 免疫指标检测

【例5】目前确定乳腺肿块性质最可靠的方法是
A. X线检查　　B. B超　　C. 近红外线扫描　　D. 液晶热图像　　E. 活组织病理检查

第2节　急性乳腺炎

急性乳腺炎是乳腺的急性化脓性感染,常见于产后哺乳期的妇女,尤以初产妇更为多见,往往发生在产后3~4周。因乳房血管丰富,早期可出现寒战、高热及脉搏快速等脓毒症表现。

一、病　因

1. 致病菌　金黄色葡萄球菌。（昭昭老师速记:跟皮肤相关的基本上都是金葡菌。）

2. 主要病因

乳汁淤积	乳汁是细菌理想的培养基,乳汁淤积有利于细菌的生长繁殖
细菌入侵	①乳头破损或皲裂,使细菌沿淋巴管入侵是感染的主要途径; ②细菌也可直接侵入乳管,上行至腺小叶而致感染;多数发生于初产妇,多发于产后3个月

【例6】急性乳腺炎最常发生在产后
A. 1个月　　B. 3个月　　C. 4个月　　D. 5个月　　E. 6个月

【例7】急性乳腺炎最常见的致病菌是
A. 溶血性链球菌　　B. 肺炎链球菌　　C. 白色葡萄球菌　　D. 厌氧菌　　E. 金黄色葡萄球菌

【例8】急性乳腺炎的病因不包括
A. 乳头内陷　　B. 乳汁过多　　C. 乳管不通　　D. 乳房淋巴管阻塞　　E. 婴儿吸乳少

二、表　现

1. 全身中毒症状　可有寒战、高热、脉搏增快。

2. 乳房局部症状　红肿、发热、痛。脓肿形成或破溃。

三、实验室检查

血常规	外周血白细胞计数明显增高
乳汁细菌培养	炎症早期可行乳汁细菌培养
脓液细菌培养+药敏试验	脓肿形成时在压痛最明显的炎症区域或在B超定位下进行穿刺,抽到脓液表示脓肿已形成,做脓液细菌培养+药敏试验

四、诊　断

1. 乳房脓肿形成　起病呈蜂窝织炎样表现,数天后可形成脓肿,可以是单房或多房性,脓肿可向外溃破,深部脓肿还可穿至乳房与胸肌间的疏松组织中,形成乳房后脓肿;当局部有波动感或超声证明有脓肿形成时,应在压痛最明显的炎症区或超声定位下进行穿刺,抽到脓液表示脓肿已形成,脓液做细菌培养及药物敏感试验。

2. 诊　断　急性乳腺炎＝产后哺乳期妇女＋乳房局部红肿热痛。（昭昭老师速记:哺乳期妇女的乳房红肿热痛就是急性乳腺炎,这里的急性乳腺炎要和炎性乳癌进行鉴别。）

五、治 疗

1. 一般治疗 一般不停止哺乳,但患侧乳房应停止哺乳。

2. 药物治疗 脓肿未形成时给予抗生素治疗:首选青霉素,或用耐青霉素酶的苯唑西林,或头孢一代抗生素如头孢拉定。对青霉素过敏者,则应用红霉素。抗生素可通过乳汁影响婴幼儿的健康,故四环素、氨基糖苷类、喹诺酮类、磺胺类、甲硝唑等不宜应用。

3. 手术治疗 脓肿形成后及时切开引流。

最常用切口	放射状切口	深部脓肿或乳房后脓肿	沿乳房下缘做弧形切口,经乳房后间隙引流
乳晕下脓肿	沿乳晕边缘做弧形切口	脓肿较大者	脓腔的最低部位可对口引流

4. 预 防 关键在于避免乳汁淤积,防止乳头损伤,并保持清洁。

【例9】乳房脓肿临床治疗的主要方法是
A. 应用足量抗生素 B. 局部理疗 C. 乳罩托起乳房 D. 停止哺乳 E. 切开引流

【例10】乳房后脓肿切开引流最好采用
A. 乳房表面放射状切口 B. 乳房表面横切口 C. 乳晕下缘弧形切口
D. 乳房下缘弧形切口 E. 乳房外侧斜切口

【例11】乳房脓肿切开引流处理错误的是
A. 可以做对口引流 B. 应做放射状切口 C. 切开乳管充分引流
D. 乳晕下脓肿应沿乳晕边缘做弧形切口 E. 深部脓肿可沿乳房下缘做弧形切口

【例12】乳房表浅脓肿切开引流,最佳切口应选择为
A. 轮辐状切口 B. 横切口 C. "十"字切口 D. "++"形切口 E. 竖切口

第3节 乳腺囊性增生病

乳腺囊性增生病亦称乳腺病,是妇女的多发病,常见于中年妇女。病理结构呈多样性表现,增生可发生于腺管周围并伴有大小不等的囊肿形成,囊内含有淡黄色或棕褐色液体,或腺管内表现为不同程度的乳头状增生,伴乳管囊性扩张,也有发生于小叶实质者,主要为乳管及腺泡上皮增生。

一、病 因

可能是雌、孕激素比例失调,使得乳腺实质增生过度及复旧不全。部分乳腺实质成分中,女性激素受体的质和量有问题,使乳房各部分增生的程度参差不齐。

二、表 现

1. 一般表现 一侧或双侧乳房胀痛和肿块是本病的主要表现,部分病人具有周期性。

2. 疼痛特点 乳房胀痛一般于月经前明显,月经后减轻,严重者整个月经周期都有疼痛。

三、体 征

1. 体 征 体检发现一侧或双侧乳房内可有大小不一、质韧的单个或多个的结节,可有触痛,与周围分界不清,亦可表现为弥漫性增厚。

2. 溢 液 少数病人可有乳头溢液,多为浆液性或浆液血性液体。本病病程较长,发展缓慢。

【例13】乳腺囊性增生病的临床表现最突出的特点是
A. 疼痛与月经周期有关 B. 肿块呈颗粒状或结节状 C. 肿块大小不一
D. 肿块质韧 E. 可有乳头溢液

【例14】女性,31岁。双侧乳房周期性胀痛1年,并可触及不规则包块,伴有触痛,月经过后疼痛缓解,包块略缩小。考虑可能是
A. 乳腺癌 B. 乳腺炎 C. 乳腺纤维瘤 D. 乳腺囊性增生病 E. 乳管内乳头状瘤

四、诊 断

乳腺囊性增生=一侧或双侧乳房胀痛和肿块+周期性疼痛。(昭昭老师速记:月经前来很痛,月经走了就没事了。)

五、治 疗

1. 一般治疗 本病的治疗主要是对症治疗、定期复查。

2. 对症状较重的病人 可用三苯氧胺治疗。该药的治疗效果较好但因对子宫内膜及卵巢有影响而不能长期服用。

3. 对局限性乳腺囊性增生病的处理方式如下：

临床情况	处理方式
月经干净后5天内复查，若肿块变软、缩小或消退	观察并继续中药治疗
若肿块无明显消退者，或者观察过程中，对局部病灶有恶性病变可疑时	切除并作快速病理检查
不典型上皮增生，同时有对侧乳腺癌或有乳腺癌家族史等高危因素者，以及年龄大，肿块周围乳腺组织增生也较明显者	单纯乳房切除术

第4节 乳房纤维腺瘤

乳房纤维腺瘤是乳房最常见的良性肿瘤。

一、病因

小叶内纤维细胞对雌激素的敏感性增高，可能与纤维细胞所含雌激素受体的量和质的异常有关。雌激素是本病发生的刺激因子，故本病发生于卵巢功能期。

二、临床表现

1. 发病年龄 乳腺的常见肿瘤，高发年龄是20～25岁，其次是15～20岁和25～30岁。

2. 发病特点 好发于乳腺的外上象限，多为单发，患者常无自觉症状。肿块增大缓慢，质地较硬如橡皮球的弹性感，表面光滑，易于推动。月经周期对肿块的大小并无影响。

三、诊断

乳房纤维腺瘤＝20～25岁＋乳房单发的肿瘤。（昭昭老师速记：大姑娘的肿瘤就是纤维腺瘤。）

【例15】女，18岁。左乳肿块1年，增长缓慢。查体：左乳外上象限触及1.5 cm分叶肿块，质硬，光滑，边界清楚，活动，无压痛，左侧腋窝未触及肿大淋巴结。最可能的诊断是

A．乳腺癌　　B．乳房纤维腺瘤　　C．乳房内瘤　　D．乳腺囊性增生症　　E．乳管内癌乳头状瘤

四、治疗

手术切除是治疗本病的唯一有效方法。由于妊娠可使纤维瘤增大，所以在妊娠前或妊娠后发现的纤维瘤一般都应手术切除。应将肿瘤连同包膜整块切除，并作常规病理检查。

▶ **昭昭老师总结：乳房纤维腺瘤和乳管内乳头状瘤**

	乳房纤维腺瘤	乳管内乳头状瘤
发病情况	最常见的良性肿瘤	—
好发年龄	青少年女性，20～25岁	中老年女性，40～50岁
好发部位	乳房外上象限	乳管近乳头壶腹部
肿块界限	清楚	不易扪及
恶变率	一般不恶变	有一定的恶变率
治疗手段	手术切除	手术为主

第5节 乳腺癌

一、病因

雌激素	雌酮及雌二醇与乳腺癌的发病有直接关系
年龄因素	20岁前本病少见，20岁以后发病率逐渐上升，45～50岁较高
月经史	月经初潮年龄早（<12岁）、绝经年龄晚（>55岁）与乳腺癌发病有关
生育史	孕及初次足月产的年龄（>35岁）与乳腺癌发病有关
家族史	一级亲属中有乳腺癌病史者，发病危险性是普通人群的2～3倍
良性疾病	乳腺良性疾病与乳腺癌的关系尚有争论
其他因素	营养过剩、肥胖、脂肪饮食、环境因素及生活方式均与乳腺癌的发病有关

二、病 理

1. 分 型

分 型	具体分型	昭昭老师速记
非浸润癌	导管内原位癌	①粉刺癌；②非粉刺型导管癌；③乳头 Paget 病伴导管原位癌
	小叶原位癌	—
浸润性癌	浸润性导管癌	最常见的乳腺癌（占乳腺癌的 70%～85%）
	浸润性小叶癌	—
	特殊类型癌	①乳头 Paget 病伴导管浸润癌；②髓样癌；③小管癌；④黏液癌（昭昭速记："小管"很"随"性很"粘"人）

2. 转 移

癌细胞可经淋巴途径进入静脉，也可直接侵入血液循环而致远处转移。最常见的远处转移依次为骨、肺、肝。（昭昭老师速记：最容易转移的癌。）

三、临床表现

外上象限	乳腺癌的最好发部位
酒窝征	累及 Cooper 韧带，可使其缩短而导致肿瘤表面的皮肤凹陷（昭昭老师速记："Cooper""酒"）
橘皮征	皮下淋巴管被癌细胞阻塞，引起淋巴回流障碍，出现真皮水肿（昭昭老师速记："橘""淋"——一片橘子地）
卫星结节	癌细胞沿淋巴网广泛扩散到乳房及其周围皮肤形成许多硬的小结节
乳头回缩、凹陷	乳头、乳晕癌肿侵入乳管，使之缩短，可把乳头牵向肿块一侧
铠甲胸	癌细胞侵入胸膜、胸肌，以至于肿块固定在胸壁上不易推动
手臂水肿	①癌细胞堵塞腋窝主要的淋巴管，引起该侧手臂淋巴回流障碍，发生的蜡白色手臂水肿；②锁骨下或腋窝变硬的淋巴结压迫腋静脉引起的该手臂青紫色水肿

【例 16】下列哪项不是乳癌的临床表现？
　A. 肿块生长速度较快　　　　B. 癌块表面皮肤凹陷　　　C. 肿块表面光滑，活动度好
　D. 橘皮样外观　　　　　　　E. 最早表现为无痛、单发、质硬、界限不清小肿块

【例 17】乳癌多发生于
　A. 乳头乳晕区　　B. 内上象限　　C. 外上象限　　D. 内下象限　　E. 外下象限

【例 18】患者，女，49 岁。发现右乳外上象限无痛、单发、质硬、边界欠清肿块。最常见的疾病是
　A. 纤维腺瘤　　B. 乳腺癌　　C. 乳管内乳头状瘤　　D. 乳腺结核　　E. 乳腺炎

【例 19】乳腺癌患者乳腺皮肤出现酒窝征的原因是
　A. 肿瘤侵犯了胸大肌　　　　B. 肿瘤侵犯了 Cooper 韧带　　C. 癌细胞堵塞了局部皮下淋巴管
　D. 肿瘤侵犯了周围腺体　　　E. 肿瘤侵犯了局部皮肤

四、诊 断

1. 诊断公式　乳腺癌＝中老年女性＋乳房外上象限＋单发的小肿块＋无痛。

2. 特殊类型乳腺癌

	炎性乳癌	湿疹样癌（Paget 病）
表现	局部皮肤可呈炎症改变，开始较局限，不久即扩展到乳房大部分皮肤；皮肤发红、水肿、增厚、粗糙，表面温度升高	乳头有瘙痒、烧灼感，以后出现乳头和乳晕的皮肤变粗糙，糜烂如湿疹样，进而出现溃疡
特点	恶性程度最高，预后最差	淋巴结转移发生较晚
治疗	（昭昭老师速记：看上去是炎症，本质最恶）①炎性乳癌一般不宜立即手术，可先行全身化疗或放疗，为手术创造条件；②术后可根据患者情况行适当综合治疗	①乳房内尚未触及肿块时行患侧乳房单纯切除；②乳房内肿块已经形成则预后较差，行乳癌根治术

速记	这里老师很容易出一个题,说患者目前是哺乳期,患者乳房红肿热痛,看上去很像乳腺炎,注意可能是炎性乳癌,区别在于炎性乳癌一般会涉及全乳及腋窝有淋巴结肿大,而乳腺炎多为局部病变且无淋巴结肿大	看见乳头有湿疹样皮肤改变,且物理疗法及抗生素治疗无效的,就是乳头湿疹样乳癌

【例20】乳房 Paget 病是指
A. 乳头湿疹样乳腺癌　　　　　B. 炎性乳腺癌　　　C. 浆细胞性乳腺炎
D. 乳腺结核病　　　　　　　　E. 男性乳房肥大症

【例21】恶性程度最高、预后最差的乳腺癌是
A. 乳头湿疹样乳腺癌　　　　　B. 乳头状癌　　　　C. 炎性乳腺癌
D. 髓样癌伴淋巴细胞浸润　　　E. 髓样癌不伴大量淋巴细胞浸润

【例22】乳腺癌局部表现中提示预后最差的是
A. 乳头内陷、偏向一侧　　　　B. 乳头湿疹样变　　C. 皮肤红肿、炎症样变
D. 局部皮肤凹陷呈"酒窝"　　　E. 皮肤橘皮样变

【例23】女,64 岁。左乳房红肿、增大 1 个月,进展较快,无疼痛、发热。查体:左乳房红肿,局部温度略高,发硬,但未触及包块,左腋窝有肿大淋巴结,稍硬,活动度好,无压痛。血常规正常。最可能的诊断是
A. 乳腺增生症　　B. 急性乳腺炎　　C. 乳房结核　　D. 导管内乳头状瘤　　E. 炎性乳腺癌

例24~25 共用题干
女,28 岁。左乳皮肤水肿、发红 2 个月,口服抗生素未见好转。查体:T 37.0 ℃,左乳皮肤发红、水肿,呈"橘皮样",乳头内陷,乳房质地变硬,无触痛,未触及肿块。左腋下触及多个肿大淋巴结,质硬、融合,无触痛。血常规:WBC $8.0×10^9$/L,N 0.67。

【例24】首先应考虑的诊断是
A. 乳汁淤积　　B. 急性乳腺炎　　C. 乳腺囊性增生病　　D. 乳房后脓肿　　E. 炎性乳腺癌

【例25】最佳治疗方案是
A. 局部按摩　　　　　　　　B. 静脉应用广谱抗生素　　C. 穿刺活检后行左乳房切除术
D. 局部热敷、理疗　　　　　E. 穿刺活检后化疗

【例26】女性,53 岁。左乳头刺痒,伴乳晕发红、糜烂 2 个月。查体:双侧腋窝无肿大淋巴结,乳头分泌物涂片细胞学检查见癌细胞。该患者癌变的类型是
A. 乳头湿疹样癌　　B. 髓样癌　　C. 鳞状细胞癌　　D. 黏液细胞癌　　E. 大汗腺样癌

例27~28 共用题干
女,29 岁。右乳红肿 3 个月。查体:右乳皮肤红肿,呈橘皮样改变,未触及肿块,右腋窝可触及多个肿大、质硬、融合淋巴结。皮肤活检在真皮淋巴管内查见癌栓,ER、PR 阳性,C-erbB2(HER2)阴性。

【例27】最可能的诊断是
A. 炎性乳腺癌　　B. 黏液腺癌　　C. 乳头状癌　　D. 髓样癌　　E. 乳头湿疹样乳腺癌

【例28】最佳综合治疗顺序是
A. 放疗、手术、化疗、内分泌治疗　　　B. 内分泌治疗、化疗、手术、放疗
C. 手术、化疗、放疗、内分泌治疗　　　D. 手术、放疗、化疗、内分泌治疗
E. 化疗、手术、放疗、内分泌治疗

五、临床分期

(昭昭老师速记:乳腺是 2 S;没有淋巴结是 0,1 个淋巴结是 N_1,融合的是 N_2,胸骨是 N_3。)

T(肿瘤大小)	N(淋巴结转移)	M
$T_1≤2$ cm	N_0 无淋巴结转移	M_0 无远处转移
2 cm<T_2≤5 cm	N_1 1 个肿大的淋巴结	
T_3>5 cm	N_2≥2 以上融合的淋巴结	M_1 远处转移
T_4 不论直径,侵犯皮肤或胸壁,炎性乳癌也是,注意皮肤粘连不是	N_3 胸骨旁淋巴结	

【例29】女,45 岁。右乳 1.5 cm×1.0 cm 肿块,活动度大。穿刺细胞学诊为乳腺癌。右侧腋窝触及多枚

肿大、质硬、整合的淋巴结,锁骨上、颈部未触及淋巴结,检查未发现远处转移征象。该患者的临床分期是

A. $T_1N_1M_0$ B. $T_2N_1M_0$ C. $T_1N_2M_0$ D. $T_2N_2M_0$ E. $T_1N_3M_0$

【例30】女,40岁。右乳外上象限无痛性肿块,直径4 cm,与皮肤轻度粘连,右腋下可触及一枚可推动淋巴结,诊断为"乳腺癌"。按TNM分期,应为

A. $T_1N_1M_0$ B. $T_1N_0M_0$ C. $T_2N_1M_0$ D. $T_2N_0M_0$ E. $T_1N_2M_0$

【例31】对乳腺癌治疗方案设计和预后判断最有意义的是检测前哨淋巴结

A. 大小 B. 是否有癌转移 C. 质地 D. 数量 E. 染色的状况

六、治 疗

1. 手术治疗

术 式	具体操作	昭昭老师速记
Halsted 乳腺癌根治术	整个乳房、胸大、小肌,腋窝Ⅰ、Ⅱ、Ⅲ组淋巴结的整块切除	基本上胸部切完了,只剩下皮和肋骨了
扩大根治术	在根治术的基础上同时清除胸廓内动、静脉及其周围的淋巴结(即胸骨旁淋巴结)	清除了胸骨淋巴结就是扩大手术
改良根治术	保留胸大肌,切除胸小肌;保留胸大、小肌,适合于Ⅰ、Ⅱ期乳腺癌应用根治术及改良根治术的生存率无明显差异	改良就是保留一些东西
保留乳房的乳腺癌切除术	①适合于Ⅰ、Ⅱ期乳腺癌的患者,且乳房有适当体积,术后能保持外观效果;原发病灶切除范围包括肿瘤、肿瘤周围1～2 cm的组织; ②术后必须辅以放、化疗	因为乳腺癌恶性程度很多高,保留必须放化疗
全乳房切除术	手术必须切除整个乳房,包括腋尾部及胸大肌筋膜,该术式适用于原位癌、微小癌及年老体弱不宜行根治术者	癌症很微小或年老体弱者就不大做了,即不做根治术,只是做一个切除术而已
前哨淋巴结活检术+腋淋巴结清扫术	前哨淋巴结阴性的乳腺癌病人可不做腋淋巴结清扫	因为没有淋巴结转移,所以就不用清理了

【例32】乳腺癌术后必须辅以放疗、化疗的术式是

A. 乳腺癌根治术 B. 乳腺癌扩大根治术 C. 乳腺癌改良根治术
D. 保留乳房的乳腺癌切除术 E. 全乳房切除术

例33～34共用题干

女,40岁。左乳外上象限4 cm×3 cm肿物,距乳头距离5 cm,可推动,但患者双手叉腰时肿块活动度明显受限,左腋窝未触及肿大淋巴结。

【例33】该患者最佳的定性诊断方法是

A. 粗针穿刺活检 B. 钼靶X线摄片 C. 切取活检
D. 近红外线扫描 E. 细针穿刺细胞学

【例34】若该患者确诊为乳腺癌,手术方式应选择

A. 乳腺癌根治术 B. 乳腺癌扩大根治术
C. 保留胸大、小肌的乳腺癌改良根治术
D. 保留胸大肌,切除胸小肌的乳腺癌改良根治术
E. 保留乳房的乳腺癌切除术

【例35】乳腺癌扩大根治术的切除范围包括

A. 乳房及同侧腋窝脂肪淋巴组织
B. 乳房、胸大肌、胸小肌及其筋膜
C. 乳房、胸大肌、胸小肌及同侧腋窝脂肪淋巴组织
D. 乳房、胸大肌、胸小肌及同侧腋窝、锁骨上脂肪淋巴组织
E. 乳房、胸大肌、胸小肌及同侧腋窝、胸骨旁脂肪淋巴组织

【例36】乳腺癌患者,发现同侧腋下及胸骨旁有淋巴结转移,但一般情况尚可,宜行

A. 乳腺癌扩大根治术　　B. 单纯乳房切除术　　C. 乳腺癌根治术
D. 改良根治术　　E. 放疗加化疗

2. 药物治疗

治疗方式	适应证	昭昭老师速记
化疗方案	①浸润性乳腺癌伴腋窝淋巴结转移阳性；②浸润性乳腺癌腋窝淋巴结阴性＋高危复发因素者(组织学分类差、雌激素和孕激素受体阴性、癌基因表皮生长因子受体 HER－2 过度表达者)	①CAF方案(环磷酰胺、多柔比星、氟尿嘧啶)；②TAC方案(多西他赛、多柔比星、环磷酰胺)可用于肿瘤分化差、分期晚的病例；③CMF方案(环磷酰胺、甲氨蝶呤、氟尿嘧啶)
内分泌治疗	①乳腺癌激素受体(ER、PR)阳性；②首选药物是他莫昔芬(三苯氧胺)	"内"人是"昔芬"，以前是小"三"
生物治疗	①Her－2 受体阳性；②首选药物是曲妥珠单抗	二龙戏珠
放射治疗	①保留乳房乳腺癌切除术后(必须放疗)；②Ⅱ期以后的病例可能降低局部复发率	保留乳房的乳腺癌切除术应做肿块局部广泛切除＋高剂量放射治疗

【例37】乳腺癌术后辅助化疗 CMF 方案的三种药物为氟尿嘧啶和
A. 环磷酰胺、阿霉素　　B. 长春新碱、甲氨蝶呤　　C. 环磷酰胺、甲氨蝶呤
D. 长春新碱、环磷酰胺　　E. 长春新碱、阿霉素

【例38】女性，29岁。右乳腺癌改良根治术后，腋窝淋巴结中有 3 枚癌转移，浸润性导管癌，直径 1.5 cm，ER 和 PR 检测均阴性。首选的辅助治疗方法是
A. 骨髓移植　　B. 化疗　　C. 口服三苯氧胺　　D. 胸壁和腋窝放疗　　E. 双侧卵巢切除术

【例39】乳腺癌术后是否选择内分泌治疗的主要依据是
A. 是否绝经　　B. 病理类型　　C. 手术方式　　D. ER、PR 表达　　E. 患者的愿望

例 40～41 共用题干
女，63岁。右乳腺癌行乳癌改良根治术，肿瘤直径 3.5 cm，ER、PR 均阳性，C-erbB2 阴性，腋淋巴结检查无转移。

【例40】术后首选的治疗是
A. 放疗　　B. 化疗　　C. 内分泌治疗　　D. 免疫治疗　　E. 靶向治疗

【例41】术后内分泌治疗药物首选
A. 三苯氧胺　　B. 依西美坦　　C. 来曲唑　　D. 阿那曲唑　　E. 甲孕酮

【例42】女性，58岁。因乳腺癌手术治疗，术后病理检查结果示浸润性导管癌，2 cm×2 cm 大小，淋巴结无转移，ER(＋＋)，PR(＋)。术后最佳治疗应选
A. 放疗　　B. 化疗　　C. 内分泌治疗　　D. 生物免疫治疗　　E. 中药

➤ **参考答案**如下，详细答案参见 2019 版《国家临床执业及助理医师资格考试精选真题考点精析》。

1. E	2. B	3. E	4. D	5. E	6. A
7. E	8. D	9. E	10. D	11. C	12. A
13. A	14. D	15. E	16. C	17. C	18. B
19. B	20. A	21. C	22. C	23. E	24. E
25. E	26. A	27. A	28. C	29. C	30. C
31. B	32. D	33. E	34. A	35. E	36. A
37. C	38. B	39. D	40. C	41. A	42. C

昭昭老师提示：
关注官方微信，获得第一手考试资料。

第7章 中 毒

➤ **2019 考试大纲**
①总论；②急性农药中毒(有机磷杀虫药、灭鼠药)；③急性一氧化碳中毒；④镇静催眠药中毒；⑤亚硝酸盐中毒；⑥急性毒品中毒。

> 考纲解析

近20年的医师考试中,本章的考试重点是有机磷农药中毒、CO中毒的分型、诊断和治疗,执业医师每年考查分数为2～3分,助理医师每年考查分数为1～2分。

第1节 概 述

一、病因和机制

1. 病 因

分 类	中毒途径	特 点
职业性中毒	呼吸道	农药厂、煤气厂工人,电池厂工人铅中毒,温度计厂工人汞中毒
生活性中毒	消化道	毒蘑菇中毒等

2. 机 制 局部刺激、腐蚀作用,造成组织细胞缺氧,麻醉作用,抑制酶的活性,干扰细胞或细胞器的生理功能,竞争受体。

【例1】男,26岁。温度计厂工人。近半年来表现为易激动、易怒。3个月前有唇、手指等细小震颤,现发展至全身震颤,并出现书写震颤,有口腔炎反复发作。该患者的可能诊断为

A. 汞中毒　　　B. 铅中毒　　　C. 苯中毒　　　D. 镉中毒　　　E. 砷中毒

【例2】在职业性中毒中,生产性毒物主要通过下述哪种途径进入体内?

A. 消化道　　　B. 皮肤　　　C. 呼吸道　　　D. 毛囊　　　E. 汗腺

【例3】男,46岁。某蓄电池厂工人,主诉头晕、头痛、乏力、记忆减退、睡眠障碍、食欲缺乏、脐周隐痛,经检验尿中 δ-ALA 为 28.6 μmol/L。最可能的诊断为

A. 慢性铅中毒　　　　　　　B. 慢性苯中毒　　　　　　　C. 慢性汞中毒

D. 慢性氰化物中毒　　　　　E. 慢性硫化氢中毒

二、临床表现

1. 皮肤黏膜

灼伤	强酸、强碱、甲醛、苯酚、甲酚皂(来苏儿)等灼伤皮肤及口腔黏膜
发绀	亚硝酸盐、苯胺、硝基苯中毒可出现发绀
黄疸	毒蕈、鱼胆、CCl_4 中毒损害肝脏可出现黄疸

2. 眼球检查 瞳孔扩大见于阿托品、莨菪碱中毒;瞳孔缩小见于有机磷、氨基甲酸酯中毒。

3. 神经系统

昏迷	催眠镇静剂中毒、农药中毒、CO中毒等
谵妄	阿托品、乙醇、抗组胺药中毒
肌纤维颤动	有机磷、氨基甲酸酯杀虫剂中毒,异烟肼中毒,丙烯酰胺中毒,铅中毒
惊厥	窒息性毒物、异烟肼中毒,有机氯或拟除虫菊酯类杀虫药中毒
精神失常	蛇毒、三氧化二砷、可溶性钡剂、磷酸三邻甲苯酯中毒
呼出气味	CO、酒精、阿托品、二硫化碳、有机溶剂、抗组胺药中毒

4. 呼吸系统

呼吸加快	乙醇中毒有酒味,氰化物中毒有苦杏仁味,有机磷中毒有蒜味
呼吸减慢	水杨酸类、甲醇等兴奋呼吸中枢后可引起呼吸深快
肺水肿	催眠药、吗啡中毒
心律失常	刺激性气体、有机磷杀虫药、百草枯等中毒

5. 循环系统

心脏失常	洋地黄、拟肾上腺药、三环类抗抑郁药、氨茶碱等中毒
心脏骤停	心肌毒性作用(洋地黄、奎尼丁)、缺氧(CO中毒)、严重低钾血症(排钾型利尿剂)
休克	三氧化二砷、强酸、强碱、严重巴比妥中毒可引起循环血容量减少,导致休克

6. **泌尿系统** 肾小管堵塞(砷化氢中毒)、肾缺血、肾小管坏死(头孢菌素、氨基糖苷类)。
7. **血液系统** 砷化氢、苯胺、硝基苯中毒引起溶血性贫血、黄疸;水杨酸、肝素、双香豆素过量,敌鼠、蛇毒咬伤中毒引起止凝血障碍致出血。

【例4】女性,25岁。同学发现其昏迷倒地,其旁有呕吐物,呈大蒜味,送来急诊。查体:昏迷,瞳孔缩小,两肺中水泡音。最可能的诊断是
  A. 有机磷中毒   B. 安定药物中毒   C. 一氧化碳中毒
  D. 乙醇中毒   E. 华法林中毒

【例5】氰化物中毒时,患者的呼吸气味可呈
  A. 烂苹果味   B. 蒜臭味   C. 腥臭味   D. 酒味   E. 苦杏仁味

【例6】男,34岁。急性药物中毒患者,表现为昏迷、瞳孔极度缩小、呼吸深度抑制、血压降低。出现上述中毒症状的药物是
  A. 苯巴比妥   B. 吗啡   C. 地西泮   D. 氯丙嗪   E. 苯妥英钠

三、治疗和预防

1. 立即终止毒物接触
(1) 呼吸道中毒者 立即撤离中毒现场,转到空气新鲜的地方。
(2) 皮肤中毒者 脱去污染的衣服,用温水或肥皂水清洗皮肤和毛发上的毒物,不必用药物中和。
(3) 眼内毒物 用清水彻底冲洗眼内的毒物,局部一般不用解毒药。
(4) 特殊清洗液

分类	毒物	特殊清洗液
碱性毒物	氨水、氨、NaOH、Na₂CO₃、泡花碱	弱酸(2%醋酸、3%硼酸、1%枸橼酸溶液)
酸性毒物	有机磷、甲醛、氯化锌、汽油、CCl₄、硫酸二甲酯	5%碳酸氢钠或肥皂水+大量清水冲洗
黄磷、磷化锌	—	1%碳酸氢钠
苯类	苯酚、溴苯、硝基苯、苯胺、二硫化碳	10%酒精

2. 清除体内尚未被吸收的毒物
(1) 催吐 饮温水300~500 mL,刺激咽后壁或舌根诱发呕吐;导泻:选用硫酸镁。硫酸镁导泻的机制是因为含有无机离子,不被吸收而形成肠内高渗状态。
(2) 洗胃 服毒后6小时内洗胃有效,超过6小时洗胃仍然有效。

【例7】下列物品中毒抢救时,禁忌洗胃的是
  A. 有机磷农药   B. 浓硫酸   C. 杀鼠剂   D. 安眠药   E. 阿托品

【例8】女,22岁。头晕、呕吐伴流涎半小时。1小时前曾少量饮酒并进食较多凉拌蔬菜。查体:P 55次/分,BP 100/70 mmHg,神志清楚,皮肤潮湿,双瞳孔针尖样大小,双下肺可闻及湿啰音。最可能的诊断是
  A. 亚硝酸盐中毒   B. 杀鼠药中毒   C. 吗啡中毒   D. 有机磷农药中毒   E. 乙醇中毒

【例9】关于急性中毒的治疗原则,不正确的是
  A. 酸性毒物污染皮肤黏膜后应用碱性液体冲洗中和
  B. 立即终止接触药物
  C. 迅速清除进入体内已经被吸收或尚未被吸收的毒物
  D. 及早使用特效解毒剂和拮抗剂
  E. 根据患者不同情况进行对症治疗

【例10】关于急性中毒的治疗原则,正确的是
  A. 酸性毒物污染皮肤黏膜后应用碱性液体冲洗中和
  B. 立即终止接触药物
  C. 迅速清除进入体内已经被吸收或尚未被吸收的毒物
  D. 及早使用特效解毒剂和拮抗剂
  E. 根据患者不同情况进行对症治疗

【例11】对危重急性中毒者,治疗应立即采取的措施是
  A. 吸氧   B. 导泻
  C. 维持生命体征并终止毒物接触   D. 洗胃   E. 使用特效解毒药

【例12】男,23岁。因误服强碱性溶液后,不能用于口服治疗的是
A. 牛奶　　　B. 蛋清　　　C. 冷生理盐水　　　D. 弱酸性液体　　　E. 弱碱性液体

【例13】对危重急性中毒患者,应立即采取的措施是
A. 维持生命体征并终止毒物接触　　　B. 吸氧,保护脑组织　　　C. 洗胃,迅速排出消化道毒物
D. 导泻,迅速排出体内毒物　　　E. 使用特效解毒药

【例14】女,30岁。4小时前口服敌百虫。查体:躁动,瞳孔缩小,肺部湿啰音。错误的处置是
A. 应用阿托品　　　B. 应用解磷定　　　C. 吸氧　　　D. 应用抗生素　　　E. 地西泮肌肉注射

例15~17 共用选项
A. 骨骼　　　B. 肾　　　C. 肝　　　D. 骨髓　　　E. 神经组织

【例15】铅的主要蓄积部位是

【例16】苯的主要蓄积部位是

【例17】汞的主要蓄积部位是

例18~19 共用题干
一食堂,就餐者用餐1小时后,陆续出现唇、指甲以及全身皮肤青紫等症状。

【例18】根据中毒症状,中毒的原因最可能是
A. 钡盐中毒　　　B. 赤霉病中毒　　　C. 磷化锌中毒　　　D. 亚硝酸盐中毒　　　E. 黄变米中毒

【例19】应采取何种措施进行急救?
A. 洗胃,导泻　　　B. 洗胃,导泻,灌肠　　　C. 静脉注射维生素C
D. 静脉注射亚甲蓝　　　E. 洗胃,灌肠,导泻,静脉注射维生素

第2节　急性有机磷杀虫药中毒

有机磷毒物进入体内后与体内的胆碱酯酶结合,生成磷酰化胆碱酯酶,使胆碱酯酶丧失水解乙酰胆碱的功能,导致胆碱能神经递质大量积聚,作用于胆碱受体,产生严重的神经功能紊乱,特别是呼吸功能障碍,从而影响生命活动。由于副交感神经兴奋造成的 M 样作用,患者呼吸道大量腺体分泌,出现严重的肺水肿,缺氧加重,患者可因呼吸衰竭和缺氧死亡。

一、发病机制

乙酰胆碱酯酶的作用是分解乙酰胆碱。有机磷杀虫药的毒性主要是抑制乙酰胆碱酯酶的活性,因而可导致乙酰胆碱在体内大量堆积。

二、临床表现

1. 急性中度

毒蕈碱样症状 (M受体)	①平滑肌痉挛,腹痛、腹泻(胃肠道平滑肌);瞳孔缩小(瞳孔括约肌)呈针尖样瞳孔;支气管平滑肌痉挛 ②腺体分泌增多,流涎、流泪、肺湿啰音; ③大小便失禁(括约肌松弛) ④心率减慢
烟碱样症状 (N受体)	①肌束震颤(横纹肌神经肌肉接头处 Ach 蓄积过多); ②血压升高、心跳加快、心律失常(交感神经节兴奋,节后纤维末梢释放儿茶酚胺)
中枢神经系统	头痛、头晕、乏力、烦躁不安、共济失调,重者意识模糊,甚至昏迷
局部表现	部分患者接触有机磷农药后发生过敏性皮炎、剥脱性皮炎、皮肤水泡;污染眼部时,出现结膜充血、瞳孔缩小等

2. 晚期表现

表现	发病时间	临床表现
迟发性多发神经病	中毒患者症状消失后2~3周	感觉、运动型多发性神经病变,主要累及肢体末端,出现下肢瘫痪、四肢肌肉萎缩等
中间型综合征	中毒后24~96小时	出现屈颈肌和四肢近端肌无力以及第Ⅲ、Ⅶ、Ⅸ、Ⅹ对脑神经支配肌肉无力,出现眼睑下垂、眼外展障碍、面瘫和呼吸麻痹,引起通气障碍性呼吸困难或衰竭,可致死亡

【例20】有机磷中毒中,属烟碱样症状的是
　　A. 恶心、呕吐、腹痛　　　　　　　　B. 多汗、流涎、流泪、流涕　　C. 肌纤维颤动、肌肉强直性痉挛
　　D. 心跳减慢和瞳孔缩小　　　　　　　E. 咳嗽、气促、肺水肿

【例21】女性,25岁,误服敌敌畏半小时后昏迷来院。诊断急性有机磷中毒。下列哪一项不属于毒蕈碱样症状?
　　A. 多汗　　　　B. 肌纤维束颤动　　C. 瞳孔缩小　　D. 流涎　　E. 肺水肿

【例22】男性,33岁。因头晕、头痛、多汗、呕吐、腹痛、腹泻1小时来诊。半小时前午餐曾吃青菜和肉类。查体:呼吸21次/分,脉搏100次/分,血压120/70 mmHg,多汗,瞳孔缩小,肺部偶有湿啰音,心脏无杂音,心律规则。最可能的诊断是
　　A. 细菌性食物中毒　　　　　　　　B. 可溶性钡盐中毒　　　　　C. 有机磷杀虫剂中毒
　　D. 中暑　　　　　　　　　　　　　E. 菌痢

【例23】有机磷农药中毒最常见的死亡原因是
　　A. 急性心力衰竭　　B. 中间型综合征　　C. 呼吸衰竭　　D. 心律失常　　E. 休克

【例24】男,38岁。服农药自杀,被发现后急送医院。查体:R30次/分,BP 110/80 mmHg,昏迷状态,皮肤湿冷,双瞳孔针尖大小,双肺大量湿啰音。该病最主要的致死原因是
　　A. 中毒性心肌炎　　B. 脑水肿　　C. 中毒性休克　　D. 急性肾衰竭　　E. 呼吸衰竭

【例25】中间型综合征常发生在有机磷中毒后
　　A. 4～12小时　　B. 24～96小时　　C. 7～9天　　D. 12～24天　　E. 3～60天

三、中毒程度

中毒程度	胆碱酯酶活力/%	临床表现/%
轻度	50～70	轻度毒蕈碱样症状和中枢神经系统症状,神志清楚
中度	30～50	毒蕈碱样症状加重,出现烟碱样症状
重度	<30	出现肺水肿、昏迷、休克、抽搐、呼吸衰竭、心力衰竭等任何一种表现

【例26】有机磷农药中毒的发病机制主要是有机磷抑制了
　　A. 胆碱酯酶　　　　　　　　B. 6-磷酸葡萄糖脱氢酶　　C. 细胞色素氧化酶
　　D. 糜蛋白酶　　　　　　　　E. 乳酸脱氢酶

【例27】可判断有机磷杀虫药中毒的严重程度并对指导治疗最有意义的是
　　A. 血氧分压　　　　　　　　B. 血胆碱酯酶活力　　　　C. 心率
　　D. 肺部湿啰音　　　　　　　E. 瞳孔大小

【例28】男性,41岁。因口服敌敌畏重度中毒2小时入院。经阿托品、氯磷啶等各项治疗1天后神志清醒,中毒症状缓解,体征消失,再用阿托品口服维持5天后,查全血胆碱酯酶活力仍处于75%左右。究其原因,最可能是
　　A. 高毒类毒物中毒　　　　　　B. 胃、肠、胆道内仍有残毒在吸收
　　C. 解毒药剂量不足　　　　　　D. 肝解毒功能差　　　　E. 红细胞再生尚不足

四、实验室检查

全血胆碱酯酶活力测定是诊断有机磷杀虫药中毒的特异性实验室指标(全血胆碱酯酶活力下降与中毒严重程度不完全平行)。

五、治　疗

1. 关键措施　彻底清除毒物,及时合理应用解毒剂,防治并发症。

2. 首要治疗　迅速清除毒物,立刻离开现场,脱去污染的衣物。

(1) 2%碳酸氢钠溶液反复洗胃,敌百虫中毒者忌用。

(2) 1∶5 000高锰酸钾溶液洗胃,对硫、磷中毒者忌用。

(3) 彻底清除毒物,维生素K1、肾上腺皮质激素,输新鲜血和对症支持治疗。

3. 解毒药的应用　昭昭老师提示:对M症状的是阿托品,对N症状的是解磷定,注意阿托品对N症状无效,解磷定对M症状无效。

(1) 对抗M症状　首选药物是阿托品,当剂量较大时,可以出现阿托品化和阿托品中毒。

	临床表现	昭昭老师速记
阿托品化	瞳孔较前扩大、口干、皮肤干燥、颜面潮红、心率增快(阿托品提高房室的传导)和肺湿啰音消失(需减少剂量或停用)	"大""红"很"干"和很"快"
阿托品中毒	瞳孔明显扩大、神志模糊、烦躁不安、抽搐、昏迷和尿潴留(立即停用)	出现精神症状及泌尿症状就是中毒

(2) 对抗 N 症状 首选药物是氯解磷定。

4. 对症治疗 重度有机磷中毒常有多种并发症,如酸中毒、低钾血症、严重心律失常、脑水肿等。

5. 中间综合征治疗 立即给予人工机械通气,同时肌注氯解磷定,连用 2～3 天。积极对症治疗。

【例29】男性,26 岁。与其父吵架后服敌敌畏 60 mL,30 分钟后被家人送到医院,神志清楚。治疗过程中最重要的措施是

　　A. 静脉注射安定　　　　　　B. 应用阿托品　　　　　　C. 应用解磷定
　　D. 应用水合氯醛　　　　　　E. 彻底洗胃

【例30】女,39 岁。误服有机磷农药 200 mL,立即被其家人送往医院。该患者抢救成功的关键是

　　A. 彻底洗胃　　　　　　　　B. 早期应用解磷定　　　　C. 早期应用阿托品
　　D. 解磷定与阿托品合用　　　E. 静脉注射毛花苷 C

【例31】男性,31 岁。服农药约 50 mL 后咳嗽,出汗多,先咳白色泡沫痰后呈粉红色,抽搐,呼之不应。体检:呼吸 30 次/分,血压 130/80 mmHg,两侧瞳孔小似针尖大,两肺满布湿啰音,心率 80 次/分,心律整齐。衣服上有呕吐物,大蒜样气味。本病例应首先给予

　　A. 洗胃　　　　　　　　　　B. 吸入经乙醇湿化的高浓度氧气
　　C. 毛花苷 C 静脉注射　　　　D. 静脉注射阿托品　　　　E. 氨茶碱静脉注射

【例32】女性,25 岁。就诊前 20 分钟口服敌百虫 300 mL。该患者洗胃不宜用

　　A. 清水　　　　　　　　　　B. 1:5 000 高锰酸钾　　　C. 0.9%氯化钠溶液
　　D. 5%葡萄糖液　　　　　　　E. 2%碳酸氢钠溶液

【例33】临床上抢救有机磷酸酯类中毒的最合理药物组合是

　　A. 碘解磷定和毛果芸香碱　　B. 阿托品和毛果芸香碱　　C. 阿托品和新斯的明
　　D. 阿托品和碘解磷定　　　　E. 碘解磷定和新斯的明

【例34】解除有机磷中毒时毒蕈碱中毒性作用,首选

　　A. 静注阿托品　　B. 静注解磷定　　C. 静注贝美格　　D. 静注甘露醇　　E. 静注乙酰胆碱

【例35】治疗急性有机磷农药中毒致肺水肿的主要药物是

　　A. 毛花苷 C　　B. 阿托品　　C. 解磷定　　D. 安定　　E. 地塞米松

【例36】关于有机磷中毒的治疗,正确的描述是

　　A. 乐果中毒首选的洗胃液体是 1:5 000 高锰酸钾
　　B. 阿托品治疗有效的表现是烟碱样症状明显好转
　　C. 特效解毒剂应用原则是早期、足量、联合及重复用药
　　D. 发生"急性肺水肿"时,应给予强心剂
　　E. 敌百虫中毒首选的洗胃液体是 2%碳酸氢钠

第3节　CO中毒

一、概　述

一氧化碳中毒是由含碳物质燃烧不完全时的产物经呼吸道吸入引起。一氧化碳与血红蛋白的亲和力比氧与血红蛋白的亲和力高 200～300 倍,所以一氧化碳极易与血红蛋白结合,形成碳氧血红蛋白(COHb),使血红蛋白丧失携氧的能力和作用,导致氧气无法运输,造成组织窒息。

【例37】一氧化碳中毒的机制是

　　A. 该气体与细胞色素氧化酶中三价铁和谷胱甘肽结合抑制细胞呼吸酶
　　B. 该气体与氧化型细胞色素氧化酶中的二价铁结合,引起细胞内窒息
　　C. 使血氧饱和度增加,组织不能利用氧
　　D. 引起氧分压增加,导致组织供氧不足,引起缺氧

E. 影响血液中氧的释放和传送,导致低氧血症和组织缺氧

二、临床表现
1. 急性中毒

程 度	COHb 浓度	表 现
轻度	10%~20%	不同程度的头痛、头晕、恶心、呕吐、心悸和四肢无力等
中度	30%~40%	皮肤、黏膜呈樱桃红色,呼吸困难、幻觉、视物不清
重度	40%~60%	急性一氧化碳中毒迟发脑病

【例38】女,60岁。被家人发现昏迷在浴池内,浴室使用的是燃气热水器。急诊入院。查体:皮肤潮红,瞳孔大小正常,口唇樱桃红色。最可能的诊断是
  A. 乙醇中毒   B. 有机磷杀虫剂中毒   C. 阿托品中毒
  D. 安眠药中毒   E. 一氧化碳中毒

【例39】对诊断一氧化碳中毒最具有意义的体征是
  A. 意识障碍   B. 口唇呈樱桃红色   C. 头痛、头晕   D. 恶心、呕吐   E. 四肢无力

2. 急性一氧化碳中毒迟发性脑病(神经精神后发症) 急性一氧化碳中毒患者在意识障碍恢复后,经过2~60天的假愈期,可出现以下临床症状:①意识障碍;②锥体外系神经障碍;③锥体系神经损害;④大脑皮质局灶性功能障碍;⑤脑神经及周围神经损伤。

【例40】女,36岁。因急性一氧化碳中毒入院。治疗1周后症状消失出院。2个月后突然出现意识障碍。既往无高血压及脑血管病史。最可能的诊断是
  A. 脑出血   B. 脑梗死   C. 肝性脑病   D. 中毒迟发脑病   E. 中间型综合征

【例41】男,58岁。因急性中度一氧化碳中毒、意识障碍入院治疗,经吸氧、支持及对症治疗后,患者意识恢复,好转出院。3周后患者突然出现失语、不能站立、偏瘫、二便失禁。查体:T 36.5℃,P 85次/分,R 16次/分,BP 125/70 mmHg,双侧病理反射阳性。首先考虑的诊断是
  A. 中枢神经系统感染   B. 急性脑梗死   C. 急性脑出血
  D. 药物中毒   E. 急性一氧化碳中毒迟发脑病

三、实验室检查
1. CO中毒金标准 血COHb测定。
2. 鉴别就诊断检查 脑电图检查、头部CT检查。

【例42】对一氧化碳中毒有确诊价值的是
  A. 血氧饱和度下降   B. 皮肤黏膜樱桃红色   C. 呼吸困难
  D. 血氧合血红蛋白浓度降低   E. 血碳氧血红蛋白浓度升高

【例43】女,63岁。冬天煤炉取暖过夜。清晨被家人发现昏迷不醒急送医院。查体:口唇樱桃红色。对诊断最有帮助的检查是
  A. 血胆碱酯酶活力 B. 血气分析 C. 血糖测定 D. 血COHb测定 E. 颅脑CT

四、治 疗
1. 首要治疗 终止CO吸入,迅速将患者转移到空气新鲜的地方,保持呼吸道通畅。
2. 后期治疗 机械通气适用于呼吸停止患者。必要时进行血浆置换术,适用于危重患者。防治脑水肿,应用甘露醇、呋塞米。后期可行高压氧舱治疗。
3. 防治并发症和后遗症 积极防治各类感染,合理应用抗生素。

【例44】一氧化碳中毒现场急救首先采取
  A. 吸氧   B. 建立静脉通道   C. 就地心肺复苏   D. 清洗皮肤   E. 撤离现场

【例45】CO中毒时下列哪项是不正确的?
  A. 老人和孩子易患   B. 老人应与脑血管疾病鉴别
  C. 严重中毒血液COHb浓度可高于50%   E. 应立即原地抢救
  E. 迟发脑病恢复较慢

【例46】重症一氧化碳中毒患者的最有效治疗措施是
  A. 鼻导管间断低流量吸氧   B. 高压氧舱治疗   C. 吸入纯氧
  D. 鼻导管持续低流量吸氧   E. 面罩吸氧

【例47】治疗重度一氧化碳中毒<u>首选</u>的氧疗是
A．鼻导管吸氧　　　　B．呼吸新鲜空气　　　　C．人工呼吸
D．面罩吸氧　　　　　E．高压氧舱

第4节　镇静催眠药中毒(助理医师不要求)

一、概　述

镇静催眠药通常分为三类：苯二氮䓬类(地西泮、硝西泮、艾司唑仑、阿普唑仑等)、巴比妥类(巴比妥、苯巴比妥、异戊巴比妥、司可巴比妥、硫喷妥钠等)和其他类。镇静催眠药对中枢神经系统有抑制作用,具有安定、松弛横纹肌及抗惊厥效应,过量则可致中毒,抑制呼吸中枢与血管运动中枢,导致呼吸衰竭和循环衰竭。

二、中毒机制

1. **苯二氮䓬类**　作用于边缘系统的γ-氨基丁酸(GABA)受体。
2. **巴比妥类**　引起脑内神经元活性普遍降低,大剂量巴比妥类可直接抑制延髓呼吸及血管运动中枢。
3. **吩噻嗪类**　作用于网状结构,抑制多巴胺受体,抑制脑干血管运动和呕吐反射。

三、临床表现

1. **急性中毒**
(1) 苯二氮䓬类　嗜睡、头晕、言语含糊不清、意识模糊和共济失调,昏迷、低血压及呼吸抑制。
(2) 巴比妥类　轻度嗜睡、情绪不稳定、注意力不集中、共济失调、发音含糊不清、步态不稳,重度嗜睡至深昏迷,呼吸浅而慢至呼吸停止,低血压或休克。
(3) 吩噻嗪类　锥体外系反应、帕金森病综合征、静坐不能、急性肌张力障碍反应。
2. **慢性中毒**　长期滥用大量催眠药,意识障碍和轻躁狂状态,智能障碍及人格变化。
3. **戒断综合征**　自主神经兴奋性增高及神经和精神异常,焦虑、易激动、失眠、恶心、呕吐和肌肉痉挛,幻觉、妄想、定向力丧失、高热和谵妄。

四、治疗原则

1. **急性中毒的治疗**
(1) 维持重要器官功能　呼吸、循环等心电监护。
(2) 清除毒物　洗胃、碱化尿液与利尿、血液净化。
(3) 特效解毒疗法　苯二氮䓬类中毒用氟马西尼。
2. **慢性中毒的治疗**　逐步减量,最终停用镇静催眠药,联合心理治疗。
3. **戒断综合征**　足量控制戒断症状,稳定后逐渐减少药量以至停药。

第5节　亚硝酸盐中毒(助理医师不要求)

急性中毒多见于误服所致,常为群体性中毒。新腌制的咸菜、某些蔬菜(如韭菜、菠菜、卷心菜等)含有较多硝酸盐,食入过多经肠道细菌还原为亚硝酸盐导致中毒,称为"<u>肠源性青紫</u>"。

一、中毒机制

1. **剂　量**　人体摄入亚硝酸盐0.2～0.5 g即可引起急性中毒,致死剂量为1～2 g。
2. **机　制**　亚硝酸盐在体能使血红蛋白的二价铁氧化为三价铁,形成<u>高铁血红蛋白</u>,临床表现为不同程度的发绀,严重者出现意识障碍和昏迷。

二、临床表现

1. **时　间**　一般在食用后1～3小时起病,短者仅10～15分钟,长者可达20小时,中毒的特征表现为发绀。
2. **表　现**　中毒者一般表现为精神萎靡、头晕、头痛、乏力、心悸、嗜睡、烦躁不安、呼吸困难,伴有恶心、呕吐、腹胀、腹痛、腹泻等症状,随后出现<u>青紫表现</u>,主要为组织缺氧,严重时导致心肌损伤、意识障碍、昏迷、抽搐、呼吸困难、血压下降,甚至发生循环衰竭及肺水肿,常因<u>呼吸衰竭</u>而死亡。

三、临床分型

轻型	仅有恶心、呕吐,无或轻度发绀
中型	有明显的发绀和头痛、头晕、乏力等症状

重型	有气促、心悸、晕厥或轻微意识障碍,烦躁不安
极重型	出现神志不清、抽搐、昏迷等症状

四、实验室检查

血气分析	氧分压与发绀水平不匹配
尿常规	亚硝酸盐阳性
静脉血	可用分光镜检查或氰化物测定高铁血红蛋白

五、诊断要点

毒物接触史,多群体发病,氧分压不低的发绀,吸氧无改善,静脉血呈紫褐色,震荡后颜色不变,亚甲蓝(美兰)治疗后发绀消失,SpO_2 迅速上升。

六、治 疗

1. 一般治疗 催吐、洗胃、导泻、高流量吸氧、补液、抗休克、液体复苏、防止脏器功能衰竭、机械通气、处理心律失常及心功能不全、预防肾功能衰竭,必要时透析。

2. 特效解毒剂 亚甲蓝本身为氧化剂,维生素 C 为还原剂,与亚甲蓝有协同作用。

七、预 防

加强监督管理;加大宣传教育力度;杜绝混淆误用;改变某些不良饮食习惯;不吃腐败变质的食物;不吃隔夜菜和变味的剩饭菜;不吃劣质熟食品,特别是外观鲜红的肉制品;少吃腌菜、酸菜等腌制食品;不吃腌制时间过短的腌菜。

第6节 急性毒品中毒(助理医师不要求)

一、毒品分类

1. 麻醉(镇痛)药

阿片类	具有强烈镇痛、止咳、止泻、麻醉、镇静和催眠等作用
可卡因类	包括可卡因、古柯叶和古柯膏等
大麻类	滥用最多的是印度大麻,大麻类包括大麻叶、大麻树脂和大麻油等

2. 精神药

中枢抑制药	镇静催眠药和抗焦虑药中毒详见相关章节
中枢兴奋药	甲基苯丙胺(俗称冰毒)、3,4-亚甲二氧基苯丙胺和3,4-亚甲二氧基甲基苯丙胺(俗称摇头丸)等
致幻药	包括麦角二乙胺、苯环己哌啶(PCP)、西洛西宾和麦司卡林等。氯胺酮俗称 K 粉,是 PCP 衍生物,属于一类精神药品

二、中毒原因

1. 主要病因 绝大多数毒品中毒为滥用引起。

2. 滥用方式 包括口服、吸入(如鼻吸、烟吸或烫吸)、注射(如皮下、肌内、静脉或动脉)或黏膜摩擦(如口腔、鼻腔或直肠)。有时误食、误用或故意大量使用也可中毒。毒品中毒也包括治疗用药过量或频繁用药超过人体耐受所致。

三、中毒机制

1. 麻醉药

(1) 阿片类药 脂溶性阿片类药(如吗啡、海洛因、丙氧芬、芬太尼和丁丙诺啡)入血液后很快分布于体内组织,包括胎盘组织,贮存于脂肪组织,多次给药可延长作用时间。在体内,吗啡在肝脏与葡萄糖醛酸结合或脱甲基形成去甲基吗啡;海洛因与阿片受体亲和力低,较吗啡亲脂性大,易通过血脑屏障;去甲哌替啶为哌替啶活性代谢产物,神经毒性强,易致抽搐。

(2) 可卡因 一种脂溶性物质,有很强的中枢兴奋作用。

(3) 大麻 作用机制尚不清楚,急性中毒时与酒精作用相似,产生神经、精神、呼吸和循环系统损害。长期应用产生精神依赖性,而非生理依赖性。

2. 精神药

(1) 苯丙胺类（AA） 吸收后易通过血脑屏障。主要作用机制是促进脑内儿茶酚胺递质（多巴胺和去甲肾上腺素）释放，减少抑制性神经递质5-羟色胺的含量，产生神经兴奋和欣快感。

(2) 氯胺酮 选择性阻断痛觉冲动向丘脑、新皮层传导，具有镇痛作用，对脑干和边缘系统有兴奋作用，能使意识与感觉分离。对交感神经有兴奋作用，快速大剂量给予时抑制呼吸。

四、诊 断

1. 用药或吸食史 麻醉类药治疗中毒者病史较清楚，滥用中毒者不易询问出病史，经查体可发现应用毒品的痕迹，如经口鼻烫吸者可见鼻中隔溃疡或穿孔，静脉注射者可见皮肤注射痕迹。

2. 急性中毒的临床表现

(1) 麻醉药：

阿片类中毒	①常出现"三联征"，即昏迷、呼吸抑制和瞳孔缩小； ②吗啡中毒时"三联征"典型，并伴发绀和血压降低； ③海洛因中毒尚可出现非心源性肺水肿； ④哌替啶中毒时可出现抽搐、惊厥或谵妄、心动过速及瞳孔扩大； ⑤芬太尼中毒常引起胸壁肌强直； ⑥美沙酮中毒出现失明及下肢瘫痪
可卡因中毒	奇痒难忍、肢体震颤、肌肉抽搐、癫痫大发作、体温和血压升高、瞳孔扩大、心率增快、呼吸急促和反射亢进等
大麻中毒	一次大量吸食会引起急性中毒，精神和行为表现异常，如高热性谵妄、惊恐、躁动不安、意识障碍或昏迷

(2) 精神药：

苯丙胺类中毒	精神兴奋、动作多、焦虑、紧张、幻觉和神志混乱等
氯胺酮中毒	现神经精神症状，如精神错乱、语言含糊不清、幻觉、高热及谵妄、肌颤和木僵等

3. 实验室检查

(1) 毒物检测 口服中毒时，留取胃内容物、呕吐物或尿液、血液进行毒物定性检查，有条件时测定血药浓度协助诊断。

尿液检查	①怀疑海洛因中毒时，可在4小时后留尿检查毒物； ②尿液检出氯胺酮及其代谢产物也可协助诊断
血液检测	①吗啡：治疗血药浓度为 0.01~0.07 mg/L，中毒的血药浓度为 0.1~1.0 mg/L，致死的血药浓度大于 4.0 mg/L； ②美沙酮：治疗血药浓度为 0.48~0.85 mg/L，中毒血药浓度为 2.0 mg/L，致死血药浓度为 74.0 mg/L； ③苯丙胺：中毒血药浓度为 0.5 mg/L，致死血药浓度大于 2.0 mg/L

(2) 其他检查：

动脉血气分析	严重麻醉药类中毒者表现低氧血症和呼吸性酸中毒
血液生化检查	血糖、电解质和肝肾功能检查

五、治 疗

1. 复苏支持治疗 毒品中毒合并呼吸、循环衰竭时，首先应进行复苏治疗。

呼吸支持	①保持呼吸道通畅，必要时行气管插管或气管切开； ②应用阿托品兴奋呼吸中枢或应用中枢兴奋药； ③机械通气，应用呼气末正压通气能有效纠正海洛因或美沙酮中毒产生的心源性肺水肿
循环支持	血压降低者，取头低脚高位，补液，必要时应用血管升压药
纠正代谢紊乱	伴有低血糖、酸中毒和电解质紊乱应给予相应处理

2. 清除毒物

催吐	神志清楚者禁用阿扑吗啡催吐、以防加雷毒性
洗胃	摄入致命剂量毒品时,1小时内洗胃,先用0.02%～0.05%高锰酸钾溶液洗胃,后用50%硫酸镁导泻
活性炭吸附	应用活性炭混悬液吸附未吸收的毒物。丙氧酚过量或中毒时,由于存在肠肝循环,所以多次给予活性炭疗效较好

3. 解毒药

纳洛酮	可静脉、肌内、皮下注射或气管内给药
纳美芬	治疗吗啡中毒优于纳洛酮
烯丙吗啡	对吗啡有直接的拮抗作用
左洛啡烷	阿片拮抗药,能逆转阿片中毒引起的呼吸抑制
纳曲酮	与纳洛酮结构相似,与阿片受体亲和力强

六、预 防

加强对麻醉镇痛药和精神药品的管理,专人负责保管。严格掌握适应证、用药剂量和时间,避免滥用和误用。肝、肾或肺功能障碍患者应避免使用,危重症或年老体弱者应用时减量。用作治疗药时,勿与有呼吸抑制作用的药物合用。纳洛酮治疗有效的阿片类物质中毒患者应留院观察,以防止其作用消退后再次出现阿片类毒性。

➤ **参考答案**如下,详细答案参见2019版《国家临床执业及助理医师资格考试精选真题考点精析》。

1. A	2. C	3. A	4. A	5. E	6. B
7. B	8. D	9. A	10. A	11. C	12. E
13. A	14. D	15. A	16. D	17. B	18. D
19. E	20. C	21. B	22. C	23. C	24. E
25. B	26. A	27. B	28. E	29. C	30. A
31. A	32. E	33. D	34. A	35. B	36. C
37. E	38. B	39. B	40. F	41. E	42. E
43. D	44. E	45. D	46. B	47. E	—

昭昭老师提示:
关注官方微信,获得第一手考试资料。

第8章 中 暑

➤ **2019考试大纲**
①病因;②临床表现;③诊断;④处理原则。

➤ **考纲解析**
近20年的医师考试中,本章的考试重点是中暑的分型和诊断,执业医师每年考查分数为1分,助理医师每年考查分数为0～1分。

一、概述和病因

中暑是以体温调节中枢功能障碍、汗腺功能衰竭和水电解质丧失过多为特征的疾病。对高温环境不能充分适应是致病的主要原因,如环境温度过高、人体产热增加、散热障碍、汗腺功能障碍。

【例1】中暑的原因<u>不包括</u>
A. 环境温度过高　　　　B. 从事重体力劳动　　　　C. 体型偏瘦
D. 散热障碍　　　　　　E. 汗腺功能障碍

二、临床表现

1. 热痉挛　与在高温环境下进行剧烈运动后体内钠严重缺失和过度通气有关。常以肌肉痉挛症状为著,无明显体温升高。

2. 热衰竭　表现为多汗、疲乏、无力、头晕、头痛、恶心、呕吐和肌肉痉挛,可有明显的脱水征,有心动过速、直立性低血压或晕厥。常见于老年人和儿童及慢性疾病者,体温轻度升高,无中枢神经系统表现。

3. 热射病

（1）劳力性热射病　常见于在高温环境下进行体力劳动后的正常人。可表现为横纹肌溶解、急性肾衰竭、肝衰竭、DIC 或多器官功能衰竭，病死率较高。

（2）非劳力性热射病　高发人群包括精神分裂症、帕金森病、慢性乙醇中毒及偏瘫或截瘫患者。病初表现为行为异常或癫痫发作、谵妄、昏迷和瞳孔对称性缩小，后表现为休克、心律失常和心力衰竭，肺、脑水肿。通常有 41 ℃ 以上的肛温，皮肤干热和发红，多数无汗。

【例 2】男，19 岁。在烈日下篮球 1 小时，大汗后出现头痛、头晕、胸闷、心悸、恶心，并有腹肌疼痛。T 38.3 ℃，P 108 次/分，BP 90/60 mmHg。神志清楚，面色潮红，双肺未闻及干湿性啰音，心律齐。最可能的诊断是

　　A. 热痉挛　　　　B. 热衰竭　　　　C. 低血糖　　　　D. 热射病　　　　E. 脱水

三、检查和诊断

1. 一般检查　血生化检查和动脉血气分析的改变可帮助诊断。

2. 诊　断　在炎热夏季，遇有体温过高伴有昏迷患者，应首先考虑中暑的诊断。

四、处理原则

1. 降温治疗　应在 1 小时内使直肠温度降至 37.8～38.9 ℃，采用体外降温或药物降温。

2. 对症支持治疗　维持水电解质平衡。

【例 3】男，28 岁。在气温 34 ℃ 时，负重跑步 5 公里后突发意识不清伴痉挛、抽搐 2 小时。查体：T 41.5 ℃，P 166 次/分，R 28 次/分，BP 100/42 mmHg。瞳孔等大等圆，心尖部第一心音低钝，四肢肌张力高。最关键的治疗措施是

　　A. 应用抗癫痫药物　B. 应用镇静药　　C. 降温治疗　　　　D. 氧疗　　　　E. 应用甘露醇

五、防治并发症

昏迷、低血压、心律失常、肝衰竭合并肾衰竭。

> 参考答案如下，详细答案参见 2019 版《国家临床执业及助理医师资格考试精选真题考点精析》。

| 1. C | 2. A | 3. C | — | — | 昭昭老师提示：关注官方微信，获得第一手考试资料。 |

第十篇　传染病、性病

学习导图

章序	章名	所占分数 执业医师	所占分数 助理医师
1	概论	2分	2分
2	肝炎	3分	2分
3	肾综合征出血热	2分	1分
4	流行性乙型脑炎	2分	0分
5	钩端螺旋体病	2分	0分
6	伤寒	1分	0分
7	细菌性痢疾	1分	1分
8	霍乱	1分	0分
9	流行性脑脊髓膜炎	2分	1分
10	疟疾	2分	2分
11	日本血吸虫病	1分	1分
12	囊尾蚴病	1分	1分
13	艾滋病	1分	1分
14	性病部分（淋病、梅毒、病毒感染、尖锐湿疣）	3分	2分

复习策略

传染病、性病在整个临床医师资格考试中属于中等科目，考试分数在执业医师中占20～25分，在助理医师中占10～15分。在所有章节中，总论和感染是两大考点，其余每个章节所占分数很接近，所以考生应认真掌握每种疾病。本系统的知识点主要从以下三个方面来考查：诊断、检查和治疗。例如，疟疾最常考查诊断和治疗，而肝炎中的慢性重型肝炎几乎是每年必考。故请大家牢记本系统的学习方法和技巧，记准知识点，力争将本章节的分数完全拿下。

第1章　概　论

> **2019考试大纲**
①感染过程；②感染过程中病原体作用；③感染过程中免疫应答作用；④流行的基本条件；⑤影响流行过程的因素；⑥基本特征；⑦诊断的主要方法；⑧治疗与主要预防方法。

> **考纲解析**
近20年的医师考试中，本章的考试重点是传染病分类和感染过程的记忆，执业医师每年考查分数为2～3分，助理医师每年考查分数为1～2分。

一、概　述

传染病是由各种病原微生物感染人体，引起的有传染性的疾病。病原微生物包括朊毒体、病毒、立克次体、细菌、真菌和螺旋体等。传染病还包括寄生虫病，系由原虫和蠕虫感染人体引起的疾病，大多有传染性。传染病均属感染性疾病，但感染性疾病不一定是传染病（例如，霍乱属于传染病，也同时属于感染性疾病；但感染性疾病如疖、痈、丹毒等就不是传染病）。

二、传染病分类

甲类传染病	鼠疫、霍乱
乙类传染病	乙肝、SARS、禽流感、艾滋病、病毒性肝炎、脊髓灰质炎、人感染高致病性禽流感、麻疹、流行性出血热、百日咳、白喉、新生儿破伤风、猩红热、疟疾、钩体病等
丙类传染病	风疹、流感、手足口病、麻风病、流行性腮腺炎、黑热病等

【例1】下列疾病不属于乙类传染病的是
A. 风疹　　　　　　　　　B. 肺炭疽　　　　　　C. 传染性非典型肺炎
D. 禽流感　　　　　　　　E. 肺结核

【例2】属于乙类传染病的是
A. 麻疹　　　　　　　　　B. 麻风病　　　　　　C. 流行性感冒
D. 急性出血性结膜炎　　　E. 风疹

【例3】下列各组疾病中均为乙类传染病的是
A. 流行性感冒,SARS　　　B. 肺结核　　　　　　C. 流行性出血热,疟疾
D. 鼠疫,狂犬病　　　　　　E. 麻风病,伤寒

【例4】男,39岁。发热2天。伴畏寒,右上肢剧烈疼痛,有啮齿动物接触史。查体:T 39.8℃,P 110次/分,R 22次/分,BP 120/75 mmHg,神志清楚,强迫体位,右腋下可触及肿大淋巴结,触痛明显,心肺腹未见异常。实验室检查:血 WBC $12.4×10^9$/L,中性粒细胞 0.86,淋巴细胞 0.14,淋巴结穿刺液涂片染色检查可见G-菌。引起该病的病原体是
A. 伤寒杆菌　　B. 大肠埃希菌　　C. 奈瑟球菌　　D. 鼠疫耶尔森菌　　E. 流感嗜血杆菌

【例5】属于乙类传染病的是
A. 麻疹　　　B. 麻风病　　　C. 流行性感冒　　　D. 急性出血性结膜炎　　　E. 风疹

三、流行病的三个基本条件和疾病传播途径

1. 三个基本条件　传染源,传播途径,易感人群。

2. 不同传染病的传播途径

空气、飞沫、尘埃	SARS、流感等	蚊虫叮咬	乙脑、疟疾
水、食物	霍乱、痢疾、甲肝、戊肝	输血	乙肝、艾滋病
直接接触	炭疽、螺旋体	母婴垂直传播	乙肝、艾滋病

【例6】可通过母婴传播的传染病是
A. 甲型病毒性肝炎　　　　B. 艾滋病　　　　　　C. 流行性脑脊髓膜炎
D. 霍乱　　　　　　　　　E. 细菌性痢疾

【例7】可引起疾病暴发的是
A. 接触传播　　　　　　　B. 诊疗技术传播　　　C. 水和食物传播
D. 各种制剂传播　　　　　E. 虫媒传播

四、感染过程

病原体通过各种途径进入人体后,即开始了感染过程,在病原体和人体相互作用的过程中,形成不同的感染谱,包括病原体被清除、隐性感染(亚临床感染)、显性感染(临床感染)、病原携带状态和潜伏性感染。

感染状态	特点
病原体被清除	疾病治愈
隐性感染(亚临床感染)	不出现或仅出现不明显的临床表现,免疫学检查有特异性免疫反应,临床上最常见
显性感染(临床感染)	出现临床表现,临床上最少见
病原携带状态	排出病原体,有传染性
潜伏性感染	免疫功能不足以清除病原体,而将其局限,一旦免疫功能下降,可引起显性感染;不排出病原体,与病原携带状态不同,如单纯疱疹(HSV)、带状疱疹(VZV)、疟疾、结核等

【例8】最易形成潜伏感染的病毒是
A. 麻疹病毒　　B. 流感病毒　　C. 狂犬病　　D. 脊髓灰质炎　　E. 水痘-带状疱疹病毒

【例9】在大多数传染病的感染过程中最常见的是

A. 病原体被清除   B. 隐性感染   C. 显性感染   D. 病原携带状态   E. 潜伏性感染

【例10】传染病隐性感染特点<u>不包括</u>
A. 感染过程结束后,少数人可转变为病原携带状态
B. 病原体感染人体后诱导机体产生特异性免疫应答
C. 不引起或仅引起轻微组织损伤
D. 无明显临床表现
E. 在传染病中少见

【例11】感染病原体后,仅引起机体发生<u>特异性免疫应答</u>而临床上不出现特异性的症状和体征,称为
A. 显性感染   B. 潜伏性感染   C. 隐性感染   D. 病原携带状态   E. 病原体被清除

【例12】女,39岁。慢性乙肝病史8年。血HBsAg(+),HBeAg(+),抗HBc(+)。其12岁女儿体检时抗HBs(+),追问病史无任何临床症状,未注射乙肝疫苗。该患者女儿属于
A. 垂直感染   B. 隐性感染   C. 显性感染   D. 潜伏性感染   E. 病原携带状态

五、影响传染病流行过程的因素

1. **自然因素**　自然环境中的地理、气象、生态等。许多传染病的发生和流行,均可有明显的季节性和地区性。
2. **社会因素**　社会制度、经济状况、生活方式及文化水平等,对传染病发生及流行有决定性的影响。

六、传染病的基本特征

1. **有病原体**　每个传染病都是由各自的病原体引起的,包括细菌、病毒、立克次体、螺旋体、原虫和蠕虫等。检查出病原体是确诊传染病的重要依据。
2. **有传染性**　与其他疾病的主要鉴别。
3. **有流行病学特征**　流行性、地方性、季节性、感染后免疫。
4. **有感染后免疫力**　指人感染病原体后,能产生针对病原体及其产物的特异性免疫,从而阻止病原体的入侵或限制其在体内生长繁殖或中和病原体。

七、传染病的诊断

传染病的诊断依据临床资料、流行病学资料和实验室检查等。

1. **流行病学资料**　注意询问患者的居住地及近期所到地区是否发生过该种传染病的发生及流行、与该病患者或病畜的接触史、患者的年龄职业、个人及周围环境的卫生情况、发病季节、既往传染病病史及预防接触史等。
2. **临床资料**　全面而准确的临床资料来源于详尽的询问病史及认真、细致、全面的体格检查,包括起病方式、热型、热程及伴随症状,皮疹的形态,出疹时间、部位及顺序,是否有黄疸、肝脾淋巴结肿大等。
3. **实验室检查**　实验室检查对传染病的诊断具有非常重要的意义,尤其是病原学检查,是确诊的重要依据。血清学检查也是某些传染病确诊的重要条件。其他实验室检查及影像学检查对许多传染病的诊断亦不可少,如血尿便常规、生化检查、病原学检查、影像学检查等。

(1) **一般实验室检查**　血常规检查中以白细胞计数和分类的用途最广。

(2) **病原学检查:**

直接检查病原体	从人体分泌液,如血液、粪便、尿液中直接分离出病原体
分离培养病原体	细菌、螺旋体、真菌等通过人工培养基分离培养
检测特异性抗原	病原体特异性抗原的检测可较快地提供病原体存在的证据,其诊断意义往往较抗体检测更为可靠
检测特异性核酸	可用分子生物学检测方法,如用放射性核素或生物素标记的探针作DNA印迹法等检测病原体的核酸

(3) **特异性抗体检测**　特异性IgM抗体的检出有助于对现存或近期感染的诊断。特异性IgG抗体的检出可评价个人及群体的免疫状态。蛋白印迹法的特异性和灵敏度都较高,常用于艾滋病的确定性检查。

(4) **其他检查**　包括支气管镜检查、胃镜检查、结肠镜检查等内镜检查,以及超声检查、磁共振成像、计算机断层扫描和数字减影血管造影等影像学检查及活体组织检查等。

八、传染病的预防

1. **管理传染源**　严格执行传染病报告上报的时间要求。

	城镇上报时间	农村上报时间
甲类传染病	2小时	6小时
乙类传染病	6小时	12小时
丙类传染病	24小时	24小时

2. 切断传播途径 对各种传染病,尤其是消化道传染病、虫媒传染病和寄生虫病,切断传播途径通常是占主导作用的预防措施。主要包括隔离和消毒。

(1)隔离 将患者或病原携带者妥善安排在指定的隔离单位,暂时与人群隔离。同时进行积极的治疗和护理,并对具有传染性的分泌物、排泄物、用具等进行必要的消毒处理,防止病原体向体外扩散。

疾 病	隔离措施
鼠疫、霍乱、呼吸道疾病(如SARS、流感)	严密隔离
伤寒、痢疾、甲肝、戊肝	消化道隔离
乙肝、丙肝、AIDS、钩体病	血液隔离
破伤风、炭疽、梅毒、淋病	接触隔离
乙脑、疟疾	昆虫隔离
长期应用大量免疫抑制剂的患者、严重烧伤的患者、早产婴儿和器官移植患者	保护性隔离

例13~15 共用选项
A. 严密隔离　　B. 肠道隔离　　C. 接触隔离　　D. 血液和体液隔离　E. 保护性隔离
【例13】对乙肝、艾滋病等疾病应采取
【例14】对大面积烧伤、免疫缺陷、白血病等应采取
【例15】对外科伤口感染、尿路感染等疾病应采取

例16~17 共用选项
A. 输血,注射　　B. 消化道传播　　C. 生活接触　　D. 呼吸道传播　　E. 性接触
【例16】戊型肝炎的主要传播途径是
【例17】丙型肝炎的主要传播途径是

(2)消毒 消毒有疫源地及预防性消毒两大类。消毒方法有物理消毒和化学消毒两种,可根据不同传染病选择应用。

3. 保护易感人群 可通过加强营养及体育锻炼等措施增强机体非特异性免疫力,通过预防接种疫苗提高机体特异性主动免疫力,或接种抗毒素或特异性高效价免疫球蛋白获得特异性被动免疫。

4. 药物预防 在传染病流行区域及流行季节,对当地人群或外来人口,除预防接种外,可采用药物预防。

➤ **参考答案**如下,详细答案参见2019版《国家临床执业及助理医师资格考试精选真题考点精析》。

1. A	2. A	3. C	4. D	5. A	6. B
7. C	8. E	9. B	10. E	11. C	12. B
13. D	14. E	15. C	16. B	17. A	

昭昭老师提示:
关注官方微信,获得第一手考试资料。

第2章　肝　炎

➤ **2019考试大纲**
①病原学;②流行病学;③临床分型及表现;④诊断;⑤慢性肝炎和重型肝炎的治疗;⑥预防。

➤ **考纲解析**
近20年的医师考试中,本章的考试重点是肝炎的诊断和治疗,执业医师每年考查分数为2~3分,助理医师每年考查分数为1~2分。

一、概　述
病毒性肝炎是由各种肝炎病毒引起,以肝损害为主的传染病。按病原学分类,包括甲型、乙型、丙型、丁型和戊型病毒性肝炎。

二、病原学和流行病学
1. 五种类型 乙型肝炎病毒是DNA病毒,甲型、丙型、丁型、戊型肝炎病毒都是RNA病毒。

病毒名称	病毒类型	特 点
甲型肝炎病毒(HAV)	RNA 病毒	①只有1个血清型和1个抗原抗体系统,IgM 出现早,有现症感染意义; ②IgG 抗体可长期存在,有保护力
乙型肝炎病毒(HBV)	DNA 病毒 (即 Dane 颗粒)	有3个抗原抗体系统,DNA 是 HBV 感染最直接、特异和灵敏的指标
丙型肝炎病毒(HCV)	RNA 病毒	抗-HCV 无保护作用,是感染指标
丁型肝炎病毒(HDV)	RNA 病毒	一种缺陷病毒,必须借助 HBsAg 包裹才能成为感染性病毒颗粒
戊型肝炎病毒(HEV)	RNA 病毒	儿童及青年多为隐性感染,老年人多发病

【例1】属于 DNA 病毒的肝炎病毒是
A. HAV　　　B. HCV　　　C. HEV　　　D. HDV　　　E. HBV

2. 乙型肝炎三个抗体系统
(1) 乙型肝炎的三对抗原抗体系统:①HBsAg、抗-HBs;②HBeAg、抗-HBe;③抗-HBc、HBcAg。
(2) HBcAg 是无法检测的(昭昭老师速记：Bc 就是"不查")。除 HBcAg 外,其余抗原抗体系统即为赫赫有名的两对半。
(3) 抗-HBsAg 是保护性抗体(阳性说明身体有免疫力)。
(4) HBeAg 是病毒复制强和传染性强的标志。
(5) HBsAg(+)、HBeAg(+)、抗-HBcAg(+)为乙肝大三阳。HBsAg(+)、抗-HBe(+)、抗-HBcAg(+)为乙肝小三阳。

【例2】女,30岁。体检时发现 HBsAg、抗-HBc、抗-HBe 阳性。判断是否有传染性还应做的检查是
A. 肝功能　　B. HBV-DNA　　C. HBeAg　　D. 肝 B 超　　E. 肝 MRI

【例3】女,40岁。体检:HBsAg(-),抗 HBs(+),ALT 15U/L。最可能的情况是
A. 感染过 HBV,已开始恢复　　　　B. 感染过 HBV,已产生免疫力
C. 体内有病毒复制　　　　　　　　D. 有传染性　　　　E. 肝炎急性期,已开始恢复

例4~6共用选项
A. 抗-HBs　　B. HBeAg　　C. HBcAg　　D. 抗-HBe　　E. 抗-HBc

【例4】用常规检测方法在患者血清中检测不到的 HBV 标志物是
【例5】HBV 感染后产生的保护性抗体是
【例6】乙肝病毒标记物中反映 HBV 有活动性复制和传染性的是
【例7】Dane 颗粒是
A. 丁型肝炎病毒　　　　B. 乙型肝炎病毒　　　　C. 甲型肝炎病毒
D. 戊型肝炎病毒　　　　E. 丙型肝炎病毒

【例8】女,30岁。健康体检时发现血清 HBsAg、抗-HBe 和抗-HBc 均阳性。判断其是否具有传染性,还应做的检查是
A. 肝功能　　B. HBV-DNA　　C. HBeAg　　D. 肝 B 型超声　　E. 肝 MRI

【例9】在乙型肝炎患者血清中,不能检测到的乙肝病毒标记物是
A. HBsAg　　B. 抗-HBs　　C. HBeAg　　D. HBcAg　　E. 抗-HBc

3. 传播途径
(1) 血液传播　乙肝、丙肝、丁肝通过血液、血制品传播。
(2) 粪-口传播　甲肝和戊肝通过粪-口途径传播。

例10~11共用选项
A. 呼吸道传播　　B. 消化道传播　　C. 虫媒传播　　D. 接触传播　　E. 血液传播

【例10】甲型病毒性肝炎的主要传播途径是
【例11】丙型肝炎的主要传播途径是

三、临床表现

不同类型病毒引起的肝炎潜伏期不同。甲型肝炎潜伏期为2~6周,平均4周;乙型肝炎1~6个月,平均

3个月;丙型肝炎2周～6个月,平均40天;丁型肝炎4～20周;戊型肝炎2～9周,平均6周。

1. 急性肝炎

（1）急性黄疸型肝炎

黄疸前期	①类似感冒症状:发热、全身不适、乏力等; ②消化道症状:食欲减退、恶心、厌油、腹胀、肝区痛等; ③肝功能检查ALT升高; ④持续5～7天
黄疸期	①症状好转,发热消退; ②尿黄加深,巩膜及皮肤出现黄染,逐渐加重,2周左右达高峰; ③各项肝功能明显异常; ④肝、脾可轻度肿大及叩痛阳性; ⑤持续2～6周
恢复期	①黄疸逐渐消退,各项肝功能逐渐恢复正常,症状和体征也随之消失; ②持续1～2个月

（2）急性无黄疸型肝炎　无黄疸,其他临床表现与黄疸型相似,但起病较缓,症状较轻,病程多在3个月内。

【例12】 女,36岁。既往健康。6天前无明确诱因出现发热、恶心、食欲缺乏,伴尿黄,明显乏力。实验室检查:ALT 4 000 U/L,TBiL 64 μmol/L。该患者诊断应考虑为

A. 淤胆型肝炎　　　　　　　B. 急性黄疸型肝炎　　　　　C. 急性重型肝炎
D. 亚急性重型肝炎　　　　　E. 急性无黄疸型肝炎

【例13】 甲型肝炎病程中,传染性最强的阶段是

A. 潜伏期　　B. 黄疸前期　　C. 恢复期　　D. 慢性期　　E. 感染期

2. 慢性肝炎　急性肝炎病程超过半年不愈者称为慢性肝炎。病原只限乙肝、丙肝和丁肝病毒。甲肝及戊肝可治愈,不转为慢性。临床表现时好时坏、时轻时重,数年、数十年迁延不愈,亦有表现为多次急性发作者。慢性肝炎分度如下:

轻度	乏力、食欲减退、肝区不适,肝脾可有轻度肿大,肝功能检查中出现1项或2项指标轻度异常
中度	症状、体征、实验室检查居于轻度和重度之间
重度	①明显或持久消化道症状,尿黄,ALT和(或)AST反复或持续升高,血清白蛋白可减少,脾可肿大,面色发暗,尚可出现肝掌和蜘蛛痣; ②B超示门、脾静脉宽度增加,有门脉高压倾向。如不清除病毒,可发展成肝硬化

3. 重型肝炎　甲、乙、丙、丁、戊型均可引起,我国以乙型肝炎病毒最多。各型病毒重叠感染更易诱发,病死率高。重型肝炎分以下各型:

急性重型肝炎	①又称急性肝衰竭或暴发型肝炎; ②患者既往无同型肝炎病史,起病甚急,可有发热、食欲缺乏、恶心、频繁呕吐、极度乏力等明显的消化道及全身中毒症状,黄疸迅速加深,肝进行性缩小,有出血倾向、中毒性鼓肠、肝臭、少量腹水、急性肾衰竭(肝肾综合征);起病14日以内出现不同程度的肝性脑病(Ⅱ～Ⅴ度)表现,凝血酶原活动度低于40%
亚急性重型肝炎	①又称亚急性肝衰竭; ②急性黄疸型肝炎起病15日至26周以内出现精神、神经症状,肝炎症状急剧加重,黄疸迅速加深,胆红素≥171 μmol/L(10 mg/dL),出现出血、腹水等表现,凝血酶原活动度低于40%
慢性重型肝炎	①又称慢加急性肝衰竭; ②临床表现与亚急性重型肝炎相似,是在慢性肝炎(肝硬化或携带者)基础上发生的亚急性重型肝炎
慢性肝衰竭	在肝硬化基础上,肝功能进行性减退,导致以腹水或门脉高压、凝血功能障碍和肝性脑病为主要表现的慢性肝功能失代偿

【例14】 男,45岁。急性黄疸型肝炎患者,经治疗无效,症状逐渐加重。诊断重型肝炎最主要的依据是

A. 血清胆红素明显升高　　　B. 谷氨酸氨基转移酶升高　　　C. 凝血酶原活动度小于40%
D. 肝细胞大量减少　　　　　E. 血小板降低

【例15】重型病毒性肝炎出血的最主要病因是
　　A. 血小板减少　　　　　　　B. 毛细血管脆性增加　　　　C. 凝血因子合成减少
　　D. 肝素样物质增多　　　　　E. 骨髓造血功能受抑制

【例16】男，56岁。发现HBsAg阳性12年，ALT时有增高。近2周来食欲下降，尿黄，明显乏力，齿龈出血，近2周尿少。查体：神清，扑翼样震颤(+)。化验：ALT 188 U/L，TBIL 410 μmol/L，PT 38秒（对照13秒）。该患者应诊断为
　　A. 病毒性肝炎乙型慢性重型　　　　B. 病毒性肝炎乙型亚急性重型
　　C. 病毒性肝炎乙型慢性重度　　　　D. 乙肝后肝硬化
　　E. 病毒性肝炎乙型慢性中度

4. 淤胆型肝炎
（1）主要表现为急性黄疸型肝炎较长期(2～4个月或更长)出现肝内梗阻性黄疸。
（2）黄疸具有三分离特征，即消化道症状轻，ALT上升幅度低，凝血酶原时间延长或凝血酶原活动度下降不明显，与黄疸程度重呈分离现象。
（3）临床有全身皮肤瘙痒及大便颜色变浅或灰白。
（4）生化表现符合梗阻性黄疸。

四、诊　断

1. 急性肝炎的诊断　①有与确诊病毒性肝炎患者密切接触史；②近期内出现发热、乏力、食欲减退、恶心等症状，查体可有肝、脾大；③化验血清ALT升高。血清胆红素>17.1μmol/L，诊为急性黄疸型肝炎；否则诊为急性无黄疸型肝炎。

2. 急性重型肝炎的诊断　①既往无同型病原肝炎病史；②起病2周内迅速出现精神、神经症状，昏迷Ⅱ度以上而能排除其他原因；③有肝浊音界缩小和皮肤、黏膜或穿刺部位出血点或瘀斑等体征和出血倾向；④黄疸迅速加深，胆红素每日上升≥17.1 μmol/L(1 mg/dl)以上；⑤PTA降低至40%以下。

3. 亚急性重型肝炎诊断　以急性黄疸型肝炎起病，15天至24周出现极度乏力，消化道症状明显，黄疸迅速加深，每天上升≥17.1 μmol/L，同时凝血酶原活动度低于40%，并排除其他原因者。

4. 慢性重型肝炎诊断　具备以下三点中的两点可以诊断：①有慢性肝炎、肝硬化病史，包括慢性乙、丙型肝炎病毒携带半年以上；②无临床肝病史（隐匿发病的慢性肝炎），但具有慢性肝病体征和（或）慢性肝炎的实验室检查、影像学检查结果；③出现亚急性重型肝炎的临床表现。

5. 甲型肝炎诊断　抗-HAVIgM(+)可以诊断为甲型感染；抗-HAVIgG(+)诊断为既往感染过甲肝。

【例17】男，33岁。体检中发现HBsAg阳性，当时无自觉症状及体征，肝功能正常。次年3月，因突然乏力、恶心、厌食、尿黄而入院。化验：ALT 600 U/L，血清总胆红素85 μmol/L，抗-HAVIgM(+)。该患者的诊断可能为
　　A. 乙型肝炎，慢性迁延型，既往感染过甲型肝炎
　　B. 乙型肝炎，慢性活动型，既往感染过甲型肝炎
　　C. 急性甲型黄疸型肝炎，乙型肝炎病毒携带者
　　D. 急性乙型肝炎，合并甲型肝炎
　　E. 急性黄疸型肝炎，甲、乙型肝炎病毒混合感染

【例18】男孩，10岁。近8天来食欲缺乏，恶心、呕吐、乏力，尿色黄来院就诊。检查：巩膜黄染，肝肋下3 cm，脾未触及。化验：ALT 500 U/L，胆红素85.5 μmol/L，抗-HAVIgM(+)，抗-HAVIgG(+)，HBsAg(+)，HBeAg(+)，抗-HBcIgM(+)。应诊断为
　　A. 急性甲型肝炎，乙肝病毒携带者　　　　B. 急性乙型肝炎，既往感染过甲型肝炎
　　C. 急性甲型肝炎，乙型肝炎　　　　　　　D. 被动获得甲肝抗体，急性甲型肝炎，乙肝病毒携带者
　　E. 被动获得甲肝抗体，急性乙型肝炎

五、治　疗

1. 急性肝炎　一般为自限性，一般不采用抗病毒治疗。急性丙型肝炎例外，需要抗病毒治疗，降低转慢率，药物可选用干扰素+利巴韦林治疗。

【例19】丙型肝炎抗病毒治疗应选择
　　A. α-干扰素　　　B. 核苷酸类似物　　　C. β-干扰素　　　D. 拉米呋定　　　E. 更昔洛韦

2. 慢性肝炎

(1) 治疗原则　改善和恢复肝功能，免疫调节，抗纤维化治疗。

(2) 抗病毒治疗　适应证为 HBV-DNA≥10^5 copies/mL（HBeAg 阴性者≥10^4 copies/mL）

药　物	适应证和禁忌证
①核苷类似物（恩替卡韦、拉米夫定、恩曲他滨等）； ②核苷酸类似物（阿德福韦酯等）	适应证： ①ALT≥2×正常值上限（ULN）； ②ALT<2×正常值上限，但组织病理学 Knodell HAI 指数≥4，或中度（G2～3）及以上炎症坏死和中度（S2）以上纤维化病变； ③HCV DNA 阳性
干扰素	①适应证：ALT≤10×ULN；血 TBil≤2×ULN； ②禁忌证：TBIL≥2×ULN，失代偿性乙肝肝硬化，合并自身免疫性疾病患者，合并严重疾病如糖尿病等

例 20～22 共用题干

男，47 岁。HBsAg 阳性 20 年，乏力、纳差、尿黄 7 天。查体：巩膜黄染，肝肋下 2 cm，质软。实验室检查：ALT 460 U/L，TBIL 84 μmol/L，HBV DNA 1.2×10^5 copies/mL，抗 HAV IgM（－），抗 HEV（－），抗 HCV（－）。

【例 20】最重要的治疗药物是
A. 核苷（酸）类似物　B. 护肝药物　　C. 退黄药物　　D. 干扰素　　E. 利巴韦林

【例 21】该患者最重要的治疗是
A. 对症治疗　　B. 保肝治疗　　C. 抗纤维化治疗　　D. 免疫治疗　　E. 抗病毒治疗

【例 22】最重要的治疗药物是
A. 核苷（酸）类药物　B. 胸腺素　　C. 丹参　　D. 甘草酸制剂　　E. 干扰素

例 23～25 共用题干

男，45 岁。乏力、纳差、眼黄、尿黄 6 天入院。病前 2 个月外出旅游 20 多天，多在餐馆进餐及进食生冷食物。实验室检查：ALT 860 U/L，AST 620 U/L，TBIL 260 μmol/L，DBIL 160 μmol/L，PTA 85%。

【例 23】未明确诊断，应追问的病史不包括
A. 饮酒史　　B. 服用损肝药物史　　C. 输血史　　D. 既往肝炎病史　　E. 宠物接触史

【例 24】如查体发现患者有肝掌、脾大。化验抗 HAV-IgM、抗 HEV 均（－），HBsAg、HBeAg 及抗 HBc（＋），HBV-DNA 5.1×10^6 copies/mL。应诊断为
A. HBsAg 携带者　　B. 肝衰竭乙型　　C. HBV 携带者　　D. 急性乙型肝炎　　E. 慢性乙型肝炎

【例 25】最重要的治疗是
A. 中药治疗　　B. 抗 HBV 治疗　　C. 对症治疗　　D. 抗肝纤维化治疗　　E. 保肝治疗

【例 26】慢性乙型肝炎最重要的治疗药物是
A. 扶正化瘀胶囊　　B. 恩替卡韦　　C. 甘草酸二胺　　D. 利巴韦林　　E. 胸腺肽

六、预　防

1. 控制传染源，切断传播途径。

2. 保护易感人群　主动免疫可以注射疫苗。被动免疫即暴露前或潜伏期两周内，注射免疫球蛋白，可防止甲型肝炎早期发病，或减轻临床症状，但对戊型肝炎无效。对暴露于 HBV 者，包括 HBsAg 阳性母亲所分娩的新生儿，可用高效价乙型肝炎免疫球蛋白（HBIG）。

【例 27】某大夫在给一位乙型肝炎病毒（HBV）携带者手术时，不慎被患者用过的刀片刺伤手指。为预防乙型肝炎病毒感染，应首先采取的措施是
A. 注射抗生素　　　　　　B. 注射丙种球蛋白　　　　　　C. 注射乙型肝炎疫苗
D. 注射 HBIG　　　　　　E. 注射 α-干扰素

▶ **参考答案**如下，详细答案参见 2019 版《国家临床执业及助理医师资格考试精选真题考点精析》。

1. E	2. C	3. B	4. C	5. A	6. B	7. B	昭昭老师提示：
8. B	9. D	10. B	11. E	12. B	13. B	14. C	关注官方微信，获得第一手考试资料。
15. C	16. A	17. C	18. B	19. A	20. A	21. E	
22. A	23. E	24. C	25. B	26. B	27. D	—	

第3章 肾综合征出血热

> **2019 考试大纲**
> ①病原学;②临床表现;③诊断;④各期治疗要点与主要预防措施。

> **考纲解析**
> 近 20 年的医师考试中,本章的考试重点是<u>肾综合征出血热的诊断和治疗</u>,执业医师每年考查分数为 2～3 分,助理医师每年考查分数为 1～2 分。

一、概　述

肾综合征出血热又称<u>流行性出血热</u>,是由<u>汉</u>坦病毒引起的一种自然疫源性疾病。典型的临床特征有发热、出血和肾损害三大主症,以及发热期、低血压休克期、少尿期、多尿期和恢复期五期经过。

(昭昭老师速记:"流汗",即"流"行性出血热由"汉"坦病毒感染所致。)

二、流行病学

1. 传染源和中间宿主　鼠类。

2. 传播途径

接触传播	病毒通过创口侵入体内
呼吸道传播	传染源的排泄物如尿、粪、唾液中的病毒吸附于尘埃,经呼吸道侵入人体
消化道传播	摄入被传染源排泄物所污染的食物,或病毒通过破损的口腔黏膜或胃肠黏膜侵入人体
螨媒传播	带病毒的革螨或恙螨通过吸血传播

例 1～2 共用选项
　A. 灭蚊　　　B. 灭鼠　　　C. 灭蚤　　　D. 灭蜱　　　E. 灭虱
【例1】<u>流行性乙型脑炎</u>的预防措施是
【例2】<u>肾综合征出血热</u>的预防措施是

三、发病机制

1. 休　克　原发性低血压休克与全身小血管损害有,<u>小血管扩张充血、通透性和脆性增强</u>,血浆外渗导致组织水肿、出血、血液浓缩、血容量减少、微循环障碍及 DIC 有关。继发性休克与大出血、水盐失衡及继发感染因素等有关。

2. 出　血　早期出血主要由血管壁受损和血小板减少所致。休克后出血与 DIC 所致的消耗性凝血障碍等因素有关。

3. 急性肾衰竭　血容量减少,导致肾小球滤过率下降,肾小球中微血栓形成,缺血、肾小管变性、坏死、间质水肿。

【例3】流行性出血热<u>早期休克</u>的原因是
　A. 过敏性　　B. 失血浆性　　C. 出血性　　D. 感染性　　E. 心源性

四、临床表现

1. 潜伏期　4～60 天,一般为 7～21 天,以 2 周多见。典型患者病程中有发热期、低血压休克期、少尿期、多尿期和恢复期五期经过。

(1) **发热期**　起病急骤,发热 39～40 ℃以上,主要表现为发热、全身中毒症状、血管损伤和肾损害等。发热时可伴有全身酸痛,以<u>头痛、腰痛、眼眶痛</u>(三痛)最为突出。发热 2～3 日后出现小血管损伤引起的充血,表现为<u>颜面、颈及上胸部皮肤部</u>明显充血潮红(三红),出血点位于软腭、腋下及胸背部。少数患者有鼻出血等。发病早期可出现蛋白尿,尿量减少。

(2) **低血压休克期**　表现为面色苍白、四肢厥冷、脉搏细弱或触不到,尿量减少。

(3) **少尿期**　可并发尿毒症、酸中毒和水、电解质紊乱,重者出现腹水、高血容量综合征、脑水肿。

分　期	每日尿量	BUN 和 Cr	相应表现
移行期	2 000 mL	上升	症状较重
多尿早期	>2 000 mL	未见改善	症状加重
多尿后期	>3 000 mL,可达 4 000～8 000 mL	逐步下降	逐步恢复,注意水、电解质平衡

(4) 多尿期　由于循环血量增加,肾小球滤过功能改善,但肾小管重吸收功能未完全恢复,致尿量显著增多,24 小时尿量大于 3 000 mL。

(5) 恢复期　尿量恢复到 2 000 mL 以下。一般需 1~3 个月,体力完全恢复,但部分患者肾功能恢复需更长时间。

【例 4】男,32 岁。发热 2 周,体温 39 ℃,病初皮肤出现少数皮疹,头痛、腰痛、眼眶痛。患者可能的诊断是
A. 肾综合征出血热　B. 流行性乙型脑炎　C. 麻疹　　　D. 风疹　　　E. 肾病综合征

【例 5】女,54 岁。发热 4 天,头痛、乏力 2 天,尿少 1 天。查体:T 39 ℃,BP 90/50 mmHg,面部潮红,结膜充血,眼睑水肿,腋下有出血点。实验室检查:血 WBC 17×10^9/L,尿蛋白(+++)。最可能的诊断是
A. 流行性脑脊髓膜炎　　　　　B. 肾综合征出血热　　　C. 急性肾小球肾炎
D. 钩端螺旋体病　　　　　　　E. 败血症

例 6~7 共用题干

患者 36 岁,头痛、发热、恶心、呕吐、腰痛 4 天。查体:面色潮红,结膜充血,腋下可见点状出血。化验:白细胞 13×10^9/L,中性粒细胞 0.82,淋巴细胞 0.21,异型淋巴细胞 0.11,尿蛋白(+++),已确诊为肾综合征出血热。

【例 6】下述哪项在诊断上最重要?
A. 流行病　　　B. 症状　　　C. 体征　　　D. 实验室检查　　　E. 以上都不是

【例 7】下列哪项是肾综合征出血热特征性改变?
A. 病程长短　　　B. 热退后症状加重　　　C. 血尿的情况　　　D. 贫血程度　　　E. 颅内压力

2. 临床分型　根据发热程度、中毒症状轻重和出血、休克、肾功能损害程度的不同,临床可分为以下五种类型。

分　型	表　现
轻型	①体温 39 ℃ 以下,中毒症状轻,除出血点外无其他出血征象; ②肾损害轻,无休克和少尿
中型	①体温 39~40 ℃,中毒症状较重,有明显球结膜水肿,病程中收缩压低于 90 mmHg 或脉压小于 30 mmHg; ②有明显出血及少尿期,尿蛋白(+++)
重型	①体温>40 ℃,中毒症状及渗出严重,可伴中毒性精神症状,并出现休克,有皮肤瘀斑和腔道出血; ②少尿持续 5 天以内或无尿 2 天以内
危重型	在重型基础上出现以下情况之一者:难治性休克;有重要脏器出血;少尿超过 5 天或无尿 2 天以上,BUN>42.84 mmol/L;出现心力衰竭、肺水肿;出现脑水肿、脑出血或脑疝等中枢神经合并症;严重继发感染
非典型	发热 38 ℃ 以下,皮肤黏膜可有散在出血点,尿蛋白(±),血、尿特异性抗原或抗体阳性者

五、实验室检查

1. 血常规　患者血中出现异型淋巴细胞,此为出血热的特异性表现。

2. 抗体　确诊流行性出血热的检查首选血清特异性抗体(IgG、IgM)检测。

【例 8】男,35 岁,农民。发热,头痛,恶心呕吐 5 天。查体:T 37.8 ℃,BP 60/40 mmHg,脉搏细速,躯干有瘀点,双肾区叩击痛。血常规:WBC 30×10^9/L,中性粒细胞 0.80,异常淋巴细胞 0.10,血小板 50×10^9/L,尿蛋白(++)。诊断为
A. 流行性脑脊髓膜炎　　　　　B. 败血症,感染性休克　　　C. 流行性肾综合征出血热
D. 钩端螺旋体病　　　　　　　E. 传染性单核细胞增多症

【例 9】男,28 岁。5 天来发热、恶心、呕吐、食欲减退、头痛、四肢酸痛、腰痛。体检:重病容,球结膜充血,无水肿,咽充血,腋下可见点状抓痕样出血点,肝、脾未及。血常规检查:WBC 12×10^9/L,N 0.72,L 0.28。可见异型淋巴细胞。尿常规:尿蛋白(+++),RBC 2~5/HP。该患者首先考虑的诊断为
A. 钩端螺旋体病　　　　　　　B. 败血症　　　　　　　C. 流行性出血热
D. 流行性脑脊髓膜炎　　　　　E. 结核性脑膜炎

六、治　疗

治疗原则是"三早、一就、一少",即早发现、早休息、早治疗,就近治疗和少搬动。

1. 发热期治疗原则

(1) 控制感染　首选药物是利巴韦林。

(2) 减轻外渗　早期卧床休息,为降低血管通透性可给予路丁、维生素 C 等。发热后期给予 20% 甘露醇

以提高血浆渗透压,减轻外渗和组织水肿。

(3) 改善中毒症状　物理降温为主,重者可予地塞米松。

(4) 预防 DIC　给予低分子右旋糖酐或丹参注射液。

2. 低血压休克期治疗原则

(1) 补充血容量　宜早期、快速和适量补充。

(2) 纠正酸中毒　主要应用5％碳酸氢钠。

(3) 药物　血管活性药物与肾上腺皮质激素的应用,如多巴胺或山莨菪碱,同时亦可用地塞米松。

例 10～11 共用题干

男,25岁。因发热、头痛、呕吐5天入院。体检:面颈部潮红,双腋下少许出血点。尿常规:蛋白(＋＋＋),红细胞5～12/HP。血常规:WBC 23.0×10⁹/L,异型淋巴细胞0.12,PLT 48×10⁹/L。

【例10】该患者的诊断可能为

A. 流行性脑脊髓膜炎　　　　B. 斑疹伤寒　　　　C. 流行性出血热

D. 钩端螺旋体病　　　　　　E. 败血症

【例11】住院两天后,患者热退但症状加重,出血点增加,四肢厥冷,脉搏细弱,血压80/60 mmHg。此时对该患者的治疗原则是

A. 以扩容为主　　　　B. 以应用血管活性药物为主　　C. 以应用激素为主

D. 以纠正酸中毒为主　　　E. 以输入胶体液为主

【例12】男,35岁。突起寒战、高热、恶心、呕吐、腰痛已6天。体检:重病容,眼睑水肿,球结膜及胸部皮肤充血,腋下见少许点状出血点,血压80/60 mmHg,怀疑流行性出血热。本例必须首先考虑的治疗措施是

A. 使用升压药　　　　B. 补充血容量　　　　C. 纠正酸中毒

D. 小剂量肝素抗DIC　　E. 选用抗病毒治疗

例 13～16 共用题干

男,45岁。发热3天,少尿1天,于12月15日入院。查体:神志清,球结膜充血、水肿,双腋下有出血点。实验室检查:WBC 25×10⁹/L,Plt 50×10⁹/L,尿蛋白(＋＋＋)。

【例13】最可能的诊断是

A. 立克次体病　　B. 急性肾炎　　C. 肾综合征出血热　　D. 流行性感冒　　E. 钩端螺旋体病

【例14】为明确诊断应进行的检查是

A. 肥达－外斐反应　　　　B. 尿培养　　　　C. 血清汉坦病毒特异性抗体检测

D. 咽拭子培养　　　　　　E. 钩端螺旋体显微凝集试验

【例15】病原治疗首选药物是

A. 四环素　　B. 环丙沙星　　C. 利巴韦林　　D. 金刚烷胺　　E. 青霉素

【例16】不必要的处理是

A. 应用糖皮质激素　　　　B. 纠正酸中毒　　　　C. 应用抗病毒药

D. 快速补充血容量　　　　E. 静脉滴注青霉素

3. 少尿期治疗原则

稳定内环境	维持水、电解质、酸碱平衡
促进利尿	①可应用20％甘露醇,不宜长期大量应用; ②常用呋塞米,可从小量开始,逐步加大剂量
导泻和放血疗法	防止高血容量综合征和高血钾,常用甘露醇,亦可用硫酸镁或大黄煎水口服
透析疗法	有明显氮质血症、高血钾或高血容量综合征的患者,可应用血液透析或腹膜透析

4. 多尿期治疗原则

(1) 维持水与电解质平衡　治疗过程中始终要维持水与电解质平衡。

(2) 防止继发感染　本期易并发呼吸道和泌尿感染,应及时诊断和治疗。

➤ **参考答案**如下,详细答案参见2019版《国家临床执业及助理医师资格考试精选真题考点精析》。

1. A	2. B	3. B	4. A	5. B	6. B	昭昭老师提示:
7. B	8. C	9. C	10. C	11. A	12. B	关注官方微信,获得第一手考试资料。
13. C	14. C	15. C	16. E	—	—	

第4章 流行性乙型脑炎

> **2019考试大纲**
> ①病原学；②流行病学；③临床表现；④诊断、确诊依据与鉴别诊断；⑤治疗原则与预防。

> **考纲解析**
> 近20年的医师考试中，本章的考试重点是**流行性乙型脑炎的诊断、检查和分期**，执业医师每年考查分数为2~3分，助理医师每年考查分数为0分。

一、概述

流行性乙型脑炎（简称乙脑）是由乙脑病毒引起的急性中枢神经系统传染病。主要通过蚊虫传播，流行于夏秋季。临床上以高热、意识障碍、抽搐、呼吸衰竭及脑膜刺激征等为特征。部分患者可留有后遗症，病死率高较。

二、流行病学

(1) 乙脑的传染源是**猪**，传播途径是**三带喙库蚊**。
(2) 人群普遍易感，患者与隐性感染者比例为1:300，感染后可获持久免疫力。主要感染儿童，尤以2~6岁儿童为多。
(3) 主要发生在亚洲，我国除东北、西北边远山区及高原地区外，均有乙脑流行。7、8、9月高发，农村高于城市，山区高于沿海地区。

【例1】乙型脑炎（简称乙脑）的主要**传染源**是
A. 猪　　B. 乙脑病毒携带者　　C. 乙脑患者　　D. 蚊虫　　E. 野鼠

三、病理

1. 病变部分　乙脑病变以**大脑皮质、基底核和视丘**最为严重，小脑皮质、丘脑和脑桥次之，**脊髓病变最轻**，常仅限于颈段脊髓。

2. 病理变化　（昭昭速记：神经细胞坏死、胶质细胞增生、软化灶、血管套）

血管病变	脑实质血管高度扩张充血，血管周围间隙增宽，并有**淋巴细胞套**形成
神经细胞坏死	①神经细胞肿胀，尼氏小体消失，胞质内出现空泡，核偏位； ②严重者，可发生核固缩、核溶解；可见卫星现象和**噬神经细胞**现象
胶质细胞增生	主要是小胶质细胞弥漫性或局灶性增生，形成**胶质结节**
软化灶形成	严重病变导致神经组织液化性坏死，形成**筛状软化灶**，对本病的诊断具有特征性意义

【例2】下列关于流行性乙型脑炎病理改变的叙述，**错误**的是
A. 神经细胞变性、坏死
B. 血管套形成
C. 软化灶
D. 蛛网膜下隙有脓性渗出物
E. 胶质细胞增生

【例3】流行性乙型脑炎**不具有**的改变是
A. 血管周围淋巴细胞浸润和血管套形成
B. 筛网状软化灶和脑水肿
C. 蛛网膜下隙以中性粒细胞为主的炎性渗出
D. 胶质结节形成
E. 神经细胞变性、坏死，出现噬神经细胞和卫星现象

四、临床表现

潜伏期10~15天。大多数患者症状较轻或呈无症状的隐性感染，仅少数出现中枢神经系统症状，表现为高热、意识障碍、惊厥等。典型病例的病程可分四个阶段。

1. 初期　起病急，体温急剧上升至39~40℃，伴头痛、恶心和呕吐，部分患者有嗜睡或精神倦怠，并有颈项轻度强直，病程1~3天。

2. 极期　体温持续上升，可达40℃以上。初期症状逐渐加重，意识明显障碍，有嗜睡、昏睡乃至昏迷。昏迷越深，持续时间越长，病情越严重。重症患者可出现全身抽搐、强直性痉挛或强直性瘫痪，少数也可为软瘫。严重患者可因脑实质病变（尤其是脑干）、缺氧、脑水肿、脑疝、颅内高压、低血钠性脑病等病变而出现中枢性呼吸衰竭，表现为呼吸节律不规则、双吸气、叹息样呼吸、呼吸暂停、潮式呼吸和下颌呼吸等，最后呼吸停止。体检可发现脑膜刺激征，瞳孔对光反射迟钝、消失或瞳孔散大，腹壁及提睾反射消失，深反射亢进，病理性锥体束征如巴氏征等可呈阳性。

【例4】 流行性乙型脑炎<u>极期</u>的临床表现不包括
A. 肾衰竭　　　　B. 持续高热　　　C. 呼吸衰竭　　　D. 惊厥或抽搐　　　E. 意识障碍

3. 恢复期　极期过后体温逐渐下降，精神、神经系统症状逐日好转。重症患者仍有神志迟钝、痴呆、失语、吞咽困难、颜面瘫痪、四肢强直性痉挛或扭转痉挛等，少数患者也可有软瘫。经过积极治疗大多数症状可在半年内缓解。

4. 后遗症期　少数重症患者半年后仍有精神神经系统后遗症，主要有意识障碍、痴呆、失语及肢体瘫痪、癫痫等，如予积极治疗可有不同程度的恢复。癫痫后遗症可持续终生。

五、实验室检查

1. 血常规　血<u>白细胞数增高</u>。（昭昭老师速记：虽然是病毒感染，但是白细胞升高。）

2. 脑脊液检查　脑脊液压力增高，外观清亮，细胞数轻度增加，蛋白质稍增高，糖和氯化物正常。

3. 抗体　血清特异性 <u>IgM 抗体</u>阳性可确诊。

【例5】 确诊流行性乙型脑炎常检查的<u>抗体</u>是
A. 特异性 IgM 抗体　　　　　　　B. 血凝抑制抗体　　　　　　　C. 血凝素抗体
D. 中和抗体　　　　　　　　　　E. 补体结合抗体

【例6】 可用于流行性乙型脑炎<u>早期诊断</u>的实验室检查是
A. 补体结合试验　　　　　　　　B. 血凝抑制试验　　　　　　　C. 中和试验
D. 特异性 IgM 抗体检测　　　　　E. 病毒分离

六、诊断与鉴别诊断

1. 诊断　流行病学资料：7、8、9 三个月发病，多见于儿童。表现为起病急，有高热、头痛、呕吐、意识障碍、抽搐、呼吸衰竭症状及脑膜刺激征等神经系统体征。血清特异性 IgM 抗体阳性。

2. 鉴别诊断　中毒型菌痢（脑型）：可无消化道症状，可有中毒性休克，一般无脑膜刺激征，脑脊液多正常。肛拭或灌肠检查粪便，可见脓细胞及红细胞，粪便培养阳性。起病急，意识障碍比乙脑出现早。

例 7～8 共用题干

男，10 岁。<u>发热、头痛</u>、呕吐 3 天，嗜睡半天，于 7 月 10 日入院。既往体健。查体：T 38.6 ℃，P 112 次/分，R 20 次/分，BP 130/75 mmHg。神志不清，<u>皮肤未见出血点</u>，心肺未见异常，腹软，压痛及反跳痛，双侧 Babinski 征（＋）。淋巴细胞 0.30。腰穿脑脊液检查：压力 200 mmH$_2$O，WBC 170×10^6/L，单核 0.66，多核 0.34，蛋白 11 g/L，糖 4.2 mmol/L，氯化物 115 mmol/L。

【例7】 该患者最可能的<u>诊断</u>是
A. 流行性乙型脑炎　　　　　　B. 肾综合征出血热　　　　　　C. 流行性脑脊髓膜炎
D. 结核性脑膜炎　　　　　　　E. 隐球菌性脑膜炎

【例8】 最有助于<u>确诊</u>的检查是
A. 血清特异性 IgM 抗体　　　　B. 脑脊液涂片找细菌　　　　　C. 脑脊液培养
D. 血培养　　　　　　　　　　E. 结核菌素试验

【例9】 男，14 岁。因<u>发热</u>伴剧烈<u>头痛</u>、频繁呕吐、抽搐 2 天，于 8 月 10 日来诊，家中住平房，<u>蚊子多</u>，周围有类似病者。查体：T 39.8 ℃，P 120 次/分，BP 150/90 mmHg，神志不清，<u>皮肤无皮疹</u>，瞳孔等大等圆，对光反射存在，颈无抵抗，Kernig 征及 Babinski 征（＋）。实验室检查：血 WBC 15×10^9/L，N 0.75。CSF 检查：压力 230 mmH$_2$O，外观清亮，有核细胞数 200×10^6/L，单核细胞 0.9，蛋白轻度升高，糖、氯化物正常。最可能的诊断是
A. 流行性乙型脑炎　　　　　　B. 流行性脑脊髓膜炎　　　　　C. 钩端螺旋体病
D. 结核性脑膜炎　　　　　　　E. 肾综合征出血热

七、治疗原则

1. 一般支持治疗　注意饮食和营养，供应足够水分，高热、昏迷、惊厥患者易失水，故宜补足量液体。

2. 对症治疗　高热要积极降温。抽搐治疗应去除病因、镇静止惊。呼吸衰竭者保持呼吸道通畅及应用脱水药。明显缺氧者应用呼吸机治疗。积极防治继发感染。

3. 恢复期及后遗症治疗　智障锻炼、针灸、理疗等。

八、预防

控制和管理传染源，灭蚊与防蚊，预防接种。

昭昭老师总结对比：

1. 不同种类的脑炎

	流行性乙型脑炎	流行性脑脊髓膜炎	结核性脑膜炎
病原	乙型脑炎病毒	脑膜炎双球菌	结核杆菌
传染源	猪	患者及带菌者	患者
传播途径	蚊叮咬	呼吸道	呼吸道
临床表现	意识障碍、抽搐	皮肤瘀点、瘀斑	低热、盗汗、乏力、食欲缺乏
病理	脑细胞变性	蛛网膜下隙大量脓性分泌物	干酪样坏死

2. 不同种类脑炎的脑脊液特点

	流行性乙型脑炎	流行性脑脊髓膜炎	结核性脑膜炎
外观	清亮	浑浊	毛玻璃样
蛋白	轻度升高	升高	升高
糖	正常	低	低
氯化物	正常	低	低
细胞类型	单核细胞	中性粒细胞	单核细胞
确定诊断	IgM抗体	细菌涂片、培养(+)	细菌涂片、培养(+)

> **参考答案**如下，详细答案参见2019版《国家临床执业及助理医师资格考试精选真题考点精析》。

1. A	2. D	3. C	4. A	5. A	昭昭老师提示：关注官方微信，获得第一手考试资料。
6. D	7. A	8. A	9. A	—	

第5章 钩端螺旋体病（助理医师不要求）

> **2019考试大纲**
> ①病原学；②流行病学；③临床表现。

> **考纲解析**
> 近20年的医师考试中，本章的考试重点是钩端螺旋体病的诊断、检查和分期，执业医师每年考查分数为1～2分，助理医师每年考查分数为0分。

一、概述

钩端螺旋体病（简称钩体病）是由致病性钩端螺旋体（简称钩体）引起的急性动物源性传染病，属自然疫源性疾病，鼠类和猪是两大主要传染源。临床特点为起病急骤，早期有高热、全身酸痛、软弱无力、结膜充血、腓肠肌压痛、表浅淋巴结肿大等钩体毒血症状；中期可伴有肺弥漫性出血、心肌炎、溶血性贫血、黄疸、全身出血倾向、肾炎、脑膜炎、呼吸功能衰竭、心力衰竭等靶器官损害表现；晚期多数病例恢复，少数病例可出现后发热、眼葡萄膜炎以及脑动脉闭塞性炎症等多种与感染后变态反应有关的后发症。肺弥漫性出血、心肌炎、溶血性贫血与肝、肾衰竭为常见致死原因。

二、病原体及分型

1. 病原体 钩端螺旋体菌体细长，有12～18个螺旋，一端或两端弯曲成钩状，革兰染色阴性，为微需氧菌。病理变化以全身毛细血管的感染中毒性损伤。

2. 分型 常见的流行群是黄疸出血群、波摩那群、犬群、流感伤寒群、澳洲群、秋季群、七日群等。波摩那群分布最广，是洪水型和雨水型的主要菌群；黄疸出血群毒力最强，是稻田型的主要菌群。（昭昭老师速记："水""波"；"稻田""黄"了。）

【例1】钩端螺旋体病的基本病理变化是
　A. 全身毛细血管的感染中毒性损伤　　B. 小血管及血管周围炎、细胞浸润
　C. 肺毛细血管出血　　D. 急性肾功能不全　　E. 弥散性血管内凝血

【例2】引起我国雨水洪水型钩端螺旋体病的主要钩体群是
　A. 七日群　　B. 秋季群　　C. 犬群　　D. 黄疸出血群　　E. 波摩那群

三、流行病学

夏秋季(6～10月)为流行高峰。农民、渔民、屠宰工等易感。人群普遍对钩端螺旋体易感，但发病率高低与接触疫水的机会和机体免疫力有关。农民、支农外来人员、饲养员及农村青少年发病率较高。钩体病主要在<u>多雨</u>、<u>鼠类</u>等动物活动频繁的夏、秋季节流行，此时环境被钩体污染严重，且因农忙时节，人们与疫水接触机会多。

四、临床表现

潜伏期2～20天。因被感染者免疫水平的差别及受染菌株的不同，可直接影响其临床表现。

1. 早期(钩体血症期)　多在起病后3天内，突出表现是发热、头痛、全身乏力、眼结膜充血、<u>腓肠肌压痛</u>、全身表浅淋巴结肿大。可同时出现消化系统症状如恶心、呕吐、纳差、腹泻；呼吸系统症状如咽痛、咳嗽、咽部充血、扁桃体肿大。部分患者可有肝、脾大及出血倾向。极少数患者有精神中毒症状。

例3～4 共用题干

男，46岁，农民。发热5天，于9月16日入院。体温持续在39℃以上，伴寒战、全身乏力、明显头痛。近2天出现腹泻，每日3～5次，水样便。既往体健。查体：T 39.5℃，P 102次/分，R 22次/分，BP 135/78 mmHg。结膜充血，巩膜轻度黄染，咽红，腹股沟淋巴结轻度肿大，有压痛，质软，心肺未见异常，腹软，压痛及反跳痛(－)，肝肋下触及边缘，有触痛，脾肋下未触及，<u>腓肠肌压痛明显</u>，双侧Babinski(－)。实验室检查：血WBC 10.4×10^9/L，中性粒细胞0.80，淋巴细胞0.20。ALT 210 U/L，TBil 40 μmol/L。尿蛋白(＋)。

【例3】该患者最可能的<u>诊断</u>是
A. 败血症　　　　　　B. 伤寒　　　　　　C. 钩端螺旋体病
D. 病毒性肝炎急性黄疸型　　　　E. 肾综合征出血热

【例4】引起本病的<u>病原</u>是
A. 汉坦病毒　　B. 伤寒病毒　　C. 肝炎病毒　　D. 钩端螺旋体　　E. 痢疾杆菌

【例5】男，53岁。发热4天，伴全身痛、乏力、头痛。近1个月当地暴雨不断。查体：眼结膜充血，颈部、腋下淋巴结肿大，<u>腓肠肌压痛(＋)</u>。最可能的诊断是
A. 流行性感冒　　B. 败血症　　C. 疟疾　　D. 钩端螺旋体病　　E. 肾综合征出血热

2. 中期(器官损伤期)　起病后3～14天，此期患者经过早期的感染中毒性败血症之后，出现器官损伤表现，如咯血、肺弥漫性出血、黄疸、皮肤黏膜广泛出血、蛋白尿、血尿、管型尿和肾功能不全、脑膜脑炎等。分为<u>肺</u>出血型、<u>肾</u>功能衰竭型、<u>脑</u>膜脑炎型<u>流</u>感伤寒型和<u>黄</u>疸出血型，不同的临床表现是区分各型的主要依据。(昭昭老师速记："肺肾脑硫磺"。)

【例6】钩端螺旋体病的临床类型不包括
A. 黄疸出血型　　B. 胃肠型　　C. 肾衰竭型　　D. 流感伤寒型　　E. 肺出血型

【例7】钩端螺旋体感染可引起
A. 黄疸出血症状　　　　　　B. 咽峡炎　　　　　　C. 关节炎及关节畸形
D. 脊髓瘤及动脉瘤　　　　　E. 反复发热与缓解

3. 恢复期或后发症期　患者热退后各种症状逐渐消退，但也有少数患者热退后数日到3个月再次发热，出现症状，称后发症。表现为<u>反应</u>性脑膜炎、<u>后</u>发热、<u>闭</u>塞性脑动脉炎、<u>眼</u>后发症(虹膜睫状体炎)等症状。(昭昭老师速记：反应后闭眼。)

【例8】<u>不属于</u>钩端螺旋体病并发症的是
A. 后发热　　B. 虹膜睫状体炎　　C. 反应性脑膜　　D. 肾损害　　E. 闭塞性脑动脉炎

五、实验室检查

1. 显微镜凝集试验　常用方法。用标准株或当地常见菌株作抗原，分别与患者不同稀释度的血清混合，在37℃作用2小时，然后滴片行暗视野显微检查。若待检血清中有某型抗体存在，则在同型抗原孔中可见钩体凝集成团，形如小蜘蛛，一般患者凝集效价在1∶400以上或晚期血清比早期血清效价高4倍以上有诊断意义。

2. 间接凝集试验　将钩体属特异性抗原吸附于载体上成为具有钩体属特异性的颗粒抗原，常用的载体有绵羊红细胞、活性炭、乳胶颗粒等，这些抗原致敏的颗粒在玻片上与患者血清中相应的抗体作用，可出现肉眼可见的凝集反应。此法敏感性差，但快速、简便，尤其是炭凝集及乳胶凝集试验，适用于基层医疗单位作钩体病的辅助诊断。

【例9】 诊断钩端螺旋体病的血清学检查方法为
A. 肥达试验　　　　　　　B. 外斐反应　　　　　　　C. 补体结合试验
D. 显微镜凝集溶解试验　　E. 红细胞溶解试验

六、治　疗

1. 首选 青霉素 40 万单位，肌内注射，每 6～8 小时一次，连用 5～7 天。为避免赫氏反应，青霉素可从小剂量开始，逐渐增加。庆大霉素 8 万单位肌内注射，每 8 小时 1 次，疗程 5～7 天。四环素 0.5g 每日 4 次口服，疗程 5～7 天。

2. 赫氏反应 首剂青霉素 G 治疗后 2～4 小时，突然寒战、高热，继之大汗、热退，可伴血压下降或休克，部分患者可因此病情加重，诱发肺弥漫性出血，此为螺旋体大量裂解，释放毒素所致。处理应立即输液并静脉滴注氢化可的松 100 mg，同时用异丙嗪等镇静剂，并采用物理降温。肺出血型者氢化可的松 200～300 mg 加入 10% 葡萄糖中滴注，酌用强心剂等。

【例10】 钩端螺旋体病治疗首选
A. 头孢菌素　　B. 链霉素　　C. 四环素　　D. 青霉素　　E. 红霉素

例11～14 共用题干
24 岁，男性，农民。因畏寒、发热起病，伴全身肌肉酸痛、头痛 4 天，于 8 月 10 日入院。入院 1 天发现皮肤黄染，尿量减少，尿色深黄。查体：结膜充血，巩膜及皮肤中度黄染，皮肤有出血点，浅表淋巴结肿大，肝肋下 1 cm，压痛（＋），脾（一）。实验室检查：WBC 15.4×10⁹/L，N 0.80，L 0.20。尿检：尿蛋白（＋），颗粒管型，WBC 8～15/HP，RBC 20～30/HP，BUN 24 mmol/L，凝集溶解试验阳性。

【例11】 最可能的诊断是
A. 急性黄疸型肝炎　　　　B. 肾综合征出血热　　　　C. 伤寒溶血尿毒综合征
D. 疟疾黑尿病　　　　　　E. 钩端螺旋体病

【例12】 下列检查最有诊断意义的是
A. 血常规　　B. 尿常规　　C. X 线　　D. 凝集溶解试验　　E. 肾功能检查

【例13】 首选治疗药物是
A. 庆大霉素　　B. 四环素　　C. 新诺明　　D. 青霉素　　E. 头孢曲松

【例14】 确定诊断的指标是
A. 流行病学资料　　B. 临床表现　　C. 血培养　　D. 便培养　　E. 凝集溶解试验

【例15】 用青霉素治疗下列疾病的过程中，首剂肌内注射后可出现赫氏反应的是
A. 流脑　　B. 猩红热　　C. 钩体病　　D. 白喉　　E. 败血症

> **参考答案** 如下，详细答案参见 2019 版《国家临床执业及助理医师资格考试精选真题考点精析》。

1. A	2. E	3. C	4. D	5. D	昭昭老师提示： 关注官方微信，获得第一手考试资料。
6. B	7. A	8. D	9. D	10. D	
11. E	12. D	13. D	14. C	15. C	

第 6 章　伤寒（助理医师不要求）

> **2019 考试大纲**

①病原学；②流行病学；③临床表现；④诊断及确诊依据；⑤病原治疗。

> **考纲解析**

近 20 年的医师考试中，本章的考试重点是伤寒的诊断、检查和治疗，执业医师每年考查分数为 1～2 分，助理医师每年考查分数为 0 分。

一、概　述

伤寒是由伤寒杆菌引起的急性消化道传染病，临床特征为持续发热、表情淡漠、神经系统中毒症状和消化道症状、相对缓脉、玫瑰疹、肝脾大和白细胞减少等。

二、病原学和流行病学

1. 伤寒杆菌 属于 D 群沙门菌，革兰染色阴性，具有菌体（O）抗原、鞭毛（H）抗原和表面（Vi）抗原。检测

血清O抗原和H抗原相应的抗体即肥达反应,有助于诊断。

2. 传染源 是患者和带菌者,慢性带菌者是引起伤寒不断流行的主要传染源。

3. 伤 寒 可通过被病原菌污染的食物、水以及苍蝇和蟑螂等通过消化道传播,日常生活接触也是引起散发流行的主要传播方式,水源污染往往造成暴发流行。

4. 人群对伤寒具有普遍易感性 以儿童及青壮年发病较多,病后可获得持久免疫力,二次发病较少。

【例1】关于伤寒病原学的叙述,不正确的是
A. 革兰染色阴性　　　　B. "Vi"抗体有助于诊断　　　C. 属于沙门菌属的D组
D. 其内毒素是致病的重要因素　　E. 本菌有"O""H"和"Vi"抗原

三、病　理

1. 病理特点 全身单核-巨噬细胞系统的增生性反应。

2. 病变部位 以回肠下段淋巴组织增生、坏死为主。

【例2】伤寒患者最具有特征性的病理改变部位是在
A. 回肠末端　　B. 升结肠　　C. 乙状结肠　　D. 肝、脾　　E. 心、脑

【例3】男,35岁。持续高热5天入院。查体:前胸部可见散在的玫瑰疹,脾肋下2cm。化验:肝功能及心肌酶均轻度升高。考虑该患者出现了全身脏器损伤。最不可能损伤的器官是
A. 脾　　B. 肠系膜淋巴结　　C. 骨髓　　D. 肾　　E. 肠道

四、临床表现

潜伏期10天左右,其时间长短与感染菌量有关。食物型暴发流行潜伏期可短至48小时,而水源型暴发流行可长达30天。典型的伤寒自然病程约4周,分为4期。

1. 初 期 相当于病程第1周,起病大多缓慢(75%~90%),发热是最早出现的症状,常伴有全身不适、乏力、食欲减退、咽痛与咳嗽等。病情逐渐加重,体温呈阶梯形上升,于5~7天内达39~40℃,发热前可有畏寒而少寒战,退热时出汗不显著。

2. 极 期 相当于病程第2~3周,常有伤寒的典型表现,有助于诊断。

持续发热	多呈稽留热型,热程可持续2周或以上
神经系统	①精神恍惚、表情淡漠、呆滞、反应迟钝、耳鸣、听力减退; ②重者可出现谵妄、颈项强直、甚至昏迷
相对缓脉	成年人常见,并发心肌炎时不明显
玫瑰疹	部分患者出现淡红色小斑丘疹,多见于胸、腹、背部,多在2~4日内消退
消化道症状	腹胀、便秘多见,约10%患者可有腹泻,右下腹可有深压痛
肝、脾大	可出现黄疸或肝功能异常

3. 缓解期 相当于病程第3~4周,人体对伤寒杆菌的抵抗力逐渐增强,体温出现波动并开始下降,食欲逐渐好转,腹胀逐渐消失,肿大的脾开始回缩。但本期内有发生肠出血或肠穿孔的危险,需特别提高警惕。

4. 恢复期 相当于病程第4周末开始,体温恢复正常,食欲好转,一般在1个月左右完全恢复。

【例4】可经过肠道传播的传染病是
A. 丁型肝炎　　B. 钩端螺旋体病　　C. 血吸虫病　　D. 伤寒　　E. 斑疹伤寒

【例5】伤寒的临床特点不包括
A. 玫瑰疹　　B. 肝、脾大　　C. 血白细胞降低　　D. 持续发热　　E. 相对缓脉

【例6】男性,6岁。持续发热9天,体温39~39.5℃,伴腹泻每日3~5次。体检:精神萎靡,心率72次/分,肝右肋下2cm,脾肋下1.5cm。血常规检查:WBC $2.0×10^9$/L,中性粒细胞0.50,淋巴细胞0.40,ALT 200U/L。该病例最可能的诊断是
A. 急性乙型肝炎　　B. 伤寒　　C. 钩端螺旋体病　　D. 急性血吸虫病　　E. 急性细菌性痢疾

五、再燃和复发

1. 再 燃 体温尚未降至正常,又重新升高,症状加重,血培养阳性。

2. 复 发 退热后临床症状再度出现,症状轻,并发症少,血培养阳性。

六、实验室检查

1. 肥达试验 高度提示诊断,但不能确诊。"O"抗体凝集价≥1:80,"H"抗体≥1:160有诊断意义,疾病

过程中抗体效价逐渐上升呈 4 倍以上更有诊断价值。"O"抗体凝集价上升,而"H"抗体不高,可能为**疾病早期**。"H"抗体升高而"O"抗体不高,提示曾经患过伤寒或有伤寒疫苗接种史,也可能是其他发热性疾病所致的非特异性回忆反应。约 10%伤寒患者肥达反应假阴性。

2. 血培养 可确诊伤寒。骨髓培养较血培养更敏感。
3. 血常规 血白细胞$(3～5)\times10^9/L$ 之间,中性粒细胞减少,嗜酸性粒细胞减少或消失。

例 7～8 共用题干

女,26 岁,持续高烧 2 周后入院。查体:T 39.8 ℃,心率 86 次/分,神志清楚,**表情淡漠**,面色苍白,前胸部可见散在**红色斑丘疹**,**脾肋下可及**。

【例 7】首先应考虑的**诊断**是
A. 伤寒　　　　B. 疟疾　　　　C. 斑疹伤寒　　　D. 肾综合征出血热　E. 败血症

【例 8】为确诊**最有意义**的检查是
A. 出血热病毒抗体　B. 外斐反应　　C. 肥达反应　　D. 血涂片查疟原虫　E. 血细菌培养

例 9～10 共用题干

男,38 岁。发热伴腹胀、乏力 1 周。查体:T 39 ℃,P 84 次/分,**表情淡漠**,胸部少许充血性皮疹,**脾肋下可触及**,质软。实验室检查:血 WBC $3.6\times10^9/L$,N 0.59,杆状核粒细胞 0.01,L 0.40。

【例 9】最可能的**诊断**是
A. 伤寒　　　　B. 布鲁菌病　　　C. 结核病　　　　D. 斑疹伤寒　　　E. 疟疾

【例 10】确诊**最有价值**的检查是
A. 布氏杆菌凝集试验　B. 外斐反应　C. 血培养　　D. 血涂片找疟原虫　E. PPD 试验

【例 11】男性,19 岁。发热 6 天伴食欲减退、体弱。体检:**体温 39.6 ℃**,**脉搏 74 次/分**,肝肋下 2.0 cm,脾肋下 1.0 cm。外周血白细胞 $26\times10^9/L$,中性粒细胞 0.85,淋巴细胞 0.14,嗜酸性粒细胞 0.01。临床拟诊断伤寒,为确定诊断选用下列哪一种培养最恰当?
A. 粪便培养　　B. 血培养　　　C. 尿培养　　　D. 胆汁培养　　　E. 玫瑰疹刮取物培养

七、并发症

1. 最常见的并发症　**肠出血**。

2. 最严重的并发症　**肠穿孔**。穿孔前常有腹胀、腹泻或肠出血,穿孔部位多在回肠末端。右下腹突然剧烈疼痛,伴恶心呕吐、冷汗、脉快、体温与血压下降,随后出现腹膜炎征象,体温再度升高,肝浊音界缩小或消失,腹部 X 线检查可见游离气体,血白细胞增高伴核左移。

3. 中毒性肝炎　特征为肝大、压痛,少数患者可有轻度黄疸,ALT 升高。

4. 其 他　中毒性心肌炎、支气管肺炎等。

【例 12】伤寒**最严重**的并发症是
A. 肺炎　　　B. 肠穿孔　　　C. 血栓性静脉炎　　D. 中毒性心肌炎　　E. 肠出血

八、治 疗

1. 病原治疗　首选**喹诺酮类**抗生素,疗程 14 天。孕妇、哺乳期妇女及儿童禁用。

2. 对症治疗　物理降温。生理盐水低压灌肠,50%甘油或稀状石蜡灌肠,禁用高压灌肠和泻剂治疗便秘。少进食豆奶、牛奶等产气食物,可肛管排气。禁用新斯的明等促进肠蠕动药物。低糖低脂饮食等。

3. 并发症治疗

(1) 肠出血　禁食,使用止血剂,根据出血量输入新鲜血液。大量出血内科治疗无效时,可考虑手术。

(2) 肠穿孔　禁食,胃肠减压,加强抗菌药物治疗,控制腹膜炎。及时手术治疗。

(3) 中毒性心肌炎　足量有效抗菌药物治疗的基础上,应用糖皮质激素和改善心肌营养药物。如出现心力衰竭,可在严密观察下应用小剂量洋地黄制剂。

例 13～14 共用选项
A. 链霉素　　B. 青霉素　　　C. 氯霉素　　　D. 环丙沙星　　E. 四环素

【例 13】**伤寒**治疗首选

【例 14】**钩端螺旋体病**治疗首选

➢ **参考答案**如下,详细答案参见 2019 版《国家临床执业及助理医师资格考试精选真题考点精析》。

1. B	2. A	3. D	4. D	5. C
6. B	7. A	8. E	9. A	10. C
11. B	12. B	13. D	14. B	—

昭昭老师提示:关注官方微信,获取第一手考试资料。

第7章 细菌性痢疾

> **2019 考试大纲**
> ①病原学;②流行病学;③临床表现;④诊断及确诊依据;⑤病原治疗。

> **考纲解析**
> 近20年的医师考试中,本章的考试重点是 细菌性痢疾的诊断、分型和治疗,执业医师每年考查分数为1~2分,助理医师每年考查分数为0~1分。

一、概 述

细菌性痢疾简称菌痢,是志贺菌属(痢疾杆菌)引起的肠道传染病。临床表现主要有发冷、发热、腹痛、腹泻、里急后重、排黏液脓血便。中毒性菌痢起病急骤、突发高热、反复惊厥、嗜睡、昏迷,迅速出现循环衰竭和呼吸衰竭,而肠道症状轻或无,病情凶险。菌痢常年散发,夏秋多见,是我国的常见病、多发病。

二、病原学及病理改变

1. 病原学 痢疾杆菌属于肠杆菌科的 志贺菌属,革兰染色 阴性,有菌毛。
2. 痢疾杆菌分为四群 A群(志贺菌群)、B群(福氏菌群)、C群(鲍氏菌群)和D群(宋内菌群)。发达国家以D群为主,我国以 B群 为主。(昭昭老师速记:"毕""福"剑得"痢疾"。)
3. 毒 素 产生 内毒素 是痢疾杆菌致病的主要因素。A群痢疾杆菌还可产生外毒素,临床症状较重。
4. 部 位 病变部位主要位于 乙状结肠和直肠,溃疡改变如 地图状。

【例1】细菌性痢疾病变多 位于
A. 直肠和乙状结肠   B. 空肠   C. 十二指肠
D. 回肠   E. 以上都不是

【例2】我国 细菌性痢疾主要流行菌群是
A. 宋内志贺菌   B. 痢疾志贺菌   C. 福氏志贺菌
D. 鲍氏志贺菌   E. 产志贺毒素大肠杆菌

例3~4 共用选项
A. 溃疡呈环行与肠的长轴垂直   B. 溃疡呈长椭圆形与肠的长轴平行
C. 溃疡呈烧瓶状,口小底大   D. 溃疡边缘呈堤状隆起
E. 溃疡表浅呈地图状

【例3】肠伤寒 的肠溃疡特征是
【例4】细菌性痢疾 的肠溃疡特征是

例5~6 共用题干
男性,21岁。5天来发热,最高39℃,伴腹痛、腹泻,每日8余次,初为稀便,后为黏液脓血便,伴里急后重。粪便常规检查 WBC 18~20/HP,RBC 5~10/HP。

【例5】该患者诊断为急性细菌性痢疾,其 发病机制为
A. 痢疾杆菌毒素对结肠黏膜的直接损害
B. 有侵袭力的菌株进入黏膜固有层,繁殖引起炎症溃疡
C. 痢疾杆菌在肠腔内大量繁殖引起肠溃疡病变
D. 结肠急性弥漫性、纤维蛋白渗出性炎症及溃疡
E. 特异性体质对细菌毒素产生强烈过敏反应

【例6】该病例用抗生素治疗3天,症状好转 即停药,有可能产生的后果是
A. 病情加重,出现肠穿孔   B. 发生肠出血   C. 转为慢性菌痢
D. 发生癌变   E. 合并败血症

三、流行病学

1. 传染源 传染源包括患者和带菌者。患者中以急性、非急性典型菌痢与慢性隐匿型菌痢为重要传

染源。

2. 传播途径 痢疾杆菌随患者或带菌者的粪便排出，通过污染的手、食品、水源或生活接触，或通过苍蝇、蟑螂等间接方式传播，最终均经口入消化道使易感者受感染。

3. 人群易感性 人群对痢疾杆菌普遍易感，学龄前儿童患病多，与不良卫生习惯有关。成人患病与机体抵抗力降低、接触感染机会多有关，加之患同型菌痢后无巩固免疫力，不同菌群间以及不同血清型痢疾杆菌之间无交叉免疫，故可造成重复感染或再感染而反复多次发病。

四、临床表现

潜伏期一般为 1~3 天，短者数小时，最长 7 天，流行期为 6~11 月，发病高峰期在 8 月。分为急性菌痢、慢性菌痢和中毒性菌痢。

1. 急性菌痢 典型病变过程分为初期的急性卡他性炎，后期的假膜性炎和溃疡，最后愈合。主要有全身中毒症状与消化道症状，可分为以下四型。

普通型	①起病急，有中度毒血症表现，畏寒、体温达 39 ℃、乏力、食欲减退、恶心、呕吐、腹痛、腹泻、里急后重，一般病程 10~14 天； ②稀便转成脓血便，每日数十次，量少，失水不显著
轻型	①全身中毒症状、腹痛、里急后重均不明显，可有低热、糊状或水样便，混有少量黏液，无脓血，一般每日 10 次以下，一般病程 3~6 天； ②粪便镜检有红、白细胞，培养有痢疾杆菌生长，可以此与急性肠炎相鉴别
重型	①有严重全身中毒症状及肠道症状； ②起病急、高热、恶心、呕吐、剧烈腹痛及腹部（尤为左下腹）压痛，里急后重明显，脓血便，便次频繁，甚至失禁。病情进展快，明显失水，四肢发冷，极度衰竭，易发生休克
中毒型	①此型多见于 2~7 岁体质好的儿童； ②起病急骤，全身中毒症状明显，高热达 40 ℃以上，而肠道炎症反应极轻，这是由于痢疾杆菌内毒素的作用，并且可能与某些儿童的特异性体质有关

其中，**中毒型菌痢**又可根据不同的临床表现分为三型：

休克型（周围循环衰竭型）	面色苍白、皮肤发花、四肢冰冷、发绀、脉细数、血压下降、少尿，可伴意识障碍、DIC、多器官功能衰竭
脑型（呼吸衰竭型）	脑水肿甚至脑疝、头痛、意识障碍，可出现瞳孔大小不等
混合型	兼有上述两型表现，病情最重，病死率高

【例7】急性菌痢临床分型**不包括**
A. 中毒性　　B. 暴发性　　C. 轻型　　D. 普通型　　E. 重型

【例8】患者出现发热，无力，食欲缺乏，腹痛，以**左下腹明显**，腹泻早期为稀便，大便次数增多后转为**黏液脓血便**，并有**里急后重**。应诊断为
A. 急性胃肠炎　　　　　　B. 急性细菌性痢疾　　　　C. 肠伤寒
D. 食物中毒　　　　　　　E. 肠阿米巴痢疾

【例9】女，36 岁。腹痛、腹泻、里急后重伴发热半天。查体：T 39.2 ℃，BP 126/80 mmHg，腹软，**左下腹压痛**（+）、反跳痛（-）。实验室检查：血 WBC 18×10^9/L，N 0.87，L 0.13。粪镜检 WBC 满视野，**RBC 20/HP**。最可能的诊断是
A. 霍乱　　　　　　　　　B. 急性阿米巴痢疾　　　　C. 急性细菌性痢疾
D. 急性阑尾炎　　　　　　E. 急性肠炎

【例10】**中毒型细菌性痢疾**多见于
A. 低出生体重儿　　　　　　　　　B. 3~6 个月格健壮的婴幼儿
C. 2~7 岁体格健壮的小儿　　　　　D. 8~10 岁营养状况较差的儿童　　　E. 12~14 岁儿童

【例11】6 岁男孩，发热 3 天，腹泻 4~6 次，为**黏液脓血便**，腹痛伴里急后重。病前吃过**未洗的黄瓜**。大便常规检查：黏液便，红、白细胞满视野，诊断为细菌性痢疾。其类型属于
A. 普通型　　B. 轻型　　C. 重型　　D. 中毒型　　E. 慢性型

【例12】女性，15 岁。昨日**进食海鲜**，今晨开始畏寒、发热、腹痛，以**左下腹痛**为重，腹泻伴明显里急后重，

大便每日6次,初为稀便,继之为黏液脓血便。此病例的诊断为
    A. 急性轻型细菌性痢疾　　　　　　B. 急性普通型细菌性痢疾　　C. 中毒型细菌性痢疾
    D. 霍乱　　　　　　　　　　　　　　E. 急性肠炎

2. 慢性菌痢　患者症状可反复发作或迁延不愈达<u>2个月以上</u>,部分病例可能与急性期治疗不当或致病菌种类(福氏菌感染易转为慢性)有关,也可能与全身情况差或胃肠道局部有慢性疾患有关。主要病理变化为结肠溃疡性病变,溃疡边缘可有息肉形成,溃疡愈合后留有瘢痕,导致肠道狭窄。若瘢痕在肠腺开口处,可阻塞肠腺,导致囊肿形成,其中贮存的病原菌可因囊肿破裂而间歇排出。分型如下:

慢性隐伏型	患者有菌痢史,但无临床症状,大便病原菌培养阳性,乙状结肠镜检可见菌痢表现
慢性迁延型	患者有急性菌痢史,长期迁延不愈,腹胀或长期腹泻,黏液脓血便,长期间歇排菌,为重要传染源
慢性型急性发作	患者有急性菌痢史,急性期后症状已不明显,受凉、饮食不当等诱因使症状再现,但较急性期轻

3. 中毒性菌痢　起病急骤,有严重的全身中毒症状,但肠道病变和症状较轻微。儿童多发,多见于<u>2～7岁儿童</u>。可出现中毒性休克或因呼吸衰竭而死亡。病原菌多为福氏或宋内痢疾杆菌。

【例13】<u>慢性</u>细菌性痢疾迁延型是指病情迁延不愈,病程至少超过
    A. 14天　　　　B. 150天　　　　C. 7天　　　　D. 60天　　　　E. 28天

【例14】男,7岁,1天前食多量<u>不清洁生黄瓜</u>后突发高热,并迅速出现精神萎靡、面色灰白、四肢厥冷、脉速表现。大便呈<u>黏液脓血便</u>,镜检有多量脓细胞、红细胞和吞噬细胞。最有可能的诊断是
    A. 高热惊厥　　　B. 流行性乙型脑炎　C. 肠结核　　　D. 中毒性菌痢　　　E. 肠伤寒

【例15】女孩,4岁。夏季突然发病,高热4小时,T 39.5 ℃,惊厥1次,无呕吐、腹泻。病前有可疑<u>不洁饮餐史</u>。实验室检查:WBC 21.0×10⁹/L,N 0.86。最可能的诊断是
    A. 中毒型细菌性痢疾　　　　　　　B. 流行性乙型脑炎　　　　C. 化脓性脑膜炎
    D. 热性惊厥　　　　　　　　　　　E. 流行性脑脊髓膜炎

五、诊断依据

1. 流行病学　发生于夏秋季,有进食不洁食物或与菌痢患者接触史,有典型临床表现者。

2. 实验室检查
(1) 血象　急性期白细胞总数增高,中性粒细胞增高。
(2) 便常规　黏液脓血便,镜检有大量脓细胞或白细胞(每高倍视野15个及以上)及红细胞。
(3) 便培养　确诊有赖于培养痢疾杆菌。

【例16】患儿,5岁,夏季出现发热、惊厥、意识障碍5小时。对诊断<u>中毒型痢疾</u>最有帮助的是
    A. 血细菌培养　　B. 血常规　　　C. 尿常规　　　D. 粪便常规及培养　E. 脑脊液检查

六、治　疗

1. 抗生素　细菌性痢疾首选药物为<u>喹诺酮类抗生素</u>,如氧氟沙星、环丙沙星等。

2. 孕妇及儿童细菌性痢疾　首选药物为<u>三代头孢</u>,如头孢曲松钠等。

例17～18 共用题干

女,35岁。昨晚<u>吃街边烧烤</u>后于今晨5时突然畏寒、高热、呕吐、<u>腹痛</u>、<u>腹泻</u>。腹泻共6次,开始为稀水样便,继之便中带有<u>黏液和脓血</u>。尚未行实验室检查。

【例17】该患者可能<u>诊断</u>是
    A. 急性轻型细菌性痢疾　　　　　　B. 急性普通型细菌性痢疾　　C. 中毒型细菌性痢疾
    D. 慢性细菌性痢疾急性发作　　　　E. 慢性迁延型细菌性痢疾急性发作

【例18】首选下列哪种<u>抗生素</u>?
    A. 青霉素类　　　B. 红霉素　　　C. 喹诺酮类　　　D. 氯霉素　　　E. 头孢三代抗生素

➤ **参考答案**如下,详细答案参见2019版《国家临床执业及助理医师资格考试精选真题考点精析》。

1. A	2. C	3. B	4. E	5. B
6. C	7. B	8. B	9. C	10. C
11. A	12. B	13. D	14. D	15. A
16. D	17. B	18. C		

昭昭老师提示:
关注官方微信,获得第一手考试资料。

第8章 霍 乱(助理医师不要求)

> **2019考试大纲**
> ①病原学;②流行病学;③病理生理;④临床表现;⑤诊断及确诊依据;⑥补液疗法及病原治疗。

> **考纲解析**
> 近20年的医师考试中,本章的考试重点是霍乱的诊断、检查和治疗,执业医师每年考查分数为1~2分,助理医师每年考查分数为0分。

一、概 述

霍乱是由霍乱弧菌引起的一种急、烈性肠道传染病,由不洁海鲜食品引起,病发高峰期在夏季,可在数小时内造成腹泻、脱水甚至死亡。霍乱弧菌存在于水中,最常见的感染原因是食用被患者粪便污染过的水源。霍乱弧菌能产生霍乱毒素,造成分泌性腹泻,即使不再进食也会不断腹泻,米泔水样便是霍乱的典型特征。

二、流行病学

1. 传染源 患者及带菌者。

2. 传播途径 消化道传播。可经污染的水源及食物、日常生活接触及苍蝇等媒介引起传播。水源与食物被污染常引起流行,甚至暴发流行。

3. 易感人群 人群普遍易感,多为隐性感染(约占75%),是重要的传染源,我国夏秋季高发。

【例1】霍乱的传播途径不包括
A. 污染的食物 B. 苍蝇媒介 C. 日常生活接触 D. 空气传播 E. 污染的水

三、病理生理

霍乱弧菌的致病因素包括鞭毛、菌毛、肠毒素和内毒素,其中霍乱肠毒素是主要致病因素。霍乱弧菌产生致病性的内毒素及外毒素。正常胃酸可杀死弧菌,当胃酸暂时低下或入侵病菌数量增多时,未被胃酸杀死的弧菌进入小肠,在碱性肠液内迅速繁殖,并产生大量强烈的外毒素。这种外毒素作用于小肠黏膜可引起肠液大量分泌,超过肠管再吸收能力,临床上出现剧烈泻吐,严重脱水,致使血浆容量明显减少、电解质缺乏、血液浓缩,出现周围循环衰竭。剧烈泻吐、电解质丢失、肌肉痉挛、酸中毒等甚至可引发休克及急性肾衰竭。

【例2】霍乱弧菌的致病因素不包括
A. 鞭毛 B. 菌毛 C. 荚膜 D. 肠毒素 E. 内毒素

【例3】霍乱弧菌的主要致病物质是
A. 霍乱肠毒素 B. 霍乱内毒素 C. 腺苷酸环化酶 D. 透明质酸酶 E. 蛋白水解酶

四、临床表现

1. 泻吐期 泻吐期多以突然腹泻开始,继而呕吐。一般无明显腹痛,无里急后重。每日大便数次甚至难以计数,量多,每天2 000~4 000 mL,严重者8 000 mL以上,初为黄水样,不久转为米泔水样便,少数患者有血性水样便或柏油样便。腹泻后出现喷射性呕吐,多不伴有恶心,初为胃内容物,继而呈水样、米泔样。

2. 脱水虚脱期 该期患者体征非常明显。由于严重泻吐引起体液与电解质的大量丢失,出现循环衰竭,表现为血压下降、脉搏微弱、血红蛋白及血浆密度显著增高、尿量减少甚至无尿。机体内有机酸及氮素产物排泄障碍,患者往往出现酸中毒及尿毒症的初期症状。血液中钠、钾等电解质大量丢失,引起全身电解质紊乱。缺钠可引起肌肉痉挛,特别以腓肠肌和腹直肌最常见。缺钾可引起低钾综合征,如全身肌肉张力减退、肌腱反射消失、鼓肠、心动过速、心律不齐等。由于碳酸氢根的大量丢失,可出现代谢性酸中毒,严重者神志不清、血压下降。患者可出现眼窝深陷、声音嘶哑、皮肤干燥皱缩、弹性消失、腹下陷呈舟状、唇舌干燥、口渴欲饮、四肢冰凉、体温常降至正常以下等表现,患者生命垂危,但若能及时妥善地抢救,仍可转危为安,逐步恢复正常。

3. 恢复期 少数患者(以儿童多见)此时可出现发热性反应,体温升高至38~39 ℃,一般持续1~3天后自行消退,故此期又称为反应期。病程平均3~7天。

【例4】霍乱吐泻"米泔水"样物质是由于吐泻物中
A. 含大量黏液 B. 含大量脱落上皮细胞 C. 含大量胃肠黏膜
D. 缺乏胃酸 E. 缺乏胆汁

【例5】霍乱的主要临床表现是
A. 腹泻、呕吐 B. 烦躁不安 C. 循环衰竭 D. 声音嘶哑 E. 腓肠肌痉挛

【例6】从东南亚入境一男子,3天前突然剧烈呕吐,腹泻入院。腹泻呈米泔水样。便检发现穿梭状运动的细菌。致病菌可能是

 A. 副溶血弧菌　　　B. 肠炎杆菌　　　C. 鼠伤寒沙门菌　　D. 产气荚膜梭菌　　E. 霍乱弧菌

【例7】女,20岁。腹泻、呕吐伴轻度腹痛1天,6月下旬来诊。共腹泻6次,开始为黄稀便,继之水样便。呕吐1次,为胃内容物。无发热。粪便检查动力试验(+),碱性蛋白胨水培养有细菌生长。最可能的诊断为

 A. 细菌性痢疾　　B. 沙门菌食物中毒　C. 霍乱　　　　　D. 空肠弯曲菌肠炎　E. 变形杆菌肠炎

【例8】典型霍乱患者,发病后最先出现的常见症状是

 A. 畏寒、发热　　　B. 声音嘶哑　　　C. 剧烈腹泻,继之呕吐　D. 腹部绞痛　　E. 腓肠肌痉挛

五、实验室检查

1. 病原学检查

(1) 粪便涂片染色　粪便涂片,革兰染色,显微镜下可见革兰染色阴性的弧菌。

(2) 动力试验或制动试验　将新鲜粪便做悬滴或暗视野显微检查,可见穿梭状运动的弧菌,即为动力试验阳性。随后加入1滴 O_1 群抗血清,如细菌停止运动,提示标本中有 O_1 群霍乱弧菌;如细菌仍活动,再加入1滴 O_{139} 群抗血清,细菌活动消失,则证明为 O_{139} 霍乱弧菌。

(3) 增菌后分离培养　所有怀疑霍乱患者的粪便,除做显微镜检外,均应进行增菌后分离培养。粪便留取应在抗菌药物使用之前,并尽快送实验室培养。

(4) 霍乱弧菌快速辅助检测　目前使用较多的是霍乱弧菌胶体金快速检测法,该方法主要检测 O_1 群和 O_{139} 群霍乱弧菌的抗原成分,操作简单。

【例9】男,28岁。船民,昨晚进食海蟹一只,晨起腹泻稀水便,10小时内排便20余次,量多,水样,无臭味,中午呕吐3~4次,初起水样,后为米泔水样。发病后无排尿,就诊时呈重度脱水征,神志淡漠,BP 80/50 mmHg。下列检查均有助于诊断,除了

 A. 血培养　　　　　　　　　　B. 血清凝集试验　　　　　　C. 大便悬滴镜检
 D. 大便碱性蛋白胨增菌培养　　E. 大便涂片革兰染色镜检

2. 一般检查

(1) 血常规及生化检查　失水可引起血液浓缩、红细胞和白细胞计数升高,尿素氮、肌酐升高,而碳酸氢根下降。治疗前由于细胞内钾离子外移,血清钾可在正常范围内,当酸中毒纠正后,钾离子移入细胞内而出现低钾血症。

(2) 尿常规　可有少量蛋白,镜检有少许红细胞及白细胞和管型。

(3) 便常规　可见黏液和少许红细胞及白细胞。

六、治　疗

1. 一般治疗与护理　①按消化道传染病严密隔离。隔离至症状消失6天后,粪便弧菌连续3次阴性为止,方可解除隔离。患者用物及排泄物需严格消毒,病区工作人员须严格遵守消毒隔离制度,以防交叉感染。②休息。重型患者绝对卧床休息至症状好转。③饮食。剧烈泻吐暂停饮食,待呕吐停止、腹泻缓解可给流质饮食,在患者可耐受的情况下缓慢增加饮食。④补充水分为霍乱的基础治疗,轻型患者可口服补液,重型患者需静脉补液,待症状好转后改为口服补液。⑤标本采集。患者入院后立即采集呕吐物和粪便标本,送常规检查及细菌培养,注意标本采集后要立即送检。⑥密切观察病情变化。每4小时测生命体征1次,准确记录出入,注明二便次数、量和性状。

2. 输液治疗原则　早期、迅速、适量、先盐后糖、先快后慢、纠酸补钙、见尿补钾。

例10~11 共用题干

男,20岁,8月5日来诊。进食海鲜后3小时出现腹泻,呕吐伴轻微腹痛,稀水样便,共20次。查体:烦躁不安,脱水貌,双侧腓肠肌痉挛。粪常规可见少量白细胞,未见红细胞。

【例10】该患者最可能的诊断是

 A. 霍乱　　　　　B. 细菌性痢疾　　　C. 细菌性食物中毒　　D. 急性胃肠炎　　E. 胃肠型感冒

【例11】首选的治疗措施是

 A. 静脉点滴抗生素　　　　　　B. 静脉点滴碳酸氢钠　　　　C. 静脉补充电解质和液体
 D. 口服补液盐　　　　　　　　E. 口服止泻药

例12~13 共用题干

男性,32 岁,农民。既往体健。腹泻 2 天,为水样便,带少量黏液,量多,每日 8 余次,相继呕吐数次。无发热、腹痛。腓肠肌痉挛。体检:体温 38 ℃,神志清,皮肤弹性差,脉细速,血压 70/50 mmHg。化验检查:大便镜检白细胞 0~3 个/HP,血红蛋白 160 g/L,血白细胞计数 $12×10^9$/L,中性粒细胞 0.68,淋巴细胞 0.15,单核细胞 0.15。

【例 12】最可能的诊断是
A. 菌痢　　　　B. 急性肠炎　　　C. 细菌性食物中毒　　D. 霍乱　　　E. 轮状病毒感染

【例 13】本例治疗的关键环节是
A. 抗菌治疗　　　　　　　　B. 抗病毒治疗　　　　　C. 补充液体和电解质
D. 低分子右旋糖酐扩容　　　E. 首选升压药,纠正低血压

3. 对症治疗与护理　①频繁呕吐可给阿托品。②剧烈腹泻可酌情使用肾上腺皮质激素。③肌肉痉挛可静脉缓注 10%葡萄糖酸钙,热敷、按摩。④周围循环衰竭在大量补液纠正酸中毒后,血压仍不回升者,可用间羟胺或多巴胺药物。⑤尿毒症应严格控制入量,禁止蛋白质饮食,加强口腔及皮肤护理,必要时协助医生做透析治疗。

4. 病因治疗与护理　四环素可缩短疗程、减轻腹泻及缩短粪便排菌时间,减少带菌现象,可静脉滴注,直至病情好转,也可用多西环素、复方新诺明、吡哌酸等药物治疗。

➢ **参考答案**如下,详细答案参见 2019 版《国家临床执业及助理医师资格考试精选真题考点精析》。

1. D	2. C	3. A	4. E	5. A	
6. E	7. C	8. C	9. A	10. A	昭昭老师提示:关注官方微信,获取第一手考试资料。
11. C	12. D	13. C	—	—	

第 9 章　流行性脑脊髓膜炎

➢ **2019 考试大纲**
①病原学及分型;②流行病学;③临床分型及表现;④诊断依据;⑤病原治疗及暴发型流脑的治疗;⑥预防。

➢ **考纲解析**
近 20 年的医师考试中,本章的考试重点是流行性脑脊髓膜炎的诊断、分期、检查和治疗,执业医师每年考查分数为 1~2 分,助理医师每年考查分数为 0~1 分。

一、概　述

流行性脑脊髓膜炎简称流脑,是由脑膜炎奈瑟菌(又称脑膜炎双球菌)引起的经呼吸道传播的化脓性脑膜炎。致病菌由鼻咽部侵入血循环,形成败血症,最后局限于脑膜及脊髓膜,形成化脓性脑脊髓膜病变。主要临床表现有发热、头痛、呕吐、皮肤瘀点及颈项强直等脑膜刺激征,脑脊液呈化脓性改变。

二、病原学及流行病学

1. 病原体　为脑膜炎球菌,属奈瑟菌属,为革兰阴性双球菌。该菌有 13 群,我国流行 A 群,占 90%以上,B 群及 C 群为散发菌株。

2. 病原菌　主要通过咳嗽、打喷嚏、说话等飞沫经空气传播进入呼吸道引发感染。好发于冬春季,6 个月至 14 岁儿童发病率较高。

三、病理变化

1. 肉眼观　脑脊膜血管高度扩张充血,病变严重的区域,蛛网膜下隙充满灰黄色脓性渗出物,覆盖脑沟、脑回,以致结构模糊不清。炎性渗出物的阻碍作用使脑脊液循环发生障碍,可引起不同程度的脑室扩张。

2. 镜下观　蛛网膜血管高度扩张充血,蛛网膜下隙增宽,其中大量中性粒细胞和纤维蛋白渗出,少量单核细胞、淋巴细胞浸润。脑实质一般不受累,邻近的脑皮质可有轻度水肿,由于内毒素的弥散作用使神经元发生不同程度的变性。

【例 1】流行性脑脊髓膜炎的病变主要累及
A. 胶质细胞　　B. 神经元　　　C. 硬脑膜　　　D. 软脑膜　　　E. 脑脊液

【例 2】流行性脑脊髓膜炎时的脓液主要聚集于
A. 软脑膜与脑皮质之间的腔隙　　　B. 蛛网膜与软脑膜之间的腔隙

C. 蛛网膜与硬脑膜之间的腔隙　　　　D. 蛛网膜本身的疏松纤维组织间隙
E. 软脑膜本身的疏松纤维组织间隙

四、临床表现

1. 轻 型　多见于流脑流行时，病变轻微，临床表现为低热、轻微头痛及咽痛等上呼吸道症状，皮肤可有少数细小出血点和脑膜刺激征。脑脊液多无明显变化，咽拭子培养可有病原菌。

2. 普通型　最常见，占全部病例的90%以上，分为四期。

（1）前驱期（上呼吸道感染期）　持续1~2天，可有低热、咽痛、咳嗽等上呼吸道感染症状。多数患者无此期表现。

（2）败血症期　突发或前驱期后突然寒战、高热，伴头痛、肌肉酸痛、食欲减退及精神萎靡等毒血症症状。幼儿有哭闹不安，因皮肤感觉过敏而拒抱，以及惊厥等。少数患者有关节痛、脾大。此期的特征性表现是皮疹，70%~90%患者有皮肤或黏膜瘀点或瘀斑，直径1 mm~2 cm，开始为鲜红色，后为紫红色，最早见于眼结膜和口腔黏膜，大小不一，多少不等，分布不均，以肩、肘、臀等易受压处多见。严重者瘀斑迅速扩大，其中央因血栓形成而出现紫黑色坏死或形成大疱，如坏死累及皮下组织可留瘢痕。多数患者12~24小时发展致脑膜炎期。（昭昭老师速记：脑脊髓膜好比衣服，衣服最怕弄上斑斑点点了）

【例3】流行性脑脊髓膜炎败血症期患者皮肤瘀点的主要病理基础是
A. 血管脆性增强　　　　B. 弥散性血管内凝血　　　　C. 血小板减少
D. 小血管炎致局部坏死及栓塞　　　　E. 凝血功能障碍

【例4】女，7岁。发热、头痛、呕吐3天。体检：神志恍惚，口唇单纯疱疹，皮肤有大小不等的瘀斑，少数融合成片。诊断应首先考虑
A. 流行性乙型脑炎　　　　B. 钩端螺旋体病脑膜脑炎型　　　　C. 流行性出血热
D. 脑型疟疾　　　　E. 流行性脑脊髓膜炎

【例5】确诊流脑的依据是
A. 流行季节　　　　B. 突然发病，高热、头痛、呕吐　　　　C. 脑膜刺激征阳性
D. 皮肤瘀点检菌阳性　　　　E. 脑脊液为典型化脓性脑膜炎改变

【例6】男，8岁。1月突起高热、剧烈头痛、恶心伴非喷射性呕吐入院。体检：神志清楚，全身皮肤散在瘀点、瘀斑，颈项抵抗，心率110次/分，两肺无异常，腹软无压痛。化验检查：血白细胞计数20×10^9/L，中性粒细胞0.88，淋巴细胞0.05，单核细胞0.06。最可能的诊断是
A. 伤寒　　　　B. 流行性脑脊髓膜炎　　　　C. 结核性脑膜炎
D. 流行性乙型脑炎　　　　E. 病毒性脑炎

【例7】女孩，9岁。发热、头痛、呕吐2天，烦躁不安1天，于2月20日入院。查体：T 39.8 ℃，BP 130/80 mmHg，神志清楚，精神差，全身散在瘀点、瘀斑，颈抵抗（+），Kernig征（+），Babinski征（+）。实验室检查：血WBC 20×10^9/L，N 0.90。脑脊液检查：压力240 mmH$_2$O，外观浑浊，WBC 1 200×10^6/L，蛋白1.5 g/L，糖1.5 mmol/L，氯化物100 mmol/L。最可能的诊断是
A. 钩端螺旋体病　　　　B. 中毒型细菌性痢疾　　　　C. 流行性乙型脑炎
D. 结核性脑膜炎　　　　E. 流行性脑脊髓膜炎

【例8】患儿4岁，发热、呕吐5小时入院。神志不清，口唇发绀。对诊断流行性脑脊髓膜炎有帮助的临床表现是
A. 口唇疱疹　　B. 脑膜刺激征　　C. 皮肤瘀点、瘀斑　　D. 反复惊厥　　E. 抽搐，昏迷

（3）脑膜炎期　脑膜炎症状多与败血症症状同时出现。在前驱期症状基础上出现剧烈头痛、频繁呕吐、狂躁以及脑膜刺激症状，血压可升高而脉搏减慢，重者出现谵妄、神志障碍及抽搐。通常在2~5天后进入恢复期。

（4）恢复期　经治疗后体温逐渐降至正常，皮肤瘀点、瘀斑消失。大的瘀斑中央坏死部位形成溃疡，后结痂愈合，症状逐渐好转，神经系统检查正常。约10%患者出现口唇疱疹。患者一般在1~3周内痊愈。

五、实验室检查

1. 血 象　白细胞总数明显增加，一般在(10~20)×10^9/L以上，中性粒细胞升高，在80%甚至90%以上，并发DIC患者血小板减少。

2. 脑脊液检查　确诊的重要方法。初期多无明显表现，应在12~24小时复查。典型脑膜炎期出现压力

增高,外观呈混浊米汤样或脓样,白细胞数明显升高至 1 000×10⁶/L 以上,以多核细胞为主,糖及氯化物明显减少,蛋白含量升高。

3. 细菌学检查

(1) 涂片　皮肤瘀点处的组织液或离心沉淀后的脑脊液做涂片染色。阳性率为 60%～80%。瘀点涂片简单易行,应用抗生素早期亦可获得阳性结果,是早期诊断的重要方法。

(2) 细菌培养　取瘀斑组织液、血或脑脊液进行培养。应在使用抗菌药物前收集标本。如有脑膜炎奈瑟菌生长,应做药物敏感性试验。

六、治　疗

1. 首选药物　青霉素。

2. 部分基层医院首选　磺胺药物,如磺胺嘧啶等。

3. 对症治疗　退热、甘露醇降颅压。

例 9～11 共用题干

男,25 岁。春季发病,主诉寒战、高热、剧烈头痛 1 天,呕吐 3 次。查体:神志清楚,体温 39.8 ℃,颈强直(+),皮肤有瘀点,咽部充血,心肺腹无异常,克氏征阴性。血白细胞 $20×10^9$/L,中性粒细胞 85%。脑脊液呈米汤样,细胞数 $3 000×10^6$/L,中性粒细胞 80%,糖 1.2 mmol/L。

【例 9】最可能的诊断是

A. 流行性乙型脑炎　　　　B. 结核性脑膜炎　　　　C. 化脓性脑膜炎

D. 流行性脑脊髓膜炎　　　E. 脑型疟疾

【例 10】可能出现的并发症有

A. 化脓性关节炎　B. 中耳炎　C. 肺炎　D. 心内膜炎　E. 以上均是

【例 11】最有效的治疗是

A. 青霉素　B. 头孢菌素　C. 环丙沙星　D. 氯霉素　E. 庆大霉素

七、预　防

早发现、早隔离,隔离至症状消失后 3 日,密切接触者医学观察 7 日。保持环境卫生,保持室内通风。提高人群免疫力:菌苗预防注射,药物预防。

> 参考答案如下,详细答案参见 2019 版《国家临床执业及助理医师资格考试精选真题考点精析》。

| 1. D | 2. B | 3. D | 4. E | 5. D | 6. B | 昭昭老师提示: |
| 7. E | 8. C | 9. D | 10. E | 11. A | — | 关注官方微信,获得第一手考试资料。|

第 10 章　疟　疾

> **2019 考试大纲**
> ①病原学种类;②流行病学;③典型间日疟的临床表现;④诊断及确诊依据;⑤治疗与预防。

> **考纲解析**
> 近 20 年的医师考试中,本章的考试重点是疟疾的诊断和治疗,执业医师每年考查分数为 1～2 分,助理医师每年考查分数为 0～1 分。

一、概　述

疟疾是经按蚊叮咬或输入带疟原虫者的血液而感染疟原虫所引起的虫媒传染病。寄生于人体的疟原虫共有四种,即间日疟原虫、三日疟原虫、恶性疟原虫和卵形疟原虫。我国多见间日疟原虫和恶性疟原虫,其他两种少见。不同的疟原虫分别引起间日疟、三日疟、恶性疟及卵圆疟。本病主要表现为周期性规律发作,全身发冷、发热、多汗,长期多次发作后,可引起贫血和脾大。

二、病原学

1. 发育过程　蚊子叮咬→疟原虫进入机体内,随血液循环到达肝→肝内发育后肝细胞破裂释放出疟原虫→疟原虫进入红细胞内继续繁殖→红细胞破裂→出现一系列反应,如寒战、高热、大汗等→疟原虫重新进入血液,开始下一个循环,周而复始。

2. 疟原虫的宿主　中华按蚊是终末宿主;人是中间宿主。

【例1】平原地区间日疟传播的主要媒介是
  A. 淡色库蚊   B. 中华按蚊   C. 三带喙库蚊   D. 伊蚊   E. 微小按蚊

【例2】疟疾典型临床发作的机制是由于
  A. 疟原虫在肝细胞内增殖   B. 疟原虫在红细胞内增殖   C. 大量裂殖子入血
  D. 裂殖子及其代谢产物释放入血   E. 大量配子体入血

三、临床表现

1. 典型症状 周期性突发寒战期、高热期、大汗期、恢复期。寒战常持续20分钟~1小时。随后体温迅速上升,通常可达40 ℃以上,伴头痛、全身酸痛、乏力,但神志清楚,发热常持续26小时。随后开始大量出汗,体温骤降,持续时间为30分钟~1小时。各种疟疾均有一定的间歇期,早期患者的间歇期可不规则,但经数次发作后可逐渐变为规则。间日疟和卵形疟的间歇期约为48小时,三日疟约为72小时,恶性疟为36~48小时。

2. 其他表现 由于红细胞破坏,患者常有脾大与贫血。

【例3】间日疟的典型发作中不存在
  A. 前驱期   B. 寒战期   C. 高热期   D. 大汗期   E. 间歇期

【例4】女,25岁。间断发热5天,于8月底来诊。6天前由南方到京,次日出现寒战、发热、头痛,服退烧药后热退,2天后再次高热,持续数小时,大汗后退热,伴乏力,精神差。实验室检查:血WBC 6.5×10^9/L,淋巴细胞0.40。最可能的诊断是
  A. 急性血吸虫病   B. 流行性乙型脑炎   C. 败血症   D. 伤寒   E. 疟疾

【例5】患者28岁,家住哈尔滨,于1月突然发病,表现为发冷、寒战、大汗后缓解,隔日发作1次,已持续8天。体检:脾肋下1 cm,余未见异常,末梢血化验 WBC 50×10^9/L,N 0.68,L 0.32。Hb 100 g/L,患者同年7月曾去三亚度蜜月。该患者发热最可能的原因是
  A. 伤寒   B. 疟疾   C. 败血症   D. 急性血吸虫病   E. 急性粒细胞白血病

四、实验室检查

1. 血象 红细胞和血红蛋白在多次发作后下降,恶性疟尤重。白细胞总数初发时可稍增,后正常或稍低,分类以单核细胞居多,并见吞噬有疟色素颗粒。

2. 疟原虫检查 血液涂片(薄片或厚片)染色查疟原虫可以确诊,并可鉴别疟原虫种类。骨髓涂片染色查疟原虫,阳性率较血涂片高。

3. 血清学检查 抗疟抗体一般在感染后2~3周出现,4~8周达高峰,以后逐渐下降。现已应用的有间接免疫荧光、间接血凝与酶联免疫吸附试验等,阳性率可达90%。一般用于流行病学检查。

【例6】临床上最简单的用于确诊疟疾的试验检查方法是
  A. 血或骨髓涂片检查疟原虫   B. 间接荧光抗体检测
  C. 聚合酶链式反应测定血中疟原虫DNA   D. 间接红细胞凝集试验
  E. 外周血检查发现贫血和嗜酸性粒细胞增多

【例7】疟疾患者的周围血涂片检查显示
  A. 白细胞总数明显升高   B. 血小板增多   C. 网织红细胞减少
  D. 红细胞减少   E. 大单核细胞减少

五、治疗

1. 主要控制发作的药物
(1) 青蒿素及其衍生物 耐氯喹疟原虫治疗,对恶性疟也有效。
(2) 氯喹 用于对氯喹敏感的疟原虫感染治疗,具有高效、耐受性好、不良反应轻的优点,故临床上最常用。
(3) 甲氟喹 对血中裂殖体有持久作用。早用对耐氯喹恶性疟疗效好,近年耐药甚广。
(4) 磺胺类与甲氧苄啶 对各种疟原虫红细胞内裂殖体有一定作用。

2. 防止复发和传播的药物 伯氨喹能杀灭肝细胞内裂殖体和"休眠子",防止复发;杀灭各种疟原虫的配子体,防止传播。

3. 主要用于预防的药物 乙胺嘧啶能杀灭各种疟原虫的裂殖体。对红细胞内未成熟的裂殖体有抑制作用,但对成熟的裂殖体无效,故控制发作效果较慢。

药　物	作　用	昭昭老师速记
氯喹	最常用和最有效	大自然界最多绿(氯)色
伯氨喹	控制复发和传播	"伯""父(复)"
乙胺嘧啶	预防	寓(预)意(乙)深刻

例 8～10 共用选项
　A. 氯喹　　　　B. 卡巴肿　　　　C. 磷酸伯氨喹　　　D. 甲硝唑　　　　E. 乙胺嘧啶

【例 8】疟区居民常服用哪种药物来预防疟疾？

【例 9】能够杀灭红细胞内疟原虫配子体和迟发型子孢子的药物是

【例 10】能够杀灭各型阿米巴原虫，适用于肠内外急慢性阿米巴病的是

例 11～12 共用选项
　A. 吡喹酮　　　B. 氯喹　　　　　C. 乙胺嘧啶　　　　D. 伯氨喹　　　　E. 奎宁

【例 11】控制间日疟发作的首选药物是

【例 12】防止疟疾复发的药物是

> **参考答案**如下，详细答案参见 2019 版《国家临床执业及助理医师资格考试精选真题考点精析》。

1. B	2. D	3. A	4. E	5. B	6. A	昭昭老师提示：
7. D	8. E	9. C	10. D	11. B	12. D	关注官方微信，获得第一手考试资料。

第 11 章　日本血吸虫病

> **2019 考试大纲**
　①病原学种类；②流行病学；③典型间日疟的临床表现；④诊断及确诊依据；⑤病原治疗与预防。

> **考纲解析**
　近 20 年的医师考试中，本章的考试重点是日本血吸虫病的诊断和治疗，执业医师每年考查分数为 1～2 分，助理医师每年考查分数为 0～1 分。

一、概　述

日本血吸虫病(简称血吸虫病)是人畜共患疾病，由日本血吸虫寄生在门脉系统所引起，通过接触含尾蚴的疫水而感染。

二、流行病学

1. 传染源　患者和保虫宿主，保虫宿主以牛的感染率较高，是重要的传染源。

2. 传播途径　构成血吸虫病传播有三个必备条件，即虫卵随粪便入水、钉螺存在和人或动物接触疫水。尾蚴可经口腔黏膜和皮肤侵入人体导致感染。

3. 人群易感性　人对本病普遍易感，感染后具有一定的免疫力，但不持久，因而本病可反复多次感染。

4. 流行特征　本病在我国主要流行于长江以南及沿岸地区，流行季节为夏秋季。

三、病　理

1. 血吸虫的生长阶段　分为尾蚴、童虫、幼虫、成虫、虫卵、毛蚴、母胞蚴、子胞蚴。虫卵是引起宿主免疫反应和病理变化的主要因素。日本血吸虫雌雄异体，合抱寄生于门静脉系统。雌虫在肠黏膜下层末梢静脉内产卵，虫卵大部分沉积于肠黏膜和肝组织内，只有少部分进入肠腔随粪便排出。虫卵入水后，孵化成毛蚴，在螺体内经母胞蚴、子胞蚴二代发育繁殖，经 7～8 周即有尾蚴自螺体逸出，人、畜接触疫水时，尾蚴迅速穿过皮肤或黏膜侵入体内，脱去尾部变成童虫，随血流经心肺抵达肝门静脉内，发育成雌雄合抱，移至肠系膜静脉或直肠静脉内产卵。自童虫发育至成虫约需 1 个月时间。

2. 血吸虫病的基本病变　由虫卵沉着组织中所引起的虫卵结节。虫卵结节分急性和慢性两种。急性虫卵结节由成熟活虫卵引起，结节中央为虫卵，周围为嗜酸性包绕，聚积大量嗜酸性细胞，并有坏死，称为嗜酸性脓肿，脓肿周围有新生肉芽组织与各种细胞浸润，形成急性虫卵结节。急性虫卵结节形成 10 天左右，卵内毛蚴死亡，虫卵破裂或钙化，围绕类上皮细胞、异物巨细胞和淋巴细胞，形成假结核结节，以后肉芽组织长入结节内部，并逐渐被类上皮细胞所代替，形成慢性虫卵结节。最后结节发生纤维化。

肠道病变	成虫大多寄生于肠系膜下静脉,移行至肠壁的血管末梢在黏膜及黏膜下层产卵,以结肠,尤其是直肠、降结肠和乙状结肠为最显著
肝病变	虫卵随门静脉血流入肝,抵达门静脉小分支,在门管区等处形成急性虫卵结节,故在肝表面和切面可见粟粒或绿豆大结节
脾病变	晚期因肝硬化引起门静脉高压和长期淤血,致脾呈进行性肿大
异位性损害	急性感染时大量虫卵由静脉系统进入动脉,以肺和脑的异位损害为多见

【例1】在血吸虫发育各阶段中,对人体危害最大的是
A. 尾蚴　　　　B. 成虫　　　　C. 虫卵　　　　D. 幼虫　　　　E. 毛蚴

【例2】血吸虫虫卵引起的病变主要发生在
A. 大肠壁和肝　B. 肠系膜静脉　C. 门静脉　　　D. 肺和肠　　　E. 肝和脾

四、临床表现

1. 急性血吸虫病　发热、过敏反应、消化系统表现,如食欲减退、腹部不适及轻微腹痛、腹泻、呕吐等;肝、脾大及其他表现,如咳嗽、气喘等。急性血吸虫病一般不超过6个月,经杀虫治疗后,患者常可痊愈。

2. 慢性血吸虫病　有的无症状,有症状型表现为血吸虫性肉芽肿肝病和结肠炎,最常见表现为慢性腹泻、黏液脓血便,这些症状时轻时重,发病时间长者可有肠梗阻、贫血、消瘦、体力下降等表现。

3. 晚期血吸虫病　反复或大量感染血吸虫囊尾蚴后,未经及时治疗,虫卵伤肝,发展成肝硬化,有门脉高压、脾大和临床并发症,可分为以下四种类型。

巨脾型	最常见,占晚期血吸虫病的绝大多数
腹水型	严重肝硬化的重要标志
结肠肉芽肿型	以结肠病变较为突出,出现腹痛、腹泻、便秘、腹泻和便秘相交替等
侏儒型	少见,儿童期间反复感染引起体内各内分泌腺出现不同程度的萎缩,功能减退,以腺垂体和性腺功能不全最常见

4. 异位血吸虫病　见于门静脉系统以外的器官或组织的血吸虫虫卵肉芽肿,称为异位损伤。最常见部位是肺和脑。

【例3】晚期日本血吸虫病的临床分型不包括
A. 结肠肉芽肿型　B. 侏儒型　　　C. 巨脾型　　　D. 腹水型　　　E. 脑病型

【例4】晚期血吸虫病中,最常见的临床类型是
A. 巨脾型　　　B. 腹水型　　　C. 侏儒型　　　D. 脑型　　　　E. 肺型

五、实验室检查

1. 血象　以嗜酸性粒细胞显著增多为主要特点。

2. 粪便检查　粪便内查出虫卵和孵出毛蚴是确诊血吸虫病的直接依据。

3. 免疫学检查

皮内试验(IDT)	常用于现场筛查可疑病例,阳性需进一步检查
环卵沉淀试验(COPT)	成熟虫卵内毛蚴分泌、排出物质与血吸虫患者血清内抗体结合后,产生局部组织反应
间接血凝试验(IHA)	作为过筛或综合检查的方法之一
酶联免疫吸附试验(ELISA)	敏感性和特异性较高
循环抗原酶免疫法(EIA)	对血吸虫的诊断、疗效考核有参考价值

4. 直肠黏膜活检　是血吸虫病原诊断的方法之一。

六、治　疗

1. 病原治疗　首选药物是吡喹酮。

2. 对症治疗　急性血吸虫病保证水、电解质平衡,加强营养及全身支持疗法。慢性和晚期血吸虫病,除一般治疗外,应及时治疗并发症。

【例5】血吸虫病的病原治疗首选药物是
A. 利福平　　　B. 吡喹酮　　　C. 酒石酸锑钾　D. 葡萄糖酸锑钠　E. 依米丁

▶ 参考答案如下,详细答案参见2019版《国家临床执业及助理医师资格考试精选真题考点精析》。

| 1. C | 2. A | 3. E | 4. A | 5. B | 昭昭老师提示:关注官方微信,获得第一手考试资料。 |

第12章 囊尾蚴病(助理医师不要求)

▶ **2019考试大纲**

①病原学种类;②流行病学;③临床表现;④确诊依据;⑤治疗与预防。

▶ **考纲解析**

近20年的医师考试中,本章的考试重点是囊尾蚴病的诊断、表现和治疗,执业医师每年考查分数为1~2分,助理医师每年考查分数为0分。

一、概 述

囊尾蚴病是猪带绦虫的幼虫寄生人体引起的疾病,因食入猪带绦虫虫卵而感染。囊尾蚴可侵入人体的各种组织和器官,如皮下组织、眼、肌肉及中枢神经系统引起病变,由于寄生部位不同,其临床表现复杂多样,其中以脑囊尾蚴病最严重,常引起癫痫发作,甚至危及生命。

二、病因及流行病学

1. **病　因**　食入未煮熟的、含有囊虫的猪肉。
2. **宿　主**　人是猪带绦虫的唯一终宿主,又是其中间宿主。猪也是中间宿主。
3. **传染源**　猪带绦虫患者。

【例1】囊尾蚴病的传染源是

A. 猪　　　　B. 蚊　　　　C. 鼠　　　　D. 猪带绦虫患者　　　　E. 螨

三、临床表现

1. 脑囊尾蚴病

(1) 皮质型　囊尾蚴多寄生在运动中枢的灰质与白质交界处,多数无症状,如果寄生在运动区,临床表现为癫痫最常见,可出现局限性或全身性短暂的抽搐或持续状态。严重者出现颅内高压,出现恶心、呕吐等。

(2) 脑室型　以第四脑室多见,囊尾蚴阻塞脑室孔,早期表现为颅内压升高,囊尾蚴悬于室壁,患者在急转头时突发眩晕、呕吐或循环呼吸障碍而猝死,或发生小脑扁桃体疝,称为活瓣综合征(又称布伦斯征,Brun征)或体位改变综合征。

(3) 蛛网膜下隙型或颅底型　主要病变为囊尾蚴性脑膜炎,局限在颅底后颅凹。初期有低热、头痛、呕吐、颈强直等颅内压增高表现,以及眩晕、听力减退、耳鸣及共济失调等,预后较差。

(4) 混合型　以上三型混合存在。

2. 眼囊尾蚴病　可寄生在眼内任何部位,常为单侧感染,以玻璃体及视网膜下多见。轻者出现视力下降、视野改变、结膜损害,严重者出现失明。

3. 皮下组织和肌肉囊尾蚴病　约1/2囊尾蚴患者有皮下囊尾蚴结节,多呈圆形或卵圆形,质地较硬。以头颈和躯干较多,四肢较少,手足罕见。

【例2】脑囊尾蚴病的临床表现复杂多样,但最常见的临床类型是

A. 脑实质型　　B. 脑室型　　C. 软脑膜型　　D. 脊髓型　　E. 混合型

【例3】女,30岁。因头痛3个月,加重伴呕吐、间断抽搐、视物模糊1个月就诊。近2年来,喜食生肉。眼底检查发现视神经乳头水肿。最可能的诊断是

A. 脑囊尾蚴病　　　　　　B. 结核性脑膜炎　　　　　　C. 隐球菌性脑膜炎
D. 脑肿瘤　　　　　　　　E. 病毒性脑膜炎

【例4】囊尾蚴在人体最常见的寄生部位是

A. 脊髓　　　　B. 脑　　　　C. 心脏　　　　D. 眼　　　　E. 皮下及肌肉

【例5】下列均是皮下及肌肉囊虫病的特点,除了

A. 皮下可扪及椭圆形结节　　　　B. 多在躯干　　　　C. 数量由数个至数百个不等
D. 皮下小结与周围组织有明显粘连　　E. 结节可先后分批出现

四、实验室检查

1. 血　象　少数患者嗜酸性粒细胞升高。

2. 脑脊液检查 脑脊液压力升高,细胞数$(10\sim100)\times10^6/L$,以淋巴细胞增多为主,蛋白含量升高,糖和氯化物多正常。

3. 病原学检查

(1) 粪便检查 粪检见排出绦虫节片为主要依据。

(2) 结节活检 皮下及肌肉囊尾蚴病患者可做皮下结节活检,活体组织检查可确诊。

五、治　疗

1. 脑室活瓣和眼睛的囊尾蚴　手术治疗。

2. 阿苯达唑 对皮下组织和肌肉、脑囊尾蚴病均有良好疗效,目前已经成为治疗重型脑囊尾蚴病的首选药物。

3. 吡喹酮 本药可穿过囊尾蚴的囊壁,具有强烈杀灭作用,疗效较阿苯达唑强而迅速,不良反应发生率高且严重。当虫体大量死亡后可释放大量异体蛋白,引起强烈变态反应,尤其是脑囊尾蚴病患者反应更为强烈,可引发脑疝。

例 6～7 共用题干

男,35 岁,头痛伴视物模糊 3 个月,偶伴抽搐,曾在大便中发现带状节片虫卵。

【例 6】最可能的诊断是

A. 病毒性脑膜炎　　B. 脑囊尾蚴病　　C. 脑肿瘤　　D. 隐球菌性脑膜炎　　E. 疟疾

【例 7】对该病最有效的药物是

A. 抗病毒药物　　B. 伯胺喹　　C. 吡喹酮　　D. 阿苯达唑　　E. 手术

【例 8】对眼囊尾蚴病患者首选的治疗是

A. 阿苯达唑　　B. 吡喹酮　　C. 氯喹　　D. 伯氨喹　　E. 手术

六、预　防

1. 管理传染源 治疗猪带绦虫病患者。

2. 切断传播途径 不吃生猪肉,生食与熟食刀板分开。禁止出售"米猪肉"。

3. 保护易感人群 养成饭前便后洗手的习惯。

▶ 参考答案如下,详细答案参见 2019 版《国家临床执业及助理医师资格考试精选真题考点精析》。

| 1. A | 2. A | 3. A | 4. E | 5. D | 6. B | 7. D | 8. E | 昭昭老师提示:关注官方微信,获得第一手考试资料。 |

第 13 章　艾滋病

▶ **2019 考试大纲**

①病原学种类;②流行病学;③临床分期和各期主要临床表现;④诊断;⑤抗病毒治疗与预防。

▶ **考纲解析**

近 20 年的医师考试中,本章的考试重点是 AIDS 的诊断、表现和流行病学,执业医师每年考查分数为 1～2 分,助理医师每年考查分数为 0～1 分。

一、概　述

获得性免疫缺陷综合征又称艾滋病(AIDS),是由人免疫缺陷病毒(HIV)引起的一种危害性极大的传染病。HIV 是一种能攻击人体免疫系统的病毒,以人体免疫系统中最重要的 T 淋巴细胞作为主要攻击目标,主要破坏 $CD4^+$ T 淋巴细胞,导致机体细胞免疫功能受损乃至缺陷,引起各种机会性感染及肿瘤,最后导致死亡。

二、流行病学和病原学

1. 传播途径 性接触传播为主要传播途径,注射传播如共用针头、输血或血制品,母婴传播即经胎盘、产道及喂奶传给婴儿,以及其他途径如器官移植、人工授精等。

2. HIV 病毒 为单链 RNA 病毒,属于反转录病毒。RNA 病毒分两型:HIV-1 和 HIV-2。病毒的最外层为类脂包膜,其中镶嵌了 gp120 和 gp41。HIV 病毒主要攻击 $CD4^+$ T 细胞。

【例 1】人类免疫缺陷病毒(HIV)不易传播的途径是

A. 性传播　　B. 器官移植　　C. 母婴传播　　D. 生活接触　　E. 不洁注射

【例 2】男性,35 岁。低热,乏力,腹泻 2 月余。体重下降约 5 kg。查体:体温 37.4 ℃,颈、腋淋巴结肿大,无痛,活动好,心肺(一),肝肋下 2 cm。为诊断艾滋病,下列哪项病史无助于诊断?
    A. 反复输血   B. 蚊虫叮咬   C. 吸毒   D. 同性恋   E. 双性恋

【例 3】HIV 与感染细胞膜上 CD4$^+$ 分子结合的病毒刺突是
    A. gp 120   B. gp 41   C. P 24   D. gp 17   E. gp 160

【例 4】HIV 造成机体免疫功能损害主要侵犯的细胞是
    A. CD4$^+$ T 淋巴细胞   B. CD8$^+$ T 淋巴细胞   C. B 淋巴细胞
    D. NK 细胞   E. 浆细胞

三、临床表现

1. 急性感染(Ⅰ期)　原发 HIV 感染后小部分患者可以出现发热、全身不适、头痛、厌食、肌痛、关节痛和淋巴结肿大,类似血清病症状。持续 1～3 周后自然消失。血液可检出 HIV 及 P24 抗原。

2. 无症状感染(Ⅱ期)　临床上没有症状,但血清中能检出 HIV 以及 HIV 抗体,具有传染性。

3. 艾滋病(Ⅲ期)

(1) 全身性症状　发热、乏力、盗汗、厌食、体重下降、慢性腹泻、全身淋巴结肿大、肝脾肿大,称为艾滋病相关综合征。

(2) 神经系统症状　出现头痛、癫痫、进行性痴呆、下肢瘫痪等。

(3) 严重机会性感染　最常见卡氏肺孢子虫(菌)病,也是死亡最常见的原因之一。

(4) 继发肿瘤　卡波西肉瘤(Kaposi 肉瘤),非霍奇金淋巴瘤等。

【例 5】艾滋病患者肺部机会性感染最常见的病原体是
    A. 白念珠菌   B. 结核杆菌   C. 疱疹病毒   D. 巨细胞病毒   E. 肺孢子菌

【例 6】艾滋病患者中,最常见的恶性肿瘤是
    A. 霍奇金淋巴瘤   B. 非霍奇金淋巴瘤   C. 卡波西肉瘤
    D. 子宫颈癌   E. 阴茎癌

【例 7】男,40 岁。因反复机会性感染入院,检查发现患者有卡波西肉瘤,诊断应首先考虑
    A. 先天性胸腺发育不全   B. 腺苷脱氨酶缺乏症   C. X-性连锁低丙球血症
    D. 艾滋病   E. 选择性 IgA 缺乏症

4. 不同系统的临床表现

(1) 一般症状　持续发热、虚弱、盗汗,持续广泛性全身淋巴结肿大。特别是颈部、腋窝和腹股沟淋巴结肿大更明显,质地坚实,可活动,无疼痛。

(2) 呼吸道症状　长期咳嗽、胸痛、呼吸困难,严重时痰中带血。

(3) 消化道症状　食欲下降、厌食、恶心、呕吐、腹泻、严重时可便血。

(4) 神经系统症状　头晕、头痛、反应迟钝、智力减退、精神异常、抽搐、痴呆等。

(5) 皮肤和黏膜损害　单纯疱疹导致口腔和咽部黏膜炎症及溃烂。

(6) 肿瘤　可出现多种恶性肿瘤,位于体表的卡波西肉瘤可见红色或紫红色斑疹、丘疹和浸润性肿块。

四、实验室检查

1. T 淋巴细胞亚群检查　T 细胞绝对计数下降,CD4$^+$ T 淋巴细胞计数下降。CD4/CD8＜1.0。

2. 特异性抗体检测　ELISA 法检测血清、尿液、唾液,P24 抗体和 gp120 抗体。

3. 抗原检查　ELISA 法检测血清中的 p24 抗原。

4. 病毒检查　检测 HIV-RNA。

【例 8】男,44 岁。乏力、低热、腹泻伴体重下降 3 个月。近 1 年有吸毒史。查体:颌下及腋下淋巴结肿大。对明确诊断最有价值的检查是
    A. 骨髓培养   B. 粪便培养   C. 淋巴结活检   D. PPD 试验   E. 血清抗-HIV 抗体

例 9~10 共用题干

男,28 岁。上腹部不适,腹泻伴消瘦半年,无发热。近 2 年有静脉吸毒史。胃镜检查见食管上覆白膜,慢性浅表性胃炎。实验室检查:血 WBC 3.8×10^9/L。

【例 9】最有助于明确诊断的检查是
    A. 血糖   B. CD4$^+$ T 细胞计数   C. 抗-HIV   D. 血免疫球蛋白水平   E. 血沉

【例10】HIV的感染途径**不包括**
A. 输血制品　　B. 呼吸道传播　　C. 母婴传播　　D. 不洁注射　　E. 性接触传播

五、治　疗

1. 高效抗反转录病毒治疗

（1）核苷类逆转录酶抑制剂。

（2）NRTIs　选择性抑制HIV反转录酶，掺入正在延长的DNA链中，抑制HIV复制。如齐多夫定（AZT）、去羟肌苷（DDI）等。

（3）NNRTIs　主要作用于HIV反转录酶某位点使其失去活性，如奈韦拉平。

（4）蛋白酶抑制剂　抑制蛋白酶，阻断HIV复制和成熟过程中的蛋白质合成，如利托那韦。

（5）整合酶抑制剂　拉替拉韦。

2. 免疫重建　通过抗病毒治疗及其他医疗手段使HIV感染者受损的免疫功能恢复或接近正常，称为免疫重建，这是AIDS治疗的重要目标之一。

3. 治疗机会性感染及肿瘤

（1）卡氏肺孢子菌肺炎　首选复方磺胺唑。

（2）其他真菌感染　口腔及食管真菌感染用克霉唑或酮康唑等，肺念珠菌可用氟康唑等。

（3）病毒感染　可用阿昔洛韦等。

（4）弓形虫病　应用螺旋霉素或克林霉素，常与乙胺嘧啶联合或交替应用。

（5）鸟型分枝杆菌感染　首选阿奇霉素或克拉霉素。

（6）卡波西肉瘤　应用AZT与α-IFN联合治疗，亦可应用博来霉素、长春新碱和阿霉素联合治疗。

【例11】男，45岁。近1月体重急剧下降。查体可见全身多处淋巴结肿大，肛周、生殖器尖锐湿疣、口唇和胸部带状疱疹，口腔黏膜糜烂、充血、有乳酪状覆盖物。HIV病毒抗体阳性。诊断为艾滋病。下列治疗**错误**的是

A. 营养干预可以改善艾滋病患者生活质量

B. 早期患者不需要使用AZT

C. 造血干细胞移植用于治疗艾滋病费用太高，而且风险过大

D. 免疫调节药物往往由于过敏反应导致其效果短暂或难以肯定

E. 复方新诺明可用于治疗机会感染性疾病如卡式肺囊虫肺炎

六、预　防

1. 控制传染源　隔离、消毒，加强国境检疫。

2. 切断传播途径　禁毒、打黄，严格筛查血液制品，推广一次性注射器等。

3. 保护易感人群　限制HIV感染者结婚、女性感染者避免生育，以及研制疫苗。

> **参考答案**如下，详细答案参见2019版《国家临床执业及助理医师资格考试精选真题考点精析》。

1. D	2. B	3. A	4. A	5. E	6. C	昭昭老师提示：本章节是医师考试的基本内容，考生务必全面系统把握。关注官方微信，获得第一手考试资料。
7. D	8. E	9. C	10. B	11. B	—	

第14章　性病部分（淋病、梅毒、病毒感染、尖锐湿疣）

> **2019考试大纲**

①淋病；②梅毒；③生殖道沙眼衣原体感染；④生殖道病毒感染；⑤尖锐湿疣。

> **考纲解析**

近20年的医师考试中，考试重点是性病的诊断、病原体、表现和治疗，执业医师每年考查分数为3～5分，助理医师每年考查分数为2～3分。

第1节　淋　病

一、概　述

淋病是淋病奈瑟菌（简称淋菌）引起的以泌尿生殖系统化脓性感染为主要表现的性传播疾病，是我国最常见的性病。淋菌为革兰阴性双球菌，离开人体不易生存，一般消毒剂容易将其杀灭。淋病多发生于性活跃的青年男女。

二、流行病学

1. 病原体 淋菌对泌尿生殖系统柱状上皮及移行上皮有亲和力。常隐匿于女性泌尿生殖道引起化脓性感染。离开人体不易生存。

2. 传播特点 有不洁性接触史,性伴感染史或多性伴史,新生儿母亲有淋病史,以及与淋病患者有密切接触史等。

【例1】淋病是何种类型的炎症?
A. 急性化脓性炎症　　　B. 慢性化脓性炎症　　　C. 急性变质性炎症
D. 出血性炎　　　　　　E. 浆液性炎症

三、临床表现

1. 男性病人 引起前尿道炎,尿道外口灼痒、轻度刺痛、红肿、外翻,黏液流出,可发展为全尿道炎。

2. 女性病人 为宫颈炎、尿道炎、尿道旁腺炎、前庭大腺炎等,尿道口红肿、触痛、溢脓。

【例2】男,28岁。个体户,有冶游史1周。2天前自觉尿痛、尿频,尿道口出脓。查体:尿道口有大量脓性分泌物。此时何种疾病可能性大?
A. 梅毒　　　B. 生殖器疱疹　　　C. 天疱疹　　　D. 淋病　　　E. 艾滋病

四、实验室检查

1. 分泌物培养 为诊断金标准,培养阳性率为80%～90%。

2. 后穹隆穿刺 可疑淋菌盆腔炎并盆腔积液者可行后穹隆穿刺,穿刺液涂片检查及培养。

五、治疗和预防措施

1. 首选药物 应尽早、彻底应用抗生素治疗,并遵循及时、足量、规范原则。喹诺酮类、四环素类及头孢菌素类有效。孕期首选头孢曲松钠,加用红霉素,连用7～10天。20%～40%淋病合并沙眼衣原体感染,同时应用抗衣原体药物。同时治疗性伴侣。

2. 预防措施 预防最主要是防止不洁性交。

第2节 梅　毒

一、概　述

梅毒是梅毒螺旋体(苍白密螺旋体)引起的一种慢性传染病,主要通过性接触传播。临床表现复杂,可侵犯全身各器官,造成多器官损伤。早期侵犯皮肤黏膜,晚期可侵犯血管、中枢神经系统及全身各器官。可通过胎盘传给胎儿。

二、流行病学

1. 传染源 显性和隐性梅毒患者均是传染源。

2. 梅毒传播途径

性接触直接传播	最主要途径,约占95%,未经治疗者1年内传染性最强
非性接触传播	接吻、哺乳、手术、接触污染衣物、用具、输血等
垂直传播	通过胎盘也可在分娩时受染

三、临床表现

1. 分　型 根据传播途径的不同可分为获得性梅毒和胎传梅毒。根据病程的不同又可分为早期梅毒和晚期梅毒。

2. 潜伏期 潜伏期一般为9～90天,此期的临床血清反应呈阳性,可无明显症状。

3. 临床症状

潜伏梅毒	感染后一段时间,因机体免疫力增强或经不规则治疗,症状消退,但未完全治愈,梅毒血清反应仍阳性,且脑脊液检查正常
一期梅毒	硬下疳(初疮)
二期梅毒	皮肤梅毒疹,可有低热、头痛等,也可伴肝、脾大及全身淋巴结肿大
三期梅毒	永久性皮肤黏膜损害,并可侵犯多种组织器官
先天性梅毒	多发生在妊娠4个月后,不发生硬下疳,常伴有严重的内脏损伤

【例3】女,24岁,服务业人员,未婚,不否认有性交行为。半月前躯干、四肢、双手掌跖出现红斑,无痒痛感觉。查体:躯干、四肢可见玫瑰色椭圆形斑疹,对称分布,掌跖部可见黄豆大小铜红色领圈样脱屑。患者最可能是
A. 玫瑰糠疹　　　　B. 梅毒　　　　C. 红斑狼疮　　　　D. 麻疹　　　　E. 结节性红斑

四、诊　断

1. 暗视野显微镜检查　一种检查梅毒螺旋体的方法。

2. 梅毒血清学监测　非梅毒螺旋体血清试验,可做临床筛查;梅毒螺旋体血清试验,特异性高,主要用于诊断试验。

3. 梅毒螺旋体-IgM 抗体检测　儿童梅毒螺旋体-IgM 抗体阳性表示被感染。

4. 脑脊液检查　包括细胞计数、总蛋白测定、VDRL 试验等。

【例4】关于梅毒血清试验叙述错误的是
A. 非梅毒螺旋体抗原血清试验用心磷脂做抗原,测定血清中抗心磷脂抗体
B. 非梅毒螺旋体抗原血清试验特异性高而敏感性较低
C. 早期梅毒患者经充分治疗后,反应素可以消失
D. 梅毒螺旋体抗原血清试验敏感性和特异性均较高
E. 梅毒螺旋体抗原血清试验不能用于观察疗效

四、治　疗

首选青霉素。遵循早期确诊,及时、足量、规范用药的原则。

【例5】孕妇感染梅毒的治疗,首选
A. 甲硝唑　　　　　　　B. 第三代头孢菌素　　　　C. 青霉素
D. 红霉素　　　　　　　E. 阿奇霉素

例4～5 共用选项
A. 青霉素　　　B. 多西环素　　　C. 四环素　　　D. 头孢曲松　　　E. 红霉素

【例6】治疗淋病首选的药物是

【例7】孕妇患梅毒首选的治疗药物是

第3节　生殖道沙眼衣原体感染(助理医师不要求)

一、概　述

各种衣原体感染引起的感染性疾病,可导致子宫感染、早产、流产、尿道感染、肺炎、支气管炎、胃肠炎、脑脊髓炎、结膜炎和关节炎等多种疾病。

二、病原体和流行病学

沙眼衣原体是革兰阴性、专性细胞内寄生的微生物,有18个血清型,其中8个血清型(D～K)与泌尿生殖道感染有关。主要通过性传播。

三、临床表现

1. 男性特有的感染　尿道炎、附睾炎、前列腺炎。Reiter 综合征(尿道-眼-滑膜综合征):以尿道炎、眼结膜炎、关节炎及皮肤黏膜病变为特点,可同时出现,也可先后出现。

2. 女性特有的感染　黏液脓性宫颈炎、尿道炎、盆腔炎。

四、诊　断

检测沙眼衣原体抗原是最常用的方法。

五、治　疗

1. 首要药物　常用四环素、利福平、氧氟沙星。

2. 孕　妇　禁用四环素或氧氟沙星,常用红霉素。(昭昭老师速记:"红衣")

例8～9 共用选项
A. 青霉素　　　B. 头孢曲松　　　C. 克林霉素　　　D. 氧氟沙星　　　E. 红霉素

【例8】孕妇感染生殖道沙眼衣原体首选的治疗药物是

【例9】孕妇感染苍白密螺旋体首选的治疗药物是

第4节 生殖道病毒感染(助理医师不要求)

【生殖器疱疹】

一、概述

生殖器疱疹是由单纯疱疹病毒(HSV)引起的性传播疾病,属于常见的性病之一,主要是 HSV-2 型,少数为 HSV-1 型。生殖器疱疹可反复发作,对患者的健康和心理影响较大。还可通过胎盘及产道感染新生儿,导致新生儿先天性感染。

二、病原学及流行病学

由单纯疱疹病毒Ⅱ型感染所致。性接触传播,占 70%~90%,以青年女性居多。

三、临床表现

主要引起生殖器(阴唇、阴蒂、宫颈等)、肛门及腰以下皮肤疱疹。

四、实验室检查

1. **HSV-DNA** PCR 查 HSV-DNA,诊断可靠。
2. **抗体** 血清特异性 IgG、IgM 检测,脐血特异性 IgM 阳性,提示宫内感染。

五、治疗

1. **治疗原则** 本病无彻底治愈方法,治疗原则是减轻症状,缩短病程。
2. **对症治疗** 抗病毒药物阿昔洛韦、干扰素,免疫调节剂如左旋咪唑等。局部用药,注意禁用碘酊或酒精消毒,常用 5%阿昔洛韦软膏、2%甲紫外用。
3. **妊娠期感染** 原发型生殖器疱疹对胎儿危害大,妊娠早期应终止妊娠。分娩时原则上行剖宫产。

【巨细胞病毒感染】

一、概述

巨细胞病毒(HCMV)感染在人群中较为广泛,能引起泌尿生殖道、中枢神经系统、肝、肺、血液循环系统等全身各器官组织病变,并且与动脉粥样硬化症、冠心病以及潜在致癌性相关联。

二、流行病学

1. **传染源** 患者及急性带病毒者。
2. **传播途径** 垂直传播、水平传播、医源性传播。

三、临床表现

1. **先天性感染** 婴儿表现轻重不一,有黄疸、肝脾大、瘀点状皮疹等。
2. **围生期感染** 对早产儿和体弱儿危险性较大,以神经肌肉受损为主。
3. **后天获得性感染** 高热、全身浅表淋巴结肿大、肺炎等。

四、实验室检查

1. **血象检查** 白细胞升高、淋巴细胞增多,出现异型淋巴细胞。
2. **病毒分离** 最直接的诊断方法。
3. **猫头鹰细胞** 孕妇宫颈脱落细胞或尿液涂片行 Giemsa 染色,光镜下见巨大细胞包涵体,即猫头鹰细胞,具有诊断价值。

五、治疗

妊娠早期出现原发性 HCMV 感染时,应尽快终止妊娠。妊娠中、晚期感染者应进一步检查胎儿有无畸形并采取相应措施。

【例 10】孕早期患下列哪种疾病,应终止妊娠?
A. 外阴阴道炎　　　　　　B. 细菌性阴道炎　　　　　　C. 生殖器尖锐湿疣
D. 沙眼衣原体感染　　　　E. 巨细胞病毒感染

第5节 尖锐湿疣

一、概述

尖锐湿疣是由人乳头瘤病毒(HPV)感染所致的以肛门生殖器部位增生性损害为主要表现的性传播疾病。

大多发生于18～50岁的中青年人,主要通过性接触传播。

二、病原体和流行病学

由人乳头瘤病毒(HPV)感染所致,初为散在或簇状增生的粉色或白色小乳头状疣。主要通过性传播、接触传播。

【例11】引起尖锐湿疣的病原体是
A. 人免疫缺陷病毒　　　　B. 人乳头瘤病毒　　　　C. EB病毒
D. 水痘带状疱疹病毒　　　E. 巨细胞病毒

例12～13共用选项
A. 难辨梭菌　　　　　　B. 苍白密螺旋体　　　　C. 甲型溶血性链球菌
D. 人类乳头瘤病毒　　　E. HIV

【例12】引起梅毒的病原体是
【例13】引起尖锐湿疣的病原体是

三、临床表现

1. 发病部位　生殖器和肛周为好发部位,男性多见于包皮、系带、冠状沟、龟头、尿道口、阴茎体、肛周、直肠内和阴囊;女性多见于大小阴唇、后联合、前庭、阴蒂、宫颈和肛周。

2. 病变特点　乳头样或菜花样赘生物,散在或融合。

【例14】女,23岁,外阴瘙痒、白带增多5天。有不洁性交史。妇科检查:外阴皮肤黏膜充血,小阴唇内侧见多个小菜花状赘生物,宫颈光滑,子宫正常大,附件无异常。最可能的诊断是
A. 外阴阴道念珠菌病　　B. 滴虫性阴道炎　　C. 梅毒　　D. 淋病　　E. 尖锐湿疣

四、诊　断

对生殖器的赘生物进行活检,可以发现典型表皮乳头瘤样增生伴角化不全、颗粒层和棘层上部细胞可有明显的空泡形成、胞质着色淡、核浓缩深染、核周围有透亮的晕(凹空细胞、挖空细胞)为特征性改变。

【例15】女,23岁。外阴瘙痒,白带增多5天。妇科检查:外阴皮肤黏膜充血,小阴唇内侧多个小菜花状赘生物,宫颈柱状上皮异位,子宫正常大,附件无明显异常。为确诊,应选择的辅助检查是
A. 赘生物活组织检查　　　B. 白带革兰染色检查　　C. B超检查
D. 宫颈刮片细胞学检查　　E. 血常规

五、治　疗

由于目前没有特效的抗病毒药物,尖锐湿疣的治疗必须采用综合治疗。

1. 外用药物治疗　0.5%足叶草毒素酊等。

2. 物理疗法　如激光、冷冻、电灼和微波等,可配合使用干扰素。

【例16】确诊为女性生殖器尖锐湿疣,不适宜的治疗是
A. 50%三氯醋酸　B. 冷冻　　C. 激光　　D. 口服红霉素　　E. 微波

▶ 参考答案如下,详细答案参见2019版《国家临床执业及助理医师资格考试精选真题考点精析》。

1. A	2. D	3. B	4. B	5. C
6. D	7. A	8. E	9. A	10. E
11. B	12. B	13. D	14. E	15. A
16. D	—	—	—	—

昭昭老师提示:
关注官方微信,获得第一手考试资料。

第十一篇　女性生殖系统病症

学习导图

章 序	章 名	内 容	所占分数	
			执业医师	助理医师
1	女性生殖系统解剖	女性生殖系统解剖	2分	1分
2	女性生殖系统生理	女性生殖系统生理	2分	1分
3	妊娠生理	妊娠生理	1分	1分
4	妊娠诊断	妊娠诊断	1分	1分
5	孕期监护与孕期保健	孕期监护与孕期保健	3分	1分
6	正常分娩	影响分娩的因素	4分	1分
		枕先露的分娩机制		
		先兆临产及临产的诊断		
		分娩的临床经过及处理		
7	正常产褥	产褥期母体变化	1分	1分
		产褥期临床表现		
		产褥期处理及保健		
		母乳喂养		
8	病理妊娠	流产	12分	6分
		早产		
		过期妊娠		
		异位妊娠		
		妊娠期高血压疾病		
		妊娠呕吐		
		胎盘早剥		
		前置胎盘		
		双胎妊娠		
		巨大胎儿		
		胎儿生长受限		
		死胎		
		胎膜早破		
		胎儿窘迫		
9	妊娠合并症	妊娠合并心脏病	2分	1分
		妊娠合并急性病毒性肝炎		
		妊娠合并糖尿病		
10	遗传咨询、产前检查、产前诊断	遗传咨询、产前检查、诊断	0分	0分
11	异常分娩	产力异常	4分	1分
		产道异常		
		胎位异常		

续表

章序	章名	内容	所占分数	
			执业医师	助理医师
12	分娩期并发症	子宫破裂	2分	1分
		产后出血		
		羊水栓塞		
		脐带先露与脐带脱垂		
13	异常产褥	产褥感染	1分	0分
		晚期产后出血		
14	女性生殖系统炎症	生殖道防御机制	3分	1分
		细菌性阴道病		
		外阴阴道念珠菌病		
		滴虫阴道炎		
		萎缩性阴道炎		
		子宫颈炎		
		盆腔炎		
15	女性生殖系统肿瘤	子宫颈癌	10分	5分
		子宫肌瘤		
		子宫内膜癌		
		卵巢肿瘤		
16	妊娠滋养细胞肿瘤	葡萄胎	3分	2
		妊娠滋养细胞肿瘤		
17	生殖内分泌疾病	功能失调性子宫出血	3分	1分
		闭经		
		多囊卵巢综合征		
		绝经综合征		
18	子宫内膜异位症和子宫腺肌病	子宫内膜异位症	3分	1分
		子宫腺肌病		
19	女性生殖器损伤性疾病	子宫脱垂	2分	1分
20	不孕症与辅助生殖技术	不孕症与辅助生殖技术	1分	0分
21	计划生育	宫内节育器避孕	4分	2分
		甾体激素药物避孕		
		屏障避孕		
		其他避孕方法		
		输卵管绝育术		
		人工流产		
22	妇科保健	妇科保健	0分	0分

复习策略

女性生殖系统是医师资格考试中非常重要的内容,考试所占分数仅次于消化系统。此系统内容对于大部分考生甚至是研究生而言,都是比较陌生的,因为在妇产科的临床实践相对较少,但是这部分内容在考试中却非常重要,因此应进行重点学习,务必将考点牢固记忆并掌握。

第1章 女性生殖系统解剖

➤ 2019 考试大纲

①外生殖器解剖；②内生殖器解剖；③生殖系统血管分布、淋巴引流、神经支配；④骨盆的组成、分界和类型；⑤骨盆底的组成及会阴解剖；⑥内生殖器与邻近器官的关系。

➤ 考纲解析

近20年的医师考试中,本章的考试重点是子宫的解剖,执业医师每年考查分数为0～1分,助理医师每年考查分数为0～1分。

第1节 外生殖器及其功能

外生殖器及特点

1. **大阴唇** 两股内侧一对纵行隆起的皮肤皱襞,血管丰富,外伤后易形成血肿。
2. **小阴唇** 位于两侧大阴唇内侧的一对薄皮肤皱襞,表面湿润,无毛,富含神经末梢。
3. **阴　阜** 耻骨联合前方的皮肤隆起,青春期开始生长呈倒三角形分布的阴毛。
4. **阴蒂头** 富含神经末梢,为性反应器官。
5. **阴道前庭** 菱形区,前为阴蒂,后为阴唇系带,两侧为小阴唇。阴道前庭区有前庭大腺的开口。
6. **前庭球** 又称球海绵体,位于前庭两侧,由一对细长的勃起组织构成。
7. **前庭大腺** 又称巴多林腺,位于大阴唇后部,被球海绵体肌覆盖,黄豆大,左右各一。腺管细长(1～2 mm),向内侧开口于阴道前庭后方小阴唇与处女膜之间的沟内。正常情况下不能触及此腺,若腺管口闭塞,则形成前庭大腺囊肿,感染后形成前庭大腺脓肿。

部分外生殖器	概　念	特　点
大阴唇	两股内侧的一对纵行隆起的皮肤皱襞	外伤后易形成血肿
小阴唇	两侧大阴唇内侧的一对薄皮肤皱襞	富含神经末梢
阴阜	耻骨联合前方的皮肤隆起	呈倒三角形分布的阴毛
阴蒂	性反应器官	富含神经末梢
阴道前庭	菱形区域,前为阴蒂,后为阴唇系带,两侧为小阴唇	有前庭大腺开口

(昭昭老师速记:"大""中"电器(大阴唇易血肿),"小""神"(小阴唇神经末梢丰富))

【例1】女性外阴部外伤后最易发生血肿的部位是
　A. 阴阜　　　B. 阴蒂　　　C. 大阴唇　　　D. 小阴唇　　　E. 会阴部

【例2】18岁女学生,骑自行车与三轮车相撞,自觉外阴疼痛难忍并肿胀就诊。根据女性外阴解剖学特点,诊断可能是
　A. 小阴唇裂伤　　　　　　B. 处女膜破裂　　　　　　C. 大阴唇血肿
　D. 阴道前庭损伤　　　　　E. 前庭大腺肿大伴出血

【例3】关于女性外生殖器的解剖,不正确的是
　A. 阴阜皮下有丰富的脂肪组织　　　　B. 大阴唇富含神经末梢
　C. 小阴唇为一对纵行黏膜皱襞,表面湿润　　D. 阴蒂为小阴唇前端的海绵体组织
　E. 阴道前庭为两侧小阴唇之间的菱形区域

【例4】关于女性外生殖器解剖,正确的是
　A. 女性外生殖器即外阴　　　　　　B. 女性阴毛分布呈菱形
　C. 双侧小阴唇前端为腹股沟韧带终止点　　D. 前庭大腺开口于阴道内
　E. 阴道前庭为双侧大阴唇之间的菱形区

第2节 内生殖器及其功能

一、概　述

位于真骨盆内,包括阴道、子宫、输卵管和卵巢。输卵管和卵巢称为子宫附件。

二、阴　道

1. 上　皮　黏膜层由复层鳞状上皮覆盖。

2. 阴道内菌群　阴道内有乳杆菌，维持酸性环境。

3. 开　口　阴道的下端开口于阴道前庭后部。

4. 穹　隆　上端包绕宫颈阴道部，形成阴道穹，分前、后、左、右四部分，其中，后穹最深，卧位时是人体最低点，常用于穿刺。

【例 5】 下列属于阴道特征的是

　A. 孕育胚胎　　　B. 产生月经　　　C. 内分泌功能　　　D. 性交器官　　　E. 输送受精卵

三、子　宫

1. 大　体　子宫的形状像一个倒置的梨形，重 50 克，长 7～8 mm，宽 4～5 mm，容量 5 mL，上部较宽为宫体，顶部为宫底，宫底两边为子宫角，下部为宫颈。

2. 子宫峡部　宫体与宫颈之间形成最狭窄的部分称子宫峡部，连接宫体与宫颈，既不属于宫体也不属于宫颈，非妊娠时约 1 cm，妊娠时长 7～10 cm。

3. 子宫峡部意义　子宫峡部有上、下两个口，上口窄，为解剖学内口；下口宽，为组织学内口。

4. 宫　颈　宫颈管为单层高柱状上皮，宫颈阴道部为复层鳞状上皮。宫颈外口是柱状上皮和鳞状上皮的交界处，为子宫颈癌的好发部位。

5. 宫体与宫颈的比例　女童为 1∶2，成年妇女为 2∶1，老年妇女为 1∶1。

6. 组织结构　子宫内膜属于柱状上皮，分为两部分，上 2/3 为功能层，每月定期脱落，形成月经；下 1/3 为基底层，作用是形成功能层。

7. 子宫韧带

（1）圆韧带　起源于两侧子宫角，向前下终止于大阴唇的前端，维持子宫前倾位置。

（2）阔韧带　内有丰富的血管、神经、淋巴管，为疏松组织，终止于两侧的骨盆壁，维持子宫两侧固定位置。底部有子宫动、静脉和输尿管，子宫手术切开阔韧带时，要防止误伤。

（3）主韧带　宫颈两侧和骨盆侧壁之间，作用是固定宫颈位置，防止子宫下垂。

（4）宫骶韧带　向后、上牵引宫颈，维持子宫前倾位置。

韧　带	解　剖	作　用
圆韧带	起源于两侧子宫角，向前、下终止于大阴唇的前端	维持子宫前倾位置
阔韧带	宫体两侧和骨盆侧壁之间	维持子宫左右固定
主韧带	宫颈两侧和骨盆侧壁之间	防止子宫下垂
宫骶韧带	起自子宫颈阴道上部后面，止于骶骨前面	维持子宫前倾位置

【例 6】 子宫峡部是

　A. 宫颈阴道部　　　　　　　　B. 宫颈阴道上部　　　　　　　　C. 宫颈管最狭窄部分

　D. 宫颈与宫体之间最狭窄的部分　　E. 宫体最狭窄部分

【例 7】 关于宫颈的解剖，下列哪项不正确

　A. 宫颈分为阴道上部和阴道部　　　　B. 子宫峡部下端是组织学内口

　C. 宫颈管黏膜上皮在组织学内口处由柱状上皮变为鳞状上皮

　D. 宫颈黏膜上皮有分泌黏液的功能　　E. 青春期宫体、宫颈之比为 1∶2

【例 8】 关于子宫，正确的是

　A. 成年子宫长 7～8 cm，宽 4～5 cm，厚 4～5 cm

　B. 宫体与宫颈的比例，成年人为 1∶2

　C. 子宫体与子宫颈之间形成最狭窄的部分为子宫峡部

　D. 子宫峡部的上端是组织学内口

　E. 经产妇的子宫颈外口是圆形

【例 9】 正常足月妊娠，子宫腔容量平均比未孕时增加的倍数是

　A. 100　　　B. 200　　　C. 300　　　D. 500　　　E. 1 000

【例 10】 关于子宫峡部形态学特征，正确的是

　A. 属于宫颈的一部分　　　　　B. 峡部下端为解剖学内口

C. 未孕时子宫峡部长度约为 1 cm　　D. 妊娠期峡部变软不明显
E. 临产后形成子宫下段平脐

【例 11】关于子宫韧带的解剖,正确的是
A. 圆韧带起于子宫角,止于腹股沟　　B. 阔韧带富于肌纤维,与宫体肌纤维相连
C. 卵巢固有韧带使子宫倾向后方　　D. 主韧带横行于宫颈两侧和骨盆侧壁之间
E. 子宫动、静脉从阔韧带上部穿过

【例 12】防止子宫下垂最主要的韧带是
A. 子宫圆韧带　　B. 子宫阔韧带　　C. 子宫主韧带　　D. 宫骶韧带　　E. 腹股沟韧带

四、输卵管

全长 8～14 cm,分为四个部分。

间质部	峡部	壶腹部	伞部
最狭窄	管腔较窄	受精最常见部位	"拾卵"作用

五、卵　巢

1. **生理功能**　排卵+性激素(雌激素,孕激素,少量雄激素)。
2. **表层结构**　卵巢表面无腹膜,外面由表面上皮覆盖,内有一层致密纤维组织,称卵巢白膜。属于腹膜外位器官。
3. **皮质和髓质**

部　位	解剖结构	昭昭老师速记
皮质	大小不等、各级发育的卵泡	雨水"泡"了"皮"鞋
髓质	结缔组织及丰富的血管和神经	"血管"跟"随""神经"走行

4. **卵巢韧带**

韧带	解　剖	昭昭老师速记
骨盆漏斗韧带	连接于骨盆壁,卵巢的神经、动脉、静脉、淋巴管走行于此	神经、动脉、静脉、淋巴管都在"骨盆"呢
卵巢固有韧带	双侧附件切除时,不用切断固有韧带	"不切""固有"的

【例 13】卵巢表面的组织为
A. 腹膜　　B. 卵巢白膜　　C. 卵巢皮质　　D. 结缔组织　　E. 表面上皮

【例 14】卵巢动、静脉通过的韧带是
A. 圆韧带　　B. 主韧带　　C. 宫骶韧带　　D. 阔韧带　　E. 骨盆漏斗韧带

【例 15】关于卵巢形态学特征,说法正确的是
A. 卵巢白膜是平滑肌组织　　B. 成年妇女卵巢重约 15 g　　C. 皮质内含血管、神经、淋巴管
D. 卵巢表面无腹膜　　E. 髓质内含许多始基卵泡

六、总　结

名　称	容　量	子宫峡部	子宫肌层	宫体:宫颈
非妊娠时	5 mL	1 cm,最狭窄	上 2/3:功能层	女童:1:2
妊娠时	5 000 mL (1 000 倍)	7～10 cm (黑加征)	下 1/3:基底层 (功能层脱落)	成人:2:1 老人:1:1

(昭昭老师速记:"黑"色"7"月(黑加征:7 cm)。"1"个大"侠"(峡部:1 cm)。成年女性宫体大些好生娃(2:1))

第 3 节　血管、神经及淋巴系统

一、血管及其分支

动　脉	来　源	昭昭老师速记
卵巢动脉	起自腹主动脉	"主"任的老"巢"
子宫动脉、阴道动脉和阴部内动脉	起自髂内动脉	骨盆"内部"的"子宫""阴道"

【例 16】卵巢动脉来自
A. 腹主动脉　　B. 髂总动脉　　C. 髂内动脉　　D. 髂外动脉　　E. 肾动脉

【例17】以下不是女性外生殖器官血液供应主要来源的是
A. 髂外动脉 B. 卵巢动脉 C. 子宫动脉 D. 阴道动脉 E. 阴部内动脉

二、淋巴分布与引流

部　位	回流淋巴结
阴道下段淋巴	腹股沟浅淋巴结
阴道上段淋巴	髂内及闭孔淋巴结
宫体、宫底、输卵管、卵巢淋巴	腰淋巴结
宫体两侧淋巴：圆韧带	腹股沟浅淋巴结

第4节　骨　盆

一、组　成
由骶骨、尾骨、髂骨、坐骨和耻骨组成。

二、分　界
以耻骨联合上缘、髂耻线及骶耻上缘连线为界，将骨盆分为假骨盆和真骨盆。

三、类　型

	女型	扁平型	类人猿型	男型
发病	最常见，50%	—	—	—
入口	呈横椭圆形	呈扁椭圆形	呈长椭圆形	呈三角形
入口径线	横径＞前后径	横径＞前后径	前后径＞横径	骨盆腔呈漏斗形
昭昭速记	女人都很"横"	扁-扁	猿-臂膀很"长"	男人喜欢小"三"

第5节　骨盆底的组成及会阴和解剖

一、骨盆底的组成
由多层肌肉和筋膜构成，封闭骨盆出口，承托并保持盆腔脏器于正常位置。骨盆底由外向内分为三层。

分层	解剖	昭昭老师速记
外层	会阴浅筋膜及球海绵体肌、坐骨海绵体肌、会阴浅横肌、肛门外括约肌	除了中层、内层的肌肉外，其余的都是外层的
中层	两层筋膜及其间的会阴深横肌和尿道括约肌	"中"间水很"深"
内层	肛提肌、耻尾肌、髂尾肌和坐尾肌	"内"部"提"拔

【例18】不属于骨盆底外层的肌肉是
A. 坐骨海绵体肌　B. 会阴深横肌　C. 会阴浅横肌　D. 肛门外括约肌　E. 球海绵体肌

二、骨盆损伤
当骨盆底组织支持作用减弱时，容易发生相应部位器官松弛、脱垂或功能缺陷。

前骨盆腔损伤	膀胱和阴道前壁脱垂
中骨盆腔损伤	子宫和阴道穹脱垂
后骨盆腔损伤	直肠和阴道后壁脱垂

第6节　内生殖器和邻近器官的关系

尿道	长4～5cm，直径0.6cm。短而直，与阴道毗邻，容易感染
输尿管	在子宫动脉下方穿过，手术时容易误伤
直肠	直肠前面与阴道后壁相连，容易一起脱出
阑尾	卵巢的黏液腺癌应常规切除阑尾（阑尾是黏液性肿瘤最好发的部位）

➢ **参考答案**如下，详细答案参见2019版《国家临床执业及助理医师资格考试精选真题考点精析》。

1. C	2. C	3. C	4. A	5. D
6. D	7. C	8. C	9. E	10. C
11. D	12. C	13. E	14. E	15. D
16. A	17. A	18. B	—	—

第 2 章　女性生殖系统生理

> **2019 考试大纲**

①女性一生各阶段的生理特点；②卵巢功能与卵巢周期性变化；③子宫内膜的周期性变化与月经；④生殖器其他部位的周期性变化；⑤月经周期的调节。

> **考纲解析**

近 20 年的医师考试中，本章的考试重点是各种激素的生理作用，执业医师每年考查分数为 0~1 分，助理医师每年考查分数为 0~1 分。

第 1 节　女性一生各阶段的生理特点

一、妇女一生各阶段

妇女的一生划分为胎儿期、新生儿期、儿童期、青春期、性成熟期、绝经过渡期和绝经后期七个阶段。

二、青春期发育最关键

1. **乳房发育**　乳房发育是女性第二性征的最初特征，为女性青春期发动的标志。
2. **月经初潮**　月经初潮是青春期的重要标志，通常出现于乳房发育 2 年后。

【例 1】青春期开始的重要标志为
A. 卵泡开始发育　　　　　B. 出现周期性排卵　　　　　C. 第一次月经来潮
D. 开始出现第 2 性征　　　E. 出现体格发育第二高峰

【例 2】下列属于青春期女性生理特点的是
A. 自 18 岁至 48 岁　　　　B. 卵巢功能减退　　　　　　C. 卵泡无雌激素分泌
D. 开始出现女性特征　　　E. 月经初潮

【例 3】关于女性青春期生理特点正确的是
A. 月经初潮　　　　　　　B. 卵巢体积无明显变化　　　C. 乳房发育一般在月经初潮之后
D. 肾上腺功能无明显变化　E. 性腺轴功能已成熟

第 2 节　卵巢功能与卵巢周期性变化

一、卵巢功能

排卵及分泌性激素（雌激素、孕激素和少量雄激素）。

二、卵巢周期性变化

1. **排　卵**　排卵多发生在下次月经来潮前 14 天左右。两侧卵巢交替每月排一个卵。

【例 4】关于排卵，正确的是
A. 排卵多发生在下次月经来潮前 14 天左右　　B. 妇女自青春期开始周期性规律排卵
C. 在 FSH 作用下黄体形成　　　　　　　　　　D. 每一个月经周期，每个卵巢排出一个卵子
E. 卵巢排出卵子直接进入输卵管

2. **黄　体**　排卵后卵泡液流出，卵泡壁塌陷，形成黄体。排卵后 1 周，黄体的体积和功能达高峰。若卵子未受精，黄体在排卵后 9~10 天开始退化。排卵日至月经来潮为黄体期，一般为 14 天（黄体的寿命是 2 周），黄体退化时黄体细胞逐渐萎缩变小，被结缔组织取代形成白体。黄体衰退，雌激素、孕激素水平下降，不足以维持子宫内膜，内膜脱落形成月经。

【例 5】卵泡期分泌量少，排卵后分泌量明显增加，8~9 天后下降的激素是
A. 促卵泡激素　　B. 黄体生成激素　　C. 雌激素　　D. 孕激素　　E. 催乳素

【例 6】卵子排出后若未受精，黄体开始萎缩的时间是在排卵后
A. 5~6 天　　B. 7~8 天　　C. 9~10 天　　D. 11~12 天　　E. 13~14 天

【例7】月经来潮前性激素的生理变化是
A. 孕激素出现两个高峰　　　B. 出现雌激素高峰　　　C. 只出现雌激素高峰
D. 只出现孕激素高峰　　　　E. 雌、孕激素均不出现高峰

三、卵巢性激素的合成及分泌

卵巢合成及分泌的性激素为甾体激素,包括雌激素(雌二醇及雌酮)、孕激素及少量雄激素。

1. 雌激素　雌二醇活性最强,雌三醇活性最弱,反映胎盘的功能。

2. 雌、孕激素的周期性变化

(1) 雌激素　有两个高峰,排卵前高峰由卵巢内膜细胞分泌,排卵后高峰由黄体生成。

(2) 孕激素　来源于黄体,所以只有一个高峰。

(3) 黄体生成素(LH)　雌激素对垂体存在正反馈作用,使得垂体分泌较多的 LH,形成 LH 峰,LH 峰是导致排卵最直接的因素。

名　称	雌激素	黄体生成素(LH)	雌激素、孕激素高峰
特点	两个高峰,正反馈	直接促进排卵的因素	月经前

【例8】月经周期中能起正反馈作用于下丘脑-垂体的激素是
A. 孕激素　　B. 雄激素　　C. 雌激素　　D. 甲状腺激素　　E. 促性腺激素

3. 雌激素和孕激素的生理作用

(昭昭老师速记:"雌激素为怀孕铺平道路,促进精子和卵子见面","孕激素拆掉怀孕的道路,保胎")

	雌激素	孕激素
阴道	增生	脱落
宫颈黏液	增加,稀薄	减少,变稠
子宫内膜	增殖期	分泌期
子宫肌	增生,增加对催产素的敏感性	降低对催产素的敏感性
下丘脑	正反馈	负反馈
水钠潴留	增加	减少
乳腺	腺管增多	腺泡增多
体温	无变化	体温升高 0.3~0.5 ℃

【例9】下列不属于雌激素生理作用的是
A. 使子宫内膜发生增殖期变化　　B. 可协调 FSH 促进卵泡发育　　C. 可诱导 LH 高峰
D. 导致排卵的直接原因　　　　　E. 促使子宫肌细胞增生和肥大

【例10】下列有关孕激素生理作用的叙述,正确的是
A. 使子宫内膜发生增殖期变化　　B. 使子宫内膜发生分泌期变化
C. 降低血浆低密度脂蛋白含量　　D. 促使并维持女性第二性征的出现
E. 促进子宫收缩

【例11】能够引起排卵后体温升高的激素是
A. 黄体生成素　　B. 促卵泡激素　　C. 雌激素　　D. 孕激素　　E. 催乳素

【例12】在雌、孕激素作用下,出现周期性变化最显著的是
A. 子宫内膜　　B. 宫颈上皮　　C. 输卵管黏膜　　D. 阴道黏膜　　E. 卵巢表面上皮

4. 雄激素　促进阴毛、腋毛生长,增加性欲(同男性雄激素)。

第3节　子宫内膜与生殖器其他部位的周期性变化

一、子宫内膜的组织学变化

1. 月经期　月经周期第 1~4 天,坏死的黏膜和血液形成月经血。

2. 增殖期　月经周期第 5~14 天。

(1) 早期　月经周期第 5~7 天。(昭昭老师速记:"早"晨起床时间"5~7"点)

(2) 中期　月经周期第 8~10 天。

(3) 晚期　月经周期第 11~14 天。(昭昭老师速记"晚"上睡觉时间"11"点)

3. 分泌期　月经周期第 15～28 天(黄体期:黄体的寿命是 14 天)。

(1) 早期　月经周期第 15～19 天,开始出现含糖原小泡。(昭昭老师速记:"早"晨起床时间"5"点,起来吃点儿"糖原(汤圆)")

(2) 中期　月经周期第 20～23 天。

(3) 晚期　月经周期第 24～28 天。

分　期	月经期	增殖期	分泌期
时间	1～4 天	5～14 天	15～28 天
具体分期	—	早期:第 5～7 天; 中期:第 8～10 天; 晚期:第 11～14 天	早期:第 15～19 天; 中期:第 20～23 天; 晚期:第 24～28 天

【例 13】子宫内膜腺上皮细胞的核下开始出现含糖原小泡,相当于月经周期的
　　A. 增殖期早期　　B. 分泌期早期　　C. 增殖期中期　　D. 分泌期中期　　E. 增殖期晚期

【例 14】月经周期长短取决于
　　A. 黄体退化为白体时间　　B. 白体寿命长短　　C. 增殖期长短
　　D. 分泌期长短　　E. 月经期长短

【例 15】月经周期为 28 天的有排卵妇女,于月经周期第 11 天刮宫。镜检子宫内膜应为
　　A. 增殖期中期　　B. 增殖期晚期　　C. 分泌期早期　　D. 分泌期中期　　E. 分泌期晚期

二、月经及宫颈黏液

1. 月经量　正常经量 30～50 mL,超过 80 mL 称月经过多。

2. 宫颈黏液的周期性变化

激　素	特点	速　记
雌激素	宫颈黏液分泌量不断增多,至排卵期变得稀薄、透明,拉丝度 10 cm,镜下见羊齿植物叶状结晶	"羊"多是"雌"性
孕激素	宫颈黏液分泌量逐渐减少,变黏稠、浑浊,拉丝度差,易断裂,出现椭圆体	"孕"妇肚子是"椭圆"形

【例 16】造成宫颈黏液涂片干后镜下见羊齿状结晶的激素是
　　A. 雌激素　　B. 孕激素　　C. 雄激素　　D. 催乳激素　　E. 甲状腺素

第 4 节　月经周期的调节(见生理学)

▶ **参考答案**如下,详细答案参见 2019 版《国家临床执业及助理医师资格考试精选真题考点精析》。

1. C	2. E	3. A	4. A	5. D	6. C	昭昭老师提示: 关注官方微信,获得第一手考试资料。
7. B	8. C	9. D	10. B	11. D	12. A	
13. B	14. C	15. B	16. A	—	—	

第 3 章　妊娠生理

▶ **2019 考试大纲**

①妊娠概念;②受精及受精卵的发育、输送与着床;③胎儿发育分期及生理特点;④胎儿附属物的形成及功能;⑤妊娠期母体变化。

▶ **考纲解析**

近 20 年的医师考试中,本章的考试重点是妊娠期母体变化,执业医师每年考查分数为 0～1 分,助理医师每年考查分数为 0～1 分。

第 1 节　受精及受精卵发育、输送与着床

一、受精卵的形成

(1) 过程　精子和卵子结合的过程称为受精,结合的部位在壶腹部。

(2) 意义　标志着新生命的诞生。

二、着床

(1) 着床 受精后第 6~7 天，晚期胚泡透明带消失后逐渐埋入并被子宫内膜覆盖的过程，称着床。

(2) 子宫内膜 受精卵着床后，子宫内膜迅速发生蜕膜变，蜕膜分为底蜕膜、包蜕膜和真蜕膜，其中底蜕膜是胎盘的母体部分，与胎盘早剥有关。

【例1】 受精卵着床时间是

A. 6~7 天　　B. 7~8 天　　C. 8~9 天　　D. 9~10 天　　E. 10~11 天

第2节　胎儿发育及生理特点

胎儿发育分期

(1) 4 周为一个孕龄（按周计算而不是按月计算）。

(2) 受精后 8 周（妊娠第 10 周）的人胚称胚胎，第 9 周以后称为胎儿。

第3节　胎儿附属物的形成及其功能

一、胎儿附属物

胎儿附属物指胎儿以外的组织，包括胎盘、胎膜、脐带和羊水。

二、胎盘构成成分

由羊膜、叶状绒毛膜和底蜕膜构成。羊膜紧贴胎儿部分，底蜕膜靠近母体的部分（与胎盘早剥有关），叶状绒毛膜是羊膜和底蜕膜之间的部分。

【例2】 胎盘的组成为

A. 羊膜、叶状绒毛膜和底蜕膜　　B. 羊膜、平滑绒毛膜和包蜕膜　　C. 羊膜、叶状绒毛膜和包蜕膜

D. 羊膜、平滑绒毛膜和底蜕膜　　E. 羊膜、平滑绒毛膜和真蜕膜

【例3】 底蜕膜的作用是

A. 构成胎盘的胎儿部分　　B. 排泄胎儿代谢产物　　C. 合成激素和酶

D. 产生孕激素　　E. 构成胎盘母体面

【例4】 关于胎盘的叙述正确的是

A. 胎盘由羊膜和底蜕膜构成　　B. 底蜕膜发育成胎盘的母体部分

C. 底蜕膜指位于宫底部分的蜕膜　　D. 底蜕膜指与囊胚直接接触部分的蜕膜

E. 羊膜发育成胎盘的母体部分

三、胎盘功能

合成 HCG（人绒毛膜促性腺激素）和雌、孕激素。

HCG	由合体滋养细胞合成，妊娠 10 周血清浓度达高峰，持续 10 天，产后 2 周内消失
雌、孕激素	①早期由妊娠黄体，晚期（10 周后）由胎盘合成； ②黄体功能在妊娠 10 周后完全被胎盘代替

【例5】 妊娠期间 HCG 分泌量达高峰的时间是

A. 妊娠 4~6 周　　B. 妊娠 8~10 周　　C. 妊娠 12~14 周　　D. 妊娠 16~18 周　　E. 妊娠 20~22 周

【例6】 产生 HCG 的主要部位是

A. 胎膜　　B. 卵巢黄体　　C. 合体滋养层细胞　　D. 叶状绒毛膜　　E. 胎儿胎盘单位

【例7】 关于人绒毛膜促性腺激素叙述正确的是

A. 由细胞滋养细胞分泌的激素　　B. 属于甾体激素

C. 分泌量随妊娠进展而持续增加　　D. 部分亚基的组成与 FSH、LH 几乎相同

E. 与黄体生成素有相似的生物活性

四、脐带的动脉及静脉

脐带有一条脐静脉，两侧有两条脐动脉。

【例8】 正常脐带内含有

A. 一条脐动脉，一条脐静脉　　B. 两条脐动脉，一条脐静脉　　C. 两条脐动脉，两条脐静脉

D. 一条脐动脉，两条脐静脉　　E. 两条脐静脉

五、羊水的来源及其功能

（1）**羊水来源**　妊娠<u>早期</u>羊水主要来自<u>母体血清</u>，<u>中期</u>以后主要来源于<u>胎儿尿液</u>。

（2）**羊水量**　妊娠<u>38 周</u>为羊水最大量，约 <u>1 000 mL</u>，此后羊水量逐渐减少，至妊娠 <u>40 周</u>约 <u>800 mL</u>。

（昭昭老师速记："三八"妇女节当天商场搞优惠活动，每位女性可得到"1000"元的代金券，并且购买"四"件指定商品可享"八"折优惠）

（3）**羊水的功能**　保护胎儿和母体。

【例 9】妊娠早期羊水的主要来源是
A. 母体血清经胎膜进入羊膜腔的透析液　　B. 胎儿尿液　　C. 胎儿皮肤
D. 胎儿肺　　E. 胎膜

例 10～11 共用选项
A. 1 000 mL　　B. 800 mL　　C. 600 mL　　D. 400 mL　　E. 300 mL

【例 10】足月妊娠时的羊水量约为

【例 11】正常妊娠 38 周时的羊水量约为

第4节　妊娠期母体变化

一、生殖系统的变化

1. 子宫

（1）**宫体**　妊娠后期<u>增长最快</u>的是宫体，重量增加 20 倍（由 50 g 增至 110 g），容积<u>增加 1 000 倍</u>（由 5 mL 增至 5 000 mL）。<u>妊娠 12 周后</u>，增大的子宫逐渐超出盆腔，在耻骨联合上方可以触及（位于耻骨联合上 2～3 cm）。

（2）**子宫内膜**　受精卵着床后，在孕激素和雌激素作用下，子宫内膜腺体增大，腺上皮细胞内糖原增加，结缔组织细胞肥大，血管充血，此时的子宫内膜称为蜕膜。按蜕膜和囊胚的关系，将蜕膜分为三部分：底蜕膜、包蜕膜和真蜕膜。

底蜕膜	囊胚着床部位的子宫内膜，与叶状绒毛膜相贴，以后发育成胎盘的<u>母体部分</u>
包蜕膜	覆盖在囊胚表面的蜕膜，随囊胚发育逐渐突向宫腔
真蜕膜	底蜕膜及包蜕膜以外覆盖子宫腔其他部分的蜕膜，妊娠 14～16 周羊膜腔明显增大，包蜕膜和真蜕膜相贴近，宫腔消失

（3）**子宫峡部**　子宫峡部延长变成<u>子宫下段</u>（由 1 cm 延长至 10 cm），成为产道的一部分，称为子宫下段，是产科手术的<u>重要解剖结构</u>。

（4）**宫颈**　妊娠早期宫颈黏膜充血及组织水肿，致使其肥大、呈紫蓝色及变软。宫颈管内腺体肥大增生，宫颈黏液分泌增多，形成黏稠黏液栓，有保护宫腔免受外来感染侵袭的作用。接近临产时，宫颈管变短并出现轻度扩张。

2. 卵巢　妊娠期卵巢停止排卵，新卵泡发育均停止，于妊娠 6～7 周前产生雌激素及孕激素，以维持妊娠。黄体功能在<u>妊娠 10 周后</u>由胎盘完全取代。

3. 输卵管　妊娠期输卵管变长，但肌层并不增厚。黏膜层上皮细胞稍扁平，在基质中可见蜕膜细胞。

4. 阴道　妊娠期阴道黏膜变软，水肿、充血，呈紫蓝色，即 <u>Chadwick 征</u>。<u>阴道皱襞增多</u>，周围结缔组织变疏松，肌肉细胞肥大，伸展性增加，有利于分娩时胎儿的通过。阴道上皮细胞内糖原量增加，乳酸含量增多，使阴道 pH 降低，不利于致病菌生长，有利于防止感染。

5. 外阴　妊娠期外阴部充血，皮肤增厚，大、小阴唇色素沉着，大阴唇内血管增多，结缔组织疏松，故伸展性增加，有利于分娩时胎儿的通过。

【例 12】关于妊娠期生殖系统的变化，<u>正确</u>的是
A. 卵泡发育及排卵活跃，可见多个黄体形成　　B. 子宫各部均匀增大
C. 子宫峡部在妊娠晚期开始变软并延长　　D. 阴道皱襞增多，伸展性增加
E. 宫颈管内的腺体肥大增生，黏液减少

二、乳房

（1）**蒙氏结节**　乳头增大、变黑，更易勃起。<u>乳晕色深</u>，外围的皮脂腺肥大，形成散在的<u>结节状隆起</u>，称蒙氏结节（Montgomery's 结节）。

（2）**乳汁**　妊娠末期，尤其在接近分娩期挤压乳房时，有少量的<u>淡黄色</u>稀薄液体溢出，称为<u>初乳</u>。产后胎

盘娩出,雌、孕激素水平迅速下降,新生儿吮吸乳头,乳汁开始分泌。

【例13】关于妊娠期母体乳房的变化,正确的是
A. 乳头增大变黑、乳晕颜色加深
B. 大量孕激素刺激乳腺腺管发育
C. 初乳为白色浓稠液体
D. 妊娠晚期开始分泌乳汁
E. 大量雌激素刺激乳腺腺泡发育

三、循环系统的变化

(1) 心脏　妊娠后期因膈肌升高,心脏向左、上、前方移位,心浊音界增大,可以听到Ⅰ～Ⅱ级柔和的吹风样杂音。

(2) 容量　心脏容量至妊娠末期约增加10%。

(3) 心率　于妊娠晚期休息时每分钟增加10～15次。

(4) 心排出量　自妊娠10周开始逐渐增加,至妊娠32～34周达到高峰。临产后在第二产程心排出量显著增加。

【例14】妊娠期母体循环血容量达高峰的时期是在
A. 28～30周　　B. 32～34周　　C. 36～40周　　D. 20～22周　　E. 24～26周

【例15】妊娠末期心脏容量约增加
A. 20%～35%　　B. 30%～35%　　C. 40%～45%　　D. 50%～55%　　E. 10%～15%

【例16】妊娠期母体循环系统的变化,下列选项错误的是
A. 血容量至妊娠末期增加40%～50%
B. 心率从孕早期至末期每分钟增加10～15次
C. 心搏出量至妊娠32～34周达高峰
D. 妊娠后期心脏向左、上、前方移位
E. 第二产程期间,心搏出量略减少

四、血液系统的变化

循环血容量于妊娠6～8周开始增加,至妊娠32～34周达高峰,增加40%～45%,平均增加1 450 mL,维持此水平直至分娩。

> 参考答案如下,详细答案参见2019版《国家临床执业及助理医师资格考试精选真题考点精析》。

1. A	2. A	3. E	4. B	5. B	6. C	昭昭老师提示：
7. E	8. B	9. A	10. D	11. A	12. D	关注官方微信,获得第一手考试资料。
13. A	14. B	15. E	16. E	—	—	

第4章　妊娠诊断

> **2019考试大纲**

①妊娠分期;②早期妊娠的临床表现、辅助检查、诊断;③晚期妊娠的临床表现、辅助检查、诊断;④胎产式、胎先露、胎方位。

> **考纲解析**

近20年的医师考试中,本章的考试重点是早期妊娠和晚期妊娠的临床表现、辅助检查、诊断,执业医师每年考查分数为1～2分,助理医师每年考查分数为0～1分。

第1节　妊娠的分期

妊娠期全过程从末次月经第一天开始计算,平均280天,即40周。临床分为三期。

分期	早期妊娠	中期妊娠	晚期妊娠
孕周	13周及之前	14～27周	28～41周

(昭昭老师速记:流产＜28周,早产28～36周,足月产37～41周,过期产≥42周)

第2节　早期妊娠

一、临床表现

(1) 停经　妊娠最早的症状,但不是妊娠特有的症状。

(2)早孕反应　停经6周左右出现畏寒、头晕、恶心、呕吐等表现,称为早孕反应,多在停经12周后自行消失。

(3)乳房的变化　出现蒙氏结节。

(4)妇科检查　停经6~8周双合诊检查子宫峡部极软,感觉宫颈与宫体之间似不相连,称为黑加征(Hegar征)。停经8周,子宫为非孕时的2倍大小;停经12周,为非孕子宫的3倍。

【例1】妊娠6~8周出现的黑加征是指子宫
　A. 增大变软　　　　　　　　　　B. 双合诊呈前屈或后屈位
　C. 前后径变宽,略饱满呈球形　　　D. 峡部极软,感觉宫颈和宫体似不相连
　E. 双合诊感觉子宫半侧较另半侧隆起

【例2】早孕的临床表现不包括
　A. 尿频　　　　　　　　B. 腹部有妊娠纹　　　　C. 黑加征阳性
　D. 嗜睡、乏力、食欲缺乏　E. 乳房增大,乳晕着色加深

二、辅助检查

(1)妊娠试验　测血β-HCG,早孕试纸法。

(2) B超　最有意义的检查。妊娠环内见有节律性的胎心搏动和胎动,可确诊宫内妊娠活胎。

妊娠5周	宫腔内有圆形或椭圆形妊娠囊
妊娠6周	胚芽和原始心管搏动
妊娠14周	测量胎儿头臀长度,准确估计孕周及矫正预产期
妊娠9~14周	排除严重的胎儿畸形

(3)宫颈黏液检查　宫颈黏液量少、黏稠,涂片干燥后光镜下见排列成行的椭圆体。

(4)基础体温测定　孕激素可使体温升高0.3~0.5℃,基础体温升高持续3周,早期妊娠的可能性大。

【例3】早期妊娠的确诊依据是
　A. 停经史　B. 早孕反应　C. 尿妊娠试验　D. 黑加征　E. B型超声检查

【例4】阴道B型超声最早在宫腔内见到妊娠囊的时间是停经后
　A. 8~9周　B. 10~11周　C. 2~3周　D. 4~5周　E. 6~7周

【例5】判断早期宫内妊娠最准确的是
　A. B超检查　B. 停经史　C. 黄体酮试验　D. 尿妊娠试验　E. 黑加征阳性

第3节　中晚期妊娠的诊断

一、不同孕周的宫底高度及子宫长度

孕周	手测宫底高度	耻上子宫长度/cm
12周末	耻骨联合上2~3横指	
16周末	脐耻之间	
20周末	脐下1横指	18
24周末	脐上1横指	24
28周末	脐上3横指(昭昭老师速记:"三八")	26
32周末	脐与剑突之间	29
36周末	剑突下2横指	32
40周末	剑突略高	33

【例6】关于正常妊娠,于12周末时手测宫底高度是
　A. 双合诊才能够触及　　　B. 耻骨联合上2~3横指　　C. 脐耻之间
　D. 下腹部不能触及　　　　E. 耻骨联合上刚能触及

【例7】24岁,孕妇,G1P0,末次月经记不清。产科检查:宫高34 cm(宫底在剑突略高),胎头入盆,胎心位于脐右下方。其孕周是
　A. 20周　B. 24周　C. 28周　D. 34周　E. 40周

二、胎动和胎心

(1)胎动　自妊娠18~20周出现,次数≥6次/2小时。

(2) 胎心　妊娠20周用听诊器经孕妇腹壁能听到胎儿心音,每分钟110～160次。

母体的杂音	听到子宫杂音和腹主动脉杂音,均与孕妇脉搏数一致
胎儿的杂音	脐带杂音与胎心率一致

【例8】孕妇开始自觉胎动的时间是
A. 妊娠15～17周　　　　　B. 妊娠18～20周　　　　　C. 妊娠21～22周
D. 妊娠23～24周　　　　　E. 妊娠27周以上

【例9】在孕妇腹壁上听诊,与母体心率相一致的是
A. 胎心音　　　B. 子宫杂音　　　C. 脐带杂音　　　D. 胎动音　　　E. 肠蠕动音

【例10】足月妊娠时的胎心率正常值应是每分钟
A. 90～130次　　B. 100～140次　　C. 110～150次　　D. 110～160次　　E. 130～170次

【例11】25岁初孕妇,停经18周,不觉胎动。产科检查:宫底高度在脐耻之间,胎方位及胎心不清。监测宫内胎心情况首选的方法是
A. 腹部X线摄片　　　　　B. 多普勒超声检查　　　　　C. B型超声检查
D. 胎儿心电图检查　　　　E. 测定羊水甲胎蛋白值

第4节　胎产式、胎先露、胎方位

一、概　述
胎儿在子宫内的姿势为胎头俯屈,颏部贴近胸壁,脊柱略前弯,四肢屈曲交叉于胸腹前,其体积及体表面积均明显缩小,整个胎体成为头端小、臀端大的椭圆形,以适应妊娠晚期椭圆形宫腔的形状。

二、胎产式
胎体纵轴与母体纵轴的关系称胎产式。两纵轴平行称纵产式。两纵轴垂直称横产式。两纵轴交叉称斜产式,属暂时性,在分娩过程中多转为纵产式,偶尔转成横产式。纵产式(头先露或臀先露)胎体纵轴与骨盆轴相一致,容易通过产道。

三、胎先露
最先进入骨盆入口的胎儿部分称胎先露。纵产式有头先露和臀先露,横产式为肩先露。头先露根据胎头屈伸程度,分为枕先露、前囟先露、额先露及面先露。臀先露分为混合臀先露、单臀先露、单足先露、双足先露。偶见胎儿头先露或臀先露与胎手或胎足同时入盆,称复合先露。

四、胎方位
胎儿先露部的指示点与母体骨盆的关系称胎方位(简称胎位)。枕先露以枕骨、面先露以颏骨、臀先露以骶骨、肩先露以肩胛骨为指示点。根据指示点与母体骨盆入口左、右、前、后、横而有不同胎位。头先露、臀先露各有六种胎方位,肩先露有四种胎方位。如枕先露时,胎头枕骨位于母体骨盆的左前方,应为枕左前位,余类推。

【例12】胎方位是指
A. 胎儿纵轴与母体纵轴的关系　　　　　B. 胎儿顶骨与母体骨盆的关系
C. 最先进入骨盆入口的胎儿部分与母体骨盆的关系
D. 胎儿先露部的指示点与母体骨盆的关系　　　E. 以上都不是

【例13】经产妇,足月活胎可经阴道娩出的胎位是
A. 枕右后位　　B. 肩左后位　　C. 肩右后位　　D. 颏左后位　　E. 颏右后位

▶ 参考答案如下,详细答案参见2019版《国家临床执业及助理医师资格考试精选真题考点精析》。

1. D	2. B	3. E	4. D	5. A	昭昭老师提示: 关注官方微信,获得第一手考试资料。
6. B	7. E	8. B	9. B	10. D	
11. C	12. D	13. A	—	—	

第5章　孕期监护和孕期保健

> **2019 考试大纲**
> ①围产医学的范畴和概念；②孕妇监护及产前检查的方法及时间；③孕妇管理及高危妊娠的筛查、监护；④胎儿监护；⑤孕期用药的基本原则及药物对胎儿的不良影响。

> **考纲解析**
> 近 20 年的医师考试中，本章的考试重点是早期妊娠和晚期妊娠的临床表现、辅助检查、诊断，执业医师每年考查分数为 1~2 分，助理医师每年考查分数为 0~1 分。

第1节　围生医学的概念

(1) 围生医学　在围生期内对围生儿及孕产妇的卫生保健。
(2) 围生期　从妊娠满 28 周(胎儿体重≥1 000 g 或身长≥35 cm)至产后 1 周。

【例1】我国围生期定义为
A. 自妊娠 20 周到生后 7 足天　　B. 自妊娠 28 周到生后 7 足天　　C. 自妊娠 20 周到生后 14 足天
D. 自妊娠 28 周到生后 14 足天　　E. 自妊娠 28 周到生后 28 足天

第2节　孕期监护

一、产前检查的时间

(1) 首次检查　首次检查的时间应在妊娠 6~8 周。
(2) 后续检查　妊娠 20~36 周每 4 周检查 1 次，妊娠 37 周以后每周检查 1 次，即于妊娠 20、24、28、32、36、37、38、39、40 周进行产前检查，共 9 次。

二、首次产前检查

推算预产期

计算方法	按末次月经第 1 日算起，月份减 3 或加 9，日数加 7
需要记住两点	①1、3、5、7、8、10、12 月，31 天永不差； ②闰年 2 月 29 天，非闰年 28 天。年份能被 4 整除的就是闰年，不能整除则是非闰年

(例如：末次月经为 2009.6.28，月 6-3=3，日 28+7=35，3 月共 31 天，35-31=4，预产期则为 2010.4.4。再如：末次月经为 2007.5.28，月 5-3=2，日 28+7=35，2008 年 2 月共 29 天，35-29=6，则预产期为 2008.3.6)

【例2】计算预产期的最可靠依据是
A. 基础体温测定　　B. 开始早孕反应的日期　　C. 末次月经第 1 日
D. 开始胎动的日期　　E. 妇科检查确诊早孕日期

【例3】女性，26 岁，末次月经是 2007 年 4 月 25 日，则预产期应是
A. 2008 年 2 月 1 日　　B. 2008 年 1 月 2 日　　C. 2008 年 3 月 21 日
D. 2008 年 1 月 30 日　　E. 2008 年 3 月 1 日

【例4】孕妇月经周期规则，末次月经第 1 日是 2005 年 4 月 18 日，推算其预产期应是
A. 2006 年 1 月 22 日　　B. 2006 年 1 月 23 日　　C. 2006 年 1 月 24 日
D. 2006 年 1 月 25 日　　E. 2006 年 1 月 27 日

三、骨盆测量

1. 骨盆外测量

径　线	正常值	意　义
髂棘间径	23~26 cm	间接推测骨盆上口横径长度(昭昭速记：360°都是"棘")
髂嵴间径	25~28 cm	间接推测骨盆上口横径长度(昭昭速记："58"同城爬山"脊")
骶耻外径	18~20 cm	间接推测骨盆上口前后径长度(昭昭速记："八"荣八"耻")
坐骨结节间径	8.5~9.5 cm	出口横径，如<8 cm，应加测出口后矢状径
出口后矢状径	8~9 cm	出口后矢状径+坐骨结节间径>15 cm 时骨盆出口无明显狭窄
耻骨弓角度	90°	骨盆出口横径的宽度，如果小于 80°则为异常

2. 骨盆内测量

（1）**对角径**　骶岬上缘中点至耻骨联合下缘的距离，正常值为 12.5~13 cm，此值减去 1.5~2 cm 为骨盆入口前后径长度，称**真结合径**，正常值 11 cm。测量时检查者伸入阴道内的中指指尖触不到骶岬上缘，表示对角径＞12.5 cm。测量时期以妊娠 24~36 周，阴道较松软时为宜。

（2）坐骨棘间径　测量两**坐骨棘**间的距离，正常值为 10 cm。

（3）**坐骨切迹宽度**　代表中骨盆后矢状径，其宽度为坐骨棘与骶骨下部间的距离，即骶棘韧带宽度，能容纳 3 横指（5.5~6 cm）为正常，否则为**中骨盆狭窄**。

径　　线	正常值/cm	意　　义
对角径	12.5~13	减去 1.5~2 cm 即为骨盆入口前后径长度，称**真结合径**
坐骨棘间径	10	真骨盆中部的横径
坐骨切迹宽度	5.5~6.0	中骨盆后矢状径

【例 5】有助于判断**中骨盆狭窄**的重要指标是
　　A. 骶耻外径　　B. 髂嵴间径　　C. 髂棘间径　　D. 坐骨结节间径　　E. 坐骨切迹宽度

【例 6】胎儿能否衔接入盆的**关键径线**是
　　A. 坐骨棘间径　　B. 入口前后径　　C. 坐骨结节间径　　D. 入口横径　　E. 中骨盆前后径

【例 7】**骨盆测量数值**为正常的是
　　A. 髂棘间径 20 cm　　　　B. 髂嵴间径 22 cm　　　　C. 骶耻外径 17 cm
　　D. 坐骨棘间径 8.5 cm　　　E. 坐骨结节间径 9 cm

【例 8】**对角径**是指
　　A. 骨盆入口平面的前后径　　B. 中骨盆平面的前后径　　C. 坐骨棘间径
　　D. 耻骨联合下缘至骶岬上缘中点　　E. 耻骨联合下缘至骶尾关节

【例 9】初产妇，29 岁。临产 3 小时胎头**未进入**骨盆入口。此时测量骨盆**最有价值**的径线为
　　A. 对角径　　B. 出口横径　　C. 坐骨棘间径　　D. 出口后矢状径　　E. 中骨盆前后径

第 3 节　孕妇的管理

一、孕产期系统保健的三级管理

对孕产妇开展系统管理，目的是做到医疗与预防紧密结合，加强产科工作的系统性，以保证质量，并使有限的人力、物力发挥更大的社会效益和经济效益。目前，我国在城市开展医院三级分工（市、区、街道）和妇幼保健机构三级分工（市、区、基层卫生院），在农村也开展三级分工（县医院和县妇幼保健站、乡卫生院、村妇幼保健人员），实行孕产妇划片分级分工，并健全相互间挂钩、转诊等制度，及早发现高危孕妇并转至上级医院进行监护处理。

二、孕产妇系统保健手册

建立孕产妇系统保健手册制度，目的是加强管理，提高防治质量，降低"三率"（孕产妇死亡率、围生儿死亡率和病残儿出生率）。保健手册需从确诊早孕时开始建立，系统管理直至产褥期结束（产后满 6 周）。手册应记录每次产前检查时的结果及处理情况，在医院住院分娩时必须提交保健手册，出院时需将住院分娩及产后母婴情况填写完整后将手册交还产妇，由产妇交至居住的基层医疗保健组织，以便进行产后访视（共 3 次，**出院 3 日内**、**产后 14 日**、**28 日**），访视结束将保健手册汇交至县、区妇幼保健所进行详细的统计分析。

三、高危妊娠的筛查、监护和管理

通过系统的产前检查，尽早筛查出具有高危因素的孕妇，及早给予诊治，以不断提高高危妊娠管理的"三率"（高危妊娠检出率、高危妊娠随诊率、高危妊娠住院分娩率），是降低孕产妇死亡率、围生儿死亡率和病残儿出生率的重要手段。高危孕妇应于妊娠 32~34 周开始评估胎儿健康状况。合并严重并发症的孕妇应于妊娠 26~28 周开始监测。

第 4 节　胎儿监护

一、胎儿宫内状况的监护

1. 胎动计数　正常胎动＞6 次/2 小时。

2. 监测胎心率

（1）正常值　正常胎心率110～160次/分。

（2）心动过速或心动过缓　胎心率＞160次/分或＜110次/分,历时10分钟,称心动过速或心动过缓。

① 加速指宫缩时暂时性胎心率增快＞15次/分,持续时间＞15秒,是胎儿良好的表现。

② 减速指随宫缩出现的暂时性胎心率减慢,分为三种：

分　类	原　因	特　点
早期减速	胎头受压	胎心率减速与宫缩同时发生,持续时间短,恢复快
变异减速	脐带受压	胎心率减速与宫缩无固定关系,下降迅速且恢复迅速
晚期减速	胎儿缺氧	胎心率减速多在宫缩高峰后开始出现

【例10】胎心率变异减速的特征不包括

　　A. 发生与宫缩无固定关系　　B. 胎心率下降迅速　　C. 胎心率恢复缓慢

　　D. 持续时间长短不一　　E. 胎心率恢复迅速

【例11】胎心减速与宫缩无固定关系,下降迅速且下降幅度大,恢复也迅速,提示为

　　A. 胎儿状况良好　　B. 宫缩时胎头受压　　C. 胎儿受镇静药物影响

　　D. 宫缩时脐带受压兴奋迷走神经　　E. 胎儿缺氧

【例12】初产妇,24岁。妊娠39周临产,产程进展顺利,枕左前,S＝0,胎心监护突然出现变异减速,胎心70次/分,持续50秒。胎心减速最可能的原因是

　　A. 胎盘早剥　　B. 脐带受压　　C. 胎头受压　　D. 胎盘功能减退　　E. 慢性胎儿窘迫

例13～14共用选项

　　A. 宫缩时胎头受压　　B. 胎儿受镇静药物影响

　　C. 宫缩时脐带受压,兴奋迷走神经　　D. 胎儿缺氧　　E. 胎儿状况良好

【例13】胎心减速出现在宫缩高峰后,下降慢,持续时间长,恢复慢,临床提示的情况是

【例14】胎心减速与宫缩无固定关系,下降迅速且下降幅度大,恢复也迅速,临床提示的情况是

二、预测胎儿宫内储备能力

1. 无应激(NST)试验　在无宫缩、无外界负荷刺激下,对胎儿进行胎心率宫缩图的观察和记录,以了解胎儿储备能力。

参　数	反应型NST	可疑型NST	无反应型NST
基线	110～160次/分	100～110次/分,或＞160次/分(＜30分钟),基线上升	＜100次/分,或＞160次/分(＞30分钟),基线不确定
变异	6～25次/分(中度变异)	≤5次/分(无变异或最小变异)	≤5次/分,或≥25次/分(＞10分钟)
减速	无减速或偶发变异减速,持续短于30秒	变异减速持续30～60秒	变异减速时间超过60秒,晚期减速
处理	观察	需要进一步评估(复查NST)	全面评估胎儿情况,及时终止妊娠

2. 催产素激惹(OCT)试验　诱导宫缩,检测胎心率。

分　类	条　件	处　理
Ⅰ类	①胎心率为110～160次/分; ②基线变异为中度变异; ③无晚期减速及变异减速; ④存在或缺乏早期减速、加速	提示观察时胎儿存在酸碱平衡正常,常规监护,不需要采用特殊处理
Ⅱ类	处于Ⅰ类和Ⅲ类之间	持续胎儿监护,评估有无缺氧
Ⅲ类	①复发性晚期减速; ②复发性变异减速; ③胎心过缓＜110次/分; ④正弦波形	胎儿存在酸碱平衡失调,给予措施纠正缺氧,包括改变孕妇体位、吸氧等,如果不缓解,则及时终止妊娠

三、胎儿成熟度检查

物 质	反应部位	数 值
羊水卵磷脂/鞘磷脂(L/S)比值	肺成熟度	≥2
羊水肌酐值	肾成熟度	≥176.8 μmol/L
羊水胆红素类物质	肝成熟度	<0.02
羊水淀粉酶值	唾液腺成熟度	≥450 U/L
羊水含脂肪细胞出现率	胎儿皮肤成熟度	≥20%
B超检查胎儿双顶径	胎儿成熟度	>8.5 cm

例 15～16 共用选项
- A. 肌酐值
- B. 淀粉酶值
- C. 卵磷脂/鞘磷脂比值
- D. 胆红素类物质值
- E. 脂肪细胞出现率

【例 15】提示胎儿肝是否成熟的指标是

【例 16】提示胎儿肺是否成熟的指标是

【例 17】了解胎儿成熟度最常用的检查项目是
- A. 检测羊水中卵磷脂/鞘磷脂比值
- B. 检测羊水中肌酐值
- C. 检测羊水中胆红素类物质值
- D. 检测羊水中淀粉酶值
- E. B型超声检查胎儿双顶径值

【例 18】正常胎儿成熟度的判定，正确的是
- A. 羊水肌酐值≥88.4 μmol/L(1 mg%)，提示胎儿肾成熟
- B. 羊水胆红素类物质 OD450<0.10，提示胎儿肝成熟
- C. 羊水卵磷脂/鞘磷脂比值>1，提示胎儿肺成熟
- D. 羊水含脂肪细胞出现率>10%，提示胎儿皮肤成熟
- E. B超测胎儿双顶径≥8.5 cm，提示胎儿成熟

四、胎盘功能检查

胎动	胎盘功能低下时，胎动较前减少
雌三醇	①>15 mg/24h，提示胎盘功能良好； ②<10 mg/24h，提示胎盘功能低下
孕妇血清人胎盘生乳素(HPL)	①正常值：4～11 mg/L； ②足月妊娠时<4 mg/L，或突然下降大于50%时提示胎盘功能不良

【例 19】孕妇尿中与胎儿胎盘功能关系密切的激素为
- A. 雌酮
- B. 黄体酮
- C. 睾酮
- D. 雌二醇
- E. 雌三醇

【例 20】属于胎盘功能检查的是
- A. 测定孕妇尿雌二醇值
- B. 测定孕妇血清游离雌三醇值
- C. 测定孕妇尿胎盘生乳素值
- D. 测定孕妇尿催产素酶值
- E. 以上都不是

第5节 孕妇用药的基本原则及药物对胎儿的不良影响

一、药物对胎儿的影响

妊娠期间，孕妇用药通过胎盘屏障可以直接影响胚胎及胎儿。最严重的药物毒性是影响胚胎分化和发育，导致胎儿畸形和功能障碍，与用药时的胎龄密切相关。

① 着床前期用药对胚胎及胎儿的影响不大，药物影响胚泡的必备条件是药物必须进入分泌液中一定数量才能起作用，若药物对胚泡的毒性极强，可以导致极早期流产。

② 晚期胚泡着床后至12周左右是药物的致畸期，心脏、脑最先分化发育，随后为眼、四肢等。药物的毒性能干扰胚胎、胎儿组织细胞的正常分化，任何部位的细胞受到药物毒性影响，均可能造成某一部位组织或器官发生畸形。药物毒性作用出现越早，发生畸形越严重。

③ 妊娠12周以后直至分娩，胎儿各器官已形成，药物致畸作用明显减弱，但对尚未分化完全的器官（如生殖系统），某些药物还可能对其产生影响，而神经系统因在整个妊娠期间持续分化发育，故药物对神经系统的影响一直存在。

二、孕期用药的基本原则

孕妇在妊娠期间因病用药可以通过胎盘屏障,对胚胎、胎儿甚至出生的新生儿产生不良影响,因此必须做到合理用药。孕妇用药的基本原则:①尽量用一种药物治疗,避免联合用药;②尽量用疗效肯定的药物治疗,避免用对胎儿可能有不良影响的新药治疗;③尽量用小剂量药物治疗,避免用大剂量药物治疗;④若病情需要,在妊娠早期确需要应用对胚胎、胎儿有害的、可能致畸的药物,应先终止妊娠再用药。

三、药物对胎儿的危害性等级

美国食品和药品管理局根据药物对胚胎、胎儿的致畸情况,将药物对胚胎、胎儿的危害性分为 A、B、C、D、X 五个级别。在妊娠前 12 周,以不用 C、D、X 级药物为好。

（1）A 级　经临床对照研究,无法证实药物在妊娠早期与中晚期对胎儿产生危害作用,对胚胎、胎儿伤害可能性最小,是无致畸性的药物。如适量维生素。

（2）B 级　经动物实验研究,未见对胚胎、胎儿有危害;无临床对照实验,未得到有害证据;可以在医师观察下使用。如青霉素、红霉素、地高辛、胰岛素等。

（3）C 级　动物实验表明对胚胎、胎儿有不良影响。由于没有临床对照实验,只能在充分权衡药物对孕妇的益处、胚胎、胎儿潜在利益和对胚胎、胎儿危害的情况下,谨慎使用。如庆大霉素、异丙嗪、异烟肼等。

（4）D 级　有足够证据证明对胚胎、胎儿有危害性。只有在孕妇有生命危险或患严重疾病,而其他药物又无效的情况下考虑使用。如硫酸链霉素、盐酸四环素等。

（5）X 级　各种实验证实会导致胚胎、胎儿异常。在妊娠期间禁止使用。如甲氨蝶呤、己烯雌酚等。

> 参考答案如下,详细答案参见 2019 版《国家临床执业及助理医师资格考试精选真题考点精析》。

1. B	2. C	3. A	4. D	5. E
6. B	7. E	8. D	9. A	10. C
11. D	12. B	13. C	14. C	15. D
16. C	17. E	18. E	19. E	20. B

昭昭老师提示:
关注官方微信,获得第一手考试资料。

第 6 章　正常分娩

> **2019 考试大纲**

①影响分娩的因素;②枕先露的分娩机制;③先兆临产及临产的诊断;④分娩的临床经过及处理。

> **考纲解析**

近 20 年的医师考试中,本章的考试重点是早期妊娠和晚期妊娠的临床表现、辅助检查、诊断,执业医师每年考查分数为 1~2 分,助理医师每年考查分数为 0~1 分。

第 1 节　影响分娩的因素

一、产　力

将胎儿及其附属物从宫腔内逼出的力量称为产力,包括子宫收缩力、腹壁肌及膈肌收缩力和肛提肌收缩力。

（1）子宫收缩力　临产后的主要产力,具有四大特性。

节律性	①临产开始时,宫缩间歇期 5~6 分钟,持续约 0.5 分钟; ②宫口开全(10 cm)后,宫缩间歇期 1~2 分钟,持续时间 1 分钟
对称性	正常宫缩起自两侧子宫角部,以微波形式向宫底中线集中,左右对称
极性	宫缩以宫底部最强、最持久,向下逐渐减弱
缩复作用	子宫体部肌纤维缩短变宽,间歇时肌纤维重新松弛,不能完全恢复到原来长度

（2）腹壁肌及膈肌收缩力(腹压)　第二产程时娩出胎儿的重要辅助力量。在第二产程末期配合宫缩时运用最有效。

（3）肛提肌收缩力　有协助胎先露在骨盆腔进行内旋转的作用。胎头枕部露于耻骨弓下时,能协助胎头仰伸及娩出。

【例 1】分娩时最主要的产力是

A. 子宫收缩力　　B. 肛提肌收缩力　　C. 腹肌收缩力　　D. 膈肌收缩力　　E. 腹压力

【例2】临产后正常宫缩起自
A. 两侧子宫角部　　B. 两侧子宫侧壁　　C. 宫颈部　　D. 子宫下段　　E. 宫底部

【例3】不属于临产后正常宫缩特点的是
A. 节律性　　B. 规律性　　C. 对称性　　D. 极性　　E. 缩复作用

【例4】临产后子宫收缩力错误的是
A. 正常宫缩起自两侧子宫角部，以微波形式扩散直至整个子宫收缩
B. 宫底部收缩力最持久且最强，几乎是子宫下段的2倍
C. 宫缩时宫体平滑肌纤维短缩变宽，收缩后肌纤维松弛，恢复原长度
D. 有使宫口逐渐开大、胎先露部逐渐下降的作用
E. 宫缩达高峰时，宫体隆起变硬

【例5】分娩中协助胎先露在盆腔中内旋转的肌肉是
A. 子宫平滑肌　　B. 会阴浅横肌　　C. 会阴深横肌　　D. 肛门括约肌　　E. 盆底肛提肌

二、产　道

1. 骨产道

（1）骨盆入口平面

入口前后径	耻骨联合上缘中点到骶岬上缘的间距，又称真结合径，正常值为11 cm，是与分娩机制关系最为密切的径线
入口横径	左右髂耻缘间的最大距离，正常值平均为13 cm
入口斜径	一侧骶髂关节到对侧髂耻隆突之间的距离，正常值平均为12.75 cm

（2）中骨盆平面

中骨盆前后径	耻骨联合下缘通过两侧坐骨棘连线中点至骶骨下端间的距离，正常值为11.5 cm
中骨盆横径	两坐骨棘之间的距离，即坐骨棘间径，其长短与胎先露内旋转关系密切，正常值为10 cm

（3）骨盆出口平面

出口前后径	耻骨联合下缘至骶尾关节之间的距离，正常值平均为11.5 cm
出口横径	指两坐骨结节末端内缘之间的距离，正常值平均为9 cm，此径线与分娩关系密切
出口前矢状径	耻骨联合下缘中点至坐骨结节间径中点间的距离，正常值为6 cm
出口后矢状径	①骶尾关节至坐骨结节间径中点间的距离，正常值为8.5 cm；②若出口横径稍短，但出口横径和出口后矢状径之和≥15 cm，正常大小胎头可以通过后三角区经阴道娩出

（4）骨盆正常倾斜度　骨盆正常倾斜度为60°，倾斜过度，会导致难产。

【例6】成年妇女骨盆倾斜度的正常值应是
A. 50°　　B. 55°　　C. 60°　　D. 65°　　E. 70°

2. 软产道　子宫下段、宫颈、阴道及骨盆底软组织构成的管道。

（1）子宫下段的形成　子宫峡部非孕时长约1 cm，妊娠12周后的子宫峡部扩展成宫腔的一部分，至妊娠末期被逐渐拉长形成子宫下段。临产后的规律宫缩使子宫下段快速拉长达7~10 cm，肌壁变薄成为软产道的一部分。由于子宫肌纤维的缩复作用，子宫上段肌壁越来越厚，下段肌壁被牵拉越来越薄。由于子宫上、下段的肌壁厚薄不同，在两者间的子宫内面形成一环状隆起，称生理缩复环。

（2）宫颈的变化

初产妇	多是宫颈管先消失，宫口后扩张
经产妇	多是宫颈管消失与宫口扩张同时进行

【例7】临产后的宫颈变化，正确的是
A. 宫颈管消失过程是先形成漏斗状，逐渐短缩直至消失
B. 初产妇宫颈管消失与宫口扩张同步进行居多
C. 经产妇宫颈管先消失，宫口后扩张居多
D. 前羊水囊形成使宫口不易扩张

E. 破膜后胎先露部直接压迫宫颈,影响宫口扩张

三、胎儿

胎儿能否顺利通过产道,取决于胎儿大小、胎位及有无造成分娩困难的胎儿畸形。

1. 胎儿大小

种 类	概 念	正常值
双顶径	双顶径判断胎儿大小	妊娠足月时为 9.3 cm
枕额径胎头衔	枕额径胎头衔接的部位	妊娠足月时为 11.3 cm
枕下前囟径	枕下前囟径胎头俯屈后以此径通过中骨盆	足月时为 9.5 cm

2. 胎 位 横位＞臀先露＞头先露。

第2节 枕先露的分娩机制

一、衔 接

胎头双顶径进入骨盆入口平面,胎头颅骨最低点接近或达到坐骨棘水平,称衔接。以枕额径衔接,部分初产妇在预产期前1～2周内胎头衔接。若初产妇已临产而胎头仍未衔接,则应警惕存在头盆不称。

【例8】枕左前位胎头进入骨盆入口时衔接的径线是
A. 双顶径　　B. 双颞径　　C. 枕下前囟径　　D. 枕额径　　E. 枕颏径

二、下 降

胎儿在下降时要完成一系列的动作,如俯屈、内旋转、仰伸、复位及外旋转。下降动作贯穿于分娩全过程,与其他动作相伴随,呈间歇性。

三、俯 屈

胎头以枕额径进入骨盆腔降至骨盆底时,胎头枕部遇肛提肌阻力,由胎头枕额径(11.3 cm)变为枕下前囟径(9.5 cm),称俯屈。

【例9】枕先露时,通过产道的最小径线是指头的
A. 枕额径　　B. 双顶径　　C. 枕下前囟径　　D. 枕颏径　　E. 枕顶径

【例10】正常足月分娩时,胎头俯屈后通过产道的胎头径线为
A. 双颞径　　B. 枕额径　　C. 枕颏径　　D. 双顶径　　E. 枕下前囟径

四、内旋转

1. 概 念 胎头为适应骨盆纵轴而旋转,使矢状缝与中骨盆及出口前后径相一致,胎头向右旋转45°,此动作称为内旋转。内旋转是从中骨盆平面开始至骨盆出口平面完成。胎儿的枕骨与母亲的耻骨贴合在一起,进行内旋转。

2. 肌 力 内旋转主要的力量是肛提肌。

【例11】枕左前位胎头内旋转动作是使胎头
A. 矢状缝与入口径一致
B. 矢状缝与中骨盆及骨盆出口前后径一致
C. 矢状缝与中骨盆及骨盆出口横径一致
D. 前囟转向耻骨弓下
E. 后囟转向骶骨前方

【例12】关于枕先露的分娩机制,正确的是
A. 胎头进入骨盆入口时以枕下前囟径衔接
B. 胎头降至中骨盆平面开始俯屈
C. 当胎头在中骨盆时开始内旋转
D. 宫缩和腹压促使胎头仰伸
E. 分娩过程中胎头呈持续性下降

五、仰 伸

胎儿的脸(朝后)露出,但是双肩径进入骨盆入口左斜径上,力量主要来源于宫缩、腹压及肛提肌。

六、复位及外旋转

胎头露出之后(此时胎肩并未旋转),为使头和肩恢复正常关系,要把胎头反向向左旋转45°,称为复位。胎肩在骨盆内继续下降,前(右)肩向前、向中线旋转45°(向右转45°),胎儿的双肩径与骨盆出口前后径相一致,枕部需要在外继续向左旋转45°,从而保持头和肩的垂直关系,即为外旋转。

七、胎儿娩出

胎头完成旋转后,前肩从耻骨联合下娩出,后肩从骶尾骨处娩出,进而胎体和下肢娩出,胎儿全部娩出。

第3节 先兆临产及临产的诊断

一、先兆临产

1. 先兆临产 分娩发动之前,孕妇出现预示不久将临产的症状,称先兆临产。

2. 假临产 宫缩时间短且不恒定,间歇时间长,且不规则;宫缩时,宫颈管不短缩,宫口不扩张;常在夜间出现,清晨消失;给予镇静药物能抑制宫缩。

3. 胎儿下降感 孕妇自觉上腹部较前舒适,又称松快感。

4. 见 红

(1) 概念 临产前24~48小时内,因宫颈口内附近的胎膜与该处的子宫壁剥离,毛细血管破裂,有少量出血,并与宫颈黏液栓相混,经阴道排出,称为见红。

(2) 意义 是判断分娩即将开始较为可靠的征象。

二、临产的标志

(1) 临产开始的标志 临产开始的标志为规律且逐渐增强的子宫收缩,持续30秒或以上,间歇5~6分钟。

(2) 表现 伴随进行性宫颈管消失、宫口扩张和胎先露部下降。

第4节 分娩的临床经过及处理

一、总产程及产程分期

1. 总分期

分 期	定 义	历经时间	昭昭老师速记
第1产程（宫颈扩张期）	规律宫缩→宫口开全(10 cm)	初产妇需11~12 h	第"1"=11小时
第2产程（胎儿娩出期）	宫口开全(10 cm)→胎儿娩出	初产妇需1~2 h,不应超过2h	第"2"=2小时
第3产程（胎盘娩出期）	胎儿娩出→胎盘娩出	需5~15 min,不应超过30 min	"3""15",消费者权益日

2. 第一产程分期

分 期	定 义	历经时间	昭昭老师速记
潜伏期	规律宫缩→宫口扩张3 cm	一般为8 h	前边比较慢
活跃期	宫口扩张3 cm→宫口扩张10 cm	一般为4 h	后边比较快,8+4=12,即第1产程

3. 活跃期分期

分 期	定 义	昭昭老师速记
加速期	宫口扩张3 cm→宫口扩张4 cm	"三""加""四"
最大加速期	宫口扩张4 cm→宫口扩张9 cm	一到十"最大"的数字就是"9"
减速期	宫口扩张9 cm→宫口扩张10 cm	最后就是9到10了

【例13】临产第二产程的标志是

A. 外阴膨隆　　B. 胎头拨露　　C. 胎头着冠　　D. 宫口开全10 cm　　E. 肛门括约肌痉挛

【例14】第三产程不应超过

A. 5分钟　　B. 10分钟　　C. 15分钟　　D. 20分钟　　E. 30分钟

【例15】产程分期正确的是

A. 初产妇第三产程需15~30分钟　　B. 经产妇第三产程需10~20分钟

C. 初产妇第一产程需11~13小时　　D. 经产妇第一产程需8~10小时

E. 初产妇第二产程需1~2小时

【例16】 初产妇,27岁。妊娠38周,临产4小时,半小时前胎膜破裂急诊入院。骨盆外测量正常,枕右前位,胎心率136次/分,宫口开大2 cm,S=0。该产妇最可能的诊断是

    A. 胎膜早破　　　　B. 潜伏期延长　　　　C. 头盆不称　　　　D. 正常产程　　　　E. 活跃期延长

二、第一产程的临床经过及处理

1. 临床表现

(1) 规律宫缩　产程开始时宫缩持续时间约30秒,且较弱,间歇期5~6分钟。随产程进展,当宫口近开全时,宫缩持续时间达1分钟或更长,间歇期仅1~2分钟。

(2) 宫口扩张

初产妇	多是宫颈管先消失,宫口后扩张
经产妇	多是宫颈管消失与宫口扩张同时进行

(3) 胎头　胎头下降程度。

(4) 胎膜破裂(简称破膜)宫口开全,胎膜破裂对产程有促进作用。

2. 观察产程及处理

(1) 子宫收缩　最简单的方法是将手掌置于产妇腹壁上感觉。

(2) 胎心　潜伏期每隔1~2小时听胎心一次,活跃期宫缩较频繁时,每15~30分钟听胎心一次,每次听诊1分钟。

(3) 胎头　宫口扩张及胎头下降。

3. 第一产程分期

(1) 潜伏期　指从临产出现规律宫缩至宫口扩张3 cm。扩张速度较慢,一般为8小时,最大时限16小时。

(2) 活跃期　指宫口扩张3~10 cm。此期间扩张速度加快,一般为4小时,最大时限8小时。活跃期又分为以下三期:

加速期	指宫口扩张3~4 cm,1.5小时
最大加速期	指宫口扩张4~9 cm,2小时
减速期	指宫口扩张9~10 cm,30分钟

【例17】 第一产程活跃期的减速期是指宫口扩张

    A. 9~10 cm　　　　B. 3~10 cm　　　　C. 7~10 cm　　　　D. 5~10 cm　　　　E. 8~10 cm

【例18】 临产后第一产程活跃期的最大加速期是指

    A. 宫口扩张2~7 cm　　　　B. 宫口扩张1~6 cm　　　　C. 宫口扩张4~9 cm

    D. 宫口扩张3~8 cm　　　　E. 宫口扩张5~10 cm

4. 胎头颅骨最低点与坐骨棘平面的关系　胎头颅骨最低点平坐骨棘平面时,以"0"表示。

S-1	在坐骨棘平面上1 cm
S+1	在坐骨棘平面下1 cm
S+3	在坐骨棘平面下3 cm

5. 胎膜破裂　观察羊水性状和流出量,有无宫缩,同时记录破膜时间。

6. 血　压　宫缩时血压常升高5~10 mmHg,间歇期恢复原状。每隔4~6小时测量一次。

7. 饮食与活动　鼓励产妇少量多次进食。

8. 排尿与排便　初产妇宫口扩张<4 cm、经产妇<2 cm时,可行温肥皂水灌肠,加速产程进展。但胎膜早破、阴道流血、胎头未衔接、胎位异常、有剖宫产史、宫缩强、估计1小时内分娩及患严重心脏病时,不宜灌肠。

三、第二产程的临床经过及处理

1. 临床表现

(1) 概念　宫口开全(宫口开到10 cm)是第二产程开始的标志。

(2) 胎头拨露　宫缩时胎头露出于阴道口,露出部分不断扩大,宫缩间歇期胎头又缩回阴道内,称胎头拨露。

(3) 胎头着冠　胎头双顶径越过骨盆出口,宫缩间歇时胎头不再回缩,称胎头着冠。

2. 观察产程及处理

(1) 密切监测胎心　每5~10分钟听一次胎心。

(2) 指导产妇屏气　正确运用腹压是缩短第二产程的关键,能加速产程进展。

(3) 接产准备　初产妇宫口开全、经产妇宫口扩张 4 cm 且宫缩规律有力。

(4) 接产　保护会阴,胎头拨露使阴唇后连合紧张时,开始保护会阴。

【例 19】宫口开全后,开始保护会阴的时机应是

A. 经阴道外口看到胎发时　　B. 胎头开始拨露时　　C. 胎头拨露 10 分钟时

D. 胎头拨露使阴唇后连合紧张时　　E. 胎头开始着冠时

四、第三产程的临床经过及处理

1. 新生儿 Apgar 评分及其意义　以出生后 1 分钟内的心率、呼吸、肌张力、喉反射及皮肤颜色(无体温、血压)五项体征为依据,每项 0~2 分,满分 10 分为正常。

体　征	0 分	1 分	2 分
每分钟心率	0	<100 次	≥100 次
呼吸	0	浅慢,不规则	佳
肌张力	松弛	四肢稍屈曲	四肢屈曲,活动好
喉反射	无反射	有些动作	咳嗽、恶心
皮肤颜色	全身苍白	躯干红,四肢青紫	全身粉红色

结果判断:4~7 分为轻度(青紫)窒息,需清理呼吸道、人工呼吸、吸氧、用药等措施才能恢复;0~3 分为重度(苍白)窒息,缺氧严重需紧急抢救,经喉镜在直视下气管内插管并给氧。

2. 预防产后出血　产后出血是孕妇死亡最常见的原因。正常分娩出血量多不超过 300 mL。

▶ **参考答案**如下,详细答案参见 2019 版《国家临床执业及助理医师资格考试精选真题考点精析》。

1. A	2. A	3. B	4. C	5. E	昭昭老师提示:
6. C	7. A	8. D	9. C	10. E	关注官方微信,获得第一手考试资料。
11. B	12. C	13. D	14. E	15. E	
16. D	17. A	18. C	19. D		

第 7 章　正常产褥

▶ **2019 考试大纲**

①产褥期母体变化;②产褥期临床表现;③产褥期处理及保健;④母乳喂养。

▶ **考纲解析**

近 20 年的医师考试中,本章的考试重点是产褥期母体变化,执业医师每年考查分数为 1~2 分,助理医师每年考查分数为 0~1 分。

从胎盘娩出至产妇全身各器官(除乳腺外)恢复至正常未孕状态所需的时期,称产褥期。产褥期时间为 6 周。

第 1 节　产褥期母体变化

一、生殖系统

1. 子　宫

子宫体	①产后 1 周,子宫缩至约妊娠 12 周大小; ②产后 10 天,子宫降至骨盆腔内,腹部检查触不到宫底; ③产后 6 周,恢复正常
子宫内膜增生	①子宫内膜基底层逐渐再生新的功能层,大约到产后第 3 周; ②胎盘附着部位(底脱膜)全部修复需至产后 6 周
子宫血管变化	①子宫复旧导致开放的子宫螺旋动脉和静脉窦压缩变窄,数小时形成血栓,出血量减少直至停止; ②若新生内膜修复期间,胎盘附着面复旧不良出血栓脱落,导出出血
子宫下段及宫颈变化	①产后 1 周宫颈口关闭,宫颈管复原; ②产后 4 周宫颈恢复至未孕形态

2. 阴 道 产后3周出现阴道皱襞。

3. 外 阴 分娩后轻度外阴水肿,于产后2～3日内消退。轻微撕裂伤及侧切切口,均能在产后的3～4日内愈合。

4. 盆底组织 若能于产褥期坚持做产后健身操,盆底肌有可能恢复至接近未孕状态。若盆底肌及其筋膜发生严重撕裂造成骨盆底松弛,可导致阴道壁脱垂及子宫脱垂。

【例1】胎盘附着部位的子宫内膜完全修复需到产后
A. 3周　　　　B. 4周　　　　C. 5周　　　　D. 6周　　　　E. 8周

【例2】初产妇,25岁。会阴侧切分娩体重3 400 g健康男婴。其正常产褥期的临床表现是产后
A. 1周血容量恢复至未孕状态　　B. 4周宫颈恢复至未孕状态　　C. 2周恶露开始转为浆液性
D. 24小时体温38.2 ℃　　E. 第1天宫底达脐下3指

二、乳　房

1. 急性乳腺炎 在产后1周最容易发生。

2. 泌 乳 产后乳房的主要变化是泌乳。

(1) 特点　当胎盘剥离娩出后,产妇血中低雌激素、高催乳素,乳汁开始分泌。婴儿每次吸吮乳头时,促进乳汁分泌。吸吮是保持乳腺不断泌乳的关键环节。不断排空乳房,也是维持乳汁分泌的重要条件。乳汁分泌量与产妇营养、睡眠、情绪和健康状况密切相关,保证产妇休息、足够睡眠和营养,丰富饮食,避免精神刺激至关重要。胎盘剥离娩出后,产妇进入哺乳期。母乳喂养对母儿均有益。哺乳有利于产妇生殖器官更快恢复。

(2) 初乳　是指产后7日内分泌的乳汁,极易消化,是新生儿早期最理想的天然食物。之后4周内乳汁转变为成熟乳,蛋白质含量渐少,脂肪和乳糖含量渐多。初乳及成熟乳均含大量免疫抗体,有助于新生儿抵抗疾病侵袭。多数药物可经母血渗入乳汁,因此产妇于哺乳期间用药时需考虑该药物对新生儿有无不良影响。

三、循环及血液系统

循环血量	产后72小时之内,产妇循环血量增加15%～25%,注意发生心衰的可能。循环血量在产后2～3周恢复正常
凝血状态	产褥早期血液仍处于高凝状态,之后2～4周慢慢恢复正常
血红蛋白	产后1周左右回升
白细胞	白细胞总数在产褥早期较高,一般1～2周恢复
红细胞沉降率	产后3～4周恢复正常

【例3】关于产褥期血液系统的变化,正确的是
A. 产褥早期血液转为低凝状态　　B. 红细胞沉降率于产后1～2周降至正常
C. 红细胞计数及血红蛋白值逐渐增多　　D. 白细胞总数于产褥早期较低
E. 血小板数减少

第2节　产褥期临床表现

一、生命体征

(1) 产后发热　产后24小时内略升高,不超过38 ℃。

(2) 泌乳热　产后3～4天出现乳房血管、淋巴管极度充盈,乳房胀大,伴发热,体温37.8～39 ℃,称泌乳热,持续4～16小时,体温下降不属病态,需排除感染引起的发热。

二、子宫复旧

产后第1天略上升至平脐,以后每天下降1～2 cm,产后10天子宫降入骨盆腔内。

【例4】正常产褥期的临床表现正确的是
A. 产后脉搏一般偏快　　B. 产后第一天宫底平脐　　C. 产后10天内血性恶露
D. 产后呼吸浅快　　E. 产后24小时内体温超过38 ℃属正常

三、产后宫缩痛

(1) 概念　产褥早期因宫缩引起下腹部阵发性剧烈疼痛,称产后宫缩痛,之后慢慢恢复。

(2) 持续时间　宫缩痛多在产后1～2天出现,持续2～3天。

四、恶露及分期

(1) 恶露　产后随子宫蜕膜脱落,含有血液、坏死蜕膜等组织经阴道排出,称为恶露。

(2) 分期　恶露有血腥味,但无臭味,持续4～6周,总量为250～500 mL,分为三个阶段,如下:

恶露	持续时间	组成
血性恶露	3～4 天	多量红细胞、坏死蜕膜及少量胎膜
浆液恶露	10 天	坏死蜕膜组织、宫腔渗出液、宫颈黏液、少量红细胞及白细胞,且有细菌
白色恶露	3 周	大量白细胞,色泽较白,质地黏稠,镜下可见坏死蜕膜组织、表皮细胞及细菌等

【例5】关于恶露的特点,正确的是
A. 白色恶露含少量胎膜　　　B. 浆液恶露持续3天　　　C. 正常恶露持续4～6周
D. 血性恶露持续7天　　　　E. 血性恶露含有蜕膜及细菌

五、褥汗

产褥1周内皮肤排泄功能旺盛,大量出汗,不属病态。

第3节　产褥期处理及保健

一、产褥期处理

1. 产后2小时内的处理　产后2小时内极易发生严重并发症,如产后出血、子痫、产后心力衰竭等,故应在产房严密观察。

2. 饮食　产后1小时产妇可进流食或清淡半流食,以后可进普通饮食。

3. 排尿与排便　应鼓励产妇尽早自行排尿,产后4小时内嘱其排尿。产褥早期腹肌、盆底肌张力降低,容易便秘,应鼓励产妇多吃蔬菜及早日下床活动。

4. 观察子宫复旧及恶露　每日应于同一时间手测宫底高度,以了解子宫复旧情况。每日观察恶露数量、颜色及气味。若子宫复旧不全、红色恶露增多且持续时间延长,应给予子宫收缩剂。

5. 会阴处理　用0.05%聚维酮碘液擦洗外阴,每天2～3次。

6. 乳房护理　推荐母乳喂养,按需哺乳。母婴同室,以做到早接触、早吸吮。于产后半小时开始哺乳,此时乳房内乳量虽少,但通过新生儿吸吮动作可刺激泌乳。哺乳的时间及频率取决于新生儿的需要及乳母感到乳胀的情况。

(1) 乳胀　多因乳房过度充盈及乳腺管不通畅所致。哺乳前湿热敷3～5分钟,并按摩、拍打、抖动乳房,频繁哺乳、排空乳房。

(2) 催乳　乳汁不足时鼓励乳母树立信心,指导哺乳方法,按需哺乳,夜间哺乳。

(3) 退奶　产妇不能哺乳应尽早退奶。停止哺乳的同时,少进汤汁。其他退奶方法:①生麦芽60～90 g,水煎当茶饮,每天一剂,连服3～5天。②芒硝250 g分装于两纱布袋内,敷于两乳房并包扎,湿硬时更换。③维生素B_6 200 mg,口服,每天3次,共5～7天。

(4) 乳头皲裂　严重者应停止哺乳。

二、产褥期保健

1. 适当活动及做产后健身操　产后尽早适当活动。经阴道自然分娩的产妇,产后6～12小时内起床轻微活动,于产后第2天可在室内随意走动,按时做产后健身操。行会阴侧切或剖宫产的产妇,可适当推迟活动时间。拆线后伤口不感疼痛时,也应做产后健身操。产后健身操有利于体力恢复、排尿及排便,避免或减少静脉栓塞的发生,且能使骨盆底及腹肌张力恢复。

2. 计划生育指导　已恢复性生活者,应采取避孕措施。原则是哺乳者以工具避孕为宜,不哺乳者可选用药物避孕。

3. 产后检查　包括产后访视和产后健康检查。产妇访视至少3次,第一次在产妇出院后3天内,第二次在产后14天,第三次在产后28天。产妇应于产后6周到医院做产后健康检查。

第4节　母乳喂养

一、对新生儿有益

(1) 提供营养及促进发育　母乳中所含营养物质最适合新生儿的消化吸收,生物利用率高,其质与量随新生儿生长和需要发生相应改变。

(2) 提高免疫功能,抵御疾病　母乳中含有丰富的免疫蛋白和免疫细胞,前者如分泌型免疫球蛋白、乳铁蛋白、溶菌酶、纤维连接蛋白、双歧因子等;后者如巨噬细胞、淋巴细胞等。母乳喂养能明显降低婴儿腹泻、呼吸道和皮肤感染率。

（3）**有利于牙齿的发育和保护** 吸吮时的肌肉运动有助于面部正常发育，且可预防因奶瓶喂养引起的龋齿。

（4）**心理作用** 母乳喂养时，新生儿与母亲皮肤频繁接触，有利于建立母婴间情感联系，对新生儿建立和谐、健康的心理有重要作用。

二、对母亲有益

（1）**有助于防止产后出血** 吸吮刺激催乳素产生，同时可促进催产素的产生，后者使子宫收缩，减少产后出血。

（2）**哺乳期闭经** 哺乳者的月经复潮及排卵较不哺乳者延迟，母体内的蛋白质、铁和其他营养物质通过产后闭经得以储存，有利于产后恢复及延长生育间隔。

（3）**意义** 降低母亲患乳腺癌、卵巢癌的危险性。

▶ **参考答案**如下，详细答案参见 2019 版《国家临床执业及助理医师资格考试精选真题考点精析》。

| 1. D | 2. B | 3. C | 4. B | 5. C | 昭昭老师提示：关注官方微信，获得第一手考试资料。 |

第 8 章　病理妊娠

▶ **2019 考试大纲**

①流产；②早产；③过期妊娠；④异位妊娠；⑤妊娠期高血压疾病；⑥妊娠呕吐；⑦胎盘早剥；⑧前置胎盘；⑨双胎妊娠；⑩巨大胎儿；⑪胎儿生长受限；⑫死胎；⑬胎膜早破；⑭胎儿窘迫。

▶ **考纲解析**

近 20 年的医师考试中，本章的考试重点是各种病理妊娠疾病的诊断、检查和治疗，执业医师每年考查分数为 1~2 分，助理医师每年考查分数为 0~1 分。

第 1 节　流　产

一、概　念

（1）**概念** 流产是妊娠不足 28 周，胎儿体重不足 1 000 g 而终止。

（2）**分型** 早期流产是妊娠 12 周前终止。晚期流产是妊娠 12 周至不足 28 周终止。

【例 1】关于流产的定义，下列选项正确的是

A. 妊娠<28 周，胎儿体重<1 000 g
B. 妊娠<20 周，胎儿体重<500 g
C. 妊娠 20~27 周，胎儿体重<500 g
D. 妊娠 20~27 周，胎儿体重<1 000 g
E. 妊娠 12~20 周，胎儿体重<500 g

二、病　因

1. 胚胎因素

（1）**早期病因** 染色体异常是早期流产最常见的原因。

（2）**晚期病因** 宫口松弛是晚期流产最常见的原因。

2. 母体因素 宫颈内口松弛、宫颈重度裂伤引发胎膜早破，导致晚期流产。

3. 免疫功能异常 与调节性 T 细胞功能低下有关。

三、临床表现及类型

1. 表　现 主要表现为停经后阴道流血和腹痛。

2. 临床类型

（1）**先兆流产** 子宫大小与停经周数相符，宫口未开，少量阴道流血。

（2）**难免流产** 可见胚胎组织或胎囊堵塞于宫口内，子宫大小与停经周数相符。

（3）**不全流产** 宫颈口扩张，部分胚胎排出，子宫小于孕周。

（4）**完全流产** 妊娠物已全部排出，子宫接近正常大小，宫颈口关闭。

流产类型	宫口情况	子宫与孕周的关系
先兆流产	闭	相符
难免流产	开	相符或略小
不全流产	开	略小
完全流产	闭	正常相同

（5）特殊情况

稽留流产	死胎在宫内没有排出,最危险的并发症是 DIC
复发性流产	连续自然流产 3 次及以上,或连续 2 次及以上的自然流产者
流产合并感染	最常见于不全流产

【例2】不全流产的特征是
A. 易休克和感染　　B. 腹痛　　　　C. 阴道流血　　D. 无妊娠物排出　　E. 妊娠物完全排出

【例3】已婚妇女,29 岁,妊娠 20 周。1 天前出现少量阴道流血,继而出现阵发性下腹痛。妇科检查宫口未开,胎膜未破。1 天来阴道流血增多,腹痛加剧。妇科检查宫颈口已开。此时的正确诊断为
A. 先兆流产　　　B. 难免流产　　　C. 不全流产　　D. 完全流产　　E. 功能失调性子宫出血

【例4】女,26 岁。平素月经规则。停经 48 天,阴道少量流血 5 天,偶有腹痛。检查宫颈口关闭,子宫大小与孕周相符。患者可能的诊断是
A. 难免流产　　　B. 先兆流产　　　C. 不全流产　　D. 完全流产　　E. 习惯性流产

例 5～7 共用题干

女,28 岁。停经 3 个月,早孕反应消失,阴道少许流血 2 天。妇科检查:宫口闭,子宫如妊娠 8 周大,质软,双侧附件区未触及异常。

【例5】为明确诊断,首选的检查是
A. 腹部 CT 检查　B. 多普勒超声检查　　C. B 超检查　　D. 诊断性刮宫　　E. 血黄体酮测定

【例6】该患者最可能的诊断是
A. 完全流产　　　B. 难免流产　　　C. 流产感染　　D. 稽留流产　　E. 先兆流产

【例7】该患者正确的处理措施是
A. 继续观察 1 周　　　　　　　B. 孕激素保胎治疗　　　　　C. 静脉滴注催产素引产
D. 雌激素治疗后刮宫　　　　　E. 孕激素治疗后刮宫

四、辅助检查

（1）B 型超声检查　根据妊娠囊形态及有无胎心搏动,确定胚胎或胎儿是否存活。若妊娠囊形态异常或位置下移,则预后不良。不全流产及稽留流产可借助 B 型超声检查协助确诊。

（2）妊娠试验　临床多采用早孕诊断试纸条法,对诊断妊娠有价值。

（3）孕激素测定　测定血黄体酮水平,能协助判断先兆流产的预后。

【例8】女,26 岁。妊娠 8 周,阵发性下腹痛 2 天,阴道少量流血 5 小时。为决定是否继续妊娠,最有价值的辅助检查是
A. 检测血清甲胎蛋白值　　　　B. 尿妊娠试验　　　　　C. 检测血清雌三醇值
D. B 超检查　　　　　　　　　E. 检测血清雌二醇值

【例9】女,27 岁,已婚。停经 9 周,阵发性下腹痛 3 天,阴道少量流血 2 天。为判断是否能继续妊娠,首选的辅助检查是
A. 尿妊娠试验　　B. B 超检查　　C. 胎心监测　　D. 胎盘功能检查　　E. 监测血黄体酮

五、治　疗

先兆流产	保胎,禁止性生活,黄体功能不足者肌内注射黄体酮注射液 10～20 mg
难免流产和不全流产	一旦确诊,应尽早使胚胎及胎盘组织完全排出
完全流产	明确胚胎是否排净及有无合并感染,无需特殊处理
稽留流产	处理较困难,处理前应查凝血功能四项,做好输血准备。术前先服用雌激素,以提高子宫肌对催产素的敏感性
流产合并感染	控制感染,清宫术

第2节 早 产

一、概 念
早产是指妊娠满28周至不足37周时分娩。

二、病 因

自发性早产	最常见的类型,病因多为黄体酮撤退,催产素作用使蜕膜活化
未足月胎膜早破早产	营养不良、吸烟、宫颈功能不全等
治疗性早产	由于母体或胎儿因素导致不允许继续妊娠,在未足37周采用引产或剖宫产终止妊娠,称为治疗性早产。常见指征如子痫前期、胎儿窘迫等

三、临床表现
(1) 主要的临床表现是子宫收缩,最初为不规则宫缩,常有少许阴道流血等。
(2) 宫颈管先逐渐消退,然后扩张。临床上分为先兆早产和早产临产。

先兆早产	有规则或不规则宫缩,伴宫颈管的进行性缩短
早产临产	①规律宫缩(20分钟≥4次,60分钟≥8次),伴有宫颈的进行性改变;②宫颈扩张达1 cm以上;③宫颈展平≥80%

四、治 疗
(1) 预防 积极预防早产是降低围产儿死亡率的重要措施之一。
(2) 促进胎儿肺成熟 妊娠不足34周,1周内可能分娩者,给糖皮质激素促进肺成熟。
(3) 选用抑制宫缩药物 肾上腺素能受体激动剂,硫酸镁。
(4) 控制感染 应用抗生素控制感染。
(5) 终止早产指征 ①宫缩进行性增强,经过治疗无法控制者;②有宫内感染者;③衡量母胎利弊,继续妊娠对母胎的危害大于胎肺成熟对胎儿的好处;④孕周已达34周,无母胎并发症。

例10~12共用题干
初产妇,27岁。妊娠32周,阴道少量流血及规律腹痛2小时。肛门检查:宫颈管消失,宫口开大。
【例10】该患者最可能的诊断是
A. 先兆早产   B. 前置胎盘   C. 晚期流产   D. 先兆临产   E. 胎盘早剥
【例11】该患者不恰当的处理措施是
A. 使用少量镇静剂   B. 口服沙丁胺醇   C. 静脉滴注硫酸镁   D. 左侧卧位   E. 使用催产素引产
【例12】为促使胎儿肺成熟,应给予
A. 倍他米松   B. 硝苯地平   C. 辅酶A   D. 三磷腺苷   E. 5%葡萄糖液

第3节 过期妊娠

一、概 述
(1) 概念 妊娠≥42周尚未分娩称过期妊娠。
(2) 病因 雌、孕激素比例失调,头盆不称,胎儿畸形,遗传因素等。
【例13】与过期妊娠无关的是
A. 羊水过多   B. 头盆不称   C. 巨大胎儿   D. 雌、孕激素失调   E. 胎盘缺硫酸脂酶

二、病 理

胎盘	①胎盘功能正常,除重量略有增加外,外观和镜检与足月相似; ②胎盘功能减退
羊水	①正常妊娠38周后,羊水量随妊娠逐渐减少,至42周后羊水迅速减少,约30%缩至300 mL以下; ②羊水粪染率明显增高
胎儿	①正常生长及巨大儿:胎盘功能正常者,维持胎儿继续生长; ②胎儿过熟综合征:过熟儿表现出过熟综合征的特征性外貌,与胎盘功能减退、胎盘血流灌注不足、胎儿缺氧及营养缺乏等有关,表现为小老人; ③胎儿生长受限小样儿:可与过期妊娠共存

三、诊　断

1. 准确核实孕周　确定胎盘功能是否正常为关键。

2. 确定孕周

B超	妊娠20周以内，B超对确定孕周有重要意义
顶臀径	妊娠5~12周内以胎儿顶臀径推算孕周较准确
双顶径	妊娠12~20周以内以胎儿双顶径推算孕周较好

3. 判断胎儿安危

胎动情况	胎动减少提示胎儿宫内缺氧
电子胎心监护	①如无应激试验为无反应型，则需进一步做催产素激惹实验（OCT）； ②若多次反复出现胎心晚期减速，则提示胎盘功能减退，胎儿明显缺氧
B型超声检查	观察胎动、胎儿肌张力、胎儿呼吸运动等
羊膜镜检查	观察羊水颜色，若已破膜，可观察羊水有无污染

四、处　理

妊娠40周后胎盘功能逐渐下降，42周后明显下降，在妊娠41周后，即应考虑终止妊娠。

促宫颈成熟	①宫颈成熟，即Bishop评分≥7分，可直接引产； ②Bishop评分<7分，引产前应先促宫颈成熟
引产术	宫颈成熟，催产素诱发宫缩，引产
产程处理	进入产程后，应鼓励产妇左侧卧位、吸氧、检测胎心等
剖宫产术	过期妊娠，胎盘功能减退，胎儿储备能力下降

第4节　异位妊娠

一、概　述

受精卵在子宫体腔以外的地方着床称异位妊娠，以输卵管壶腹部妊娠最常见，其次为峡部、伞部，间质部妊娠最少见。

二、病　因

（1）主要病因　输卵管炎症是异位妊娠的主要病因。
（2）其他　还有输卵管手术史等。

三、病　理

输卵管妊娠流产	多见于妊娠8~12周输卵管壶腹部妊娠
输卵管妊娠破裂	多见于妊娠6周左右输卵管峡部妊娠
陈旧性宫外孕	输卵管流产或破裂，若长期反复内出血形成的盆腔血肿不消散，血肿机化变硬与周围组织粘连，称为陈旧性宫外孕
继发性腹腔妊娠	无论输卵管流产或破裂，胚胎从输卵管排入腹腔内或阔韧带上，多数死亡，偶尔也可活

四、临床表现

症　状	体　征
①停经：多有6~8周停经史； ②腹痛是输卵管妊娠的主要症状； ③阴道流血、晕厥与休克	①阴道后穹饱满； ②宫颈举痛或摇摆痛； ③子宫漂浮感

【例14】异位妊娠体征不包括
A. 阴道后穹饱满　　　　　B. 直肠子宫陷凹有触痛结节　　C. 宫颈举痛
D. 子宫漂浮感　　　　　　E. 子宫一侧有触痛包块

五、诊　断

（1）首选检查　阴道后穹穿刺。
（2）腹腔镜检查　可确诊，是异位妊娠诊断的金标准。

(3) 子宫内膜检查 有绒毛膜,提示宫内孕;无绒毛膜,有蜕膜,提示宫外孕。

【例 15】女性,30 岁。停经 43 天,阴道少量出血伴右下腹隐痛 2 天。行吸宫术,病理报告为"蜕膜组织"。首先应考虑的疾病是
　　A. 闭经　　　　　B. 先兆流产　　　C. 月经　　　　D. 月经不调　　　E. 异位妊娠

【例 16】女,26 岁,已婚。突发腹痛,阴道流血 1 天,血压 60/40 mmHg。体检发现一侧下腹部持续剧烈疼痛,阴道后穹穿刺抽出不凝血。最有价值的体征是
　　A. 一侧下腹部持续剧烈疼痛　　　　B. 阴道后穹穿刺抽出不凝血　　　C. 突发腹痛
　　D. 阴道流血 1 天　　　　　　　　　E. 血压 60/40 mmhg

例 17～18 共用选项
　　A. 输卵管卵巢囊肿　　B. 子宫穿孔　　C. 卵巢黄体破裂　　D. 急性阑尾炎　　E. 稽留流产

【例 17】最易与输卵管妊娠破裂相混淆的疾病是

【例 18】最易与陈旧性宫外孕相混淆的疾病是

六、治　疗

药物治疗	①主要适用于早期输卵管妊娠,要求保留生育能力的年轻患者; ②适应证:输卵管妊娠未破裂,妊娠囊直径≤4 cm,血 hCG<2 000 IU/L; ③全身用药首选甲氨蝶呤(MTX)
手术治疗	①主要适用于生命体征不平稳或有腹腔内出血征象者; ②有生育要求的年轻患者一般采取保守手术。合并休克时,无生育要求者往往需要抗休克同时剖腹探查

例 19～21 共用题干

女,25 岁。停经 7 周。1 小时前突然感下腹部疼痛,伴肛门坠胀感。查体:皮肤苍白,下腹压痛、反跳痛、肌紧张,阴道后穹饱满,有压痛。

【例 19】该患者最有可能的诊断是
　　A. 输卵管妊娠　　B. 肠结核　　C. 急性输卵管炎　　D. 急性肠炎　　E. 胃溃疡穿孔

【例 20】为确诊最可靠的检查是
　　A. 血常规　　　B. B 型超声　　C. 阴道后穹穿刺　　D. 粪常规　　　E. 结核菌素试验

【例 21】确诊后,正确处理措施为
　　A. 抗生素治疗　　B. 抗结核治疗　　C. 观察 2 天　　D. 剖腹探查术　　E. 雌激素治疗

【例 22】女,25 岁。停经 50 天,剧烈腹痛 2 天,阴道不规则流血 1 天。今晨从阴道排出三角形膜样物质。检查:贫血貌,下腹部压痛、反跳痛明显。正确治疗应选择
　　A. 静脉滴注催产素　　　　B. 肌内注射麦角新碱　　　C. 吸宫术终止妊娠
　　D. 应用止血药　　　　　　E. 行腹腔镜手术

例 23～25 共用题干

女,30 岁,已婚。平时月经规律。停经 40 天,右下腹剧痛 4 小时,伴头晕及肛门坠胀感。查体:BP 80/56 mmHg,面色苍白,痛苦面容,下腹部压痛及反跳痛(+),尤以右侧为著,肌紧张不明显,移动性浊音(+)。妇科检查:宫颈举痛,宫体稍大,右附件区触及不规则包块,大小约 4 cm×3 cm×3 cm,压痛(+)。实验室检查:Hb 100 g/L。

【例 23】该患者最可能的诊断是
　　A. 卵巢脓肿蒂扭转　　　　　B. 卵巢子宫内膜异位囊肿破裂　　　C. 卵巢滤泡囊肿破裂
　　D. 卵巢黄体囊肿破裂　　　　E. 输卵管妊娠破裂

【例 24】该患者简单可靠的辅助检查是
　　A. 腹部 CT 检查　　B. 阴道后穹穿刺　　C. 腹部 X 线检查　　D. 宫腔镜检查　　E. 腹腔镜检查

【例 25】该患者正确的处理措施是
　　A. 口服止血药物　　　　　B. 肌内注射甲氨蝶呤　　　C. 手术治疗
　　D. 中药活血化瘀　　　　　E. 对症处理,严密观察

第5节 妊娠期高血压疾病

一、概　念
妊娠期高血压疾病出现于妊娠20周以后,临床表现为高血压(首次出现)、蛋白尿,严重时出现抽搐、昏迷,甚至可导致母婴死亡。

二、高危因素
孕妇年龄≥40岁;有子痫前期病史;抗磷脂抗体阳性;有高血压、慢性肾炎、糖尿病病史;初次产检时BMI≥35 kg/m²;有子痫前期家族史(母亲或姐妹);本次妊娠为多胎妊娠;首次怀孕;妊娠间隔时间≥10年;孕早期收缩压≥130 mmHg或舒张压≥80 mmHg等均与该病发生密切相关。

【例26】发生子痫前期的高危因素不包括
A. 双胎妊娠　　B. 糖尿病　　C. 羊水过多　　D. 前置胎盘　　E. 营养不良

【例27】与子痫发生无关的是
A. 双胎妊娠　　B. 糖尿病　　C. 羊水过多　　D. 前置胎盘　　E. 营养不良

三、病理生理
基本病理生理变化是全身小血管痉挛。

四、对母儿的影响
(1) 孕妇　可以发生胎盘早剥、肺水肿、凝血功能障碍、脑出血、急性肾衰竭、HELLP综合征、产后出血及产后血循环衰竭等并发症,严重者可致死亡。
(2) 胎儿　胎盘功能减退可致胎儿窘迫、胎儿生长受限、死胎、死产或新生儿死亡。

【例28】子痫发作时孕妇的直接死亡原因是
A. 心脏病　　B. 脑出血　　C. Ⅲ度胎盘早剥　　D. 急性重型肝炎　　E. 急性肝功能衰竭

五、分　类

	妊娠期高血压	轻度子痫前期	重度子痫前期	子　痫
血压	收缩压≥140 mmHg或舒张压≥90 mmHg	收缩压≥140 mmHg或舒张压≥90 mmHg	收缩压≥160 mmHg或舒张压≥110 mmHg	抽搐
尿蛋白	阴性	≥0.3 g/24 h	≥5.0 g/24 h	
其他改变	无	无	肝、眼底、肾改变	

(昭昭老师速记:出现抽搐,即为子痫;出现尿蛋白异常且无抽搐,即为重度子痫前期。"重"案"六"组(重度血压160 mmHg))

【例29】初孕妇,25岁,妊娠33周。BP 150/90 mmhg,尿蛋白0.5 g/24 h,伴有上腹部不适、头痛等症状。该患者属于
A. 妊娠期高血压　　　　　　B. 轻度子痫前期　　　　　　C. 重度子痫前期
D. 子痫　　　　　　　　　　E. 慢性高血压合并子痫前期

【例30】初孕妇,29岁,妊娠37周。头痛1周,今晨喷射性呕吐1次。1小时前突然抽搐并随即昏迷入院。查体:BP 180/120 mmHg,尿蛋白(+++)。该患者最可能的诊断是
A. 子痫　　B. 脑出血　　C. 癔症　　D. 癫痫　　E. 脑血栓形成

六、诊　断
(1) 眼底检查　首选。视网膜小动脉痉挛程度反映全身小血管痉挛程度,可进一步反映本病的严重程度。
(2) 生化检查　肝肾功能测定。

【例31】重度先兆子痫孕妇血液生化改变不包括
A. 尿酸增高　　　　　　B. 尿素氮增高　　　　　　C. 血浆蛋白降低
D. 二氧化碳结合力升高　　E. 血小板计数低

【例32】初孕妇,24岁。妊娠38周,自觉头痛,视物不清4天。下列情况与疾病严重程度关系较小的是
A. 血压水平　　B. 水肿程度　　C. 眼底检查　　D. 自觉症状　　E. 尿蛋白

七、治　疗
1. 一般治疗和降压治疗

一般治疗	注意休息,并采取侧卧位。不建议限制盐摄入

降压治疗	①首选药物:拉贝洛尔、硝苯地平、肼屈嗪等; ②目标:无并发脏器损伤,血压130~155/80~105 mmHg;有脏器损伤,血压130~139/80~89 mmHg

2. 硫酸镁防治子痫

应用指征	控制子痫抽搐及防治再次抽搐,预防重度子痫前期发展为子痫,子痫前期临产前给药
注意事项	出现膝反射减弱或消失,提示为硫酸镁中毒;出现中毒症状,及早应用10%葡萄糖酸钙处理

3. 分娩时间和方式

轻度子痫前期	观 察
重度子痫前期	①妊娠<26周,病情不稳定,建议终止妊娠; ②妊娠26~28周,根据母胎情况决定是否期待治疗; ③妊娠28~34周,病情不稳定,积极治疗24~48小时后终止妊娠; ④妊娠≥34周,胎儿成熟后考虑终止妊娠; ⑤子痫患者,一般抽搐控制2小时后可考虑终止妊娠

4. 子痫的治疗

控制子痫	①硫酸镁是治疗子痫和预防复发的首选药物; ②硫酸镁使用24~48小时,至少密切观察4天; ③若对硫酸镁过敏,则选用地西泮、苯妥英钠及冬眠合剂控制抽搐
控制血压	脑血管意外是子痫患者死亡的最常见原因
纠正缺氧和酸中毒	吸氧及给予4%碳酸氢钠纠正酸中毒
终止妊娠	抽搐控制2小时后可以考虑终止妊娠

【例33】关于重度妊娠期高血压病的治疗,下列选项不适宜的是

A. 解痉、镇静、防止抽搐　　　B. 在解痉的基础上,扩容利尿　　　C. 适时终止妊娠
D. 严格控制钠盐入量,防止水肿加重　　E. 扩容剂的选择,胶体溶液优于晶体溶液

【例34】初孕妇,25岁,妊娠37周。剧烈头痛并呕吐,并自觉胎少1天。血压160/110 mmHg,尿蛋白(++),胎心130次/分,宫颈管未消失,OCT频繁晚期减速(迟发性减速),血细胞比容0.41。最合适的处理是

A. 静脉滴注硫酸镁及用肼屈嗪控制病情　　B. 硫酸镁、降压加扩容疗法控制病情
C. 积极治疗,48小时未能控制病情则行剖宫产　　D. 破膜加静脉滴注催产素引产
E. 积极药物治疗的同时立即剖宫产

【例35】初孕妇,24岁,妊娠38周。血压170/110 mmHg,尿蛋白(+++),突然抽搐,后昏迷。首选的治疗方法是

A. 静脉推注硫酸镁　　　B. 引产　　　C. 积极控制抽搐,病情控制2小时后终止妊娠
D. 积极治疗,24小时内行剖宫产　　E. 控制抽搐,稳定病情,至自然分娩

【例36】初孕妇,28岁。妊娠37^{+4}周,剧烈头痛并呕吐3次。查体:BP 170/110 mmHg,尿蛋白(++),双下肢轻度水肿。无宫缩,枕右前位,胎心率138次/分,估计胎儿体重2 800 g。该患者应立即采取的处理措施是

A. 静脉滴注催产素　　　B. 静脉滴注硫酸镁及快速静脉滴注甘露醇
C. 人工破膜后静脉滴注催产素　　D. 肌内注射哌替啶　　E. 立即行剖宫产术

【例37】初产妇,24岁。妊娠38周。既往血压正常,5天前突感头痛且逐渐加重,BP 166/122 mmHg,双下肢水肿(++)。24小时尿蛋白5 g,血细胞比容0.42。此时首选的处理是

A. 硫酸镁缓慢静脉注射　　　B. 呋塞米静脉注射　　　C. 硝普钠静脉注射
D. 头颅CT检查　　　E. 立即行剖宫产

第6节　妊娠呕吐(助理医师不要求)

一、概　述

妊娠5~10周频繁恶心、呕吐,不能进食,排除其他疾病引发的呕吐,体重较妊娠前减轻≥5%,有体液、电解质失衡及新陈代谢障碍,需住院输液治疗者,称为妊娠呕吐。

二、病因
病因不明,可能与 HCG 升高有关。

三、临床表现
(1) 呕吐　停经 40 天左右出现早孕反应,逐渐加重,直至频繁呕吐不能进食,呕吐物中有胆汁或咖啡样物质。
(2) 其他表现　严重呕吐引起水及电解质紊乱,导致代谢性酸中毒,甚至出现尿酮体。体重较妊娠前减轻≥5%。

四、诊断
诊断至少应包括每日呕吐≥3 次,尿酮体阳性,体重较妊娠前减轻≥5%。

五、治疗
(1) 药物　服用多重维生素,止吐剂一线用药为维生素 B_6 或维生素 B_6-多西拉敏复合制剂。
(2) 终止妊娠　出现下列情况危及孕妇生命时,需要考虑终止妊娠:①持续黄疸;②持续性蛋白尿;③体温升高,持续在 38 ℃以上;④心动过速(≥120 次/分);⑤伴发 Wernicke 综合征等。

第7节　胎盘早剥

一、概念
妊娠 20 周以后或分娩期正常位置的胎盘,在胎儿娩出前部分或全部从子宫壁剥离,称胎盘早剥。

二、病因
(1) 孕妇血管病变　**妊娠期高血压疾病**,尤其是重度子痫前期、慢性高血压、慢性肾脏性疾病或全身血管病变的孕妇。
(2) 宫腔压力骤减　宫腔压力骤减,导致胎盘和子宫之间发生错位而剥离。
(3) 机械性因素　外伤尤其是腹部直接受到撞击或挤压,脐带过短或脐带绕颈等。
(4) 高危因素　如高龄孕妇、经产妇、吸烟等。

三、病理
(1) 底脱膜　**底脱膜**出血并形成血肿,使胎盘从附着处分离。
(2) 子宫胎盘卒中　胎盘早剥发生内出血时,血液积聚于胎盘与子宫壁之间,胎盘后血肿压力增加,血液侵入子宫肌层,导致肌纤维分离、断裂甚至变性。当血液渗透至子宫浆膜层时,子宫表面呈现紫蓝色瘀斑,称**子宫胎盘卒中**,为特征性改变。

【例38】**胎盘早剥**出血发生在
A. 底脱膜　　　B. 包脱膜　　　C. 绒毛膜　　　D. 胎盘边缘血窦　　　E. 子宫腹腔动脉

四、临床表现
根据病情严重程度,将胎盘早剥分为三度,如下:

Ⅰ度	①多见于分娩期,胎盘剥离面积小; ②常无腹痛或腹痛轻微,贫血体征不明显; ③腹部查体可见子宫软、大小与妊娠周数相符,胎位清楚,胎心率正常
Ⅱ度	①胎盘剥离面达胎盘面积 1/3 左右; ②常有突然发生的腹痛,疼痛程度与胎盘后积血呈正比。无阴道流血或阴道流血不多,贫血程度与阴道流血量不相符; ③腹部检查子宫大于妊娠周数,宫底随胎盘后血肿增大而升高
Ⅲ度	①胎盘剥离面超过胎盘面积 1/2; ②患者出现恶心、呕吐、面色苍白、四肢湿冷、脉搏细数、血压下降等休克症状,休克程度与阴道淤血量不成正比; ③腹部查体子宫硬如板状,胎盘触摸不清,胎位消失,宫缩间期也不能松弛; ④无凝血功能障碍属于Ⅲa,有凝血功能障碍属于Ⅲb

【例39】**胎盘早剥**的临床表现正确的是
A. 腹部柔软　　　　　　　　B. 触诊胎位清楚　　　　　　　C. 听诊胎心正常
D. 妊娠晚期无痛性阴道出血　　E. 休克程度与阴道淤血量不成正比

【例40】有关胎盘早剥的说法,错误的是
A. 剧烈腹痛后,阴道流血　　　　B. 阴道出血量与全身症状不成正比
C. 宫底升高　　　　　　　　　　D. 子宫板状　　　　E. 无痛性阴道流血

【例41】初孕妇,26岁。妊娠35周,自觉头痛、视物模糊2周。晨起突然出现持续性腹痛且逐渐加重。腹部检查:子宫板状硬。该患者最可能的诊断是
A. 先兆早产　　B. 胎盘早剥　　C. 急性阑尾炎　　D. 前置胎盘　　E. 先兆子宫破裂

【例42】有关Ⅲ度胎盘早剥的描述,正确的是
A. 阴道流血量与贫血程度成正比　　B. 易导致凝血功能障碍
C. 胎盘剥离面为胎盘面积的1/5　　　D. 出现无原因、无痛性阴道流血
E. 一般胎儿存活

五、辅助检查

(1) 影像学检查　首选B超。
(2) 实验室检查　包括全血细胞计数及凝血功能检查。

六、并发症

(1) DIC　胎盘早剥是妊娠期发生凝血功能障碍最常见的原因。
(2) 其他　产后出血、急性肾衰竭、羊水栓塞、胎儿宫内死亡等。

七、治 疗

(1) 纠正休克。
(2) 及时终止妊娠。

阴道分娩	Ⅰ度胎盘早剥病情较轻,以外出血为主,宫口已经扩张,估计短时间内可结束分娩者,可经阴道分娩
剖宫产	①Ⅰ度胎盘早剥,出现胎儿窘迫者; ②Ⅱ度胎盘早剥,不能在短时间内结束分娩者; ③Ⅲ度胎盘早剥,胎儿已死,不能立即分娩者; ④破膜后,产程无进展

例43~45 共用题干

初孕妇,28岁,妊娠36周。血压升高3周,今晨突然腹痛,呈持续性、阵发性加重。BP 150/98 mmHg,心率112次/分,尿蛋白(++),阴道少量流血。

【例43】体格检查最可能发现的子宫体征是
A. 不规则收缩,较硬,有压痛,宫缩间歇子宫不完全松弛
B. 柔软,有压痛,无宫缩
C. 有规则阵发性收缩,宫缩间歇期子宫完全松弛
D. 局部隆起有包块,有压痛
E. 上段硬,下段膨隆压痛,交界处有环行凹陷

【例44】此时对诊断最有价值的辅助检查是
A. 眼底检查　　B. B型超声检查　　C. 肝功能检查　　D. 白细胞计数　　E. 血细胞比容

【例45】最可能出现的情况是
A. 前置胎盘　　B. 子宫肌瘤红色样变　　C. 先兆早产　　D. 胎盘早剥　　E. 先兆子宫破裂

第8节　前置胎盘

一、概　念

前置胎盘是指妊娠28周后,胎盘附着于子宫下段,甚至胎盘下缘达到或覆盖宫颈内口,其位置低于胎先露部。前置胎盘是妊娠晚期的严重并发症,也是妊娠晚期阴道流血最常见的原因。

二、病　因

多次流产及刮宫、高龄初产妇(>35岁)、产褥感染、剖宫产史、多孕产次、孕妇不良生活习惯(吸烟或吸毒的妇女)、辅助生殖技术受孕、子宫形态异常、妊娠中期B超检查提示胎盘前置等。

【例46】前置胎盘的常见致病因素不包括

A. 受精卵滋养层发育迟缓　　　　B. 子宫内膜炎　　　　C. 双胎妊娠
D. 多次刮宫史　　　　E. 初孕妇

三、病理类型

完全性前置胎盘	胎盘组织能够完全覆盖宫颈内口
部分性前置胎盘	胎盘组织不全覆盖宫颈内口
边缘性前置胎盘	胎盘下缘附着于子宫下段,下缘达到但未超过宫颈内口

四、临床表现

(1) 典型症状　无痛性反复阴道流血,完全性前置胎盘初次出血时间多在妊娠28周左右,称为警戒性出血。

(2) 体征　腹部查体发现子宫软,无压痛,大小与妊娠周数相符。由于子宫下段有胎盘附着,影响胎先露入盆,出现胎先露高浮。

【例47】前置胎盘阴道出血的特征是
A. 有痛性阴道流血　　　　B. 宫缩时阴道流血停止
C. 阴道流血量与贫血程度不成正比　　　D. 阴道流血与外伤有关　　　E. 无痛性阴道流血

五、辅助检查

(1) 首先检查　B超。

(2) 阴道B超　能更准确地判断胎盘边缘和宫颈内口的关系,但已存在阴道流血者慎用。

六、对母儿的影响

产后出血	子宫下段肌组织菲薄,收缩力较差,附着于此处的胎盘不易完成剥离,且开放的血窦不易关闭,常发生产后出血
植入胎盘	子宫下段蜕膜发育不良,胎盘绒毛穿透底蜕膜,侵入到子宫肌层
产褥感染	细菌容易经阴道上行侵入胎盘剥离面
死亡率高	早产及围生儿死亡率高,出血量多可导致胎儿窘迫,甚至缺氧死亡

七、治　疗

(1) 期待疗法　适用于妊娠＜34周、胎儿体重＜2 000克、胎儿存活、阴道流血量不多的情况。

(2) 终止妊娠　孕妇发生休克,无论胎儿成熟与否,为了母亲安全应终止妊娠;胎龄达36周以上;胎肺已成熟;胎龄在34~36周之间,出现胎儿窘迫征象,经过促胎儿肺成熟,应考虑终止妊娠。

(3) 阴道分娩　边缘性前置胎盘,枕先露,阴道流血不多,无头盆不称和胎位异常,估计在短时间内可以结束分娩者可以试行阴道分娩。

例48~50 共用题干

29岁孕妇,妊娠32周。3周内阴道少量流血2次,今晨突然阴道流血多于月经量,无腹痛,血压13.3/10.7 kPa,脉率96次/分,宫高30 cm,腹围85 cm,臀先露,未入盆,胎心清楚,144次/分。

【例48】应最先考虑的疾病是
A. 早产　　　B. 前置胎盘　　　C. 胎盘早剥　　　D. 宫颈息肉　　　E. 妊娠合并子宫颈癌

【例49】以下辅助检查中应首选哪一项对诊断意义最大
A. 血常规　　　B. 血小板测定　　　C. B超　　　D. X线摄片　　　E. 阴道检查

【例50】下列处理错误的是
A. 住院观察　　　B. 绝对卧床休息　　　C. 配血备用　　　D. 口服镇静药　　　E. 肛指检查

例51~53 共用题干

经产妇,26岁,妊娠37周,晨起发现阴道流血,无明显腹痛,检查有宫缩,子宫大小大于孕周数,胎心存在。

【例51】最可能的诊断是
A. 前置胎盘　　　B. 先兆流产　　　C. 胎盘早剥　　　D. 难免流产　　　E. 胎膜早破

【例52】对确诊有价值的检查结果是
A. 贫血程度与阴道流血量不相符　　　B. 贫血程度与阴道流血量相符
C. 伴休克　　　D. 宫颈管消失　　　E. 胎位不正

【例53】本例最适合的处理措施是

A. 阴道分娩　　B. 行剖宫产术　　C. 引产　　D. 静脉滴注催产素　　E. 人工破膜

【例54】 前置胎盘病例,适用于阴道分娩的是
A. 部分性前置胎盘而胎儿为头位　　B. 边缘性前置胎盘而胎儿为头位
C. 部分性前置胎盘而胎儿为臀位　　D. 低置前置胎盘而胎儿为臀位
E. 以上都不是

例55～57 共用题干
初孕妇,25 岁。妊娠31 周。从妊娠29 周起反复3 次阴道流血,量少,无腹痛。再次阴道流血同月经量。查体:P 88 次/分,BP 110/70 mmHg。子宫软,无宫缩,枕左前位,胎头高浮,胎心率144 次/分。

【例55】 首先考虑的诊断是
A. 低置性前置胎盘　　B. 中央性前置胎盘　　C. 边缘性前置胎盘
D. 部分性前置胎盘　　E. 前置血管破裂

【例56】 应进行的辅助检查是
A. 测定血雌三醇值　　B. 血常规及尿常规　　C. B超检查
D. 肛查判断宫颈是否扩张　　E. 盆腔X线片

【例57】 错误的处理方法是
A. 出血停止可期待治疗　　B. 卧床休息,应用宫缩抑制剂
C. 直接阴道检查确定前置胎盘类型　　D. 输液备血
E. 继续流血,应行剖宫产术

	前置胎盘	胎盘早剥
时间	妊娠晚期(28 周)	多见于分娩期(20 周或分娩期)
出血	阴道出血与内出血成正比	阴道出血与内出血不成正比
表现	有腹痛的阴道出血	无腹痛性阴道出血
体征	子宫软,无压痛,大小与孕周相同、间歇性子宫完全松弛	胎位触诊不清,胎心消失、宫缩间期也不能松弛
首选检查	B超	B超
治疗	①阴道分娩:边缘性前置胎盘、胎儿枕先露; ②剖宫产:完全性前置胎盘、阴道大量流血或边缘性、部分性前置胎盘合并出血较多; ③期待疗法:妊娠<34 周,胎儿体重<2 000 g	①Ⅱ度、Ⅲ度早剥应终止妊娠; ②Ⅰ度早剥选择阴道分娩(病情轻)

第9节　双胎妊娠(助理医师不要求)

一、概　念
一次妊娠宫腔内同时有两个或两个以上胎儿时,称为多胎妊娠,以双胎妊娠多见。

二、分　类
(1) 双卵双胎　两个卵子分别受精形成的双胎妊娠称双卵双胎。
(2) 单卵双胎　一个受精卵分裂形成的双胎妊娠称单卵双胎。

三、诊　断
B超检查可以确诊。

四、处　理
第一个胎儿娩出后,胎盘侧脐带必须立即夹紧,以防第二胎儿失血。

五、并发症

孕妇并发症	围产儿并发症
妊娠期高血压、妊娠期肝内胆汁淤积症、贫血、羊水过多、胎膜早破、宫缩乏力、胎盘早剥、产后出血(最常见)、流产	早产、脐带异常、胎头交索或胎头碰撞、胎儿畸形

【例58】 双胎妊娠最常见的并发症为
A. 脐带脱垂　　B. 产程延长,产后出血　　C. 产褥感染
D. 胎头交锁　　E. 胎膜早破

第10节 巨大胎儿(助理医师不要求)

一、概　念

胎儿体重达到或超过4 000 g称巨大胎儿。

二、诊　断

(1) 体征　腹部明显膨隆,子宫长度＞35 cm,胎头跨耻征多为阳性。

(2) 检查　B型超声检查胎头双顶径＞10 cm(正常9.3 cm)。

三、处　理

妊娠期	应检测血糖,排除糖尿病
分娩期	估计胎儿体重超过4 000 g且合并糖尿病,建议剖宫产终止妊娠
预防性引产	对妊娠期发现巨大儿可疑者,不建议做预防性引产
新生儿处理	预防新生儿低血糖,生后30分钟监测血糖

第11节 胎儿生长受限

一、概　念

(1) 小于孕龄儿(SGA)是指出生体重低于同胎龄应有体重第10百分位数以下或低于其平均体重2个标准差的新生儿。

(2) SGA分为三种情况,如下:

正常SGA	胎儿结构及多普勒血流评估均未发现异常
异常SGA	存在结构异常或遗传性疾病的胎儿
胎儿生长受限(FGR)	无法达到其应有生长潜力的SGA

二、病　因

(1) 孕妇因素　营养因素、妊娠并发症和合并症,其他如年龄、体重等。

(2) 其他因素　胎儿因素、胎盘因素、脐带因素等。

【例59】导致胎儿生长受限最主要的病因是

A. 前置胎盘　　　B. 胎盘早剥　　　C. 臀先露　　　D. 高龄初产　　　E. 重度子痫前期

三、分类与临床表现

内因性均称型FGR	①属于原发性胎儿生长受限,胎儿体重、头围和身长三方面受限。 ②外表无营养不良表现,组织无异常;胎儿缺氧表现;预后不良
外因性不均称型FGR	①属于继发性胎儿生长受限。 ②外表营养不良,组织细胞数目减少;新生儿脑神经损伤
外因性均称型FGR	上述两型的混合型

四、诊　断

临床指标

子宫长度、腹围	子宫长度、腹围连续3周测量均在第10百分位以下,是筛选FGR的指标
胎儿发育指数	胎儿发育指数=子宫长度(cm)-3×(月份+1)。指数在-3和+3之间为正常,小于-3提示可能为FGR
孕妇体重	妊娠晚期孕妇每周增加体重0.5 kg。若体重增长停滞或增长缓慢时,可能为FGR
B超胎儿生长测量	测量胎儿头围和腹围的比值、胎儿双顶径以及羊水量与胎盘成熟度
彩色多普勒超声检查	脐动脉舒张期血流缺失或倒置,对诊断FGR意义重大
抗心磷脂抗体的测定	与FGR相关

五、处　理

(1) 寻找病因。

(2) 妊娠期治疗　妊娠32周前开始疗效较佳,妊娠36周后疗效差。

(3) 产科处理

终止妊娠	①治疗后 FGR 无改善,胎儿停止生长 3 周以上; ②胎盘老化,胎盘功能低下; ③NST、胎儿生物物理学评分及胎儿血流测定等提示胎儿缺氧; ④妊娠合并症加重,妊娠满 34 周,可考虑终止妊娠
分娩方式	阴道产,剖宫产

第 12 节　死胎(助理医师不要求)

一、概　述
妊娠 20 周后胎儿在子宫内死亡称死胎。胎儿在分娩过程中死亡,称为死产。

二、病　因
胎盘及脐带因素、胎儿因素及孕妇因素。

三、临床表现
(1) 凝血功能障碍　死胎在宫内停留过久可引起母体凝血功能障碍。
(2) DIC　胎儿死亡后,若 3 周胎儿仍未排出,容易导致弥散性血管内凝血(DIC)。

四、处　理
死胎一经确诊,应尽早引产。

第 13 节　胎膜早破

一、概　述
临产前发生胎膜破裂,称为胎膜早破(PROM)。未足月胎膜早破指妊娠 20 周以后、未满 37 周,胎膜在临产前发生的胎膜破裂。

二、病　因
生殖道感染、羊膜腔压力增高、胎膜受力不均及营养因素等。

【例 60】胎膜早破的病因不包括
A. 钙缺乏　　　　　　B. 维生素 C 缺乏　　　　　C. 病原微生物上行感染
D. 胎膜受力不均　　　E. 羊膜腔压力增高

三、临床表现
(1) 主要表现　孕妇突感有液体从阴道流出,有时混有胎脂及胎粪,无腹痛等其他产兆。肛诊上推胎先露,阴道流液量增加。阴道后穹有羊水积聚或有羊水自宫口流出。
(2) 并发感染　羊膜腔感染时,阴道流出液体有臭味,并有发热、母胎心率增快等。

四、对母儿的影响
(1) 对母体的影响　破膜超过 24 小时,感染概率为正常的 10 倍。
(2) 对胎儿的影响　常诱发早产,早产儿易发生呼吸窘迫综合征。

五、处　理
(1) 足月胎膜早破的处理　一般在破膜后 12 小时内自然临产。若 12 小时内未临产,可予以药物引产。
(2) 未足月胎膜早破的处理

期待疗法	①适用于妊娠 28~35 周、胎膜早破不伴有感染、羊水池深度≥3 cm 者; ②预防感染:破膜超过 12 小时,给予抗生素预防感染; ③抑制宫缩、促进肺成熟
终止妊娠	①经阴道分娩:妊娠 35 周后,胎肺成熟,宫颈成熟,无禁忌证可引产; ②剖宫产:胎头高浮、胎位异常等

【例 61】初孕妇,26 岁。妊娠 38 周,阴道流液 4 小时,无阵发性腹痛。体温 36.8 ℃,腹部无压痛,胎心率 140 次/分,胎儿大小与实际孕周相符,血 WBC $10×10^9$/L。该患者最恰当的处理措施是
A. 期待疗法　　　　　　　　　　　B. 观察 12 小时,如未临产行剖宫产

C. 不予处置,等待自然分娩 D. 立即行剖宫产术
E. 观察12小时,如仍未临产给予引产

第14节 胎儿窘迫

一、病因
胎儿急慢性缺氧和慢性缺氧。

二、临床表现及诊断

1. 急性胎儿窘迫

产时胎心率	正常胎心110~160次/分,在较强宫缩刺激下出现胎心基线下降到100以下,基线变异≤5,伴有频繁晚期减速或重度变异减速提示胎儿缺氧严重
羊水污染	①羊水中胎粪污染不是胎儿窘迫的征象; ②羊水污染,如果胎心监护正常,无需进行特殊处理; ③如果胎心监护异常,存在宫内缺氧情况,会引起胎粪吸入综合征(MAS)
胎动异常	①缺氧早期胎动频繁,缺氧加重则胎动慢慢减少; ②胎动<6次/2小时或减少50%以上者,提示胎儿缺氧可能
酸中毒	胎儿头皮血pH<7.20,PaO₂<10 mmHg 提示胎儿酸中毒

【例62】 急性胎儿窘迫的重要临床征象**不包括**
A. 胎心率异常   B. 胎动减少   C. 羊水胎粪污染
D. 胎盘功能减退   E. 胎儿头皮血pH<7.35

2. 慢性胎儿窘迫

胎动减少或消失	胎动减少为胎儿缺氧的重要表现
产前胎儿电子监护异常	提示胎儿缺氧可能
胎儿生物物理评分低	≤4分提示胎儿窘迫,6分为可疑缺氧
脐动脉多普勒超声血流异常	舒张期血流降低、胎血流指数升高,提示胎盘灌注不足

三、治疗

1. 急性胎儿窘迫

一般处理	左侧卧位,吸氧,停用催产素等
病因治疗	给予相应药物治疗,如不协调性子宫收缩过强,给予催产素
尽快终止妊娠	①宫口未开全:胎心率不足110次/分,频繁晚期减速、重度变异减速等; ②宫口已开全:胎头双顶径达到坐骨棘平面以下,尽快通过阴道分娩

2. 慢性胎儿窘迫

一般处理	左侧卧位,吸氧等
期待疗法	孕周小,尽量保守治疗,延长胎龄
尽快终止妊娠	妊娠近足月或胎儿已经成熟,胎盘功能进行性减退,频繁晚期减速、重度变异减速等

▶ **参考答案**如下,详细答案参见2019版《国家临床执业及助理医师资格考试精选真题考点精析》。

1. A	2. A	3. B	4. B	5. C	6. D	7. D	8. D
9. B	10. A	11. E	12. A	13. A	14. B	15. E	16. B
17. C	18. A	19. A	20. C	21. D	22. E	23. B	24. E
25. C	26. D	27. C	28. B	29. C	30. A	31. D	32. C
33. D	34. E	35. C	36. B	37. D	38. A	39. D	40. E
41. B	42. B	43. A	44. B	45. D	46. E	47. B	48. E
49. C	50. E	51. A	52. B	53. E	54. B	55. B	56. C
57. C	58. B	59. E	60. A	61. E	62. E	—	—

第 9 章 妊娠合并症

> **2019 考试大纲**

①妊娠合并心脏病；②妊娠合并急性病毒性肝炎；③妊娠合并糖尿病。

> **考纲解析**

近 20 年的医师考试中，本章的考试重点是妊娠合并心脏病、糖尿病，执业医师每年考查分数为 1～2 分，助理医师每年考查分数为 0～1 分。

第 1 节 妊娠合并心脏病

一、妊娠对心血管系统的影响

(1) 妊娠期　总血容量于妊娠第 6 周开始增加，32～34 周达高峰。
(2) 分娩期　心脏负担最重的时期。
(3) 产褥期　产后 3 日内仍是心脏负担较重的时期。

二、心脏病的种类和对妊娠的影响

先天性心脏病	妊娠合并心脏病最常见的类型，其中以房间隔缺损最多见
风湿性心脏病	以二尖瓣狭窄最多见
围生期心肌病	指发生于妊娠晚期至产后 6 个月内的扩张型心肌病

【例 1】妊娠合并心脏病，其发病率最高的是
　　A. 先天性心脏病　　　　　　B. 贫血性心脏病　　　　C. 高血压心脏病
　　D. 风湿性心脏病　　　　　　E. 围生期心肌病

三、心功能分级及意义

1. 能否妊娠　决定妊娠合并心脏病孕妇是否可以妊娠，取决于心功能分级。

2. 分级及意义

Ⅰ级	一般体力活动不受限制	可以妊娠
Ⅱ级	一般体力活动轻度受限制，活动后心悸、轻度气短，休息时无症状	
Ⅲ级	一般体力活动明显受限制，休息时无不适，轻微日常活动后感到不适	不宜妊娠
Ⅳ级	一般体力活动受限制，不能进行任何体力活动，休息时有心悸、呼吸困难等心衰表现	

【例 2】对妊娠早期心脏病孕妇能否继续妊娠，最主要的判定依据是
　　A. 病变部位　　B. 心功能分级　　C. 心脏病种类　　D. 孕妇年龄　　E. 胎儿大小

【例 3】28 岁，女性，风湿性心脏病、二尖瓣狭窄病史 5 年。平时不用药，登三楼无明显不适。孕 5 月起活动时常有轻度心慌、气促。现孕 38 周，因心悸、咳嗽，夜间不能平卧，心功能Ⅲ级而急诊入院。在制订治疗计划时，最佳的方案是
　　A. 积极控制心衰后终止妊娠　　　　　B. 积极控制心衰，同时行剖宫产术
　　C. 积极控制心衰，同时行引产术　　　D. 适量应用抗生素后继续妊娠
　　E. 纠正心功能，等待自然临产

四、处　理

1. 妊娠期

(1) 一般处理　不宜妊娠的心脏病孕妇，应在妊娠 12 周前行人工流产。妊娠超过 12 周时，应密切监护，积极防治心力衰竭，以安全度过妊娠与分娩。定期产前检查能及早发现心衰的早期征象。妊娠 20 周前，应每 2 周进行 1 次产前检查；妊娠 20 周后，尤其是 32 周后，发生心力衰竭的概率增加，产前检查应每周 1 次。发现早期心力衰竭征象应立即住院。孕期经过顺利也应提前住院待产。

(2) 防治心力衰竭　保证充分休息，每天至少 10 小时睡眠。避免过劳及情绪激动。限制体重过度增长，整个孕期以不超过 12 kg 为宜。保证合理的高蛋白、高维生素和铁剂的补充。及时治疗心力衰竭。不主张预防性应用洋地黄，早期心力衰竭给予疗效和排泄较快的制剂，如地高辛 0.25 mg，每天 2 次口服，2～3 天后可根据临床效果改为每天 1 次；不主张用饱和量，以备心力衰竭加重时抢救用药，病情好转即停药。妊娠晚期发生

心力衰竭,原则是待心力衰竭控制后再行产科处理,应放宽剖宫产指征。

2. 分娩期与妊娠晚期 应提前选择好适宜的分娩方式。

(1) 经阴道分娩及分娩期处理 仅适用于心功能Ⅰ~Ⅱ级、胎儿不大、胎位正常、宫颈条件良好的孕妇,在严密监护下经阴道分娩。

(2) 剖宫产 对有产科指征及心功能Ⅲ~Ⅳ级者,均应择期剖宫产。近年主张对心脏病产妇放宽剖宫产指征。不宜再妊娠者,可同时行输卵管结扎术。

3. 产褥期 产后3天,尤其是产后24小时内,仍是发生心力衰竭的危险时期,产妇需充分休息并密切监护。产后出血、感染和血栓栓塞是严重的并发症,极易诱发心力衰竭,应重点预防。心功能Ⅲ级及以上者,不宜哺乳。不宜再妊娠者,可在产后1周行绝育术。

【例4】心脏病产妇胎儿娩出后应立即
A. 腹部放置沙袋　　　　B. 静脉注射麦角新碱　　　C. 鼓励下床活动
D. 抗感染　　　　　　　E. 行绝育手术

【例5】初孕妇,25岁。现妊娠9周。半年前曾因感冒诱发心力衰竭。查体:心率110次/分,心尖部闻及舒张期杂音,肝肋下可触及。该患者正确的处理措施是
A. 继续妊娠,不需特殊治疗　　　　B. 继续妊娠,增加产前检查次数
C. 终止妊娠,行钳刮术　　　　　　D. 继续妊娠,需口服地高辛　　　E. 终止妊娠,行负压吸引术

第2节　妊娠合并急性病毒性肝炎

一、概　述

病毒性肝炎由多种肝炎病毒引起,分为甲型、乙型、丙型、丁型、戊型、庚型病毒性肝炎等。其中,以乙型肝炎最常见,重症肝炎是我国孕产妇死亡的主要原因。

【例6】孕产妇死亡率较低的疾病是
A. 妊娠期高血压疾病　　　　B. 产后出血　　　　C. 产褥感染
D. 妊娠合并糖尿病　　　　　E. 妊娠合并肝炎

二、病毒性肝炎对妊娠的影响

(1) 妊娠反应　妊娠早期病毒性肝炎可使妊娠反应加重,流产、胎儿畸形发生率约高2倍。

(2) 出血　妊娠晚期合并急性病毒性肝炎可使妊娠期高血压疾病及产后出血的发生率增高。重症肝炎发生率较高,早产、死胎、死产的发生率均明显增高,新生儿患病率及死亡率也增高。

三、肝炎病毒的母婴垂直传播

甲型肝炎病毒不能通过胎盘传给胎儿,乙型、丙型、丁型肝炎病毒母婴传播是传播的主要途径。

四、临床表现及检查

(1) 表现　妊娠期出现不能用早孕反应或其他原因解释的消化系统症状,如食欲减退、恶心等。

(2) 体征　妊娠早中期可触及肝大,并有肝区叩击痛。

(3) 检查　血清ALT、血清胆红素增高,尿胆红素阳性。

例7~8共用题干

28岁,孕34周。10天前开始感觉乏力,食欲差。近5天病情加重,伴呕吐、巩膜发黄、神志欠清而入院。血压135/90 mmHg,ALT 35 U/L,胆红素176 μmol/L,尿蛋白(—)。

【例7】首先选择的检查是
A. 全血细胞计数　B. 碱性磷酸酶　C. 胆酸　D. 肝炎病毒抗原抗体七项　E. 血糖

【例8】最佳诊断是
A. 妊娠脂肪肝　　　　　B. 妊娠肝内胆汁淤积症　　　　C. 妊娠高血压肝损害
D. 药物性肝损害　　　　E. 妊娠合并重症肝炎

五、处　理

1. 一般处理 妊娠期轻症肝炎处理与非孕患者相同。有黄疸者应立即住院,按重症肝炎处理。

2. 保肝治疗 妊娠期重症肝炎保肝治疗,预防及治疗肝性脑病,防治凝血功能障碍。

3. 产科处理

(1) 妊娠期　早期患急性肝炎,轻症积极治疗,继续妊娠;慢性活动性肝炎,适当治疗后应终止妊娠。中

晚期患急性肝炎,尽量避免终止妊娠,避免手术,药物对肝的影响。加强母儿监护,适时终止妊娠。

(2) 分娩期　经阴道分娩会增加胎儿感染病毒的概率,故主张剖宫产。经阴道分娩应尽量避免损伤和擦伤,宫口开全后可行胎头吸引术或产钳术助产,缩短第二产程。重症肝炎经控制 24 小时后剖宫产终止妊娠。

(3) 产褥期　不宜哺乳者应及早回奶。回奶禁用雌激素及对肝有损害的药物,可口服生麦芽或乳房外敷芒硝。

【例9】初产妇,28 岁,妊娠 34 周。恶心、呕吐,腹胀,黄疸轻度,乏力,诊断为妊娠合并急性乙型病毒性肝炎。该患者的治疗是

A. 立即隔离、保肝治疗　　　　　　B. 立即剖宫产　　　　　　C. 无需特殊处理,等至顺产
D. 人工引产　　　　　　　　　　　E. 严密监护下继续妊娠

【例10】初孕妇,26 岁,妊娠 36 周,恶心、呕吐进行性加重 5 天,明显黄疸 3 天。血丙氨酸氨基转移酶及血清胆红素明显增高,乙肝表面抗原(+)。该患者最佳的处理措施是

A. 卧床休息,口服保肝药物,继续妊娠　　　　B. 隔离、保肝治疗,继续妊娠,密切观察
C. 立即行剖宫产　　　　　　　　　　　　　　D. 治疗 1 周,肝功能无明显好转终止妊娠
E. 积极治疗 24 小时后终止妊娠

六、预　防

1. 加强围生期保健　重视孕期监护,加强营养,摄取高蛋白、高碳水化合物和高维生素食物。将肝功能及肝炎病毒血清标志物检测列为产前常规检测项目,并定期复查。

2. 预防乙肝病毒母婴传播应从妊娠前开始　患急性肝炎的妇女至少应于肝炎痊愈后半年,最好 2 年后再妊娠。HBsAg 及 HBeAg 阳性孕妇分娩时应注意隔离,防止产程延长、胎儿窘迫、羊水吸入、软产道裂伤等。丙型肝炎尚无特异的免疫方法,减少医源性感染是预防丙肝的重要环节。

第3节　妊娠合并糖尿病

一、概　述

妊娠期间的糖尿病有两种:一种为妊娠前已有糖尿病的患者妊娠,称糖尿病合并妊娠;另一种为妊娠前糖代谢正常或有潜在糖耐量减退,妊娠期才出现或发现糖尿病,称妊娠期糖尿病。

二、妊娠期糖代谢的特点

1. 孕妇血浆葡萄糖水平随妊娠进展而降低,系因　①胎儿从母体获取葡萄糖增加;②孕期部分孕妇排糖量增加;③雌激素和孕激素增加母体对葡萄糖的利用。

2. 孕妇空腹血糖较非孕妇低,孕妇长时间空腹易发生低血糖及酮症酸中毒　到妊娠中晚期,孕妇体内抗胰岛素样物质增加,使孕妇对胰岛素的敏感性随孕周增加而下降。为维持正常糖代谢水平,胰岛素需求量增加,胰岛素分泌受限的孕妇于妊娠期不能代偿这一生理变化而导致血糖升高,使原有糖尿病加重或出现妊娠期糖尿病。

三、妊娠与糖尿病的相互影响

高血糖可使胚胎发育异常,易发生流产和早产,甚至导致胎儿死亡。未能很好控制血糖的孕妇易发生感染。羊水过多、巨大胎儿发生率明显增高,容易发生糖尿病酮症酸中毒。胎儿畸形发生率增高。妊娠容易导致糖尿病酮症酸中毒。新生儿呼吸窘迫综合征、低血糖发生率增高。

四、临床表现及诊断

1. 有糖尿病高危因素　糖尿病家族史、年龄≥30 岁、肥胖、巨大儿分娩史、无原因反复流产史、死胎、死产、足月新生儿呼吸窘迫综合征分娩史、胎儿畸形史等。

2. 临床表现　妊娠期有三多症状(多饮、多食、多尿),或外阴阴道念珠菌感染反复发作,孕妇体重≥90 kg,妊娠并发羊水过多或巨大胎儿者,应警惕合并糖尿病的可能。

五、辅助检查

1. 尿糖测定　尿糖阳性应做空腹血糖检查及糖筛查试验。

2. 空腹血糖测定　两次或两次以上空腹血糖≥5.8 mmol/L 者,可诊断为糖尿病。

3. 糖筛查试验　妊娠 24~28 周行妊娠期糖尿病筛查。50 g 葡萄糖粉溶于 200 mL 水中,5 分钟内服完,其后 1 小时血糖≥7.8 mmol/L 为糖筛查阳性。查空腹血糖异常可诊断为糖尿病,空腹血糖正常再行葡萄糖耐量试验。

4. 葡萄糖耐量试验　我国多采用 75 g 糖耐量试验。空腹 12 小时后,口服葡萄糖 75 g。正常上限为空腹 5.6 mmol/L,1 小时 10.3 mmol/L,2 小时 8.6 mmol/L,3 小时 6.7 mmol/L。其中有 2 项或 2 项以上达到或超

过正常值,可诊断为妊娠期糖尿病。仅1项高于正常值,诊断为糖耐量异常。

5. 分级 依据发生糖尿病的年龄、病程、是否存在血管并发症等进行分期,有助于判断病情严重程度及预后。

A级	妊娠期出现或发现的糖尿病
B级	显性糖尿病,20岁以后发病,病程<10年
C级	发病年龄10~19岁,或病程10~19年
D级	10岁前发病,或病程≥20年,或合并单纯性视网膜病
F级	糖尿病性肾病
R级	眼底有增生性视网膜病变或玻璃体积血
H级	冠状动脉粥样硬化性心脏病
T级	有肾移植史

六、治 疗

1. 糖尿病患者可否妊娠的指标
(1) 糖尿病患者于妊娠前应确定糖尿病严重程度。D、F、R级糖尿病不宜妊娠,已妊娠者应尽早终止。
(2) 器质性病变较轻、血糖控制良好者,可在积极治疗、密切监护下继续妊娠。

2. 孕期母儿监护 妊娠早期妊娠反应防止发生低血糖。妊娠20周时胰岛素需要量开始增加,需及时调整。每月测定肾功能及糖化血红蛋白含量,同时进行眼底检查。妊娠32周以后应每周检查1次。注意血压、水肿、尿蛋白情况。注意对胎儿发育、胎儿成熟度及胎盘功能等进行监测,必要时及早住院。

3. 分娩时机 原则上应尽量推迟终止妊娠的时机,血糖控制良好者,应等待至妊娠38~39周终止妊娠;血糖控制不满意者,应及早抽取羊水,了解胎肺成熟情况,并注入地塞米松促胎肺成熟,胎肺成熟后应终止妊娠。

4. 分娩方式 妊娠合并糖尿病本身不是剖宫产指征,有巨大胎儿、胎盘功能不良、胎位异常或其他产科指征者,应行剖宫产。对糖尿病病程>10年,伴有视网膜病变及肾功能损害、重度子痫前期、有死胎、死产史的孕妇,应放宽剖宫产指征。

5. 产后处理 产褥期胰岛素用量应减少至分娩前1/3~1/2,并根据产后空腹血糖值调整用量。多数在产后1~2周用量逐渐恢复至孕前水平。

例11~13共用题干

经产妇,31岁,现妊娠35周。查体:BP 120/80 mmHg,宫底35 cm,胎心136次/分,空腹血糖6.2 mmol/L,血糖(+)。2年前因妊娠8个月死胎进行引产术。

【例11】对该患者最有意义的辅助检查是
  A. 葡萄糖耐量试验   B. 血常规   C. 尿常规   D. 尿雌三醇   E. 血生化检查

【例12】经控制饮食后2周。空腹血糖6.1 mmol/L,胎心136次/分,无应激试验无反应型。此时最恰当的措施是
  A. 左侧卧位   B. 间断吸氧   C. 自动胎动计数   D. 立即终止妊娠   E. 胎儿生物物理评分

【例13】对该产妇分娩的新生儿,不必要的处理是
  A. 检查血糖值   B. 按早产儿处理   C. 监测血钙值   D. 定时滴服葡萄糖   E. 加压吸氧

➤ **参考答案**如下,详细答案参见2019版《国家临床执业及助理医师资格考试精选真题考点精析》。

1. A	2. B	3. B	4. A	5. E	昭昭老师提示:
6. E	7. D	8. E	9. A	10. D	关注官方微信,获得第一手考试资料。
11. A	12. D	13. B	—	—	

第10章 遗传咨询、产前检查、产前诊断

➤ **2019考试大纲**
①遗传咨询的目的、对象、程序;②产前筛查常用方法;③产前诊断适应证、方法。

➤ **考纲解析**
近20年的医师考试中,本章的考试重点是产前筛查常用方法,执业医师每年考查分数为1~2分,助理医

师每年考查分数为0～1分。

一、概　述

出生缺陷是指出生前已经存在(在出生前或生后数年内可以发现)的结构或功能异常。出生缺陷的预防可分三级：一级预防是受孕前干预，防止出生缺陷胎儿的产生；二级预防是产前干预，是在出生缺陷胎儿发生之后，通过各种手段检测出严重缺陷的胎儿，阻止其出生；三级预防是出生后干预，在缺陷儿出生之后，及时检测诊断，给予适当治疗，防止致残。遗传咨询、产前遗传学筛查和产前诊断是出生缺陷一级和二级防治的主要方法。

二、遗传咨询的目的、对象、程序

1. 目　的　及时确定遗传性疾病患者和携带者，并对其生育患病后代的风险进行预测，商讨应采取的预防措施，从而减少遗传病儿的出生，降低遗传性疾病的发生率。

2. 对　象　①有遗传病或先天畸形的家族史或生育史；②子女不明原因智力低下；③不明原因反复流产、死胎、死产或新生儿死亡；④孕期接触不良环境及患某些慢性病；⑤常规检查或常见遗传病筛查发现异常；⑥其他需要咨询的情况，如婚后多年不育，或孕妇年龄>35岁。

3. 程　序

(1) 通过家系调查、家谱分析、临床表现和实验室检查等手段，对遗传性疾病的影响进行正确的估计。

(2) 确定遗传方式，评估遗传风险。

(3) 提出医学建议，必须确信咨询者充分理解提出的各种选择。面临较高风险时，通常有如下选择：①不能结婚；②暂缓结婚；③可以结婚，但禁止生育和限制生育。

三、产前筛查常用方法

1. 产前筛查的常用方法　羊膜腔穿刺行羊水检查、绒毛活检、羊膜腔胎儿造影、胎儿镜检查、超声检查、经皮脐静脉穿刺取胎血检测、胎儿心动图、磁共振成像等。

2. 注　意　用母体血进行筛查意义不大。

四、产前诊断的对象和方法

1. 产前诊断的对象　35岁以上的高龄孕妇；生育过染色体异常儿的孕妇；夫妇一方有染色体平衡易位；生育过无脑儿、脑积水、脊柱裂、唇腭裂、先天性心脏病儿者，其子代再发生概率增加；性连锁隐性基因携带者，男性胎儿有1/2发病，女性胎儿有1/2携带者，应行胎儿性别预测；夫妇一方有先天性代谢疾病，或已生育过患儿的孕妇；在妊娠早期接触过化学毒物、放射性物质，或严重病毒感染的孕妇；有遗传性家族史或近亲婚配史的孕妇；原因不明的流产、死产、畸胎或有新生儿死亡史的孕妇；本次妊娠有羊水过多、羊水过少、发育受限等，疑有畸胎的孕妇。

2. 常用方法

(1) 观察胎儿结构　利用超声检查、X线检查、胎儿镜检查、磁共振成像等，观察胎儿有无畸形。

(2) 染色体核型分析　利用羊水、绒毛、胎儿细胞培养，检测胎儿染色体疾病。

(3) 基因检测　利用胎儿DNA分子杂交、限制性内切酶、聚合酶链反应技术、原位荧光杂交等技术，检测胎儿基因的核苷酸序列，诊断胎儿基因疾病。

(4) 检测基因产物　利用羊水细胞、绒毛细胞或血液，进行蛋白质、酶和代谢产物检测，诊断胎儿神经管缺陷、先天性代谢疾病等。

第11章　异常分娩

> **2019考试大纲**

①产力异常；②产道异常；③胎位异常。

> **考纲解析**

近20年的医师考试中，本章的考试重点是产力异常、产道异常、胎位异常，执业医师每年考查分数为1～2分，助理医师每年考查分数为0～1分。

第1节　产力异常

产力是分娩的动力，以子宫收缩力为主，贯穿于分娩全过程。产力异常分为子宫收缩乏力和子宫收缩过强。

子宫收缩力异常	子宫收缩乏力	协调性(低张性)	原发性、继发性
		不协调性(高张性)	—
	子宫收缩过强	协调性	急产(无阻力时)
			病理性缩复环(有阻力时)
		不协调性	强制性子宫收缩(全子宫收缩)
			子宫痉挛性狭窄环(局部子宫肌收缩)

一、子宫收缩乏力

1. 病因

(1) 头盆不称或胎位异常　最常见的原因,肩先露、臀先露,不能紧贴子宫下段及宫颈内口,不能引起反射性子宫收缩,导致继发性宫缩乏力。

(2) 子宫局部因素　子宫肌纤维过度伸展(如多胎妊娠、巨大胎儿、羊水过多等)导致子宫肌纤维失去正常收缩能力。

(3) 精神因素　产妇恐惧及精神过度紧张,使大脑皮质功能紊乱,待产时间长,睡眠减少,疲乏、膀胱充盈、临产后进食不足以及过多地消耗体力,水电解质紊乱,均可导致宫缩乏力。

(4) 内分泌失调　临产后产妇体内催产素、乙酰胆碱和前列腺素合成和释放不足,或子宫对促进子宫收缩的物质敏感性降低,以及雌激素不足致催产素受体量少,均可导致宫缩乏力。

(5) 药物影响　产程早期使用大剂量解痉、镇静、镇痛剂及宫缩抑制剂等,可使宫缩受到抑制。

2. 临床表现

(1) 协调性宫缩乏力

① 特点　宫缩的节律性、对称性和极性均正常,但收缩力弱,持续时间短,间歇期长且不规律,宫缩<2次/10分钟。当宫缩高峰时,宫体隆起,手指压宫底部肌壁出现凹陷,多属继发性宫缩乏力,临产早期宫缩正常,于第一产程活跃期后期或第二产程时宫缩减弱,对胎儿影响不大。

② 治疗　可用催产素治疗。

(2) 不协调性宫缩乏力

① 特点　多见于初产妇,特点是宫缩极性倒置,宫缩兴奋来自子宫下段一处或多处冲动,子宫收缩波由下向上扩散,收缩波小而不规律,频率高,节律不协调。宫腔内压力达 20 mmHg,子宫下段强于宫底部,宫缩间歇期子宫壁不完全松弛,这种宫缩不能使宫口如期扩张、不能使胎先露部如期下降,属无效宫缩,多为原发性宫缩乏力,多有头盆不称和胎位异常。

② 表现　产妇自觉下腹部持续疼痛、拒按、烦躁不安,严重者出现脱水、电解质紊乱、肠胀气、尿潴留。胎儿胎盘循环障碍,出现胎儿宫内窘迫。

③ 产科检查　下腹部有压痛,胎位触不清,胎心不规律,宫口扩张早期缓慢或停滞,胎先露部下降延缓或停滞,潜伏期延长。

④ 治疗　禁用催产素治疗。

【例1】初孕妇,26 岁。妊娠40周,宫缩持续40秒,间歇 5～6 分钟,强度中等,胎心率 154 次/分,胎头先露已 1 小时无进展,阴道检查无异常。应诊断为

A. 协调性宫缩乏力　　　　　B. 不协调性宫缩乏力　　　　C. 骨产道异常
D. 胎位异常　　　　　　　　E. 胎儿窘迫

例2~3 共用选项

A. 肌内注射哌替啶　　　　　B. 静脉滴注催产素　　　　　C. 人工破膜
D. 剖宫产术　　　　　　　　E. 阴道内应用前列腺素栓

【例2】协调性子宫收缩乏力时应采用的治疗是

【例3】不协调性子宫收缩乏力时应采用的治疗是

3. 产程曲线异常

(1) 潜伏期延长　从临产规律宫缩开始至宫口扩张 3 cm 称潜伏期。初产妇约需 8 小时,最大时限 16 小时,超过 16 小时称潜伏期延长。

(2) 活跃期延长　从宫口扩张 3 cm 开始至宫口开全称活跃期。初产妇约需 4 小时,最大时限 8 小时,若

超过 8 小时,称活跃期延长。

(3) 活跃期停滞　进入活跃期后,宫口不再扩张达 4 小时以上。

(4) 第二产程延长　初产妇超过 2 小时,经产妇超过 1 小时尚未分娩。

(5) 胎头下降延缓　活跃期晚期及第二产程,胎头下降速度初产妇＜1.0 cm/h,经产妇＜2.0 cm/h。

(6) 胎头下降停滞　减速期后期胎头停滞在原处不下降达 1 小时以上。

(7) 滞产　总产程超过 24 小时,称为滞产。

产程	时限	昭昭老师速记
潜伏期延长	＞16 小时称潜伏期延长	余则成"潜伏""16"年
活跃期延长	宫口扩张 3 cm 以后,＞8 小时	"爸爸 8"很"活跃"
活跃期停滞	进入活跃期后,宫口不再扩张达 4 小时以上	"至(滞)""死(4)"不渝
第二产程延长	初产妇＞2 小时	第 2＝2
胎头下降延缓	胎头下降速度初产妇＜1.0 cm/h,经产妇＜2.0 cm/h	"下降""1"级别
滞产	总产程＞24 小时	超过 1 天就是滞产

【例 4】初产妇第一产程潜伏期延长是指潜伏期超过
A. 8 小时　　B. 10 小时　　C. 12 小时　　D. 16 小时　　E. 18 小时

【例 5】初产妇第一产程活跃期延长是指活跃期超过
A. 8 小时　　B. 12 小时　　C. 10 小时　　D. 4 小时　　E. 6 小时

【例 6】29 岁初产妇,妊娠 39 周。晨 4 时临产,10 时宫口开大 3 cm,20 时宫口开大 7 cm。应诊断为
A. 潜伏期延长　B. 活跃期延长　C. 活跃期停滞　D. 第二产程停滞　E. 第二产程延长

【例 7】初产妇活跃期停滞是指进入活跃期后,宫颈口不再扩张超过
A. 1 小时　　B. 1.5 小时　　C. 2 小时　　D. 2.5 小时　　E. 4 小时

4. 治　疗

(1) 协调性宫缩乏力

① 第一产程

第一,潜伏期。＜16 小时,一般观察,不能人工破膜和使用催产素。

第二,活跃期。宫口开大≥3 cm,人工破膜或使用催产素。

人工破膜	适用于宫缩正常,产程延长,宫口扩张 3 cm,此时可用人工破膜
催产素	适用于协调性宫缩乏力,宫口扩张 3 cm,胎心良好,胎位正常,头盆相称者

第三,地西泮静脉推注。地西泮能使宫颈平滑肌松弛,软化宫颈,促进宫口扩张,适用于宫口扩张缓慢及宫颈水肿时。

② 第二产程

第一,催产素。宫缩减弱,乏力。

第二,产钳助产。胎头位于坐骨棘以下(S＞＋3)。

第三,剖宫产。头盆不称、未入盆、胎儿宫内缺氧。

③ 第三产程　为预防产后出血,当胎儿前肩娩出时,静脉推注麦角新碱 0.2 mg 或催产素 10 U,并同时静脉滴注催产素 10～20 U,使宫缩增强。

【例 8】初产妇,23 岁。规律宫缩 10 小时,连续观察 2 小时,宫口由 6 cm 开大至 7 cm,抬头＋1,胎心 140 次/分。恰当的处理应为
A. 严密观察产程进展　　　B. 肌内注射哌替啶　　　C. 静脉滴注催产素
D. 立即行人工破膜　　　　E. 立即行剖宫术

【例 9】24 岁,初产妇。妊娠 38 周,规律宫缩 7 小时,血压 110/70 mmHg,骨盆不小,预测胎儿体重为 2 800 g,枕左前位,胎心良,肛诊宫口开大 4 cm,S＝0。本例正确的处理应是
A. 不需干涉产程进展　　　B. 人工破膜　　　C. 静脉患者 25% 硫酸镁 16 mL
D. 静脉滴注催产素　　　　E. 静脉推注地西泮 10 mg

例 10～11 共用选项
A. 手术助产缩短第二产程　　B. 人工破膜　　C. 剖宫产
D. 严密监护下继续妊娠　　　E. 静脉滴注催产素引产

【例10】风湿性心脏病孕妇,妊娠38周,心衰治疗后心率110次/分,能平卧,胎心140次/分。恰当的处理是

【例11】初孕妇,妊娠36周,无痛性阴道少量流血3天,胎心136次/分,宫口开大5 cm,胎膜未破,胎头+1。恰当的处理是

【例12】初孕妇,24岁。规律宫缩12小时,羊膜囊完整,胎头S+1,胎心140次/分。对该患者的处理是
A. 立即行人工破膜　　B. 无需处理　　C. 立即剖宫产　　D. 静脉滴注催产素　　E. 会阴剪切

例13～14 共用题干
25岁初产妇,妊娠40周。规律宫缩4小时,枕左前位,估计胎儿体重3 000 g,胎心140次/分。阴道检查:宫口开大3 cm,未破膜,S=+1,骨盆外测量未见异常。

【例13】此时恰当的处理应是
A. 哌替啶肌内注射　　B. 人工破膜　　C. 等待自然分娩　　D. 静脉滴注催产素　　E. 行剖宫产术

【例14】若此后宫缩逐渐减弱,产程达16小时,胎膜已破,宫口开大7 cm,则恰当的处理应是
A. 静注地西泮　　　　　　　　B. 肌内注射催产素　　　　　C. 静脉滴注催产素
D. 静脉注射麦角新碱　　　　　E. 立即行剖宫产术

【例15】初产妇,35岁。妊娠40周,出现规律宫缩12小时,枕右前位,宫口开大6 cm,S=0,阴道流出黄绿色羊水。胎心100次/分。本例恰当的处理措施是
A. 吸氧,观察产程进展　　　　B. 吸氧同时剖宫产　　　　　C. 静脉滴注催产素
D. 胎头吸引助产　　　　　　　E. 产钳助产

【例16】协调性子宫收缩乏力行人工破膜适用的临床情况是
A. 臀先露,宫口开大2 cm　　B. 足先露,宫口开大4 cm　　C. 枕先露,S=0,宫口开大4 cm
D. 肩先露,宫口开大3 cm　　E. 胎头高直后位,宫口开大2 cm

(2) 不协调性宫缩乏力
① 治疗　调节宫缩,恢复其极性,给予哌替啶100 mg,吗啡10～15 mg肌内注射或地西泮10 mg静脉推注,醒后多能恢复为协调性宫缩。
② 注意　严禁应用催产素。经上述处理,不协调性宫缩乏力未能得到纠正,出现胎儿窘迫征象,或头盆不称,均应行剖宫产术。

例17～19 共用题干
女,24岁。足月妊娠临产10小时,宫口扩张2 cm。自觉下腹部持续疼痛,孕妇烦躁不安,疼痛喊叫,宫缩频率高,子宫下段收缩最强。

【例17】患者初步诊断是
A. 不协调性宫缩乏力　　　　B. 协调性宫缩乏力　　　　C. 骨盆狭窄
D. 胎位不正　　　　　　　　E. 正常分娩

【例18】患者最常见的原因是
A. 羊水过多　　B. 头盆不称　　C. 多胎妊娠　　D. 巨大胎儿　　E. 子宫畸形

【例19】此时应首选的措施是
A. 静脉滴注催产素　　　　　B. 行剖宫产　　　　　　　C. 肌内注射哌替啶
D. 人工破膜　　　　　　　　E. 无需任何处理

二、子宫收缩过强

1. 分类
子宫收缩过强分为协调性子宫收缩过强和不协调性子宫收缩过强。
(1) 协调性子宫收缩过强　又分为无阻力时的急产和有阻力时的病理缩复环。
(2) 不协调性子宫收缩过强　又分为全部子宫肌收缩的强直性子宫收缩和局部子宫肌收缩的子宫痉挛性狭窄环。

2. 表现
(1) 协调性子宫收缩过强
① 急产　宫缩的节律性、对称性和极性均正常,仅子宫收缩力过强、过频。产道无阻力,宫口迅速开全,宫口扩张速度>5 cm/h(初产妇)或10 cm/h(经产妇),总产程<3小时。
② 病理缩复环　伴头盆不称、胎位异常或瘢痕子宫,出现病理缩复环甚或子宫破裂。

(2) 不协调性子宫收缩过强

① 强直性子宫收缩 几乎均由外界因素异常所致。子宫强力收缩,宫缩间歇期短或无间歇。产妇烦躁不安,持续性腹痛,拒按。胎位触不清,胎心不清。有时可出现病理缩复环、肉眼血尿等先兆子宫破裂征象。

② 子宫痉挛性狭窄环 子宫壁局部肌肉呈痉挛性、不协调性收缩所致的环状狭窄,持续不放松。产妇持续性腹痛,烦躁不安,宫颈扩张缓慢,胎先露部下降停滞,胎心时快时慢。阴道检查在宫腔内触及不随宫缩上升的、较硬、无弹性的狭窄环。

3. 治 疗

(1) 协调性子宫收缩过强 有急产史的孕妇,在预产期前1~2周应提前住院待产。临产后不应灌肠。提前做好接产及抢救新生儿窒息的准备。胎儿娩出时,勿使产妇向下屏气。产后仔细检查宫颈、阴道、外阴,有撕裂应及时缝合。未消毒接产应给予抗生素预防感染。

(2) 不协调性子宫收缩过强 强直性子宫收缩应及时给予宫缩抑制剂,仍不能缓解时应行剖宫产术。子宫痉挛性狭窄环应停止阴道内操作及停用催产素,给予镇静剂。狭窄环仍不能缓解、宫口未开全、胎先露部高浮或出现胎儿窘迫征象时,均应立即剖宫产。

【例20】初产妇,26岁。妊娠39周。分娩过程中自觉下腹部持续疼痛,拒按,烦躁不安。产科检查:下腹部压痛,胎位触不清,胎心不规律,宫口停止扩张,胎先露部下降停止。诊断为"高张性宫缩乏力"。下列处理错误的是

　　A. 处理原则是调节子宫收缩,恢复正常节律及其极性　　B. 立即静脉注射催产素
　　C. 经上述处理未能得到纠正者,均应行剖宫产术　　D. 给予强镇静剂
　　E. 若不协调宫缩已被控制,但宫缩仍弱,可静脉滴注催产素

第2节 产道异常

一、骨产道异常

1. 狭窄骨盆的分类

(1) 骨盆入口平面 常见于扁平骨盆,以骨盆的入口平面前后径狭窄为主。主要以对角径和骨盆入口前后径为标准,包括单纯扁平骨盆和佝偻病性扁平骨盆。

分级	指标
Ⅰ级为临界性狭窄	对角径11.5 cm 或骨盆前后径10 cm,多数可以经过阴道自然分娩
Ⅱ级为相对性狭窄	对角径10.0 cm 或骨盆前后径11.0 cm,阴道分娩难度明显增加
Ⅲ级为绝对性狭窄	对角径≤9.5 cm 或骨盆前后径≤8 cm,必须剖宫产结束妊娠

【例21】属于骨盆狭窄的径线是

　　A. 髂棘间径24 cm　　　　　　B. 骶耻外径19 cm　　　　　　C. 骨盆入口前后径10 cm
　　D. 坐骨棘间径10 cm　　　　　E. 坐骨结节间径7.5 cm,出口后矢状径8 cm

【例22】胎头于临产后迟迟不入盆,骨盆测量径线最有价值的是

　　A. 髂棘间径　　B. 髂嵴间径　　C. 骶耻外径　　D. 坐骨棘间径　　E. 对角径

【例23】30岁初产妇,妊娠40周。宫缩规律,枕左前位,胎心率正常,肛查宫口开大2 cm,胎头未衔接。符合本产妇实际情况的骨盆测量数值应是

　　A. 骶耻外径17 cm　　　　　　B. 髂棘间径24 cm　　　　　　C. 髂嵴间径27 cm
　　D. 坐骨棘间径10 cm　　　　　E. 坐骨结节间径8.5 cm

【例24】下列属于剖宫产绝对指征的是

　　A. 骶耻外径15.5 cm　　　　　B. 枕后位　　　　　　　　　　C. 持续性臀后位
　　D. 部分性前置胎盘　　　　　　E. 完全臀先露

(2) 中骨盆平面狭窄 较入口平面狭窄更常见,主要见于男型骨盆和类人猿骨盆,以坐骨棘间径及中骨盆后矢状径狭窄为主。

分级	指标
Ⅰ级为临界性狭窄	坐骨棘间径10 cm,坐骨棘间径加中骨盆后矢状径为13.5 cm
Ⅱ级为相对性狭窄	坐骨棘间径8.8~9.5 cm,坐骨棘间径加中骨盆后矢状径为12.0~13.0 cm

分级	指标
Ⅲ级为绝对性狭窄	坐骨棘间径≤8.0 cm,坐骨棘间径加中骨盆后矢状径为11.5 cm

【例25】初产妇,26岁。妊娠39周,出现规律宫缩17小时,查宫口扩张4 cm,持续枕左横位,S=0,胎心140次/分。与目前产程进展相符的骨盆测量结果是

A. 骶耻外径19 cm　　　　　B. 坐骨棘间径9 cm　　　　C. 髂嵴间径26 cm

D. 坐骨结节间径8.5 cm　　 E. 髂棘间径24 cm

【例26】与中骨盆狭窄无关的是

A. 坐骨切迹宽度　　　　　　B. 骶尾关节活动度　　　　C. 坐骨棘间径

D. 骨盆侧壁倾斜度　　　　　E. 骶骨弯曲度

(3) 骨盆出口平面狭窄　主要见于男型骨盆,以坐骨结节间径及骨盆出口后矢状径狭窄为主。

① 出口平面狭窄标准

分级	指标
Ⅰ级为临界性狭窄	坐骨结节间径7.5 cm,坐骨结节间径加出口后矢状径为15.0 cm
Ⅱ级为相对性狭窄	坐骨结节间径6.0~7.0 cm,坐骨结节间径加出口后矢状径为12.0~14.0 cm
Ⅲ级为绝对性狭窄	坐骨结节间径≤5.5 cm,坐骨结节间径加出口后矢状径≤11.0 cm

② 漏斗型骨盆　坐骨切迹<2横指,耻骨弓角度<90°,坐骨结节间径加出口后矢状径<15 cm,为漏斗型骨盆。

③ 横径狭窄骨盆　与类人猿型骨盆类似,骨盆各平面横径均缩短,入口平面呈纵椭圆形。

(4) 均小骨盆　骨盆三个平面均狭窄,小于正常值2 cm,称均小骨盆,多见于身材矮小、体型匀称的妇女。

(5) 畸形骨盆　骨盆失去正常形态及对称性,包括跛行及脊柱侧突所致的偏斜骨盆和骨盆骨折所致的畸形骨盆。

① 偏斜骨盆　骨盆两侧的斜径(一侧髂后上棘与对侧髂前上棘间径)或一侧直径(同侧髂后上棘与髂前上棘间径)之差>1 cm。

② 畸形骨盆　常见于尾骨骨折导致尾骨尖前翘或骶尾关节融合使骨盆出口前后径缩短,导致骨盆出口狭窄而影响分娩。

【例27】初孕妇,25岁。妊娠38周。骨盆外测量:骶耻外径18.5 cm,髂嵴间径27 cm,坐骨结节间径7.5 cm。本例孕妇的骨盆应诊断为

A. 单纯扁平骨盆　　　　　　B. 佝偻病性扁平骨盆　　　C. 均小骨盆

D. 漏斗型骨盆　　　　　　　E. 男型骨盆

【例28】孕妇坐骨结节间径为7 cm时,还应测量

A. 耻骨弓角度　B. 对角径　C. 坐骨棘间径　D. 出口前矢状径　E. 出口后矢状径

2. 治　疗

(1) 骨盆入口平面狭窄的处理

① 绝对性骨盆入口平面狭窄　骨盆入口前后径≤8.0 cm,对角径≤9.5 cm,胎头跨耻征阳性者,足月活胎不能入盆,不能经阴道分娩,应行剖宫产术结束分娩。

② 相对性骨盆入口平面狭窄　骨盆入口前后径8.5~9.5 cm,对角径10.0~11.0 cm,胎头跨耻征可疑阳性者,足月活胎体重<3 000 g,胎心率及产力正常,应试产。胎膜未破者在宫口扩张3 cm时行人工破膜。破膜后宫缩较强,产程进展顺利,多能经阴道分娩。试产2~4小时,胎头仍不能入盆,或伴有胎儿窘迫征象,应及时剖宫产。胎膜已破,为减少感染应当缩短试产时间。

(2) 中骨盆平面狭窄的处理　胎头俯屈及内旋转受阻,易发生持续性枕横位或枕后位。若宫口开全,胎头双顶径达坐骨棘水平或更低(S≥3),可经阴道助产;若胎头双顶径未达坐骨棘水平(S<3),或出现胎儿窘迫征象,应剖宫产。

(3) 骨盆出口平面狭窄的处理　不应试产。出口横径与出口后矢状径之和>15 cm时,多能经阴道分娩;两者之和<15 cm时,足月胎儿不能经阴道分娩,应行剖宫产。

(4) 骨盆三个平面狭窄的处理　主要是均小骨盆。估计胎儿不大,胎位正常,头盆相称,宫缩好,可以试产;胎儿较大,明显头盆不称,胎儿不能通过产道,应尽早剖宫产。

(5) 畸形骨盆的处理　根据畸形程度、狭窄程度、胎儿大小等具体情况分析。若畸形较重,明显头盆不称,应及时行剖宫产术。

【例29】初孕妇,26岁。妊娠40周,规律宫缩8小时,宫缩40～50秒/4～5分钟,胎心140次/分,枕右前位,估计胎儿体重3 500 g,先露－1,宫口开大2 cm。骨盆外测量提示均小骨盆。本例正确的处理措施是
A. 静脉滴注催产素　　　　　　B. 立即行剖宫产术　　　　　C. 肌内注射哌替啶
D. 静脉滴注葡萄糖液　　　　　E. 暂不处理,继续观察

二、软产道异常

1. 概　述
软产道包括阴道、宫颈、子宫及盆底软组织。软产道异常也可导致异常分娩。

2. 分　类

阴道异常	阴道横隔、阴道纵隔、阴道包块等
宫颈异常	宫颈粘连和瘢痕、宫颈坚韧、宫颈水肿及子宫颈癌
子宫异常	子宫畸形、瘢痕子宫
盆腔肿瘤	子宫肌瘤、卵巢肿瘤等

第3节　胎位异常

胎位异常包括胎头位置异常、臀先露及肩先露,是造成难产常见的原因。

一、持续性枕后(横)位

1. 概　述
分娩过程中,胎头以枕后(横)位衔接。胎头枕骨持续不能转向前方,直至分娩后期仍位于母体骨盆后(侧)方,致使分娩困难,称持续性枕后(横)位。

2. 临床表现
临产后胎头衔接较晚,常导致协调性宫缩乏力及宫口扩张缓慢。枕骨持续位于骨盆后方压迫直肠,出现肛门坠胀及排便感,宫口尚未开全,过早使用腹压,易导致宫颈前唇水肿和产妇疲劳,影响产程进展。当阴道口见到胎发,历经多次宫缩屏气不见胎头继续下降时,应想到可能是持续性枕后(横)位。

3. 体格检查
(1) 体征　宫底触及胎臀,胎背偏向母体后(侧)方,在对侧触及胎儿肢体。胎心在脐下一侧偏外方听得最响亮。

(2) 肛门检查或阴道检查　枕后位时肛查盆腔后部空虚。胎头矢状缝位于骨盆斜径上,后囟(枕部)在骨盆左后方为枕左后位,反之为枕右后位。查明胎头矢状缝位于骨盆横径上,后囟在骨盆左侧方为枕左横位,反之为枕右横位。耳郭朝向骨盆后方,诊断为枕后位;耳郭朝向骨盆侧方,诊断为枕横位。

4. 辅助检查
B超检查　根据胎头眼眶及枕部位置,可准确探清胎头位置。

5. 治　疗
持续性枕后位、枕横位在骨盆无异常、胎儿不大时,可以试产。

(1) 第一产程　①潜伏期保证产妇饮食和充分休息,可给予哌替啶或地西泮。②嘱产妇向胎腹方向侧卧。③若宫缩欠佳,应尽早静脉滴注催产素。④活跃期宫口开大3～4 cm,产程停滞可行人工破膜。⑤宫口开全之前,嘱产妇不要过早屏气用力,以免引起宫颈前唇水肿。⑥出现胎儿窘迫征象或每小时宫口开大<1 cm,应行剖宫产术结束分娩。

(2) 第二产程　初产妇已近2小时,经产妇已近1小时,应行阴道检查。①胎头双顶径达坐骨棘平面或更低(S≥3),徒手将胎头枕部转向前方,或自然分娩,或阴道助产(低位产钳术或胎头吸引术)。②胎头位置较高疑有头盆不称,需行剖宫产。

(3) 第三产程　产程延长易发生产后出血。有软产道裂伤应及时修补。产后给予抗生素预防感染。

二、臀先露

1. 概　述
臀先露是最常见的异常胎位,以骶骨为指示点,有骶左(右)前、骶左(右)横和骶左(右)后六种体位。

2. 分 类

单臀先露或腿直臀先露	胎儿双髋关节屈曲,双膝关节直伸,先露臀部,最多见
完全臀先露或混合臀先露	胎儿双髋关节及双膝关节均屈曲,有如盘膝坐,先露臀部和双足,较多见
不完全臀先露	以一足或双足、一膝或双膝、一足一膝为先露,较少见

3. 临床表现

（1）症状 胎臀不能紧贴宫颈,常导致宫缩乏力,宫口扩张缓慢,产程延长。

（2）腹部检查 子宫呈纵椭圆形,宫底触到圆而硬、按压有浮球感的胎头,耻骨联合上方触到不规则、软而宽的胎臀,胎心在脐左（或右）上方听得最清楚。

（3）阴道检查 触及软而不规则的胎臀或触到胎足、胎膝。了解宫口扩张程度及有无脐带脱垂。若胎膜已破能直接触到胎臀、外生殖器及肛门。手指放入肛门内有环状括约肌收缩感,手指取出有胎粪。

【例30】初孕妇,26岁,妊娠38周。主诉肋下有块状物。腹部检查：子宫呈纵椭圆形,胎先露部较软且不规则,胎心在脐上偏左。本例应诊断为

　　A. 枕先露　　　　B. 臀先露　　　　C. 面先露　　　　D. 肩先露　　　　E. 复合先露

4. 辅助检查

B超能准确探清臀先露类型以及胎儿大小和胎头姿势。

5. 治 疗

（1）妊娠期处理

① 妊娠30周前　妊娠30周前臀先露多能自行转为头先露,不需处理。

② 妊娠30周后　妊娠30周后仍为臀先露应予矫正。矫正方法：胸膝卧位、激光照射或艾灸至阴穴；外转胎位术,用于上述矫正方法无效者,于妊娠32～34周进行。

【例31】选用外转胎位术纠正臀先露的最佳时期是

　　A. 妊娠22～24周　　　　B. 妊娠26～28周　　　　C. 妊娠32～34周

　　D. 妊娠34～36周　　　　E. 妊娠38～40周

【例32】初产妇,26岁。妊娠38周,不完全臀先露,胎心良好,胎膜未破,估计胎儿体重>3 800 g。最恰当的处理方法是

　　A. 等待自然分娩　　B. 阴道镜检查　　C. 催产素静脉滴注　　D. 人工破膜　　E. 行剖宫产术

（2）分娩期处理　临产初期进行正确判断,决定分娩方式。

① 剖宫产指征　狭窄骨盆、软产道异常、胎儿体重>3500g、胎儿窘迫、高龄初产、有难产史、不完全臀先露等。

② 决定经阴道分娩的处理

第一产程：应侧卧,不宜站立走动。少做肛查,不灌肠,避免胎膜破裂。一旦破膜立即听胎心。若胎心变慢或变快,应行阴道检查,了解有无脐带脱垂。若有脐带脱垂,胎心尚好,宫口未开全,立即剖宫产。若无脐带脱垂,严密观察胎心及产程进展。为使宫颈和阴道充分扩张,消毒外阴之后,用"堵"外阴法。宫缩时用无菌巾以手掌堵住阴道口,使胎臀下降,待宫口及阴道充分扩张后使胎臀娩出。

第二产程：导尿排空膀胱。初产妇应做会阴侧切术。有三种分娩方式：第一种是自然分娩,胎儿娩出不做任何牵拉,极少见。第二种是臀位助产,当胎臀自然娩出至脐部后,胎肩及后出胎头由接产者协助娩出。脐部娩出后,应在2～3分钟娩出胎头,最长不能超过8分钟。后出胎头娩出用单叶产钳效果佳。第三种是臀牵引术,胎儿全部由接产者牵拉娩出,对胎儿损伤大,应禁止使用。

第三产程：产程延长易并发子宫乏力性出血。胎盘娩出后,肌内注射催产素或麦角新碱防止产后出血。行手术操作及软产道损伤应及时缝合,并给予抗生素预防感染。

三、肩先露

1. 概 述

胎体纵轴与母体纵轴相垂直,胎体横卧于骨盆入口之上,先露为肩,称肩先露,是对母儿最不利的胎位。除死胎及早产儿胎体可折叠娩出外,足月活胎不能经阴道娩出。

2. 临床表现

（1）初始表现　胎肩不能紧贴子宫下段及宫颈内口,易发生宫缩乏力。胎肩对宫颈压力不均,易发生胎膜早破。破膜后羊水外流,胎儿上肢或脐带容易脱出,导致胎儿窘迫甚至死亡。随宫缩加强,胎肩及胸廓一部分

被挤入盆腔内,胎体折叠弯曲,胎颈拉长,上肢脱出于阴道口外,胎头和胎臀仍被阻于骨盆入口上方,形成嵌顿性肩先露。

(2) 后期表现 宫缩继续增强,子宫上段越来越厚。子宫下段被动扩张、越来越薄,子宫上、下段肌壁厚薄悬殊,形成环状凹陷,并随宫缩逐渐升高,可高达脐上,形成病理缩复环,是子宫破裂先兆,若不及时处理,将发生子宫破裂。

【例33】与病理缩复环关系最相关的是
A. 双胎妊娠　　B. 重度先兆子痫　　C. 胎盘早剥　　D. 前置胎盘　　E. 嵌顿性肩先露

【例34】嵌顿性肩先露通常不易引起
A. 病理缩复环　　B. 宫腔内感染　　C. 脐带脱垂　　D. 胎盘早剥　　E. 胎死宫内

3. 腹部检查

(1) 体征 子宫呈横椭圆形、横径宽。宫底部及耻骨联合上方空虚,在母体腹部一侧触到胎头,另侧触到胎臀。肩前位时,胎背朝向母体腹壁,触之宽大、平坦;肩后位时,胎儿肢体朝向母体腹壁,触及不规则小肢体。胎心在脐周两侧听诊最清楚。

(2) 肛门检查或阴道检查 胎膜未破者,肛查不易触及胎先露部。胎膜已破、宫口已扩张者,阴道检查可触及肩胛骨或肩峰、锁骨、肋骨及腋窝。腋窝尖端指向胎儿肩部及头端,据此决定胎头在母体左(右)侧。肩胛骨朝向母体前(后)方决定肩前(后)位。胎头在母体右侧,肩胛骨朝向后方,为肩右后位。胎手脱出于阴道口外,用握手法鉴别胎儿左手或右手,检查者只能与胎儿同侧手相握。例如肩右前位时左手脱出,检查者用左手与胎儿左手相握,余类推。

4. 辅助检查
B超能准确探清肩先露具体胎位。

5. 治疗

(1) 妊娠期处理 妊娠后期发现肩先露应及时矫正。可采用胸膝卧位、激光照射至阴穴。上述矫正方法无效,试行外转胎位术。外转胎位术失败,应提前住院决定分娩方式。

(2) 分娩期处理 根据胎产次、胎儿大小、胎儿是否存活、宫口扩张程度、胎膜是否破裂、有无并发症等,决定分娩方式。

临床特点	处理方式
足月活胎,伴产科指征(如狭窄骨盆、前置胎盘、有难产史等)	临产前剖宫产
初产妇、足月活胎或经产妇、足月活胎	应剖宫产
宫口>5 cm,破膜不久,羊水未流尽	行内转胎位术,转成臀先露,待宫口开全助产娩出
双胎妊娠、足月活胎、第二胎儿肩先露	行内转胎位术
出现先兆子宫破裂或子宫破裂征象,无论胎儿是否存活	应立即剖宫产
胎儿已死,无先兆子宫破裂征象,宫口近开全	行断头术或碎胎术

▶ **参考答案**如下,详细答案参见2019版《国家临床执业及助理医师资格考试精选真题考点精析》。

1. A	2. B	3. A	4. D	5. A
6. B	7. E	8. A	9. A	10. D
11. B	12. A	13. C	14. C	15. B
16. C	17. A	18. B	19. C	20. E
21. C	22. C	23. A	24. A	25. B
26. E	27. D	28. E	29. B	30. B
31. C	32. E	33. E	34. D	—

昭昭老师提示:
关注官方微信,获得第一手考试资料。

第12章　分娩期并发症

▶ **2019 考试大纲**

①子宫破裂;②产后出血;③羊水栓塞;④脐带先露与脐带脱垂。

> **考纲解析**
> 近20年的医师考试中,本章的考试重点是子宫破裂、产后出血及羊水栓塞,执业医师每年考查分数为1~2分,助理医师每年考查分数为0~1分。

第1节 子宫破裂

一、概 述
子宫破裂是指在分娩期或妊娠晚期子宫体部或子宫下段发生破裂,是产科的严重并发症。

二、病 因
梗阻性难产是引起子宫破裂最常见的原因,包括骨盆狭窄、头盆不称、软产道阻塞、胎位异常、巨大胎儿、胎儿畸形等,胎先露下降受阻,子宫强烈收缩,易发生子宫破裂。瘢痕子宫、子宫收缩药物使用不当、分娩前肌内注射催产素、静脉滴注过量催产素、使用前列腺素栓剂、子宫收缩药物使用不当、宫颈口未开全时行产钳或臀牵术,均可引起子宫破裂。

三、分 类
按发生原因,分为自然破裂和损伤性破裂;按破裂部位,分为子宫体部破裂和子宫下段破裂;按破裂程度,分为完全性破裂和不完全性破裂。

四、临床表现
子宫破裂多发生于分娩期,多数分为先兆子宫破裂和子宫破裂两个阶段。

1. 先兆子宫破裂 见于产程长、有梗阻性难产因素的产妇。子宫病理缩复环形成、下腹部压痛、胎心率异常和血尿,是先兆子宫破裂四大主要表现。

子宫强直收缩	产妇烦躁不安、呼吸及心率加快,下腹部剧痛难忍,出现少量阴道流血
病理缩复环	胎头先露部下降受阻,子宫收缩过强,出现子宫体部肌肉增厚变短,子宫下段肌肉变薄拉长,在两者之间形成环状凹陷。此环可上升至肚脐水平或肚脐上方,压痛明显
血尿	膀胱受压充血,出现排尿困难及血尿
胎心	宫缩过强,导致胎儿触摸不清,胎心率加快或减慢,或听诊不清

【例1】初产妇,26岁,妊娠40周。临产后10小时出现烦躁不安,自述下腹痛难忍。检查:腹部见病理缩复环,下腹拒按,胎心听不清,导尿为血尿。此病例应诊断为
 A. 先兆子宫破裂 　　　　B. 子宫破裂 　　　　C. 重度胎盘早剥
 D. 羊水栓塞 　　　　　　E. 妊娠合并急性泌尿系感染

【例2】初孕妇,24岁,妊娠39周。腹痛2天,加剧1小时。查体:BP 130/90 mmHg,心率106次/分。下腹拒按,阴道口可见胎儿上肢,胎心音消失。导尿呈淡红色。首选的处理措施是
 A. 行毁胎术 　　　　　　B. 内倒转后臀牵引 　　　C. 行胎头吸引术
 D. 立即剖宫产 　　　　　E. 行产钳助产术

2. 子宫破裂

不完全性子宫破裂	①子宫肌层部分或全层裂伤,但浆膜层完整,腹腔和宫腔不通; ②多见于子宫下段剖宫产切口瘢痕破裂
完全性子宫破裂	子宫肌壁全层破裂,宫腔与腹腔相通。产妇突感下腹部撕裂样剧痛,宫缩骤然停止,出现低血压、休克征象及腹膜炎表现

【例3】关于子宫破裂的临床表现,正确的是
 A. 病理缩复环不再升高 　　B. 产妇突感子宫收缩停止 　　C. 产妇疼痛难忍
 D. 胎体触不清 　　　　　　E. 阴道多量鲜血流出

五、治 疗
1. 确诊先兆子宫破裂 应立即抑制宫缩,肌内注射哌替啶 100 mg 或静脉全身麻醉,缓解子宫破裂的进程,并立即剖宫产。

2. 子宫破裂无论胎儿是否存活,均应尽快手术治疗 子宫破口整齐、距破裂时间短、无明显感染或患者全身状况差不能承受大手术,均行破口修补术。子宫破口大、不整齐、有明显感染者,应行子宫次全切除。破口

大、撕裂伤超过宫颈者,应行子宫全切除。手术前后给予大量广谱抗生素控制感染。严重休克者应就地抢救,必须转院者,应在输血、输液、包扎腹部后方可转送。

例 4～5 共用题干

初产妇,妊娠37周。8小时前突然出现阴道流液,如尿样。6小时前开始出现规律宫缩,因胎手脱出于阴道口2小时就诊。查体:产妇烦躁不安,腹痛拒按,脉搏110次/分,呼吸28次/分,胎心160次/分,导尿时血尿。

【例4】诊断首先考虑

A. 胎膜早破　　B. 子宫破裂　　C. 先兆子宫破裂　　D. 前置胎盘　　E. 胎盘早剥

【例5】最适宜的处理是

A. 口服地西泮　　　　　　B. 消毒后还纳肢体　　　　C. 全麻下行内倒转术
D. 立即行剖宫产　　　　　E. 等待宫口开全后行牵引术

六、预 防

1. 做好计划生育工作 避免多次人工流产,节制生育,减少多产。

2. 做好围生期保健工作 认真做好产前检查。瘢痕子宫、产道异常者,提前入院待产。

3. 严格掌握缩宫剂应用指征 头盆不称、胎儿过大、胎位异常或曾行子宫手术者产前均禁用催产素。应用催产素引产时,应有专人守护,小剂量静脉缓慢滴注,严防发生过强宫缩。正确掌握产科手术助产的指征及操作常规,阴道助产术后应仔细检查宫颈及宫腔,及时发现损伤给予修补。正确掌握剖宫产指征。

第2节　产后出血

一、概 述

胎儿娩出后24小时内失血量超过500 mL(剖宫产术中失血量超过1 000 mL)称产后出血,包括胎儿娩出后至胎盘娩出前、胎盘娩出后至产后2小时、产后2小时至产后24小时三个时期。出血多发生在前两期。产后出血是我国产妇首位死亡原因。

【例6】产后出血是指阴道流血量在胎儿娩出后24小时内超过

A. 300 mL　　B. 400 mL　　C. 500 mL　　D. 600 mL　　E. 500 mL

二、病 因

1. 宫缩乏力 宫缩乏力不能有效关闭胎盘附着部宫壁血窦而致流血过多,是产后出血最常见的原因。产妇精神过度紧张、临产后过多使用镇静剂、产程延长、产妇衰竭、子宫过度膨胀(如双胎妊娠、羊水过多、巨大胎儿)均可导致宫缩乏力。

2. 胎盘因素 胎盘部分剥离、胎盘剥离后滞留、胎盘嵌顿、胎盘粘连、胎盘植入、胎盘胎膜部分残留,也是产后出血的常见原因。

3. 软产道裂伤 宫缩过强、产程进展过快、胎儿过大,可致会阴阴道裂伤。出血较多的宫颈裂伤发生在胎儿过快通过未开全的宫颈时。

4. 凝血功能障碍 妊娠合并重症肝炎、宫内死胎滞留过久、Ⅱ度或Ⅲ度胎盘早剥、重度子痫前期和羊水栓塞等,均可影响凝血或引起弥散性血管内凝血,导致凝血障碍,子宫出血不凝,不易止血。

【例7】产后出血最主要的原因是

A. 子宫收缩乏力　　B. 胎盘因素　　C. 软产道损伤　　D. 凝血功能障碍　　E. 血小板计数减少

三、诊 断

1. 宫缩乏力 出血特点是出现在胎盘剥离后,在未剥离前阴道不流血或仅有少量流血,胎盘剥离后因宫缩乏力使子宫出血不止。流出的血液能凝固。产妇出现失血性休克表现。检查腹部子宫轮廓不清。

2. 胎盘因素 胎儿娩出后10分钟内胎盘未娩出,阴道大量流血,应考虑胎盘因素,如胎盘部分剥离、嵌顿、胎盘部分粘连或植入。胎盘残留是引起产后出血的常见原因,胎盘娩出后应常规检查胎盘及胎膜是否完整。胎盘胎儿面有断裂血管,应考虑副胎盘残留。

3. 软产道裂伤 出血特点是出现在胎儿娩出后,血色鲜红。

(1) 宫颈裂伤　常发生在宫颈3点、9点处,有时可上延至子宫下段。

(2) 阴道裂伤　多在阴道侧壁、后壁和会阴部,多呈不规则裂伤。

(3) 会阴裂伤可分四度

Ⅰ度裂伤	指会阴部皮肤及阴道入口黏膜撕裂,出血不多
Ⅱ度裂伤	指裂伤已达会阴体筋膜及肌层,累及阴道后壁黏膜,向阴道后壁两侧沟延伸并向上撕裂,解剖结构不易辨认,出血较多
Ⅲ度裂伤	指裂伤向会阴深部扩展,肛门外括约肌已断裂,直肠黏膜尚完整
Ⅳ度裂伤	指肛门、直肠和阴道完全贯通,直肠肠腔外露,组织损伤严重,出血量可不多

4. 凝血功能障碍 在孕前或妊娠期已有出血倾向,胎盘剥离或产道有损伤时,出现凝血功能障碍,表现为血不凝及不易止血。

昭昭老师总结:

表 现	诊 断
胎儿娩出后立即发生阴道流血,色鲜红	软产道裂伤
胎儿娩出后数分钟出现阴道流血,色暗红	胎盘因素
胎儿娩出后持续流血,且血液不凝	凝血功能障碍
失血表现明显,伴有阴道疼痛而流血不多	隐匿性软产道损伤,如阴道血肿

【例8】初产妇,25岁。因第二产程延长,行产钳助产。产后阴道流血约800 mL。诊断为子宫收缩乏力所致。其主要临床表现为
  A. 胎盘剥离延缓而出血   B. 胎盘娩出后出血无血块   C. 胎盘未娩出时出血不止
  D. 胎儿娩出后立即流血不止   E. 胎盘娩出后阵发性出血时多时少

【例9】经产妇,27岁,妊娠39周,双胎妊娠。第一胎以枕先露自然分娩,第二胎儿间隔8分钟臀位助产娩出,历经10分钟娩出胎盘,随后阴道流血量达600 mL。最可能的诊断是
  A. 副胎盘残留   B. 胎盘残留   C. 子宫收缩乏力   D. 宫颈裂伤   E. 凝血功能障碍

例10~11共用选项
  A. 子宫收缩乏力   B. 软产道裂伤   C. 胎盘剥离不全   D. 胎盘部分粘连   E. 凝血功能障碍

【例10】胎盘剥离延缓,剥离后阴道流血不止,有血块,检查子宫轮廓不清,应诊断为

【例11】胎儿娩出后立即出现持续性阴道流血,色鲜红,子宫轮廓清楚,应诊断为

【例12】初产妇,胎儿娩出5分钟后,阴道流血达300 mL,暗红色,有凝血块。首先考虑的是
  A. 宫颈裂伤   B. 凝血功能障碍   C. 子宫收缩乏力   D. 胎盘部分剥离   E. 子宫胎盘卒中

四、治 疗

处理原则是迅速止血,纠正失血性休克和控制感染。

1. 宫缩乏力 加强宫缩是最有效的止血方法。按摩子宫,同时肌内注射或静脉缓慢注射催产素10 U加于0.9%氯化钠注射液500 mL中。必要时催产素10 U直接行宫体注射,或肌内注射或静脉缓慢注射麦角新碱0.2 mg,心脏病产妇慎用。若无显著效果,行宫腔纱条填塞法、结扎子宫动脉上行支或髂内动脉,直至子宫切除。

2. 胎盘因素 疑有胎盘滞留时,立即做阴道及宫腔检查。若胎盘已剥离则应立即取出胎盘。若为胎盘粘连,可行徒手剥离胎盘后取出。若剥离困难疑有胎盘植入,切忌强行剥离,以手术切除子宫为宜。胎盘和胎膜残留可行钳刮术或刮宫术。

3. 软产道裂伤 应彻底止血,按解剖层次逐层缝合裂伤。宫颈裂伤有活动性出血应缝合。缝合第一针应超过裂口顶端0.5 cm。修补阴道和会阴裂伤时,需按解剖层次缝合各层,不留死腔,避免缝线穿透直肠黏膜。

4. 凝血功能障碍 首先应排除子宫收缩乏力、胎盘因素、软产道损伤等原因引起的出血。尽快输新鲜全血,补充血小板、纤维蛋白原或凝血酶原复合物及凝血因子。

五、预 防

重视产前保健、正确处理产程和加强产后观察,能有效降低产后出血的发病率。

第3节 羊水栓塞

一、概 述

在分娩过程中羊水突然进入母体血循环引起急性肺栓塞、过敏性休克、弥散性血管内凝血等一系列严重症状的综合征,称羊水栓塞。发生于足月妊娠时,产妇死亡率高达80%以上;也可发生于妊娠早、中期流产,病

情较轻,死亡少见。

二、发病机制

羊膜腔内压力增高、胎膜破裂和宫颈或宫体损伤处有开放的静脉或血窦是导致羊水栓塞发生的基本条件。高龄初产妇和多产妇、过强宫缩、急产、胎膜早破、前置胎盘、胎盘早剥、子宫不完全破裂、剖宫产等,均可诱发羊水栓塞发生。

三、病因及病理生理

1. 病因 一般认为是由羊水污染中的胎儿毳毛、胎脂、胎粪进入母体血循环引起的。

2. 病理生理 羊水本身是强凝物质,能促进血液凝固阻塞肺毛细血管。反射性迷走神经兴奋引起肺血管及冠状血管痉挛。肺动脉压升高引起急性肺水肿及右心衰竭。全身各组织及重要器官如脑、肾严重缺氧,可导致产妇迅速死亡。羊水中含多量凝血活酶,进入母血后引起弥散性血管内凝血,消耗大量凝血因子及纤维蛋白原。羊水中还含有纤溶激活酶,激活纤溶系统使血液不凝,导致严重的产后出血。

四、临床表现

1. 典型表现 起病急骤、病情凶险。多发生于分娩过程中,破膜不久,产妇出现呛咳、烦躁不安,继而出现呼吸困难、发绀、抽搐、昏迷、脉搏细数、血压下降、心率加快、肺底部湿啰音。严重者仅惊叫一声或打一个哈欠后,在数分钟内死亡。

2. 后期表现 度过呼吸循环衰竭和休克期的患者进入凝血功能障碍阶段,出现难以控制的大量阴道流血、切口渗血、全身皮肤黏膜出血、血尿以及消化道大出血,产妇可死于出血性休克。后期存活的患者出现少尿(或无尿)和尿毒症表现。主要为循环功能衰竭引起的肾缺血、缺氧,导致肾器质性损害。

【例13】健康妊娠妇女在分娩时突然发绀、呼吸困难、休克,应首先考虑为
A. 过敏性休克　　　　　　B. 羊水栓塞　　　　　　C. 空气栓塞
D. 血栓栓塞　　　　　　　E. 血型不合引起急性溶血

【例14】女,25岁,妊娠37周,G1P0。因羊膜破裂入院待产。既往身体健康,无传染病及遗传性疾病史。分娩过程顺利,产一男婴,7斤重。分娩后突然出现呼吸困难、发绀、抽搐、休克并死亡。最可能发生的是
A. 血栓形成　　B. 空气栓塞　　C. 脂肪栓塞　　D. 心肌梗死　　E. 羊水栓塞

【例15】初产妇,28岁。孕足月临产后静脉滴注催产素,自然破膜1分钟后出现烦躁不安、呛咳、呼吸困难、发绀,数分钟后死亡。该患者最可能的诊断是
A. 子宫破裂　　B. 重度胎盘早剥　　C. 重度子痫前期　　D. 子痫　　E. 羊水栓塞

五、实验室检查

血涂片查找羊水有形物质(胎毛、胎质、胎粪等)可以确诊。

【例16】羊水栓塞的确诊依据是
A. 突发呼吸困难　　　　　　B. 查到胎儿有核红细胞　　　　　　C. 休克及昏迷
D. 出血不止　　　　　　　　E. 腔静脉中查到胎脂、胎粪

六、治　疗

1. 抗过敏,解除肺动脉高压,改善低氧血症

供氧	保持呼吸道通畅,立即面罩吸氧
抗过敏	给予大剂量肾上腺糖皮质激素
解除肺动脉高压	应用解痉药物缓解肺动脉高压,改善肺血流低灌注,首选盐酸罂粟碱

2. 抗休克

补充血容量	应用低分子右旋糖酐及葡萄糖注射液,抗休克时滴注速度为20~40 mL/min,每天用量不超过1 000 mL
升血压	首选多巴胺,可扩张肾血管,并有一定的肾保护作用
纠正酸中毒	5%碳酸氢钠 250 mL 静脉滴注

3. 防治DIC 早期高凝状态选用肝素,后期抗纤溶亢进药物选择氨基己酸、氨甲环酸等。

4. 预防肾衰,防治感染

【例17】抢救羊水栓塞的首要措施是
A. 纠正DIC及继发纤溶　　　　B. 纠正呼吸循环衰竭　　　　C. 纠正肾衰竭
D. 立即终止妊娠　　　　　　　E. 切除子宫

第4节　脐带先露与脐带脱垂

一、概　述
胎膜未破时脐带位于胎先露部前方或一侧,称脐带先露。胎膜破裂脐带脱出于宫颈口外,降至阴道内甚至露于外阴部,称脐带脱垂。

二、病　因
容易发生在胎先露未衔接时:①头盆不称、胎头入盆困难;②臀先露、肩先露、枕后位等胎位异常;③胎儿过小;④羊水过多;⑤脐带过长;⑥脐带附着异常及低置胎盘等。

三、对母儿的影响
1. 对产妇的影响　增加剖宫产率。

2. 对胎儿的影响　脐带先露宫缩时胎先露下降,压迫脐带导致胎心率异常(变异减速:胎心率减速与宫缩无特定关系,下降迅速且下降幅度>70 bpm,恢复迅速,是宫缩时脐带受压兴奋迷走神经所致)。胎膜已破者,脐带受压于胎先露部与骨盆之间,引起胎儿缺氧,甚至胎心消失,以头先露最严重。脐带血循环阻断超过7~8分钟,胎死宫内。

四、诊　断
1. 体　征　胎膜未破,于胎动、宫缩后胎心率突然变慢,改变体位、上推胎先露及抬高臀部后迅速恢复,考虑脐带先露的可能,临产后应行胎心监护。胎膜已破出现胎心率异常,应立即阴道检查,了解有无脐带脱垂和脐带血管有无搏动。在胎先露旁或其前方以及阴道内触及脐带,或脐带脱出于外阴,即可确诊。

2. 影像学检查　B型超声及彩色多普勒超声检查有助于确诊。

五、治　疗
1. 脐带先露　经产妇、胎膜未破、宫缩良好者,取头低臀高位,密切观察胎心率,等待胎头衔接,宫口逐渐扩张,胎心持续良好,可经阴道分娩。初产妇、足先露、肩先露应行剖宫产术。

2. 脐带脱垂　发现脐带脱垂,胎心尚好,胎儿存活,应争取尽快娩出胎儿。
(1) 宫口开全　胎头已入盆,行产钳术或臀牵引术。
(2) 宫颈未开全　产妇立即取头低臀高位,将胎先露部上推,给予抑制宫缩药,缓解或减轻脐带受压。严密监测胎心的同时,尽快行剖宫产。

【例18】初产妇,30岁。孕37周,规律宫缩3小时。产科检查:宫口开大2 cm,臀先露,S-2,2分钟前胎膜自然破裂,胎心监护显示胎心率90次/分。阴道内诊触及搏动条索状物。最恰当的处理措施是
A. 采取头低臀高位,立即行剖宫产术
B. 吸氧,胎心恢复后立即行剖宫产术
C. 行外转胎位术后待自然分娩
D. 静脉滴注催产素,宫口开全行臀牵引
E. 行内转胎位术后待自然分娩

六、预　防
妊娠晚期及临产后,超声检查有助于尽早发现脐带先露。对临产后胎先露迟迟不入盆者,尽量不做或少做肛查或阴道检查。需人工破膜时应高位破膜,避免脐带随羊水脱出。

> 参考答案如下,详细答案参见2019版《国家临床执业及助理医师资格考试精选真题考点精析》。

1. A	2. D	3. B	4. C	5. D
6. C	7. A	8. E	9. C	10. A
11. B	12. D	13. B	14. E	15. E
16. E	17. B	18. A	—	—

昭昭老师提示:
关注官方微信,获得第一手考试资料。

第13章　异常产褥

> **2019考试大纲**
> ①产褥感染;②晚期产后出血。

> **考纲解析**
> 近20年的医师考试中,本章的考试重点是晚期产后出血。执业医师每年考查分数为1~2分,助理医师每

年考查分数为0~1分。

第1节 产褥感染

一、概 述

1. 产褥感染 分娩时及产褥期生殖道受病原体侵袭,出现局部或全身感染,称产褥感染。其发病率为6%。

2. 产褥病率 是指分娩24小时以后的10天内,每天口表测量体温4次,间隔时间4小时,有2次体温≥38℃。产褥病率常由产褥感染引起,也可由生殖道以外感染如急性乳腺炎、上呼吸道感染、泌尿系感染、血栓静脉炎等所致。产褥感染是目前导致孕产妇死亡的四大原因之一。

【例1】产褥病率是指每天用口表测4次体温,每次间隔4小时,其中有2次体温在38℃以上,其测量的时间是在
A. 产后24小时内　　　　　B. 产后24小时以后的1周内　　　C. 产后24小时以后的10天内
D. 产后24小时以后的半个月内　　E. 产褥期内

二、病 因

1. 常见病原体种类 需氧性链球菌是外源性产褥感染的主要致病菌。大肠埃希菌属、葡萄球菌、类杆菌属、产气荚膜梭菌、支原体、沙眼衣原体、淋病奈瑟菌等均可导致产褥感染。

2. 感染途径

(1) 外源性感染　外界病原菌因医务人员消毒不严格或被污染衣物、手术器械及产妇临产前性生活侵入机体。

(2) 内源性感染　当抵抗力降低和细菌数量、毒力增加等感染诱因出现时,由非致病菌转化为致病菌而引起感染。

三、临床表现

发热、疼痛、异常恶露为产褥感染三大主要症状。

1. 急性外阴、阴道、宫颈炎 以葡萄球菌和大肠埃希菌感染为主。临床表现为会阴部疼痛,坐位困难,可有低热。局部伤口红肿、发硬、裂开,压痛明显,脓性分泌物流出,较重时可出现低热。阴道裂伤及挫伤感染表现为黏膜充血、水肿、溃疡、脓性分泌物增多。感染部位较深时,可引起阴道旁结缔组织炎。宫颈裂伤感染向深部蔓延,可达宫旁组织,引起盆腔结缔组织炎。

2. 急性子宫内膜炎、子宫肌炎 病原体经胎盘剥离面侵入,扩散至子宫蜕膜层称子宫内膜炎,侵入子宫肌层称子宫肌炎。两者常伴发。子宫内膜炎时内膜充血、坏死,阴道内有大量脓性分泌物且有臭味。子宫肌炎时出现腹痛,恶露增多呈脓性,子宫压痛明显,子宫复归不良,可伴发高热、寒战、头痛、白细胞明显增高等全身感染症状。

3. 急性盆腔结缔组织炎、急性输卵管炎 病原体沿宫旁淋巴和血行达宫旁组织,出现急性炎性反应,形成炎性包块并波及输卵管,导致急性输卵管炎。临床表现为下腹痛伴肛门坠胀,可伴寒战、高热、脉速、头痛等全身症状。体检下腹明显压痛、反跳痛、肌紧张,宫旁一侧或两侧结缔组织增厚、压痛和触及炎性包块,严重者整个盆腔形成"冰冻骨盆"。淋病奈瑟菌上行感染,达输卵管与盆腹腔形成脓肿后,高热不退。患者白细胞持续增高,中性粒细胞明显增多,核左移。

【例2】产褥妇,28岁,产后8天,发热、腹痛5天入院。体温39.2℃,血压90/60 mmHg,急性痛苦病容,下腹压痛。妇科检查:子宫如妊娠月大,触痛明显,子宫右侧触及有压痛实性肿块。本例应诊断为
A. 急性子宫内膜炎　　　　B. 急性子宫肌炎　　　　C. 急性盆腔结缔组织炎
D. 急性盆腔腹膜炎　　　　E. 弥漫性腹膜炎

【例3】女,25岁。产后10天,下腹痛伴发热3天。查体:T 39℃,P 98次/分,R 26次/分。脓血性恶露,有恶臭。血常规:WBC 13×10⁹/L,N 0.88。最可能的诊断是
A. 晚期产后出血　　B. 产褥中暑　　C. 急性膀胱炎　　D. 正常产褥　　E. 产褥感染

4. 急性盆腔腹膜炎及弥漫性腹膜炎 炎症继续发展,扩散至子宫浆膜,形成盆腔腹膜炎,继而发展为弥漫性腹膜炎,全身中毒症状明显,高热、恶心、呕吐、腹胀,检查时下腹部明显压痛、反跳痛。腹膜面分泌大量渗出液,纤维蛋白覆盖引起肠粘连,也可在直肠子宫陷凹形成局限性脓肿,脓肿破及肠管与膀胱出现腹泻、里急后重与排尿困难。急性期治疗不彻底可发展为盆腔炎性疾病后遗症而导致不孕。

5. 血栓静脉炎

（1）**盆腔内血栓静脉炎**　常侵及子宫静脉、卵巢静脉、髂内静脉、髂总静脉及阴道静脉。厌氧菌为常见病原体。病变单侧居多，产后 1~2 周多见，表现为寒战、高热，症状可持续数周。

（2）**下肢血栓静脉炎**　病变多在股静脉、腘静脉及大隐静脉，表现为弛张热，下肢持续性疼痛，局部静脉压痛或触及硬索状，使血液回流受阻，引起下肢水肿，皮肤发白，习称"股白肿"。

6. 脓毒症及败血症
感染血栓脱落进入血循环引起脓毒症，随后可并发感染性休克和迁徙性脓肿（肺脓肿、左肾脓肿）。若大量病原体进入血循环并繁殖导致败血症，表现为持续高热、寒战、全身明显中毒症状，可危及生命。

例 4~5 共用选项

A. 急性子宫内膜炎、子宫肌炎　　B. 急性盆腔结缔组织炎　　C. 急性盆腔腹膜炎
D. 血栓性静脉炎　　E. 脓毒症

【例 4】产后 5 天，体温 37.7 ℃，恶露增多有臭味，下腹疼痛及压痛。最可能的诊断是
【例 5】产后 10 天，寒战后发热，左下肢持续疼痛伴水肿，皮肤发白。最可能的诊断是

四、诊　断

（1）详细询问病史及分娩全过程，进行全身及局部检查。辅助检查包括 B 型超声、彩色多普勒超声、CT、磁共振成像等检测手段，可对感染形成的炎性包块、脓肿进行定位及定性诊断。检测血清 C 反应蛋白＞8 mg/L，有助于早期诊断感染。

（2）确定病原体：通过宫腔分泌物、脓肿穿刺物、阴道后穹穿刺物做细菌培养和药物敏感试验，必要时需做血培养和厌氧菌培养。病原体抗原和特异抗体检测可作为快速确定病原体的方法。

五、治　疗

1. **一般治疗**　支持疗法，纠正贫血及电解质失衡，增强免疫力。
2. **清除宫腔残留物，脓肿切开引流**　会阴伤口或切口感染，及时行切开引流术。
3. **胎盘胎膜残留处理**　抗感染同时清除宫腔内残留物。
4. **应用广谱抗生素**　依据细菌培养和药物敏感试验结果，调整抗生素种类和剂量，保持有效血药浓度。中毒症状严重者加用糖皮质激素。
5. **适量用肝素**　血栓静脉炎时加用肝素，150 U/(kg·d)肝素加入 5% 葡萄糖液 500 mL 静脉滴注，每 6 小时 1 次，体温下降后改为每天 2 次，连用 4~7 天。尿激酶 40 万 U 加入 0.9% 氯化钠液或 5% 葡萄糖液 500 mL，静脉滴注 10 天。用药期间监测凝血功能。
6. **手术治疗**　适用于药物治疗无效的子宫严重感染，出现不能控制的出血、败血症或脓毒症时，应及时行子宫切除术，清除感染源。

第 2 节　晚期产后出血

一、概　述

分娩 24 小时后，在产褥期内发生的子宫大量出血，称晚期产后出血。以产后 1~2 周发病最常见。

二、病因和临床表现

病　因	时　间	表　现
胎盘、胎膜残留	产后 10 天左右	阴道流血
蜕膜残留	产后 1 周内	阴道流血
子宫胎盘附着面复旧不全	产后 2 周左右	阴道流血
感染		阴道流血，腹痛、发热伴恶露增加
剖宫产后子宫切口裂开	术后 2~3 周	阴道流血，休克

三、治　疗

1. **少量或中等量阴道流血**　应给予广谱抗生素、子宫收缩剂及支持疗法。
2. **疑有胎盘、胎膜、蜕膜残留或胎盘附着部位复旧不全**　静脉通道输液、备血及准备手术条件下刮宫，操作应轻柔，以防子宫穿孔。刮出物送病理检查以确诊。
3. **疑剖宫产子宫切口裂开**　仅少量阴道流血也应住院，给予广谱抗生素及支持疗法，密切观察病情；多量

阴道流血可行剖腹探查。切口周围组织坏死范围小、炎症反应轻微，行清创缝合及髂内动脉、子宫动脉结扎止血或髂内动脉栓塞术。组织坏死范围大，酌情做低位子宫次全切除术或子宫全切除术。

4. 肿瘤引起的阴道流血 应做相应处理。

例 6~8 共用题干

产褥妇，26岁。剖宫产术后16天，突然阴道大量流血3小时来院。入院时 BP 84/60 mmHg，心率 122 次/分，Hb 84 g/L。

【例6】该患者应立即采取的处理措施不包括
A. 静脉滴注催产素　　　　　　B. 建立静脉通道，补液、输血　　　C. 行清宫术止血
D. 行B超检查　　　　　　　　E. 静脉滴注广谱抗生素预防感染

【例7】该患者最可能的出血原因是
A. 继发性子宫收缩乏力　　　　B. 胎膜残留　　　　　　　　　　C. 胎盘附着面血栓脱落
D. 胎盘附着面复旧不全　　　　E. 子宫切口裂开出血

【例8】该患者最有效的处理措施是
A. 剖腹探查，清创缝合　　　　B. 宫腔镜检查并止血　　　　　　C. 剖腹探查，行子宫全切除术
D. 清宫术　　　　　　　　　　E. 剖腹探查，行子宫次全切除术

▶ **参考答案**如下，详细答案参见 2019 版《国家临床执业及助理医师资格考试精选真题考点精析》。

| 1. C | 2. C | 3. E | 4. A | 5. D | 昭昭老师提示： |
| 6. C | 7. E | 8. E | — | — | 关注官方微信，获得第一手考试资料。 |

第14章　女性生殖系统炎症

▶ **2019 考试大纲**

①生殖道防御机制；②细菌性阴道病；③外阴阴道念珠菌病；④滴虫阴道炎；⑤萎缩性阴道炎；⑥子宫颈炎；⑦盆腔炎。

▶ **考纲解析**

近20年的医师考试中，本章的考试重点是各种阴道炎诊断、检查和治疗，执业医师每年考查分数为1~2分，助理医师每年考查分数为0~1分。

第1节　生殖道生理防御机制

一、阴道生态平衡

在维持阴道生态平衡中，乳杆菌、雌激素及阴道pH起重要作用。维持阴道正常的酸性环境（pH≤4.5，多为3.8~4.4）。

二、阴道生态系统及影响

1. **雌激素**　使阴道上皮增生，增加细胞内糖原含量，增强对病原体的抵抗力。
2. **乳杆菌**　维持阴道的酸环境，产生 H_2O_2 及其他抗菌生物因子。
3. **大阴唇**　两侧大阴唇自然合拢，遮掩阴道口和尿道口。
4. **宫颈口**　宫颈口紧闭，分泌黏液抵抗细菌入侵。
5. **月　经**　子宫内膜周期性脱落形成月经，消除宫内感染。
6. **输卵管**　黏膜上皮细胞的纤毛向宫腔方向摆动以及输卵管蠕动，均可阻止细菌入侵。

【例1】关于女性生殖道防御机制的描述，正确的是
A. 阴道正常为碱性环境，可抑制病原体生长　　　B. 阴道黏膜为柱状上皮，抗感染能力强
C. 妇女正常月经可增加宫腔感染机会　　　　　　D. 两侧大阴唇自然合拢，防止外界污染
E. 正常阴道菌群以乳杆菌和大肠埃希菌为主

【例2】阴道自净作用主要是由于
A. 乳酸杆菌将单糖转化为乳酸，抑制其他病原菌生长　　　B. 巨噬细胞吞噬病原体
C. 淋巴细胞的免疫预防功能
D. 阴道局部补体、细胞因子等体液免疫防御功能

E. 棒状杆菌产生抗微生物因子可抑制或杀灭其他细菌

【例3】正常的阴道菌群中占优势的是
A. 乳酸杆菌　　B. 棒状杆菌　　C. 大肠埃希菌　　D. 类杆菌　　E. 梭状杆菌

第2节　外阴及阴道炎症

一、细菌性阴道病

1. 概　述

细菌性阴道病又称非特异性阴道炎，是一种由加德纳菌(最常见)、各种厌氧菌及支原体等引起的混合性感染。

2. 临床表现

白带特点：匀质、稀薄、灰白色阴道分泌物，可有臭味或鱼腥味。

【例4】女，38岁。白带增多，均匀稀薄，有臭味，阴道黏膜无明显充血。最可能的诊断是
A. 急性淋病　　B. 细菌性阴道病　　C. 滴虫阴道炎　　D. 念珠菌阴道炎　　E. 老年性阴道炎

【例5】女，32岁。白带增多伴腥臭味3天。妇科检查：阴道黏膜无充血，阴道壁黏附有大量灰白色、均匀一致、稀薄的分泌物。该患者最可能的诊断是
A. 滴虫阴道炎　　B. 阴道念珠菌病　　C. 细菌性阴道病　　D. 老年性阴道炎　　E. 阿米巴性阴道炎

3. 实验室检查

(1) 胺臭味试验阳性　将阴道分泌物拭子放在10%氢氧化钾溶液试管内，或将阴道分泌物与10%氢氧化钾溶液放在载玻片上混合，可引出鱼腥味。

(2) 线索细胞阳性　取阴道分泌物放在载玻片上，加一滴生理盐水混合，高倍镜下寻找线索细胞。线索细胞>20%为阳性。

(3) 阴道 pH>4.5(pH 低者，酸性杀菌)。

【例6】细菌性阴道病诊断标准不包括
A. 均质稀薄白带　　B. 阴道 pH>4.5　　C. 胺臭味试验阳性　　D. 线索细胞阳性　　E. 挖空细胞阳性

【例7】细菌性阴道病的诊断标准不包括
A. 阴道分泌物增多伴外阴瘙痒　　B. 均质、稀薄、灰白色阴道分泌物
C. 线索细胞阳性　　D. 阴道分泌物 pH>4.5　　E. 胺臭味试验阳性

4. 治　疗

(1) 全身用药　首选甲硝唑治疗，每次 0.2 g，每天 3 次；或每次 0.4 g，每天 2 次。7 天为一个疗程或 2 g 顿服。亦可用克林霉素片 0.3 g，每天 2 次，7 天为一个疗程。

(2) 局部用药　甲硝唑软膏或甲硝唑泡腾片，每晚阴道用药，用 7~10 天；或 2% 克林霉素软膏，涂阴道，每晚 1 次，用 7 天。

(3) 性伴侣的治疗　性伴侣不需常规治疗，但对于反复发作的患者应同时进行治疗。

(4) 妊娠期处理　全身用药，用法同非孕期。

【例8】不符合细菌性阴道病的是
A. 阴道分泌物呈鱼腥味改变，性交后加重　　B. 线索细胞阳性
C. 均质、淡薄、白色阴道分泌物　　D. 碱性冲洗液冲洗阴道
E. 首选甲硝唑、克林霉素等治疗

【例9】细菌性阴道病的首选治疗药物是
A. 头孢菌素　　B. 青霉素　　C. 制霉菌素　　D. 阿奇霉素　　E. 甲硝唑

二、外阴阴道念珠菌病

1. 概　述

外阴阴道念珠菌病(VVC)又名念珠菌阴道炎，是由机体抵抗力下降所致的内源性感染。

【例10】外阴阴道念珠菌病传染的主要途径是
A. 间接性　　B. 内源性　　C. 血液　　D. 垂直　　E. 性生活

2. 临床表现

(1) 白带特点　白色豆渣样或凝乳样，外阴痒，可伴外阴、阴道烧灼感。

(2) 阴道黏膜表面 有白色片状薄膜或凝乳状物覆盖。

【例11】女,48岁,糖尿病史7年,外阴痒2月余,白带无异味。妇检:阴道黏膜充血,白带多,呈凝乳块状。本例最可能的诊断是
A. 细菌性阴道病　B. 老年性阴道炎　C. 外阴硬化性苔藓　D. 非特异性外阴炎　E. 念珠菌阴道炎

【例12】念珠菌阴道炎典型的白带是
A. 凝乳块状　　B. 泡沫状　　C. 黄色脓性　　D. 水样　　E. 血性

【例13】女,32岁。外阴瘙痒伴烧灼感4天。妇科检查见外阴局部充血,小阴唇内侧及阴道黏膜表面有白色片状薄膜或凝乳状物。
A. 细菌性阴道病　　　　　　B. 滴虫阴道炎　　　　　　C. 外阴阴道念珠菌病
D. 淋菌性阴道炎　　　　　　E. 萎缩性阴道炎

3. 处理
(1) 一般处理　消除诱因,积极治疗原发病。
(2) 抗真菌治疗
① 单纯性外阴阴道念珠菌病的治疗:首选阴道局部用药,对不能耐受局部用药和未婚妇女可口服用药。
② 重度外阴阴道念珠菌病的治疗:应以全身用药为主。
③ 复发性外阴阴道念珠菌病:治疗原则包括强化治疗和巩固治疗,强化治疗达到病原学治愈后,巩固治疗6个月。
④ 妊娠期外阴阴道念珠菌病:治疗以局部治疗为主。常用药物有咪康唑、克霉唑、制霉菌素和伊曲康唑等。
(3) 治愈标准　外阴阴道念珠菌病治疗结束后7~14天和下次月经干净后进行随访,两次随访病原体检查均为阴性为治愈。复发性外阴阴道念珠菌病治疗结束后7~14天、1个月、3个月和6个月应各随访1次。

【例14】女,52岁。外阴痒3周,白带乳块状,镜检发现真菌菌丝。合理的处理是
A. 阴道内放置咪康唑栓　　　B. 阴道内放置甲硝唑栓　　　C. 阴道内放置己烯雌酚栓
D. 外阴应用氢化可的松软膏　E. 外阴应用0.5%醋酸液清洗

【例15】复发性外阴阴道念珠菌病(RVVC)的维持治疗应持续
A. 1个月　　B. 3天　　C. 3个月　　D. 6个月　　E. 7~14天

【例16】女,29岁。外阴瘙痒伴分泌物增多3天。妇科检查:外阴及阴道黏膜充血,阴道内大量豆渣样分泌物。正确的处理是
A. 常规阴道冲洗　B. 克林霉素治疗　C. 抗真菌治疗　D. 甲硝唑治疗　E. 雌激素治疗

三、滴虫阴道炎

1. 病因
滴虫阴道炎是由阴道毛滴虫感染引起的阴道炎症。

2. 传播途径
传播途径包括直接传播和间接传播,属性病的一种。

【例17】滴虫阴道炎的传播方式不包括
A. 衣物传播　　　　　　　　B. 性交传播　　　　　　　　C. 公共浴池传播
D. 母婴垂直传播　　　　　　E. 不洁器械和敷料传播

【例18】滴虫阴道炎的主要传播方式是
A. 经血液传播　B. 经消化道传播　C. 医源性传播　D. 性生活直接传播　E. 经呼吸道传播

【例19】滴虫阴道炎最常见的传播途径是
A. 性直接接触感染　B. 经血循环感染　C. 间接接触感染　D. 内源性感染　E. 经淋巴循环感染

3. 临床表现
白带特点是呈黄白稀薄泡沫状(滴下有泡沫),伴有外阴瘙痒、灼热感。

例20~21 共用选项
A. 滴虫阴道炎　　　　　　　B. 外阴阴道念珠菌病　　　　C. 萎缩性阴道炎
D. 婴幼儿外阴阴道炎　　　　E. 淋球菌阴道炎

【例20】孕妇、糖尿病患者及接受大量雌激素治疗的患者易发生
【例21】白带呈脓性泡沫状,用酸性液体冲洗阴道可提高疗效

【例22】阴道分泌物呈稀薄、黄绿色、脓性泡沫状,最常见于
A. 慢性宫颈炎　　B. 老年性阴道炎　　C. 滴虫阴道炎　　D. 细菌性阴道病　　E. 外阴阴道念珠菌病

【例23】滴虫阴道炎典型的白带性状是
A. 泔水样恶臭白带　　　　　　B. 白色稠厚凝乳状白带　　　C. 稀薄脓性泡沫状白带
D. 白色均质腥臭白带　　　　　E. 大量血性白带

4. 治　疗

(1) 常规治疗　首选甲硝唑2 g,顿服,或400 mg,每天2～3次,服7天。也可用甲硝唑泡腾片200 mg,每晚1次,用7～10天。性伴侣应同时治疗,治疗期间应避免性生活。

(2) 特殊情况治疗
① 妊娠期及哺乳期的治疗　妊娠期可口服甲硝唑2 g,顿服,或400 mg,每天2～3次,服7天。哺乳期禁全身用药,可局部应用甲硝唑。
② 顽固病例的治疗　甲硝唑2 g,每天2次,服7～14天;或每次1 g,每天2次,同时阴道内放置甲硝唑500 mg,每天2次,联合用药。

例24～25 共用选项
A. 雌激素　　　　B. 孕激素　　　　C. 雄激素　　　　D. 甲硝唑　　　　E. 克霉唑

【例24】治疗外阴阴道念珠菌病宜选用

【例25】治疗滴虫阴道炎宜选用

【例26】滴虫阴道炎的治疗,错误的是
A. 不能耐受口服用药者可选择局部用药　　　B. 性伴侣治疗
C. 随访至症状消失　　　　　　　　　　　　D. 全身用药　　　　E. 无需禁止性生活

四、萎缩性阴道炎(助理医师不要求)

1. 病　因

萎缩性阴道炎又称老年性阴道炎,由生殖道生理防御机制降低所致,如卵巢功能衰退、雌激素水平降低、阴道黏膜抵抗力减弱,致病菌易于侵入而引起阴道炎。

【例27】关于老年性阴道炎的描述,错误的是
A. 雌激素水平下降　　　　　B. 阴道黏膜变薄　　　　　C. 上皮细胞内糖原含量上升
D. 阴道内pH增高　　　　　　E. 局部抵抗力降低

2. 临床表现

白带特点:多为黄水状,感染严重时白带可呈脓性或脓血性。

3. 治　疗

治疗原则为抑制细菌生长,增强阴道黏膜的抵抗力。

(1) 局部用药
① 阴道局部应用雌激素栓剂或软膏:如0.5%己烯雌酚软膏、倍美力软膏或欧维婷软膏等,每晚1次,持续2周,此后每周1～2次维持。
② 抑制细菌生长甲硝唑或诺氟沙星等塞入阴道深部,每晚1次,10天为一疗程。

(2) 全身用药　无禁忌证者可考虑激素替代治疗。如尼尔雌醇片2 mg,口服,每月1～2次,或5 mg,每月服1次;或利维爱2.5 mg,口服,隔日一次。

【例28】老年性阴道炎的治疗可在阴道内放置
A. 孕激素　　　　B. 雌激素　　　　C. 雄激素　　　　D. 糖皮质激素　　　　E. 促性腺激素

例29～31 共用题干
女,70岁。外阴、阴道灼热感4天。妇科检查:阴道黏膜有散在出血点,阴道内少许分泌物,呈淡黄色。

【例29】该患者首先考虑的诊断为
A. 萎缩性阴道炎　　B. 淋菌性阴道炎　　C. 细菌性阴道病　　D. 外阴阴道念珠菌病　　E. 滴虫阴道炎

【例30】最可能的病因是
A. 雌激素水平低下　　B. 淋菌感染　　C. 阴道菌群失调　　D. 念珠菌感染　　E. 滴虫感染

【例31】该患者首选的外用药物是
A. 制霉菌素　　　　B. 红霉素　　　　C. 孕激素　　　　D. 雌激素　　　　E. 甲硝唑

第3节 宫颈炎症

一、病　因
宫颈炎症是指宫颈阴道部和宫颈管黏膜受各种病原体感染所致的一系列病理改变。

二、病理生理改变
1. **急性宫颈炎**　宫颈红肿,颈管黏膜充血、水肿,脓性分泌物自宫颈外口流出。
2. **慢性宫颈炎病理分型**

慢性子宫颈管黏膜炎	子宫颈管黏液及脓性分泌物,反复发作
子宫颈息肉	子宫颈管腺体和间质的局限性增生,并向子宫颈外口突出
子宫颈肥大	炎症长期刺激导致腺体及间质增生

三、临床诊断
1. **表　现**　急性宫颈炎表现为阴道分泌物增多,呈脓性或黏液脓性,伴有腰酸及下腹坠痛。
2. **体　征**　慢性宫颈炎可见宫颈息肉、宫颈肥大等不同体征。

四、治　疗
1. **急性宫颈炎**　以全身治疗为主,应针对病原体选用抗生素。
2. **慢性宫颈炎**　慢性子宫颈管黏膜炎针对病因治疗。宫颈息肉采取息肉摘除术。子宫颈肥大一般无需治疗。

第4节 盆腔炎症

一、病　因
1. **性活动与年龄**　盆腔炎性疾病多发生在性活跃期妇女。
2. **其　他**　下生殖道感染;宫腔内手术操作后感染,性卫生不良,邻近器官炎症直接蔓延。

二、病　理
根据发生部位分为急性子宫内膜炎及子宫肌炎,急性输卵管炎、输卵管积脓、输卵管卵巢脓肿,急性盆腔腹膜炎,急性盆腔结缔组织炎,以宫旁结缔组织炎最常见。

三、临床表现及诊断
1. **表　现**　下腹痛、发热、阴道分泌物增多。
2. **体　征**　宫颈举痛、宫体压痛或附件区压痛。压痛、反跳痛及肌紧张。宫旁结缔组织炎时,可触及宫旁一侧或两侧片状增厚。

【例32】女性,30岁,继发不孕5年。经后4天突起高热、寒战、下腹痛,右侧甚,血压110/80 mmHg,P 120次/分,体温39℃,白细胞$18×10^9/L$,中性粒细胞80%,下腹轻压痛。复查:宫颈稍大、稍软,有压痛,双侧附件增厚、压痛。诊断为

　　A. 急性阑尾炎　　　　　　B. 急性盆腔结缔组织炎　　　C. 急性盆腔腹膜炎
　　D. 急性子宫内膜炎　　　　E. 以上均不是

【例33】女,30岁。人工流产后发热伴下腹疼痛20天。查体:宫颈举痛,子宫后位,正常大小,触痛明显。右侧宫旁明显增厚、压痛。盆腔超声检查:子宫大小正常,右宫旁可探及不均质混合回声包块,大小约5.0 cm×2.5 cm,边界欠清。最可能的诊断是

　　A. 急性盆腔炎　　　　　　B. 盆腔结核　　　　　　　　C. 卵巢肿瘤蒂扭转
　　D. 急性阑尾炎　　　　　　E. 黄体破裂

例34~35共用题干

女,26岁。人工流产术后1周,发热、下腹痛3天。查体:T 39.2℃,P 105次/分,BP 105/70 mmHg。妇科检查:宫颈脓性分泌物,宫颈举痛(+),子宫正常,压痛明显,双附件稍增厚,压痛(+),重。血WBC $14×10^9/L$,N 0.90。

【例34】该患者最可能的诊断为

　　A. 急性膀胱炎　　B. 急性盆腔炎　　C. 急性阑尾炎　　D. 异位妊娠破裂　　E. 不全流产

【例35】对治疗最有价值的辅助检查项目是

A. 尿妊娠试验　　　B. 病原体检查　　　C. 血常规　　　D. 盆腔B超　　　E. 尿常规

四、治　疗

盆腔炎性疾病主要以抗生素药物治疗为主，必要时手术治疗。抗生素治疗可清除病原体，改善症状及体征，减少后遗症。

1. 抗生素的治疗原则　经验性、广谱、及时及个体化治疗。

2. 支持疗法　卧床休息，半卧位有利于脓液积聚于直肠子宫陷凹而使炎症局限。给予高热量、高蛋白、高维生素流食或半流食，补充液体，注意纠正电解质紊乱及酸碱失衡，必要时少量输血。

3. 手术治疗　主要用于治疗抗生素控制不满意的输卵管卵巢脓肿或盆腔脓肿。

例 36～37 共用题干

女性，25 岁。人工流产术后 2 周，腹痛伴高热、阴道分泌物增多，大便里急后重。妇科检查：宫颈管内可见大量脓性分泌物，宫颈举痛，子宫前位，饱满，质中等，活动不良，压痛明显，附件增厚，下腹压痛、反跳痛及肌紧张阳性。查体：体温 38.5℃。

【例 36】患者最可能的诊断是
A. 子宫内膜异位症　　　B. 慢性盆腔炎　　　C. 急性盆腔腹膜炎
D. 宫腔粘连　　　E. 生殖器官结核

【例 37】下一步治疗应选择
A. 手术切除子宫　　　B. 抗生素口服　　　C. 抗生素静脉点滴
D. 利福平、异烟肼联合应用 9 个月　　　E. 链霉素肌内注射半年

例 38～40 共用题干

女，35 岁。药物流产后 3 天，高热伴右下腹痛 1 天。妇科检查：白带脓性，宫颈举痛，宫体大小如妊娠 6 周，右附件区有明显压痛。

【例 38】该患者首先考虑诊断是
A. 急性盆腔炎　　　B. 宫外孕　　　C. 急性阑尾炎　　　D. 肠梗阻　　　E. 以上都不是

【例 39】对诊断本病无价值的是
A. 阴道分泌物直接涂片　　　B. 阴道后穹穿刺　　　C. 超声
D. 腹腔镜检　　　E. 尿 HCG 检测

【例 40】对该患者的正确处理是
A. 急诊剖腹探查　　　B. 妇科手术处理　　　C. 等待宫颈分泌物
D. 临床应用抗生素　　　E. 不做任何处理，待其自然好转

➢ **参考答案**如下，详细答案参见 2019 版《国家临床执业及助理医师资格考试精选真题考点精析》。

1. D	2. A	3. C	4. B	5. C
6. E	7. A	8. D	9. E	10. B
11. E	12. A	13. C	14. A	15. D
16. C	17. D	18. D	19. A	20. B
21. A	22. C	23. C	24. E	25. A
26. E	27. C	28. B	29. A	30. A
31. D	32. B	33. A	34. B	35. B
36. C	37. C	38. A	39. E	40. D

昭昭老师提示：
关注官方微信，获得第一手考试资料。

第 15 章　女性生殖器官肿瘤

➢ **2019 考试大纲**

①子宫颈癌；②子宫肌瘤；③子宫内膜癌；④卵巢肿瘤。

➢ **考纲解析**

近 20 年的医师考试中，本章的考试重点是各种妇科肿瘤诊断、检查、分期和治疗，执业医师每年考查分数为 1～2 分，助理医师每年考查分数为 0～1 分。

第1节 子宫颈癌

一、病因

人乳头瘤病毒(HPV):子宫颈癌多与 HPV16、18 等亚型感染有关。

【例1】 与子宫颈癌发生密切相关的是
  A. 人乳头瘤病毒　　B. 麻疹病毒　　C. 禽流感病毒　　D. 乙肝病毒　　E. 以上都不正确

【例2】 下列不属于子宫颈癌相关危险因素的是
  A. 多个性伴侣　　B. 吸烟　　C. 未生育　　D. 不洁性行为　　E. 过早性生活

二、组织发生

1. 好发部位 宫颈原始鳞柱交界和生理性鳞柱交界之间所形成的区域称移行带区,为子宫颈癌好发部位。

2. 柱状上皮转化为鳞状上皮的两种方式 鳞状上皮化宫颈糜烂的愈合过程,柱状上皮从表面向下转化为鳞状上皮。鳞状上皮化生柱状上皮从基底向上转化为鳞状上皮(癌前病变)。

三、病理生理

1. 宫颈上皮内瘤变(CIN) 在一些致病因素刺激下,可发生细胞异型性及组织异型性改变,形成 CIN 为癌前病变,分为 3 级:(CIN 转变为癌症需 5~10 年时间)

分级	概念	治疗
CIN Ⅰ 级	病变局限于上皮层的下 1/3	观察
CIN Ⅱ 级	病变局限于上皮层的下 2/3	锥形切除术,无生育要求可做子宫全切
CIN Ⅲ 级	宫颈上皮重度不典型增生及原位癌	锥形切除术,无生育要求可做子宫全切

(1) 鳞状细胞癌　最常见。微小浸润癌肉眼看不到,显微镜下才可以看到,深度不超过 5 mm,宽度不超过 7 mm。宫颈浸润癌是指癌灶浸润间质的范围已超出可测量的早期浸润癌,呈网状或团块状融合浸润间质。

(2) 腺癌　占 20%~25%。巨检癌灶可呈乳头状、菜花状、溃疡及浸润型,常侵犯宫旁组织;镜检包括子宫颈黏液腺癌(内膜型腺癌和肠型腺癌)、子宫内膜样腺癌、透明细胞癌。

(3) 腺鳞癌　少见,指鳞状细胞癌和腺癌以不同的比例混合在一起。

2. 转移途径 最常见直接蔓延,淋巴转移也常见,血行转移多发生在晚期。

【例3】 由宫颈上皮内瘤变转变为宫颈浸润癌需
  A. 16~20 年　　B. 21~25 年　　C. 1~4 年　　D. 5~10 年　　E. 11~15 年

【例4】 关于宫颈原位癌的描述,正确的是
  A. 宫颈上皮内瘤变即宫颈原位癌　　B. 异型细胞侵犯上皮的 1/3~2/3
  C. 异型细胞侵犯宫颈间质血管和淋巴　　D. 异型细胞累及上皮全层,未穿透基底膜
  E. 异型细胞侵犯宫颈腺体,穿透基底膜

【例5】 子宫颈癌最常见的转移途径是
  A. 直接蔓延　　　　　　　　B. 子宫颈旁淋巴结　　　　　　C. 血行转移
  D. 腹腔淋巴结　　　　　　　E. 种植转移

四、临床表现

1. 主要表现　接触性出血。

2. 其他表现　多数宫颈浸润癌患者常主诉阴道分泌物增多,白色或血性,稀薄如水样,有腥臭。合并感染后有米汤样恶臭阴道分泌物。

【例6】 女,53 岁。接触性出血 1 个月。妇科检查:宫颈后唇一菜花样新生物,接触性出血阳性,宫体正常大小,附件(一)。该患者可能的诊断是
  A. 子宫内膜癌　　B. 急性宫颈炎　　C. 子宫肌瘤　　D. 子宫颈癌　　E. 慢性宫颈炎

五、诊断

CIN 及早期子宫颈癌的诊断宜采用三阶梯技术,即细胞学检查→阴道镜检查→病理学检查。

1. 宫颈刮片细胞学检查　子宫颈癌筛查方法。

2. 阴道镜检查　细胞学检查异常者,应在阴道镜观察下取材活检,可提高检出率。

3. **宫颈及宫颈管活组织检查** 为明确诊断、确诊(最有价值、意义)的检查。
4. **宫颈锥形切除术** 细胞学多次阳性,而阴道镜检查和宫颈活检阴性或活检为高级别CIN,但不排除浸润癌时应行诊断性宫颈锥形切除术。

【例7】宫颈炎症与子宫颈癌早期肉眼难以鉴别,确诊方法应是
  A. 宫颈刮片细胞学检查　　　B. 宫颈碘试验　　　C. 阴道镜检查
  D. 宫颈及宫颈管检查　　　　E. 氮激光肿瘤固有荧光诊断法

【例8】女,63岁。自述绝经后阴道不规则出血。近2个月阴道排液增多,呈血性。妇科检查示宫颈管肥大,触之易出血。初步诊断为子宫颈癌。确诊最可靠的方法是
  A. 宫颈刮片细胞学检查　　　B. 宫颈和宫颈管组织检查　　　C. 碘试验
  D. B型超声检查　　　　　　E. MRI

【例9】女,33岁,阴道接触性出血。初步诊断为子宫颈癌。宫颈刮片多次检查为阳性,而宫颈活检为阴性。为确诊需做的进一步检查为
  A. 不做任何处理,1个月后再次活检　　B. 碘试验　　　C. 宫颈锥切术
  D. CT　　　　　　　　　　　　　　E. MRI

【例10】女,28岁,G1P1。因接触性出血来院就诊,患者行阴道镜下活检为CIN3。正确的处理方式是
  A. 宫颈锥切术　　　B. 全子宫切除术　　　C. 改良根治性子宫切除术
  D. 放疗　　　　　　E. 手术加放疗

【例11】女,45岁。性交后出血半年。妇科检查:宫颈Ⅰ度糜烂状。宫颈细胞学检查结果为低度鳞状上皮内病变(LSIL)。为明确诊断,下一步应首选的处理是
  A. 宫颈冷刀锥切　　　B. 宫颈电热圈切除术　　　C. 阴道镜下活检
  D. 宫颈管搔刮　　　　E. HPV-DNA检测

六、临床分期

Ⅰ期	癌灶局限于宫颈	①Ⅰ_A:肉眼未见癌灶,仅在显微镜下可见浸润癌; Ⅰ_{A1}:间质浸润深度≤3 mm,宽度≤7mm Ⅰ_{A2}:间质浸润深度>3 mm且<5 mm,宽度≤7 mm ②Ⅰ_B:临床肉眼可见癌灶局限于宫颈; Ⅰ_{B1}:临床可见癌灶最大直径≤4 cm Ⅰ_{B2}:临床可见癌灶最大直径>4 cm
Ⅱ期	癌灶已超出宫颈,但未达盆壁,或未达阴道下1/3	①Ⅱ_A:无宫旁组织浸润; Ⅱ_{A1}:癌灶最大直径≤4 cm; Ⅱ_{A2}:癌灶最大直径>4 cm; ②Ⅱ_B:有明显宫旁组织浸润(昭昭老师速记:"2B""主"任)
Ⅲ期	癌灶扩散至盆壁和(或)累及阴道已达下1/3	Ⅲ_A:癌灶累及阴道下1/3,但未达盆壁; Ⅲ_B:癌灶浸润宫旁,已达盆壁,或有肾盂积水或肾无功能者
Ⅳ期	癌灶播散超出真骨盆或癌灶浸润膀胱黏膜或直肠黏膜	Ⅳ_A:癌灶侵犯邻近的盆腔器官; Ⅳ_B:有远处转移

【例12】下列表现属于子宫颈癌Ⅱ期的是
  A. 原位癌　　　　　　　　　　　　　　　B. 癌灶局限在宫颈内
  C. 超出宫颈,未及盆壁,侵及阴道上2/3　　D. 侵及盆腔壁及阴道下1/3
  E. 癌灶超越骨盆,或累及直肠、膀胱

七、治　疗

1. **宫颈上皮内瘤变(CIN)**
  (1) CIN Ⅰ 定期随访观察。
  (2) CIN Ⅱ～Ⅲ 宫颈锥切术。

例13～15 共用题干

女,38岁。接触性出血半年。妇科检查:外阴、阴道无异常,宫颈轻度糜烂,触之易出血。子宫正常大小,宫旁组织及双侧附件未触及异常。

【例13】首选的检查方法是
A. 宫颈细胞学检查　　　　　B. 宫颈冷刀锥切术　　　　　C. 宫颈活检
D. LEEP锥切术　　　　　　 E. 阴道镜检查

【例14】如果检查结果为鳞状上皮内高度病变(HSIL)，首选的处理方法是
A. 阴道镜下活检　B. 宫颈碘试验　C. 宫颈锥形切除术　D. 宫颈细胞学检查　E. 分段诊刮术

【例15】如果为宫颈上皮内瘤变Ⅲ级，宜采取的处理方法是
A. 放射治疗　　B. 子宫切除术　　C. 宫颈锥形切除术　　D. 随访观察　　E. 化学治疗

2. 宫颈浸润癌

分期	手术方式	昭昭老师速记
Ⅰ$_{A1}$期	筋膜外全子宫切除术	首先只是切掉子宫
Ⅰ$_{A2}$期	改良广泛子宫切除术＋盆腔淋巴结切除术	其次是改良
Ⅰ$_{B1}$、Ⅱ$_{A1}$期	广泛子宫切除术＋盆腔淋巴结切除术	然后是广泛
Ⅰ$_{B2}$、Ⅱ$_{A2}$期	广泛子宫切除术＋盆腔淋巴结切除术＋必要时腹主动脉旁淋巴结取样	最后是再加上腹主动脉旁淋巴结取样
Ⅱ$_B$以后	因为已经转移了，不能手术，只做放化疗	2B期以后，只能化疗

例16～18 共用题干

女性，46岁。血性白带半年就诊。检查见阴道左穹消失，宫颈重度糜烂，子宫正常大小，右侧附件浸润未达盆壁，宫颈活检为鳞状细胞癌。

【例16】本例的临床分期是
A. Ⅰ$_B$期　　B. Ⅱ$_A$期　　C. Ⅱ$_B$期　　D. Ⅲ$_A$期　　E. Ⅲ$_B$期

【例17】本例应选择的治疗措施为
A. 中药治疗　　B. 化学药物治疗　　C. 放射治疗　　D. 手术治疗　　E. 手术后放射治疗

【例18】为进一步确诊，最有诊断价值的辅助检查方法应为
A. B超检查　　　　　　　　　B. 胸部X线检查　　　　　　C. 分段刮宫活组织检查
D. 刮取宫颈管活组织检查　　　E. 腹腔镜检查

【例19】40岁，已婚已育妇女。临床诊断为宫颈原位癌。最佳治疗是
A. 宫颈锥切术　　　　　　　　B. 全子宫切除　　　　　　　C. 宫颈激光、微波物理治疗
D. 次广泛全子宫切除术　　　　E. 全子宫＋附件切除

【例20】50岁，妇女，白带带血1个月。复查：宫颈中度糜烂，易出血，子宫大小、质地正常，附件正常。阴道镜下多点活检报告为CINⅢ。宜采取下列哪项处理
A. 子宫全切术　　B. 子宫根治术　　C. 诊断性刮宫　　D. 定期随访　　E. 激光治疗

【例21】女，49岁。接触性出血10个月。妇科检查：宫颈4 cm×4 cm菜花状肿物，累及阴道上2/3，周围无盆腔浸润。最恰当的治疗是
A. 子宫全切术　　　　　　　　B. 宫颈锥切术
C. 子宫切除术及盆腔淋巴结清扫术　　D. 放疗　　　　　　E. 手术加放疗

例22～24 共用题干

女，46岁。因白带多半年，性交后出血1周就诊。宫颈刮片病理：宫颈鳞癌，浸润深度7 mm，肉眼见癌灶最大直径≤4 cm。

【例22】患者临床分期属于
A. Ⅰ$_{A2}$期　　B. Ⅰ$_{B1}$期　　C. Ⅰ$_{B2}$期　　D. Ⅱ$_A$期　　E. Ⅱ$_B$期

【例23】宜选择的手术方式是
A. 子宫全切术　　　　　　　　B. 广泛性子宫切除术＋盆腔淋巴结切除术
C. 放射治疗　　　　　　　　　D. 术后及放射综合治疗　　　　E. 化疗

【例24】若要清扫淋巴结，下列哪组淋巴结不在清扫范围
A. 髂外淋巴结　　　　　　　　B. 腹股沟浅淋巴结　　　　　C. 髂总淋巴结
D. 髂内淋巴结　　　　　　　　E. 闭孔淋巴结

例25～27共用题干
女,48岁。接触性出血3个月。妇科检查:宫颈呈糜烂状。宫体正常大小,活动好,双侧附件区无异常。三合诊(一)。阴道镜下活检病理示鳞状细胞癌,间质浸润深度6 mm。

【例25】该患者的临床分期是
A. 宫颈原位癌　　　　　　B. 子宫颈癌Ⅰ$_{A2}$期　　　　C. 子宫颈癌Ⅰ$_{I2}$期
D. 子宫颈癌Ⅰ$_{A1}$期　　　　E. 子宫颈癌Ⅰ$_{B1}$期

【例26】最适宜的手术方式是
A. 筋膜内子宫全切术加盆腔淋巴结切除术　　B. 改良广泛子宫切除术加盆腔淋巴结切除术
C. 宫颈锥切术加盆腔淋巴结切除术　　　　　D. 广泛性子宫切除术加盆腔淋巴结切除术
E. 筋膜外子宫全切术加盆腔淋巴结切除术

【例27】术后常规病理:各切缘阴性,中分化鳞癌,无淋巴结转移及脉管浸润。应给予
A. 随访观察　　B. 放、化疗　　C. 放射治疗　　D. 化学治疗　　E. 物理治疗

第2节　子宫肌瘤

一、概　述
子宫肌瘤是女性生殖器官最常见的良性肿瘤。

二、分　类
① 根据肿瘤生长部位分为宫体肌瘤和宫颈肌瘤。
② 宫体肌瘤按其与子宫肌壁的关系分为三种。

类　型	发病率	特　点
肌壁间肌瘤	最常见,占60%～70%	肌瘤较大时,可使宫腔及子宫表面变形,也可使子宫均匀性增大
浆膜下肌瘤	约占20%	肌瘤向子宫浆膜下生长,突出于子宫表面,部分可形成明显的瘤蒂
黏膜下肌瘤	占10%～15%	肌瘤突向宫腔,表面覆盖子宫内膜

三、变　性
肌瘤失去原有典型结构称肌瘤变性。

1. 玻璃样(透明)**变**　最常见,肌瘤剖面旋涡状结构消失,被均匀的透明样物质取代,色苍白。镜下见变性区肌细胞消失,为均匀粉红色无结构区,与周围未变性区边界明显。

2. 囊性变　常继发于玻璃样变,组织坏死、液化,形成多个囊腔,其间有结缔组织相隔,也可融合成一个大腔,囊内含清澈、无色液体,也可自然凝固成胶冻状。镜下见囊腔内由玻璃样变的肌瘤组织构成,内壁无上皮覆盖。

3. 红色变　妊娠期或产褥期突然出现急腹症表现,肌瘤剖面呈暗红色,质软,腥臭味,是一种特殊类型的坏死,发生原因不明。肌瘤体积迅速改变,发生血管破裂,出血弥散于组织内。患者主诉急性腹痛、发热,检查肌瘤迅速增大。

4. 脂肪变　多见于绝经后患者,肌瘤剖面呈黄色,旋涡状结构消失。

5. 钙　化　继发于脂肪变性,脂肪分解为甘油三酯,与血液中的磷酸盐、碳酸盐结合,形成钙化。

6. 肉瘤变　即肌瘤恶性变,发生率低于1‰,多见于年龄较大的患者。肌瘤在短期内增长迅速,出现不规则阴道流血或绝经后肌瘤继续增大,应考虑有肌瘤恶变的可能。

【例28】女,28岁。停经19周,剧烈腹痛1天。超声提示单胎妊娠合并子宫肌壁间肌瘤。考虑该肌瘤为
A. 囊性变　　B. 红色变　　C. 玻璃样变　　D. 肉瘤变　　E. 钙化

【例29】初孕妇,32岁。妊娠20周,合并子宫肌壁间肌瘤,剧烈腹痛1天,无阴道流血。查体:T 38.2 ℃。血常规:WBC $10×10^9$/L,N0.75。最可能的诊断是
A. 子宫肌瘤变性　　　　　B. 子宫肌瘤蒂扭转　　　　C. 子宫肌瘤合并急性阑尾炎
D. 子宫肌瘤合并感染　　　E. 子宫肌瘤红色变

四、临床表现
1. 决定条件　子宫肌瘤的临床症状取决于肌瘤的部位;与肿瘤数目关系不大。

2. 临床表现　月经改变是子宫肌瘤最常见的症状,特别是肌壁间肌瘤和黏膜下肌瘤,主要表现为经量增多、经期延长,严重时可致贫血。浆膜下肌瘤对月经影响不大。下腹部包块和白带增多等表现。

【例30】月经量过多或经期延长,但周期基本正常。应首先考虑

A. 子宫内膜癌 B. 子宫颈癌 C. 子宫肌瘤
D. 无排卵性功能失调性子宫出血 E. 宫颈息肉

【例31】 子宫肌瘤与临床症状关系<u>最密切</u>的是
A. 肌瘤大小 B. 肌瘤数目 C. 肌瘤生长部位
D. 肌瘤与肌壁关系 E. 肌瘤有无变性

五、治 疗

1. 肌瘤小、无症状者 随访观察。

2. 雄激素 拮抗雌激素,使子宫内膜萎缩,用丙酸睾酮 25 mg 肌内注射。

3. 手术指征 合并<u>严重贫血</u>等症状,有<u>慢性失血</u>者需要<u>手术治疗</u>。

4. 手术方式 年轻或有生育要求者采取肌瘤切除术。肌瘤多而大,症状明显,无生育要求的患者行全子宫切除术。

【例32】 下列有关子宫肌瘤叙述错误的是
A. 多无明显症状 B. 月经改变为最常见的症状 C. 腹部可有包块
D. 可有继发性贫血 E. 有症状的不需要手术

【例33】 女,45 岁。G2P1,继发性痛经 6 年。查体:子宫如妊娠 12 周大小,质硬,活动受限。药物治疗后症状无缓解。最佳手术治疗方案是
A. 子宫切除术 B. 广泛性子宫切除术 C. 改良广泛性子宫切除术
D. 子宫切除加双附件切除术 E. 骶神经切断术

第3节 子宫内膜癌

一、概 述

子宫内膜癌又称为子宫体癌,是女性生殖器三大恶性肿瘤之一,多见于老年妇女。近年来,发病率有不断增高的趋势,在某些欧美国家其发病率已居妇科恶性肿瘤首位。

二、病 因

1. <u>雌激素刺激</u> 内源性(肿瘤等分泌)和外源性(避孕药物)雌激素增加。

2. 体质因素 肥胖、高血压、糖尿病,称为子宫内膜癌三联征。

3. 遗传因素。

【例34】 子宫内膜癌的高危因素<u>不包括</u>
A. 不孕症 B. 卵巢早衰 C. 肥胖
D. 无排卵性功能失调性子宫出血 E. 糖尿病

三、分 型

Ⅰ型子宫内膜癌	内、外源性雌激素长期刺激导致子宫内膜增生,进而发展为子宫内膜样腺癌,患者相对年轻,预后较好
Ⅱ型子宫内膜癌	与雌激素无关,不经过子宫内膜增生阶段,见于老年女性,恶性程度高,预后差

四、癌前病变

1. 分 级 内膜上皮内瘤变(CIN)分为Ⅰ、Ⅱ、Ⅲ,同子宫颈癌。

2. CINⅢ 子宫内膜重度不典型增生及内膜原位癌。

【例35】 子宫内膜增生症对机体<u>最大的危害</u>是
A. 癌变 B. 导致性激素水平紊乱 C. 导致功能性子宫出血
D. 导致不孕症 E. 导致流产

五、病 理

1. 子宫内膜癌组织学类型 内膜样腺癌、黏液癌、透明细胞癌、浆液性乳头状腺癌、鳞癌、未分化癌和混合型等。

2. <u>内膜样腺癌</u> 是<u>最常见</u>的病理类型。

【例36】 子宫内膜癌<u>最常见</u>的类型是
A. 腺癌伴鳞状上皮化生 B. 浆液性腺癌 C. 透明细胞癌
D. 移行细胞癌 E. 内膜样腺癌

【例37】51岁,妇女,绝经3年,阴道流血3个月。TBS分类为高度鳞状上皮细胞内病变。进一步处理是
A. 切除子宫　　　　　　　　　B. 子宫次广泛切除　　　　　　C. 阴道镜检查
D. 诊断性刮宫＋宫颈活体组织检查　　E. 宫颈锥形切除术

六、转移途径
主要转移途径为直接蔓延和淋巴转移,晚期可出现血行转移。

七、分　期

分期	部　位	具体分期	昭昭老师速记
Ⅰ期	局限于宫体	Ⅰ$_A$:肿瘤浸润深度≤1/2肌层 Ⅰ$_B$:肿瘤浸润深度＞1/2肌层	子宫肌层 → 宫颈 → 附件 → 阴道 → 淋巴结
Ⅱ期	侵犯宫颈	仅宫颈内膜腺体受累,宫颈间质受累	
Ⅲ期	局部和(或)区域转移	Ⅲ$_A$:肿瘤浸润至浆膜和(或)附件,腹水/腹腔冲洗液细胞学(＋) Ⅲ$_B$:肿瘤扩散至阴道 Ⅲ$_C$:肿瘤转移至盆腔淋巴结和(或)腹主动脉旁淋巴结	
Ⅳ期	远处转移	Ⅳ$_A$:肿瘤浸润膀胱和(或)直肠黏膜 Ⅳ$_B$:远处转移	

【例38】子宫内膜癌病理分期Ⅲ$_B$期是指
A. 癌侵犯宫颈间质　　　　　B. 癌累及宫颈黏膜腺体　　　C. 癌侵犯肌层＞1/2
D. 癌侵犯浆膜和(或)附件　　E. 癌累及阴道上1/3

【例39】女,45岁,确诊为子宫内膜癌。手术切除后病理示癌局限于子宫内膜。则手术-病理分期为
A. Ⅰ$_A$　　　　B. Ⅰ$_C$　　　　C. Ⅱ$_B$　　　　D. Ⅰ$_B$　　　　E. Ⅱ$_A$

【例40】子宫内膜癌已累及宫颈间质,其分期应为
A. Ⅰ$_B$期　　　B. Ⅲ期　　　C. Ⅰ$_A$期　　　D. Ⅱ期　　　E. Ⅳ期

八、临床表现
绝经后阴道不规则流血。

九、辅助检查
1. B　超　首选,观察子宫内膜厚度、有无赘生物、肌层浸润等。
2. 子宫分段诊刮　确诊,最可靠、最有意义和价值的检查。

【例41】女,45岁,近2月月经不规律。现停经6个月,阴道不规则流血10天,无腹痛。查体:中度贫血貌,子宫及双侧附件无明显异常。首选的辅助检查方法是
A. X线检查　　　B. 分段刮宫　　　C. CT检查　　　D. 阴道镜检查　　　E. 尿HCG测定

【例42】女,45岁,阴道不规则出血2个月,出血量不多。妇科检查可见子宫增大,稍软。B超示子宫增大,宫腔内实质不均匀回声区,形态不规则,宫腔线消失。下列叙述错误的是
A. 最可能的诊断是子宫颈癌　　　　　B. 最可能的诊断是子宫内膜癌
C. 分段刮宫是最可靠的诊断方法　　　D. 原发性输卵管癌可能性小
E. 临床上与绝经过渡期功血难以鉴别,应先行分段刮宫,确诊后再对症处理

【例43】女,48岁。月经不规则2年余,阴道不规则流血20天。查体:中度贫血貌,子宫略大,稍软,无压痛。宫旁未触及异常。为确定诊断,应首选的检查是
A. 盆腔CT检查　　　B. 尿HCG测定　　　C. 分段诊刮
D. 盆腔B超　　　　　E. 阴道镜检查

十、治　疗
1. 手术治疗为主　早期患者手术治疗为主。

分期	手术方法	昭昭老师速记
Ⅰ期	筋膜外全子宫切除术＋双侧附件切除术	"一"次意"外"
Ⅱ期	改良广泛性全子宫加双侧附件切除＋盆腔淋巴结清扫、腹主动脉旁淋巴结取样术	第"二"个方案仍然需要"改良"
Ⅲ、Ⅳ期	手术个体化;放疗、化疗	—

2. 放　疗　单纯放射治疗仅适用于全身性疾病、不能手术或病灶无法切除的患者。术后辅助放疗,用于

低分化、深肌层浸润、特殊组织学类型、淋巴结转移、腹水细胞学阳性、阴道切除长度不足或有残留病灶者。

3. 化 疗 过去化疗主要用于晚期及复发子宫内膜癌。近年来，化疗适用于：①Ⅰ$_B$期及以上；②透明细胞癌或浆液性乳头状腺癌；③雌、孕激素受体阴性；④术前CA125升高。

4. 激素治疗 主要用于晚期及复发患者，大剂量孕激素至少用药12周以上，孕激素受体阳性者反应率高。也可用于Ⅰ$_A$期高分化子宫内膜腺癌要求保留生育功能患者的治疗。

第4节 卵巢肿瘤

一、概 述

卵巢肿瘤是常见的女性生殖器肿瘤，可发生于任何年龄，组织学类型复杂。卵巢恶性肿瘤是妇科三大恶性肿瘤之一，死亡率居妇科恶性肿瘤首位。

二、病理分型

1. 上皮性肿瘤

肿瘤类型	特 点	肿瘤标记物	昭昭老师速记
浆液性囊腺瘤	最常见的类型	CA125升高	"上"酒="上"浆"液，浆液是125一瓶
黏液性肿瘤			

2. 生殖细胞肿瘤

肿瘤类型	特 点	肿瘤标记物	昭昭老师速记
畸胎瘤	①好发于儿童及青少年；；②成熟畸胎瘤为良性，是卵巢中最常见的良性肿瘤	X线可见到骨骼、牙齿	"畸胎"有"骨骼、牙齿"
无性细胞瘤	手术治疗为主，可放疗	—	"无"拘无束="放"得开
内胚窦瘤	卵黄囊瘤	AFP升高	"内"人="黄"夫(F)"人

3. 性索间质肿瘤

肿瘤类型	特 点	昭昭老师速记
颗粒细胞瘤（恶性）	分泌雌激素，常合并子宫内膜增生过长	"雌激素"多需要几"粒"药
卵泡膜细胞瘤（良性）	分泌雌激素，常合并子宫内膜增生过长	"雌激素"多要"摸"
Meigs（梅格思）瘤	纤维瘤可伴有胸、腹水	"梅格思"的"水"很多

4. 转移性肿瘤 胃癌转移至卵巢的癌，称为Krukernburg瘤。（昭昭老师速记：印戒细胞癌）

【例44】有关卵巢黏液性囊腺瘤病理特点，错误的是
   A. 多房居多　　　　　　　　　B. 多为双侧　　　　　　　　C. 体积多较大
   D. 囊内充满胶冻状物　　　　　E. 囊内很少有乳头生长

【例45】成年人最常见的卵巢癌为
   A. 浆液性囊腺瘤　　　　　　　B. 黏液性囊腺瘤　　　　　　C. 子宫内膜样癌
   D. 透明细胞癌　　　　　　　　E. 转移性癌

【例46】好发于儿童及青少年的卵巢肿瘤是
   A. 上皮性肿瘤　　　　　　　　B. 转移性癌　　　　　　　　C. 非特异性间质肿瘤
   D. 生殖细胞肿瘤　　　　　　　E. 性索间质肿瘤

【例47】容易引起子宫内膜增生的卵巢肿瘤是
   A. 纤维瘤　　　　　　　　　　B. 无性细胞瘤　　　　　　　C. 颗粒细胞瘤
   D. 卵巢转移肿瘤　　　　　　　E. 畸胎瘤

【例48】女，18岁。下腹疼痛2个月。盆腔B超检查子宫大小正常，左侧宫旁探及6 cm×5 cm×5 cm大小肿块，边界清。血清AFP 900 μg/L。最可能的诊断是
   A. 卵巢畸胎瘤　　　　　　　　B. 卵巢内胚窦瘤　　　　　　C. 卵巢颗粒细胞瘤
   D. 卵巢卵泡膜细胞瘤　　　　　E. 卵巢无性细胞瘤

【例49】卵巢肿瘤患者盆腔X线平片显示牙齿及骨骼提示
   A. 内胚窦瘤　　B. 卵泡膜细胞瘤　　C. 纤维瘤　　D. 颗粒细胞瘤　　E. 畸胎瘤

例50~51 共用选项
A. 库肯勃瘤　　　B. 纤维瘤　　　C. 无性细胞瘤　　　D. 畸胎瘤　　　E. 浆液性癌
【例50】镜下可见典型印戒细胞的卵巢肿瘤是
【例51】切除肿瘤后胸、腹水可自行消失的卵巢肿瘤是

三、卵巢恶性肿瘤转移途径

1. 主要的转移　主要的转移方式是直接蔓延及盆、腹腔播散种植。

2. 其他转移　淋巴结也是重要的转移途径。血行转移少见,晚期可转移到肺、胸膜及肝。

四、临床表现

1. 卵巢良性肿瘤　体积较小时多无症状,常在妇科检查时发现。体积中等大小时,患者可感腹胀或腹部触及肿块。妇科检查在子宫一侧或双侧触及包块,多为囊性,边界清楚,表面光滑、活动。肿瘤增长充满盆、腹腔时可出现压迫症状,查体腹部隆起,腹部叩诊浊音区位于中腹部,鼓音区位于侧腹部。

2. 卵巢恶性肿瘤　早期常无症状,不易发现,偶行妇科查体时发现,约2/3的患者就诊时已属晚期。无特异性症状,主要表现为腹胀、腹部肿块及腹水,晚期可出现恶病质征象。妇科检查盆腔肿块多为双侧,实性或囊实性,表面凹凸不平,不活动。三合诊检查直肠子宫陷凹可触及质硬结节。

五、辅助检查

1. B 超　最常用的辅助检查。

2. 肿瘤标志物　CA125(上皮性卵巢癌)、AFP(内胚窦瘤)、HCG(原发性卵巢绒癌)、雌激素(颗粒细胞瘤、卵泡膜细胞瘤)、睾酮(睾丸母细胞瘤)。

【例52】诊断卵巢上皮性癌价值最大的肿瘤标志物是
A. HCG　　　B. CA125　　　C. AFP　　　D. CA19-9　　　E. PSA

【例53】卵巢内胚窦瘤的特异性肿瘤标志物是
A. AFP　　　B. CA125　　　C. HCG　　　D. PSA　　　E. CA19-9

【例54】最常用于诊断卵巢肿瘤的辅助手段为
A. CT检查　　　B. B超　　　C. 腹部平片　　　D. 腹腔镜检查　　　E. 细胞学检查

例55~56 共用选项
A. 血清雌激素　　　B. 血清AFP　　　C. 血清CA125　　　D. 血清雄激素　　　E. 血清β-hCG
【例55】卵巢内胚窦瘤的标志物是
【例56】卵巢浆液性囊腺癌最常用的肿瘤标志物是

六、治　疗

1. 良性肿瘤　一经确诊,即应手术治疗,除非疑为卵巢瘤样病变。根据患者年龄、生育要求及对侧卵巢情况决定手术范围。对年轻患者应行肿瘤剥除术,保留正常卵巢组织。围绝经期妇女可行单侧附件切除或子宫及双侧附件切除术。术中应明确肿瘤良恶性,剖视肿瘤,并行冷冻切片组织学检查。

2. 恶性肿瘤　治疗原则以手术和化疗为主,辅以放疗及其他综合治疗。

(1) 手术治疗　手术目的和范围应根据肿瘤的组织学类型、临床分期以及患者的具体情况而定。

① 卵巢上皮性癌:早期应行全面分期手术。

② 恶性卵巢生殖细胞肿瘤:多发生于年轻妇女,常为单侧,对化疗敏感。因此,对渴望保留生育功能的年轻患者,只要子宫及对侧附件未受累,无论分期早晚,均应行保留生育功能的手术,即仅切除患侧附件,同时行全面分期手术。

③ 恶性卵巢性索间质肿瘤Ⅰ期:对于有生育要求的年轻患者,可考虑行患侧附件切除术;无生育要求者应行全子宫及双附件切除术。晚期行肿瘤细胞减灭术。

(2) 化学治疗　早期患者一般为3~6个疗程,晚期患者为6~8个疗程。

肿瘤类型	首选化疗药物	昭昭老师速记
卵巢上皮性肿瘤	TC(紫杉醇+卡铂)或 TP(紫杉醇+顺铂)	"上""紫""色""铂"菜
性索间质肿瘤及恶性卵巢生殖细胞肿瘤	BEP方案(博来霉素+依托泊苷+顺铂)	对"性""生"活,"博"士百"依"百"顺"

(3) 放射治疗　无性细胞瘤对放疗最敏感,颗粒细胞瘤中度敏感。但由于无性细胞瘤患者多较年轻,有生育要求,放疗已较少应用,仅作为手术和化疗的辅助治疗。放疗对于卵巢上皮癌的治疗价值尚有争议。

例 57～58 共用选项

A. 顺铂+阿霉素　　　　　　B. 卡铂+紫杉醇　　　　　C. 卡铂+吉西他滨
D. 顺铂+拓扑替康　　　　　E. 顺铂+博来霉素+依托泊苷

【例 57】上皮性卵巢癌的治疗首选
【例 58】卵巢恶性生殖细胞肿瘤的治疗首选

例 59～60 共用选项

A. 生物治疗　　B. 手术治疗　　C. 放射治疗　　D. 化学药物治疗　　E. 中药治疗

【例 59】绒毛膜癌首选的治疗方法是
【例 60】卵巢无性细胞瘤首选的治疗方法是

（4）生物治疗　尚处在实验室或临床试验阶段，包括免疫治疗、肿瘤增殖病毒治疗和基因治疗。

七、随访与监测

卵巢癌易复发，应长期随访和监测。术后 1 年内每月 1 次，1～2 年每 3 个月 1 次，3～5 年视病情每 4～6 个月 1 次，5 年以后者每年 1 次。应详细复习病史，仔细体格检查，排除复发。定期检查肿瘤标记物。必要时可行盆腔 B 型超声检查、CT、MRI 或 PET 等检查。

八、并发症

并发症包括蒂扭转、破裂、感染、恶变四大并发症。其中，蒂扭转为常见的妇科急腹症。表现为突然发生一侧下腹剧痛。瘤蒂由骨盆漏斗韧带、固有韧带及输卵管组成。妇科检查触及肿物张力大，压痛，尤以瘤蒂部压痛明显。一经确诊应马上手术治疗。

【例 61】卵巢肿瘤最常见的并发症是
A. 蒂扭转　　　B. 破裂　　　C. 囊性变　　　D. 恶变　　　E. 感染

【例 62】卵巢纤维瘤伴胸腹水形成称为
A. Meniere 综合征　B. Down 综合征　C. Meigs 综合征　D. Cushing 综合征　E. 类癌综合征

【例 63】女，25 岁。活动后突然左下腹剧痛，伴有恶心、呕吐。月经规律，末次月经为 8 天前。妇科检查：左侧附件区可触及拳头大小囊实性包块，触痛，推移后疼痛加剧。首先考虑的是
A. 卵巢黄体破裂　B. 输卵管妊娠破裂　C. 急性盆腔炎　D. 急性阑尾炎　E. 卵巢囊肿蒂扭转

【例 64】女，20 岁。突发下腹部疼痛伴恶心、呕吐 8 小时。检查：子宫前倾，正常大小，右侧附件区可触及一 8 cm×7 cm×5 cm 囊实性包块，边界清楚，触痛明显。最可能的诊断是
A. 卵巢肿瘤蒂扭转　B. 急性阑尾炎　C. 卵巢黄体破裂　D. 输卵管妊娠破裂　E. 浆膜下子宫肌瘤

> 参考答案如下，详细答案参见 2019 版《国家临床执业及助理医师资格考试精选真题考点精析》。

1. A	2. C	3. D	4. D	5. A
6. D	7. D	8. D	9. D	10. A
11. C	12. C	13. A	14. C	15. C
16. B	17. D	18. D	19. B	20. A
21. C	22. E	23. B	24. C	25. C
26. B	27. A	28. B	29. E	30. C
31. C	32. E	33. A	34. B	35. C
36. E	37. D	38. E	39. A	40. D
41. B	42. A	43. C	44. B	45. A
46. D	47. C	48. B	49. E	50. E
51. B	52. C	53. E	54. B	55. D
56. C	57. B	58. E	59. D	60. C
61. A	62. C	63. E	64. A	—

昭昭老师提示：
关注官方微信，获得第一手考试资料。

第 16 章　妊娠滋养细胞肿瘤

> ## 2019 考试大纲

①葡萄胎；②妊娠滋养细胞肿瘤。

考纲解析

近20年的医师考试中,本章考试重点是妊娠滋养细胞疾病的诊断、检查和治疗,执业医师每年考查分数为1~2分,助理医师每年考查分数为0~1分。

第1节 葡萄胎

一、发病相关因素

1. 完全性葡萄胎 可能与地域、种族、营养、社会经济因素及妊娠年龄等有关。完全性葡萄胎的染色体核型90%为46XX,系由一个细胞核基因物质缺失或失活的空卵与一个单倍体精子受精,经自身复制为二倍体。另有10%核型为46XY,系一个空卵在受精时和两个单倍体精子(23X和23Y)结合而成。

2. 部分性葡萄胎 可能与使用口服避孕药及月经失调有关。90%以上为三倍体,多余的一套染色体通常来自父方,系由一个正常单倍体卵子和两个正常单倍体精子受精而成,或由一个正常单倍体卵子(精子)和一个减数分裂失败的双倍体精子(卵子)受精而成。

【例1】关于葡萄胎的概念正确的是
A. 葡萄胎的发生与卵子无关
B. 完全性葡萄胎核型为二倍体,均来自母系
C. 部分性葡萄胎核型多为四倍体
D. 子宫小于停经月份可排除葡萄胎
E. 完全性葡萄胎的组织学特征之一是绒毛间质内胎源性血管消失

二、病 理

	完全性葡萄胎	部分性葡萄胎
巨检	水泡状物大小不一,占满整个宫腔,其间有纤细的纤维素相连,形似葡萄。无胎儿及其附属物或胎儿痕迹	部分绒毛呈水泡状,仍保留部分正常绒毛,伴有或不伴有胚胎或胎儿组织
镜检	绒毛间质高度水肿,滋养细胞不同程度增生,间质内无胎源性血管	部分绒毛水肿,滋养细胞轻度增生,常仅为合体滋养细胞增生,间质内可见含有核红细胞的胎源性血管,可见胚胎和胎膜的组织结构

三、临床表现

1. **停经后阴道流血** 最常见的症状。
2. **子宫异常增大、变软** 大于停经月份。
3. **血清HCG** 血清HCG水平异常升高。
4. **卵巢黄素化囊肿** 查体可有一侧或两侧附件明显增大。
5. **腹 痛** 葡萄胎生长迅速使子宫过度扩张所致,表现为下腹阵痛。若发生黄素囊肿扭转或破裂,可出现急性腹痛。

四、辅助检查

1. **B超** 宫腔内充满不均质密集状或短条状回声,呈落雪状、小囊泡或蜂窝状。
2. **HCG** HCG滴度往往高于相应孕周的正常值,血β-HCG大多在100 KU/L以上。

【例2】女,35岁。停经3个月,阴道不规则流血3天。妇科检查子宫如4个月妊娠大小,B超显示宫腔内落雪征。首先考虑
A. 自然流产
B. 双胎妊娠
C. 妊娠合并子宫肌瘤
D. 葡萄胎
E. 羊水过多

五、治 疗

1. **手术治疗** 一旦确诊,行清宫术,减少出血及预防子宫穿孔。
2. **卵巢黄素化囊肿** 一般不需处理。如发生急性扭转,可在B型超声引导或腹腔镜下穿刺吸液。如扭转时间较长发生坏死,则需切除患侧附件。常在清宫术后,自主消退。
3. **预防性化疗** 首选药物有甲氨蝶呤、氟尿嘧啶等。
4. **子宫切除术** 适用于有高危因素、无生育要求、年龄接近于绝经期的患者。

【例3】关于葡萄胎的处理措施,正确的是
A. 应先备血,再吸宫
B. 应先行子宫动脉栓塞,再吸宫
C. 应先化疗,再吸宫
D. 应先吸氧,再吸宫
E. 应先静脉滴注催产素,再吸宫

六、随 访

1. 定期 β-HCG 测定　葡萄胎清宫后每周测定 1 次 β-HCG，直至降到正常水平。随后 3 个月内仍每周测定 1 次，以后每 2 周 1 次持续 3 个月，再每个月 1 次持续至少半年。如第 2 年未妊娠，可每半年 1 次，共随访 2 年。

2. 病史和体征　询问病史包括有无异常阴道流血，以及咳嗽、咯血及其他转移灶症状。

3. 妇科检查　必要时可选择 B 型超声、X 线胸片或 CT 检查。

4. 避　孕　葡萄胎排空后必须严格避孕 1 年，首选避孕套，也可选择口服避孕药。

【例 4】葡萄胎处理，下列哪项是错误的
　A. 一经确诊，应尽快清宫　　B. 必要时第 2 次刮宫　　C. 宫腔内刮出物病理检查
　D. 术后严密随访至妊娠试验（－）为止　　E. 嘱患者术后避孕 1 年

例 5～6 共用题干
女，35 岁。G2P1，停经 70 天。下腹隐痛，阴道不规则流血 6 天，子宫达脐水平。尿 HCG（＋）。

【例 5】该患者首选检查为
　A. 盆腔 CT　　B. B 超检查　　C. 血 HCG　　D. 诊断性刮宫　　E. PPD 试验

【例 6】随访中无需常规进行的检查是
　A. HCG 定量测定　　B. 月经规律　　C. 胸片
　D. 定期 B 超检查　　E. 定期性激素水平测定

【例 7】葡萄胎患者术后避孕首选
　A. 口服避孕药　　B. 针剂避孕药　　C. 埋入法避孕　　D. 阴茎套　　E. 宫内节育器

第 2 节　妊娠滋养细胞肿瘤

一、概　述

妊娠滋养细胞肿瘤包括侵蚀性葡萄胎、绒毛膜癌（简称绒癌）及少见的胎盘部位滋养细胞肿瘤和上皮样滋养细胞肿瘤。

二、病　理

	侵蚀性葡萄胎	绒 癌
巨检	子宫肌壁内有大小不等的水泡状组织，病灶接近子宫浆膜层时，表面可见紫蓝色结节，病灶可穿透子宫浆膜层或阔韧带	绝大多数绒癌原发于子宫，肿瘤常位于子宫肌层内，也可突向宫腔或穿破浆膜，病灶为单个或多个，与周围组织界限清楚，质地软而脆，暗红色，伴出血坏死
镜检	子宫肌层内查见绒毛结构或退化的绒毛阴影，滋养细胞增生、分化不良。多数病例可在静脉内找到绒毛及滋养细胞	在出血的背景上有片状交替排列的高度增生的滋养细胞，肿瘤中不含间质和自身血管，无绒毛或水泡状结构

【例 8】绒毛膜癌与侵蚀性葡萄胎主要的鉴别依据是
　A. 阴道有紫蓝色转移结节　　B. 胸部 X 线片有棉团状阴影　　C. 尿 HCG 阳性
　D. 病理检查无绒毛结构　　E. 有卵巢黄素化囊肿

三、临床表现及诊断

1. 无转移滋养细胞肿瘤　大多数为继发于葡萄胎后的侵蚀性葡萄胎或绒癌，仅少数为继发于流产、早产或足月产后的绒癌。

阴道流血	葡萄胎排空、流产或足月产后，有持续的不规则阴道流血，血量不定
子宫复旧不全或不均匀增大	葡萄胎排空后 4～6 周，子宫尚未恢复到正常大小
卵巢黄素化囊肿	双侧或一侧卵巢肿大
腹痛	①病灶穿破子宫浆膜层可引起急性腹痛及其他腹腔内出血征象；②若子宫病灶坏死继发感染也可引起腹痛和脓性白带；③黄素化囊肿发生扭转或破裂时也可出现急性腹痛

2. 转移性滋养细胞肿瘤　多见于非葡萄胎妊娠或为组织学证实的绒癌。绒癌主要经血行播散。最常见的转移部位是肺，其次是阴道、骨盆、肝、脑等。

肺转移	①可无症状，仅通过X线胸片和肺CT做出诊断；②症状：咳嗽、胸痛、咳血等
阴道转移	阴道前壁或穹隆呈蓝紫色结节
脑转移	预后凶险，为主要的致死原因
其他转移	肝、脾等

【例9】滋养细胞肿瘤常见的转移部位是
A. 肺　　　　　B. 阴道　　　　　C. 肾　　　　　D. 肝　　　　　E. 脑

【例10】女，26岁，足月分娩后12个月出现持续的阴道不规则流血，血β-HCG持续高水平。CT示肺部转移灶。最有可能的诊断是
A. 胎盘部位反应　　B. 胎盘残留　　C. 绒毛膜癌　　D. 葡萄胎　　E. 侵蚀性葡萄胎

【例11】患者女，25岁，停经3个月，阴道淋漓流血2个月。阴道前壁有胡桃大紫蓝色结节，子宫软，如孕4个月大小，尿妊娠试验阳性。应考虑为
A. 葡萄胎　　B. 侵蚀性葡萄胎　　C. 双胎妊娠　　D. 妊娠合并子宫肌瘤　　E. 先兆流产

【例12】绒毛膜癌常见的转移部位依次是
A. 肺、盆腔、肝、脑、阴道　　　B. 肺、阴道、盆腔、肝、脑　　　C. 肺、脑、肝、盆腔、阴道
D. 阴道、肺、盆腔、肝、脑　　　E. 肺、肝、阴道、盆腔、脑

【例13】女，25岁，葡萄胎清宫术后13个月，阴道流血2周。妇科检查：阴道口处见一直径2cm紫蓝色结节，子宫稍大，质软，双侧附件正常。胸部X线片未见异常。尿妊娠试验(+)。阴道病灶组织病理检查见成对高度增生滋养细胞，无绒毛结构。最有可能的诊断是
A. 绒毛膜癌　　　　　　B. 子宫内膜异位症　　　　　C. 葡萄胎
D. 侵蚀性葡萄胎　　　　E. 阴道癌

四、辅助检查

1. 血清HCG测定　　HCG水平是妊娠滋养细胞肿瘤的主要诊断依据。

2. B超　　诊断子宫原发疾病最常用的方法，肌层内可见无包膜的强回声团块。

3. 组织学诊断　　滋养细胞肿瘤的确诊依靠组织学检查，刮宫标本进行组织学诊断。

【例14】女，26岁，人工流产后3个月，出现阴道流血。B超检查可见子宫肌壁有不均匀密集光点或暗区呈蜂窝状。诊断为
A. 吸宫不全　　B. 侵蚀性葡萄胎　　C. 葡萄胎　　D. 绒癌　　E. 异位妊娠

五、滋养细胞肿瘤解剖学分期

Ⅰ期	病变局限于子宫
Ⅱ期	累及附件，病变扩散，但仍局限于生殖器官
Ⅲ期	病变转移至肺，有或无生殖系统病变
Ⅳ期	所有其他转移

六、治疗

侵袭性葡萄胎和绒癌治疗原则以化疗为主，手术和放疗为辅，实行分层和个体化治疗。

1. 化疗　　目前常用的一线化疗药物有甲氨蝶呤(MTX)、放线菌素D(Act-D)或国产更生霉素(KSM)、氟尿嘧啶(5-Fu)、环磷酰胺(CTX)、长春新碱(VCR)、依托泊苷(VP-16)等。

（1）化疗方案　　低危患者首选单药化疗，高危患者首选EMA-C0或以5-Fu为主的联合化疗方案。

（2）疗效评判　　在每疗程结束后，应每周测定1次血β-HCG，结合妇科检查、超声、胸片、CT等检查。在每一疗程化疗结束后18天内，血β-HCG下降至少1个对数为有效。

（3）毒副反应　　化疗主要的毒副反应有骨髓抑制、消化道反应、肝肾功能损害及脱发等。

（4）停药指征　　症状、体征消失，原发灶和转移灶消失，每周测定1次β-HCG，连续3次正常，再巩固2~3个疗程方可停药。随访5年无复发者为治愈。

2. 手术　　对大病灶、耐药病灶或病灶穿孔出血者，应在化疗的基础上行手术治疗，手术方式主要为全子宫切除术，生育期妇女可保留一侧或双侧卵巢。对有生育要求的年轻妇女，若子宫耐药病灶为单个，且血HCG水平不高，子宫外转移灶已控制，可考虑病灶切除术。对年龄较大、无生育要求、病灶局限于子宫的患者，

初次治疗时可首选子宫切除术,并在术中开始给予化疗。若子宫外耐药或复发病灶较为局限,可行局部病灶切除,如肺叶切除、部分肠切除、脑转移瘤切除等。

3. 放射治疗 主要用于肝、脑转移和肺部耐药病灶的治疗。

【例15】女,42岁,人工流产术后2年,阴道断续流血6个月余。今日出现咳血丝痰。血β-HCG 13 000 U/L。胸部X线示肺部多个结节。首选的治疗方法是

A. 肺叶切除＋子宫切除术　　　B. 放射治疗　　　C. 肺叶切除术

D. 化学疗法　　　　　　　　　　E. 子宫切除术

例16~17 共用题干

女,28岁,葡萄胎清宫术后阴道持续少量流血3个月。妇科检查:子宫如妊娠50天大小,质软,双侧附件均可触及囊性肿物,大小约5 cm×4 cm,活动好。尿HCG阳性。盆腔超声示子宫肌层有一4 cm×3 cm不均质回声,血流信号丰富,两侧附件区有囊性低回声包块。

【例16】该患者最可能的诊断是

A. 子宫腺肌病合并卵巢囊肿　　B. 不全流产　　　C. 早孕合并卵巢囊肿

D. 绒毛膜癌　　　　　　　　　　E. 侵蚀性葡萄胎

【例17】首选的治疗是

A. 卵巢囊肿切除术　　　　　　B. 放射治疗　　　C. 子宫病灶切除术

D. 清宫术　　　　　　　　　　　E. 化学治疗

七、随　访

治疗结束后应严密随访,第1年每月随访1次,1年后每3个月随访1次,持续3年,以后每年随访1次,持续5年。随访内容同葡萄胎,HCG正常后1年内应严格避孕。

> 参考答案如下,详细答案参见2019版《国家临床执业及助理医师资格考试精选真题考点精析》。

1. E	2. D	3. A	4. D	5. B
6. E	7. D	8. D	9. A	10. C
11. B	12. B	13. A	14. B	15. D
16. E	17. E	—	—	—

昭昭老师提示:
关注官方微信,获得第一手考试资料。

第17章　生殖内分泌疾病

> **2019考试大纲**

①功能失调性子宫出血;②闭经;③多囊卵巢综合征;④绝经综合征。

> **考纲解析**

近20年的医师考试中,本章考试重点是生殖内分泌疾病的诊断、检查和治疗,执业医师每年考查分数为1~2分,助理医师每年考查分数为0~1分。

第1节　功能失调性子宫出血

功能失调性子宫出血(DUB)简称功血,是由于下丘脑-垂体-卵巢轴功能失调,而非器质性病变引起的异常子宫出血。根据有无排卵,可分为无排卵性功血和排卵性功血两类。

一、无排卵性功能失调性子宫出血

1. 病　因

好发于青春期和更年期,卵巢功能障碍,无黄体,体内有雌激素而无孕激素,子宫一直处于增殖期,而无分泌期,增生程度取决于雌激素水平,到一定限度后内膜才脱落,形成月经,所以月经的周期不规则。

2. 病　理

子宫内膜呈增殖期变化,无分泌期变化,增生程度因雌激素水平、作用时间长短及内膜对雌激素反应敏感性不同而表现各异。可表现为子宫内膜增生、增殖期子宫内膜或萎缩型子宫内膜,后者多见于绝经过渡期患者。

【例1】无排卵性功能失调性子宫出血患者诊断性刮宫的病理结果不可能出现的是

A. 分泌期和增殖期内膜并存　　B. 单纯性增生　　　C. 复杂性增生

  D. 萎缩型子宫内膜   E. 增生性子宫内膜

  【例2】无排卵性功能失调性子宫出血子宫内膜病理结果不会出现
  A. 单纯型增生内膜 B. 复杂型增生内膜 C. 不典型增生内膜
  D. 分泌期子宫内膜 E. 增殖期子宫内膜

  【例3】女,38岁。近3年月经不调,表现为周期延长、经量增多且淋漓不净。此次停经5个月,反复阴道流血,量多。给予诊刮止血,刮出物病理学检查为子宫内膜复杂型增生。最可能的诊断是
  A. 无排卵性功能失调性子宫出血 B. 黄体功能不足 C. 子宫内膜不规则脱落
  D. 子宫内膜炎   E. 子宫内膜癌前病变

3. 临床表现

  (1)主要表现 最常见的症状是子宫不规则出血,月经周期紊乱,经期长短不一,且出血量多少不一(子宫肌瘤引起子宫出血的周期是规则的)。

  (2)次要表现 出血期无下腹疼痛。

  【例4】女,50岁。近3年来月经不规则,经量时多时少,伴轻微下腹痛。妇检:子宫正常大小,双侧附件(一)。应诊断为
  A. 功能失调性子宫出血 B. 闭经   C. 原发性痛经
  D. 继发性痛经   E. 更年期综合征

  【例5】女性,12岁。月经周期紊乱,经期长短不一已有4个月余。肛门检查:子宫发育正常,双侧附件(一)。最可能的诊断是
  A. 黄体功能不全   B. 黄体萎缩不全
  C. 无排卵性功能失调性子宫出血 D. 子宫内膜息肉 E. 子宫黏膜下肌瘤

4. 辅助检查

  (1)诊断性刮宫 已婚患者首选方法。目的是明确子宫内膜病理改变和止血,必须进行全面的刮宫。疑为子宫内膜癌时行分段诊刮。

  (2)超声检查 可了解子宫大小、形状,宫腔内有无赘生物及子宫内膜厚度等。

  (3)基础体温测定 基础体温呈单相型提示无排卵。

  (4)宫腔镜检查 可直视子宫内膜的形态,选择病变区进行活检。

  (5)激素测定 可通过测定血清黄体酮和尿孕二醇来判断有无排卵。

  (6)妊娠试验 有性生活史者应行妊娠试验,以排除妊娠及妊娠相关疾病。

  (7)细胞学检查 宫颈细胞学检查用于排除子宫颈癌前病变及子宫颈癌。阴道脱落细胞涂片检查反映雌激素影响水平。

  (8)宫颈黏液结晶检查 经前检查出现羊齿植物叶状结晶提示无排卵。

  【例6】女,14岁。初潮后月经周期紊乱,经期长短不一已有5个月。肛门检查:子宫发育正常,双侧附件未见异常。首选的辅助检查是
  A. B型超声检查 B. 基础体温测定 C. X线检查 D. 血雌激素水平测定 E. 诊断性刮宫

  【例7】了解子宫内膜周期性变化最可靠的诊断依据是
  A. 血清雌激素测定 B. 宫颈黏液检查 C. 尿雌二醇测定 D. 基础体温测定 E. 诊断性刮宫

  【例8】女,53岁。近4年月经不规律,现停经1个月,阴道不规则流血8天,无腹痛。查体:中度贫血貌,子宫略大,稍软,无压痛,双附件(一)。首选辅助检查方法是
  A. X线检查 B. 分段诊刮 C. CT检查 D. 阴道镜检查 E. 尿HCG测定

  【例9】检查卵巢功能简便易行的方法是
  A. 阴道脱落细胞检查 B. 基础体温测定 C. 宫颈黏液检查 D. 子宫内膜活检 E. 性激素测定

  【例10】判断有无排卵的检查不包括
  A. 性激素测定   B. 基础体温测定   C. 诊断性刮宫
  D. 宫颈黏液结晶检查 E. 阴道分泌物检查

5. 治 疗

  (1)青春期 止血、调整周期、促排卵为主。

  (2)绝经过渡期 止血、调整周期。

  ① 止血。

雌孕激素联合用药	性激素联合运用优于单一用药
单纯雌激素	①大剂量雌激素可使子宫内膜迅速生长,修复创面而止血; ②适用于内源性雌激素不足者,特别是青春期功血
单纯孕激素	子宫内膜脱落法或药物刮宫,停药后短期内即有撤退性出血,适用于体内已有一定雌激素水平的患者
雄激素	适用于绝经过渡期功血

【例11】青春期无排卵性功血的治疗原则是
　　A. 减少出血、促进卵巢排卵　　B. 止血、促进排卵　　C. 止血、调整周期
　　D. 促进内膜脱落、调整月经周期　　E. 促黄体功能,促进排卵

【例12】女,26岁。近3个月月经周期缩短。妇科检查示无生殖器官器质性病变。基础体温双向性。子宫内膜活检为分泌反应落后3日。诊断为"排卵性月经失调"。下列不用于治疗的是
　　A. 小剂量雌激素　　B. 氯米芬　　C. HCG　　D. 复方口服避孕药　　E. 黄体酮

【例13】女性,15岁。月经周期20～60天,经期持续7～15天不等,量时多时少,伴有血块。此次月经来潮持续15天,量较多。应选择的止血方法是
　　A. 诊断性刮宫　　　　　　　B. 黄体酮肌内注射治疗5天
　　C. 氯米芬治疗5天后加用孕激素　　D. 氨甲环酸治疗2周后,加用孕激素
　　E. 大剂量雌激素,止血后逐渐减量,2周后加用孕激素

【例14】女,13岁。月经初潮后1年,月经周期1～4个月,经量多,伴血块,此次行经已8日,量仍多。主要的止血措施是
　　A. 抗纤溶及促凝药物　　B. 大剂量雄激素　　C. 诊断性刮宫术
　　D. 小剂量孕激素　　E. 大剂量雌激素

例15～16 共用题干
女,18岁。月经不规则2年,阴道大量流血2周,贫血貌。B超示子宫及双侧附件未见异常。血FSH、LH、T、PRL水平正常。

【例15】该患者最可能的诊断是
　　A. 子宫内膜癌　　B. 卵巢功能性肿瘤　　C. 子宫内膜异位症
　　D. 功能失调性子宫出血　　E. 多囊卵巢综合征

【例16】经过止血治疗并撤退性出血后,首选的治疗是
　　A. 氯米芬促排卵治疗　　B. 雌孕激素序贯疗法　　C. 雌激素治疗
　　D. 孕激素治疗　　E. 雄激素治疗

② 调整月经周期　止血后需调整月经周期。可采用雌孕激素序贯疗法或雌孕激素联合疗法。绝经过渡期可采用月经周期后半期服用甲羟黄体酮8～12 mg/d,连用10～12天。

③ 促排卵常用药　适用于生育期功血尤其是不孕症患者。
枸橼酸氯米芬(CC):于出血第2～5天开始应用,每天50～150 mg,连续5天。
尿促性素(HMG):适用于要求生育者。单用从月经第5天起每天2支。联用CC/HMG从月经第3天起每天应用CC 100 mg,连用5天,后加用HMG1～2支。用药后当优势卵泡直径达到18 mm及子宫内膜厚度达到8 mm以上时,肌内注射HCG 5 000～10 000 IU,注射后2天内性交。
绒促性素(HCG):通常与其他促排卵药联合应用。

(3) 手术治疗
① 刮宫术　适用于已婚患者,具有诊断和治疗作用,青春期功血患者一般不刮宫。
② 宫腔镜下　子宫内膜电凝、激光或热疗,仅适用于经量过多的绝经过渡期功血患者或激素治疗无效且无生育要求的生育期功血患者。
③ 子宫切除术　适用于药物治疗效果不佳、无生育要求、年龄较大、病理诊断为子宫内膜复杂型增生或不典型增生患者。

【例17】女,48岁。近2年月经不规律,未诊治。现闭经3个月,阴道大出血15天。首选哪项治疗
　　A. 诊断性刮宫　　B. 性激素治疗　　C. 子宫切除
　　D. 促排卵药物　　E. 维生素K止血药

【例18】妇女,46岁,月经周期延长,经量增多及经期延长,此次月经量多且持续12天。妇科检查子宫稍大、稍软。本例有效的止血措施选择

A. 静脉注射巴曲酶(或氨基己酸)　　B. 口服大剂量雌激素　　C. 口服大量甲羟孕酮
D. 口服甲睾酮　　E. 行刮宫术

二、排卵性功能失调性子宫出血

排卵性功血较无排卵性功血少见,多发生于生育期妇女。常见类型为有排卵的黄体功能异常。

1. 黄体功能不足

（1）概述

黄体功能不足指有卵泡发育及排卵,但黄体期孕激素分泌不足或黄体过早衰退,导致子宫内膜分泌反应不良。

（2）病理

子宫内膜受孕激素影响不足,分泌期内膜腺体呈分泌不良,间质水肿不明显,或腺体与间质发育不同步。子宫内膜活检显示分泌反应落后2天以上。

（3）临床表现

① 主要表现　通常为月经周期缩短,月经频发。

② 一般表现　有时月经周期虽在正常范围,但卵泡期延长,黄体期缩短。常表现为不易受孕或易发生流产。

（4）诊断

① 体温　基础体温为双相,但高温相小于11天。

② 子宫内膜活检　子宫内膜活检显示分泌反应至少落后2天,即可诊断。

【例19】女,28岁,产后6个月,月经周期缩短,妇科检查无异常。基础体温曲线呈双相型。提示为

A. 无排卵性功血　　B. 子宫内膜不规则脱落　　C. 黄体功能不足
D. 早期妊娠　　E. 不能确定诊断

（5）治疗

① 促进卵泡发育　卵泡期应用小剂量雌激素或枸橼酸氯米芬。

② 促进月经中期LH峰　监测到卵泡成熟时应用HCG 5 000～10 000 U 1次或分2次肌内注射。

③ 黄体功能刺激疗法　于基础体温上升后开始,隔日肌内注射HCG 2 000～3 000 U,共5次。

④ 黄体功能替代疗法　在排卵后或预期下次月经前12～14天开始肌内注射黄体酮10～20 mg,每天1次,连用10～14天。

⑤ 黄体功能不足合并高催乳素血症的治疗　溴隐亭每天2.5～5.0 mg,口服。

2. 子宫内膜不规则脱落

（1）概述

子宫内膜不规则脱落指在月经周期有排卵,黄体发育良好,但萎缩过程延长,导致子宫内膜不规则脱落,又称黄体萎缩不全。

（2）病理

黄体发育良好、萎缩过程延长,导致子宫内膜不规则脱落,又称黄体萎缩不全。黄体期延长,导致子宫内膜一直处于分泌期,甚至当第二个周期的增殖期到来时,分泌期还未结束,于是形成了一种增殖期与分泌期同时存在的情况,这一时期主要是在月经后5～6天,此时行诊断性刮宫最合适。

【例20】黄体萎缩不全患者月经5～6天刮宫的病理表现是

A. 增殖期与分泌期并存　　B. 复杂型增生　　C. 分泌期内膜
D. 单纯型内膜　　E. 增殖期内膜

（3）临床表现

月经周期正常,但经期延长,长达9～10天,且出血量多。

（4）辅助检查

基础体温为双相型,但下降缓慢。在月经第5～6天行诊断性刮宫,病理检查可见分泌期内膜与增殖期内膜并存,可作为确诊依据。

例21～22共用选项

A. 月经第5～6天刮宫见子宫内膜分泌反应　　B. 经前2天刮宫见子宫内膜分泌反应不良

C. 经前 3 天刮宫见子宫内膜增殖期改变   D. 经前 2 天刮宫见子宫内膜分泌期改变
E. 刮宫为蜕膜

【例21】子宫内膜不规则脱落时,应为

【例22】无排卵性功能失调性子宫出血时,应为

【例23】考虑黄体萎缩不全,诊断性刮宫时间应在
A. 月经干净后第 5 天   B. 月经第 5 天   C. 月经来潮 24 小时内
D. 月经来潮 2 小时内   E. 随时刮宫

例24～25 共用选项
A. 基础体温单相,无低温相   B. 基础体温双相,高温相下降缓慢
C. 基础体温双相,低温相短   D. 基础体温双相,高温相短
E. 基础体温单相,无高温相

【例24】青春期无排卵性功能失调性子宫出血的体温特点是

【例25】黄体功能不足的体温特点是

(5) 治疗

① 孕激素 使黄体及时萎缩,内膜完整脱落。自下次月经前 10～14 天开始,每天口服甲羟黄体酮 10 mg,连用 10 天。有生育要求者可肌内注射黄体酮,无生育要求者可口服单相避孕药。

② HCG 有促进黄体功能的作用。用法同黄体功能不足。

【例26】经产妇,38 岁。近半年经期 8～10 天,周期正常,经量多。妇科检查子宫前位,稍大,无压痛,双侧附件正常。基础体温双相。恰当处理应是
A. 口服氯米芬   B. 人工周期疗法   C. 肌内注射 HMG
D. 经前 7 天肌内注射黄体酮   E. 月经干净后肌内注射黄体酮

第 2 节 闭 经

一、概 述

闭经分为原发性和继发性闭经两类。原发性闭经是指女性有正常的第二性征发育,但年满 16 岁仍无月经来潮;或年龄超过 14 岁尚无第二性征发育。继发性闭经是指以往曾建立规律月经,但因某种病理原因而出现月经停止 6 个月以上,或按自身原来月经周期计算超过 3 个月经周期以上。根据闭经发生的原因不同,可分为子宫性闭经、卵巢性闭经、垂体性闭经和下丘脑性闭经。

二、继发性闭经的分类

分 类	常见疾病	昭昭老师速记
子宫性闭经	Asherman 综合征是最常见的子宫性闭经	"阿(A)紫(子)"
卵巢性闭经	最常见卵巢早衰、多囊卵巢综合征等	"多""卵"
垂体性闭经	①最常见为希恩综合征(Sheehan 综合征),产后大出血休克导致腺垂体促性腺激素分泌细胞缺血坏死; ②蝶鞍隔因先天性发育不全、肿瘤或手术破坏	患者在"产后大出血"后的"垂""S(死)"挣扎
下丘脑性闭经	最常见的闭经类型;主要病因是颅咽管瘤	"下""咽"

【例27】最常见继发性闭经的类型是
A. 子宫性闭经   B. 卵巢性闭经   C. 垂体性闭经   D. 下丘脑性闭经   E. 原发性闭经

【例28】希恩(Sheehan)综合征属于
A. 下丘脑性闭经   B. 精神性闭经   C. 子宫性闭经   D. 卵巢性闭经   E. 垂体性闭经

【例29】下列疾病属于下丘脑性闭经的是
A. 颅咽管瘤   B. 空蝶鞍综合征   C. 子宫内膜炎   D. 卵巢早衰   E. Asherman 综合征

【例30】盆腔放射治疗后导致的闭经属于
A. 子宫性闭经   B. 卵巢性闭经   C. 垂体性闭经   D. 肾上腺性闭经   E. 下丘脑性闭经

【例31】女,31 岁,停经 8 个月。孕激素试验有出血,血 FSH、LH 正常。垂体兴奋试验 LH 不增高。诊断为继发性闭经。该患者最有可能的病变部位为
A. 甲状腺   B. 卵巢   C. 下丘脑   D. 垂体   E. 子宫

三、辅助检查

1. 孕激素试验 黄体酮注射,连续5天,停药后出现撤药性出血(阳性反应),提示子宫内膜已受到一定水平的雌激素影响,属Ⅰ度闭经。如孕激素试验无撤退性出血,则为阴性反应,应进一步做雌孕激素序贯试验,患者每天服戊酸雌二醇1~2 mg或妊马雌酮1.25 mg,连服20天。

2. 雌孕激素序贯试验 适用于孕激素试验阴性的闭经患者,先用孕激素,再给雌激素,停药后发生撤药性出血者为阳性,提示子宫内膜功能正常,属Ⅱ度闭经,可排除子宫性闭经。

3. 垂体性闭经 GnRH刺激试验,注射GnRH后LH值升高,说明垂体功能正常,病变在下丘脑。经多次重复实验,LH值无升高或升高不显著,说明垂体功能减退,如希恩综合征。

【例32】女,30岁。7个月前孕48天行人工流产术,术后不来月经,雌孕激素试验均阴性。闭经的原因应是
A. 卵巢性闭经   B. 垂体性闭经   C. 下丘脑性闭经   D. 子宫性闭经   E. 难以确定

【例33】诊断子宫性闭经的依据是
A. 注射黄体酮有撤退性出血   B. 注射黄体酮无撤退性出血   C. 雌孕激素无撤退性出血
D. 雌孕激素有撤退性出血   E. 雌激素有撤退性出血

【例34】由于卵巢功能衰竭引起卵巢性闭经,体内垂体促卵泡激素(FSH)水平应是
A. 增高   B. 降低   C. 波动很大   D. 持续下降   E. 测不出

【例35】女性,20岁,继发性闭经9个月。检查卵巢不大。每天肌内注射黄体酮注射液20 mg,连用5天,停药后出现阴道流血。再静注GnRH 100 μg后45分钟,血LH值增高近3倍。本例闭经的病变部位应在
A. 下丘脑   B. 腺垂体   C. 卵巢   D. 子宫   E. 肾上腺

四、治 疗

1. 内分泌治疗

(1) 激素治疗　性激素补充。

雌激素补充治疗	适用于无子宫者
雌孕激素人工周期疗法	适用于有子宫者
孕激素疗法	适用于有一定内源性雌激素水平的Ⅰ度闭经患者

(2) 促排卵　氯米芬是最常用的促排卵药。

(3) 溴隐亭　适用于高催乳素血症者。

2. 手术治疗 生殖器畸形一经确诊应尽早手术矫治。Asherman综合征应扩张宫腔并放置宫内节育器,术后给予人工周期3~6个月。待月经来潮2~3次后取出节育环。肿瘤一旦确诊,应根据情况选择合适的手术。

第3节 多囊卵巢综合征(助理医师不要求)

一、概 述

多囊卵巢综合征(PCOS)临床上以雄激素过高的临床或生化表现、持续无排卵、卵巢多囊改变为特征,常伴有胰岛素抵抗和肥胖,又称为Stein-Leventhal综合征。

二、发病机制、病理生理改变和内分泌特征

1. LH与FSH分泌失常 PCOS患者存在GnRH脉冲发生频率增高,较高频率的GnRH脉冲对LH分泌的促进作用强于对FSH分泌的促进作用,故LH/FSH比值升高(LH/FSH≥2)。

2. 高雄激素血症 主要是卵巢源性雄激素过多,部分雄激素来源于肾上腺的过多分泌。表现为毛发旺盛,皮脂腺分泌过多,出现痤疮。过高的雄激素可抑制优势卵泡发育及成熟。

3. 胰岛素抵抗与高胰岛素血症 胰岛素抵抗是指机体内生理水平的胰岛素促进器官、组织及细胞吸收、利用葡萄糖效能下降的一种代谢状态。高胰岛素血症导致的特征性临床表现包括影响卵泡的发育从而导致无排卵,促进子宫内膜增生,直接刺激卵巢雄激素的分泌,抑制肝合成性激素结合球蛋白(SHBG),使循环中游离睾酮升高。

4. 雌酮/雌二醇比例倒置 雌激素分泌特征是雌酮(E_1)明显增高,主要由雄激素在周围脂肪组织中转化而来。由于卵泡不能发育成熟,E_2仅相当于卵泡早、中期水平。

发病机制	下丘脑-垂体-卵巢轴功能调节异常,胰岛素抵抗和高胰岛素血症,肾上腺内分泌功能异常
内分泌特征	雄激素过多,雌酮过多,胰岛素过多,黄体生成素/促卵泡激素(LH/FSH)比值增高
病理生理改变	双侧卵巢均匀性增大,增殖期子宫内膜

三、临床表现

月经失调	最主要的症状,多表现为月经稀发
不孕	无排卵所致
多毛、痤疮	高雄激素所致
黑棘皮症	多处皮肤皱褶出现灰褐色色素沉着

四、辅助检查

检查项目	表现	昭昭老师速记
诊断性刮宫	增殖期子宫内膜	不排卵没有孕激素,只能是增生期
体温测定	单相体温	不排卵没有孕激素,体温不升高
B超	卵巢增大,内有空泡围绕在卵巢边缘,称为项链征	雄激素抑制排卵,导致卵泡排布在卵巢周围,像项链一样
激素	雄激素过多、雌酮过多、LH/FSH过多、胰岛素过多	注意"孕激素"不高

五、治疗

1. 治疗原则 纠正月经紊乱,建立排卵性月经周期,改善生殖功能,达到妊娠目的,降低血雄激素水平,促排卵。

调整月经	口服避孕药
降低雄激素水平	糖皮质激素、环丙黄体酮等
改善胰岛素抵抗	二甲双胍
诱发排卵	氯米芬,注意防止卵巢过度刺激综合征

2. 手术治疗 腹腔镜下卵巢打孔术和卵巢楔形切除术。

例 36～37 共用题干

女,28 岁,婚后 5 年未孕。月经稀发,肥胖,多毛。妇科检查:子宫未见异常,双侧卵巢稍大。基础体温单相。

【例36】该患者最可能的诊断是
A. 无排卵性功能失调性子宫出血 B. 子宫内膜异位症 C. 生殖器结核
D. 卵巢早衰 E. 多囊卵巢综合征

【例37】该患者促排卵治疗,需要注意防止的并发症是
A. 卵巢早衰 B. 肾功能损害 C. 肝损害
D. 卵泡黄素化未破裂综合征 E. 卵巢过度刺激综合征

【例38】促进排卵药物不包括
A. 尿促性素 B. 氯米芬 C. 绒促性素 D. 促卵泡激素 E. 孕激素

第 4 节 绝经综合征

一、概　述

绝经综合征是指绝经前后妇女出现性激素波动或减少所致的一系列躯体和精神心理症状。

二、内分泌变化

雌激素	雌激素水平并非逐渐下降,而是卵泡停止发育后,雌激素水平才迅速下降
FSH	卵巢功能衰退的最早征象是卵泡对 FSH 的敏感性降低,FSH 水平升高
GnRH	负反馈作用,导致分泌增加
雄激素	总体水平下降
抑制素	绝经后妇女抑制素水平下降,较雌二醇下降早,是反映卵巢衰退更敏感的指标

三、临床表现

1. 早期症状

(1) 月经紊乱 月经周期不规则、持续时间长及经量增多或减少。

(2) 血管舒缩症状 表现为潮热,为血管舒缩功能不稳定所致,是雌激素降低的特征性症状。

(3) 自主神经功能失调及精神症状。

2. 远期症状

(1) 泌尿生殖道　萎缩、干燥等。
(2) 骨质疏松　多发生在绝经后的 5～10 年，最常发生在椎体。
(3) 老年痴呆及心血管病变。

四、诊　断

1. 检查 FSH 及 E_2 值　了解卵巢功能，FSH 升高，E_2 降低。
2. 氯米芬兴奋试验　月经第 5 天起口服氯米芬，连用 5 天。停药第 1 天测血清 FSH＞12U/L，提示卵巢储备能力下降。

五、治　疗

1. 一般治疗　对症状轻微者，可给予耐心解释、安慰，以消除顾虑。必要时根据病情选用适量的镇静药以助睡眠。谷维素有助于调节自主神经功能。补充钙剂和维生素 D。
2. 性激素治疗(HT)　在卵巢功能开始减退及出现相关症状后即可应用。原则是生理性补充、个体化处理、以最小量达到最好效果。HT 应在有适应证而无禁忌证的情况下，科学、合理、规范应用并定期进行监测。

➢ **参考答案**如下，详细答案参见 2019 版《国家临床执业及助理医师资格考试精选真题考点精析》。

1. A	2. D	3. A	4. A	5. C
6. B	7. E	8. B	9. B	10. E
11. A	12. D	13. E	14. E	15. D
16. C	17. A	18. E	19. C	20. A
21. A	22. C	23. A	24. C	25. D
26. D	27. D	28. B	29. A	30. A
31. D	32. A	33. C	34. A	35. A
36. E	37. E	38. E	—	—

昭昭老师提示：
关注官方微信，获得第一手考试资料。

第 18 章　子宫内膜异位症和子宫腺肌病

➢ **2019 考试大纲**

①子宫内膜异位症的概念与病因、病理、临床表现、诊断与鉴别诊断、处理；②子宫腺肌病的概念与病因、病理、临床表现、诊断与鉴别诊断、处理。

➢ **考纲解析**

近 20 年的医师考试中，本章的考试重点是子宫内膜异位症及子宫腺肌病的诊断、检查和治疗，执业医师每年考查分数为 1～2 分，助理医师每年考查分数为 0～1 分。

第 1 节　子宫内膜异位症

一、概　述

子宫内膜异位症(简称内异症)又称巧克力囊肿，指具有生长功能的子宫内膜组织出现在子宫腔以外的身体其他部位。异位子宫内膜可以侵袭全身任何部位，但绝大多数位于盆腔内，其中以卵巢、直肠子宫陷凹及宫骶韧带等部位最常见。内异症虽属良性疾病，但有侵袭性和复发性。

二、病　理

1. 巨　检

(1) 卵巢内异症　最常见。卵巢的异位内膜病灶分为微小病变型和典型病变型两种。微小病变型为位于卵巢浅表层的红色、蓝色或棕色斑点、小囊。典型病变型又称囊肿型，即卵巢子宫内膜异位囊肿，囊肿内含有柏油样、似巧克力色液体，故又称卵巢巧克力囊肿。囊肿大小不一，表面呈灰蓝色，常与子宫后壁、阔韧带后叶及侧盆壁粘连、固定，活动度差。

【例 1】子宫内膜异位症的**好发部位**是

A. 子宫内膜　　B. 子宫阔韧带　　C. 子宫圆韧带　　D. 卵巢　　E. 阴道

(2) 宫骶韧带、直肠子宫陷凹和子宫后壁下段内异症　轻者局部有散在紫色斑点状出血，宫骶韧带增粗或呈结节样改变。随病变发展,子宫后壁与直肠前壁粘连,直肠子宫陷凹变浅甚至消失。少数患者在直肠阴道隔内形成异位病灶。

(3) 盆腔腹膜内异症 多发性,典型病灶呈紫色、蓝色或黑色结节。早期病变无色素,包括红色火焰样、息肉样、白色透明变、卵巢周围粘连、黄棕色腹膜斑等类型。

(4) 输卵管内异症 少见。若输卵管浆膜层受累,可见紫蓝色斑点,输卵管常与周围组织粘连,但管腔多通畅。

(5) 宫颈内异症 病灶表浅者,表现为宫颈表面暗红色或紫色颗粒,经期略增大。深部病灶,在宫颈剖面呈点状紫蓝色或含陈旧血液的小囊腔。

(6) 其他部位内异症 阑尾、膀胱、直肠的异位病灶呈紫蓝色、红色或棕色的小点状或片状病损改变。会阴及腹壁瘢痕处异位病灶因反复周期性出血致局部纤维组织增生形成圆形结节。

2. 镜检 典型的异位内膜组织在显微镜下可见子宫内膜上皮、腺体或腺样结构、内膜间质及出血等。如异位内膜反复出血,组织结构破坏,难以出现上述典型病变,镜下找到少量内膜间质细胞即可诊断。

三、临床表现

1. 继发性痛经 呈进行性加重。疼痛严重程度与病灶大小不一定成正比。

2. 不 孕 内异症患者的不孕率高达40%~50%,而30%的不孕症患者合并内异症。

3. 月经失调 表现为经量增多、经期延长或经前点滴出血。无稀发、无闭经。

4. 性交痛 直肠子宫陷凹的内异症病灶使子宫后倾固定,性交时,阴道穹受阴茎碰撞引起性交疼痛,以经前期最明显。

5. 其他表现 盆腔以外内异症的临床表现:病变部位周期性出血导致相应症状。

四、体 征

子宫后位、后倾固定,子宫直肠陷凹、宫骶韧带或子宫后壁下段等部位可触及痛性结节。

【例2】子宫内膜异位症最主要的临床特点是

A. 月经失调　　　　　　B. 不孕症发生率高达40%　　C. 痛经和持续性下腹痛
D. 咯血　　　　　　　　E. 腹痛、腹泻或便秘

【例3】女,28岁,已婚未孕,进行性痛经。妇科检查:宫颈糜烂Ⅰ度,子宫正常大小,后倾,活动欠佳,附件增厚压痛,直肠子宫陷凹触及2个结节。最可能的诊断是

A. 盆腔结核　　　　　　B. 子宫颈癌　　　　　　　　C. 慢性盆腔炎
D. 子宫内膜异位症　　　E. 子宫肌瘤

【例4】子宫内膜异位症最主要的临床表现是

A. 经期第1~2天出现腹痛　　　B. 两侧下腹剧烈疼痛　　　C. 经期腹痛伴发热
D. 经期腹痛伴肛门坠胀感　　　E. 继发性痛经,进行性加重

【例5】子宫内膜异位症的临床特点是

A. 痛经程度与病变范围成正比　　B. 均存在卵巢囊肿内陈旧性出血　　C. 雌激素治疗有利于改善症状
D. 15%~30%患者月经正常　　　E. 继发性痛经,进行性加重

【例6】女性,33岁,继发性痛经3年。检查:子宫后倾,7.5 cm×7.0 cm 大小,质硬。本例不可能出现的临床表现为

A. 不孕　　　B. 性交疼痛　　　C. 经量过多　　　D. 经期延长　　　E. 月经稀发

【例7】子宫内膜异位症的典型症状是

A. 阴道不规则流血　　B. 接触性出血　　C. 阴道分泌物增多　　D. 继发性痛经　　E. 月经量增多

五、诊 断

1. 首选检查 B超。超声检查是诊断卵巢子宫内膜异位囊肿和直肠阴道隔内异症的重要方法。囊肿一般有较明显的界限,呈椭圆形或圆形,囊内有细小的絮状光点。CT和MRI具有同样的诊断价值,但费用高。

2. 确 诊 腹腔镜检查是目前诊断内异症的可靠方法。在腹腔镜下见到典型病灶即可确诊内异症,并可进行临床分期。

3. CA125 内异症患者血清CA125水平增高,但很少超过200 U/mL(100 IU/L)。

4. 抗子宫内膜抗体 抗子宫内膜抗体是内异症的标志性抗体。

【例8】子宫内膜异位症的确诊依据是

A. 典型的病史　　　B. B型超声检查　　　C. 血CA125升高　　　D. 病理组织学检查　　　E. 妇科检查

六、治　疗

内异症治疗的目的是减轻及控制疼痛、治疗不孕及促进生育、减缩及去除病灶、预防及减少复发。应根据患者年龄、生育要求、症状、部位、治疗经过而制订个体化方案，治疗分为保守性治疗和根治性治疗。

1. 期待疗法　适用于无明显症状的轻度患者或近绝经患者。对患者定期随访，对症处理病变引起的轻微痛经。常用药物为非甾体抗炎药。

2. 药物治疗　适用于有慢性盆腔痛、痛经症状明显、无生育要求及无卵巢子宫内膜异位囊肿形成的患者。

（1）促性腺激素释放激素激动剂（GnRH-α）　与GnRH受体亲和力强，长期连续应用可使垂体GnRH受体耗尽，而对垂体产生降调节作用，垂体分泌促性腺激素减少，导致卵巢激素水平明显下降，出现暂时闭经，此疗法又称为"药物性卵巢切除"。常用药物有亮丙瑞林和戈舍瑞林。

（2）达那唑　能抑制FSH、LH峰，抑制卵巢甾体激素的分泌，并直接与子宫内膜的雄激素和孕激素受体结合，抑制内膜细胞增生，导致子宫内膜萎缩，短暂闭经，称为假绝经疗法。

（3）雌激素加孕激素或单纯高效孕激素　使患者产生类似妊娠的闭经，称假孕疗法。

（4）其他　包括孕三烯酮、他莫昔芬（三苯氧胺）、米非司酮和口服避孕药。

3. 手术治疗　适用于卵巢子宫内膜异位囊肿、盆腔疼痛、不孕、生殖系统外内异症，如泌尿道或消化道内异症伴梗阻。手术方法包括开腹手术和腹腔镜手术两种。目前认为腹腔镜确诊、手术加药物治疗是内异症的标准治疗。

（1）保留生育功能手术　适用于药物治疗无效、年轻和有生育要求的患者。手术切净、去除所有可见的异位内膜病灶，分离粘连，恢复正常解剖关系，剥除囊肿，保留正常卵巢。

（2）保留卵巢功能手术　指去除盆腔内病灶，切除子宫，保留至少一侧或部分卵巢的手术。适用于无生育要求的45岁以下中、重度内异症患者。

（3）根治性手术　即全子宫、双附件及病灶切除术。适用于45岁以上重症患者，特别是盆腔粘连严重导致输尿管压迫或狭窄者。

4. 药物与手术联合治疗　术前给予3～6个月药物治疗后进行手术清除病灶，术后继续给予药物治疗。

5. 内异症合并不孕的处理　对希望生育的轻症患者，应尽早发现及排除其他不孕病因，及时行腹腔镜检查，并在镜下对轻微病灶进行切除或电凝处理，改善盆、腹腔内环境，以期尽早妊娠。术后不宜应用药物治疗，必要时行助孕治疗。

例9～10共用选项
A. 药物治疗　　　B. 保留生育功能手术　　　C. 根治性手术
D. 饮食注意　　　E. 无需处理

【例9】28岁，未孕，继发性痛经5年，子宫右后方7cm囊肿，按压有压痛。最佳的治疗方法是

【例10】43岁，继发性痛经6年，子宫如妊娠12周大小。B超检查，子宫肌层可见大小不等的结节，治疗方法应选择

例11～12共用题干
女，30岁，进行性痛经8年，婚后5年未孕。妇科检查：子宫大小正常，后位，固定，盆底可触及多个痛性结节，右侧附件区触及直径约6cm的囊性包块，不活动。左侧附件区组织略增厚。

【例11】首先考虑的诊断是
A. 盆腔结核　　　B. 原发性痛经　　　C. 慢性盆腔炎　　　D. 子宫内膜异位症　　　E. 卵巢肿瘤

【例12】首选的治疗方案是
A. 孕激素治疗　　　B. 手术治疗　　　C. 抗感染治疗　　　D. 抗结核治疗　　　E. 镇痛治疗

第2节　子宫腺肌病

一、概　念

具有生长功能的子宫内膜腺体及间质侵入子宫肌层称为子宫腺肌病。异位内膜组织多在子宫肌层内弥漫性生长，亦可局限性增生形成团块，后者称为子宫腺肌瘤。

二、病　理

子宫多均匀性增大，呈球形，一般不超过12周妊娠子宫大小。少数腺肌病病灶呈局限性生长，形成子宫腺

肌瘤。弥漫增大的子宫和腺肌瘤的剖面可见明显增厚且质硬,肌壁间见粗厚肌纤维带和微囊腔,腔内有陈旧性血液。腺肌瘤与周围正常子宫肌层无明显界限。

三、临床表现

1. 主要表现 约30%患者有继发性痛经,其特点为进行性加重。部分患者呈经前或经后某一固定时间内下腹疼痛,且疼痛逐渐加重。

2. 月经异常 约50%患者出现月经增多、经期延长。

3. 其他症状 患者可有性交痛及慢性盆腔痛,但较少见。增大的子宫刺激和压迫膀胱出现尿频等。另外,早期流产的发生率增加。

四、体征

妇科检查子宫呈均匀性增大或局限性隆起,质地硬并有压痛。经期子宫体较平时增大,压痛更加明显。

【例13】女,38岁。近1年来,月经量增多,经期延长,伴进行性痛经,且逐渐加重。体检示子宫质硬而有压痛。MRI示子宫均匀性增大。最有可能的诊断是

A. 子宫肌瘤　　　　　　　　B. 多囊卵巢综合征　　　　　C. 痛经
D. 功能性子宫出血　　　　　E. 子宫腺肌病

【例14】女,41岁。继发性痛经进行性加重1年。妇科检查子宫均匀增大,如2个月妊娠大小,质硬,有压痛,双侧附件正常。本例应诊断为

A. 子宫肥大症　　B. 子宫肌瘤　　C. 子宫内膜癌　　D. 子宫腺肌病　　E. 妊娠子宫

五、辅助检查

1. 影像学检查 B超是最常用的检查,可以看到子宫增大,边界清楚,子宫肌层增厚,回声不均。

2. CA125 CA125可有轻度增高,对子宫腺肌病的诊断也有意义。

【例15】女,38岁。人工流产术后2年出现痛经,进行性加重,需服用止痛药物。妇科检查:子宫后倾,如妊娠50天大小,呈球状,质硬,活动受限。B超检查示子宫肌层回声不均匀,局部有短线状增强。最可能的诊断是

A. 慢性盆腔炎　　B. 子宫肌瘤　　C. 子宫腺肌病　　D. 子宫内膜炎　　E. 盆腔结核

六、治疗

1. 药物治疗 目前尚无根治本病的有效药物。孕激素治疗无效。对年轻、有生育要求、近绝经期及症状较轻患者可试用GnRH-α治疗,也可试用达那唑或米非司酮治疗。

2. 手术治疗 症状严重、年龄较大、无生育要求或药物治疗无效者可行全子宫切除术。是否保留卵巢取决于卵巢有无病变和患者的年龄。对子宫腺肌瘤,若患者年轻或有生育要求可行病灶切除术,但术后易复发。弥漫性子宫腺肌病年轻患者可行病灶大部切除术,但术后妊娠率低。术前可应用GnRH-α治疗3个月,使病灶缩小以利手术。经腹腔镜骶前神经切除术或子宫骶骨神经切除术可用于缓解痛经。

> **参考答案**如下,详细答案参见2019版《国家临床执业及助理医师资格考试精选真题考点精析》。

1. D	2. C	3. D	4. E	5. E	
6. E	7. D	8. D	9. B	10. C	昭昭老师提示:
11. D	12. B	13. E	14. D	15. C	关注官方微信,获得第一手考试资料。

第19章　女性生殖器损伤性疾病

> **2019考试大纲**

①概念与病因;②临床分度;③临床表现;④诊断;⑤处理及预防。

> **考纲解析**

近20年的医师考试中,本章的考试重点是子宫脱垂的分期和治疗,执业医师每年考查分数为1~2分,助理医师每年考查分数为0~1分。

第1节　子宫脱垂

一、概述

子宫从正常位置沿阴道下降,宫颈外口达坐骨棘水平以下,甚至子宫全部脱出至阴道口以外,称为子宫脱

垂。子宫脱垂常伴有阴道前壁和(或)后壁脱垂。

二、病因
本病多见于分娩期损伤和分娩后重体力劳动者,主要病因为主韧带受损。

【例1】子宫脱垂的主要原因是
A. 营养不良　　B. 手术损伤　　C. 分娩损伤　　D. 慢性疾病　　E. 过度负重

【例2】子宫脱垂的主要原因是何韧带损伤
A. 阔韧带　　B. 圆韧带　　C. 宫骶韧带　　D. 主韧带　　E. 骨盆漏斗韧带

三、分度与表现
1. 分度

分　期	概　念	昭昭老师速记
Ⅰ度	轻型——宫颈外口尚未达到处女膜缘	宫颈距离处女膜缘＜4 cm
	重型——宫颈外口已达处女膜缘	宫颈到达处女摸缘
Ⅱ度	轻型——宫颈已脱出于阴道口外	只有宫颈
	重型——部分宫体已脱出至阴道口外	宫颈＋宫体
Ⅲ度	宫颈和宫体全部脱出至阴道口外	"三""全"

2. 表现　Ⅰ度患者多无自觉症状。Ⅱ、Ⅲ度患者常有程度不等的腰骶部疼痛或下坠感。

【例3】女,56岁。阴道脱出肿物2年。妇科检查:阴道前壁膨出,宫颈光滑,用力时宫颈及部分宫体脱出阴道口外。该患者应诊断为阴道前壁膨出和子宫脱垂
A. Ⅰ度轻型　　B. Ⅰ度重型　　C. Ⅱ度轻型　　D. Ⅱ度重型　　E. Ⅵ度

【例4】子宫脱垂患者,宫颈及部分宫体脱出阴道口,分度属于
A. Ⅰ度轻　　B. Ⅰ度重　　C. Ⅱ度轻　　D. Ⅱ度重　　E. Ⅲ度重

【例5】子宫脱垂Ⅰ度重型是指
A. 宫颈达坐骨棘水平　　　　B. 宫颈达处女膜缘　　　　C. 宫颈距处女膜缘＜3 cm
D. 宫颈距处女膜缘＜4 cm　　E. 宫颈距处女膜缘＞4 cm

四、处理及预防
1. 治疗原则　无症状者不需治疗;有症状者采用保守治疗或手术治疗。

2. 手术治疗

年　龄	手术方式	昭昭老师速记
老年女性	经阴道子宫全切除及阴道前后壁修补术	老年女性就全切
年轻女性	曼氏(Manchester)手术、阴道前后壁修补、主韧带缩短及宫颈部分切除术	年轻女性就做曼氏手术

例6～7共用题干

女性,46岁。主诉排便时阴道脱出一肿物。检查:用力时阴道前壁脱出,宫颈外口露于阴道口外。

【例6】本例应诊断为
1. 阴道前壁脱出　　　　B. 子宫脱垂Ⅰ度　　　　C. 阴道后壁膨出
D. 子宫脱垂Ⅱ度重　　　E. 子宫脱垂Ⅱ度轻

【例7】本例恰当的手术为
A. Manchester手术　　　　　　B. 阴道前后壁修补术　　　　C. 阴式子宫全切术
D. 阴式子宫全切术＋阴道前壁修补术　　E. 经腹子宫全切术

【例8】女,51岁,绝经5年。阴道脱出肿物。检查:宫颈及部分宫体脱出阴道口外。患者治疗应采用的方式是
A. 阴道前壁修补术　　　　　　B. Manchester手术　　　　C. 阴道纵隔形成术
D. 经阴道子宫全切及阴道前后壁修补术　　E. 子宫悬吊术

【例9】女,60岁。阴道脱出物3个月。查体:屏气用力时宫颈及部分宫体脱出阴道口外,宫颈前唇有一溃疡。首选的治疗是
A. 曼氏手术　　　　　　B. 经阴道子宫全切除术　　　　C. 阴道纵隔形成术
D. 子宫托　　　　　　　E. 腹腔镜圆韧带缩短术

【例10】女,51岁。绝经2年,阴道脱出肿物1年。妇科检查:子宫体全部脱出阴道口外。适宜的处理方法为

A. 密切观察,暂不处理　　　　　　B. Manchester手术　　　　C. 阴道纵隔成形术
D. 使用子宫托　　　　　　　　　　E. 经阴道子宫切除术

例11~12共用题干

女,60岁,G4P4。近2年来阴道脱出一肿物,逐渐增大。妇科检查:宫颈光滑,屏气用力后宫颈和部分宫体脱出阴道口外,子宫萎缩,双侧附件正常。

【例11】对该患者子宫脱垂程度判断正确的是

A. Ⅰ度轻型　　　　B. Ⅲ度　　　　C. Ⅱ度轻型　　　　D. Ⅰ度重型　　　　E. Ⅱ度重型

【例12】该患者适宜的治疗方法是

A. 放置子宫托　　　　　　　　　　B. 经阴道子宫切除术　　　C. 阴道纵隔形成术
D. Manchester手术　　　　　　　　E. 盆底肌肉锻炼

第2节　尿　瘘

一、概　述

尿瘘是指生殖道与泌尿道之间有异常通道,尿液由通道进入生殖道。

二、临床表现

1. 主要临床表现　　漏尿。

2. 其他继发症状　　外阴皮炎、尿路感染、闭经等。

三、治　疗

手术治疗为主。

> **参考答案**如下,详细答案参见2019版《国家临床执业及助理医师资格考试精选真题考点精析》。

| 1. C | 2. D | 3. D | 4. D | 5. B | 6. E | 昭昭老师提示: |
| 7. D | 8. D | 9. B | 10. E | 11. E | 12. B | 关注官方微信,获得第一手考试资料。 |

第20章　不孕症与辅助生殖技术

> **2019考试大纲**

①不孕症的概念和分类;②不孕症病因;③不孕症检查与诊断;④不孕症治疗;⑤辅助生殖技术概念、方法。

> **考纲解析**

近20年的医师考试中,本章的考试重点是不孕症的治疗,执业医师每年考查分数为1~2分,助理医师每年考查分数为0~1分。

第1节　不孕症

一、概　念

不孕症通常是指夫妇同居1年、有正常性生活、未采取避孕措施而未受孕。临床分为原发性不孕和继发性不孕。原发性不孕指婚后未避孕而从未妊娠者,继发性不孕指曾有过妊娠而后未避孕超过1年未孕者。

【例1】诊断原发性不孕的依据为

A. 结婚2年,未避孕1年,未孕　　　　　　　B. 结婚2年,安全期避孕,未孕
C. 结婚3年,未避孕,自然流产后未孕　　　　D. 结婚4年,避孕套避孕,近2年未避孕,未孕
E. 结婚4年,人工流产1年,近2年未避孕,未孕

二、病　因

1. 女性不孕因素　　以输卵管因素和排卵障碍常见。其他还有外阴与阴道因素、宫颈因素、子宫因素。

2. 男性不育因素　　主要是精液异常与输精障碍。

3. 男女双方因素　　缺乏性生活的基本知识或盼子心切造成精神过度紧张导致不孕。免疫因素包括:①同种免疫,主要是精子、精液或受精卵作为抗原,被阴道及子宫内膜吸收后,发生免疫反应,产生抗体;②自身免

疫,如存在抗透明带的自身抗体、抗子宫内膜抗体、抗 HCG 抗体和抗卵巢抗体等。

【例2】最常见的女性不孕因素是
  A. 宫体因素   B. 精神因素   C. 阴道因素   D. 输卵管因素   E. 宫颈因素

【例3】女性,32岁。结婚5年未孕。月经规律。妇科检查:子宫正常,双侧附件正常。男方精液检查正常。本例应首先进行
  A. 阴道脱落细胞学检查   B. 输卵管通畅检查   C. 宫颈黏液结晶
  D. 子宫内膜病理检查   E. 子宫输卵管造影

三、辅助检查

1. 卵巢功能检查 基础体温测定、阴道脱落细胞及宫颈黏液检查、月经期前子宫内膜活组织检查、垂体促性腺激素测定等,了解卵巢有无排卵及黄体功能等。

2. 子宫输卵管造影(HSG)及输卵管通畅试验 检查输卵管是否通畅。

3. 腹部或阴道超声检查 了解子宫和卵巢的发育、子宫内膜情况,有无子宫肌瘤、卵巢肿块等病变。

4. 宫腔镜 可直接观察宫腔和子宫内膜的情况。

5. 腹腔镜 一般常规检查不能发现不孕原因,可进一步做此检查。

6. 免疫学检查 ①测定女方抗精子抗体、抗子宫内膜抗体等,以排除免疫性不孕。②性交后精子穿透力试验可检测宫颈黏液对精子的反应及精子穿透黏液的能力。③宫颈黏液、精液相合试验。

7. 其他 胸部X线检查排除结核。肝肾功能及甲状腺功能检查以排除相关疾病。蝶鞍影像学检查和血催乳激素测定除外垂体病变。

【例4】不孕患者,检测排卵功能。对诊断关系不大的辅助检查方法为
  A. B超检测卵巢排卵   B. 月经周期后半期宫颈黏液检查
  C. 肾上腺功能检测   D. 基础体温测定   E. 月经周期前半期子宫内膜活检

四、治疗

1. 一般治疗 包括积极治疗内科慢性疾病,指导性生活,选择合适性交时机等。

2. 生殖器官器质性病变的治疗

(1) 对因治疗 若发现妇科肿瘤、生殖器炎症、生殖道畸形、宫腔病变等器质性疾病应积极治疗。

(2) 输卵管炎症及阻塞的治疗

输卵管通液注药术	适用于输卵管轻度粘连或闭塞。从月经干净2～3天开始,每周2次,直至排卵期前,可连续2～3个周期
输卵管成形术	对输卵管不同部位阻塞或粘连可行造口术、吻合术、整形术以及输卵管子宫移植术

3. 内分泌治疗

(1) 诱发排卵 适用于无排卵患者。

① 枸橼酸氯米芬(CC) 首选促排卵药,适用于体内有一定雌激素水平者。宜从小剂量开始。自然月经或人工诱导月经周期自第5天开始,每天50～150 mg,连用5天。3个周期为一疗程。

② 绒促性素(HCG) 具有类似 LH 作用。常在促排卵周期卵泡成熟后一次注射5 000～10 000U。

③ 尿促性素(HMG) 含有 FSH、LH 各75 U,促使卵泡生长发育成熟。自月经第6天每天肌内注射1支,共7天。

④ 其他促排卵药物还有纯化 FSH、GnRH 激动剂、GnRH 拮抗剂、溴隐亭等。

(2) 黄体功能不足的治疗 ①补充性治疗,于月经周期第20天开始,每天肌内注射黄体酮10～20 mg,连用5天;②刺激黄体功能,目前多用HCG增强黄体功能,于排卵后4、6、8、10天给予HCG 2 000 U 肌内注射,用药后血黄体酮明显升高。

(3) 改善宫颈黏液 可在排卵前期及排卵期应用小剂量雌激素。

4. 免疫性不孕的治疗 如患者抗精子抗体阳性,在性生活时应采用避孕套6～12个月,使患者体内抗精子抗体水平降低。无效者可行免疫抑制治疗,包括局部和全身治疗。

5. 辅助生殖技术(ART) 上述治疗无效时可采用 ART。

第2节 辅助生殖技术

一、概述

辅助生殖技术是指通过对精子、卵子或胚胎等的体外操作,帮助不孕不育患者获得妊娠的技术,包括人工授精、配子移植、体外受精-胚胎移植、卵细胞质内单精子注射、植入前遗传学诊断等。

二、辅助生殖技术方法

1. 人工授精(AI) 系将处理后的优选精子注入宫颈管内或宫腔内使女性受孕的技术。按精液来源分为夫精人工授精(AIH)和他精人工授精(AID)。

2. 配子移植技术 配子指精子和卵子。两种成熟配子结合后成为受精卵,进一步发育为新个体。

(1) 配子输卵管内移植(GIFT) 系将男、女成熟配子取出,并经适当的体外处理后,将精子和卵子移植入输卵管,使其在输卵管内完成受精和早期孕卵发育,然后进入宫腔着床、发育。

(2) 配子宫腔内移植(GIUT) 系将男女成熟配子取出,并经适当的体外处理后,将精子、卵子直接移入子宫腔内,使其在子宫腔内完成受精和早期孕卵发育及着床。适用于输卵管异常的女性。

3. 体外受精与胚胎移植(IVF-ET) 即第一代"试管婴儿"技术,使配子在体外受精、培养,将所获得的胚胎移入宫腔使其着床发育成胎儿。IVF-ET主要适用于:①输卵管性不孕;②子宫内膜异位症经药物和手术治疗无效者;③免疫性不孕症;④重度多囊卵巢综合征;⑤男性因素不孕症等。

4. 胞质内单精子注射(ICSI)技术 即将单个精子通过显微受精的方式注入卵母细胞质内达到使卵子受精的目的,其他技术程序同常规IVF-ET。主要适用于男性重度少、弱精者、阻塞性无精者和以往IVF-ET不能正常受精者。

5. 植入前遗传学诊断(PGD) 指对体外受精所获得的胚胎进行显微活检,取单个或部分细胞进行细胞遗传学和分子遗传学分析,如染色体和基因检测,排除携带致病基因的胚胎后,选择正常胚胎进行移植。

【例5】女,32岁。婚后3年不孕。患者平常月经规律,妇科检查未发现异常。内分泌检查正常。造影示双侧输卵管堵塞。适宜的辅助生殖技术是

A. 配子输卵管内移植   B. 胞浆内单精子注射   C. 植入前遗传学诊断技术
D. 体外受精与胚胎移植   E. 人工授精

> 参考答案如下,详细答案参见2019版《国家临床执业及助理医师资格考试精选真题考点精析》。

| 1. A | 2. D | 3. B | 4. C | 5. D | 昭昭老师提示:关注官方微信,获得第一手考试资料。 |

第21章 计划生育

> **2019考试大纲**

①宫内节育器避孕;②甾体激素药物避孕;③屏障避孕;④其他避孕方法;⑤输卵管绝育术;⑥人工流产;⑦计划生育方法的知情选择。

> **考纲解析**

近20年的医师考试中,本章的考试重点是节育器、甾体激素药物避孕的机制及适应证、禁忌证,执业医师每年考查分数为2~3分,助理医师每年考查分数为1~2分。

第1节 宫内节育器避孕

一、种类

1. 惰性宫内节育器(第一代IUD) 阻碍受精卵着床。

2. 活性宫内节育器(第二代IUD) 其内含有活性物质,如铜离子、激素及药物等。含铜宫内节育器目前是我国应用最广泛的IUD。

带铜T形宫内节育器(TCu-IUD)	目前临床常用的宫内节育器
带铜V型宫内节育器(VCu-IUD)	避孕效果较好,但是较易引起出血
含药宫内节育器	包括含孕激素IUD(曼月乐)和含吲哚美辛IUD

二、避孕机制

主要有杀精毒胚作用和干扰着床。

【例1】 宫内节育器的抗生育原理主要为
A. 抗孕激素　　B. 抗雌激素　　C. 抑制排卵　　D. 阻碍受精　　E. 干扰着床

例 2～3 共用题干

女,30 岁,G2P1。既往月经规律,月经量少。身体健康,要求长期采取避孕措施。

【例2】 首选的避孕方法是
A. 宫内节育器　　B. 紧急避孕药　　C. 安全期避孕　　D. 长效口服避孕药　　E. 外用杀精子剂

【例3】 该方法主要的避孕机制是
A. 影响受精卵着床　　　　　　B. 阻止精子和卵子相遇　　C. 抑制卵巢排卵
D. 改变宫颈黏液性状　　　　　E. 影响精子获能

三、放置与取出

1. 宫内节育器放置术

(1) 禁忌证　妊娠或妊娠可疑,生殖道急性炎症,严重的全身性疾患,生殖器官肿瘤,生殖器官畸形,宫颈内口过松,重度陈旧性宫颈裂伤或子宫脱垂,有铜过敏史,宫腔<5.5 cm 或>9.0 cm,近 3 个月内有月经失调、阴道不规则流血。

(2) 放置时间　月经干净 3～7 天无性生活,人工流产后可以立即放置,剖宫产后半年放置。节育器一般可以放置 15 年。

(3) 术后注意事项及随访　术后休息 3 天,1 周内忌重体力劳动,2 周内忌性交及盆浴等。

【例4】 放置宫内节育环的时间是
A. 月经前 3～7 天　　B. 月经后 3～7 天　　C. 月经后 1 天　　D. 月经前 1 天　　E. 无时间限制

【例5】 放置宫内节育器应注意事项不包括
A. 术后休息 3 日　　　　　　　　　　　B. 术后 2 周禁性交及盆浴
C. 术后月经来潮注意节育器有无脱落　　D. 术后未见尾丝应行超声检查
E. 带铜节育器可放置 5 年

2. 宫内节育器取出术

(1) 适应证　计划再生育或不需避孕,放置期限已满需更换,绝经过渡期停经 1 年内。

(2) 禁忌证　并发生殖道炎症时,先给予抗感染治疗,治愈后再取出 IUD。

(3) 取器时间　月经干净后 3～7 天为宜(同带环时间)。

【例6】 宫内节育器取器适应证,错误的是
A. 带器妊娠者　　　　　　　　　　　　B. 计划再生育者
C. 因不良反应治疗无效或出现并发症者　D. 放置期限已满要求更换者　　E. 绝经 2 年者

四、不良反应

不规则阴道流血是放置 IUD 常见的副反应。主要表现为经量增多、经期延长或少量点滴出血,一般不需处理,3～6 个月后逐渐恢复。少数患者放置后出现白带增多或伴有下腹胀痛,应对症处理。

【例7】 女,48 岁。放置宫内节育器(IUD)10 年,不规则阴道流血 3 个月。妇科检查:宫颈光滑。宫颈细胞学检查无异常。首选处理方法是
A. 止血药治疗　　　　　　　　B. 抗感染治疗　　　C. 取出 IUD+诊断性刮宫术
D. 取出 IUD+抗感染治疗　　　E. 人工周期治疗

五、并发症

1. 节育器异位　①子宫穿孔;②节育器过大、过硬或子宫壁薄而软,子宫收缩造成节育器逐渐移位达宫腔外。

2. 节育器嵌顿或断裂　节育器放置时损伤子宫壁或放置时间过长,致使部分器体嵌入子宫肌壁或发生断裂。应及时取出。若取出困难,应在 B 型超声下、X 线直视下或在宫腔镜下取出。

3. 节育器下移或脱落　①操作不规范,IUD 放置未达宫底部;②IUD 与宫腔大小、形态不符;③月经过多;④宫颈内口过松及子宫过度敏感,常见于放置 IUD 后 1 年之内。

4. 带器妊娠　多见于 IUD 下移、脱落或异位。一经确诊,行人工流产同时取出 IUD。

【例8】宫内节育器并发症**不包括**
A. 感染　　B. 出血　　C. 子宫穿孔　　D. 腰酸　　E. 闭经

第2节　甾体激素药物避孕

一、避孕成分和机制

1. **成　分**　甾体激素成分是雌激素和孕激素。
2. **避孕机制**　包括抑制排卵、改变宫颈黏液性状、改变子宫内膜形态与功能、改变输卵管的功能。

【例9】药物避孕的机制**不包括**
A. 抑制排卵　　　　　　　B. 增加宫颈黏液黏稠度　　C. 使内膜增生不良
D. 抑制精子获能　　　　　E. 阻止精子与卵子结合

【例10】甾体激素药物避孕的机制**不包括**
A. 改变宫颈黏液性状　　　B. 改变子宫内膜形态与功能　　C. 改变输卵管的功能
D. 抑制排卵　　　　　　　E. 杀精毒胚作用

【例11】短效口服避孕药含
A. 雌激素　　　　　　　　B. 孕激素　　　　　　　　　C. 雌激素＋雄性激素
D. 孕激素＋雄性激素　　　E. 雌激素＋孕激素

二、适应证及禁忌证

禁忌证	适应证
①严重心血管疾病、血栓性疾病不宜应用； ②急、慢性肝炎或肾炎；③恶性肿瘤，癌前病变； ④内分泌疾病；⑤哺乳期不宜使用复方口服避孕药； ⑥年龄＞35岁的吸烟妇女，可增加心血管疾病发病率； ⑦精神病长期服药者；⑧有严重偏头痛	①尤其适用于宫颈糜烂，因避孕药对宫颈糜烂有治疗作用； ②月经过多、过频很适用，可改善月经

【例12】**不属于**短效口服避孕药禁忌证的是
A. 哺乳期　　B. 慢性宫颈炎　　C. 乳癌根治术后　　D. 血栓性静脉炎　　E. 乙型病毒性肝炎

三、常用类型及用法

1. **探亲避孕药的用法**　首先房事前8小时吃1片，当晚吃1片，以后每晚吃1片，直到探亲结束后次日早晨加服1片。
2. **短效口服避孕药的用法**　自月经周期第5天开始，每晚1片，连服22天。

四、不良反应及处理

1. **类早孕反应**　食欲缺乏、恶心、呕吐、乏力、头晕等。
2. **阴道不规则流血**　月经前半期受雌激素影响，如果雌激素不够，需补充雌激素；后半期受孕激素影响，如果孕激素不够，需补充孕激素。
3. **闭经、体重增加、皮肤问题**　面部出现淡褐色色素沉着。

【例13】服用避孕药后有少量阴道流血，正确的处理方法是
A. 加服少量雌激素　B. 需立即停药　C. 加服少量孕激素　D. 加服少量雄激素　E. 加倍服药

【例14】女，25岁。既往月经规律。现采用口服避孕药避孕。服药过程中，月经前半周期出现少量阴道流血。应加服的药物是
A. 甲羟黄体酮　　B. 炔雌醇　　C. 甲睾酮　　D. 氨甲苯酸　　E. 炔诺酮

【例15】服用短效口服避孕药在前半周期出现阴道不规则流血，正确处理应选择
A. 停药　　B. 用止血药　　C. 减少避孕药量　　D. 加服避孕药　　E. 加服炔雌醇
E 月经前半期受雌激素影响，如果雌激素不够，需补充雌激素。

【例16】口服避孕药的不良反应**不包括**
A. 短期闭经　　B. 体重增加　　C. 卵巢肿瘤　　D. 类早孕反应　　E. 色素沉着

第3节　屏障避孕

一、男用避孕套
有防止性传播疾病和避孕的作用。适用于新婚夫妇暂时避孕。

二、女用避孕套
阴道套为女用避孕套,既能避孕,又能防止性传播疾病。目前我国尚无供应。

【例17】关于哺乳期避孕,<u>正确</u>的是
A. 不需要避孕　　　　　　　　B. 应采用避孕药物　　　　　　C. 最好使用工具避孕
D. 使用埋植避孕剂　　　　　　E. 剖宫产术3个月放置IUD

第4节　其他避孕

一、紧急避孕
1. 概　念　无保护性生活后或避孕失败后72小时或3天内,妇女为防止非意愿性妊娠的发生而采用的补救避孕法,称紧急避孕。包括放置宫内节育器和口服紧急避孕药。

2. 适应证　避孕失败,包括阴茎套破裂、滑脱,未能做到体外排精,错误计算安全期,漏服短效避孕药,宫内节育器脱落,性生活未使用任何避孕方法,遭到性暴力。

3. 方　法
(1) 宫内节育器　带铜宫内节育器可用于紧急避孕。在无保护性生活后5天(120小时)之内放入,有效率达95%以上。
(2) 紧急避孕药　有雌孕激素复方制剂、单孕激素制剂及抗孕激素制剂三类。

4. 不良反应　可能出现恶心、呕吐、不规则阴道流血及月经紊乱,一般不需处理。米非司酮不良反应少而轻。紧急避孕仅对一次无保护性生活有效,避孕有效率明显低于常规避孕方法,且紧急避孕药激素剂量大,副作用亦大,不能替代常规避孕。

二、自然避孕
自然避孕是指安全期避孕,不十分可靠,不宜推广。

1. 日历表法　适用于周期规则妇女,排卵通常发生在下次月经前14天左右,据此推算出排卵前后4～5天为易受孕期,其余时间视为安全期。

2. 基础体温法和宫颈黏液观察法　根据基础体温和宫颈黏液判断排卵日期。基础体温的曲线变化与排卵时间的关系并不恒定,宫颈黏液观察需要经过培训才能掌握。

三、其他避孕
外用杀精剂于性交前置入女性阴道,具有灭活精子的作用。目前临床常用有避孕栓剂、片剂、胶冻剂、凝胶剂及避孕薄膜等,由活性成分壬苯醇醚与基质制成。壬苯醇醚有强烈杀精作用,能破坏精子细胞膜,使精子失去活性。此外,黄体生成激素释放激素类似物避孕、免疫避孕法的导向药物避孕和抗生育疫苗等目前正在研究中。

第5节　输卵管绝育术

一、概　述
主要是通过手术将输卵管结扎,阻断精子与卵子相遇而达到绝育。

二、手术时间的选择
非孕妇女在月经干净后3～4天。人工流产或分娩后宜在48小时内进行。

三、适应证和禁忌证

适应证	禁忌证
无需再生育且无禁忌证,及有严重疾病不宜生育者	①24小时内两次体温达37.5℃或以上; ②全身状况不佳,如心力衰竭、血液病等,不能耐受手术; ③有严重的神经官能症; ④各种疾病急性期; ⑤腹部皮肤有感染灶或患有急、慢性盆腔炎

四、并发症

1. **出血或血肿** 牵拉损伤输卵管或输卵管系膜血管,引起腹腔内积血或血肿。
2. **感　染** 包括局部感染和全身感染。体内原有感染尚未控制,消毒不严或手术操作无菌观念不强。
3. **损　伤** 解剖关系辨认不清或操作粗暴可致膀胱、肠管损伤。
4. **输卵管再通** 再通率为1%～2%。严防误扎、漏扎输卵管,引起输卵管再通。

【例18】女,42岁。慢性肾炎3年,半年前因早孕行药物流产,现要求避孕指导。最正确的措施是
　　A. 安全期避孕　　B. 口服短效避孕药　C. 皮下埋植避孕　D. 阴茎套避孕　　E. 行输卵管结扎术

【例19】女,43岁。G3P2,妊娠4个月。患风湿性心脏病16年,心功能Ⅲ级。曾因风湿性心脏病行人工流产术4次。拟行中期剖宫取胎术。术后为防止再次妊娠,最佳的方法是
　　A. 避孕套　　B. 宫内节育器　　C. 短效口服避孕药　　D. 长效口服避孕药　　E. 输卵管绝育术

第6节　手术流产

一、概　述

人工流产术是指妊娠14周以内,因意外妊娠、优生或疾病等原因,采用手术方法终止妊娠,是避孕失败的补救方法。

二、流产方法

1. **手术流产** 采用手术方法终止妊娠,包括负压吸引术和钳刮术。
2. **适应证**

妊娠≤7周	妊娠7～10周	妊娠≥10周
药物流产(米非司酮)	负压吸引术	钳刮术

【例20】米非司酮终止早孕的机制是
　　A. 抗雌激素　　B. 抑制子宫收缩　　C. 抗孕激素　　D. 抑制子宫胶原合成　　E. 兴奋子宫肌

三、并发症

1. **子宫穿孔** 人工流产术的严重并发症,正常宫深8～10 cm。如果探针进入超过10 cm则提示子宫穿孔。如果吸宫时吸出黄色脂肪样组织(肠系膜)亦提示子宫穿孔。
2. **出　血** 妊娠月份较大时,可在扩张宫颈后,宫颈注射催产素,并尽快取出胎盘及胎体。吸管过细、胶管过软或负压不足引起者,应及时更换吸管和胶管,调整负压。
3. **人工流产综合反应** 术中或术毕出现心动过缓、心律不齐、面色苍白、头昏、胸闷、大汗淋漓,严重者甚至出现血压下降、昏厥、抽搐等迷走神经兴奋症状。
4. **漏吸或空吸** 手术未吸出胚胎及绒毛,导致继续妊娠或胚胎停止发育,称漏吸,常见于子宫畸形、子宫位置异常或操作不熟练所致。发现漏吸应再次行负压吸引术。误诊宫内妊娠行人工流产术称空吸,若吸出物肉眼未见绒毛,要重复尿妊娠试验及B型超声检查,宫内未见妊娠囊,诊断为空吸,必须将吸刮的组织全部送病理检查,警惕宫外孕。
5. **吸　宫** 不全是人工流产术常见的并发症,表现为手术后阴道流血时间长。处理应尽早行刮宫术,刮出物送病理检查,术后给予抗生素预防感染。
6. **感　染** 可发生急性子宫内膜炎、急性盆腔炎等,术后应用抗生素,口服或静脉给药。
7. **羊水栓塞** 少见。宫颈损伤、胎盘剥离使血窦开放,为羊水进入创造条件,其症状及严重程度较晚期妊娠为轻。

【例21】人工流产综合反应主要是由于
　　A. 机械刺激子宫或宫颈引起迷走神经反射　　B. 精神过度紧张　　C. 术中出血过多
　　D. 吸宫不全　　E. 羊水栓塞

例22～23共用题干

女,32岁。停经56天,行人工流产负压吸宫术时突然出现面色苍白,大汗淋漓。查体：BP 70/50 mmHg,P 60次/分。

【例22】最有可能的诊断是
　　A. 子宫穿孔　　B. 羊水栓塞　　C. 空气栓塞　　D. 人工流产综合征　　E. 漏吸

【例23】此时应暂停手术并给予

A. 阿托品　　B. 异丙嗪　　C. 氯丙嗪　　D. 哌替啶　　E. 哌替啶,异丙嗪

【例24】女,27岁。妊娠7周行人工流产负压吸引术。术者突觉"无底"感,患者随即感觉下腹部剧烈疼痛,伴恶心。心率75次/分。首先应考虑的**诊断**是

A. 失血性休克　　B. 流产不全　　C. 羊水栓塞　　D. 子宫穿孔　　E. 人工流产综合反应

例25~26共用题干

女,24岁。停经6周诊断为早孕,行人工流产术。吸宫后探宫腔发现**探不到宫底**,出血不多,自述心悸、轻度腹痛及恶心。

【例25】该患者**最可能**的诊断是

A. 子宫畸形　　B. 子宫穿孔　　C. 人工流产综合反应　　D. 羊水栓塞　　E. 葡萄胎

【例26】此时该患者**首选**的处理方法是

A. 吸氧,给予升压药　　　　　B. 继续手术,清空子宫　　　C. 暂停手术,密切观察病情
D. 静脉注射阿托品　　　　　　E. 立即行剖腹探查术

四、避孕方法的知情选择

新婚夫妇	首选短效口服避孕药
哺乳期、葡萄胎清宫术后、绝经过渡期、慢性肝炎	首选避孕套
已经生育2个或以上的妇女	首选绝育术
宫颈糜烂	选用避孕药

> **参考答案**如下,详细答案参见2019版《国家临床执业及助理医师资格考试精选真题考点精析》。

1. E	2. A	3. A	4. B	5. E	6. E	7. C
8. E	9. D	10. E	11. E	12. B	13. A	14. E
15. E	16. C	17. C	18. E	19. E	20. C	21. A
22. D	23. A	24. D	25. B	26. C	—	—

昭昭老师提示:
关注官方微信,获得第一手考试资料。

第22章　妇科保健

> **2019考试大纲**
>
> 妇科各期保健内容。

> **考纲解析**
>
> 近20年的医师考试中,本章考试重点是**围生期保健**,执业医师每年考查分数为0~1分,助理医师每年考查分数为0~1分。

一、妇女各期保健内容

1. 女童期保健　女童保健是妇女一生生殖健康的基础。女童保健除了要和男童一样,加强营养指导,合理安排膳食,培养良好的生活习惯,注意监测其生长发育,定期进行预防接种外,还应根据女童的生理、心理和社会特点,做好以下保健指导:①培养良好的卫生习惯;②保护女童安全;③尽早发现并治疗发育成熟障碍,注意营养的合理与均衡,避免女童体格发育偏离及性早熟;④慎重对待女童生殖器官的发育畸形或缺陷;⑤女童生殖道肿瘤恶性程度高,应引起足够的重视;⑥重视女童心理卫生。

2. 青春期保健　青春期保健分三级,以加强一级预防为重点。一级预防包括:①培养良好的饮食习惯;②培养良好的生活方式和卫生习惯;③适当的体格锻炼和体力劳动;④普及月经生理和经期卫生知识;⑤进行性知识教育;⑥积极进行心理卫生和健康行为指导。二级预防是通过定期体格检查,及早发现青春期少女常见疾病如痛经、青春期功血、原发性和继发性闭经及少女生殖系统肿瘤等,及时发现行为偏差,减少危险因素,预防和处理少女妊娠及性传播疾病。三级预防包括对女性青春期疾病的治疗与康复。

3. 围婚期保健　围婚期保健的重点在婚前保健。婚前保健的主要内容包括:①婚前卫生指导;②婚前医学检查;③婚前卫生咨询。对于医学上认为"不宜结婚""暂缓结婚""不宜生育"或"建议采取医学措施,尊重受检双方意见"的服务对象,应耐心讲明科学道理,提出医学预防、治疗及采取措施的意见,进行重点咨询指导。

4. 围生期保健　围生期保健是指在一次妊娠中,从妊娠前、妊娠期、产时、产褥期、哺乳期、新生儿期为保障孕、产妇和胎、婴儿的健康和安全所采取的一系列保健措施。围生期保健以保护母亲安全,提高出生人口素质,降低围生儿和孕产妇死亡率及远期伤残率为目标。

(1) 孕前期保健　孕前期保健的目的是为了选择最佳的受孕时机。内容包括选择适当的生育年龄、避免接触对妊娠有害的物质、预防遗传性疾病的传播，并做好充分的精神心理准备。

(2) 孕期保健　孕期保健一般分为三个阶段：早孕期(孕12周内)保健、中孕期(孕13～27周)保健及晚孕期(孕28周～分娩)保健，孕期各阶段保健的主要内容有所侧重。

妊娠期发现下列情形之一者，应提出终止妊娠的医学意见：①胎儿患有严重遗传性疾病；②胎儿有严重缺陷；③因患严重疾病，继续妊娠可能危及孕妇生命安全或者严重危害孕妇健康。

(3) 产时保健　产时保健指产妇分娩时的各种保健及处理，此期是整个妊娠安全的关键。产时保健要点可概括为"五防、一加强"："五防"是防滞产、防感染、防产伤、防产后出血、防新生儿窒息；"一加强"是加强对高危妊娠的产时监护和产程处理。

(4) 产褥期保健　产褥期是产妇恢复和新生儿开始独立生活的阶段，目的是防止产后出血、感染等并发症，促进产后生理功能恢复。产后访视应在产后3日内、产后14日和产后28日进行。

(5) 哺乳期保健　哺乳期保健的中心任务是提高纯母乳喂养率；预防和处理哺乳期母亲常出现的问题；哺乳期内采取正确的避孕措施，最好采用工具避孕或产后3～6个月放置宫内节育器，不宜采用药物避孕。

5. 生育年龄妇女非孕期保健　生育期是妇女一生最重要的阶段，正常的心理和生理调节以及合理的营养和医疗保健非常重要。

6. 围绝经期妇女保健　围绝经期妇女保健的目的应以促进妇女心身健康为目标，使她们能够顺利度过这一特殊转变时期。主要内容包括：①建立健康的生活方式；②自我监测；③科学、合理、规范的应用HRT；④心理保健；⑤性保健；⑥绝经12个月内仍应避孕。带宫内节育器者，应于绝经一年后取出。

7. 老年期保健　65岁以后为老年期，该期是妇女一生中生理和心理上的一个重大转折点。通过对老年期妇女的保健，期望提高其生活质量，达到健康长寿。

二、妇女保健统计指标

1. 妇女病普查普治的常用统计指标

①妇女病普查率=期内(次)实查人数/期内(次)应查人数×100%。

②妇女病患病率=期内患病人数/期内受检查人数×10万/10万。

③妇女病治愈率=治愈例数/患病妇女病总例数×100%。

2. 孕产期保健指标

(1) 孕产期保健工作统计指标

①产前检查覆盖率=期内接受一次及以上产前检查的孕妇数/期内孕妇总数×100%。

②产前检查率=期内产前检查总人次数/期内孕妇总数×100%。

③产后访视率=期内产后访视产妇数/期内分娩的产妇总数×100%。

④住院分娩率=期内住院分娩产妇数/期内分娩的产妇总数×100%。

(2) 孕产期保健质量指标

①高危孕妇发生率=期内高危孕妇数/期内孕(产)妇总数×100%。

②妊娠期高血压疾病发生率=期内患病人数/期内孕妇总数×100%。

③产后出血率=期内产后出血人数/期内产妇总数×100%。

④产褥感染率=期内产褥感染人数/期内产妇总数×100%。

⑤会阴破裂率=期内会阴破裂人数/期内产妇总数×100%。

(3) 孕产期保健效果指标

①围生儿死亡率=(孕28足周以上死胎、死产数+生后7日内新生儿死亡数)/(孕28足周以上死胎、死产数+活产数)×1 000‰。

②孕产妇死亡率=年内孕产妇死亡数/年内孕产妇总数×10万/10万。

③新生儿死亡率=期内生后28日内新生儿死亡数/期内活产数×1 000‰。

④早期新生儿死亡率=期内生后7日内新生儿死亡数/期内活产数×1 000‰。

3. 计划生育统计指标

①人口出生率=某年出生人数/该年平均人口数×1 000‰。

②人口死亡率=某年死亡人数/该年平均人口数×1 000‰。

③人口自然增长率=年内人口自然增长数/同年平均人口数×1 000‰。

④计划生育率=符合计划生育的活胎数/同年活产总数×100%。

⑤节育率=落实节育措施的已婚年龄夫妇任一方人数/已婚育龄妇女数×100%。

⑥绝育率=男和女绝育数/已婚育龄妇女数×100%。

第十二篇 儿科疾病

学习导图

章 序	章 名	内 容	所占分数	
			执业医师	助理医师
1	儿科绪论	儿科绪论	2分	1分
2	生长发育	小儿生长发育的一般规律	3分	2分
		体格生长常用指标		
		骨骼发育和牙齿发育		
		运动和语言发育		
3	儿童保健	儿童保健		
4	营养和营养障碍性疾病	儿童营养基础	5分	3分
		婴儿喂养		
		维生素D缺乏性佝偻病		
		维生素D缺乏性手足搐搦症		
		蛋白质-能量营养不良		
		单纯性肥胖		
5	新生儿及新生儿营养性疾病	概述	6分	3分
		新生儿特点及护理		
		新生儿窒息		
		新生儿缺血缺氧性脑病		
		新生儿呼吸窘迫综合征		
		新生儿黄疸		
		新生儿溶血病		
		新生儿败血症		
		新生儿坏死性小肠结肠炎		
6	遗传性疾病	21-三体综合征	3分	2分
		苯丙酮尿症		
7	风湿免疫性疾病	小儿免疫系统特点	2分	1分
		川崎病		
8	感染性疾病	常见出疹性疾病	4分	2分
		传染性单核细胞增多症		
9	结核病	概述	3分	2分
		原发型肺结核		
		结核性脑膜炎		
10	消化系统疾病	解剖生理特点	5分	2分
		先天性肥厚性幽门狭窄		
		先天性巨结肠		
		小儿腹泻病		
11	呼吸系统疾病	解剖生理特点	5分	1分
		急性上呼吸道感染		
		支气管哮喘		
		肺炎		

续表

章 序	章 名	内 容	所占分数 执业医师	所占分数 助理医师
12	循环系统疾病	心血管系统生理特点	4分	2分
		先天性心脏病概述		
		房间隔缺损		
		室间隔缺损		
		动脉导管未闭		
		法洛四联症		
13	泌尿系统疾病	泌尿系统解剖生理特点	2分	1分
		急性肾小球肾炎		
		肾病综合征		
14	血液系统疾病	小儿造血及血象特点	2分	1分
		小儿贫血概述		
		缺铁性贫血		
		营养性巨幼红细胞性贫血		
15	神经系统疾病	小儿神经系统发育特点	3分	1分
		热性惊厥		
		化脓性脑膜炎		
16	内分泌系统疾病	先天性甲状腺功能减退症	1分	1分

复习策略

儿科是医师资格考试中重要的考查内容,考题所占分数仅次于消化系统和女性生殖系统。儿科部分内容相对来说比较简单易懂,只需将考点记忆准确即可。如1岁幼儿的身高、体重计算方法,3岁幼儿需要注射的疫苗种类等。执业医师考试每年考题所占分数为50～55分,助理医师为30～35分。考点较为分散,每个系统均会考查,故需全面复习和掌握。

第1章　儿科绪论

> **2019考试大纲**
> 儿童年龄分期和各期特点。
> **考纲解析**
> 近20年的医师考试中,本章考试重点是儿童各期特点,执业医师每年考查分数为2～3分,助理医师每年考查分数为1～2分。

一、儿童分期及特点

1. 胎儿期

（1）概念　从精子和卵子结合形成受精卵开始至胎儿出生约40周(280天)。

（2）特点　①胎儿期完全依赖母体而生存;②孕母的健康对胎儿的存活与生长发育有直接影响;③最初12周最易受外界不利因素的影响而出现流产、先天畸形、遗传性疾病。

2. 围生期

（1）概念　自胎龄满28周(体重≥1 000 g)至出生后7足天内。

（2）特点　①围产医学属交叉学科,具有跨学科特性;②从妊娠晚期经分娩过程至新生儿早期,此时期小儿经受了巨大的变化,是生命中最危险的时期,小儿发病率与死亡率最高;③围生期死亡率是衡量一个国家或地区医疗卫生水平的重要指标。

【例1】我国现阶段采用的围生期是指

A. 从妊娠满28周至产后6周　　B. 从妊娠满28周至产后4周　　C. 从妊娠满20周至产后1周

D. 从妊娠满28周至产后1周　　E. 从胚胎成型至产后1周

【例2】儿童<u>死亡率最高</u>的时期是
A. 新生儿期　　B. 胎儿期　　C. 婴儿期　　D. 幼儿期　　E. 围生期

3. 新生儿期

(1) 概念　自胎儿娩出、脐带结扎开始至<u>生后28天内</u>，按年龄划分此期实际包含在婴儿期之内。早期新生儿为第1周新生儿。

(2) 特点　①人类独立生活的开始阶段；②新生儿机体发育尚未成熟，适应外界环境的能力较差；③<u>发病率及死亡率高，尤以早期新生儿最高</u>。

【例3】<u>新生儿</u>的定义是指从出生到生后
A. 14天内的婴儿　B. 28天内的婴儿　C. 30天内的婴儿　D. 32天内的婴儿　E. 60天内的婴儿

【例4】<u>早期新生儿</u>是指出生后
A. 10天以内的新生儿　　　　B. 15天以内的新生儿　　　　C. 1天以内的新生儿
D. 3天以内的新生儿　　　　E. 7天以内的新生儿

4. 婴儿期

(1) 概念　又称乳儿期，指出生后至<u>一周岁</u>。

(2) 特点　①<u>小儿生长发育最迅速的时期</u>；②对营养素和能量的需要量相对较高，而消化吸收功能尚不完善，二者之间存在矛盾，故消化紊乱与营养障碍性疾病多见，应提倡母乳喂养，指导合理喂养方法；③免疫功能变化大，婴儿5~6个月后经胎盘从母体获得的IgG逐渐消失，自身的免疫功能尚未发育成熟，<u>感染性疾病（包括传染病）多见</u>。应按时进行预防接种，积极预防各种感染性疾病和传染病。

【例5】小儿生理性<u>免疫功能低下</u>的时期最主要是
A. 学龄期　　B. 围生期　　C. 婴儿期　　D. 青春期　　E. 幼儿期

【例6】下列属于小儿<u>婴儿期</u>的是
A. 自出生后至满1周岁前　　B. 从受精卵形成到胎儿出生　　C. 自胎儿娩出、脐带结扎至28天
D. 自1周岁至满3周岁之前　　E. 自3周岁至6~7周岁入小学前

【例7】小儿生长发育<u>最迅速</u>的时期是
A. 婴儿期　　B. 幼儿期　　C. 学龄前期　　D. 学龄期　　E. 青春期

【例8】关于小儿年龄分期，<u>错误</u>的是
A. 婴儿期是指自出生28天后到满1周岁　　B. 胎儿期是指从受精卵开始至胎儿出生为止
C. 学龄前期是指3周岁后到6~7周岁入小学前　D. 新生儿期是指胎儿出生、脐带结扎至满28天
E. 幼儿期是指自1周岁至满3周岁前

5. 幼儿期

(1) 概念　1周岁后至满<u>3周岁之前</u>。

(2) 特点　①体格生长速度稍减慢；②智能发育较快，语言、思维、应人、应物能力及自我意识发展迅速；③开始行走，活动范围增大，好奇心增强，自我保护能力差，<u>意外事故较多见</u>；④饮食变化大，由乳类向成人饮食过渡，营养障碍性疾病及腹泻病亦较多见。

6. 学龄前期

(1) 概念　3周岁后到<u>6~7周岁入小学前</u>。

(2) 特点　①体格生长较为缓慢，但稳步增长；②<u>智能发育加快，性格形成的关键时期</u>；③小儿可塑性较大，因此应进行早期教育，注意培养良好的道德品质及生活卫生习惯；④意外事故较多见，其他疾病减少；⑤进行入学前教育与入学前准备的时期。

【例9】<u>智力发展</u>的关键期在
A. 3岁前　　B. 4岁前　　C. 5岁前　　D. 6岁前　　E. 7岁前

7. 学龄期

(1) 概念　又称为小学学龄期，从入小学起(6~7岁)到进入青春期前(女孩12岁，男孩13岁)。

(2) 特点　①体格稳步生长，但相对较慢；②除生殖器官外各器官外形至本期末已接近成人；③智能发育更加成熟，是学习的重要时期；④发病率相对较低，但免疫性疾病、近视、龋齿等开始增多，心理、行为问题也开始增多。

8. 青春期

(1) 概念　又称为少年期，中学学龄期，指从<u>第二性征出现到生殖功能基本发育成熟、身高停止增长的时</u>

期。女孩一般从11～12岁至17～18岁,男孩从13～14岁至19～20岁。

(2) 特点　①身高增长显著加速,是第二个体格生长高峰;②第二性征及生殖系统迅速发育并逐渐成熟,性别差异明显;③至本期末,各系统发育成熟,体格生长停止;④青春期发育存在明显个体差异及种族差异,可相差达2～4年;⑤发病率低,但可出现心理、生理、行为问题及神经-内分泌紊乱性疾病。

【例10】小儿体格发育的两个高峰期是
A. 青春期、学龄期　　　　B. 学龄期、学龄前期　　　　C. 青春期、幼儿期
D. 青春期、婴儿期　　　　E. 学龄期、新生儿期

二、昭昭老师总结儿科常见的生长发育的分期

分　期	时　间	意　义
围生期	孕28周至出生后7天	衡量国家医疗卫生水平的指标,发病率、死亡率最高的阶段
新生儿期	自脐带结扎至生后28天	发病率和死亡率亦很高,仅次于围生期
婴儿期	从出生至1周岁之前	小儿生长发育第一个高峰,容易发生消化系统紊乱及营养障碍性疾病的时期
幼儿期	自1周岁至满3周岁之前	易发生意外伤害
学龄前期	自3周岁至6～7周岁	智力发育的关键阶段,发育速度快
学龄期	自6～7岁至青春期前为学龄期	除生殖系统外其他各器官已接近成人
青春期	女孩12～18岁,男孩14～20岁	体格发育的第二个高峰,出现第二性征

➤ 参考答案如下,详细答案参见2019版《国家临床执业及助理医师资格考试精选真题考点精析》。

| 1. D | 2. E | 3. B | 4. E | 5. C | 昭昭老师提示: |
| 6. A | 7. A | 8. A | 9. E | 10. D | 关注官方微信,获得第一手考试资料。 |

第2章　生长发育

➤ 2019考试大纲
①生长发育的一般规律;②体格生长常用指标;③骨骼发育和牙齿发育;④运动和语言发育。

➤ 考纲解析
近20年的医师考试中,本章考试重点是侧重各指标数字的记忆,执业医师每年考查分数为2～3分,助理医师每年考查分数为1～2分。

第1节　生长发育的规律

一、概　述
1. 特点　生长发育是一个连续、有阶段性的过程,各系统器官生长发育不平衡。
2. 发育速度　淋巴系统的发育先快后慢,生殖系统发育较晚,特点是先慢后快。

【例1】小儿出生以后发育先慢后快的系统是
A. 淋巴系统　　B. 血液系统　　C. 生殖系统　　D. 神经系统　　E. 内分泌系统

【例2】小儿出生以后发育先快后慢的系统是
A. 淋巴系统　　B. 血液系统　　C. 生殖系统　　D. 神经系统　　E. 内分泌系统

二、一般规律
由上到下、由近到远、由粗到细、由低级到高级、由简单到复杂。

【例3】不符合小儿生长发育一般规律的是
A. 由上到下　　B. 由远到近　　C. 由粗到细　　D. 由低级到高级　　E. 由简单到复杂

【例4】小儿生长发育的规律不包括
A. 连续性、非匀速性、阶段性　　B. 自下而上　　C. 个体差异
D. 两个高峰期　　E. 各器官系统发育不平衡

【例5】小儿生长发育规律正确的是
A. 生长发育没有一定的规律　　B. 各系统发育的速度不一致

C. 生长发育是量先增加后有质的变化　　　D. 青春期体格发育最快　　　E. 体格发育有绝对的正常值

第2节　体格生长

一、常用指标

体格生长是小儿生长发育的一个重要方面,常用的形态指标有体重、身高(长)、头围、胸围、上臂围、皮下脂肪等。

二、体重、身高、头围和胸围

1. 体　重

(1) 意义　反映儿童近期营养状况的指标。(昭昭提示:反映远期营养状况的指标是身高)

(2) 生理性体重下降　出生后第3~4天体重下降范围3%~9%,至出生后第7~10天可恢复至出生体重,故无需处理。

(3) 患儿的体重计算公式

	<6月龄婴儿体重	7~12个月龄婴儿体重	1~12岁体重
计算公式	出生体重+月龄×0.7	6+月龄×0.25	年龄×2+8

(4) 常考体重值

	出生时	8个月	1岁	2岁
体重	3 kg	8 kg	10 kg	12 kg

【例6】最能反映近期营养状况的灵敏指标是
　A. 身高　　　　　　B. 体重　　　　　　C. 头围　　　　　　D. 胸围　　　　　　E. 牙齿

【例7】新生儿生理性体重下降发生在出生后
　A. 第1周　　　　　B. 第2周　　　　　C. 第3周　　　　　D. 第4周　　　　　E. 第5周

【例8】足月女婴母乳喂养,吸吮好,哺后安睡。生后4天体重下降7%。查体:反应好,面色红润,心肺(一)。体重下降最可能的原因是
　A. 进乳量多,进水少　B. 进水多,进乳量少　C. 败血症　D. 呆小病　E. 生理性体重下降

【例9】2岁到青春前期体重每年增加
　A. 0.5 kg　　　　　B. 1 kg　　　　　　C. 1.5 kg　　　　　D. 2 kg　　　　　　E. 2.5 kg

【例10】9 kg小儿的年龄是
　A. 3个月　　　　　B. 6个月　　　　　C. 9个月　　　　　D. 1岁　　　　　　E. 2岁

【例11】1~6岁小儿体重为
　A. (月龄+9)/2　　B. 年龄×2+8　　　C. 年龄×7-5　　　D. 年龄×6+77　　E. 年龄×5+9

【例12】一健康儿童体检结果身高110 cm,体重20 kg。该儿童的年龄可能是
　A. 6岁　　　　　　B. 7岁　　　　　　C. 8岁　　　　　　D. 9岁　　　　　　E. 10岁

【例13】一健康女婴,体重8 kg,身长68 cm,已能抓物,换手,独坐久,能发音。其符合的最早月龄是
　A. 13~15个月　　B. 11~12个月　　C. 9~10个月　　　D. 4~6个月　　　E. 7~8个月

2. 身高及计算公式

(1) 身高　出生时身长50 cm(前3个月增长11~13 cm,后9个月同前3个月),1岁时身长75 cm,2岁时身长87 cm。(昭昭老师速记:找男朋友看身高,0.5m;1.75 cm;2.87 cm)

	出生时	1岁	2岁	2岁以后
身高	50 cm	75 cm	87 cm	年龄×7+75

(2) 计算公式　2~12岁身高=年龄×7+75。
(昭昭老师提示:2岁以后身高每年增长6~7 cm,低于5 cm为生长速度减慢)

【例14】2岁小儿身高为
　A. 65 cm　　　　　B. 75 cm　　　　　C. 87 cm　　　　　D. 95 cm　　　　　E. 100 cm

【例15】一男婴营养状况良好,头围46 cm,前囟0.5 cm,身长75 cm。最可能的月龄是
　A. 4个月　　　　　B. 8个月　　　　　C. 10个月　　　　　D. 6个月　　　　　E. 12个月

【例16】一小儿身长76 cm,体重9.5 kg,头围46 cm,胸围46 cm,出牙6颗。最可能的年龄是

A. 15个月　　　B. 10个月　　　C. 18个月　　　D. 12个月　　　E. 24个月

【例17】出生后第1年身高增长约为
A. 35 cm　　　B. 32 cm　　　C. 30 cm　　　D. 27 cm　　　E. 25 cm

【例18】正常婴儿，体重7.5 kg，身长68 cm。前囟1.0 cm，头围44 cm。出牙4颗。能独坐并能以拇、示指拿取小球。该儿最可能的月龄是
A. 8个月　　　B. 24个月　　　C. 18个月　　　D. 12个月　　　E. 5个月

3. 头 围

定义	经眉弓上方、枕后结节左右对称绕头一周的长度为头围
正常值	出生时34 cm，1岁时46 cm，2岁时48 cm，5岁时50 cm

4. 胸 围

定义	乳头下缘、肩胛角下缘，绕胸一周为胸围，反映肺与胸廓的生长情况
正常值	①小儿出生时头比胸大，胸围比头围小1~2 cm，约为32 cm； ②1岁时胸围等于头围，均为46 cm； ③2~12岁时，胸围＝头围＋年龄－1 cm

【例19】正确测量头围的方法是
A. 将软尺绕头部一周测量最大周径
B. 将软尺紧贴头皮沿枕骨及眉弓绕头一周
C. 将软尺紧贴头皮沿枕骨结节最高点及眉弓一周
D. 将软尺紧贴头皮沿枕骨结节最高点及眉弓上缘一周
E. 以上都不是

【例20】出生时新生儿的头围约是
A. 35 cm　　　B. 34 cm　　　C. 30 cm　　　D. 25 cm　　　E. 55 cm

【例21】3个月龄婴儿的头围约是
A. 36 cm　　　B. 40 cm　　　C. 46 cm　　　D. 50 cm　　　E. 56 cm

【例22】1周岁小儿的胸围应约为
A. 34 cm　　　B. 38 cm　　　C. 42 cm　　　D. 46 cm　　　E. 50 cm

【例23】小儿胸围与头围相等的年龄是
A. 6个月　　　B. 8个月　　　C. 10个月　　　D. 1岁　　　E. 2岁

三、骨骼发育

1. 颅骨的发育

（1）前囟 呈菱形，出生时为1~2 cm。1~2岁闭合，最迟2岁闭合。闭合过早见于头小、佝偻病、甲状腺功能低下。前囟饱满见于颅内压增高，前囟凹陷见于脱水。
（昭昭老师速记："1"块"钱（前）"）

（2）后囟 呈三角形，出生后6~8周闭合。（昭昭老师速记："60，70，80""后"）

【例24】正常小儿后囟闭合的时间一般于生后
A. 3~5周　　　B. 6~8周　　　C. 9~11周　　　D. 12~14周　　　E. 15~18周

【例25】前囟的正确测量方法是
A. 邻边中点连线　　B. 邻角顶点连线　　C. 对边中点连线　　D. 周径长度　　E. 对角定点连线

2. 脊柱的发育 正常脊柱有颈、胸、腰、骶四个生理弯曲。3个月能抬头时出现颈椎生理弯曲，6个月能坐后出现胸椎生理弯曲，1岁左右开始行走，出现腰椎生理弯曲。（昭昭老师速记：三抬四翻六会坐，七滚八爬周会走）

【例26】下列关于小儿运动发育顺序叙述错误的是
A. 1个月能向一侧转头且会抬头　　B. 6~7个月能独坐片刻，两手支撑腋下
C. 12个月能独立走路　　D. 1岁半至2岁会踢球，独立上下台阶
E. 2~3岁能单脚站立片刻，迈过障碍物

【例27】小儿脊柱出现胸椎后突的时间是
A. 出生后3个月　　B. 出生后6个月　　C. 出生后9个月　　D. 出生后10个月　　E. 1岁

【例28】小儿能独坐一会,用手摇玩具能认识熟人和陌生人。其月龄为
A. 3个月　　　B. 6个月　　　C. 8个月　　　D. 10个月　　　E. 12个月

3. 骨化中心　共10个,10岁出齐。婴儿早期拍摄膝关节,年长儿拍摄左手及腕部的X光片。2~9岁腕部骨化中心数目:年龄+1。

【例29】小儿体重8 kg,身长68 cm,会抬头、独坐、爬,但不会站,萌牙2枚。为判断骨骼发育年龄,最有临床意义的X线拍片部位是
A. 膝部　　　B. 左手指　　　C. 左手掌　　　D. 踝部　　　E. 左手腕

【例30】一男婴,体重7.5 kg,身长66 cm,头围44 cm,左腕骨骨化中心2个。此婴儿可能的月龄是
A. 4个月　　　B. 5个月　　　C. 6个月　　　D. 8个月　　　E. 12个月

四、牙齿的发育

1. 乳　牙　共有20颗。正常乳牙4~10个月开始萌出,3岁出齐。萌出时间>13个月称为出牙延迟。

2. 恒　牙　共有28(或32)颗。恒牙骨化从新生儿开始,第一恒牙6岁开始萌出,12岁出齐。

【例31】乳牙最晚于何时出齐
A. 1.5岁　　　B. 2岁　　　C. 2.5岁　　　D. 3岁　　　E. 3.5岁

【例32】小儿乳牙开始萌出的时间最迟不超过生后
A. 8个月　　　B. 10个月　　　C. 13个月　　　D. 14个月　　　E. 16个月

【例33】恒牙骨化开始的年龄是
A. 新生儿　　　B. 1岁　　　C. 2岁　　　D. 3岁　　　E. 4岁

五、运动和语言发育

1. 小儿的语言发育遵循的规律　小儿语言发育三个阶段的顺序是发音、理解、表达。

2. 不同时期儿童语言发育特点

时　期	动作发育	语言发育
新生儿	无规律、不协调动作,紧握拳	能哭叫
2个月	直立及俯卧位能抬头	发出和谐的喉音
3个月	仰卧位变为侧卧位,用手换东西	咿呀发音
4个月	坐位时抬头很稳,能握持玩具	笑出声
5个月	两手各握一玩具,扶腋下能站直	能喃喃地发出单词音节
6个月	能独坐一会儿,用手摇玩具	能发单音,能认识熟人和陌生人
7个月	会翻身,能独坐很久,双手交换玩具	能叫爸爸、妈妈,能听懂自己名字
8个月	会爬,会自己坐起,会拍手	重复大人所发简单音节
9个月	试独站一会儿,从抽屉取出玩具	能懂"再见"
10~11个月	能独站片刻,扶椅子或推车能走几步,拇指和示指对捏,拿东西	开始用一个单词表示很多意义
12个月	独走,弯腰拾东西,会将圆圈套在木棍上	能叫出物品的名字,如灯、碗等
15个月	走得好,能蹲着玩,能登一块方木	能说出自己的名字和几个词
18个月	能爬台阶,有目标地扔皮球	能认识和指出身体各部分
2岁	能双脚跳,会用勺子吃饭	会说2~3个字构成的句子
3岁	能跑,会骑三轮车,会洗手、洗脸、穿衣	能说短歌谣,能数几个数
4岁	能爬梯子,会穿鞋	能唱歌
5岁	能单足跳,会系鞋带	开始识字

【例34】小儿语言发育三个阶段的顺序是
A. 发音,理解,表达　　　B. 理解,表达,发音　　　C. 表达,理解,发音
D. 听觉,发音,理解　　　E. 模仿,表达,理解

【例35】小儿几岁时能念儿歌
A. 3个月　　　B. 6个月　　　C. 1岁　　　D. 2岁　　　E. 3岁

【例36】女孩会用勺子吃饭,能双脚跳,会翻书,会说2~3个字的短句。最可能的年龄是
A. 2岁　　　B. 4岁　　　C. 1.5岁　　　D. 3.5岁　　　E. 3岁

> **参考答案**如下,详细答案参见 2019 版《国家临床执业及助理医师资格考试精选真题考点精析》。

1. C	2. A	3. B	4. B	5. B	6. B
7. A	8. E	9. D	10. D	11. B	12. A
13. E	14. C	15. E	16. D	17. E	18. A
19. D	20. B	21. C	22. D	23. D	24. B
25. C	26. A	27. B	28. B	29. A	30. C
31. D	32. C	33. A	34. C	35. E	36. A

昭昭老师提示:
关注官方微信,获得第一手考试资料。

第 3 章 儿童保健

> **2019 考试大纲**
> ①计划免疫种类;②预防接种实施程序。

> **考纲解析**
> 近 20 年的医师考试中,本章考试重点考查疫苗接种时间,执业医师每年考查分数为 2～3 分,助理医师每年考查分数为 1～2 分。

一、概 述

婴儿必须在 1 岁内完成卡介苗、脊髓灰质炎、三价混合疫苗(百日咳、白喉、破伤风类毒素混合制剂,简称百白破)、麻疹减毒活疫苗和乙型肝炎疫苗五种疫苗接种的基础免疫。

二、疫苗的注射时间

(昭昭老师速记:出生乙肝卡介苗,2 月脊髓炎正好,345 月百白破,8 月麻疹岁乙脑)

时 间	接种疫苗
刚出生	卡介苗,乙肝疫苗(第 1 次)
1 个月	乙肝疫苗(第 2 次)
2 个月	脊髓灰质炎糖丸(第 1 次)
3 个月	脊髓灰质炎糖丸(第 2 次),百白破(第 1 次)
4 个月	脊髓灰质炎糖丸(第 3 次),百白破(第 2 次)
5 个月	百白破(第 3 次)
6 个月	乙肝疫苗(第 3 次)
8 个月	麻疹疫苗
1.5～2 岁	百白破(复种)
4 岁	脊髓灰质炎糖丸(复种)
6～7 岁	麻疹疫苗(复种),百白破(复种)

【例 1】初种麻疹减毒活疫苗的时间是
A. 生后 2 个月　　B. 生后 4 个月　　C. 生后 6 个月　　D. 生后 8 个月　　E. 生后 10 个月

【例 2】小儿乙肝接种的时间为
A. 0,1,6 月　　B. 1,2,6 月　　C. 2,4,6 月　　D. 0,2,6 月　　E. 0,3,6 月

【例 3】我国规定 1 岁内必须完成的计划免疫是
A. 麻疹疫苗　　B. 乙脑疫苗　　C. 流脑疫苗　　D. 流感疫苗　　E. 甲型肝炎疫

【例 4】6 个月的小儿应完成的计划免疫有
A. 卡介苗、乙肝疫苗、脊髓灰质炎三价混合疫苗
B. 脊髓灰质炎三价混合疫苗、百白破混合制剂、麻疹疫苗
C. 卡介苗、乙肝疫苗、脊髓灰质炎三价混合疫苗、百白破混合制剂
D. 乙肝疫苗、脊髓灰质炎三价混合疫苗、百白破混合制剂
E. 卡介苗、脊髓灰质炎三价混合疫苗、百白破混合制剂

【例 5】脊髓灰质炎疫苗初种的年龄是
A. 2 个月　　B. 3 个月　　C. 4 个月　　D. 5 个月　　E. 6 个月

【例6】新生儿接种卡介苗的时间是
   A. 出生后1天   B. 出生后2天   C. 出生后3天
   D. 出生后4天   E. 出生后7天

【例7】婴儿接种百白破的基础免疫时间是产后
   A. 第3、4、5个月   B. 第4、5、6个月   C. 第5、6、7个月
   D. 第2、3、4个月   E. 第1、2、3个月

【例8】新生儿期计划免疫应接种的疫苗是
   A. 骨髓灰质炎糖丸与百白破三联混合疫苗   B. 卡介苗与百白破三联混合疫苗
   C. 卡介苗与乙肝疫苗   D. 乙肝疫苗与麻疹疫苗
   E. 骨髓灰质炎糖丸与麻疹疫苗

例9～10 共用选项
   A. 2个月   B. 3个月   C. 8个月   D. 1个月   E. 生后2～3天

【例9】麻疹疫苗初种年龄是

【例10】百白破疫苗初种年龄是

> 参考答案如下，详细答案参见2019版《国家临床执业及助理医师资格考试精选真题考点精析》。

| 1. D | 2. A | 3. A | 4. C | 5. A | 昭昭老师提示： |
| 6. C | 7. A | 8. C | 9. C | 10. B | 关注官方微信，获得第一手考试资料。 |

第4章　营养和营养障碍性疾病

> **2019 考试大纲**
①儿童营养基础；②婴儿喂养；③维生素D缺乏性佝偻病；④维生素D缺乏性手足搐搦症；⑤蛋白质-能量营养不良；⑥单纯性肥胖。

> **考纲解析**
近20年的医师考试中，本章考试重点考查维生素D缺乏性佝偻病、手足搐搦症、蛋白质营养不良的诊断、检查和治疗，执业医师每年考查分数为3～5分，助理医师每年考查分数为2～3分。

第1节　儿童营养基础

一、能量代谢

基础代谢率(BMR)	婴儿的BMR为55 kcal/(kg·d)，7岁为44 kcal/(kg·d)，12岁为30 kcal/(kg·d)，成人为25～30 kcal/(kg·d)
食物热力作用	在消化和吸收食物营养素的过程中出现能量消耗额外增加的现象，即食物代谢过程中所消耗的能量。其中，消化和吸收蛋白质所需要的能量最多
排泄丢失	未经消化的食物占婴儿期食物的10%
活动所需	活动所需要的消耗能量
生长发育所需	小儿独有；婴儿能量的推荐摄入量(RNI)为100 kcal/(kg·d)

【例1】不属于婴儿总热量分配的是
   A. 基础代谢   B. 生长发育   C. 食物特殊动力作用   D. 思维活动   E. 排泄损失

【例2】1岁以内婴儿总能量每日每千克体重约需
   A. 80 kcal   B. 90 kcal   C. 100 kcal   D. 110 kcal   E. 120 kcal

【例3】1岁以内小儿的基础代谢量是
   A. 44 kcal/(kg·d)   B. 30 kcal/(kg·d)   C. 25 kcal/(kg·d)
   D. 40 kcal/(kg·d)   E. 55 kcal/(kg·d)

【例4】食物中每克碳水化合物、脂肪和蛋白质可供给的能量(kcal)分别为
   A. 4,4,9   B. 9,4,4   C. 4,9,4   D. 4,9,9   E. 9,9,4

【例5】维持机体新陈代谢所必需的能量中，为小儿所特有的是
   A. 基础代谢   B. 生长发育所需   C. 食物特殊动力作用   D. 活动所需   E. 排泄损失能量

二、营养素和水的需要

糖	供能的主要来源;糖所产能量占总能量的55%～65%
脂肪	6个月以下占婴儿能量的45%～50%
蛋白质	主要功能是构成机体组织和器官的重要成分,次要是供能
水	婴儿期平均需要量为150 mL/(kg·d),以后按每3岁减少25 mL/(kg·d)推算

【例6】小儿营养中最主要的能量来源是
A. 矿物质　　B. 糖类　　C. 脂类　　D. 膳食纤维　　E. 蛋白质

【例7】人工喂养的婴儿估计每日奶量的计算是根据
A. 能量需要量　　B. 胃容量　　C. 身高　　D. 体表面积　　E. 年龄

【例8】婴幼儿按供热能计算,三种产能营养素蛋白质、脂肪和糖类之间正确的比例是
A. 蛋白质占20%,脂肪占30%,糖类占50%　　B. 蛋白质占25%,脂肪占30%,糖类占45%
C. 蛋白质占20%,脂肪占35%,糖类占45%　　D. 蛋白质占25%,脂肪占35%,糖类占40%
E. 蛋白质占15%,脂肪占35%,糖类占50%

【例9】小儿代谢旺盛,需水量较多,婴儿期每天每千克体重需水量是
A. 90 mL　　B. 110 mL　　C. 130 mL　　D. 150 mL　　E. 170 mL

第2节 婴儿喂养

一、母乳喂养

1. 母乳喂养的优点

(1) 营养丰富,比例适当,易消化吸收(昭昭老师速记:"21"岁的"姨""妈""白"不"白")

白蛋白	人乳中白蛋白多而酪蛋白少
不饱和脂肪酸	①含不饱和脂肪酸的脂肪较多,供给丰富的必需脂肪酸,有利于脑发育; ②脂肪颗粒小,含较多解脂酶,有利于消化吸收
乙型乳糖	乙型乳糖(β-双糖)含量丰富,利于脑发育,利于促进肠道乳酸杆菌、双歧杆菌生长,产生B族维生素,有利于肠蠕动及小肠钙吸收
微量元素	含微量元素如锌、铜、碘较多,母乳铁含量虽与牛乳相似,但其铁吸收率达49%,而牛乳仅为4%,故母乳喂养者贫血发生率低
钙磷比例	钙磷比例适宜(2:1),易于吸收,故较少发生佝偻病
消化酶	含较多的消化酶,如淀粉酶、乳脂酶等,有助于食物消化

(2) 母乳性质　母乳pH为3.6(牛乳pH为5.3),对酸碱缓冲力小,对胃酸中和作用弱,有利于食物消化。

(3) 母乳含有增进婴儿免疫力的物质

免疫球蛋白	初乳含有丰富的SIgA和少量IgG、IgM抗体
乳铁蛋白	大量乳铁蛋白抑制大肠埃希菌和白念珠菌生长
双歧因子	双歧因子、溶菌酶、补体、免疫活性细胞含量均高于牛乳
催乳素	人乳中的催乳素可促进新生儿免疫功能的成熟

(4) 乳量　随小儿生长而增加,温度及泌乳速度也较合宜,几乎为无菌食品,简便又经济。

(5) 目前亲自哺乳　母亲自己喂哺有利于促进母子感情,密切观察小儿变化,随时照顾护理。

(6) 产后　产后哺乳可刺激子宫收缩,促使母亲早日恢复。哺乳期推迟,月经复潮,不易怀孕,有利于计划生育。哺乳母亲亦较少发生乳腺癌、卵巢癌等。

2. 母乳成分的变化

乳汁	时间	特点
初乳	产后4～5天内	质略稠而带黄色,含脂肪较少而球蛋白较多,微量元素锌、白细胞、SIgA等免疫物质及生长因子、牛磺酸等都比较多,对新生儿生长发育和抗感染十分重要
过渡乳	产后5～14天	含脂肪最多,蛋白质与矿物质逐渐减少
成熟乳	产后15天～9个月	—
晚乳	10个月以后	乳汁的量和营养成分都渐减少

3. 喂养方法

(1) 时间　尽早开奶(产后15分钟～2小时内),按需哺乳,不宜过早加喂牛奶或乳制品。

(2) 方法　每次哺乳应在吸空一侧乳房后再吸另一侧,下次喂哺从未吸空的一侧开始,使每侧乳房轮流吸空。

(3) 断奶时间　12个月可断奶,如遇患病或母奶量多可延至1.5～2岁。

	营养丰富	生物作用
特点	①人乳含有必需氨基酸比例适宜,酪蛋白为β-酪蛋白,其中所含的蛋白质主要为乳白蛋白; ②人乳中乙型乳糖含量丰富,利于脑部发育; ③人乳中电解质浓度低、蛋白质分子小,适宜婴儿不成熟的肾发育水平; ④人乳中维生素D较少,母乳喂养的婴儿应补充维生素D; ⑤人乳中含有不饱和脂肪酸多,初乳中更高	①缓冲力小; ②含有不可替代的免疫成分,初乳中有抗体SIgA; ③含有大量免疫活性细胞; ④含有较多的乳铁蛋白,是重要的非特异性防御因子; ⑤低聚糖是人乳所特有的,促使乳酸杆菌生长

二、人工喂养

1. 人工喂养的特点

酪蛋白	牛奶中蛋白质含量以酪蛋白为主,不易消化
不饱和脂肪酸	牛乳不饱和脂肪酸少,缺乏脂肪酶,较难消化
乳糖	牛乳乳糖含量较人乳少,故应添加8%的糖
矿物质	牛乳中矿物质较多,易加重肾的负荷
微量元素	牛乳中含锌、铜较少,铁吸收率低
缺乏各种免疫因子	牛乳缺乏各种免疫因子,是与人乳的最大区别
维生素 B_{12} 和叶酸	羊乳缺乏维生素 B_{12} 和叶酸

2. 牛乳与人乳的区别　(昭昭老师速记:"21"岁的"姨""妈""白"不"白")

	人　乳	牛　乳
蛋白质	蛋白质含量较低,有利于钙的吸收	蛋白质含量较高,影响钙的吸收
氨基酸	必需氨基酸的比例适宜	必需氨基酸的比例不当
脂肪酸	不饱和脂肪酸较多	不饱和脂肪酸较少
脂肪颗粒	颗粒小,脂肪酶使脂肪颗粒易于消化	脂肪颗粒大,无脂肪酶,较难消化
乳糖	含量丰富	较人乳少
肾的负荷	电解质浓度低、蛋白质分子小,适宜婴儿不成熟的肾发育水平	含矿物质比人乳多,增加了婴儿肾的溶质负荷
免疫因子	富含免疫因子SIgA	缺乏各种免疫因子

【例10】与牛奶相比较,母乳的优点是
A. 蛋白质总量高　　　　　　B. 饱和脂肪酸较多　　　　　C. 乳糖量多
D. 缓冲力大,对胃酸中和作用强　　E. 含钙、磷高

【例11】关于母乳营养素的特点,下列哪项是错误的
A. 蛋白质生物价值高,且酪蛋白含量较少　　B. 不饱和脂肪酸较多
C. 乳糖含量高,且以乙型乳糖为主　　D. 维生素K含量较低　　E. 含矿物质锌、铜、碘较低

【例12】母乳喂养的优点应除外
A. 三大物质比例适宜　　　B. 含很多抗感染物质　　　C. 钙磷的含量很高
D. 维生素D含量高　　　　E. 容易消化吸收

3. 奶量计算法

(1) 婴儿配方奶粉　婴儿配方奶粉为0～6个月婴儿人工喂养和婴儿断母乳时的首选。

(2) 能量和水的需要量　婴儿每日需要能量100 kcal/kg,每日需水量150 mL/kg。

(3) 8%糖牛奶及甜炼乳　8%糖牛奶每100 mL可提供100 kcal能量。配方奶粉每100 g提供500 kcal能量。甜炼乳因糖度太高,不适合做婴儿的主食。

例13～14 共用题干

2个月婴儿,体重4 kg,人工喂养。

【例13】最适合的乳制品是

A. 全脂奶粉　　　B. 酸奶　　　C. 蒸发乳　　　D. 婴儿配方奶粉　　　E. 甜炼乳

【例14】为保证能量需要,该婴儿每日需奶量(含8%的糖)应是

A. 200 mL　　　B. 300 mL　　　C. 400 mL　　　D. 500 mL　　　E. 700 mL

【例15】牛奶制品中不宜作为婴儿主食的是

A. 全脂奶粉　　　B. 蒸发乳　　　C. 酸奶　　　D. 甜炼乳　　　E. 配方奶粉

三、过渡期食物添加

月　龄	食物性质	添加辅食
6个月	泥状食物	米汤、米糊、稀粥、蛋黄、鱼泥、菜泥
7～9个月	末状食物	粥、烂面、碎菜、蛋、鱼泥、肝泥、饼干
10～12个月	碎状食物	粥、软饭、烂面条、豆制品、碎菜、碎肉等

【例16】6个月婴儿不宜添加的食物是

A. 菜泥　　　B. 水果泥　　　C. 配方奶　　　D. 肉末　　　E. 米粉

例17～18 共用题干

患儿,男,8个月。体重8 kg,人工喂养。

【例17】每日需喂8%糖牛奶的量是

A. 360 mL　　　B. 460 mL　　　C. 560 mL　　　D. 760 mL　　　E. 800 mL

【例18】可以添加的辅食是

A. 饼干　　　B. 菜泥　　　C. 软饭　　　D. 碎肉　　　E. 蛋黄

第3节　维生素D缺乏性佝偻病

一、概　述

营养性维生素D缺乏是引起佝偻病的主要原因。由于儿童体内的维生素D不足,导致钙和磷代谢紊乱,生长中的长骨骨骺端生长板和骨基质矿化不全,表现为生长板变宽和长骨的远端周长增大,在腕、踝部扩大,在软骨关节处呈串珠样隆起,软化的骨干受重力作用及肌肉牵拉出现畸形等。

二、病　因

1. 维生素D摄入不足　母乳中含有的维生素D较少。

2. 日光照射不足　维生素D由皮肤经日照产生。如果日照不足,尤其在冬季,则需定期通过膳食补充。此外,空气污染也可阻碍日光中的紫外线。人们日常所穿的衣服、住在高楼林立的地区、长期生活在室内、使用人工合成的太阳屏阻碍紫外线、居住在日光不足的地区等都可影响皮肤生物合成足够量的维生素D。

3. 维生素D的需要量增加　早产儿因生长速度快和体内储钙不足而易患佝偻病。婴儿生长发育快,对维生素D和钙的需要量增多,故易引起佝偻病。2岁以后因生长速度减慢且户外活动增多,佝偻病的发病率逐渐减少。

4. 食物中钙、磷含量过低或比例不当　食物中钙含量不足以及钙、磷比例不当均可影响钙、磷的吸收。人乳中钙、磷含量虽较低,但二者比例(2∶1)适宜,容易被吸收。而牛乳中钙、磷含量虽较高,但其比例(1.2∶1)不当,钙的吸收率较低。

5. 疾病和药物的影响　肝、肾疾病及胃肠道疾病可影响维生素D、钙、磷的吸收和利用。小儿胆汁郁积、先天性胆道狭窄或闭锁、脂肪泻、胰腺炎、难治性腹泻等疾病均可影响维生素D、钙、磷的吸收而导致佝偻病。长期使用苯妥英钠、苯巴比妥钠等药物可加速维生素D的分解和代谢而引起佝偻病。

三、发病机制

维生素D缺乏时肠道钙、磷吸收减少,血中钙、磷下降。血钙降低刺激甲状旁腺激素(PTH)分泌增加,加速旧骨吸收,骨盐溶解释放出钙、磷,使血钙得到补偿,维持在正常或接近正常水平。同时大量的磷经肾排出,使血磷降低,钙磷乘积下降,当钙磷乘积降至40以下时,骨盐不能有效沉积,致使骨样组织增生,骨质脱钙,碱性磷酸酶分泌增多,临床上产生一系列骨骼症状和血生化改变。

【例19】男婴,8个月。自幼人工喂养,未补充维生素D制剂。近来出现多汗、烦躁、夜惊。查体:方颅,出牙延迟,肋骨串珠样改变,诊断为佝偻病活动期。对于发病机制,下列哪项是错误的

A. 尿磷排出增加 B. 血中钙磷乘积降低 C. 维生素 D 缺乏
D. 钙磷经肠道吸收减少 E. 甲状腺代偿功能不足

四、临床表现

1. 初期(早期) 多见于 6 个月以内,特别是 3 个月以内的小婴儿,主要为神经兴奋性增高的表现,包括易激惹、烦躁、睡眠不安、夜惊、多汗(与季节无关),出现枕秃(烦躁及头部多汗致婴儿常摇头擦枕)。

【例20】维生素 D 缺乏性佝偻病活动早期的临床表现是
A. 神经、精神症状 B. 全身肌肉松弛 C. 腕关节畸形
D. 出牙延迟 E. 颅骨软化

2. 活动期(激期) 骨骼改变。(昭昭老师速记:"三"顾茅"庐"、四面"八""方""一""串")

表现	1 岁以前	1 岁以后
	①3～6 个月:颅骨软化; ②7～8 个月以上:方颅; ③6 个月以上:手、足镯; ④1 岁:串珠肋、下肢畸形	①前囟增大及闭合延迟:正常前囟最迟 2 岁闭合; ②胸廓畸形:肋骨串珠、肋膈沟、鸡胸或漏斗胸; ③下肢畸形:如"O"形腿或"X"形腿

3. 恢复期 以上任何时期经治疗及日光照射后,临床症状和体征逐渐减轻或消失。血钙、磷逐渐恢复正常,碱性磷酸酶约需 12 个月降至正常水平。治疗 23 周后骨骼 X 线改变有所改善,出现不规则的钙化线以后钙化带致密增厚,骨骺软骨盘<2 mm,逐渐恢复正常。

4. 后遗症期 多见于 3 岁以后小儿。因婴幼儿期严重佝偻病残留不同程度的骨骼畸形。无任何临床症状,血生化正常,X 线检查骨骼干骺端病变消失,不需要治疗。

【例21】佝偻病颅骨软化多发生于
A. 1～3 个月 B. 3～6 个月 C. 6～9 个月 D. 6～12 个月 E. 12 个月以上

【例22】维生素 D 缺乏性佝偻病最早出现的骨骼改变是
A. 方颅 B. 肋骨串珠 C. 肋膈沟 D. 鸡胸或漏斗胸 E. 颅骨软化

【例23】以颅骨软化为主要表现属于佝偻病的哪一期
A. 初期 B. 早期 C. 恢复期 D. 后遗症期 E. 激期

例24～25 共用选项
A. 颅骨软化 B. 出牙延迟 C. 方颅 D. 前囟增大 E. 胸廓畸形

【例24】佝偻病患儿 3～6 个月时出现

【例25】佝偻病患儿 7～8 个月时出现

【例26】6 个月女婴。冬季出生。单纯牛奶喂养,未添加辅食。近半个月来较烦躁,夜哭闹不安,多汗。体检:体重 7 kg,有颅骨软化。最可能的诊断是
A. 营养不良 B. 亚临床维生素 A 缺乏症 C. 维生素 D 缺乏性佝偻病
D. 婴儿肠痉挛 E. 以上都不是

【例27】维生素 D 缺乏性佝偻病后遗症期的临床特征是
A. 骨骼畸形 B. 长骨干骺端异常 C. 血磷、钙降低
D. 血碱性磷酸酶升高 E. 易激惹、烦闹、多汗

五、诊断和鉴别诊断

1. 金标准 血生化与骨骼 X 线检查为诊断的"金标准"。

2. 常用指标

血生化	①血清 25-(OH)-D_3 降低(正常为 10～80 μg/L);1,25-(OH)$_2$-D_3 降低(正常为 0.03～0.06 μg/L); ②血清钙和磷均降低,碱性磷酸酶升高
骨骼 X 线	骺端临时钙化带消失,干骺端呈毛刷样、杯口状改变,骨骺软骨盘(生长板)增宽,骨质稀疏,骨皮质变薄,可有骨干弯曲畸形或青枝骨折,可无临床症状

【例28】维生素 D 缺乏性佝偻病早期诊断的可靠指标是
A. 血磷 B. 血钙 C. 血钙磷乘积 D. 血碱性磷酸酶 E. 血 25-(OH)-D_3

【例29】维生素 D 缺乏性佝偻病可靠的早期诊断指标是

A. 血钙降低 B. 血磷降低 C. 血镁降低
D. 血1,25-(OH)$_2$-D$_3$降低 E. 血碱性磷酸酶增高

【例30】男婴,6个月。平时多汗,有夜惊,枕秃明显,易激惹,烦躁,睡眠不安。早期诊断最可靠的指标是
A. 血1,25-(OH)$_2$-D$_3$下降 B. 血25-(OH)-D$_3$升高 C. 维生素C
D. 血清钙、磷降低 E. 骨密度

【例31】维生素D缺乏性佝偻病激期血生化的特点是
A. 血清钙正常,血清磷降低,碱性磷酸酶降低 B. 血清钙降低,血清磷降低,碱性磷酸酶增高
C. 血清钙降低,血清磷正常,碱性磷酸酶增高 D. 血清钙降低,血清磷增高,碱性磷酸酶降低
E. 血清钙正常,血清磷降低,碱性磷酸酶增高

六、治疗和预防

1. 治疗

维生素D制剂口服法	每日给维生素D 2 000~5 000 IU,连服4~6周;之后小于1岁的婴儿改为400 IU/d,大于1岁的婴儿改为600 IU/d,同时给予多种维生素
补充钙剂	主张从膳食的牛奶、配方奶和豆制品中补充钙和磷
其他辅助治疗	加强营养、保证足够奶量,及时添加转乳期食品,坚持每日户外活动

2. 预防 确保儿童每天获得维生素D 400 IU是治疗和预防本病的关键。

围生期	①多晒太阳,多吃富含维生素D及钙、磷的食物; ②妊娠后期适量补充维生素D 800 IU/d有益于胎儿储存维生素D
婴幼儿期	①预防的关键在于日光浴和适量维生素D的补充; ②早产儿、低出生体重儿、双胎儿生后1周补充维生素D 800 IU/d(治疗),3个月后改预防量; ③足月儿生后2周补充维生素D 400 IU/d,均补充至2岁

【例32】为预防营养性维生素D缺乏性佝偻病,小儿每天口服维生素D的剂量是
A. 1 600~2 000 IU B. 400~800 IU C. 1 300~1 500 IU D. 200~300 IU E. 900~1 200 IU

【例33】维生素D缺乏性佝偻病不正确的预防措施是
A. 适当多晒太阳 B. 提倡母乳喂养 C. 孕母补充维生素D及钙剂
D. 及时添加辅食 E. 早产儿2个月开始补充维生素D

例34~35 共用题干
6个月男婴,人工喂养。平时易惊、多汗、睡眠少。近2天来咳嗽、低热,今晨突然双眼凝视,手足抽动。查体:枕后有乒乓球感。

【例34】患儿最可能是
A. 血糖降低 B. 血清钙降低 C. 血清镁降低 D. 血清钠降低 E. 脑脊液细胞数增多

【例35】止抽后的处理是
A. 静脉滴注钙剂 B. 供给氧气 C. 肌内注射呋塞米
D. 肌内注射维生素B E. 静脉滴注葡萄糖溶液

【例36】关于维生素D缺乏性佝偻病的预防措施不正确的是
A. 及时添加辅食 B. 生后2周即应补充维生素D C. 提倡母乳喂养
D. 增加户外活动 E. 每日补充维生素D 1 000 IU

例37~39 共用题干
A. 出生后10~12个月 B. 出生后2个月 C. 出生后4~6个月
D. 出生后7~9个月 E. 出生后2周

【例37】足月儿开始添加维生素D的时间是
【例38】足月儿开始添加米粉的时间是
【例39】足月儿开始添加肉末、菜末的时间是

第4节 维生素D缺乏性手足搐搦症

一、概述

维生素D缺乏性手足搐搦症又称佝偻病性低钙惊厥或婴儿手足搐搦症,是因维生素D缺乏而甲状旁腺代

偿功能不足导致血清钙离子降低,神经肌肉兴奋性增高,出现惊厥、手足肌肉抽搐或喉痉挛等,多见于 6 个月以内的婴儿。

二、病因和发病机制

维生素 D 缺乏时血钙降低,而甲状旁腺不能代偿性分泌增加,血钙继续降低,当总血钙＜1.75～1.88 mmol/L 或钙离子＜1.0 mmol/L 时,可引起神经肌肉兴奋性增高,出现抽搐。维生素 D 缺乏时机体出现甲状旁腺功能低下的原因尚不清楚,推测为当婴儿体内钙离子减少时,维生素 D 缺乏的早期,甲状旁腺急剧代偿分泌增加,以维持血钙正常,当维生素 D 继续缺乏时,甲状旁腺功能因反应过度而疲惫,以致出现血钙降低。因此,维生素 D 缺乏性手足搐搦症的患儿同时存在甲状旁腺功能亢进所致佝偻病的临床表现,以及甲状旁腺功能低下所致低血钙的临床表现。

【例 40】维生素 D 缺乏性手足搐搦症的发病机制主要是
A. 甲状腺反应迟钝　　　　　B. 甲状旁腺反应迟钝　　　　C. 脑垂体反应迟钝
D. 肾上腺皮质反应迟钝　　　E. 肾上腺髓质反应迟钝

【例 41】有关维生素 D 缺乏性手足搐搦症的论述,错误的是
A. 因缺乏维生素 D 所致　　B. 神经肌肉兴奋性增高　　C. 出现惊厥时,血钙离子低于 1.25 mmol/L
D. 甲状旁腺反应迟钝　　　　E. 血磷基本正常

三、临床表现

1. 典型发作　血清钙低于 1.75 mmol/L 时出现惊厥、喉痉挛和手足搐搦。

惊厥	分为高热惊厥和无热惊厥
手足搐搦	多见于 6 个月以上的婴幼儿
喉痉挛	严重时可发生窒息甚至死亡

2. 隐匿型　血清钙多在 1.75～1.88 mmol/L。

面神经征(Chvostek sigh)	以指尖或叩诊锤轻叩颧弓与口角间的面颊部,出现眼睑及口角抽动为阳性
腓反射	叩诊锤击膝下外侧腓骨小头处的腓总神经引起足向外侧收缩者为阳性
陶瑟征(Trousseau 征)	血压计袖带如测血压样绕上臂打气,使血压维持在舒张压和收缩压之间,5 分钟内出现痉挛症状为阳性

【例 42】维生素 D 缺乏性手足搐搦症的隐性体征是
A. 巴宾斯基征　　B. 布鲁辛基征　　C. 面神经征　　D. Kernig 征　　E. 踝阵挛

【例 43】疑为维生素 D 缺乏性手足搐搦症患儿做陶瑟征检查。袖带的压力应维持在
A. 舒张压以下　　　　　　　B. 收缩压与舒张压之间　　　C. 收缩压以下
D. 舒张压以上　　　　　　　E. 收缩压以上

【例 44】患儿男,2 岁。因间断性四肢抽搐就医。1 天内无热惊厥发作十数次。脑电图无异常,发作后神志清醒,无神经系统症状。查体可见"鸡胸样"畸形和"O"形腿。实验室检查示血钙 1.45 mmol/L,血镁、尿镁无异常。最有可能的诊断是
A. 维生素 D 缺乏性手足抽搦症　　　B. 低血糖症　　　　C. 低镁血症
D. 婴儿痉挛症　　　　　　　　　　　E. 原发性甲状旁腺功能减退

四、诊断和鉴别诊断

1. 表现　反复发作的无热惊厥、手足搐搦或喉痉挛,无其他神经系统体征。

2. 实验室检查　血清钙低于 1.75～1.88 mmol/L(7～7.5 mg/dL)或离子钙低于 1.0 mmol/L(4 mg/dL)。

3. 鉴别诊断

低血糖症	常发生于清晨空腹时,血糖常低于 2.2 mmol/L
低血镁症	常有触觉、听觉过敏,引起肌肉震颤甚至惊厥,血镁常低于 0.58 mmol/L
婴儿痉挛症	为癫痫的一种表现,起病于 1 岁以内,呈突然发作,常伴有智能异常,脑电图有特征性的高幅异常节律波出现
原发性甲状旁腺功能减退	表现为间歇性惊厥或手足抽搐

五、治 疗

急救处理	氧气吸入,迅速控制惊厥和喉痉挛,首选药物:10%水合氯醛及地西泮
钙剂治疗	10%葡糖糖酸钙 5~10 mL
维生素D治疗	急诊情况控制后,按照维生素D缺乏性佝偻病给予维生素D治疗

例 45～47 共用题干

男婴,4个月,冬季出生。近2天经常出现面部、四肢抽动,双眼上翻每次持续数10秒,1天发作数次,可自然缓解,发作后玩耍如常。体温正常。母孕期有腿部抽筋病史。

【例45】该患儿最可能的诊断是

A. 婴儿痉挛症　　　　　B. 低血糖症　　　　　C. 维生素D缺乏性手足搐搦症
D. 低血镁症　　　　　　E. 甲状旁腺功能减低症

【例46】就诊过程中该患儿突然出现吸气困难,口唇青紫,错误的处理是

A. 静脉注射地西泮　　　B. 吸氧　　　　　　　C. 缓慢静脉注射葡萄糖酸钙
D. 肌内注射维生素D　　E. 保持呼吸道通畅

【例47】维生素D缺乏性手足搐搦症发生惊厥时,除给氧和保持呼吸道通畅外,应立即采取的措施是

A. 肌内注射维生素D_3　　B. 静脉补充钙剂　　　C. 肌内注射硫酸镁
D. 静脉注射或肌内注射地西泮　　E. 静脉滴注甘露醇

第5节　蛋白质-能量营养不良

一、概　述

蛋白质-能量营养不良是由于缺乏能量和(或)蛋白质所致的一种营养缺乏症,主要见于3岁以下的婴幼儿,体征为体重不增甚至下降、渐进性消瘦或水肿、皮下脂肪减少或消失,常伴有全身各组织器官不同程度的功能低下及新陈代谢异常。

二、病　因

摄入不足	喂养不当是导致营养不良的最主要病因
消化吸收不良	消化系统疾病或畸形均可导致食物的消化吸收不良
需要量增加	急慢性传染病的恢复期、生长发育快速阶段等需要量增多,导致营养相对缺乏等

【例48】儿童蛋白质-能量营养不良的诱发因素中,最常见的疾病是

A. 长期发热　　　　　　B. 急、慢性传染病　　C. 恶性肿瘤
D. 肠道寄生虫病　　　　E. 消化系统疾病或先天畸形

三、临床表现

1. 早期表现　营养不良的早期表现是活动减少、精神较差、最先出现体重不增。

2. 后期表现　随着营养不良的加重,继之出现体重下降,主要表现为消瘦,皮下脂肪逐渐减少或消失。腹部皮下脂肪层厚度是判断营养不良程度的重要指标之一。皮下脂肪减少的顺序:首先为腹部,其次为躯干、臀部、四肢,最后出现于面颊部。(昭昭速记:先瘦肚子后瘦脸)

3. 其他表现　营养不良早期身高不受影响,但随疾病加重,骨骼生长减慢,身高亦低于正常。轻度患者精神正常,但是有精神萎靡、反应差、体温偏低、脉细无力、无食欲、腹泻、便秘相交替。血浆蛋白明显下降时可出现凹陷性水肿,严重时感染形成慢性溃疡。

【例49】小儿蛋白质-能量营养不良最早期的临床表现是

A. 体重减轻　　B. 皮下脂肪消失　　C. 体重不增　　D. 肌肉松弛　　E. 身高增长停滞

【例50】患儿,1.5岁。因食欲差,母乳少,以米糊、稀饭喂养,未添加其他辅食,诊断为营养不良。最先出现的症状是

A. 身长低于正常　　B. 体重不增　　C. 皮肤干燥　　D. 皮下脂肪减少　　E. 肌张力低下

【例51】蛋白质-能量营养不良患儿皮下脂肪逐渐减少或消失,其最后消失的部位是

A. 腹部　　　　B. 臀部　　　　C. 四肢　　　　D. 面颊　　　　E. 躯干

【例52】蛋白质-能量营养不良患儿皮下脂肪逐渐减少或消失,首先累及的部位是

A. 四肢　　　　B. 臀部　　　　C. 腹部　　　　D. 胸部　　　　E. 面颊部

4. 5岁以下儿童营养不良的分型和分度

体重下降	体重低于同年龄、同性别参照人群数值的均值减 2SD 以下,减 2SD~3SD 为中度,减 3SD 为重度	主要反映慢性或急性营养不良
生长迟缓	身长低于同年龄、同性别参照人群数值的均值减 2SD 以下,减 2SD~3SD 为中度,减 3SD 为重度	主要反映慢性、长期营养不良
消瘦	体重低于同性别、同身高参照人群数值的均值减 2SD 以下,减 2SD~3SD 为中度,减 3SD 为重度	主要反映近期、急性营养不良

5. 营养不良分度标准(婴幼儿)

	Ⅰ度(轻度)	Ⅱ度(中度)	Ⅲ度(重度)
体重低于正常均值	15%~25%	25%~40%	>40%
腹部皮褶厚度	0.4~0.8 cm	0.4 cm 以下	消失
肌张力	基本正常	降低、肌肉松弛	低下、肌肉萎缩
精神状态	基本正常	不稳定、易疲乏、烦躁不安	精神萎靡、反应低下、抑制或烦躁交替

【例53】4岁男孩,身高90 cm,体重11 kg,皮肤较松弛,腹部皮下脂肪约0.3 cm。该小儿的营养状况属于
　A. 正常　　　　B. 轻度营养不良　　C. 中度营养不良　D. 重度营养不良　　E. 极重度营养不良

【例54】女,7个月,体重5.5 kg。母乳喂养,量少,未加辅食。体检:神志清,精神可,稍苍白,腹部皮下脂肪0.5 cm,肌肉稍松弛。可能诊断是
　A. 正常儿　　　B. Ⅰ度营养不良　　C. Ⅱ度营养不良　D. Ⅲ度营养不良　　E. 佝偻病

【例55】男婴,6个月。足月顺产,人工喂养。查体:体重5.4 kg,身长66 cm,前囟未闭,未出牙,皮肤干燥,腹部皮下脂肪厚度0.6 cm,心肺未见异常。最可能的诊断是
　A. 重度营养不良消瘦型　　　　B. 中度营养不良　　　　C. 轻度营养不良
　D. 重度营养不良水肿型　　　　E. 正常婴儿

四、治　疗

1. 第一阶段　调整机体内环境。

低体温	保暖,监测体温
低血糖症	监测血糖,口服(或静脉输入)葡萄糖
电解质失衡	补充充足的钾和镁
脱水	口服补液
微量元素缺乏	补充铜、锌、锰、叶酸等微量元素
初始营养	保持低蛋白和容量负荷
组织恢复营养支持	高能量密度、高蛋白、含所有基本营养素,易于吞咽和消化
刺激	通过精神运动刺激,预防饥饿产生的长期社会心理效应
预防复发	尽早寻找导致蛋白质-营养不良的原因,预防应包括家庭社区参与

2. 第二阶段　纠正微量元素缺乏。
(1) 多种维生素和矿物质的补充。
(2) 开始喂养　少食多餐,低渗透压和低乳糖的食物。能量摄入 100 kcal/(kg·d),蛋白质 1~1.5 g/(kg·d),液体 130 mL/(kg·d)。

3. 第三阶段　追赶性生长。

过渡时期喂养	①在初始的48小时采用每100 mL含有能量100 kcal、蛋白质2.9 g的牛奶喂养,之后在连续喂养中每次增加10 mL,直至喂食后食物剩余; ②每4小时一次连续监测,如果呼吸频率增加幅度>5次/分或脉搏增加幅度>25次/分,减少每次喂养量
过渡后期喂养	采用每100 mL含有能量100 kcal、蛋白质2.9 g的牛奶不限量喂养,能量150~220 kcal/(kg·d),蛋白质4~6 g/(kg·d)

五、并发症

营养性贫血	最多见营养性缺铁性贫血
维生素缺乏	最常见维生素A缺乏,出现毕脱斑

感染	非特异性及特异性免疫功能均低下所致
自发性低血糖	常发生于清晨,患者常出现昏迷

【例 56】蛋白质-能量营养不良常见并发的维生素缺乏是
A. 维生素 A B. 维生素 B_1 C. 维生素 C D. 维生素 D E. 维生素 E

【例 57】蛋白质-能量营养不良的少见并发症时
A. 营养性贫血 B. 呼吸道感染 C. 腹泻 D. 自发性低血糖 E. 佝偻病

【例 58】不属于蛋白质-能量营养不良常见并发症的是
A. 维生素 A 缺乏症 B. 呼吸道感染 C. 腹泻病 D. 佝偻病 E. 缺铁性贫血

例 59～61 共用题干
女,2 岁。自幼牛乳喂养,未按要求添加辅食,有时腹泻,逐渐消瘦。体检:身高 80 cm,体重 7 000 g,皮下脂肪减少,腹壁皮下脂肪厚度<0.4 cm,皮肤干燥、苍白,肌张力明显减低,肌肉松弛,脉搏缓慢,心音较低钝。

【例 59】此患儿目前最可能的主要诊断应是
A. 营养性缺铁性贫血 B. 先天性甲状腺功能减退症 C. 营养不良
D. 婴幼儿腹泻 E. 心功能不全

【例 60】假设此患儿清晨突然面色苍白、神志不清、体温不升、呼吸暂停。首先应考虑最可能的原因是
A. 急性心力衰竭 B. 低钾血症引起的呼吸肌麻痹 C. 重度脱水伴休克
D. 低钙血症引起的喉痉挛 E. 自发性低血糖

【例 61】该情况下,除立即给氧外,首先应采取的紧急抢救措施为
A. 给予呼吸兴奋剂 B. 输液纠正脱水 C. 立即测血糖,静注高渗葡萄糖
D. 立即测血钙,补充钙剂 E. 立即给强心剂治疗

【例 62】重度蛋白质-能量营养不良患儿,夜间睡眠中突然昏迷、死亡。最常见的原因是
A. 窒息 B. 低血容量休克 C. 败血症并急性化脓性脑膜炎
D. 心力衰竭 E. 自发性低血糖发作

第 6 节 单纯性肥胖(助理医师不要求)

一、概 述

儿童单纯性肥胖是由于机体长期摄入超过消耗,使体内脂肪过度积聚,体重超过参考值范围的一种营养障碍性疾病。

二、病 因

能量摄入过多(主要原因),活动量过少,遗传因素,其他。

三、临床表现

1. **发病年龄** 肥胖可发生于任何年龄,但最常见于婴儿期、学龄前期和青春期,且男童多于女童。
2. **饮食特点** 患儿食欲旺盛且喜欢吃甜食和高脂肪食物。肥胖明显儿童常有疲劳感,用力时气短或腿痛。
3. **主要表现** 严重肥胖者由于脂肪过度堆积,限制了胸廓和膈肌运动,使肺通气量不足,呼吸浅快,故肺泡换气量减少,造成低氧血症,出现气急、发绀、红细胞增多、心脏扩大,或出现充血性心力衰竭,甚至死亡,称为肥胖-换氧综合征(Pickwickian syndrome)。

四、诊 断

2 岁以上儿童诊断有两种标准:一种是体质指数(BMI),即体重(kg)/身高的平方(m^2),BMI 在 P_{85}～P_{95} 为超重,超过 P_{95} 为肥胖;另一种是用身高的体重评价肥胖,当身高的体重在 P_{85}～P_{97} 时为超重,大于 P_{97} 为肥胖。

五、治疗与预防

饮食疗法、运动疗法、药物疗法。

➤ 参考答案如下,详细答案参见 2019 版《国家临床执业及助理医师资格考试精选真题考点精析》。

1. D	2. C	3. E	4. C	5. B	6. B	7. A
8. E	9. D	10. C	11. E	12. D	13. D	14. C
15. D	16. D	17. C	18. A	19. C	20. A	21. B
22. E	23. E	24. A	25. C	26. C	27. A	28. E
29. D	30. A	31. D	32. B	33. E	34. A	35. A
36. E	37. E	38. C	39. D	40. B	41. C	42. E
43. B	44. A	45. C	46. D	47. D	48. E	49. C
50. B	51. D	52. C	53. C	54. B	55. C	56. A
57. E	58. D	59. C	60. E	61. C	62. E	—

昭昭老师提示：
关注官方微信，获得第一手考试资料。

第5章　新生儿及新生儿营养性疾病

▶ 2019 考试大纲
①概述；②新生儿特点及护理；③新生儿窒息；④新生儿缺血缺氧性脑病；⑤新生儿呼吸窘迫综合征（新生儿肺透明膜病）；⑥新生儿黄疸；⑦新生儿溶血病；⑧新生儿败血症；⑨新生儿坏死性小肠结肠炎。

▶ 考纲解析
近20年的医师考试中，本章考试重点考查**各种新生儿疾病的诊断、检查和治疗**，执业医师每年考查分数为5～6分，助理医师每年考查分数为3～5分。

第1节　概　述

一、新生儿的分类方法

1. 按胎龄（GA）分类

早产儿	①28周≤GA＜37周的新生儿； ②34周≤GA＜37周晚期早产儿； ③GA＜28周极早早产儿或超未成熟儿
足月儿	37周≤GA＜42周的新生儿
过期产儿	GA≥42周的新生儿

2. 按出生体重分类

分　类	体　重	昭昭老师速记
正常体重儿	2 500～4 000 g	—
巨大儿	＞4 000 g	大四毕业
低出生体重儿	＜2 500 g	少于5斤叫低
极低出生体重儿	＜1 500 g	15岁的极品
超低出生体重儿	＜1 000 g	"一"个"超"人

3. 根据出生体重和胎龄关系分类

适于胎龄儿	婴儿的出生体重在同胎龄平均出生体重的第10～90百分位之间
小于胎龄儿	婴儿的出生体重在同胎龄平均出生体重的第10百分位以下
大于胎龄儿	婴儿的出生体重在同胎龄平均出生体重的第90百分位以上

4. 根据出生后的周龄分类

早期新生儿	生后1周以内的新生儿其发病率和死亡率在整个新生儿期最高
晚期新生儿	出生后第2～4周末的新生儿

例1～2共用选项
　　A. 25～37周　　B. 26～37周　　C. 27～38周　　D. 28～37周　　E. ≥42周
【例1】早产儿的胎龄应是
【例2】过期儿的胎龄应是

【例3】正常足月儿的出生体重是

A. <1 000 g   B. >1 000 g   C. >1 500 g   D. >2 000 g   E. >2 500 g

二、正常足月儿和早产儿的特点

1. 外观特点

	早产儿	足月儿
皮肤	绛红,水肿,毳毛多	红润,皮下脂肪丰满,毳毛少
头	头更大,占全身的1/3	头大,占全身的1/4
头发	细而乱,如绒线头	分条清楚
耳郭	软,缺乏软骨,耳舟不清楚	软骨发育良好,耳舟成形、直挺
乳腺	无结节或结节<4 mm	结节>4 mm,平均7 mm
外生殖器	睾丸未降至阴囊,少皱裂,大阴唇不发育,不遮小阴唇	睾丸已降,大阴唇自然合拢
指(趾)甲	未达指(趾)尖	达到或超过指(趾)尖
跖纹	足底纹理少	足纹遍及整个足底

【例4】正常足月儿的皮肤外观特点是

A. 肤色苍白,皮下脂肪丰满   B. 肤色稍黄,皮下脂肪少   C. 肤色红润,皮下脂肪少
D. 肤色红润,皮下脂肪丰满   E. 肤色稍黄,毳毛少

【例5】早产儿指甲外观特点是

A. 指甲硬   B. 反甲   C. 甲面多白纹   D. 指甲未达指尖   E. 指甲超过指尖

【例6】早产儿外生殖器特点是

A. 男婴睾丸已降   B. 男婴阴囊皱褶少   C. 女婴小阴唇被覆盖
D. 女婴阴蒂被覆盖   E. 女婴大阴唇发育好

2. 生理特点

(1) 呼吸系统 ①胎儿肺内充满液体,足月出生的胎儿肺内液体为30~35 mL/kg,出生时经产道挤压,1/3~1/2肺液由鼻孔排出,其余在建立呼吸后由肺间质内毛细血管和淋巴吸收。选择性剖宫产者会导致肺液吸收延迟,出现湿肺症状。②婴儿呼吸40次/分,大于60~70次/分要考虑呼吸急促。③肺泡表面活性物质由Ⅱ型肺泡上皮产生,妊娠28周时出现,35周时迅速增加,作用为降低肺泡表面张力,使肺泡不易萎陷。④早产儿呼吸常不规则,甚至有呼吸暂停,并易发生肺透明膜病。

【例7】早产儿因肺泡表面活性物质缺乏,易患的疾病是

A. 新生儿肺炎   B. 晚期代谢性酸中毒   C. 湿肺   D. 新生儿窒息   E. 肺透明膜病

例8~9共用选项

A. 25周   B. 28周   C. 30周   D. 35周   E. 40周

【例8】羊水内出现肺泡表面活性物质的时间是

【例9】羊水内肺泡表面活性物质迅速增加的时间是

【例10】足月儿生后第1小时内呼吸频率是

A. 20~30次/分   B. 40~50次/分   C. 60~80次/分   D. 90~100次/分   E. 100~110次/分

【例11】关于新生儿呼吸系统生理特点的描述,正确的是

A. 肺泡表面活性物质至28周时迅速增加
B. 肺泡表面活性物质是由肺泡Ⅰ型上皮细胞产生的
C. 湿肺是由肺部感染、炎性渗出造成的
D. 早产儿呼吸不规则,易出现呼吸暂停
E. 足月儿生后第1小时呼吸频率可达80~90次/分,伴呻吟、发绀

(2) 循环系统 足月新生儿心率波动范围较大,通常为90~160次/分,血压70/50 mmHg。

(3) 消化系统 ①出生时因下食管括约肌压力低,胃底发育差,呈水平位,幽门括约肌较发达,故新生儿易出现溢奶,早产儿更多见。②新生儿生后24小时内排出胎便,2~3天排完。③新生儿肝葡萄糖醛基转移酶活力低,是新生儿生理性黄疸的主要原因。早产儿肝功能更不成熟,生理性黄疸程度亦较足月儿重,且持续时间长。④早产儿肝内糖原储存少,肝合成蛋白质亦不足,常易发生低血糖和低蛋白血症。

【例12】新生儿开始排便的时间常为生后

A. 24 小时　　　　B. 36 小时　　　　C. 48 小时　　　　D. 60 小时　　　　E. 72 小时

（4）泌尿系统　①婴儿出生时肾小球滤过率低，排酸能力弱，浓缩功能差，不能迅速有效地处理过多的水和溶质，易造成水肿或脱水症状。②一般在生后24小时内开始排尿，少数在48小时内排尿，1周内每日排尿可达20次。③新生儿肾处理酸负荷能力不足，故易发生代谢性酸中毒，早产儿肾小管排酸能力有限，常发生晚期代谢性酸中毒。

（5）造血系统　①足月儿的血红蛋白170 g/L，由于刚出生时入量少，不显性失水等原因可导致血液浓缩，血红蛋白值上升，通常24小时达到高峰，约于1周末恢复到出生时水平，之后逐渐下降，生后1周内静脉血红蛋白＜140 g/L定义为新生儿贫血。②白细胞在生后第1天为(15～20)×10⁹/L，3天后明显下降，5天接近于婴儿值。出生时中性粒细胞约占65%，淋巴细胞约占30%。随着白细胞总数的下降，中性粒细胞比例逐渐下降，在生后4～6天淋巴细胞与中性粒细胞数量相近，至1～2岁时淋巴细胞约占60%，中性粒细胞约占35%，之后中性粒细胞比例逐渐上升，在4～6岁时出现第二次两者数量相近。

【例13】白细胞分类中中性粒细胞与淋巴细胞的比例大致相等的时间是
　　A. 生后2～4天及2～4个月　　B. 生后4～6个月及4～6岁　　C. 生后4～6个月及6～8岁
　　D. 生后4～6天及4～6个月　　E. 生后4～6天及4～6岁

（6）神经系统　①原始反射，包括觅食反射、吸吮反射、握持反射和拥抱反射。②正常足月儿也常出现年长儿的病理性反射，如克氏征、巴宾斯基征和面神经征等，腹壁和提睾反射不稳定，偶可出现阵发性踝阵挛。③脊髓末端位于L_3、L_4下缘，腰椎穿刺应在L_4、L_5间隙进针，成人腰穿一般在$L_{3\sim4}$。

【例14】出生时可以存在，之后逐渐消失的反射是
　　A. 吞咽反射　　B. 提睾反射　　C. 角膜反射　　D. 拥抱反射　　E. 腹壁反射

（7）体温调节　①体温调节很差，容易出现低体温。原因是新生儿体表面积相对较大，容易散热；体温调节中枢不稳定；棕色脂肪少，产热少。②中性温度是指机体维持正常体温所需代谢和耗氧量最低时的环境温度。新生儿正常的体表温度是36.0～36.5 ℃，正常核心（直肠）温度为36.5～37.5 ℃，适宜的环境湿度为50%～60%。

出生体重	中性温度35 ℃	中性温度34 ℃	中性温度为33 ℃	中性温度为32 ℃
1.0 kg	出生10天内	出生10天以后	出生3周以后	出生5周以后
1.5 kg	—	出生10天内	出生10天以后	出生4周以后
2.0 kg	—	出生2天内	出生2天以后	出生3周以后
＞2.5 kg	—	—	出生2天内	出生2天以后

例15～16共用选项
　　A. 35 ℃　　　　B. 34 ℃　　　　C. 33 ℃　　　　D. 32 ℃　　　　E. 31 ℃
【例15】婴儿，出生体重1.5 kg，生后3天体温不升，需置暖箱，该暖箱适宜的温度是
【例16】婴儿，出生体重1.0 kg，生后5天体温不升，需置暖箱，该暖箱适宜的温度是
【例17】35周婴儿，出生体重2 kg，生后体温不升，需放置暖箱，暖箱的正确相对湿度是
　　A. 80%　　　　B. 10%　　　　C. 60%　　　　D. 70%　　　　E. 40%

（8）能量和体液代谢　①足月儿每天钠需要量1～2 mmol/(kg·d)，早产儿每天需要量3～4 mmol/(kg·d)。②初生婴儿10天内一般不需要补钾，日后需要量为1～2 mmol/L。

（9）免疫系统　①分泌型IgA缺乏易发生呼吸道和消化道感染。②免疫球蛋白IgG虽可通过胎盘，但与胎龄相关，胎龄越小，通过越少，容易导致细菌感染，特别是革兰氏阴性杆菌感染。③T细胞免疫功能低下是新生儿免疫应答无能的主要原因。

（10）常见的几种特殊的生理状态

生理性黄疸	见后面章节《新生儿黄疸》
马牙和螳螂嘴	①口腔上颚中线和齿龈部位有黄白色、米粒大小的小颗粒，俗称马牙； ②两侧颊部各有一隆起的脂肪垫，有利于吮吸乳汁
乳腺肿大和假月经	①男女新生儿出生后4～7天均可有乳腺增大，2～3周消退，此与新生儿体内有一定的雌激素和孕激素等有关； ②部分女婴生后5～7天阴道流出少许血性分泌物或大量非脓性分泌物，可持续1周，此即来自母体的雌激素突然中断所致

新生儿红斑及粟粒疹	①生后1~2天在头部、躯干及四肢经常出现大小不等的多形性斑丘疹,称为新生儿红斑; ②因皮脂腺堆积在鼻尖、鼻翼、颜面部,出现小米粒大小的黄白色皮疹,称为新生儿粟粒疹

三、新生儿的护理

保温	选择合适的中性温度
喂养	正常足月儿生后半小时即可抱至母亲处哺乳,以促进乳汁分泌。提倡按需哺乳。无母乳者可给配方乳每3小时1次,每天7~8次
呼吸管理	低氧血症给予吸氧,切忌给早产儿常规吸氧,防止吸入高浓度氧或吸氧时间过长导致早产儿视网膜病
补充维生素	足月儿生后应肌内注射1次维生素K1 0.5~1.0 mg,早产儿连用3天。生后4天加维生素C50~100 mg/d,10天后加维生素A500~1 000 IU/d及维生素D 400~1 000 IU/d,4周后添加铁剂

第2节 新生儿窒息

一、概 述

新生儿窒息是指婴儿出生时无自主呼吸或呼吸抑制而导致低氧血症、高碳酸血症和代谢性酸中毒,是导致围产儿死亡或伤残的重要原因之一,其本质是缺氧。

二、临床表现

1. 胎儿宫内窒息 早期有胎动增加,胎心率≥160次/分;晚期则胎动减少,甚至消失,胎心率<100次/分。羊水胎粪污染。

2. Apgar评分

(1) Apgar评分 是一种简易的在临床上评价刚出生婴儿状况和复苏是否有效的可靠指标。对生后1分钟内婴儿的呼吸、心率、皮肤颜色、肌张力及对刺激的反应五项指标评分。(昭昭老师速记:"刺""心""肌"、"刺""呼""皮")五项指标每项2分,共10分。评分越高,表明窒息程度越轻。8~10分无窒息,4~7分为轻度窒息,0~3分为重度窒息。

(2) 新生儿Apgar评分标准 (昭昭老师速记:2分的都是好,0分的都是0或无)

评分内容	评分标准		
	0分	1分	2分
心跳次数	0	<100次/分	≥100次/分
呼吸	无	呼吸浅表,哭声弱	呼吸佳,哭声响
肌张力	松弛	四肢屈曲	四肢活动好
弹足底或导管插鼻反应	无反应	有些动作	反应好
皮肤颜色	紫或白,躯干红	四肢紫	全身红

(3) 意义 1分钟评分反映窒息严重程度,是复苏的依据;5分钟评分反映复苏的效果,有助于判断预后。

3. 多脏器受损症状 缺血、缺氧会导致多器官功能受损,但不同组织细胞对缺氧的易感性各异。其中脑细胞对缺氧最敏感,其次是心肌、肝和肾上腺。而纤维、上皮及骨骼肌细胞耐受性较高,因此各脏器损伤发生的频率和程度存在差异。

【例18】Apgar评分的五项指标包括
A. 心率、呼吸、皮肤颜色、肌张力、对刺激的反应
B. 心率、呼吸、对刺激的反应、哭声、皮肤颜色
C. 心率、肌张力、对刺激的反应、反射、皮肤颜色
D. 心率、意识、肌张力、对刺激的反应、皮肤颜色
E. 心率、肌张力、对刺激的反应、体温、皮肤颜色

【例19】对新生儿窒息进行Apgar评分的指标不包括
A. 呼吸 B. 心率 C. 体温 D. 皮肤颜色 E. 肌张力

【例20】不属于新生儿窒息Apgar评分内容的是
A. 拥抱反射 B. 肌张力 C. 皮肤颜色 D. 呼吸 E. 心率

三、治 疗

1. ABCDE 复苏方案　A(airway)，尽量吸净呼吸道黏液；B(breathing)，建立呼吸，增加通气；C(circulation)，维持正常循环，保证足够心搏出量；D(drug)，药物治疗；E(evaluation)，进行动态评价。

2. 复苏步骤和程序

正压通气	正压通气需要 20～25 cmH$_2$O，少数病情严重者需要 30～40 cmH$_2$O，2～3 次后维持在 20 cmH$_2$O，通气频率为 40～60 次/分
心外按压	用双拇指或示指和中指按压胸骨体下 1/3 处，频率为 90 次/分，按压深度为胸廓前后径的 1/3

3. 复苏后监护与转运　复苏后仍需要监测体温、呼吸、心率、血压、尿量、氧饱和度及窒息引起的多器官损伤。如并发症严重需要转入 NICU 治疗。转运中需要注意保温、监护生命体征和予以必要的治疗。

【例21】女，妊娠38周。因胎心减慢行剖宫产，羊水黄绿色。出生时患儿无呼吸，四肢青紫。此时应立即采取的首要复苏措施是

　A. 复苏器加压给氧　　　　B. 胸外心脏按压　　　　C. 气管插管
　D. 静脉滴注多巴胺　　　　E. 吸净口、咽及鼻部黏膜异物

第3节　新生儿缺血缺氧性脑病

一、概　述

新生儿缺血缺氧性脑病(HIE)是围生期窒息引起的部分或完全缺氧、脑血流减少或暂停而导致胎儿或新生儿的脑损伤。有特征性的神经病理和病理生理改变以及临床上脑病的症状。

二、病　因

缺氧是新生儿缺氧缺血性脑病发病的核心，其中围生期窒息是最主要的病因。此外，出生后肺部疾病、心脏病变及严重失血或贫血等严重影响机体氧合状态的新生儿疾病亦可引起 HIE。

【例22】新生儿缺氧缺血性脑病的主要病因是

　A. 窒息　　　　　　　　　B. 宫内感染　　　　　　C. 肺泡表面活性物质缺乏
　D. 吸入羊水　　　　　　　E. 体温过低

三、临床表现

	轻　度	中　度	重　度
意识	激惹	嗜睡	昏迷
肌张力	正常	减低	松软
惊厥	可有肌阵挛	常有	有，可呈持续性
瞳孔改变	扩大	缩小	不等大，对光反射迟钝
反射	正常/活跃	减弱	消失
病程及预后	症状在 72 小时内消失，预后好	症状在 14 天内消失，可能有后遗症	数天或数周死亡

【例23】女婴，生后1天，足月产。出生1分钟Apgar评分3分。查体：P 90次/分，R 30次/分，嗜睡，面色微绀，前囟饱满，心音低钝，四肢肌张力减低，拥抱反射消失。最可能的诊断是

　A. 胎粪吸入综合征　　　　B. 新生儿败血症　　　　C. 新生儿低血糖
　D. 新生儿缺氧缺血性脑病　E. 新生儿肺透明膜病

【例24】中度缺氧缺血性脑病的临床表现是

　A. 出生24小时内症状明显　B. 淡漠与激惹更替　　　C. 肌张力增加
　D. 瞳孔扩大　　　　　　　E. 出现惊厥，肌阵挛

【例25】足月婴儿出生时全身皮肤青紫，Apgar评分为3分。查体：昏迷，反射消失，肌张力低下，心率慢，呼吸不规则，诊断为缺氧缺血性脑病。临床分度为

　A. 极轻度　　　B. 轻度　　　C. 中度　　　D. 重度　　　E. 极重度

【例26】女婴，生后2天。嗜睡1天来诊。足月产，有窒息史。查体：R30次/分，面色发绀，前囟饱满、紧张，心率90次/分。心音低钝，四肢肌张力差，拥抱反射消失。最可能的诊断是

　A. 新生儿低血糖　　　　　B. 新生儿缺血缺氧性脑病　C. 新生儿肺透明膜病

D. 胎粪吸入综合征　　　　　E. 新生儿湿肺

四、实验室检查

B超	具有无创、廉价、可在床边操作及进行动态随访等优点
脑CT	①了解颅内出血的类型和范围，对判断脑水肿、基底核和丘脑损伤、梗死有一定作用； ②最适宜的检查时间是生后4～7天
脑MRI	①对脑灰质、白质的分辨率很高，轴位、矢状位及冠状位成像能清晰显示B超或CT不易探及的部位，对矢状旁区损伤尤为敏感，可为判断足月儿和早产儿的损伤类型、范围、严重程度及预后提供重要的影像学信息； ②弥散加权磁共振（DWI）对早期缺血脑组织的诊断更敏感
脑电图	应在生后1周内检查，可客观反映脑损害的严重程度，评估病情和预测预后，有助于惊厥的诊断
血液学检查	①血清磷酸肌酸酶同工酶，正常值<10 U/L，脑组织和神经组织受损时血和脑脊液中均可升高； ②神经元特异性烯醇化酶，正常值<6 U/L，脑组织和神经组织受损时血和脑脊液中均可升高

【例27】有助于确定新生儿缺氧缺血性脑病损害严重程度和判断预后的检查首选
　　A. 脑氢质子磁共振波谱　　B. 头颅CT　　C. 头颅MRI　　D. 脑电图　　E. 颅脑超声检查

【例28】女婴出生后30小时，出现嗜睡，伴肌张力低下，初步诊断为缺氧缺血性脑病。为了解患儿丘脑、基底节有无病灶应首选的检查是
　　A. B超　　B. 颅脑透照试验　　C. 头颅CT　　D. 脑电图　　E. 头颅MRI

五、治　疗

支持疗法	①维持良好的通气功能是支持疗法的核心； ②维持脑和全身良好的血流灌注是支持疗法的关键措施，避免脑灌注过低或过高； ③维持血糖的正常高值以提供神经细胞代谢所需的能源
抗惊厥治疗	①首选苯巴比妥，肝功能不全患者改用苯妥英钠（昭昭速记："缺""本"）； ②顽固性抽搐者加用地西泮或水合氯醛
治疗脑水肿	首选利尿剂呋塞米，严重者可用20%甘露醇
亚低温治疗	应于发病6小时内治疗，持续48～72小时

【例29】治疗新生儿缺氧缺血性脑病控制惊厥首选
　　A. 苯巴比妥钠　　B. 地西泮　　C. 水合氯醛　　D. 氯丙嗪　　E. 苯妥英钠

【例30】足月女婴，自然分娩，出生体重3 kg。娩出时Apgar评分4分，抢救10分钟后评分9分。出生后2小时出现凝视、哭声单调，继而全身抽搐，肌张力偏高。为控制惊厥应首先采用
　　A. 肌内注射呋塞米　　　　B. 肌内注射地塞米松　　　　C. 静脉注射甘露醇
　　D. 静脉注射苯巴比妥钠　　E. 肌内注射维生素K

第4节　新生儿呼吸窘迫综合征（助理医师不要求）

一、概　述

新生儿呼吸窘迫综合征（RDS）又称新生儿肺透明膜病，指新生儿出生后不久即出现进行性呼吸困难和呼吸衰竭等症状。主要是由于缺乏肺泡表面活性物质，导致肺泡进行性萎陷。患儿于生后4～12小时内出现进行性呼吸困难、呻吟、发绀、吸气三凹征，严重者发生呼吸衰竭。

二、病　因

新生儿RDS与肺泡表面活性物质的缺乏和肺上皮细胞合成、分泌肺泡表面活性物质不足密切相关。患有糖尿病的母亲所育婴儿也易患此病，原因是其血液中高浓度的胰岛素能拮抗肾上腺皮质激素对肺泡表面活性物质合成的促进作用。

三、临床表现

生后不久（一般6小时内）出现呼吸窘迫，主要表现为呼吸急促（>60次/分）、呼气呻吟、吸气性三凹征等，通常于生后24～48小时最为严重，病死率较高。

四、实验室检查

泡沫试验	无泡沫为阴性,提示无表面活性物质;(＋)～(＋＋)为可疑;(＋＋＋)可排除新生儿呼吸窘迫综合征
血气分析	$PaO_2\downarrow$、$PaCO_2\uparrow$、$pH\downarrow$、$BE\downarrow$
肺成熟度测定	羊水卵磷脂/鞘磷脂(L/S)比值:≥2提示肺已成熟,1.5~2为可疑,<1.5提示肺未成熟
X线检查	①具有特征表现,是目前确诊RDS的最佳方法; ②肺透明膜病的早期两侧肺野普遍性透过度减低,内有均匀分布的细小颗粒和网状阴影小颗粒,代表肺泡,细小不张网状阴影代表充血的小血管

五、治 疗

一般治疗	氧疗和辅助通气:①纠正缺氧使 PaO_2 维持在 50～70 mmHg;②鼻塞持续正压呼吸:压力在 5～8 cmH_2O;③机械通气,经上治疗后 PaO_2<50 mmHg,$PaCO_2$>60 mmHg,或频发呼吸暂停,则应插管,用呼吸机正压通气
基本治疗	纠正酸中毒,防止感染,能量供给,适宜入液
替代治疗	肺泡表面活性物质替代疗法是固尔苏

第5节 新生儿黄疸

一、概 述

新生儿黄疸是新生儿期最常见的表现之一。正常成人血清胆红素低于 17 μmol/L,当超过 34 μmol/L 即可出现黄疸。新生儿由于毛细血管丰富,当血清胆红素超过 85 μmol/L 则出现肉眼可见黄疸。非结合胆红素升高是新生儿黄疸最常见的表现形式,重者可引起胆红素脑病,导致永久性神经系统损伤,甚至发生死亡。

二、新生儿胆红素代谢特点

1. 胆红素生成相对较多 新生儿每天生成胆红素量约为成人的2倍多[新生儿 8.8 mg/(kg·d),而成人只有 3.8 mg/(kg·d)]。原因包括红细胞数量过剩、寿命较短和旁路胆红素来源较多。

2. 转运胆红素能力不足 白蛋白较低、酸中毒等影响胆红素与白蛋白结合。

3. 肝功能发育差 ①肝细胞内摄取胆红素必需的Y、Z蛋白含量低;②形成结合胆红素功能差,尿苷二磷酸葡萄糖醛酸基转移酶(DUPGT)量少、活性不足;③排泄结合胆红素功能差,易致胆汁淤积。

4. 胆红素肠肝循环增加 ①由于新生儿肠道内正常菌群尚未建立,不能将进入肠道的结合胆红素还原成胆素原(尿胆原、粪胆原等);②新生儿肠内β葡萄糖醛酸苷酶的活性较高,能将结合胆红素水解成葡萄糖醛酸及未结合胆红素,后者又被肠壁吸收经门静脉而达肝,因此加重了肝的负担。

【例31】不符合新生儿生理性黄疸原因的是
A. 红细胞的寿命短　　　　B. 红细胞数量多　　　　C. 红细胞内酶发育不成熟
D. 肠道内正常菌群尚未建立　　E. 肝功能不成熟

三、病 因

胆红素生成过多	①红细胞增多症如母-胎或胎-胎输血;②血管外溶血如各种出血性疾病; ③免疫性溶血病如新生儿溶血病;④感染性疾病如新生儿败血症; ⑤肠肝循环增加如母乳性黄疸;⑥血红蛋白病如地中海贫血; ⑦红细胞形态异常,如遗传性球形红细胞增多症; ⑧红细胞酶缺陷:如葡萄糖-6-磷酸脱氢酶缺乏症
胆红素代谢障碍	新生儿窒息,先天性甲状腺功能减退症
胆汁排泄障碍	新生儿肝炎,先天性胆道闭锁,胆汁黏稠综合征

四、新生儿生理性和病理性黄疸的鉴别

	生理性黄疸	病理性黄疸
一般情况	良好	不好
出现时间	生后2~3天	生后24小时以内
消退时间	足月儿<2周,早产儿<4周	足月儿>2周,早产儿>4周

每日血清胆红素升高	<85 μmol/L	>85 μmol/L
其他特点	—	黄疸退而复现,血清结合胆红素>34 μmol/L

【例32】 女婴,7天,早产儿。2天前出现全身皮肤黏膜发黄,并逐渐加重,测定血清胆红素14 mg/dl。该患儿最有可能的诊断是

A. 新生儿生理性黄疸　　　B. 新生儿寒冷损伤综合征　　　C. 新生儿败血症

D. 新生儿窒息　　　E. 新生儿缺氧缺血性脑病

【例33】 新生儿病理性黄疸的特点是

A. 生后24小时内出现黄疸　　　B. 足月儿2周内消退　　　C. 早产儿3~4周内消退

D. 血清胆红素8~10 mg/dL　　　E. 血清结合胆红素1 mg/dL左右

【例34】 新生儿生理性黄疸的特点是

A. 发生于所有的足月儿　　　B. 生后即出现黄疸　　　C. 4周后黄疸消退

D. 一般情况差　　　E. 血清胆红素<205.2 μmol

第6节　新生儿溶血病(助理医师不要求)

一、概　述

新生儿溶血病是指由于母婴血型不合而引起的胎儿或新生儿同族免疫性溶血。在人类已经发现的26个血型系统中,以ABO血型不合最常见,其次为Rh血型不合,MN(少见血型)血型不合较罕见。

二、病因及发病机制

母婴血型不合引起的抗原抗体反应。由于母亲体内不存在胎儿的某些由父亲遗传的红细胞血型抗原,当胎儿红细胞通过胎盘进入母体,或母体通过其他途径接触这类抗原后,刺激母体产生相应抗体,当此抗体进入胎儿血液循环后即与红细胞结合,继之在单核-吞噬细胞系统内被破坏,引起溶血。

1. ABO溶血　主要发生于母亲为O型,而胎儿为A型或B型的情况,如母亲为AB型或婴儿为O型则不发生溶血。

(1) 40%~50%胎儿的ABO溶血发生在第一胎,其原因是O型血母亲在第一胎妊娠以前已受到自然界中A或B血型物质(某些植物、寄生虫、伤寒疫苗、破伤风及白喉毒素等)的刺激,母体内存在抗A或抗B抗体。

(2) 在母婴ABO血型不合中仅1/5发生ABO溶血病。原因:①胎儿红细胞的抗原数量较少,仅为成人的1/4,不足以与相应的抗体结合而发生严重溶血;②除红细胞外,A或B抗原存在于许多其他组织中,只有少量通过胎盘的抗体与胎儿红细胞结合,其余被组织或血浆中的可溶性A或B物质吸收。

【例35】 可能发生新生儿ABO溶血病的是

A. 母亲为AB型,婴儿为A型　　　B. 母亲为AB型,婴儿为B型　　　C. 母亲为AB型,婴儿为AB型

D. 母亲为A型,婴儿为O型　　　E. 母亲为O型,婴儿为A或B型

【例36】 新生儿溶血病中,最常见的是

A. RhD溶血病　　　B. RhE溶血病　　　C. 其他Rh溶血病　　　D. ABO溶血病　　　E. G-6-PD缺乏症

2. Rh溶血

(1) 概念　红细胞表面缺乏D抗原,称为Rh阴性;而具有D抗原为Rh阳性,中国人大多数是Rh阳性。

(2) Rh溶血一般不发生在第一胎　因为Rh抗体只能由人类红细胞Rh抗原刺激产生。Rh阴性母亲首次妊娠,于妊娠末期或胎盘剥离时,Rh阳性的胎儿血进入母血中,经过8~9周产生IgM抗体,此抗体不能通过胎盘,以后虽可产生少量的IgG抗体,但胎儿已经娩出。如母亲再次妊娠,怀孕期间少量的胎儿血液进入到母体循环,几天内便产生大量的IgG抗体,该抗体可以通过胎盘引起胎儿溶血。抗原性最强的RhD血型不合者其发病率为1/20。既往输过Rh阳性血的Rh阴性母亲其第一胎可发病。

三、临床表现

黄疸	①Rh溶血病多在24小时内出现黄疸; ②ABO溶血病多在第2~3天出现黄疸
贫血	由于红细胞被破坏,血红蛋白下降所致
肝、脾大	多见于Rh溶血病,ABO溶血病较少见

【例37】男婴,生后2天,第1胎,足月顺产。出生15小时发现皮肤黄染,吃奶好。体检:反应好,皮肤巩膜中度黄染,肝肋下2 cm,子血型"B",母血型"O",血清胆红素257 nmol/L。最可能的诊断为

　　A. 新生儿肝炎　　　　B. 败血症　　　　　　C. 新生儿ABO溶血病
　　D. 新生儿Rh溶血病　　E. 胆道闭锁

四、实验室检查

1. 母婴血型检查　检查母婴的ABO和Rh血型,明确是否存在血型不合。
2. 检查有无溶血　溶血时红细胞和血红蛋白减少。
3. 致敏红细胞和血型抗体测定

改良直接抗人球蛋白试验	①即改良Coombs试验,为确诊试验; ②用"最适稀释度"的抗人球蛋白血清与充分洗涤后的受检红细胞盐水悬液混合,如有红细胞聚集则为阳性,表明红细胞已经致敏; ③Rh溶血病的阳性率高而ABO溶血仅少数阳性
抗体释放试验	通过加热使患儿致敏红细胞结合的来自母体的血型抗体释放于释放液中,将该释放液与同型成人红细胞混合发生凝结,是检测致敏红细胞的敏感试验,也为确诊试验
游离抗体试验	在患儿血清中加入与其相同血型的成人红细胞或O型标准红细胞致敏,再加入抗人球蛋白血清,如红细胞凝结则为阳性,证明血清中存在游离的ABO或Rh血型抗体,并可能与红细胞结合引起溶血

4. 其　他　脑干听觉诱发电位对早期预测核黄疸及筛选感音神经性听力丧失非常有益。头部MRI扫描对胆红素脑病的早期诊断有重要价值。

血　型		ABO血型系统	Rh血型系统
		母亲"O"型,婴儿"A"或"B"或"AB"型	母亲Rh(-),婴儿Rh(+)
致敏红细胞和血型抗体测定	改良Coombs试验	+	+
	抗体释放试验	+	+
	游离抗体试验	+	+

【例38】男婴生后20小时出现黄疸,母亲血型为O型。有确诊意义的检查是

　　A. 胆红素测定　　B. 血清游离抗体测定　　C. 抗体释放试验　　D. 网织红细胞计数　　E. 血型测定

五、治　疗

1. 光照疗法　蓝光照射波长425~475 nm和绿光照射波长510~530 nm是目前应用最多且安全有效的措施,可以预防核黄疸,但不能阻止溶血的发展,所以只用于症状轻者。
2. 换血疗法　用于症状重者。①产前已明确诊断,出生时脐血总胆红素>68 μmol/L,血红蛋白低于120 g/L,伴水肿、肝脾大和心力衰竭者(症状严重)。②生后12小时内胆红素每小时上升>12 μmol/L者。③总胆红素已达到342 μmol/L。④光疗失败即高胆红素血症经过光疗4~6小时后总胆红素仍上升8.6 μmol/L。⑤已有胆红素脑病的早期表现者。⑥换血量一般为患儿血量的2倍。

【例39】下列不属于新生儿黄疸需要换血的指征是

　　A. 总胆红素达342 μmol/L　　　　　　　　　B. 血清总胆红素小于40 μmol/L
　　C. 出生12小时内胆红素每小时上升大于12 μmol/L　　D. 已有胆红素脑病的早期表现
　　E. 产前已明确诊断,出生时脐血总胆红素大于68 μmol/L

【例40】男婴,其母G2P1,足月顺产。生后10小时出现黄疸,血红素为306 μmol/L。患儿可能的诊断是

　　A. ABO溶血病　　B. Rh溶血病　　C. 生理性黄疸　　D. 败血症　　E. 胆道闭锁

【例41】男婴生后20小时出现黄疸,母亲血型为O型。有确诊意义的检查是

　　A. 胆红素测定　　B. 血清游离抗体测定　　C. 抗体释放试验　　D. 网织红细胞计数　　E. 血型测定

例42~44 共用题干
男婴3天。黄疸程度加重2天,足月儿母乳喂养。母亲血型为O型、Rh阳性,父亲血型为AB型、Rh阳性。实验室检查:TBiL 289 μmol/L。

【例42】为确诊最有效的检查是

　　A. 血培养　　　　　　B. 肝功能　　　　　　　C. 改良直接抗人球蛋白试验
　　D. 血型测定　　　　　E. 血涂片查红细胞形态

【例43】最可能的诊断是
A. 新生儿败血症　　　　　　B. 新生儿肝炎综合征　　　　　C. 新生儿母乳性黄疸
D. Rh血型不合溶血病　　　　E. ABO血型不合溶血病

【例44】首选应采取的治疗措施是
A. 使用抗生素　　B. 光疗　　C. 口服苯巴比妥　　D. 输注白蛋白　　E. 换血疗法

六、并发症

胆红素脑病(核黄疸)是新生儿溶血病的最严重并发症。未结合胆红素(游离胆红素、直接胆红素)通过血-脑屏障与神经组织结合,产生胆红素脑病(核黄疸),导致基底节、海马、下丘脑神经核和小脑神经元坏死。尸体解剖可见相应的神经核黄染,故又称为核黄疸。

1. 胆红素脑病分类　分为急性胆红素脑病和慢性胆红素脑病。急性胆红素脑病是指生后1周出现胆红素性的急性期表现,持续时间不超过新生儿期。慢性胆红素脑病又称核黄疸,主要是胆红素毒性导致慢性、永久性临床后遗症。

2. 胆红素脑病分期　分为四期,前三期称为急性胆红素脑病,第4期为慢性胆红素脑病。

分期	持续时间	主要表现
第1期(警告期)	12～24小时	嗜睡,反应低下,吸吮无力,拥抱反射减弱,肌张力减低
第2期(痉挛期)	12～48小时	双眼凝视,肌张力增高,角弓反张,前囟隆起,惊厥
第3期(恢复期)	2周	吃奶及反应好转,抽搐减少,呼吸好转,肌张力渐恢复
第4期(后遗症期)	病后2月或终生	胆红素脑病四联征:手足徐动、眼球运动障碍、听觉障碍、牙釉质发育不良。常遗留脑瘫、智能落后

【例45】新生儿胆红素脑病早期的主要临床特征是
A. 体温升高、体重减轻　　　B. 呼吸困难、发绀明显　　　C. 肢体痉挛、角弓反张
D. 前囟隆起、骨缝分离　　　E. 拒乳、嗜睡、肌张力低

第7节　新生儿败血症

一、概述

新生儿败血症是指病原体侵入新生儿血液循环并在其中生长、繁殖、产生毒素而造成的全身炎症反应。常见病原体为细菌,也可为真菌、病毒或原虫等。本章主要阐述细菌性败血症。

二、病因和发病机制

病原菌	新生儿败血症以葡萄球菌最为常见,其次为大肠埃希菌等阴性杆菌。近年来凝固酶阴性的葡萄球菌已经成为新生儿血培养的首位菌
非特异性免疫功能	屏障功能差,淋巴结发育不全,经典及替代补体途径部分成分含量低,中性粒细胞产生及储备均少等
特异性免疫功能	①新生儿体内IgG主要来自母体,且与胎龄有关,胎龄越小,IgG含量越少,因此早产儿更易感染;②IgM和IgA分子量较大,不能通过胎盘,故新生儿体内含量很低,容易发生革兰氏染色阴性细菌感染。由于未曾接触特异性抗原,T细胞为初始T细胞,产生细胞因子能力低下,不能有效辅助B细胞、巨噬细胞、自然杀伤细胞和其他细胞参与免疫反应

【例46】新生儿败血症最常见的病原菌是
A. 大肠埃希菌　　B. 铜绿假单胞菌　　C. 链球菌　　D. 念珠菌　　E. 葡萄球菌

三、临床表现

1. 早期表现常不典型　一般表现为反应差、嗜睡、发热或体温不升、少吃、少哭、少动及体重不增或增长缓慢等症状。

黄疸	有时是败血症的唯一表现,表现为生理性黄疸迅速加重,或退而复现
出血倾向	皮肤黏膜瘀点、瘀斑,针眼处渗血不止等
休克	休克,皮肤呈大理石样花纹
肝、脾大	肝、脾大出现较晚,一般为轻至中度大
其他	呕吐、腹胀、中毒性肠麻痹、呼吸窘迫或暂停等,可合并肺炎、脑膜炎等

2. 根据发病时间分为早发型和晚发型

	发病时间	致病菌	传播途径	发病特点
早发型	生后7天内起病	主要是大肠埃希菌	母亲垂直传播	呈暴发性多器官受累,病死率高
晚发型	出生7天后起病	主要是葡萄球菌、机会致病菌	水平传播	常有脐炎、肺炎或脑膜炎等局灶性感染,病死率较早发型低

【例47】早发型新生儿败血症的感染途径最常见的是
A. 母亲垂直传播感染胎儿 B. 胎膜早破 C. 皮肤感染
D. 脐带感染 E. 产时胎儿通过产道时吸入污染的分泌物

【例48】新生儿败血症的非特异性表现是
A. 精神欠佳 B. 体温不稳定 C. 哭声减弱 D. 黄疸退而复现 E. 食欲欠佳

【例49】新生儿败血症的早期临床特点是
A. 发热 B. 体重不增 C. 不哭懒动 D. 食欲减退 E. 缺乏特异性症状

【例50】男婴5天,出生时正常。不吃、不哭、体温不升1天,嗜睡。查体:反应差,皮肤轻度黄染,并有花纹,呼吸急促。该婴儿的可能诊断是
A. 新生儿黄疸 B. 新生儿溶血病 C. 新生儿败血症
D. 新生儿窒息 E. 新生儿缺氧缺血性脑病

【例51】男婴12天,拒奶、少动、体温不升10小时急诊入院。查体:重病容,面色苍白,前囟平,颈软,心音低钝,双肺未闻及啰音,腹胀,肝右肋下3.5 cm。脐有少许分泌物。实验室检查:血WBC 5.0×10⁹/L,N 0.70,L 0.30。最可能的诊断是
A. 新生儿寒冷损伤综合征 B. 新生儿化脓性脑膜炎 C. 新生儿肺炎
D. 新生儿颅内出血 E. 新生儿败血症

四、实验室检查

1. 细菌学检查

血培养	首选检查,应在使用抗生素之前进行
脑脊液、尿培养	脑脊液除培养外还应做涂片,尿培养阳性有助于诊断
其他	胃液、外耳道分泌物等做细菌培养,还可行病原菌抗原及DNA检测

2. 非特异性检查

周围血象	血白细胞总数<5×10^9/L或>20×10^9/L,中性粒细胞中杆状核细胞比例≥20%,粒细胞内出现中毒颗粒或空泡,血小板计数<100×10^9/L
细胞分类	杆状核细胞/中性粒细胞≥0.16
炎症指标	C反应蛋白、血清降钙素原、IL-6等指标升高

五、治 疗

抗菌疗法	①用药原则为早期、静脉、联合给药;疗程要足,抗生素治疗情况好转后继续药物治疗5~7天,血培养阳性,疗程至少需要10~14天; ②葡萄球菌感染者宜选用青霉素、第一代头孢或万古霉素; ③革兰氏阴性杆菌宜选用氨苄西林或第三代头孢(头孢他啶、头孢曲松钠)
治疗并发症	休克时输新鲜冰冻血浆或全血,清除感染病灶,纠正酸中毒和低氧血症,减轻脑水肿

【例52】确认新生儿败血症最有意义的检查是
A. 血CRP B. 血常规 C. 分泌物涂片革兰氏染色 D. 免疫功能测定 E. 血培养

【例53】确诊新生儿败血症最有意义的检查是
A. 血培养 B. 免疫功能测定 C. 血常规 D. 分泌物涂片革兰氏染色 E. 血CRP

【例54】新生儿败血症的主要治疗药物是
A. 碳酸氢钠 B. 地塞米松 C. 苯巴比妥 D. 头孢他啶 E. 地高辛

例55~56共用选项
A. 氨苄西林 B. 万古霉素 C. 青霉素 D. 阿米卡星 E. 甲硝唑

【例55】新生儿厌氧菌败血症治疗首选

【例56】新生儿金黄色葡萄球菌败血症治疗首选

第8节 新生儿坏死性小肠结肠炎(助理医师不要求)

新生儿坏死性小肠结肠炎(NEC)是发生在小肠结肠的严重急性坏死性炎症,以腹胀为主要症状,腹部X线平片以部分肠壁囊样积气为特征。近年,随着早产儿数量增多,早产儿NEC的发生率呈增高趋势,尤其在极低和超低出生体重儿。NEC病死率高达20%~30%,是早产儿后期主要死亡原因。

一、病因与发病机制

1. **早产和低出生体重** 早产和低出生体重是NEC发生的主要危险因素。
2. **遗传易感性** NEC发生可能有一定的遗传易感性。
3. **肠道菌群紊乱** 肠道菌群紊乱可能与NEC发生有关,早产儿肠道菌群缺乏多样性。引起新生儿肠道菌群紊乱的因素很多,其中生后早期使用抗生素可能起重要作用。
4. **感 染** 感染与NEC密切相关。
5. **不适当的肠内喂养。**
6. **药 物** 静脉输注大剂量丙种球蛋白(IVIG)可能会增加NEC发生风险。使用H_2受体阻断剂与NEC发生率增高有关。使用糖皮质激素、吲哚美辛、布洛芬可能增加NEC发生风险。
7. **窒息缺氧** 出生窒息或其他缺氧可使机体产生"潜水反射",导致肠道血流分布减少,引起肠道缺血,进而导致NEC发生。
8. **其 他** 输血可能与NEC发生有关,输血后48小时内是NEC的危险因素,须密切观察病情变化。

二、病理变化

1. **发病部位** NEC可累及整个小肠和结肠,但好发部位多在回肠远端和升结肠近端,轻症者坏死肠段只有数厘米,重症者可伸延至空肠和结肠部位,但一般不影响十二指肠。
2. **病理改变** 早期病变主要为肠黏膜及黏膜下层充血、水肿、出血、坏死。进展期病变范围扩大,累及肌层,严重者肠壁全层坏死,可并发肠穿孔和腹膜炎。

三、临床表现

以早产儿为多见,常在生后2~3周内发病。散发为主,无明显季节性,在新生儿腹泻流行时,NEC也可呈小流行。

1. **全身症状** 常有反应差、神萎、拒食,严重病例面色苍白或青灰、四肢厥冷、休克、酸中毒、黄疸加重,早产儿易发生反复呼吸暂停、心率减慢。体温正常或有低热,或体温不升。
2. **腹胀和肠鸣音减弱** 常先有胃排空延迟、胃潴留,随后出现腹胀。轻者仅有腹胀,严重病例症状迅速灰加重,腹胀如鼓,肠鸣音减弱,甚至消失,早产儿NEC腹胀不典型。腹胀和肠鸣音减弱是NEC较早出现的症状,对高危患儿要随时观察腹胀和肠鸣音次数的变化。
3. **腹泻和血便** 开始时为水样便,后为血样便,可为鲜血、果酱样或黑便。早产儿病例腹泻和肉眼血便不明显,或仅有大便隐血阳性。
4. **呕 吐** 可出现呕吐,呕吐物可呈咖啡样或带胆汁。早产儿常无呕吐,但胃内可抽出含咖啡或胆汁样胃内容物。病情进展可并发败血症、多脏器功能不全、DIC、肠穿孔和腹膜炎,出现腹膜炎和腹水时腹壁外观发红、发亮、水肿,然后发紫。

四、实验室检查

腹部X线平片检查对诊断NEC非常重要,但早产儿NEC表现不典型,要多次随访检查,观察动态变化。

五、治 疗

1. **禁 食** 对有可能发生NEC或一旦怀疑NEC患儿应立即停止肠内喂养。
2. **密切监护** 应24小时密切监护生命体征和观察腹部情况。
3. **改善循环状况** 根据血压、末梢循环、尿量等情况,给予扩容,使用血管活性药物。早产儿扩容量既要足够,又要注意避免过量,以免发生心功能不全和肺水肿。
4. **加强抗感染治疗** 感染是NEC的主要病因,同时几乎所有NEC都继发感染。
5. **积极支持治疗** NEC患儿全身状况比较差,需要积极支持治疗。
6. **外科治疗** 约1/3的NEC患儿需要外科手术治疗。肠穿孔是手术的绝对指征,但肠穿孔因合并严重腹膜炎、休克,患儿手术耐受力比较差,术中术后病死率比较高。

六、预 防

1. 积极防治感染 不同部位、不同病原感染,都与 NEC 的发生密切相关,积极预防和治疗新生儿感染,对预防 NEC 意义非常重要。

2. 母乳喂养 母乳喂养对预防 NEC 的效果比较明确,应大力提倡母乳喂养,因地制宜,在新生儿科建立母乳库,提高母乳喂养比例。

3. 强调正确喂养方法 时刻评估早产儿肠内喂养耐受情况,根据实际情况,随时调整喂养量和速度。

4. 其 他 尽可能避免肠道菌群紊乱,尽可能减少糖皮质激素等药物的使用。

➢ **参考答案**如下,详细答案请参见 2019 版《国家临床执业及助理医师资格考试精选真题考点精析》。

1. D	2. E	3. E	4. D	5. D	6. B	7. E
8. B	9. D	10. C	11. D	12. A	13. E	14. E
15. B	16. A	17. C	18. A	19. C	20. A	21. E
22. A	23. D	24. E	25. D	26. B	27. D	28. C
29. A	30. D	31. E	32. A	33. A	34. E	35. E
36. D	37. C	38. C	39. B	40. B	41. E	42. C
43. E	44. B	45. C	46. E	47. A	48. A	49. E
50. C	51. E	52. C	53. E	54. D	55. E	56. B

昭昭老师提示:
关注官方微信,获得第一手考试资料。

第6章 遗传性疾病

➢ **2019 考试大纲**
①21-三体综合征;②苯丙酮尿症。

➢ **考纲解析**
近 20 年的医师考试中,本章考试重点考查 21-三体综合征、苯丙酮尿症的诊断及检查,执业医师每年考查分数为 2~3 分,助理医师每年考查分数为 1~2 分。

第1节 21-三体综合征

一、概 述

21-三体综合征(又称先天愚型或 Down 综合征)属常染色体畸变,主要特征为智能低下,体格发育迟缓,特殊面容。

二、临床表现

主要表现	本病最突出、最严重的临床表现是智能低下;生长发育迟缓
特殊面容	眼距宽、眼裂小、眼外侧上斜、鼻根低平、外耳小、硬腭窄小、舌常伸出口外、流涎多
皮肤纹理特征	通贯手,皮肤细腻 (昭昭提示:看见皮肤细腻就是 21-三体综合征,看见皮肤粗糙就是先天性甲减)
并发疾病	最常见的并发疾病是先天性心脏病,其次是消化道畸形

【例1】21-三体综合征的特点**不包括**
A. 眼裂小,眼距宽　　　　B. 张口伸舌,流涎多　　　　C. 皮肤粗糙增厚
D. 常合并先天性畸形　　　E. 精神运动发育迟缓

【例2】2 岁,女孩,智能低下、发育落后,表情呆滞,眼距宽,眼裂小,鼻梁低,口半张,舌伸出口外,皮肤细嫩,肌张力低下,右侧通贯手。最可能的诊断为
A. 21-三体综合征　　　　B. 软骨发育不良　　　　C. 先天性甲状腺功能减退症
D. 佝偻病　　　　　　　　E. 苯丙酮尿症

三、细胞遗传学诊断

标准型	最多见,核型为 47,XX(或 XY),+21

易位型	①21号染色体的长臂与一条近端着丝粒染色体长臂形成的易位染色体,即发生于近着丝粒染色体的相互易位,称罗宾逊易位,亦称着丝粒融合; ②最易发生易位的是13,14号染色体,如果发生在14号染色体,则核型为:46,XY,der(14;21)(q10;q10),+21
嵌合体型	46,XX(或XY)/47,XY(XX),+21

【例3】21-三体综合征患儿染色体核型的标准型是

A. 47,XX(XY),+21
B. 47,XX(XY),+21/46,XX(XY)
C. 46,XX(XY),−14,+t(14q21q)
D. 46,XX(XY),−21,+t(21q21q)
E. 46,XX(XY),−22,+t(21q22q)

四、实验室检查

染色体核型分析	染色体核型分析是最有价值、最有意义的检查
三联筛查	预防主要是做产前三联筛查,即甲胎蛋白(AFP)、游离雌三醇(FE₃)、绒毛膜促性腺激素(HCG)(昭昭老师速记:HCG+3p)

【例4】男孩,5岁。因生长和智力发育落后就诊。查体:身材矮小,头围小,眼距宽,鼻梁低,外耳小,通贯手,心脏听诊有杂音。为明确诊断最合适的检查是

A. 智力测定
B. 血清T_3、T_4检测
C. 头颅CT
D. 超声心动图检查
E. 染色体核型分析

【例5】对21-三体综合征最具诊断价值的是

A. 智能发育落后
B. 特殊愚型面容
C. 体格发育落后
D. 染色体核型分析
E. 通贯手

五、治疗和遗传咨询

药物	无特殊方法和药物
遗传咨询	标准型再发风险为1%;易位型再发风险是4%~10%

第2节 苯丙酮尿症

一、概述

苯丙酮尿症(PKU)是因苯丙氨酸代谢途径中酶缺陷,导致苯丙氨酸及其酮酸蓄积,并从尿液中大量排出,属于常染色体隐性遗传病。(昭昭老师速记:"常""常""隐"藏起来"尿")PKU是先天性氨基酸代谢障碍中最为常见的一种。临床表现为智力发育落后,皮肤、毛发色素浅淡和鼠尿臭味。

【例6】苯丙酮尿症的遗传形式为

A. 常染色体显性遗传
B. 常染色体隐性遗传
C. X连锁显性遗传
D. X连锁隐性遗传
E. X连锁不完全显性遗传

二、发病机制

1. 典型机制 主要是由于患儿肝细胞缺乏苯丙氨酸羟化酶(PAH)。

脑损伤(智力低下)	由于PAH缺乏,苯丙氨酸不能转变为酪氨酸,导致苯丙氨酸在体内蓄积,后者可通过血-脑屏障,进而损伤神经细胞
毛发变黄、白	酪氨酸合成黑色素、甲状腺激素、肾上腺素不足
鼠尿臭味	苯丙氨酸及其酮酸从尿液中大量排出

2. 非典型机制 主要是四氢生物蝶呤(BH_4)缺乏,鸟苷三磷酸环化水合酶、6-丙酮酰四氢蝶呤合成酶或二氢生物蝶呤还原酶缺乏所致。

【例7】非典型PKU所缺乏的酶不包括

A. 苯丙氨酸羟化酶
B. 鸟苷三磷酸环化水合酶
C. 6-丙酮酰四氢蝶呤合成酶
D. 二氢生物蝶呤还原酶
E. 四氢生物蝶呤

【例8】非典型苯丙酮尿症是由于缺乏

A. 酪氨酸
B. 苯丙氨酸羟化酶
C. 多巴胺
D. 5-羟色胺
E. 四氢生物蝶呤

【例9】典型苯丙酮尿症是由于缺乏
　A. 酪氨酸羟化酶　　　　　B. 苯丙氨酸羟化酶　　　　　C. 二氢生物蝶呤还原酶
　D. 鸟苷三磷酸环化水合酶　E. 丙酮酰四氢生物蝶呤合成酶

【例10】导致苯丙酮尿症发病的苯丙氨酸羟化酶缺乏的部位是
　A. 肝细胞　　B. 脑细胞　　C. 甲状腺　　D. 血细胞　　E. 肾组织

三、临床表现

患儿出生时正常，通常在3~6个月时开始出现症状，1岁时症状明显。

神经系统	智能发育落后是苯丙酮尿症最突出的症状
外观	毛发、皮肤和虹膜色泽变浅，皮肤湿疹较常见
特殊臭味	尿和汗液有特殊鼠尿臭味

【例11】患儿男，3岁。生后半年发现智能落后，近半年反复惊厥，且尿有鼠尿臭味。体检：目光呆滞，毛发棕黄，心脏正常，四肢肌张力高，膝反射亢进，尿三氯化铁试验阳性。可能的诊断是
　A. 苯丙酮尿症　B. 半乳糖血症　C. 高精氨酸血症　D. 组氨酸血症　E. 肝糖原累积症

【例12】患儿女，2岁。头发稀黄，皮肤白嫩，头不能竖起，间断抽搐，尿有鼠味。该患儿的诊断是
　A. 先天愚型　B. 呆小病　C. 先天性脑发育不全　D. 苯丙酮尿症　E. 脑性瘫痪

【例13】苯丙酮尿症患儿最突出的临床表现是
　A. 惊厥　　　　　　　　B. 智能发育落后　　　　　　C. 肌张力增高
　D. 毛发皮肤色泽变浅　　E. 尿和汗液有鼠臭味

【例14】苯丙酮尿症临床症状出现的年龄是
　A. 新生儿期　B. 3~6个月　C. 1岁　D. 1岁半　E. 2岁以后

【例15】苯丙酮尿症主要的神经系统危害是
　A. 智能发育落后　B. 肌痉挛　C. 癫痫小发作　D. 行为异常　E. 多动

四、实验室检查

1. 新生儿期筛查　新生儿喂奶3天后采集足跟末梢血，采用Guthrie细菌生长抑制试验半定量测定血液苯丙氨酸浓度。其原理是苯丙氨酸能促进已被抑制的枯草杆菌重新生长，以生长圈的范围测定血中苯丙氨酸的含量，亦可在苯丙氨酸脱氢酶的作用下进行比色定量测定，假阳性率较低。当苯丙氨酸含量>0.24 mmol/L（4 mg/dL），即两倍于正常参考值时，应复查或采静脉血定量测定苯丙氨酸和酪氨酸。正常人苯丙氨酸浓度为0.06~0.18 mmol/L（1~3 mg/dL），患儿血浆苯丙氨酸可高达1.2 mmol/L（20 mg/dL）以上，且血中酪氨酸正常或稍低。

2. 较大婴儿或儿童初筛　尿三氯化铁试验。将三氯化铁滴入尿液，如立即出现绿色反应，则为阳性，表明尿中苯丙氨酸浓度增高。此外，二硝基苯肼试验也可以检测尿中苯丙氨酸，黄色沉淀为阳性。

3. 尿蝶呤图谱分析　主要用于BH₄缺乏症的鉴别诊断，用于鉴别非典型PKU。

检查	检查选项	昭昭老师速记
典型的苯丙酮尿症	①筛查：新生儿首选Guthrie细菌生长抑制试验；②筛查：年长儿首选尿三氯化铁试验 确诊：血中苯丙氨酸的浓度	①"新"的"细菌"在"生长"；②"年长""3"岁
非典型的苯丙酮尿症	生物蝶呤分析	非典型的致病因素就是生物蝶呤，所以做蝶呤分析

例16~17共用选项
　A. DNA分析　　　　　　B. 血浆游离氨基酸分析　　　C. 尿三氯化铁试验
　D. 尿蝶呤分析　　　　　E. Guthrie细菌生长抑制试验

【例16】儿童苯丙酮尿症的初筛选用方法是

【例17】鉴别三种非典型苯丙酮尿症的方法是

【例18】男，4岁。因间断性抽搐就诊，不会走路和说话。皮肤色泽浅，可见湿疹，头发较黄，双肺听诊无异常。确诊该病的检查是
　A. 血钙测定　　　　　　B. 血氨基酸分析　　　　　　C. 尿三氯化铁试验

D. 血清 T_3、T_4、TSH 测定　　　　E. 染色体核型分析

【例 19】苯丙酮尿症新生儿筛查采用的是
A. 尿有机酸分析　　　　B. 血氨基酸分析　　　　C. 尿蝶呤分析
D. 尿三氯化铁试验　　　　E. Guthrie 细菌生长抑制试验

五、治　疗

1. 治疗原则　诊断一旦明确应尽早给予积极治疗,开始治疗的年龄愈小,效果愈好。

2. 饮食疗法　采用低苯丙氨酸饮食。由于每个患儿对苯丙氨酸的耐受量不同,在饮食治疗中仍需要定期测定血苯丙氨酸的浓度,根据患儿的具体情况调整饮食,避免苯丙氨酸增高或缺乏。饮食控制至少需持续到青春期以后。终身治疗更有益。成年女性患者在孕前应重新开始控制饮食,直至分娩,以避免母亲高苯丙氨酸血症影响胎儿。

3. 其　他　对有本病家族史的夫妇及先证者可进行 DNA 分析,在生育时进行遗传咨询和产前基因诊断。诊断 BH_4 缺乏症的患者需要补充 BH_4、5-羟色胺和 L-DOPA。二氢生物蝶呤还原酶缺乏症采用饮食限制苯丙氨酸摄入,以及 5-羟色胺和 L-DOPA 及四氢叶酸治疗。

例 20～21 共用题干

男孩,1.5 岁。发现尿有怪臭味半年。1 岁时发现智力较同龄儿童低,尿有霉臭味。近 1 个月经常抽搐。发作体检:表情呆滞,毛发棕黄,面部湿疹,皮肤白皙。

【例 20】最可能的诊断是
A. 21-三体综合征　　B. 苯丙酮尿症　　C. 呆小病　　D. 癫痫　　E. 佝偻病性手足抽搐症

【例 21】应采取的治疗措施是
A. 抽搐时给予止抽搐药物　　　　　　　　B. 口服甲状腺素片
C. 静脉推注 10% 葡萄糖酸钙,同时口服维生素 D　　D. 限制苯丙氨酸摄入量　　E. 口服碘化钾

▶ 参考答案如下,详细答案参见 2019 版《国家临床执业及助理医师资格考试精选真题考点精析》。

1. C	2. A	3. A	4. E	5. D	6. B	7. A	昭昭老师提示:
8. E	9. B	10. A	11. A	12. D	13. B	14. B	关注官方微信,获得第一手考试资料。
15. A	16. C	17. D	18. C	19. E	20. B	21. D	

第 7 章　风湿免疫性疾病

▶ **2019 考试大纲**

①小儿免疫系统特点;②川崎病。

▶ **考纲解析**

近 20 年的医师考试中,本章考试重点考查川崎病的诊断及检查,执业医师每年考查分数为 2～3 分,助理医师每年考查分数为 1～2 分。

第 1 节　小儿免疫系统特点(助理医师不要求)

1. 单核/巨噬细胞　新生儿的单核-巨噬细胞已经发育完善,但因为缺乏辅助因子,导致其功能差。

2. 中性粒细胞　出生后 12 小时外周血中性粒细胞计数较高,72 小时后逐渐下降,而后上升达到成人水平。中性粒细胞的功能暂时性低下是导致其容易发生化脓性感染的主要原因。

3. T 淋巴细胞及细胞因子

(1) 成熟 T 淋巴细胞　成熟 T 淋巴细胞占外周血淋巴细胞的 80%,因此外周血淋巴细胞计数可以反映 T 细胞数量。6～7 个月超过中性粒细胞的百分率,6～7 岁时两者相当。

(2) 脐血 T 细胞　绝大多数的脐血 T 细胞为"初始"T 细胞,记忆性的 T 细胞较少。

(3) Th 亚群　新生儿的 Th2 细胞功能较 Th1 细胞占优势,避免了母子排斥反应。

(4) 细胞因子　新生儿的细胞因子含量较少。

(5) NK 和 ADCC　NK 出生时几乎没有表面标记物 CD56,ADCC 功能仅为成人的 50%,1 岁时达到成人水平。

4. B 淋巴细胞及免疫球蛋白

	特 点	意 义
IgG	唯一能够通过胎盘的免疫球蛋白	2 岁内上升很慢,此期间易被荚膜细菌感染
IgM	出现最早	脐血 IgM 水平升高,提示宫内感染
IgA	发育最迟	分泌型 IgA 新生儿期不能测出

5. 补体和其他免疫分子
母体内的补体不能传输给胎儿,生后 6~12 个月补体成分达成人水平。

【例 1】关于小儿免疫系统,错误的是
A. 新生儿时期各种 T 细胞亚群功能均不足 B. 新生儿淋巴细胞发育已完善
C. IgG 不能通过胎盘 D. 脐血 IgM 水平过高,提示可能有宫内感染
E. 小儿血清补体浓度在生后 6~12 个月达成人水平

【例 2】各种补体成分浓度达到成人水平的年龄是
A. 2 个月 B. 3 个月 C. 4 个月 D. 5 个月 E. 6 个月

第 2 节 川崎病

一、概　述
川崎病又称皮肤黏膜淋巴结综合征,是一种急性全身性中、小动脉炎。15%~20% 未经治疗的患儿发生冠状动脉损害。

二、临床表现

1. 主要表现

发热	一般持续 7~14 天以上,呈稽留热或弛张热,抗生素治疗无效
球结膜充血	起病 3~4 天后出现,无脓性分泌物,热退后消散
唇及口腔表现	口腔黏膜充血,舌乳头突起、充血,呈草莓舌 (昭昭老师速记:"川崎"爱吃"草莓",看见草莓舌选择川崎病)
手足症状	急性期手足硬性水肿或掌跖侧红斑
皮肤表现	多形红斑和猩红热样皮疹,常在第 1 周出现
颈淋巴结肿大	单侧或双侧,坚硬有触痛,表面不红,无化脓

2. 心脏表现
病程第 1~6 周可出现心脏炎、心肌炎、心内膜炎等。冠状动脉损害多发生在病程第 2~4 周,也可发生于疾病的恢复期。心肌梗死和冠状动脉瘤破裂可导致心源性休克,甚至猝死。

3. 其　他
可有间质性肺炎、无菌性脑膜炎、消化系统症状(腹痛、呕吐、腹泻、麻痹性肠梗阻、肝大、黄疸等)、关节痛和关节炎。

【例 3】男孩 1 岁。发热 9 天。查体:T 39 ℃,眼结膜充血,口唇鲜红、干裂,舌呈草莓样,皮肤有浅红色斑丘疹,右颈淋巴结蚕豆大。双肺呼吸音粗,心率 130 次/分,腹软,肝、脾无肿大,指、趾端少许脱皮。实验室检查:血 WBC $19×10^9/L$。N 0.72,L 0.28,Plt $420×10^9/L$。ESR 120 mm/h。最可能的诊断为
A. 猩红热 B. 幼年类风湿关节炎 C. 传染性单核细胞增多症
D. 川崎病 E. 金黄色葡萄球菌败血症

三、实验室检查

血液检查	周围血白细胞升高、中性粒细胞升高伴核左移,CRP、ESR 升高
免疫学检查	血清 IgG、IgM、IgA、IgE 和血循环免疫复合物升高
心电图	早期示非特异性 ST-T 变化,心包炎时可有广泛 ST 段抬高,低电压心肌梗死时 ST 段明显抬高、T 波倒置及异常 Q 波
胸部平片	可显示肺部纹理增多、模糊或有片状阴影,心影可扩大
超声心动图	急性期可见心包积液,左心室内径增大,二尖瓣、主动脉瓣或三尖瓣反流,可有冠状动脉异常,冠状动脉扩张(直径轻度 3~4 mm,中度 4~7 mm),冠状动脉瘤(直径≥8 mm),冠状动脉狭窄
冠状动脉造影	超声波检查有多发性冠状动脉瘤或心电图有心肌缺血表现,应行冠状动脉造影术检查

四、治　疗

1. 阿司匹林 每天 30~50 mg/kg,逐渐减量,维持 6~8 周。

2. 静脉肌内注射丙种球蛋白(IVIG) 宜于发病早期(1天以内)应用,可迅速退热,预防冠状动脉病变的发生。(昭昭老师提示:川崎病首选药物是阿司匹林＋丙种球蛋白,"川崎"爱着"阿""白")

3. 糖皮质激素 不建议单独使用,可促进血栓形成。丙种球蛋白耐药或无效时可以考虑使用糖皮质激素。

4. 其他治疗

抗血小板聚集	除阿司匹林外可用双嘧达莫
对症治疗	根据病情给予对症及支持治疗如补充液体、保护肝脏、控制心力衰竭等
心脏手术	严重的冠状动脉病变需要进行冠状动脉旁路移植

5. IVIG 非敏感型川崎病的治疗

继续 IVIG 治疗	首次应用 IVIG 后仍发热,应尽早再次应用 IVIG
糖皮质激素联用阿司匹林治疗	IVIG＋糖皮质激素＋阿司匹林

五、预后与随访

1. 预后 川崎病为自限性疾病,多数预后良好。复发见于1%～2%的患儿。

2. 随访

无冠状动脉病变的患儿	于出院后1个月、3个月、6个月及1～2年进行一次全面检查(包括体格检查、心电图和超声心动图等)
有冠状动脉病变的患儿	①未经有效治疗的患儿15%～25%发生冠状动脉瘤(常会导致突发性猝死),更应长期密切随访,每6～12个月随访1次; ②冠状动脉瘤多于病后2年内自行消失,但常遗留管壁增厚和弹性减弱等功能异常。大的动脉瘤常不易完全消失,常致血栓形成或管腔狭窄

【例4】下列川崎病的治疗中易发生冠状动脉瘤和影响冠修复而不宜单独使用的是
A. 阿司匹林　　B. 糖皮质激素　　C. 静脉注射丙种球蛋白　　D. 双嘧达莫　　E. 心脏手术

【例5】川崎病急性期的最佳治疗药物是
A. 丙种球蛋白　　　　　　B. 糖皮质激素　　　　　　C. 糖皮质激素＋阿司匹林
D. 阿司匹林　　　　　　　E. 丙种球蛋白＋阿司匹林

例6～8 共用题干

男孩,1岁。发热8天,皮疹3天入院。外院抗生素治疗7天无效。查体:T 39 ℃,烦躁不安,全身淡红色斑丘疹,双眼结膜充血,口唇鲜红、干裂,草莓舌,右颈淋巴结蚕豆大,质硬,有压痛。双肺呼吸音粗,心率130次/分,腹软,肝、脾无肿大,指、趾端硬性肿胀。实验室检查:血 WBC 19×10^9/L,N 0.78,L 0.22,Plt 420×10^9/L,血沉 120 mm/h,血培养(—)。

【例6】该患儿最可能的诊断为
A. 幼儿急疹　　B. 猩红热　　C. 咽结合膜热　　D. 川崎病　　E. 麻疹

【例7】首选的治疗措施是
A. 丙种球蛋白＋糖皮质激素　　　B. 对症治疗,观察　　　C. 丙种球蛋白＋阿司匹林
D. 阿司匹林＋糖皮质激素　　　　E. 青霉素

【例8】对预后有重要意义的随访检查项目是
A. ASO、ESR　　B. 血常规　　C. 心脏彩超　　D. 心电图　　E. 尿常规

➢ **参考答案**如下,详细答案参见2019版《国家临床执业及助理医师资格考试精选真题考点精析》。

| 1. C | 2. E | 3. D | 4. B | 5. E | 昭昭老师提示: |
| 6. D | 7. C | 8. C | — | — | 关注官方微信,获得第一手考试资料。 |

第8章　感染性疾病

➢ **2019 考试大纲**

①常见发疹性疾病(麻疹、风疹、幼儿急疹、水痘、手足口病、猩红热);②传染性单核细胞增多症。

▶ 考纲解析

近20年的医师考试中,本章考试重点考查**发疹性疾病的诊断及病原体、并发症**,执业医师每年考查分数为3～4分,助理医师每年考查分数为1～2分。

第1节 常见出疹性疾病

一、麻 疹

1. 概 述

麻疹是由麻疹病毒引起的一种具有高度传染性的疾病。该病临床上以发热、上呼吸道炎症、结膜炎、口腔麻疹黏膜斑(Koplik斑)、全身斑丘疹及疹退后色素沉着伴糠麸样脱屑为特征。病后大多可以获得终生免疫。常见并发症为肺炎、喉炎,也是引起麻疹死亡的主要病因。

2. 病 因

麻疹病毒属副黏病毒科,传染源主要是急性期患者和亚临床型带病毒者。患儿自出疹前5天至出疹5天均有传染性,如合并肺炎,传染性可延长至出疹后10天。病毒存在于眼结膜、鼻、口咽和气管等分泌物中,通过喷嚏、咳嗽、说话等经飞沫传播。

3. 临床表现

分 期	各期表现
潜伏期	大多为6～18天
前驱期	发热,上呼吸道感染及结膜炎表现,口腔颊黏膜出现**麻疹黏膜斑(Koplik斑)**为早期诊断的重要依据
出疹期	先见于**耳后、发际**,渐及额部、面部、颈部,然后自上而下延至躯干和四肢,疹间皮肤正常,最后达手掌和足底,一般3天出齐,全身症状加重
恢复期	**出疹3～4天后**发热开始减退,食欲、精神等全身症状逐渐好转,按照出疹的先后顺序开始消退,疹退后皮肤留有棕褐色色素沉着,伴糠麸样脱屑,一般7～10天后消退

【例1】患儿,2岁。4天前发热、流涕、咳嗽、结膜充血、畏光。今晨发现耳后及颈部有淡红色斑丘疹。体温39℃,**两颊黏膜充血**。最可能的诊断是
A. 风疹　　　　B. 幼儿急疹　　　C. 猩红热　　　D. 肠道病毒感染　　　E. 麻疹

例2～3共用题干

患儿,1岁。发热3天,流涕、咳嗽、咽部及眼结膜充血,下眼睑边缘见Stimson线,**口腔黏膜充血**。既往未接种麻疹疫苗。

【例2】该患儿诊断为麻疹,属于**麻疹病程**的哪一期
A. 潜伏期　　　B. 前驱期　　　C. 卡他期　　　D. 出疹期　　　E. 恢复期

【例3】**疫苗接种**年龄为
A. 1个月　　　B. 3个月　　　C. 4个月　　　D. 6个月　　　E. 8个月

【例4】男孩,2岁。发热4天,体温达40℃。流涕、鼻塞、咳嗽,咽部充血,颈部出现散在红色丘疹,**口唇颊黏膜可见白色斑点**。该患者的诊断是
A. 风疹　　　　B. 麻疹　　　　C. 幼儿急疹　　D. 水痘　　　　E. 猩红热

【例5】男,2岁。发热、流涕、咳嗽3天。今晨前额及耳后出现浅红色斑丘疹,球结膜充血,**口腔黏膜粗糙**,声音嘶哑,精神萎靡。两肺呼吸音粗。最可能的诊断是
A. 川崎病　　　B. 风疹　　　　C. 猩红热　　　D. 幼儿急疹　　E. 麻疹

【例6】女,2岁。发热3天,体温39℃,流涕、咳重。皮肤出现红色斑丘疹,体温升至40℃。**颊黏膜粗糙**,可见白色斑点。最可能的诊断是
A. 麻疹　　　　B. 风疹　　　　C. 水痘　　　　D. 猩红热　　　E. 肺炎

【例7】典型**麻疹的出疹时间与发热**的关系是
A. 发热2～3天出疹,出疹时伴低热　　　　B. 发热3～4天出疹,出疹时热退
C. 发热1～2天出疹,出疹时热退　　　　　D. 发热3～4天出疹,出疹时热更高
E. 发热1～2天出疹,出疹时热更高

4. 并发症

肺炎	麻疹最常见的并发症,占麻疹患儿死因的90%以上,多见于≤5岁小儿
喉炎	由于麻疹病毒本身可导致整个呼吸道炎症故麻疹患儿常有轻度喉炎表现
心肌炎	常见于营养不良和并发肺炎的小儿;轻者仅有心音低钝、心率增快和一过性心电图改变,重者可有心力衰竭及心源性休克
神经系统	麻疹脑炎,亚急性硬化性全脑炎
结核病恶化	麻疹患儿因免疫反应受到暂时抑制,可使体内原有潜伏的结核病灶趋于恶化,甚至发展为粟粒性肺结核和结核性脑膜炎
营养不良与维生素A缺乏症	眼睛干燥,重者出现视力障碍,甚至角膜穿孔、失明

【例8】最易并发维生素A缺乏症的是
  A. 幼儿急疹   B. 麻疹   C. 川崎病   D. 风疹   E. 咽结合膜热

例9~10 共用选项
  A. 急性肺炎   B. 急性脑炎   C. 急性肝炎   D. 急性喉炎   E. 急性肾炎

【例9】小儿麻疹最常见的并发症是

【例10】猩红热的并发症是

5. 预防

隔离	一般患者隔离至出疹后5天,合并肺炎者延长至出疹后10天,接触麻疹的易感者应隔离检疫3周
被动免疫	接触麻疹后5天内立即肌内注射免疫球蛋白0.25 mL/kg
主动免疫	采用麻疹减毒活疫苗,是预防麻疹的重要措施

【例11】麻疹合并肺炎需隔离至出疹后
  A. 5天   B. 7天   C. 10天   D. 15天   E. 21天

例12~13 共用选项
  A. 21天   B. 5天   C. 14天   D. 10天   E. 7天

【例12】麻疹合并肺炎时应隔离至出疹后

【例13】接触麻疹的易感者需检疫观察的时间是

二、风 疹

1. 概述

风疹是由风疹病毒引起的急性出疹性传染疾病,临床上以前驱期短、低热、皮疹和耳后、枕部淋巴结肿大为特征。一般病情较轻,病程短,预后良好。

2. 临床表现

临床上可分为获得性风疹和先天性风疹综合征,以前者最为常见。

(1) 获得性风疹

① 潜伏期:14~21天。

② 前驱期:1~2天,幼儿患者前驱期症状常较轻微或无症状,青少年和成人患者则较显著,可持续5~6天,表现为低热或中度发热、头痛、食欲减退、疲倦、乏力及咳嗽、打喷嚏、流涕、咽痛、结膜充血等轻微上呼吸道症状。

③ 出疹期:通常于发热1~2天后出现皮疹,皮疹初见于面颈部,迅速扩展至躯干四肢,1天内布满全身,但手掌、足底大都无疹。皮疹初起呈细点状淡红色斑疹、斑丘疹或丘疹,直径2~3 mm。面部、四肢远端皮疹较稀疏,部分融合类似麻疹。躯干尤其背部皮疹密集融合成片,又类似猩红热。皮疹一般持续3天(1~4天)消退,亦有称"三日麻疹"。疹退后不留色素,无脱屑。

④ 无疹性风疹:风疹患者只有发热、上呼吸道炎、淋巴结肿痛而无皮疹,也可在感染风疹病毒后没有任何症状、体征。血清学检查风疹抗体为阳性,即所谓隐性感染或亚临床型患者。显性感染患者和无皮疹或隐性感染患者的比例为1:6~1:9。

(2) 先天性风疹综合征(CRS) 母体在孕期前3个月感染麻疹病毒,可导致胎儿发生多系统出生缺陷,感染发生越早,对胎儿损伤越严重。胎儿被感染后,重者可导致死胎、流产、早产,轻者可导致胎儿发育迟缓,甚至累及全身各系统出现多种畸形。

【例14】风疹的临床表现是

A. 潜伏期5~7天   B. 高热   C. 热退后全身出疹
D. 颈后、枕后、耳后淋巴结肿痛   E. 出疹后脱皮

3. 治 疗

(1) 对症疗 法风疹患者一般症状轻微，不需要特殊治疗，主要为对症治疗。

(2) 并发症治疗 高热、嗜睡、昏迷、惊厥者应按流行性乙型脑炎的原则治疗。出血倾向严重者可用肾上腺皮质激素治疗，必要时输新鲜全血。

(3) 先天性风疹 无症状感染者无需特别处理，但应随访观察以期及时发现迟发性缺陷。有严重症状者应相应处理：有明显出血者可考虑静脉注射免疫球蛋白，必要时输血；肺炎、呼吸窘迫、黄疸、心瓣畸形、视网膜病等处理原则同其他新生儿疾病；充血性心衰和青光眼患者需积极处理，白内障治疗最好延至1岁以后；早期和定期进行听觉脑干诱发电位检查，以早期诊断耳聋而及时干预。

4. 预 防

隔离患儿至**出疹后5天**。

三、幼儿急疹

1. 概 述

幼儿急疹又称婴儿玫瑰疹，是一种婴幼儿时期常见的急性发疹性传染病。以高热、皮疹为特点，多发生于春秋季，发病多在2岁以内，尤以1岁以内最多。潜伏期一般5~15天。临床特征为高热，3~5天后骤然退热，并出现皮疹，即"**热退疹出**"。本病预后良好，均能自愈。

2. 病 因

病原体为**人类疱疹病毒6型**。(昭昭老师速记：富的"流（6）""油（幼）")

例15~16 共用选项
A. 人类疱疹病毒6型   B. 柯萨奇病毒A型   C. 柯萨奇病毒B型
D. 单纯疱疹病毒   E. 无正确选项

【例15】**病毒性心肌炎**的病原体是

【例16】**幼儿急疹**的病原体是

3. 临床表现

发热	发热1~5天；体温可达39℃或更高，常突起高热，病初可伴有惊厥，但临床体征不明显，仅有咽部和扁桃体轻度充血，头颈部淋巴结轻度肿大，表现为高热与轻度的症状及体征不相称
出疹	**热退后出疹**，皮疹为红色斑丘疹，分布于面部及躯干，可持续3~4天。部分患儿软腭可出现特征性红色斑疹或斑丘疹，无需特殊处理，可自行消退，无脱屑，无色素沉着
其他症状	包括眼睑水肿、前囟隆起、轻咳、流涕、腹泻、食欲减退等。部分患儿颈部淋巴结肿大

【例17】**幼儿急疹**出疹时间是
A. 先出疹后退热   B. 退热后出疹   C. 边出疹边退热
D. 出疹1~2天后退热   E. 出疹3~5天后退热

【例18】特征表现为多见于6个月~2岁的婴幼儿，高热3~5天后**热退疹出**的是
A. 幼儿急疹   B. 麻疹   C. 风疹   D. 水痘   E. 猩红热

【例19】幼儿，1岁。高热4天后，**热退疹出**。最可能的诊断是
A. 麻疹   B. 风疹   C. 水痘   D. 猩红热   E. 幼儿急疹

【例20】**不符合**幼儿急疹特点的是
A. 高热时可有惊厥   B. 红色斑丘疹以颈及躯干多见   C. 可有耳后**淋巴结**肿大
D. 出疹期热更高   E. 高热3~5天

【例21】患儿女，9个月。高热3天，**今日热退**，但躯干部出现红色斑丘疹，皮疹间有正常皮肤。最可能的诊断是
A. 麻疹   B. 风疹   C. 幼儿急疹   D. 水痘   E. 猩红热

4. 治 疗

自限性疾病，无需特殊治疗，主要是加强护理及对症治疗。

四、水 痘

1. 概 述

由**水痘-带状疱疹病毒（VZV）**感染引起，临床特征是皮肤黏膜相继出现和同时存在瘙痒性斑疹、丘疹、水

疱疹和结痂等各类皮疹,而全身症状轻微。通过飞沫或接触传播,感染后可获得持久免疫。

2. 临床表现

（1）早期表现　发热 24～48 小时后出现水痘。

（2）出疹特点　①首发于头、面和躯干,继而扩展到四肢,末端稀少,呈向心性分布;②最初的皮疹为红色斑疹和丘疹,继之变为透明饱满的水泡,24 小时后水泡混浊,并呈中央型凹陷水泡,易破,2～3 天迅速结痂;③高峰期出现斑疹、丘疹、疱疹和结痂同时存在（四世同堂）;④皮疹结痂后不留瘢痕。

【例 22】水痘的临床特点是

A. 潜伏期 5～7 天　　　　　　　　　B. 热退后全身出疹

C. 皮疹呈斑疹、丘疹、疱疹、结痂并存　D. 皮疹常有融合　　E. 疹退后皮肤留有棕色色素沉着

3. 治疗

自限性疾病	无合并症时以一般治疗和对症处理为主。首选的治疗是阿昔洛韦
继发皮肤感染	抗生素治疗

【例 23】水痘最常见的并发症是

A. 肺炎　　　B. 心肌炎　　　C. 脑炎　　　D. 血小板减少　　　E. 皮肤感染

4. 并发症

皮肤感染是最常见的并发症。

五、猩红热

1. 概述

猩红热为 A 组溶血性链球菌感染引起的急性呼吸道传染病,表现为发热、咽峡炎、全身弥漫性鲜红色皮疹和疹退后明显的脱屑。少数患者患病后由于变态反应而出现心、肾、关节的损害,以冬春季发病为多。多见于小儿,尤以 5～15 岁居多。

2. 临床表现

（1）前驱期　可出现高热、咽痛、头痛和腹痛。发病初期舌乳头为白色,呈白草莓舌。4～5 天后舌乳头红肿,呈杨梅舌。

（2）出疹期　可有口唇周围发白,形成口周苍白圈。猩红热全身无正常的皮肤,全身皮肤弥漫性充血、发红,其上有红色细小丘疹。皮肤皱折如腋窝、肘窝及腹股沟等处皮疹密集,其间有出血点,形成明显的横纹线,称为帕氏（Pastia）线。

（3）恢复期　脱皮期可达 6 周,无色素沉着。

（4）类型　临床表现一般分为以下四种类型。

普通型	流行期间 95% 以上的患者属于本型。临床表现如上所述,有咽峡炎和典型的皮疹及一般中毒症状,颌下淋巴结肿大,病程 1 周左右
轻型	表现为低热,全身症状轻,咽部轻度充血,皮疹少、色淡、不典型,可有少量片状脱皮,整个病程为 2～3 天,易被漏诊,近年来多见
重型	又称中毒型,全身中毒症状明显、高热、剧吐、头痛,皮疹可呈片状或出血性瘀斑,甚至神志不清,可有中毒性心肌炎及周围循环衰竭、化脓性脑膜炎、中毒性休克、败血症等。此型病死率高,目前很少见
外科型	病原菌从创口侵入局部,先出现皮疹,由此延及全身,但无咽炎,全身症状大多较轻

例 24～25 共用选项

A. 猩红热　　　B. 水痘　　　C. 麻疹　　　D. 幼儿急疹　　　E. 风疹

【例 24】皮疹为全身皮肤弥漫性发红、广泛性密集均匀,最可能的诊断是

【例 25】皮疹为皮肤上同时存在斑疹、丘疹、水疱疹和结痂疹,最可能的诊断是

【例 26】男,6 岁。高热 2 天,第 3 天出疹,全身皮肤弥漫性充血发红,可见密集均匀的红色细小丘疹,面部潮红,唇周苍白,咽扁桃体充血水肿,舌乳头红肿突起。最可能的诊断是

A. 风疹　　　B. 麻疹　　　C. 幼儿急疹　　　D. 猩红热　　　E. 水痘

【例 27】猩红热患儿皮疹特点,以下哪项不正确

A. 皮疹粗糙,砂纸样　　　　　　　　B. 常有散在糠屑样脱皮

C. 在腋窝、腹股沟等处皮肤皱褶处皮疹稀疏　D. 常在 24 小时内遍及全身　　E. 疹间皮肤亦呈红色

3. 治疗和预防

治疗	首选青霉素肌内注射或静脉滴注7~10天。青霉素过敏者可用红霉素、头孢菌素
预防	隔离患者至痊愈及咽拭子培养阴性。对密切接触者给予长效青霉素

六、手足口病

1. 概　述

手足口病是由肠道病毒引起的传染病，以肠道病毒71型最为常见。多发生于5岁以下儿童，表现为口痛、厌食、低热，手、足、口腔等部位出现小疱疹或小溃疡。多数患儿1周左右自愈，少数患儿可引起心肌炎、肺水肿、无菌性脑膜脑炎等并发症。

2. 病　因

病原体主要为柯萨奇病毒A组、肠道病毒71型等。

3. 临床表现

（1）一般情况　本病潜伏期为2~10天，平均3~5天，病程一般为7~10天。

（2）表现　普通病例急性起病，初期有轻度上感症状，部分患儿可伴咳嗽、流涕、食欲缺乏、恶心、呕吐和头痛等。患儿手、足、口、臀四个部位可出现斑丘疹和疱疹，皮疹具有不痛、不痒、不结痂、不结疤的四不特征。通常在1周内消退。

（3）重症病例　出现神经系统受累、呼吸及循环功能障碍表现。

4. 治　疗

（1）普通病例　对症治疗，可选用利巴韦林等。

（2）重症病例

合并神经系统受累	对症治疗，控制颅高压，静脉注射丙种球蛋白，呼吸衰竭者进行机械通气
合并呼吸、循环系统受累	保持呼吸道通畅、吸氧，必要时使用正压机械通气

5. 并发症

肠道病毒71型可致死或留有后遗症。

第2节　传染性单核细胞增多症（助理医师不要求）

传染性单核细胞增多症是由EB病毒引起的单核-巨噬细胞系统的增生性疾病。典型临床特点为发热、咽峡炎和颈淋巴结肿大"三联征"，可合并肝脾大、外周血异型淋巴细胞增高。本病是一种良性自限性疾病，多数预后良好。少数可出现噬血细胞综合征、脾破裂等严重并发症。

一、病　因

由EB病毒引起的单核-巨噬细胞系统的增生性疾病。

二、临床表现

潜伏期30~50天，主要临床症状如下：

1. **发　热**　大部分病例有发热，约1周，重者2周或更久，幼儿可不明显。
2. **咽峡炎**　50%咽扁桃体有灰白色渗出物。
3. **淋巴结肿大**　大部分病例有浅表淋巴结肿大。任何淋巴结均可受累，但以颈部淋巴结肿大最为常见。
4. **肝脾大**　肝大发生率为45%~70%。脾大发生率为35%~50%。
5. **眼睑水肿**　15%~25%的病例可有眼睑水肿。
6. **皮　疹**　发生率为15%~20%，表现多样，可为红斑、荨麻疹、斑丘疹或丘疹等。

三、诊　断

1. **临床诊断**　满足下列临床指标中任何3项及实验室指标中第4项。
2. **实验室确诊**　满足下列临床指标中任何3项及实验室指标中第1~3项中任何1项。

临床指标	①发热；②咽扁桃体炎；③颈淋巴结肿大；④脾脏大；⑤肝脏大；⑥眼睑水肿；⑦皮疹
实验室指标	①抗EBV-CA-IgM和抗EBV-CA-IgG抗体阳性，且抗EBV-NA-IgG阴性； ②抗EBV-CA-IgM阴性，但抗EBV-CA-IgG抗体阳性，且为低亲和力抗体； ③双份血清抗EBV-CA-IgG抗体滴度4倍以上升高； ④外周血异型淋巴细胞比例≥10%和（或）淋巴细胞增多≥$5.0×10^9$/L

四、治 疗

本病为良性自限性疾病,多数预后良好,以对症治疗为主。

1. 休 息 急性期应注意休息,如肝功能损害明显应卧床休息,并按病毒性肝炎治疗。

2. 抗病毒治疗 抗病毒治疗并不能减轻病情严重程度、缩短病程和降低并发症的发生率。在疾病早期,可以使用阿昔洛韦、伐昔洛韦或更昔洛韦。

3. 抗生素的使用 如合并细菌感染,可使用敏感抗生素,但忌用氨苄西林和阿莫西林,以免引起超敏反应,加重病情。

4. 糖皮质激素的使用 发生咽喉严重病变或水肿、有神经系统并发症、心肌炎、溶血性贫血、且血小板减少性紫癜等并发症的重症患者,短疗程应用糖皮质激素可明显减轻症状。

5. 防治脾破裂 避免任何可能挤压或撞击脾脏的动作。

五、并发症

1. 神经系统 可发生脑炎、脑膜炎、吉兰-巴雷综合征及横贯性脑脊髓炎等。大多可恢复,但为本病死亡的首要原因。

2. 血液系统 可发生自身免疫性溶血、轻度血小板减少。严重者出现噬血细胞综合征。

3. 脾破裂 罕见,但后果严重。

4. 其 他 包括间质性肺炎、肾炎、肾病综合征、溶血-尿毒综合征、心肌炎、腮腺炎、中耳炎、睾丸炎等。

> **参考答案**如下,详细答案参见 2019 版《国家临床执业及助理医师资格考试精选真题考点精析》。

1. E	2. B	3. E	4. B	5. E	6. A	7. D
8. B	9. A	10. E	11. C	12. D	13. A	14. D
15. C	16. A	17. B	18. A	19. C	20. D	21. C
22. C	23. E	24. A	25. B	26. D	27. C	—

昭昭老师提示:
关注官方微信,获得第一手考试资料。

第9章 结核病

> **2019 考试大纲**

①概述;②原发型肺结核;③结核性脑膜炎。

> **考纲解析**

近 20 年的医师考试中,本章侧重于结核性脑膜炎的诊断、检查、治疗的考查,执业医师每年考查分数为 2~3 分,助理医师每年考查分数为 1~2 分。

第1节 结核病概述

一、概 述

结核病是由结核杆菌引起的慢性传染病,全身各个器官都可受累,但以肺结核病最为多见。

二、病因及发病机制

1. 人型结核菌 对人类致病的是人型和牛型结核菌,人型结核菌是主要的病原体。肺结核主要通过呼吸道传播,少数经消化道传播,亦可经皮肤或胎盘传播。

2. 靶细胞 靶细胞为 $CD4^+$ 淋巴细胞,属于细胞免疫。

3. 结核菌的特点 属于分枝杆菌属,为需氧菌,革兰氏染色阳性,抗酸染色呈红色。

三、结核菌素试验(PPD 试验)

1. 时间窗 小儿受结核感染 4~8 周后做结核菌素试验即呈阳性反应。

2. 试验方法 常用 0.1 mL(1∶2 000)PPD 稀释液(5 个单位)在左前臂掌侧面中下 1/3 交界处做皮内注射。48~72 小时后测皮肤硬结的直径。

3. 结 果

	阳 性	中度阳性	强阳性	极强阳性反应
符号	(+)	(++)	(+++)	(++++)
描述	5~9 mm	10~19 mm	≥20 mm	≥20 mm,如有水疱、破溃、淋巴管炎等

【例1】最早出现结核菌素试验阳性反应的时间是在小儿受结核感染
A. <4 周 B. 4～8 周 C. 9～13 周 D. 14～18 周 E. 19～23 周

【例2】观察小儿结核菌素试验结果的时间是
A. 73～96 小时 B. 48～72 小时 C. 24～47 小时 D. 12～23 小时 E. 1～11 小时

【例3】PPD 试验,硬结直径 13mm。正确的判断是
A. (一) B. (+) C. (++) D. (+++) E. (++++)

【例4】男孩,3 岁。咳嗽,偶有低热 1 个月。PPD 试验 2～3 天后观察,皮肤红肿,硬结直径 20mm。该结果属于
A. 阴性 B. 阳性 C. 中度阳性 D. 强阳性 E. 极强阳性

4. 临床意义

	阳性反应	阴性反应
意义	①曾接种过卡介苗高峰; ②年长儿无明显临床症状,一般阳性反应表示感染过结核杆菌; ③婴幼儿尤其是未接种卡介苗者,阳性反应表示体内有新的结核病灶,年龄越小,活动性结核的可能性越大; ④强阳性反应提示有活动性肺结核; ⑤阴性变为阳性,或反应强度由原来小于 10 mm 增至大于 10 mm,且增幅超过 6 mm 时,表示新近感染	①未感染过结核。 ②结核迟发型变态反应前期(4～8 周内)。 ③假阴性反应:部分危重结核病-粟粒性肺结核;结核病人患者有急性传染病如麻疹、百日咳、水痘;体质虚弱如重度营养不良、重度水肿;营养不良体质极虚,应用了激素及免疫抑制剂

【例5】下列关于 PPD 试验的说法最准确的是
A. 凡是 PPD 试验阴性可除外结核病 B. PPD 试验阳性可肯定有结核病
C. 粟粒型肺结核 PPD 试验有时可呈阳性 D. 初次感染结核菌后 2 周,PPD 试验呈阳性
E. 卡介苗接种成功,PPD 试验呈强阳性

【例6】1 岁小儿未接种过卡介苗,PPD 阳性表示
A. 近 2～3 周感染结核 B. 体内已有免疫力,不会再感染结核 C. 体内有活动结核
D. 对结核无免疫力,需立即接种卡介苗 E. 受过结核感染,不一定有活动结核

【例7】PPD 试验假阴性常见于
A. 患麻疹 3 个月后 B. 急性粟粒性肺结核 C. 接种卡介苗 8 周后
D. 患支气管肺炎时 E. 未接种卡介苗

四、治 疗

1. 治疗原则　早期治疗、适宜剂量、联合用药、规律用药、坚持全程、分段治疗。

2. 治疗药物

类 型	全杀菌药物	半杀菌药物	抑菌药物
药物	异烟肼(INH) 利福平(RFP)	链霉素(SM) 吡嗪酰胺(PZA)	乙胺丁醇(EMB) 乙硫异烟胺(ETH)

3. 抗结核治疗的方法

	标准疗法	两阶段疗法	短程疗法
适应证	用于无明显症状的原发性肺结核患者	主要用于活动性原发性肺结核、急性粟粒性结核及结核性脑膜炎	结核病现代治疗的重大进展直接监督下服药与短程化疗
药物	INH、RFP 和(或)EMB	①强化治疗:联用 3～4 种杀菌药物。长程化疗:3～4 个月;短程化疗:一般为 2 个月; ②巩固治疗:联用 2 种抗结核药物。长程化疗:12～18 个月;短程化疗:一般为 4 个月	①2HRZ/4HR; ②2SHRZ/4HR; ③2EHRZ/4HR
疗程	9～12 个月		6～9 个月

五、预 防

1. 一般预防　隔离开放性结核病患者;接种卡介苗。

2. 药物预防性治疗的指征　①与开放性结核病患者密切接触者,不论年龄大小及结核菌素试验阳性或阴性;②未接种卡介苗,而新近结核菌素试验呈阳性反应的 3 岁以下婴幼儿;③未接种卡介苗,结核菌素试验由阴

性转为阳性的小儿；④近期患过百日咳或麻疹等传染病的小儿,结核菌素试验阳性者；⑤需长期应用肾上腺皮质激素或免疫抑制剂治疗的结核菌素试验阳性小儿。

第2节　原发型肺结核

一、概　述

原发型肺结核在原发性结核病中最常见,为结核菌第一次侵入肺部后引起的原发感染,是小儿肺结核的主要类型。

二、病　理

1. 内　容　原发型肺结核包括原发综合征和支气管淋巴结结核。

2. 病理转归　①吸收好转,此种转归最常见；②进展；③恶化,因血行播散导致急性粟粒性肺结核或全身性粟粒性结核。

三、临床表现

1. 一般表现　低热、盗汗、乏力、纳差。

2. 小儿对结核杆菌为高敏状态　出现眼疱疹性结膜炎,皮肤结节性红斑,或多发性一过性关节炎。

3. 压迫症状　淋巴结肿大时出现压迫症状。

压迫部位	临床表现
压迫气管分叉处	出现类似百日咳样的痉挛性咳嗽
压迫喉返神经	出现声嘶
压迫气管	出现喘鸣

【例8】小儿原发型肺结核,出现类似百日咳样痉挛性咳嗽,是由于胸内淋巴结肿大,压迫
A. 气管　　　　B. 气管分叉处　　　C. 支气管　　　D. 细支气管　　　E. 喉返神经

【例9】女,8岁。因低热、盗汗及干咳1个月入院,体检:T 38 ℃,消瘦,面色苍白,两肺呼吸音清,PPD试验(＋＋＋),中性粒细胞稍高,血培养(一)。胸片示肺门淋巴结肿大。可能的诊断是
A. 败血症　　　B. 急性风湿热　　　C. 原发型肺结核　　　D. 大叶性肺炎　　　E. 肺不张

四、实验室检查

原发综合征患者X线片显示典型哑铃状的"双极影",可以看到肿大的淋巴结。

五、治　疗

1. 无明显症状的原发型肺结核　异烟肼、利福平、链霉素、吡嗪酰胺等,疗程9～12个月。

2. 活动性原发型肺结核　宜采用直接督导下短程化疗（DOTS）。强化治疗阶段宜用3～4种杀菌物：INH、RFP、PZA或SM。2～3个月后以INH、RFP或EMB巩固维持治疗,常用方案为2HRZ/4HR。

例10～12 共用题干

男性,2岁。1个月来食欲减退,消瘦伴乏力,低热、盗汗,干咳2个月。易怒。体检:颈部可见数个肿大淋巴结,肝肋下1.5 cm,结核菌素试验(＋＋)。

【例10】患儿最可能的诊断是
A. 原发型肺结核　　　　B. 支气管肺炎　　　　C. 支气管淋巴结核
D. 浸润性肺结核　　　　E. 颈部淋巴结核＋支气管淋巴结核

【例11】首选的检查方法是
A. 胸部X线　　B. 痰培养　　　C. 血沉检查　　　D. 脑脊液检查　　　E. 抗结核抗体

【例12】治疗药物选择
A. 异烟肼　　　　　　　B. 异烟肼＋利福平　　　　　C. 利福平＋链霉素
D. 链霉素＋乙胺丁醇　　E. 利福平

例13～15 共用题干

男,4岁。因反复低热、咳嗽和盗汗15天就诊。查体:T 37.5 ℃,右眼球结膜充血,内部有一疱疹,咽部充血,右颈部可触及黄豆大小淋巴结,无明显压痛,心、肺无异常,肝肋下1.5 cm。血 WBC $5.6×10^9$/L,L 0.70。

【例13】最可能的诊断是
A. 咳嗽变异性哮喘　　　B. 结核感染　　　　　C. 肺炎支原体感染

D. 急性上呼吸道感染　　　　　E. 支气管异物

【例14】若胸部X线片显示肺门有直径3 cm的圆形致密阴影,其肺部病灶的病理改变应是
A. 渗出、水肿、坏死　　　　　B. 充血、水肿、渗出　　　　　C. 渗出、增殖、坏死
D. 充血、水肿、坏死　　　　　E. 充血、水肿、增殖

【例15】宜采取的治疗措施是
A. 应用大环内酯类抗生素　　　B. 糖皮质激素治疗　　　　　　C. 抗结核治疗
D. 抗病毒治疗　　　　　　　　E. 支气管镜取异物

第3节　结核性脑膜炎

一、病　理

脑膜病变	软脑膜弥漫充血、水肿、炎性渗出,并形成许多结核结节
脑神经损伤	最常见面神经受损,其次是动眼神经、舌下神经、展神经和滑车神经;脑血管病变、脑实质病变、脑积水及室管膜炎、脊髓病变

【例16】结核性脑膜炎常侵犯的颅神经是
A. 动眼神经　　　B. 面神经　　　C. 视神经　　　D. 听神经　　　E. 展神经

【例17】小儿结核性脑膜炎常引起颅神经损害,但不包括以下哪对颅神经
A. 第Ⅶ对　　　B. 第Ⅵ对　　　C. 第Ⅴ对　　　D. 第Ⅳ对　　　E. 第Ⅲ对

二、临床表现

1. **表　现**　结核性脑膜炎是小儿结核病中最严重的一型,多见于3岁以内婴幼儿。
2. **概　述**

分期	别　称	表　现
早期	前驱期	①性格改变如少言、懒动、易倦、喜哭、易怒等; ②精神状态改变,可有结核中毒症状; ③临床可有发热、食欲缺乏、盗汗、消瘦、呕吐、便秘等; ④年长儿可自诉头痛,多较轻微或非持续性;婴儿则表现为蹙眉皱额,或凝视、嗜睡等
中期	脑膜刺激期	①可有头痛、喷射性呕吐、嗜睡或惊厥; ②此期出现明显脑膜刺激征、颈项强直,克氏征、布氏征阳性,婴幼儿前囟膨隆; ③颅神经障碍可出现,最常出现面神经、动眼神经和展神经瘫痪
晚期	昏迷期	①昏迷频繁发作; ②症状逐渐加重,出现半昏迷、昏迷,频繁发作阵挛性或强直性惊厥,颅内压增高症状更为明显,可呈角弓反张,终因脑疝导致呼吸及心血管运动中枢麻痹而死亡

【例18】小儿结核性脑膜炎早期主要临床表现是
A. 脑膜刺激征阳性　　　　　B. 急性高热伴剧烈呕吐　　　　　C. 性格改变
D. 出现惊厥　　　　　　　　E. 昏睡伴意识模糊

【例19】小儿结核性脑膜炎晚期表现为
A. 颈项强直　　　B. 定向障碍　　　C. 剧烈疼痛　　　D. 轻度性格改变　　　E. 昏迷

【例20】结核性脑膜炎早期症状的特点不包括
A. 表情淡漠、好哭、嗜睡　　B. 低热、盗汗、食欲减退　　　C. 便秘、性情改变
D. 头痛、呕吐　　　　　　　E. 反复惊厥

三、实验室检查

脑脊液检查	白细胞数多为(50～500)×10⁶/L,分类以淋巴细胞为主,糖和氯化物降低,蛋白质增高;抗酸染色阳性率为30%
腺苷脱氨酶	腺苷脱氨酶(ADA)升高(昭昭老师提示:看见ADA明显升高就是结核)

【例21】患儿男,6个月,确诊有结核性脑膜炎。不符合该患儿脑脊液检查的是
A. 白细胞轻度升高　　　　　B. 淋巴细胞升高为主　　　　　C. 蛋白质升高

D. 糖降低　　　　　　　　E. 中性粒细胞升高为主

【例22】男童,6岁。发热2周,食欲差、乏力。近3天高热、头痛、喷射性呕吐。1天来烦躁、嗜睡。查体:嗜睡状,右侧鼻唇沟变浅,心、肺、腹(一),未见卡介苗瘢痕,PPD(++),脑膜刺激征(+),巴氏征(+),脑脊液压力高,外观透明,白细胞 $110×10^6$/L,单核80%,蛋白质500 mg/L,糖2.3 mmol/L,氯化物103 mmol/L。该患儿最可能的诊断是

A. 病毒性脑炎　　B. 乙型脑炎　　C. 结核性脑膜炎　　D. 化脓性脑膜炎　　E. 新型隐球菌脑膜炎

【例23】诊断结核性脑膜炎最可靠的依据是

A. 脑脊液中细胞数增多,以淋巴细胞增多为主　　B. 脑脊液中糖及氯化物下降
C. 脑脊液中蛋白质含量增加　　　　　　　　　　D. 颅压高,脑脊液呈毛玻璃样
E. 脑脊液中找到抗酸杆菌

四、治疗

1. 抗结核治疗

阶　段	药　物	用药时间
强化治疗阶段	联合应用INH、RFP、PZA及SM	疗程3~4个月
巩固治疗阶段	继续应用INH、RFP或EMB	疗程9~12个月;抗结核治疗≥12个月或待脑脊液恢复后继续治疗6个月

2. 降低颅内压

脱水剂	常用20%甘露醇
侧脑室穿刺引流	药物治疗无效或急性疑有脑疝形成者,一般每天50~200 mL持续引流,时间为1~3周

3. 糖皮质激素　辅助用药。

4. 对症治疗　水电解质紊乱的处理

	稀释性低钠血症	脑性失盐综合征	低钾血症
病因	下丘脑室上核和室旁核受到炎症刺激,导致抗利尿激素分泌增加	间脑或中脑受损,调节醛固酮的中枢失灵,导致醛固酮分泌减少	钾离子大量从体内丢失
治疗	治疗用3%氯化钠溶液滴注	先用2:1等张含钠液,再以3%氯化钠液体提高	口服补钾或0.2%的氯化钾溶液静脉滴注

例24~26共用题干

男孩,6岁。因发热2周,头痛伴呕吐3天,惊厥1次入院。疑诊结核性脑膜炎。

【例24】确诊该病的最主要依据是

A. 脑脊液外观呈毛玻璃样　　B. 脑脊液中找到结核杆菌　　C. 脑脊液蛋白增高,糖、氯化物降低
D. 结核菌素试验阳性　　　　E. 头颅CT示脑室扩大、脑实质改变

【例25】确诊后强化治疗阶段的最佳方案是

A. INH+RFP+SM+EMB　　B. INH+RFP+EMB　　C. INH+RFP+SM
D. INH+RFP+PZA　　　　E. INH+RFP+PZA+SM

【例26】入院次日患儿忽然心率加快,呼吸节律不等,双侧瞳孔不等大。错误的处理是

A. 腰椎穿刺减压　　B. 侧脑室引流　　C. 利尿剂静脉注射
D. 甘露醇静脉滴注　　E. 糖皮质激素静脉注射

▶ **参考答案**如下,详细答案参见2019版《国家临床执业及助理医师资格考试精选真题考点精析》。

1. B	2. B	3. C	4. D	5. C	6. C	7. B
8. B	9. C	10. A	11. A	12. B	13. B	14. C
15. C	16. C	17. C	18. C	19. E	20. E	21. E
22. C	23. E	24. B	25. E	26. A	—	—

昭昭老师提示:
关注官方微信,获得第一手考试资料。

第10章 消化系统疾病

> **2019 考试大纲**
> ①解剖生理特点;②先天性肥厚性幽门狭窄;③先天性巨结肠;④小儿腹泻病。

> **考纲解析**
> 近20年的医师考试中,本章考试重点考查小儿腹泻病的诊断、治疗,执业医师每年考查分数为4~5分,助理医师每年考查分数为2~3分。

第1节 解剖生理特点

一、解剖特点

1. **口 腔** 口腔黏膜血管丰富,唾液腺不完善,唾液分泌少,黏膜干燥,易损伤和细菌感染。
2. **食 管** 新生儿和婴儿的食管中漏斗状食管下段括约肌发育不成熟,常发生胃食管反流。
3. **胃** 婴幼儿的胃呈水平位,贲门括约肌发育不成熟,幽门紧张度高,所以很容易吐奶。
4. **肠** 婴幼儿肠系膜柔软而长,结肠无明显结肠带与脂肪垂,升结肠与后壁固定差,易发生肠扭转和肠套叠。
5. **肝** 年龄越小,肝相对越大;婴儿肝细胞再生能力强,不易发生肝硬化。

二、生理特点

1. **新生儿唾液** 分泌少,3~4个月开始增加,5~6个月明显增多。
2. **胰酶出现的顺序** 最先出现胰蛋白酶,最后出现胰淀粉酶。
3. **肠道细菌** 肠道菌群受食物成分的影响较大,单纯母乳喂养儿以双歧杆菌占绝对优势,人工喂养和混合喂养儿肠内的大肠埃希菌、嗜酸杆菌、双歧杆菌和肠球菌所占比例几乎相等。
4. **健康婴儿的粪便**

	母乳喂养儿粪便	人工喂养儿粪便	混合喂养儿粪便
颜色	黄色或金黄色	淡黄色或灰黄色	淡黄色或灰黄色
特点	均匀膏状或稀薄绿色,不臭,呈酸性反应	有臭味,呈中性或碱性,易发生便秘	添加淀粉类辅食,暗绿色,臭味加重;初加菜泥,小量绿色便

第2节 先天性肥厚性幽门狭窄(助理医师不要求)

一、概 述

先天性肥厚性幽门狭窄是由于幽门肌肥厚和水肿引起的输出道梗阻。多见于婴儿出生后6个月内,有家族集中的倾向。

二、临床表现

呕吐	①本病主要症状多在生后2~4周出现,逐渐加重,呈喷射状,内含奶块,但无胆汁; ②呕吐严重者可发生水和电解质紊乱、营养不良等
胃蠕动波	在喂奶和呕吐前出现,从左季肋下向右上腹移动,呕吐后消失
右上腹肿块	在右季肋下腹直肌外缘触及橄榄形肿块,为本病特有体征,具有诊断意义

【例1】先天性肥厚性幽门狭窄所特有的临床表现是
A. 胃蠕动波　　B. 呕吐　　C. 黄疸　　D. 右上腹肿块　　E. 消瘦、脱水

【例2】对先天性肥厚性幽门狭窄最有诊断意义的是
A. 右上腹肿块　　B. 黄疸　　C. 消瘦、脱水　　D. 呕吐　　E. 胃蠕动波

三、实验室检查

腹部B超	幽门肌厚度≥4 mm,幽门前后直径≥13 mm,幽门管长≥17 mm,即可诊断
X线检查	①透视下见胃扩张,钡餐通过幽门障碍,胃排空延迟; ②幽门胃窦呈典型的鸟嘴状改变,管腔狭窄如线状为诊断本病特有X线征象

四、诊断及鉴别诊断

凡有典型的呕吐病史者,生后 2～4 周出现无胆汁的喷射性呕吐,进行性加重,吐后觅食,应怀疑本病。若右上腹部触及橄榄状肿块即可确诊。

五、治 疗

确诊后及早纠正营养状态,并进行幽门肌切开手术。

第3节 先天性巨结肠(助理医师不要求)

一、概 述

先天性巨结肠又称为先天性无神经节细胞症,即肠远端无神经调节,持续痉挛,粪便在近端不能排出,使结肠肥厚扩张。

二、临床表现和体征

表现	胎便排出延迟,顽固性便秘和腹胀:患儿出生后 24～48 小时不排便,以后形成不灌肠、不排便的情况,呕吐、营养不良、发育迟缓
体征	直肠指检发现直肠壶腹部空虚

【例3】生后 48 小时内无胎便或少量胎便,以后出现顽固性便秘和腹胀,最常见于
A. 继发性巨结肠　B. 特发性巨结肠　C. 功能性便秘　D. 先天性肠闭锁　E. 先天性巨结肠

【例4】婴儿顽固性便秘、腹胀、呕吐、营养不良,首先考虑的诊断是
A. 幽门痉挛　B. 先天性肥厚性幽门狭窄　C. 胃食管反流病　D. 胃扭转　E. 先天性巨结肠

三、实验室检查

1. X 线检查

腹部立位平片	多显示低位结肠梗阻,近端结肠扩张,盆腔无气体
钡剂灌肠检查	简便而有诊断价值的检查,诊断率在 90% 左右,可显示痉挛段及其上方的扩张肠管排钡功能差

2. 直肠黏膜活检 HE 染色判断有无神经节细胞。乙酰胆碱含量和胆碱酯酶活性增高,较正常儿高 5～6 倍。

3. 直肠肌层活检 从直肠壁取肌层组织活检,计数神经节细胞数量。患儿缺乏神经节细胞,而无髓鞘的神经纤维增生。

4. 肌电图检查 患儿直肠和乙状结肠远端的肌电图波形低矮,频率低,波峰消失。

四、治 疗

保守治疗	维持水电解质平衡
手术治疗	造瘘术及根治性切除术,切除无神经节细胞肠段和部分扩张结肠

五、并发症

小肠结肠炎	本病常见并发症
肠穿孔	多见于新生儿,常见的穿孔部位为乙状结肠和盲肠
感染	继发感染

【例5】先天性巨结肠最常见的并发症是
A. 肠梗阻　B. 败血症　C. 营养不良　D. 小肠结肠炎　E. 肠穿孔

第4节 小儿腹泻病

一、概 述

小儿腹泻病是一组由多病原、多因素引起的,以大便次数增多和大便性状改变为特征的消化道综合征,好发于 6 个月～2 岁婴幼儿(6 个月以前多为生理性腹泻,6 个月～2 岁好发秋季腹泻,2 岁以后好发菌痢)。

二、病 因

1. 易感因素

(1) 婴幼儿的各个系统发育尚不完善　①胃酸和消化酶分泌少,酶活性低,婴儿饮食质和量变化较快;

②婴幼儿代谢旺盛,对缺水的耐受力差,一旦失水容易发生体液紊乱;③婴儿时期,神经、内分泌、循环、肝、肾功能发育不成熟,容易发生消化道功能紊乱。

(2) 免疫系统发育不成熟 ①婴儿期非特异性肠道免疫功能(包括黏液、胃酸、胆盐、消化酶、胃肠蠕动及肠道菌群等)不成熟;②特异性肠道免疫(IgG、IgM、SIgA)未发育成熟,对感染的防御能力低;③正常肠道菌群可以抵抗致病菌的侵入,婴儿正常肠道菌群未建立,肠道菌群失调;④婴儿生长发育较快,所需营养物质较多,胃肠负担较重,易发生消化不良;⑤人工喂养患儿比母乳喂养患儿肠炎的感染概率高 10 倍。

【例6】哪项**不是**导致小儿腹泻病的内在因素
A. 消化系统发育不成熟 B. 消化道负担过重 C. 肠道内感染
D. 血中免疫球蛋白及胃肠道分泌型 SIgA 低 E. 胃内酸度低

2. 感染因素

(1) 病毒感染 **轮状病毒属**是婴幼儿秋冬季腹泻的**最常见病原**,其次有肠道病毒(包括柯萨奇病毒、埃可病毒、肠道腺病毒)、诺如病毒、冠状病毒等。

(2) 细菌感染 致腹泻大肠埃希菌,如致病性大肠埃希菌、产毒性大肠埃希菌、侵袭性大肠埃希菌、出血性大肠埃希菌、黏附-集聚性大肠埃希菌,以及空肠弯曲菌、耶尔森菌,沙门菌等。

3. 非感染因素

(1) 饮食因素 喂养不当,过敏性腹泻,如对牛奶或大豆(豆浆)过敏而引起腹泻,对牛奶过敏者较多;原发性或继发性双糖酶(主要为乳糖酶)缺乏或活力降低,肠道对糖的消化吸收不良,使乳糖积滞,引起腹泻。

(2) 气候因素 气候突然变化,腹部受凉,使肠蠕动增加;天气过热,消化液分泌减少,或由于口渴饮奶过多等,都可能诱发消化功能紊乱而致腹泻。

【例7】有关小儿肠道菌群建立的论述正确的是
A. 人工喂养者以双歧杆菌为主 B. 母乳喂养都以大肠埃希菌为主
C. 肠道菌群可辅助合成维生素 D D. 出生 24 小时后肠道开始出现细菌
E. 肠道菌群受食物成分影响

三、临床表现

1. 急性腹泻的共同临床表现

轻型腹泻	只有局部症状而无全身症状
重型腹泻	除了局部症状还有全身症状如**脱水**、**电解质紊乱**等

【例8】婴儿腹泻**重型与轻型**的主要区别是
A. 发热、呕吐的程度 B. 腹泻,每天 10 余次 C. 大便蛋花汤样,混有黏液
D. 大便镜检有大量脂肪球 E. 有水及电解质紊乱

2. 水、电解质紊乱及酸碱平衡失衡

(1) 脱水的**程度**

分度	每千克体重脱水量	临床表现
轻度	30~50 mL/kg,占体重 5%	有泪,有尿
中度	50~100 mL/kg,占体重 10%	尿少明显
重度	100~120 mL/kg,占体重 15%	外周循环衰竭,休克的描述

(2) 脱水的**性质**

脱水性质	血清钠
低渗性脱水	<130 mmol/L
等渗性脱水	130~150 mmol/L
高渗性脱水	>150 mmol/L

【例9】患儿,7 个月。因腹泻 2 天入院。稀水样便、尿少、哭时泪少、皮下脂肪 0.3 mm,**足稍凉**,血钠 125 mmol/L。本例脱水的程度及性质是
A. 轻度脱水,等渗性 B. 轻度脱水,低渗性 C. 中度脱水,等渗性
D. 中度脱水,低渗性 E. 重度脱水,低渗性

3. 常见类型肠炎的临床特点（考试重点）

分类	特点	昭昭老师速记
轮状病毒肠炎	①秋季婴幼儿腹泻最常见的类型，称为"秋季腹泻"；②多见于6～24个月的婴幼儿，症状轻，大便蛋花汤样，量多，次数多，水分多，无腥臭味	看见秋季发病的
诺如病毒肠炎	多见于寒冷季节(11月至次年2月)，多引起机构群发性腹泻	很多人都发病的就是诺如
致病性大肠埃希菌肠炎	起病慢+黄绿色或蛋黄汤样稀水样便伴较多黏液，有霉臭味	"黄色""致病"
产毒性大肠埃希菌肠炎	起病急+与致病性大肠杆菌相似	急产
侵袭性大肠埃希菌肠炎	黏液带脓血便，有腥臭味，可有中毒甚至休克	"侵袭"要带"血"
出血性大肠埃希菌肠炎	黄色水样便→血水便，有特殊臭味	"出血"当然是"血水"
抗生素相关性腹泻	①金黄色葡萄球菌肠炎：多见于大量应用抗生素后，大便呈暗绿色海水样便，有腥臭味；②真菌性肠炎：大便呈豆腐渣样细块	金葡菌和真菌都是跟抗生素相关

【例10】轮状病毒肠炎容易出现
  A. 败血症 B. 肠穿孔 C. 高钠血症 D. 中毒性脑病 E. 脱水、酸中毒

【例11】女婴，9个月。秋季发病，腹泻，轻咳2天入院。大便10次/天，蛋花汤样。大便镜检：白细胞2～3/HP，便细菌培养阴性。血常规：WBC $7.5×10^9$/L。除轻度脱水征外无其他异常。
  A. 轮状病毒肠炎 B. 细菌性痢疾 C. 金黄色葡萄球菌肠炎
  D. 真菌性肠炎 E. 致病性大肠埃希菌肠炎

【例12】患儿女，1岁。于7月就诊。腹泻、呕吐3天，大便每天10余次，量中等，蛋花汤样，有黏液霉臭味。查体：精神稍萎靡，皮肤弹性差，哭泣少泪。粪常规检查发现少量白细胞。最可能的病原体是
  A. 致病性大肠埃希菌 B. 真菌 C. 铜绿假单胞菌 D. 轮状病毒 E. 痢疾杆菌

四、诊断及鉴别诊断

年龄	小于6个月	6～24个月的婴幼儿	2～7岁
腹泻类型	生理性腹泻	轮状病毒肠炎（秋季腹泻）	中毒性菌痢

【例13】男婴，3个月。母乳喂养。腹泻2个月，大便5～6次/天，稀或糊便，无脓血，食欲好，面有湿疹，体重5.6 kg。最可能的诊断是
  A. 迁延性腹泻 B. 慢性腹泻 C. 生理性腹泻 D. 饮食性腹泻 E. 感染性腹泻

【例14】男婴，5个月。母乳喂养。腹泻2个月，大便5～6次/天，稀糊便，无脓血，食欲好，面有湿疹，体重7.6 kg。最可能的诊断是
  A. 迁延性腹泻 B. 过敏性腹泻 C. 饮食性腹泻 D. 生理性腹泻 E. 感染性腹泻

五、治 疗

1. 饮食疗法 调整饮食，一般不使用止泻剂，因其可导致毒素蓄积吸收。

2. 纠正治疗 纠正水、电解质紊乱和酸碱失衡（多为酸中毒）。

【例15】女婴，11个月。腹泻3天，约19次/天，呈稀水样，伴呕吐，每天2～3次，尿量减少。查体：皮肤干，弹性差，眼窝、前囟凹陷，心音低钝。最重要的处理措施是
  A. 控制感染 B. 给予助消化药 C. 给予肠道微生态制剂
  D. 纠正水、电解质紊乱 E. 给予止吐药

【例16】女孩，2岁。腹泻伴呕吐3天，大便7～8次/天，为黄绿色水样便。黏液较多，时有发热、腹痛。粪常规示白细胞(++)。不宜采用的治疗是
  A. 液体治疗 B. 锌制剂 C. 止泻剂
  D. 肠道微生态制剂 E. 肠道黏膜保护剂

六、补液要点

1. 确定补液量

	轻度脱水	中度脱水	重度脱水
丢失量	30～50 mL/kg	50～100 mL/kg	100～120 mL/kg
需要补液量	90～120 mL/kg	120～150 mL/kg	150～180 mL/kg

2. 确定补液种类

	等渗性脱水	低渗性脱水	高渗性脱水	重度脱水
补液张力	1/2 张含钠液	2/3 张含钠液	1/3 张含钠液	20 mL/kg 的 2:1 等张含钠液

3. 不同张力的配比

	2/3 张	1/2 张	1/3 张
液体配比	4:3:2	2:3:1	2:6:1

4. 补钾原则 见尿补钾，能口服者口服补钾，静脉补钾浓度不能超过 0.3%。

5. 第 2 天补液的要点 ①第 2 天以后只需补生理需要量和继续损失量。②生理需要量采用 1/5～1/3 张含钠液按每天 60～80 mL/kg 补充。③继续损失量按照"丢多少补多少、随时丢随时补"的原则，采用 1/3～1/2 张含钠液补充。

【例 17】重度脱水合并休克首选治疗措施是
A. 静脉补液　　B. 口服补液　　C. 饮食疗法　　D. 药物治疗　　E. 病因治疗

例 18～20 共用题干

男，9 个月。呕吐、腹泻伴体温升高(38 ℃)1 天，腹泻 12 次/天，水样便。1 天前误饮不洁水。查体：皮肤弹性差，精神萎靡，眼眶及前囟凹陷，体重下降 6%，中毒症状明显。实验室检查：外周血白细胞总数稍增加，淋巴细胞明显增多，大便镜检无特殊发现。

【例 18】该患儿最有可能的诊断是
A. 细菌性痢疾　　B. 肠伤寒　　C. 肠结核　　D. 病毒性肠炎　　E. 生理性腹泻

【例 19】该患儿的补液方案为
A. 90～120 mL/kg　　B. 120～150 mL/kg　　C. 60～90 mL/kg
D. 150～180 mL/kg　　E. 180～200 mL/kg

【例 20】若脱水纠正后中毒症状仍无好转，正确处理为
A. 继续补液　　B. 使用抗生素　　C. 观察 2 天　　D. 使用糖皮质激素　　E. 甘露醇注射

例 21～25 共用题干

女婴，10 个月。腹泻 3 天，加重 2 天，暗红色水样便，每天 10 余次，量多，腥臭，伴高热、呕吐、少尿。查体：精神萎靡，呈嗜睡状，前囟、眼窝凹陷，皮肤弹性差，心音较低钝，腹胀，肝、脾不大。实验室检查：粪镜检有大量脓血细胞，血钠 135 mmol/L，血钾 3.5 mmol/L。

【例 21】患儿最可能的诊断是
A. 轮状病毒肠炎　　　　B. 大肠埃希菌肠炎　　　　C. 金黄色葡萄球菌肠炎
D. 细菌性痢疾　　　　　E. 真菌性肠炎

【例 22】该患儿腹泻脱水的程度与性质应是
A. 重度等渗性　　B. 中度等渗性　　C. 中度低渗性　　D. 中度高渗性　　E. 重度低渗性

【例 23】行液体疗法第 1 天补液的总量应是每千克体重
A. 160～180 mL　　B. 70～110 mL　　C. 120～150 mL　　D. 30～60 mL　　E. 190～220 mL

【例 24】第 1 天补液所采用液体的成分应是
A. 2/3 张含钠液　　B. 1/2 张含钠液　　C. 1/3 张含钠液　　D. 1/5 张含钠液　　E. 等张含钠液

【例 25】对该患儿最不适合的处理是
A. 使用止泻剂　　B. 选用有效的抗生素　　C. 使用微生态制剂
D. 继续饮食　　　E. 使用肠黏膜保护剂

➤ **参考答案**如下，详细答案参见 2019 版《国家临床执业及助理医师资格考试精选真题考点精析》。

1. D	2. A	3. E	4. E	5. D
6. C	7. E	8. E	9. D	10. E
11. A	12. A	13. C	14. D	15. D
16. C	17. A	18. D	19. B	20. D
21. B	22. B	23. C	24. B	25. A

昭昭老师提示：
关注官方微信，获得第一手考试资料。

第11章 呼吸系统疾病

> **2019 考试大纲**
> ①解剖生理特点；②急性上呼吸道感染；③支气管哮喘；④肺炎。

> **考纲解析**
> 近20年的医师考试中，本章考试重点考查肺炎的诊断及治疗，执业医师每年考查分数为4~5分，助理医师每年考查分数为1~2分。

第1节 小儿呼吸系统解剖生理特点

一、解剖特点

1. 上呼吸道

鼻	婴幼儿鼻腔短小，鼻道窄，易导致呼吸困难或张口呼吸
鼻泪管和咽鼓管	①婴幼儿鼻泪管短，瓣膜发育不全，故鼻腔感染易侵入结膜引起炎症； ②咽鼓管较宽、直、短，呈水平位，故咽炎时易致中耳炎
扁桃体	至1岁末才逐渐增大，4~10岁发育达高峰，14~15岁逐渐退化，所以扁桃体炎常见于年长儿，婴儿则较少见
鼻窦	①额窦和蝶窦发育较晚，故婴幼儿很少发生鼻窦炎； ②鼻窦黏膜与鼻腔黏膜相连续，鼻窦口相对较大，学龄前儿童的鼻窦炎不少
其他	喉腔狭窄，声门狭小，软骨柔软，炎症容易引起声音嘶哑和吸气性呼吸困难

【例1】患儿男，2岁。发热、咳嗽3天，2天来诉右耳痛，诊断为急性卡他性中耳炎。其发病机制为
A. 血行播散　　　　　　　　　B. 淋巴管播散　　　　　　　　C. 上呼吸道IgA分泌
D. 咽鼓管较宽、直而短，呈水平位　　E. 小儿喉部呈漏斗型，感染不易向下，故向周围蔓延

【例2】小儿扁桃体发育的高峰年龄段是
A. 3~6个月　　B. 1~2岁　　C. 2~4岁　　D. 4~10岁　　E. 10~14岁

2. 下呼吸道

肺	肺泡发育不健全，如数量较少且面积小，肺的弹力纤维发育较差，但是血管丰富，导致肺含血较多而含气少，易于感染
支气管	①左支气管细长，由气管向侧方伸出，而右支气管短而粗，为气管直接延伸，故异物较易进入右支气管内； ②支气管较成人短，且较狭窄，黏膜柔嫩，软骨柔软，缺乏弹力组织支撑，因黏液腺分泌不足，易致气道干燥，故易发生呼吸道感染

3. 胸廓 婴幼儿胸廓较短，前后径相对较长，呈桶状。肋骨呈水平位，胸腔小，而肺相对较大。呼吸肌发育差，因此在呼吸时肺的扩张受限。当肺部发生病变时容易出现呼吸困难。

【例3】小儿下呼吸道的解剖特点是
A. 气管腔较宽　　　　　　　　B. 黏膜血管少　　　　　　　　C. 纤毛运动好
D. 左侧支气管较直　　　　　　E. 肺弹力纤维发育差

二、生理特点

呼吸频率与节律	①小儿呼吸频率较快，新生儿40~44次/分，1岁以内30次/分； ②呼吸频率：1~3岁24次/分，3~7岁22次/分，7~14岁20次/分，14~18岁为16~18次/分
呼吸型	由于婴儿胸廓发育的特点，导致婴幼儿为腹式呼吸，后逐渐转化为胸腹式呼吸，7岁以后接近成人
肺活量	小儿肺活量为50~70 mL/kg，婴幼儿呼吸储备量较成人小

潮气量	①小儿潮气量为 6～10 mL/kg，年龄越小，潮气量越小； ②死腔/潮气量比值大于成人
气道阻力	由于气道管径细小，小儿气道阻力大于成人

三、呼吸道免疫特点

婴幼儿辅助性 T 细胞功能暂时低下，SIgA、IgG，尤其是 IgG 亚类含量均低。此外，乳铁蛋白、溶菌酶、干扰素、补体等数量和活性不足，易患呼吸道感染。

【例4】婴幼儿易患呼吸道感染的主要原因是
A. 呼吸浅表　　　　　B. 呼吸频率快　　　　C. 腹式呼吸
D. 呼吸道黏膜缺少 SIgA　　E. 鼻腔短小、狭窄，黏膜血管丰富

第 2 节　急性上呼吸道感染

一、概　述

急性上呼吸道感染系由各种病原体引起的上呼吸道急性感染，俗称"感冒"，是小儿最常见的疾病。该病主要侵犯鼻、鼻咽和咽部，根据主要感染部位的不同，可诊断为急性鼻炎、急性咽炎、急性扁桃体炎等。

二、病　因

病毒所致者占 90%以上，主要包括鼻病毒、呼吸道合胞病毒、流感病毒、副流感病毒、腺病毒、柯萨奇病毒、冠状病毒等，最常见呼吸道合胞病毒。细菌感染占 10%左右，部分为病毒感染后继发的细菌感染，最常见为溶血性链球菌，其次为肺炎链球菌、流感嗜血杆菌、肺炎支原体等。

三、临床表现

1. 一般表现　发热、咳嗽、咳痰等。

2. 两种特殊的上呼吸道感染的特点

疾　　病	诊断和致病菌	昭昭老师速记
疱疹性咽峡炎	①疱疹性咽峡炎=寒战高热+咽峡部出现大小的疱疹； ②致病菌：柯萨奇 A 组病毒	"萨""疱"尿
咽结合膜热	①咽结合膜热=寒战高热+咽部充血+滤泡性眼结膜炎； ②致病菌：腺病毒	"咽""腺"莱

例 5～7 共用选项
A. 柯萨奇病毒　　B. 带状疱疹病毒　　C. 腺病毒　　D. 人类疱疹病毒 6 型　　E. 呼吸道合胞病毒
【例5】幼儿急疹的病原体是
【例6】疱疹性咽峡炎的病原体是
【例7】咽结合膜热的病原体是
【例8】女孩，6 岁。发热伴头痛及肌肉酸痛 3 天。查体：咽充血，扁桃体 I 度肿大。同学中有数人发病。最可能的诊断是
A. 急性上呼吸道感染　　B. 流行性感冒　　C. 疱疹性咽峡炎　　D. 急性扁桃体炎　　E. 川崎病
【例9】女孩，4 岁。高热、咽痛、食欲缺乏 2 天。查体：咽部充血，眼结膜充血，颈部、耳部淋巴结肿大，心肺无异常。最可能的病原体是
A. 副流感病毒　　B. 腺病毒　　C. 单纯疱疹病毒　　D. 柯萨奇病毒　　E. 流感病毒
【例10】患儿 9 个月。发热 3 天，烦躁、流涎 1 天。查体：一般状态可，前囟平坦，咽部充血，咽峡及软腭部可见直径 2～3 mm 的疱疹及溃疡，颈部无抵抗，心肺听诊正常。其病原体最可能为
A. 溶血性链球菌　　B. 腺病毒　　C. 柯萨奇病毒　　D. 副流感病毒　　E. 流感嗜血杆菌

四、治　疗

1. 病毒感染　首选抗病毒治疗，如利巴韦林。
2. 细菌感染　致病菌多为溶血性链球菌，首选青霉素。

第3节 支气管哮喘

一、概述
支气管哮喘是由多种细胞(如嗜酸性粒细胞、肥大细胞、T淋巴细胞、中性粒细胞及气道上皮细胞等)和细胞组分共同参与的气道慢性炎症性疾病,常在夜间和(或)清晨发作或加剧。

二、临床表现和体征

临床表现	①接触到敏原后出现咳嗽和喘息反复发作,呼气性呼吸困难; ②由于夜间和清晨迷走神经兴奋,导致气道痉挛加重,故哮喘多在夜间和清晨加重
体征	①双肺散布哮鸣音; ②严重者气道广泛堵塞,哮鸣音反而消失,称为闭锁肺,闭锁肺是哮喘最危险的体征

三、诊断标准
(昭昭老师提示:看见反复咳嗽和喘息>1个月,就是咳嗽变异性哮喘)

	支气管哮喘	咳嗽变异性哮喘
诊断标准	①反复发作的喘息、咳嗽等,清晨或夜间发作; ②双肺散布哮鸣音,呼吸相延长; ③抗哮喘药物诊断性治疗有效; ④排除其他原因引起的慢性咳嗽; ⑤临床表现不典型者应至少具备1项:A.支气管或运动激发试验(+);B.证实存在可逆性气流受限;C.PEF每日变异率≥20%	①持续咳嗽发作时间大于1个月,清晨或夜间发作,以干咳为主; ②抗生素治疗无效; ③抗哮喘药物诊断性治疗有效; ④排除其他原因引起的慢性咳嗽; ⑤支气管激发试验阳性或PEF每日变异率≥20%; ⑥个人或一级、二级亲属有特应性疾病史,或变应原测试阳性

【例11】诊断小儿咳嗽变异性哮喘的基本条件是
A. 咳嗽持续或反复发作　　　　　　B. 常伴夜间或清晨发作性咳嗽,痰少,运动后加重
C. 临床无感染征象　　　　　　　　D. 用支气管舒张剂可使咳嗽发作缓解
E. 有个人或家族过敏史

【例12】男孩,8岁。气喘2天,每年春秋季发病。体温37.5℃,两肺有普遍哮鸣音,白细胞$7.6×10^9$/L,中性粒细胞0.76。诊断可能为
A. 喘息性支气管炎　B. 支气管哮喘　　C. 过敏性肺炎　　D. 急性支气管炎　E. 支气管肺炎

【例13】女孩,7岁。反复咳嗽1个月,活动后加重,常于夜间咳醒,痰不多,无发热。抗生素治疗无效。既往有湿疹史。查体:双肺呼吸音粗,余无异常。最可能的诊断是
A. 支气管炎　　　B. 支气管异物　　C. 咳嗽变异性哮喘　D. 支气管肺炎　E. 喘息性支气管炎

【例14】男孩,6岁。反复咳嗽2个月,常于夜间咳醒,活动后加重,痰不多,无发热,使用抗生素无效。既往有湿疹史。查体:双肺呼吸音粗,无哮鸣音。最可能的诊断为
A. 支气管异物　　B. 咳嗽变异性哮喘　　C. 胃食管反流病　　D. 喘息性支气管炎　　E. 支气管炎

四、治疗

1. 哮喘急性发作期的治疗

$β_2$受体激动剂	$β_2$受体激动剂是急性发作期首选药物
糖皮质激素	①病情较重的急性病例给予口服泼尼松短程治疗(1~7天); ②严重哮喘发作时应静脉给予甲泼尼龙
抗胆碱药物	如异丙托溴铵,起效慢,特点是不易产生耐药、不良反应少
短效茶碱	可以缓解症状,但是不能单独应用,只作为哮喘综合治疗的一部分

2. 哮喘危重状态的处理

氧疗	面罩或双鼻导管吸氧,初始的吸氧浓度为40%,流量为4~5 L/min
糖皮质激素	全身应用糖皮质激素,是儿童危重哮喘治疗的一线用药
镇静剂	首选水合氯醛灌肠,禁用或慎用其他镇静剂,插管条件下可以应用地西泮

机械通气	①严重的持续性呼吸困难；②呼吸音减弱，随之哮鸣音消失；③呼吸肌过度疲劳而使胸廓活动受限；④意识障碍甚至昏迷；⑤吸氧状态下发绀进行性加重；⑥$PaCO_2 \geq 65$ mmHg

3. 哮喘慢性持续期的治疗

糖皮质激素	哮喘长期控制的首选药物，也是最有效的抗炎药物
肥大细胞膜稳定剂	色甘酸钠是预防哮喘复发的首选药物

【例15】男，10岁，其母有哮喘史。患儿幼时对花粉过敏，反复发作喘息数次以上。今又突发喘息。查体：两肺满布哮鸣音。皮下注射肾上腺素后哮鸣音明显减少。对该患儿有效的紧急处理是

A. 美托洛尔　　B. 苯巴比妥注射　　C. 毛花苷C注射　　D. 氢化可的松注射　　E. 注射甘露醇

【例16】患儿8岁，突然出现喘憋、烦躁不安、大汗、不能平卧。既往曾有喘息发作2次。查体：两肺布满哮鸣音，考虑为支气管哮喘。目前治疗首选

A. 糖皮质激素　　B. 支气管扩张剂　　C. 免疫抑制剂　　D. 肥大细胞稳定剂　　E. 脱敏疗法

【例17】哮喘患儿出现持续状态，治疗应选用

A. 脱敏疗法　　B. 口服氨茶碱类药物　　C. 口服免疫抑制剂

D. 静脉应用糖皮质激素　　E. 去除诱导因素

第4节 肺 炎

一、肺炎的分类

分类标准	分 类
按病理	大叶性肺炎、小叶性肺炎(支气管肺炎)和间质性肺炎
按病因	病毒性肺炎(呼吸道合胞病毒最常见)、细菌性肺炎(肺炎链球菌最常见)、支原体肺炎、衣原体肺炎、原虫性肺炎、真菌性肺炎等
按病程	急性肺炎(<1个月)、迁延性肺炎(病程1~3个月)、慢性肺炎(>3个月)
按病情	轻症肺炎(无全身中毒症状)、重症肺炎(全身中毒症状明显)
按临床表现	典型肺炎、非典型肺炎
按发生地区	①社区获得性肺炎指无明显免疫抑制的患儿在院外或住院48小时内发生的肺炎；②院内获得性肺炎指住院48小时后发生的肺炎

【例18】小儿肺炎的病因分类中不包括

A. 嗜酸性粒细胞性肺炎　B. 间质性肺炎　C. 病毒性肺炎　　D. 细菌性肺炎　　E. 衣原体肺炎

二、支气管肺炎

1. 概　述

支气管肺炎是累及支气管壁和肺泡的炎症，为儿童时期最常见的肺炎，2岁以内儿童多发。

2. 病　因

最常见为细菌和病毒感染，也可由病毒、细菌混合感染引起。发达国家儿童肺炎病原体以病毒为主，主要有呼吸道合胞病毒等。发展中国家病原体以细菌为主，细菌感染中最常见溶血性链球菌。

3. 临床表现

(1) 一般表现　发热、咳嗽、气促；重症患者出现全身症状。

(2) 重症肺炎表现

心血管系统	最常见心力衰竭
神经系统	缺氧中毒性脑病，如烦躁、嗜睡、脑膜刺激征等
消化系统	缺氧中毒性肠麻痹，如呕吐、腹胀、肠鸣音消失等
抗利尿激素异常分泌综合征	血钠≤130 mmol/L，血渗透压<275 mmol/L
弥散性血管内凝血	表现为血压下降、四肢凉、脉速而弱、皮肤、黏膜及胃肠道出血

4. 体格检查

呼吸增快	呼吸频率40～80次/分
发绀	口鼻、鼻唇沟和指端发绀，轻症患儿可无发绀
肺部啰音	早期不明显，以后可有固定的中、细湿啰音

【例19】患儿男，3岁。发热、咳嗽2天。查体：T 38 ℃，双肺闻及固定的中、细啰音。外周血WBC 11×10^9/L，N 0.58，L 0.49。最可能的诊断是
　　A. 毛细支气管炎　　B. 支气管肺炎　　C. 腺病毒肺炎　　D. 肺炎支原体肺炎　　E. 葡萄球菌肺炎

【例20】男婴，9个月。咳嗽2天，发热伴气促1天。查体：呼吸急促，口周略发青，咽部充血，双肺闻及中小水泡音，心、腹(一)。白细胞10×10^9/L，N 0.65，L 0.35。最可能的诊断是
　　A. 支气管炎　　B. 支气管哮喘　　C. 原发型肺结核　　D. 支气管肺炎　　E. 毛细支气管炎

【例21】女孩，3岁。咳嗽5天，发热2天。查体：咽红，双侧扁桃体Ⅰ度肿大，双肺可闻及较固定的中、细湿啰音。最可能的诊断是
　　A. 上呼吸道感染　　B. 支气管肺炎　　C. 支气管哮喘　　D. 支气管炎　　E. 毛细支气管炎

【例22】患儿，3岁。发热、咳嗽2天，惊厥、昏迷1天。体温39℃，鼻翼煽动，肺部散在干湿啰音，心律齐，心率130次/分，肝未触及。诊断是支气管肺炎合并
　　A. 呼吸衰竭　　B. 心力衰竭　　C. 中毒性脑病　　D. 中毒性肠麻痹　　E. DIC

【例23】重症肺炎患儿发生腹胀主要是由于
　　A. 低钾血症　　　　B. 中毒性肠麻痹　　　　C. 胃肠道毛细血管通透性增加
　　D. 低钠血症　　　　E. 代谢性酸中毒

例24～26共用题干
　　男孩，3岁。发热伴咳嗽3天，加重伴呼吸困难1天。自服抗生素治疗。查体：T 39 ℃，嗜睡，精神反应差，躯干可见散在脓疱疹，呼吸急促，双肺可闻及散在中、小水泡音。实验室检查：血WBC 18×10^9/L，N 0.85，L 0.12。

【例24】该患儿最可能的诊断是
　　A. 肺炎支原体肺炎　　B. 肺炎衣原体肺炎　　C. 呼吸道合胞病毒肺炎
　　D. 金黄色葡萄球菌肺炎　　E. 腺病毒肺炎

【例25】患儿今起病情突然加重，出现高热及呼吸困难加重。查体：T 39.5 ℃，R 40次/分，烦躁不安，鼻翼煽动，出现三凹征，面色苍白，唇周发绀，心率140次/分，心音有力，律齐，无奔马律，右肺呼吸音减低，肝、脾无肿大。最可能的并发症是
　　A. 化脓性脑膜炎　　B. 脓胸或脓气胸　　C. 中毒性脑病　　D. 急性心力衰竭　　E. 中毒性心肌炎

【例26】进一步有效的治疗措施是
　　A. 换用其他抗生素+肾上腺皮质激素　　　　B. 换用其他抗生素+胸腔闭式引流
　　C. 换用其他抗生素+胸腔内注射抗生素　　　　D. 换用其他抗生素
　　E. 胸腔内注射抗生素

【例27】支气管肺炎与支气管炎的主要区别点是
　　A. 发热、频咳　　B. 气促、喘憋　　C. 呼吸音减弱　　D. 肺部可闻及固定湿啰音　　E. 白细胞增高

5. 实验室检查

血常规及生化	白细胞计数升高；C反应蛋白(CRP)时细菌感染时升高
病毒抗体检查	特异性IgM抗体升高可以确诊
冷凝集试验阳性	冷凝集试验阳性≥1:32为阳性标准是诊断支原体感染的非特异性检查

6. 治　疗
（1）应用致病菌敏感的抗生素

肺炎链球菌	①青霉素敏感者首选青霉素或阿莫西林； ②青霉素中介者首选大剂量青霉素或阿莫西林，耐药者首选头孢曲松钠、头孢唑肟、万古霉素； ③青霉素过敏者选用大环内酯类抗生素，如红霉素
金黄色葡萄球菌	①甲氧西林敏感者首选苯唑西林钠或氯唑西林； ②耐药者首选万古霉素或联用利福平
流感嗜血杆菌	阿莫西林/克拉维酸，氨苄西林/舒巴坦

大肠埃希菌和肺炎克雷伯杆菌	①不产超广谱β内酰胺酶(ESBLs)菌:首选头孢他啶/头孢哌酮; ②产超广谱β内酰胺酶(ESBLs)菌:亚胺培南/美洛培南
铜绿假单胞菌	替卡西林/克拉维酸
卡他莫拉菌	阿莫西林/克拉维酸
支原体和衣原体	大环内酯类抗生素,如红霉素、阿奇霉素等
用药时间: ①一般体温正常后5～7天,症状、体征消失后3天停药; ②支原体肺炎至少应用抗菌药物2～3周; ③葡萄球菌肺炎在体温正常后2～3周可停药,一般总疗程≥6周	

（2）氧疗和糖皮质激素

疗 法	适应证
吸氧	①烦躁、发绀或 PO₂<60 mmHg,采用鼻导管给氧,氧流量 0.5～1 L/min,浓度≤40%; ②新生儿和婴幼儿可用面罩给氧,氧流量 2～4 L/min,浓度 50%～60%
糖皮质激素	①全身中毒症状明显;②严重喘憋或呼吸衰竭;③合并感染中毒性休克; ④出现脑水肿;⑤胸腔短期内有较大量渗出

7. 并发症

	脓胸	脓气胸	肺大疱
表现	高热不退,呼吸困难加重	突发胸痛及呼吸困难	呼吸困难
体征	患侧呼吸运动受限,语音震颤减弱,积脓较多时纵隔和器官向健侧移位	胸部叩诊呈鼓音,听诊呼吸音消失或减弱	语音震颤减弱
X线	肋膈角变钝或呈反抛物线状阴影	液气平面	薄壁空洞

三、不同病原体所致肺炎的临床特点

1. 病毒性肺炎

	呼吸道合胞病毒肺炎	腺病毒肺炎
发病率	最高	稍低
表现	多见于1岁以内的婴儿,出现发热、喘憋、呼吸困难、鼻翼煽动及三凹征	腺病毒3、7型,多见于6个月～2岁儿童,高热、中毒症状重
X线	两肺可见小点片状、斑片状阴影	大小不等,片状阴影或融合成大病灶
诊断	呼吸道合胞病毒肺炎＝1岁以内＋发热、喘憋、呼吸困难及三凹征	腺病毒肺炎＝6个月～2岁儿童＋高热、中毒症状重
昭昭速记	买东西要"三""胞"	"命"悬一"线(腺)"

例 28～31 共用题干

男,8个月。持续高热、频咳、精神萎靡5天。近2天气促加重,今抽搐3次,全身性发作、嗜睡。查体:体温40℃,呼吸54次/分,心率148次/分,双肺少量湿啰音,左右肺闻及管状呼吸音,肝肋下1 cm,白细胞计数明显升高。X线显示大小不等的片状病灶或整合性病灶,以两肺下野及右上肺多见。

【例28】最有可能的诊断是
A. 急性咽喉炎　　　　B. 肺炎链球菌肺炎　　　　C. 支原体肺炎
D. 腺病毒肺炎　　　　E. 金黄色葡萄球菌肺炎

【例29】病程中患儿出现弛张高热,胸部X线片出现新的阴影,提示
A. 原有感染加重　B. 合并细菌感染　C. 病情好转前征兆　D. 并发败血症　E. 并发心衰

【例30】若患儿在病程中出现反复惊厥,腰椎穿刺颅压增高,脑脊液检查正常。最有可能的原因是
A. 中毒性脑病　B. 高热惊厥　C. 败血症　D. 心力衰竭　E. 癫痫

【例31】若患儿突然发生少尿,尿钠40 mmol/L,尿沉渣出现棕色颗粒管型。最有可能出现的情况是
A. 败血症　　B. 心力衰竭　　C. 肾前性少尿　　D. 尿路梗阻　　E. 急性肾衰

2. 细菌性肺炎

	临床表现	X 线表现
肺炎链球菌肺炎	①5 岁以下儿童最常见的细菌性肺炎； ②支气管肺炎是儿童肺炎链球菌最常见的病理类型； ③典型症状为咳铁锈色痰	大片状阴影,均匀致密,占全肺叶或肺段,经治疗后逐渐消散
金黄色葡萄球菌肺炎	由呼吸道或血行播散所致,多发的小脓肿导致肺组织坏死,是最容易导致脓胸、脓气胸的肺炎	小片状阴影,数小时内出现小脓肿、肺大疱或胸腔积液
革兰氏阴性杆菌肺炎	①病原菌为流感嗜血杆菌和肺炎克雷伯杆菌； ②有免疫缺陷者多见铜绿假单胞菌肺炎； ③新生儿时期多见大肠埃希菌肺炎	①肺炎克雷伯杆菌肺炎:肺段或大叶性致密实变阴影； ②铜绿假单胞菌肺炎:结节状浸润阴影； ③流感嗜血杆菌肺炎:粟粒状阴影

3. 其他微生物所致肺炎

	临床表现	X 线表现
肺炎支原体肺炎	刺激性咳嗽是本病的突出症状,体征与剧咳及发热的临床症状不符	均匀一致的片状阴影,似大叶性肺炎改变
衣原体肺炎	①沙眼衣原体肺炎:多是母婴垂直传播所致,表现为呼吸增快,具有特征性的不连贯咳嗽； ②肺炎衣原体肺炎:最多见的症状是咳嗽	多为单侧下叶浸润,可为广泛单侧或双侧病灶

【例 32】男,10 岁。发热 11 天,体温 38～39 ℃,刺激性咳嗽,明显胸痛。查体:双肺散在干啰音。胸片:左肺下野淡薄片状阴影。最可能的诊断是

A. 腺病毒肺炎　　　　B. 呼吸道合胞病毒肺炎　　　　C. 肺炎支原体肺炎
D. 金黄色葡萄球菌肺炎　　　　E. 肺炎链球菌肺炎

➢ 参考答案如下,详细答案参见 2019 版《国家临床执业及助理医师资格考试精选真题考点精析》。

1. D	2. D	3. E	4. D	5. D	6. A	7. C	8. A	昭昭老师提示:
9. B	10. C	11. C	12. B	13. C	14. B	15. D	16. A	关注官方微信,获得第一手考试资料。
17. D	18. B	19. B	20. D	21. B	22. C	23. B	24. D	
25. B	26. B	27. D	28. D	29. B	30. A	31. E	32. C	

第 12 章　循环系统疾病

➢ **2019 考试大纲**

①心血管系统生理特点；②先天性心脏病概述；③房间隔缺损；④室间隔缺损；⑤动脉导管未闭；⑥法洛四联症。

➢ **考纲解析**

近 20 年的医师考试中,本章考试重点考查先心病的诊断、机制,执业医师每年考查分数为 3～4 分,助理医师每年考查分数为 2～3 分。

第 1 节　心血管系统生理特点

一、胎儿-新生儿血液循环转换

1. 正常胎儿血液循环特点

特殊管道	动静脉导管、卵圆孔是胎儿血液循环的特殊通道
交换部位	胎儿时期的营养和气体是通过脐血管和胎盘与母体之间以弥散方式进行交换
血液	①因为胎儿肺处于压缩状态,胎儿时期只有体循环而无肺循环； ②胎儿体内绝大部分是混合血,只有肝由纯动脉血供应,胎儿时期肝的含氧量最高,心、脑、上肢次之,下半身最低
压力	胎儿时期右心室承担的负荷较左心室大

2. 出生后血液循环的改变

部　位	闭合时间	昭昭老师速记
卵圆孔	肺循环建立后即功能上关闭，至出生后5～7个月解剖上关闭	"5""元（圆）"钱
动脉导管	足月儿出生后10～15小时功能性关闭，约80%婴儿在生后3个月、95%婴儿于12个月内形成解剖上关闭	"3"人行"动"

【例1】关于胎儿正常血液循环特点的描述，错误的是
A. 营养与气体交换通过胎盘与脐血管完成　　B. 只有体循环，几乎无肺循环
C. 体内绝大部分是动脉血　　D. 静脉导管、卵圆孔及动脉导管是特殊通道　　E. 肝血含氧量最高

例2～3共用选项
A. 生后3～4个月　B. 生后3个月内　C. 生后1～2岁　D. 生后5～7个月　E. 生后8～10个月
【例2】小儿卵圆孔解剖上关闭的时间是
【例3】80%的小儿动脉导管解剖上关闭的时间是

二、小儿血管、心率、血压的特点

小儿血管	小儿动脉相对比成人粗，动静脉之比在新生儿为1:1，成人为1:2
心率	小儿心率较快
血压	收缩压=（年龄×2）+80 mmHg；舒张压=2/3收缩压

【例4】2岁以上小儿的收缩压计算公式为
A. （年龄×2）+80 mmHg　　B. （年龄×2）+70 mmHg　　C. （年龄×3）+70 mmHg
D. （年龄×5）+70 mmHg　　E. （年龄×5）+80 mmHg
【例5】根据小儿动脉收缩压的推算公式，3岁小儿的收缩压是
A. 56 mmHg　　B. 66 mmHg　　C. 76 mmHg　　D. 86 mmHg　　E. 96 mmHg

第2节　先天性心脏病概述

一、先天性心脏病的分类

类　型	特　点	常见病
左向右分流型（潜伏青紫型）	由于体循环压力>肺循环，血液从左向右分流，不出现青紫。当右心室压力超过左心室压力时，血液自右向左分流，出现青紫（艾森门格综合征）	房间隔缺损、室间隔缺损、动脉导管未闭
右向左分流型（青紫型）	右心室压力增高并超过左心室，血流经常自右向左分流，使大量静脉血流入体循环，出现持续性青紫	法洛四联症和大动脉转位
无分流型（无青紫型）	心脏左、右两侧或动、静脉之间无异常通路或分流	肺动脉狭窄等

【例6】左向右分流型的先天性心脏病是
A. 动脉导管未闭　B. 肺动脉狭窄　C. 主动脉缩窄　D. 右位心　E. 大血管错位
【例7】小儿先天性心脏病中属于青紫型的是
A. 室间隔缺损　B. 动脉导管未闭　C. 肺动脉狭窄　D. 法洛四联症　E. 主动脉缩窄
【例8】婴儿期持续性青紫见于
A. 房间隔缺损　B. 室间隔缺损　C. 肺动脉狭窄　D. 法洛四联症　E. 动脉导管未闭
【例9】不符合左向右分流先天性心脏病共同特征的是
A. 胸骨左缘收缩期杂音　　B. 容易并发肺部感染　　C. 生长发育落后
D. 肺动脉瓣区第二心音增强　　E. 蹲踞现象

二、实验室检查

1. 普通X线检查　X线片是适用于小儿先天性心脏病诊断的常用手段，可观察心脏和大血管的搏动、位置、形态及肺血管的粗细、分布，但不能观察细微的变化。

	房间隔缺损	室间隔缺损	动脉导管未闭	法洛四联症
房室增大	右房、右室大	双室大，左心房可大	左室、左房大	右室大，心尖上翘，呈靴型
主动脉结	不大	不大	增大	不大

续表

	房间隔缺损	室间隔缺损	动脉导管未闭	法洛四联症
肺动脉段	凸出	凸出	凸出	凹陷
肺野	充血	充血	充血	清晰
肺门舞蹈征	有	有	有	无

2. **心电图** 对各种心律失常诊断具有特异性,对房室肥大、传导阻滞、电解质紊乱及药物中毒等有提示意义,对心脏位置及心肌病也有重要的参考价值。24小时动态心电图及各种负荷心电图可提供更多的信息。

3. **超声心动图** 不仅可以提供详细的心脏解剖结构信息,还能提供心功能及部分血流动力学信息。

4. **心导管检查** 先天性心脏病明确诊断和决定手术前的重要检查方法之一。

5. **心血管造影** 明确心血管的解剖畸形。尤其对于复杂先天性心脏病及血管畸形仍是重要的检查手段。

6. **放射性核素心血管造影** 小儿心血管疾病的放射性核素示踪计数主要用于心功能的测定、左向右分流定量分析和了解心肌缺血情况。

7. **磁共振成像** 常用于主动脉弓等流出道畸形的诊断。

8. **计算机断层扫描** 对心外大血管异常及其分支病变、心脏瓣膜、心包和血管壁钙化、心腔肿块、心包缩窄及心肌病等有较高的诊断价值。

第3节 房间隔缺损

一、概 述

房间隔缺损(ASD)是由于原始房间隔发育、融合、吸收等异常,导致左、右心房之间遗留孔隙。女性多见,男女之比约为1:2。

二、病理生理

① 由于左心(体循环)压力高于右心(肺循环),导致心房的血液由左向右分流,暂时不出现青紫。

② 随着病情的进展,右心室血液越来越多,摄入到肺动脉的血较多,导致肺动脉痉挛,引发肺动脉高压,进而导致右心室、右心房压力逐渐升高。最后右心压力超过左心,导致右向左分流,即右心的静脉血直接进入左心,导致青紫出现,此为潜在性青紫。

三、临床表现

1. **表现和心音** 小的房间隔缺损没有症状,较大的房间隔缺损出现心肺功能不全的表现,仅体格检查时在左侧第2～3肋间近胸骨旁可闻及喷射性收缩期杂音,出现不受呼吸影响的第二心音固定分裂。多数患儿在婴幼儿期无明显体征,以后心脏增大,前胸饱满,搏动活跃,少数大缺损分流量大者可触及震颤。听诊特点:

① 第一心音亢进,肺动脉第二心音增强;

② 由于右心室容量增加,收缩期射血时间延长,肺动脉瓣关闭更落后于主动脉瓣,出现不受呼吸影响的第二心音固定分裂。

2. **心音产生机制** 由于右心室增大,大量血流通过正常肺动脉瓣时(形成相对性狭窄),在左侧第2肋间近胸骨旁可闻及2～3级喷射性收缩期杂音。

3. **继发改变** 当肺循环血流量超过体循环达1倍以上时,在胸骨左下第4～5肋间可出现三尖瓣相对狭窄的短促与低频的舒张早中期杂音,吸气时更响,呼气时减弱。

【例10】房间隔缺损杂音产生的主要原理是

A. 主动脉瓣相对狭窄　　B. 血流直接通过缺损口　　C. 二尖瓣相对狭窄

D. 肺动脉瓣相对狭窄　　E. 三尖瓣相对狭窄

例11～13 共用题干

男孩,8岁。剧烈运动后胸闷、气短1个月。查体:心前区未触及震颤,胸骨左缘2～3肋间闻及3级收缩期喷射性杂音,P₂增强,固定分裂。

【例11】最可能的诊断是

A. 动脉导管未闭　　　　B. 单纯肺动脉瓣狭窄　　C. 房间隔缺损

D. 中型室间隔缺损　　　E. 小型室间隔缺损

【例12】心脏杂音形成的最直接原因是

A. 肺动脉瓣明显狭窄　　B. 右心压力负荷增加　　C. 经肺动脉瓣血流量增多

D. 主动脉瓣相对狭窄 E. 血液经房间隔缺损自左房流入右房

【例13】最典型的心电图改变是
A. 左室高电压 B. 不完全性右束支传导阻滞和电轴右偏
C. 左心房肥大 D. 二度房室传导阻滞Ⅰ型 E. 一度房室传导阻滞

例14～15 共用题干

男孩4岁，生长落后，活动后气促。查体：胸骨左缘第2～3肋间有3级收缩期喷射性杂音，P₂亢进。X线片示右心房、右心室扩大。

【例14】该患儿最可能的诊断是
A. 法洛四联症 B. 房间隔缺损 C. 肺动脉狭窄 D. 室间隔缺损 E. 动脉导管未闭

【例15】目前最佳的治疗方案是
A. 口服卡托普利 B. 随访观察 C. 手术修补 D. 口服吲哚美辛 E. 防治感染

四、实验室检查

胸部X线片	右心房和右心室增大，肺动脉段突出，肺纹理增多、增粗，出现明显肺门舞蹈征
心电图	电轴右偏，不完全性右束支传导阻滞
超声心动图	右房、右室内径增大，房间隔中断，室间隔与左室后壁呈矛盾运动
心导管检查	右房血氧含量大于腔静脉，导管尖端可从右房进入左房

五、治　疗

临床情景	治　疗
较小的房间隔缺损	多在3个月内自然闭合
较大的房间隔缺损	一般不会自然闭合，3～5岁时需要进行手术治疗

例16～17 共同题干

男孩4岁，生长落后，活动后气促。查体：胸骨左缘第2～3肋间有3级收缩期喷射性杂音，P₂亢进。X线片示右心房、右心室扩大。

【例16】该患儿最可能的诊断是
A. 法洛四联症 B. 房间隔缺损 C. 肺动脉狭窄 D. 室间隔缺损 E. 动脉导管未闭

【例17】目前最佳的治疗方案是
A. 口服卡托普利 B. 随访观察 C. 手术修补 D. 口服吲哚美辛 E. 防治感染

六、并发症

支气管肺炎、充血性心力衰竭与肺水肿、感染性心内膜炎等，晚期可出现梗阻性（器质性）肺动脉高压，出现持久青紫，即艾森门格综合征。

第4节　室间隔缺损

一、概　述

室间隔缺损（VSD）是由胚胎期室间隔（流入道、小梁部和流出道）发育不全所致，是最常见的先天性心脏病。根据缺损部位不同，室间隔可分为很多种，最常见为膜周部缺损。

二、病理生理

1. 病理　由于左室比右室压力大，左室血流通过室间隔缺损进入右室，引起右室血流增多，右室增大，肺动脉血增多。由于右室较肥厚，左室进入右室血流的阻力也相应比较大，所以左室也代偿性增大。左室、主动脉和体循环血减少。

2. 艾森门格综合征　潜在青紫。由于房间隔缺损、室间隔缺损所致长期的肺动脉高压，导致肺动脉中层内膜层增厚，形成梗阻性肺动脉高压，此时右室的压力超过左室，右室血流反而进入左室，形成右向左分流，形成青紫。

3. 分型　小型室间隔缺损：缺损<5 mm 亦称为 Roger 病（昭昭老师速记："五"阿"哥"）；缺损5～10 mm，中型室间隔缺损；缺损>10 mm，重型室间隔缺损。

【例18】所谓 Roger 病是指
A. 原发孔房间隔缺损 B. 继发孔房间隔缺损 C. 小型室间隔缺损

D. 中型室间隔缺损　　　　　　E. 大型室间隔缺损

三、临床表现和体征

临床表现	①小的室间隔缺损没有症状； ②较大的室间隔缺损出现心肺功能不全的表现,如呼吸困难,哭闹时发绀、喂养困难、多汗、易疲劳、声音嘶哑,身高体重增长缓慢,反复呼吸道感染
典型体征	①胸骨左缘第3、4肋间可闻及3~4级全收缩期杂音,可触及收缩期震颤； ②分流量大时在心尖区可闻及二尖瓣相对狭窄的较柔和的舒张中晚期杂音

【例19】男,2岁。胸骨左缘第3~4肋间闻及3级收缩期杂音,肺动脉第2心音亢进。胸片示左、右心室扩大。诊断为
　A. 房间隔缺损　　B. 室间隔缺损　　C. 动脉导管未闭　　D. 肺动脉狭窄　　E. 法洛四联征

【例20】先天性心脏病室间隔缺损的主要杂音是
　A. 第2肋间2级柔和的收缩期杂音　　　　B. 第4肋间2级柔和的舒张期杂音
　C. 第2肋间2级柔和的舒张期杂音　　　　D. 第4肋间4级粗糙的收缩期杂音
　E. 第4肋间4级粗糙的舒张期杂音

四、实验室检查

X线	主动脉结变小,肺动脉段突出,左、右心室增大,以左心室增大为主,肺纹理增多、增粗明显
心电图	左室增大的表现
超声心动图	左室内径增大,室间隔中断,彩色多普勒发现右室有湍流信号,呈五彩缤纷现象
心导管检查	右室血氧含量大于右房,肺动脉、右室压力升高,导管可通过缺损处

【例21】室间隔缺损时不会出现的改变是
　A. 左室增大　　B. 右房增大　　C. 右室增大　　D. 肺动脉凸出　　E. 左心房增大

【例22】心导管检查右心室血氧含量高于右心房的先天性心脏病是
　A. 房间隔缺损　　B. 室间隔缺损　　C. 动脉导管未闭　　D. 法洛四联症　　E. 肺动脉狭窄

五、治　疗

较小的室间隔缺损	仍有自然闭合可能
较大的房间隔缺损	一般不会自然闭合需要进行介入或手术治疗

六、并发症

同房间隔缺损,如支气管肺炎、充血性心力衰竭与肺水肿、感染性心内膜炎等,晚期可出现梗阻性(器质性)肺动脉高压,出现持久青紫。

例23~25 共用题干

6岁女孩,出生后反复呼吸道感染,平时少活动。体检:无发绀,心前区稍隆起,胸骨左缘3~4肋间3级粗糙全收缩期杂音,伴震颤,P_2亢进。

【例23】最可能的诊断是
　A. 房间隔缺损　　B. 室间隔缺损　　C. 动脉导管未闭　　D. 法洛四联症　　E. 肺动脉狭窄

【例24】哪项不是该病常出现的合并症
　A. 肺水肿　　B. 支气管肺炎　　C. 脑血栓　　D. 充血性心力衰竭　　E. 亚急性感染性心内膜炎

【例25】该病血流动力学改变首先引起
　A. 右心室增大　　B. 左心室增大　　C. 左心房增大　　D. 主动脉扩张　　E. 肺动脉扩张

【例26】患儿10个月,出生后反复呼吸道感染。脉搏168次/分,胸骨左缘第3~4肋间可闻及3级粗糙收缩期杂音,双肺闻及湿啰音。该患儿的诊断是
　A. 室间隔缺损并急性支气管肺炎　　　　B. 房间隔缺损合并急性支气管肺炎
　C. 动脉导管未闭合并支气管肺炎　　　　D. 法洛四联症合并支气管肺炎
　E. 单纯性室间隔缺损

第5节 动脉导管未闭

一、概述

动脉导管原本系胎儿时期肺动脉与主动脉间的正常血流通道，由于此时肺呼吸功能障碍，来自右心室的肺动脉血经导管进入降主动脉，而左心室的血液则进入升主动脉，故动脉导管为胚胎时期特殊循环方式所必需。出生后肺膨胀并承担气体交换功能，肺循环建立不久，导管因废用即自动闭合，如持续不闭合则形成动脉导管未闭。

二、病理生理

1. 病理改变 由于主动脉压力大于肺动脉，主动脉血流通过动脉导管进入肺动脉，肺动脉血流增多，通过肺循环进入左心房的血流增多，从左心房进入左心室的血流也增多，最终导致左心房、左心室都增大。由于主动脉血流长期进入肺动脉，肺动脉压力增高，右心室向肺动脉射血的阻力也增大，导致右心室代偿性增大，从而导致左心房、左心室和右心室扩大，但是右心房不大。

2. 差异性青紫 由于长期肺动脉压力增大，肺动脉中层内膜层增厚，形成梗阻性肺动脉高压，肺动脉压力一旦超过主动脉，肺动脉的血流就会反向进入主动脉，导致青紫。但是由于动脉导管位于主动脉弓的降部，静脉血大部分进入下肢循环，小部位进入左上肢循环，形成特殊的差异性青紫，即下半身青紫、左上肢轻度青紫而右上肢无青紫。

3. 共同改变 房间隔缺损、室间隔缺损和动脉导管未闭的血流动力学改变相似，都是左向右分流，导致肺动脉血流增加，主动脉和体循环血流减少，所以存在共同的特点，即肺门舞蹈征，生长发育慢和易感染等。

【例27】临床上可出现差异性青紫（上半身不紫而下半身紫）的先天性心脏病是
A. 法洛四联症　　　　B. 完全性大动脉转位　　　　C. 动脉导管未闭
D. 房间隔缺损　　　　E. 室间隔缺损

三、临床表现和体征

临床表现	①小分流者临床可无症状，导管粗大者出现咳嗽、气急、喂养困难、体重不增、生长发育落后等；分流量较大者可出现心前区突出、鸡胸等； ②偶有声音嘶哑，此为肺动脉扩张压迫喉返神经所致
体征	①胸骨左缘第2肋间有粗糙、响亮的连续性机器样杂音，占整个收缩期与舒张期（持续存在），常伴有震颤，杂音向左锁骨下、颈部和背部传导，当肺血管阻力增高时杂音的舒张期可能减弱或消失； ②肺动脉第二心音亢进； ③可出现周围血管征，其原因是体循环血量减少导致的脉压差增大，如毛细血管搏动征、水冲脉、股动脉枪击音等

【例28】室间隔缺损和动脉导管未闭患儿压迫喉返神经是由于
A. 肺动脉扩张　　B. 主动脉扩张　　C. 右心房扩张　　D. 左心房扩张　　E. 左、右心房扩张

例29~30 共用选项
A. 房间隔缺损　　B. 室间隔缺损　　C. 动脉导管未闭　　D. 法洛四联症　　E. 复杂先天性心脏病

【例29】胸骨左缘第2、3肋间有2~3级柔和的收缩期吹风样杂音

【例30】胸骨左缘第2肋间有粗糙响亮的连续性机械样杂音

例31~33 共用题干
男孩，1岁。发热伴咳嗽、气促7天。自出生后喂养困难，生长发育落后，多次患肺炎。查体：T 38.0 ℃，P 120次/分，R 50次/分，消瘦，呼吸急促，双肺可闻及细湿啰音，胸骨左缘上方闻及粗糙响亮的收缩期杂音，腹软，肝肋下3 cm，质中，脾肋下未触及，手指甲床可见毛细血管搏动。

【例31】该患儿最可能罹患的心脏病是
A. 动脉导管未闭　　B. 房间隔缺损　　C. 法洛四联症　　D. 肺动脉瓣狭窄　　E. 室间隔缺损

【例32】该患儿手指甲床毛细血管搏动是由于
A. 动脉收缩压降低　　B. 动脉舒张压升高　　C. 动脉收缩压升高
D. 动脉舒张压降低　　E. 肺动脉向主动脉分流

【例33】该患儿目前最易发生的并发症是
A. 血栓形成　　B. 生长落后　　C. 充血性心力衰竭　　D. 营养不良　　E. 肺动脉瘤样扩张

四、实验室检查

胸部X线	主动脉结突出,肺动脉段突出,左房、左室增大,肺纹理增多、增粗明显
心电图	左室增大的表现,如电轴左偏、左心室高电压等
超声心动图	左房、左室内径增大,降主动脉和肺主动脉之间有管样结构,主动脉内有湍流信号
心导管检查	肺动脉血氧含量大于右心室,肺动脉、右室压力升高,导管可通过肺动脉进入降主动脉(昭昭老师提示:哪里出问题了,哪里就会高)

【例34】患儿女,2岁。多次患肺炎。胸片示肺纹理增强,左心房、左心室增大,主动脉影增宽,应诊断为
A. 房间隔缺损　　B. 室间隔缺损　　C. 动脉导管未闭　　D. 法洛四联症　　E. 艾森门格综合征

【例35】男孩2岁。自幼咳嗽、气急,生长发育落后。查体:胸骨左缘上方可闻及收缩期杂音。心导管检查发现肺动脉血氧含量高于右心室。最可能的诊断是
A. 肺动脉狭窄　　B. 房间隔缺损　　C. 肺动脉高压　　D. 法洛四联症　　E. 动脉导管未闭

五、治　疗

新生儿动脉导管未闭	生后1周内可试用吲哚美辛治疗,以促使导管的关闭
分流量较大者	可以采用介入或手术治疗

【例36】采用吲哚美辛治疗动脉导管未闭的最佳年龄段是
A. 学龄前期　　B. 青春期　　C. 幼儿期　　D. 学龄期　　E. 新生儿期

第6节　法洛四联症

一、概　述

法洛四联症是常见的先天性心脏血管畸形,在青紫型先天性心脏病中居首位,包括四种畸形:肺动脉狭窄、室间隔缺损、主动脉骑跨和右心室肥厚。

二、病理生理

由于肺动脉狭窄,右室压力大,导致右室代偿性肥大,当右室压力超过主动脉时,右室的血流就会进入骑跨的主动脉,形成右向左分流,从而出现青紫,此即持续性青紫。

【例37】法洛四联症不应存在下述哪种表现?
A. 肺动脉狭窄　　　　　B. 右心室肥大　　　　　C. 室间隔缺损
D. 主动脉骑跨　　　　　E. 动脉血氧饱和度>95%

三、临床表现和体征

青紫	青紫是最早出现的临床表现,而且是永久性青紫
蹲踞症状	下蹲时体循环的压力暂时增高,以抵抗右室血流进入主动脉使缺氧症状减轻
杵状指	慢性缺氧所致
阵发性缺氧发作	在肺动脉漏斗部狭窄的基础上,突然发生该处肌部痉挛,引起一时性肺动脉梗阻,使脑缺血缺氧加重,出现头痛、头昏、惊厥
活动	活动耐力下降
体征	胸骨左缘第2～4肋间全收缩期杂音,为肺动脉狭窄所致,一般无收缩期震颤

【例38】法洛四联症最早出现的临床表现是
A. 活动耐力下降　　B. 蹲踞现象　　C. 阵发性呼吸困难　　D. 青紫　　E. 杵状指(趾)

【例39】法洛四联症患者的青紫程度主要取决于
A. 肺动脉狭窄的程度　　B. 室间隔缺损的大小　　C. 室间隔缺损的部位
D. 主动脉骑跨的程度　　E. 右心室肥厚的程度

【例40】男,6个月。法洛四联症。近2天反复于哭闹时突然四肢抽搐,青紫加重,神志不清,呼吸急促持续时间2～3分钟。主要原因是
A. 脑栓塞　　B. 肺动脉梗阻　　C. 心力衰竭　　D. 脑炎　　E. 心包炎

四、诊 断

X线	肺动脉段凹陷,心尖圆钝上翘,靴形心,肺纹理减少,肺透亮度增加 (昭昭老师提示:房缺、室缺、动脉导管未闭是肺透亮度降低;法洛四联症是肺透亮度增加,看见肺透亮度增加就是法洛四联症)
心电图	右室肥大,表现为电轴右偏、右心室高电压等
超声心动图	①主动脉扩张,骑跨在室间隔上; ②主动脉前壁与室间隔的连续性中断,右心室流出道狭窄或肺动脉狭窄,右室壁增厚,内径增大,可见湍流信号从右室到主动脉
心导管检查	①血氧含量特点为股动脉氧含量减低; ②右室压力升高,肺动脉压降低;导管尖端从右室进入骑跨的主动脉;选择性右室造影可见狭窄的肺动脉和骑跨的主动脉
心血管造影	①造影剂注入右心室做选择性造影,可见肺动脉与主动脉同时显影,主动脉骑跨在室间隔的程度、肺动脉狭窄的程度、部位及分支发育情况; ②对手术矫治有很大帮助

【例41】男孩,2岁。活动后气急、口唇青紫1年余。查体:胸骨左缘第3肋间闻及3级喷射性收缩期杂音。胸部X线片示心影稍增大,心尖圆钝上翘,肺动脉段凹陷,肺门血管影缩小,肺透亮度增加。最可能的诊断是

A. 完全性大动脉转位　　　　　　B. 房间隔缺损合并动脉导管未闭
C. 室间隔缺损合并肺动脉高压　　D. 动脉导管未闭　　　　　　E. 法洛四联症

例42～45共用题干
女孩,3岁。生后发现口唇青紫,活动后加剧。平时喜蹲踞,哭吵时有突发呼吸急促、青紫加重,严重时伴晕厥,曾半年内晕厥2次,均于清晨或哭吵后发作,经2～3分钟自行恢复。今晨又出现晕厥,持续5分钟,即来急诊。查体:T 37.0℃,P 100次/分,R 22次/分,BP 82/55 mmHg。神志不清,双肺听诊未见异常,胸骨左缘第2～4肋间闻及3/6级收缩期杂音,无震颤,肺动脉第二心音减弱。口唇青紫,指、趾甲青紫,杵状指、趾,颈软,神经系统查体无异常。

【例42】最可能的诊断为
A. 单纯肺动脉瓣狭窄　　　　　　B. 房间隔缺损伴轻度肺动脉瓣狭窄
C. 完全性大动脉转位　　　　　　D. 室间隔缺损伴重度肺动脉高压　　E. 法洛四联症

【例43】该疾病最典型的心电图改变是
A. 右心房扩大　　　　　B. 预激综合征　　　　　C. 不完全性右束支传导阻滞
D. 右心室肥厚　　　　　E. 左心室肥厚

【例44】患儿晕厥的原因是
A. 肺动脉漏斗部痉挛　B. 血流缓慢　C. 脑血栓形成　D. 长期缺氧　E. 血液粘稠

【例45】下列抢救措施中不合适的是
A. 静脉滴注碳酸氢钠　　　　　B. 静脉注射普萘洛尔　　　　C. 皮下注射吗啡
D. 取胸膝位　　　　　　　　　E. 口服普萘洛尔

五、治 疗

阵发性缺氧发作的治疗	发作轻可取胸膝位,重者吸氧,给予普萘洛尔静脉注射,以缓解缺氧
手术治疗	轻症患者可考虑于5～9岁行一期根治手术

六、并发症

肺炎、充血性心力衰竭、感染性心内膜炎、脑血栓、脑脓肿、咯血。

【例46】室间隔缺损、房间隔缺损、动脉导管未闭及法洛四联症四种先天性心脏病患儿平时最常见的并发症是
A. 肺炎　　　　B. 脑栓塞　　　　C. 心律失常　　　　D. 喉返神经麻痹　　　　E. 感染性心内膜炎

▶ 参考答案如下,详细答案参见2019版《国家临床执业及助理医师资格考试精选真题考点精析》。

1. C	2. D	3. B	4. A	5. D	6. A	7. D	8. D
9. E	10. D	11. C	12. C	13. B	14. C	15. C	16. B
17. C	18. C	19. B	20. D	21. B	22. B	23. D	24. C
25. A	26. A	27. C	28. A	29. A	30. C	31. A	32. D
33. C	34. C	35. E	36. E	37. D	38. D	39. A	40. B
41. E	42. E	43. D	44. A	45. E	46. A	—	—

昭昭老师提示：
关注官方微信，获得第一手考试资料。

第 13 章　泌尿系统疾病

> **2019 考试大纲**

①泌尿系统解剖生理特点；②急性肾小球肾炎；③肾病综合征。

> **考纲解析**

近 20 年的医师考试中，本章考试重点考查单纯性肾病和肾炎性肾病的鉴别，执业医师每年考查分数为 2～3 分，助理医师每年考查分数为 1～2 分。

第 1 节　泌尿系统解剖生理特点

一、解剖特点

肾	位置较低，下极在髂嵴以下第 4 腰椎水平，2 岁以后达髂嵴以上。婴儿肾表面呈分叶状，至 2～4 岁时分叶完全消失
输尿管	输尿管长而弯曲，弹力纤维发育不良，易受压及扭曲而致梗阻
膀胱	婴儿膀胱位置高于年长儿，尿液充盈时顶入腹腔易触及
尿道	女婴尿道仅 1 cm 长（性成熟期 3～5 cm），外口暴露，接近肛门，易感染

二、生理特点

肾小球滤过率	出生时较低，2 岁时达成人水平
肾小管重吸收和排泄功能	新生儿葡萄糖肾阈减低，易发生糖尿。生后 10 天内排钾能力有限，避免钾离子输入
浓缩、稀释功能	①新生儿及婴幼儿尿浓缩功能低，入量不足时易脱水；②稀释功能接近成人，但因 GFR 低，利尿速度慢，大量水负荷或输液过快时易水肿
酸碱平衡功能	新生儿及婴幼儿时期易发生酸中毒
内分泌功能	肾是重要的内分泌器官，产生肾素、前列腺素、促红细胞生成素（胎儿期合成较多）、1,25-$(OH)_2$-D_3、激肽释放酶、利钠激素等

三、小儿排尿及尿液特点

1. 排尿时间及次数　93% 新生儿生后 24 小时内排尿，99% 生后 48 小时排尿。婴幼儿排尿次数较多，每天 10～20 次为正常表现，学龄前和学龄儿与成人相仿，每天 6～7 次。

2. 排尿量及少尿、无尿标准

年　龄	正常尿量/[mL·(24h)⁻¹]	少尿/[mL·(24h)⁻¹]	无尿/[mL·(24h)⁻¹]
婴儿期	400～500	<200	<50
幼儿期	500～600	<200	<50
学龄前期	600～800	<300	<50
学龄期	800～1400	<400	<50

【例 1】婴儿少尿的标准是每天尿量少于
A. 50 mL　　B. 100 mL　　C. 150 mL　　D. 200 mL　　E. 250 mL

3. 尿液性质

尿色	正常情况下呈淡黄色
尿液酸碱度	新生儿尿呈酸性（含尿酸盐较多），婴幼儿尿接近中性或弱酸性

尿密度和渗透压	新生儿尿密度较低(1.006~1.008),渗透压平均为 240 mmol/L。儿童尿渗透压通常为 500~800 mmol/L,尿密度通常为 1.011~1.025
尿常规	正常儿童新鲜尿沉渣镜检,红细胞<3/HP,白细胞<5/HP,管型无或偶见。蛋白检查,定性为阴性,定量≥150 mg/d 为异常
12 小时尿细胞计数	12 小时尿细胞计数即 Addis 计数:红细胞<50 万,白细胞<100 万,管型<5 000 个为正常

第 2 节　儿童肾小球疾病的临床分类

一、肾小球肾炎

急性肾小球肾炎	急性链球菌感染后肾小球肾炎,非链球菌感染后肾小球肾炎
急进性肾小球肾炎	起病急,进行性肾功能减退
慢性肾小球肾炎	病程超过 3 个月不能恢复者

二、肾病综合征

1. 根据临床表现分类

肾炎性肾病	2 周内 3 次以上离心尿检查,红细胞≥10/HP,并证实为肾小球源性血尿,反复或持续高血压,肾功能不全,持续低补体血症
单纯性肾病	只有蛋白尿和低蛋白血症

2. 根据糖皮质激素反应分类

激素敏感型肾病	以足量泼尼松治疗≤8 周,尿蛋白转阴
激素耐药型肾病	以泼尼松足量治疗>8 周,尿蛋白仍阳性
激素依赖型肾病	对激素敏感,但连续 2 次减量或停药 2 周内复发
肾病复发和频复发	①复发:连续 3 天尿蛋白由阴性转为(+++)或(++++),或 24 小时尿蛋白定量≥50 mg/kg,或尿蛋白/肌酐≥2.0; ②频复发:肾病病程中半年内复发≥2 次或 1 年内复发≥3 次

【例2】男,8 岁。肾病综合征,初治体重 25 kg。泼尼松每次 25 mg,每天 2 次,治疗 2 周后,水肿消失,4 周时,尿蛋白转阴。判断该患儿疗效为

A. 激素部分敏感　　B. 激素依赖　　C. 激素不耐受　　D. 激素敏感　　E. 激素耐药

三、孤立性血尿或蛋白尿

仅有血尿或蛋白尿,而无其他临床症状。

四、其他类型

继发性肾小球疾病:紫癜性肾炎、狼疮性肾炎等。遗传性肾小球疾病:遗传进行性肾炎(Alport 综合征)、家族性良性血尿等。

第 3 节　急性肾小球肾炎

一、概　述

急性肾小球肾炎是指一组病因不一、临床表现为急性起病、多有前驱感染史,以血尿为主,伴不同程度蛋白尿,可有水肿、高血压或肾功能不全等特点的肾小球疾病。多见于儿童和青少年,以 5~14 岁多见。

二、病　因

绝大多数急性肾小球肾炎由急性链球菌感染引起,最常见的致病菌是溶血性链球菌。感染后引发自身免疫性疾病。

三、临床表现

1. 一般表现

前驱表现	有链球菌的前驱感染,呼吸道感染 1~2 周后出现症状,皮肤感染后 2~4 周出现症状
水肿	一般仅累及眼睑及颜面部,呈非凹陷性

续表

血尿	50%~70%的病例有肉眼血尿,一般1~2周后转为镜下血尿
其他	蛋白尿、高血压等

2. 严重表现

严重循环充血	①由于水钠潴留、血浆容量增加而出现循环充血; ②表现为尿少加剧、烦躁、呼吸增快甚至呼吸困难、咳粉红色泡沫痰、双肺湿啰音、心率增快,可有奔马律、肝大等
高血压脑病	患儿多表现为剧烈头痛、呕吐、昏迷、惊厥
急性肾功能不全	出现尿素氮、血肌酐增高、少尿、无尿

【例3】患儿女,10岁。3周前患"感冒"。突然发热3天,体温38℃左右,眼睑及颜面部水肿。尿检红细胞6/HP,尿蛋白定性(+++)。血压120/90 mmHg。该患儿最可能的诊断是
A. 急进性肾小球肾炎　　B. 慢性肾小球肾炎　　C. 急性肾小球肾炎
D. 慢性肾炎急性发作　　E. IgA肾病

【例4】患儿,10岁。急性肾炎,血压140/100 mmHg,水肿明显,尿量明显减少,呼吸困难不能平卧。心率140次/分,心音低钝,肝肋下2 cm。X线胸片:肺纹理增强。该患儿可能出现
A. 肺炎,心衰　　B. 高血压脑病　　C. 肾衰竭　　D. 循环充血　　E. 支气管炎

【例5】女,13岁。因水肿3天,剧烈头痛、呕吐2天入院。2周前曾发热、咽痛。查体:P 110次/分,BP 170/120 mmHg。双肺无异常。Hb 110 g/L。尿常规:尿蛋白(++),RBC 30~50/HP,尿比重1.020。最可能的诊断是
A. 急性肾小球肾炎并严重循环充血　　B. 急进性肾小球肾炎　　C. 急性肾小球肾炎并高血压脑病
D. 急性肾小球肾炎并急性肾功能不全　　E. 急性肾小球肾炎

四、实验室检查

尿液检查	尿红细胞增多,为肾小球源性血尿,尿蛋白多为(+~+++),可见多种管型
血液检查	①常见轻度贫血,多为血液稀释所致。白细胞轻度升高或正常; ②红细胞沉降率(ESR)多轻度增快
血清补体测定	病程早期补体C_3明显降低,6~8周恢复正常,>8周不恢复者应考虑其他肾小球疾病
抗链球菌溶血素"O"	多升高,3~6个月后恢复正常

五、治 疗

本病为自限性疾病,无特异治疗。主要措施为休息、对症。

1. 休 息

临床情景	治疗方式	昭昭老师速记
急性期	卧床2周	一般的就休息2周
肉眼血尿消失、水肿减退、血压正常	可下床做轻微活动	"症状消失"才"下床"
血沉正常者	可上学	"上学"书包好"沉"啊
尿Addis计数正常	可参加体育活动	穿"阿迪"去"体育"锻炼

2. 饮 食　水肿、高血压者限钠及水,待水肿消退、血压正常后渐由低盐过渡到普食。有明显氮质血症时,限制蛋白质摄入,并给予优质蛋白(牛奶、鸡蛋、瘦肉和鲜鱼)0.5 g/(kg·d)。

3. 抗感染治疗　给予青霉素10~14天,过敏者改用大环内酯类抗生素,以清除残余感染。

4. 对症治疗

利尿	可用氢氯噻嗪、呋塞米或利尿合剂
降血压	首选硝苯地平(心痛定)舌下含服或口服,亦可用卡托普利

5. 严重病例治疗

临床情景	治疗方式
严重循环充血	①限钠水摄入;②应用快速利尿剂(呋塞米静注); ③血管扩张剂(酚妥拉明);④硝普钠;⑤必要时血液透析

高血压脑病的治疗	①降压常首选硝普钠；②止惊给予地西泮、苯巴比妥等
急性肾衰竭的治疗	①试用新利尿合剂；②严格限制钠、水和蛋白质摄入；③无效时透析治疗

【例6】男 10 岁。发现**眼睑水肿** 3 天，尿如深茶色 1 天。病前 **3 周**曾患皮肤脓疱疮。查体：血压 130/90 mmHg，心率 110 次/分，肝于右肋下 1 cm，有压痛，双下肢轻度凹陷性**水肿**。目前首选的治疗措施是给予

A. 限盐　　　B. 青霉素　　　C. 呋塞米　　　D. 氢氯噻嗪　　　E. 卡托普利

例 7～8 共用题干

女，8 岁。3 周前曾患脓疱病。水肿、少尿、**肉眼血尿 3 天**。BP 150/105 mmHg。尿常规：蛋白（＋），大量红细胞管型，1～2/HP。ASO 升高，血沉增快，**血补体 C_3 下降**。

【例7】首选的**降压药**是

A. 卡托普利　　B. 二氮嗪　　C. 硝苯地平　　D. 哌唑嗪　　E. 硝普钠

【例8】**血补体 C_3** 恢复正常的时间多为起病后

A. 24 周　　B. 8 周　　C. 12 周　　D. 4 周　　E. 2 周

第 4 节　肾病综合征

一、概　述

肾病综合征（NS）系一组由多种原因引起的，以肾小球基底膜对血浆蛋白质通透性增高为基本病理生理改变，以"三高一低"（大量蛋白尿、低白蛋白血症、高胆固醇血症、明显水肿）为基本临床特征的综合征。

二、分　类

按病因分类	原发性、继发性、先天性三类，其中原发性肾病综合征占 90%
按病理分型	①以**微小病变型肾病**最为常见，占 80%～85%；②非微小病变占 15%～20%，包括系膜增生性肾炎、局灶性节段性肾小球硬化、膜性肾病、系膜毛细血管性肾炎（膜增生性肾炎）等
按临床分型	单纯性 NS 占 80% 以上，肾炎型 NS 占 20% 以下
按糖皮质激素治疗反应分型	激素敏感型 NS，激素耐药型 NS，激素依赖型 NS，复发与频复发

三、临床表现

病初患儿一般情况尚好，随病程迁延出现苍白、精神萎靡、食欲减退，常有腹痛、腹部不适、腹泻等。

1. 特点为三高一低　**大量蛋白尿**、**低蛋白血症**、高脂血症、明显水肿。

2. 最早出现、最突出的症状　**水肿**，一般为颜面和四肢水肿。

【例9】小儿肾病综合征**最早**出现的表现为

A. 肉眼血尿　　B. 水肿　　C. 少尿　　D. 面色苍白　　E. 精神萎靡

【例10】男孩 3 岁，因水肿伴尿少 5 天入院。**血浆白蛋白 25 g/L**，RBC2～3/HP，血压 100/90 mmHg，下肢凹陷性水肿。可能的诊断是

A. 肾炎性肾病　　　　B. 单纯型肾病综合征　　　　C. 急进性肾炎
D. 急性肾炎　　　　　E. 慢性肾炎

四、诊　断

疾　病	诊断公式
肾炎性肾病	**肾炎性**肾病＝蛋白尿和低蛋白血症＋2 周内 3 次以上离心尿检查，**红细胞≥10/HP**，并证实为肾小球源性血尿，**反复或持续高血压**，肾功能不全，**持续低补体血症**
单纯性肾病	**单纯性**肾病＝只有蛋白尿和低蛋白血症

五、治　疗

1. 肾上腺皮质激素　泼尼松。

短程疗法	①泼尼松 2 mg/（kg·d），最大剂量 60 mg/d，分次服用，共 4 周；②4 周后不论疗效如何，均改为泼尼松 1.5 mg/kg，隔日顿服，共 4 周；③全疗程共 **8 周**，然后骤然停药（昭昭老师速记："短""8"）

中程疗法	①泼尼松 2 mg/(kg·d),最大剂量 60 mg/d,分次服用,共 4 周; ②若 4 周内尿蛋白转阴,则自转阴后至少巩固 2 周开始减量,以后改为隔日 2 mg/kg,早餐后顿服,继续用 4 周,以后每 2~4 周总量减去 2.5~5 mg,直至停药; ③疗程必须达到 6个月（昭昭老师速记："中"不"6"）
长程疗法	①开始治疗后 4 周尿蛋白未转阴者可继续服用,至尿蛋白转阴后 2 周,一般不超过 8 周; ②以后再改为隔日 2 mg/kg,早餐后顿服,继续服用 4 周,以后每 2~4 周减量一次,直至停药,疗程 9个月（昭昭老师速记："长""久(9)"）

2. 免疫抑制剂 主要用于肾病综合征频繁复发、糖皮质激素依赖、耐药或出现严重副作用者,如环磷酰胺等。

3. ACEI 类药物 尤其适用于合并高血压的肾病综合征患者。

【例 11】男孩 12 岁,肾病综合征。初次治疗口服泼尼松片 2 mg/(kg·d),2周后尿蛋白转阴,巩固治疗 2 周开始减量,改成隔日晨顿服 2 mg/kg,共 4 周。以后每 4~6 周减量 0.5 mg/kg,直至停药。此激素治疗方案为
A. 中程疗法　　B. 冲击疗法　　C. 短程疗法　　D. 长程疗法　　E. 替代疗法

例 12~14 共用题干

患儿 3 岁,眼睑及双下肢明显水肿,少尿 1 周。体检:精神状态良好,眼睑水肿,双下肢呈凹陷性水肿,血压 90/60 mmHg,心肺正常。尿常规:蛋白（+++）,红细胞 0~3 个/HP,血浆总蛋白 45 g/L,白蛋白 22 g/L,抗"O"正常,C_3 补体正常,胆固醇 11.2 mmol/L。

【例 12】该患儿诊断为
A. 急性肾炎　　B. 单纯性肾病　　C. 肾炎性肾病　　D. 急进性肾炎　　E. 病毒性肾炎

【例 13】该患儿病理类型最可能为
A. 微小病变型　　B. 系膜增生型　　C. 局灶性节段性肾小球硬化
D. 膜性肾病　　E. 膜增生性肾炎

【例 14】该患儿治疗应选择
A. 泼尼松短程疗法　　B. 泼尼松中程疗法　　C. 泼尼松长程疗法
D. 甲泼尼龙冲击疗法　　E. 泼尼松＋环磷酰胺

六、并发症

感染	最常见的并发症,发生率呼吸道＞泌尿道＞皮肤感染
电解质紊乱	出现三低即低钠、低钾、低钙血症
血栓形成	①以肾静脉血栓最常见,患者表现为突发腰痛及血尿、蛋白尿加重;首选检查为肾静脉超声; ②此外还可以发生下肢深静脉血栓等
急性肾衰竭	部分患者在病程中出现急性肾衰竭

【例 15】小儿肾病综合征最常见的并发症是
A. 低钠血症　　B. 感染　　C. 低钾血症　　D. 肾静脉血栓形成　　E. 低钙血症

例 16~17 共用题干

女孩,9 岁。水肿 1 个月。查体:BP 135/95 mmHg,颜面和四肢明显水肿。实验室检查:尿蛋白（+++）,24 小时尿蛋白定量 2.5 g,血浆白蛋白 28 g/L,尿素氮 10 mmol/L,血补体 C_3 0.65 g/L。

【例 16】该患儿最可能的诊断是
A. 急进性肾小球肾炎　　B. 迁延性肾小球肾炎　　C. 肾炎型肾病综合征
D. 单纯型肾病综合征　　E. 急性肾小球肾炎

【例 17】若患儿突然出现肉眼血尿伴腰痛,最可能并发
A. 肾静脉血栓　　B. 间质性肾炎　　C. 肾衰竭　　D. 肾结石　　E. 泌尿系感染

【例 18】女孩 4 岁。反复呕吐 3 天,突发抽搐 1 次,食欲差,精神萎靡。肾病综合征病史半年,长期低盐饮食。其可能合并
A. 低钙血症　　B. 肾静脉血栓　　C. 低钠血症　　D. 颅内感染　　E. 脑血栓形成

【例 19】女孩 6 岁,诊断为单纯型肾病综合征。病程中患儿出现腰痛、尿呈洗肉水样。此时最可能并发了

A. 电解质紊乱　　　　B. 肾衰竭　　　　C. 肾结石　　　　D. 泌尿系感染　　　　E. 深静脉血栓形成

例20～23共用题干

男孩,5岁。水肿伴尿少3天。病前2天有"上感"史。查体:BP 90/60 mmHg,眼睑及颜面水肿,双下肢凹陷性水肿。实验室检查:血浆白蛋白22 g/L,胆固醇7.2 mmol/L,肾功能正常,血CRP 1.25 g/L。PPD试验(一)。尿常规:RBC 10/HP,蛋白(＋＋＋＋)。

【例20】该患儿最可能的诊断为

A. IgA肾病　　　　　　　　B. 慢性肾小球肾炎急性发作　　　　C. 原发性单纯型肾病综合征
D. 急性链球菌感染后肺炎　　E. 病毒性肺炎

【例21】首选的治疗药物是

A. 泼尼松　　　B. 青霉素　　　C. 环孢素A　　　D. 甲泼尼龙　　　E. 雷公藤总苷

【例22】若住院期间,患儿经限盐并给予大剂量呋塞米治疗后,尿量明显增加,水肿消退,但随后出现精神萎靡、头昏、乏力、恶心、呕吐、尿量减少。查体:BP 66/45 mmHg,四肢凉。最可能的并发症是

A. 低血容量性休克　　　B. 急性肾衰竭　　　C. 肾上腺皮质功能不全
D. 电解质紊乱　　　　　E. 高血压脑病

【例23】若患儿经治疗,尿蛋白转阴9个月,已停药。2周前出现发热、咳嗽,随后出现尿蛋白(＋＋＋)、水肿,现已无感染表现。以下治疗措施中错误的是

A. 使用免疫调节剂　　　　　　B. 抗凝利尿治疗,不必限盐　　　　C. 加用免疫抑制剂治疗
D. 本次治疗可不必使用抗生素　E. 按初次方案重新开始治疗

> 参考答案如下,详细答案参见2019版《国家临床执业及助理医师资格考试精选真题考点精析》。

1. D	2. D	3. C	4. D	5. C
6. C	7. A	8. B	9. B	10. E
11. A	12. B	13. A	14. A	15. B
16. C	17. A	18. C	19. E	20. C
21. A	22. A	23. E	—	—

昭昭老师提示:
关注官方微信,获得第一手考试资料。

第14章　血液系统疾病

> **2019考试大纲**

①小儿造血及血象特点;②小儿贫血概述;③缺铁性贫血;④营养性巨幼红细胞性贫血。

> **考纲解析**

近20年的医师考试中,本章考试重点考查缺铁性贫血和营养性巨幼细胞性贫血的鉴别,执业医师每年考查分数为2～3分,助理医师每年考查分数为1～2分。

第1节　小儿造血及血象特点

一、造血特点

1. 胚胎期造血　造血首先在卵黄囊出现,然后在肝脾,最后在骨髓。

中胚叶造血期	在胚胎第3周出现卵黄囊造血,胚胎第6周后中胚叶造血开始减退
肝脾造血期	①胚胎6～8周时开始出现肝脾造血,并成为胎儿中期的主要造血部位; ②胎儿期4～5个月时达高峰,至胎儿6个月后逐渐退化
骨髓造血期	胎儿4个月时骨髓开始造血,并迅速成为造血的主要器官,一直持续到生后

2. 生后造血

(1) 骨髓造血　出生后主要是骨髓造血。婴儿期所有骨髓均为红骨髓,全部参与造血。5～7岁开始,脂肪组织(黄髓)逐渐代替长骨中的造血组织,红骨髓仅限于肋骨、胸骨、脊椎、骨盆、颅骨、锁骨和肩胛骨。但黄髓有潜在的造血功能,当造血需要增加时,可转变为红髓而恢复造血功能。

(2) 骨髓外造血　正常情况下骨髓外造血极少。出生后,尤其在婴儿期,当遇到各种感染性贫血或造血需要增加时,肝、脾恢复造血功能而出现肝、脾和淋巴结肿大,末梢血中可出现有核红细胞和(或)幼稚中性粒细

胞,是小儿造血器官的一种特殊反应,称为"**骨髓外造血**"。

【例1】胚胎第6周后主要造血器官是
A. 骨髓　　　　B. 胸腺　　　　C. 脾　　　　D. 中胚叶　　　　E. 肝

【例2】小儿出生后,正常情况下造血器官主要是
A. 卵黄囊　　　B. 中胚叶　　　C. 肝　　　　D. 骨髓　　　　E. 脾

【例3】小儿骨髓外造血的器官是
A. 卵巢　　　　B. 胆囊　　　　C. 脾　　　　D. 淋巴管　　　　E. 盲肠

二、血象特点

1. 红细胞和血红蛋白　出生时红细胞为$(5.0\sim7.0)\times10^{12}/L$,血红蛋白$150\sim220\ g/L$。出生2~3个月时,红细胞数降至$3.0\times10^{12}/L$,血红蛋白降至$100\ g/L$左右,此轻度贫血称为"**生理性贫血**"。3个月以后,红细胞数和血红蛋白量逐渐恢复,12岁时达成人水平。

2. 白细胞计数与分类　出生时白细胞总数$(15\sim20)\times10^9/L$,婴儿期维持在$10\times10^9/L$左右,8岁以后接近成人水平。白细胞分类主要是中性粒细胞与淋巴细胞比例的变化。出生时中性粒细胞约占0.65,淋巴细胞约占0.30。随着白细胞总数的下降,中性粒细胞比例也相应下降,生后4~6天时两者比例大致相等。之后淋巴细胞约占0.60,中性粒细胞约占0.35,至4~6岁时两者比例又相等。7岁后白细胞分类与成人相似。

3. 血小板　血小板数与成人相似,为$(150\sim300)\times10^9/L$。

4. 血容量　出生时血容量约占体重的10%,平均300 mL。儿童占8%~10%。成人占6%~8%。

【例4】生理性贫血最明显的时间为生后
A. 1个月以内　B. 2~3个月　C. 4~5个月　D. 6个月　　　E. 7~9个月

【例5】婴儿期白细胞总数维持在
A. $>20\times10^9/L$　B. $15\times10^9/L$　C. $10\times10^9/L$　D. $5\times10^9/L$　E. $<5\times10^9/L$

【例6】小儿外周血白细胞总数接近成人水平的年龄是
A. 4岁　　　　B. 6岁　　　　C. 8岁　　　　D. 10岁　　　　E. 12岁

第2节　小儿贫血概述

一、不同年龄段贫血

年　龄	贫血标准
新生儿	Hb<145 g/L
1~4个月	<90 g/L(生理性贫血)
4~6个月	<100 g/L
6个月~6岁	<110 g/L
6~14岁	<120 g/L

二、贫血分度

(昭昭老师速记:新生儿贫血较年长儿贫血"高一个档次")

	新生儿	婴幼儿
轻度贫血	120~144 g/L	正常下限 90 g/L
中度贫血	90~120 g/L	60~90 g/L
重度贫血	60~90 g/L	30~60 g/L
极重度贫血	<60 g/L	<30 g/L

【例7】患儿男,20天。面色苍白7天就诊。血常规:Hb 50g/L。该患儿属于
A. 中度贫血　B. 极重度贫血　C. 重度贫血　D. 正常　　　E. 轻度贫血

第3节　缺铁性贫血

一、概　述

缺铁性贫血(IDA)是由于体内铁缺乏导致血红蛋白合成减少,临床上以小细胞低色素性贫血、血清铁蛋白减少和铁剂治疗有效为特点的贫血。

二、病　因

先天储铁不足	早产、双胎、胎儿失血等使铁储备少(胎儿期最后3个月从母体获得的铁最多)
铁摄入量不足	导致缺铁性贫血的主要原因,多因未及时添加含铁丰富的辅食所致
生长发育快	婴儿,特别是早产儿生长发育迅速,随着体重的增加,血容量增加较快,如不添加含铁丰富的食物,容易发生缺铁性贫血
铁吸收障碍	食物搭配不合理可影响铁的吸收,慢性腹泻可增加铁的排泄
铁的丢失过多	婴儿对牛奶、蛋白过敏引起的少量肠出血,可致铁丢失

【例8】营养性缺铁性贫血的病因是
  A. 牛奶摄入量少　　　　　　B. 生长发育迟缓　　　　　　C. 未及时添加含铁辅食
  D. 过期产儿　　　　　　　　E. 未及时添加钙剂

三、临床表现

起病缓慢,任何年龄均可发病,以6个月~2岁最多见。

1. 一般表现　皮肤黏膜逐渐苍白,以唇、口腔黏膜及甲床最为明显,易疲乏无力,不爱活动。年长儿可诉头晕、眼前发黑、耳鸣等。

2. 髓外造血表现　肝、脾可轻度肿大,为骨髓外造血反应。

3. 非造血系统症状

消化系统症状	食欲减退,少数有异食癖,常有呕吐、腹泻,可出现口腔炎、舌炎或舌乳头萎缩
神经系统症状	常有烦躁不安或萎靡不振,年长儿常精神不集中,记忆力减退,智力多低于同龄儿
心血管系统症状	明显贫血时心率增快,心脏扩大重者可发生心力衰竭
其他	因细胞免疫功能低下,常合并感染,指(趾)甲可因上皮组织异常而出现反甲

【例9】女婴,12个月。单纯母乳喂养,面色渐苍白2个月。烦躁、食欲不佳,不愿活动,肝肋下2 cm,Hb 70 g/L,RBC $3.6×10^{12}$/L。MCV 70 fl,MCH 23 pg,MCHC 29%。最可能的诊断是
  A. 营养性巨幼细胞贫血　　　B. 营养性缺铁性贫血　　　　C. 再生障碍性贫血
  D. 地中海贫血　　　　　　　E. 铁粒幼细胞贫血

【例10】营养性缺铁性贫血的临床表现,错误的是
  A. 年长儿可有头晕、眼前发黑、耳鸣等　　B. 注意力不集中,记忆力减退　　C. 食欲减退,可出现异食癖
  D. 免疫功能低下,易合并感染　　　　　　E. 年龄愈大,肝、脾肿大越明显

【例11】男,3岁。面色苍白2个月,易疲乏,时而烦躁,食欲缺乏。体检:肝肋下2 cm,质中,脾肋下1 cm。血常规:Hb 86 g/L,RBC $3.3×10^9$/L。MCV 68 fl,MCH 20 pg,MCHC 0.26。最可能的诊断是
  A. 叶酸缺乏性贫血　　　　　B. 再生障碍性贫血　　　　　C. 缺铁性贫血
  D. VitB$_{12}$缺乏性贫血　　　E. 生理性贫血

四、实验室检查

1. 血　象　血红蛋白降低比红细胞减少明显,呈小细胞低色素性贫血。血涂片可见红细胞大小不等,以小细胞为多,中心淡染区扩大。(昭昭老师提示:小细胞就是细胞细胞体积减小,红细胞平均体积正常值即MCV 80~100 fl,如果MCV<80 fl,就是小细胞低色素贫血)

2. 骨髓象　增生活跃,以中、晚幼红细胞增生为主。粒细胞系、巨核细胞系一般无异常。

3. 铁代谢

反映贮铁减少	血清铁蛋白(SF)↓,是最敏感的指标
反映红细胞生成缺铁期(IDE)	红细胞游离原卟啉(FEP)↑
反映缺铁性贫血期(IDA)	血清铁(SI)↓,转铁蛋白饱和度(TS)↓,总铁结合力(TIBC)↑

例12~13共用题干

男,2岁。面色苍白半年。易疲乏,精神不集中,时而烦躁、食欲缺乏、异食癖。查体:皮肤及唇、口腔黏膜苍白,肝、脾肋下2指。实验室检查:Hb 86 g/L,RBC $3.0×10^{12}$/L,MCV 65 fl,MCHC 0.25。

【例12】最可能的诊断是
  A. 叶酸缺乏性贫血　　　　　B. 维生素B$_{12}$缺乏性贫血　　C. 营养性缺铁性贫血
  D. 再生障碍性贫血　　　　　E. 生理性贫血

【例13】为明确诊断,需做的实验室检查是

A. DNA 检测　　　　　　　　B. 血镁　　　　　　　　C. 血钙

D. 血常规　　　　　　　　　E. 血清铁、总铁结合力、转铁蛋白饱和度

例14~15 共用题干

男婴,8 个月,面色苍白 2 个月,早产儿,鲜牛奶喂养,未添加辅食。查体:体重 8 kg,心、肺检查未见异常,肝肋下 3 cm,脾肋下 1.5 cm。血常规:HB 70 g/L,RBC $3.0×10^{12}$/L,MCV 65 fL,WBC $11×10^9$/L,Plt $250×10^9$/L。

【例14】最可能的诊断是

A. 溶血性贫血　　　　　　　B. 营养性巨幼细胞贫血　　　　C. 生理性贫血

D. 缺铁性贫血　　　　　　　E. 失血性贫血

【例15】诊断缺铁性贫血铁减少期的敏感指标是

A. 血清铁蛋白　　　　　　　B. 血红蛋白　　　　　　　C. 红细胞游离原卟啉

D. 转铁蛋白饱和度　　　　　E. 血清铁

五、治疗及预防

1. 补铁治疗　补铁后首先升高的是红细胞内的含铁酶,其次是网织红细胞。网织红细胞可评价疗效,通常于治疗后 2~3 天上升,5~7 天达高峰,1~2 周后血红蛋白上升,血红蛋白恢复正常后继续治疗 6~8 周。

2. 预防　①做好喂养指导,提倡母乳喂养,及时添加肝、瘦肉、鱼等含铁丰富且吸收率高的辅食。②婴幼儿食品应加入适量铁剂进行强化。③早产儿、低体重儿宜自 2 个月左右给予铁剂预防。

例16~18 共用题干

女,4 个月。双胎之小,单纯母乳喂养。面色苍白、食欲减退 2 个月。查体:肤色苍白,肝肋下 3.5 cm,脾肋下 1.5 cm。血 Hb 80 g/L,RBC $3.3×10^{12}$/L,MCV 60 fl,MCH 24 pg,MCHC25%,Plt、WBC 正常。

【例16】最可能的诊断是

A. 再生障碍性贫血　　　　　B. 营养性巨幼细胞贫血　　　　C. 感染性贫血

D. 混合性贫血　　　　　　　E. 缺铁性贫血

【例17】经有效治疗后首先出现的变化是

A. 血红蛋白上升　　　　　　B. 红细胞上升　　　　　　C. 细胞内含铁酶活性开始恢复

D. 红细胞游离原卟啉上升　　E. 网织红细胞上升

【例18】若血红蛋白恢复正常,还需继续药物治疗的时间是

A. 3~4 周　　　B. 1~2 周　　　C. 9~12 周　　　D. 13~18 周　　　E. 6~8 周

第4节　营养性巨幼红细胞性贫血

一、概　述

巨幼红细胞是维生素 B_{12} 或(和)叶酸缺乏所致的一种大细胞性贫血。临床以贫血、神经精神症状、红细胞胞体变大、骨髓中出现巨幼红细胞、用维生素 B_{12} 或(和)叶酸治疗有效为特征。

二、病　因

摄入量不足	单纯母乳喂养,且未按时添加辅食,长期羊乳喂养的婴儿
需要量增加	新生儿、未成熟儿和婴儿因生长发育较快,对叶酸需要量增加
吸收不良	慢性腹泻、小肠病变等可影响叶酸吸收而致缺乏
药物作用	①长期服广谱抗生素者,结肠内部分细菌被清除,因而影响叶酸的供应; ②长期使用抗叶酸制剂(如甲氨蝶呤)及某些抗癫痫药,如苯妥英钠等,可导致叶酸缺乏
代谢障碍	偶见先天性叶酸代谢障碍

三、临床表现

一般表现	多见于婴幼儿,以 6 个月~2 岁多见,多呈虚胖或伴颜面轻度水肿,毛发稀黄,严重者可有皮肤出血点或瘀斑
贫血表现	轻至中度贫血,面色蜡黄,睑结膜、口唇、指甲等处苍白,常伴肝、脾大
精神、神经症状	①维生素 B_{12} 缺乏者神经系统症状显著,可出现表情呆滞、嗜睡,对外界反应迟钝,少哭、不笑,智力发育、动作发育落后,甚至退步; ②重症者出现肢体、躯干、头部和全身震颤,甚至出现抽搐,感觉障碍、共济失调、踝阵挛及巴宾斯基征阳性等 (昭昭老师速记:看见神经系统症状的贫血就是巨幼贫)

消化系统	食欲缺乏、腹泻、呕吐、舌炎等症状出现较早

【例19】男婴10个月。近2个月出现面色黄,少笑,不哭,智力发育倒退。查体发现四肢及头部颤抖,腱反射亢进,踝阵挛阳性。不符合该患儿诊断的指标是

A. 平均红细胞血红蛋白量 34 pg　　B. 网织红细胞减少　　C. 幼红细胞质发育落后于细胞核
D. 平均红细胞容积 106 fl　　E. 平均红细胞血红蛋白浓度 34%

四、实验室检查

血象	①红细胞下降较血红蛋白下降更显著,呈大细胞性贫血,多为全血细胞减少; ②血涂片红细胞大小不等,较正常为大,中央淡染区不明显
骨髓象	①增生活跃,红系明显增生,各系细胞均呈巨幼变; ②胞体变大,核染色质粗而松,细胞核的发育落后于胞质,即浆老核幼 (昭昭老师速记:"核""巨"幼稚)
生化检查	血清维生素 B_{12} 减少(≤100 ng/L)或叶酸水平降低(≤3 μg/L)

五、治　疗

补充维生素 B_{12}	肌内注射维生素 B_{12} 100 μg/d,至血红蛋白正常。单纯维生素 B_{12} 缺乏者不宜单用叶酸,以免加重神经系统症状
预防	婴儿及时添加辅食,年长儿饮食均衡

【例20】女孩,1岁半。虚胖,面色蜡黄数月,肝、脾大,肢体和头部不规则震颤,甚至抽搐,肌张力增强。治疗该患儿主要的药物是

A. 维生素 C　　B. 维生素 B_{12}　　C. 铁剂　　D. 铁剂加叶酸　　E. 泼尼松

➢ 参考答案如下,详细答案参见 2019 版《国家临床执业及助理医师资格考试精选真题考点精析》。

1. E	2. D	3. C	4. B	5. C		
6. C	7. B	8. C	9. B	10. E	昭昭老师提示:	
11. C	12. C	13. E	14. D	15. A	关注官方微信,获得第一手考试资料。	
16. E	17. C	18. E	19. C	20. B		

第15章　神经系统疾病

➢ **2019考试大纲**

①小儿神经系统发育特点;②热性惊厥;③化脓性脑膜炎。

➢ **考纲解析**

近20年的医师考试中,本章考试重点考查热性惊厥的诊断和化脓性脑膜炎的诊断、检查、治疗、并发症等,执业医师每年考查分数为 2～3 分,助理医师每年考查分数为 1～2 分。

第1节　小儿神经系统发育特点

一、脑的发育

胎儿时期发育最早的是神经系统,尤其是脑的发育最迅速。新生儿脑重达成人脑重的 25% 左右,7岁时接近成人脑重。出生时神经细胞数目已与成人接近,但其树突和轴突少而短。神经髓鞘的形成和发育不完善,神经纤维到 4 岁时才完成髓鞘化。脑的耗氧量为全身耗氧量的 50%,而成人则为 20%。

二、脊髓的发育

脊髓在出生时已具备功能,随年龄增长而加长、增重。脊髓下端在胎儿期位于第 2 腰椎下缘,4 岁时上移至第 1 腰椎,做腰椎穿刺定位时应注意。

三、神经反射

原始反射	小儿出生时具有某些原始反射,如觅食、吸吮、拥抱、握持等反射,随着年龄增长,以上原始反射自然消失(通常 3～4 个月)

肌腱反射	新生儿和婴儿肌腱反射较弱，提睾反射、腹壁反射不易引出，至1岁时才稳定
病理反射	生后3～4个月之前Kernig征可呈阳性，2岁以下小儿Babinski征(巴宾斯基征)阳性属生理现象

第2节 热性惊厥

一、概 述

热性惊厥是小儿时期最常见的惊厥性疾病，首次发作年龄多于生后6个月～3岁。

二、临床表现

1. 热性惊厥 发生在热性疾病初期，体温骤然升高(38.5～40.0 ℃或更高)时，70%以上与上呼吸道感染有关，其他伴发于出疹性疾病、中耳炎、下呼吸道感染等疾病，但绝不包括颅内感染和各种颅脑病变引起的急性惊厥。

2. 典型高热惊厥 多见于6个月～3岁小儿，患儿体质较好，惊厥多发生在病初体温骤升时，常见于上感。惊厥呈全身性，次数少、时间短、恢复快，无异常神经系统症状，一般预后好。

3. 热性惊厥分为单纯性与复杂性

	单纯性热性惊厥	复杂性热性惊厥
发病率	在热性惊厥中约占80%	在热性惊厥中约占20%
发作形式	全身性发作	局限性或不对称
持续时间	短暂发作，大多在5～10分钟内	长时间发作，≥15分钟
发作次数	一次热程中仅有1～2次发作	24小时内反复多次发作
复发总次数	≤4次	≥5次

三、诊断与鉴别诊断

1. 诊断 诊断热性惊厥要慎重，并非所有伴有发热的惊厥都是热性惊厥。根据患儿发病年龄、疾病史、临床表现特点及必要的辅助检查可进行诊断。

【例1】男，12个月。咳嗽3天，发热2小时，T 39.5 ℃，就诊过程中突然双眼上翻，肢体强直，持续2分钟。查体：咽红，心、肺、腹及神经系统无异常。半年前也有相同病史。最可能的诊断是

A. 癫痫　　B. 低钙惊厥　　C. 中毒性脑病　　D. 化脓性脑膜炎　　E. 高热惊厥

【例2】男，11月。发热41 ℃，突发抽搐持续2分钟。最可能的诊断是

A. 维生素D缺乏　　B. 化脓性脑膜炎　　C. 中毒性脑病　　D. 癫痫　　E. 高热惊厥

2. 鉴别诊断

感染性疾病伴发热时	①颅内感染：细菌、病毒、真菌、寄生虫等直接引起的脑炎、脑膜炎、脑膜脑炎、脑脓肿等； ②颅外感染：主要是感染中毒性脑病
非感染性疾病伴发热时	①颅内疾病：癫痫、颅内占位性疾病、颅脑损伤和出血、先天性脑发育畸形等； ②颅外疾病：蒙被综合征、低钙血症、低镁血症等

四、治疗与预防

1. 一般治疗 保持安静及呼吸道通畅。严重者给氧，以减少缺氧性脑损伤。

2. 止惊治疗

地西泮	首选止惊药，0.3～0.5 mg/kg(最大剂量10 mg)静脉注射，1.2 mg/min，5分钟内生效，但作用短暂，必要时15～20分钟后重复
苯巴比妥	常用于热性惊厥持续状态，主要副作用为呼吸抑制
苯妥英钠	适用于惊厥持续状态，最好心电图监护
硫喷妥钠	惊厥不止时应用；无抗惊厥药时可针刺人中、合谷

3. 对症治疗 高热者宜物理降温(25%～50%乙醇擦浴、冷盐水灌肠、颈旁、腋下、腹股沟等大血管处冰敷)，也可用安乃近，退热作用较其他解热镇痛药强。

4. 病因治疗及预防 对单纯性热性惊厥给予对症治疗和病因处理。对有复发倾向者可于发热开始即使用地西泮(安定)，直到本次原发病体温恢复为止。对复杂性热性惊厥服丙戊酸钠或苯巴比妥，疗程1～2年，个

别需适当延长。

第3节　化脓性脑膜炎

一、流行病学

1. 病原菌

新生儿和2个月以内婴儿	以肠道革兰氏阴性杆菌（**大肠埃希菌**最多见，其次为变形杆菌、铜绿假单胞菌等）和金黄色葡萄球菌为主
2个月～12岁儿童	以**脑膜炎球菌**、肺炎链球菌、流感嗜血杆菌为主
12岁以上儿童	以**肺炎链球菌**和脑膜炎球菌多见

【例3】男婴，10天。因发热、拒奶3天，惊厥2次来诊。查体：反应差，中度黄染，**脐部有脓性分泌物，前囟饱满**，WBC $20×10^9$/L，N 0.78，L 0.22。最可能的病原体是
　A. 脑膜炎双球菌　　B. 大肠埃希菌　　C. 流感嗜血杆菌　　D. 新型隐球菌　　E. 肺炎链球菌

【例4】引起**年长儿**化脓性脑膜炎**最常见**的致病菌是
　A. 肺炎链球菌　　B. 流感嗜血杆菌　　C. 大肠埃希菌　　D. 金黄色葡萄球菌　　E. 隐球菌

2. 感染途径　主要经呼吸道分泌物或飞沫传播，由脑膜炎球菌引起的脑膜炎呈流行性。

3. 发病季节　一年四季均可发生，但肺炎链球菌以冬、春季多见，而脑膜炎球菌和流感嗜血杆菌分别以春、秋季发病多。

4. 易感人群　90%的化脓性脑膜炎患儿发生在5岁以下，1岁以下是患病高峰年龄。

二、临床表现

大多急性起病，部分患儿病前有上呼吸道或胃肠道感染病史。

1. 起病形式

骤起发病	多系脑膜炎球菌感染所致的危重暴发型，迅速出现休克、皮肤出血点或瘀斑、意识障碍、弥散性血管内凝血等。若不及时治疗可在24小时内死亡
亚急性起病	多为流感嗜血杆菌或肺炎链球菌脑膜炎

2. 临床表现

临床表现	急性发热、意识障碍、反复惊厥，可能有休克、头痛、呕吐、脑疝、脑膜刺激征阳性，即颈抵抗，Kernig征（+），Brudzinski征（+）
新生儿及幼婴表现	体温正常或降低，不吃、不哭、不动，微小惊厥，尖叫，皱眉，前囟饱满、紧张，颅缝分离，脑膜刺激征不明显

3. 某些化脓性脑膜炎的特殊表现

流行性脑脊髓膜炎	由脑膜炎球菌感染引起。起病不久可出现皮肤瘀点和瘀斑，并迅速增多、扩大和融合，暴发型患儿可发生休克、DIC和（或）出现脑炎表现，此时意识障碍和惊厥更为明显，锥体束征阳性，重者发生脑疝
肺炎链球菌脑膜炎	40%～50%病例有肺炎、中耳炎、乳突炎、鼻窦炎、败血症或颅脑外伤等感染灶，病程迁延易复发
金黄色葡萄球菌脑膜炎	常为金黄色葡萄球菌脓毒败血症的迁徙病灶之一，故常有原发化脓病灶。病程中约半数出现皮疹，脑脊液呈脓样浑浊，易凝固

三、实验室检查

1. 脑脊液检查　确诊本病的重要依据。

（1）典型改变　压力增高，外观混浊，甚至呈脓样（似米汤样），白细胞总数显著增多≥$1\,000×10^6$/L，蛋白质含量增多，常>1 000 mg/L。糖含量显著降低，常<1.1 mmol/L，甚至为零。涂片革兰氏染色检查致病菌简便易行，检出阳性率甚至高于细菌培养。细菌培养阳性者应做药物敏感试验。

（2）各种不同脑膜炎脑脊液检查

	化脓性脑膜炎	**结核性**脑膜炎	**病毒性**脑膜炎
外观	混浊甚至呈脓样（似米汤样）	毛玻璃样，静置后有薄膜	清亮
病原体	涂片革兰氏染色检查致病菌，阳性率高	薄膜涂片抗酸染色，可找到结核菌	无

续表

	化脓性脑膜炎	结核性脑膜炎	病毒性脑膜炎
细胞	白细胞总数显著增多,≥1 000×10⁶/L。以中性粒细胞为主	白细胞<500×10⁶/L,以淋巴细胞为主	0～数百×10⁶/L 淋巴细胞为主
蛋白	升高,>1 g/L	显著升高,1～3 g/L	正常
糖和氯化物	同时降低	同时降低	正常

【例5】女婴2个月,拒食、吐奶、嗜睡3天。查体:面色青灰,前囟紧张,脐部少许脓性分泌物。为明确诊断最关键的检查是
　　A. 脐分泌物培养　　B. 头颅CT　　C. 血常规　　D. 血气分析　　E. 脑脊液检查

【例6】女婴,7个月。近1周易激惹,烦躁不安,呕吐2次,大便稀,2次/日。查体:嗜睡,前囟饱满,有张力,颈强直(＋/－),心肺正常,布氏征(＋),巴氏征(＋/－)。为明确诊断,应做哪项检查?
　　A. 脑电图　　B. 脑CT　　C. 脑脊液检查　　D. PPD试验　　E. X线胸片

2. 其他检查

血培养	对疑似者均应做血培养以帮助寻找致病菌
皮肤瘀点、瘀斑涂片	发现脑膜炎双球菌重要而简便的方法
外周血象	白细胞总数大多明显增高,以中性粒细胞为主

四、治 疗

1. 抗生素治疗

用药原则	敏感、易透过血-脑屏障、杀菌药物,静脉给药,做到早期、足量、足疗程、联合用药
病原菌明确前的抗生素选择	选择对肺炎链球菌、脑膜炎球菌和流感嗜血杆菌三种常见致病菌皆有效的抗生素。目前主张选用头孢曲松钠或头孢噻肟治疗
病原菌明确后的抗生素选择	参照药物敏感试验结果选用抗生素
用药疗程	平均疗程10～14天,金黄色葡萄球菌和革兰氏阴性杆菌脑膜炎应3周以上

2. 肾上腺皮质激素　除流行性脑脊髓膜炎外,主张在使用抗生素的同时加用地塞米松,一般连续用2～3天。

3. 对症处理　控制惊厥可选用地西泮、苯巴比妥等药物。监测生命体征,颅高压时静脉推注20%甘露醇等。控制高热,维持水、电解质、酸碱平衡。

4. 并发症的治疗

硬膜下积液	积液多时应硬膜下穿刺放液,放液量每次、每侧≤15 mL
脑室管膜炎	行侧脑室穿刺引流,并注入抗生素
抗利尿激素异常分泌综合征	脑性低钠血症确诊后,用3%盐水10 mL/kg缓慢滴注,可提高血钠10 mmol/L

五、并发症和后遗症

1. 硬膜下积液(积脓)

致病菌	肺炎链球菌和流感嗜血杆菌感染引起
诊断	凡经化脓性脑膜炎有效治疗48～72小时后体温不退,意识障碍、惊厥或颅压增高等脑部症状无好转甚至进行性加重者,首先应怀疑本症的可能
检查	①最简单的首选检查方法是头颅透光检查; ②确诊依靠硬膜下穿刺

2. 脑积水　常见于治疗不当或延误治疗的患者,尤其多见于新生儿和婴儿,炎性渗出物粘连、堵塞脑室内脑脊液流出通道,如导水管、第四脑室侧孔或正中孔等狭窄处,引起非交通性脑积水。

3. 脑室管膜炎　要见于治疗并延误的婴儿,患儿在有效抗生素治疗下发热不退,频繁惊厥,甚至出现呼吸衰竭,意识障碍不改善,进行性加重的颈强直甚至角弓反张,脑脊液始终无法正常化,以及CT见脑室扩大时,需要考虑本症。

4. 抗利尿激素异常分泌综合征　炎症刺激神经垂体致抗利尿激素过量分泌,引起低钠血症和血浆低渗透

压,可能加剧脑水肿,致惊厥和意识障碍加重,或直接因低钠血症而引起惊厥发作。

5. 各种神经功能障碍 由于炎症波及耳蜗迷路,患儿可并发神经性耳聋。其他如智力低下、脑性瘫痪、癫痫、视力障碍和行为异常等。

【例7】婴儿化脓性脑膜炎怀疑有硬膜下积液,此时经济而可靠的检查方法是
A. X线　　　B. CT　　　C. MRI　　　D. 超声　　　E. 颅骨透照试验

【例8】小儿化脓性脑膜炎合并脑积水的原因是
A. 由于炎症累及下丘脑和垂体　　　B. 由于不规律用药　　C. 由于血-脑屏障功能差
D. 由于炎性渗出物阻碍脑脊液循环所致　　E. 以上都不是

例9~11共用题干

女婴,3个月。高热、频繁呕吐3天,嗜睡。查体:双眼凝视,前囟膨隆,反应差,脐部见少量脓性分泌物,心肺正常,脑膜刺激征(一)。

【例9】该患儿最可能的诊断是
A. 颅内出血　　　B. 新生儿缺氧缺血性脑病　　C. 化脓性脑膜炎
D. 脑发育不全　　E. 低钙惊厥

【例10】错误的处理措施是
A. 抗生素治疗10~14天　　　B. 用药24小时内杀灭脑脊液中致病菌
C. 严密观察生命体征　　　D. 必要时可以应用肾上腺皮质激素　　　E. 腰穿降颅压

【例11】该患儿最易出现的并发症是
A. 脑积水　　B. 智力低下　　C. 硬脑膜下积液　　D. 低钙抽搐　　E. 脑萎缩

例12~14共用题干

女,8个月。因发热2天,抽搐2次,伴呕吐,吃奶量减少,喜哭、易怒就诊。母乳喂养。查体:精神差,前囟饱满,心、腹无异常,肌张力增高。脑脊液检查:外观混浊,白细胞$1\,000×10^6/L$,中性粒细胞为主,糖1.0 mmol/L,氯化物107 mmol/L,蛋白质2.0 g/L。

【例12】最可能的诊断是
A. 病毒性脑膜炎　　B. 结核性脑膜炎　　C. 隐球菌性脑膜炎　　D. 化脓性脑膜炎　　E. 中毒性脑病

【例13】针对病因首选的治疗药物是
A. 阿昔洛韦　　B. 异烟肼　　C. 甘露醇　　D. 头孢曲松钠　　E. 氟康唑

【例14】如合并硬膜下积液,积液量较大,颅内压明显增高,应选择硬膜下穿刺放出积液,每次每侧放液量最宜
A. 21~25 mL　　B. 31~50 mL　　C. 小于15 mL　　D. 15~20 mL　　E. 26~30 mL

例15~17共用题干

男孩,1岁。发热3天,呕吐1次,抽搐1次,既往6个月曾热性惊厥1次。按时预防接种,出生史无特殊。查体:T 38.2 ℃,R 30次/分,BP 90/55 mmHg,颈抵抗(+),双肺听诊未见异常,心率130次/分,律齐,腹软,肝脾肋下未触及,四肢暖,肌力、肌张力正常。Babinski征(+)。

【例15】初步诊断首先考虑
A. 中毒型细菌性痢疾　　　B. 中枢神经系统感染　　C. 脑发育不全
D. 热性惊厥　　　E. 手足搐搦症

【例16】为明确诊断,首先宜进行的检查是
A. 脑电图　　　B. 血钙、磷测定　　　C. 腰穿检查脑脊液
D. 粪镜检及培养　　　E. 血培养加药物敏感实验

【例17】抗生素静脉滴注3天后热退,精神好转。但1周后又发热至38.5 ℃左右,并呕吐,惊厥1次。最可能出现的情况是
A. 并发脑脓肿　　　B. 并发硬膜下积液　　　C. 并发脑积水
D. 并发脑室管膜炎　　　E. 院内上呼吸道感染

▶ **参考答案**如下,详细答案参见2019版《国家临床执业及助理医师资格考试精选真题考点精析》。

1. E	2. E	3. B	4. A	5. E	6. C	
7. E	8. D	9. C	10. E	11. C	12. D	昭昭老师提示:
13. D	14. C	15. B	16. C	17. A	—	关注官方微信,获得第一手考试资料。

第16章 内分泌系统疾病

> **2019考试大纲**

先天性甲状腺功能减退症。

> **考纲解析**

近20年的医师考试中，本章考试重点考查**先天性甲状腺功能减退症诊断及检查**，执业医师每年考查分数为1~2分，助理医师每年考查分数为0~1分。

先天性甲状腺功能减退症

一、概 述

先天性甲状腺功能减退症简称**先天性甲减**，是由于多种先天性原因引起甲状腺激素合成不足而导致的临床综合征。分为散发性和地方性两种，主要临床表现为体格和智能发育障碍。

二、病 因

散发性	多为先天性甲状腺不发育、发育不全或异位，是先天性甲状腺减退的主要原因
地方性	多为缺碘所致

三、临床表现

特殊面容和体态	**皮肤粗糙**、面部黏液水肿，舌体宽大 （昭昭老师速记：对比记忆21-三体综合征表现为**皮肤细腻**）
神经系统症状	智能发育低下
生理功能低下	精神差，安静，少动，对周围事物反应少，嗜睡、肌张力低、肠蠕动慢、腹胀、**便秘**

四、实验室检查

筛查	**TSH浓度**作为初筛（昭昭老师速记：春江水暖鸭先知）
确诊	血清T_4、TSH浓度测定发现**T_4降低、TSH明显升高**即可确诊

【例1】男孩，2岁。智力和生长发育落后，经常**便秘**。查体：身高70 cm，**皮肤粗糙**，鼻梁低平，舌常伸出口外。为明确诊断首选检查是
   A. 血钙测定　　B. 骨龄测定　　C. 血T_3、T_4、TSH检测　D. 血氨基酸分析　E. 染色体核型分析

【例2】患儿20天，过期产儿，出生时重4.2 kg。哭声低哑，反应迟钝，食量少，黄疸未退，**便秘**，体重低，腹胀。该患儿最可能的诊断是
   A. 甲状腺功能减退症　B. 苯丙酮尿症　C. 先天愚型　D. 先天性巨结肠　E. 黏多糖病

五、治 疗

甲状腺激素治疗本病**最有效**的药物，患者需终生服用甲状腺素替代治疗，不能中断。根据T_4和TSH水平调整剂量。

例3~5共用题干

女孩，3岁。身高75 cm，**智力低下**，鼻梁低平，舌体宽厚，常伸出口外，腹轻胀，**便秘**，有脐疝。

【例3】最可能的**诊断**是
   A. 先天性巨结肠　　　　　　B. 黏多糖病　　　　　　C. 21-三体综合征
   D. 先天性甲状腺功能减退症　E. 骨软骨发育不良

【例4】为明确诊断**首选**的检查是
   A. B超检查、肛管测压　　　　B. 染色体核型分析　　　C. 骨龄测定
   D. 尿黏多糖测定　　　　　　　E. 血T_3、T_4、TSH

【例5】**最佳**的治疗方案是
   A. 补充多种维生素　B. 无需特殊治疗　C. 补充碘剂　　D. 补充生长激素　E. 补充甲状腺激素

> **参考答案**如下，详细答案参见2019版《国家临床执业及助理医师资格考试精选真题考点精析》。

1. C	2. A	3. D	4. E	5. E	昭昭老师提示：关注官方微信，获得第一手考试资料。

第十三篇　神经、精神系统

学习导图

章序	章名	内容	所占分数	
			执业医师	助理医师
1	神经系统概论	运动系统	5分	1分
		感觉系统		
		脑神经		
		皮质与脑功能		
		脑室系统与脑脊液		
		脑血管		
2	周围神经病	面神经炎	2分	1分
		三叉神经痛		
		吉兰-巴雷综合征		
3	脊髓病变	脊髓压迫症	1分	0分
		视神经脊髓炎		
4	颅脑损伤	头皮损伤	3分	2分
		颅骨骨折		
		脑损伤		
		颅内血肿		
5	脑血管疾病	缺血性脑卒中	7分	5分
		短暂性脑缺血发作		
		脑出血		
		蛛网膜下腔出血		
6	颅内肿瘤	颅内肿瘤	1分	0分
7	颅内压增高	颅内压增高	1分	1分
8	脑疝	小脑幕切迹疝	1分	0分
		枕骨大孔疝		
9	帕金森病	帕金森病	1分	0分
10	阿尔茨海默病	阿尔茨海默病	0分	0分
11	偏头痛	偏头痛	0分	0分
12	单纯疱疹性脑炎	单纯疱疹性脑炎	1分	0分
13	癫痫	癫痫	1分	0分
14	神经肌肉接头疾病	重症肌无力	1分	0分
		周期性瘫痪		
15	精神疾病	精神疾病概述	4分	1分
16	脑器质性疾病所致精神障碍	概述	1分	0分
		阿尔茨海默病的常见精神症状		
		脑血管病性痴呆		
17	躯体疾病所致精神障碍	躯体疾病所致精神障碍	1分	0分

续表

章序	章名	内容	所占分数 执业医师	所占分数 助理医师
18	精神活性物质所致精神障碍	概述	2分	1分
		精神活性物质		
		酒精所致精神障碍		
19	精神分裂症	精神分裂症	3分	2分
20	心境障碍	抑郁症	2分	2分
		双相障碍		
		恶劣心境		
21	神经症及分离转换障碍	神经性障碍概述	3分	1分
		恐惧症		
		惊恐障碍		
		广泛性焦虑		
		强迫障碍		
		躯体形式障碍		
		分离(转换性)障碍		
22	应激相关障碍	急性应激障碍	1分	0分
		创伤后应激障碍		
		适应性障碍		
23	心理生理障碍	进食障碍	1分	0分
		睡眠障碍及失眠症		

复习策略

精神、神经系统内容在医师资格考试中占分较多,在执业医师考试中占 50～55 分,助理医师考试中占 25～30 分,属于重要的第四大科目(前三大科目分别为消化、妇科和儿科)。由于神经系统具有抽象性和复杂性,兼之临床实践较少,是医师考试中最难掌握的内容,成为很多考生在备考中的瓶颈。在本章复习中,我们将重点突出,夯实基础,形象记忆,同时结合历年真题,力求帮助考生牢记考点,使大家迅速突破瓶颈,真正实现第四卷分数的提高。

第1章 神经系统概论

> **2019 考试大纲**

①运动系统;②感觉系统;③脑神经;④皮质与脑功能;⑤脑室系统与脑脊液;⑥脑血管。

> **考纲解析**

近 20 年的医师考试中,本章考试重点是神经系统的定位诊断,执业医师每年考查分数为 2～3 分,助理医师每年考查分数为 1～2 分。

第1节 锥体系(上运动神经元和下运动神经元)

一、解剖生理

(昭昭老师提示:神经具有两大功能,即支配运动和感觉。首先我们讲运动。运动是由两级构成的,即上级是上运动神经元,下级是下运动神经元。其中,上运动神经元是指挥系统,下运动神经元是执行系统)

1. 上运动神经元 中央前回的锥体细胞发出神经。上运动神经元到达脑干运动神经核团及脊髓前角运动细胞,分别形成皮质脊髓束和皮质脑干束。

分类	概念
皮质脊髓束	大部分在延髓交叉,形成皮质脊髓前束;小部分不交叉,形成皮质脊髓侧束
皮质脑干束	各个脑神经核交叉至对侧(面神经下核及舌下神经核除外)

2. 下运动神经元 脊髓前角细胞、脑神经运动核及其发出的神经轴突。下运动神经元是接受锥体束、锥体外系和小脑系统各方面传导的冲动的最后共同通路。下运动神经元将各方面冲动组合起来,经前根、周围神经传递到运动终板,引起肌肉收缩。

二、临床表现

(昭昭老师提示:上运动神经元就是班主任,下运动神经元就是小学生。大家想想,如果班主任损伤后,班上的小朋友将是什么表现,肯定是"增高""亢进""跟疯了似的乱跑",这样就很轻松地记住了上运动神经元损伤后的表现,所有表现反过来就是下运动神经元损伤的表现)

	上运动神经元	下运动神经元
别名	痉挛性瘫痪(中枢瘫)	弛缓性瘫痪(周围瘫)
损伤部位	皮质锥体细胞	脊髓前角运动细胞和脑神经运动核
表现	偏瘫	肌无力
肌张力	增高	降低
腱反射	亢进	减弱或消失
病理反射	阳性(最有意义的鉴别点)	阴性
肌萎缩、震颤	阴性	阳性

【例1】中枢性瘫痪与周围性瘫痪最有意义的鉴别诊断是
A. 肌肉瘫痪范围与程度　　B. 有无肌肉萎缩　　C. 肌张力增高或减低
D. 腱反射亢进或减低　　E. 有无病理反射

【例2】符合中枢性瘫痪的临床特征是
A. 肌群瘫痪为主　B. 有肌萎缩　C. 肌张力增高　D. 腱反射消失　E. 无病理反射

【例3】提示上运动神经元损伤最有意义的体征是
A. 瘫痪肌肉不萎缩　B. 病理征阳性　C. 腱反射减弱　D. 浅反射消失　E. 肌张力正常

三、定位诊断

1. 上运动神经元损伤后临床表现

部位	表现	昭昭老师速记
皮层损伤	对侧单瘫	对侧支配
脑干损伤	同侧脑神经弛缓性瘫痪及对侧肢体痉挛性瘫痪,称交叉瘫	同面软,对肢硬
内囊损伤	①内囊通过的结构包括皮质脊髓束(控制运动)、脊髓丘脑束(控制感觉)、视束(控制视力); ②一侧锥体束全部受损引起对侧偏瘫、对侧偏身感觉减退及对侧同向偏盲,称三偏征	"三"个"囊"
脊髓前角运动细胞	节段性弛缓性瘫痪,无感觉障碍	前角管运动,后角管感觉
脊髓损伤	颈膨大以上——四肢硬瘫	"上"很"硬"
	颈膨大($C_5 \sim T_1$)——上肢软瘫、下肢硬瘫	上软下硬
	胸髓损伤——上肢正常、下肢硬瘫	胸下硬
	腰膨大($L_1 \sim S_2$)——上肢正常、下肢软瘫	腰不好,下肢软
	脊髓圆锥损伤——会阴部麻木、二便失禁,四肢感觉、运动正常	圆锥只管会阴
脊髓半切综合征	同侧深感觉和运动障碍、对侧浅感觉	同深对浅

【例4】皮质运动中枢损害后的肢体瘫痪表现为
A. 对侧肢体的中枢性瘫痪　　B. 对侧单个肢体的中枢性瘫痪　　C. 对侧单个肢体的周围性瘫痪
D. 四肢的中枢性瘫痪　　E. 对侧肢体几个肌群的周围性瘫痪

【例5】男,68岁。因与人争吵突然晕倒而入院治疗。查体发现左侧上、下肢瘫痪,腱反射亢进,左侧眼裂

以下面瘫,伸舌时舌尖偏向左侧。左半身深、浅感觉消失。双眼左侧半视野缺失,瞳孔对光反射存在。考虑病变部位在

  A. 左侧中央前、后回 B. 右侧中央前回 C. 左侧内囊
  D. 右侧内囊 E. 右侧中央后回

【例6】内囊出血所致的对侧肢体运动障碍,主要是损伤了
  A. 皮质脊髓束 B. 皮质红核束 C. 顶枕颞桥束 D. 皮质核束 E. 额桥束

【例7】右侧内囊后肢受损,可能出现的病症是
  A. 嗅觉丧失 B. 同侧肢体麻痹和半身躯体感觉丧失
  C. 双眼左侧半视野偏盲 D. 对侧半身痛温觉丧失而触觉存在
  E. 右耳听觉丧失

【例8】对脑干损伤有定位意义的体征是
  A. 病损对侧偏瘫、偏身感觉障碍、偏盲 B. 构音不清,吞咽困难 C. 双颞侧偏盲
  D. 患侧脑神经下运动神经元瘫,对侧肢体上运动神经元瘫
  E. 患侧脑神经下运动神经元瘫,同侧肢体上运动神经元瘫

2. 下运动神经元损伤后临床表现

部 位	表 现	昭昭老师速记
脊髓前角运动细胞	节段性弛缓性瘫痪,无感觉障碍	前角管运动,后角管感觉
前根	①多见于脊髓外肿瘤压迫、脊膜炎症或椎骨病变; ②损伤节段呈弛缓性瘫痪,不伴感觉障碍,常同时损伤后根而出现根性疼痛现象; ③慢性起病者因部分损伤的前角细胞受病变刺激而出现肉眼可识别的肌束震颤	—
脊髓损伤	颈膨大以上——四肢硬瘫	"上"很"硬"
	颈膨大(C_5~T_1)——上肢软瘫、下肢硬瘫	上软下硬
	胸髓损伤——上肢正常、下肢硬瘫	胸下硬
	腰膨大(L_1~S_2)——上肢正常、下肢软瘫	腰不好,下肢软
	脊髓圆锥损伤——会阴部麻木、二便失禁,四肢感觉、运动正常	圆锥只管会阴
脊髓半切综合征	同侧深感觉和运动障碍、对侧浅感觉	同深对浅
神经丛	①含有感觉纤维和运动纤维; ②病变时累及一个肢体的多数周围神经,可引起弛缓性瘫痪,感觉及自主神经功能障碍	—
周围神经	肌肉弛缓性瘫痪,手套和袜子感	糖尿病周围神经病变就是

【例9】男,38岁。外伤后双下肢瘫痪,双上肢肌张力和肌力正常,双下肢肌力2级,双侧膝、踝反射亢进。受损的部位是
  A. 传入神经元 B. 前角 C. 胸段脊髓 D. 颈段脊髓 E. 腰段脊髓

【例10】造成四肢肌张力增高、腱反射亢进的中枢性瘫痪的病损部位在
  A. 颈膨大以下脊髓 B. 颈膨大以上脊髓 C. 颈膨大前角运动细胞
  D. 一侧内囊 E. 一侧大脑皮质

例11~13 共用选项
  A. 脊髓胸段 B. 脊髓颈膨大 C. 脊髓圆锥 D. 脊髓高颈段 E. 马尾

【例11】双上肢正常,双下肢中枢性瘫痪的病变部位是

【例12】双下肢周围性瘫痪的病变部位是

【例13】四肢中枢性瘫痪的病变部位是

【例14】周围性瘫痪也称为
  A. 周围神经损害性障碍 B. 脊髓前角细胞损害性瘫痪 C. 皮质运动中枢损害性瘫痪
  D. 下运动神经元损害性瘫痪 E. 脊髓损害性瘫痪

【例15】脊髓前角运动细胞病变时,出现

A. 相应节段支配区肌的中枢性瘫痪，无感觉障碍　　B. 周围神经支配区肌的周围性瘫痪，无感觉障碍
C. 周围神经支配区肌的周围性瘫痪，有感觉障碍　　D. 相应节段支配区肌的周围性瘫痪，无感觉障碍
E. 相应节段支配区肌的周围性瘫痪，有感觉障碍

第2节　锥体外系损害的临床表现

一、锥体外系解剖生理

概念	锥体外系是指锥体束以外的所有躯体运动神经结构，包括纹状体系统和前庭小脑系统。狭义的锥体外系主要指纹状体系统，包括纹状体（尾状核、壳核和苍白球）、红核、黑质和丘脑底核 （昭昭老师速记：锥体束的功能是产生运动，锥体外系主要是协调运动）
组成	①大脑→皮质→旧纹状体→新纹状体→红核等纤维，组成红核脊髓束； ②同时由网状结构发出纤维组成网状脊髓束。 两者都止于脊髓前角运动细胞，协调骨骼肌的随意运动
主要功能	①调节肌张力，协调肌群运动， ②调节半自动的刻板动作，即反射性运动

二、损伤后表现

1. 表　现　锥体外系损伤后主要表现为肌张力变化和不自主运动。

2. 病变部位和表现

部　位	表　现	常见疾病	昭昭老师速记
苍白球和黑质病变	运动减少和肌张力增高症候群	帕金森病	"怕""黑""白"
尾状核和壳核病变	运动增多和肌张力减低症候群	小舞蹈病	跳"舞蹈""翘（壳）""尾"巴

【例16】锥体外系损害常见的症状是
A. 感觉障碍　　B. 肌张力障碍　　C. 视觉障碍　　D. 平衡障碍　　E. 痛性麻痹

【例17】肌张力障碍的临床表现是一组肌群的
A. 伸肌和屈肌张力增强　　　　　　　　B. 伸肌和屈肌张力呈断续停顿样增强
C. 低张力伴无目的、急速多变的不自主动作
D. 促动和拮抗肌不协调收缩，出现不自主运动和异常姿势
E. 促动和拮抗肌协调收缩，出现不自主运动和异常姿势

第3节　小脑损害的临床表现

一、解剖生理

1. 部　位　小脑中央为小脑蚓部，两侧为小脑半球。

2. 小脑功能　维持躯体平衡，控制姿势和步态，调节肌张力和协调随意运动的准确性。

二、小脑损伤后表现

部　位	表　现	昭昭老师速记
小脑蚓部损伤	躯干共济失调，即轴性平衡障碍，表现为躯干不能保持直立姿势，站立不稳，向前或向后倾倒，即闭目难立征（Romberg征阳性）	勾"引"到"room"里"干"
小脑半球损伤	①一侧小脑半球损伤出现同侧肢体共济失调，上肢比下肢重，远端比近端重； ②指鼻试验、跟膝胫试验、轮替试验笨拙	注意：大脑是对侧支配，小脑是同侧支配

【例18】男，52岁。近2周来出现右上肢指鼻试验不正确和轮替动作差、右下肢跟膝胫试验差。无眩晕和听力障碍，肌力完好。病损部位在
A. 小脑蚓部　　　　　　B. 右侧小脑半球　　　　　　C. 左侧小脑半球
D. 左侧脑桥前庭神经核　E. 右侧脑桥前庭神经核

第4节 感觉系统

一、一般感觉

分 类	概 念
浅感觉	皮肤、黏膜感觉,如痛觉、温度觉和触觉
深感觉	来自肌肉、肌腱、骨膜和关节的本体感觉,如运动觉、位置觉和振动觉
复合感觉	包括定位觉、两点辨别觉、图形觉和实体觉等

二、浅、深感觉传导束比较

	浅感觉传导束	深感觉传导束
感觉类型	温度、痛觉、粗触觉	位置、运动、震动、精细觉
Ⅰ级神经元	脊神经节	脊神经节
Ⅱ级神经元	脊髓后角细胞	薄、楔束核
Ⅲ级神经元	丘脑核团	丘脑核团
传导束	脊髓丘脑束(脊髓丘脑前束司触觉、脊髓丘脑侧束司痛温觉)	薄、楔束,内侧丘系
神经交叉	灰质前连合交叉(脊髓交叉)	内侧丘系交叉(延髓交叉)

例19~20 共用选项
  A. 丘脑腹外侧核　　　　　B. 脊髓后角细胞　　　　　C. 延髓薄束核与楔束核
  D. 脊髓前角细胞　　　　　E. 后根神经节
【例19】振动觉和位置觉传导通路的第二级神经元是
【例20】痛觉和温度觉传导通路的第二级神经元是

例21~23 共用选项
  A. 脊神经节　　B. 后角　　C. 侧角　　D. 前角　　E. 脊髓外侧索
【例21】含有交感神经元胞体的是
【例22】含有感觉神经元胞体的是
【例23】含有躯体运动神经元胞体的是

三、感觉障碍的定位

1. 感觉障碍的类型

部 位	表 现
神经干型感觉障碍	①某一神经干分布区各种感觉均减退或消失; ②如桡神经麻痹等
末梢型感觉障碍	①四肢对称性的末端各种感觉障碍(温、痛、触觉和深感觉),呈手套-袜套样分布,远端重于近端,常伴有自主神经功能障碍; ②见于多发性神经病等
后根型感觉障碍	①单节段性感觉障碍,感觉障碍范围与神经根分布一致,常伴有放射痛; ②见于腰椎间盘突出症等
脑干型感觉障碍	同侧面部和对侧半身分离性感觉障碍
丘脑型感觉障碍	出现对侧偏身(包括面部)完全性感觉缺失或减退
内囊型感觉障碍	①对侧偏身感觉障碍; ②见于脑血管病
皮质型感觉障碍	出现病灶对侧的复合感觉(精细感觉)障碍,部分区域损害,可出现对侧一个上肢或下肢分布的感觉减退或消失

【例24】节段性放射性疼痛病损部位在
  A. 皮层感觉区　　B. 脊丘束　　C. 前角细胞　　D. 前根　　E. 后根
【例25】双侧四肢远端出现手套袜子样麻木,病变的定位多在
  A. 神经丛　　B. 神经末梢　　C. 脊髓后角　　D. 神经干　　E. 脊髓后角

2. 脊髓髓内型感觉障碍

部位	表现
后角型	分离性感觉障碍,即病变侧痛、温觉障碍,而触觉和深感觉存在
后索型	受损平面以下深感觉和精细感觉障碍
侧索型	病变对侧平面以下痛、温觉消失,而触觉和深感觉存在(分离性感觉障碍)
前连合型	受损部位以下双侧节段性分布的对称性、分离性感觉障碍,表现为痛、温觉消失而深感觉和触觉存在
脊髓半切综合征	病变同侧深感觉消失,对侧浅感觉消失(昭昭老师速记:同深对浅)
横断性脊髓损害	病变部位以下所有感觉均缺失或减弱
脊髓圆锥损伤	肛门周围及会阴部呈鞍状感觉缺失,二便功能障碍

【例26】某患者因外伤致脊髓腰椎第一节段右侧半横断,损伤平面以下会出现
A. 右侧痛、温觉丧失   B. 右侧粗触觉丧失   C. 左侧本体感觉丧失
D. 右侧本体感觉丧失   E. 左侧肢体随意运动丧失

【例27】男,26岁。客车司机。车祸导致二便功能障碍,但下肢功能正常。该患者诊断为
A. 脊髓后角损伤   B. 脊髓后索损伤   C. 脊髓半切综合征
D. 脊髓横断性损伤   E. 马尾圆锥损伤

第5节 脑神经

一、脑神经解剖

1. 脑神经组成

(昭昭老师速记:一嗅二视三动眼,四滑五叉六外展,七面八听九舌咽,迷走副神舌下全)

	运动神经	感觉神经	混合神经
顺序	Ⅲ、Ⅳ、Ⅵ、Ⅺ、Ⅻ	Ⅰ、Ⅱ、Ⅷ	Ⅴ、Ⅶ、Ⅸ、Ⅹ
名称	动眼神经、滑车神经、展神经、副神经、舌下神经	嗅神经、视神经、听神经	三叉神经、面神经、舌咽神经、迷走神经

2. 各脑神经核脑内分布位置

位置	分布神经	分布神经核团
中脑	Ⅲ、Ⅳ	动眼神经核、滑车神经核
脑桥	Ⅴ、Ⅵ、Ⅶ、Ⅷ	展神经核、面神经核、三叉神经核、上泌涎核、三叉神经感觉主核、耳蜗神经核、前庭神经核
延髓	Ⅸ、Ⅹ、Ⅺ、Ⅻ	三叉神经脊束核、孤束核、下泌涎核、疑核、迷走神经背核、副神经核、舌下神经核

3. 特殊脑神经核团
① 动眼神经副核又称E—W核,调节瞳孔括约肌,属于副交感核团。
② 特殊内脏运动核团包括三叉神经运动核、面神经核、疑核和副神经核。
③ 面神经核的下半部分及舌下神经核仅接受对侧支配。

例28～30共用选项
A. 动眼神经副核   B. 疑核   C. 舌下神经核   D. 尾状核   E. 屏状核
【例28】属于纹状体的核团是
【例29】属于副交感神经核的是
【例30】属于特殊内脏运动核的是
【例31】只接受对侧大脑运动皮层支配的脑神经运动核为
A. 三叉神经运动核   B. 迷走神经背核   C. 疑核   D. 舌下神经核   E. 动眼神经核

二、视神经

1. 解剖生理 视网膜→视神经→视交叉(出现在对侧)→视束→外侧膝状体(换神经元)→内囊后肢→形成视辐射→枕叶视中枢皮质。

2. 损伤后的临床表现

损伤部位	表现
视神经	全盲

续表

损伤部位	表现
视交叉	双眼颞侧偏盲
视束	双眼对侧同向性偏盲
视辐射	①下部受损,双眼对侧视野同向上1/4象限盲,如颞叶病变; ②上部受损,双眼对侧视野同向下1/4象限偏盲

三、动眼神经、滑车神经及展神经

	动眼神经	滑车神经	展神经
支配肌肉	上睑提肌、上直肌、内直肌、下斜肌、下直肌	上斜肌	外直肌
损伤后表现	瞳孔散大,光反射及调节反射消失	眼球向外下方运动受限,受损表现为眼球向外下运动	眼球不能向外转动,呈内斜视
昭昭速记	一	"上滑"	"外展"

例 32～34 共用选项

A. 上斜肌　　B. 下斜肌　　C. 外直肌　　D. 眼轮匝肌　　E. 瞳孔开大肌

【例32】滑车神经支配的肌肉是

【例33】动眼神经支配的肌肉是

【例34】交感神经支配的肌肉是

四、三叉神经

1. 解剖生理 感觉纤维发自三叉神经半月节,其周围支随眼支、上颌支、下颌支分布于头皮前部和面部皮肤以及眼、鼻、口腔内黏膜。

2. 损伤后的临床表现 同侧面部感觉障碍和角膜反射消失,咀嚼肌瘫痪,张口时下颌向患侧偏斜。发作为电击样、针刺样、刀割样或撕裂样的剧烈疼痛,历时短暂,每次数秒至1～2分钟。

五、面神经

1. 解剖生理

分类	特点
运动	①支配面上部肌肉的神经元接受双侧皮质脑干束控制; ②支配面下部肌肉的神经元仅接受对侧皮质脑干束控制
感觉	分布于舌前2/3味觉（昭昭老师速记:舌后1/3味觉是舌咽神经）

【例35】管理舌前2/3味觉的神经是

A. 三叉神经　　B. 面神经　　C. 舌咽神经　　D. 迷走神经　　E. 舌下神经

2. 周围性瘫痪和中枢性瘫痪

部位	临床表现	昭昭老师速记
周围性瘫痪	①患侧鼻唇沟变浅、口角下垂、额纹变浅或消失;眼裂变大,不能闭合或闭合不全; ②闭眼时眼球向外上方转动,显露白色巩膜,称为Bell征	眼眶以上有事
中枢性瘫痪	①病变局限在眼眶以下,出现对侧眶部以下诸肌麻痹,而额肌及眼轮匝肌不受累,故皱额、皱眉和闭眼动作皆无障碍; ②常伴有同侧偏瘫及中枢性舌下神经麻痹	眼眶以上没事

六、舌咽神经、迷走神经

1. 解剖生理 舌咽神经控制舌后1/3味觉。

2. 损伤后的临床表现

部位	临床表现
双侧舌咽、迷走神经损伤	声音嘶哑、吞咽困难、饮水反呛、咽反射消失
一侧舌咽、迷走神经损伤	不出现延髓性麻痹症状,双侧皮质脑干束损伤才出现构音障碍和吞咽困难,而咽反射存在,称假性延髓性麻痹

七、生理反射和病理反射

1. 浅反射

（1）浅反射检查

反射节段	检查方法	效应	相关神经	对应节段
角膜反射	轻触角膜	闭眼睑	三叉及面神经	脑桥
咽反射	轻触咽后壁	呕吐反应	舌咽及迷走神经	延髓
上腹壁反射	划腹上部皮肤	上腹壁收缩	肋间神经	胸髓7~8
中腹壁反射	划腹中部皮肤	中腹壁收缩	肋间神经	胸髓9~10
下腹壁反射	划腹下部皮肤	下腹壁收缩	肋间神经	胸髓11~12
提睾反射	划大腿内侧皮肤	睾丸上提	生殖股神经	腰髓1~2

（2）意义 脊髓反射弧的中断或锥体束病变均可引起浅反射减弱或消失，即上运动神经元瘫痪和下运动神经元瘫痪均可出现浅反射减弱或消失。昏迷、麻醉、深睡、1岁内婴儿也可丧失。

【例36】在上运动神经元和感觉功能完好的情况下，右中腹壁反射消失提示
A. 右侧胸髓3~4节段病损   B. 右侧胸髓5~6节段病损   C. 右侧胸髓7~8节段病损
D. 右侧胸髓9~10节段病损   E. 右侧胸髓11~12节段病损

2. 深反射

（1）深反射检查

反射	检查方法	效应	相关神经	对应节段
肱二头肌反射	叩击肱二头肌肌腱	肘关节屈曲	肌皮神经	颈髓5~6
肱三头肌反射	叩击肱三头肌肌腱	肘关节伸直	桡神经	颈髓6~7
桡骨膜反射	叩击桡骨茎突	肘关节屈曲、旋前及手指屈曲	正中神经、桡神经及肌皮神经	颈髓5~6
膝反射	叩击股四头肌	膝关节伸直	股神经	腰髓1~2

（2）意义 深反射减弱或消失是下运动神经元损伤的重要体征。深反射增强为上运动神经元损害的重要体征。

3. 病理反射

（1）病理反射的检查

名称	检查方法	效应
Babinski征	用针在足底外侧自后向前划过	拇趾背屈，其余四趾呈扇形散开
Chaddock征	用针划过足部外踝处	拇趾背屈
Oppenheim征	以拇指、示指用力沿胫骨自上而下划过	拇趾背屈
Gordon征	用手挤压腓肠肌	拇趾背屈

（2）意义 病理反射是指锥体束损害，失去了对脑干和脊髓的抑制功能而出现踝和拇趾背屈的现象。1岁以下的婴儿，由于锥体束发育不成熟，也可以出现病理反射阳性。昏迷、嗜睡、使用大量镇静剂后，锥体束功能受到抑制，也可出现阳性。

例37~38共用选项
A. Brudzinski征   B. Babinski征   C. Romberg征   D. Kernig征   E. Weber综合征

【例37】深睡眠时可能出现的体征是

【例38】小脑病损时可能出现的体征是

【例39】Oppenheim征提示
A. 皮质脑干束损害   B. 脊髓丘脑束损害   C. 锥体束损害
D. 薄束损害   E. 楔束损害

4. 脑膜刺激征

（1）概念 脑膜受激惹的体征指脑膜病变时脊髓膜受到刺激并影响脊神经根，当牵拉刺激时引起相应肌群反射性痉挛的一种病理反射，见于脑膜炎、蛛网膜下腔出血和颅内压增高等。

(2) 脑膜刺激征的检查方法

检 查	检查方法	阳性表现
颈强直	患者仰卧位,前屈及左右晃动颈部	头前屈明显受限,被动屈颈遇到阻力,头侧弯也受到一定限制,旋转运动受限较轻,头后仰无强直表现
Kernig征	患者仰卧位,使膝关节屈曲成直角,然后被动使屈曲的小腿伸直	当膝关节不能伸直、出现阻力及疼痛,而膝关节形成的角度不到135°时为阳性
Brudzinski征	患者仰位、平卧、屈颈	屈颈时发生双侧髋膝部屈曲,为Brudzinski征阳性

(3) 意义　颈上节段的脊神经根受刺激,引起颈强直。腰骶神经受刺激,则出现Kernig征或Brudzinski征。

八、腰椎穿刺术

1. 穿刺部位　腰椎穿刺手术通常在$L_{3\sim4}$腰椎间隙进行。

2. 适应证　①中枢神经系统炎症性疾病的诊断与鉴别诊断包括化脓性脑膜炎、结核性脑膜炎、病毒性脑膜炎、真菌性脑膜炎、乙型脑炎等。②脑血管意外的诊断与鉴别诊断包括脑出血、脑梗死、蛛网膜下腔出血等。③肿瘤性疾病的诊断与治疗用于诊断脑膜白血病,并通过腰椎穿刺鞘内注射化疗药物治疗脑膜白血病。④测定颅内压力和了解蛛网膜下隙是否阻塞等。⑤椎管内给药。

3. 禁忌证　颅内高压、脑疝,可疑颅内占位性病变,休克等危重患者,穿刺部位有炎症,有严重凝血功能障碍的患者如血友病等。

4. 脑脊液检查内容

颜色	无色透明液体	糖	2.5～4.4 mmol/L
压力	80～180 mmH$_2$O	氯化物	120～130 g/L
细胞数	(0～5)×10^6/L	蛋白质	0.15～0.45 g/L

【例40】腰椎穿刺的常规部位是
A. 第2～3腰椎棘突间隙　　B. 第1～2腰椎棘突间隙　　C. 第3～4腰椎棘突间隙
D. 第4～5腰椎棘突间隙　　E. 以上均为常规穿刺部位

【例41】腰穿的禁忌证
A. 脑动脉硬化　　B. 神经系统变性病　　C. 急性脊髓炎　　D. 后颅窝占位病变　　E. 神经系统炎症

【例42】正常人脑脊液中糖的最低含量为
A. 4.0 mmol/L　　B. 3.5 mmol/L　　C. 3.0 mmol/L　　D. 2.5 mmol/L　　E. 2.0 mmol/L

▶ **参考答案**如下,详细答案参见2019版《国家临床执业及助理医师资格考试精选真题考点精析》。

1. E	2. C	3. B	4. B	5. D	6. A
7. C	8. D	9. C	10. B	11. A	12. E
13. D	14. D	15. D	16. B	17. D	18. B
19. C	20. B	21. C	22. B	23. D	24. E
25. B	26. D	27. E	28. D	29. A	30. B
31. D	32. A	33. B	34. E	35. B	36. D
37. B	38. C	39. C	40. C	41. D	42. D

昭昭老师提示:
关注官方微信,获得第一手考试资料。

第2章　周围神经病

▶ **2019考试大纲**

①面神经炎;②三叉神经痛;③吉兰-巴雷综合征。

▶ **考纲解析**

近20年的医师考试中,本章考试重点是周围神经疾病的诊断和治疗,执业医师每年考查分数为2～3分,助理医师每年考查分数为1～2分。

第1节 面神经炎

一、概述
特发性面神经麻痹亦称面神经炎或贝尔麻痹(Bell麻痹),是因茎乳孔内面神经非特异性炎症所致的周围性面瘫。

二、病因
① 面神经炎的病因未完全阐明。
② 可能由于骨性面神经管内狭窄,一旦发生炎性水肿,导致面神经受压。
③ 病毒等感染和自主神经功能紊乱等可引起局部神经营养血管痉挛,导致神经缺血水肿。

三、临床表现
1. 主要表现

面神经周围瘫	①患侧表情肌瘫痪,额纹消失,不能皱额、蹙眉,眼裂不能闭合或闭合不全,鼻唇沟变浅(昭昭老师提示:就是面瘫); ②若为双侧病变,应考虑吉兰—巴雷综合征
特有体征	①患侧闭眼时眼球向外上方转动,漏出白色巩膜,称为Bell征; ②面神经只控制脸面部,故不会出现肢体瘫痪

2. 根据受损部位不同,可出现其他症状

受损部位	表现
鼓索以上部位	周围性面瘫+舌前2/3味觉消失
镫骨肌神经以上部位	周围性面瘫+舌前2/3味觉消失+听觉过敏
膝状神经节受累	周围性面瘫+舌前2/3味觉消失+听觉过敏+Ramsay-Hunt综合征(乳突部疼痛,耳郭、外耳道感觉减退和外耳道、骨膜疱疹)

【例1】男,62岁。晨起刷牙时左口角流口水,伴左耳后痛。查体:左侧额纹消失,左眼闭合无力,左鼻唇沟浅,口角右歪。最可能的诊断是
　　A. 左面神经炎　　　　　B. 吉兰-巴雷综合征　　　　C. 左三叉神经第1支受损
　　D. 中枢性面瘫　　　　　E. 左三叉神经第3支受损

【例2】不符合面神经炎表现的是
　　A. 患侧额纹消失　B. 患侧鼻唇沟变浅　C. 患侧不能闭眼　D. 患侧不能鼓腮　E. 常伴有偏瘫

四、治疗
① 急性期可口服糖皮质激素,维生素B族类。病毒感染者可用抗病毒药物:阿昔洛韦。
② 理疗、护眼治疗及康复治疗。

第2节 三叉神经痛(助理医师不要求)

一、概述
三叉神经痛是原发性三叉神经痛的简称,表现为三叉神经分布区内短暂的反复发作性剧痛。

二、病因

周围学说	病变位于半月神经节至脑桥之间,是由多种原因引起压迫所致
中枢学说	三叉神经痛是一种感觉性癫痫样发作,异常放电部位可能在三叉神经脊束核或脑干

三、临床表现

典型表现	发作时表现为面颊部上、下颌及舌部明显的剧烈电击样、针刺样、刀割样或撕裂样疼痛,持续数秒或1～2分钟,突发突止,间歇期完全正常
特殊表现	①患者口角、鼻翼、面颊部或舌部敏感,轻触可诱发,称为扳机点或触发点;②严重者因疼痛出现导致面肌反射性的抽搐,口角牵向患侧,出现痛性抽搐

【例3】面颊部有短暂的反复发作的剧痛,检查时除触发点外无阳性体征,常见于
　　A. 特发性面神经麻痹　　B. 三叉神经痛　　C. 症状性癫痫　　D. 面肌抽搐　　E. 典型偏头痛

【例4】左侧继发性三叉神经痛，除出现左面部痛觉减退外，尚有的体征为
A. 左角膜反射消失，下颌向右偏斜
B. 左角膜反射存在，下颌向右偏斜
C. 左角膜反射消失，下颌无偏斜
D. 左角膜反射消失，下颌向左偏斜
E. 左角膜反射存在，下颌无偏斜

四、治 疗

药物治疗	①首选卡马西平（昭昭老师速记："三"驾"马"车）； ②其余药物有苯妥英钠、加吧喷丁；同时应用大剂量的维生素B12
封闭治疗	药物治疗无效或有明显副作用，可用无水乙醇或甘油封闭三叉神经分支或半月神经节，破坏感觉神经细胞，可达止痛效果
射频电凝术	破坏三叉神经痛觉纤维，不损害触觉纤维
手术治疗	可选用三叉神经感觉根部分切断术或伽马刀治疗，止痛效果确切，是目前最安全有效的手术方法

【例5】三叉神经痛用下列哪种药物治疗
A. 吗啡   B. 卡马西平   C. 芬太尼   D. 卡托普利   E. 硝普钠

第3节　吉兰-巴雷综合征

一、概 述

吉兰-巴雷综合征是一种自身免疫介导的周围神经病，临床特点为急性起病，症状多在2周左右达到高峰，表现为多发神经根及周围神经损害，包括急性炎性脱髓鞘性多发神经根神经病（最常见的类型）、急性运动轴索性神经病、急性运动感觉轴索性神经病、Miller Fisher综合征、急性泛自主神经病和急性感觉神经病等亚型。

二、病 因

病因不明，可能与细菌及病毒感染有关，细菌感染最常见空肠弯曲菌。

三、临床表现

急性炎性脱髓鞘性多发神经根神经病是吉兰-巴雷综合征最常见的类型，也称经典型吉兰-巴雷综合征，主要表现为多发神经根和周围神经节段性脱髓鞘。

表现	特点	昭昭老师速记
上感史	1~3前周常有呼吸道或胃肠道感染症状或疫苗接种史	吉兰巴雷有"感冒"
运动障碍	首发症状为肢体对称性弛缓性肌无力，自远端逐渐向近端发展或自近端向远端加重，常由双下肢开始逐渐累及躯干肌、脑神经，严重病例可累及呼吸肌致呼吸肌麻痹	吉兰巴雷爱"运动"
感觉障碍	感觉障碍相对较轻，运动障碍远大于感觉障碍，出现手套感或袜子感	吉兰巴雷"感觉"多正常
二便功能	二便功能正常	吉兰巴雷二便正常
脑神经	脑神经受累以双侧面神经麻痹最常见	吉兰巴雷爱"面"子
其他	部分患者可出现自主神经功能障碍，表现为皮肤潮红、出汗增多、尿便障碍等	—

【例6】急性炎症性脱髓鞘性多发性神经病的主要临床表现是
A. 肢体对称性麻木   B. 肢体对称性无力   C. 发作性肢体无力
D. 发作性肢体麻木   E. 双侧眼外肌瘫痪

【例7】吉兰-巴雷综合征的典型表现之一为四肢远端
A. 感觉障碍比运动障碍明显   B. 感觉和运动障碍均十分严重   C. 仅有感觉障碍
D. 疼痛明显   E. 感觉障碍比运动障碍轻

【例8】男，18岁。急起四肢无力3天，二便正常。病前1周有"上感"史。查体：双眼闭合无力，双侧咽反射迟钝，四肢肌力1~2级，肌张力低，腱反射消失，无明显感觉障碍。最可能的诊断是
A. 多发性肌炎   B. 重症肌无力   C. 吉兰-巴雷综合征
D. 周期性瘫痪   E. 急性脊髓炎

【例9】男，32岁。感冒3周后出现双下肢近端无力。查体：双上肢肌力3级，双下肢肌力3级，四肢肌力消失，手套袜子样痛觉减退，双腓肠肌压痛阳性。其原因最可能是
A. 急性脊髓炎   B. 脊髓压迫症   C. 周期性瘫痪

D. 急性肌炎　　　　　　　E. 急性炎症性脱髓鞘性多发性神经病

四、实验室检查

1. 脑脊液检查　脑脊液蛋白-细胞分离(蛋白高,细胞正常)是吉兰-巴雷综合征的特征性表现。发病数天内蛋白含量正常,2~4周内蛋白呈不同程度升高,但较少超过 1.0 g/L。糖和氯化物正常。白细胞计数一般<10×10⁶/L。(昭昭老师速记:吉兰巴雷要"分离")

2. 腓肠神经活检术　可作为辅助诊断方法,不作为必需的检查。

五、治疗原则

药物治疗	①吉兰-巴雷综合征首选治疗方法:血浆置换; ②免疫球蛋白静脉滴注与血浆置换均为治疗吉兰-巴雷综合征的一线治疗方法,但是联合应用不增加疗效,故推荐单一使用; ③激素使用尚有争议
机械通气	呼吸肌麻痹可危及生命,应及早气管切开,进行机械通气

【例10】吉兰一巴雷综合征患者病后 5 天出现严重面神经麻痹、吞咽困难,严重时出现呼吸肌麻痹、构音模糊。首选的治疗是
A. 肾上腺糖皮质激素　　　B. 鼻饲流质　　　　　　C. 大量维生素 B₁
D. 抗生素治疗　　　　　　E. 气管切开并用呼吸机

▶ **参考答案**如下,详细答案参见 2019 版《国家临床执业及助理医师资格考试精选真题考点精析》。

| 1. A | 2. E | 3. B | 4. D | 5. B | 昭昭老师提示: |
| 6. B | 7. E | 8. C | 9. E | 10. E | 关注官方微信,获得第一手考试资料。 |

第 3 章　脊髓病变

▶ **2019 考试大纲**
①脊髓压迫症;②视神经脊髓炎。

▶ **考纲解析**
近 20 年的医师考试中,本章考试重点是脊髓疾病的诊断和检查,执业医师每年考查分数为 2~3 分,助理医师每年考查分数为 1~2 分。

第 1 节　脊髓压迫症(助理医师不要求)

一、概　述

脊髓压迫症是一组椎管内或椎骨占位性病变引起的脊髓受压综合征,随着病情进展,出现脊髓半切综合征、横贯性损害及椎管梗阻,脊神经根和血管可不同程度受累。

二、常见病因

1. 病　因　如炎症、脊柱外伤、脊柱退行性变、先天性疾病、血液疾病、肿瘤等。

2. 肿　瘤　脊髓外肿瘤以神经鞘膜瘤常见,脊髓内肿瘤以神经胶质细胞瘤常见,硬膜外肿瘤以转移瘤多见。

【例1】老年人脊髓压迫症状最常见的病因是
A. 淋巴瘤　　　　B. 脊索瘤　　　　C. 脊膜瘤　　　　D. 转移瘤　　　　E. 胶质瘤

三、临床表现

1. 急性脊髓压迫　多表现为脊髓横贯性损害,出现脊髓休克,病变水平以下呈弛缓性瘫痪,各种感觉及反射消失,尿便潴留。

2. 慢性脊髓压迫　通常分为三期,三者表现并非截然分开,常有重叠,界限不清。

分　期	临床表现
根痛期	表现为神经根痛及脊膜刺激症状

续表

分 期	临床表现
脊髓部分受压期	脊髓半切综合征(昭昭老师速记:同深对浅)
脊髓完全受压期	脊髓瘫痪期,全横贯性损害

【例2】脊髓半横断(Brown-Seguard)综合征常见于
A. Guillam-Barre 综合征　　B. 急性脊髓炎　　C. 急性硬脊膜外脓肿
D. 脊髓髓外肿瘤　　E. 脊髓空洞症

四、实验室检查

影像学检查	①X线,显示骨折、脱位、骨破坏等; ②CT及MRI显示脊髓受压,MRI能清晰显示椎管内病变的性质、部位及边界等
脑脊液检查	椎管严重梗阻时,可出现蛋白-细胞分离,细胞数正常但蛋白含量超过10 g/L时,黄色的脑脊液流出后自动凝结,称为Froin征
椎管内造影	可显示椎管梗阻界面
核素扫描	用核素经腰池穿刺注入,半小时后行脊髓全长扫描,可准确判断阻塞部位

五、髓外压迫和髓内压迫的鉴别

	髓内压迫	髓外压迫
神经根痛症状	少见,部位不准确	剧烈,部位明确
痛、温觉障碍	自上向下发展,头侧重	自下向上发展,尾侧重
节段性肌无力和萎缩	早期出现,广泛,明显	少见,局限
脊髓造影充盈缺损	脊髓呈梭形膨大	呈杯口状
MRI	脊髓呈梭形膨大	髓外肿块,脊髓移位
昭昭老师速记	看见不疼的就是髓内压迫	看见疼的就是髓外压迫

例3~5 共用题干

男性,26岁。6个月来胸部发麻,逐渐累及下肢。双下肢乏力8天,伴小便潴留并置导尿管。无疼痛。体检:T_8以下痛、触觉消失,有马鞍回避。双下肢位置觉消失,肌力2级,腱反射亢进,Babinski征阳性。腹壁反射消失,腰穿示脊管不完全阻塞。脑脊液:蛋白0.6 g/L,糖、氯化物和细胞数正常。

【例3】可能的诊断为T_8以下脊髓
A. 硬脊膜外脓肿　　B. 髓外肿瘤　　C. 硬脑膜下血肿　　D. 血管畸形　　E. 髓内肿瘤

【例4】马鞍回避是指痛、触觉在下列节段内保留
A. T_1~L_5　　B. $S_{1~3}$　　C. S_4　　D. $S_{3~5}$　　E. $S_{1~2}$

【例5】脊髓碘水造影表现为
A. 水平面样阻塞　　B. 阻塞面光滑呈杯口状　　C. 阻塞面呈楔形
D. 脊髓呈梭形膨大　　E. 碘水分散呈水滴状

例6~8 共用题干

患者男性,5个月来双下肢无力、麻木逐渐加重,后背疼痛且咳嗽时加剧。查体:左半侧T_8以下痛、温觉消失,右下肢肌力2级,腱反射亢进,Babinski征阳性,右下肢足趾振动觉、位置觉消失。

【例6】可能的诊断为
A. T_8附近脊髓髓内癌变　　B. 左T_8附近脊髓髓外病变　　C. 右T_8附近脊髓髓内病变
D. T_8附近脊前动脉闭塞　　E. 右T_8附近脊髓髓外病变

【例7】病变脊髓处MRI表现为
A. 脊髓呈梭形膨大,广泛低信号　　B. 正常脊髓　　C. 脊髓不膨大,髓内广泛点状高信号
D. 脊髓外肿块　　E. 中央管扩大呈空腔

【例8】该患者脊髓损害为
A. 脊髓后角损害　　B. 脊髓横贯性损害　　C. Brown-Sequard综合征
D. 脊神经根损害　　E. 脊髓后索和侧索联合损害

【例9】女性,40岁。1个月来间歇性胸背剧痛。体检:右侧下肢肌力Ⅳ级,伴膝、踝反射亢进,Babinski征

阳性。右踝振动觉消失，左 T_8 节段下痛、温觉消失。余神经系统无异常。诊断为

A. 髓内肿瘤　　　B. 髓外肿瘤　　　C. 脊髓炎　　　D. 脊柱转移癌　　　E. 脊柱结核

六、鉴别诊断

急性脊髓炎	多有感染史，数小时或数日内出现脊髓横贯性损伤，脑脊液白细胞数增多，以单核和淋巴细胞为主
脊髓空洞症	典型表现为病损节段支配区域皮肤分离性感觉障碍，病变节段支配区肌肉萎缩，神经根痛较少，MRI 可见脊髓内长条形空洞
亚急性联合变性	缓慢起病，出现脊髓后索、侧索及周围神经损害体征

七、治　疗

治疗原则是尽快去除病因，有手术适应证者及早手术治疗。

第2节　视神经脊髓炎

视神经脊髓炎也叫 Devic 病，是一种独特的中枢神经系统炎性脱髓鞘疾病，主要累及视神经和脊髓，导致严重的神经功能损害。

一、病　因

主要是体内产生抗水通道蛋白 4 的抗体，介导了一系列的自身免疫反应。

二、临床表现

好发于青中年和女性。急性或亚急性起病，约 70% 为单相病程，在数天内出现脊髓和视神经损害的表现。少数则呈复发性或为复发的孤立的视神经或脊髓损害。该病的结局不佳，多后遗截瘫或严重视力损害，死亡的主要原因是高位颈髓病变导致呼吸衰竭。

1. 视觉障碍　球后疼痛，转眼时明显，之后视物模糊、视力下降，可同时累及双眼或单眼交替受累。体检可见视力下降和中心视野缺损，但眼球运动正常。

2. 脊髓功能障碍　典型表现者为急性发生的双下肢瘫痪、感觉缺失和尿潴留，在 1～3 天内达到高峰。胸段脊髓损害最多见，可在起病时出现由下向上的感觉异常或胸腹部束带感。体检示：肢体肌张力低、肌力下降、腱反射减弱（脊髓休克的表现），数周后则表现为肌张力高腱反射亢进和病理征阳性，若病变累及颈髓则可以为四肢瘫。病变平面以下的深、浅感觉消失或明显减退，可在平面上缘出现感觉过敏带。尿潴留，便秘，下肢皮温、出汗异常等。

3. 其他部位损害　部分患者因同时有下丘脑及脑室周围的病损，故还可能出现反复恶心呕吐、频繁呃逆、嗜睡肥胖、贪食、缄默、记忆减退、低钠血症等情况。

4. 脑脊液检查　多数压力不高，白细胞数正常或轻度升高 $(20\sim200)\times10^6/L$ 白蛋白亦可轻度增高 $(0.5\sim1.2\ g/L)$。血清出现 AQP4-Ig，则诊断的特异性达 85%～100%，敏感性为 50%～80%。少数患者可有脑脊液 Ig 指数增高或出现寡克隆带，需要与多发性硬化相鉴别。

5. 影像学检查　典型患者的脊髓 MRI 检查会出现脊髓肿胀，有长的病灶（超过 3 个脊椎节段），呈长 T_1、长 T_2 信号改变，可有片状增强。

三、诊断与鉴别诊断

1. 多发性硬化　主要鉴别点在于多发性硬化的脊髓病变病灶通常较小（MRI 上病灶不超过 1.5 个脊椎节段），临床亦多为不完全的脊髓炎，而非横贯性脊髓炎表现。影像学容易发现脑内多发病灶，脑脊液中寡克隆带阳性或 Ig 指数升高。

2. 其他脊髓疾病　脊髓血管病可以表现为突然起病的背痛伴肢体瘫痪和感觉异常，在临床上与视神经脊髓炎难以区别，需要通过脑脊液、AQP4-Ig 及脊髓 MRI 检查予以鉴别。

四、治　疗

1. 急性期　药物治疗以大剂量甲基强的松龙冲击治疗（每日 1 000～1 500 mg，3～5 日）为主，之后依据患者情况逐渐减量，不推荐长期小剂量维持。皮质激素治疗效果差者，可考虑使用血浆置换 3～5 次或静脉用免疫球蛋白。

2. 恢复期　鼓励尽早开展康复训练，促进肢体功能恢复。可用巴氯芬减少肢体痉挛。

> **参考答案**如下,详细答案参见 2019 版《国家临床执业及助理医师资格考试精选真题考点精析》。

1. D	2. D	3. E	4. D	5. D	昭昭老师提示:
6. E	7. D	8. C	9. B	—	关注官方微信,获得第一手考试资料。

第4章 颅脑损伤

> **2019 考试大纲**

①头皮损伤;②颅骨骨折;③脑损伤;④颅内血肿。

> **考纲解析**

近 20 年的医师考试中,本章考试重点是颅脑损伤的诊断、检查和治疗,执业医师每年考查分数为 2~3 分,助理医师每年考查分数为 1~2 分。

第1节 头皮损伤

一、病 因

1. **解 剖** 颅盖软组织包括皮肤层、皮下组织层、帽状腱膜、腱膜下层、骨膜层和骨膜下层。
2. **损伤特点** 头皮血运丰富,伤后极易出血。

二、分 类

疾 病	诊 断	处 理
皮下血肿	①皮下层和帽状腱膜层之间; ②体积小,较局限,中央有波动感	一般无需处理
帽状腱膜下巨大血肿	①帽状腱膜下的蜂窝组织; ②有明显的头皮下波动感	穿刺抽血和局部加压包扎
骨膜下血肿	①颅缝之间的骨膜下; ②较大,一般不超过颅缝,张力较高,可有波动感	勿强力包扎,避免防止血液经骨折缝流入颅内,引起脑疝

【例1】头部外伤后,最常触及头皮下波动的是
A. 皮下血肿　　B. 帽状腱膜下血肿　　C. 骨膜下血肿　　D. 皮下积液　　E. 皮下积脓

【例2】巨大帽状腱膜下血肿处理原则
A. 热敷　　B. 冷敷　　C. 预防感染　　D. 抽吸后加压包扎　　E. 切开引流

三、治 疗

头皮损伤的清创时间一般是 6~8 小时。头皮裂伤处理时,因头皮血供丰富,清创缝合的时限可以放宽到 24 小时。

【例3】头皮裂伤清创的最佳时限,最迟应在
A. 8 小时内　　B. 12 小时内　　C. 24 小时内　　D. 48 小时内　　E. 72 小时内

【例4】处理头部创伤时,必须遵循的外科原则是
A. 头皮下出血点必须一一结扎
B. 尽量切除可能污染的头皮创缘组织
C. 伤口一律全层缝合
D. 大块的头皮缺损只能留作二期处理
E. 清创术应争取在 8 小时内进行,一般不得超过 24 小时

第2节 颅骨骨折

一、颅骨骨折分类

按部位分类	分为颅盖骨骨折和颅底骨折
按形状分类	分为线形骨折和凹陷骨折

二、颅盖骨骨折诊断和治疗

1. **诊 断** 颅骨的线形骨折发生率最高;其诊断主要依靠颅骨 X 线摄片及 CT 骨窗。

2. 治 疗

骨折类型	处 理
线形骨折	一般无需处理
凹陷骨折	凹陷骨折的手术适应证是凹陷深度＞1 cm,位于重要的功能区,骨折片刺入脑内,骨折引起瘫痪、失语等功能障碍或局限性癫痫者

【例5】诊断颅骨的线形骨折主要依靠
　A. CTA　　　B. MRI　　　C. X线摄片　　　D. B超　　　E. 脑血管造影

【例6】闭合性颅盖骨折诊断的主要依据是
　A. 触诊局部有凹陷感　　　B. 出现神经系统损伤体征　　　C. 头皮肿胀有波动感
　D. X线平片　　　E. 触之有骨擦音

【例7】男,40岁。车祸外伤后10小时,当时无昏迷。入院时查体:神志清楚,答题切题,右侧肢体肌力4级,霍夫曼征阳性。头颅X线平片及CT均提示左顶骨凹陷性骨折,直径3 cm,深度2 cm。正确治疗是
　A. 抗感染治疗　　　B. 手术摘除凹陷的骨折碎片,解除对脑组织压迫
　C. 保守治疗,应用神经营养剂　　　D. 脱水治疗
　E. 观察病情变化,决定下一步治疗方案

三、颅底骨折的诊断和治疗

1. 颅底骨折主要依靠临床表现来确诊

	皮肤瘀斑	表 现	神经、脑血管损伤	脑损伤
颅前窝骨折	眼眶部("熊猫眼")	鼻漏	Ⅰ、Ⅱ	额底
颅中窝骨折	颞部,耳后	鼻漏,耳漏	Ⅶ、Ⅷ、Ⅲ、Ⅳ、Ⅴ、Ⅵ、海绵窦、颈内动脉	颞底,垂体
颅后窝骨折	Battle征(乳突瘀斑),咽后壁	枕下部肿胀	Ⅸ、Ⅹ、Ⅺ、Ⅻ	脑干

【例8】患者,男性。车祸伤及头部,伤后出现左侧鼻唇沟变浅,鼻出血,左耳听力下降,左外耳道流出淡血性液体。诊断首先考虑
　A. 颅前窝骨折　　　B. 颅中窝骨折　　　C. 颅后窝骨折　　　D. 左颞骨骨折　　　E. 脑震荡

【例9】单独作为诊断颅底骨折的依据中,错误的是
　A. 脑脊液漏　　　B. 迟发性乳突部皮下淤血斑　　　C. CT显示神经管骨折
　D. 单纯鼻出血　　　E. "熊猫眼"征

【例10】男,32岁。头部外伤,当即昏迷约1小时,醒后出现头痛、呕吐,右耳道流血性液体。诊断应为
　A. 脑震荡、颅前窝骨折　　　B. 脑挫伤、颅中窝骨折　　　C. 脑震荡、颅后窝骨折
　D. 脑挫伤、颅前窝骨折　　　E. 脑震荡、颅中窝骨折

2. 颅底骨折的处理原则

(1) 颅底骨折合并脑脊液漏患者　属于开放性损伤,需要预防感染,不可堵塞或冲洗,不做腰穿,取头高位卧床休息。

(2) 预后　绝大多数脑脊液漏可在12周内自行愈合,如果超过1个月未愈,可考虑行手术修补硬脊膜。

【例11】开放性颅脑损伤特有的临床表现是
　A. 颅骨骨折　　　B. 头皮裂伤　　　C. 头皮血肿　　　D. 脑脊液漏　　　E. 头皮裂伤伴颅骨骨折

【例12】关于颅骨骨折的叙述,下列哪一项不正确
　A. 骨折线跨过硬脑膜中动脉沟时须防硬脑膜外血肿的发生
　B. 运动区部位的凹陷骨折禁忌手术复位
　C. 颅底骨折有脑脊液耳、鼻漏时禁忌堵塞耳、鼻道
　D. 颅底骨折属内开放性颅脑损伤
　E. 颅盖骨骨折的诊断主要依靠X线摄片

第3节　脑损伤

一、受伤机制

脑损伤机制较为复杂,一般认为脑损伤有两种机制:

(1) 外力作用于头部,由于颅骨内陷和迅即回弹或骨折引起的脑损伤,这种损伤常发生在<u>着力部位</u>。

(2) 头部遭受外力后的瞬间,脑与颅骨之间的相对运动造成的损伤,这种损伤既可发生在着力部位,也可发生在着力部位的对侧。通常将受力侧的脑损伤称为<u>冲击伤</u>,其对侧的则称为<u>对冲伤</u>。

着力部位	受伤部位	着力部位	受伤部位
<u>枕部</u>	额颞部	前额	额颞叶
颞枕部	额颞叶	顶盖部	颞枕叶

二、脑震荡、脑挫裂伤和弥漫性轴索损伤

	脑震荡	脑挫裂伤	弥漫性轴索损伤
概述	脑震荡是病变<u>最轻</u>的脑损伤,特点为伤后即刻发生短暂<u>意识障碍和近事遗忘</u>	脑挫裂伤是外力造成的原发性脑器质性损伤,既可发生于着力部位,也可发生于<u>对冲部位</u>	头部遭受加速性旋转外力作用时,因剪切力导致脑内神经轴索断裂
表现	①伤后即刻发生意识障碍,程度一般不严重,持续时间不超过<u>30分钟</u>; ②可伴有逆行性遗忘,即清醒后不能回忆当时乃至伤前一段时间内的情况	①<u>意识障碍</u>; ②头痛、恶心、呕吐; ③严重挫裂伤患者可出现生命体征不稳定 ④伤后立即出现与脑挫裂伤部位相应的神经功能障碍或体征	①患者往往迅速出现<u>意识障碍;</u> ②<u>瞳孔</u>大小多变
体征	神经系统检查无阳性体征	根据损伤部位出现相应的体征	—
检查	①脑脊液无红细胞; ②脑CT检查无异常	①脑内<u>散在高密度区</u>; ②脑内<u>高、低密度区</u>	脑内有<u>高密度区</u>
治疗	无需特殊治疗	①采取头抬高15°~30°体位; ②防止脑水肿和脑肿胀; ③必要时手术治疗	对症治疗;如果病情恶化后就需要手术治疗

【例13】男,35岁。头部外伤后昏迷1小时,出现右侧肢体瘫痪,后逐渐好转。头颅CT示颅内有<u>散在高密度影</u>。应考虑为

A. 脑内血肿   B. 急性硬脑膜外血肿   C. 急性硬脑膜下血肿
D. 脑震荡   E. 脑挫裂伤

第4节 颅内血肿

一、概 述

颅内血肿是颅脑损伤中最常见和最严重的继发病变。如果不能及时处理,多因进行性颅内压增高导致脑疝形成而危及生命。

二、分 类

分 类	具体分型
按血肿发生部位	可分为硬脑膜外血肿、硬脑膜下血肿和脑内血肿
按发生时间	急性型(<3天)、亚急性型(3天~3周)和<u>慢性型</u>(>3周)

三、硬脑膜外血肿

1. 概 述 硬脑膜外血肿最多见于颞部、额顶部和颞顶部,最常见的出血来源是<u>脑膜中动脉</u>。常合并颅骨骨折。

2. 临床表现

意识障碍	典型的<u>中间清醒期</u>,病变可呈清醒→昏迷,或<u>昏迷→中间清醒或好转→昏迷</u>
瞳孔改变	①<u>早期</u>表现为<u>瞳孔缩小</u>(动眼神经受刺激); ②<u>晚期</u>表现为<u>瞳孔散大</u>(动眼神经受压或脑干受压)

3. 影像学检查 首选<u>颅脑CT</u>,可见颅骨内板与硬脑膜之间有<u>双凸镜形或弓形高密度影</u>。

4. 治疗

非手术治疗适应证	幕上血肿量<40 mL,幕下血肿量<10 mL,中线结构移位<1.0 cm
手术治疗	明显颅内压增高症状和体征,CT扫描显示脑受压的颅内血肿,幕上血肿量>40 mL,颞区血肿瘤>20 mL,幕下血肿量>10 mL

【例14】硬脑膜外血肿的来源是
A. 大脑前动脉　　B. 大脑中动脉　　C. 脑膜中动脉　　D. 颞浅动脉　　E. 枕动脉

【例15】急性硬脑膜外血肿最常合并的颅脑损伤是
A. 脑水肿　　B. 颅骨骨折　　C. 脑积水　　D. 脑挫伤　　E. 脑干损伤

【例16】脑部受伤后出现中间清醒期常见于
A. 硬脑膜下血肿　　B. 脑内血肿　　C. 脑挫裂伤　　D. 硬脑膜外血肿　　E. 脑干损伤

【例17】一人从1米高处跌落,昏迷20分钟后出现头痛、恶心与呕吐,3小时后又昏迷。怀疑诊断为
A. 脑挫裂伤　　B. 硬脑膜外血肿　　C. 硬脑膜下血肿　　D. 蛛网膜下腔出血　　E. 脑内血肿

【例18】硬脑膜外血肿的典型特征是
A. 伤后立即出现昏迷时间较长
B. CT示皮髓质交界处多个点状出血点
C. 伤后逆行性遗忘
D. 鼻出血
E. 伤后一过性意识清醒或好转

【例19】男,21岁。右侧颞部受击伤后昏迷30分钟,清醒5小时后又转入昏迷,伴右侧瞳孔散大,左侧肢体瘫痪。首先考虑的诊断是
A. 硬脑膜外血肿　　B. 脑出血　　C. 脑栓塞　　D. 短暂性脑缺血发作　　E. 脑血栓形成

例20~22 共用题干

男,17岁。骑摩托车时不慎摔倒,左颞顶着地,短暂昏迷后清醒。伤后30分钟送医院。急诊头颅CT示左颞顶颅骨骨折。2小时后头痛加剧,逐渐昏迷,左侧瞳孔散大,右侧肢体瘫痪。

【例20】为明确诊断,应首选的检查是
A. 颅骨及颈部正侧位X线片　　B. 颈部CT　　C. 头颅MRI
D. 脑电图　　E. 头颅CT

【例21】首先考虑的诊断是
A. 颈椎损伤、颈髓受压
B. 脑挫裂伤、脑干损伤
C. 急性硬脑膜外血肿、小脑幕切迹疝
D. 急性硬脑膜下血肿、脑挫裂伤
E. 急性硬脑膜下血肿、枕骨大孔疝

【例22】应采取的有效治疗措施是
A. 立即收入病房,观察生命体征变化
B. 应用抗生素
C. 急诊行血肿清除减压术
D. 立即应用降颅压药物
E. 急诊行颈椎牵引术

四、硬脑膜下血肿

1. 概述　硬脑膜下血肿最多见于额、颞极及其底部,出血来自脑挫裂伤皮层动脉或静脉破裂。

2. 临床表现

意识障碍	昏迷程度进行性加重
神经系统体征	伤后立即出现偏瘫表现,多因脑挫裂伤所致,逐渐出现的体征是血肿压迫所致

3. 影像学检查　首选检查是颅脑CT,可见新月形高密度影。(昭昭老师速记:花前"月下")

4. 治疗　同硬脑膜外血肿。

【例23】急性硬脑膜下血肿最多见的出血来源为
A. 脑皮质破裂的小动脉
B. 注入上矢状窦的桥静脉
C. 注入蝶顶窦的大脑中静脉
D. 注入横窦的Labbe静脉
E. 大脑大静脉

【例24】患者,男,65岁。2个月前有头外伤史,现头痛。CT示右额颞叶新月形低密度影,诊断是
A. 急性硬脑膜外血肿　　B. 急性硬脑膜下血肿　　C. 慢性硬脑膜下血肿
D. 脑内血肿　　E. 高血压脑出血

例25~26 共用题干

女性患者,60岁。2个半月前有车祸头受伤史,当时有一过性意识障碍,伤后头痛,逐渐好转。近半个月又出现头痛,逐渐加重。头颅CT示右额颞顶低密度新月状影像,脑室中线受压移位。

【例25】诊断是
A. 右额颞顶急性硬脑膜下血肿　　B. 右额颞顶慢性硬脑膜下血肿　　C. 右额颞顶急性硬脑膜外血肿
D. 右额颞顶慢性硬脑膜外血肿　　E. 右额颞顶硬膜下积液

【例26】根本治疗是
A. 冬眠，物理降温　　B. 止血治疗　　C. 预防感染　　D. 钻孔冲洗引流术　　E. 血肿清除术

【例27】女，65岁。头部外伤后昏迷2小时。查体：中度昏迷，右侧瞳孔散大。对光反射消失，左侧肢体肌张力增高，病理征（＋）。头颅CT示右额颞部高密度新月形影。最可能的诊断是
A. 急性硬脑膜下血肿　　B. 急性硬脑膜外血肿　　C. 急性硬脑膜下积液
D. 脑挫裂伤　　E. 脑内血肿

例28～30 共用题干
女，67岁。车祸后即昏迷，伤后2小时被送至医院。查体：昏迷状态，左顶枕部有一直径4 cm头皮血肿，右侧瞳孔散大，对光反射消失，左侧肢体肌张力增高，病理反射阳性。头颅CT示右额颞部骨板下新月形高密度影。

【例28】该患者最可能的诊断是
A. 右额颞部急性硬脑膜下积液，脑疝　　B. 右额颞部急性硬脑膜外血肿，脑疝
C. 右额颞脑挫伤，脑疝　　D. 右额颞部血肿，脑疝
E. 右额颞急性硬脑膜下血肿，脑疝

【例29】该患者内出血最可能来自于
A. 脑表面血管　　B. 脑硬膜中动脉　　C. 大脑中动脉　　D. 蛛网膜颗粒　　E. 矢状窦

【例30】需要立即采取的治疗是
A. 气管切开　　B. 冬眠疗法　　C. 颅内血肿清除术　　D. 激素治疗　　E. 止血、抗感染

昭昭老师：硬膜外血肿和硬膜下血肿的区别

	硬膜外血肿	硬膜下血肿
出血来源	脑膜中动脉	皮层动脉或静脉破裂
表现	中间清醒期	昏迷进行性加重
脑CT检查	双凸镜形或弓形高密度影	新月形高密度影
治疗	①药物治疗：甘露醇；②手术治疗适应证：幕上血肿量＞40 mL，颞区血肿瘤＞20 mL，幕下血肿量＞10 mL	①药物治疗：甘露醇；②手术治疗适应证：幕上血肿量＞40 mL，颞区血肿瘤＞20 mL，幕下血肿量＞10 mL

五、脑血肿

1. 概　述　常与枕部着力时的额、颞对冲性脑挫裂伤同时存在。浅部血肿多因挫裂的脑皮质血管破裂所致，常与硬脑膜下血肿同时存在，多位于额极、颞极及其底面。深部的血肿系脑深部血管破裂所致。

2. 临床表现　脑内血肿与伴有脑挫裂伤的复合型硬脑膜下血肿症状很相似。

3. 治　疗　与硬脑膜下血肿的治疗相同。

▶ 参考答案如下，详细答案参见2019版《国家临床执业及助理医师资格考试精选真题考点精析》。

1. B	2. D	3. C	4. E	5. C
6. D	7. B	8. B	9. D	10. B
11. D	12. B	13. E	14. C	15. B
16. D	17. B	18. E	19. A	20. E
21. C	22. C	23. A	24. C	25. B
26. D	27. A	28. E	29. A	30. C

昭昭老师提示：
关注官方微信，获得第一手考试资料。

第5章　脑血管疾病

▶ **2019 考试大纲**

①短暂性脑缺血发作；②缺血性脑卒中；③脑出血；④蛛网膜下腔出血。

> 考纲解析
>
> 近20年的医师考试中,本章考试重点是 脑血管疾病的诊断、检查和治疗,执业医师每年考查分数为2~3分,助理医师每年考查分数为1~2分。

第1节 总 论

一、概 述

脑血管疾病是指由于各种原因导致的脑血管病性疾病的总称。卒中为脑血管病的主要临床类型,包括缺血性卒中和出血性卒中,以突然发病、迅速出现局限性或弥散性脑功能缺损为共同临床特征,为器质性脑损伤导致的脑血管疾病。

二、病因及发病机制

最常见的病因是脑动脉粥样硬化,其次是高血压伴动脉病变。

三、分 类

分为急性和慢性脑血管疾病。

急性脑血管疾病	最多见如短暂性脑缺血发作、脑栓塞、脑出血、蛛网膜下腔出血
慢性脑血管疾病	慢性脑血管病如血管性痴呆

【例1】常见以急性和亚急性起病的三类神经系统疾病是
A. 肿瘤、感染、血管性疾病
B. 外伤、感染、血管性疾病
C. 退行性变性、感染、血管性疾病
D. 遗传代谢病、感染、血管性疾病
E. 肿瘤、遗传代谢病、退行性变性

【例2】脑血管病的主要临床分类为
A. 脑出血,脑血栓形成,短暂性脑缺血发作
B. 急性脑血管病和慢性脑血管病
C. 出血性和缺血性脑血管病,蛛网膜下腔出血
D. 急性和慢性脑血管病,血管性痴呆
E. 急性脑血管病,脑出血和脑缺血

第2节 短暂性脑缺血发作

一、概 念

短暂性脑缺血发作(TIA)指反复发作的短暂性脑局部血液供应障碍,导致颈动脉或椎基底动脉系统的一过性局限性脑功能缺损或视网膜功能障碍。

二、病 因

血流动力学改变及微血栓形成。

三、临床表现

1. 一般表现 每次发作持续数分钟,通常在30分钟内完全恢复,不超过24小时。不遗留神经功能缺损表现或影像学显示脑组织缺血征象。

【例3】TIA持续时间通常为
A. 12小时内   B. 2小时内   C. 24小时内   D. 30分钟内   E. 48小时内

【例4】短暂性脑缺血发作,出现相应的症状和体征,完全恢复最长需要
A. 6小时   B. 12小时   C. 24小时   D. 48小时   E. 72小时

【例5】男,48岁。半年内出现5次突然不能言语,每次持续30分钟左右,伴左侧肢体麻木。神经系统检查正常。最可能的诊断是
A. 癫痫小发作   B. 偏头痛   C. 颈椎病   D. 短暂性脑缺血发作   E. 顶叶肿瘤

【例6】男,60岁。发作性右侧肢体无力伴言语不利2天,每次持续20分钟后可自行缓解。既往有高血压史。最可能的诊断是
A. 部分性癫痫   B. 脑栓塞   C. 周期性瘫痪   D. 短暂性脑缺血发作   E. 脑血栓形成

【例7】女,32岁。购物时感头晕、恶心、乏力,随即意识丧失,摔倒在地,约1分钟后自行苏醒,无二便失禁,无遗留意识或肢体功能障碍。其意识丧失最可能的原因是
A. 分离性障碍   B. 低血糖症   C. 迷走神经张力异常增高

D. 短暂性脑缺血发作　　　　　　　E. 心律失常

【例8】男,60岁。反复发作性右侧偏盲,无意识丧失,数秒钟后即恢复正常。查体:无偏盲,四肢肌力5级,病理征阴性,其他无异常。头部CT无异常。最可能的诊断是
　　A. 蛛网膜下腔出血　　　　B. 脑梗死　　　　C. 慢性硬脑膜外血肿
　　D. 短暂性脑缺血发作　　　　E. 脑出血

【例9】女,74岁。间断感觉环境晃伴恶心2天。共发作5次,每次持续10～15分钟。有高血压病史。发作时查体:水平眼震阳性,左侧指鼻试验和跟膝胫试验阳性,闭目试验阳性。发作间歇期检查正常。双侧前庭功能试验正常。头颅CT无异常。可能的诊断是
　　A. 短暂性脑缺血发作　　B. 小脑梗死　　C. 脑桥梗死　　D. 小脑出血　　E. 中脑梗死

2. 定位诊断
（1）颈内动脉系统

大脑中动脉	缺血对侧肢体的单瘫、轻偏瘫、面瘫和舌瘫,可伴有偏身感觉障碍和对侧同向性偏盲,优势半球受损出现失语和失用,非优势半球受损出现空间定向障碍
大脑前动脉	人格和情感障碍,对侧下肢无力等
颈内动脉主干	①眼动脉交叉瘫→患侧单眼一过性黑矇、失明和对侧偏瘫及感觉障碍; ②Honer征交叉瘫→患侧Honer征、对侧偏瘫

（2）椎基底动脉系统　眩晕、平衡障碍、眼球异常运动和复视。

跌倒发作	下肢突然失去张力跌倒,无意识障碍,系脑干下部网状结构缺血
短暂性全面遗忘综合征	①发作时出现短时间记忆丧失,发作时对地点、时间定向障碍,但谈话、书写和计算能力正常,持续数小时,然后完全缓解; ②与大脑后动脉颞支缺血累及边缘系统的颞叶海马、海马旁回和穹窿有关
双眼视力障碍发作	双侧大脑后动脉距状支缺血导致枕叶视皮质受损

【例10】颈内动脉系统短暂性脑缺血发作的症状可有
　　A. 阵发性眩晕　　B. 复视　　C. 交叉性瘫痪　　D. 吞咽困难　　E. 运动性失语

四、诊断与鉴别诊断

局限性癫痫	脑电图异常
Meniere病	发作性眩晕伴听力障碍

五、治 疗

1. 抗血小板聚集药物　首选阿司匹林。
2. 抗凝药物　肝素、华法林。

【例11】短暂性脑缺血发作应用阿司匹林治疗的目的是
　　A. 改善神经功能的缺失　B. 保护脑细胞　C. 增加再灌注　D. 预防复发　E. 扩张血管

第3节　缺血性脑卒中

一、脑血栓形成

1. 概　述
　　脑血栓形成是脑梗死常见的类型,动脉粥样硬化是本病的根本原因。因此,脑血栓形成临床上主要指大动脉粥样硬化型脑梗死。

2. 病　因

主要病因	最常见的病因是动脉粥样硬化,其次是动脉炎
其他	药源性、血液系统疾病、遗传性高凝状态等

【例12】脑血栓形成发病的重要危险因素之一是
　　A. 抽烟史　　　　　　　　B. 蛛网膜下腔出血史　　　　C. 脑出血史
　　D. 短暂性脑缺血发作史　　E. 梅毒病史

3. 临床表现

（1）一般表现　动脉粥样硬化性脑梗死多见于中老年，动脉炎性脑梗死以中青年多见。常在安静或睡眠中发病，部分病例有 TIA 前驱症状，如肢体麻木、无力等。局灶性体征多在发病后十余小时或 1~2 日达高峰。临床表现取决于梗死灶的大小和部位，患者一般意识清楚，当发生基底动脉血栓或大面积脑梗死时，可出现意识障碍，甚至危及生命。

【例 13】男，72 岁。平时有高血压、糖尿病史 30 余年。1 天前发现左侧上、下肢活动受限，吐词不清，神志清楚。无明显头痛、呕吐，检查发现左侧上、下肢肌力 2 级，左半身痛觉减退。诊断为
A. 脑出血　　　　　　　　B. 脑栓塞　　　　　　　　C. 短暂性脑缺血发作
D. 蛛网膜下腔出血　　　　E. 脑血栓形成

（2）不同脑血管闭塞后的临床特点

① 颈内动脉闭塞的表现：症状性闭塞可出现单眼一过性黑蒙，偶见永久性失明（视网膜动脉缺血）或 Horner 征（颈上交感神经节后纤维受损）。

② 大脑中动脉闭塞

部　位	主要表现
主干闭塞	最主要表现为三偏征
皮质支闭塞	①上部分支闭塞导致病灶对侧面部、上下肢瘫痪和感觉缺失； ②下部分支闭塞导致对侧同向性上四分之一视野缺损，无偏瘫
深穿支闭塞	最常见纹状体内囊梗死，出现三偏征

例 14～16 共用题干

男，63 岁。晨起发现言语不清，右侧肢体活动不适。既往体健。发病后 5 小时查体神志清楚，血压 120/80 mmHg，右侧中枢性面瘫、舌瘫，右侧上下肢肌力 2 级，右半身痛觉减退。头颅 CT 未见异常。

【例 14】病变的部位可能是
A. 左侧大脑前动脉　　　　B. 右侧大脑前动脉　　　　C. 左侧大脑中动脉
D. 右侧大脑中动脉　　　　E. 椎基底动脉

【例 15】病变的性质为
A. 脑出血　　B. 脑栓塞　　C. 脑肿瘤　　D. 脑血栓形成　　E. 蛛网膜下腔出血

【例 16】应选择的治疗方法是
A. 调整血压　　B. 溶栓治疗　　C. 应用止血剂　　D. 手术治疗　　E. 脑保护剂

【例 17】男，60 岁。晨醒后左侧肢体无力，刷牙时无法拿杯，有糖尿病和高血压史，无心脏病史。半天后急诊。查体：左侧肢体肌力 3 级，腱反射高于右侧，左侧 Babinski 征阳性。左侧肢体痛、温觉减退。可能的诊断是
A. 脑转移癌　　B. 脑栓塞　　C. 短暂性脑缺血发作　　D. 脑血栓形成　　E. 高血压性脑出血

【例 18】大脑中动脉深穿支闭塞的最常见表现是
A. 对侧偏瘫，无感觉障碍及偏盲，优势侧伴失语
B. 对侧偏瘫，偏身感觉障碍，同向偏盲
C. 对侧偏瘫，深感觉障碍，自发性疼痛
D. 四肢瘫痪，双侧面瘫，不能言语，不能进食，只有眼球上下运动
E. 眼球震颤，同侧 Horner 征，交叉性感觉障碍，同侧小脑性共济失调

③ 大脑前动脉闭塞

分出前交通动脉前主干闭塞	截瘫、二便失禁、意志缺失、运动性失语综合征
分出前交通动脉后远端闭塞	对侧足和下肢的感觉运动障碍，而上肢和肩部的瘫痪轻，面部和手部不受累
皮质支闭塞	对侧中枢性下肢瘫、肢体短暂性共济失调等
深穿支闭塞	对侧中枢性舌瘫、上肢近端轻瘫

④ 大脑后动脉闭塞

皮质支闭塞	单侧皮质支闭塞，对侧同向性偏盲；双侧皮质支闭塞，完全性皮质偏盲
大脑后动脉起始段的脚间支闭塞	中脑中央和下丘脑综合征，如 Weber 综合征、Claude 综合征、Benedikt 综合征
大脑后动脉深穿支闭塞	丘脑穿通支闭塞、红核丘脑综合征；丘脑膝状体动脉闭塞，丘脑综合征

【例19】男，47岁。晨起行走时头晕，走路不稳，喝水呛咳，声音嘶哑。查体：左侧Honer征，左面部痛觉减退，左侧咽反射消失，悬雍垂右偏，左侧指鼻试验和跟膝胫试验差，右侧肢体痛觉减退。病损的定位诊断在
  A. 脑桥基底部穿支动脉   B. 左小脑后下动脉   C. 左大脑后动脉
  D. 左颈内动脉主干   E. 双侧椎动脉

⑤ 椎基底动脉闭塞

发病部位	综合征
基底动脉脑桥支闭塞	闭锁综合征
基底动脉短旋支闭塞	脑桥腹外侧综合征
基底动脉旁中央支闭塞	脑桥腹内侧综合征
基底动脉尖端上分支闭塞	基底动脉尖综合征
小脑后下动脉或椎动脉延髓分支	延髓背外侧综合征，即Wallenberg综合征

例20～21共用选项
  A. 椎基底动脉血栓形成   B. 大脑前动脉血栓形成   C. 大脑中动脉血栓形成
  D. 蛛网膜下腔出血   E. 小脑出血
【例20】有眩晕、眼震、构音障碍、交叉性瘫痪，见于
【例21】有偏瘫、同向性偏盲、偏身感觉障碍，见于

⑥ 特殊综合征

综合征	临床表现	昭昭老师速记
闭锁综合征	①基底动脉脑桥支闭塞导致双侧脑桥基底部梗死；②因为大脑半球和脑干被盖部网状激活系统无损害，意识清醒，语言理解无障碍，出现双侧中枢性瘫痪（双侧皮质脊髓束和支配三叉神经以下的皮质脑干束受损），只能以眼球上、下运动示意（动眼神经与滑车神经功能保留），眼球水平运动障碍，不能讲话，双侧面瘫，舌、咽、构音及吞咽运动均障碍，不能转颈，四肢全瘫，可有双侧病理反射	①像点了穴一样的就是闭锁综合征；②"桥""闭"了
Wallenberg综合征（延髓背外侧综合征）	①眩晕、恶心、呕吐及眼震（前庭神经核损害）；②病灶侧软腭、咽喉肌瘫痪，表现为吞咽困难、构音障碍，同侧软腭低垂及咽反射消失（疑核及舌咽、迷走神经损害）；③病灶侧共济失调（绳状体及脊髓小脑束、部分小脑半球损害）	"共"同"晕、震、咽"
Weber综合征	病变位于中脑基底部，动眼神经和皮质脊髓束受累，表现为同侧动眼神经麻痹和对侧偏瘫	同动对偏
Claude综合征	病变位于中脑被盖部，动眼神经和结合臂，同侧动眼神经麻痹和对侧共济失调、震颤	同动对共
Benedikt综合征	病变位于中脑被盖部，动眼神经、红核和结合臂，表现为同侧动眼神经麻痹和对侧不自主运动和震颤	同动对不

【例22】男，66岁。晨起四肢乏力。1小时前行走中跌倒，不能起立。体检：意识清楚，只能以眼球上、下运动示意。双侧周围性面瘫，张口伸舌和吞咽不能，留置鼻饲。四肢肌力0级，腱反射亢进，双侧Babinski征阳性。感觉无异常。脑梗死部位在
  A. 中脑   B. 脑桥基底部   C. 内囊后肢   D. 丘脑底部   E. 基底节区
【例23】不属于延髓背外侧综合征临床表现的是
  A. 眩晕，眼球震颤   B. 饮水呛咳，吞咽困难   C. 交叉性感觉障碍
  D. 锥体束征阳性   E. 同侧肢体共济失调

（3）特殊类型的脑梗死

大面积脑梗死	通常由颈内动脉主干、大脑中动脉主干闭塞或皮质完全性卒中所致，表现为病灶对侧完全性偏瘫、偏身感觉障碍及向病灶对侧凝视麻痹
分水岭脑梗死	由相邻血管供血区交界处或分水岭区局部缺血所致，也称边缘带脑梗死，多因血流动力学原因所致。典型病例发生于颈内动脉严重狭窄或闭塞伴全身血压降低时

4. 实验室检查

CT 检查	CT 检查发现梗死区低密度灶
血管造影 DSA	血管造影 DSA 是脑血管病变检查的金标准

5. 急性期治疗方法

控制血压	①发病 24 小时以内，必须维持较高的血压，可以改善脑组织灌注，只有当收缩压＞200 mmHg，舒张压＞110 mmHg 时才有必要降压；一般将血压控制在收缩压≤185 mmHg 或舒张压≤110 mmHg 较为安全，病情较轻时，甚至可以降至 160/90 mmHg 以下； ②首选对心血管影响较小的药物如拉贝洛尔；避免舌下含服短效钙离子拮抗剂，如硝苯地平
静脉溶栓	①首选药物为尿激酶和重组组织型纤溶酶原激活物(rt - PA)； ②适用于发病时间＜4.5 小时，年龄在 18～80 岁之间的患者
动脉溶栓	①对大脑中动脉等大动脉闭塞引起的严重卒中患者，如果发病时间在 6 小时内，经慎重选后可进行动脉溶栓治疗； ②常用药物为尿激酶和重组组织型纤溶酶原激活物
抗血小板治疗、抗凝治疗	抗血小板聚集剂包括阿司匹林和氯吡格雷，抗凝治疗包括肝素、低分子肝素和华法林
手术治疗	①幕上大面积脑梗死伴有严重脑水肿、占位效应和脑疝形成者，可行骨瓣减压术； ②小脑梗死使脑干受压导致病情恶化，可行抽吸梗死小脑组织和后颅窝减压术

【例 24】脑血栓形成急性期有效治疗方法是
　A. 3 小时内用 rt - PA　　B. 12 小时内用 rt - PA　　C. 罂粟碱　　D. 尼莫地平　　E. 低分子量肝素

例 25~27 共用题干

男，63 岁，清晨起床时，发现言语不清，右侧肢体不能活动。既往无类似病史。发病后 5 小时，查体神志清楚，血压 120/80 mmHg，失语，右侧中枢性面瘫、舌瘫，右上、下肢肌力 2 级，右半身痛觉减退，颅脑 CT 未见异常。

【例 25】病变的部位可能是
　A. 左侧大脑前动脉　　　　B. 右侧大脑前动脉　　　　C. 左侧大脑中动脉
　D. 右侧大脑中动脉　　　　E. 椎基底动脉

【例 26】病变的性质是
　A. 脑出血　　B. 脑栓塞　　C. 脑肿瘤　　D. 脑血栓形成　　E. 蛛网膜下腔出血

【例 27】应选择的治疗方法是
　A. 调整血压　　B. 溶栓治疗　　C. 应用止血剂　　D. 手术治疗　　E. 脑保护剂

二、脑栓塞

1. 概　述

脑栓塞是指各种栓子随血流进入颅内动脉，使血管腔急性闭塞或严重狭窄，引起相应供血区脑组织发生缺血坏死及功能障碍的一组临床综合征。临床上主要指心源性脑栓塞。

2. 病　因

栓子主要为心源性，主要在心内膜和瓣膜产生，最常见病因是心房颤动。非心源性是指心脏以外的栓子随血流进入脑内造成脑栓塞。其他还有来源不明性栓子。

【例 28】女性，38 岁，洗衣时突发右侧肢体活动不灵。查体：意识清，失语，二尖瓣区可闻及双期杂音，心律不齐，右侧偏瘫，上肢重于下肢，偏身痛觉减退。首先考虑的诊断是
　A. 脑血栓形成　　B. 脑栓塞　　C. 脑出血　　D. 蛛网膜下腔出血　　E. 短暂性脑缺血发作

例 29~31 共用选项

　A. 脑血栓形成　　B. 短暂性脑缺血发作　　C. 脑栓塞　　D. 腔隙性脑梗死　　E. 分水岭脑梗死

【例 29】导致脑梗死最常见的病因是

【例 30】心房颤动引起的常见卒中类型是

【例 31】相邻两血管供血区分界处缺血所导致的卒中类型是

【例 32】心肌梗死后附壁血栓引起的脑血管疾病最常见的是
　A. 蛛网膜下腔出血　　B. 脑血栓形成　　C. 脑栓塞　　D. 脑出血　　E. 脑动脉炎

3. 临床表现

（1）一般特点　脑栓塞可发生于任何年龄，以 青壮年多见；多在活动中急骤发病，无前驱症状，局灶性神经体征在数秒至数分钟达到高峰，多表现为 完全性脑卒中；意识清楚或轻度意识模糊，可有短暂意识障碍。

（2）发病表现同脑血栓形成，发生部位不同，表现不同　颈动脉系统发生于前循环，大脑中动脉最常见，可出现偏瘫、偏身感觉障碍、失语或局灶性癫痫发作等，偏瘫以面部和上肢较重。

例 33～34 共用选项
A. 眩晕、频繁呕吐、头痛、病变侧共济失调
B. 意识丧失，双侧针尖样瞳孔，四肢瘫痪
C. 突发剧烈头痛、呕吐、脑膜刺激征、右侧偏瘫
D. 安静时发生偏瘫、偏身感觉障碍、无意识障碍
E. 活动中急骤发生瘫痪、偏身感觉障碍、伴短暂意识障碍

【例 33】脑栓塞的常见表现

【例 34】小脑出血的常见表现

【例 35】脑栓塞的临床表现 不正确的是
A. 患者较年轻　　　　B. 多有风湿性心瓣膜病史　　　C. 起病急骤
D. 多有脑膜刺激征　　E. 可有偏瘫失语

【例 36】女，39 岁。患风湿性心脏病 二尖瓣狭窄，突然出现偏瘫、失语。检查：神志清楚，脑脊液正常。心电图提示 心房纤颤。最可能的诊断是
A. 脑出血　　B. 脑栓塞　　C. 脑血栓形成　　D. 蛛网膜下腔出血　　E. 短暂性脑缺血发作

4. 治疗原则

一般治疗	改善脑循环，减轻脑水肿，减少梗死范围
原发病的治疗	①感染性栓塞使用抗生素，禁用溶栓和抗凝治疗； ②脂肪栓塞可用肝素、5% 碳酸氢钠及脂溶剂； ③空气栓塞采取高压氧治疗
溶栓治疗	①心源性脑栓塞急性期一般 不推荐 抗凝治疗； ②低度风险一般推荐抗血小板治疗

第 4 节　脑出血

一、概　念

脑出血是指非外伤性脑实质内出血。

二、病　因

1. 病因　脑出血最常见病因是 高血压病合并细小动脉硬化，其他病因包括动－静脉血管畸形、脑淀粉样血管病变、血液病等。

2. 机制　发病机制主要是脑内细小动脉在长期高血压作用下发生慢性病变破裂所致。

三、病　理

绝大多数高血压性脑出血发生在 基底节的壳核及内囊区。最主要受累的血管是 大脑中动脉 的 豆纹动脉。

【例 37】高血压脑出血 最多见于
A. 基底节　　B. 脑桥　　C. 小脑　　D. 大脑白质　　E. 脑干

【例 38】高血压病脑出血，破裂的血管多为
A. 大脑中动脉　　B. 大脑基底动脉　　C. 豆纹动脉　　D. 内囊动脉　　E. 大脑前动脉

四、临床表现

1. 一般表现　多在情绪激动或运动中突然发病，此后颅内压升高可有不同程度的意识障碍、嗜睡等表现。

2. 局限性定位表现

（1）基底节区出血

部　位	临床表现
壳核出血	最常见，系豆纹动脉，尤其是外侧支破裂所致，出现对侧偏瘫、偏身感觉缺失及同向性偏盲（三偏征）

部　位	临床表现
丘脑出血	丘脑膝状动脉和丘脑穿通动脉破裂所致,出现对侧偏瘫及偏身感觉障碍,感觉障碍＞运动障碍
尾状核头出血	高血压动脉硬化和血管畸形破裂所致,出现头痛、呕吐、颈强直及精神症状等

【例39】基底节区出血的典型表现是
A. 意识障碍,病灶对侧偏身瘫痪、双眼向病灶对侧凝视
B. 意识障碍,病灶对侧感觉瘫痪、双眼向病灶对侧凝视
C. 病灶对侧偏身瘫痪、偏身感觉障碍及同向性偏盲
D. 病灶对侧偏身瘫痪、偏身感觉缺失及共济失调
E. 意识障碍、病灶对侧同向性偏盲,双眼向病灶对侧凝视

【例40】男,65 岁。活动中突感头痛,左侧肢体不能活动 1 天。高血压病史 10 年。查体发现左侧中枢性面舌瘫,左侧肢体完全瘫痪,左侧偏身感觉减退,左侧偏盲。该患者最可能的诊断是
A. 脑叶出血　　　B. 脑桥出血　　　C. 小脑出血　　　D. 基底节出血　　　E. 脑室出血

（2）脑叶出血

部　位	临床表现
顶叶出血	最常见,偏身感觉障碍,轻偏瘫,对侧下象限盲,非优势半球受累出现构象障碍
额叶出血	偏瘫、尿便障碍、Broca 失语等
颞叶出血	Wernicke 失语、精神症状、对侧上象限盲等
枕叶出血	视野受损

（3）脑干出血

部　位	临床表现
中脑出血	①轻者:一侧或双侧动眼神经不全麻痹、眼球不同轴、同侧肢体共济失调; ②重者:深昏迷,甚至死亡
脑桥出血	①大量出血常可导致患者出现昏迷、双侧针尖样瞳孔、呕吐咖啡样物等; ②少量出血无意识障碍,表现为交叉性瘫痪和共济失调性偏瘫
延髓出血	突发意识障碍,影响生命体征

（4）小脑出血

部　位	临床表现
少量出血	小脑受损症状,如患侧共济失调、眼震和小脑语言等,多无瘫痪
大量出血	尤其是小脑蚓部出血,病情迅速进展,出现昏迷等脑干受压表现

【例41】60 岁,男性。活动中突感眩晕,头痛,呕吐,步行不稳,20 分钟后昏迷,呼吸节律不整。诊断为脑出血,部位在
A. 脑颞叶　　　B. 小脑　　　C. 脑桥　　　D. 基底节　　　E. 脑室

例 42～44 共用题干
男,58 岁。外出途中突然头痛,眩晕,伴呕吐,走路不稳前来急诊。查体:BP 180/105 mmHg,心率 62 次/分,双眼向右水平眼震,右手指鼻不准,右侧跟膝胫试验阳性。

【例42】最可能的诊断是
A. 右枕叶出血　　B. 脑桥出血　　C. 基底节出血　　D. 右小脑半球出血　　E. 右大脑梗死

【例43】为进一步明确诊断,应采取的主要措施是
A. 详细追问有关病史　　B. 脑脊液检查　　C. 脑血管造影　　D. 头颅 CT　　E. 脑电图

【例44】首先应采取的处理措施是
A. 利血平降血压
B. 若 CT 示出血量达到 5 mL,手术治疗
C. 快速静脉滴注地塞米松 10 mg
D. 肌注苯巴比妥钠预防癫痫
E. 降低颅内压

【例45】小脑出血的常见表现是
A. 眩晕、频繁呕吐、头痛,病变侧共济失调

B. 意识丧失,双侧针尖样瞳孔,四肢瘫痪
C. 突发剧烈头痛、呕吐、脑膜刺激征,右侧偏瘫
D. 安静时发生偏瘫、偏身感觉障碍,无意识障碍
E. 活动中急骤发生瘫痪、偏身感觉障碍,伴短暂意识障碍

(5) 脑室出血

部 位	临床表现
原发性脑室出血	脉络丛血管或室管膜下动脉破裂出血,有呕吐、头痛及昏迷等表现
继发性脑室出血	脑实质血液进入脑室,有呕吐、头痛及昏迷等表现

【例46】男,59岁。1小时前运动中突发头痛。查体:血压160/110 mmHg,深昏迷,双侧瞳孔缩小,四肢瘫,颈有阻力,四肢有阵发性强直出现,诊断为高血压性脑出血。出血部位可能为
　A. 内囊　　　B. 额叶　　　C. 小脑　　　D. 脑室　　　E. 枕叶

五、实验室检查

脑CT检查	急性期可见高密度血肿(昭昭老师提示:脑血栓和栓塞是低密度)
MRI和MRA检查	MRI对观察脑干和小脑出血灶以及脑出血的演进过程优于CT扫描,对急性出血的诊断不及CT

【例47】脑出血的诊断依据是
　A. 争吵后头痛、呕吐　　　　　　　　B. 偏瘫、偏盲、偏身感觉障碍
　C. 急性偏瘫者,伴CT中对应区域有低密度灶
　D. 急性偏瘫者,伴CT中对应区域有高密度灶　　E. 持续昏迷者

【例48】68岁,男性。有高血压病史。演讲时突发头痛、呕吐、右侧偏瘫。头CT示左侧基底节区高密度影。最可能的诊断是
　A. 脑出血　　　B. 蛛网膜下腔出血　　　C. 动脉瘤破裂
　D. 短暂性脑缺血发作　　　E. 脑血栓形成

六、治　疗

1. 一般处理

一般治疗	卧床休息2~4周,尽可能就近治疗,不宜长途搬运
降低颅内压	积极控制脑水肿、降低颅内压是脑出血急性期治疗的重要环节,不建议使用激素
高血压处理	收缩压>200 mmHg,舒张压>150 mmHg时,才有必要降压

2. 高血压颅内血肿手术适应证

部 位	特 点
小脑	小脑出血血肿≥10 mL,直径>3 cm
基底	基底核区中等以上的出血(壳核出血血肿≥30 mL,丘脑出血血肿>15 mL)
脑室	重症脑室出血
脑血管	合并脑血管畸形、动脉瘤等血管疾病

【例49】符合高血压病脑出血的手术指征是
　A. 血压高于160/100 mmHg　　　B. 年龄65岁以上　　　C. 脑叶出血20 mL
　D. 内科治疗中病情加重,意识不清加重　　　E. 内科治疗中病情加重,出现呼吸暂停

第5节　蛛网膜下腔出血

一、概　述

颅内血管破裂,血液流入蛛网膜下腔,称为蛛网膜下腔出血,分为外伤性和自发性两种。自发性又分为原发性和继发性两种类型。原发性蛛网膜下腔出血为脑底或脑表面血管病变(如先天性动脉瘤、脑血管畸形、高血压脑动脉硬化所致微动脉瘤等)破裂,血液流入蛛网膜下腔,占急性脑卒中的10%左右。继发性蛛网膜下腔出血为脑内血肿穿破脑组织,血液流入蛛网膜下腔。

二、病　因

最常见的病因是颅内动脉瘤,占50%~80%,血管畸形约占10%。

【例50】易导致蛛网膜下腔出血的疾病是
A. 颅内动脉瘤　　　　　　B. 后颅窝肿瘤　　　　　　C. 颞部巨大硬脑膜外血肿
D. 脑挫裂伤　　　　　　　E. 脑膜膨出

三、临床表现

1. 出血症状　以中青年发病居多,起病突然,发病前有诱因,如情绪激动、排便、咳嗽等。

头痛	动脉瘤性蛛网膜下腔出血的典型表现是突发异常剧烈的全头痛,患者常将头痛描述为一生中经历的最严重的头痛,常不能缓解或呈进行性加重
脑膜刺激征	颈抵抗、克氏征(Kernig征)、布氏征(Brudzinski征)等阳性
其他	眼部症状、精神症状及其他症状

2. 动脉瘤的定位症状

颈内动脉海绵窦段动脉瘤	前额和眼部疼痛,血管杂音,突眼,Ⅲ、Ⅳ、Ⅵ对脑神经损害
颈内动脉—后交通动脉动脉瘤	动眼神经受压的表现
大脑中动脉瘤	偏瘫、失语和抽搐等症状
大脑前动脉-前交通动脉瘤	精神症状、单侧或双侧下肢瘫痪和意识障碍
大脑后动脉瘤	同向偏盲,Weber综合征和第Ⅲ对脑神经麻痹
椎基底动脉瘤	枕部和面部疼痛,面肌痉挛,面瘫和脑干受压

3. 血管畸形的定位症状　常见症状包括痫性发作、轻偏瘫、失语或视野缺损等。

4. 常见并发症

再出血	指病情稳定后再次发生剧烈头痛、呕吐、痫性发作、昏迷,甚至去脑强直发作,复查脑脊液为鲜红色
脑血管痉挛	常表现为波动性轻偏瘫或失语
急性或亚急性脑积水	由于血液进入脑室系统和蛛网膜下腔,形成血凝块,阻碍脑脊液循环通路所致,表现为嗜睡、思维缓慢、短时记忆受损、上视受限、展神经麻痹等,严重者出现颅内高压及脑疝
其他	5%~10%的患者出现癫痫发作,不少患者发生低钠血症

【例51】男,58岁。突感头、颈部剧烈疼痛,大汗伴恶心、呕吐、眩晕。查体:急性病容,四肢活动自如,脑膜刺激征阳性。最可能的诊断是
A. 脑栓塞　　　　　　　　B. 蛛网膜下腔出血　　　　C. 脑血栓形成
D. 高血压脑病　　　　　　E. 椎基底动脉供血不足

例52~54共用选项
A. 脑出血　　B. 脑梗死　　C. 蛛网膜下腔出血　　D. 短暂性脑缺血　　E. 脑肿瘤

【例52】反复发作右侧肢体无力,常在1小时内恢复,头颅CT正常
【例53】突起右侧肢体无力1小时,头颅CT左基底节区高密度
【例54】突起右上眼睑下垂1小时,头颅CT右侧裂池高密度

【例55】女性,55岁。晨起大便时突发头、颈部剧烈疼痛伴大汗和畏光等症状。发病3小时后出现右眼上睑下垂,频繁呕吐,意识模糊,急诊来院。首先考虑诊断为
A. 脑内血肿　　B. 脑膜炎　　C. 脑脓肿　　D. 脑肿瘤　　E. 蛛网膜下腔出血

【例56】女,22岁。突然剧烈头痛、呕吐。查体:颈项强直,克氏征阳性,布氏征阳性。CT示侧裂池、环池内高密度影。诊断首先考虑
A. 脑炎　　B. 脑膜炎　　C. 蛛网膜下腔出血　　D. 脑肿瘤　　E. 脑脓肿

四、实验室检查

头部CT	显示脑沟、脑池密度增高
脑血管造影(DSA)	确定蛛网膜下腔出血病因的重要手段(金标准)

【例57】目前颅内动脉瘤主要的确诊检查是
A. 腰椎穿刺示血性脑脊液　　B. 头颅CT　　　　　　C. 头颅MRI
D. 头痛反复发作史　　　　　E. 脑血管造影

【例58】女,65岁。突发剧烈头痛后昏迷1小时。查体:深昏迷,颈强直,四肢无自主活动,肌张力高,腱反

射活跃。头部CT示脑沟与脑池高密度影。最可能的诊断是
  A. 短暂性脑缺血发作　　　　B. 脑栓塞　　　　　　　C. 脑血栓形成
  D. 蛛网膜下腔出血　　　　　E. 脑出血

五、治疗原则

一般治疗	①急性期绝对卧床4～6周； ②降压药物最好选择尼卡地平、拉贝洛尔等
破裂动脉瘤外科治疗	开颅动脉瘤夹闭手术是预防蛛网膜下腔出血最有效的方法

【例59】以下治疗蛛网膜下腔出血的措施**不妥**的是
  A. 卧床休息4～6周　　　　B. 应用止血药物　　　　C. 低分子肝素注射
  D. 静滴20%甘露醇　　　　　E. 口服尼莫地平

昭昭老师：脑血管病总结对比

	脑血栓	脑栓塞	脑出血	蛛网膜下腔出血
病因/机制	动脉硬化、TIA、高血压史、糖尿病	心脏瓣膜病、房颤	高血压、糖尿病	动脉瘤或动静脉血管畸形
发病年龄	老年	青壮年	中老年	不定
发病情况	安静、休息时	不定	活动、激动时	活动、激动时
头痛	多无	多无	早期呕吐	剧烈头痛、呕吐
意识障碍	多无或较轻	无或较轻	进行性加重	无或有谵妄
局灶体征	明显，常成为患者主诉	明显，常成为患者主诉	常有，但患者意识不清，不能诉述或不易检查	常无或偶有轻偏瘫及动眼神经麻痹
脑膜刺激征	多无	多无	可有	明显
CT	脑内低密度区	脑内低密度区	脑内高密度区	蛛网膜下腔或脑室内高密度区
MRI	T_1加权像呈低信号区，T_2加权像呈稍高信号区	同左	T_1加权像呈高信号区，T_2加权像呈高信号区	T_1加权像呈蛛网膜下腔或脑室内高信号区

> **参考答案**如下，详细答案参见2019版《国家临床执业及助理医师资格考试精选真题考点精析》。

1. B	2. B	3. D	4. C	5. E
6. D	7. D	8. D	9. A	10. E
11. D	12. D	13. E	14. C	15. D
16. B	17. D	18. A	19. B	20. A
21. C	22. B	23. D	24. A	25. C
26. D	27. B	28. B	29. A	30. C
31. E	32. C	33. E	34. A	35. D
36. B	37. A	38. C	39. C	40. D
41. B	42. D	43. D	44. E	45. A
46. D	47. D	48. A	49. D	50. A
51. B	52. D	53. E	54. C	55. E
56. C	57. E	58. D	59. C	—

昭昭老师提示：
关注官方微信，获得第一手考试资料。

第6章　颅内肿瘤（助理医师不要求）

> **2019考试大纲**

①临床表现；②诊断与鉴别诊断；③治疗。

➢ 考纲解析
近 20 年的医师考试中,本章考试重点是颅内肿瘤的诊断和检查,执业医师每年考查分数为 2～3 分,助理医师每年考查分数为 1～2 分。

一、概 述
原发中枢神经系统肿瘤的年发病率为 $16.5/10×10^4$,其中近半数为恶性肿瘤,约占全身恶性肿瘤的 1.5%,以胶质瘤最常见,约占中枢神经系统肿瘤的 40%。

二、临床表现
1. 颅内压增高症状 头痛、呕吐、视盘水肿。

2. 定位症状

(1) 刺激症状:癫痫。

部 位	临床表现	昭昭老师速记
额叶肿瘤	癫痫大发作	"大""额"
颞叶肿瘤	幻嗅的精神运动性发作	"蹑"手蹑脚嗅"觉
中央区及顶叶肿瘤	局灶性发作癫痫	"中"间有一"局"

(2) 破坏症状:因肿瘤侵及脑组织所致。

部 位	临床表现	昭昭老师速记
中央前回肿瘤	一侧肢体的运动和感觉障碍	中央前回管运动
顶叶下部角回和缘上回肿瘤	失算、失读、失语	"顶"级"算"法和语言
额叶肿瘤	精神症状	"饿(额)了伤"精神"
枕叶肿瘤	视觉障碍	"视""诊(枕)"
下丘脑肿瘤	内分泌障碍	下内
四叠体肿瘤	瞳孔大小不等、眼球上视障碍	"四""通(瞳)"八达
小脑蚓部肿瘤	躯干和下肢共济失调	"引"导"干"部
小脑半球肿瘤	同侧肢体共济失调	小脑是同侧支配
脑干肿瘤	交叉性麻痹	"交叉""干"活

(3) 压迫症状:压迫所致障碍。

部 位	临床表现	昭昭老师速记
鞍区肿瘤	视力、视野障碍	骑马(马鞍)视力好
海绵窦区肿瘤	海绵窦综合征	海绵窦

【例1】颅内肿瘤非定位症状是
A. 头痛、视盘水肿　　　B. 癫痫、幻嗅　　　C. 肢体运动和感觉障碍
D. 视力、视野障碍　　　E. 眼睑下垂、眼球运动障碍

【例2】男性,56 岁,头疼反复发作 3 个月,偶有呕吐。查体:神智清楚,双侧视盘水肿,左侧上、下肢肌力 2 级,病理征(＋)。最可能的诊断是
A. 脑出血　　　B. 脑水肿　　　C. 脑梗死
D. 蛛网膜下腔出血　　　E. 颅内占位伴颅内压增高

【例3】与大脑半球肿瘤临床表现不符的是
A. 多尿　　B. 视野缺损　　C. 进行性感觉障碍　　D. 癫痫发作　　E. 精神症状

【例4】颅内肿瘤若表现为精神症状,常考虑的肿瘤部位为
A. 小脑　　B. 顶叶　　C. 额叶　　D. 枕叶　　E. 岛叶

【例5】脑干胶质瘤最早出现的临床表现常为
A. 颅神经麻痹　　B. 脑积水　　C. 头痛　　D. 癫痫　　E. 视乳头水肿

3. 老年和儿童颅内肿瘤的特点

儿童	颅内肿瘤的特点
老年人	①脑萎缩,颅内空间相对较大,发生脑肿瘤时颅内压升高不明显,易误诊; ②以幕上脑膜瘤和转移瘤多见
儿童	①幕下以髓母细胞瘤、室管膜瘤和星形细胞瘤最常见; ②幕上以颅咽管瘤多见,伴颅内压升高时可掩盖肿瘤定位体征

【例6】 男,65 岁。5 个月前无明确原因咳嗽、咳痰,痰中带血。MRI 示大脑半球皮质多个小类圆形低信号影,提示
  A. 脑蜱虫   B. 脑出血   C. 脑梗死   D. 脑转移瘤   E. 脑软化灶

【例7】 老年人最常见的硬脊膜外肿瘤是
  A. 脊膜瘤   B. 淋巴瘤   C. 转移瘤   D. 胶质瘤   E. 脊索瘤

三、诊 断

颅骨 X 线平片	垂体腺瘤蝶鞍扩大;听神经瘤侧内听道扩大、骨质破坏
脑 CT 检查	颅内肿瘤首选检查
肿瘤活检术	颅内肿瘤的确诊方法

【例8】 颅内占位病变最安全、可靠、易行的辅助检查方法是
  A. 颅脑超声探测   B. 脑血管造影   C. 头颅 CT   D. 头颅 X 线平片   E. 放射性核素扫描

四、治 疗

内科治疗	首先要降低颅内压,癫痫患者服用抗癫痫药物
外科治疗	切除肿瘤是治疗颅内肿瘤的根本措施
放疗	①为恶性肿瘤部分切除后的辅助治疗,生殖细胞肿瘤及淋巴瘤对放疗敏感; ②瘤内放射治疗及立体定向放射治疗
化疗	替莫唑胺用于治疗低级别星形胶质细胞瘤

例9~11 共用题干

男性,30 岁。头痛,时有呕吐,逐渐加重 1 个月,近期嗜睡,反应迟钝,时有头晕、猝倒,无头部外伤及急性炎症病史,血压正常。检查见视盘水肿,血常规、血沉正常。

【例9】 初步的临床诊断应考虑为
  A. 颅脑损伤   B. 颅内肿瘤   C. 颅内感染   D. 急性脑疝   E. 椎动脉型颈椎病

【例10】 根据以上初步诊断,其首选的辅助检查应是
  A. 头颈 X 线摄片   B. 腰椎穿   C. 脑血管造影   D. 脑 CT   E. 脑 MRI

【例11】 根据以上检查结果,最重要的治疗是
  A. 降低颅内压   B. 药物镇静治疗   C. 手术治疗   D. 抗感染治疗   E. 吸氧治疗

> **参考答案**如下,详细答案参见 2019 版《国家临床执业及助理医师资格考试精选真题考点精析》。

1. A	2. E	3. A	4. C	5. A	6. D	昭昭老师提示:
7. C	8. C	9. B	10. D	11. C		关注官方微信,获得第一手考试资料。

第7章 颅内压增高

> **2019 考试大纲**

①病因;②临床表现;③治疗。

> **考纲解析**

近 20 年的医师考试中,本章考试重点是颅内压增高症的病因、表现和诊断,执业医师每年考查分数为 2~3 分,助理医师每年考查分数为 1~2 分。

一、概 述

颅脑损伤、肿瘤、血管病、脑积水、炎症等多种病理损害发展到一定阶段,使颅腔内容物体积增加,导致颅内压超过正常上限,从而引起相应的综合征。

二、解剖生理

1. 组成 颅腔与脑组织、脑脊液和血液是颅内压形成的物质基础。颅缝闭合后颅腔的容积固定不变,为 1 400～1 500 mL。颅腔内的上述三种内容物使颅腔内保持一定的压力称为颅内压。

2. 正常压力 成人正常的颅内压为 70～200 mmH$_2$O,儿童为 50～100 mmH$_2$O。

三、病因

（昭昭老师提示：跟颅骨的密度、颅骨缺损无关）

病因	常见疾病
颅腔内容物增加	颅内损伤、颅内感染、脑血管疾病等
颅内占位性病变	如脑内肿瘤、脑脓肿等
先天性狭颅症	先天性畸形使颅腔容积变小
脑脊液循环吸收障碍	脑脊液循环吸收障碍所致梗阻性脑积水和交通性脑积水
脑血管病变	脑血管过度灌注或静脉回流受阻,见于脑肿胀、静脉窦血栓等

【例1】颅内压增高的原因 不包括
A. 硬脑膜外血肿　B. 梗阻性脑积水　C. 颅骨缺损　D. 脑水肿　E. 脑肿瘤

【例2】以下因素中,不会引起病理性颅内压增高的是
A. 脑震荡　B. 颅内肿瘤　C. 脑积水　D. 颅内出血　E. 狭颅症

【例3】以下生理性与病理性因素中,不会导致颅内压变化的是
A. 脑脊液动力学改变　B. 脑组织血流改变　C. 脑组织肿胀
D. 颅骨的完整性　E. 颅骨密度改变

四、临床表现

主要表现	头痛、呕吐、视盘水肿是颅内压增高的三联征（昭昭速记：痛、吐、肿）
生命体征变化	①血压增高、脉压增大、呼吸不规则、体温增高等; ②病情进一步发展,出现意识障碍
其他	小儿患者可有头颅增大、头皮和额眶部浅静脉扩张、颅缝增宽等。头颅叩诊呈破罐音（Macewen音）

【例4】急性颅内压增高患者早期生命体征改变为
A. 血压升高,脉搏变缓,脉压变小　B. 血压升高,脉搏增快,脉压增大
C. 血压降低,脉搏变缓,脉压变小　D. 血压降低,脉搏增快,脉压增大
E. 血压升高,脉搏变缓,脉压增大

五、实验室检查

影像学检查	①脑CT检查:首选检查;②X线片:可见骨缝分离; ③数字减影血管造影:用于诊断脑血管性疾病和血运丰富的颅脑肿瘤
腰椎穿刺	对颅内压增高患者有一定危险,可诱发脑疝,故应慎重进行

例5～6共用题干

30岁男性患者,病程4个月,头痛发病,入院前出现左侧肢体无力和呕吐。入院查体:意识清,眼底视盘水肿,左上、下肢肌力Ⅳ级,腱反射活跃,病理征(＋)。

【例5】本病例诊断是
A. 脑梗死　B. 脑出血　C. 蛛网膜下腔出血　D. 脑水肿　E. 颅内高压

【例6】应采取的检查是
A. X线　B. 脑电图　C. 脑血管造影　D. CT　E. ECT

六、治疗

1. 病因治疗 良性占位无手术禁忌证者采取病变切除术。不能切除的病变采取部分切除或减压手术。脑积水行脑脊液分流术。

2. 药物治疗 降低颅压。
① 若患者意识清楚,颅内压增高较轻,先用口服药物,首选利尿剂氢氯噻嗪。
② 若患者意识消失,颅内压增高较重,先用静脉或肌内注射药物,首选20%甘露醇。

3. **激素和亚低温冬眠疗法** 减轻脑水肿。
4. **脑脊液分流术** 脑室外引流、脑室-腹腔分流目前最为常用。注意引流瓶的高度应在穿刺部位以上15 cm处。

【例7】在严重颅内压增高的病例中,首选降低颅内压的药物是
   A. 氢氯噻嗪   B. 乙酰唑胺   C. 氨苯蝶啶   D. 甘露醇   E. 呋塞米

【例8】应用脑室持续引流方法不正确的是
   A. 用于脑室系统内脑脊液循环通路梗阻者
   B. 用于脑室内出血或脑出血破入脑室不易行开颅手术者
   C. 放置脑室引流管应严格无菌操作,位置准确,深度适中,固定良好,保持通畅
   D. 脑室内引流管一般高于脑室平面20~25 cm,引流时间不少于15天
   E. 预防感染,每天更换引流瓶(袋)

➢ 参考答案如下,详细答案参见 2019 版《国家临床执业及助理医师资格考试精选真题考点精析》。

| 1. C | 2. A | 3. E | 4. E | 5. E | 昭昭老师提示: |
| 6. D | 7. D | 8. D | — | — | 关注官方微信,获得第一手考试资料。 |

第8章 脑疝(助理医师不要求)

➢ **2019 考试大纲**
①分类;②常见病因;③临床表现;④诊断与鉴别诊断;⑤处理原则。

➢ **考纲解析**
近 20 年的医师考试中,本章考试重点是脑疝的病因、诊断和治疗,执业医师每年考查分数为 2~3 分,助理医师每年考查分数为 1~2 分。

第1节 概 述

一、脑疝概述
颅内某分腔有占位性病变时,脑组织从高压力区向低压力区移位,导致脑组织、血管及脑神经等重要结构受压和移位,被挤入小脑幕裂孔、枕骨大孔、大脑镰下间隙等生理性或病理性间隙或孔道中,从而出现一系列严重的临床症状,称为脑疝。

二、病 因
外伤性颅内血肿,脑脓肿,颅内肿瘤尤其是颅后窝、中线部位及大脑半球的肿瘤,颅内寄生虫,医源性因素。

【例1】外伤性颅内血肿的主要致命因素是
   A. 急性脑受压所致脑疝   B. 弥漫性脑水肿   C. 昏迷所致肺部感染
   D. 脑脊液循环受阻   E. 蛛网膜下腔出血

三、分 类

分类	别名	概念	昭昭老师速记
小脑幕切迹疝	颞叶钩回疝	颞叶海马回、钩回通过小脑幕切迹被推移至幕下	"聂""小""倩""勾"魂
枕骨大孔疝	小脑扁桃体疝	小脑扁桃体及延髓通过枕骨大孔推挤向椎管内	"大""桃"好吃
大脑镰下疝	扣带回疝	一侧半球的扣带回经镰下孔被挤入对侧	货物"连(镰)"续被"扣"

【例2】最易形成小脑幕裂孔疝的是
   A. 额叶肿瘤   B. 颞叶肿瘤   C. 顶叶肿瘤   D. 枕叶肿瘤   E. 小脑肿瘤

【例3】小脑幕切迹疝时,疝入小脑幕裂孔的组织是
   A. 额叶内侧   B. 颞叶钩回   C. 顶叶下叶   D. 枕叶   E. 小脑扁桃体

【例4】最容易引起枕骨大孔疝的颅内占位性病变是
   A. 侧脑室肿瘤   B. 第三脑室肿瘤   C. 鞍区肿瘤   D. 第四脑室肿瘤   E. 颞叶肿瘤

第2节 小脑幕切迹疝

一、解 剖

① 颅腔被小脑幕分成幕上腔和幕下腔,幕下腔容纳脑桥、延髓和小脑。幕上腔又被大脑镰分隔成左、右两腔,容纳左、右大脑半球。由于两侧幕上腔分别借大脑镰下的镰孔相通,所以两侧大脑的活动度较大。

② 中脑在小脑幕切迹裂孔中通过,其外侧面与颞叶的钩回、海马回相邻。发自大脑脚内侧的动眼神经越过小脑幕切迹走行在海绵窦的外侧壁直至眶上裂。

二、病 理

当小脑幕切迹疝发生时,移位的脑组织在小脑幕切迹挤压脑干,脑干受压移位可导致其实质内血管受压,严重时基底动脉进入脑干的中央支可被拉断而导致脑干内出血。由于同侧的大脑脚受到挤压而造成病变对侧偏瘫,同侧动眼神经受压可产生动眼神经麻痹症状。移位的钩回、海马回可将大脑后动脉挤压于小脑幕切迹缘上导致坏死。

三、临床表现

颅内压增高	剧烈头痛、呕吐、视乳头水肿
意识障碍	由于脑干网状上行激动系统受累,随脑疝进展可出现嗜睡、浅昏迷至深昏迷,呈进行性加重
瞳孔改变	患侧瞳孔改变,先缩小后散大 (昭昭老师提示:早期因动眼神经受刺激,瞳孔反射性缩小,晚期动眼神经麻痹,瞳孔散大,看见瞳孔变化就是小脑幕切迹疝)
肢体运动障碍	出现上运动神经元瘫痪症状,对侧肌力减退,肌张力增高,腹壁反射消失,膝腱反射亢进和下肢病理反射
生命体征紊乱	①由于脑干受压,脑干内生命中枢功能紊乱或衰竭,出现生命体征异常; ②表现为心率减慢或不规则,血压忽高忽低,呼吸不规则,大汗淋漓或汗闭,面色潮红或苍白

【例5】单纯小脑幕裂孔疝的临床症状不包括
A. 昏迷　　　　B. 呕吐　　　　C. 偏瘫　　　　D. 双侧瞳孔大小多变　　E. 患侧瞳孔散大

【例6】小脑幕切迹疝最有意义的临床定位体征是
A. 患侧肢体活动减少或消失　　B. 对侧腹壁反射消失　　C. 患侧瞳孔散大
D. 对侧肢体腱反射亢进　　E. 患侧下肢病理反射阳性

【例7】引起患者浅昏迷、左侧瞳孔散大最可能的原因是
A. 小脑幕切迹疝　　B. 枕骨大孔疝　　C. 动眼神经麻痹　　D. 右侧视神经损害　　E. 颈髓损伤

四、治 疗

1. 一般处理　快速静脉输注高渗降颅内压药物如甘露醇等,以缓解病情。

2. 确诊后根据病情迅速完成开颅手术准备

	侧脑室外引流术	脑脊液分流术	减压术
适应证	严重脑积水	脑积水患者	—
手术方法	经额、枕部快速钻颅或锥颅,穿刺侧脑室并安置引流管,行脑脊液体外引流	脑积水病例可实施侧脑室-腹腔分流术,现在已较少应用	①小脑幕切迹疝→颞肌减压术; ②枕骨大孔疝→枕肌下减压术

【例8】脑疝最有效易行的处理原则是
A. 快速静脉输注脱水剂　　B. 腰椎穿刺大量引流脑脊液　　C. 急性抑制性过度换气
D. 施行人工冬眠物理降温　　E. 将患者置于高压氧舱内

第3节 枕骨大孔疝

一、解剖和病理

解剖	颅腔与脊髓腔相连处的出口为枕骨大孔,延髓下端通过此孔与脊髓相连
病理	发生枕骨大孔疝时,延髓直接受压,可迅速出现呼吸骤停

二、临床表现

表现	具体表现	昭昭老师速记
颅内压增高	剧烈头痛,频繁呕吐,颈项强直,强迫头位	脑疝都有颅内压升高的表现
生命体征	①生命体征紊乱出现较早,意识障碍出现较晚; ②患者早期可突发呼吸骤停而死亡	看见呼吸不好的就是枕骨大孔疝
瞳孔	双侧瞳孔大小多变,可大可小	枕骨大孔疝是双侧瞳孔变化;小脑幕切迹疝是一侧瞳孔变化

【例9】下列不属于枕骨大孔疝的常见症状是
A. 剧烈头痛、呕吐　　　　B. 颈项强直　　　　C. 早期出现一侧瞳孔散大
D. 意识障碍　　　　　　　E. 呼吸骤停发生早

【例10】男性,52岁。阵发性头痛1个月,因突然剧烈头痛、反复呕吐半天急诊入院。检查:神志清醒,双瞳孔正常,颈项强直,半小时后突然心跳、呼吸停止。其诊断是
A. 垂体腺瘤　　B. 急性脑水肿　　C. 急性脑膜炎　　D. 枕骨大孔疝　　E. 小脑幕切迹疝

【例11】男,40岁。车祸后出现短暂昏迷。2小时后剧烈头痛,频繁呕吐。急诊检查:神志清楚,双侧瞳孔大小多变,对光反射迟钝,肢体活动正常。行头颅CT检查时发生呼吸骤停。最可能的原因是
A. 脑挫裂伤　　　　　　　　　B. 急性颅后窝血肿并发枕骨大孔疝
C. 急性颅内血肿并发小脑幕切迹疝　　D. 脑干损伤　　　　　　E. 脑震荡

三、治　疗

同小脑幕切迹疝。

➢ 参考答案如下,详细答案参见2019版《国家临床执业及助理医师资格考试精选真题考点精析》。

1. A	2. B	3. B	4. D	5. C	6. C	昭昭老师提示: 关注官方微信,获得第一手考试资料。
7. A	8. A	9. C	10. D	11. B	—	

第9章　帕金森病(助理医师不要求)

➢ **2019考试大纲**
①发病机制;②临床表现;③诊断与鉴别诊断;④治疗。

➢ **考纲解析**
近20年的医师考试中,本章的考试重点是帕金森病的表现、诊断和治疗,执业医师每年考查分数为2~3分,助理医师每年考查分数为1~2分。

一、概　述

帕金森病又名震颤麻痹,是一种常见于中老年的神经系统变性疾病,临床表现以静止性震颤、动作迟缓、肌强直和姿势平衡障碍为主要特征。脑部最主要的病变是黑质-纹状体系统多巴胺能通路损害。

【例1】帕金森病的主要发病原因是
A. 丘脑底核受损　　　　　　B. 纹状体受损　　　　　　C. 大脑皮质运动区受损
D. 大脑皮质-纹状体通路受损　　E. 黑质-纹状体多巴胺通路受损

【例2】黑质-纹状体系统内使左旋多巴转化为多巴胺的酶是
A. 单胺氧化酶　　　　　　　B. 多巴脱羧酶　　　　　　C. 酪氨酸羟化酶
D. 儿茶酚胺邻甲基转移酶　　E. 胆碱酯酶

二、临床表现

昭昭老师提示:帕金森属于锥体外系疾病,仅仅是运动障碍,无感觉障碍、意识障碍、智力下降。

1. 运动症状

静止性震颤	①常为首发症状; ②始于一侧上肢远端,静止位时明显或出现; ③拇指和示指呈"搓丸样"动作

肌强直	①类似弯曲软铅管； ②齿轮样强直,在有静止性震颤的患者中可感到均匀的阻力出现断续停顿
动作迟缓	①随意运动减少,动作缓慢、笨拙； ②面具脸； ③小字征,书写字体越来越小
姿势障碍	①走路时患侧上肢摆臂幅度减少或消失； ②冻结现象,行走中突然全身僵住； ③前冲步态或慌张步态

2. 非运动症状

感觉障碍	嗅觉减退或睡眠障碍,部分患者有不宁腿综合征
自主神经功能障碍	便秘、多汗等
精神障碍	近半数患者有抑郁或焦虑

【例3】帕金森病的主要症状**不包括**
　　A. 肌阵挛　　　B. 肌强直　　　C. 动作迟缓　　　D. 静止性震颤　　　E. 姿势步态障碍

【例4】男,70岁。服用氟桂利嗪3个月后出现动作徐缓,僵硬,手部震颤,跌倒1次。美多巴治疗无效。查体:智力正常,面具脸,四肢肌力正常。最可能的诊断是
　　A. 血管性帕金森综合征　　　　B. 帕金森叠加综合征　　　C. 药物性帕金森综合征
　　D. 外伤性帕金森综合征　　　　E. 原发性帕金森病

【例5】帕金森病患者的典型震颤是
　　A. 静止性震颤　　B. 意向性震颤　　C. 姿势性震颤　　D. 扑翼样震颤　　E. 动作性震颤

【例6】男,69岁。动作缓慢、走路前倾小步2年,伴手部震颤。查体:对答切题,面具脸,四肢肌力正常,肌张力增高。头颅CT未见明显异常。最可能的诊断是
　　A. 脊髓血管病　　　　　　　B. 亚急性脊髓联合变性　　　C. 帕金森病
　　D. 进行性脊髓萎缩症　　　　E. 脊髓空洞症

三、实验室检查

颅脑CT和MRI	无特征性改变
脑脊液检查	脑脊液中的高香草酸(HVA)含量可降低

四、治 疗

1. 治疗原则　包括手术、药物、康复、心理治疗等,其中首选药物治疗。

2. 药物治疗原则　坚持剂量滴定,以最小剂量达到最满意的效果、强调个体化治疗。

3. 药物治疗

(1) 保护性治疗　目前临床上作为保护性治疗的药物主要是单胺氧化酶B型(MAO-B)抑制剂,如雷沙吉兰、司来吉兰。

(2) 症状性治疗　针对早期帕金森病。

药物类别	代表药物	机　制	副作用
抗胆碱能药物	苯海索	抑制胆碱酯酶分解乙酰胆碱	前列腺肥大禁用 (昭昭速记:"本""钱")
金刚烷胺	金刚烷胺	增加多巴胺的释放	肾功能不全、癫痫患者禁用 (昭昭速记:"肾""金"病)
复方左旋多巴	苄丝肼左旋多巴	增加多巴胺剂量	耐药
DR激动剂 (包括麦角类和非麦角类DR激动剂)	①非麦角类药物如普拉克索等； ②麦角类选择溴隐亭等	避免对纹状体突触后膜DR产生"脉冲样"刺激	麦角类会导致心脏瓣膜病变和肺胸膜纤维化 (昭昭速记:"麦角"导致心脏病变,所以都不用了)

MAO-B 抑制剂	司来吉兰	阻止脑内多巴胺的降解	胃溃疡患者禁用 （昭昭速记："胃""兰"）
儿茶酚-氧位-甲氨基转移酶（COMT）抑制剂	恩他卡朋，托卡朋	抑制左旋多巴在外周代谢，使血浆左旋多巴浓度保持稳定，并增加其入脑量	腹泻、头痛、多汗、口干、腹痛等 （昭昭速记："朋"友"腹痛""腹泻"）

【例7】老年帕金森病患者最适当的治疗药物是
　　A. 苯海索　　　B. 复方左旋多巴　　C. 司来吉兰　　D. 溴隐亭　　E. 维生素E

例8～10 共用题干
　　男性，68岁。行动缓慢1年余，行走时上肢无摆动。双手有震颤，静止时明显。双侧肢体肌张力增高。无智力和感觉障碍，无锥体束损害征。

【例8】最可能的诊断是
　　A. 帕金森病　　B. 扭转痉挛　　C. 阿尔茨海默病　　D. 肝豆状核变性　　E. 脑动脉硬化

【例9】最适当的治疗药物是
　　A. 苯海索　　　B. 复方左旋多巴　　C. 司来吉兰　　D. 溴隐亭　　E. 维生素E

【例10】采取上述治疗的目的是
　　A. 治愈疾病　　B. 阻止疾病的进行　　C. 改善症状　　D. 预防并发症　　E. 增强体质

【例11】男，72岁。右手震颤伴动作缓慢6年，翻身困难1年。诊断为帕金森病。有青光眼和轻度肾功能不全病史。无消化性溃疡史。服用复方左旋多巴时症状改善明显，近1年来疗效减退，单剂疗效仅3小时。为改善症状，最适合增加的药物是
　　A. 溴隐亭　　　B. 金刚烷胺　　　C. 司来吉兰　　D. 苯海索　　E. 苯甲托品

➤ 参考答案如下，详细答案参见2019版《国家临床执业及助理医师资格考试精选真题考点精析》。

| 1. E | 2. B | 3. A | 4. C | 5. A | 6. C | 昭昭老师提示： |
| 7. B | 8. A | 9. B | 10. C | 11. C | — | 关注官方微信，获得第一手考试资料。 |

第10章　阿尔茨海默病（助理医师不要求）

➤ **2019考试大纲**
　　①病因和发病机制；②临床表现；③诊断与鉴别诊断；④治疗。

➤ **考纲解析**
　　近20年的医师考试中，本章考试重点是阿尔茨海默病的诊断和治疗，执业医师每年考查分数为0～1分，助理医师每年考查分数为0分。

一、病因和发病机制

　　阿尔茨海默病（AD）是发生于老年和老年前期、以进行性认知功能障碍和行为损害为特征的中枢神经系统退行性病变。临床上表现为记忆障碍、失语、失用、失认、视空间能力损害、抽象思维和计算力损害、人格和行为改变等。AD是老年期最常见的痴呆类型，占老年期痴呆的50%～70%。

　　1. AD可分为家族性AD和散发性AD　　家族性AD呈常染色体显性遗传，多于65岁前起病，已知的致病基因包括淀粉样前体蛋白（APP）基因、早老素1（PS1）基因及早老素2（PS2）基因。对于占90%以上的散发性AD，目前肯定载脂蛋白E基因APOEε4是危险基因。

　　2. 多种学说　　β-淀粉样蛋白瀑布理论，认为Aβ勺生成与清除失衡是导致神经元变性和痴呆发生的起始事件。家族性AD的三种基因突变均可导致Aβ的过度生成。另一重要的机制为tau蛋白过度磷酸化，影响了神经元骨架微管蛋白的稳定性，从而导致神经原纤维缠结形成，进而破坏了神经元及突触的正常功能。还有神经血管假说，提出脑血管功能的失常导致神经元细胞功能障碍，并且Aβ清除能力下降，导致认知功能损害。

　　3. 脑病理变化　　脑的体积缩小和脑的体积缩小和重量减轻，脑沟加深、变宽，脑回萎缩，颞叶特别是海马区萎缩。组织病理学上的典型改变为神经炎性斑、神经原纤维缠结及神经元缺失。①神经炎性斑：在AD患者

的大脑皮质、海马、某些皮质下神经核如杏仁核、前脑基底神经核和丘脑存在大量的NP。NP以Aβ沉积为核心,核心周边是更多的Aβ和各种细胞成分。②神经原纤维缠结:大脑皮质和海马存在大量NFT,NFT主要生神经元胞体内产生,有些可扩展到近端树突干。NFT也常见于杏仁核、前脑基底神经核、某些下丘脑神经核、脑干的中缝核和脑桥的蓝斑。

二、临床表现

AD通常隐匿起病,持续进行性发展,主要表现为认知功能减退和精神行为症状。

1. 痴呆前阶段 主要为轻度认知功能障碍期,表现为记忆力轻度受损,学习和保存新知识的能力下降,其他认知域,如注意力、执行能力、语言能力和视空间能力也可出现轻度受损,客观神经认知功能检查可发现存在一定程度的损害,但不影响基本日常生活能力,达不到痴呆的程度。

2. 痴呆阶段 即传统意义上的AD型痴呆,此阶段患者认知功能损害导致了日常生活能力下降,根据认知损害的程度大致可以分为轻、中、重三度。

轻度	①主要表现是记忆障碍,突出表现为近事记忆减退,常将日常所做的事和常用的一些物品遗忘; ②部分患者出现视空间障碍,外出后找不到回家的路,不能精确地临摹立体图,面对生疏和复杂的事物容易出现疲乏、焦虑和消极情绪,还会表现出人格方面的障碍
中度	①除记忆障碍继续加重外,其他各种认知功能全面广泛地损害,特别是原已掌握的知识和技巧出现明显的衰退。出现逻辑思维、综合分析能力减退,言语重复、计算力下降,明显的视空间障碍,可出现失语、失用、失认等,患者还可出现癫痫、强直-少动综合征; ②此时患者常有较明显的行为和精神异常,性格内向的患者变得易激惹、兴奋欣快、言语增多;而原来性格外向的患者则可变得沉默寡言,对任何事情提不起兴趣,出现明显的人格改变
重度	①此期的患者除上述各项症状逐渐加重外,还有情感淡漠、哭笑无常、言语能力丧失、以致不能完成日常简单的生活事项如穿衣等,终日无语而卧床,与外界(包括亲友)逐渐丧失接触能力。四肢出现强直或屈曲瘫痪,括约肌功能障碍; ②此期患者常可并发全身系统疾病的症状,如肺部及尿路感染、压疮以及全身性衰竭状等,最终因并发症而死亡

三、诊断与鉴别诊断

1. 辅助检查

(1) 常规检查 血、尿常规,血生化检查均正常。

(2) 脑脊液检查(CSF) CSF检查可发现Aβ42水平降低,总tau蛋白和磷酸化tau蛋白增高。

(3) 脑电图检查 AD的脑电图改变缺乏特异性,主要是波幅降低和α节律减慢,重者为较广泛的θ活动,以额、顶叶明。晚期则表现为弥漫性慢波。

(4) 影像学检查 临床常用的CT/MRI检查没有特异性,主要用于排除其他疾病。头颅MRI检查显示双侧颞叶、海马萎缩。

对AD的认知评估领域应包括记忆功能、言语功能、定向力、应用能力、注意力、知觉(视、听、感知)和执行功能七个领域。临床上常用的工具可分为:大体评定量表如简易精神状;精神行为评定量表,如汉密尔顿抑郁量表和神经精神问卷。

2. 诊断标准

(1) 很可能是AD

核心临床标准	①符合痴呆诊断标准; ②起病隐袭,症状在数月至数年中逐渐出现; ③有明确的认知损害病史; ④表现为遗忘综合征(学习和近记忆下降,伴1个或1个以上其他认知域损害)或者非遗忘综合征(语言、视空间或执行功能三者之一损害,伴1个或1个以上其他认知域损害)
排除标准	①伴有与认知障碍发生或恶化相关的卒中史,或存在多发或广泛脑梗死,或存在严重的白质病变; ②有路易体痴呆的核心症状; ③有额颞叶痴呆的显著特征; ④有原发性进行性失语的显著性特征; ⑤有其他引起进行性记忆和认知功能损害的神经系统疾病,或非神经系统疾病,或药物滥用证据

支持标准	①在以知情人提供和正规神经心理测验得到的信息为基础的评估中,发现进行性认知下降的证据; ②找到致病基因突变的证据

(2) 可能的 AD 痴呆　有以下任一情况时,即可诊断。

非典型过程	符合很可能的 AD 痴呆诊断标准中的第1条和第4条,但认知障碍突然发生,或病史不详,或认知进行性下降的客观证据不足
满足 AD 痴呆的所有核心临床标准,但具有以下证据	①伴有与认知障碍发生或恶化相关的卒中史,或存在多发或广泛脑梗死,或存在严重的白质病变; ②有其他疾病引起的痴呆特征,或痴呆症状可用其他疾病和原因解释

3. 鉴别诊断　通过病史、体检及影像学检查,需排除导致痴呆的其他系统或神经系统疾病,包括血管性痴呆、肿瘤、颅内感染和炎症、正常颅压性脑积水、甲状腺功能低下及维生素 B_{12} 缺乏、酒精中毒等。

四、治　疗

AD 患者认知功能衰退目前治疗困难,综合治疗和护理有可能减轻病情和延缓发展。

1. 生活护理　包括使用某些特定的器械等。有效的护理能延长患者的生命及改善患者的生活质量,并能防止摔伤、外出不归等意外的发生。

2. 非药物治疗　认知康复训练和体能锻炼。

3. 药物治疗

(1) 改善认知功能

胆碱能制剂	乙酰胆碱酯酶抑制剂如多奈哌齐、利斯的明、石杉碱甲等
NMDA 受体拮抗剂	美金刚能够拮抗 N-甲基-D-门冬氨酸(NMDA)受体,具有调节谷氨酸活性的作用,用于中晚期 AD 患者的治疗

(2) 控制精神症状　对幻觉、妄想、抑郁、焦虑、激越、睡眠紊乱等,可给予抗抑郁药物和抗精神病药物,前者常用选择性 5-HT 再摄取抑制剂,如氟西汀、帕罗西汀、西酞普兰、舍曲林等,后者常用小典型抗精神病药,如利培酮、奥氮平、喹硫平等。这些药物的使用原则是：低剂量起始;缓慢增量;避免长期使用。

4. 支持治疗　重度患者自身生活能力严重减退,常导致营养不良、肺部感染、泌尿系感染、压疮等并发症,应加强支持治疗和对症治疗。

第 11 章　偏头痛(助理医师不要求)

> **2019 考试大纲**
> ①临床表现;②诊断与鉴别诊断;③治疗。

> **考纲解析**
> 近20年的医师考试中,本章考试重点是偏头痛的诊断和治疗,执业医师每年考查分数为0~1分,助理医师每年考查分数为0~1分。

一、概　述

偏头痛是临床上常见的原发性头痛,以发作性、多为偏侧、中重度、搏动样头痛为特征,一般持续4~72小时,可有恶心、呕吐等伴随症状,是一种常见的慢性神经血管性疾病。

(昭昭老师提示：偏头痛的本质是血管性的,所以是搏动性头痛)

二、临床表现

1. 无先兆偏头痛　最常见的偏头痛类型,表现为反复发作的一侧或双侧额颞部疼痛,呈搏动性,疼痛持续时伴颈肌收缩。

2. 有先兆偏头痛　发作前有倦怠、注意力不集中等前驱症状;最常见症状为视觉先兆,其次是感觉先兆。

伴典型先兆的偏头痛性头痛	最常见的有先兆偏头痛类型,先兆表现为完全性可逆的视觉、感觉或言语症状
散发性偏瘫性偏头痛	先兆除必须有运动无力症状外,还要包括视觉、感觉、言语三种先兆之一
基底型偏头痛	源自脑干和两侧大脑半球,临床可见构音障碍、眩晕、耳鸣等,但无运动无力征

3. 视网膜性偏头痛　反复发生的、完全可逆的单眼视觉障碍,包括闪烁、暗点或失明,并伴偏头痛发作,发

作间期眼科检查正常。

4. 常为偏头痛前驱的儿童周期性综合征 可视为偏头痛等位症,临床可见周期性呕吐,反复发作的腹部疼痛伴恶心呕吐,即腹型偏头痛,良性儿童期发作性眩晕。

5. 偏头痛并发症 慢性偏头痛,偏头痛持续状态,无梗死的持续先兆等。

【例 1】典型偏头痛的特点是
A. 紧缩性头痛,伴恶心、呕吐、畏光、畏声,活动后加重
B. 胀痛,伴恶心、呕吐、畏光、畏声,活动后加重
C. 胀痛,不伴恶心、呕吐、畏光、畏声,活动后加重
D. 搏动性头痛,伴恶心、呕吐、畏光、畏声,活动后加重
E. 搏动性头痛,不伴恶心、呕吐、畏光、畏声,活动后加重

【例 2】普通型和典型偏头痛两者的区别之一,在于后者一定有
A. 搏动性头痛 　　　　　　　B. 恶心、呕吐 　　　　　　　C. 畏光、畏声
D. 神经系统检查无异常 　　　E. 10~40 分钟先兆症状

三、诊　断

1. 无先兆偏头痛
① 符合以下②~④项特征的至少 5 次发作。
② 头痛发作(未经治疗或治疗无效)持续 4~72 小时。
③ 至少有其中 2 项头痛特征:单侧性,搏动性,中度或重度头痛,日常活动会加重头痛。
④ 头痛过程至少伴有其中 1 项症状:恶心或呕吐,畏光或畏声。
⑤ 不能归因于其他疾病。

2. 伴典型先兆的偏头痛性头痛诊断标准
① 符合以下②~④项特征的至少 2 次发作。
② 先兆至少有其中 1 种表现,但无运动无力症状:完全可逆的视觉症状,包括阳性体征或阴性体征;完全可逆的感觉异常,包括阳性体征或阴性体征;完全可逆的言语功能障碍。
③ 至少有其中 2 种症状:同向视觉症状和单侧感觉症状;至少 1 个先兆症状逐渐发展的过程≥5 分钟和(或)不同的先兆症状接连发生,过程≥5 分钟;**每个先兆症状持续 5~60 分钟**。
④ 在先兆症状同时或先兆发生后 60 分钟内出现头痛,头痛符合无先兆偏头痛②~④项。
⑤ 不能归因于其他疾病。

【例 3】先兆偏头痛的先兆特点是
A. 感觉先兆多为双侧麻木 　　B. 必须在头痛前发生而非与头痛同时发生
C. 视觉先兆多为偏盲 　　　　D. 多表现为偏侧运动障碍
E. 持续时间为 5~60 分钟

四、治　疗

时期及分类	首选药物
发作期治疗	非特异性止痛药如**非甾体消炎药和阿片类药物**,特异性药物如麦角类制剂和曲普坦类药物
轻-中度头痛	单用 NSAIDs,如阿司匹林等,无效再用特异性治疗药物
中-重度头痛	严重发作可直接选用偏头痛特异性治疗药物,以尽快改善症状
预防治疗	**苯噻啶**(5-HT 受体阻滞剂)、**普萘洛尔**(β受体阻滞剂)、**硝苯地平**(钙离子拮抗剂)、**丙戊酸钠**(抗癫痫药)等

【例 4】下列药物中可用于**预防偏头痛**发作的是
A. 麦角胺咖啡因　B. 地西泮　C. 甲灭酸　D. 普萘洛尔　E. 舒马曲普坦

▶ **参考答案**如下,详细答案参见 2019 版《国家临床执业及助理医师资格考试精选真题考点精析》。

| 1. D | 2. E | 3. E | 4. D | — | 昭昭老师提示:关注官方微信,获得第一手考试资料。 |

第 12 章　单纯疱疹性脑炎(助理医师不要求)

▶ **2019 考试大纲**
①临床表现;②诊断与鉴别诊断;③治疗。

> 考纲解析

近 20 年的医师考试中,本章考试重点是单纯疱疹性脑炎的诊断和治疗,执业医师每年考查分数为 0~1 分,助理医师每年考查分数为 0 分。

单纯疱疹性脑炎是由单纯疱疹病毒感染中枢神经系统所致,也称为急性坏死性脑炎。单纯疱疹性脑炎是美国严重的散发性病毒性脑炎中最多见的病因明确的脑炎。

一、临床表现

本病全球分布,一年四季均可发病。无明显性别差异。任何年龄均可发病,但发病高峰为年长儿童及中年人。

1. 起病表现 单纯疱疹性脑炎可暴发性起病,发病后数小时内可发生意识改变、言语异常、活动无力等。但典型的表现是亚急性起病,前驱症状有发热、头痛和烦躁不安,常可见到局灶性或弥漫性神经系统体征。

2. 发 热 90%以上的患者可有高热。约 10%的患者可无发热。

3. 最主要表现 最常见的症状是严重头痛、局部或全身抽搐、意识和行为异常。可发生定向障碍、失语、偏瘫。

二、辅助检查

1. 血常规 周围白细胞数增高,以中性粒细胞增多为主。

2. 脑脊液检查(CSF) 可见单核细胞增多,典型为白细胞数在 $(50\sim150)\times10^6/L$,见于 2/3 以上的患者。少数患者细胞数不增加。单纯疱疹性脑炎可导致血性 CSF。CSF 中可见红细胞,CSF 可黄变。CSF 中蛋白通常轻度升高,中位数为 0.8 g/L,20% 的患者蛋白正常。CSF 中糖含量正常或轻度降低。

3. PCR 通过 PCR 检测 CSF 中的 HSV,特异性和敏感性均较高,已代替了曾认为是确诊单纯疱疹性脑炎的脑活检方法。

4. 影像学检查 脑 CT 检查敏感性相对不高,至少 40% 的早期单纯疱疹性脑炎患者脑 CT 正常。脑 MRI 较敏感,常能较好地显示单纯疱疹性脑炎的特征性病变—T_2 加权可见到颞叶内侧、岛叶和额叶扣带回增高的异常信号。

5. 脑电图检查 可见 α 波节律消失,额、颞部出现高低幅的周期性棘波和慢波,偶可出现局灶性的三相波。

三、诊断及鉴别诊断

1. 诊 断 根据患者的临床表现及特征性的影像学发现,结合 CSF 改变和 HSV 的 PCR 检查结果常可作出单纯疱疹性脑炎的诊断。

2. 鉴别诊断 单纯疱疹性脑炎的鉴别诊断包括化脓性、结核性和真菌性脑膜炎,脑脓肿,脑肿瘤,血管炎和脱髓鞘疾病。CSF 检查对发现其他感染所致的脑膜炎或确诊单纯疱疹性脑炎最重要。

四、治 疗

1. 抗病毒治疗 单纯疱疹性脑炎 诊断且拟定,应立即进行抗病毒治疗。常用的抗病毒药物应用为阿昔洛韦、更昔洛韦等。

2. 脱水治疗 弥漫性脑肿胀和脑水肿者可应用地塞米松 10~20 mg/d 或甲泼尼龙 1 000 mg/d 冲击治疗,疗程为 7~10 天。同时应用 20% 甘露醇 125~250 mL 静脉滴注,每日 3~4 次。

3. 人血丙种球蛋白治疗 可静脉滴注 人血丙种球蛋白 0.4 g/(kg·d),连续 5 天为一疗程。

4. 中医中药治疗 按中医学辩证论治的方法予以清热祛惊治疗,服用汤药或服用安宫牛黄丸,或紫雪丹,每日 1 丸,对许多患者有效。

五、预 后

单纯疱疹性脑炎的急性和暴发型者危险性大病死率高,但轻型和中等严重程度者,自应用抗病毒药物以来,预后已大大改观,但仍有 1/3~1/2 的患者遗留不同程度的后遗症(癫痫、偏瘫、痴呆等),需长期症状治疗和护理。

第 13 章 癫 痫

> 2019 考试大纲

①概述;②病因;③临床表现;④诊断与鉴别诊断;⑤治疗。

> 考纲解析

近 20 年的医师考试中,本章考试重点是癫痫的诊断、检查和治疗,执业医师每年考查分数为 0~1 分,助理医师每年考查分数为0~1分。

一、概述

癫痫是多种原因导致的脑部神经元高度同步化异常放电所致的临床综合征,症状具有发作性、短暂性、重复性和刻板性的特点。因异常放电神经元的位置不同及异常放电波及的范围差异,导致患者的发作形式不一,可表现为感觉、运动、意识、精神、行为、自主神经功能障碍或兼而有之。

二、病因

分类	病因
症状性癫痫	由各种明确的中枢神经系统病变所引起
特发性癫痫	无明确病因,具有特征性的临床表现及脑电图表现
隐源性癫痫	临床表现提示为症状性癫痫,但通过现有检查手段不能发现明确的病因

三、临床表现

1. 部分发作

(1) 单纯部分发作 一般无意识障碍。

分类	部位	特点
部分运动性发作	中央前回	①Jackson发作:自手指→腕部→前臂→肘部→肩→口角→面发生抽搐,逐渐发展(昭昭老师提示:类似于跳霹雳舞); ②Todd麻痹:严重部分运动性发作患者发作后可遗留短暂性的肢体瘫痪,还有旋转性、姿势性、发音性发作
自主神经发作	岛叶	出现苍白、面部及全身潮红、多汗等表现
部分感觉性发作	中央后回	一侧肢体麻木感和针刺感
精神性发作	边缘系统	表现为各种记忆障碍、情感障碍、错觉和复杂幻觉

(2) 复杂部分发作 最常见,占成人癫痫的55%,一般有意识障碍。

分类	部位	特点
复杂部分发作	颞叶	①从先兆开始,腹部异常感觉最常见,随后出现意识障碍、呆视等; ②自动症:做出无意识动作,例如机械重复原来的动作或出现其他动作如吸吮、咀嚼、舔舌、清喉、或搓手、抚面、解扣、脱衣等 (昭昭老师提示:部分发作的患者,意识清楚的患者是单纯部分发作,意识障碍的患者是复杂部分发作)

(3) 部分发作继发全面发作 单纯部分发作可发展为复杂部分发作,单纯或复杂部分发作均可泛化为全面强直痉挛发作。

例1~2共用选项
A. 中央前回   B. 锥体外系   C. 小脑   D. 枕叶   E. 颞叶
【例1】癫痫复杂部分发作的病损在
【例2】帕金森病病损在

例3~4共用题干
男性,39岁。从高楼跌下后出现抽搐。每次抽搐始于左侧面部,然后出现双眼球向左凝视,左侧上肢抽搐,最后累及左侧下肢。整个过程持续约30秒,每小时发作20次。查体时浅昏迷。
【例3】本病的诊断是
A. 癫痫复杂部分发作   B. 癫痫强直阵挛发作   C. 癔症性抽搐
D. 癫痫失神发作   E. 杰克逊癫痫
【例4】脑部主要病灶可能在
A. 左侧中央后回   B. 右侧中央后回   C. 左侧中央前回   D. 右侧中央前回   E. 颞叶

例5~6共用题干
男性,21岁。短暂发作神志不清、来回走动、右手抚摸衣扣。45秒左右即过,事后无法回忆。类似发作6次。体检无异常。

【例5】可能的诊断为

A. 癔症　　　　　　　　　B. 癫痫复杂部分发作　　　　C. 癫痫全面发作

D. 癫痫单纯部分发作　　　E. 癫痫失神发作

【例6】有助于查找病因和病灶的检查是

A. 心理学测试　　　　　　B. 脑脊液检查　　　　　　　C. 颈颅超声多普勒(TCD)

D. 脑干诱发电位　　　　　E. 脑电图

2. 全面发作　病变多在双侧脑部，发作初期即出现意识障碍。

(1) 大发作　即全面强直-阵挛发作。

①早期出现意识丧失、跌倒，随后发作分为分期：强直期、阵挛期、发作后期。

②每次持续时间5～10分钟，醒后无记忆。

(2) 小发作　即失神发作。

典型的失神发作	儿童期起病，青春期前停止发作；特征是突发短暂的意识丧失和正在进行的动作中断，两眼茫然凝视，呼之不应，事后对发作完全无记忆，脑电图有棘-慢波（昭昭老师提示：类似于孙悟空灵魂出窍）
不典型的失神发作	起始和终止较典型失神缓慢，常伴有肌张力降低

(3) 其他类型

类　型	表　现
强直性发作	①多见于弥漫性脑损伤的儿童，睡眠中发作较多见； ②典型表现为全身骨骼肌强直性收缩
阵挛性发作	几乎都发生在婴幼儿，特征为重复阵挛性抽动伴意识丧失
肌阵挛发作	①表现为快速、短暂、触电样肌肉收缩，可遍及全身； ②常见于预后较好的特发性癫痫患者
失张力发作	姿势性张力丧失所致，表现为部分或全身肌张力突然降低，发作后立即清醒

【例7】男孩，7岁。午餐时突发意识丧失，手中持碗掉落，碗打碎后即醒。脑电图：2周/秒棘-慢波规律性和对称性发放。最可能的诊断是

A. 复杂部分发作　　　　　B. 部分发作　　　　　　　　C. 杰克逊(Jackson)癫痫

D. 失神发作　　　　　　　E. 不能分类的癫痫发作

四、实验室检查

脑电图	首选辅助检查是脑电图
影像学检查	包括CT、MRI，主要了解脑部病变，对继发的癫痫有帮助
SPECT和PET	单光子发射计算机体层显像(SPECT)和正电子发射计算机体层显像(PET)可以对癫痫病灶进行准确定位

五、鉴别诊断

	癫痫发作	假性癫痫发作
发作场合	任何情况下	有精神诱因及有人在场时
发作形式	突然及刻板式发作	发作形式多样
眼部表现	上睑抬起，眼球上串或转向一侧	眼睑紧闭，眼球乱动
面色	发绀	苍白或发红
瞳孔	散大，对光反射消失	正常，对光反射存在
其他	摔伤，舌咬伤，尿失禁可有	无摔伤，舌咬伤，尿失禁
Babinski征	常为阳性	阴性
持续时间	1～2分钟，自行停止	可长达数小时
暗示治疗	无效	有效
发作时脑电图	痫样放电	无痫样放电

【例8】临床上癫痫发作与假性癫痫发作的主要鉴别为发作时有

A. 全身抽搐　　　　　B. 突然跌倒　　　　　C. 呼吸急促,喉中发出叫声
D. 双手紧握,下肢僵直　E. 瞳孔散大,对光反射消失

【例9】女,20岁。吵架后突然倒在沙发上,全身抽搐。查体:面色苍白,呼吸急促,眼睑紧闭,眼球乱动,瞳孔对称,对光反射存在,双侧Babinski征未引出。常规脑电图未见异常。最可能的诊断是
A. 晕厥发作　　　　　B. 复杂部分癫痫发作　　C. 全身强直阵挛癫痫发作
D. 假性癫痫发作　　　E. 短暂性脑缺血发作

六、治　疗

1. 药物治疗的一般原则　确定是否用药,尽可能单药治疗,合理的联合治疗。
2. 首选药物

疾病	首选药物	昭昭老师速记
单纯部分、复杂部分性发作	卡马西平	考试很"复杂""卡住部分""考生"
全面强直-痉挛发作(大发作)	丙戊酸钠	"大饼(丙)"
失神发作(小发作)	乙琥胺	"小虎""失忆"
小儿癫痫	苯巴比妥	"小本"经营
癫痫持续状态	地西泮	"持续""地"

【例10】控制癫痫患者再抽搐,可选用的药物不包括
A. 吗啡　　　B. 地西泮　　　C. 苯妥英钠　　　D. 苯巴比妥　　　E. 劳拉西泮
【例11】患儿女,25天。不明原因反复惊厥发作3次。首选的止惊药物是
A. 地西泮　　　B. 苯巴比妥　　　C. 苯妥英钠　　　D. 异丙嗪　　　E. 硫喷妥钠
【例12】癫痫持续状态首选的治疗药物是
A. 苯妥英钠　　　B. 地西泮　　　C. 水合氯醛　　　D. 异戊巴比妥　　　E. 苯巴比妥钠
【例13】男,25岁。发作性意识丧失伴四肢抽搐8年。2天前自行调整治疗药物,次日出现频繁发作,意识不清。应立即采取的治疗措施是
A. 气管切开　　　B. 鼻饲苯妥英钠　　　C. 肌注苯巴比妥　　　D. 静脉注射地西泮　　　E. 口服丙戊酸钠

例14～16共用题干
A. 地西泮　　　B. 扑米酮　　　C. 丙戊酸钠　　　D. 卡马西平　　　E. 苯巴比妥
【例14】癫痫复杂部分性发作的首选药物是
【例15】癫痫持续状态的首选药物是
【例16】癫痫失神发作的首选药物是

▶ **参考答案**如下,详细答案参见2019版《国家临床执业及助理医师资格考试精选真题考点精析》。

1. E	2. B	3. E	4. D	5. B	6. E	7. D	8. E	昭昭老师提示:
9. D	10. A	11. B	12. B	13. D	14. D	15. A	16. C	关注官方微信,获得第一手考试资料。

第14章　神经肌肉接头疾病(助理医师不要求)

▶ **2019考试大纲**
①重症肌无力的病因、临床表现、诊断、治疗;②周期性麻痹的临床表现、诊断与鉴别诊断、治疗。

▶ **考纲解析**
近20年的医师考试中,本章考试重点是重症肌无力和周期性麻痹的表现、检查和诊断,执业医师每年考查分数为2～3分,助理医师每年考查分数为1～2分。

第1节　重症肌无力

一、概　述

重症肌无力是一种神经-肌肉接头处传递障碍的获得性自身免疫性疾病,主要由于神经-肌肉接头突触后膜上乙酰胆碱受体受损引起。临床主要表现为部分或全身骨骼肌无力和极易疲劳,活动后症状加重,经休息和胆碱酯酶抑制剂治疗后症状减轻。

二、临床表现

可见于任何年龄,发病年龄有 2 个高峰,20~40 岁发病者女性多于男性,40~60 岁发病者以男性多见,多合并胸腺瘤。起病隐匿,病程有波动,缓解与复发交替;晚期患者休息后不能完全恢复多数病例靠药物维持。

表 现	具体表现
受累骨骼肌病态疲劳	肌无力于下午或傍晚因劳累后加重,晨起或休息后减轻称为"晨轻暮重"(昭昭老师提示:与其相应的"晨重暮轻"是抑郁症)
受累肌肉的分布和表现	①全身骨骼肌多可受累,多以脑神经支配肌肉最先受累; ②首发症状常为一侧或双侧眼外肌麻痹,如上睑下垂、斜视和复视,重者眼球运动明显受限,甚至出现眼球固定,但瞳孔括约肌不受累,可累及面部、咽部肌肉及胸锁乳突肌和斜方肌等; (昭昭老师提示:看见眼睑下垂无力的就是重症肌无力); ③四肢肌肉受累以近端无力为重
重症肌无力危象	指呼吸肌受累时出现咳嗽无力,甚至呼吸困难,需用呼吸机辅助通气,是致死的主要原因
胆碱酯酶抑制剂治疗有效	重症肌无力的重要临床特征

【例 1】女,19 岁,视物成双 3 个月余。查体:双眼睑略下垂,瞳孔等大,对光反射存在,右眼不能向上和外展运动,左眼不能内收和下视运动,双鼻唇沟对称,双颊鼓气良好,余脑神经无异常。四肢肌张力正常,肌力 5 级,腱反射对称,病理征未引出,共济运动正常。眼轮匝肌低频重复电刺激示电位衰减 25%。最可能的诊断是
A. 面神经炎　　B. 重症肌无力　　C. 周期性瘫痪　　D. Fisher 综合征　　E. 吉兰-巴雷综合征

三、临床分型

分 型	临床特点
成人型	分型复杂
儿童型	患者表现仅限于眼外肌麻痹,双眼睑下垂可交替出现
少年型	多于 10 岁后发病,多为单纯眼外肌麻痹,部分伴吞咽困难及四肢无力

【例 2】儿童重症肌无力的临床特点是
A. 严重全身肌无力　　　　　　　　　　B. 易发生延髓肌瘫痪　　　　　　　　C. 局限于四肢肌无力
D. 多局限于眼外肌瘫痪　　　　　　　　E. 易发生重症肌无力危象

四、实验室检查

1. 重复神经电刺激 低频刺激(3 Hz、5 Hz)CMAP 波幅递减 10% 以上(通常以第 4 或第 5 波与第 1 波比较),部分患者高频刺激(20 Hz 以上)时可出现递减 30% 以上。最常选择刺激的神经是腋神经、副神经、面神经和尺神经,通常近端神经刺激阳性率较高。

(昭昭老师提示:类重症肌无力患者在低频刺激 CMAP 波幅递减 25% 以上,部分患者高频刺激时可出现递减 200% 以上)

2. 疲劳试验(Jolly 试验) 嘱患者持续上视出现上睑下垂或两臂持续平举后出现上臂下垂,休息后恢复则为正常。

3. 抗胆碱酯酶药物试验

新斯的明试验	新斯的明 0.5~1.0 mg 肌内注射,20 分钟后肌无力症状明显减轻者为阳性。可同时注射阿托品 0.5 mg 对抗新斯的明的毒蕈碱样症状
依酚氯铵试验	依酚氯铵 10 mg 用注射用水稀释至 1 mL,静脉注射 2 mg,观察 20 秒,如无出汗、唾液增多等不良反应,再给予 8 mg,1 分钟内症状好转为阳性,持续 10 分钟后又恢复原状
单纤维肌电图	肌纤维产生动作电位的间隔时间延长
乙酰胆碱受体抗体滴度的检测	对重症肌无力的诊断具有特征性意义
胸腺 CT、MRI 检查	可见胸腺增生和肥大
其他检查	①5% 重症肌无力患者有甲状腺功能亢进,表现为 T_3、T_4 升高; ②部分患者抗核抗体和甲状腺抗体阳性

【例 3】诊断类重症肌无力的重复电刺激必须具备
A. 低频刺激电位衰减 10%,高频刺激电位幅度增加 50%

B. 低频刺激电位衰减20%,高频刺激电位幅度增加150%
C. 低频刺激电位衰减15%,高频刺激电位幅度增加100%
D. 低频刺激电位衰减5%,高频刺激电位幅度增加25%
E. 低频刺激电位衰减25%,高频刺激电位幅度增加200%

【例4】女,42岁,双眼睑下垂,复视伴用眼困难2个月,症状在下午和劳累后加重。为明确诊断需完善的检查不包括

A. ACh受体抗体滴度　B. 血清铜　C. 新斯的明试验　D. 纵隔CT　E. 肌疲劳试验

【例5】不支持重症肌无力诊断的临床依据是

A. 运动后四肢易疲劳　　　　B. 波动性眼睑下垂和复视　　　C. 四肢肌无力晨轻暮重
D. 低频电刺激电位衰减>10%　E. 疲劳试验休息后症状无改善

五、治疗原则

1. 胸腺治疗 胸腺切除或放射治疗。

2. 药物治疗 禁忌氨基糖苷类抗生素、新霉素等(加重神经-肌肉接头传递障碍),奎尼丁(降低肌膜的敏感性)、吗啡、安定等应禁用或慎用。

	胆碱酯酶抑制剂	肾上腺皮质激素
机制	抑制胆碱酯酶,减少ACh的水解	抑制免疫反应,减少AChR抗体的生成,促进终板再生和修复
代表药物	溴吡斯的明,溴新斯的明	甲泼尼龙

3. 血浆置换 每次交换量为2 000 mL左右,仅适用于危象和难治的重症肌无力患者。

4. 大剂量丙种球蛋白静注 外源性IgG可以干扰AChR抗体与AChR的结合,从而保护AChR不被抗体阻断,一般作为辅助治疗缓解病情。

5. 危象处理 危象是重症肌无力患者最危急的状态。不论何种危象,均应注意确保呼吸道通畅。当经早期处理病情无好转时,应立即进行气管插管或气管切开,应用人工呼吸机辅助呼吸。停用抗胆碱酯酶药物以减少气管内的分泌物。选用有效、足量和对神经-肌肉接头无阻滞作用的抗生素积极控制肺部感染。给予静脉药物治疗如皮质类固醇激素或大剂量丙种球蛋白,必要时采用血浆置换。

	肌无力危象	胆碱能危象	反拗危象
原因	最常见,由于抗胆碱酯酶药物剂量不足所致	由于抗胆碱酯酶药物剂量过量所致	对抗胆碱酯酶药物不敏感出现严重呼吸困难,依酚氯铵试验无反应
治疗	注射依酚氯铵或新斯的明后症状减轻	注射依酚氯铵,如症状加重应停用	停用抗胆碱酯酶,对气管插管的患者给予大剂量类固醇激素治疗

【例6】女,40岁,眼睑下垂,全身无力3年。服用溴吡斯的明有效。但近2日感冒后突感胸闷。今日上午气促,口唇发绀,静脉注射依酚氯铵后明显转。下列处理中,哪项是错误的?

A. 保持呼吸道通畅　　　B. 立即停用抗胆碱酯酶药物　　　C. 肌内注射新斯的明
D. 气管切开,人工呼吸　E. 静脉补液,维持水、电解质平衡

第2节 周期性瘫痪

一、概述

周期性瘫痪是以反复发作的骨骼肌瘫痪为特征的一组疾病,发作时大都伴有血清钾含量的改变,包括三种类型:低血钾型、高血钾型和正常血钾型周期性瘫痪,临床上以低血钾型最为常见。由甲状腺功能亢进、醛固酮增多症、肾衰竭和代谢性疾病所致的低钾而瘫痪者,称为继发性周期性瘫痪。

二、临床表现、检查和治疗

	低钾型周期性瘫痪	高钾型周期性瘫痪	正常钾型周期性瘫痪
表现	①多在青少年发病,20~40岁,男性多见; ②多在睡醒时发生; ③下肢重于上肢,近端重于远端	①10岁前发病,30岁好转; ②多在白天发生; ③肌无力从下肢近端开始→上肢肌→颈肌→呼吸肌	①10岁前发病; ②多在睡醒时发生; ③四肢肌瘫痪,发音不清及呼吸困难

	低钾型周期性瘫痪	高钾型周期性瘫痪	正常钾型周期性瘫痪
血钾	血钾<3.5 mmol/L	血钾7～8 mmol/L	血钾3.5～5.5 mmol/L
心电图	U波出现	高尖T波	无特异性
治疗	10%氯化钾口服或静点	高钾补钙,用高糖加胰岛素	大量生理盐水静滴钙盐

➤ **参考答案**如下,详细答案参见2019版《国家临床执业及助理医师资格考试精选真题考点精析》。

1. B	2. D	3. E	4. B	5. E	昭昭老师提示:
6. D	—	—	—	—	关注官方微信,获得第一手考试资料。

第15章 精神疾病

➤ **2019考试大纲**

①精神障碍和精神病的概念;②精神障碍的病因学;③精神障碍的分类;④精神障碍的诊断原则;⑤认知障碍;⑥情感障碍;⑦意志行为障碍;⑧智能障碍;⑨自知力;⑩常见综合征。

➤ **考纲解析**

近20年的医师考试中,本章考试重点是幻觉、妄想、自知力的概念,执业医师每年考查分数为2～3分,助理医师每年考查分数为1～2分。

第1节 概 述

一、精神障碍和精神病概述

1. 精神障碍 指在各种生物学、心理学以及社会环境因素影响下,造成中枢神经系统功能失调,进而出现以认知、情感、意志和行为等各种精神活动异常为主要临床表现的一类疾病的总称。

2. 精神病 特指具有幻觉、妄想或明显的精神运动兴奋或抑制等精神病性症状的精神障碍。最典型的是精神分裂症、偏执性精神病、重型躁狂症和抑郁症等。

二、精神障碍的分类

	器质性精神障碍	功能性精神障碍
内容	脑炎、慢性脏器衰竭所致的精神障碍	①轻症精神障碍:焦虑症、应激所致的精神障碍; ②重症精神障碍:精神分裂症等

三、精神障碍的病因

导致精神障碍的病因是多方面的,其中最主要的原因是遗传。

四、治疗原则

心身同治和心理干预目标。对有伤害他人安全危险的精神障碍患者实施住院治疗须经监护人同意。

【例1】对精神障碍患者实施住院治疗须经监护人同意的情形是

A. 医疗费用需要自理 B. 没有办理住院手续能力 C. 发生伤害自身行为
D. 患者家属提出医学鉴定要求 E. 有伤害他人的安全危险

第2节 精神障碍症状学

一、感知觉障碍

1. 概 述

感觉	客观刺激作用于感觉器官所产生对事物个别属性的反映,如形状、颜色、大小、重量和气味等(主观感觉)
知觉	事物的各种不同属性反映到脑中进行综合,并结合以往经验,在脑中形成的整体的印象。正常情况下两者是一致的(客观反映)

2. 感觉障碍

(1) 感觉过敏 对一般强度的刺激感受性增高,如神经症、更年期综合征等。

(2) 感觉减退　对所有的事情无动于衷,多见于癔症。

(3) <u>内感性不适</u>　又称体感异常,躯体内部产生各种不舒适的或难以忍受的异样感觉,如牵拉、挤压、游走蚁爬、扭转等感觉。没有明确的局部定位,多见于神经症、精神分裂症、抑郁症和躯体障碍(特点是<u>定位不准确</u>)。

【例2】男,24岁。诉体内有虫爬、挤压感,但又<u>不能说出具体部位</u>。此症状属于
　　A. 运动性幻视　　B. 体态障碍　　C. 内感性不适　　D. 内脏性幻觉　　E. 体型障碍

3. 知觉障碍

(1) 错觉　对客观事物歪曲的知觉。例如:<u>张冠李戴</u>、杯弓蛇影等。

【例3】对客观事物<u>歪曲</u>的知觉是
　　A. 幻觉　　B. 妄想　　C. 错觉　　D. 虚构　　E. 感知综合障碍

错觉	对客观事物歪曲的知觉,如<u>杯弓蛇影</u>、草木皆兵等
幻觉	无客观刺激而产生的感觉器官的知觉体验,如<u>无中生有</u>等
妄想	病理性的歪曲信念
错构	常把过往事情发生的时间、地点和情节互相颠倒
虚构	虚话连篇。当虚构、近事遗忘、定向障碍同时出现时,称作柯萨可夫综合征

【例4】患者将地上的<u>草绳</u>看成一条大<u>蛇</u>,这种表现是
　　A. 感觉过敏　　B. 象征性思维　　C. 关系妄想　　D. 幻觉　　E. 错觉

【例5】患者知觉体验中表现为<u>错觉</u>的是
　　A. 看见面前的高楼变矮了　　　　B. 将输液管看成是一条蛇
　　C. 感觉周围的事物变得不真实了　D. 听见汽车喇叭声音里有骂他的声音
　　E. 感觉自己的双手不属于自己的了

(2) <u>幻觉</u>　无客观刺激而产生的感觉器官的知觉体验。例如:<u>无中生有</u>等。

根据所涉及的感觉器官分类	①幻听:<u>最常见</u>的幻觉,以言语性幻听最常见,包括评论性幻听、议论性幻听、命令性幻听等,主要见于<u>精神分裂症</u>; ②幻视:如看到墙上有壁虎爬、房间内龙在飞舞等,主要见于<u>急性脑器质性功能障碍综合征</u>; ③幻味:认为食物中的"怪味道"是被人投了毒; ④幻嗅:闻到腐败的尸体味道、化学物品的烧焦味等; ⑤幻触:皮肤的异样感觉,如电麻感、虫爬感。幻味、幻嗅和幻触多见于精神分裂症; ⑥<u>内脏幻觉</u>:感到骨头里的虫爬感、血管的拉扯感等(与内感性不适的主要区别在于<u>定位准确</u>)
根据体验的来源分类	①真性幻觉:来自外部的客观空间,通过感觉器官而获得幻觉; ②假性幻觉:存在于自己的主观空间内,不通过感觉器官而获得幻觉
根据产生的条件分类	①<u>功能性</u>幻觉:一种伴随刺激而出现的幻觉,特点是同一感官、同时出现、同时消失,多见于精神分裂症等(如听到别人说话,就以为别人在骂自己); ②<u>反射性</u>幻觉:某一感官处于功能状态时,出现涉及另一器官的幻觉,特点是不同器官,多见于精神分裂症等(如看到别人,认为在骂自己); ③<u>入睡前</u>幻觉:入睡前出现的幻觉,多为幻视、幻听(与梦的体验相似); ④<u>心因性</u>幻觉:强烈的心理因素影响下出现的幻觉,多见于心因性精神病、分离性感觉障碍

【例6】<u>幻觉</u>是指
　　A. 脑的一种丰富想象的思维过程　　B. 脑对客观事物的一种错误猜想
　　C. 感觉器官在梦幻中的一种知觉体验　D. 感觉器官对客观事物的错误知觉体验
　　E. 感觉器官缺乏客观刺激时的知觉体验

【例7】一种<u>虚幻</u>的知觉体验是
　　A. 知觉改变　　B. 非真实感　　C. 感知综合障碍　　D. 幻觉　　E. 错觉

【例8】每当听到<u>电话铃声</u>的同时就听到<u>辱骂自己的声音</u>,该症状是
　　A. 假性幻听　　B. 心因性幻听　　C. 功能性幻听　　D. 反射性幻听　　E. 元素性幻听

【例9】<u>幻觉</u>最常见于
　　A. 神经衰弱　　B. 强迫症　　C. 精神分裂症　　D. 抑郁症　　E. 焦虑症

【例10】患者坚持认为诊室内有毒气味，立即退出诊室，拒绝治疗。该症状为

A. 幻嗅　　　　B. 幻味　　　　C. 幻听　　　　D. 错觉　　　　E. 感觉障碍

4. 感知综合障碍

感知综合障碍指患者对客观事物的整体感知是正确的，但对某些个别属性，如大小、形状、颜色、距离、空间位置等感知与实际情况不符，多见于癫痫。

视物变形症	患者看到周围的人或物体的大小、形状方面发生了变化。例如：如看到一个100层高楼好像1个玩具一样，可以放在手中
自身感知综合征	患者感到自己身体的某一部分在大小、形状方面发生了变化。例如：感到自己手臂很长，可以伸手抓住飞鸟
时间感知综合征	对时间的快慢出现不正确的感知体验。例如：感到时间凝固了
空间感知综合征	患者对周围事物的距离、空间等感知障碍。如汽车已经进站了，但感到汽车离自己很远
非真实感	患者感到周围的事物不真实，犹如隔了一层窗纱。②例如感到周围的房屋、树木等像是纸板糊的，毫无生气

【例11】患者感到周围的环境失去了色彩和生机，好像与自己隔了一层膜，该表现属于

A. 幻觉　　　B. 人格解体　　　C. 梦样状态　　　D. 朦胧状态　　　E. 非真实感

二、思维障碍

1. 概述

思维障碍主要分为思维形式障碍和思维内容障碍两大类。

2. 思维形式障碍

思维奔逸	语速增快，口若悬河，滔滔不绝，多见于躁狂症
思维迟缓	患者自觉脑子变笨，反应慢，思考问题困难，多见于抑郁症
思维贫乏	沉默少语，谈话言语空洞单调或词穷句短，见于精神分裂症、脑器质性精神障碍及精神发育迟滞
思维散漫、破裂、词语杂拌	指思维的连贯性障碍，即联想概念之间缺乏必要的联系
思维不连贯	表现为词语杂拌类似，是在无意识障碍背景下又无外界干扰下产生的
思维中断	思维联想过程突然发生中断
思维被夺、思维插入	前者是指自己的思想被某种外界的力量抽走，后者是患者感到有某种思想不是属于自己的，不受其意志所支配，是外力强行塞入其脑中
强制性思维	患者感到脑内涌现大量无现实意义、不属于自己的联想，是被外力强加的。病理性赘述是指做不必要的、过分详尽的累赘的描述
强迫思维	指脑中反复出现的某一概念或相同内容的思维，明知不合理和没有必要，但又无法摆脱，常伴有痛苦体验
思维化声	患者在思考时感到自己的思想在脑中变成了言语声，自己和他人都能听到
词语新作	概念的融合、浓缩及无关概念的拼凑
象征性思维	患者以无关的具体概念代替某一抽象的概念，不经患者本人解释，他人无法理解（如认为自己不穿衣服走路是坦坦荡荡、光明磊落等）
逻辑倒错性思维	以推理缺乏逻辑性为特点，表现为患者推理过程或缺乏前提依据，或因果倒置，令人感到不可理解，离奇古怪

【例12】患者自觉大脑突然出现大量不自主的、杂乱无章的陌生思维内容是

A. 强制性思维　　B. 思维散漫　　C. 强迫性思维　　D. 思维奔逸　　E. 被洞悉感

【例13】思维贫乏常见于

A. 抑郁症　　　B. 强迫性神经症　　C. 急性精神分裂症　　D. 慢性精神分裂症　　E. 癔症性精神病

例14～15 共用选项

A. 思维被夺取　　B. 思维被洞悉　　C. 思维贫乏　　D. 思维散漫　　E. 思维迟缓

【例14】患者认真讲了一番话，但周围的医生们都不理解他要说明什么问题，该症状为

【例15】患者对医生的问题只能在表面上产生反应，缺乏进一步的联想，该症状为

【例16】女,30岁,工人。医生检查问:"你在想什么?"答:"详细讲就是细菌问题,细菌在我们脑子里有些冲动力,空气不大新鲜,也不奇怪,冻死苍蝇。"该患者的症状是

A. 思维云集　　B. 音联意联　　C. 强制性思维　　D. 思维插入　　E. 思维破裂

3. 思维内容障碍

(1) 思维内容障碍主要表现为妄想,其有不同的分类方法。

根据妄想的起源分类	①原发性妄想:没有发生基础的妄想,是精神分裂症重要的诊断依据; ②继发性妄想:发生在其他病理心理基础上的妄想,与某种经历、情绪等有关
根据妄想的结构分类	①系统性妄想:指内容前后相互联系、结构严密的妄想; ②系统性妄想:一些片段、零散、内容不固定、结构不严密的妄想
根据妄想的主要内容分类	①关系妄想:患者坚信周围环境的各种变化和一些本来与他不相干的事物都与他有关系。别人的谈话都是在说他,走在路上听到路人谈话时认为在辱骂他; ②被害妄想:患者坚信自己被某人或某组织破坏; ③罪恶妄想:患者坚信自己犯了严重错误,罪大恶极(如自己在马路上捡到1分钱,没有交给警察叔叔,认为自己罪大恶极); ④疑病妄想:认为自己得了严重的病或不治之症,经常诉说某些不适,反复就医,经多种检查均不能证实疾病存在的心理病理观念; ⑤钟情妄想:患者坚信自己被某异性或许多异性钟情(如总是认为异性在关注自己); ⑥嫉妒妄想:患者无中生有地坚持认为自己的配偶对自己不忠,另有所爱; ⑦血统妄想:患者毫无依据地坚信自己不是父母亲生的,虽经过反复解释和证实,仍坚信不疑; ⑧理性妄想:患者感到自己的思想、情感或意志行为受到某种外界力量的控制而身不由己; ⑨内心被揭露感:患者感到内心所想的事情虽然没有说出口,也没有用文字书写出来,但已被别人知道; ⑩夸大妄想:患者认为自己拥有非凡的财富、地位、智慧、权利等,多见于躁狂症

(2) 妄想和幻想的区别　妄想是病理性的歪曲信念,幻想是一种超现实的遐想。

【例17】不属于思维内容障碍的是

A. 思维散漫　　B. 被监视感　　C. 被洞悉感　　D. 被控制感　　E. 罪恶妄想

【例18】男,45岁。低热,头痛,思睡,自述在墙壁上看到了妖怪,有人要害他,感觉被监视,被隔离。该患者属于

A. 妄想状态　　B. 关系妄想　　C. 意识障碍　　D. 朦胧状态　　E. 思维模糊

【例19】思维内容障碍包括

A. 思维中断　　B. 妄想心境　　C. 思维奔逸　　D. 语词新作　　E. 思维散漫

【例20】男,28岁。公司职员,诉半年来有人跟踪。该精神症状属于

A. 思维破裂　　B. 思维散漫　　C. 强制性思维　　D. 被害妄想　　E. 强迫思维

【例21】女,26岁。半年来无原因认为同事指桑骂槐地议论她,街上行人的举动及电视内容都针对她,并因此心情烦躁,不敢上班。该患者的精神症状最可能是

A. 被害妄想　　B. 情感脆弱　　C. 影响妄想　　D. 关系妄想　　E. 焦虑

【例22】患者将周围环境中与其无关的事物都认为与自身有关,其症状属于

A. 被害妄想　　B. 影响妄想　　C. 关系妄想　　D. 嫉妒妄想　　E. 罪恶妄想

【例23】患者坚信配偶对自己不忠贞,另有新欢,因而经常跟踪、监视配偶的日常活动。这种表现属于

A. 影响妄想　　B. 关系妄想　　C. 钟情妄想　　D. 嫉妒妄想　　E. 被害妄想

【例24】男,21岁。近6个月来在家中闭门不出,认为有人在拿自己做试验,用射线照射自己,有人监控自己,使自己活不下去了,只有躲在家中才安全。既往体健,无精神病家族史。该患者的主要症状为

A. 关系妄想　　B. 夸大妄想　　C. 内心被揭露感　　D. 疑病妄想　　E. 被害妄想

【例25】男,24岁。既往健康。某日坐火车出差,出站后突然感到周围气氛不对,感觉站内的人对自己充满敌意,周围的人都用异样的眼光观察自己。该患者属于

A. 原发性妄想　　B. 幻觉　　C. 错觉　　D. 思维奔逸　　E. 感知综合障碍

【例26】关于妄想以下哪项不正确

A. 妄想都是与事实不相符的信念　　　　B. 妄想是一种病理性的歪曲信念

C. 妄想是可以通过摆事实、讲道理说服的信念　　D. 妄想是一种坚信不疑的信念
E. 妄想与患者的文化水平、社会背景相称

4. 超价观念

一种具有强烈情感色彩的错误观念，其发生一般均有一定的事实依据，不十分荒谬离奇，也无明显的逻辑推理错误。

三、情感障碍

1. 概　念

(1) 情感　　主要是指与人的社会性需要相联系的体验，具有稳定性，不一定有明显的外部表现，如爱与恨。

(2) 情绪　　主要是指与人的自然性需要相联系的体验，具有情景性、暂时性和明显的外部表现，如喜与怒。

【例27】情感对于情绪来说具有的特点是
A. 强烈而冲动　　　　B. 伴有明显的行为变化　　　　C. 伴有明显的生理变化
D. 稳定而深刻　　　　E. 带有明显的情境性

2. 情感的分类

(1) 性质改变　　抑郁、高涨、焦虑、恐怖等。

(2) 波动性异常　　情感淡漠、情感脆弱、情感倒错等。

	特　点	意　义
情感高涨	正性情感活动的明显增强	躁狂症
欣快感	在智能障碍基础上出现的与周围环境不协调的愉快体验	脑器质性功能障碍
情感低落	负性情感活动的明显增强	抑郁症
情感淡漠	指对外界刺激缺乏相应的情感反应	单纯性精神分裂症
焦虑	指缺乏相应的客观刺激情况下出现内心不安状态	焦虑症、恐惧症、围绝经期精神障碍
恐惧	指面临某种事物或处境时出现紧张不安的反应	恐惧症
易激惹	情感活动的激惹性增高，表现为极易因一般小事而引起强烈的不愉快情感反应	疲劳状态、人格障碍、神经症等
情感不稳	情感活动的稳定性障碍，表现为患者情感反应极易发生变化，从一个极端波动到另一个极端	脑器质性功能障碍
情感倒错	指情感表现与其内心的体验和处境明显不相协调，甚至截然相反	精神分裂症
情感矛盾	指患者同一时间对同一人或事物产生两种截然不同的情感反应	精神分裂症

【例28】患者对周围环境漠然置之，毫无感情，一切都无所谓，属于
A. 情感低落　　B. 情感倒错　　C. 情感淡漠　　D. 情感高涨　　E. 焦虑

【例29】属于情感活动减退的症状是
A. 焦虑　　B. 情感淡漠　　C. 情感倒错　　D. 情感低落　　E. 情感脆弱

四、意志行为障碍

1. 概　念

意志是指人自觉地确定目标，并根据目标调节自身行动，克服困难，实现预定目标的心理活动。

2. 意志品质

意志品质归纳为自觉性、果断性、自制性和坚持性四个方面。

	特　点	意　义
意志增强	意志活动增多	偏执型精神分裂症、妄想性障碍、躁狂发作等
意志减退	意志活动减少	抑郁发作和精神分裂症
意志缺乏	意志活动缺乏	精神分裂症，精神发育迟滞和痴呆
矛盾意向	表现为对同一事物同时出现两种完全相反的意向，但患者并不感到这两种意向的矛盾和对立，没有痛苦和不安，多见于精神分裂症	

五、智能障碍

1. 概　述

智能是人们获得和运用知识解决实际问题的能力。

2. 分 类

（1）精神发育障碍　先天或发育成熟以前，各种原因导致智能发育受影响所造成的智力低下和社会适应困难状态。

（2）痴呆　指智力发育成熟以后，由于各种原因损害原有智能所造成的智力减退状态。

全面性痴呆	大脑弥散性损害，智能活动的各个方面均受累及，从而影响患者全部的精神活动，常出现人格改变、定向力障碍和自知力缺乏等
部分性痴呆	大脑病变只侵犯脑的局部，患者可只出现记忆力减退、理解力减弱或分析综合困难等，但其人格仍保持良好，定向力完整，有一定的自知力
假性痴呆	在强烈的精神创伤后，部分患者可产生一种类似痴呆的表现，而大脑组织结构无任何器质性损害。有两种特殊类型： ①刚塞综合征：又称心因性假性痴呆，表现为对简单问题给予近似而错误的回答，往往给人以故意或开玩笑的感觉； ②童样痴呆：以行为幼稚、模仿幼儿的言行为特征

六、自知力障碍

1. 概 念

自知力又称领悟力或内省力，是指对自己精神状态的认识和判断能力。

2. 意 义

（1）自知力缺乏　是重性精神障碍的重要标志。

（2）自知力恢复　是精神疾病康复的重要指标之一。

【例30】临床上，把患者对自己精神疾病的认识和判断能力称为

A. 观察力　　　　B. 理解力　　　　C. 想象力　　　　D. 自知力　　　　E. 自制力

【例31】关于自知力的描述，正确的是

A. 自知力是对自己行为的控制能力

B. 重度精神病患者都没有自知力

C. 自知力可用于判断精神疾病的严重程度

D. 精神病性症状完全缓解后自知力就会完全恢复

E. 分离(转换)性障碍患者都有自知力

【例32】关于自知力的描述不正确的是

A. 自知力是自身控制的能力　　　　B. 神经症患者大都有自知力

C. 自知力是判断疾病的重要指标　　D. 自知力是判断疾病恢复的重要指标

E. 自知力与治疗的依从性有关

七、常见的综合征

幻觉妄想综合征	以幻觉为主，并在幻觉的基础上产生相应的妄想，幻觉和妄想联系紧密，且相互影响
躁狂综合征	以情绪高涨、思维奔逸和活动增多为特征，主要见于躁狂发作
抑郁综合征	以情绪低落、思维迟缓和活动减少为特征，主要见于抑郁发作
紧张综合征	最突出的症状是患者全身肌张力增高，包括紧张性木僵或紧张性兴奋两种状态
遗忘综合征	又称柯萨可夫综合征，患者无意识障碍，智能相对完好，主要表现为近事记忆障碍、定向力障碍和虚构，多见于酒精中毒功能障碍等

▶ 参考答案如下，详细答案参见 2019 版《国家临床执业及助理医师资格考试精选真题考点精析》。

1. E	2. C	3. C	4. E	5. B	6. E	7. D	8. C
9. C	10. A	11. E	12. A	13. D	14. D	15. C	16. E
17. A	18. A	19. B	20. D	21. A	22. C	23. D	24. E
25. A	26. C	27. D	28. C	29. B	30. D	31. C	32. A

昭昭老师提示：
关注官方微信，获得第一手考试资料。

第16章 脑器质性疾病所致精神障碍

> **2019考试大纲**
> ①概述;②阿尔茨海默病的常见精神症状;③脑血管疾病的常见精神症状。

> **考纲解析**
> 近20年的医师考试中,本章考试重点是阿尔茨海默病和脑血管疾病的诊断和治疗,执业医师每年考查分数为2~3分,助理医师每年考查分数为1~2分。

第1节 概 述

一、病 因
脑变性、脑血管疾病、颅内感染及创伤等器质性病变所导致的精神障碍。

二、常见脑器质性综合征

谵妄	①谵妄有意识障碍,常见于垂危的老年患者,在意识障碍的基础上出现各种幻觉,昼轻夜重,以视错觉和视幻觉较常见; ②处理原则:去除病因,治疗原发病和对症处理;首选药物是氟哌啶醇
痴呆	①最常见的症状是记忆减退,早期出现近记忆减退; ②治疗:去除病因为主。抗抑郁药可用于痴呆伴抑郁的患者,但三环类药物可加重认知功能障碍,所以一般不用
遗忘综合征	①又称柯萨可夫综合征,表现为严重的记忆障碍,特别是近记忆障碍,注意力和即刻记忆正常; ②病因:酒精滥用
其他	与功能性精神障碍相类似的表现,如幻觉、妄想、抑郁、焦虑情绪等

三、处理原则
详细询问病史,查体,结合实验室检查、影像学检查和神经电生理检查结果进行正确诊断。

【例1】谵妄时最多见的幻觉是
A. 听幻觉　　B. 视幻觉　　C. 味幻觉　　D. 触幻觉　　E. 嗅幻觉

【例2】关于谵妄,说法正确的是
A. 会发生冲动行为但不会有自伤　　B. 常有恐怖性的视幻觉但内容常模糊不清
C. 主要是意识范围障碍　　D. 不会产生被害妄想
E. 突然变得安静,说明病情可能加剧

【例3】谵妄综合征的主要特征为
A. 意识障碍昼轻夜重　　B. 幻觉　　C. 注意力涣散　　D. 记忆减退　　E. 错觉

第2节 阿尔茨海默病的常见精神症状

一、概 述
阿尔茨海默病是一组病因未明的原发性退行性脑变性疾病,多起病于老年期,潜伏起病,病程缓慢且不可逆,临床表现以智能损害为主。病理改变为皮质弥漫性萎缩,脑回变窄,脑沟增宽,脑室扩大,神经元大量减少,并可见老年斑、神经元纤维缠结等病变。脑组织中的乙酰胆碱含量显著降低,胆碱乙酰转移酶的活性显著降低。

二、临床表现

轻度	近期记忆障碍常为首发及最明显的症状,患者对疾病有一定的自知力,并试图弥补和掩饰,人格改变往往出现在疾病早期
中度	表现为日益严重的记忆障碍,用过的物品会随手忘掉,不能独自生活,忘记自己家庭住址及亲友的姓名,但尚能记住自己的名字
重度	记忆力、思考及其他认知功能皆严重受损,忘记自己的年龄和名字,不认识亲人,只能自发言语

例4~5 共用题干
女,72岁。银行职员,高中文化。3年前开始记忆力下降,逐渐加重,刚吃完饭,说没吃饭,记不住孙子的

名字,把子女错认为别人,远记忆力尚可,经常吵闹要回老家,有时焦虑,简单计算均可,复杂计算力差,在家乱翻东西,忘记自己存折放在什么地方,找不到认为被女儿偷去了。躯体及神经系统检查无著征。

【例4】该患者做哪项检查最有诊断意义

A. 头部CT   B. CSF   C. 脑电图   D. 智商测定   E. 精神症状总体量表

【例5】最可能的诊断是

A. 阿尔茨海默病   B. 脑肿瘤   C. 脑血管疾病   D. 人格改变   E. 抑郁症

【例6】男,56岁。近3年逐渐出现失眠、记忆力下降、话少、淡漠、反应迟钝,有时出现不自主哭笑,行走时步态不稳,二便失禁,生活不能自理。觉得家里总丢东西。脑脊液无异常。CT示轻度脑萎缩,脑室扩大,中线结构正常。首先考虑的诊断是

A. 阿尔茨海默病   B. 颅脑损伤后痴呆   C. 血管性痴呆   D. 正常压力性脑积水   E. 路易体痴呆

三、检 查

1. 影像学检查　CT/MRI可以显示皮质性脑萎缩、脑室扩大等。

2. Hachinski缺血评分(HB)　HB≤4分。

【例7】有关阿尔茨海默病的描述,不正确的是

A. 有记忆障碍和全面智能减退   B. 老年期痴呆中最主要的疾病之一
C. 早期可出现人格改变   D. 早期可出现幻觉妄想
E. Hachinski缺血评分量表<6分

四、治 疗

1. 轻中度　首选胆碱酯酶(AChE)抑制剂,如多奈哌齐、利斯的明等。

2. 中重度　首选非竞争性N-甲基-d-天冬氨酸(NMDA)受体拮抗剂,如美金刚等。

第3节　脑血管疾病的常见精神症状

一、概 述

血管性痴呆是指由于脑血管病导致的痴呆,过去曾称为多发性梗死型痴呆。

二、临床表现

1. 主要表现　夜间精神紊乱、人格改变较少,早期自知力存在,可伴有抑郁、情绪不稳及感情失控等(与阿尔茨海默病的区别是存在意识障碍)。

2. 既往表现　患者有卒中或短暂性脑缺血发作(TIA)的病史或有脑血管障碍危险因素。

【例8】女,58岁。经常出现头晕、四肢麻木感,注意力不集中,自感记忆力下降半年。近3周突然加重。常半夜起床翻东西,怀疑家中被窃,易哭泣,对一些物品不能命名。既往高血压病史9年。头颅CT示多发性脑梗死。最可能的诊断是

A. 阿尔茨海默病   B. 血管性痴呆   C. 轻度认知功能损害
D. 高血压病合并精神障碍   E. 匹克病

三、检 查

1. 影像学检查　脑CT多发性梗死灶。

2. Hachinski缺血评分(HB)　HB≥7分。

【例9】不是血管性痴呆和阿尔茨海默病的临床鉴别要点是

A. 早期人格是否保持良好   B. 病程是否呈波动性   C. 痴呆的严重程度
D. Hachinski量表评分   E. 是否有高血压史

四、治 疗

1. 危险因素　首先要控制血压及其他危险因素。

2. 药物治疗　给予对症药物,如血管扩张药等,目前没有治疗此病的特效药物。

五、总 结

	阿尔茨海默病	脑血管病
病因	病因不明	脑血管病变所致
发病形式及经过	发病缓慢,进行性发展	急性发作,呈波动性、阶梯性

	阿尔茨海默病	脑血管病
表现	早期人格改变	记忆及智能障碍
核心症状	全面性痴呆	部分性痴呆,且痴呆出现较晚
脑CT	皮质性脑萎缩,脑室扩大	多发性梗死
人格与自知力	早期人格改变,丧失自知力	自知力与人格保存完好
Hachinski缺血评分	≤4分	≥7分

（Hachinski缺血评分：≤4分,阿尔茨海默病；4~7分,混合性痴呆；≥7分,脑血管病所致精神障碍）

➤ **参考答案**如下,详细答案参见2019版《国家临床执业及助理医师资格考试精选真题考点精析》。

| 1. B | 2. C | 3. A | 4. A | 5. A | 昭昭老师提示： |
| 6. A | 7. E | 8. B | 9. C | — | 关注官方微信,获得第一手考试资料。 |

第17章 躯体疾病所致精神障碍

➤ **2019考试大纲**
①概述；②临床表现；③治疗原则。

➤ **考纲解析**
近20年的医师考试中,本章考试重点是躯体疾病所致精神障碍的病因、诊断,执业医师每年考查分数为1~2分,助理医师每年考查分数为0~1分。

一、概　念

脑以外的躯体疾病,如躯体感染、内脏器官疾病、内分泌障碍、营养代谢疾病等,引起中枢神经系统紊乱而产生的精神障碍。

【例1】躯体疾病所致精神障碍,临床表现的共同特点,**不正确**的是
A. 精神症状多有"昼轻夜重"的波动性
B. 可表现出急性或慢性脑病综合征
C. 精神症状一般发生在躯体疾病的恢复期
D. 病程及预后取决于原发躯体疾病的状况与治疗是否得当
E. 具有躯体疾病的临床表现和实验室阳性发现

二、临床表现

1. 躯体感染所致精神障碍
（1）最常见及最基本的症状　意识障碍。无意识障碍时,出现各种幻觉、错觉等。
（2）恢复期主要表现　精神衰弱、极度疲乏等。
（3）具体形式的感染

流行性感冒所致精神障碍	早期出现头痛、易疲劳,高热期时出现意识障碍,恢复期出现抑郁或焦虑
肺炎所致精神障碍	以意识障碍最常见
感染性心内膜炎	轻微的精神症状,极少出现严重的精神障碍,如谵妄

2. 内分泌障碍伴发的精神障碍
（1）肾上腺功能异常

库欣综合征	最常见抑郁表现
肾上腺皮质功能减退症	急性肾上腺皮质功能减退：威胁生命,出现谵妄等。慢性肾上腺皮质功能减退：抑郁表现

（2）甲状腺功能障碍

甲状腺功能亢进	主要表现为精神运动性兴奋
甲状腺功能减退症	主要表现为抑郁

【例2】甲状腺功能减退症的精神症状**很少**表现为
A. 情感平淡　　B. 情绪低落　　C. 精神运动性抑制　　D. 精神运动性不安　　E. 幻觉妄想

【例3】女,35岁。近2个月来食欲增加,出汗增加,怕热,体重下降并易激惹,活动增加,独处时偶尔听到有人议论自己,或感觉一些行人对其吐痰等。实验室检查:血 T_3、T_4 增加,空腹血糖 5.5 mmol/L。该患者最可能的诊断是

A. 糖尿病所致精神障碍　　B. 精神分裂症　　C. 躁狂发作
D. 神经性贪食症　　E. 甲状腺功能亢进症所致精神障碍

(3) 甲状旁腺功能障碍

甲状旁腺功能亢进	主要为类似抑郁的表现
甲状旁腺功能减退症	主要为谵妄

(4) 嗜铬细胞瘤　主要表现为自主神经功能亢进症状,如心悸、心动过速、脸红、出汗等。
(5) **糖尿病**伴发精神障碍　糖尿病患者中最常见的精神障碍是抑郁和焦虑状态,两者可共存或交替出现。

【例4】糖尿病**最常见**的精神症状是

A. 焦虑症状　　B. 幻觉　　C. 抑郁情绪　　D. 偏执状态　　E. 意识障碍

3. 结缔组织疾病伴发的精神障碍

类风湿关节炎	主要表现为焦虑、抑郁和治疗不合作
系统性红斑狼疮	神经精神狼疮

4. 内脏器官疾病伴发的精神障碍

疾　病		精神症状
呼吸系统疾病	慢性阻塞性肺疾病	焦虑、抑郁症均为常见症状
	肺性脑病	意识障碍
	肺栓塞	突发的烦躁不安、惊恐等
循环系统疾病	冠心病	以焦虑和抑郁最为常见
	心律失常	可出现抑郁状态、烦躁不安等焦虑状态
消化系统疾病	肝豆状核变性	锥体外系症状
	肝性脑病	意识障碍
	胰腺疾病	抑郁状态、幻觉妄想状态
泌尿系统疾病	慢性肾衰竭	记忆力下降、注意力集中等
	透析所致精神障碍	神经系统和精神症状的进行性下降

三、治疗原则

1. 病因治疗　首先必须治疗原发躯体疾病。
2. 支持治疗　纠正水、电解质紊乱和酸碱平衡失调。

▶ 参考答案如下,详细答案参见 2019 版《国家临床执业及助理医师资格考试精选真题考点精析》。

1. E	2. B	3. C	4. C	—	昭昭老师提示:关注官方微信,获得第一手考试资料。

第18章　精神活性物质所致精神障碍

▶ **2019 考试大纲**
①药物依赖的分类、临床表现、治疗原则;②酒精所致精神障碍的临床表现和治疗原则。

▶ **考纲解析**
近20年的医师考试中,本章考试重点是**酒精所致精神障碍的临床表现和治疗原则**,执业医师每年考查分数为1~2分,助理医师每年考查分数为0~1分。

第1节　概　述

相关概念

精神活性物质	能影响人类情绪、行为,可改变意识状态,并有致依赖作用的一类化学物质,使用这些物质的目的在于取得或保持某些特殊的心理、生理状态

续表

依赖	一组认知、行为和生理症状群,使用者尽管明白使用成瘾物质可带来问题,但还在继续使用
滥用	由于反复使用药物导致明显的不良后果
耐受性	指药物使用者必须增加使用剂量方能获得所需的效果,或使用原来的剂量达不到使用者所追求的效果
戒断状态	停止使用药物、减少使用剂量或使用拮抗剂占据受体后所出现的特殊心理生理症状群

【例1】物质滥用的耐受性是指
A. 机体产生的一种心理上的适应性改变
B. 反复使用精神活性物质导致的一组症状
C. 长期使用精神活性物质造成的生理改变
D. 明知有害仍持续使用精神活性物质
E. 物质使用者必须增加剂量方能达到原先的效果

第2节　精神活性物质

一、分类

中枢神经系统抑制剂	如巴比妥类、苯二氮䓬类、酒精等
中枢神经系统兴奋剂	如咖啡因、苯丙胺类、可卡因等
大麻	世界上最古老、最有名的致幻剂,主要成分是四氢大麻酚
致幻剂	麦角酸二乙酰胺、仙人掌毒素、苯环己哌啶、氯胺酮等
阿片类	如海洛因、吗啡、鸦片、美沙酮
挥发性溶剂	如丙酮、汽油、甲苯等
烟草	

二、临床表现

1. 精神症状　情绪障碍,如长期使用阿片类物质可出现情绪不稳定。抽象思维能力、想象力下降。记忆力下降,注意力不集中。主动性降低,意志减退。个性改变如说谎成性、自私、道德观念淡薄等。

2. 躯体症状　体温改变、窦性心动过速等。

三、药物依赖

躯体依赖	反复用药后造成的一种病理性适应状态,表现为耐受性增加和戒断症状
药物依赖	指带有强制性的渴求、追求与不间断地使用某种药物,以取得特定的心理效应,并借以避免断药时的戒断综合征的行为障碍

四、治疗原则

1. 脱毒治疗　代替治疗常用的药物是美沙酮和丁丙诺菲等。非代替治疗是 α_2 受体激动剂如可乐定。还可采用中草药治疗。

2. 防止复吸　阿片类阻滞剂,如 u 受体阻滞剂。社会心理治疗。

3. 美沙酮维持治疗　使用美沙酮补充海洛因依赖者体内内源性阿片肽量的不足。

第3节　酒精所致精神障碍

一、临床表现

1. 急性中毒　主要表现为冲动性行为、易激惹、判断力及社交功能受损。

2. 戒断反应

单纯戒断反应	停酒数小时后出现手、舌或眼睑震颤等
震颤谵妄	长期大量饮酒,突然断酒后约48小时出现震颤谵妄。另一个重要特征是全身肌肉粗大震颤
癫痫样发作	多在停酒后12~48小时出现,多为大发作

3. 记忆及智力障碍

Korsakoff综合征	虚构,记忆障碍,定向障碍

Wernicke脑病 （韦尼克脑病）	①维生素B_1缺乏所致,表现为眼球震颤、眼球不能外展和明显的意识障碍； ②大量补充维生素B_1可缓解此症状,但记忆障碍很难恢复
酒精性痴呆	长期、大量饮酒后出现的持续性智力减退,表现为短期、长期的记忆障碍,抽象思维及理解判断障碍,人格改变等

4. 其他精神障碍

酒精性幻觉症	慢性酒精依赖患者所出现的持久性精神病性障碍,表现为意识清晰的状态下出现生动、持续性的视听幻觉
酒精性妄想症	主要表现为在意识清晰下的妄想状态,特别是嫉妒妄想
人格改变	患者只对饮酒有兴趣,变得以自我为中心及不关心他人等

【例2】男性,55岁。有长期饮酒史。近期出现严重的记忆障碍,遗忘、错构、虚构和定向力障碍。称为
　　A. Wernicke脑病　　B. 柯萨科夫综合征　　C. 精神发育迟滞　　D. 老年性痴呆　　E. 刚塞综合征

【例3】慢性酒精性中毒震颤谵妄的临床表现是
　　A. 停酒后出现的急性精神症状群　　　　B. 长期饮酒过程中出现的慢性精神症状群
　　C. 停酒后缓慢出现的记忆障碍　　　　　D. 长期饮酒过程中出现的记忆障碍
　　E. 长期饮酒过程中出现的行为改变

【例4】遗忘综合征的三大特征是
　　A. 谵妄、近记忆障碍、虚构　　　　　　B. 近记忆障碍、幻觉、定向障碍
　　C. 近记忆障碍、虚构、定向障碍　　　　D. 幻觉、虚构、定向障碍
　　E. 谵妄、虚构、定向障碍

【例5】男,55岁。大量饮酒10余年,停止喝酒后2天出现走路不稳、四肢震颤,看到床上有鱼、虾在跳,分不清方向,不能判断时间。头颅CT无异常。该患者最可能的诊断是
　　A. 癫痫所致精神障碍　　　　B. 脑器质性精神障碍　　　　C. 酒精性痴呆
　　D. 震颤谵妄　　　　　　　　E. 精神分裂症

【例6】男,48岁。因意识不清,话多零乱,看见鬼怪入院。询问病史得知有长期饮酒史。患者可能属于
　　A. 酒精中毒性幻觉症　　　　B. 酒精中毒性痴呆　　　　C. 酒精中毒性情感障碍
　　D. 精神分裂症　　　　　　　E. 情感性精神障碍

【例7】男,25岁。某天饮一两白酒后出现意识不清,怀疑同饮者欲加害于他,言语行为狂暴,将同饮者打伤,数十分钟后进入酣睡,醒后完全不能回忆。幼年受过脑外伤。该患者最可能的诊断是
　　A. 单纯性醉酒　　B. 脑外伤所致精神障碍　　C. 病理性醉酒　　D. 妄想　　E. 遗忘综合征

二、治疗原则

戒断症状的处理	单纯戒断症状:苯二氮䓬类药物,如地西泮,首次要足量
	①震颤谵妄:镇静首选药物是苯二氮䓬类； ②控制精神症状首选药物是氟哌啶醇等
	幻觉、妄想:可选用氟哌啶醇、利培酮等
	酒精性癫痫:可选用丙戊酸类及苯巴比妥类药物
酒增敏药	首选药物:戒酒硫
抗酒渴求药	首选药物:纳曲酮
治疗精神障碍共病	

【例8】关于酒精性震颤谵妄的处理措施,错误的是
　　A. 肌内注射或静脉点滴安定　　　　　　B. 大剂量使用抗精神病药物以迅速控制幻觉妄想
　　C. 大剂量B族维生素治疗　　　　　　　D. 大量补充营养,纠正水电解质紊乱
　　E. 积极预防感染

▶ 参考答案如下,详细答案参见2019版《国家临床执业及助理医师资格考试精选真题考点精析》。

1. E	2. B	3. C	4. C	5. D	6. A	7. C	8. B	昭昭老师提示:关注官方微信,获得第一手考试资料。

第19章 精神分裂症

> **2019考试大纲**
> ①病因和发病机制；②诊断与鉴别诊断；③治疗。

> **考纲解析**
> 近20年的医师考试中，本章考试重点是<u>精神分裂症的表现、分型、诊断和治疗及药物副作用</u>，执业医师每年考查分数为3~4分，助理医师每年考查分数为2~3分。

一、概　述

精神分裂症是一组病因未明的精神疾病，常缓慢起病，具有思维、情感和行为等多方面障碍和精神活动不协调。通常意识清晰，智能尚好。部分患者在疾病过程中可出现认知功能损害。自然病程迁延，呈反复加重或恶化。多见于青壮年，自知力不全或缺乏。

二、病因和机制

1. 遗 传　研究表明，<u>遗传因素</u>在本病的发生中起重要作用。神经发育精神分裂症的发生可能与神经发育异常有关。

2. 神经生化方面的研究主要有三个假说　多巴胺假说、5-羟色胺假说和谷氨酸假说。

【例1】精神分裂症的<u>遗传</u>方式，目前认为可能性最大的是
A. 单基因遗传　　　B. 常染色体数目异常　　　C. 性染色体数目异常
D. 多基因遗传　　　E. 染色体缺失

三、临床表现

1. <u>阳性</u>症状

幻觉	精神分裂症最突出的感知觉障碍，以<u>言语性幻听</u>最常见，包括争论性幻听、评论性幻听和命令性幻听
妄想	属于思维内容障碍，以<u>关系妄想</u>和<u>被害妄想</u>最多见
瓦解症状群	包括思维形式障碍（<u>思维破裂</u>和<u>思维散漫</u>）、怪异行为、紧张症行为及不适当的情感

【例2】精神分裂症患者<u>最常见</u>的幻觉是
A. 味幻觉　　B. 触幻觉　　C. 视幻觉　　D. 听幻觉　　E. 嗅幻觉

【例3】<u>精神分裂症</u>的临床症状一般没有
A. 意识障碍　　B. 情感障碍　　C. 感知障碍　　D. 思维障碍　　E. 行为障碍

【例4】对精神分裂症<u>最具诊断价值</u>的是
A. 注意力不集中　　B. 急性发病　　C. 人格改变　　D. 情绪低落　　E. 妄想知觉

【例5】对精神分裂症<u>最具诊断价值</u>的症状是
A. 心音性幻听　　B. 命令性幻听　　C. 反射性幻听　　D. 假性幻听　　E. 功能性幻听

2. <u>阴性</u>症状　意志减退和快感减退是<u>最常见</u>的阴性症状（与抑郁症的区别：抑郁症患者有自知力，而精神分裂症患者无自知力）。

<u>意志减退</u>	患者从事有目的性的活动的意愿和动机减退或丧失
<u>情感缺乏</u>	表现为持续存在的、不能从日常活动中发现和获得愉快感
情感迟钝	表现为不能理解和识别他人的情感表露和不能正确表达自己的情感
社交萎缩	对社会关系的冷淡和对社交兴趣的减退或缺乏
言语贫乏	言语产生减少或贫乏

【例6】下列精神分裂症状中，属于<u>阳性症状</u>的是
A. 思维贫乏　　B. 病理性象征性思维　　C. 情感淡漠　　D. 意志减退　　E. 情感平淡

【例7】精神分裂症的阳性症状<u>不包括</u>
A. 第三人称幻听　　B. 影响妄想　　C. 思维破裂　　D. 情感淡漠　　E. 紧张性木僵

3. 焦虑、抑郁症状　大多数患者在疾病过程中表现为抑郁和焦虑情绪，尤其以疾病的早期或缓解期多见。

4. 激越症状　有攻击暴力和自杀倾向。

5. 定向、记忆和智能　对空间、时间和人物一般能进行正确定向，意识通常是清晰的，一般的记忆力和智

能没有明显障碍。

6. 自知力 自知力缺乏是影响治疗依从性的重要原因。

【例8】不属于精神分裂症常见症状的是

A. 阳性症状　　B. 冲动行为　　C. 记忆力减退　　D. 阴性症状　　E. 情感症状

四、临床分型

单纯型	见于青少年,起病慢,表现为逐渐加重的孤僻离群、被动退缩等,以幻觉综合征为主要临床表现
青春型	多见于青少年,起病急,以思维、情感和行为不协调(阳性症状)为主
紧张型	以紧张症候群为主的临床表现,常表现为紧张性兴奋和紧张性木僵交替出现
偏执型	幻觉(特别是幻听)、妄想为主导,精神分裂症最常见的类型
未分化型	有明显的症状,但是不符合上述任何一种类型
残留型	主要表现为阴性症状而无阳性症状波动
精神分裂症后抑郁	患者在过去的一年之内曾符合精神分裂症的诊断,目前病情好转但未痊愈

【例9】青春型精神分裂症的特征是
A. 明显的精神运动紊乱和木僵交替为主　　B. 阴性症状为主,注意力减弱
C. 偏执性妄想　　D. 精神活动的全面紊乱和瓦解
E. 持续存在阴性症状或某些个别的阳性症状,意志减退

【例10】男,25岁。无特殊原因出现生活懒散3个月,工作效率低下,走路时常常独自发笑或喃喃自语。该患者最可能的诊断是
A. 精神分裂症　　B. 急性应激障碍　　C. 强迫症　　D. 躁狂症　　E. 抑郁症

【例11】男,18岁。近1年来对家人亲友变得冷淡,不去上学,不洗澡,不主动更换衣服,对与自己有关的各种事情表现得无动于衷。最可能的诊断是
A. 人格障碍　　B. 精神分裂症　　C. 抑郁症　　D. 恐惧症　　E. 创伤后应激障碍

【例12】女,18岁。2年前被同学打耳光后,逐渐出现性格改变,对所有事情都不感兴趣,有时莫名其妙哭泣,不关心家人。1年来不上学,不做家务,不梳洗打扮,有时反复闻臭袜子达几个小时。该患者最可能的诊断是
A. 癔症　　B. 抑郁症　　C. 强迫症　　D. 精神分裂症　　E. 反应性精神病

五、治疗

1. 药物治疗

(1) 一般原则
① 原则:早期、足量(个体化的最低有效剂量)、足疗程、单一用药、个体化用药。
② 选药原则:对于两种不同作用机制的抗精神病药物治疗不佳者,建议选用氯氮平治疗。对于依从性不佳者,可以选择长效制剂治疗。
③ 时间:急性治疗期至少4~6周,巩固治疗期至少6个月,维持期治疗至少5年。

(2) 抗精神病药物
① 第一代抗精神病药物:主要是通过阻断 D_2 受体起到抗幻觉妄想作用,根据其化学结构分类如下:

分　类	代表药物	副作用
吩噻嗪类	氯丙嗪、奋乃静等	氯丙嗪:抗胆碱能作用明显,心血管及肝功能影响较大,锥体外系影响较小
丁酰苯类	氟哌啶醇等	氟哌啶醇:抗幻觉妄想作用较为明显,镇静作用弱,心血管及肝毒性较小,但锥体外系影响较大
苯甲酰胺类	舒必利等	舒必利:一过性心功能障碍,轻度锥体外系反应
硫杂蒽类	氯普噻吨(泰尔登)	泰尔登:体位性低血压,但锥体外系反应较少见

兴奋躁动应选用氯丙嗪、奋乃静、氟哌啶醇。慢性期、起病缓慢、以阴性症状为主者宜选用三氟拉嗪。伴有情绪抑郁者宜选用舒必利。第一代抗精神病药物主要是锥体外系副作用:震颤麻痹综合征;静坐不能;急性肌张力障碍;迟发型运动障碍。

② 第二代抗精神病药物:又称为非典型抗精神病药物,主要通过阻滞 5-HT 和 D_2 受体,发挥治疗作用,

不仅对幻觉、妄想等阳性症状有效,对情感平淡、意志减退等阴性症状也有一定疗效。所谓的第二代抗精神病药物,主要是针对第一代抗精神病药物而言,该药物除了可以拮抗中枢神经系统 D_2 受体,还可以拮抗 5-HT 受体,因此不仅能够改善精神分裂症的阳性症状,还能有效改善其精神分裂症所致的阴性症状。

药　物	起始剂量/mg	副作用
利培酮	1～2	锥体外系副作用,严重者出现静坐不能
奥氮平	5～10	外周抗胆碱副作用,如嗜睡、体重增加等
氯氮平	25～50	抗胆碱副作用,如流涎、嗜睡较为明显,粒细胞缺乏症

（3）首选药物　躁狂明显者首选氯丙嗪。幻觉妄想明显者首选氟哌啶醇。阴性症状为主者首选利培酮,次选氯氮平。

2. **电痉挛治疗**　治疗精神分裂症的兴奋躁动,特别是出现冲动伤人、木僵、拒食、出走等。
3. **心理治疗**　恢复期治疗。

例 13～14 共用选项
　　A. 卡马西平　　　　B. 碳酸锂　　　　C. 氟西汀　　　　D. 利培酮　　　　E. 阿普唑仑
【例 13】属于非典型抗精神病药物的是
【例 14】属于选择性 5-HT 重吸收抑制剂的是
【例 15】判断抗精神病药物是否有效需足量使用至少
　　A. 2 周　　　　B. 3 周　　　　C. 4 周　　　　D. 5 周　　　　E. 6 周
【例 16】抗精神病药物应用原则不包括
　　A. 用药前进行常规的体检和辅助检查　　　　B. 尽可能单一用药
　　C. 从小剂量开始,迅速加到治疗剂量　　　　D. 剂量个体化　　　　E. 足量、足疗程

例 17～18 共用题干
　　女,25 岁。3 个月前因工作失误受到领导批评,觉得脸上无光,认为同事看不起自己,在背后议论自己,不愿出门,耳边常有命令性幻听。查体:躯体及神经系统无阳性体征。
【例 17】该患者的诊断最可能是
　　A. 抑郁症　　　　B. 精神分裂症　　　　C. 脑肿瘤所致精神障碍
　　D. 内分泌疾病所致精神障碍　　　　E. 偏执性精神障碍
【例 18】为改善症状目前较合理的药物是
　　A. 丙咪嗪　　　　B. 氯硝西泮　　　　C. 碳酸锂　　　　D. 氯丙嗪　　　　E. 氯丙咪嗪

例 19～21 共用题干
　　男,40 岁。精神分裂症病史 18 年,第 3 次入院。入院后给予氟哌啶醇治疗,3 天后加至 30 mg/d,第 7 天出现肌肉僵硬、震颤、吞咽困难,T 39.8 ℃,意识不清,大汗淋漓、心动过速。实验室检查:WBC 增高,血肌酸磷酸激酶升高。
【例 19】该患者出现的情况最可能是
　　A. 迟发性运动障碍　　　　B. 5-HT 综合征　　　　C. 药源性帕金森综合征
　　D. 急性肌张力障碍　　　　E. 恶性综合征
【例 20】该患者首要的处理方法是
　　A. 盐酸苯海索治疗　　　　B. 换用非典型抗精神病药物治疗　　　　C. 降温、抗感染
　　D. 立即给予电抽搐治疗　　　　E. 即刻停用氟哌啶醇
【例 21】针对该患者的情况,有特效的治疗药物是
　　A. β受体阻滞剂　　B. 苯二氮䓬类药　　C. 多巴胺受体激动剂　　D. 抗胆碱能药物　　E. 广谱抗生素
【例 22】非典型抗精神病药物的机制除作用于 D_2 受体外,还主要作用于
　　A. 5-HT 受体　　B. 胆碱能受体　　C. 5-HT_2 受体　　D. 肾上腺素受体　　E. 组胺受体
【例 23】下列抗精神病药物中易引起粒细胞减少或缺乏,需定期检查血常规的是
　　A. 氟哌啶醇　　B. 奋乃静　　C. 舒必利　　D. 氯氮平　　E. 利培酮
【例 24】抗精神病药物的锥体外系反应不包括
　　A. 静坐不能　　B. 斜颈动眼危象　　C. 帕金森病综合征　　D. 迟发性运动障碍　　E. 共济失调

▶ **参考答案**如下,详细答案参见 2019 版《国家临床执业及助理医师资格考试精选真题考点精析》。

1. D	2. D	3. A	4. E	5. B
6. B	7. D	8. C	9. D	10. A
11. B	12. D	13. D	14. C	15. E
16. C	17. B	18. D	19. E	20. E
21. C	22. C	23. D	24. E	—

昭昭老师提示：
关注官方微信，获得第一手考试资料。

第20章 心境障碍

➤ 2019考试大纲
①抑郁症；②双相障碍；③恶劣心境。

➤ 考纲解析
近20年的医师考试中，本章的考试重点是心境障碍的诊断和治疗及药物副作用，执业医师每年考查分数为3～4分，助理医师每年考查分数为2～3分。

心境障碍是指各种原因引起的以显著而持久的心境或情感改变为主要特征的一组疾病。特点：以情感高涨或低落为主要的、基本的或原发的症状；常伴有相应的认知或行为改变；病情轻重不一；多为间歇性病程，反复发作；间歇期精神活动正常。特征是低识别率和低治疗率及高自杀率。

第1节 抑郁症

一、概　述
抑郁症是情感障碍的主要表现之一，以抑郁综合征为主要临床表现，同时可伴有思维和行为方面的异常。同时，抑郁症还与个体出现物质依赖、焦虑性障碍等情况密切相关。

二、临床表现
1. 核心症状 "心境低落"。

心境低落	沮丧、悲伤、绝望，自我评价过低，部分患者心境变化，晨重夕轻
兴趣和愉快感缺失	对既往的兴趣活动减少，缺乏愉快的体验
精力下降	易疲劳

2. 伴随症状

认知障碍	思维迟滞，注意力不集中，近记忆下降
三无症状	无望，无助，无价值
三自症状	自责，自罪，自杀
躯体症状	食欲下降，体重下降，慢性疼痛，性欲下降，闭经，自主神经症状
睡眠障碍	早醒性失眠，个别睡眠过度，但不解乏
其他	焦虑，精神运动性抑制与激越，神经病性症状，如幻觉、被害妄想

【例1】女性，30岁。3个月来工作较累，近3周出现兴趣缺乏，易疲劳，言语少，动作迟缓，自觉脑子笨，没有以前聪明，早醒，食欲减退，腹胀，便秘，全身酸痛，有时感心悸，气急。总觉自己患了不治之症，给家庭带来许多麻烦。该患者最可能的诊断是

　　A. 焦虑症　　　B. 神经衰弱　　　C. 疑病症　　　D. 抑郁症　　　E. 心身疾病

【例2】可出现幻觉、妄想症状的是

　　A. 癔症　　　B. 脑外伤　　　C. 疑病症　　　D. 神经衰弱　　　E. 抑郁症

【例3】诊断抑郁发作的必要条件是

　　A. 早醒　　　B. 自杀观念　　　C. 思维迟缓　　　D. 动作减少　　　E. 心境低落

【例4】诊断抑郁症的首要症状是

　　A. 精力明显减退、疲乏　　　B. 思维困难、联想缓慢　　　C. 情绪低落，兴趣下降

　　D. 自卑、自责、自杀观念　　　E. 失眠、早醒、体重减轻

【例5】男，46岁。因工作效率低下，思考困难而休假在家3个月，感觉生活乏味，兴趣索然，身体容易疲劳。查体未见异常。该患者最可能的诊断是

A. 神经衰弱　　　B. 焦虑症　　　C. 癔症　　　D. 抑郁症　　　E. 精神分裂症

【例6】女,55岁。近1个月来头痛、乏力、早醒、坐立不安,常担心家人会出事,怀疑自己得了不治之症,给家庭带来麻烦,悲观失望。最可能的诊断是

A. 神经衰弱　　　B. 焦虑症　　　C. 抑郁症　　　D. 疑病症　　　E. 癔症

三、治　疗

1. 用药时间　一般用药2～4周起效,急性期治疗需要6～8周,若无效换用另外一种药物。巩固期治疗至少4～6个月,维持治疗一般要持续至少2～3年。

2. 抗抑郁药物

种　类	常用药物	禁忌证
三环类及四环类抗抑郁药	丙米嗪、氯米帕明、阿米替林及多塞平等	阿米替林适用于失眠严重或焦虑情绪严重的患者
选择性5-HT再摄取抑制剂(SSRIs)	氟西汀、帕罗西汀、舍曲林、氟伏沙明、西酞普兰等	目前治疗抑郁症的主要药物
去甲肾上腺素和特异性5-HT能抗抑郁药(SNRIs)	米氮平	

3. 电抽搐　严重抑郁症有自杀倾向的患者。

例7～9共用题干

女,28岁。因工作紧张,近1个月感觉压力重重,不能胜任工作,觉得自己一无是处,连累了父母,开煤气自杀被急送入院。入院后又趁人不备打破窗玻璃,用碎玻璃自杀,后经抢救脱险,经检查患者有青光眼病史。

【例7】最可能的诊断是

A. 应激障碍　　B. 抑郁症　　C. 虚无心境　　D. 坏性心境障碍　　E. 焦虑症

【例8】为尽快消除患者自杀念头,首选治疗是

A. 心理疏导　　B. 暗示治疗　　C. 新型抗抑郁药　　D. 电抽搐治疗　　E. 睡眠剥夺治疗

【例9】该患者首选药物是

A. 碳酸锂　　B. 西酞普兰　　C. 丙戊酸钠　　D. 阿普唑仑　　E. 阿米替林

【例10】三环类抗抑郁药的副作用主要是

A. 锥体外系反应　　B. 过敏反应　　C. 心血管副作用　　D. 粒细胞减少　　E. 失眠

第2节　躁狂症

一、概　述

躁狂症是躁狂抑郁症的一种发作形式,以情感高涨、思维奔逸、言语动作增多为典型症状。

二、临床表现

1. 三高症状　心境高涨、思维奔逸、活动增多。

2. 睡眠障碍的特点　睡眠明显减少而无困倦感。

三、治　疗

1. 药物治疗　首选锂盐。

2. 药物副作用　无力、疲乏、嗜睡、手指震颤等。

【例11】随意转移主要见于

A. 精神分裂症　　B. 精神发育迟滞　　C. 脑器质性精神障碍　　D. 适应障碍　　E. 躁狂症

第3节　双相障碍

一、概　述

双相障碍指发病以来既有躁狂或轻躁狂发作,又有抑郁发作。

二、临床表现

发作性病程,间歇期正常。躁狂发作时,情感高涨,言语增多,活动增多,即协调性精神运动性兴奋;抑郁发作时,情绪低落,思维迟缓,活动减少,即协调性精神运动性抑制。

三、治　疗

1. 治疗原则　早期识别,早期治疗,多采取综合治疗。长期治疗,双相障碍复发率很高,需要树立长期治

疗的理念。

2. 家庭支持 患者和家属共同参与治疗,因需要家庭给予患者支持和帮助。

第4节 恶劣心境(助理医师不要求)

一、临床表现

恶劣心境障碍指以持久的心境低落状态为主的轻度抑郁,从不出现躁狂。常伴有焦虑、躯体不适感和睡眠障碍。

二、治疗

轻度患者可选择心理医生或抗抑郁药治疗,中度及以上心理治疗无效,但是在联合用药控制住病情以后,患者虽不再用病态思维看待事物,仍会在一段时间内以习惯的病态人格处理事物关系。

➤ **参考答案**如下,详细答案参见2019版《国家临床执业及助理医师资格考试精选真题考点精析》。

| 1. D | 2. E | 3. C | 4. C | 5. D | 6. C | 昭昭老师提示: |
| 7. B | 8. D | 9. B | 10. C | 11. E | — | 关注官方微信,获得第一手考试资料。 |

第21章 神经症及分离转换障碍

➤ **2019 考试大纲**
①神经性障碍概述;②恐惧症;③惊恐障碍;④广泛性焦虑症;⑤强迫障碍;⑥分离(转换性)障碍。

➤ **考纲解析**
近20年的医师考试中,本章考试重点是神经症性及分离(转换)障碍的诊断,执业医师每年考查分数为3~4分,助理医师每年考查分数为2~3分。

第1节 神经性障碍概述

一、概 述

神经症原称神经官能症,是一组主要表现为焦虑、抑郁、恐惧、强迫、疑病症状或神经衰弱症状的精神障碍。

二、临床特点

① 一般没有明显或持续的精神病性症状。
② 症状没有明确的器质性病变作为基础,与患者的现实处境不相称。
③ 患者对疾病体验痛苦,但无能为力。
④ 疾病的发生发展常受到心理社会因素的作用。
⑤ 病前性格在神经症性障碍的发生发展中起一定作用。

【例1】不符合神经症共同特点的是
A. 一般有明显的易感素质
B. 与心理社会因素有关
C. 一般社会功能相对完好
D. 可有相应的器质性病变
E. 一般没有精神病性症状

【例2】关于神经症,正确的叙述是
A. 多数伴有人格障碍
B. 多在强烈心理刺激下发病
C. 症状的特异性较差
D. 起病一般较急
E. 患者的社会功能不受影响

三、分 类

ICD-10 分类	第八版教材	ICD-10 分类	第八版教材
F40 恐怖性焦虑障碍	恐惧症	F41.0 惊恐障碍	惊恐障碍
F41.1 广泛性焦虑障碍	广泛性焦虑障碍	F42 强迫障碍	强迫障碍
F43 严重应激反应及适应障碍	应激相关障碍	F44 分离(转换)性障碍	分离性障碍
F45 躯体形式障碍	躯体形式障碍	F48.0 神经衰弱	神经衰弱

四、治疗原则

1. 药物治疗 如抗焦虑药、抗抑郁药、促神经代谢药等。

2. 心理治疗。

第2节 恐惧症

一、概 述
恐惧症是以过分和不合理的惧怕外界某种客观事物为主要临床表现的神经症。

二、临床表现
1. 广场恐惧症 患者害怕离家或独处,害怕处于被困、窘迫或无助的环境中,患者在这些自认为难以逃离、无法获助的环境中感到恐惧不安。

2. 社交焦虑障碍 显著而持久地害怕在公众面前可能出现羞辱和尴尬的社交行为,担心别人会嘲笑、负性评价自己的社交行为等。

3. 特定恐惧症 恐惧局限于特定的物体、场景和活动。

【例3】广场恐惧症的共同特征为
　A. 怕接触人　　　B. 怕无人帮助　　　C. 怕空荡、怕风　　　D. 怕无法迅速离开　　E. 怕被人迫害

三、诊 断
心理症状或自主神经症状必须是焦虑的原发表现,而不是继发于其他症状,如妄想或强迫思维。焦虑必须局限于或主要发生在特定的情景中,如人群、公共场所、独自出行,特定的社交环境,特定的恐怖物体情景。

四、治 疗
1. 首选的治疗方法 行为疗法。
2. 药物疗法 5-HT再摄取抑制剂(SSRIs)为治疗社交焦虑障碍的一线药物。

【例4】男性,17岁。大一新生,从山区来到城市上学,自述不能见马路上的汽车,当汽车经过时,总感觉汽车可能撞上自己,因此十分恐惧,来心理门诊就诊。最好采用的方法是
　A. 自由联想　　　B. 厌恶治疗　　　C. 生物反馈　　　D. 系统脱敏　　　E. 梦的反吸

第3节 惊恐障碍

一、概 述
惊恐障碍又称急性焦虑障碍,其主要特点是突然发作、不可预测、反复出现、强烈的惊恐体验,一般历时5～20分钟,伴濒死感和失控感,患者常体会到濒临灾难性结局的害怕和恐惧,并伴有自主神经功能失调的症状。

二、临床表现
1. 惊恐发作 患者处于无特殊的恐惧性环境时,突然感到一种突如其来的紧张、害怕、恐惧,甚至出现惊恐。

2. 预期焦虑 患者在发作后间歇期仍心有余悸,担心再发。

3. 回避行为 对再次发作有持续性的焦虑和关注,害怕发作产生不幸的后果。

三、诊 断
患者以惊恐发作为主要临床表现,并伴有自主神经相关症状。在大约1个月之内存在数次严重焦虑(惊恐)反复发作,且发作出现在无客观危险的环境中,发作不局限于已知的或可预测的情景,发作间期基本没有焦虑症状。排除其他临床问题所导致的惊恐发作。

例5～6共用题干
男,34岁。近1个月来反复出现阵发性恐惧、胸闷、濒死感,多次到医院急诊就诊。心电图检查未见异常。患者为此担心苦恼,但仍能坚持工作。既往体健。

【例5】该患者的主要表现是
　A. 急性焦虑发作　　B. 癔症发作　　C. 癫痫发作　　D. 广泛性焦虑　　E. 心绞痛发作

【例6】该患者最可能的诊断是
　A. 疑病症　　　B. 惊恐障碍　　　C. 甲状腺功能亢进　　　D. 强迫症　　　E. 冠心病

例7～9共用题干
男,40岁,推销员,自述半小时前突然感到气急、胸闷、心悸、头晕、出汗,认为生命垂危,被送来急诊。近2个月来,此种情况发生过3次,每次持续0.5～1小时,发病间隙期一切正常,发病与饮食无关。

【例7】最可能的诊断是
  A. 癔症发作   B. 低钾血症   C. 心肌梗死   D. 惊恐发作   E. 内脏性癫痫
【例8】最有助于鉴别诊断的项目是
  A. 追问起病诱因   B. 血钾测定   C. 心电图检查   D. 脑电图检查   E. 脑CT检查
【例9】最适宜的急诊处理是
  A. 输液补钾   B. 吸入氧气   C. 暗示治疗   D. 安定注射   E. 抗癫痫药
【例10】女,25岁。半年前离婚。某日下班后回到家中突然出现强烈的恐惧感,有如大祸临头,同时出现心悸、胸闷、呼吸困难,有窒息感。全身多汗、脸红、手脚发麻、四肢颤抖,5～6分钟后逐渐平静。最可能的诊断是
  A. 恐惧症   B. 精神分裂症   C. 慢性焦虑症   D. 心理生理障碍   E. 惊恐发作

四、治　疗

1. 药物治疗

苯二氮䓬类药物(BZD)	治疗惊恐发作起效快
5-HT再摄取抑制剂(SSRIs)与5-HT和去甲肾上腺素再摄取抑制剂(SNRIs)	治疗惊恐障碍有效,特别是当惊恐障碍与抑郁障碍、社交焦虑障碍、广泛性焦虑障碍、创伤后应激等共病时
三环类抗抑郁药(TCAs)	氯米帕明治疗惊恐障碍有效

2. 认知行为疗法　分三步。

第一步	使患者了解惊恐发作、发作的间期性及回避过程
第二步	内感受性暴露,使患者暴露于令自己害怕或恐惧的环境中
第三步	认知重组

例11～13共用题干
  女,36岁。春节乘长途汽车回家途中,突然感到心前区发闷、呼吸困难、出汗,觉得自己要不行了,不能自控,要发疯,为此感到紧张、害怕,立即被送到医院急诊。未经特殊处理,半小时后症状消失。体格检查正常。
【例11】该患者最可能的诊断是
  A. 支气管哮喘   B. 心绞痛   C. 惊恐发作   D. 分离(转换)性障碍   E. 嗜铬细胞瘤
【例12】该患者首先需要做的辅助检查是
  A. 头颅CT   B. ECG   C. 超声心动图   D. EEG   E. 胸部X线片
【例13】该患者长期治疗应首选的药物是
  A. 帕罗西汀   B. 氨茶碱   C. 普萘洛尔   D. 苯乙肼   E. 地西泮

第4节　广泛性焦虑

一、概　述

广泛性焦虑障碍是一种以焦虑为主要临床表现的精神障碍,患者常有不明原因的提心吊胆、紧张不安,并有显著的自主神经功能紊乱症状、肌肉紧张及运动性不安。

二、临床表现

1. 精神性焦虑　精神上过度担心是焦虑症状的核心。
2. 躯体性焦虑　表现为运动性不安和肌肉紧张。
3. 自主神经功能紊乱及其他症状。

【例14】慢性焦虑状态即普遍性焦虑症一般不包括的症状是
  A. 震颤   B. 胸部紧压感   C. 出汗、面色苍白、心跳加快
  D. 尿频、尿急   E. 胸闷,濒死感

三、诊　断

一次焦虑发作中,患者必须在至少数周内的大多数时间存在焦虑的原发症状,这些症状常包括以下要素:恐慌、运动性神经紧张、自主神经活动亢进。

【例15】女,48岁。近半年退休在家,总觉得心情难以平静,无端恐慌,来回踱步,担心发生不利的事。阵发性潮热、出汗、口干舌燥、视物模糊。查体无特殊发现。该患者最可能的诊断是

A. 强迫症　　　　B. 广泛性焦虑障碍　C. 癔症　　　　D. 抑郁症　　　　E. 精神分裂症

【例16】男，35岁。近3个月来经常感到不明原因的紧张、害怕、思虑多，不能控制地胡思乱想，为此感到苦恼，主动就诊。患者存在的主要症状是

A. 强制思维　　　B. 恐惧症状　　　C. 抑郁症状　　　D. 强迫症状　　　E. 焦虑症状

四、治　疗

1. 药物性治疗　使用有抗焦虑作用的抗抑郁药，如 SSRIs、SNRIs 等。

2. 心理治疗。

第5节　强迫障碍

一、概　述

强迫障碍的基本特征是患者出现来源于自我的强迫观念和强迫行为，多数患者认为这些观念和行为是没有必要或异常的，是违背自己意愿的，强迫与反强迫的强烈冲突使患者感到焦虑和恐惧。

二、临床表现

1. 强迫观念　强迫症的核心内容，包括强迫思维、强迫性穷思竭虑、强迫怀疑、强迫联想、强迫回忆、强迫意向等。

2. 强迫动作和行为　包括强迫检查、强迫洗涤、强迫性仪式动作。

3. 回避行为及其他症。

【例17】强迫症的核心症状是

A. 强迫行为　　　B. 强迫意向　　　C. 强迫表象　　　D. 强迫性恐惧　　　E. 强迫观念

三、诊　断

患者必须在连续两周中的大多数时间存在强迫观念或强迫动作，或两者并存。这些症状引起痛苦或妨碍活动。必须被看作是患者自己的思维或冲动。必须至少有一种思想或动作仍在被患者徒劳地加以抵制，即使患者不再对其他症状加以抵制。事实动作的想法本身应该是令人不愉快的。想法、表象或冲动必须是令人不快地一再出现。

【例18】男，15岁。近2年来走路时每走三步就要跳跃一下，如果做错了就必须重复再做，否则就不能安心学习或干别的事情。该患者最可能的诊断是

A. 广泛性焦虑症　B. 强迫症　　　　C. 精神分裂症　　D. 躁狂症　　　　E. 癔症

【例19】女，30岁。半年来总担心双手有细菌而经常反复洗手，一天内洗无数次总不放心，自知不对，又无法控制。此症状属于

A. 妄想　　　　　B. 强迫行为　　　C. 刻板动作　　　D. 情绪焦虑　　　E. 强制性思维

【例20】女，28岁。平时性格拘谨认真，3个月前开始见到刀具就担心会持刀伤害家人和自己，为此不敢去厨房做家务，明知这种想法不合理，但无法控制自己，深感苦恼。最可能诊断是

A. 恐惧症　　　　B. 癔症　　　　　C. 强迫症　　　　D. 精神障碍　　　E. 心理疾病

四、治　疗

1. 急性期治疗　至少12周，起效需要3~6个月。SSRIs（氟西汀、帕罗西汀等）是目前的一线治疗药物。

2. 巩固期治疗　持续1~2年。

第6节　分离(转换性)障碍

一、概　述

分离(转换)性障碍，即癔症，表现为部分或完全丧失了对过去的记忆、身份意识、躯体感觉及运动控制四个方面的正常整合。

二、临床表现

1. 分离(转换)性障碍

分离性遗忘	突然出现的不能回忆自己重要的事情
分离性散漫	患者突然从家中或工作场所出走

分离性木僵	患者受到精神创伤之后,精神活动受到全面抑制,表现为相当长的时间内维持固定的姿势,完全或几乎没有言语及自发的有目的的活动
出神与附体	表现为暂时性同时丧失个人身份感和对周围环境的完全意识,对过程有全部或部分遗忘
分离性运动和感觉障碍	主观有感觉、运动异常,但是客观查体及检查均正常

2. 分离(转换)性障碍的其他形式

多重人格障碍	患者存在两种或更多种完全不同的身份状态
刚塞综合征	患者轻度意识模糊,对提问可以理解,但经常给予近似而错误的答案
情感暴发	患者常在受到严重的精神创伤之后突然起病,意识障碍较轻,常在情绪激动时突然发作,表现为哭啼、呼喊、打滚、捶胸顿足等

三、诊　断

确诊必须存在以下各点:①具有分离(转换)性障碍中各种障碍的临床特征;②不存在可以解释症状的躯体障碍的证据;③有心理致病的证据,表现在时间上与应激性事件、问题或紊乱的关系有明确的联系。

【例21】女,23岁。半年前祖父去世送葬,极为悲伤,回家后,自称是一位已去世2年的青年男性附其身上,并以男青年的身份和口气与人说话,持续4小时,之后反复发作十几次,均有精神诱因。神经系统检查未见阳性体征。最可能的诊断是

A. 恐惧症　　　B. 精神分裂症　　　C. 分离性障碍　　　D. 强迫症　　　E. 焦虑症

【例22】女,25岁。2年以来和丈夫吵架或遇到不高兴的事后,即出现四肢强直和抽搐样表现。发作时能清楚家人的呼唤但不予回答。无唇舌咬伤和二便失禁,瞳孔无散大,对光反射存在。该患者最可能的诊断是

A. 神经衰弱　　　B. 适应性障碍　　　C. 癫痫　　　D. 创伤后应激障碍　　　E. 癔症

例23～25共用题干

女,54岁。30年来反复出现阵发性双手抽搐,呼吸急促,意识不清,口吐白沫,角弓反张,持续约1小时后恢复。发作时无唇舌咬伤和二便失禁。第一次发病是在与丈夫生气后出现的,以后心情稍有不顺或阴天打雷就会有类似发作。

【例23】为明确诊断最应为患者选择的辅助检查是

A. 肌电图　　　B. 脑血流图　　　C. 头颅CT　　　D. 脑电图　　　E. 心电图

【例24】该患者最可能的诊断是

A. 应激障碍　　　B. 癔症　　　C. 癫痫　　　D. 惊恐障碍　　　E. 恐惧症

【例25】该患者最有效的治疗方法是

A. 抗焦虑治疗　　　B. 抗癫痫治疗　　　C. 放松治疗　　　D. 暗示治疗　　　E. 抗抑郁治疗

【例26】14岁女性,中学生。外出旅游,夜间出室外解便时突感恐惧紧张,跑步回室途中不慎跌倒,双手着地。站立起来时,发现双目失明。最可能的诊断是

A. 恐怖性神经症　　　B. 焦虑性神经症　　　C. 疑病性神经症　　　D. 癔症　　　E. 双目外伤失明

四、治　疗

1. 心理治疗。

2. 药物治疗　口服抗焦虑药物能缓解患者焦虑,使其更好地接受心理治疗。

> **参考答案**如下,详细答案参见2019版《国家临床执业及助理医师资格考试精选真题考点精析》。

1. D	2. C	3. D	4. D	5. A	6. B	7. D	昭昭老师提示:
8. A	9. D	10. E	11. C	12. B	13. A	14. E	关注官方微信,获得第一手考试资料。
15. B	16. E	17. E	18. B	19. D	20. C	21. C	
22. E	23. D	24. B	25. D	26. D	—	—	

第22章　应激相关障碍(助理医师不要求)

> **2019考试大纲**

①急性应激障碍的诊断和治疗;②创伤后应激障碍的诊断和治疗;③适应障碍的诊断和治疗。

考纲解析

近20年的医师考试中,本章考试重点是应激相关障碍的诊断,执业医师每年考查分数为3~4分,助理医师每年考查分数为2~3分。

应激相关障碍是一类与应激源(主要是精神创伤或精神应激)有明显因果关系的精神障碍。应激相关障碍主要表现为急性应激障碍、创伤后应激障碍、适应障碍三类,其中,创伤后应激障碍最严重,可能是与脑损伤有关的一类应激障碍。

第1节 急性应激障碍

一、概 述

急性应激障碍指患者在受到急剧严重的精神刺激后立即发病,表现为有强烈恐惧体验的精神运动性兴奋,行为有一定的盲目性,或为精神运动性抑制,甚至木僵。

二、临床表现和诊断

1. 一般表现 大多数患者初期为"茫然"阶段或"麻木",异乎寻常的应激源影响与症状的出现之间必须有明确的时间上的联系。

2. 主要表现 表现为有强烈恐惧体验的精神运动性兴奋,行为有一定的盲目性或有情感迟钝的精神运动性抑制(如反应性木僵),可有意识模糊。受刺激后若干分钟至若干小时发病,病程短暂,一般持续数小时至1周,通常在1个月内缓解。

3. 发病时间 如果应激环境消失,症状可迅速缓解;如果应激持续存在或具有不可逆转性,症状一般在24~48小时以内减轻,3天后变得十分轻微。

三、治 疗

1. 首选治疗方法 心理治疗,心理治疗首选认知行为疗法(CBT)。

2. 治疗干预的基本原则 及时、就近、简洁、紧扣重点。精神创伤性事件发生时是进行危机干预的最佳时机。

例1~3共用题干

女性,25岁。既往无精神病史。听闻其母急性心肌梗死去世后,患者不认识家人,反复念叨:"不可能,你们骗我。"

【例1】此患者最可能的诊断是
A. 急性应激障碍   B. 创伤后应激障碍   C. 癔症   D. 病理性激情发作   E. 躁狂状态

【例2】此患者目前的急诊处理措施是
A. 予以地西泮10mg镇静   B. 予以氯丙嗪100mg镇静   C. 予以支持性心理治疗
D. 暗示治疗   E. 碳酸锂治疗

【例3】半年后随访该患者,家人反映其性格有改变,出现易激惹,注意力不集中,发作性哭泣,入睡困难,反复梦见其母,不敢看其母遗像等表现。该患者最可能的诊断是
A. 创伤后应激障碍   B. 适应性障碍   C. 恶劣心境障碍   D. 恐惧症   E. 慢性反应性精神病

第2节 创伤后应激障碍

一、概 述

由于受到异乎寻常的威胁性、灾难性心理创伤,导致延迟出现和长期持续的精神障碍。

二、临床表现

1. 主要表现 遭受异乎寻常的创伤性事件或处境(如天灾人祸等)。反复重现创伤性体验(病理性重现),可表现为不由自主地回想受打击的经历,反复发生错觉、幻觉,反复出现触景生情的精神痛苦。持续的警觉性增高,可出现入睡困难或睡眠不深、易激怒、注意力集中困难、过分地担惊受怕。

2. 一般表现 对刺激相似或有关情境的回避,表现为极力不想有关创伤性经历的人或事,避免参加能引起痛苦回忆的活动,或避免到会引起痛苦记忆的地方。不愿与人交往,对亲人变得冷漠,兴趣爱好变窄,但对与创伤性经历无关的某些活动仍有兴趣。对与创伤经历相关的人和事选择性遗忘,对未来失去希望和信心。

3. 发病时间 在遭受创伤数日或数月后出现,罕见延长半年以上才发生。

【例4】女,35岁。2个月前驾车发生重大交通事故致丈夫颅废,自己轻伤。近1个月频繁噩梦,梦境中反复呈现车祸惨相,时常感到心悸不安,不敢看交通事故的新闻,不敢再驾车,情感麻木,郁郁寡欢。该患者诊断是

A. 急性应激障碍　　　　　B. 适应障碍　　　　　C. 创伤后应激障碍
D. 焦虑症　　　　　　　　E. 抑郁症

三、治 疗

1. 心理治疗　最常用认知-行为治疗。
2. 药物治疗
(1) SSRIs 药物是治疗创伤后应激障碍的一线用药。
(2) 一般用药 4～6 周可出现症状减轻,8 周可发挥疗效,维持治疗 1 年。

第 3 节　适应性障碍

一、概 述

适应障碍指在明显的生活改变或环境变化时产生的、短期的和轻度的烦恼状态和情绪失调,常有一定程度的行为变化等,但并不出现精神症状。

二、临床表现

1. 发生时间　多在应激性生活事件发生后的 1～3 个月内发生。
2. 多种表现　抑郁心境、焦虑或烦躁,感到不能适应当前的生活。成人表现以抑郁为主,青少年表现以品行障碍为主,儿童表现以尿床、吸吮手指为主。

三、诊 断

1. 诱　因　有明显的生活事件为诱因,尤其是生活环境或社会地位的改变(如移民、出国、入伍、退休等)。有理由推断易感个性、生活事件和人格基础对精神障碍发生均起着重要作用。
2. 生活事件　生活事件发生前患者精神状态正常,以抑郁、焦虑、害怕等情感症状为主,表现为适应不良的行为障碍,如退缩、不注意卫生、生活无规律等;生理功能障碍,如睡眠不好、食欲缺乏等。存在见于情感性精神障碍(不包括妄想和幻想)、神经症、应激障碍、躯体形式障碍、品行障碍的各种症状,但不符合上述障碍的诊断标准。精神障碍开始于心理社会刺激(但不是灾难性的或异乎寻常的)发生后 1 个月内,符合诊断标准至少 1 个月。应激因素消除后,症状持续一般不超过 6 个月。

四、治 疗

适应障碍的病程一般<6 个月,治疗以心理治疗为主。

➤ 参考答案如下,详细答案参见 2019 版《国家临床执业及助理医师资格考试精选真题考点精析》。

| 1. A | 2. A | 3. B | 4. D | — | 昭昭老师提示:关注官方微信,获得第一手考试资料。 |

第 23 章　心理生理障碍(助理医师不要求)

➤ **2019 考试大纲**
①进食障碍;②睡眠障碍;③失眠症。

➤ **考纲解析**
近 20 年的医师考试中,本章考试重点是进食障碍的诊断、失眠症的诊断及治疗,执业医师每年考查分数为 3～4 分,助理医师每年考查分数为 2～3 分。

第 1 节　进食障碍

一、概 述

进食障碍是指心理、社会因素与特定的文化压力等因素交互作用下导致的进食行为异常,包括神经性厌食、神经性贪食、神经性呕吐,不包括童年期拒食、偏食等。

二、临床表现和治疗

	神经性厌食	神经性贪食
基本表现	核心是对"肥胖"的恐惧和对形体的过分关注,拒绝保持与年龄、身高相称的最低正常体重	反复发作性地、不可控制地暴食,但又担心发胖,继之采用自我诱吐等方式以减轻体重
体重情况	体重指数≤17.5,或体重保持在至少低于正常体重的15%以上	基本正常
营养状况	营养不良,甚至死亡	基本正常
女性月经	闭经	基本正常
治疗	纠正营养不良和水电解质紊乱,心理治疗,可给予药物治疗如抗抑郁治疗	纠正营养状况,控制饮食,打破恶性循环,建议正常进食行为

【例1】女性,18岁。近1年来认为自己过胖,每日专注于自己的体重、体型,严格限制每日饮食,偶有贪食情况,但饱餐之后,立即呕吐,或服泻剂。现出现畏寒,体温偏低,月经停止,比标准体重减轻25%。经详细询问病史及各种检查,既往无身体疾病史。最可能的诊断是
  A. 甲状腺功能不全　　B. 癌症　　C. 结核症　　D. 神经性厌食症　　E. 神经性贪食症

【例2】女,18岁。因不能自控地间断性反复大量进食,吃到难以忍受的腹胀为止,情绪易激惹,并有担心发胖的恐惧心理。诊断为
  A. 神经性发胖　　B. 精神性贪食　　C. 精神性躁狂　　D. 神经性贪食　　E. 神经性躁狂

【例3】女,19岁。近3个月至少每周2次因情绪激动而暴饮暴食,每次摄入常人4~5倍的食量,无法自控。过后又担心发胖而采用催吐的方法将食物全部吐出。暴食后出现内疚自责,甚至自杀观念。体重无明显下降。该患者的诊断是
  A. 躁狂发作　　B. 神经性贪食　　C. 神经性呕吐　　D. 神经性厌食　　E. 抑郁发作

第2节　睡眠障碍及失眠症

一、概　述

睡眠障碍分四类:睡眠的启动与维持困难(失眠)、白天过度睡眠(嗜睡)、24小时睡眠-觉醒周期紊乱(睡眠、觉醒节律障碍)、睡眠中异常活动和行为(睡行症、夜惊、梦魇)。

二、临床表现

1. 主要表现　失眠主要表现为入睡困难、睡眠不深、易醒、醒后再次入睡困难。入睡困难的主要表现为常见于以焦虑情绪为主的患者。长期失眠常导致患者情绪不稳、个性改变。

2. 夜惊和梦魇

	夜　惊	梦　魇
诊断	夜惊=夜间惊醒+不能回忆起当时的梦的内容	梦魇=夜间惊醒+能回忆起当时的梦的内容
速记	"夜惊"是吓别人	"梦魇"是吓自己

【例4】患者在非快速眼动期睡眠的第3~4期突然出现惊叫、哭喊,伴有惊恐表情和动作,同时有定向力障碍,历时10多分钟。清醒后对夜间发作不能回忆。可诊断为
  A. 失眠症　　B. 睡行症　　C. 睡眠呼吸暂停综合征　　D. 夜惊　　E. 梦魇

【例5】在快速眼动睡眠期出现焦虑、恐惧的梦境体验,伴有惊恐情绪,以及心跳加速、呼吸急促、出汗等自主神经症状,醒后或次晨能清晰回忆。可诊断为
  A. 失眠症　　B. 睡行症　　C. 睡眠呼吸暂停综合征　　D. 夜惊　　E. 梦魇

三、诊　断

主诉为入睡困难,难以维持睡眠或睡眠质量差。睡眠紊乱每周至少发生3次并持续1个月以上。日夜专注于失眠,过分担心失眠的后果。睡眠量和(或)质的不满引起明显苦恼,或影响社会及职业功能。

四、治　疗

1. 认知疗法及行为疗法。
2. 药物疗法　临床上主要使用苯二氮䓬类药物,如艾司唑仑等。

例6~8 共用题干

女,50岁。入睡困难,多梦、易醒1个月,每周至少3次。同时感到精力疲乏,担心工作效率下降,对睡眠产生恐惧,担心免疫力下降。否认情绪低落和消极观念。

【例6】该患者最可能的诊断是
A. 疑病症　　　B. 神经衰弱　　　C. 焦虑症　　　D. 恐惧症　　　E. 失眠症

【例7】对该患者应选择的治疗药物是
A. 苯巴比妥　　B. 艾司唑仑　　　C. 氟西汀　　　D. 奥氮平　　　E. 喹硫平

【例8】该患者使用药物治疗的原则是
A. 大剂量冲击疗法　　　　　B. 小剂量按需服用　　　　C. 小剂量长疗程
D. 足剂量短疗程　　　　　　E. 足剂量按需服用

➤ 参考答案如下,详细答案参见2019版《国家临床执业及助理医师资格考试精选真题考点精析》。

| 1. D | 2. B | 3. B | 4. D | 5. E | 昭昭老师提示: |
| 6. E | 7. B | 8. B | — | — | 关注官方微信,获得第一手考试资料。 |